U0386119

桂本草

（第二卷）

上

邓家刚　主编

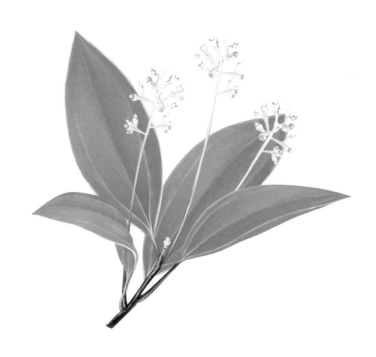

北京科学技术出版社

图书在版编目（CIP）数据

桂本草（第二卷）/邓家刚主编．—北京：北京科学技术出版社，2015.4
ISBN 978-7-5304-7533-1

Ⅰ．①桂… Ⅱ．①邓… Ⅲ．①中药材－介绍－广西 Ⅳ．①R282

中国版本图书馆CIP数据核字(2014)第283240号

桂本草（第二卷）

主　　编：邓家刚
策划编辑：赵　晶　侍　伟　袁建锋
责任校对：贾　荣
责任印制：李　茗
封面设计：蒋宏工作室
封面题字：邓家刚
图文制作：樊润琴
出 版 人：曾庆宇
出版发行：北京科学技术出版社
社　　址：北京西直门南大街16号
邮政编码：100035
电话传真：0086-10-66135495（总编室）
　　　　　0086-10-66113227（发行部）　0086-10-66161952（发行部传真）
电子信箱：bjkj@bjkjpress.com
网　　址：www.bkydw.cn
经　　销：新华书店
印　　刷：北京捷迅佳彩印刷有限公司
开　　本：889mm×1194mm　　1/16
字　　数：3610千
印　　张：90.5
版　　次：2015年4月第1版
印　　次：2015年4月第1次印刷
ISBN 978-7-5304-7533-1/R · 1850
定　价：980.00元（全两册）

主编简介

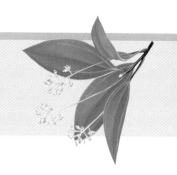

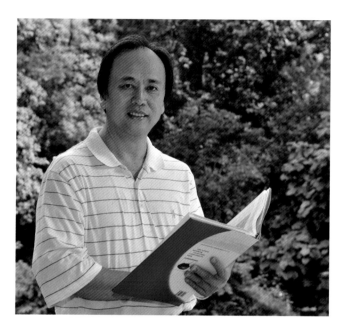

邓家刚，男，广西中医药大学中药学二级教授，广西首批特聘终身教授，主任医师，博士研究生导师，享受国务院特殊津贴专家，广西名中医，全国优秀科技工作者，广西中医药科学实验中心首席专家，广西中药药效研究省级重点实验室主任，广西北部湾海洋中药应用与产品研发高校重点实验室主任，中－泰传统药物研究联合实验室主任，国家中医药管理局重点学科"临床中药学""海洋中药学"学术带头人，国家自然科学基金委员会专家评审组成员，国家"973"及"863"计划项目评审专家，中华中医药学会理事，世界杧果苷研究联合会主席，世界中医药学会联合会老年医学专业委员会副会长，中华中医药学会中药基础理论专业委员会副主任委员，广西自然科学基金专家委员会副主任委员，广西民族医药协会名誉会长，广西中药材产业协会副会长。

长期从事中药理论与应用研究，主持国家"973"课题1项，国家自然科学基金项目5项，国家科技部西部重大攻关项目1项，中－泰科技国际合作项目4项，省级科研课题30多项。获中国中西医结合学会科技进步一等奖1项，中华中医药学会科技进步二等奖1项，广西科技进步一等奖3项。编著《广西海洋药物》(第十七届中国西部地区优秀科技图书二等奖)《桂药原色图鉴》（第二十二届华东地区科技出版社优秀科技图书二等奖）《广西道地药材》《桂药化学成分全录》（第三届中国大学出版社图书奖优秀学术著作一等奖）《广西临床常用中草药》《化学中药》《桂本草》（第一卷）等学术专著10余部。

《桂本草》
（第二卷）

组织委员会

学术总顾问　肖培根　刘昌孝

学术顾问　黄璐琦　高思华　高学敏　张廷模　季绍良　赵中振　刘红宁　彭　成　钟赣生
　　　　　甘　霖　尤剑鹏　朱　华　唐　农

主任委员　王勇

副主任委员　彭跃刚　庞　军　邓家刚

委　员　冷　静　缪剑华　吕　琳　黎甲文　潘　霜　郑柳明　钟振国　唐红珍　王　勤
　　　　何成新　陈小刚　钟　鸣

秘　书　刘　畅　周晓露　覃文慧

学术秘书　黄慧学　郝二伟

总负责　邓家刚

药用资源组

组长　韦松基

成员　郭　敏　黄克南　余丽莹　刘　演　赖茂祥　黄瑞松　朱意麟　韦　威　梁定仁　陆海琳
　　　梁子宁　胡琦敏　黄云峰　谭小明　周雅琴

秘书　戴忠华

中药化学组

组长　覃洁萍

成员　侯小涛　杜成智　梁　洁　韦志英　冯　旭　梁臣艳　王柳萍　黄宏妙　刘布鸣　黄　艳
　　　柴　玲　邱宏聪　林　霄　陈明生　高　微　冯　军

秘书　潘小姣

中药药理组

组长　郑作文

成员　杨　柯　林国彪　唐云丽　黄丽贞　赵丽丽

秘书　唐慧勤

临床研究组

组长　林　江

成员　林寿宁　冯纬纭　李杰辉　王　丽　李卫红　李凯风　姜俊玲　蒋桂秀　梁　尧

秘书　刘　强

临床中药组

组长　秦华珍

成员　覃骊兰　周　蓓　杜正彩　覃文慧　范丽丽　冯秋瑜　易　蔚　莫清莲　胡小勤　吴燕春
　　　李　琦　柳俊辉　黄燕琼

秘书　郝二伟

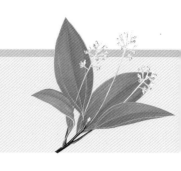

《桂本草》
（第二卷）

编写委员会

主　编

邓家刚

副主编

韦松基　郑作文　覃洁萍　林　江　秦华珍　刘布鸣　黄慧学　余丽莹
刘　演　赖茂祥　黄瑞松

编　委（以姓氏笔画为序）

王　丽　王柳萍　韦　威　韦志英　韦松基　邓家刚　冯　军　冯　旭
冯纬纭　冯秋瑜　刘　强　刘　演　刘布鸣　杜正彩　杜成智　李　琦
李卫红　李杰辉　李凯风　杨　柯　吴燕春　邱宏聪　余丽莹　陈明生
范丽丽　林　江　林　霄　林寿宁　林国彪　易　蔚　周　蓓　郑作文
赵丽丽　郝二伟　胡小勤　柳俊辉　侯小涛　姜俊玲　秦华珍　莫清莲
柴　玲　高　微　郭　敏　唐云丽　唐慧勤　黄　艳　黄克南　黄丽贞
黄宏妙　黄瑞松　黄慧学　黄燕琼　梁　尧　梁　洁　梁臣艳　覃文慧
覃洁萍　覃骊兰　蒋桂秀　赖茂祥　潘小姣　戴忠华

参与资料收集整理人员（以姓氏笔画为序）

韦海红　兰太进　刘　颖　李文强　杨玲玲　陆海琳　员晓云　何育佩
何俏明　何耀涛　余腾飞　张春来　张晶晶　陈仪新　奉艳花　欧玉兰
罗　花　罗燕玲　周小雷　周雅琴　庞国凤　郑金燕　胡琦敏　翁　翎
翁铭钻　郭占京　涂冬萍　黄云峰　黄秋月　梁　霄　梁子宁　梁定仁
曾艳婷　虞达欢　蔡妮娜　谭小明　谭喜梅　黎亦良　颜　欣

图片摄影人员

韦松基　黄克南　邓家刚

提供图片人员（以姓氏笔画为序）

邓云飞　吕惠珍　刘　军　刘　演　农东新　苏丽飞　李海涛　吴　双
余丽莹　陈　彬　陈炳辉　林建勇　周雅琴　郝朝运　徐永福　黄云峰
黄宝优　黄雪彦　黄瑞松　彭玉德　蒋日红　赖茂祥　谭文明

《桂本草》
（第二卷）

编辑委员会

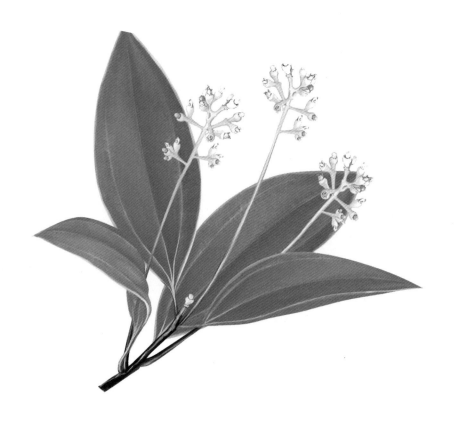

肖 序

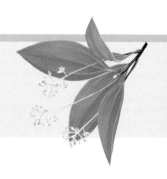

　　2011年7月中旬，广西的邓家刚教授来访，一是代表广西中医学院和广西百色国家农业科技园区管委会聘请我担任将于8月中旬召开的"农作物废弃物功能成分筛选暨第二届杧果苷研究国际学术研讨会"学术顾问；二是请求我为他所组织编著的《桂本草》一书作序。这二者对于促进中药资源可持续发展均有着积极的意义，广西也是需要帮助和扶持的少数民族地区。长期以来，我对广西中药的发展给予了极大的关注，一来广西是我国道地药材的主产区，习称"川广云贵，道地药材"，其中之"广"，就是广东、广西的简称，可见广西的中药历来在国内占有重要的一席之地；二来百色虽然药用资源极为丰富，但作为红色老区，地方经济发展还比较缓慢，我们有责任为该地区的发展，特别是中草药资源的保护和利用多贡献一份力量，争取将该地区建设成为新农村的典范。有鉴于此，我便欣然应允了。

　　其实，2006年"第九届国际传统药物学大会"在南宁召开期间，我就对邓家刚教授有所了解，知道他一直在带领他的科研团队开展杧果叶的药用研究，并取得一定的成果。之后，他组织编写出版了《广西道地药材》《桂药原色图鉴》等中药方面的著作，在全国区域性中药研究中颇有特色。《桂本草》一书就是在前面工作基础上，组织有关专家学者，以广西道地中药、特产中药为重点，广泛收集当代中医药研究的成果，汲取广西中药及壮、瑶等民族药的应用经验，遵循科学、规范、实用等原则，精心编撰而成。书中资料翔实，条目完整，药物生态图、药材图和饮片图高清美观，真正做到了图文并茂，从而使该书不仅具有很好的学术价值和应用价值，同时也具有鲜明的时代特征和区域特点。

　　从《神农本草经》以降，除了官修本草外，历代均有中医药学的仁人志士不辞辛劳，甚至呕心沥血，著书立说，编撰中药学的鸿篇巨制，这当中不仅需要专心于学问的境界，更需要乐于奉献的精神，李时珍历尽三十年之心血始著成不朽巨著《本草纲目》，就是其中最典型的例子。我本人一生从事药用资源和中药学的研究，编著出版了众多中药学著作，对其中的艰辛深有体会。邓家刚教授及其同事们所奉献给今人的《桂本草》，其中所付出的辛劳也是不言而喻的。作为21世纪出版的区域性本草学著作，《桂本草》无疑给中药的研究增添了熠熠生辉的亮点。

　　期待着《桂本草》早日付梓问世。是为序。

中国工程院院士

中国医学科学院药用植物研究所名誉所长

广西壮族自治区政府主席顾问

2011年7月16日于北京

刘 序

中国传统医药学是中华民族优秀传统文明之瑰宝，在漫长的历史岁月中，不断积累与创新，不断继承与发展，在世界传统医学中独树一帜。中国传统医药学以其独特的理论思维和技术方法，为维护中华民族健康和促进中华民族的繁衍昌盛做出了巨大的贡献，同时也为促进世界医学的发展提供了有益的借鉴。历史证明，中医药学的发展也像其他学科一样，得益于人们在不断的实践中，认识事物的深度和广度得到不断的加深和扩展；得益于时代的发展和科技的进步，中医学的理论学说、学术流派、诊疗技术、学科门类及中药学的资源品种、功效作用、应用方法等，都是逐步发展完善起来的。就中药品种而言，汉代的《神农本草经》收载药物仅365种，明代的《本草纲目》收载药物达1892种，而20世纪90年代末出版的《中华本草》收载的药物则多达8980种。古代本草主要是对中药采、种、制、用的经验总结和理论升华，而当代中药学的研究范围、研究内容和研究技术方法都有很大的不同。当代中药的研究，是在继承的基础上，广泛运用现代科学技术而开展的，几十年来，已取得累累成果，比如中药的资源利用、药理作用、化学成分的研究，使得人们对中药效应及其物质基础、作用机制等有了新的认识，从而促进了中医药学的发展。

广西地处我国西南，独特的地理环境和得天独厚的自然气候条件，孕育了广西丰富的天然药物资源。据第三次全国中草药资源普查资料显示，广西药用植物资源品种有4623种，仅次于云南而居全国第二，是我国中药材的主产区之一。近年来，在中央和地方政府的大力支持下，广西中药、民族药的发展有了长足的进步，不仅涌现了一批优秀的中药企业和在全国具有较大影响的中药集散市场，而且在中药的研究方面，以广西中医药大学专家、教授为首的团队在常见中药的收集、整理工作方面已经取得很多的成果，特别对民族地区具有地方和民族特色的中草药、民族药的整理、研究做了大量发掘整理工作，更为《桂本草》一书的编撰奠定了基础。这项工作对于大幅度提高我国地方特色中药、民族药的合理开发利用和资源保护水平，为我国中药资源可持续发展和新药研发提供了有益的参考，对于促进地方特色中药产业发展具有重要意义。

《桂本草》一书的编撰出版，在一定意义上说，是为我国民族地区特色中药、民族药的整理研究提供了较好的示范，必将在我国中医药学、民族医药学及天然药物学等学术界产生积极影响，并对广西等民族地区乃至全国中医药事业的发展起到积极的促进作用。该书集60多年来广西中草药研究之大成，仅第一卷就以1800多万字、2400幅高清彩图的鸿篇巨制系统介绍了600多种广西特色中药的来源、形态、分布药性、功效等内容，还着重介绍广西道地药材和主产药材的特殊使用方法等独特内容，并对其中药化学、中药药理、临床研究等方面的最新研究成果进行了系统整理，充分体现了国内外对广西特色中药的现代研究成果，使读者能从中了解到新中国成立以来广西中药、民族药研究的历史脉络和发展方向；书中对每一味药物均配以高清彩图，增强了本书的可读性和实用性，体现了浓郁的民族特色，为广西特色中药的开发应用奠定了坚实的基础。

古人云：盛世修典。正是在当今国泰民安、社会和谐、百业兴旺、科技繁荣的时代背景下，才有众多的学术著作问世。由广西中医药大学邓家刚教授率近150名中医药专家编撰的《桂本草》就是其中一部。我想《桂本草》的出版问世，必将为振兴民族医药产生积极作用，也为医药科技的研究提供了有益的科学工具。

以倡导民族医药之使命、以学习探讨之责任、以支持赞许之心愿恭贺本书出版。欣喜之际，以此言为序。

中国工程院院士

天津药物研究院研究员

广西壮族自治区政府主席顾问

2012年12月28日

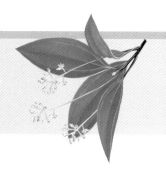

前 言

这是第一部当代编撰的以省（区）为标志的地方性本草类全彩图工具书，书名《桂本草》。出版之际，特做四点说明。

一、地方本草学专著的出版情况

被誉为我国历史上第一部地方本草专著的是《滇南本草》，该书为云南嵩明人兰茂于明·正统元年(公元1436年)所著，记述了我国西南高原地区包括民族药物在内的458种药物，但尚有比《滇南本草》早近500年、另一部以地名简称命名的本草专著，即《蜀本草》。《蜀本草》是五代后蜀明德二年至广政二十三年间（公元935～960年），由当时的翰林学士韩保昇等人在唐代苏敬等所修编的《新修本草》（公元657～659年，唐·显庆二年到四年）的基础上，重新增补扩充而成。《新修本草》载药844种，是唐王朝"普颁天下，营求药物"并经众多学者精心编撰而成的世界上第一部国家药典。由此可见，《蜀本草》虽以蜀地命名，但并非真正意义上的地方性本草。

及至近代，地方性药物专著时有刊行，较有影响的有：1932年粤人萧步丹编撰的《岭南采药录》(收广东、广西草药400余种)，1936年武进人赵燏黄编撰的《祁州药志》，1939年泰安人高宗岳编撰《泰山药物志》（收泰山地区所产药物358味）等。唯前者为区域性的药物专著，后二者则限于一山一地，且均不以"本草"命名。事实上，自民国以来，众多的学者对中药材、中药资源等进行了广泛深入的研究；20世纪50年代肇始，六七十年代兴极一时的中草药运动，产生了一大批中国传统药物学专著，纷纷以中药志、药物志、中草药手册等名称刊行；进入21世纪后，随着中医药学界不断引进现代科学技术、多学科参与中医药的现代研究、现代数字技术的应用，使得中药学的研究取得了长足的发展，积累了丰富的成果。不仅国家编制颁行《中华人民共和国药典》，组织编撰《中华本草》《中华海洋本草》等划时代的本草巨著，各省也相继出版了众多图文并茂的中药学专著，如万德光教授主编的《四川道地中药材》（收药35种），云南中草药整理组收集、整理的《云南中草药》（收药757种），陈蔚文教授主编的《岭南本草》（第一辑收药18种）等等。但纵观所有此类专著，收入一个省区药物最多的、条目齐全且为全高清彩图的，唯《桂本草》是也。

二、"桂本草"书名的由来

本书取名《桂本草》，出于以下考虑。

其一，"桂"乃广西的简称。根据史学家考证，广西的简称"桂"，源于秦代所设"桂林郡"，1958年成立广西壮族自治区，才正式有了现今通用的"广西"名称，并简称为"桂"。当然，广西尚有其他多种代称，历史上曾有以"八桂"代称广西的，如南朝梁沈约"临姑苏而想八桂，登衡山而望九疑"（《齐司空柳世隆形状》），唐朝韩愈"苍苍森八桂，兹地在湘南"（《送桂州严大夫》）。时至今日，"八桂"及"八桂大地"已是众人熟知的广西代称。因此，在编撰本书时，也曾考虑过名其为《八桂本草》，但从规范性来看，"八桂"文学色彩较浓，多用于文学艺术作品，而"桂"乃国家正式颁布的广西简称，用于这样一部学术性很强的著作更为适宜。

其二，"本草"之名始见于《汉书·平帝纪》，古代药书因所记各药以草类为多，故多冠称为"本草"，如我国现存第一部药物学专著《神农本草经》，世界第一部由国家修编、颁行的药典《新修本草》等。久而久之，"本草"即演变为中药的统称，也泛指记载中药的书籍。本草学资料显示，清代以前，药物学的著作多是以本草为名，民国时期基本上也是这样的情况。虽然20世纪20年代由于西方医药学的传入，出现了"中药"一词，这个时期也出现了冠以"中药"的药物学著作，但总体上还是称为"本草"的著作居多。进入20世纪50年代后，以"中药"为名的各种出版物日渐成为主流，而以"本草"为名者逐渐减少。直到1998年《中华本草》及2009年《中华海洋本草》两部巨著的出版，"本草"又重新用于中国药物学专著的命名，可谓是正本清源。从广西的情况来看，民国以前极少公开刊行本草专著，据1983年郭霭春等所著《中国分省医籍考》记载，广西清代仅有三种本草书籍：桂平程兆麟著《本草经验质性篇》、平南人甘庸德著《药性赋》及藤县人何耀庚著《本草撮要》。新中国成立以来，广西出现过两部名之"本草"的药物学专著，一部是1958年由陆川县中医药研究所编印的《陆川本草》，另一部是1972年由自治区卫生厅组织编写出版的《广西本草选编》。本书之所以没有采用《广西本草》为书名，是因为《桂本草》一书不是《广西本草选编》的增补本，从所选药物、体例、内容和形式都与《广西本草选编》不同，完全是一部全新的反映广西境内所产中草药研究成果的专著，因而采用地方简称加传统药物著作特征性用词的命名方式，名之曰《桂本草》。

三、本书的编撰优势

本书之所以能顺利编撰出版，得益于以下三个方面的重要因素。

（一）自然条件与区位优势

广西地处祖国南疆，面积23.67万km²，位于北纬20°54′至26°23′，东经104°29′至112°03′，北回归线横贯其中部；西北连接云贵高原，东南与北部湾相接，西南毗邻越南。全境总地势为西北高东南低，是一个倾斜的盆地（海拔150m左右），但丘陵（海拔200～400m）和中等山地（1000～2000m）也广泛分布。广西受季风气候影响强烈，具有北热带、南亚热带和中亚热带三个气候带的特点，年平均气温为16.3～22.9℃，年平均降雨量为1550mm，是我国多雨地区之一。由于广西气候暖热湿润，地貌类型多，全境除光照时间较短外，降水和热量资源均很丰富，为植物的生长提供了良好的条件，形成繁多的生物种类，是全国三大物种源宝库之一。尤其是广西南部全国水、土、热资源分布最好的几个少数区域之一，出产的肉桂、八角等道地药材闻名遐迩；境内忻城、都安、马山、天等等地盛产金银花；田东、田阳等地盛产田七、杧果叶等；横县、大新、玉林、钦州等地则盛产龙眼肉。得天独厚的自然环境，孕育了广西丰富的中草药资源，历来有"川广云贵，道地药材"之美誉。据全国中药资源普查办公室公布的数据，广西现有已知药用植物基原种数为4064种，占全国药用植物资源（11146种）的1/3还多，居全国第二；据1983～1987年广西中药资源普查办公室《广西中药资源名录》公布，广西的药用植物资源有4623种，种数仅次于云南。《中国中药资源》（科学出版社，1995）所列各省（市、自治区）中药资源表所示，位居全国中药资源前五位的省（市、自治区）分别是：云南（5050种）、广西（4590种）、四川（4354种）、贵州（4294种）、陕西（3291种）。需要指出的是，以上数据是在对广西海洋药物收录尚少时统计的，在以上五个位于我国西南和西北的省（自治区）中，唯有广西是沿海地区，由于以上数据主要来自于第三次全国中草药资源普查的结果，限于当时条件，对海洋中药资源的调查是很不够深入广泛的（据广西药材公司资深人士介绍，广西长年收购的海洋中药在100种以上）。实际上广西的药用植物资源种数应远不止于此。现在的资料显示，广西海岸线东起粤桂交界处的洗米河口，西至中越边界的北仑河口，岸线绵延1595km，有大小岛屿624个，浅海滩涂面积为7500km²；沿海滩涂生物有47科、140多种，可供中药、民族药使用的海洋动物、植物、矿物等资源不少于1000种。从这个角度来看，广西的中草药资源当属全国之冠。

（二）历史的积累和前期工作

尽管广西属经济欠发达地区，在中草药研究方面，广西的研究技术平台建设、现代中药研究团队建设与发达地区相比还有很大的差距，但广西中医药和民族医药工作者也在尽心尽责推动中医药和民族医药事业的发展。为了实施《桂本草》编撰工作，作者团队广泛收集自1949年以来广西编撰出版或印发的中草药书籍，结果使我们大受鼓舞。以下是其中本草类和秘方、验方的基本情况，我们可以从中看出广西中草药研究方面的历史积累。

（1）本草类书籍。收集1949～1979年间广西中草药出版物73种，其中20世纪50年代的有14种，60年代的有26种，70年代的有33种。由此看出，广西对中草药的研究随着时间的推移越来越广泛。新中国成立初期，广大的中草药人员大力上山采集草药，发现了多种经实践证明具有一定医疗价值的药物。如平果县在大兴水利过程中，中草药医师普遍采用中草药治疗常见病：用土黄连和土木香治痢疾，用藩桃叶和花念果治腹泻，用乌头酒治跌打损伤等。桂林市通过"五献"大会和采风运动，收集到秘方、验方16000多个，总结出版了大量相关的文献资料，如《平果中草药》《广西中医中药汇编》《桂林市中医秘方验方集锦》等。1966～1976年间，与全国开展中草药运动的情况相似，广西出版发行的中草药相关书籍达43种，占1949～1979年间广西中草药出版物的58.9%。

在所收集到的中草药书籍中，描述广西本草的图书共40种，初步去重之后，仍涉及约7000味药，包含了动物药、植物药及矿物药，这些书籍介绍了药物的性味、效用、剂量、禁忌、采制、形状、鉴别、药用部位、产地、用量等内容。部分图书对中药的药物部位还配以图片，如《陆川本草》介绍了718种中药，按草本、灌木、乔木、藤木、蕨类、动物等8个大类排列，分别介绍了每一味本草的正名、学名、别名、产地、生长环境、形态、采收季节、药用部分、性味、功用、主治、用法、用量、禁忌、附方等。《常用中草药》介绍了每种草药的别名、产地、用途、用法及方例，并附了图样。

经过统计分析，发现在40种介绍广西本草类图书中，出现频次较高的中草药分别为：半边莲、车前草、鹅不食草、鱼腥草（25次），千斤拔、山芝麻（24次），葫芦茶、益母草（23次），凤尾草（22次），大驳骨、金银花、九里明、小驳骨（21次），白花丹、火炭母、金钱草、马齿苋、磨盘根、七叶一枝花、仙鹤草、小罗伞（20次）。

（2）秘方验方类书籍。在所收集的中草药书籍中，介绍广西秘方验方的图书有41种。据不完全统计，这些图书所涉及的秘方验方大约有8万条，且大部分是通过民间收集汇编而成的，如《南宁市中医药验方秘方集锦》，是南宁市卫生局在开展"百万锦方"运动，发动全市的医药卫生人员和广大劳动人民开展"献方献宝"活动中共收集了验方秘方63175条，其后他们组织有关的专业人员选出部分内容编印出版的一套书籍。其中第三辑就涉及秘方验方1088条，按内、外、妇、儿、五官等16大类分举列出，内容十分丰富，仅治疗外科疾病的秘方验方就达218条，如用络头花三份、土丹皮四份、草薢三份、穿破石三份、土黄柏三份、夏枯草三份、冬桑枝三份、紫花地丁四份，用清水煎服治疗颈部瘰疬，效果显著。又如《单方验方汇编》一书涉及单方验方130多条，如用溪黄草、大叶蛇泡簕、蛇舌草、葫芦茶各一两，每日一剂水煎分二次服，用于治疗传染性肝炎145例，治愈140例，有效率达96.5%，平均治愈天数为23.8天。这些书籍表明广西广大劳动人民在和疾病作斗争的过程中积累了极其丰富的经验，对民族的繁衍和促进生产的发展都起到了积极的作用。

通过对1949～1979年广西中草药书籍的调查研究，我们可以从一个侧面了解广西中药事业发展历程的足迹。从所收集到的这些中草药书籍中，我们可以看到其中反映出三个方面的特色。

其一，地方特色。广西山地资源丰富，素有"八山一水一分田"之说，处于热带向亚热带过渡的地理位置，气温较高，热量充足，雨量充足，孕育了丰富的中草药资源。传统的道地药材有桂林茶垌罗汉果、东兴肉桂、防城垌中八角、靖西田七、平南思旺天花粉、灰斑蛤蚧、桂郁金、广豆根、水半夏以及龙胜滑石粉等。广西开发的新药原料及疗效好并形成大宗药材的民间药有绞股蓝、儿茶、无患子、黄花夹竹桃、七叶莲、苦玄参、马蓝、紫金牛、地不容、金果榄、黄毛豆腐柴、安息香、剑叶龙血树、朱砂莲、通城虎、黄花倒水莲、萝芙木、三叶青藤、红鱼眼、山风、甜茶等。本书在资料准备过程中收集的图书也反映了广西特产中草药的特色，如广西壮族自治区林业厅编写的《广西药用植物的栽培和采制法·第一辑》一书，就是在广西药用植物资源丰富、药用植物野生品种繁多、产品数量和规格品质不一致的情况下，为了与当时中国医药事业要求相适应，有计划、有目的地把野生药种变栽培药种，为交流栽培技术、改进采制方法和提高产品质量而编写的。该书介绍了广西的40种主要药用植物的性状、栽培法和采集加工法等内容。另外，广西中药饮片加工炮制因气候和各种条件关系，不少方法和经验与其他省区有所不同，一向依靠中药老师傅的口传心授保存下来。《广西中药饮片加工炮制规范》一书，对广西各中药饮片加工炮制的方法加以规范化。20世纪50年代后，广西主管收购及药材加工保管和质量规格工作的商业厅医药处举办了4期药材训练班。经过4期学员的研究讨论，结合他们的工作经验，并进一步参考了其他有关资料，编写了《广西药材》，对广西特产药材如罗汉果、山药、桂枝等共153种植物药和麝香等24种动物药、琥珀等5种矿物药的类别、形态、性能及产销情况、鉴别方法、品质规格及加工保管等方面进行了研究。这些都表明，我们收集到的文献资料均是针对广西的中草药或广西的秘方验方进行研究的，具有鲜明的广西地方特色。

其二，民族特色。广西有壮、瑶、苗、侗、仫佬、毛南、回、京、彝、水、仡佬等11个少数民族，是少数民族的聚居地，民族药资源十分丰富。现已查明，广西少数民族应用的药用植物有3000多种，其中以壮药最为出名，应用的药用植物已超过2000种，1992～1993年广西民族医药研究所陈秀香等编写的《广西壮药简编》记载药物1986种，隶属于234科808属；1994年陈秀香等编写的《广西壮药新资源》又收载药物397种。此外，瑶族药有1300多种，侗族药有324种，仫佬族药有262种，苗族药有248种，毛南族药有115种，京族药有30种，彝族药有22种。对于常用壮药如千斤拔、南蛇簕、剑叶龙血树、苦草、滇桂艾纳香等，瑶族药如羊耳菊、蜘蛛香等,侗族药如血水草、大丁草等,仫佬族药如救必应、茅膏菜、飞龙掌血、铁包金、娃儿藤等,苗族药如通关藤、吉祥草等,毛南族药如金果榄、对坐神仙草等,京族药如臭牡丹、鸡矢藤等,彝族药如青蒿、假地蓝等,都有详细论述。而我们所收集到的这些资料都是围绕着广西民族药展开的,如壮药七叶一枝花共在20种书中出现,占所有介绍广西本草图书的50%;壮药八角莲、九里香、一枝黄花分别在17、16和12种图书中出现;瑶族药五指毛桃、绣花针、羊耳菊分别有5、3、2种书对其进行了介绍;仫佬族药救必应、铁包金分别出现12次和9次;彝族药射干、青蒿分别有15种图书对其进行描述;毛南族药金果榄则在11种图书中出现。这些数据均表明了这些广西中草药书籍具有明显的广西民族特色,值得进一步研究及推广。

其三,时代特色。1949～1979年间出版的广西中草药出版物,不论是从内容特征还是外表特征都带有显著的时代特色。从内容特征来说,在我们收集到的73种图书中就有超过一半的图书介绍了中草药识别方法、生长环境、采集加工、性味功用等内容,这些内容与此期间开展的两次全国中药资源普查有着紧密的联系。此外,还有14种图书都冠以了"农村"或"民间"的字样,显而易见,这些图书的内容主要立足农村,服务农村,如《农村中草药验方选》一书主要介绍了利用农村常见的中草药治疗各种常见疾病,并对农村常见的中草药采集、性味、功效做了详细介绍。而这些图书的出版发行与1965年6月26日毛泽东主席做出"把医疗卫生工作的重点放到农村去"的指示是密不可分的。另外,49.3%的图书收录有毛主席语录这一特征也体现了当时的时代背景。从形式特征来说,我们所收集到的中草药书籍中,配有插图的共有24种,其中21种为黑白插图,且32及64开本的图书共有63种,占到所有图书的86.3%。这些情况与当时我国印刷业技术比较落后的特征相吻合。以上情况说明,这些书籍不论是从内容特征还是从形式特征来说,都带有明显的时代烙印,具有鲜明的时代特点。

(三)已出版的相关著作

我们发现1949～1979年间广西中草药出版物对当时和现在的中医药研究都具有较大的影响,对现代全国中药文献研究做出了积极的贡献。目前最具权威性的中草药书籍《中华本草》《中药大辞典》都收录有不少出自这些书籍的中草药。经统计,《中华本草》中收录的药物中有268味来自1949～1979年间广西中草药出版物,其中来自《广西本草选编》的如"松节油""地枫皮""接骨风""鱼尾葵根"等;来自《陆川本草》的有39种,如"秋枫木""九龙根""矮脚罗伞"等;来自《南宁市药物志》的有42种,如"铁罗伞""扭曲草""龙珠果"等;来自《广西中药志》的40种,如"百步还魂""木黄连""大驳骨"等。收录在《中药大辞典》中的"马蹄蕨""山莲藕"等来自《陆川本草》,"金耳环"出自《广西中草药》。《广西中药志》《广西本草选编》等图书也为广西中医药研究所主编的《广西药用植物名录》提供了大量的材料,为该书的顺利出版提供了巨大的帮助。《广西药用植物名录》中有375种本草被收入《中华本草》一书,约占《中华本草》收录量的10%,显示其具有较高的学术价值。

在前期广泛收集广西编印的各种中草药书籍的工作中,作者团队还编写了《广西道地药材》《广西临床常用中草药》《桂药原色图鉴》及《广西海洋药物》等4部关于广西中草药的著作。

《广西道地药材》是第一部系统介绍广西道地药材的专著,全书近80万字、200多帧彩图、中英文对照,书中收录了八角茴香、广西血竭、广豆根、广山药、广山楂、广金钱草、罗汉果、珍珠、蛤蚧等40种广西道地药材,系统记述了每种药材的别名、来源、形态、生境分布、栽培技术、采集加工、药材性状、炮制方法、常见伪品、化学成分、药理作用、性味归经、功能主治、用法用量、制剂、临床研究、临床验方等，每一药材还附有原植物、药材及伪品的彩色照片；尤其是专列"非正品"一项，介绍正品外的地方用药及伪品，记述其药材性状鉴定特征，并附其药材形态图，成为本书一个突出的特点。

《广西海洋药物》则是第一部系统介绍广西沿海药用海洋生物的专著，也是第一部公开出版的区域性的海洋药物学术著作，书中共收载广西海域分布的海洋药物400余种，其中作正药介绍的252种，作为附药介绍的148种。包括合浦珍珠、中国鲎、青环海蛇等闻名世界的名贵珍稀品种。《广西道地药材》和《广西海洋药物》均是广西中草药（包括海洋中药）研究的补白之作。

《桂药原色图鉴》是我国第一部以"桂药"命名的学术专著。全书约25万字，600多帧原色图片，共收载常用"桂药"200种，除了具有与《广西道地药材》《广西海洋药物》同样的特点外，该书还有一个突出的特点就是在学术专著中首次使用了"桂药"的专有名称，给广西主产、特产的中草药赋予地标性的称谓，比起既往混用的"广药""南药"等名称，"桂药"的区域标识更加鲜明突出。

《广西临床常用中草药》收录的药物品种相当一部分与《桂药原色图鉴》相同，但比《桂药原色图鉴》有所增加。该书共收录广西临床较常用的中草药242种，其中包括植物药229味，如田七、肉桂、八角、八角枫、刀豆等；动物药11味，如蛤蚧、麻雀等；矿物药2味，如炉甘石、滑石等。除了文字描述外，还精心摄制了彩色图片242幅。在所收载的药物中既有使用千年的药物，如田七、肉桂等，也有现代入药使用的药物，如杧果叶、白背叶等。除了突出地方特色外，我们在编写本书时，采用了《中药学》《临床中药学》教材的功效分类编排体例，将所收药物分为解表药、温里药、清热解毒药等，还特别注意突出其临床应用的特点，在每种药物的"临床参考"一项中，除了介绍民间验方外，还选择了以该药为主药的、有典型意义的临床研究报道或病例加以介绍，为读者提供了更多的实证参考，更好地指导临床用药。这对于扩大这些中草药的应用范围，提高其应用价值，是具有重要意义的。

四、时代进步和政策支持

本书成书于21世纪之初，这是一个现代科技飞速发展的时代，以信息技术为特征的高新技术日新月异，生物技术、数字技术、网络技术等为现代科学的发展提供了有力的支撑。另一方面，随着人们对自身健康的日益重视，对化学药物毒副反应的深入认识和对恶性肿瘤、病毒、免疫代谢性疾病的无奈与恐惧的增强，世界医学重新关注传统医学在维护人类健康所发挥的重要作用，从而出现了"中医热"的现象。不仅国内的中医药高等院校，而且几乎所有国内外设有化学学科、生物学科或生命学科的研究机构，都不同程度地争相开展关于中医药的科学研究，并取得了可喜的成果，这就为《桂本草》一书提供了中药化学、中药药理等方面的文献支持。尽管本书所收载的某些药物在化学研究和药理研究方面还缺乏足够的资料，甚至还有空缺，但若没有这个时代的科技进步，没有其他学科的关注和参与，就不可能产生如此海量的中草药研究的文献信息，也就不可能有本书中如此丰富的内容。

政策的支持是事业成功的重要保障。近年来，从中央到地方各级政府大力支持中医药和民族医药的发展，投入了大量的经费用于中医卫生医疗服务体系的建设、中医药和民族医药研究平台和学术队伍的建设，广泛开展了中医药和民族医药重大科学问题的研究、重大创新药物的研究、防治重大疾病的研究等。这又从另一个方面为《桂本草》提供了中医药和民族医药临床研究、文献整理等方面的成果支撑。广西自治区政府高度重视中医药和民族医药的发展，2008年成立广西中医药管理局之后，相继制定实施了《广西壮族自治区发展中医药壮医药条例》《关于加快中医药民族医药发展的决定》《壮瑶医药振兴计划（2011～2020）》、《中医药民族医药发展十大重点工程实施方案（2011～2015）》等一系列政策文件，为广西中医药和民族医药的发展提供了政策保障。正是在这样的时代背景下，《桂本草》才有可能集广西中草药研究之大成，以其鲜明的、强烈的时代性、科学性和应用性奉献给社会。

毫无疑问，这样一部篇幅巨大的学术著作，绝对不可能是一个人或少数几个人短时间里可以完成的。《桂本草》从2003年开始策划，2005年首次以《广西道地药材》获得财政立项资助，2007年开始连续三年获得自治区中医药管理局的资助，2011年12月北京科学技术出版社正式通过出版选题论证，2013年广西中医药管理局将其列为广西第四次全国中药资源普查试点工作给予支持，同年得到国家出版基金的资助。正是因为有这样多方面的支持，《桂本草》才有更加完善的出版计划：全书计划分三卷，第一、二卷为植物药（陆地及淡水生植物），第三卷为动物药、矿物药及海洋药。其中，第一卷已于2013年6月出版发行，第二卷将于2015年4月出版发行。第三卷计划在2018年前完成编撰出版。在此，我们对所有参与本书编撰工作的科技人员的辛勤付出表示诚挚的感谢！对本书编撰、出版给予大力支持的广西卫生厅、广西中医药管理局、广西中医药大学、北京科学技术出版社等单位和领导表示衷心的感谢！特别是对一直以来关心和支持这项工作并为本书赐序的肖培根院士和刘昌孝院士，我们更要心怀感激之情，在此表达最深切的谢意！

百密终有一疏，尽管我们已经很努力地追求尽善尽美，但限于水平、经验和条件，书中肯定存在许多不如人意甚至错谬之处，恳请中医药同道及广大读者给予批评指正，以期在以后的修编时更臻完善。

邓家刚

2014年10月

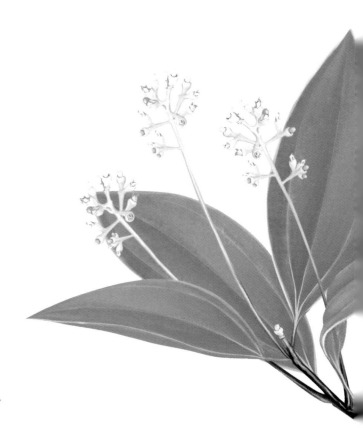

编写说明

1.《桂本草》是我国当代编撰的第一部省域地方性全高清彩图中药学术专著。全书共分三卷，第一、二卷为植物药（陆地及淡水生植物），第三卷为动物药、矿物药及海洋药。《桂本草》所收品种，均为广西境内（含相应海域）分布，且有民间药用历史记载、现代临床研究报道或有研究提示可供药用的药物。其中，第一卷收载广西药用植物600种，已于2013年6月出版发行；第二卷收载广西药用植物619种。

2.《桂本草》第二卷与第一卷比较，具有两个特点。一是所收品种有些相当珍稀。如果说第一卷所收品种较为常见的话，那么，第二卷所收品种很多都是稀有药物，也正因为如此，这些药物的资料包括文字和图片，都十分不易获得，甚至可以说是历经困难才得到的。二是特别注意突出壮、瑶等民族药物的特色。广西是我国少数民族省区之一，壮族是我国少数民族中人口最多的少数民族，也是瑶族的发祥地，世界上60%以上的瑶民聚居于广西。壮、瑶民族医药是我国民族医药的重要组成部分。我们在编写《桂本草》第二卷时，大量收载了《广西壮药材质量标准》第1~3册、《广西瑶族习用药材质量标准》第1册所载品种，如"钻药""风药"等"老班药"，并参考《广西民族医药验方选编》《中国壮药学》《中国瑶药学》等文献，同时搜索了国内外最新的研究资料，尽可能使这些民族药条目的内容更加完善。

3.《桂本草》第二卷在编写格式和要求上基本与第一卷相同，但由于第二卷录载的相当一部分药物已成濒危品种，或者为野生药材，采集不容易，加之广西壮、瑶医多有喜用生药、就地取材防治疾病及保健的习惯，因而市场没有药材流通，这就导致第二卷在内容上，或缺药材图、饮片图，或缺药理研究，或缺化学研究，或缺临床研究资料等，但为了相对完整地反映广西中草药研究的成果，我们对部分资料缺如的品种仍加以收载，以便为更多的专家学者提供研究和开发利用的线索。

4.《桂本草》第二卷的编写、出版得到了广西中医药大学、广西药用植物园、中国科学院广西植物研究所、广西中医药研究院、广西民族医药研究院等《桂本草》各组委单位以及项目主管单位广西卫生和计划生育委员会、广西中医药管理局的大力支持，并得到国家出版基金资助，特此说明并予致谢！

邓家刚

2014年8月

凡 例

1.《桂本草》全书共三卷，第一、二卷为植物药（陆地及淡水生植物），第三卷为动物药、矿物药及海洋药（含海岸带植物药）。

2.第二卷内容包括前言、编写说明、凡例、正文及索引。正文内容包括药材中文名、汉语拼音名、药材拉丁名、药材英文名、别名、来源、植（动、矿）物形态、分布、采集加工、药材性状、品质评价、化学成分、药理作用、临床研究、性味归经、功效主治、用法用量、使用注意、经验方、附注、参考文献依次编写。文中配有十分珍贵的高清彩色植物生态图、药用部位图、药材性状图及饮片图。文后附有原植物拉丁学名索引。

3.名称：包括中文名、汉语拼音名、药材拉丁名、英文名、别名，《中国药典》收载的品种按《中国药典》正文格式和书写要求书写；《中国药典》未收载的品种以《广西药用植物名录》《中华本草》《中华海洋本草》《中国植物志》《中国动物志》等为依据；部分品种临床习用名称与法定名称不一致时，用别名在来源中描述；个别品种含有广西地标意义的，使用广西地方名称。

4.来源：中药来源记述植（动）物药科名、学名及药用部位；矿物药记述其原矿物和加工品的名称。多来源或多药用部位的，则在附注中记载。若《中国药典》分别收载，则应加以说明。同一中药名称，有多种不同植物基原的，可按传统习惯合并在该中药名下，并按主要来源和次要来源的顺序书写。没有传统应用习惯或名同物不同的，不合并在同一中药项下。

5.植（动、矿）物形态：描述原植（动、矿）物各个器官的主要特征，一般按先整体、再局部来描述，局部的描述顺序为：主干、分支、叶子、花、果实、种子。

6.分布：记述该药材在广西的主要原产地，一般标注到行政县市，突出道地药材的优势。若为广西全境大部分地区均有分布的，则标为"广西全区均有分布"。如为栽培的品种应予注明。

7.采集加工：根据动、植物生长和分布规律，为达到中药药效和服用安全，介绍合理采集的方法和炮制方法，特别注意介绍具有广西特色的采收和加工方法。炮制加工要以《中国药典》及相关的中药炮制规范为依据。

8.药材性状：描述该中药与来源中标明的药用部位（如全草、花、茎、叶、果等）的形态特征及气、味。

9.品质评价：描述该药材直观判断的评价标准，一般包括颜色、光泽、大小、质地及干燥程度，有特征性评价意义的细节应加以说明。

10.化学成分：概括性描述该中药所含化学成分的类别及各类具体的化学成分，每种化学成分均标注中英文名称（中文名在前，英文名在后且用小写字母写于括号内），个别化学成分为发现者所编的专有名称，无法翻译成中文，只写英文名称即可；对有毒副作用的成分应特别注明；动物类、复方药材加工品（如六神曲）等成分不明确的，不列【化学成分】项。

11.药理作用：概括性描述该中药的主要药理作用，包括动物试验、临床药理以及毒性等内容，按先整体、再局部，先体内、再体外，先系统、再器官，从头至脚的顺序来描述。其中详写给药方式、给药剂量、用药时间及效果等，略写药材提取、造模方式等。

12.临床研究：概要介绍该药或以该药为主的、有开展多病例临床应用研究的成果。以病证名分别按先整体、再局部，先内服、再外用，先系统、再器官，从头至脚的顺序来描述。完整的资料应包括治疗组用药、对照组用药、各组病例、用药结果及疗效对比等。复方中药汤剂或中成药的处方，只列方药名和药物，药物加括号放在方药名后，不标用量及常识性的炮制方法；若给药剂量、给药时间或制剂工艺有特别要求的，也加括号予以说明。

13. 性味归经：按中医理论和应用经验进行概括描述，对有毒性的中药，可分"有大毒""有毒""有小毒"进行表述；不同药用部位有不同药性的，分别列出。

14.功效与主治：按中医或壮、瑶医药等的理论和临床用药经验进行概括性描述，主治与功效相适应，以临床实践为准，参考诸家本草所载功用。

15.用法用量：用法中的煎服或内服是指水煎内服，用量一般指单味药煎剂的成人一日常用量。外用无具体剂量时，均表明适量；对于烈性与毒性药物不仅有明确的参考剂量，必要时加注极量。

16.使用注意：主要包括病证禁忌、妊娠禁忌、饮食禁忌及毒副反应。按禁忌程度分为禁服（用）和慎服（用）两种。

17.经验方：选录能印证和补充药物功能主治及临证应用的古今良方和单方、验方，按从外用到内服，从头到脚的顺序进行书写。经验方中的药名，为保持文献原貌，以原载文献名为准，不改为本书中通用名称。部分选自古籍中的经验方剂量为古代度量单位，为保持经验方原貌，不改变其书写形式。推荐换算公式为"一两≈30g，一钱≈3g"。

18.附注（【附药】）：记述有多来源药材的中文名及拉丁名，有伪品的则列出其所属的科名及该种的种名和拉丁名；有多部位入药的，记述该药其他部位的功效主治。非传统药用部位研究资料较完整的，可以设"【附药】"项，概要介绍其性味归经、功能主治、用法用量、使用注意和经验方等。

19.参考文献：每种中药的参考文献统一列在文后，各篇文献按正文部分标注的序号依次列出。著录格式参考《中华人民共和国国家标准·文后参考文献著录规则》（GB/T 7714—2005）著录。

20.计量单位名称和符号按国家相关标准要求，如长度：米（m）、分米（dm）、厘米（cm）、毫米（mm）、微米（μm）、纳米（nm）；体积：升（L）、毫升（ml）、微升（μl）；质（重）量：千克（kg）、克（g）、毫克（mg）、微克（μg）等。

21.《桂本草》文字描述主要以《中华人民共和国药典》《中华本草》《中华海洋本草》《中国植物志》《中国动物志》《全国中草药汇编》《广西药用植物名录》《广西植物志》《广西本草选编》《广西中药志》《广西药用动物》《广西民族医药验方汇编》等为据。

目 录

上

一画

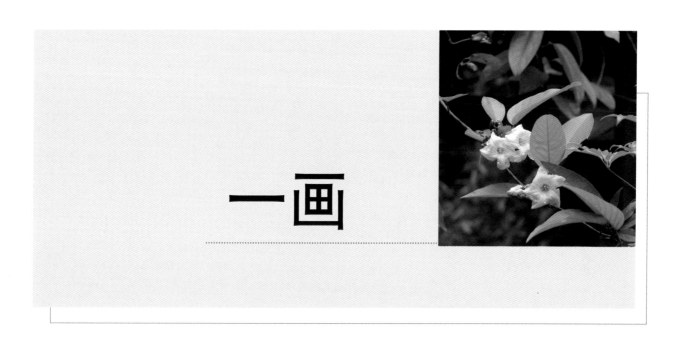

Yi pi chou

一匹绸

Argyreiae Acutae Folium
[英]Common Argyreia Leaf

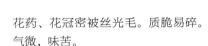

【别名】白面水鸡、白背丝绸、白底丝绸、绸缎藤、白背藤、绸缎木叶、白鹤藤。

【来源】为旋花科植物白鹤藤 Argyreia acuta Lour. 的茎叶。

【植物形态】攀缘灌木。小枝通常圆柱形，被银白色绢毛；老枝黄褐色，无毛。单叶互生；叶片椭圆形或卵形，长 5 ~ 11cm，宽 3 ~ 8cm，先端锐尖或钝，基部圆形或微心形，叶面无毛，背面密被银色绢毛，全缘；侧脉多至 8 对。聚伞花序腋生或顶生，总花梗及花梗均被银色绢毛；苞片椭圆形或卵圆形，外面被银色绢毛；花两性；花萼 5，分内外两轮，萼片卵形，不等大；花冠漏斗状，白色，冠檐 5 深裂，花萼与花冠外面均被银白色绢毛；雄蕊 5，着生于花冠筒基部；子房近球形，柱头头状，2 裂。果实球形，红色，为增大的萼片包围，萼片突起，内面红色。种子 2 ~ 4 颗，卵状三角形，褐色。

【分布】广西主要分布于桂东、桂东南至桂西南。

【采集加工】全年或夏、秋季采收。鲜用或晒干。

【药材性状】藤茎呈细圆柱形，常扭曲，长短不一，通常切成短段，长约 5cm，直径 0.5 ~ 1.5cm，表面暗灰棕色，有纵沟纹，断面淡棕色，木部可见针眼状小孔。叶卷曲或破碎，完整者展平后呈卵形至椭圆形，长 5 ~ 11cm，宽 3 ~ 9cm，先端锐尖或钝圆，基部圆形或微心形，上面暗棕色至紫色，下面浅灰绿色，贴生丝光毛，触之柔软。有时可见花序，花冠漏斗状，花序轴、花药、花冠密被丝光毛。质脆易碎。气微，味苦。

【品质评价】以藤茎幼嫩、叶多者为佳。

【药理作用】

促凝血 95% 乙醇提取的浸膏能缩短小鼠和大鼠血浆复钙时间（PRT）、大鼠凝血酶原时间（PT）、大鼠活化部分凝血活酶时间（APTT）、小鼠凝血时间（CT）、断尾出血时间（BT）。其止血作用机制可能通过激活内源性和外源性凝血系统凝血因子，缩短大鼠凝血酶原时间而发挥作用[1]。

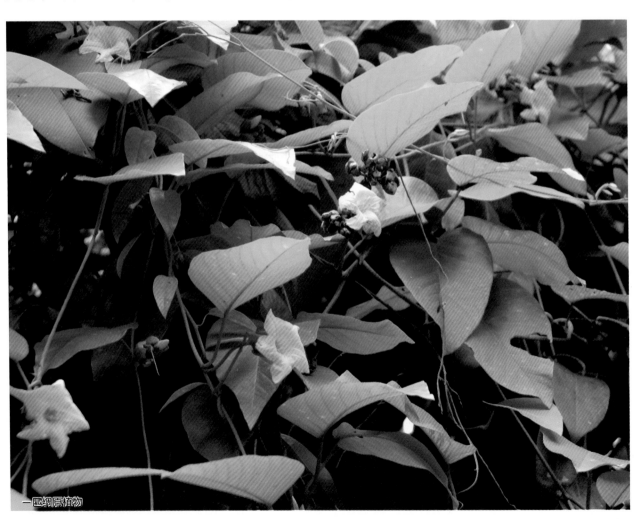

一匹绸原植物

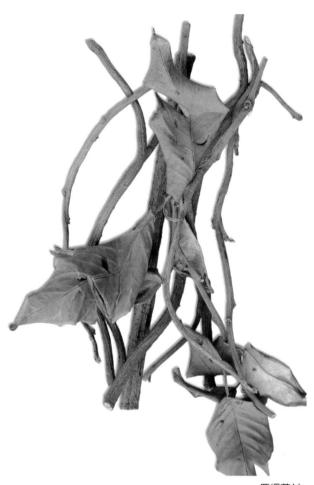

一匹绸药材

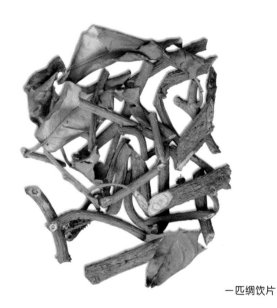

一匹绸饮片

【性味归经】味辛、微苦，性凉。归肝、肺经。

【功效主治】祛风除湿，化痰止咳，散瘀止血，解毒消痈。主治风湿痹痛，咳喘痰多，带下，崩漏，内伤吐血，跌打损伤，乳痈，疮疖，烂脚，湿疹。

【用法用量】内服：煎汤，9～15g。外用：适量，捣敷或煎水洗。

【使用注意】孕妇慎用。

【经验方】

1.跌打积瘀，经络不和　一匹绸30g，水煎冲酒服。(《广西民间常用草药手册》)

2.内伤吐血　一匹绸叶、虎杖、旱莲草、龙芽草各30g，水煎服。(《广西民间常用草药手册》)

3.崩漏　一匹绸叶、走马胎叶、龙芽草各30g，捣烂，水煎服。(《广西民间常用草药手册》)

4.白带　一匹绸30g，小榕树须15g，鸡冠花30g，水煎服。(《广西民间常用草药手册》)

【参考文献】

[1] 蔡少林，徐梦丹.白鹤藤醇提物止血作用及其机制的初步研究.广东药学院学报,2013,29(3):298.

Yi chuan hong

一串红

Salviae Splendentis Herba

[英]Scarlet Salvia Herb

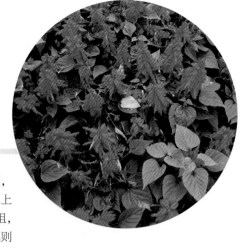

【别名】西洋红、象牙红、墙下红。

【来源】为唇形科植物一串红 *Salvia splendens* Ker-Salvia 的全草。

【植物形态】半灌木状草本。叶片卵圆形或三角状卵圆形，长 2.5 ~ 7cm，下面具腺点；轮伞花序具 2 ~ 6 花，密集成顶生假总状花序；苞片卵圆形，大，花前包裹花蕾，顶端尾状渐尖；花萼钟状，红色，花后增大，外被毛，上唇三角状卵形，下唇 2 深裂；花冠红色至紫色，稀白色，直伸，筒状，上唇直伸，顶端微翘，下唇比上唇短，3 裂，中裂片半圆形；药隔近直伸，上下臂近等长，上臂药室发育，下臂增粗，不联合。小坚果椭圆形，顶端有不规则少数褶皱，边缘有棱或有厚而狭的翅。

【分布】广西全区均有栽培。

【采集加工】春、夏季均可采收。晒干备用。

【药材性状】茎类圆柱形或类四方形，表面褐绿色至灰绿色，具粗纵皱。质脆，易折断，断面草绿色，中部空。叶对生，集生于枝上部，叶片皱缩，完整者展开呈卵形或阔卵形，长 1.5 ~ 4cm，宽 1 ~ 4cm，灰绿色或褐绿色；先端渐尖，基部楔形，叶缘有锯齿，叶片纸质，总状花序顶生。

【品质评价】以身干、叶多、无泥沙、色黄绿者为佳。

【化学成分】花中含克罗烷型二萜成分 salvisplendins A-D、olearin[1]、鼠尾草素（salviarin）、splendidin、splenolide A[2]、splenolide B[1,2]，还含 diazomethane[1]。

叶中含酚酸类成分有咖啡酸（caffeic acid）、迷迭香酸（rosmarinic acid）、迷迭香酸甲酯（methyl rosmarinate），黄酮苷类成分有 luteolin 7-*O*-（4′, 6′-di-*O*-α-L-rhamnopyranosyl）-β-D-glucopyranoside、芹菜素 7-*O*-β-D- 芸香糖苷（apigenin 7-*O*-β-D-rutinoside）、大波斯菊苷（cosmosiin）、木犀草苷（cinaroside），还有黄酮苷元毛地黄黄酮（luteolin）、芹菜素（apigenin）、胡麻黄素（pedalitin）、crisiliol，另含香豆素成分 6,7-dihydroxycoumarin[3]。

地上部分含克罗烷型二萜成分 splendidins A-C、鼠尾草素（salviarin）、splendidin、salvisplendin A、salvisplendin D[4]、splenolide A（即 15, 16-epoxy-1β-hydroxy-*trans*-cleroda-2,13（16）,14-trieno-12,17,19,18-diolide）、splenolide B（即 15,16-epoxy-11β-acetoxy-*trans*-cleroda-2,13（16）,14-trieno-12,17,19,18-diolide）[4,5]、splenolide C（即 1β,11β-diacetoxy-15-hydroxy-*trans*-cleroda-2,13-dieno-12,17,15,16,19,18-triolide）[5]。

【性味归经】味甘，性平。归肺、肝、膀胱经。

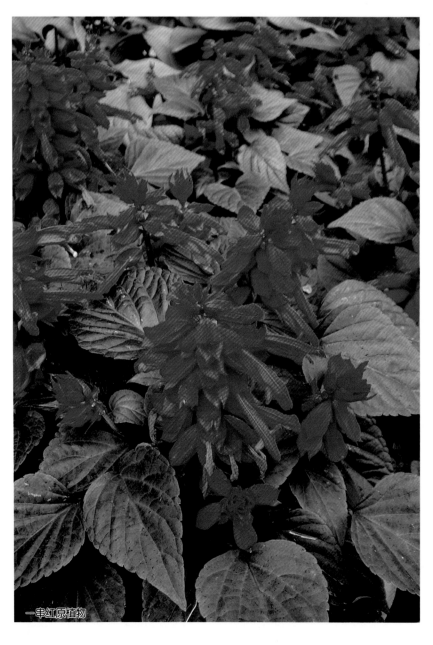

一串红原植物

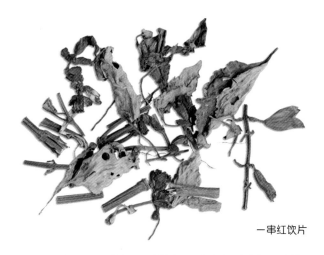

一串红饮片

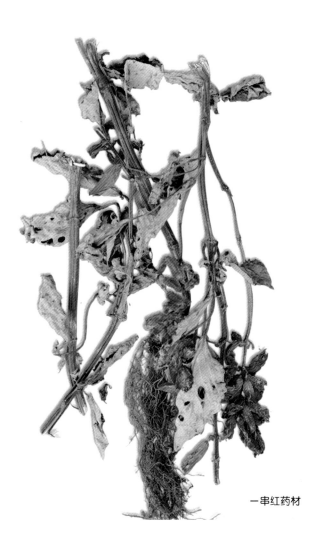

一串红药材

【功效主治】清热，凉血，消肿。主治疮疡初起。

【用法用量】外用：鲜品 100 ～ 250g，捣烂外敷患处。

【经验方】

疮疖　鲜一串红，适量，捣烂外敷，每日 1～2 次。(《花卉栽培与药用》)

【参考文献】

[1]Fontana G, Savona G, Rodriguez B. Clerodane diterpenoids from Salvia splendens. J Nat Prod, 2006, 69(12): 1734.

[2]Fontana G, Savona G, Rodriguez B. Complete H-1 and C-13 NMR assignments of clerodane diterpenoids of Salvia splendens. Magn Reson Chem, 2006, 44(10): 962.

[3]Moharram FA, Marzouk MS, El-Shenawy, SM, et al. Polyphenolic profile and biological activity of Salvia splendens leaves. J Pharm Pharmacol, 2012, 64(11): 1678.

[4]Pan ZH, Cheng JT, He JA, et al. Splendidins A-C, Three New Clerodane Diterpenoids from Salvia splendens. Helvetica Chimica Acta, 2011, 94(3): 417.

[5]Hu DP, Kawazoe K, Takaishi Y. Diterpenoids from Salvia splendens. Phytochemistry, 1997, 46(4): 781.

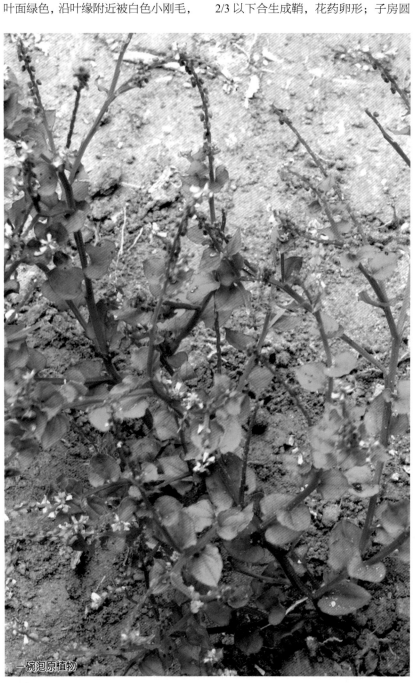

Yi wan pao
一碗泡

Salomoniae Cantoniensis Herba
[英] Cantoniensis Salomonia Herb

【别名】莎萝莽、细黄药、斩蛇剑、过山龙、吹云草。

【来源】为远志科植物齿果草 *Salomonia Cantoniensis* Lour. 的全草。

【植物形态】草本。茎具纵棱及狭翅，小枝自茎顶部生出。单叶互生，叶片纸质，卵形、椭圆形或卵状披针形，长 1.5 ~ 3cm，宽 1 ~ 1.5cm，先端渐尖，基部阔楔形至圆形，全缘，具缘毛，叶面绿色，沿叶缘附近被白色小刚毛，背面苍白色，无毛，总状花序腋生；花小，具卵形苞片 3 枚，早落；萼片 5，外面 3 枚椭圆状、卵形，里面 2 枚花瓣状、倒卵形，先端圆形，基部具爪；花瓣 3，黄色，侧瓣长方形，1/2 以下与龙骨瓣合生，先端微凹，龙骨瓣较侧瓣长，具 2 扇形鸡冠状附属物；雄蕊 8，2/3 以下合生成鞘，花药卵形；子房圆形。蒴果近圆形，宽过于长，具由下向上逐渐加宽的翅，基部具 1 枚宿存外萼片。种子卵球形。

【分布】广西主要分布于田林、隆林、南丹、罗城、环江。

【采集加工】春、夏季均可采收。晾干备用。

【药材性状】茎细弱，多分枝，无毛，具狭翅，基部生有纤细的根。叶多皱缩，掉落，展平呈卵状心形或心形，长 5 ~ 16mm，宽 5 ~ 12mm，先端钝，具短尖头，基部心形，全缘或微波状，黄绿色。有时枝条顶端可见穗状花序。质脆，易碎。气香，味微辣。

【品质评价】以叶多、无泥沙、无杂质、色绿者为佳。

【性味归经】味微辛，性平。归肝、胃经。

【功效主治】解毒消肿，散瘀止痛。主治痈肿疮疡，无名肿毒，喉痹，毒蛇咬伤，跌打损伤，风湿关节痛，牙痛。

【用法用量】内服：煎汤，3 ~ 10g。外用：适量，捣敷；煎汤含漱或熏洗。

【使用注意】孕妇慎用。

【经验方】

1. 眼生白膜　吹云草煮沸，熏洗。（《南宁市药物志》）
2. 牙痛　吹云草煎浓汁含漱。（《南宁市药物志》）
3. 无名肿毒，刀伤　鲜一碗泡全草捣烂外敷。（《广西本草选编》）
4. 痈疮肿毒　一碗泡、鱼腥草、半边莲、七叶一枝花各等量，捣敷。（《全国中草药汇编》）
5. 毒蛇咬伤　鲜一碗泡全草 3 ~ 9g，水煎服。另用鲜品捣烂敷伤口周围。（《广西本草选编》）

一碗泡原植物

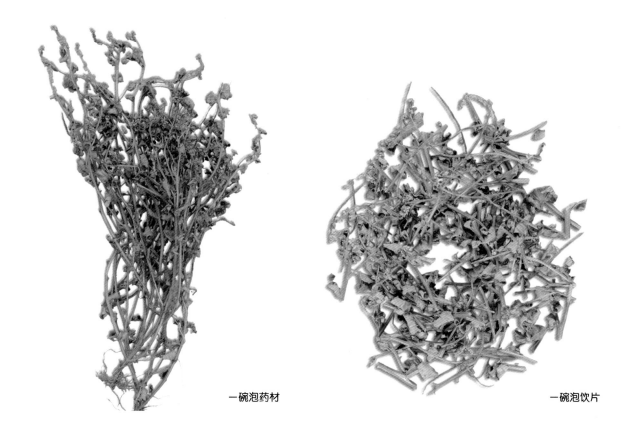

一碗泡药材　　　　　　　　　　　　　　　　一碗泡饮片

Yi jian qiu

一箭球

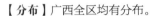
Kyllingae Brevifoliae Herba
[英] Shortleaf Kyllinga Herb

【别名】球子草、水香附、山蜈蚣、无头香附、三角草、落地杨梅、
　　　　三箭草、球头草。

【来源】为莎草科植物短叶水蜈蚣 *Kyllinga brevifolia* Rottb. 的全草。

【植物形态】草本。根茎长而匍匐，外被膜质、褐色的鳞片，具多数节间，每节上生1秆。秆散生，扁三棱形，平滑，具4~5个圆筒状叶鞘，叶鞘顶端具叶片。叶片秆近等长，柔弱，平张，上部边缘和背部中肋具细刺。叶状苞片3，极展开，基中片极短，后期向下反折。穗状花序单生，极少2或3，球形或卵球形，具密生的小穗；小穗披针形或长圆状披针形，压扁，有1花；鳞片膜质，阔卵形，白色，有锈斑，少为麦秆黄色，背面龙骨状突起绿色，具刺，顶端延伸成外弯的短尖，脉5~7条；雄蕊3；花柱细长，柱头2。小坚果倒卵状长圆形，扁双突状，淡黄色，表面密具细点。

【分布】广西全区均有分布。

【采集加工】5~9月采收。洗净，鲜用或晒干。

【药材性状】多皱缩交织成团。根茎细圆柱形，表面红棕色或紫褐色，节明显，具膜质鳞片，节上有细茎，断面粉白色。茎细具棱，深绿色或枯绿色。叶线形，基部鞘状，紫褐色，有的可见球形穗状花序，黄绿色。果实卵状长圆形，绿色，具细点。气微。

【品质评价】以叶多、无泥沙、色绿者为佳。

【化学成分】本品叶中含挥发油，其主要成分有 α- 杜松醇（α-cadinol）、τ- 紫穗槐醇（τ-muurolol）、大香叶烯 D-4- 醇（germacrene D-4-ol）、大香叶烯 D（germacrene D）、δ- 荜澄茄烯（δ-cadinene）[1]、迈诺氧化物（manoyl oxide）、13- 表 - 迈诺氧化物（13-epi-manoyl oxide）、11α- 羟基迈诺氧化物（11α-hydroxymanoyl oxide）、1α- 羟基迈诺氧化物（1α-hydroxymanoyl oxide）、1β- 羟基迈诺氧化物（1β-hydroxymanoyl oxide）[2]。

【临床研究】

跌打外伤　将鲜药（一箭球、三叉苦、八角枫、山兰、青桐木叶等）共捣烂，加酒炒热（未熟），温敷患处，并在药面上加1块塑胶布（用芭蕉叶烤软亦可），用绷带固定，这样可使药气不易挥发，才有好效果，最好每天换药1次。结果：治疗207例，除个别兼肌注痛必灵、内服跌打丸外，大部分病例都是用本方治疗，敷药最多是7次，最少是3次，平均为5次，治愈率达80%[3]。

【性味归经】味辛、甘，性平。归肺、肝经。

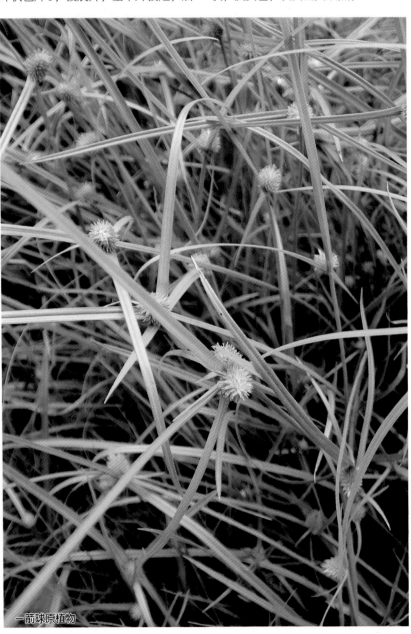
一箭球原植物

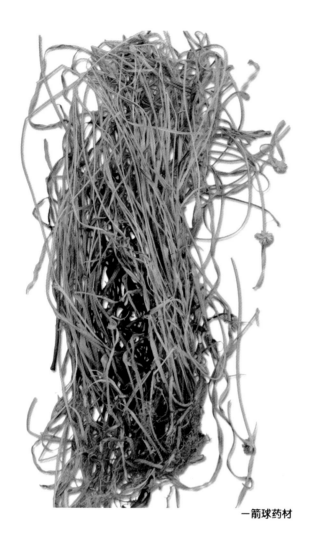

一箭球药材

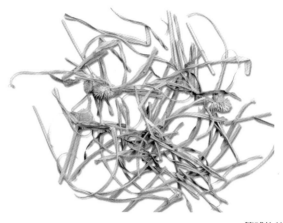

一箭球饮片

【经验方】

1.毒蛇咬伤 鲜一箭球适量，捣烂敷伤口周围。(《广西民间常用草药》)

2.外伤出血 一箭球适量，捣烂敷患处。(《壮医方药学》)

3.咽喉肿痛 一箭球 30g，救必应 12g。水煎服。(《广西民间常用草药》)

4.百日咳 一箭球 30g，冰糖 30g。水煎服。(《壮医方药学》)

5.痢疾 一箭球 30g。水煎服。(《广西中草药》)

【功效主治】祛风清热，消肿散瘀，凉血止血，止咳，截疟，杀虫止痒。主治伤风咳嗽，咽喉肿痛，疟疾，跌打损伤，毒蛇咬伤，皮肤瘙痒。

【用法用量】内服：煎汤，10 ~ 30g，外用适量。

【使用注意】孕妇忌服。

【参考文献】

[1] Prajwal Paudel, Prabodh Satyal, Ganesh Khadka, et al. Leaf essential oil composition of Kyllinga brevifolia Rottb.from Nepal. J Essent Oil Bear Pl, 2012, 15(5): 854.

[2] Giselle MSP, Guilhon,Vilhena, et al.Volatiles from aerial parts and rhizomes of Kyllinga brevifolia Rottb.growing in Amazon. J Essent Oil Res, 2008, 20(6): 545.

[3] 黄汉强 . 覃鹤立跌打方 . 右江卫生 ,1979,(1):31.

一枝黄花

Yi zhi huang hua

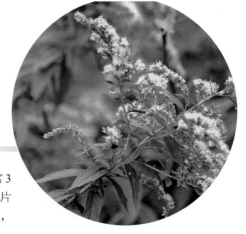

Solidaginis Decurrentis Herba
[英] Common Solidago Herb

【别名】蛇头王、金盖顶。

【来源】为菊科植物一枝黄花 Solidago decurrens Lour. 的全草。

【植物形态】草本。茎直立，基部光滑，或略带红色，少分枝。单叶互生；叶片卵圆形、长圆形或披针形，先端尖、渐尖或钝，基部下延成柄，边缘具尖锐锯齿，基部叶柄较长，花后凋落，上部叶柄渐短或无柄，叶片亦渐狭小或全缘。头状花序，黄色，从叶腋抽出，排列成总状；总苞宽钟形；苞片通常3层，外层苞片卵状披针形，内层苞片披针形；边缘舌状花约8朵，雌性，中间为管状花，两性。瘦果圆筒形，光滑或先端略具疏软毛；冠毛白色，1～2层，粗糙。

【分布】广西全区均有分布。

【采集加工】9～10月开花盛期，割取地上部分，或挖取根部。洗净，鲜用或晒干。

【药材性状】茎圆柱形，表面暗紫红色或灰绿色。具纵纹，光滑无毛，茎端有稀毛；质坚而脆，易折断，断面纤维性，中央有疏松的白色髓。单叶互生，下部叶具长柄，多脱落，上部叶无柄或近无柄；叶片多破碎而皱缩，上面黄绿色，下面淡绿色，展平后呈卵圆形、长圆形或披针形，长4～10cm，宽1.5～4cm，先端尖、渐尖或钝，基部狭缩而形成翅状叶柄，边缘有尖锐锯齿，上部叶锯齿较疏至全缘，有睫毛。头状花序集生茎顶，排成总状或圆锥状。苞片3层，膜质宿存，花冠黄色，多脱落，冠毛黄白色，外露。气清香，味苦。

【品质评价】以叶多、色黄绿者为佳。

【化学成分】本品含有黄酮类（flavones）、皂苷（saponins）、苯甲酸苄酯类（benzyl benzoates）、当归酸桂皮酯（cinnamyl angelates）、炔属化合物（alkynes）等多种化学成分。

黄酮类：芦丁（rutin）、山柰酚-3-芦丁糖苷（kaempferol-3-rutinoside）、异槲皮苷（iso-quercitrin）、山柰酚-葡萄糖苷（kaempferol-glucoside）[1]、山柰酚（kaempferol）、槲皮素（quercetin）[2]。

皂苷类：一枝黄花酚苷（leiocarposide）[2]。

苯甲酸苄酯类：2,3,6-三甲氧基苯甲酸-(2-甲氧基苄基)-酯（2-methoxybenzyl-2,3,6-trimethoxybenzoate）、2,6-二甲氧基苯甲酸-(2-甲氧基苄基)2,6-酯（2-methoxybenzyl-2,6-dimethoxybenzoate）、2,6-二甲氧基苯甲酸苄酯（benzyl-2,6-dimethoxybenzoate）、2-羟基-6-甲氧基苯甲酸苄酯（benzyl-2-hydroxy-6-methoxybenzoate）[3]。

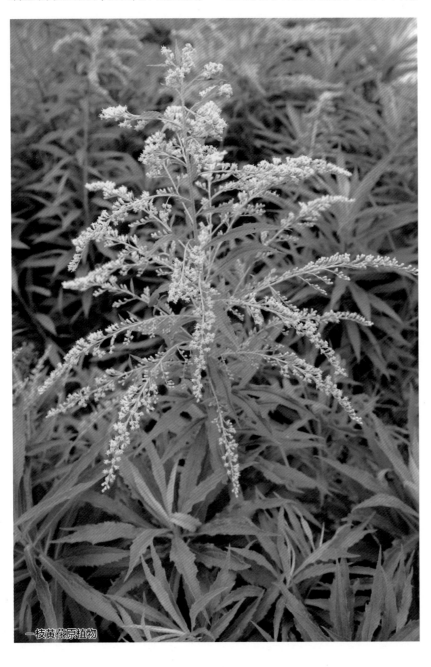

一枝黄花原植物

当归酸桂皮酯类：当归酸 -3,5- 二甲氧基 -4- 乙酰氧基桂皮酯（3,5-dimethoxy-4-acetoxycinnamyl angelate）、当归酸 -3- 甲氧基 -4- 乙酰氧基桂皮酯（3-methoxy-4-acetoxycinnamyl angelate）[3]。

炔属化合物：（2Z,8Z）癸二烯 -4,6- 二炔酸甲酯 [methyl（2Z,8Z）-decadien-4,6-diynoate]、（2E,8Z）- 癸 二 烯 -4,6-二炔酸甲酯 [methyl（2E,8Z）-decadien-4,6-diynoate][3]。

有机酸类：邻甲氧基苯甲酸（O-methoxybenzoic acid）、反式桂皮酸（trans-cinnamic acid）、水杨酸（salicylic acid）[2]、咖啡酸（caffeic acid）、绿原酸（chlorogenic acid）[3]。

甾醇类：α- 菠菜甾醇（α-spinasterol）[2]、谷甾醇（sitosterol）[3]。

挥发油类：δ- 榄香烯（δ-elemene）、β- 榄香烯（β-elemene）、石竹烯（caryophyllene）、（E）-β- 金合欢烯 [（E）-β-farnesene]、异大香叶烯 D（iso-germacrene D）等[4]。

其他：β- 乙酰香树脂醇乙酸酯、高根二醇、熊果醇、δ- 杜松萜烯（δ-cadinene）[5]，以及多种矿质元素，如钙（Ca）、镁（Mg）、磷（P）、铁（Fe）、铜（Cu）、硒（Se）等[6,7]。

【药理作用】

1. 降压　一枝黄花煎剂能降低麻醉兔血压，其降压幅度和降压持续时间与异丙肾上腺素相当[8]。一枝黄花总皂苷 0.5ml/kg、1ml/kg 静脉给药能降低麻醉兔血压，总黄酮无降压效应[9]。

2. 抗溃疡　腹腔注射一枝黄花煎剂、总皂苷和总黄酮可降低吲哚美辛所致溃疡动物的溃疡得分[10,11]。一枝黄花提取液可降低水浸拘束法、吲哚美辛诱导法、幽门结扎法溃疡模型的溃疡指数和幽门螺杆菌对其的敏感度[12]。

3. 对平滑肌的影响　一枝黄花煎剂对炭末在小鼠小肠内的推进率有增强作用，不同浓度的一枝黄花煎剂均能提高大鼠回肠平滑肌的蠕动，且随浓度增加，蠕动也增加[13]。一枝黄花总黄酮、总皂苷却抑制小鼠小肠内炭末推进；一枝黄花总黄酮能抑制大鼠回肠平滑肌收缩活动性[14]。

4. 对心脏的影响　5% 一枝黄花总皂苷对蟾蜍心率和心肌收缩力都有抑制作用，5% 总黄酮 0.05ml、0.1ml 对心脏抑制作用不明显，但可使心肌收缩力有增强趋势[15]。一枝黄花煎剂可抑制蟾蜍心收缩力，降低蟾蜍心率和心输出量[8]。

5. 抑菌　一枝黄花煎剂、一枝黄花总黄酮对金黄色葡萄球菌最低抑菌浓度（MIC）分别为 12.5mg/ml、0.5mg/ml；对 15 株金黄色葡萄球菌临床菌株的 MIC 范围分别为 6.25 ～ 50.0mg/ml、0.25 ～ 4.0mg/ml，MIC 均数分别为 22.083 mg/ml、1.283mg/ml，50% 的最低抑菌浓度（MIC$_{50}$）分别为 12.5 mg/ml、1.0mg/ml，90% 的最低抑菌浓度（MIC$_{90}$）分别为 50.0 mg/ml、2.0mg/ml[16]。

6. 毒性反应　一枝黄花皂苷小鼠腹腔注射半数致死量（LD$_{50}$）为 2.9g/kg，95% 可信限为 2.6 ～ 3.2g/kg[17]。

【临床研究】

乳腺小叶增生　一枝黄花（鲜）50g，荔枝核 7 粒，橘核 7 粒，鲜橘子叶 3 片，米酒 200ml，炖服，药渣捣烂外敷患处 12h。每日 1 剂，5 天为 1 个疗程，治疗 6 个疗程。结果：共治疗 48 例，临床近期治愈（1 个月内症状消失、肿块消失）45 例，占 93.75%；好转（主要症状消失、肿块缩小 1/3 以

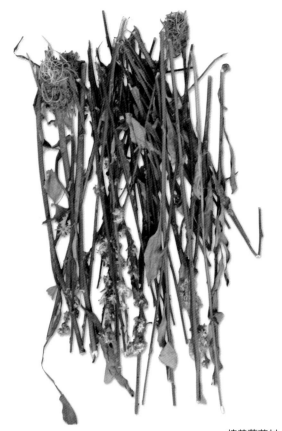

一枝黄花药材

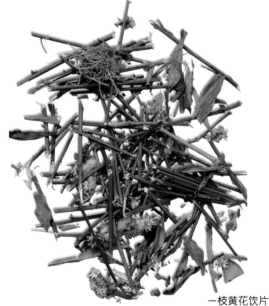

一枝黄花饮片

上）3 例，占 6.25%；总有效率 100%。临床远期治愈（随访 3 年未复发者），观察 25 例，复发 2 例，复发率 8%[18]。

【性味归经】味苦、辛，性凉。归肺、肝、膀胱经。

【功效主治】疏风散热，解毒消肿。主治风热感冒，头痛，咽喉肿痛，肺热咳嗽，黄疸，泄泻，热淋，痈肿疮疖，毒蛇咬伤。

【用法用量】内服：煎汤，9 ～ 15g；鲜品 20 ～ 30g。外用：适量，鲜品捣敷；或煎汁搽。

【使用注意】风寒感冒不宜用。

【经验方】

1. 毒蛇咬伤 ①一枝黄花鲜根、薯蓣鲜根各等量。捣烂外敷。（《江西草药》）②一枝黄花45g，盐肤木60g。水煎服。（《福建药物志》）

2. 鹅掌风，灰指甲，脚癣 一枝黄花，每天用30～60g，煎取浓汁，浸洗患部，每次30min，每日1～2次，7天为1个疗程。（《上海常用中草药》）

3. 乳腺炎 一枝黄花、马兰各15g，鲜香附30g，葱头7个。捣烂外敷。（《福建药物志》）

4. 感冒 ①预防感冒：一枝黄花、忍冬藤、一点红各适量。水煎服。（《福建药物志》）②一枝黄花根9g，醉鱼草根6g。水煎服，每日1剂。（《江西草药》）

5. 急性扁桃体炎 ①一枝黄花15g，一点红、蟛蜞菊、土牛膝各9g。水煎服。（《福建药物志》）②一枝黄花、白毛鹿茸草各30g。水煎服。（《全国中草药汇编》）③一枝黄花15g，土牛膝、威灵仙各9g。水煎服，亦可单味水煎服。（《浙江药用植物志》）

6. 肺热咳嗽，百日咳 一枝黄花、肺经草、兔儿风各15g，地龙6g。水煎服。（《四川中药志》1982）

7. 肺痈 一枝黄花根15g，猪肺1具。水炖，服汤食肺，每日1剂。（《江西草药》）

8. 肺结核咯血 一枝黄花60g，冰糖适量。水煎服，每日1剂，分两次服。（《全国中草药汇编》）

9. 中暑性吐泻 一枝黄花15g，樟叶3片。水煎服。（《福建药物志》）

10. 急性肾炎 ①一枝黄花30g，木通12g，萹草15g，水煎，加菜油1汤匙服；另用一枝黄花捣烂，酒炒敷于肚脐，每日1次。（《福建药物志》）②一枝黄花全草60～90g，大蓟根（鲜）30g，水煎服；另取天名精适量，加食盐少许，捣敷"鸠尾""神阙"2穴，连续1～2周。（《浙江药用植物志》）

11. 头风 一枝黄花根9g。水煎服。（《湖南药物志》）

12. 小儿急惊风 鲜一枝黄花30g，生姜1片。同捣烂取汁，开水冲服。（《闽东本草》）

13. 黄疸 一枝黄花45g，水丁香15g。水煎，一次服。（《闽东本草》）

14. 痈疖疮毒 一枝黄花、蒲公英、紫花地丁各15g，煎服；另用鲜蚤休、鲜佛甲草各适量，共捣烂敷患处，干则更换。（《安徽中草药》）

15. 盆腔炎 一枝黄花、白英、白花蛇舌草各30g，贯众15g。水煎服。（《福建药物志》）

16. 跌打损伤 一枝黄花根9～15g。水煎，两次分服。（《江西民间草药》）

【参考文献】

[1] 中国医学科学院药用植物资源开发研究所 . 中药志（第四册）. 北京：人民卫生出版社 ,1988:145.

[2] Hiller K, Gil RR, Franke P.A sapon in from Solidago decurrens. Pharmazie, 1979, 34(5): 360.

[3] Bohlmann F, Chen ZL, Schuster A. Aromatic esters from Solidago decurrens. Phytocheminstry, 1981, 20(11): 2601.

[4] 竺锡武，徐朋，曹跃芬，等 .2 种一枝黄花叶的挥发油化学成分和抑菌活性 . 林业科学 ,2009,45(4):168.

[5] Fijita, Shinichi F. Components of the essential oils of Solidago virgaurea Lin Ssp. Nippon Nogei Kagaku Ka ishi, 1990, 64(11): 1729.

[6] 刘临，邓琴，肖道安，等 . 中药一枝黄花、黄连、天麻、蛇床子中 8 种微量元素的测定 . 广东微量元素科学 ,2006,13(6):30.

[7] 杨立业，王斌，于春光，等 .ICP-MS 测定两种一枝黄花中 12 种微量元素 . 质谱学报 ,2010,31(2):95.

[8] 袭名宜，李晓岚，刘素鹏，等 . 一枝黄花对心血管系统部分指标的影响 . 医学信息 ,2005,18(12):1730.

[9] 李晓岚，袭名宜，刘素鹏，等 . 一枝黄花总皂苷和总黄酮对家兔血压的影响 . 时珍国医国药 ,2010,21(3):52.

[10] 袭名宜，李晓岚，刘素鹏，等 . 一枝黄花对吲哚美辛所致大鼠胃溃疡的影响 . 时珍国医国药 ,2005,16(12):75.

[11] 刘素鹏，袭名宜，李晓岚 . 一枝黄花总皂苷和总黄酮对吲哚美辛所致大鼠胃溃疡的影响 . 时珍国医国药 ,2011,22(3):45.

[12] 蒲海翔，何文 . 一枝黄花抗消化性溃疡的药效学研究 . 宜春学院学报 ,2011,33(12):93.

[13] 刘素鹏，袭名宜，吴正平，等 . 一枝黄花对动物肠平滑肌运动的影响 . 时珍国医国药 ,2006,17(11):215.

[14] 刘素鹏，李晓岚，袭名宜，等 . 一枝黄花总黄酮总皂苷对动物肠平滑肌运动的作用 . 陕西中医 ,2009,30(7):926.

[15] 李晓岚，袭名宜，刘双喜 . 一枝黄花总皂苷和总黄酮对蟾蜍心脏活动的影响 . 陕西中医 ,2009,30(11):158.

[16] 杨婧，张卫华，袭名宜 . 一枝黄花煎剂及其提取物体外抑菌作用的初步研究 . 四川中医 ,2009,27(9):50.

[17] 吴正平 . 一枝黄花皂苷对小鼠腹腔注射半数致死量（ LD_{50} ）的测定 . 黑龙江中医药 ,2009,38(3):41.

[18] 马国精 . 一枝黄花汤治疗乳腺小叶增生 48 例报告 . 江西中医药 ,1994,25(增刊):21.

二画

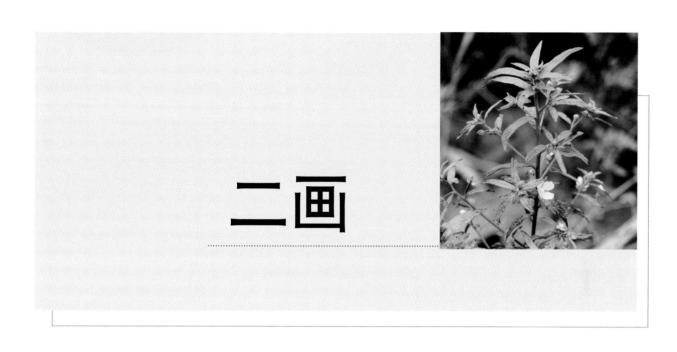

二叶红薯

Ipomoea Pes-caprae Herba
[英] Two-leaves Ipomoea Herb

【别名】厚藤、马鞍藤、海薯藤。

【来源】为旋花科植物二叶红薯 *Ipomoea pes-caprae*（L.）Sweet 的全草。

【植物形态】匍匐草本。茎粗壮，紫红色，节生不定根；全株有乳汁。单叶互生，圆形或近圆形，质厚，长 3 ~ 7cm，宽 2 ~ 5cm，先端凹陷，形似马鞍，基部圆钝或截平。聚伞花序腋生，有花 1 ~ 3 朵；苞片 2，卵状披针形；萼片 5，椭圆形；花冠紫红色或白色，漏斗状，顶端 5 浅裂；雄蕊 5，不等长。蒴果卵圆形，4 瓣裂。

【分布】广西主要分布于防城、钦州、合浦。

【采集加工】全年可采，鲜用或晒干。

【药材性状】本品茎稍呈圆柱形，黄绿色至淡紫色，直径 2 ~ 3mm，稍弯曲，有沟槽及细纵纹；节明显，节上生不定根；质稍韧，断面淡黄色，常中空。叶互生，皱缩，黄绿色，完整叶圆形或倒卵形，长 3 ~ 6cm，宽 2 ~ 5cm，先端凹陷，基部阔楔形；质轻稍韧，不易碎。气微，味甘、微涩。

【品质评价】以色黄绿、叶厚、无泥沙者为佳。

【化学成分】本品种子中含赤霉素 A_1（gibberelline A_1）、赤霉素 A_3（gibberelline A_3）、赤霉素 A_5（gibberelline A_5）、赤霉素 A_{19}（gibberelline A_{19}）、赤霉素 A_{20}（gibberelline A_{20}）、赤霉素 A_{23}（gibberelline A_{23}）[1]。

叶中含挥发油，主要成分为 *E*- 植醇（*E*-phytol）、10*R*- 猕猴桃醇（10*R*-actinidol）及 10*S*- 猕猴桃醇（10*S*-actinidol）[2]、左旋蜂蜜曲菌素（L-mellein）、丁香油酚（eugenol）、2- 羟基 -4,4,7- 三甲基 -1（4H）- 萘酮 [2-hydroxy-4,4,7-trimethyl-1（4H）-naphthalenone] [2,3]、4- 乙烯基 - 愈创木酚（4-vinylguaiacol）[3]、β - 大马烯酮（β -damascenone）[4]。

地上部分中含马鞍藤脂酸苷 A（pescaproside A）、马鞍藤脂酸苷 B（pescaproside B）、马鞍藤脂酸苷 E（pescaproside E）[5]、算盘子酮（glochidone）、桦木酸（betulinic acid）、α - 香树脂醇乙酯（α -amyrin acetate）、β - 香树脂醇乙酯（β -amyrin acetate）、异槲皮苷（isoquercitrin）[6]、β - 香树素（β -amyrin）、

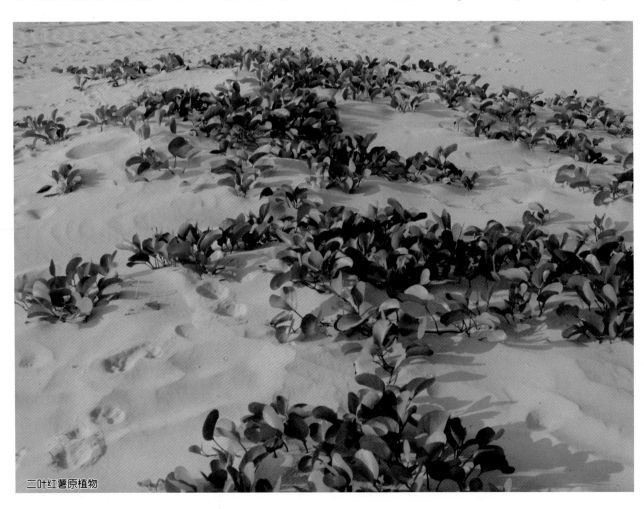

二叶红薯原植物

12-ursn-3-ol、β - 谷甾醇（β -sitosterol）、豆甾醇（stigmasterol）、α - 菠甾醇（α -spinasterol）、异莨菪亭（isoscopoletin）和七叶内酯（aesculetin）[7]、十九烷酸（nonadecanoic acid）、阿魏酸（ferulic acid）、咖啡酸（caffeid acid）、尼泊金甲酯（nipagin）、5,7- 二羟基 -4′- 甲氧黄酮（5,7-dihydroxyl-4′-methoxyl flavone）、5, 7- 二羟基 -4′- 甲氧黄酮醇（5,7-dihydroxyl-4′-methoxyl flavonol）、4′- 羟基 -3,5,7- 三甲氧黄酮（4′-hydroxyl-3,5,7-trimethoxyl flavone）和 7,3′,4′- 三羟基 -5- 甲氧黄酮醇（7,3′,4′-trihytroxyl-5-methoxyl flavonol）[8]、山柰酚（kaempferol）、槲皮素（quercetin）、杨梅黄酮（myricetin）、胡萝卜苷（daucosterol）、山柰苷（kaempferitrin）、槲皮素 -7-O- β -D-葡萄糖苷（quercetin-7-O- β -D-glucoside）[9]。

【药理作用】

1. 抗炎　二叶红薯叶提取物（IPA）在体外有抑制前列腺素合成作用，从其中分离出的活性成分丁香油酚和 4- 乙烯基愈创木酚，ID$_{50}$ 值分别为 9.2μmol/L 和 18μmol/L[3]。IPA 抑制海蜇毒素对蛋白水解作用的感染剂量 ID$_{50}$ 值为 0.3 ~ 0.8mg（IPA）/mg（毒素），对中和溶血作用 ID$_{50}$ 值约低于 10μmol/L，可中和海蜇毒素作用[10]。从 IPA 分离出的 β - 突厥蔷薇酮和 E- 植醇，有阻止海蜇毒引起的皮肤炎症的血管内皮细胞和平滑肌细胞收缩的作用[4]。

2. 解痉　二叶红薯叶中含一种挥发性酯类，对离体豚鼠回肠有抗组胺作用，与苯海拉明、安替司丁作用相似[11]。IPA 以浓度依赖性方式，可逆性地抑制氯化钡、缓激肽、乙酰胆碱和组胺引起的离体豚鼠回肠收缩，降低浓度反应曲线的坡度和最大反应。因此，IPA 并不是作用于特异性受体，而是直接作用于回肠平滑肌[12]。IPA 中的 β - 突厥蔷薇酮和 E- 植醇的抗痉挛效力与罂粟碱相同[4]。

3. 其他　外用二叶红薯叶有止痛、防治压疮之效[11]。

4. 毒性反应　小鼠灌胃二叶红薯叶 7.5g/kg，无毒性反应[12]。

【性味归经】味辛、苦，性微寒。归肺、肝、胃、大肠经。

【功效主治】祛风除湿，消痈散结。主治感冒，风湿痹痛，痈肿疔毒，风火牙痛，肠风下血，乳痈。

【用法用量】内服：煎汤，15 ~ 30g，鲜品 30 ~ 60g。外用：适量，捣敷；或烧存性研末调敷。

【使用注意】脾胃虚寒者慎服。

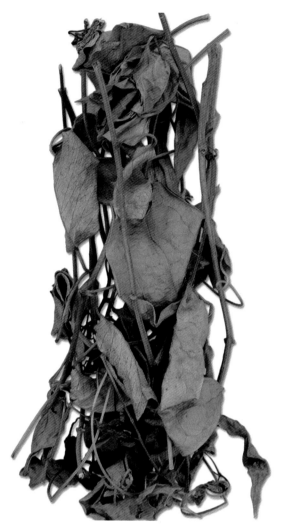

二叶红薯药材

【经验方】

1. 痈疽疔疮　二叶红薯 1 握，红糖（或冬蜜）适量，捣烂外敷。（《福建民间草药》）

2. 痈疽疔疮，无名肿毒　二叶红薯 30 ~ 60g，洗净，煎汤调红糖内服。（《泉州本草》）

3. 痔疮漏血　二叶红薯 30g，猪大肠 500g，炖服。（《泉州本草》）

4. 关节炎　二叶红薯 45g，酌加酒水各半煎服。（《福建民间草药》）

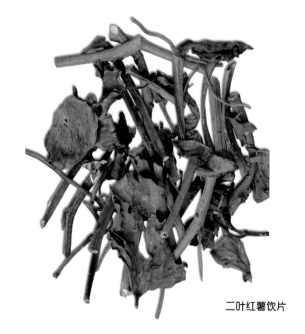

二叶红薯饮片

【参考文献】

[1] Matsuo T, Itoo S, Murofushi N, et al. Identification of gibberellins in the seeds of sweet potato(Ipomoea batatas Lam.) and several other Convolvulaceae plants. Agr Biol Chem, 1984, 48(12): 2935p.

[2] Pongprayoon U, Bohlin L, Baeckström P, et al. Inhibition of ethyl phenylpropiolate -induced rat ear oedema by compounds isolated from Ipomoea pes-caprae(L.) R. Br. Phytother Res, 1992, 6(2): 104.

[3] Pongprayoon U, Baeckstrom P, Jacobsson U, et al. Compounds inhibiting prostaglandin synthesis isolated from Ipomoea pes-caprae. Planta Med, 1991, 57(6): 515.

[4] Pongprayoon U, Baeckstrom P, Jacobsson U, et al. Antispasmodic activity of beta-damascenone and E-phytol isolated from Ipomoea pes-caprae. Planta Med, 1992, 58(1): 19.

[5] Rashmi S, Kusum S, Kunnath PM, et al. Structure of pescaproside E, a fatty acid glycoside from Ipomoea pescaprae. Carbohydr Res, 1991, 212: 169.

[6] Krogh R, KrothR, BertiC, et al.Isolation and identification of compounds with antinociceptive action from Ipomoea pescaprae(L.) R. Br. Pharmazie, 1999, 54(6): 464.

[7] 王清吉, 王友绍, 何磊, 等. 厚藤 [IpomoeaPes-Caprae(L.)Sweet] 的化学成分研究 I. 中国海洋药物杂志,2006,25(3):15.

[8] 王清吉, 王友绍, 何磊, 等. 厚藤 [IpomoeaPes-caprae(L.)Sweet] 化学成分研究 II. 中国海洋药物杂志,2008,43(1):20.

[9] 王清吉, 娄治平, 王友绍, 等. 厚藤 [IpomoeaPes-caprae(L.)Sweet] 化学成分研究 III. 中国药学杂志,2010,29(1):41.

[10] Pongprayoon U, Bohlin L, Wasuwat S. Neutralization of different crude jellyfish venoms by an extract of Ipomoea pes-caprae(L.) R. Br. J Ethnopharmacol, 1991, 35(1): 65.

[11] Wasuwat S. Extract of Ipomoea pes-caprae(Convolvulaceae) antagonistic to histamine and jelly-fish poison. Nature, 1970, 225(5234): 758.

[12] Pongprayoon U, Bohlin L, Sandberg F, et al. Inhibitory effect of Ipomoea pes-caprae on guinea-pig ileal smooth muscle. Acta Pharm Nord, 1989, 1(1): 41.

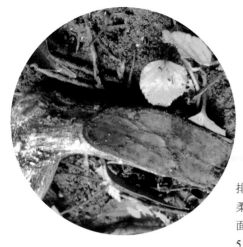

Ding gong teng

丁公藤

Erycibes Caulis
[英] Obtuseleaf Erycibe Stem

【别名】麻辣子、包公藤、麻辣仔藤、斑鱼烈。

【来源】为旋花科植物丁公藤 *Erycibe obtusfolia* Benth. 或光叶丁公藤 *Erycibe schmidtii* Craib 的藤茎。

【植物形态】木质藤本。小枝干后黄褐色，明显有棱，不被毛。单叶互生，叶片革质椭圆形或倒长卵形，长 6.5 ～ 9cm，宽 2.5 ～ 4cm，先端钝或钝圆，基部渐狭成楔状，两面无毛；侧脉 4 ～ 5 对，至边缘以内皆上举。聚伞花序腋生或顶生，腋生的花少至多数，顶生的花排列成总状，花序轴和花梗被淡褐色柔毛；花萼球形，萼片 5，近圆形，外面被淡褐色柔毛并有缘毛；花冠白色，5 裂，裂片长圆形，全缘或浅波状，雄蕊 5，不等长，花药先端渐尖，花丝之间有鳞片；子房圆柱形，柱头圆锥状，贴着子房。浆果卵状椭圆形。种子 1 颗。

【分布】广西主要分布于上思、防城、钦州、武鸣、金秀。

【采集加工】全年均可采收。切段或片，晒干。

【药材性状】本品为斜切的段或片，直径 1 ～ 10cm。外皮灰黄色、灰褐色或浅棕褐色，稍粗糙，有浅沟槽及不规则纵裂纹或龟裂纹。皮孔点状或疣状，黄白色。老的栓皮呈薄片剥落。质坚硬，纤维较多，不易折断。切面椭圆形，黄褐色或浅黄棕色，异形维管束呈花朵状或块状，木质部的导管呈点状。无臭，味淡。

【品质评价】以干燥、条粗、无杂质者为佳。

【化学成分】本品茎含有东莨菪内酯（scopoletin）、7-*O*-（6-*O*-sinapoyl-β-D-glucopyranosyl）-6-methoxycoumarin、7-*O*-（2-*O*-sinapoyl-β-D-glucopyranosyl）-6-methoxycoumarin、包公藤甲素 [1]、丁公藤碱 II [2]。又有绿原酸（chlorogenic acid）、东莨菪苷（scopolin）、丁香树脂醇（syringaresinol）、β-D-葡萄糖-

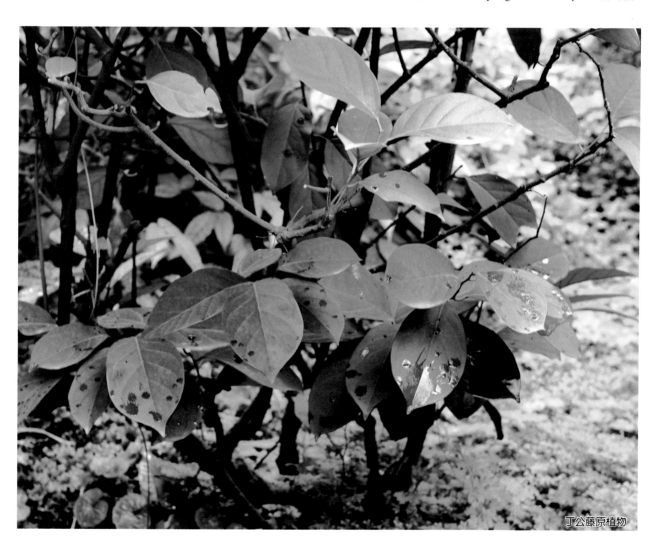

丁公藤原植物

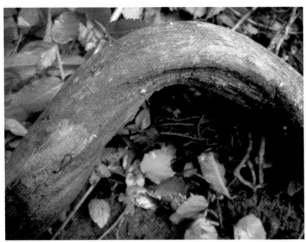

丁公藤药材

丁香树脂醇苷（β-D-glucose-syringaresinol glycoside）、（＋）-syringaresinol-4-*O*-β-D-apiofuranosyl-（1→6）-β-D-glucopyranoside、4-*O*-[6-*O*-5-*O*-syringoyl-β-D-apiofuranosyl-β-D-glucopyranosyl]-（＋）-syringaresinol、4-*O*-[6-*O*-（5-*O*-syringoyl-β-D-apiofuranosyl）-β-D-glucopyranosyl]-7'-*epi*-syringaresinol、4-*O*-[6-*O*-（5-*O*-sinapoyl-β-D-apiofuranosyl）-β-D-glucopyranosyl]-（＋）-syringaresinol、4-*O*-[6-*O*-（5-*O*-sinapoyl-β-D-apiofuranosyl）-β-D-glucopyranosyl]-7'-*epi*-syringaresinol、7-*O*-[6-*O*-（5-*O*-sinapoyl-β-D-apiofuranosyl）-β-D-glucopyranosyl]-6-methoxycoumarin、7-*O*-[2-*O*-（5-*O*-sinapoyl-β-D-apiofuranosyl）-β-D-glucopyranosyl]-6-methoxycoumarin、1-*O*-[6-*O*-（5-*O*-sinapoyl-β-D-apiofuranosyl）-β-D-glucopyranosyl]-3,4,5-trimethoxyphenol 等成分[4,5]。尚有 4-*O*-caffeoyl-3-*O*-sinapoylquinic acid methyl ester、5-*O*-caffeoyl-4-*O*-syringoylquinic acid methyl ester、4-*O*-caffeoyl-3-*O*-syringoylquinic acid methyl ester、7-*O*-（3-*O*-sinapoyl-β-D-glucopyranosyl）-6-methoxycoumarin、7-*O*-（6-*O*-syringoyl-β-D-glucopyranosyl）-6-methoxycoumarin、methyl-3-*O*-（4''-hydroxy-3'',5''-dime-thoxybenzoyl）-chlorogenate、methyl-5-*O*-caffeoyl-3-*O*-sinapoylquinate、methyl-5-*O*-caffeoyl-4-*O*-sinapoylquinate、5-*O*-caffeoylquinicacid methyl ester、methyl-3,4-di-*O*-caffeoylquinate、methyl-3,5-di-*O*-caffeoyl quinate、methyl-4,5-di-*O*-caffeoyl quinate、4,5-di-caffeoylquinic acid 等成分[1-7]。

本品根含有 7,7'-二羟基-6,6'-二甲氧基-3,3'-双香豆素（7,7'-dihydroxy-6,6'-dimethoxy-3,3'-dicoumarin）、7,7'-二羟基-6,6'-二甲氧基-8,8'-双香豆素（7,7'-dihydroxy-6,6'-dimethoxy-8,8'-dicoumarin）、7-*O*-[4'-*O*-（3'',4''-二羟基桂皮酰基）-β-D-吡喃葡萄糖基]-6-甲氧基香豆素{7-*O*-[4'-*O*-（3'',4''-dihydroxycinnamoyl）-β-D-glucopyranosyl]-6-methoxycoumarin}、cleomiscosin A、cleomiscosin B、东莨菪素（scopoletin）、东莨菪苷（scopolin）、3-*O*-4''-羟基-3'',5''-二甲氧基苯甲酰基绿原酸甲酯（3-*O*-4''-hydroxy-3'',5''-dimethoxybenzoylmethylchlorogenate）、4-*O*-4''-羟基-3'',5''-二甲氧基苯甲酰基绿原酸甲酯（4-*O*-4''-hydroxy-

3'',5''-dimethoxybenzoylmethylchlorogenate）、灰毡毛忍冬素 G（loniceramacranthoides hormone G）、灰毡毛忍冬素 F（loniceramacranthoides hormone F）、绿原酸（chlorogenic acid）、β-谷甾醇（β-sitosterol）、胡萝卜苷（daucosterol）等成分[8]。

【临床研究】

1. 青光眼　应用丁公藤碱眼药水（丁公藤提取物的单体，即丁公藤碱Ⅰ配成0.05%眼药水）滴眼治疗。首先停用其他局部及全身降眼压药，48h后滴用本药，并分别观察眼压、瞳孔、房水流畅系数等方面的改变。结果：159例239只眼使用丁公藤碱眼药水临床观察说明，根据房水流畅系数均值的明显改善（P < 0.01），说明本品的降眼压机制与毛果芸香碱一致，并非减少房水的生成或抑制胆碱酯酶，而是直接作用于胆碱能药物的受体[9]。

2. 腹痛　所用药物系广州中药制药八厂出品的丁公藤针剂，每安瓿2ml，内含丁公藤提取物100mg。一般采用穴位注射治疗。常用穴位有：溃疡病、急性胃肠炎、急性出血性坏死性肠炎取中脘、足三里；胆道蛔虫症取中脘、胆俞；胃癌取中脘。注药次数：一般注药1次后，缓解疼痛6～12h，部分缓解疼痛1～2天，一天内可最多穴位注射4次。结果：50例患者显效40例占80%，好转9例占18%，无效1例占2%。总有效率为98%。一般在2～10min内疼痛缓解，维持时间一般在6～10h。腹痛复发时再次用药同样有效。临床观察发现对溃疡病、胃癌、急性胃肠炎的止痛效果显著，具有奏效快、疼痛缓解时间较长的特点，若与阿托品合用，止痛效果明显增强，似乎二者有协同作用。本药与阿托品相比，无阿托品类常见的出汗、灼热、心跳、瞳孔散大、面红、暂时性排尿困难等不良反应，对于有肝脏损害、心动过速和青光眼的患者尤为适用[10]。

3. 风湿性关节炎　一般肌注丁公藤注射液（每支2ml，相当于原生药5g），每天1～2次，每次1支。有少数重病患者每天2次，每次2支，未见不良反应。结果：治疗风湿性关节炎止痛效果显著，症状得到改善，部分病例近期治愈达44.3%，统计有效率为88.6%。丁公藤有发汗作用，本品如注射后有轻微发汗属于正常现象，如汗出不止可用开水溶红糖30g内服。孕妇忌用本品[11]。

4. 肾绞痛　给予丁公藤注射液200mg（每支100mg），肌内注射，共用2～3天。结果：治疗2例，疼痛均消失[12]。

【性味归经】味辛，性温；有小毒。归肝、脾、胃经。

【功效主治】祛风除湿，消肿定痛。主治风湿痹痛，半身不遂，跌打损伤。

【用法用量】3～6g，制药酒，内服、外涂均可。

【使用注意】本品有小毒，且有发汗作用，虚弱者慎服，孕妇忌服。

【经验方】

风湿性关节炎、类风湿关节炎、坐骨神经痛　丁公藤制成注射液（每2ml相当于原生药5g），肌内注射，每日1～2次，每次2ml，小儿酌减。（《全国中草药汇编》）

【参考文献】

[1] 姚天荣, 陈泽乃, 易大年, 等. 包公藤 (ErycibeobtusifoliaBenth.) 的化学研究 II. 新缩瞳药——包公藤甲素的结构. 药学学报, 1981, 16(8):582.

[2] 方一苇, 赵家俊, 卞则梁. 治疗青光眼新药丁公藤碱 II 的结构测定. 化学通报, 1981(4):17.

[3] 高赛男, 李森, 张林娜, 等. 高速逆流色谱法分离纯化丁公藤中东莨菪内酯. 中国医药导报, 2012,9(26):122.

[4] 刘照振, 詹志来, 姜建双, 等. 丁公藤中酯化糖苷类化学成分的研究. 2011 年中国药学大会暨第 11 届中国药师周论文集.

[5] Liu ZZ, Zhan ZL, Liu F, et al. Acyl glycosides lignans, coumarins, and terpenes from the stems of Erycibeobtusifolia. Carbohydr Res. 2013, 372: 47.

[6] Fan L, Wang Y, Liang N, et al. Chemical constituents from the roots and stems of Erycibeobtusifolia and their in vitro antiviral activity. Planta Med, 2013, 79(16): 1558.

[7] Pan R, Gao X, Lu D, et al. Prevention of FGF-2-induced angiogenesis by scopoletin, a coumarincompound isolated from ErycibeobtusifoliaBenth, and its mechanism of action. Int Immunopharmacol, 2011, 11(12): 2007.

[8] 刘健. 丁公藤的化学成分及生物活性研究. 北京: 中国协和医科大学, 2007.

[9] 周文炳, 彭大伟, 刘嫣芬, 等. 丁公藤碱治疗青光眼的初步报告. 医学研究通讯, 1981,6(30): 25-26.

[10] 周小祥, 金永言. 丁公藤治疗腹痛 50 例疗效观察. 辽宁中级医刊, 1999,(9):34-35.

[11] 广州市中药总厂革委会. 丁公藤注射液治疗风湿性关节炎效果显著. 新医药通讯, 1972,3(1):30-31.

[12] 郭福丽. 丁公藤注射液治疗肾绞痛. 四川中医, 1986, (4):32.

丁香蓼
Ding xiang liao

Ludwigiae Prostrates Herba
[英] Prostrate Ludwigia Herb

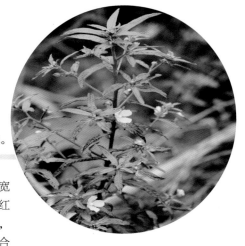

【别名】丁子蓼、红豇豆、喇叭草、水丁香、水黄麻、田蓼草、红麻草、水油麻。

【来源】为柳叶菜科植物丁香蓼 *Ludwigia prostrata* Roxb. 的全草。

【植物形态】草本。须根多数；幼苗平卧地上，或作倾卧状，后抽茎直立或下部斜升，多分枝，有纵棱，略红紫色，无毛或微被短毛。叶互生；叶片披针形或长圆状披针形，长 2 ~ 8cm，宽 1 ~ 2cm，全缘，近无毛，上面有紫红色斑点。花两性，单生于叶腋，黄色，无柄，基部有小苞片 2；萼筒与子房合生，萼片 4，卵状披针形，外略被短柔毛；花瓣 4，稍短于花萼裂片；雄蕊 4；子房下位，花柱短，柱头单一，头状。蒴果线状四方形，略具 4 棱，稍带紫色，成熟后室背不规则开裂；种子多数，细小，光滑，棕黄色。

【分布】广西主要分布于柳州、贵港、容县、百色、南宁。

【采集加工】秋季结果时采收。切段，鲜用或晒干。

【药材性状】本品全株光滑。主根明显，长圆锥形多分枝。茎直径 0.2 ~ 0.8cm，茎下部节上多须状根；上部多分枝，有棱角约 5 条，暗紫色或棕绿色，易折断，断面灰白色，中空。单叶互生，多皱缩，完整者展平后呈披针形，全缘，先端渐尖，基部渐狭，长 4 ~ 7cm，宽 1 ~ 2cm。花 1 ~ 2 朵，腋生，无梗。蒴果条状四棱形，直立或弯曲，紫红色，先端具宿萼。种子细小，光滑，棕黄色。气微，味咸，微苦。

【品质评价】以干燥、色黄绿、无杂质者为佳。

【化学成分】本品含没食子酸和诃子次酸三乙酯 [1]。

【药理作用】

抑菌　丁香蓼水提取物去除鞣质后分离得到的没食子酸和诃子次酸三乙酯，对宋内、舒氏、鲍氏、志贺等痢疾杆菌及金黄色葡球菌、铜绿假单胞菌等有较好的抑制作用 [2]。

【临床研究】

1. 湿疹　取丁香蓼新鲜全草 200g、水 3000ml 煎煮 20min，然后倒入盆中熏蒸患处，上覆盖毛巾，随感觉温热程度而调节距离，避免烫伤。待水温降至不烫手时再充分浸洗患部约 30min，每日 2 次，病情特别顽固的可熏洗 3 ~ 4 次，一直熏洗到痊愈为止。结果：3 天后痊愈 3 例，5 天后痊愈 2 例，7 天后

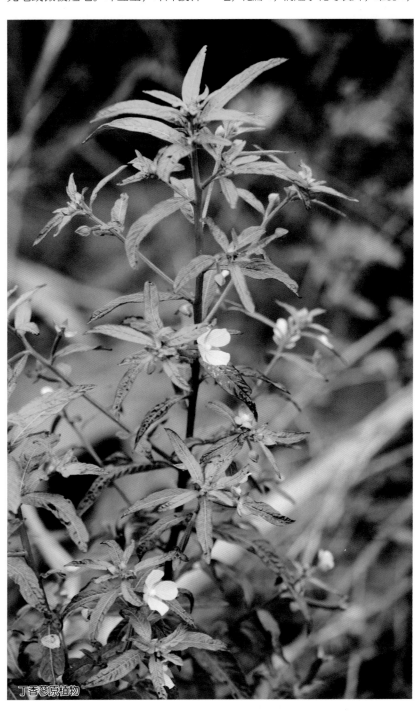

丁香蓼原植物

痊愈 4 例，10 天后痊愈 1 例。治疗期间应注意节制饮食，主食宜清淡，忌食辛温燥热、油腻厚味，以及鱼鲜发物。若见疮面感染化脓者应配合内服五味消毒汤、三黄泻心汤。大便秘结者配合大黄泡汤代茶通下泻热解毒。本法疗效十分可靠，无任何不良反应，且药源充足，方法简便，价格便宜，可广泛推广[3]。

2. 钩虫性皮肤炎　取干丁香蓼 30 ~ 60g（鲜草 250 ~ 500g），加适量清水，煮沸 15min，倾倒出药液，先趁热熏蒸患部，并用净布蘸浸药液行局部湿热敷，待药液稍冷时，将患肢放在药液中浸泡。每次熏洗时间不少于 1h，每天 1 ~ 2 次。为提高熏洗效果，可反复加热，也可把药盆放在木炭炉上加热。结果：治疗 3 例，疗程 3 天，均治愈[4]。

【性味归经】味苦，性寒。归肺、肝、胆、膀胱经。

【功效主治】清热解毒，利尿通淋，化瘀止血。主治肺热咳嗽，咽喉肿痛，目赤肿痛，湿热泻痢，水肿，黄疸，带下，淋证，吐血尿血，肠风便血，疔肿疥疮，跌打损伤，蛇虫、狂犬咬伤。

【用法用量】内服：煎汤，15 ~ 30g。外用：适量。

【使用注意】脾胃虚寒者慎用。

【经验方】

1. 痈肿　鲜丁香蓼适量，红糖少许，同捣烂，敷患处。(《全国中草药汇编》)

2. 急性喉炎　丁香蓼 30g，爵床、金银花各 15g，玄参 10g，水煎服。(《全国中草药汇编》)

3. 湿热白带　丁香蓼 30g，苡米根、白鸡冠花各 15g，白果 10g，水煎服。(《全国中草药汇编》)

4. 泌尿道感染　丁香蓼 50g，蒲公英、金丝草、猫须草各 15g，水煎服。(《全国中草药汇编》)

5. 急性肾炎水肿　丁香蓼、地胆草、车前草各 30g，水煎服；或丁香蓼、星宿菜、爵床各 30g，水煎服。(《全国中草药汇编》)

【参考文献】

[1] 刘立群, 朱晓薇, 刘法锦. 丁香蓼抗痢疾有效成分的研究. 中草药,1986,17(8):338.

[2] 刘立群. 中草药,1986,17(8):338.

[3] 陈捷东. 丁香蓼治疗顽固性湿疹 10 例. 福建中医药,1998,29(2):31-32.

[4] 郑坚端. 细花丁香蓼治疗钩虫性皮炎. 新医药学杂志,1978,1(31):22.

Shi wan cuo

十万错

Aystasiae Chelonoidi Herba
[英]Slenderspike Mananthes Herb

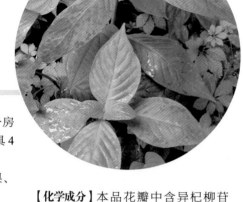

【别名】盗偷草、跌打草、细穗爵床。

【来源】为爵床科植物十万错 *Asystasia chelonoides* Nees 的全草。

【植物形态】草本。茎两歧分枝，几被微柔毛。叶狭卵形或卵状披针形，长6～18cm，顶端渐尖或长渐尖，基部急尖，具浅波状至圆齿，上面边缘被微柔毛或光滑，钟乳体白色，粗大，明显。花序总状，顶生和侧生，花单生或3出而偏向一侧；苞片和小苞片微小；花萼裂片5，披针形，与苞片和小苞片均疏生柔毛和腺毛；花冠2唇形，白带红色或紫色，冠管钟形，外有短柔毛和腺毛，冠檐裂片5，略不等，短于花冠管3～4倍；雄蕊2强，2药室不等高，基部有白色小尖头；子房和花柱下部有短柔毛。蒴果，上部具4粒种子，下部实心似细柄状。

【分布】广西主要分布于百色、平果、马山、上思、邕宁。

【采集加工】春、夏季均可采收。晾干备用。

【药材性状】全草皱缩，多切段。茎具纵棱，少分枝，节膨大。叶对生，皱缩，完整叶片披针形，长6～12cm，先端渐尖或长渐尖，基部楔形，具短柄。质脆，易碎。气微，味淡。

【品质评价】以叶多、身干、色绿者为佳。

【化学成分】本品花瓣中含异杞柳苷（isosalipurposide）、木犀草-7-葡萄糖苷（luteolin-7-glucoside）[1]。

【性味归经】味辛，性平。归肝经。

【功效主治】活血化瘀，消肿止痛，接骨止血。主治跌打肿痛，骨折，外伤出血。

【用法用量】内服：煎汤，15～30g。外用：适量，捣敷。

【使用注意】孕妇慎用。

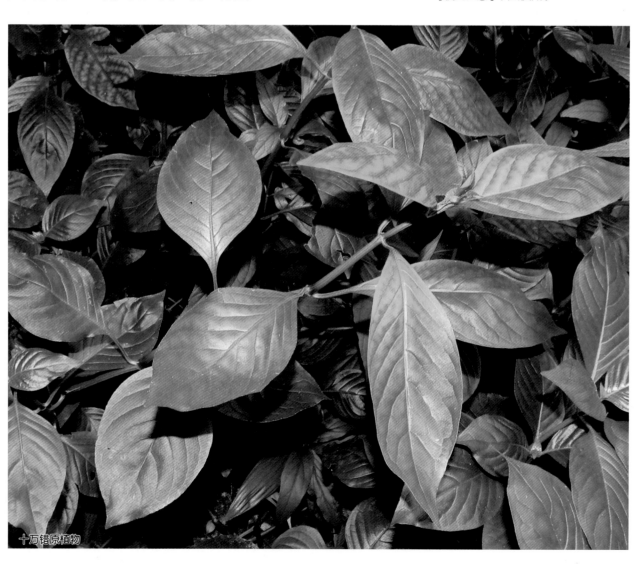

十万错原植物

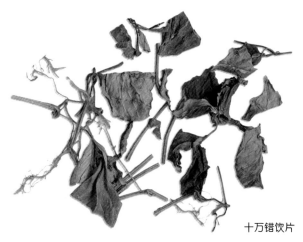

十万错饮片

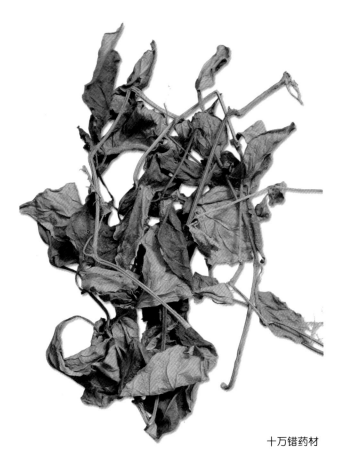

十万错药材

【经验方】

1.跌打肿痛，骨折　（跌打草）鲜枝叶30～60g，捣烂，用树叶包好煨热外敷。（《广西本草选编》）

2.外伤出血　（跌打草）鲜叶捣烂外敷。（《广西本草选编》）

3.子宫脱垂，脱肛　跌打草适量。捣烂煨热，敷外阴部或肛门（敷前先将脱出部位回纳）。（《广西民族药简编》）

【参考文献】

[1]Harborne JB. Comparative biochemistry of flavonoids.I.Distribution of chalcone and aurone pigments in plants. Phytochemistry, 1966, 5(1): 111.

Qi zhua feng
七爪风

Rubi Lanceolobi Radix
[英]Lanceoloba Rubus Root

【别名】深裂悬钩子、拦路蛇、深裂锈毛莓、红泡刺。

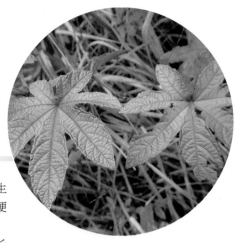

【来源】为蔷薇科植物深裂锈毛莓 *Rubus reflexus* Ker var. *lanceolobus* Metc. 的根。

【植物形态】攀缘灌木。枝被锈色绒毛状毛，有稀疏小皮刺。单叶，心状宽卵形或近圆形，长 7 ~ 14cm，宽 5 ~ 11cm，上面无毛或沿叶脉疏生柔毛，有明显皱纹，下面密被锈色绒毛，沿叶脉有长柔毛，边缘 5 ~ 7 深裂，有不整齐的粗锯齿或重锯齿，裂片披针形或长圆披针形；叶柄被绒毛并有稀疏小皮刺；托叶宽倒卵形，被长柔毛，梳齿状或不规则掌状分裂，裂片披针形或线状披针形。花数朵团集生于叶腋或成顶生短总状花序；总花梗和花梗密被锈色长柔毛；花梗很短；苞片与托叶相似；花萼外密被锈色长柔毛和绒毛，萼片卵圆形，外萼片顶端常掌状分裂，裂片披针形，内萼片常全缘；花瓣长圆形至近圆形，白色，与萼片近等长；雄蕊短，花丝宽扁，花药无毛或顶端有毛；雌蕊无毛。果实近球形，深红色；核有皱纹。

【分布】广西主要分布于融水、阳朔、临桂、兴安、容县、陆川、博白、金秀、扶绥、龙州。

【采集加工】秋、冬季采挖。除去茎干和须根，洗净，切片，晒干。

【药材性状】本品呈圆柱形，常扭曲，直径 0.1 ~ 2cm，具多数须根。表面浅红色、棕色。质硬，不易折断。断面黄白色，有裂隙。气微，味淡。

【品质评价】以干燥、块大、无杂质者为佳。

【化学成分】本品根茎部含有 2α,3β,19α- 三羟基乌苏 -12- 烯 -23- 羧酸 -28-*O*-β-D- 吡喃葡萄糖酯（2α,3β,19α-trihydroxyurs-12-en-23-carboxyl-28-*O*-β-D-glucopyranosyl ester）、2α,3β,19α- 三羟基乌苏 -12- 烯 -28- 酸（2α,3β,19α-trihydroxyurs-12-en-28-oic acid）、2α,3β,19α- 三羟基乌苏 -12- 烯 -23,28- 二酸（2α,3β,19α-trihydroxyurs-12-en-23,28-dioic acid）、pseudosanguidiogenin A、β- 谷甾醇（β-sitosterol）[1]。

【性味归经】味苦、涩、酸，性平。归肝、脾经。

【功效主治】祛风湿，强筋骨，收敛止血，活血调经，和胃消积。主治风湿骨痛，关节痛，四肢麻木瘫痪，月经不调，血崩，痢疾，呕吐，泄泻，小儿疳积。

【用法用量】内服：煎汤，6 ~ 9g。

【使用注意】孕妇慎用。

【经验方】

血崩　七爪风根 30 ~ 60g，切片炒焦。水煎服。（《中国瑶药学》）

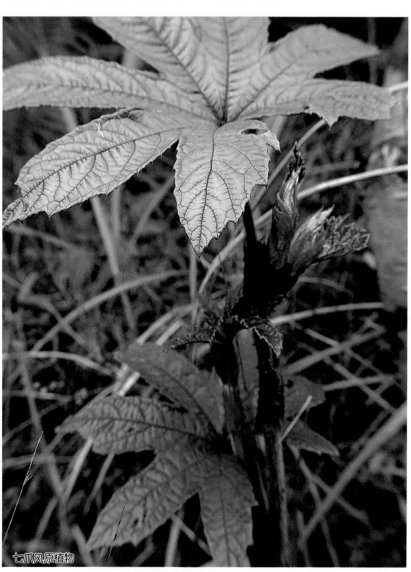

七爪风原植物

【参考文献】

[1] 黄艳，梁冰，刘元，等 . 深裂锈毛莓氯仿部位的化学成分研究 . 现代药物与临床 ,2013,28(3):265.

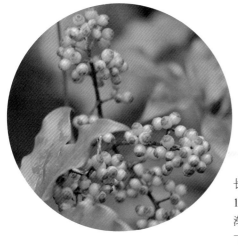

Qi ye lian

七叶莲

Schefflerae Arboricolae Caulis
[英] Arboricole Schefflera Stem

【别名】小叶鸭脚木、汉桃、手树、七加皮、七叶藤、鹅掌柴、鹅掌藤。

【来源】为五加科植物鹅掌藤 *Schefflera arboricola* Hayata. 或五加科植物白花鹅掌柴 *Schefflera kwangsiensis* Merr.ex Li. 的茎、叶。

【植物形态】藤状灌木。小枝有不规则纵皱纹，无毛。叶有小叶 7～9；托叶和叶柄基部合生成鞘状，宿存或与叶柄一起脱落；小叶片革质，倒卵状长圆形或长圆形，长 6～10cm，宽 1.5～3.5cm，先端急尖或钝形，基部渐狭或钝形，上面深绿色，有光泽，下面灰绿色，两面均无毛，边缘全缘。圆锥花序顶生，主轴和分枝幼时密生星状绒毛，后毛渐脱净；伞形花序十几个至几十个总状排列在分枝上，有花 3～10；苞片阔卵形，外面密生星状绒毛，早落；花白色；萼边缘全缘；花瓣 5～6，有 3 脉；雄蕊和花瓣同数而等长；子房 5～6 室；无花柱；花盘略隆起。果实卵形，有 5 棱。

【分布】广西主要分布于防城、靖西。

【采集加工】全年均可采收。切段，晒干。

【药材性状】茎圆柱形，有不规则纵皱纹，土灰色。质硬，断面灰白色。气微，味淡。

【品质评价】以身干、条粗、无杂质、色黄绿者为佳。

【化学成分】鹅掌藤（*Schefflera arboricola* Hayata.）叶中含羽扇烷葡萄糖苷类成分 schefflerins A-F 和达玛烷葡萄糖苷 schefflerin G，还含柑橘苷 A（citr-

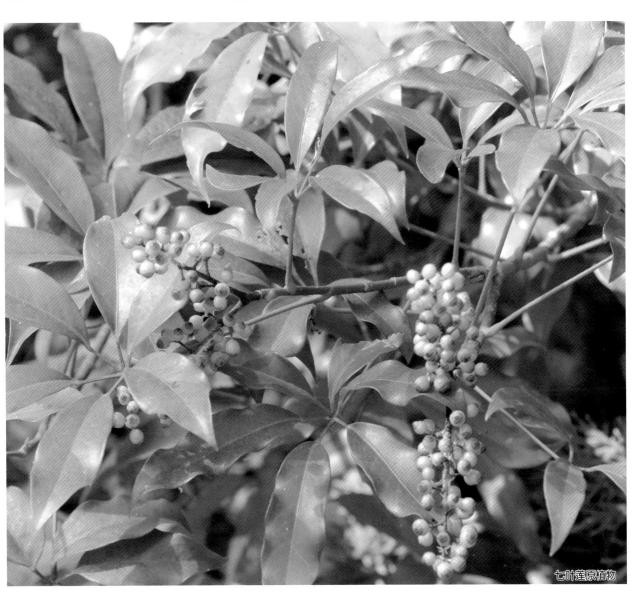

七叶莲原植物

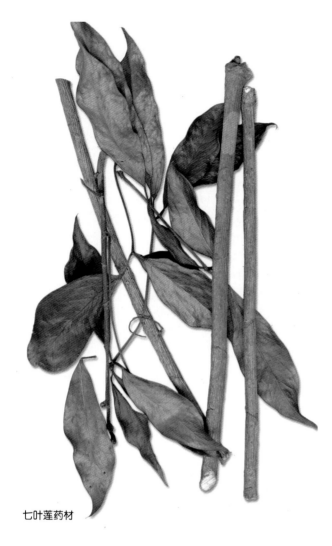

七叶莲药材

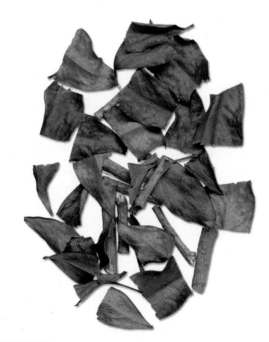

七叶莲饮片

oside A）、齐墩果酸（oleanolic acid）、刺囊酸（echinocystic acid）的 3-O-α-L-rhamnopyranosyl（1→4′）-O-β-D-glucu-ronopynosides[1]。

茎叶中含三萜皂苷类成分有 3-O-[α-L-rhamnopyranosyl-（1→4）-β-D-glucuronopyranosyl] oleanolic acid、3-O-[α-L-rhamnopyranosyl-（1→4）-β-D-glucuronopyranosyl] echinocystic acid、3-O-[β-D-apiofuranosyl-（1→4）-β-D-glucuronopyranosyl] oleanolic acid 28-O-β-D-glucopyranosyl ester、3-O-α-L-ramnopyranosyl-（1→4）-[α-L-arabinopyranosyl-（1→2）] β-D-glucuronopyranosyl oleanolic acid、3-O-α-L-rhamnopyranosyl-（1→4）-[α-L-arabinopyranosyl-（1→2）]-β-D-glucuronopyranosyl oleanolic acid 28-O-β-D-glucopyranosyl ester、3-O-α-L-rhamnopyranosyl-（1→4）-[β-D-galactopyranosyl-（1→2）]-β-D-glucuronopyranosyl oleanolic acid、3-O-α-L-rhamnopyranosyl-（1→4）-[β-D-galactopyranosyl-（1→2）]-β-D-glucuronopyranosyl oleanolic acid 28-O-β-D-glucopyranosyl ester、3-O-β-D-apiofuranosyl-（1→4）-[α-L-arabinopyranosyl-（1→2）]-β-D-glucuronopyranosyl oleanolic acid and 3-O-β-D-apiofuranosyl-（1→4）-[α-L-arabinopyranosyl-（1→2）]-β-D-glucuronopyranosyl oleanolic acid 28-O-β-D-glucopyranosyl ester[2]。

茎中含三萜皂苷类成分，有 3-O-[O-β-吡喃糖醛酸基-（1→3）-O-α-吡喃鼠李糖基-（1→2）-α-吡喃阿拉伯糖基]-齐墩果酸 {3-O-[O-β-glucuronopyranosyl-（1→3）-O-α-rhamnopyranosyl-（1→2）-α-arabinopyranosyl]-oleanolic acid}、3-O-[O-α-吡喃阿拉伯糖基-（1→4）-O-α-吡喃阿拉伯糖基-（1→3）-O-α-吡喃鼠李糖基-（1→2）-α-吡喃阿拉伯糖基]-齐墩果酸 {3-O-[O-α-arabinopyranosyl-（1→4）-O-α-arabinopyranosyl-（1→3）-O-α-rhamnopyranosyl-（1→2）-α-arabinopyranosyl]oleanolic acid}、3-O-[O-α-吡喃阿拉伯糖基-（1→4）-O-α-吡喃阿拉伯糖基-（1→3）-O-α-吡喃鼠李糖基-（1→2）-α-吡喃阿拉伯糖基]常春藤皂苷 {3-O-[O-α-arabinopyranosyl-（1→4）-O-α-arabinopyranosyl-（1→3）-O-α-rhamnopyranosyl-（1→2）-α-arabinopyranosyl] hederagenin}、3-O-[O-吡喃阿拉伯糖基-（1→4）-O-α-吡喃阿拉伯糖基-（1→3）-O-α-吡喃鼠李糖基-（1→2）-α-吡喃阿拉伯糖基]齐墩果酸 O-α-吡喃鼠李糖基-（1→4）-O-β-吡喃葡萄糖基-（1→6）-β-吡喃葡萄糖基酯 {3-O-[O-arabinopyranosyl-（1→4）-O-α-arabinopyranosyl-（1→3）-O-α-rhamnopyranosyl-（1→2）-α-arabinopyranosyl]oleanolic acid O-α-rhamnopyranosyl-（1→4）-O-β-glucopyranosyl-（1→6）-β-glucopyranosyl ester}[3]。

白花鹅掌柴（*Schefflera kwangsiensis* Merr.ex Li.）茎含挥发油，主要有 β-榄香烯（β-elemene）、1,4-dimethyl-8-isoplderetricyclo[5,3,0,0（4,10）]decane、α-姜黄烯（α-curcumene）、匙叶桉油烯醇（spathulenol）、eudesm-7[11]-en-4-ol 等成分[4,5]。

附：五加科多蕊木属七叶莲

五加科多蕊木属七叶莲（Tupidanthus calyptratus Hook.f.& Thoms），主要含皂苷成分[1]、oleanolic 3-O-α-L-rhamnopyranosyl-（1→2）-O-α-L-arabinopyranosides、ursolic-3-O-α-L-rhamnopyranosyl-（1→2）-O-α-L-arabinopyranosides、oleanolic-28-O-α-L-rhamnopyranosyl-（1→4）-O-β-D-glucopyranosyl-（1→6）-O-β-D-ucopyranosyl esters、ursolic-28-O-α-L-rhamnopyranosyl-（1→4）-O-β-D-glucopyranosyl-（1→6）-O-β-D-glucopyranosyl esters[2]。

【药理作用】

1. 镇痛催眠　七叶莲浸膏能提高小鼠热痛阈值，减少甲醛所致大鼠痛反应分值[6]；七叶莲浸膏给药小鼠，在给药30～60min 后对热所致疼痛有抑制作用。七叶莲高剂量组可减少甲醛所致大鼠痛反应分值。七叶莲挥发油可减少小鼠醋酸所致的扭体次数，七叶莲茎水提液氯仿部分、正丁醇部分也可减少小鼠醋酸所致扭体次数[7]，同时七叶莲的果实水提取物有较强的镇痛作用[8]。小鼠腹腔注射鹅掌柴每只注射液 0.5ml（生药 2.5g）使小鼠自发活动减少，呈深睡眠、持续 1～4h，能延长硫喷妥钠对小鼠的睡眠时间，与戊巴比妥及水合氯醛有协同作用，小鼠腹腔注射鹅掌柴注射液 2.5g/ 只对热刺激所致疼痛有抑制作用[9,10]。

2. 抗惊厥　七叶莲注射液对小鼠电惊厥有对抗作用，其有机酸注射液及延胡索酸有相似的效果[9,11]。鹅掌柴注射液给实验小鼠腹腔注射 3g/ 只，有抗电刺激所致的惊厥作用，其有效成分为有机酸类[12,13]。

3. 对平滑肌的影响　七叶莲注射液能对抗由组胺和乙酰胆碱引起的豚鼠离体气管收缩[14]，对回肠运动有明显抑制作用并能阻断乙酰胆碱、组胺和氯化钡对回肠的收缩作用[15,16]。对小鼠离体妊娠子宫，高浓度时产生兴奋作用；对大鼠离体非妊娠子宫，大剂量时呈现抑制作用[10,15]。

4. 抗炎　七叶莲浸膏对角叉菜胶所致大鼠足趾肿胀有明显的抑制作用，能减轻巴豆油所致小鼠耳郭肿胀度，抑制小鼠棉球肉芽肿的形成，减轻弗氏完全佐剂所致的大鼠佐剂性关节炎肿胀度，对醋酸所致的小鼠毛细血管通透性增加也有抑制作用[6]。七叶莲叶挥发油可明显缓解小鼠二甲苯所致的耳郭肿胀，七叶莲茎水提液氯仿部分、正丁醇部分能有效缓解小鼠二甲苯所致的耳郭肿胀和角叉菜胶所致的足趾肿胀[7]。同时七叶莲的果实水提取物有较强的抗炎作用[8]。

5. 对心血管系统的影响　静脉注射七叶莲注射液，40g/kg 时可使兔血压下降 0.266kPa（20mmHg），切断迷走神经其降压作用不受影响[10]。七叶莲注射液能加强离体蛙心心肌收缩力，剂量加大时可出现传导阻滞，最后心脏停止于收缩期[16]。

6. 毒性反应　七叶莲注射液对小鼠静脉注射的半数致死量（LD$_{50}$）为 150g（生药）/kg，观察 3 天未见中毒症状[17,18]。

【临床研究】

1. 带状疱疹　①七叶莲根、海风藤、八角枫根、飞扬草全草各 30g，混合后置于 75% 乙醇 500ml 中，浸泡 2 个月后取用。治疗方法：用棉签直接将药液擦于疱疹及周围，破溃病灶与完整疱疹同样用药，每天涂擦 6～8 次，亦可根据疼痛程度调整，直至疼痛和疱疹消退。治疗期间有 35 例口服维生素 B$_1$ 和维生素 C，仅 3 例应用过吗啉胍、板蓝根、激素及止痛剂。结果：45 例中显效 28 例、有效 14 例、无效 3 例，总有效率为 93.3%。在显效的 28 例中，19 例于涂药 1～2min 后疼痛缓解，9 例 3～4min 缓解；缓解持续时间 17 例 2～3h、11 例 4～5h。在有效的 14 例中，9 例疼痛减轻持续时间 2～3h，5 例 4～5h。用药有效的 42 例患者，其疱疹随着疼痛好转，逐渐萎缩和结痂，平均治愈时间为 15 天[19]。②将 113 例带状疱疹后遗神经痛患者随机单盲分成两组，治疗组 58 例用复方七叶莲霜（七叶莲、马钱子、王不留行、冰片、桉叶油经提取制成的水包油霜剂）治疗；对照组 55 例用复方七叶莲霜的膏体基质作为空白对照霜。两组用法相同，均匀薄涂于局部疼痛部位皮肤，轻轻拍打按摩，每日 4 次，疼痛未能控制者加用吲哚美辛肠溶片（25mg/次）口服镇痛。2 周为 1 个疗程，每周复查 1 次。治疗期间停用其他治疗手段。对治疗前后的睡眠、服用镇痛药情况和疼痛评分（VAS）进行比较。结果：与治疗前比较，治疗组显效率为 89.16%，在睡眠改善、停服止痛药及疼痛评分比较等方面均明显优于对照组[20]。

2. 压疮　将七叶莲根茎、八角枫须根、海风藤茎叶、飞扬草全草等量混合置入 75% 乙醇中浸泡。治疗时用棉球浸透药液涂擦患者皮肤发生红肿或溃烂的病灶，3～5 次/天。已观察红肿型压疮 18 例，溃烂型 20 例，涂药后红肿出现干皱时间为 2～3min，红肿消失时间为 3～4 天，溃烂病灶出现结痂时间较短，多数为 3～5 天，痊愈时间为 10～20 天[21]。

3. 慢性胃痛　将野生七叶莲采集后洗净晒干做成粉末，然后装入胶囊即可备用。每次口服 1～2 个胶囊，每日 3 次，连服 2～3 天。本方法止痛效果显著，表现为止痛快，作用持久，一般口服后 30min 左右疼痛即减轻，但对胃溃疡性疾患止痛效果不稳定。治疗慢性胃痛 70 例，一般治疗 1～3日，疼痛、饱胀、嗳气、反酸、食欲不振等症状即可消失。无一例出现不良反应。多数患者症状消失后食欲增进[22]。

4. 类风湿关节炎　七叶莲酒（每剂以七叶莲 200g，加 55 度白酒 1000ml，浸泡 1 周后服用，服完后第 2 剂换药再服），每次 20～25ml，每日 2 次，3 个月为 1 个疗程。对照组服西药吲哚美辛片，每次 25～50mg，饭后服，每日 3 次，3 个月为 1 个疗程。经观察 101 例七叶莲酒治疗类风湿关节炎患者，总有效率达 98.4%，吲哚美辛对照组总有效率达 45%，七叶莲酒疗效显著优于吲哚美辛对照组，并有明显的降低血沉、抗 "O" 和类风湿因子转阴作用，其疗效也明显优于吲哚美辛对照组[23]。

5. 颞下颌关节紊乱综合征　根据患者主诉症状，结合临床检查的压痛点确定注射部位。常见的注射部位有乙状切迹、髁状突后缘（关节后区）、升支中 1/3 后缘及嚼肌中下方。每个压痛点每次注射七叶莲注射液 2ml（相当于原生药 5g），一般每次选 1 个压痛点，对翼外肌痉挛并发关节后区损伤者选 2 个压痛点。隔日 1 次，每 4 次为 1 个疗程，共注射 3 个疗程，2 个疗程之间隔 6～7 天。共治疗 100 例，经 1 个疗程治疗，治愈 64 例中翼外肌痉挛 35 例（55%），翼外肌功能亢进 13例（20%），关节后区损伤 5 例（8%），翼外肌痉挛并发关节后区损伤 10 例（16%），咀嚼肌痉挛 1 例（1.6%）；经 2

个疗程治疗后，治愈27例中翼外肌痉挛4例（15%），翼外肌功能亢进10例（37%），关节后区损伤4例（15%），翼外肌痉挛并发关节后区损伤9例（33%）；好转8例中翼外肌痉挛3例（37.5%），翼外肌功能亢进3例（37.5%），关节后区损伤2例（25%），均经3个疗程治疗。无效1例为翼外肌痉挛并发关节后区损伤。总有效率为99%。观察1年后复发1例，复发率为1%。注射后局部仅有轻度胀痛，无明显疼痛及肿胀反应，无并发症及全身不良反应[24]。

6.三叉神经痛　在三叉神经痛时，服七叶莲片（每片相当于生药5g），每次3片，每日4次，连续服用。若疼痛剧烈，用七叶莲注射液4ml（相当于生药10g），每日2～3次，肌内注射，疼痛减轻后改为口服片剂。结果：经治34例中，有效13例，占61.9%；缓解2例，占9.5%；明显好转5例，占23.8%；好转6例，占28.6%；无效8例，占38.1%[25]。

【性味归经】味辛、微苦，性温。归肝、胃经。

【功效主治】祛风止痛，活血消肿。主治风湿痹痛，头痛，牙痛，脘腹疼痛，痛经，产后腹痛，跌打肿痛，骨折，疮肿。

【用法用量】内服：煎汤，9～15g；或泡酒。外用：适量，煎汤洗；或鲜品捣敷。

【使用注意】气血虚弱者、孕妇忌用。

【经验方】

1.风湿关节痛　七叶莲、红龙船花叶、大风艾各适量。共捣烂，用酒炒热后敷患处。（《广西民间常用草药手册》）

2.跌打筋断骨折　汉桃叶、酒糟各适量。共捣烂，用芭蕉叶包好煨暖，敷患处。每2天换药1次，连敷3剂。（《广西民间常用草药手册》）

3.外伤出血　汉桃叶适量，捣烂敷患处。（《广西民间常用草药手册》）

4.跌打损伤　七叶莲全株30g，水煎服；或用鲜叶适量捣烂，调酒炒热外敷。（《广西本草选编》）

【参考文献】

[1]Zhao ZM, Matsunami K, Otsuka H, et al. Schefflerins A-G, New Triterpene Glucosides from the Leaves of Schefflera arboricola. Chem Pharm Bull, 2010, 58(10): 1343.

[2]Melek FR, Miyase T, Khalik SMA, et al. Triterpenoid saponins from Schefflera arboricola. Phytochemistry, 2003, 63(4): 401.

[3]Guo FJ, Chen P, Peng SY, et al. Triterpenoid saponins from Schefflera arboricola. Helvetica Chimica Acta, 2006, 89(3): 468.

[4]徐位良，李坤平，袁旭江.广西鹅掌柴挥发油化学成分GC-MS分析.中药材,2005,28(6):471.

[5]孙素珍，袁旭江，李坤平，等.两种鹅掌柴属植物挥发油的气相色谱-质谱联用鉴别研究.时珍国医国药,2007,18(11):2694.

[6]林军，何萍.鹅掌藤浸膏镇痛抗炎作用的实验研究.广西医科大学学报,2003,20(6):901.

[7]林小凤，张慧，隋臻，等.七叶莲不同溶剂提取部分的抗炎镇痛作用.中国生化药物杂志,2012,33(4):346.

[8]黄玉香，徐先祥，陈剑雄，等.七叶莲果实的抗炎镇痛作用研究.食品工业科技,2012,33(24):397.

[9]上海中药厂.中华医学杂志,1976,56(2):107.

[10]广西桂林医专制药厂.新医药学杂志,1975,(2):88.

[11]王大林，马惠玲，鲍志英，等.七叶莲有效成分的研究.中草药通讯,1979,10(11):18.

[12]上海中药一厂.医药工业,1974,(3):22.

[13]王大林.中草药通讯,1979,10(11):514.

[14]南京鼓楼医院内科，七叶莲注射剂对支气管哮喘止喘作用的动物实验和临床观察.中华内科杂志,1977,1(2):14.

[15]ZHU M. Triterpenoids and triterpene glycoside from Scheffera bodinieri leaves. Phytochemistry, 1996, 43(6): 14.

[16]南京鼓楼医院内科.七叶莲注射剂对胃肠胆道病止痛效果的临床观察和实验研究的初步报告.新医药学杂志,1975,(2):64.

[17]上海中药一厂.七叶莲的药理研究（简报）.中华医学杂志,1976,56(2):107.

[18]YALLAN LI. Antiviral Activities of Medicinal Herbs Traditionally Used in Southern Mainland China. Phytother res, 2004,(18): 718.

[19]万功华，李玲，万照宇.复方七叶莲酊治疗带状疱疹疗效观察.贵阳医学院学报,1999,4(14):407.

[20]许文红，朱建凤，周先成.复方七叶莲霜治疗带状疱疹后遗神经痛58例临床观察.中国中医药科技,2006,13(3):185.

[21]万功华，陈敏，李玲，等.复方七叶莲液治疗褥疮38例效果观察.中华护理杂志,2003,38(7):551.

[22]六八六八部队卫生队.七叶莲粉治疗胃痛的疗效.人民军医,1974,(1):63.

[23]周菲菲，朱湘生.七叶莲酒治疗类风湿性关节炎临床观察.中国农村医学.1998,26(5):44-45.

[24]于美珍.七叶莲注射液治疗颞下颌关节紊乱综合征.新药与临床,1997,16(5):312.

[25]上海第一医学院华山医院神经科、药剂科.七叶莲治疗三叉神经痛.新医药学杂志,1974,(2):21-22.

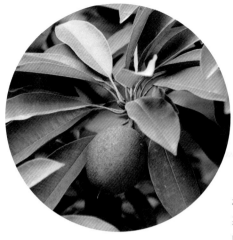

Ren xin guo

人心果

Manilkarae Zapotae Fructus
[英]Heart Balata Fruit

【别名】吴凤柿、人参果、赤铁果、奇果。

【来源】为山榄科植物人心果 *Manilkara zapota*（Linn.）van Royen 的果实。

【植物形态】常绿乔木。茎干和枝条灰褐色，有明显叶痕。叶片长椭圆形，浓绿色；花很小；果为浆果，果椭圆形、圆形或圆锥形，外表面暗褐色，果肉黄褐色，透明，多汁；种子少，长瓜子形，黑色。

【分布】广西全区有栽培。

【采集加工】秋季果实成熟时采摘。晒干或烘干。

【药材性状】果实椭圆形或卵圆形，长 1 ~ 2.5cm，直径 0.8 ~ 1.5cm，表面棕黄或棕褐色，具 3 纵棱，先端钝圆，基部有果柄或果柄痕。质坚硬。气微，味微酸。

【品质评价】以身干、个大、干燥者为佳。

【化学成分】本品果实中含有钙（Ca）、镁（Mg）、铁（Fe）等元素[1]。还含有氨基酸（amino acids）、维生素 C（vitamin C）和超氧化物歧化酶（super-oxide dismutase）等营养成分[2]。

【性味归经】味甘，性寒。归胃、肺经。

【功效主治】清热解毒。主治胃脘痛，急性肠胃炎，扁桃体炎。

【用法用量】内服：煎汤，5 ~ 10g。

【使用注意】脾胃虚寒者慎服。

【参考文献】

[1] 莫凤珊，陈杰，李尚德.人心果的微量元素含量分析.广东微量元素科学,2006,13(4):65.

[2] 张建和，符伟玉，李尚德.香瓜茄、人心果的营养成分分析研究.广东微量元素科学,2007,14(3):48

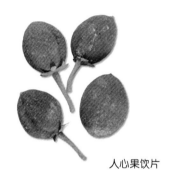

人心果饮片

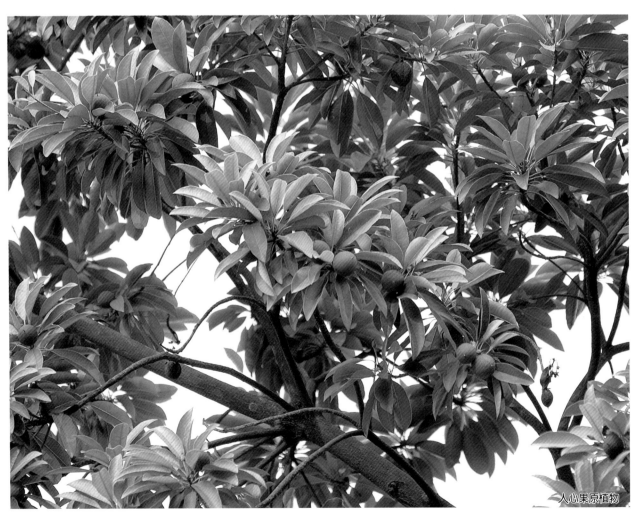

人心果原植物

Ren mian zi

人面子

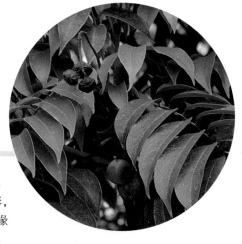

Dracontomeli Duperreani Fructus
[英]Indochina Gragonplum Fruit

【别名】人面果、银莲果。

【来源】为漆树科植物人面子 Dracontomelon duperreanum Pierre 的果实。

【植物形态】常绿大乔木。幼枝具条纹和白色小皮孔，被灰色绒毛。叶互生，奇数羽状复叶，有小叶 11 ～ 15；叶轴和叶柄具条纹，疏被毛，小叶柄短；小叶片长圆形，自下而上逐渐增大，长 5 ～ 14.5cm，宽 2.5 ～ 4.5cm，先端长尖，基部常偏斜，全缘，两面沿中脉疏被微柔毛，叶背脉腋具灰白色髯毛；侧脉 8 ～ 9 对，网脉明显。花小，两性，圆锥花序顶生或腋生，疏被灰色微柔毛；白色；萼 5 裂，阔卵形；花瓣 5，比萼片长，披针形；花丝线形，花药长圆形；花盘杯状，无毛，边缘浅波长；雄蕊 10，着生于花盘基部；子房上位；花柱 5，短，上部合生，下部分离。核果扁球形，成熟时黄色，果核压扁，上面盾状凹入，5 室，通常 1 ～ 2 室，不育。种子 3 ～ 4。

【分布】广西主要分布于梧州、玉林、百色、南宁。

【采集加工】秋季采收果实。晒干或渍盐。

【药材性状】果实类球形或扁球形，直径 1.5 ～ 2cm。表面棕色、棕黄色或棕褐色，具不规则皱褶，具环状果柄痕。质较硬。气微，味甘、酸。

【品质评价】以果大、色黄绿、干燥者为佳。

【性味归经】味甘、酸，性凉。归胃、肝、肺经。

【功效主治】健胃生津，醒酒解毒。主治食欲不振，热病口渴，醉酒，咽喉肿痛，风毒疮疡。

【用法用量】内服：生食 3 ～ 5 枚，或煎汤，或果核烧炭，研末。外用：适量，捣敷。

【使用注意】胃酸过多者不宜服。

【经验方】

1. 背痈　人面子数粒，去核，和鲫鱼 1 条之。捣烂敷之。(《岭南采药录》)

2. 小儿惊痫邪气，目上视，手足搐搦，角弓反张　人面子核烧灰服之。(《食物本草会纂》)

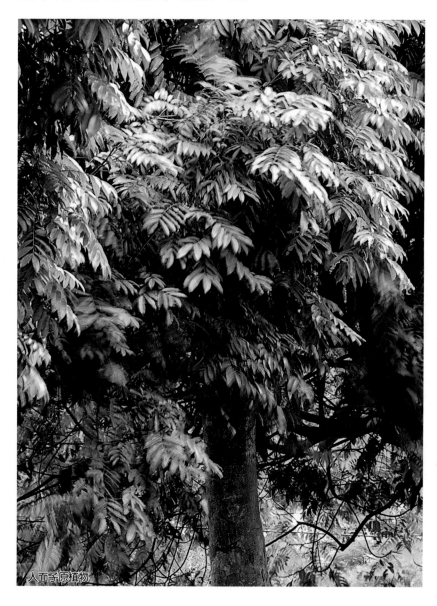

人面子原植物

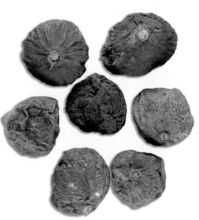

人面子饮片

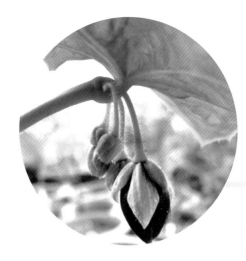

八角莲

Dysosmatis Versipellis Radix et Rhizoma
[英]Sixangular Dysosma Rhizome and Root

【别名】鬼臼、天臼、独脚莲、八角盘、金星八角、独叶一枝花、八角乌、白八角莲。

【来源】为小檗科植物八角莲 *Dysosma versipellis*（Hance） M.Cheng ex Ying. 的根及根茎。

【植物形态】草本，茎直立。不分枝，无毛，淡绿色。根茎粗壮，横生，具明显的碗状节。茎生叶1片，有时2片，盾状着生；叶片圆形，直径约30cm，掌状深裂几达叶中部，边缘4～9浅裂或深裂，裂片楔状长圆形或卵状椭圆形，长2.5～9cm，宽5～7cm，先端锐尖，边缘具针刺状锯齿，上面无毛，下面密被或疏生柔毛。花5～8朵排成伞形花序，着生于近叶柄基处的上方近叶片处；花梗细，花下垂，花冠深红色；萼片6，外面被疏毛；花瓣6，勺状倒卵形；雄蕊6；子房上位，1室，柱头大，盾状。浆果椭圆形或卵形。种子多数。

【分布】广西主要分布于桂林、梧州、凌云、乐业、金秀。

【采集加工】全年均可采，秋末为佳。全株挖起，除去茎叶。洗净泥沙，晒干或烘干备用，切忌受潮。鲜用亦可。

【药材性状】根茎呈结节状，长6～10cm，直径0.7～1.5cm，鲜时浅黄色，干后呈棕黑色；表面平坦或微凹，上有几个小的凹点，下面具环纹。须根多数，长达20cm，直径约1mm，有毛，鲜时浅黄色，干后棕黄色。质硬而脆，易折断。根茎断面黄绿色，角质；根的断面黄色，中央有圆点状中柱。气微，味苦。

【品质评价】以粗壮、无须根、无泥沙者为佳。

【化学成分】本品含有黄酮类（flavonoids）、木脂素类（lignanoids）、挥发油（volatile oils）和甾醇类（sterols）等多种化学成分。

黄酮类成分主要有山柰酚（kaempferol）、槲皮素（quercetin）、山柰黄素 -3-*O*-β-D-吡喃葡萄糖苷（kaempferol-3-*O*-β-D-glucoside）[1,2]。

木脂素成分主要有4′,5′-二去甲基鬼臼毒素（4′,5′-didemethylpodophyllotoxin）、鬼臼毒素（podophyllotoxin）、4′-去甲基鬼臼毒素（4′-demethylpodophyllotoxin）、山荷叶素（diphyllin）、鬼臼毒酮（podophyllotoxone）、苦鬼臼毒素葡萄糖苷（picropodophyllotoxin-4-*O*-β-D-glucoside）、4′-去甲基鬼臼毒素葡萄糖苷（4′-demethylpodophyllotoxin-4-*O*-β-D-glucoside）、山荷叶素葡萄糖苷（diphyllin-4-*O*-β-D-glucoside）、鬼臼毒素葡萄糖苷（podophyllotoxin-4-*O*-D-glucoside）、八角莲醇（dysosmarol）[1,2]。

挥发油类成分有 3,7- 二甲基 -1,6-

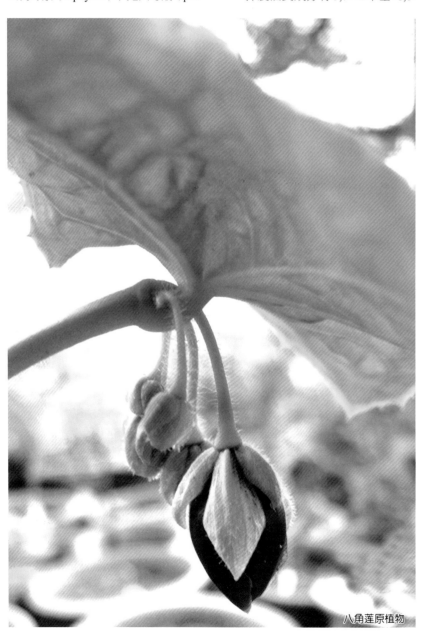

八角莲原植物

辛二烯 -3- 醇（3,7-dimethyl-1,6-octadien-3-ol）、2-（4- 甲基 -3-环己烯 -1- 丙基）-2- 醇 [2-（4-methyl-3-cyclohexen-1-propyl-2-ol]、(E)-3,7- 二甲基 -2,6- 辛二烯 -1- 醇 [(E)-3,7-dimethyl-2,6-octadien-1-ol]、(2,6,6- 三甲基 -2- 环己烯 -1- 基)-3- 丁烯 -2-酮 [4-（2,6,6-trimethyl-2-cyclohexen-1-）-3-butylen-2-one]、(R)-5,6,7,7a- 四氢 -4,4,7a- 三甲基 -2（4H）- 苯并呋喃酮 [(R)-5,6,7,7a-tetrahydro-4,4,7a-trimethyl-2（4H）-benzofuranone]、丙基柏木醚（propylene jibaimu ether）、2,6- 甲氧基苯甲醛 - 氨基甲酰腙（2,6-methoxybenzaldehyde -benzoyl hydrazone）、三十二烷（dotriacontane）。

甾醇类有 β- 谷甾醇（β -sitosterol）[1-3]。

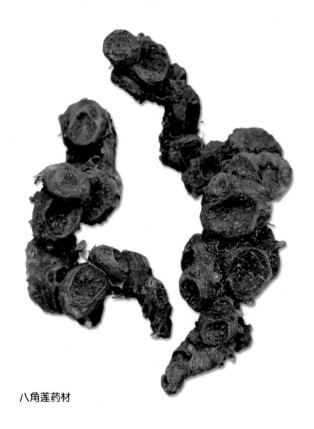

八角莲药材

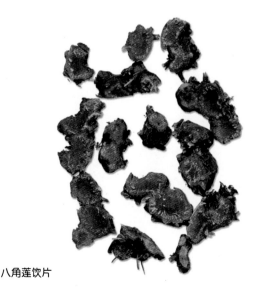

八角莲饮片

【药理作用】

1. 抗病毒　八角莲中的山柰酚、苦鬼臼毒素与八角莲注射剂对Ⅰ型单纯疱疹病毒、柯萨奇 B 组 1 ～ 6 型病毒均有抑制作用[4]。含鬼臼毒素成分的八角莲类中药八角莲、秕鳞八角莲及桃儿七和南方山荷叶根茎的甲醇及二氯甲烷提取物对单纯疱疹病毒皆有较好的抑制作用[5]。

2. 对心血管系统的作用　从八角莲根中提出的结晶性成分对离体蛙心有兴奋作用，可使其心律不齐而停止于收缩状态。对家兔耳血管有扩张作用；对蛙后肢血管、家兔小肠及肾血管有轻度收缩作用[6]。

3. 对平滑肌的作用　八角莲结晶性物质对兔和豚鼠离体子宫有兴奋作用，对兔离体小肠平滑肌有抑制作用[7]。

4. 抗肿瘤　八角莲所含鬼臼毒素，能阻碍细胞分裂前期（G2期）及从 G2 期进入分裂期的过程，对动物多种肿瘤如瓦克癌256、腹水型古田肉瘤、小白鼠肉瘤180等均有抑制作用[8]。

【临床研究】

1. 咽喉肿痛　七八双金汤（八角莲10g，七叶一枝花12g，金果榄12g，金银花18g，甘草10g）加减，热重者加石膏60～100g，连翘12g，金银花量增至30g；脓液多者加败酱草15～30g；咽喉干燥加麦门冬12g，生地12g；体虚者加生黄芪12g。水煎，分 3 次服，每日 1 剂，3 日为 1个疗程，服药期间忌食辛辣燥热之物。共治疗 66 例。结果：3 天内痊愈 48 例，4～10 天痊愈 17 例，无效 1 例。总有效率 98.48%[9]。

2. 毒蛇咬伤　内服自拟三莲汤（八角莲15～30g，半边莲30～60g，半枝莲30～60g，七叶一枝花15～30g，田基黄15～30g，一枝箭15～30g，两面针15～30g，白花蛇舌草15～30g），水煎，每日 1 剂，冲入适量蜜糖或白糖口服。外敷中草药：取自拟三莲汤鲜品（干品药量酌减）捣烂外敷伤口周围，注意不要盖住伤口，每日换药 1 次，以加速蛇毒的排出。若伤口组织出现坏死，可取自拟三莲汤加金银花、蒲公英、紫花地丁各30～50g，黄柏15～30g，苍术10～20g，水煎成 500ml 外洗伤口及周围肿胀坏死组织，洗时应先从身体近侧至伤口周围，以利蛇毒排出。洗后用药液湿敷，2～3h/ 次，肿胀减轻后可改为每日 1～2 次，并结合西医抗生素治疗及外治法。共治疗 68 例。结果：痊愈 65 例，好转 3 例[10]。

3. 肛门疣　自制八味百灵膏（八角莲10g，桐籽壳20g，白丁香5g，鼠妇20g，野荞麦秸20g，茅膏菜20g，鸦胆子10g，红花5g，制成膏状）外涂整个疣体（对尖锐湿疣，则应在局麻下进行。一般在患部注射 2% 普鲁卡因后，再将疣体用手术剪剪平，然后涂上药膏，用棉球慢慢地反复涂擦。待患部疣全部变成黑色即可）。共治疗 78 例。结果：痊愈67 例，占 85.9%；有效 11 例，占 14.1%[11]。

【性味归经】味苦、辛，性凉；有毒。归肺、肝经。

【功效主治】清热解毒，祛风明目。主治肺炎，肝炎，痢疾，消化不良，疟疾，夜盲，带下，疮疡。

【用法用量】内服：煎汤，9～12g。外用：适量，捣敷或煎水洗。

【使用注意】孕妇忌用。

【经验方】

1.疔疮　八角莲6g,蒸酒服,并用须根捣烂敷患处。(《贵阳民间药草》)

2.肿毒初起　八角莲加红糖或酒糟适量。共捣烂敷贴,日换两次。(《福建民间草药》)

3.带状疱疹　八角莲根研末,醋调涂患处。(《广西本草选编》)

4.瘰疬　八角莲30～60g,黄酒60g,加水适量。煎汤内服。(《福建民间草药》)

5.单双蛾喉痛　八角莲3g,磨汁吞咽。(《广西中药志》)

6.痰咳　八角莲12g,猪肺60～120g,糖适量。煲服。(《广西中药志》)

7.跌打损伤　八角莲根3～9g。研细末,酒送服,每日2次。(《江西草药》)

8.毒蛇咬伤　八角莲9～15g。捣烂,冲酒服,渣敷伤处周围。(《广西本草选编》)

9.体虚弱,痨伤咳嗽,虚汗盗汗　八角莲9g,蒸鸽子或炖鸡或炖猪肉半斤服。(《贵阳民间药草》)

【参考文献】

[1] 姜飞.八角莲的化学成分及其主成分鬼臼毒素的结构修饰研究.广州:暨南大学,2011.

[2] 姜飞,田海妍,张建龙,等.八角莲的化学成分研究.中草药,2011,42(4):634.

[3] 倪士峰,傅承新,吴平,等.八角莲挥发油化学成分的GC-MS研究.中草药,2004,35(2):143.

[4] 姚丽韵,王丽平.八角莲水溶性有效成分的分离与抗病毒活性的测定.上海第二医科大学学报,1999,19(3):234.

[5] 张敏,施大文.八角莲类中药抗单纯疱疹病毒作用初步研究.中药材,1995,18(6):306.

[6] 应春燕,钟成.八角莲中毒机制探讨.广东药学,1997,7(3):43.

[7] 万明香,张丽艳,何顺志,等.八角莲属(小檗科)药用植物的研究进展.贵阳中医学院学报,2007,29(1):51.

[8] 钱伯文.抗癌中草药的临床效用.上海:上海翻译出版公司,1987:6.

[9] 韦麟.七八双金汤治疗咽喉肿痛66例.中国民间疗法,2004,12(8):42-43.

[10] 韦麟.自拟三莲汤治疗毒蛇咬伤68例.中国民间疗法,2001,9(5):43-44.

[11] 李欣钦,李正高.八味百灵膏治疗肛门疣78例.湖南中医药导报,1994,(1):25-26.

九里香

Jiu li xiang

Murrayae Folium et Cacumen
[英] Murraya Jasminorage

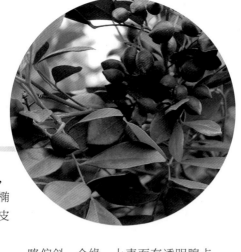

【别名】千里香、满山香、七里香、四季青、过山香、月橘。

【来源】为芸香科植物九里香 *Murraya exotica* L. 和千里香 *Murraya paniculata*（L.）Jack.L. 的茎叶。

【植物形态】乔木。树干及小枝白灰或淡黄灰色，略有光泽，当年生枝绿色。幼苗期的叶为单叶，其后为单小叶及二小叶，成长叶有小叶 3 ~ 5，稀 7 片；小叶深绿色，叶面有光泽，卵形或卵状披针形，长 3 ~ 9cm，宽 1.5 ~ 4 cm，顶部狭长渐尖，稀短尖，基部短尖，两侧对称或一侧偏斜，边全缘，波浪状起伏。花序腋生及顶生；萼片卵形，宿存；花瓣倒披针形或狭长椭圆形，盛花时稍反折，散生淡黄色半透明油点；雄蕊 10 枚，长短相间；花柱绿色，细长，柱头甚大，比子房宽或等宽，子房 2 室。果橙黄至朱红色，狭长椭圆形，稀卵形，种子 1 ~ 2 粒；种皮有棉质毛。

【分布】广西全区均有分布。

【采集加工】生长旺盛期采叶，成林植株每年采收枝叶 1 ~ 2 次。晒干。

【药材性状】

九里香 嫩枝呈圆柱形，直径 1 ~ 4mm，表面深绿色。质韧，不易折断，断面不平坦。羽状复叶有小叶 3 ~ 9 片，小叶片多卷缩，破碎，完整者展开后呈卵形、椭圆形或近菱形，长 2 ~ 7cm，宽 1 ~ 3.5cm，最宽处在中部以下，深绿色，先端短尖或渐尖，基部楔形或略偏斜，全缘，上表面有透明腺点，小叶柄短或近无柄；质脆。有的带有顶生或腋生的聚伞花序，花冠直径约 4cm。气香，味苦、辛，有麻舌感。

千里香 小叶片呈卵形或椭圆形，最宽处在中部或中部以下，长 2 ~ 8cm，宽 1 ~ 3cm，先端渐尖或短尖。

【品质评价】以叶多、身干、色绿者为佳。

【化学成分】

九里香 本品叶中含黄酮、香豆素、挥发油等成分。

黄酮类成分有 5,7,3′,4′,5′- 五甲氧基黄酮（5,7,3′,4′,5′-pentamethoxyflavone）[1-4]、5,6,7,3′,4′,5′- 六甲氧基黄酮（5,6,7,3′,4′,5′-hexamethoxyflavone）[2-4]、5- 羟基 -6,7,8,3′,4′- 五甲氧基黄酮（5-hydroxy-6,7,8,3′,4′-pentamethoxyflavone）[1,4]、7- 羟基 -5,3′,4′- 三甲氧基黄酮（7-hydroxy-5,3′,4′-trimethoxyflavone）[2,4]、5- 羟基 -6,7,3′,4′- 四甲氧基黄酮（5-hydroxy-6,7,3′,4′-tetramethoxyflavone）、5- 羟基 -6,7,8,3′,4′,5′- 六甲氧基黄酮（5-hydroxy-6,7,8,3′,4′,5′-hexamethoxyflavone）[1]、5,7,3′,4′- 四甲氧基黄酮（5,7,3′,4′-tetramethoxyflavone）[2]、3′- 羟基 -5,7,4′- 三甲氧基黄酮（3′-hydroxy-5,7,4′-trimethoxyflavone）、3′- 羟基 -5,7,4′- 三甲氧基黄酮（3′-hydroxy-5,7,4′-trimethoxyflavone）[3]、5,6,7,3′,4′- 五甲氧基黄酮（5,6,7,3′,4′-pentamethoxyflavone）、5,7,8,3′,4′- 五甲氧基二氢黄酮（5,7,8,3′,4′-pentamethoxyflavonone）、5,7,3′,4′- 四甲氧基黄酮（5,7,3′,4′-tetramethoxyflavone）、5,3′- 二羟基 -7,4′- 二甲氧基黄酮（5,3′-dihydroxy-7,4′-dimethoxyflavone）、exoticin、毛地黄黄酮（digicitrin）[5]、3,3′,4′,5,5′,7,8- 七羟基黄酮（3,3′,4′,5,5′,7,8-heptamethoxyflavone）[6]。

香豆素类成分有过氧九里香醇

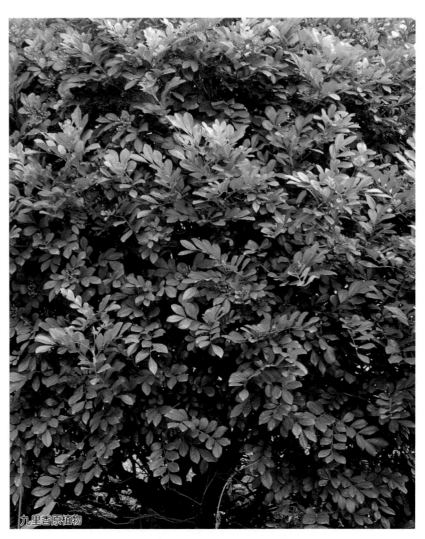
九里香原植物

（peroxymurraol）、九里香酮醇异戊酸酯（paniculonol isovalerate）[7]、蛇床子素（osthole）、脱水长叶九里香内酯（phebalosin）、橙皮内酯（meranzin）、伞形花内酯（umbelliferone）、东莨菪素（scopoletin）、murracarpin[8]、九里香素（mexoticin）[9]、murrayatin[10]、bismurrangatin[11]、murradimerin A[11,12]、murramarin B[12]、murraxonin、7-methoxy-S-[1′-ethoxy-2′-hydroxy-3′-methyl-but-3′-enyl] coumarin、murraxocin[13]。

挥发油成分主要为 β-石竹烯（β-caryophyllene）[14,15]、双环大香叶烯（bicyclogermacrene）、α-石竹烯（α-caryophyllene）、δ-杜松烯（δ-cadinene）、匙叶桉油烯醇（spathulenol）、反-α-香柠檬烯（trans-α-bergapten）、大香叶烯 D（germacrene D）、β-红没药烯（β-bisabolene）、芳香-姜黄烯（ar-curcumene）[14]、（E）-橙花叔醇 [（E）-nerolidol]、α-姜烯（α-zingiberene）、（E,E）-法尼烯 [（E,E）-farnesene]、δ-榄香烯（δ-elemene）[15]。

其他类成分有 4,5-（2″-hydroxy-3″-methoxy）furo-trans-cinnamic acid[12]、sitosterol-β-D-galactoside[16]、（23S）-23-ethyl-24-methyl-cycloart-24（241）-en-3β-ol、3β-methoxy-（23S-23-ethyl-24-methyl-cycloart-24（241）-en-3β-ol、（23ξ）-23-isopropyl-24-methyl-cycloart-25-en-3β-ol、（23S）-23-ethyl-24-methyl-cycloart-24（241）-3β-yl acetate、（23ξ）-23-isopropyl-24-methyl-cycloart-25-en-3β-yl acetate[17]、long-chain polyprenyl acetates[18]。

本品果实含半-α-胡萝卜酮（semi-α-carotenone）[19]。

本品茎皮含 aurantiamide acetate[20]。

千里香 本品含有香豆精类（coumarins）、黄酮类（flavonoids）和挥发油（volatile oil）等多种化学成分。

香豆精类成分主要有九里香甲素（isomexoticin）、九里香乙素（murpanidin）、九里香丙素（murpanicin）、长叶九里香内酯二醇（murrangatin）、长叶九里香醛（murralongin）、5,7-二甲氧基-8-（3′-甲基-2′-酮基丁基）香豆精 [5,7-dimethoxy-8-（3′-methyl-2′-oxobutyl）-coumarin][21]、海南九里香内酯（hainanmurpanin）、7-甲氧基-8-（2′-甲基-2′-甲酰基丙基）-香豆精 [7-methoxy-8-（2′-methyl-2′-formylpropyl）coumarin][22]、脱水长叶九里香内酯（phebalosin）[23]、8-异戊烯基柠檬油素（8-isopentenyllimettin）[24]。还有欧前胡内酯（imperatorin）[25]、水合橙皮内酯（meranzin hydrate）[26]、九里香酸（paniculin）、九里香内酯酮醇（murpaniculol）、水合橙皮内酯甲酸酯（coumurrin）、水合橙皮内酯异戊酸酯（murrayatin）、小芸木呋喃内酯（microminutin）、异橙皮内酯（isomeranzin）、橙皮油内酯烯酸（auraptenol）、长叶九里香内酯二醇乙酸酯（murrangatin acetate）[27]。尚有九里香酮醇异戊酸酯（paniculonol isovalerate）[28]、九里香内酯醛（panicular）[29]、异长叶九里香醇烟酸酯（isomurralonginol nicotinate）、九里香内酯醇醛（panial）、顺式欧芹烯酮酚甲醚（cis-osthenon）[30]。还有九里香酮（murrayone）、5′-九里香酮（5′-murrayone）等[31]。黄酮类成分主要有 3′,4′,5,5′,7-五甲氧基黄酮（3′,4′,5,5′,7-pentamethoxy flavone）[22]、3,3′,4′,5,5′,6,7-七甲氧基黄酮（3,3′,4′,5,5′,6,7-heptamethoxy flavone）[24]。

又有 3,3′,4′,5,5′,7,8-七甲氧基黄酮（3,3′,4′,5,5′,7,8-heptamethoxy flavone）[26]、3′,4′,5,5′,7,8-六甲氧基黄酮（3′,4′,5,5′,7,8-hexamethoxy flavone）[26,27]、月橘素（exoticin）[27]。尚有 4′-羟基-3,3′,5,5′,6,7-六甲氧基黄酮（4′-hydroxy-3,3′,5,5′,6,7-hexamethoxy flavone）[32]、5,3′-二羟基-6,7,4′,5′-四甲氧基黄酮（5,3′-dihydroxy-6,7,4′,5′-tetramethoxy flavone）、5,4′-二羟基-7,3′-二甲氧基黄酮（5,4′-dihydroxy-7,3′-dimethoxy flavone）、5-羟基-7,3′,4′-三甲氧基黄酮（5-hydroxy-7,3′,4′-trimethoxy flavone）、（2S）-5,6,7,3′,4′-五甲氧基二氢黄酮 [（2S）-5,6,7,3′,4′-pentamethoxy flavanone]、5,6,7,8,3′,4′,5′-七甲氧基黄酮（5,6,7,8,3′,4′,5′-heptamethoxy flavone）、5-羟基-6,7,3′,4′-四甲氧基黄酮（5-hydroxy-6,7,3′,4′-tetramethoxy flavone）、（2S）-5,6,7,3′,4′,5′-六甲氧基二氢黄酮 [（2S）-5,6,7,3′,4′,5′-hexamethoxy flavanone][33]。还有 5,6,7,3′,4′-五甲氧基黄酮（5,6,7,3′,4′-pentamethoxy flavone）、5,7,8,3′,4′-五甲氧基二氢黄酮（5,7,8,3′,4′-pentamethoxy flavanonol）、5-羟基-6,7,8,3′,4′-五甲氧基黄酮（5-hydroxy-6,7,8,3′,4′-pentamethoxy flavone）、5,3′-二羟基-7,4′-二甲氧基黄酮（5,3′-dihydroxy-7,4′-dimethoxy flavone）、7-羟基-5,3′,4′-三甲氧基黄酮（7-hydroxy-5,3′,4′-trimethoxy flavone）[34]。

氨基酸类成分主要有半胱氨酸（cysteine）、丙氨酸（alanine）、脯氨酸（proline）、酪氨酸（tyrosine）、亮氨酸（leucine）等[35]。

挥发油成分主要有左旋荜澄茄烯（cadinene）、邻氨基苯甲酸甲酯（methyl anthranilate）、甜没药烯（bisabolene）、β-丁香烯（β-caryophyllene）、牻牛儿醇（geraniol）、3-蒈烯（3-carene）、丁香油酚（eugenol）、香茅醇（citronellol）、水杨酸甲酯（methyl salicylate）、硫-愈创薁（S-guaiazulene）等[36]。

此外本品还含有催吐萝芙木醇（vomifoliol）[37]、二十八醇（octacosanol）、三十一烷（hentriacotane）、葡萄糖（glucose）[23]。

【药理作用】

1. 抗生育、终止妊娠 福建民间用九里香根煎剂进行中期妊娠引产[37]。九里香皮抗生育作用效果最好，叶、根、茎、枝次之，木质部较差。九里香皮煎剂对小鼠抗着床、抗早孕和中期妊娠引产都有明显的效果，但抗孕卵效果不明显。抗孕作用以腹腔注射效果最好，皮下注射效果最差[37]。从九里香皮中分离出 9 种抗生育活性物质，通过分析，断定该活性物质为糖蛋白或蛋白多糖[38]。用九里香糖蛋白给妊娠小鼠腹腔注射 2.08mg/kg 时，抗早孕率达到 77%～83%，初步用于临床中期妊娠引产完全成功率达 87.5%[39]。九里香茎皮中分离的糖蛋白，给孕期 12～16 天的孕兔腹腔注射 10mg/kg 或羊膜腔内注射 3mg/kg，3～5 天后妊娠终止。其机制是通过对蜕膜损害和导致前列腺素（PG）释放而起作用[40]。给妊娠 1～3 天小鼠口服或皮下注射九里香中的月橘烯碱 2mg/kg 或 4mg/kg，1 次 / 天，有明显的抗着床作用；成年小鼠去卵巢 2 周后，皮下注射月橘烯碱 3mg/kg，1 次 / 天，存在明显的雌激素活性[41]，与雌二醇合用有协同作用[42]。无孕激素或抗孕激素活性。大

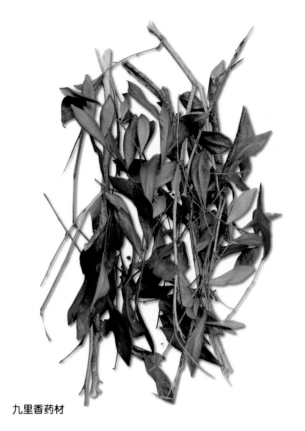

九里香药材

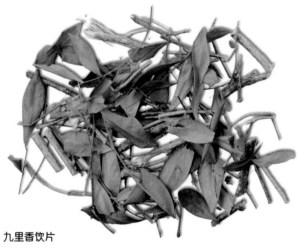

九里香饮片

鼠口服 2.5mg/kg 月橘烯碱，对妊娠 1、2 天的大鼠可 100% 防止着床[43,44]。

2. 抑菌、抗炎 九里香中所含的丁香酚对多种细菌及致病性真菌有抑制作用，九里香叶的提取物对部分真菌有较显著的抑菌作用[45]。九里香的乙醇提取物对金黄色葡萄球菌和溶血性链球菌均有抑制作用[46]。从九里香叶分离出多种香豆素和咔唑生物碱，其可用于治疗痢疾，具有抗金黄色化脓微球菌和大肠杆菌的活性[47,48]。九里香酊能辅助治疗阑尾脓肿也说明了该物质具解毒消肿、抑菌等功效[49]。九里香胶囊治疗老年慢性气管炎，该药物是通过消炎、抑菌起到镇咳、化痰、镇痉作用[50]。九里香提取物浓度在 0.1g/ml 时，对橡胶树白粉病菌孢子的萌发抑制率为 47.62%，其 EC_{50}、EC_{75} 各为 0.2g/ml 和 0.99g/ml[51]。千里香精油在 0.5g/L 质量浓度下，对杧果蒂腐病菌、香蕉炭疽病菌、香蕉枯萎病菌、西瓜枯萎病菌、杧果炭疽病菌、水稻稻瘟病菌等 6 种病原菌有较好的抑菌效果，千里香精油对不同菌种的活性也不一样，对枯萎病菌的抑制活性稍差，对炭疽病菌的抑制活性较好[52]。

3. 降血糖 九里香叶的提取物可抑制胰 A 淀粉酶，控制淀粉质的降解速度，使人体慢慢吸收来自食物的葡萄糖，避免血糖的升高。九里香叶总黄酮对肾上腺素所致的小鼠试验性高血糖有明显降低作用，并可改善大鼠试验性 2 型糖尿病的血脂代谢，减轻炎性反应和氧化损伤，提高胰岛细胞分泌功能[53]。

4. 解痉、镇痛 九里香具有解痉、镇静作用[54-56]。从九里香醚（60 ～ 80e）部分分离出一种非氮结晶 principle A，它对大鼠离体小肠平滑肌具有明显的松弛或舒张作用，不能对抗乙酰胆碱引起的痉挛，但对组织胺和 $BaCl_2$ 引起的痉挛具有明显的拮抗作用，对离体蛙心具有显著的抑制作用，但对去甲肾上腺素引起的血压变化和戊巴比妥麻醉引起的呼吸变化无影响。千里香叶中的香烯是治疗老年慢性支气管炎的有效成分之一，具有一定的平喘作用[57]。千里香叶水提物 10mg/kg 能减少醋酸所致小鼠扭体次数[58]。

5. 局部麻醉 九里香茎叶煎剂有局部麻醉及表面麻醉的作用，12.5% 浓度用于浸润麻醉，效果尚好，唯局部刺激较大。以九里香注射液做局部麻醉行大小手术效果稳定，无不良反应，术中和术后血压、脉搏、呼吸平稳，无肝、肾等损害或其他并发症，无出血、水肿、坏死等现象；镇痛时间长。缺点是局部刺激较大，腹部手术时腹肌较紧张，对深部手术仍较困难。用九里香制成表面麻醉剂，涂于咽喉部黏膜表面，做扁桃体挤切术效果良好[57]。

6. 抗虫活性 九里香叶挥发物对马铃薯块茎蛾具有驱避作用[58]。九里香根的提取物有昆虫拒食活性。九里香精油对储粮害虫四纹豆象有较好的防治效果[59,60]；九里香提取物对桃蚜和萝卜蚜具有较高的拒食活性[61]；九里香茎叶和果实的乙醇提取物对斜纹夜蛾 3 龄和 5 龄幼虫均有较好的拒食活性，当浓度为 0.5mg/ml 时，与 0.1mg/ml 印楝素的拒食活性接近[62]。九里香提取物对桃蚜、萝卜蚜和荔枝蒂蛀虫有产卵驱避作用[63]。

7. 抗甲状腺功能作用 九里香中纯化的 7- 甲氧基 -8-（1,2- 二羟基 -3- 甲基 -3- 丁烯基）香豆素具有明显的抗甲状腺功能作用[64]。

8. 免疫调节 九里香多糖蛋白能明显增加致敏动物血清中的半数溶血值（HC_{50}），具有明显增强免疫的功能。家兔静脉注射九里香蛋白多糖表现出一定的抗凝血作用[65]。具有植物凝集素样作用，能明显促进大鼠红细胞凝集和对抗环磷酰胺引起的小鼠白细胞下降，对由二甲苯引起的小鼠耳部炎症有明显的抑制作用。

9. 其他 千里香蛋白多糖 2.08mg/kg 能增强小鼠腹腔巨噬细胞的吞噬功能，亦能增加致敏动物血清中溶血素含量，对抗环磷酰胺引起的白细胞减少，抑制二甲苯所致小鼠耳部炎症，对大鼠新鲜红细胞有促进凝集作用，而 18mg/kg 有抗凝血作用[65]。

10. 毒性反应 九里香皮煎剂的半数致死量（LD_{50}）为

$14.14g/kg^{[42]}$。九里香中有毒元素 Cd 含量均较高，《中国药典》中载九里香"有小毒"，其毒性与 Cd 有一定关联。九里香蛋白多糖给小鼠腹腔注射的 LD_{50} 为（462 ± 56.7）$mg/kg^{[66]}$。千里香蛋白多糖 10mg/kg 剂量对小鼠用药前后血浆、尿常规及肝、肾功能皆无改变[41]，肝、肾、胃、肠、心、肺、脾、胰、肾上腺等病理学检查未发现有异常改变。

【临床研究】

1. 水稻性皮炎　复方九里香药酒：九里香、一枝黄花（大叶七星剑）、羊蹄草、半边莲、毛麝香、漆大姑、了哥王、三丫苦、入地金牛、蛇总管各五钱（均为干品）。制法：上各药研成粉末混合后加入 60 度米酒或 75 度酒精 1000ml 浸泡 7 天后，外搽患处。结果：共 71 例，一般 12h 内消肿，1～2 日治愈。其中 I 型 33 例有 2 例因继发感染而使用抗生素，3 例因药物引起过敏而中断治疗外，其余 28 例均痊愈[67]。

2. 阑尾脓肿　九里香酊离子导入物理疗法辅助治疗，每天 1～2 次，每次 30min，并结合西药抗感染治疗直到临床症状消失，血常规白细胞恢复正常，再用西药治疗 1～2 天。结果：治疗组显效 10 例，有效 5 例，随访 3 个月治疗组未见患者有任何不适[49]。

3. 老年慢性气管炎　曲马兰注射液配合九里香胶囊治疗。用法：注射剂组 60 例肌注曲马兰注射液，每日 2 次，每次 2 支，配合内服九里香胶囊，每日 3 次，每次 2 粒，10 天为 1 个疗程。药液组 40 例内服曲马兰药液，每次 10ml，每日 3 次，九里香胶囊每日 3 次，每次 2 粒。结果：注射剂组有效 58 例（96.7%），其中近期控制 20 例（33.3%），显著好转 26 例（43.3%），好转 12 例（20%）；无效 2 例（3.3%）；药液组有效 35 例（87.5%），其中近期控制 10 例（25.0%），显著好转 13 例（32.5%），好转 12 例（30.0%）；无效 5 例（12.5%），疗效较为满意。本品试用于泌尿道、消化道的炎症和轻症小儿肺炎亦有显效[50]。

【性味归经】味辛、微苦，性温；有小毒。归胃、肝、心经。

【功效主治】行气止痛，活血散瘀，解毒消肿。主治胃脘疼痛，脘腹气痛，风湿痹痛，牙痛，跌仆肿痛，疮痈肿毒，蛇虫咬伤。

【用法用量】内服：煎汤，6～12g，或入散剂，或浸酒。外用：适量，捣敷或煎水洗。

【使用注意】阴虚津伤者、孕妇禁用。

【经验方】

1. 骨折、痈肿　用九里香鲜叶或根捣烂，加鸡蛋清调敷患处。（《云南中草药》）

2. 流行性乙型脑炎　鲜九里香叶 15～30g，鲜刺针草 30～90g。水煎，分 2～3 次服（或用鼻饲）。如高热加大青叶 30g，同上药煎服；抽搐频繁痰多者，另取九里香叶 15～30g，捣烂用冷开水冲服。（《全国中草药汇编》）

3. 胃痛　九里香叶 9g，煅瓦楞子 30g。共研末，每次服 3g，每日 3 次。（《香港中草药》）

【参考文献】

[1] 彭爱一，曲学伟，李慧，等. 高速逆流色谱分离纯化九里香中的黄酮类化合物. 色谱，2010,28(4):383.

[2] 王晓中，马彦冬，李绪文，等. 九里香叶中甲氧基黄酮类化合物的 NMR 研究. 波谱学杂志，2007,24(3):341.

[3] 王晓中. 九里香叶黄酮类成分的研究. 长春：吉林大学，2007.

[4] 单晶，王晓中，马彦冬，等. 九里香叶黄酮类成分的研究（I）. 中国药学杂志，2010,45(24):1910.

[5] Joshi BS, Kamat VN.Structure of Exoticin, a Flavone from the leaves of Murraya exotica Linn.Indian journal of chemistry, 1969, 7(6): 636.

[6] Joshi BS, Kamat VN.Isolation of 3, 3′, 4′, 5, 5′, 7, 8-heptamethoxyflavone from Murraya exotica.Phytochemistry, 1970, 9(4): 889.

[7] 聂荣海. 从九里香属植物中得到两个新香豆素. 国外医药·植物药分册，1990,5(3):123.

[8] 吴龙火，刘昭文，曾靖，等. 九里香叶中香豆素类化合物的抗炎镇痛活性. 光谱实验室，2011,28(6):2999.

[9] Chakraborty DP, Chowdhury BK, Das BC.Mexoticin, a new coumarin from murraya exotica L. Tetrahedron Letters, 1967, 36(8): 3471.

[10] Bikash Ranjan Barik, Ashesh Kumar Dey, Asima Chatterjee. Murrayatin, a coumarin from murraya exotica. Phytochemistry, 1983, 22(10): 2273.

[11] Negi N, Ochi A, Kurosawa M. Two new dimeric coumarins isolated from Murraya exotica. Chem Pharm Bull(Tokyo), 2005, 53(9): 1180.

[12] Teshima N, Tsugawa M, Tateishi A, et al. Two new bicoumarins from the leaves of Murraya exotica. Heterocycles, 2004, 63(12): 2837.

[13] Barik BR, Kundu AB. A cinnamic acid derivative and a coumarin from Murraya exotica. Phytochemistry, 1987, 26(12): 3319.

[14] 姜平川，周军，曹斌，等. 九里香挥发油成分研究. 中药材，2009, 32(8):1224.

[15] VKRaina, SCVerma, Sangeeta Dhawan, et al. Essential oil composition of Murraya exotica from the plains of northern India. Flavour and Fragrance Journal, 2006, 21(1):140.

[16] Ahmad ZA, Tripathi GS, Begum S. Sitosterol-beta-D-Galactoside from Murraya exotica. Planta Med., 1987, 53(6):579.

[17] Desoky EK. Phytosterols from Murraya exotica. Phytochemistry, 1995, 40(6): 1769.

[18] Desoky EK. Long-chain polyprenyl acetates in Murraya exotica. Phytochemistry, 1995, 39(6): 1383.

[19] uchecker RB, okoyama HY, Eugster CH. Absolute Konfiguration von Semi-α-carotinon aus Murraya exotica. Helvetica Chimica Acta, 1970, 53(5): 1210.

[20] Kong YC, Ng KH, But PP, et al. Aurantiamide Acetate in the Stem Bark of Murraya exotica. Planta Med，1987, 53(4): 393.

[21] 杨峻山，苏亚伦. 九里香化学成分的研究. 药学学报，1983,18(10):760.

[22] 杨峻山，杜明慧. 海南九里香化学成分的研究. 化学学报，1984, 42(12):1308.

[23] Khosla RL. Chemical studies on Murraya paniculata(Jack) leaves. J. R. I. M,1975, 10(1): 75.

[24] Dreyer DL. Chemotaxonomy of the rutaceae. IV. constituents of Murraya paniculata. J Org Chem, 1968, 33(9): 3574.

[25] Ganguly SN, Ghosh S, Basak A. Coumarin from Murraya paniculata. Transactions of the Bose Research Institute, 1977, 40(4): 123.

[26] 杨峻山，杜明慧. 云南九里香化学成分的研究. 植物学报，1984, 26(2):184.

[27] Imai F, Kinoshita T, Sankawa U. Constituents of the leaves of Murraya paniculata collected in Taiwan. Chem Pharrn Bull, 1989, 37(2): 358.

[28] Ito C, Furukawa H. Two new coumarins from murraya plants. Chem Pharrn Bull, 1989, 37(3): 819.

[29] Imai Fujio, Kinoshita T, Sankawa U. New coumarin derivatives from Murraya paniculata. Shoyakugaku Zasshi, 1989, 41(2): 157.

[30] Ito C, Furukawa H. Three new coumarins from leaves of Murraya paniculata. Heterocycles, 1987, 26(11): 2959.

[31] 姜平川, 李嘉, 黄建猷, 等.HPLC测定广西不同产地千里香中九里香酮和 5'-九里香酮的含量.中国实验方剂学杂志,2010,16(16):36.

[32] De Silva LB, De Silva ULL, Mahendran M, et al. 4'-hydroxy-3, 5, 6, 7, 3', 5'-hexamethoxyflavone from Murrayapaniculata. Phytochemistry. 1980, 19(l2): 2794.

[33] 张芸, 李军, 周思祥, 等.千里香中多甲氧基黄酮类成分.中国药学杂志,2010,45(15):1139.

[34] Gupta GS, Behari M. Identification of amino acids in certain plants. Agra Univ J Res Sci, 1976, 25(1): 63.

[35] Garg SC, Nigam Satgur S. Chemical study of an essential oil from Murraya paniculata leaves. Riechstoffe, Aromen, Koerperpflegemittel, 1970, 20(4): 127.

[36] Roberts EV, Stuart KL, Roberts EV, et al.A general method for vomifoliol detection. Phytochemistry, 1976, 15(2): 332.

[37] Kbosla Ratan L, et al. C A, 1970, 73:64940w.

[38] 福建省医药研究所.福建药物志(第一册).福州:福建人民出版社,1979:240.

[39] 陈琼华, 王淑如, 张宗禹, 等.九里香的抗生育作用.中国药科大学学报,1987,18(3):213-215.

[40] 王淑如, 吴梧桐, 陈琼华.九里香皮抗生育物质的分离、效价与毒性.中国药科大学学报,1987,18(3):183-186.

[41] 刘京丽, 王淑如, 陈琼华.九里香蛋白多糖的抗生育及其他生物活性.中国生物化学与分子生物学报,1989,5(2):119-123.

[42] 邹联新, 郑汉臣, 杨崇仁.九里香属植物研究进展.生药学,1997,15(4):214-219.

[43] 曾发挥, 刘海清, 李林福, 等.九里香雌激素样作用及其对关节保护作用的初步研究.安徽农业科学,2013,41(24):9948-9950.

[44] 王道功.月橘烯碱抗着床作用及其激活活性的研究.药学学报,1990, 25(2):85-89.

[45] Kong, Yun Chemg, Eur.Par.Appi.EP130067.

[46] 喻大昭, 杨小军, 杨立军, 等.植物提取物对植物病原真菌的抑菌活性研究.湖北农业科学,2001,(5):49-51.

[47] 《全国中草药汇编》编写组.全国中草药汇编(上册).北京:人民卫生出版社出版,1975:18.

[48] CHOUDHARY M, AZIZUDDIN KA, SULTANI SZ, et al. A new coumarin from the leaves of Murraya panculata. PlantaM edica, 2002, 68(1): 81-83.

[49] 梁静原.九里香酊辅助治疗阑尾脓肿 15 例.实用医学杂志,2004,20(8):957.

[50] 广州医学院慢支炎研究小组.曲马兰、九里香治疗老年慢性气管炎 100 例.广州医药,1972,(6):19-20.

[51] 古鑫, 范志伟, 沈奕德, 等.假臭草和九里香甲醇提取液对橡胶树白粉病菌抑菌活性的测定.热带作物学报,2012,33(6):1089-1095.

[52] 卢远倩, 王兰英, 骆焱平.九里香精油的抑菌活性及成分分析.农药,2011,50(6):443.

[53]KHAN BA, ABRAHAM A, LEELAMM AS. Hypoglycemic action of Murraya koenigii(curry leaf) and Brassica juncea(mustard): mechan ism of action. Indian Journal of Biochem is try and Biophysics, 1995, 32(2): 106-108.

[54] 南京药学院《中草药学》编写组.中草药学(中册).南京:江苏人民出版社,1976:532.

[55] 樊秋菊.九里香叶总黄酮降血糖作用的研究.长春:吉林大学,2008.

[56] KHOSA R L, SEN S P, DIXIT S N. Studies on Murraya paniculata Jack. Indian J Pharmacy, 1970, 32(3): 65-66.

[57] 邹联新, 杨崇仁, 郑汉臣.九里香属植物镇痛作用研究.中国医药学报,2005,(15):298-300.

[58] 王学勇, 邱德文, 蒋朝晖.苗族药物金铁锁研究进展.中国中医基础医学杂志,2002,(8):77-82.

[59] KASHYAP NP, BHAGAT RM, SHARM A DC, et al. Efficacy of some useful plant leaves for the control of potatotuber month, Phthormiaea operculle Zel.1 in stores. Journal of Entomological Research, 1992, 16(3): 223-227.

[60] 李会新, 魏木山, 易平炎, 等.25 种植物精油对四纹豆象的防治效果.粮食储藏,2001,30(6):7-9.

[61] 周琼, 梁广文, 曾玲, 等.多种植物乙醇提取物对桃蚜和萝卜蚜试验种群的控制作用.中国农业科学,2002,35(11):1356-1360.

[62] 骆焱平, 朱朝华, 谭仲清.九里香提取物对斜纹夜蛾拒食活性的初步研究.湖北农业科学,2005,(6):49-51.

[63] 杨长龙, 江世宏, 陈晓琴.芸香科及樟科 8 种植物提取物对荔枝蒂蛀虫的产卵驱避作用.植物保护,2007,33(6):57-59.

[64] 唐秋玲, 卢远倩, 骆炎平.九里香属植物的研究进展.安徽农业科学,2009,37(24):11523-11525,11529.

[65] 刘京丽, 王淑如, 陈琼华.九里香多糖和蛋白多糖的分离、纯化和分析.生物化学杂志,1989,5(1):34-39.

[66] 王洪泉, 金天大, 王学昭, 等.九里香类中草药的无机元素测定及聚类分析.微量元素与健康研究,1997,14(2):23-24.

[67] 任文滔.复方九里香药酒治疗水稻性皮炎 104 例疗效观察.新医药通讯,1973,(13):18.

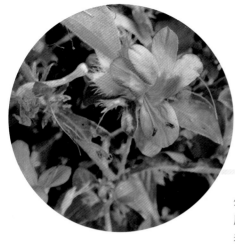

Jiu tou shi zi cao

九头狮子草

Peristrophes Japonica Herba
[英] Japanese Peristrophe Herb

【别名】接骨草、三面青、菜豆青、九节篱、咳风尘、晕病药、野青仔、肺痨草、辣叶青药。

【来源】为爵床科植物九头狮子草 *Peristrophe japonica*（Thunb.）Bremek. 的全草。

【植物形态】草本。根细长，茎直立，棱形，深绿色，节显著膨大。叶对生；叶片纸质，椭圆形或卵状长圆形，长3～7cm，宽8～15mm，先端渐尖，基部渐窄，全缘。聚伞花序短，集生于枝梢的叶腋；每一花下有大小两片叶状苞片，苞片椭圆形至卵状长圆形；萼5裂，钻形；花冠粉红色至微紫色，

外面疏被短毛，下部细长筒形，冠檐2唇形，上唇全缘，下唇微3裂；雄蕊2，着生于花冠筒内；雌蕊1，子房2室，胚珠多数，花柱白色，柱头2裂。蒴果窄倒卵形，成熟时纵裂。种子坚硬，褐色，扁圆，有小瘤状突起。

【分布】广西全区均有分布。

【采集加工】夏、秋季采收。鲜用或晒干。

【药材性状】全草长20～50cm，茎方形，深绿色，节膨大。叶卵状矩圆形，长3～7cm，先端渐尖，基部渐狭，全缘。可见花序或果序。气微，味苦。

【品质评价】以叶多、身干、色绿者为佳。

【化学成分】本品地上部分含3,5-吡啶二酢酰胺（3,5-pyridinedicarboxamide）、羽扇豆醇（lupeol）、豆甾醇（stigmasterol）、β-谷甾醇（β-sitosterol）、豆甾醇葡萄糖苷（stigmasteryl glucoside）、β-谷甾醇葡萄糖苷（β-sitosteryl glucoside）和尿囊素（allantoin）[1]。尚有二十八烷醇（*n*-octacosanol）、硬脂酸（stearic acid）[2]。又有麦角甾醇（β-ergosterol）、琥珀酸（succinic acid）、芝麻素（sesamine）、汉黄芩素（wogonin）、β-胡萝卜苷（β-daucosterol）[3]。还有正十八烷（*n*-octadecane）、cholest-5-en-3β-oxylhexadecanoate、软脂酸（palmitic acid）[4]。

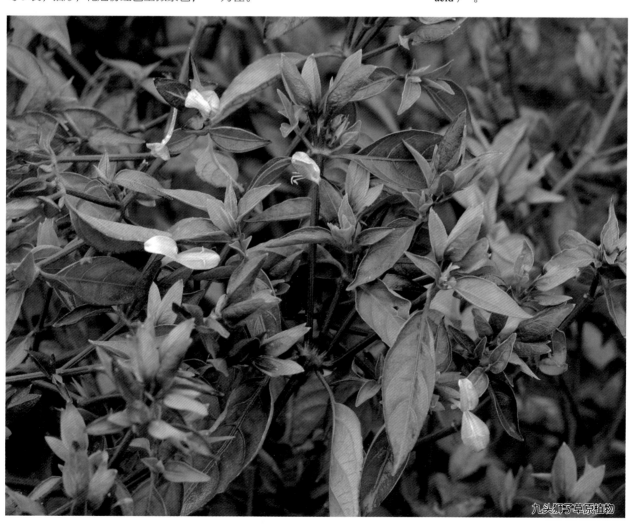

九头狮子草原植物

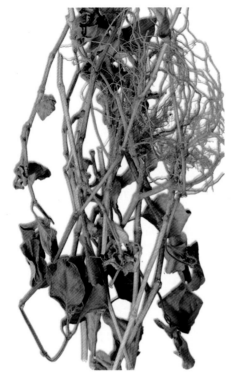

九头狮子草药材

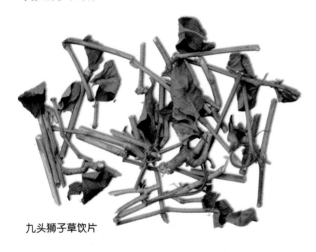

九头狮子草饮片

【药理作用】

1. 保肝 九头狮子草醇、水浸膏及正丁醇部位灌胃给药均可抑制 D- 氨基半乳糖（D-GalN）所致的急性肝损伤大鼠血清中丙氨酸转氨酶（ALT）和谷草转氨酶（AST）的升高[5]。

2. 抑菌 本品煎剂在试管内对金黄色葡萄球菌、乙型链球菌、溶血性链球菌、白喉杆菌、炭疽杆菌、大肠杆菌、痢疾杆菌、铜绿假单胞菌、伤寒杆菌和肺炎克雷伯菌等有不同程度的抗菌作用[6,7]。对金黄色葡萄球菌、溶血性链球菌、铜绿假单胞菌、肺炎克雷伯菌的抗菌作用机制可能在于引起细菌细胞壁的缺损，造成菌体肿胀、溶解而死亡[8,9]。

3. 其他 九头狮子草水煎液 1.6g/kg、0.8g/kg 均对注射酵母混悬液所致的发热大鼠有解热效应，降低发热大鼠下丘脑环腺苷酸（cAMP）含量[10]。灌胃 5g/kg 九头狮子草水煎液可激活小鼠网状内皮系统，2.5g/kg、5g/kg 可增加小鼠血清溶血素含量[11]。九头狮子草醇提物灌胃 1.5g/kg、1.0g/kg、0.5g/kg 均能

减少小鼠咳嗽次数，增加酚红排泌量，1.5g/kg、1.0g/kg 可减少腹腔毛细血管的炎性渗出[12]。

【性味归经】味辛、微苦、甘，性凉；有毒。归肺、肝、胃、大肠经。

【功效主治】祛风清热，凉肝定惊，散瘀解毒。主治感冒发热，肺热咳喘，肝热目赤，小儿惊风，咽喉肿痛，痈肿疮毒，乳痈，瘰疬，痔疮，蛇虫咬伤，跌打损伤。

【用法用量】内服：煎汤，9 ~ 15g；或绞汁饮。外用：适量，捣敷，研末调敷，或煎液熏洗。

【使用注意】脾胃虚寒者及孕妇慎用。

【经验方】

1. 中耳炎 鲜九头狮子草全草适量。加食盐少许，捣烂取汁滴耳。（《浙江药用植物志》）

2. 肝热眼目红肿，疼痛，流泪 九头狮子草全草 15 ~ 30g。水煎服。（《战备草药手册》）

3. 流感，麻疹 辣叶青药 15g，水煎服。（《贵州民间药物》）

4. 肺热咳嗽 鲜九头狮子草全草 30g，加冰糖适量。水煎服。（《福建中草药》）

5. 肺炎 鲜九头狮子草全草 60 ~ 90g。捣烂绞汁，调些食盐服。（《福建中草药》）

6. 肺痨咯血 鲜九头狮子草全草 30g，鲜酢浆草全草 9g，水煎服；或鲜九头狮子草 60 ~ 90g，捣烂绞汁，调些童便服。（《福建中草药》）

7. 喉痛 九头狮子草全草 15 ~ 30g。水煎服或研末开水冲服。（《湖南药物志》）

【参考文献】

[1] Wang CC, Kuoh CS, Wu TS. Constituents of Peritrophe japonica(Thunb.) Bremek. Journal of the Chinese Chemical Society(Taipei, Taiwan), 1992, 39(4): 351.

[2] 刘香，杨洁，郭琳，等. 九头狮子草脂溶性成分的研究. 贵阳医学院学报，2006,31(4):368.

[3] 刘香，杨洁，郭琳，等. 九头狮子草化学成分的研究. 药物分析杂志，2007,27(7):1011.

[4] 皮慧芳，杨希熊，阮汉利，等. 九头狮子草化学成分的研究. 天然产物研究与开发，2008,(20):269.

[5] 杨希雄，杨成雄，王锦军，等. 九头狮子草保肝护肝有效部位的筛选. 中国医院药学杂志，2006,26(12):1461.

[6] 零陵地区卫生防疫站. 湖南医药杂志，1974,(4):50.

[7] 覃容贵，李淑芳. 九头狮子草的抗菌作用研究. 贵阳医学院学报，2000, 25(2):130.

[8] 覃容贵，李淑芳，罗忠圣. 九头狮子草对细菌形态结构的影响. 贵阳医学院学报，2004,29(1):58.

[9] 覃容贵，李淑芳，罗忠圣. 九头狮子草对细菌超微形态结构的影响. 中国实验方剂学杂志，2005,11(1):46.

[10] 覃容贵，李淑芳，罗忠圣. 九头狮子草对发热大鼠体温及下丘脑 cAMP 含量的影响. 贵阳医学院学报，2005,30(1):53.

[11] 覃容贵，李淑芳，罗忠圣. 九头狮子草对小鼠免疫功能的影响. 贵阳医学院学报，2003,28(5):405.

[12] 梁冰，李淑芳，刘迪成. 九头狮子草醇提物的镇咳、祛痰、抗炎作用研究. 贵阳医学院学报，2003,28(4):311.

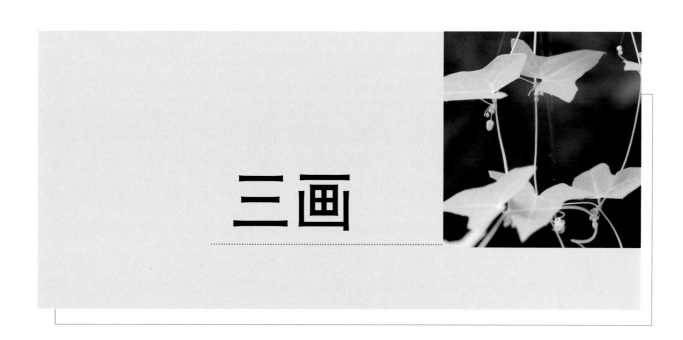

三画

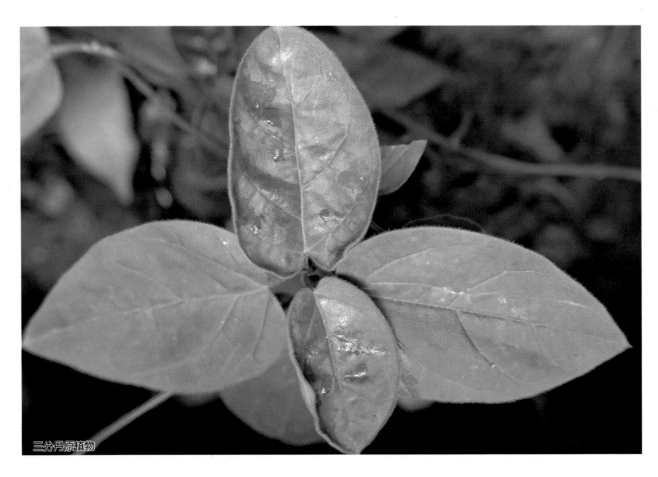

San fen dan

三分丹

Tylophorae Atrofolliculatae Radix
[英] Atrofolliculate Tylophora Root

【别名】蛇花藤、黎针、毛果娃儿藤。

【来源】为萝藦科植物三分丹 *Tylophora atrofolliculata* Metc. 的根。

【植物形态】攀缘灌木。须根丛生；全株被锈黄色糙硬毛，茎缠绕。叶坚纸质，卵状长圆形，长 4.5 ~ 10.5cm，宽 2.5 ~ 6cm，顶端渐尖，基部心形至圆形，侧脉每边 5 ~ 6 条。聚伞花序腋生或腋外生，着花 10 余朵；花蕾圆球状；花小，黄绿色；花萼 5 深裂，外面被糙硬毛；花冠近钟状，外面被长柔毛，裂片长圆形，基部向右覆盖；副花冠裂片 5 枚，卵形，贴生于合蕊冠上，背面肉质隆肿，顶端钝，高仅达花药的基部；花粉块每室 1 个，近圆球状，直立；花药顶端有圆形膜质，内弯向柱头；心皮离生；柱头五角状，顶端突起。蓇葖双生，叉开成一直线，短披针形，密被锈黄色短柔毛；种子有薄边，顶端具白色绢质种毛。

【分布】广西主要分布于罗城、鹿寨、融安、来宾、忻城、马山、上林、武鸣、隆安、龙州、德保。

【采集加工】全年均可采收。洗净，切段，晒干。

【品质评价】以身干、无杂质、色黄棕者为佳。

【化学成分】根含合欢酸（echinocystic acid）、娃儿藤醇 B（tylolupenol B）、（*S*）-13- 羟基 -9*Z*,11*E*- 十八碳二烯酸 [(*S*)-13-hydroxy-9*Z*,11*E*-octadecadienoic acid]、二氢槲皮素（dihydroquercetin）、杨梅酮（myricetin）、二氢杨梅素（dihydromyricetin）、齐墩果酸（oleanolic acid）、正十六烷酸（*n*-palmitic acid）、谷甾醇（sitosterol）、胡萝卜苷（daucosterol）、槲皮素（quercetin）、对羟基苯乙酮（*p*-hydroxyacetophenone）、3- 羟基 -4- 氧基 - 苯乙酮（3-hydroxy-4-methoxy-acetophenone）[1]。

此外，全株含娃儿藤定碱（tylophorinidine）、娃儿藤宁碱（tylophorinine）[2]。

【药理作用】

1.抗肿瘤　0.1 μ g/ml 三分丹生物碱对 KB 肿瘤细胞具有抑制作用，抑制率为 98.1%。其活性成分（＋）-13a-*S*- 去氧娃儿藤宁对人结肠癌细胞 HCT-8 和人肝癌细胞 Bel-7402 的 IC_{50} 分别为 0.13 μ mol/L 和 0.15 μ mol/L，低浓度的（＋）-13a-*S*- 去氧娃儿藤宁通过抑制肿瘤细胞生长而起抗癌作用，对 HCT-8 和 Bel-7402 及人口腔上皮癌细胞 KB 的 GI_{50} 分别为 0.0076 μ mol/L、

三分丹原植物

0.012μmol/L 及 0.019μmol/L；高浓度主要通过杀死癌细胞来起到抗癌作用，对上述三种细胞的 LC_{50} 分别为 0.302μmol/L、0.687μmol/L、0.424μmol/L；抑制 HCT-8 和 Bel-7402 集落形成的 IC_{50} 分别为 0.12μmol/L 和 0.09μmol/L。连续 8 天口服（+）-13a-S- 去氧娃儿藤宁 2.0 mg/（kg·d）、5.0mg/（kg·d），连续 8 天，对小鼠 H22 肝癌的生长抑制率分别为 51.1% 和 80.0%。连续 8 天口服给予 2.0mg/（kg·d）、6.0mg/（kg·d），对小鼠 Lewis 肺癌的生长抑制率分别为 36.8% 和 64.6%。（+）-13a-S- 去氧娃儿藤宁在体外可使 Bel-7402 细胞膜流动性的增加，抑制肿瘤细胞蛋白质的合成以外，可能是通过下调抑制凋亡基因 bcl-2 蛋白表达，从而诱导肿瘤细胞凋亡 [3]。

2. 毒性反应　一次性灌胃给予小鼠（+）-13a-S- 去氧娃儿藤宁，LD_{50} 为 39.65mg/kg [3]。

【性味归经】味苦、微辛、甘，性平；有小毒。归肝、胃、肺经。

【功效主治】祛风除湿，活血化瘀，止痛，解毒。主治风湿痹痛，跌打肿痛，惊风，哮喘，胃痛，木薯中毒，毒蕈中毒，药物中毒。

【用法用量】内服：研末，每服 0.9g；或浸酒。外用：适量，浸酒擦患处。

【使用注意】孕妇忌服。

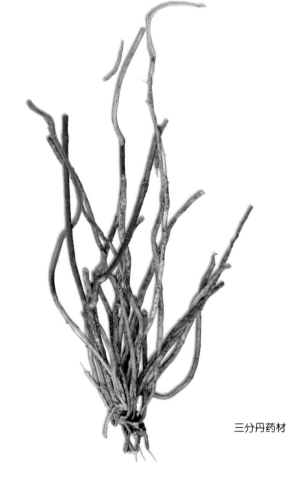

三分丹药材

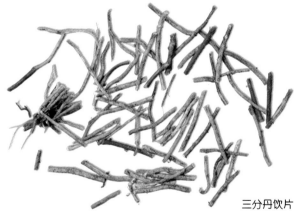

三分丹饮片

【经验方】

1. 小儿口腔炎　三分丹捣烂敷囟门，并取药挂于胸前；或取叶与猪瘦肉煎服。（《广西民族药简报》）

2. 跌打损伤、风湿痛　三分丹根晒干为末，每服 0.9g，煎蛋冲酒服。或取根，每 30g 浸酒 500ml，每服 10～15ml，每日 1 次，并外擦患处。（《全国中草药汇编》）

【参考文献】

[1] 黄学石，郗嵩，范丽华，等 . 三分丹化学成分的研究 . 中国中药杂志，2004,29(11): 1108.

[2] 广西壮族自治区医药研究所 . 生物化学与生物物理学报 ,1977,9(2): 131.

[3] 黄学石 . 有毒中草药三分丹抗肿瘤活性成分研究及菲骈吲哚里西丁生物碱全合成研究 . 北京 : 中国协和医科大学 ,2008.

San ye qing

三叶青

Tetrastigmtis Hemsleyani Radix seu Herba
[英] Threeleaf Tetrastigma Hreb or Root

【别名】金线吊葫芦、丝线吊金钟、三叶扁藤、石老鼠、小扁藤、石猴子、鲜雷胆子、三叶崖爬藤。

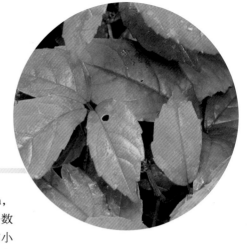

【来源】为葡萄科植物三叶青 *Tetrastigma hemsleyanum* Diels et Gilg. 的块根或全草。

【植物形态】草质攀缘藤本。着地部分节上生根，块根卵形或椭圆形，棕褐色。茎细弱，无毛，老茎扁形，卷须不分枝，间断与叶对生。叶互生，有柄；小叶 3 片，草质，卵状披针形，中间小叶较大，长 3 ～ 7 cm，顶端短渐尖，边缘有疏生小锯齿；两侧小叶基部偏斜。花黄绿色，聚伞花序腋生，花序梗比叶柄短，花梗有短硬毛；花萼小，花盘明显，有齿；花瓣 4，近卵形，顶端有不明显的小角；柱头无柄，裂片 4，星状开展。浆果球形，成熟时鲜红褐色，半透明，后变黑色。

【分布】广西主要分布于全州、上思、德保、乐业、隆林、钟山、南丹、龙州。

【采集加工】全年可采。晒干或鲜用。

【药材性状】块根呈纺锤形、卵圆形、葫芦形或椭圆形，一般长 1.5 ～ 6cm，直径 0.7 ～ 2.5cm。表面棕褐色，多数较光滑，或有皱纹和少数皮孔状的小瘤状隆起，有时还有凹陷，其内残留棕褐色细根。质硬而脆，断面平坦而粗糙，类白色，粉性，可见棕色形成层环。气无，味甘。

【品质评价】块根以粗壮、干燥、无泥沙、无杂质者为佳。

【化学成分】本品根中含黄酮类化合物如崖爬藤苷、异崖爬藤苷、5,7,4′- 三羟基黄酮 -6,8-2-C- β -D- 吡喃葡萄糖苷[1]。另含 β - 谷甾醇、胡萝卜苷及 6′-O- 苯甲酰基胡萝卜苷、樟脑、2,3- 丁二醇、己酸、苯甲醇、苯乙醇、苯酚、异丙苯、二苯胺、豆蔻酸、十五酸、棕榈酸、补骨脂素、十七酸、硬脂酸、油酸、亚油酸、亚麻酸甲酯等[2,3]。

地上部分含蒲公英萜醇、蒲公英萜酮、β - 谷甾醇、麦角甾醇、芳樟醇、棕榈酸、反式石竹烯等[4,5]。

叶中含有黄酮类、没食子酸和花青素类[6]。

【药理作用】

1. 抗肿瘤　三叶青黄酮可抑制肝癌 H22 肿瘤细胞生长，与其上调肿瘤细胞 TIMP-2 基因的表达、促进肿瘤细胞促凋亡基因 Fasp-3、CytC 的表达相关[7,8]。1 ～ 40g/L 三叶青水提物对人胃腺癌 AGS 细胞有抑制作用，半数抑制浓度（IC$_{50}$）为 13.15g/L，20g/L、10g/L、5g/L 三叶青水提物含药血清也可抑制 AGS 肿瘤细胞增殖，IC$_{50}$ 为 70.06g/L，二者均呈现出剂量依赖性[9]。三叶青三

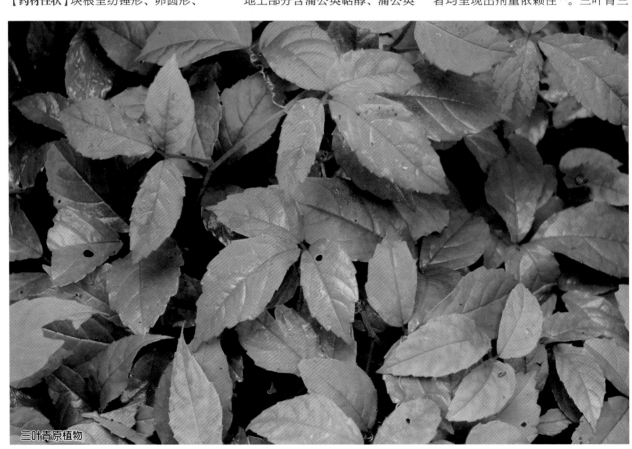

三叶青原植物

氯甲烷提取物在 6 ～ 500μg/ml 内对人恶性黑色素瘤 A375 细胞增殖有抑制作用，且呈时间 - 剂量依赖性；浓度小于 50μg/ml 时，对酪氨酸酶活性和黑色素合成抑制有增加趋势；在 100 ～ 500μg/ml 时，对 A375 肿瘤细胞有较强抑制作用，可使细胞形态学凋亡改变[10]。10mg/L、100mg/L、1000mg/L 三叶青提取物可促进肺癌细胞株 A549 的细胞凋亡，可能与其下调细胞 bcl-2 基因、上调 Caspase-3 的表达有关[11,12]。三叶青黄酮能抑制 SMMC-7721 肝癌细胞的生长，并具有浓度依赖性[13]。三叶青提取物能诱导白血病 HL60 细胞凋亡，可抑制体外 HL60 细胞的增殖；诱导白血病 K562 细胞发生凋亡，对 p53 基因的 mRNA 表达水平有上调趋势，而对 C-myc 基因的 mRNA 表达水平则有下调趋势[14,15]。三叶青提取物能抑制人结肠癌细胞系 RKO 细胞的生长，具有浓度依赖性，且细胞有凋亡特征性改变，并能下调 bcl-XL、上调 Bid 的表达来诱导凋亡[15]。三叶青乙酸乙酯提取物以浓度依赖方式诱导血小板膜连蛋白 V 染色阳性细胞百分率和组蛋白 /DNA 碎片的增加。10.0mg/L 提取物可使宫颈癌 HeLa 细胞色素 C 和 Bax 蛋白表达上调，还具有诱导人结肠癌 HT29 细胞凋亡作用，其作用机制与激活线粒体途径有关[16]。

2. 保肝　三叶青水煎液、多糖、总氨基酸可使四氯化碳致急性肝损伤大鼠血清的丙氨酸转氨酶（ALT）、谷草转氨酶（AST）、碱性磷酸酶（ALP）及丙二醛（MDA）含量降低，超氧化物歧化酶（SOD）活性升高[17,18]。三叶青可降低四氯化碳致大鼠慢性肝损伤的血清 ALT、AST、透明质酸（HA）、粘连蛋白（LN）及总胆红素 T-BiL 水平，抑制血清总蛋白、白蛋白含量及白蛋白 / 球蛋白的下降和提高大鼠存活率[19-21]。20g/kg、30g/kg、40g/kg 三叶青提取液可降低卡介苗和脂多糖诱导免疫性肝损伤小鼠血清 ALT、AST、乳酸脱氢酶（LDH）活性及肝组织匀浆 MDA 含量，减轻肝组织损伤程度[22]。

3. 解热抗炎镇痛　三叶青醇提物可提高小鼠的痛阈值，抑制小鼠耳郭肿胀和大鼠足爪肿胀，减少大鼠角叉菜胶性炎症渗出液中前列腺素 E2（PGE2）含量[23]。三叶青提取物可抑制小鼠腹腔毛细血管炎性渗出、二甲苯所致小鼠耳郭肿胀及 10% 蛋清致大鼠足跖肿胀；还可减少醋酸致小鼠扭体次数，提高热板法小鼠痛阈值，降低干酵母和 2,4- 二硝基苯酚致大鼠发热模型的体温[24]。三叶青可降低罗列胶原所致关节炎小鼠的关节肿胀、关节肿胀度评分，改善关节病理组织学[25]。

4. 免疫调节　三叶青提取物可增强刀豆球蛋白 A（ConA）诱导的小鼠脾淋巴细胞增殖能力，增加绵羊红细胞诱导小鼠的左后足跖部厚度差，提高小鼠溶血空斑数、小鼠腹腔巨噬细胞吞噬鸡红细胞的吞噬指数、小鼠碳廓清试验吞噬指数[26]。

5. 抗病毒　三叶青石油醚、乙酸乙酯、二氯甲烷部位、正丁醇部位对乙肝病毒分泌的乙肝表面抗原（HbsAg）、乙肝 E 抗原（HbeAg）均有抑制作用，乙酸乙酯部位对乙肝病毒具有较强活性，能降低乙型肝炎病毒（HBV）的 DNA 复制水平[27]。

6. 其他　三叶青水提物浓度为 50 ～ 200mg/ml 时，具有抑

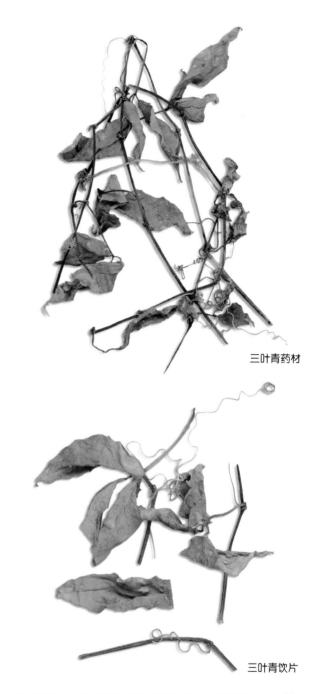

三叶青药材

三叶青饮片

制缩宫素诱发的高离体平滑肌的收缩，且呈剂量依赖性[28]。

7. 毒性反应　小鼠灌胃三叶青藤醇提物的最大耐受量为 3063mg/kg，未见任何急性毒性反应[29]。

【临床研究】

小儿外感发热　三叶青、金银花、鱼腥草各 15g，生石膏（先煎）30g，麦冬 20g，连翘、白僵蚕、黄芩、生谷芽、生麦芽各 10g，生甘草 6g。伴鼻塞、流涕者加荆芥、防风，伴咳嗽者加浙贝母、前胡，支气管肺炎者加炙麻黄、苏子，扁桃体炎者加射干、山豆根，疱疹性咽峡炎者加黄连、蚤休，腮腺炎者加柴胡、夏枯草。每日 1 剂，水煎 2 次，混合后分 4 ～ 6 次频服。3 岁以内小儿按上述剂量减半。结果：治疗 72 例，痊愈 22 例，占 30.6%；显效 33 例，占 45.8%；有效 13 例，占 18.0%；无效 4 例，占 5.6%；总有效率 94.4%。其中 1 剂热退者 36 例，2 剂热退者 19 例，热退后体温不再复升[30]。

【性味归经】味微苦、辛，性凉。归肝、肺、肾经。

【功效主治】清热解毒，祛风湿，舒筋活络，消肿止痛。主治急慢性结膜炎，流行性腮腺炎，高热惊厥，肺热咳喘，百日咳，肝炎，急慢性肾炎，风湿痹痛，跌打损伤，痈疔疮疖，湿疹，毒蛇咬伤。

【用法用量】内服：煎汤，5～12g；或捣汁。外用：适量，磨汁涂；或捣烂敷；或研末撒。

【使用注意】孕妇禁服。

【经验方】

1. 急慢性结膜炎　三叶青块根和生理盐水磨汁，取澄清液，每日滴眼3～4次。（《广西本草选编》）

2. 流行性腮腺炎　三叶青块根与醋磨成糊状，每日外搽3～5次。（《广西本草选编》）

3. 痈疖疔毒，蜂窝组织炎，咽炎，扁桃体炎，淋巴结核等症　鲜雷胆子和水或酒磨成黏糊，涂擦患处，或以纱布蘸药液湿敷，每日3～4次。凡属口腔、阴囊等嫩皮肤处以水磨较好。（湖南《中草药新医疗法资料选编》）

4. 神经性皮炎　三叶青块根、米醋，磨成糊状，局部外敷。（《浙南本草新编》）

5. 毒蛇咬伤　酒浸的三叶崖爬藤块根3～6g，立即嚼服；或三叶崖爬藤块根适量，捣烂绞汁，部分内服，部分外敷或调醋外敷。（《福建药物志》）

6. 外伤出血　石老鼠根适量。晒干研末，撒敷包扎。（《江西草药》）

7. 跌打损伤　石老鼠根30g。研末，黄酒送服。（《江西草药》）

8. 百日咳　三叶崖爬藤块根3～6g，磨米泔水。用竹沥适量，冲服。（《福建药物志》）

9. 小儿高热惊厥　石老鼠3g，钩藤6g，七叶一枝花6g。水煎服。（《江西草药》）

10. 哮喘　石老鼠根、贝母、桔梗各3g。水煎服，每日1剂。（《江西草药》）

11. 肺炎　石老鼠根、瓜子金、枸骨根各9g。水煎服，每日1剂。（《江西草药》）

12. 肝炎　石老鼠根15g，虎刺根、茜草根各30g。水煎服，每日1剂。（《江西草药》）

13. 急慢性肾炎　鲜（三叶崖爬藤）块根30g。与青壳鸭蛋同煮熟服。（《福建药物志》）

【参考文献】

[1] 刘东，鞠建华，林耕，等. 三叶崖爬藤中的新黄酮碳. 植物学报,2002,44(2): 227.

[2] 杨大坚，刘红亚，李新中，等. 破石珠化学成分研究. 中国中药杂志,1998,23(7): 419.

[3] 李瑛琦，陆文超，于治国. 三叶青化学成分研究. 中草药,2003,34(11): 982.

[4] 刘东，杨峻山. 中国特有植物三叶青化学成分的研究. 中国中药杂志,1999,24(10): 611.

[5] 刘兰军，宋伟峰. 三叶青藤挥发油成分的GC-MS分析. 临床医学工程,2011,18(12): 1857.

[6] Abdul I. Flavonols, Ellagic acid and anthocyaanidins in leaves of some Malaysian Vitaceae. Malaays. J. Sci, 1980,(6): 95.

[7] 倪克锋，金波，蒋福升，等. 三叶青黄酮对H22荷瘤小鼠TIMP-2 mRNA表达的影响. 中国中医药科技,2009,16(3): 195.

[8] 倪克锋，丁志山，黄挺，等. 三叶青黄酮对H22荷瘤小鼠瘤体的抑制作用及其机制研究. 浙江中医药大学学报,2008,32(6): 732.

[9] 丁丽，纪其雄，李鸿文. 三叶青水提取及其含药血清对人胃腺癌细胞株的抑制作用. 中国实验方剂学杂志,2012,18(17): 212.

[10] 丁丽，纪其雄. 三叶青脂溶性提取物对A375细胞增殖及黑色素合成的影响. 时珍国医国药,2012,23(4): 962.

[11] 程伟，陆曙梅. 三叶青提取物对肺癌A549细胞的体外抑制作用. 中国实验方剂学杂志,2007,13(10): 53.

[12] 王小莉，曾娟，周辉. 三叶青提取物对肺癌细胞株A549的影响. 肿瘤药学,2012,2(5): 347.

[13] 张立明，樊瑞军，杨凤琴. 三叶青黄酮诱导SMMC-7721肝癌细胞凋亡的实验研究. 时珍国医国药,2010,21(11): 2850.

[14] 徐彩菊，吴平国，姚亚萍，等. 三叶青提取物对白血病HL60细胞增殖抑制作用研究. 浙江预防医学,2011,23(4): 20.

[15] 徐彩菊，吴平谷，孟佳，等. 三叶青提取物对白血病K562细胞增殖的抑制作用. 中国卫生检验杂志,2010,20(11): 2801.

[16] 汪珍，冯健，王晓华，等. 三叶青提取物对人结肠癌细胞系RKO细胞凋亡的影响. 浙江中医药大学学报,2008,32(3): 321.

[17] 刘跃银，夏红. 三叶青乙酸乙酯提取物诱导人结肠癌HT-29细胞凋亡. 湖南师范大学学报(医学版),2010,7(4): 22.

[18] 伍昭龙，吕江明，李春艳，等. 三叶青对CCl4致肝损伤大鼠血清五项生化指标水平的影响. 甘肃中医学院学报,2006,23(4): 11.

[19] 马丹丹，李伟平，马哲龙，等. 三叶青多糖抗肝损伤作用的研究. 医学研究杂志,2012,41(1): 33.

[20] 黄真，毛庆秋. 三叶青总氨基酸对四氯化碳致小鼠肝损伤的保护作用. 中国现代应用药学,2007,24(3): 185.

[21] 张同远，倪荷芳. 三叶青抗慢性肝损伤实验研究. 南京中医药大学学报,2008,24(1): 37.

[22] 杨雄志. 三叶青对小鼠免疫性肝损伤保护作用的研究. 实用中西医结合临床,2008,8(2): 88.

[23] 李江，邓航，付翔，等. 三叶青藤醇提物的镇痛抗炎作用. 中国医院药学杂志,2011,31(10): 821.

[24] 黄真，毛庆秋，魏佳平. 三叶青提取物抗炎、镇痛及解热作用的实验研究. 中国新药杂志,2005,14(7): 861.

[25] 吴安安，倪荷芳. 三叶青对小鼠II型胶原关节炎的影响. 南京中医药大学学报,2007,23(5): 307.

[26] 丁钢强，徐彩菊，孟佳，等. 三叶青对小鼠细胞因子及免疫功能影响研究. 中国卫生检验杂志,2008,18(9): 1724.

[27] 杨雄志，巫军. 三叶青提取物抗乙肝病毒活性的研究. 南京中医药大学学报,2009,25(4): 294.

[28] 吕江明，李春艳，贾薇，等. 三叶青水提物抑制小鼠痛经作用. 广州医药,2011,42(4): 39.

[29] 李江，邓航，付翔，等. 三叶青藤醇提物的急性毒性及抗炎作用研究. 时珍国医国药,2011,22(2): 312.

[30] 徐有水. 三叶青石膏汤治疗小儿外感发热72例. 实用中医药杂志,2006,22(7): 412.

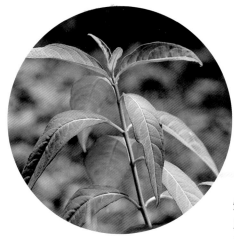

San dui jie

三对节

Clerodendri Serrati Herba et Cortex
[英] Serrate Clerodendrum Herb or Bark

【别名】三多、大常山、山利桐、山枇杷、三百棒、火山麻、三台红花、三对节鲜叶。

【来源】为马鞭草科植物三对节 Clerodendrum serratum（L.）Moon 的全株及根皮。

【植物形态】灌木。小枝近四棱形，细时密被土黄色短柔毛；老枝暗褐色至灰黄色，具皮孔。叶对生或三叶轮生；叶片厚纸质，椭圆形、倒卵状椭圆形或披针形，长 13～30cm，宽 3～11cm，先端短渐尖或锐尖，基部楔形或下延成狭楔形至多尖抱茎，边缘有锯齿或细锯齿，两面疏生短柔毛；侧脉在背面明显隆起。聚伞花序在顶组成直立、开展的圆锥花序，密被黄褐色柔毛；苞片宿存，叶状，在花序轴上 2～3 片轮生，近卵形、宽卵形或卵圆形；小苞片较小，卵形或披针形；花萼钟状，被短柔毛，先端平截或有 5 钝齿；花冠淡紫色、蓝色或白色，近二唇形，花冠 5 裂，裂片大小不一，倒卵形；花冠管 5 裂，裂片大小不一，倒卵形；雄蕊 4，基部棍棒状，被毛；花柱与花丝均伸出花冠外。核果近球形，熟时黑色，分裂为 1～4 个小坚果。花萼宿存，略增大，浅杯状。

【分布】广西主要分布于百色、平果、靖西、凌云、田林、河池、天峨、都安、龙州。

【采集加工】夏、秋季采收。洗净，鲜用或晒干。

【药材性状】根呈细长圆柱形，常弯曲或分枝，表面淡棕色，具纵皱纹，外皮常层状或片状脱落。皮部与木部常分离，表面棕褐色，粗糙，具细纵纹及不规则裂隙，外皮脱落处显棕红色。断面皮部棕黄色，颗粒性，木部外层为淡棕色，内层为棕黄色，年轮明显。质硬，气微味苦、涩、微辛。根皮呈卷曲形状物，外表面多为黄棕色，较粗糙，颗粒性，有时残存未刮净的腐烂斑块，内表面多为棕红色，有纵纹。质坚脆，易折断，断面粗糙，颗粒性，黄白色。

【品质评价】根皮以干燥、无泥沙、无杂者为佳。

【化学成分】本品叶中含有 7-O-p-coumaroyloxyugandoside、7-O-cinnamoyloxyugandoside、毛蕊花糖苷（acteoside）、地黄苷（martynoside）[1]。

本品根茎含 7-O-p-coumaroyloxyugandoside、7-O-cinnamoyloxyugandoside、毛蕊花糖苷（acteoside）、地黄苷（martynoside）、7-O-m-coumaroyloxyugandoside、euphroside、5-hydroxy-O-cinnamoxytarennoside、反式桂皮酸（trans-cinnamic acid）、咖啡酸（caffeic acid）、leucoseceptoside A、19-β-D-glucopyranosyloxy-lab-13（E）-en-8 α,15-diol、β-胡萝卜苷（β-daucosterol）[2]。

本品全株含正三十烷醇（triacontanol）、3,5-二甲氧基-4-羟基苯甲醛（3,5-dimethoxy-4-hydroxybenzoaldehyde）、5,6,7-三羟基-4'-甲氧基黄酮-7-O-β-D-葡萄糖苷（5,6,7,-trihydroxy-4'-methoxyflavone-7-O-β-D-glucopyranoside）[3]、2,5-二甲氧基苯

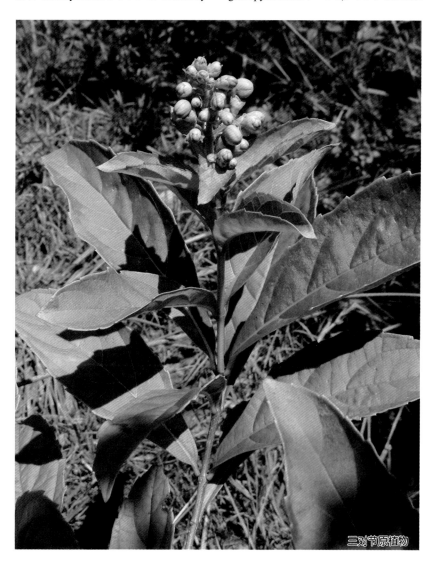

三对节原植物

醌（2,5-dimethoxybenzoquinone）、5,7,4'- 三 羟 基 -3'- 甲 氧基黄酮（5,7,4'-trihydroxy-3'-methoxyflavone）、豆甾醇 -3-*O*-β -D- 葡萄糖苷（stigmasterol-3-*O*-β -D-glucopyranoside）[4]、豆甾醇（stigmasterol）、邻苯二甲酸二（2- 乙基）己酯 [bis（2-ethylhexyl） phthalate]、齐墩果酸（oleanolic acid）、5,7,4- 三羟基黄酮（5,7,4-trihydroxy-flavone）、serratumin A、毛蕊花糖苷（acteoside）[5]。

【药理作用】
对平滑肌的调节作用　三台红花水提醇沉液对组胺引起豚鼠回肠及气管的收缩有对抗作用，但对乙酰胆碱和氯化钡引起的收缩无拮抗作用[6]。

【临床研究】
毒蛇咬伤　三对节鲜叶适量，捣烂加酒精泡 3 ~ 5min，外敷、外擦患处，另外还用抗蛇毒血清加 10% 葡萄糖静脉点滴。共治疗 16 例毒蛇咬伤的患者，其中眼镜蛇伤 11 例、金环蛇伤 3 例、蝰蛇伤 2 例，全部治愈出院，住院最短 2 天，最长 20 天[7]。

【性味归经】味苦、微辛，性凉。归大肠、膀胱经。

【功效主治】清热利湿，散瘀止痛，解毒消肿。主治湿热痢疾，淋证，风湿热痹，血瘀痛经，跌打损伤，咽喉肿痛，痈疽肿毒，荨麻疹，疟疾。

【用法用量】内服：煎汤，6 ~ 12g，鲜品加倍；或研末；或浸酒。外用：适量，煎水洗；或捣敷。

【使用注意】孕妇慎服。

【经验方】

1. 黄水疮　三台红花鲜叶适量。煎水外洗。（《云南中草药》）

2. 骨折　三台红花根适量，研末。水调，外敷患处。（《云南中草药》）

3. 跌打损伤，风湿骨痛，无名肿毒　三台红花鲜叶适量，捣烂外敷患部。（《文山中草药》）

4. 湿热下痢　三台红花鲜茎叶 15 ~ 30g。水煎，冲红糖适量，日分 2 次服。（《广西本草选编》）

【参考文献】

[1] 魏小梅, 朱启秀, 陈锦春, 等 . 三对节中两个新环烯醚萜的研究 . 高等学校化学学报 ,2000,21(11): 1675.

[2] 殷军港 . 新型卟啉类光敏剂的研究、三对节化学成分研究 . 兰州 : 兰州大学 ,2006.

[3] 范菊娣, 龙庆德, 杨军, 等 . 三台红花化学成分的研究（Ⅰ）. 中国民康医学 ,2007,19(12): 423.

[4] 范菊娣, 龙庆德, 罗荣喜, 等 . 三台红花化学成分的研究（Ⅱ）. 中国民康医学 ,2007,19(16): 611.

[5] 范菊娣, 龙庆德, 罗荣喜, 等 . 三台红花化学成分的研究 . 时珍国医国药 ,2008,19(8): 1894.

[6] 赵国平, 戴慎, 陈仁寿 . 中药大辞典 .2 版 . 上海 : 上海科学技术出版社 ,2005: 93.

[7] 韦德龙 . 中西医结合治疗蛇伤 16 例报告 . 蛇志 ,1989,1(2): 5.

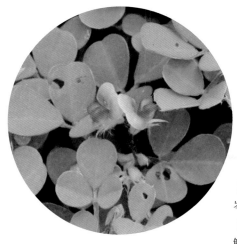

San dian jin

三点金

Desmodii Triflori Herba
[英] Triflore Desmodium Herb

【别名】三脚虎、六月雪、纱帽草、斑鸠窝、品字草、三点桃、哮灵草。

【来源】为豆科植物三点金草 *Desmodium triflorum*（L.）DC. 的全草。

【植物形态】草本，平卧。茎纤细，多分枝，被开展的柔毛。三出复叶互生，有短柄；小叶倒心形或者倒卵形，长0.3 ~ 1cm，宽相等，先端截形或者微缺，基部楔形，全缘，上面无毛，下面疏生紧贴的柔毛。花1朵或者2 ~ 3朵簇生于叶腋；萼管较长，萼齿披针形，密生白色长柔毛；花冠蝶形，紫红色，旗瓣长大，具长爪；荚果扁平条形，呈镰状弯曲，有钩状短柔毛，腹缝线直，背缝线种子间缢缩，有3 ~ 5荚节，荚节近方形，有网纹。种子长方形，浅灰褐色。

【分布】广西主要分布于上林、恭城、岑溪、贵港、百色、昭平、龙州。

【采集加工】夏秋采收。洗净晒干或鲜用。

【药材性状】小草多缠绕成团。根粗壮有分枝，木化。茎较细，小叶3，顶端小叶较大，2 ~ 9mm，最大可达17mm，宽约4mm，椭圆形，先端圆形具短尖，基部圆形，全缘，绿色，下表面具柔毛，两侧小叶很小。有时可见总状花序或荚果，荚果长6 ~ 8mm，直径约3mm，有2 ~ 4荚节，节处有缢缩，表面被短毛。气微香。

【品质评价】以叶色绿、干燥、无杂者为佳。

【性味归经】味苦、微辛，性温。归脾、肝、肾经。

【功效主治】理气和中，活血，祛风。主治中暑腹痛，疝气痛，月经不调，痛经，产后关节痛。

【用法用量】内服：煎汤，9 ~ 15g（鲜草15 ~ 30g）。外用：适量，鲜草加食盐少许，捣烂敷患处。

【使用注意】孕妇慎用。

【经验方】

1. 脓肿及创伤　三点金草鲜叶适量。捣烂敷患处。（《台湾药用植物志》）

2. 跌打损伤　三点金草适量，食盐少许。共捣烂敷患处。（《福建药物志》）

3. 中暑腹痛　三点金草、积雪草、地锦草、地胆草各30g。水煎服。（《福建药物志》）

4. 吐泻　三点金草、大麦（炒黑）各30g，生姜4片。水煎服。（《福建药物志》）

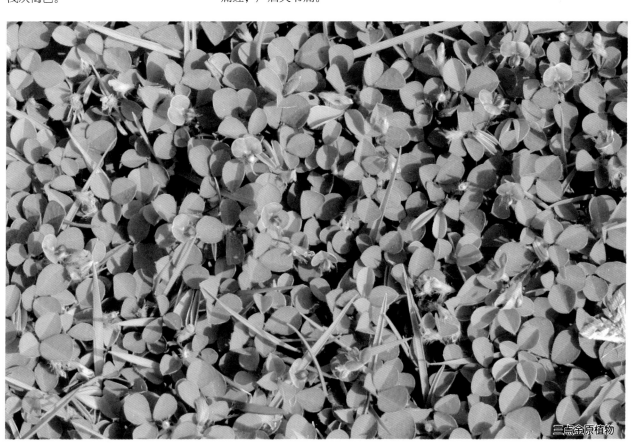

三点金原植物

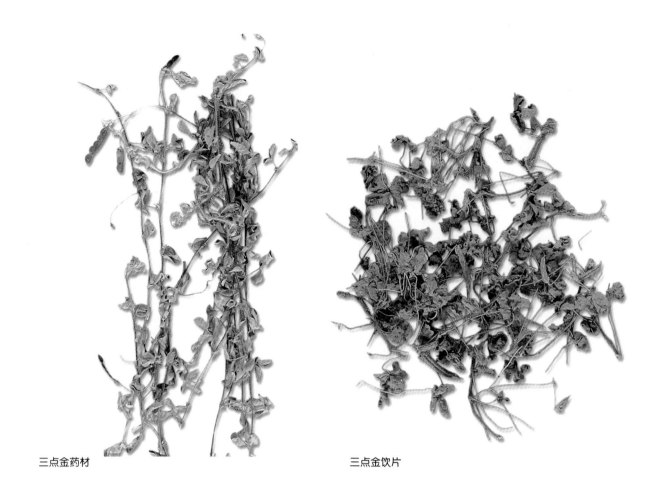

三点金药材　　　　　　　　　　　三点金饮片

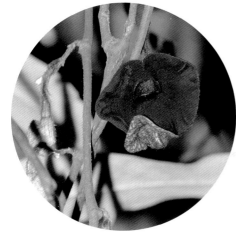

San tong guan

三筒管

Aristolochiae Championii Radix
[英] Champion Dutchmanspipe Root

【别名】白金古榄、百解薯、千金薯、竹叶薯、金银带、山总管。

【来源】为马兜铃科植物长叶马兜铃 *Aristolochia championii* Merr.et Chun. 的块根。

【植物形态】木质藤本。块根纺锤形。嫩枝密被黄褐色倒伏长柔毛，后渐脱落。叶柄弯扭，被长柔毛；叶片革质，披针形、椭圆状披针形或线状披针形，长 15～30cm，宽 2～5cm，先端长渐尖，基部圆形或浅心形，全缘，下面密被浅棕色倒伏长柔毛，基出脉3条，网脉在下面突起明显。花有腐肉臭味，单生或 2～5 朵排成总状花序，生于老茎上；花梗柔弱，常向下弯垂，密被黄褐色倒伏长柔毛；小苞片卵状披针形，密被长柔毛；花被管中部急剧弯曲，外面黄绿色，被褐棕色长柔毛，有红棕色脉纹，内面被细绒毛；檐部盘状，圆形，内面紫红色并有暗紫色的网纹，密布疣状突起，边缘稍浅3裂，下面一片常稍大；花药成对贴生于合蕊柱近基部；子房圆柱形，6 棱，密被棕色长柔毛；合蕊柱粗厚，裂片先端钝，边缘具乳头状突起并向下延伸。蒴果椭圆状，成熟时 6 瓣开裂。种子卵形，背面稍平凸状。

【分布】广西主要分布于融水、容县、来宾、金秀。

【采集加工】夏季采挖，洗净切片，晒干。

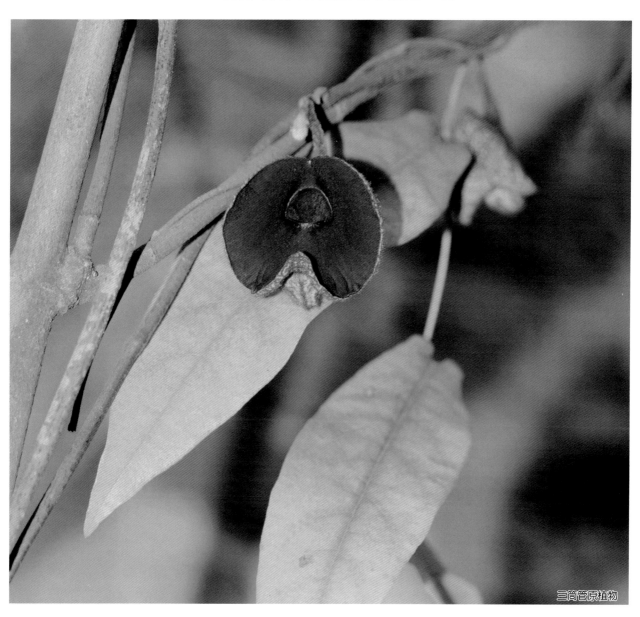

三筒管原植物

【**药材性状**】块根球形或长圆柱形，有缢缩，或数个相连；表面棕褐色，粗糙凹凸不平；质硬，不易折断，断面显菊花心。药材多切成片，直径 2.5 ~ 6cm，厚 2 ~ 6mm，断面橙红色；质硬。气微辛，味苦。

【**品质评价**】以粗壮、干燥、无杂者为佳。

【**化学成分**】本品含马兜铃酸 A（aristolochic acid A）、6- 甲氧基马兜铃酸 A 甲酯（6-methoxy-aristolochic acid A methyl ester）、6- 甲氧基去硝基马兜铃酸 A 甲酯（6-methoxy-denitroaristolochic acid methyl ester）、β - 谷甾醇（β -sitosterol）、尿囊素（allantoin）[1]。

【**性味归经**】味苦，性寒。归心、大肠经。

【**功效主治**】清热止痛，解毒消肿。主治牙痛，喉痛，跌打肿痛，疮疡肿毒，泄泻，痢疾。

【**用法用量**】内服：煎汤，9 ~ 15g。

【**使用注意**】脾胃虚弱者慎用。

【**参考文献**】

[1] 周法兴，文洁，梁培瑜，等 . 三筒管的化学成分研究 . 中草药，1982,13(4):147.

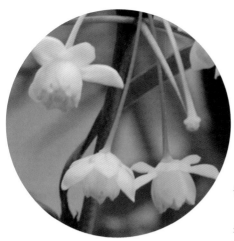

San ke zhen

三颗针

Berberidis Caulis
[英]Barberry Stem

【别名】铜针刺、刺黄连、土黄连、豪猪刺、老鼠刺。

【来源】为小檗科植物豪猪刺 *Berberis julianae Schneid.* 的茎。

【植物形态】常绿灌木。枝有棱，黄色，微有黑色疣状突起；刺三分叉，长2～3.5cm，有槽，坚硬，黄色。叶革质，坚厚，椭圆形、披针形或倒披针形，边缘有 10～20 刺状锯齿。花 15～30朵，簇生；小苞片 3，卵形或披针形；萼片 6，花瓣状，2 轮；花瓣长椭圆形，顶端微凹。浆果矩圆形，蓝黑色，有白粉，有宿存花柱。

【分布】广西主要分布于融水、兴安、全州。

【采集加工】春、秋二季采收茎枝。刮去外皮，剥取深黄色的内皮，晒干。

【药材性状】茎类圆柱形，稍弯曲，有少数分枝，长短粗细不一。表面灰棕色，有细皱纹。质坚硬，不易折断；折断面纤维性，鲜黄色，切断面近圆形或长圆形，有略呈放射状的纹理。髓小，黄白色。气微，味苦。

【品质评价】以粗壮、干燥、无杂质者为佳。

【化学成分】本品含有 8-氧小檗碱（8-oxyberberine）、巴马亭（palmatine chloride）、小檗碱（berberine chloride）、非洲防己碱（columbamine chloride）、8-氧巴马亭（8-oxypalmatine）、（±）-oblongine、小檗胺（berbamine）和药根碱（jatrorrhizine）[1-3]。

【药理作用】

1. 抗心律失常　三颗针中盐酸粉防己碱对离体豚鼠乳头状肌和人心耳梳状肌的收缩性、自律性有抑制作用，并延长功能不应期及非竞争性的拮抗氯化钙正性肌力作用。盐酸粉防己碱静脉注射可通过抑制钙内流对抗由乌头碱、毒毛花苷、氯化钙及结扎冠脉引起的心律失常。粉防己碱对兔离体心脏缺血再灌注引起的心功能损伤有保护作用，能促进心功能的恢复，延长心脏有效工作时间[4]。

2. 降血压　三颗针中盐酸粉防己碱有直接扩张血管的作用，可使麻醉兔、猫、犬血压下降[1]。麻醉猫腹腔注射三颗针流浸膏有降压作用，对呼吸和心率的影响不显著，静脉注射三颗针的各种提取成分（季铵类生物碱），也有降压作用，三颗针代替黄檗加入二仙合剂（称针仙合剂）给麻醉猫静脉注射亦可降压，给

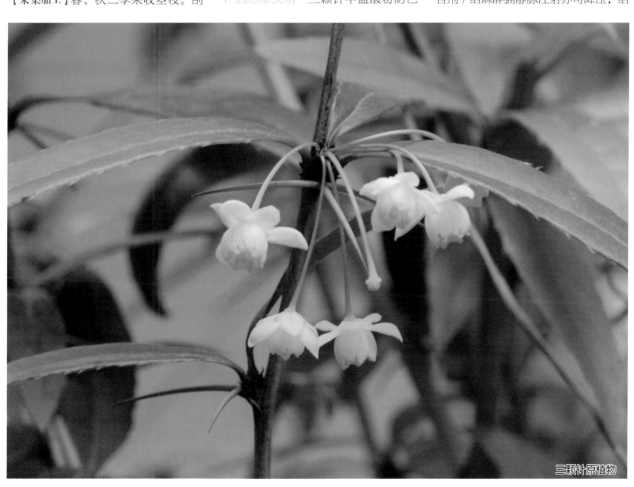

三颗针原植物

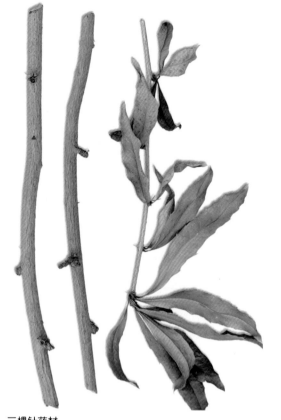

三棵针药材

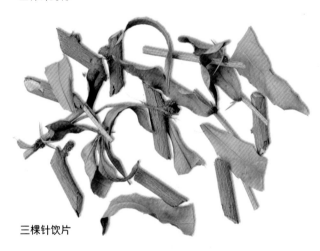

三棵针饮片

不麻醉的慢性肾型高血压狗灌服连续 3 周，并无降压作用 [5]。

3. 免疫调节 三颗针提取物可提高仔猪特异性免疫能力，但高剂量则产生抑制作用 [3]。小檗碱（berberine，Ber）能抑制 T 细胞体外活化和增殖，抑制佛波醇酯（PDB）或植物血凝素（PHA）激活 T 细胞表达活化抗原 CD69，随浓度增加和时间延长，对 CD69 表达的抑制程度下降，Ber 可抑制 CD25 表达，同时能阻止淋巴细胞进入 S 期和 G2 /M，对细胞周期的抑制作用无时相特异性，对淋巴细胞无明显细胞毒性 [6]。

4. 促生长 能改善仔猪的日增重和饲料转化效率，提高仔猪的生长性能 [7]。

5. 促白细胞生成 粉防己碱腹腔注射和静脉注射均能对抗大鼠和犬因环磷酰胺引起的白细胞下降 [8]。

6. 抗氧化、耐缺氧 三颗针提取物可提高仔猪的抗氧化功能 [58]。小檗碱具有保护动物大脑、神经及心脏等组织器官，增加细胞中谷胱甘肽（GSH）含量和超氧化物歧化酶（SOD）活性，减少细胞中丙二醛（MAD）含量等作用 [9]。腹腔注射小檗碱能延长常压耐缺氧条件下小鼠的存活时间和断头小鼠的呼吸时间及皮下注射异丙肾上腺素的小鼠在常压缺氧条件下的生存时间 [10]。

7. 抗肿瘤 小檗碱体外对 S180 细胞增殖具有抑制作用，体内抑瘤作用弱于体外 [11]。

8. 抑菌 小檗碱磷酸盐可用于皮肤霉菌病治疗 [12]。煎剂体外能抑制出血性黄疸型钩端螺旋体生长，与小檗碱相似。口服煎剂对感染钩端螺旋体的豚鼠，除腹壁及内脏出血较轻外并无明显效果 [13]。水提物和醇提物体外对致病性大肠杆菌 $O_{86}:H_2$ 有抑制作用 [14]。水提物对肺炎克雷伯菌抑制作用较弱 [15]。Ber 能抑制金葡球菌、蜡样芽孢杆菌、肺炎克雷伯菌、大肠杆菌、解凝沙雷菌、摩氏变形菌、藤黄八叠球菌、黄色八叠球菌和斯氏普罗维登斯菌 [16]。

9. 其他 小檗碱能明显抑制糖尿病血管平滑肌细胞（VSMC）增殖，抑制糖尿病 VSMC 中核因子 - κB（NF-κB）从细胞浆转移到细胞核 [17]。小檗碱有正性肌力作用，且对心肌收缩力的影响具有小剂量增强、大剂量抑制的双相特征 [17]。

10. 毒性反应 小鼠腹腔注射三颗针流浸膏的半数致死量为 3.1g/kg。提取物 B-19 生物碱给猫灌服 100mg/kg，大鼠灌服 400mg/kg，正常人连续 1 个月口服 400 ~ 600mg，均未有毒性反应 [18]。

【临床研究】

1. 慢性支气管炎 三颗针水煎，将提取物制片，每片含生药 10g，每次服 5 片，1 日 3 次，10 天为 1 个疗程。治疗老年慢性支气管炎 228 例，3 个疗程，近期治愈率 12.3%，总有效率为 89.5% [19]。

2. 霉菌性阴道炎 三颗针、龙胆、蛇床子、白鲜皮、苦参、冰片、雄黄、防风等，制成散剂，每日 1 次，外用。结果：临床治疗 100 例患者，近期治愈 71 例，好转 12 例，总有效率为 83% [19]。

3. 白细胞减少症 从三颗针中提取粉防己碱，剂量为 50mg，每日分 3 次口服。结果：治疗 58 例肿瘤放疗或化疗引起的白细胞减少，疗程为 1 ~ 2 周，结果：显效 11 例，有效 32 例，无效 15 例，有效率为 74.1%；治疗 98 例因工业有毒物质等原因所致的白细胞减少，疗程为 2 ~ 4 周，结果：显效 29 例，有效 45 例，无效 24 例，有效率为 75.5% [20]。

【性味归经】味苦，性寒。归大肠、肝、胆、肺经。

【功效主治】清利湿热，清热解毒。主治湿热泻痢，黄疸，胆囊炎，湿热淋浊，湿疹，口疮，咽喉肿痛，火眼目赤，丹毒，疮疡肿毒，烫火伤。

【用法用量】内服：煎汤，9 ~ 15g。外用：适量，煎水洗。

【使用注意】脾胃虚寒者慎用。

【经验方】

1. 暴发火眼肿痛 三颗针根茎磨水点眼角。(《贵州草药》)

2. 喉痛 三颗针30g，山慈菇、雪胆各9g。水煎服。(《四川中药志》)

3. 痈肿疮毒，丹毒，湿疹，烫伤，外伤感染 三颗针适量。研细末，水调或麻油调敷。(《万县中草药》)

【参考文献】

[1] 张国林，李伯刚. 刺红珠根中的生物碱. 应用与环境生物学报,1997,3(3): 236.

[2] 侯嵩生，李新明，吴玉兰，等. 从九连小檗细胞培养液中分离和鉴定药根碱. 植物学报,1988,30(1): 62.

[3] 卢大炎，冯明鸿，李新明，等. 应用分光光度法、薄层扫描机高效液相色谱法进行药根碱的定量分析. 武汉植物学研究,1989,7(4): 363.

[4] Guo ZB, Fu JG. Progress of cardiovascular pharmacologic study on berbamine. Zhongguo Zhong Xi Yi Jie He Za Zhi,2005, 25(8):765.

[5] 朱巧贞，方圣鼎，陈维洲，等. 三颗针降低血压的作用. 药学学报,1962,9(5): 281.

[6] 何贤辉，曾耀英，徐丽慧，等. 黄连素对T淋巴细胞活化和增殖的抑制作用. 中国病理生理杂志,2002,18(10): 1183.

[7] 王志祥，刘岭，刘建华，等. 三颗针提取物对仔猪免疫、抗氧化功能和血液指标影响. 中国兽医杂志,2006,42(8): 37.

[8] 朱德湘. 中药升高白细胞的研究. 湖南中医杂志,1988,(2): 55.

[9] 王瑞国，方泰惠. 小檗碱心血管药理研究述评. 中药药理与临床,2007,23(5): 239.

[10] 钟有添，蒋绍祖，单热爱，等. 小檗碱对小鼠耐缺氧作用的影响. 中国临床康复,2004,8(36): 8246.

[11] 黄林清，徐传福，周世文，等. 小檗碱抗肿瘤作用实验研究. 中国药理学通报,1997,13(2): 189.

[12] 李章全，陈登和. 三颗针提取物治疗皮肤霉菌病. 四川中医,1985,(7): 46.

[13] 田维毅，冯华，蔡琨，等. 小儿泻停方的抗菌效应及其优化组方研究. 四川中医,2006,24(8): 97.

[14] 吴蕊，许礼发，叶松.10种中药对致病性大肠杆菌O_{86}:H_2体外抗菌活性的实验观察. 实用医技杂志,2008,15(8): 1008.

[15] 周邦靖，张友菊.106种中药对肺炎克雷伯菌抗菌作用的实验观察. 成都中医药大学学报,1998,21(2): 47.

[16] Pepeljnjak S, Petricic J. The antimicrobic effect of berberi ne and tinctura berberidis. Pharma zie, 1992, 47(H4): 307.

[17] 杨静，罗岷，刘萍，等. 小檗碱对糖尿病大鼠血管平滑肌细胞增殖影响研究. 四川生理科学杂志,2011,33(4): 147.

[18] 宋云可，刘红旗，李世东. 小檗碱对心血管系统的作用及临床应用. 山东医药工业,1997,16(5): 28.

[19] 张淑清，陈晓雪. 生药三颗针的药理及临床应用简介. 中医药学报,1997,(2): 38.

[20] 中国医学科学院药物研究所. 三颗针资源利用的研究——小檗碱的分离鉴定及其升高白细胞的临床观察. 医学研究通讯,1978,(3): 27-28.

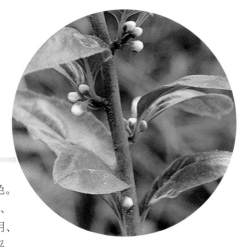

San hua dong qing

三花冬青

Ilicis Triflorae Radix
[英]Triflora Ilex Root

【别名】毛冬青、冬青。

【来源】为冬青科植物三花冬青 *Ilex triflara* Bl. 的根。

【植物形态】常绿灌木或小乔木。树皮灰白色；小枝褐色。无毛或近无毛，近四棱形。叶互生；叶片薄革质或近革质，椭圆状长圆形或卵状椭圆形，长 3 ~ 9cm，宽 1.7 ~ 4cm，先端急尖或短渐尖，基部圆形或钝，边缘具浅锯齿，两面被微柔毛或无毛，下面有腺点。花序簇生叶腋；花 4 数；雄花序每分枝有 1 ~ 3 花。花被微柔毛，花萼盘状，裂片卵形，被微柔毛，花瓣宽卵形，基部联合，雄蕊略长于花冠；雌花序每分枝 1 ~ 3 花，花萼同雄花，花冠近直立，花瓣宽卵形或近圆形，基部联合；子房卵球形，柱头厚盘状。

果近球形，宿存萼平展，成熟后紫黑色。

【分布】广西主要分布于隆林、田林、百色、那坡、德保、平果、天等、宁明、邕宁、上思、防城、钦州、合浦、桂平、北流、钟山、昭平、金秀、桂林、罗城。

【采集加工】全年均可采。洗净，切片，晒干。

【药材性状】根呈类圆柱形，多弯曲，有分枝，长短粗细不一。表面棕黄色至土黄色，有细纵皱纹。易折断，断面细密较平整，木质部黄白色，有细密的放射状纹理，栓皮黄褐色，易脱落，脱落处可见木部表面明显的细纵皱纹。气微，味微苦。

【品质评价】以身干、条匀、粗壮、无泥沙者为佳。

【性味归经】味苦，性凉。归心经。

【功效主治】清热解毒。主治疮疡肿毒。

【用法用量】内服：煎汤，9 ~ 15g。外用：适量，鲜品捣敷。

【使用注意】脾胃虚寒者慎用。

【经验方】

口腔溃疡 取冬青树叶嚼烂，敷于溃疡处，每日 1 次；或配成 50% 溶液，含漱用。（《草药选》）

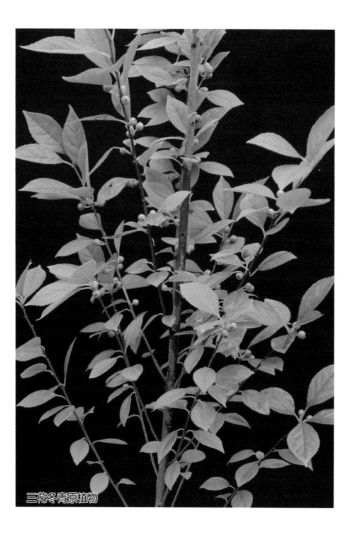

三花冬青原植物

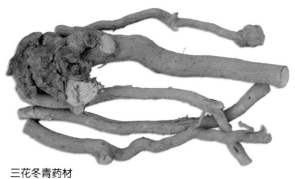

三花冬青药材

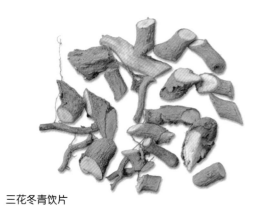

三花冬青饮片

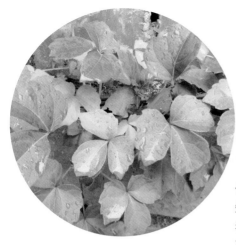

San ye pa shan hu

三叶爬山虎

Parthenocissi Semicordatae Caulis
[英]Threeleaf Parthenocissus Stem

【别名】大血藤、三角风、三爪金龙、小红藤。

【来源】为葡萄科植物三叶地锦 *Parthenocissus semicordata*（Wall.ex Roxb.）Planch. 的藤茎。

【植物形态】木质藤本。小枝圆柱形，嫩时被疏柔毛，以后脱落几无毛。卷须总状 4 ~ 6 分枝，顶端嫩时尖细卷曲，后遇附着物扩大成吸盘。叶为 3 小叶，着生在短枝上，中央小叶倒卵椭圆形或倒卵圆形，长 6 ~ 13cm，宽 3 ~ 6.5cm，顶端骤尾尖，基部楔形，侧生小叶卵椭圆形或长椭圆形，顶端短尾尖，基部不对称。多歧聚伞花序着生在短枝上，萼碟形，边缘全缘；花瓣 5，卵椭圆形；雄蕊 5；子房扁球形。果实近球形，有种子 1 ~ 2 颗，倒卵形。

【分布】广西主要分布于武鸣。

【采集加工】春、夏季均可采收。晾干备用。

【药材性状】茎圆柱形，有皱缩纹。卷须与叶对生，顶端扩大成吸盘。叶皱缩，为 3 小叶，中央小叶展平呈倒卵椭圆形或倒卵圆形，顶端骤尾尖，基部楔形，最宽处在上部，边缘有锯齿；侧生小叶展平呈卵椭圆形或长椭圆形，顶端短尾尖，基部不对称，近圆形，边缘有锯齿，上面灰绿色，下面色较浅。质脆，易碎。气微，味淡。

【品质评价】以粗壮、干燥、无杂质者为佳。

【性味归经】味辛、甘，性温。归肝、肾经。

【功效主治】祛风除湿，散瘀通络。主治风湿骨痛，跌打损伤，骨折。

【用法用量】内服：煎汤，10 ~ 15g；或浸酒。外用：适量，鲜品捣敷或煎水洗。

【使用注意】阴虚火旺者慎用。

【经验方】

1. 风湿　小红藤、二角风等份。煎水洗患处。（《贵州民间药物》）
2. 骨折　小红藤、赤葛根各等份。捣烂，加酒炒热包患处。（《贵州民间药物》）
3. 跌打损伤　小红藤、见血飞各 30g。泡酒服。（《贵州民间药物》）

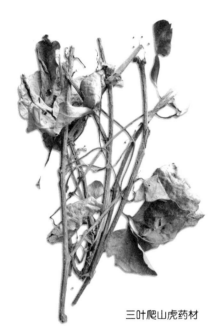

三叶爬山虎药材

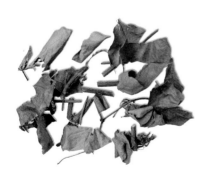

三叶爬山虎饮片

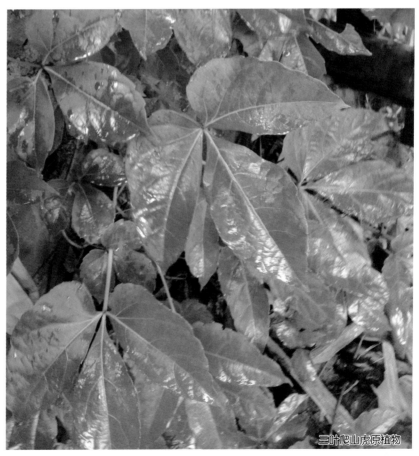

三叶爬山虎原植物

San tou shui wu gong

三头水蜈蚣

Kyllingae Tricepis Herba
[英] Triceps Kyllinga Herb

【别名】护心草、五烂兰草。

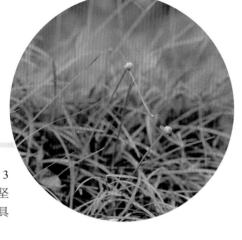

【来源】为莎草科植物三头水蜈蚣 *Kyllinga triceps* Rottb. 的全草。

【植物形态】草本。根状茎短。秆丛生，细弱，高 8 ~ 25cm，扁三棱形，平滑，基部呈鳞茎状膨大，外面被覆以棕色、疏散的叶鞘。叶短于秆，柔弱，折合或平张，边缘具疏刺。叶状苞片 2 ~ 3 枚，长于花序，极展开，后期常向下反折；穗状花序常 3 个排列紧密成团聚状，居中者宽圆卵形，较大，均具极多数小穗。小穗排列极密，辐射展开，长圆形，具 1 朵花；鳞片膜质，卵形或卵状椭圆形，凹形，顶端具直的短尖，淡绿黄色，具红褐色树脂状斑点，

背面具龙骨状突起，脉 7 条；雄蕊 1 ~ 3 个；花柱短，柱头 2，长于花柱。小坚果长圆形，扁平突状，淡棕黄色，具微突起细点。

【分布】广西主要分布于柳州、融水、岑溪、龙胜、金秀。

【采集加工】全年均可采收。洗净，切段，晒干。

【药材性状】根状茎短，基部可见须根。秆丛生，扁三棱形，稍皱缩，基部呈鳞茎状膨大，外面被覆以棕色、疏散的叶鞘。叶短于秆，卷缩，边缘具疏刺。可见穗状花序 3 个（少 1 个或 4 ~ 5 个）排列紧密成团聚状。

【品质评价】以身干、无杂质、色黄绿者为佳。

【性味归经】味辛，性微温。归肝、脾经。

【功效主治】活血调经，祛风除湿。主治肝气不舒，闭经，痛经，胁痛，不思饮食，风湿骨痛，刀伤。

【用法用量】内服：煎汤，30 ~ 60g，外用：适量。

【使用注意】孕妇及阴虚内热者忌服。

【经验方】

1. 风湿骨痛　三头水蜈蚣、透骨香、大叶南五味各适量。捣烂酒炒热敷患处。（《中国壮药学》）

2. 跌打损伤　三头水蜈蚣 100g，捣烂加酒 200ml 拌匀，绞去汁 100ml 服；药渣敷伤处。（《中国壮药学》）

3. 刀伤出血　三头水蜈蚣适量。捣烂敷伤处。（《中国壮药学》）

4. 气滞肚痛　三头水蜈蚣 30g，十八症 15g。水煎服。（《中国壮药学》）

5. 痛经　三头水蜈蚣，水案板各 30g。水煎服。（《中国壮药学》）

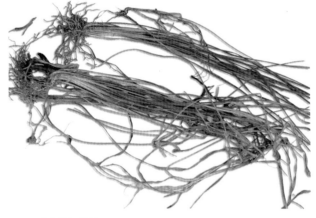

三头水蜈蚣药材

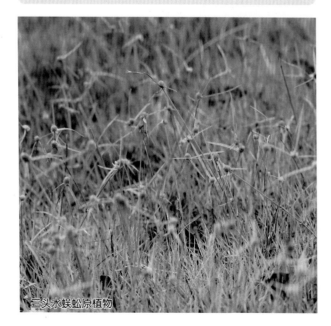

三头水蜈蚣原植物

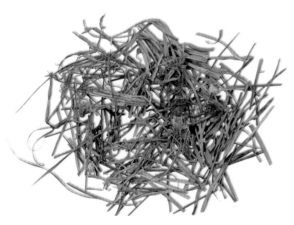

三头水蜈蚣饮片

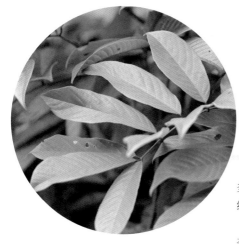

Tu gan cao

土甘草

Derridis Eriocarpae Radix seu Caulis
[英] Eriocarpa Derris Root or Stem

【别名】藤子甘草、鸡血藤、美丽相思子。

【来源】为豆科植物毛果鱼藤 *Derris eriocarpa* How 的藤或根。

【植物形态】木质大藤本。茎棕黄色，有多数黄色瘤状突起物，断面淡黄色，纤维状。羽状复叶互生，小叶对生，11 ～ 17 对；小叶片长矩圆形，长 3 ～ 5cm，宽 1 ～ 2cm。花小，粉红色，呈腋生总状花序。英果长 5 ～ 9cm，内有种子 9 ～ 12 个。

【分布】广西主要分布于马山、上林、南宁、平果、德保、百色、隆林、乐业、凌云、凤山。

【采集加工】全年可采。切片，晒干。

【药材性状】藤茎圆柱形，棕褐色，具多数黄白色皮孔。质坚硬，断面淡黄色，纤维状。气微，味苦。

【品质评价】以干燥、完整、块大、无杂质、色黄绿者为佳。

【化学成分】本品含有三萜类、黄酮类、其他类等化学成分。

三萜类成分主要有鱼藤三萜素 A [3β,15α-dihydroxy-olean-12（13）-en-16-one]、鱼藤三萜素 B [3β,15α,23-trihydroxy-olean-12（13）-en-16-one]、鱼藤三萜素 C[15α-hydroxyl-16-oxo-olean-12（13）-en-3-O-β-glucuronopyranoside]、2β,3β,28-三羟基-12（13）-烯-齐墩果烷 [2β,3β,28-trihydroxy-12（13）-ene-oleanane]、β-香树脂素（β-amyrin）[1]。

黄酮类成分主要有 4'-羟基 -5,7-二甲氧基 -6-（3-甲基 -2-丁烯基）-异黄酮 [4'-hydroxy-5,7-dimethoxy-6-（3-methyl-2-butenyl）-isoflavone]、derrubon-5-methyl ether、5,7-二羟基 -3-[4'-O-（3-甲基 -2-丁烯基）-苯基]-异黄酮 {5,7-dihydroxy-3-[4'-O-（3-methyl-2-butenyl）-phenyl]-isoflavone}、6-甲氧基 -7-羟基 -3',4'-亚甲基 -甲氧基异黄酮（6-methoxy-7-hydroxy-3',4'-methyl-ene-dioxyisoflavone）、芒柄花素（formononetin）、黄豆苷元（daidzein）[2]。

其他类成分有二十七碳脂肪酸单甘油酯（heptacosanoic acid glyceryl ester）、β-谷甾醇（β-sitosterol）[1]、1-（3',4',5'-三甲氧基苯基）-2-甲氧基 -2-（4"-甲氧基苯基）-乙烷 -1-醇 [1-（3',4',5'-trimethoxyphenyl）-2-methoxy-2-（4"-methoxyphenyl）-ethane-1-ol]、3,4,4',5-四甲氧基二苯乙烯（3,4,4',5-tetramethoxystilbene）、robusticacid、4-hydroxy-3-[4'-O-（3,3-dimethy lallyl）phenyl]-

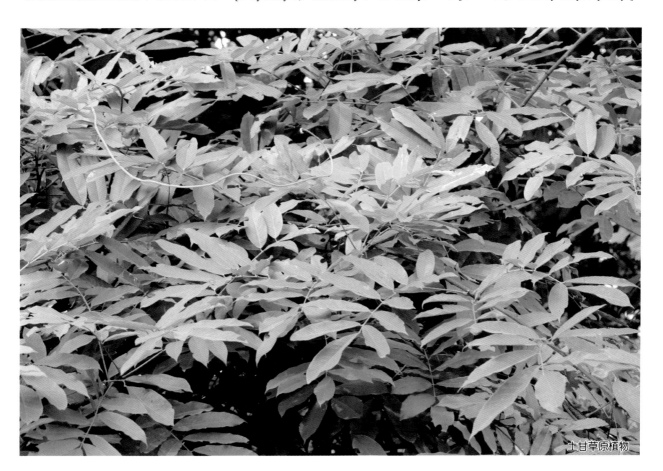

土甘草原植物

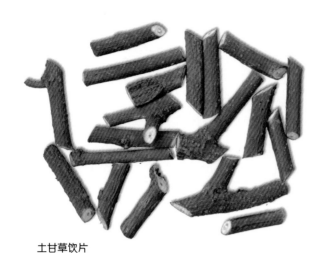

土甘草饮片

5-methoxy-2″,2″-dimethylpyrano-（5″,6″,6,7）-coumarin、derrusnin、medicagol、maackiain、derrubone、（3*S*）-vestitol、coniferaldehyde、β-腺苷（β-adenosine）、alangioside A、ampelopsisionoside、（3*S*,5*R*,6*S*,7*E*,9*R*)-3,6-二羟基-5,6-二氢-β-紫罗兰醇 [（3*S*,5*R*,6*S*,7*E*,9*R*）-3,6-dihydroxy-5,6-di-hydro-β-ionol][2]、土甘草 A（3-phenylcoumarin robustic acid）[3]。

【药理作用】

1. 抗炎、镇痛　土甘草水提取物和醇提取物对二甲苯所致小鼠耳郭肿胀有抑制作用，对 0.7% 醋酸所致小鼠扭体反应有抑制作用[4-6]。

2. 毒性反应　土甘草水提取物和醇提取物灌胃给药后，小鼠均蜷卧少动，24h 后此症状消失；观察 7 天，小鼠的行为、进食、皮毛、眼和黏膜、呼吸、四肢活动和体重均无异常，未出现其他毒性反应；土甘草水提物对小鼠灌胃给药的最大耐受量为 62.8g（生药）/kg；醇提物对小鼠灌胃给药的最大耐受量为 96.0g（生药）/kg[7]。

【性味归经】味辛，性凉。归肺、大肠经。

【功效主治】藤：利尿除湿，止咳化痰。主治淋证，咳嗽，水肿。

【用法用量】内服：煎汤，3 ~ 9g。

【使用注意】便溏者慎服。

【经验方】

中暑　香鱼草、淡竹叶各 12g，土甘草 6g，山芝麻 3g，樟树二层皮 15g，加水适量。煎汤，当茶饮。(《夏秋季常见病中草药便方》)

【参考文献】

[1] 张宪民, 李忠荣, 邱明华. 鱼藤的三个新三萜化合物. 云南植物研究,2002,24(6): 787.

[2] Zhang HX, Lunga PK, Li ZJ,et al. Flavonoids and stilbenoids from Derris eriocarpa. Ftoterapia, 2014, 95C: 147.

[3] 杨东爱, 黄东挺, 陆志科. 土甘草化学成分的 X- 单晶衍射测定. 时珍国医国药,2012,23(9): 2160.

[4] 杨东爱, 郭力城, 余胜民, 等. 土甘草抗炎镇痛作用研究. 中国民族医药杂志,2009,15(11): 55.

[5] 郭力城, 杨东爱, 余胜民, 等. 土甘草药理作用研究. 时珍国医国药,2010,21(1): 154.

[6] 郭力城, 杨东爱, 余胜民, 等. 土甘草正丁醇提取物抗炎镇痛作用研究. 中医药学报,2011,39(2): 36.

[7] 杨东爱, 余胜民, 黄琳芸, 等. 壮药土甘草水提物及醇提物毒理学研究. 时珍国医国药,2009,20(7): 1586-1587.

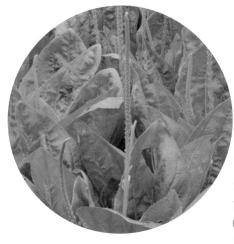

Da che qian

大车前

Plantaginis Majoris Herba
[英] Major Plantago Herb

【别名】车前、大叶车前、虾蟆衣、猪耳朵、凤眼前。

【来源】为车前科植物大车前 *Plantago major* L. 的全草。

【植物形态】草本。叶具长柄，几与叶片等长或长于叶片，基部扩大；叶片卵形或宽卵形，长 6～10cm，宽 3～6cm，先端圆钝，基部圆形宽楔形；叶柄基部常扩大或鞘状。花茎具棱角，有疏毛，穗状花序花排列紧密；花淡绿色，每花有宿存苞片 1 枚，三角形；花萼 4，椭圆形或卵圆形，宿存；花冠小，膜质，花冠管卵形，先端 4 裂片三角形，向外反卷；雄蕊 4，着生于花冠管近基部，与花冠裂片互生；雌蕊 1；子房上位，卵圆形。蒴果卵状圆锥形，成熟周裂，下方宿存。

【分布】广西全区均有分布。

【采集加工】全年均可采收。洗净，切段，晒干。

【药材性状】全草具短而肥的根状茎，并有须根。叶在基部密生，具长柄；叶片皱缩，展平后为卵形或宽卵形，长 6～10cm，宽 3～6cm，先端圆钝，基部圆或宽楔形，基出脉 5～7 条。表面灰绿色或污绿色。穗状花序排列紧密。蒴果椭圆形，周裂，萼宿存。气微香，味微苦。

【品质评价】以叶多、身干、色绿者为佳。

【化学成分】全草含齐墩果酸（oleanolic acid）、β-谷甾醇（β-sitosterol）、菜油甾醇（campesterol）、豆甾醇（stigmasterol）、木犀草素（luteolin）、6-羟基木犀草素（6-hydroxyluteolin）、洋丁香酚苷（acteoside）、木犀草素 -7-*O*-葡萄糖苷（luteolin-7-*O*-glucoside）、6-羟基木犀草素 -7-*O*-葡萄糖苷（6-hydroxy-luteolin-7-*O*-glucoside）[1]、单萜环烯醚萜苷类成分车前醚苷（plantarenaloside）、龙船花苷（ixoroside）、山萝花苷（melampyroside）[2]、大车前草苷（majoroside）、桃叶珊瑚苷（aucubin）[3]、蜜力特苷（melittoside）[4]、10-acetoxymajoroside[4,5]、10-hydroxymajoroside[5]、车叶草苷（asperuloside）[6,7]。还含咖啡酸苯乙醇苷（caffeoylphenylethanoidglucosides）[8]、毛蕊花糖苷（verbascoside）[9]。

地上部分含 plantamajoside、verbascoside[10]。叶含延胡索酸（fumaric acid）、苯甲酸（benzoic acid）、桂皮酸（cinnamic acid）、丁香酸（syringic acid）、香草酸（vannillic acid）、对 - 香豆酸（*p*-coumaric acid）、龙胆酸（gentisic acid）、水杨酸（salicylic acid）、酪醇（tyrosol）、3,4- 二羟基桂皮酸甲酯（3,4-dihydroxy cinnamic acid methyl ester）、3,4- 二羟基桂皮酸乙酯（3,4-dihydroxy cinnamic acid ethyl ester）、黑麦草内酯（loliolide）[11]、黄芩苷元（baicalein）、高山黄芩素（scutellarein）、木犀草素、黄芩苷

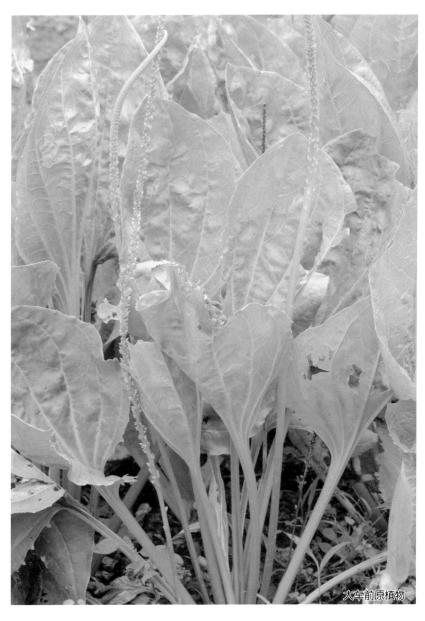

大车前原植物

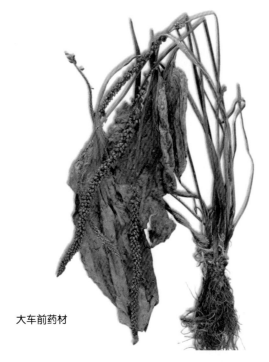

大车前药材

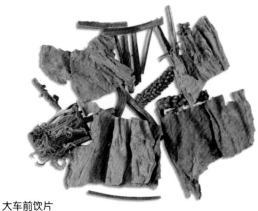

大车前饮片

【药理作用】调理胃肠道　大车前叶水提取物——车前果胶降低大鼠胃溃扬指数达95%，能促进犬胃液分泌，降低家兔离体肠管收缩幅度，并对抗氯化钡和组胺引起的收缩[21]。大车前叶果胶粉还可延长大鼠胃排空时间[22]。大车前全草及大车前子均具有缓泻作用，但全草的作用要弱于种子[23]。

【性味归经】味甘，性寒。归肾、肺、小肠经。

【功效主治】清热利尿，清热化痰，凉血解毒。主治水肿，尿少，热淋涩痛，暑湿泻痢，痰热咳嗽，吐血，痈肿疮毒。

【用法用量】内服：煎汤，鲜品30～100g；种子10～20g。外用：鲜品适量，捣烂敷。

【使用注意】脾胃虚寒者慎用。

【参考文献】

[1]Afifi M S, et al. C A, 1991,(115): 155013y.

[2]Afifi MS, Salama OM, Maatooq GT. phytochemical study of two Plantago species. Part II: iridoidglucosides. Mansouri Journal of Pharmaceutical Sciences, 1990,(6): 16.

[3]Nedyalka Handjieva, Stephan Spassov, Gergana Bodurova, et al. Majoroside, an iridoidglucoside fromPlantagomajo, 1991, 30(4): 1317.

[4]Rilka Taskovaa, Nedjalka Handjievab, Ljubka Evstatievaa, et al. Iridoidglucosides from Plantagocornuti, Plantago major andVeronica cymbalaria. Phytochemistry, 1999, 52(8): 1443.

[5]Taskova R, Handjieva N, Evstatieva L,et al. Iridoidglucosid–902. e from Plantagocornuti, Plantagomajor and Veronica cymbalaria. Phytochemistry, 1999,(52): 1443.

[6]Bianco A, Guiso M, Passacantili P, et al. Iridoid and phenylpropanoid glycoside from the new sources. Journal of Natural Products, 1984,(47): 901.

[7]Andrzejewska-Golec E, Swiatek L. Chemotaxonomic studies on the genus Plantago. I. Analysis of the iridoid fraction. Herba Polonica, 1984,(30): 9.

[8]Li L, Liu CM, Liu ZQ, et al. Isalation and purification of phenylethanoidglucoside from plant extract of Plantagoasiatica by high performance centrifugal partitionchromatography. Chinese chemical letters, 2008, 19(11): 1349-1352.

[9]Saracoglu I, Calis I, Inoue M, et al.Selective cytotoxic and cytostatic activity of some phenylpropanoid glycosides. Fitoterapia, 1997, 68(5): 434.

[10]Zubaira M, Nyboma H, Lindholmb C, et al. Major polyphenols in aerial organs of greater plantain(Plantago major L.), and effects of drying temperature on polyphenol contents in the leaves. Scientia Horticulturae,2011, 128(4): 523.

[11]Pailer M, et al. Planta Med, 1969, 17(2): 139.

[12]Maksyutina I P. C A, 1972,(77): 2803C.

[13]Guseva A. C A, 1952,(47): 1243h.

[14]Ravn H, Brimer L. Structure and antibacterial activity of plantamajoside, a caffeicacidsugar ester from Plantago major subsp. major. Phytochemistry, 1988, 27(11): 3433.

[15]Dzyuba N P, et al. C A, 197786: 136342w

[16]Zubaira M, Nybom H, Ahnlund M. Detection of genetic and phytochemical differences between and within populations of Plantago major L. (plantain). ScientiaHorticulturae, 2012,(136): 9.

[17]Yun-tao S. C A, 197073: 111380g.

[18]杨恩福, 等. 中国生理学杂志（英文版）,1940,15(1): 9.

[19]马弼德, 等. 中国生理学杂志（英文版）,1936,10(3): 273.

[20]Mohammad SA, Moghis UA, Osman SM. A new hydroxyolefinic acid from Plantago major seed oil. Phytochemistry, 1980, 19(10): 2137.

[21]Obolentseva GV, et al. CA, 1966, 65: 15948d.

[22]Obonaeea TB, n np. Qapmekon, n Tokcnkon, 1966, 29(4): 469.

[23]董而博. 三种车前缓泻作用的研究. 辽宁中医杂志,1995,22(3): 138.

（baicalin）、绿原酸（chlorogenic acid）、新绿原酸（neochlorogenic acid）[12]、桃叶珊瑚苷（aucubin）[13]、大车前苷（plantamajoside）[14]及多糖类成分车前果胶（plantaglucide）[15]。还含PLMA 1{ β-D-glucopyranoside, 2-(3,4-dihydroxyphenyl) ethyl-3-O-β-D-glycopyranosyl-, 4-[（2E）-3-（3,4-dihydroxyphenyl）-2-propenoate], 6-O-2,3,4,5-tetrahydroxycy-clopentyl }、PLMA 2 { β-D-glucopyranoside,2-（3,4-dihydroxyphenyl）ethyl-3-O-β-D-glycopyranosyl-, 4-[（2E）-3-（4-hydroxy-3-metoxyphenyl）-2-propenoate], 6-O-2,3,4,5-tetrahydroxycyclopentyl }、PLMA 3 { β-D-glucopyranoside, 2-（3,4-dihydroxyphenyl）ethyl 4-[（2E）-3-（3,4-dihydroxyphenyl）-2-propenoate] }、PLMA 4 [β-D-glucopyranosiduronic acid, 4-（3,5-trihydroxy-7-metoxy-4-oxo-4H-1-benzopyran-2-yl）phenyl][16]。

大车前种子含桃叶珊瑚苷（aucubin）、琥珀酸（succinic acid）、异槲皮苷（isoquercitrin）[17]、维生素B$_1$（vitamin B$_1$）B$_1$[18]、维生素 A（vitamin A）[19]。种子油中含 β-hydrox-yolefinic acid, 9-hydroxy-cis-11-octadecenoic[20]。

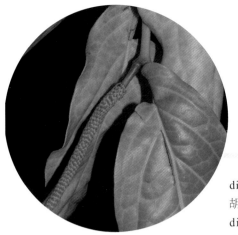

Da ye ju

大叶蒟

Piperis Laetispici Herba
[英] Laetispice Pepper Herb

【别名】小肠风、野胡椒、山胡椒、大叶蒌。

【来源】为胡椒科植物大叶蒟 Piper laetispicum C.DC. 的全株。

【植物形态】木质攀缘藤本。枝无毛，干时变淡褐色。叶革质，有透明腺点，长圆形或卵状长圆形，稀椭圆形，长12～17cm，宽4～9cm，先端短渐尖，基部斜心形，两耳圆且常重叠，上面无毛，下面疏被长柔毛，叶脉羽状，但基部常有5条比较明显的掌状脉，最上1对离基5～8cm从中脉发出；叶柄短被短柔毛；叶鞘长2～3mm。花单性，雌雄异株，聚集成与叶对生的穗状花序，雄花序长约10cm；总花梗无毛，花序轴被毛；苞片阔倒卵形，盾状，有缘毛；雄蕊2枚，花药2室，花丝肥厚；雌花序与雄花序近等长，在果期延长并增粗；花序轴密被粗毛；苞片倒卵状长圆形，上面贴生于花序轴上，仅边缘分离，盾状，有缘毛；子房卵形，柱头4，先端短尖。浆果近球形，果柄与果近等长。

【分布】广西主要分布于东兴、天峨、金秀、龙州。

【采集加工】夏秋季采挖。洗净，鲜用或晒干。

【药材性状】茎枝圆柱形，表面淡褐色，有细纵纹，叶稍卷折，革质，叶片长圆形或卵状长圆形，长10～16cm，宽3～8cm，基部两侧偏斜，常具重叠的两耳，叶背有稀疏的长柔毛；叶柄较短，有柔毛。有时可见穗状花序，花序轴具毛。气香，味辛辣。

【品质评价】以叶多、身干、色绿者为佳。

【化学成分】叶中含（2E,4E）-N-isobutyl-11-phenylundecadienamide、（2E,4E）-N-isobutyl-15-phenylpentadecadien-amide、大叶蒟素（laetispicine）、（2E,4E）-N-isobutyl-7-（3',4'-methylene-dioxyphenyl）heptadienamide、短穗胡椒酰胺 A（abrachystamide A）、dihydropipercide、粗梗胡椒酰胺 A（pipermacramide A）、（2E,4E）-N-isobutyleicosadienamide、（+）-匙叶桉油烯醇 [（+）-spathulenol]、d- 芝麻素（d-sesamin）、胡椒醇（piperitol）、牡荆苷（vitexin）、牡荆素 -2″-O-β-D-葡萄糖苷（vitexin-2″-O-β-D-glucoside）、N-p-coumaroyltyramine、β- 谷甾醇（β-sitosterol）、β- 豆甾醇（β-stigmasterol）、正三十二醇（1-dotriacontanol）[1]。

根和茎中含有 N-isobutyl-（3,4-methylene-dioxyphenyl）-2E,4E,7E-nonatrienamide 即大叶蒟酰胺 A（laetis-piamide A）、粗梗胡椒酰胺甲（piper-amide）、墙草碱（pellitorine）、大叶蒟素（laetis-picine）、d- 芝麻素（d-sesamin）[2]、N- 异丁基 -（3,4- 亚甲二氧基苯）-2E,7E- 九碳二烯酰胺 [N-isobutyl-（3,4-methylendioxyphenyl）-

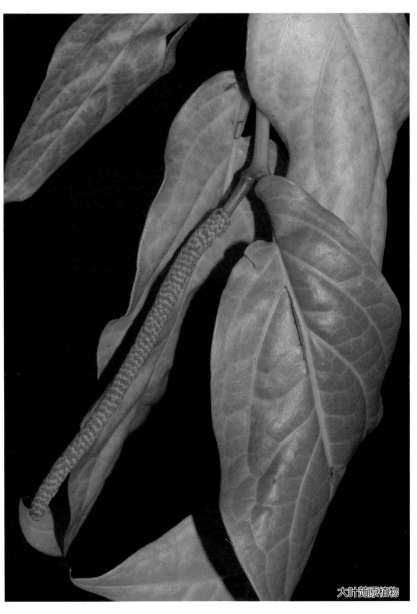

大叶蒟原植物

2*E*,7*E*-nonadienamide] 即大叶酰胺 B（laetispiamide B）、*N*-异丁基-(*E*)-7-(3,4-亚甲二氧基苯)七碳-2-烯酰胺(piper-callosidine）、*N*-异丁基-7-（3,4-亚甲二氧基苯)-2*E*,4*E*-七碳二烯酰胺 [*N*-isobutyl-7-（3, 4-methylendioxyphenyl）-2*E*,4*E*-heptadienamide]、4,5-二氢荜芨明宁碱(4,5-dihydropiper-longuminine）、1-肉桂酰吡咯烷（1-cinnamoylpyrrolidine）、胡椒醇（piperitol）等化学成分 [3]。

【药理作用】

1.抗抑郁　从大叶蒟的根和茎提取的大叶蒟素（laetispicine）具有抗抑郁作用，其抗抑郁作用强度为氟西汀的 5 倍,其提取物 Ⅱ 和 Ⅲ 为首次获得的天然产物,其抗抑郁活性略低于氟西汀 [4]。给小鼠灌胃大叶蒟素 5mg/kg、10mg/kg、20mg/kg、40mg/kg 对强迫游泳试验不动时间的抑制率分别为 38.18%、39.79%、58.77%、67.28% [5]。

2.镇痛　大叶蒟提取的大叶蒟素，能抑制小鼠冰醋酸扭体及福尔马林所致的疼痛 [6]。灌胃给大叶蒟素 10mg/kg、20 mg/kg、40mg/kg 对小鼠醋酸引起的腹部收缩的抑制率分别为 50.45%、77.32%、93.74%。试验显示，大叶蒟素剂量为 10mg/kg、20mg/kg、40mg/kg，可使 0 ~ 10min（早期阶段）福尔马林所致的小鼠舔爪时间分别减少 44.74%、49.51%、55.86%，使 10 ~ 16min（第 2 阶段）小鼠舔爪时间分别减少 4.11%、13.06%、27.63% [5]。

【性味归经】味辛，性温。归肝经。

【功效主治】活血，消肿，止痛。主治跌打损伤，瘀血肿痛。

【用法用量】内服：煎服，3 ~ 10g。外用：适量。

【使用注意】孕妇慎用。

【参考文献】

[1] 解静,靳涛,何晶晶,等.大叶蒟叶的化学成分研究.中草药, 2009,40(10): 1536.

[2] 方军,钱伏刚,解静,等.大叶蒟根和茎的化学成分研究.中草药, 2006,37(Suppl): 188.

[3] 方军,解静,邵衣慈,等.大叶蒟根和茎的化学成分研究 Ⅱ.中草药, 2007,38(9): 1289.

[4] 潘胜利,解静,钱伏刚,等.大叶蒟中抗抑郁酰胺类化合物.药学学报, 2005,40(4): 355.

[5] 宁娜.大叶蒟中大叶蒟素的抗抑郁与抗感受伤害作用.现代药物与临床,2010,25(1): 74.

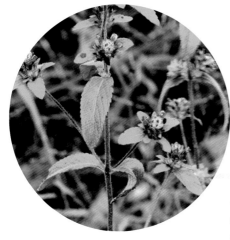

Da tou chen

大头陈

Adenosmatis Indiani Herba
[英] Indian Adenosma Herb

【别名】乌头风、土夏枯草、地松茶、石棘、假薄荷、黑头草、神曲草、球花毛麝香。

【来源】为玄参科植物球花毛麝香 *Adenosma indianum*（Lour.）Merr. 的全草。

【植物形态】草本。茎粗壮，有分枝。叶对生，具短柄，叶片卵形至长椭圆形，长 2～5cm，宽 5～12mm，先端钝，边缘具钝锯齿，两面有毛，下面密布腺点。秋季开花，花多数集为稠密顶生球形或矩圆形的头状花序；萼筒状，5 裂，下面裂片较上面 4 片稍宽；花冠二唇形，蓝紫色；雄蕊 4 个，上面 1 对雄蕊的药室一大一小，下面 1 对仅有 1 药室。蒴果长卵圆形。

【分布】广西主要分布于田东、南宁、防城、博白、玉林、北流、贵县、藤县、昭平、贺州、钟山、恭城、灵山、鹿寨。

【采集加工】10 月开花时采收。切段晒干或鲜用。

【药材性状】根呈须状，地上部分被毛。茎类方柱形，有分枝，长 15～60cm，直径 0.1～0.3cm；表面棕褐色或黑褐色，具细纵纹，节稍膨大；质稍韧，断面黄白色，中空。叶对生，有柄；叶片多脱落或皱缩、破碎，完整者展平后呈卵形或长卵圆齿。头状花序顶生或腋生，呈球状或长圆状；花萼筒状 5 裂；花冠多脱落。

【品质评价】以叶多、带花、香气浓者为佳。

【化学成分】本品主要含挥发油（volatile oils）、烷烃（alkanes）等多种成分。

挥发油成分主要有 α-蒎烯（α-pinene）、β-蒎烯（β-pinene）、对伞花烃（*p*-cymene）、芳樟醇（linalool）、小茴香酮（fenchone）、甲基茴香醚（methylanisole）、δ-愈创木烯（δ-guaiene）[1]。尚有异松油烯（terpinolene）、α-石竹烯（α-caryophyllene）、β-石竹烯（β-caryophyllene）[2]、1,8-桉叶素（1,8-cineole）[1,2]。还有雪松醇（cedrol）[3]、柠檬烯（limonene）[1-3]。烷烃成分主要有正四十烷（*n*-tetracontane）、正四十三烷（*n*-tritetracontane）、三十四烷酸（gheddic acid）、二十九烷醇（nonacosanol）、三十一烷醇（hentriacontanol）、三十五烷酸甲酯（pentatriacontanoic acid methyl ester）、三十七烷酸（heptatriacontane）、硬脂酸（stearic acid）、正四十三烷醇（*n*-tritetracontanol）[4]。其他成分有 β-谷甾醇（β-sitosterol）、桦木醇（betulinol）、白桦脂酸（betulinic acid）[4]。

【药理作用】

1. 止泻 大头陈提取物对番泻叶致小鼠腹泻有抑制作用。
2. 抗炎 对二甲苯致小鼠耳郭肿胀有抑制作用[3]。

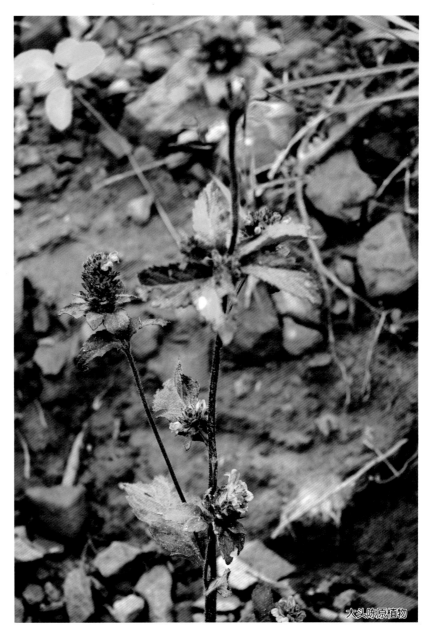

大头陈原植物

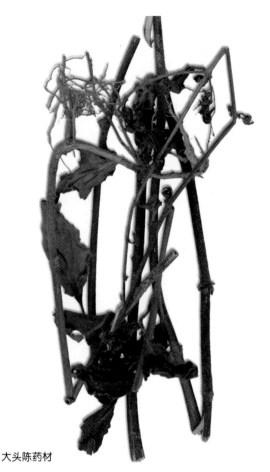

大头陈药材

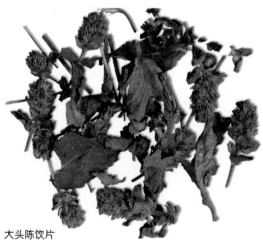

大头陈饮片

3. 镇静　大头陈提取物能减少小鼠自主活动。

4. 抑菌　大头陈挥发油体外对金黄色葡萄球菌、金黄色葡萄球菌耐药株等均有抑制作用[5]。

5. 急性毒性反应　小鼠灌胃大头陈提取物的半数致死量（LD_{50}）为81.47g/kg，95%可置信限为54.61 ～ 121.55g/kg[5]。

【性味归经】味辛、微苦，性平。归肺、脾经。

【功效主治】疏风解表，祛湿消滞。主治感冒头痛，发热，腹痛泄泻，饮食积滞。

【用法用量】内服：煎汤，15 ～ 30g，鲜品倍量。外用：鲜品适量，捣敷。

【使用注意】脾虚泄泻慎用。

【经验方】

1. 皮炎　球花毛麝香适量。捣烂敷患处。（广州空军《常用中草药手册》）

2. 流行性感冒　球花毛麝香15g。煎汤代茶饮。（《全国中草药汇编》）

3. 感冒、咳嗽、发热头痛　球花毛麝香15 ～ 30g。水煎服。（广州空军《常用中草药手册》）

4. 消化不良、腹胀腹泻　球花毛麝香15 ～ 30g。水煎服。（广州空军《常用中草药手册》）

【参考文献】

[1] 纪晓多，濮全龙．球花毛麝香挥发油的成分研究．植物学报,1985,27(1): 80.

[2] 牙启康，卢文杰，陈家源，等.GC-MS分析壮药大头陈中的挥发油成分．药物分析杂志,2011,31(3): 544.

[3] 黄燕，吴怀恩，韦志英，等.大头陈挥发油的化学成分分析及其抗菌活性．中国实验方剂学杂志,2011,17(12): 79.

[4] 牙启康，卢文杰，陈家源，等.大头陈的化学成分研究．华西药学杂志,2011,26(6): 519.

[5] 张琴，张明明，邵帅，等.大头陈药理作用和毒性作用的初步研究．时珍国医国药,2011,22(5): 122.

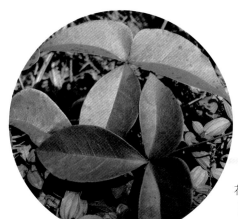

Da xue teng

大血藤

Sargentodoxae Caulis
[英] Sargentgloryvine

【别名】血藤、过山龙、红藤、大活血、黄省藤、红血藤、血灌肠、活血藤。

【来源】为木通科植物大血藤 Sargentodoxa cuneata（Oliv.）Rehd.et Wils. 的茎。

【植物形态】落叶木质藤本。茎圆柱形，褐色扭曲，砍断时有红色液汁渗出。三出复叶互生；有长柄；中间小叶倒卵形，长 7 ~ 12cm，宽 3 ~ 7cm，侧生小叶较大，斜卵形，先端尖，基部两侧不对称。花单性，雌雄异株，总状花序出自上年生叶腋基部，下垂；萼片 6；花瓣 6，黄色；雄花有雄蕊 6 个，花瓣对生；雌花有退化雄蕊 6 个，心皮多数，离生，螺旋排列，胚珠 1 粒。浆果肉质具果柄，多数着生于一球形花托上。种子卵形，黑色，有光泽。

【分布】广西主要分布于桂西、桂西北、桂北。

【采集加工】8 ~ 9 月采收。除去枝叶，洗净，切段长约 30 ~ 60cm，或切片，晒干。

【药材性状】茎圆柱形，略弯曲，长 30 ~ 60cm，直径 1 ~ 3cm。表面灰棕色，粗糙，外皮常呈鳞片状，剥脱处显暗红棕色，有的可见膨大的节及略凹陷的枝痕或叶痕。质硬，断面皮部红棕色，有数处向内嵌入木部，木部黄白色，有多数细孔状异形管，散孔型排列，射线呈放射状。气微，味微涩。

【品质评价】以粗壮、干燥、无杂质者为佳。

【化学成分】本品含蒽醌类(anthraquinone)、酚类（phenols）、酚酸类（phenolic acids）、萜类（terpenes）、苷类（glycosides）、木脂素类（lignans）等化学成分[1-3]。

茎中含蒽醌类成分大黄素(emodin)、大黄素甲醚（physcione）、大黄酚（chrysophanol）[2]。茎中含酚及酚酸类成分鹅掌楸苦素（liriodendrin）[4]、香荚兰酸（vanillic acid）、原儿茶酸（protocatechuic acid）、绿原酸甲酯（methyl chlorogenate）、绿原酸乙酯（chlorogenic ethyl ester）[2]、3-O-咖啡酰奎宁酸（chlorogenic acid）、3-O-咖啡酰奎宁酸甲酯（methyl chlorogenate）、罗布麻宁（apocynin）[5-7]、对 -香豆酸 -对 - 羟基苯乙醇酯（p-hydroxyphenylethy lcoumarate）、阿魏酸 -对羟基苯乙醇酯（p-hydroxypheny

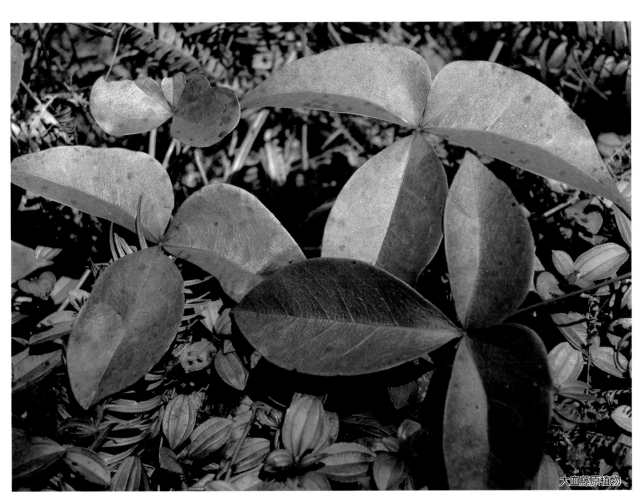

大血藤原植物

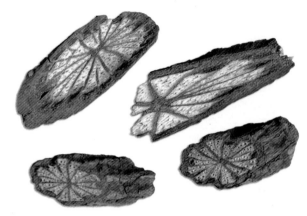

大血藤饮片

lethanolferulate）、3,4-二羟基苯乙醇（3,4-dihydroxy-phenylethanol）、4-羟基-苯乙醇（4-hydroxy-phenylethanol）、对-羟基苯乙醇（4-hydroxyphenethyl alcohol）[7,8]、3,5-O-二甲基-没食子酸（3,5-O-dimethylgallic acid）、绿原酸（chlorogenic acid）、N-（对-羟基苯乙基）阿魏酸酰胺{7-（4-hydroxy-3-methoxyphenyl)-N-[7c-（4c-hydroxyphenyl）ethyl]-E-8-propenamide }、（-）-表儿茶素 [（-）-epicatechin][8]、缩合鞣质 B₂（condensed tannins B₂）[9,10]。茎中含倍半萜类成分 δ-荜澄茄烯（δ-piper cubeba）、α-杜松醇（α-cadinenol）、δ-杜松醇（δ-cadinenol）、α-紫穗槐烯（α-muurolene）、α-枯杷烯（α-copaene）、罗汉柏烯（thujopsene）、β-石竹烯（β-caryophyllene）、τ-紫穗槐醇（τ-muurolol）、表圆线藻烯（epizonarene）、雪松烯（cedrene）、β-广藿香烯（β-patchoulene）、吉马烯 D（germacrene D）、表二环倍半水芹烯（epibicyclosesquiphellandrene）、石竹烯氧化物（caryophyllene oxide）、α-蛇床烯（α-selinene）、芳姜黄烯（ar-curcumene）、荜澄茄-1,4-二烯（cadine-1,4-diene）、刺柏烯（junipene）、α-姜烯（α-zingiberene）、斯杷醇（spathulenol）[11-14]。

茎中含苷类成分胡萝卜苷（daucosterol）[2]、野蔷薇苷（rosamultin）、刺梨苷 F1（kajichigoside F1）[3]、无梗五加苷（acanthoside）[4,5]、毛柳苷（salidroside）、红景天苷（salidroside）[5]、1-O-（香草酸）-6-（3″,5″-二-O-甲基-没食子酰基)-β-D-葡糖苷 [1-O-（vanillic acid)-6-O-（3″,5″-dimethoxy-galloyl）-β-D-glycoside][7]、紫罗兰酮苷（ionone glycoside）[9]、野菰苷（indianaeginetia herb glycoside ）、4-羟苯基-乙基-6-O-（E）-咖啡酰基-β-D-葡萄糖苷 [4-hydroxyphenyl ethyl-6-O-（E）-coffeoyl-β-D-glucoside]、lyoniresin-4′-yl-β-glucopyranoside、2-（3′,4′-二羟苯基)-1,3-胡椒环-5-醛 [2-（3′,4′-dihydroxy phenyl）-1,3-pepper ring-5-aldehyde]、丁香酸葡萄糖苷（syringic acid glucoside）[11]、桂皮苷（cinnamoside）、（-）-异落叶松脂素 4′-O-β-D-吡喃葡萄糖苷 [（-）-isolariciresinol 4′-O-β-D-glucopyranoside]、（-）-异落叶松脂素 4-O-β-D-吡喃葡萄糖苷 [（-）-isolariciresinol 4-O-β-D-glucopyranoside][12]、（-）-南烛木树脂酚 -9-O-β-D-葡萄糖苷 [（-）-south

candle wood resin phenol-9-O-β-D-glucoside]、（+）-南烛木树脂酚 -9-O-β-D-葡萄糖苷 [（+）-south candle wood resin phenol-9-O-β-D-glucoside]、（-）-南烛木树脂酚 -9′-O-β-D-葡萄糖苷 [（-）-south candle wood resin phenol-9′-O-β-D-glucoside][13]。

茎中含三萜类成分崩大碗酸（madasiatic acid）[4]、对羟基枸橼苦素 B（hydroxy citric bitter elements B ）[13]。茎中含木脂素类成分二氢愈创木脂酸（dihydroguaiaretic acid）[6]、（7R,8S）-3,3′-5-三甲氧基 -4,9-二羟基 -4′,7-环氧 -5′,8-木脂素 -7′-烯 -9′-酸 4-O-β-D-吡喃葡萄糖苷 [（7R,8S）-3,3′-5-trimethoxy-4,9-dihydroxy-4′,7-epoxy-5′,8-lignanoid-7′-ene-9′-acid 4-O-β-D-glucopyranoside][12]。茎中含甾体类成分 β-谷甾醇（β-sitosterol）[4]。茎中还含其他成分硬脂酸（stearic acid）[1]、红藤多糖（sargentgloryvine stem polysaccharide）[7]、蔗糖（sucrose）[4]、8,8′-bis-（dihydroconiferyl)-diferuloylate[11]。

【药理作用】

1. 抑菌　25％煎剂对金黄色葡萄球菌、乙型链球菌有极敏感的抑菌作用，对大肠杆菌、铜绿假单胞菌、甲型链球菌、卡他球菌、白色葡萄球菌均有高敏感抑菌作用[15]。

2. 其他　能通过降低模型血浆血栓素 A₂/前列环素（TXA₂/PGI2）比值，改善盆腔炎模型病理状态，抑制模型子宫肿胀，改善模型子宫组织水肿和炎症状态[16]。

【临床研究】

急性乳腺炎　一般用大血藤 60g，病情严重者用 90g，水煎 2 次，每次 30min，分 2 次口服，早晚各服 1 次。用本药观察治疗期间，停用其他药物和疗法。结果：共治疗 21 例，治疗后 2～4 天痊愈者 18 例，4～6 天痊愈者 3 例[17]。

【性味归经】味苦，性平。归大肠、肝经。

【功效主治】解毒消痈，活血止痛，祛风除湿，杀虫。主治肠痈，痢疾，乳痈，痛经，经闭，跌打损伤，风湿痹痛，虫积腹痛。

【用法用量】内服：煎汤，9～15g；或酒煮、浸酒。外用：适量，捣烂敷患处。

【使用注意】孕妇慎用。

【经验方】

1. 灼伤　大血藤、金樱子根各 500g。以水煎成 500ml。对已发生感染的创面可行湿敷，能促使创面清洁，加速愈合。（遵义医学院附院.新医药资料，1971（11）：2）

2. 跌打损伤　大血藤、骨碎补各适量。共捣烂，敷伤处。（《湖南农村常用中草药手册》）

3. 痛经　红藤、益母草、龙芽草各 9～15g。水煎服。（《浙江药用植物志》）

4. 血崩　红藤、仙鹤草、茅根各 15g。水煎服。（《湖南药物志》）

5. 风湿腰腿痛　红藤、牛膝各 9g，青皮、长春七、朱砂七各 6g。水煎服。（《陕西中草药》）

6. 风湿性关节炎　大血藤、透骨香、香樟根各 30g。水煎，2 次分服，每日 1 剂。（遵义医学院附院.新医药资料，1971（11）：2）

7. 肠胃炎腹痛　大血藤 9～15g。水煎服。(《浙江民间常用草药》)

8. 小儿疳积，蛔虫或蛲虫证　红藤 15g，或配红石耳 15g。研细末，拌红白糖食。(《陕西中草药》)

9. 钩虫病　大血藤、钩藤、喇叭花、凤叉蕨各 9g。水煎服。(《湖南农村常用中草药手册》)

【参考文献】

[1] 王兆全，王先荣，杨志华.红藤化学成分的研究.中草药,1982,13(3): 7.

[2] 李珠莲，巢志茂，陈科.红藤脂溶性成分的分离和鉴定.上海医科大学学报,1988,15(1): 68.

[3] Ruecker G, Mayer R, Shin KJ, et al. Triterpenesaponirks from the Chinese drug "Daxueteng" (Caulis Sargentodoxa). Planta Med, 1991, 57(5): 468.

[4] 苗抗立，张建中，王飞音，等.红藤化学成分的研究.中草药,1995,26(4): 171.

[5] 李珠莲，梁国建，徐光漪.红藤化学成分的研究.中草药,1984,15(7): 9.

[6] Hart GQ, Michael N, Hwang SB, et al. Theinvtigation of lignans from Sargentodoxa cuneata. Acta Pharmaceutica Sinica, 1986, 21(1): 68.

[7] 田瑛，张慧娟，屠爱萍，等.中药大血藤的酚性化合物.药学学报,2005,40(7): 628.

[8] 毛水春，顾谦群，崔承彬，等.中药大血藤中酚类化学成分及其抗肿瘤活性.中国药物化学杂志,2004,14(6): 326.

[9] Chang J. Phenolic glycosides and ionone glycosides from the stem of Sargentodoxa cuneata. Heteroycles, 2003, 60(7): 1645.

[10] 毛水春.中药大血藤 Sargentodoxa cuneata 抗癌活性成分的分离与鉴定：化合物的结构研究.青岛：中国海洋大学,2003.

[11] 陈智仙，高文远，刘岱琳.大血藤的化学成分研究（Ⅱ）.中草药,2010,41(6): 867.

[12] 袁贤达，高慧敏，陈两绵，等.大血藤中 1 个新的木脂素类化合物.中国中药杂志,2013,38(13): 2118.

[13] 汤建，马瑞丽，欧阳臻，等.野生大血藤水溶性部位中的糖苷类化合物.中国天然药物,2012,10(2): 115.

[14] 高玉琼，赵德刚，刘建华，等.大血藤挥发性成分研究.中成药,2004,26(10): 843.

[15] 遵义医学院附院.新医药资料,1971,(11): 2.

[16] 黄淑凤，孟建国，孙鑫，等.大血藤对苯酚胶浆致盆腔炎模型大鼠血清 PGI2、TXA_2 的影响.陕西中医学院学报,2012,35(5): 69.

[17] 杨中学.大血藤治疗早期急性乳腺炎 24 例.1984,(8): 27.

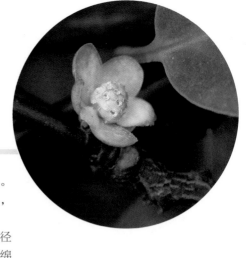

Da hong zuan

大红钻

Kadsurae Heteroclites Caulis
[英] Curious Kadsura Stem

【别名】地血香、大饭团、梅花钻、风藤、广西海风藤、吹风散、大钻骨风。

【来源】为木兰科植物异型南五味子 *Kadsura heteroclita*(Roxb.)Craib 的藤茎。

【植物形态】木质大藤本。老茎有松而厚的栓皮层块状纵裂，内皮红色，清香。叶互生，纸质；叶柄长 0.5 ~ 2.5cm；叶片卵状椭圆形或宽椭圆形，长 6 ~ 15cm，宽 3 ~ 7cm，先端渐尖或急尖，基部宽楔形或近圆形，上部边缘有疏齿或全缘，侧脉 7 ~ 11 对，网脉明显。花单性，生叶腋，雌雄异株，花被淡黄色，11 ~ 15 片，排成 5 轮，外轮和内轮较小，中轮较大，椭圆形至倒卵形；雄蕊群球形，先端无附属物，雄蕊 50 ~ 65，稀 35；雌蕊群球形，心皮 30 ~ 55，柱头盾状。聚合果近球形，小浆果倒卵形。种子 2 ~ 3，稀 4 ~ 5，长圆形或肾形。

【分布】广西主要分布于全州、苍梧。

【采集加工】全年可采收。除去枝叶，切片，干燥。

【药材性状】本品呈类圆形，直径 1 ~ 5cm；表面残留棕褐色柔软似海绵状的栓皮，其上有纵裂隙，易剥落，可见隆起的根痕。质坚硬，不易折断，断面皮部窄，约占半径的 1/4，呈棕色、灰褐色或褐色，具白色的纤维丝。木质部浅棕色，密布针孔状导管，中央有棕褐色圆形的髓，多呈空洞。气微香，味淡、微涩。

【品质评价】以干燥、块大、无杂质者为佳。

【化学成分】本品的根中含异安五酸（isoanwuweiaic acid）[1]。茎中含南五味子内酯（kadsulactone）、β- 谷甾醇（β-sitosterol）[2]、新南五味子酸（neokadsuranic acid）、（24Z）-3- 氧 -8,24- 羊毛甾二烯 -26- 酸 [（24Z）-3-oxolanosta-8,24-dien-26-oci acid][3]、开环新南五味子酸（seco-neokadsuranic acid）[4,5]、（24Z）-3,4- 开环 -4(30),8,24- 羊毛甾三烯 -3,26- 二酸 [（24Z）-3,4-secolanosta-4(30),8,24-triene-3,26-dioic acid][5,6]、12-β- 乙酰氧基黑老虎酸（12-β-acetoxycoccinic acid）、12-β- 羟基黑老虎酸（12-β-hydroxycoccinic acid）、12-α- 乙酰氧基黑老虎酸

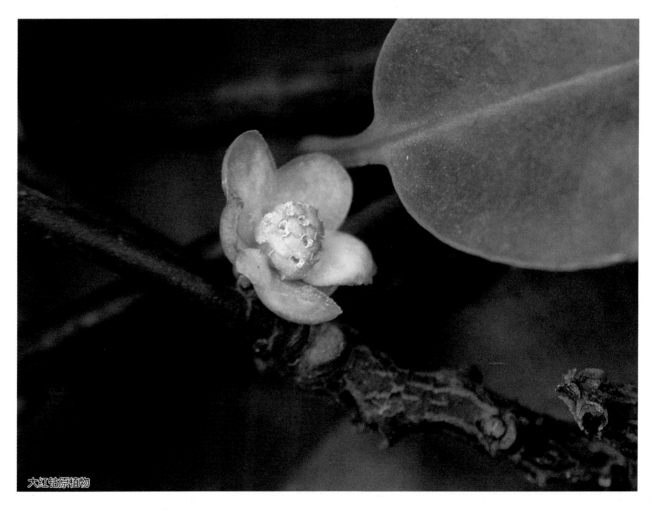

大红钻原植物

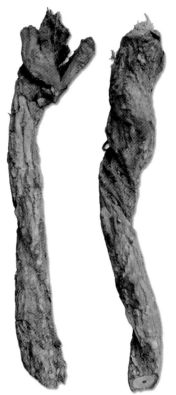

大红钻药材

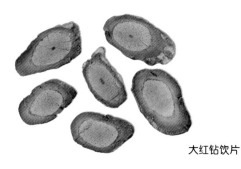

大红钻饮片

（ 12α-acetoxycoccinic acid ）、12-α- 羟基黑老虎酸（ 12-α -hydroxycoccinic acid ）[7]。5 个新木脂素类化合物异型南五味子素 A（ heteroclitin A）、南五味子素 B（ heteroclitin B）、南五味子素 C（ heteroclitin C）、南五味子素 D（ heteroclitin D）、南五味子素 E（ heteroclitin E），以及南五味子素（ kadsurin）、内南五味子素（ interiorin）、4- 谷甾烯 -3-酮（ 4-sitosten-3-one ）[8]。

【药理作用】

抗氧化　本品含木脂素，在体外及体内试验中均具有抗脂质过氧化活性[9]。

【性味归经】味辛，性微温。归脾、胃、肝经。

【功效主治】祛风除湿，理气止痛，活血通络，散瘀消肿。主治风湿骨痛，腰腿痛，坐骨神经痛，脘腹疼痛，痛经，产后腹痛，产后风瘫，跌打损伤。

【用法用量】内服：10 ~ 30g，水煎服或浸酒服。外用：根皮适量捣敷或研粉水调敷。

【使用注意】孕妇慎用。

【参考文献】

[1] 代平 , 韩桂秋 ,Arison BH, 等 . 地血香中 1 个新的三萜类成分 . 高等学校化学学报 ,1990,11(4): 423.

[2] Chen Y P, et al. Phytochemistry, 1990, 29(10): 3358.

[3] Kjangquri K, et al. Planta Med, 1989, 55(3): 297.

[4] Kamigoori K, et al. C A, 1989, (111): 84079d.

[5] Li L N, et al. Planta Med, 1989, 55(3): 300.

[6] Kamigoori K, et al. C A, 1989, (111): 140474t.

[7] Li L N, et al. Planta Med, 1989, 55(3): 548.

[8] 徐国钧 , 等 . 常用中药材品种整理和质量研究——鸡血藤类专题研究 . 1990: 60.

[9] 陈道峰 , 翁强 , 施大文 , 等 . 南五味子属药用植物的木脂素含量 . 中草药 ,1994,25(5): 238.

Da chang feng
大肠风

Piperis Tonkinenses Herba
[英] Tonkinense Piper Herb

【别名】芦子藤、苎叶蒟、苎叶蒌、野胡椒、叶子兰、芦子兰。

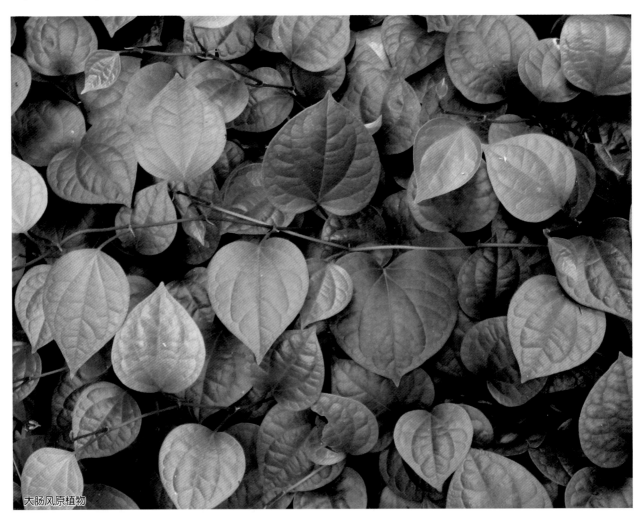

【来源】为胡椒科植物苎叶蒟 *Piper boehmeriaefolium*（Miq.）C.DC.var. *tonkinense* C.DC. 的全株。

【植物形态】直立亚灌木。枝通常无毛，干时有纵棱和疣状突起。叶薄纸质，有密细腺点，形状多变异，椭圆形、卵状长圆形或近卵形，长12～23cm，宽2.5～8cm，顶端短尖至渐尖，基部偏斜不等，一侧圆，另一侧狭短尖，腹面无毛，背面沿脉上或在脉的基部被疏毛，间有两面均无毛者；侧脉在宽的一侧3～4条，在狭的一侧2～3条，通常有2对离基从中脉发出，最上1对互生，在叶片1/3或中部从中脉发出，小脉横走而分枝，网状脉明显；叶柄无毛或有时被疏毛；叶鞘长约为叶柄之半。花单性，雌雄异株，聚集成与叶对生的穗状花序。雄花序短于叶片；总花梗略长于叶柄，苞片圆形，具短柄，盾状，无毛；雄蕊2枚，花药肾形，2裂，花丝短；雌花序长10～12cm；总花梗与雄花序的相同，花序轴无毛；苞片与雄花序的相同，但较大。浆果近球形，离生，密集成长的柱状体。

【分布】广西主要分布于桂南地区。

【采集加工】全年可采。干燥。

【药材性状】根为须根状，表面土黄色至灰褐色；质硬，不易折断。茎呈扁圆柱形，直径0.3～1.5cm，表面黑褐色，光滑，具纵棱，茎节明显膨大；质脆，易折断；断面灰黄色至灰棕色，纤维性，中空。叶片多皱缩，展平后呈卵状长圆形，黑色，顶端渐尖，两侧不等宽，基部歪斜，全缘。气香，味辛、麻。

【品质评价】以干燥、无杂质者为佳。

【化学成分】本品茎、叶含有 β - 谷甾醇（β -sitosterol）[1-3]、cepharanone B[1,3]、4- 烯 -6β - 羟基 -3- 豆甾烷酮（4-en-6β -hydroxy-3-pyrrolidonestigmasterol）、麦角甾醇过氧化物(ergosterolperoxide)、α - 软脂酸甘油酯（α -tripalmitin）、（E）-3,4- 亚甲二氧基苯丙烯醛 [（E）-

大肠风原植物

3,4-methylenedioxybenzeneacrolein]、胡椒碱（piperine）、胡椒次碱（pepper alkali）、荜茇明宁碱（piperlongumminine strychnine）、guineensine、cepharanone A[1]。又有（2*E*, 4*E*）-*N*-isobutyleicosa-dienamide、1,5-diphenyl-penta-1,4-dien-3-one、*N*-（2′-hydroxy-ethyl）-*N*-methyl-3,4-methylenedioxybenzamide[3]。尚有橙花叔醇2（nerolidol 2）、叶醇（phytol）、石竹烯（caryophyllene）、β-蒎烯（β-pinene）[4] 等挥发性成分。

　　本品根含有香豆酰酪胺（*N*-coumaroy-ltyramine）、10-氨基-6-羟基-2,3,4-三甲氧基-菲-1-羧酸内酰胺（stigmalactam）、9-（3,4-亚甲基二氧基苯基）-8*E*-壬烯酸吡咯烷（tricholein）、9-（3,4-亚甲二氧基苯基）-2*E*, 8*E*-壬二烯酸吡咯烷（brachyamide B）、7-（3,4-亚甲二氧基苯基）-2*E*, 6*E*-庚二烯酸吡咯烷（sarmentosine）等成分 [2-4]。

【性味归经】味辛，性温。归肺、肝、脾经。

【功效主治】祛风散寒，散瘀止痛，活血通经。主治感冒咳嗽，胃寒痛，腹痛，吐泻，月经不调，痛经，闭经，带下，产后腹痛，风湿痛，跌打损伤，毒蛇咬伤，蜈蚣咬伤。

【用法用量】内服：煎汤，6～9g；或研粉开水冲服，3～6g。外用：研粉冷开水调敷。

【使用注意】孕妇慎用。

【经验方】

1. 风湿痛　大肠风9g，厚味五味子、南五味子、小叶买麻藤各15g，黄杜鹃1g，走马胎9g，马尾千金草1.5g，配猪骨头。炖服。（《中国瑶药学》）。

2. 胃痛　大肠风6g，金耳环6g，两面针6g，阔叶十大功劳9g，虎杖9g，酸藤子9g，露兜簕9g，九龙盘15g，饿蚂蝗15g，猪肚木15g。水煎服。（《中国瑶药学》）

3. 痛经　大肠风6g，水泽兰15g，异型南五味子15g，刘寄奴15g。水煎服。（《中国瑶药学》）

4. 白带　大肠风9g，常山30g，玉叶金花30g。水煎服。（《中国瑶药学》）

5. 胆道蛔虫腹痛　大肠风6g，厚朴果6g，两面针6g。水煎服。（《中国瑶药学》）

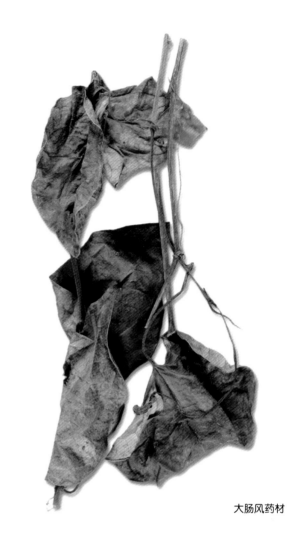

大肠风药材

【参考文献】

[1] 张可，倪伟，陈昌祥.光轴苎叶蒟的化学成分研究.天然产物研究与开发，1999,11(1): 44.

[2] 肖新霞，钱伏刚，解静，等.光轴苎叶蒟酰胺类生物碱成分的研究.中草药,2005,36(4): 508.

[3] 王丽君.光轴苎叶蒟的抗抑郁活性部位及其成分分离.南宁：广西大学,2008.

[4] 宗迎，刘红，邬华松，等.苎叶蒟叶油的化学成分.热带农业工程,2013,37(2): 1.

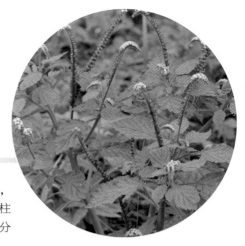

Da wei yao
大尾摇

Heliotropii Indici Herba
[英] Indian Heliotrope Herb

【别名】象鼻花、大狗尾、勾头蛇。

【来源】为紫草科植物大尾摇 *Heliotropium indicum* L. 的全草。

【植物形态】草本。茎粗壮，直立，全株被开展的硬毛。叶卵形或卵状矩圆形，长 4 ~ 10cm，宽 2 ~ 4cm，顶端短尖，基部下延，边缘有波状钝齿，两面疏生短粗毛。蝎尾状聚伞花序顶生；花萼 5 裂，外面被长刺毛；花冠高脚碟状，浅蓝色，5 浅裂；雄蕊 5，内藏；雌蕊无毛，花柱上部变粗，柱头环状塔形。果卵形，2 裂，每裂片分裂成 2 个小坚果。

【分布】广西主要分布于宁明、龙州、扶绥、邕宁、南宁、钦州、平南、北流。

【采集加工】夏、秋季采收。晒干或鲜用。

【药材性状】本品茎圆柱形，灰黄色，直径 0.5 ~ 1cm，质稍脆，易折断，断面中空。叶皱缩，灰褐色，两面较粗糙，疏被粗毛；展开后完整叶片呈卵状矩圆形，长 3 ~ 8cm，宽 2 ~ 3cm，边缘具钝点；蝎尾状聚伞花序，果卵形，2 裂。气微香，味甘微苦。

【品质评价】以色褐绿、叶多者为佳。

【化学成分】本品含多种生物碱（alkaloid），如大尾摇碱（indicine）、乙酰大尾摇碱（acetyl indicine）、大尾摇宁碱（indicinine）[1]、N-氧化大尾摇碱（indicine N-oxide）[2]，又有刺凌德草碱（echinatine）、仰卧天芥菜碱（supinine）、欧天芥菜碱（heleurine）、天芥菜碱（heliotrine）、毛果天芥菜碱（lasiocarpine）、N-氧化毛果天芥菜碱（lasiocarpine N-oxide）[3]、helindicine、lycopsamine[4] 等。此外，还含有 7-羟基黄烷酮（7-hydroxyflavanone）、金雀异黄素-7-O-{α-L-鼠李糖基-（1 → 2）-[β-D-葡萄糖基-（1 → 3）]-β-D-葡萄糖苷}（genistein-7-O-{α-L-rhamnosyl-（1 → 2）-[β-D-glucosyl-（1→3）]-β-D-glucoside}）、柚皮素-5-甲醚（naringenin-5-methylether）[5] 等。

【药理作用】

1. 抗肿瘤 大尾摇叶提取物对腹水型小鼠 Schwartz 白血病，具有延长寿命的抗癌作用[6]。从大尾摇分离的抗癌活性成分为大尾摇碱及大尾摇碱 N-氧化物[7]。大尾摇碱对小鼠白血病 P388 有抗癌作用，但作用不如本品的 N-氧化物[8]。给白血病 P388 小鼠连续腹腔注射大尾摇碱 N-氧化物 50~800mg/kg，有良好的治疗效果；对黑色素瘤 B16 也有效[9,10]。

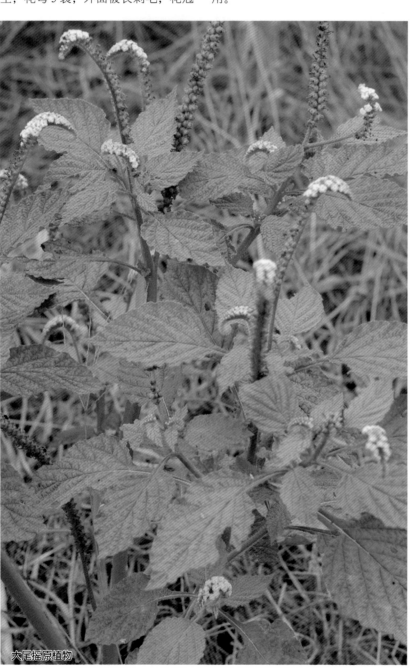

大尾摇原植物

2.对平滑肌的作用 大尾摇根的水提物对离体兔十二指肠可提高其张力，但对离体豚鼠回肠无明显作用；醇提物则均为抑制作用；水、醇提物对离体大鼠子宫均有兴奋作用[11]，还具催产素样作用[12]。

3.其他 大尾摇根的水提物给麻醉猫静脉注射可降低血压，伴有呼吸兴奋；对离体蟾蜍心脏有抑制作用[6]。犬静脉注射大尾摇碱 N-氧化物 1500mg/kg，可使心率增加，左室末期舒张压和心输出量降低，肺血管阻力稍降低，全身血管阻力稍有增加[13]。从大尾摇种子中分离得到的天芥菜碱具有神经节阻滞作用，但未发现对中枢神经系统具有活性或神经肌肉接头阻滞作用，不缩短戊巴妥钠所致的小鼠睡眠时间[14]。

4.毒性反应 大尾摇根水提物对小鼠有轻微毒性，醇提物每鼠腹腔注射 1 ：1 浓度 0.8ml 未引起死亡[12]。大尾摇碱对大鼠肝脏有毒性[15]。小鼠腹腔注射大尾摇碱 N-氧化物 300~2000mg/kg，对心、脾、肾及十二指肠有毒性[9]。

【性味归经】味苦，性凉。归肺、膀胱经。

【功效主治】清热解毒，利尿。主治肺炎，脓胸，咽痛，口腔糜烂，膀胱结石，痈肿。

【用法用量】内服：煎汤，15 ～ 30g，鲜者 50 ～ 100g；或绞汁，蜜调服。外用：适量，煎水洗或捣汁含漱。

【使用注意】脾胃虚寒者慎服。

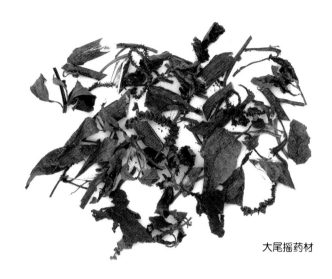
大尾摇药材

【经验方】

1.口腔糜烂 大尾摇鲜叶捣烂绞汁含漱，每日 4 ～ 6 次。（《福建中草药》）

2.痈疖 大尾摇鲜根 100g，食盐少许。水煎服；另取鲜叶以冷饭捣烂敷。（《福建中草药》）

3.肺炎，肺脓疡，脓胸 大尾摇鲜全草 100g。煎汤调蜜服；或鲜全草 100 ～ 200g。捣烂绞汁，调蜜服。（《福建中草药》）

4.小儿急惊风 大尾摇干根 12g，干黄疸草 9g。加食盐少许，水炖服。（《福建中草药》）

5.瘀疬腹痛 大尾摇鲜全草 50 ～ 100g。煎汤服。（《福建中草药》）

6.睾丸肿痛 大尾摇鲜根 100g。水煎服。（《福建中草药》）

【参考文献】

[1]Mattocks AR. Minor alkaloids of Heliotropium indicum L. J Chem Soc C, 1967: 329.

[2]Kugelman M, Liu WC, Axelrod M, et al.Indicine-N-oxide: the antitumor principle of Heliotropium indicum. Lloydia, 1976, 39(2-3): 125.

[3]Hoque M, Shamsul GA, Rashid H. Alkaloids of Heliotropium indicum Linn grown in Bangladesh. Bangladesh Pharm J, 1976, 5(3): 13.

[4]Souza JSN, Machado LL, Pessoa ODL, et al.Pyrrolizidine alkaloids from Heliotropium indicum. J Braz Chem Soc, 2005, 16(6): 1410.

[5]Pandey MB, Singh AK, Pandey DP, et al. A new isoflavone glycoside from Heliotropium indicum. J Ind Chem Soc, 2007, 84(10): 1027.

[6]Ind. J. Med. Res, 1968, 56(4): 445.

[7]Verma YS, Saxena VK, Nigam SS. Structure of Cordia rothii Roem and Schult mucilage Part Ⅱ : Methylation and periodate oxidations studies. Planta Med, 1977, 32(2): 188.

[8]Powis G, et al. C A, 1979, 91: 133970s.

[9]Tsukagoshi S, et al. C A, 1979, 90: 34029q.

[10]Wood H B, et al. C A, 1980, 93: 160973t.

[11]Barros GS, Matos FJ, Vieira JE, et al. Pharmacological screening of some Brazilian plants. J Pharm Pharmacol, 1970, 22(2): 116.

[12]Vieira J E V, et al. C A, 1968, 69: 95034a.

[13]Hamlin R L, et al. C A, 1979, 91: 49459z.

[14]Pandey V B, et al.C A, 1982, 97: 208171s.

[15]Mattocks A R, et al.C A, 1973, 78: 53567g.

Da suo luo

大桫椤

Alsophilae Giganteae Folium
[英] Gigantean Alsophila Leaf

【别名】黑狗脊。

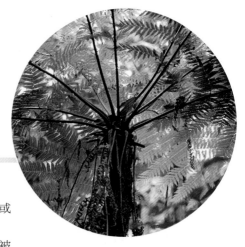

【来源】为桫椤科植物大桫椤 Alsophila gigantea Wall. 的叶。

【植物形态】植株有主干。叶柄黑色，疏被暗棕色短毛，下部密被深紫褐色的线形鳞片，长约2cm，边缘有疏睫毛；叶片厚纸质，3回羽状分裂；羽片互生，有短柄，长圆形，长50~60cm，中部宽约20cm，先端渐尖，具浅齿；2回羽片约25对，近平展，线状披针形，长约10cm，基部宽约1.5cm；末回裂片12~15对，稍斜展，长圆形，长5~6mm，基部宽4~5mm，边缘有浅钝齿；叶脉下面明显，小脉约6对，单一；叶轴及羽轴黑色，与小羽轴上均被暗棕色的短毛。孢子囊群位于主脉与叶缘间，无囊群盖。

【分布】广西主要分布于临桂、苍梧、上思、桂平、玉林、北流、那坡、宁明、龙州。

【采集加工】全年均可采收。鲜用或晒干。

【药材性状】叶柄乌木色，粗糙，疏被头垢状的暗棕色短毛，基部、腹面密被棕黑色鳞片，鳞片条形；叶片3回羽裂，叶轴下部乌木色，羽片平展，有短柄，羽轴下面近光滑，疣面疏被褐色毛，叶为厚纸质，疣面深褐色，下面灰褐色。气微，味淡。

【品质评价】以叶多、身干、色绿者为佳。

【性味归经】味涩，性平。归肾、肝经。

【功效主治】祛风除湿，活血止痛。主治风湿疼痛，腰痛，跌打损伤。

【用法用量】内服：煎汤，9~15g。外用：适量，捣敷。

【使用注意】孕妇慎用。

【经验方】

1. 跌打损伤　大桫椤15g。煎服，另用适量捣敷患处。（《中国药用孢子植物》）
2. 风湿关节痛　大桫椤15g。煎服。（《中国药用孢子植物》）

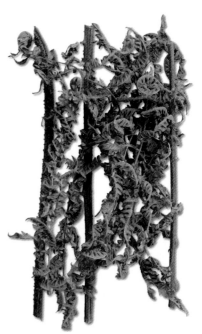

大桫椤药材

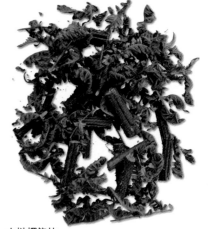

大桫椤饮片

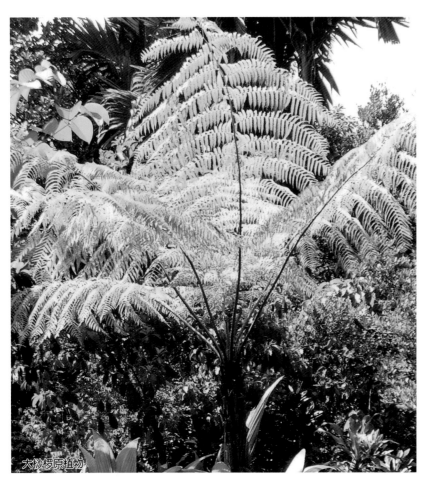

大桫椤原植物

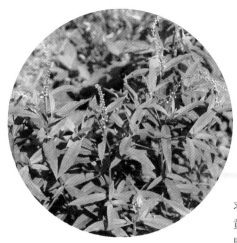

大田基黄

Lysimachiae Fortunei Herba
[英] Fortune Loosestrife Herb

【别名】假辣蓼、泥鳅菜、星宿菜、红七草、血丝草、珍珠菜、散血草、红根排草。

【来源】为报春花科植物红根草 *Lysimachia fortunei* MaXim. 的全草。

【植物形态】多年生草本，全株无毛。根茎横走，紫红色。茎直立，高30～70cm，有黑色腺点，基部紫红色，通常不分枝。叶互生，近于无柄；叶片长圆状披针形至狭椭圆形，长4～11cm，宽1～2.5cm，先端渐尖或短渐尖，基部渐狭，两面均有黑色腺点。总状花序顶生，长10～20cm；苞片披针形；花梗与苞片近等长或稍短；花萼5分裂近达基部，背面有黑色腺点；花冠白色，有黑色腺点；雄蕊5个，比花冠短，花丝贴生于花冠裂片的下部；子房上位，花柱粗短。蒴果球形，褐色。

【分布】广西全区均有分布。

【采集加工】4～8月采收。鲜用或晒干。

【药材性状】地下茎紫红色；茎长20～60cm，黄褐色。叶互生，叶片皱缩，展平后呈阔披针形、倒披针形，长3～6cm，宽1～2cm，先端渐尖，基部渐狭，近无柄，两面有褐色腺点。总状花序长6～15cm，常带有花蕾或果。

【品质评价】以干燥、色黄绿、叶多者为佳。

【化学成分】本品含撷贝素（embelin）、紫金牛醌（rapainone）、三十烷醇（triacontanol）及2,5-二羟基-3-烷基苯醌类（3-alkylderivatives of 2,5-dihydroxybenzoquinone）衍生物[1]。还含有三叶豆苷（trifolin）、金丝桃苷（hyperin）、异鼠李素-3-半乳糖苷（isorhamnetin-3-galactoside）、芸香苷（rutin）、槲皮素-3-鼠李糖基（1→2）半乳糖苷 [quercetin-3-rhamnosyl（1→2）galactoside]、异鼠李素-3-刺槐二糖苷（isorhamnetin-3-robinobioside）、毛里求斯排草素（mauritianin）及两种新黄酮醇醇苷{即槲皮素-3-（2,6-二吡喃鼠李糖基吡喃半乳糖苷）[quercetin-3-（2,6-dirhamnopyranosylgalactopyranoside）] 和异鼠李素-3-（2,6-二吡喃鼠李糖基吡喃半乳糖苷）[isorhamnetin-3-（2,6-dirhamnopyranosylgalactopyranoside）]}[2]。尚有24-烯-环阿尔廷酮（9,19-cyclolanost-24-en-3-one）、24-乙基-$\Delta^{7,22}$-胆甾二烯-3-酮 [24-ethyl-5α-cholesta-7,22（E）-dien-3-one]、正三十五烷醇（1-pentatriacontanol）、β-豆甾醇（β-stigmasterol）、24-乙基-$\Delta^{7,22}$-胆甾二烯-3β-酮 [24-ethyl-5α-cholesta-7,22（E）-dien-3β-ol]、棕榈酸（palmitic acid）、异鼠李黄素（isorhamnetin）、山柰酚（kaempferol）和槲皮素（quercetin）[3]。

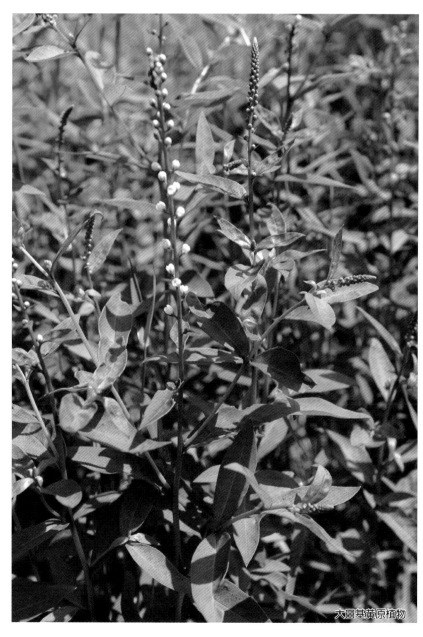

大田基黄原植物

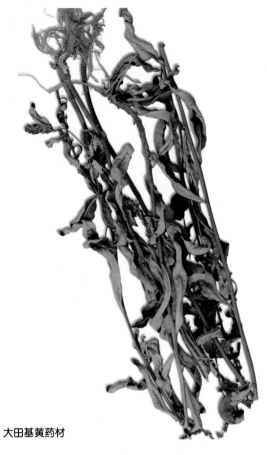

大田基黄药材

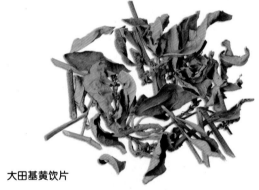

大田基黄饮片

【药理作用】

1.保肝　星宿菜水提取物及醇提取物均能降低免疫性肝损伤小鼠血清丙氨酸氨基转移酶（ALT）、天冬氨酸氨基转移酶（AST）含量，降低肝脏丙二醛（MDA）含量，提高超氧化物歧化酶（SOD）及谷胱甘肽过氧化物酶（GSH-Px）含量，其机制可能与抗脂质过氧化及清除自由基有关[4]。

2.抗炎、镇痛　星宿菜水提取物及醇提取物对二甲苯所致小鼠耳郭肿胀及醋酸所致小鼠扭体反应有抑制作用[5]。

3.降血压　静脉注射大田基黄多糖 LFMP2 或者粗多糖对麻醉 SD 大鼠、正常血压家犬均有明显的降压作用，降压特点为快、长、强[6]。

4.毒性反应　星宿菜水提物及醇提取物对小鼠灌胃给药的最大耐受量分别为88.3(生药)g/kg 、132.8(生药)g/kg[5]。

【临床研究】乳汁淤积、急性乳腺炎　星宿菜 35g，水煎服，每天两次，连服两天，病情严重者可适当延长用药时间和增加用量。结果: 治疗乳汁淤积26 例，治愈 19 例，好转 7 例，总有效率为 100%；26 例急性乳腺炎治愈 23 例，好转 3 例，总有效率为 100%[7]。

【性味归经】味苦、辛，性凉。归肝、脾经。

【功效主治】清热利湿，凉血解毒，活血消肿。主治黄疸，泻痢，目赤，吐血，血淋，赤白带下，崩漏，痛经，闭经，咽喉肿痛，痈肿疮毒，瘰疬，跌打损伤，蛇虫咬伤。

【用法用量】内服: 煎汤，15 ~ 30g; 或代茶饮，外用: 适量。鲜品捣敷；或煎水洗。

【使用注意】孕妇忌服。

【经验方】

1.骨髓炎　珍珠菜鲜根 60g，山黄根皮、淡味当药（龙胆科）、南岭荛花根皮各 3g。捣烂，加黄酒 250ml，隔水煮沸，每日 3 次，每次 30ml; 渣敷患处。（《浙南本草新编》）

2.蛇咬伤　①鲜星宿菜全草捣烂绞汁，酌加米酒服; 渣涂伤口。（《闽东本草》）②星宿菜全草、犁头草捣敷，另用全草加杠板归适量，煎水洗。（江西《草药手册》）

3.乳腺炎　星宿菜全草 30g。加白酒 15g 炒至酒干，再用水煎汁服，渣敷。（江西《草药手册》）

4.流火肿毒　珍珠菜根 15 ~ 30g，金银花藤 30g。煎汤冲黄酒红糖服，渣外敷。或加用蛇根草 15g。服法同上。（《浙江民间常用草药》）

5.跌打伤肿痛　①星宿菜根 15 ~ 21g。水酒煎服; 另用鲜全草同葱白切碎捣烂，加酒酿糟再捣匀，敷伤处，每日换 1 次。（《江西民间草药》）②星宿菜根、马兰根各 15g。酒、水各半煎服。（江西《草药手册》）

6.目赤肿痛　星宿菜根 15 ~ 21g。水煎服，另用 30g 煎水熏洗。（《江西民间草药》）

7.咽喉肿痛　星宿菜根、青木香各 9g。同捣烂，加开水擂汁服。（江西《草药手册》）

8.黄疸型肝炎　星宿菜根、野南瓜根、大青根、白茅根各 30g，精肉 90g。水炖服，每日 1 剂。（江西《草药手册》）

9.血痢　星宿菜 60g。捣烂，用蜜糖或黄糖冲开水服。（《广西民间常用草药手册》）

【参考文献】

[1] 方乍浦，张亚均，孙小芳 . 星宿菜脂溶性部分的化学成分研究 . 中国中药杂志 ,1989,14(12):739.

[2] Yasukawa K, Ogawa H, Takido M. Two flavonol glycosides from Lysimachia fortunei. Phytochemistry, 1989, 28(8): 2215.

[3] 黄新安，蔡佳仲，胡英杰，等 . 星宿菜化学成分的研究 . 中国中药杂志，2007,32(7):596.

[4] 陆海鹏，陆翠林，付远清 . 星宿菜提取物对小鼠免疫性肝损伤的保护作用 . 中国执业药师 ,2013,10(2):23.

[5] 付远清，陆海鹏，陆翠林 . 星宿菜水提取物及醇提取物毒性及抗炎镇痛作用初探 . 黑龙江医学 ,2013,37(2):157.

[6] 龚受基，苏小建，阮俊 . 大田基黄多糖降血压作用的动物实验研究 . 时珍国医国药 ,2009,20(3):579-580.

[7] 刘万东，肖丽华 . 星宿菜治疗乳汁淤积、急性乳腺炎52 例临床报告 . 江西中医药 ,1987,(3):42.

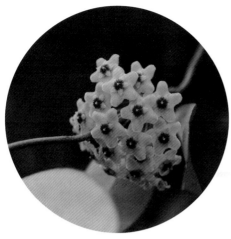

Da bai bei feng

大白背风

Hoyae Carnosae Herba
[英] Carnosa Hoya Herb

【别名】爬岩板、草鞋板、马骝解、狗舌藤、铁脚板、绣球花、肺炎草、玉蝶梅。

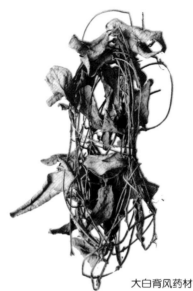
大白背风药材

【用法用量】内服:煎汤,鲜品 30 ~ 60g;捣汁服。外用:捣敷。
【使用注意】脾胃虚寒者慎用。

【经验方】
1. 肺炎 大白背风 30g。捣烂取汁服。(《中国瑶药学》)
2. 睾丸炎 大白背风 30g。捣烂水煎服。(《中国瑶药学》)

【参考文献】

[1]Zechner L, et al. C A, 1939,(33): 8078.
[2]Kern I W, et al. C A, 1943, (37): 69194.

【来源】为萝藦科植物球兰 *Hoya carnosa*(Linn.f.)R.Br. 的地上部分。
【植物形态】全株有乳汁;附生于树上或石上,茎节上生气根。叶对生,肉质;叶柄长 1 ~ 1.5cm,叶宽 3 ~ 4.5cm,先端钝,基部圆形;侧脉约 4 对,不明显。聚伞花序形状,腋生,有花约 30 朵,总花序梗和花梗被柔毛,花白色,直径 2cm;花萼 5 深裂;花冠辐状,花冠筒短,裂片外面无毛,内面具有乳头状突起;副花冠星状,直立;花粉块每室 1 个,伸长,侧边透明。蓇葖果线形,光滑。种子先端具白色绢质种毛。
【分布】广西主要分布于百色、德保、那坡、乐业、金秀、宁明、龙州。
【采集加工】全年均可采收。除去杂质,晒干。
【药材性状】本品茎圆柱形,直径 2 ~ 4mm;表面灰白色或棕黄色,具细纵棱,有时可见节上有气生根;质脆,易折断,断面深黄色,纤维性强,中空。叶对生,灰绿色或黄绿色,皱缩或卷曲,完整者展平后呈卵圆形至卵圆状长圆形,长 3 ~ 12cm,宽 3.0 ~ 4.5cm,先端钝,基部宽楔形,全缘,无毛,侧脉不明显;薄革质,质脆。有时可见聚伞花序,腋生。气微,味苦涩。
【品质评价】以干燥、无杂质者为佳。
【化学成分】茎、叶含球兰苷(Hoyin)[1]、β- 谷甾醇(β-sitosterol)和球兰脂(hoya fat)[2]。
【性味归经】味苦,性凉。归肺、肝、脾经。
【功效主治】清热解毒,祛风除湿,消肿止痛。主治肺热咳嗽,睾丸肿痛,风湿骨痛,小便不利,产后乳汁不通。

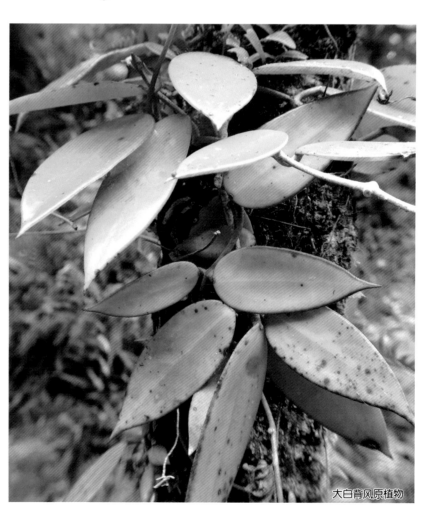
大白背风原植物

大接骨风

Da jie gu feng

Gendarussae Ventricosae Herba

[英] Obliqueswollen Adhatoda Stem and Leaf

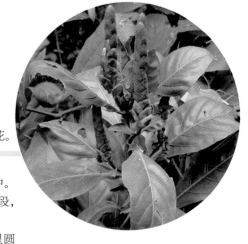

【别名】大驳骨、黑叶接骨草、大驳骨丹、大接骨、大骨节草、接骨木、鸭子花。

【来源】为爵床科植物黑叶小驳骨 *Gendarussa ventricosa*（Wall.ex Sims.）Nees 的地上部分。

【植物形态】灌木。枝圆柱形，幼枝无毛，无皮孔。单叶对生；叶片革质；椭圆形至卵状披针形，长 15 ～ 18cm，宽 3 ～ 7cm，先端钝，基部阔楔形，全缘，两面无毛；叶脉粗壮，主脉极突起。穗状花序；苞片卵形或阔卵形，紫绿色；花萼裂片 5，长圆状披针形；花冠白色，有紫斑，被柔毛，具卵形短管，管中部膨胀，两端收狭，喉部的下侧扩大，冠檐二唇形，上唇直立，拱形，先端浅 2 裂，下唇伸展，先端 3 裂；雄蕊 2，花丝粗壮，基部无毛，花药 2 室，不等高；子房每室有胚珠 2，柱头单一。蒴果近木质。

【分布】广西主要分布于桂南、桂中。

【采集加工】全年可采收。洗净，切段，鲜用或晒干。

【药材性状】嫩茎略呈方形，老茎呈圆柱形，直径 0.4 ～ 4.0cm，老枝灰黄色至灰褐色，嫩枝绿色，常有粉尘状细密斑点及点状突起的皮孔，节稍膨大。质硬，断面纤维性，皮部薄，木部类白色或淡黄色，髓部松软。单叶对生，革质，黄绿色至墨绿色，或灰褐色，多皱缩破碎，完整者展平后呈椭圆形或倒卵形，长 10 ～ 17cm，宽 3 ～ 6cm，顶端短渐尖或急尖，基部渐狭，全缘，常有颗粒状隆起，中脉粗大，叶柄长 1.0 ～ 1.5cm。有时枝条顶端可见穗状花序，花密生，苞片大，覆瓦状重叠，被微柔毛，花冠二唇形。气微味淡，稍有豆腥味。

【品质评价】以枝细、叶多者为佳。

【化学成分】本品含酚酸类（phenolic acids）、脂肪酸（fatty acid）、脂肪酸酯（fatty acid ester）、酮类（ketone）、甾体（steroids）等化合物。

茎叶中含对羟基苯甲酸（*p*-hydroxy benzoic acid）、1, 2, 4-三甲氧基苯（1, 2, 4-trimethoxy benzene）、β-胡萝卜苷（β-daucosterol）、丁香树脂醇（syringaresinol）[1]。还含 β-谷甾醇（β-sitosterol）、西米杜鹃醇（simiarenol）、维生素 E

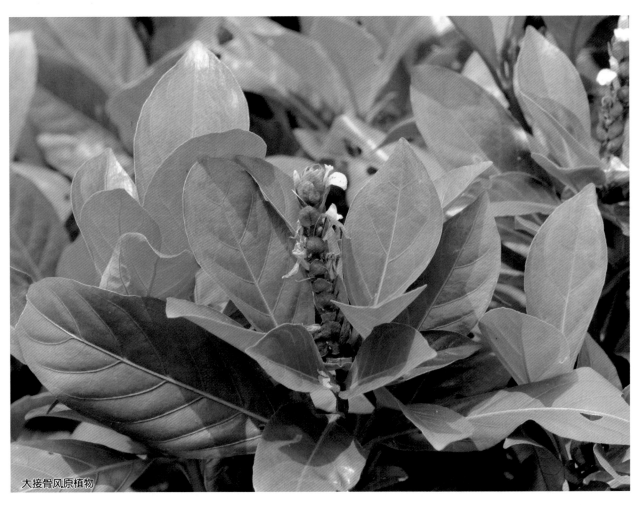

大接骨风原植物

（vitamin E）、乙酰柏木烯（acetylcedrene）、棕榈酸（palmitic acid）、油酸（oleic acid）、硬脂酸（stearic acid）、新植三烯（neophy-tatriene）、十七酸（heptadecanoic acid）、十九酸（nonadecylic acid）、二十酸（arachidic acid）、二十二酸（behenic acid）、十六酸甲酯（methyl hexadecanoate）、棕榈酸乙酯（ethyl palmitate）、十七酸甲酯（methyl heptadecanoate）、亚油酸甲酯（methyl linoleate）、10-十八碳烯酸甲酯（10-methyl *trans*-vaccenate）、11-十八碳烯酸甲酯（11-methyl *trans*-vaccenate）、硬脂酸甲酯（methyl stearate）、十六酸丁酯（palmitic acid-*N*-butyl ester）、角鲨烯（squalene）、6,10,14-三甲基-2-十五烷酮（6,10,14-trimethyl-2-pentadecanone）[2]。

【性味归经】味苦、辛，性平。归肺、肝、胃经。

【功效主治】活血止痛，化瘀接骨，祛风除湿，消肿解毒。主治跌打伤肿，骨折，劳伤腰痛，风湿痹痛，胃气痛，肺痈，乳痈，无名肿毒，外伤红肿。

【用法用量】内服：煎服，9～15g，或泡酒。外用：适量，捣敷；或研末撒。

【使用注意】孕妇慎用。

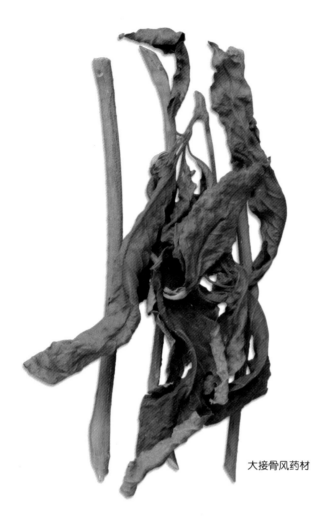

大接骨风药材

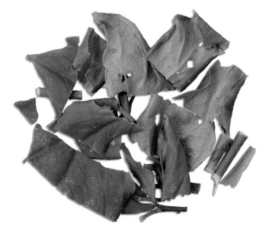

大接骨风饮片

【经验方】

1.外伤出血 大驳骨叶晒干为末，外撒伤口。（《广东省惠阳地区中草药》）

2.骨折 大驳骨、小驳骨、酢浆草、两面针根（皆鲜用）各30g。捣烂，加黄酒少许，骨折复位后外敷患处，小夹板固定，每日换药1次。（《全国中草药汇编》）

3.风湿骨痛 鲜大驳骨、莪术各60g，香附子30g。共捣烂，酒炒敷患处。（《梧州地区中草药》）

4.跌打 大驳骨根15g，山荔枝15g，鸟不企6g，浸酒60g，内服少许，外擦患处；或大、小驳骨各15g，透骨消15g，泽兰15g，血见愁15g，两面针根9g，水煎冲酒服。（《广东省惠阳地区中草药》）

5.胃痛 大驳骨根30g，树邦子30g，细叶白兰香15g。煎水，调白糖服。（《广东省惠阳地区中草药》）

【参考文献】

[1] 关永霞,杨小生,佟丽华,等.大驳骨化学成分研究Ⅱ.天然产物与研发,2004,16(6): 516.

[2] 章小丽,余正文,郭芳琴,等.大驳骨化学成分研究.天然产物与研发,2004,16(2): 131.

Da san gu feng

大散骨风

Sabiae Discoloris Caulis
[英] Discolor Sabia Stem

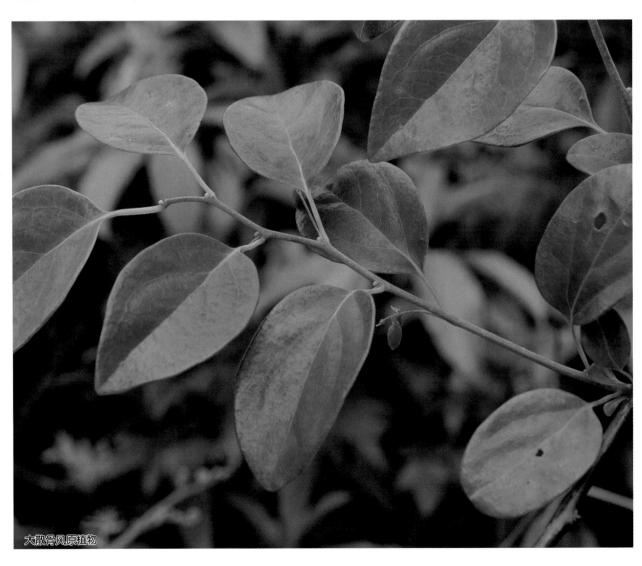

【别名】白背清风藤、广藤根、大发散。

【来源】为清风藤科植物灰背清风藤 *Sabia discolor* Dunn. 的藤茎。

【植物形态】常绿攀援木质藤本。老枝深褐色，具白蜡层，嫩枝具纵条纹。单叶互生；叶片纸质，卵形、椭圆状卵形或椭圆形，长4～7cm，宽2～4cm，先端尖或钝，基部圆或阔楔形，叶上面绿色，干后黑色，叶下面苍白色；侧脉每边3～5条。花两性，聚伞花序呈伞状，有花4～5朵，总花梗长1～1.5cm；萼片5，三角状卵形，具缘毛；花瓣5，卵形或椭圆状卵形，有脉纹；雄蕊5，花药外向开裂；花盘杯状；子房无毛。分果爿红色，倒卵状圆形或倒卵形；核中肋显著凸起，呈翅状。

【分布】广西主要分布于融水、临桂、全州、兴安、灌阳、龙胜、平南、桂平、贺州、昭平、金秀。

【采收加工】全年采收，洗净，切段，晒干。

【药材性状】本品呈圆柱形，表面灰绿色或灰褐色，略粗糙，具纵皱纹，直径0.5～3cm。质坚硬，不易折断，断面纤维性，皮部棕褐色，木部棕黄色或黄白色，粗者可见多数直达皮部的放射状车轮纹（射线），髓部明显。气微，味淡。

【品质评价】以干燥、块大、无杂质者为佳。

【化学成分】本品枝叶中含有白桦脂醇（betulin）、齐墩果酸（oleanolic acid）、imberic acid、槲皮素（quercetin）、芦丁（rutin）、5-氧阿朴菲碱（fuseine）、β-谷甾醇（β-sitosterol）、β-胡萝卜苷（β-daucosterol）[1]。

【性味归经】味淡，性平。归肝、脾经。

大散骨风原植物

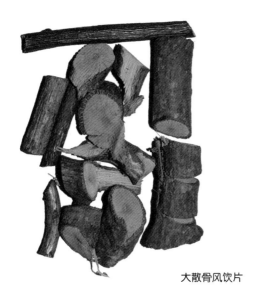

大散骨风饮片

【功效主治】散瘀消肿，祛风除湿。主治风湿痹痛，瘿瘤，跌打损伤。

【用法用量】内服：煎汤，15～30g；或浸酒服。外用：煎水洗。

【使用注意】孕妇慎用。

【经验方】

甲状腺肿　大散骨风、多花瓜馥木、常春藤、刺揪各15～30g。水煎服。（《中国瑶药学》）

【参考文献】

[1] 刘布鸣，黄艳，李齐修，等. 瑶药白背清风藤的化学成分研究. 广西科学，2014，25(3)：257.

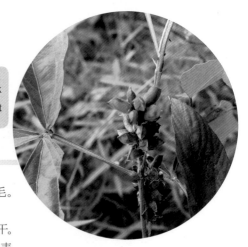

Da ye qian jin ba

大叶千斤拔

Flemingiae Macrophyllae Radix
[英] Philippine Flemingia Root

【别名】千斤拔、大猪尾、千斤力、千金红、红药头、白马屎。

【来源】为豆科植物大叶千斤拔 Flemingia macrophylla (Wall.) Merr. 的根。

【植物形态】半灌木。嫩枝密生黄色短柔毛。叶柄有狭翅，被短柔毛；三出复叶，顶生小叶宽披针形，长6~20cm，宽2.5~9cm，先端渐尖，具短尖，基部圆楔形，上面几无毛，下面沿叶脉有黄色柔毛，基出脉3条，侧生小叶较小，偏斜，基出脉2条。总状花序腋生，花多而密，花序轴及花梗均密生淡黄色短柔毛；花萼钟状，萼齿5，披针形，最下面1齿较长，外面有毛；花冠紫红色；雄蕊10，二体；子房有丝状毛。荚果椭圆形，褐色，有短柔毛。

【分布】广西全区均有分布。

【采集加工】秋季采根。抖净泥土，晒干。

【药材性状】根较粗壮，多有分枝，表面深红棕色，香气较浓厚，有稍突起的横长皮孔及细皱纹，近顶部常成圆肩膀状，下半间见须根痕；质坚韧，不易折断。横切面皮部棕红色，木部宽广，有细微的放射状纹理。香气较浓厚，味微甘、涩。

【品质评价】以粗壮、干燥、无杂质者为佳。

【化学成分】本品含有染料木素(genistein)、5,7,3′,4′-四羟基异黄酮(orobol)、5,7,4-三羟基异黄酮-7-O-β-D-吡喃葡萄糖苷（5,7,4-trihydroxyisoflavone-7-O-β-D-glucopyranoside）、5,7,4′-三羟基-8,3-二异戊烯基双氢黄酮(5,7,4′-trihydroxy-8,3-diprenylflavanone)、5,7,4′-三羟基-6-异戊烯基异黄酮（5,7,4′-trihydroxy-6-prenylisoflavone）、云南千斤拔素（flemichin D）、胡枝子黄烷酮 A（lespedezaflavanone A）、赛金莲木儿茶精（ouratea-catechin）、3,4,5-三甲氧基苯-O-β-D-葡萄糖苷（3,4,5-trimethoxy-benzene-O-β-D-glucopyranoside）、豆甾醇-3-O-β-D-吡喃葡萄糖苷(stigmasterol-3-O-β-D-glucopyranoside)、豆甾醇（stigmasterol）[1]。还含有长叶烯（long-ifolene）、β-雪松烯（β-himachalene）、α-桉叶醇（α-eudesmol）、布藜醇（bulnesol）、法尼醇（farnesol）[2,3] 等多种挥发性成分。

【药理作用】

1. 抗炎、镇痛 大叶千斤拔醇提物可降低巴豆油致小鼠耳郭肿胀度，减少醋酸致小鼠扭体反应次数[4]。

2. 保肝 大叶千斤拔醇提物可对抗四氯化碳（CCl_4）引起急性肝损伤小鼠血清谷丙转氨酶（ALT）、谷草转氨酶（AST）活性的升高[4]。

3. 抗凝血 大叶千斤拔醇提物 4.0g/kg 可延长小鼠凝血时间[4]。

4. 抗疲劳 大叶千斤拔醇提物能延长小鼠游泳时间，降低血中乳酸及尿素氮含量[4]。

5. 毒性反应 大叶千斤拔的小鼠最大耐受量为 160.1g（生药）/kg，毒性很小[4]。

【临床研究】

1. 脱发 千斤拔 30g，旱莲草 15g，首乌 15g，葫芦茶 15g，甘草 6g。脾虚湿

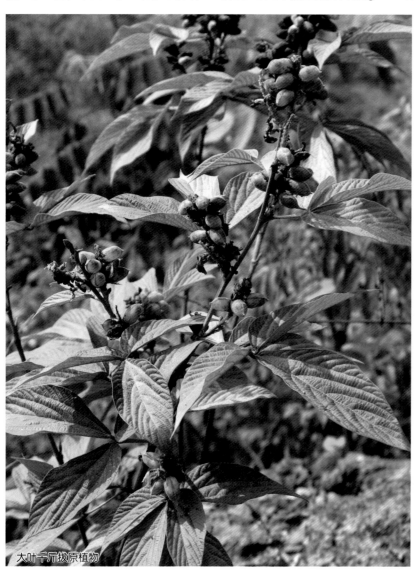

大叶千斤拔原植物

困者加白术、茯苓、白芍，肾虚血燥者加生地、枸杞子、柏子仁、杜仲，气血虚损者加党参、黄芪、当归，每日1剂，水煎分3次内服。外洗方：野菊花30g，侧柏叶30g，旱莲草30g，鸡血藤30g，甘草10g，水煎。3天外洗1次。结果：本组病例64例，治愈38例，占59%；显效13例，占20%；有效9例，占14%；无效4例，占6%，总有效率94%；治愈时间最短者为30天，最长者为252天[5]。

2. 颈椎病　牛大力、千斤拔各20g，何首乌、鸡血藤各30g，桑枝40g，丹参、川芎各15g，天麻、法半夏各12g，制川乌头、制草乌头、细辛各5g。文火煎服，每日1剂。10天为1个疗程，一般连服2个疗程。结果：本组63例中，痊愈46例，显效9例，好转6例，无效2例。总有效率96.8%[6]。

3. 宫颈炎　对照组采用LEEP刀治疗，治疗组采用LEEP刀加妇科千金片（由千斤拔、金樱根、穿心莲、单面针、十大功劳、鸡血藤、当归、党参组成）联合治疗，每次6片，每天3次，7天为1个疗程，连续3个疗程。结果：对照组60例，治愈48例，占80.0%；有效6例，占10%。总有效率90.0%。治疗组60例，治愈54例，占90.0%；有效5例，占8.3%。总有效率98.3%。两组比较，治疗组疗效明显优于对照组（$P<0.05$）[7]。

4. 急性盆腔炎　治疗组采用妇科千金片治疗，每次6片，每天3次，1个月为1个疗程。对照组用上海中医学院研制的银翘红酱解毒汤，按常规服。结果：治疗组82例，治愈22例，显效31例，有效25例，无效4例，总有效率95.1%；对照组37例，治愈6例，显效12例，有效16例，无效3例，总有效率91.8%[8]。

5. 性病所致慢性前列腺炎　用妇科千金片口服，每日3次，每次6片，连服4周为1个疗程，至少治疗1个疗程，一般均为2个疗程。若前列腺液涂片或培养淋球菌阳性者，或衣原体、支原体PCR检查阳性者，配合敏感抗生素治疗7～14天。肾虚者可配合服六味地黄丸、金匮肾气丸。结果：治疗70例，痊愈29例，占41.4%；有效31例，占44.2%；无效10例，占14.3%。总有效率85.7%[9]。

6. 白细胞精子症　口服妇科千金片，每次6片，每日3次，温开水送服。14天为1个疗程。结果：治疗120例，痊愈110例，占91.67%；好转8例，占6.67%；无效2例，占1.67%。总有效率为98.3%[10]。

7. 带下病　妇科千金片，每次6片，每日3次，开水送服，连服3周为1个疗程。结果：治疗144例，显效132例，占91.7%；有效8例，占5.6%；无效4例，占2.8%。总有效率为97.2%[11]。

8. 男子免疫性不育症　治疗组用妇科千金片口服，每次6片，每日2次，按正常习惯进行性生活。对照组服泼尼松5mg，每日1次；金施尔康1片，每日1次，用阴茎套进行性生活。两组均以30天为1个疗程。结果：对照组中痊愈3例，有效6例，无效11例，总有效率为45.0%。治疗组中痊愈12例，有效33例，无效5例，总有效率90.0%，疗效以治疗组明显为优（$P<0.05$）[12]。

9. 月经过多　于月经前1周至月经干净期间服药，每次服妇科千金片6片，每日3次，2个月经周期为1个疗程。服满1个疗程初评1次，服满2个疗程评定总疗效。结果：本组108例中，显效69例，占63.9%；有效27例，占25%；无效12例，占11.1%。总有效率88.88%。108例治疗前月经血量平均每个周期163.2ml，治疗后平均每个周期102.8ml，较治疗前月经血量明显减少（$P<0.01$）[13]。

【性味归经】味甘、涩，性平。归肾、肺经。

【功效主治】祛风利湿，强筋壮骨，活血解毒。主治风湿痹痛，腰肌劳损，四肢痿软，跌打损伤，咽喉肿痛。

【用法用量】内服：煎汤，15～30g。外用：适量，磨汁涂；或研末调敷。

【使用注意】孕妇慎用。

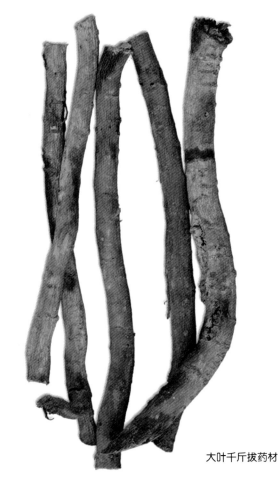

大叶千斤拔药材

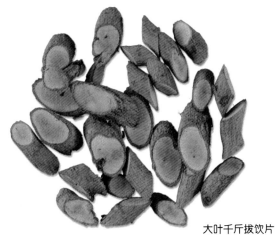

大叶千斤拔饮片

【经验方】

风湿骨痛，腰肌劳损，气虚脚肿，慢性气管炎，阳痿，偏瘫　用大叶千斤拔根 30～60g。水煎服，或炖猪骨服。（《广西本草选编》）

【参考文献】

[1] 李宝强, 宋启示. 大叶千斤拔根的化学成分. 中草药, 2009,40(2): 179.

[2] 朱丹晖, 王玉林, 黄兰芳. 大叶千斤拔挥发性成分的气相色谱-质谱分析. 化工生产与技术, 2012,19(5): 37.

[3] 曾春兰, 卢文杰, 牙启康, 等. 大叶千斤拔脂溶性成分分析. 广西科学, 2011,18(2): 151.

[4] 曾春兰, 钟正贤, 卢文杰, 等. 大叶千斤拔的药理作用研究. 中医药导报, 2011,17(7): 79.

[5] 李美春, 葛槐发. 自拟千莲合剂治疗脱发 64 例疗效观察. 中国民族民间医药杂志, 1994,(10): 37.

[6] 王春良. 颈椎灵治疗颈椎病 63 例临床观察. 河北中医, 2004,26(5): 346.

[7] 潘雪梅. LEEP 联合妇科千金片治疗慢性宫颈炎临床效果观察. 现代医药卫生, 2010,26(7): 999.

[8] 谭普云, 谭绪斌, 周秋英. 妇科千金片治疗急性盆腔炎 82 例临床观察. 湖南中医杂志, 1999,15(5): 44.

[9] 张继德. 妇科千金片治疗性病所致慢性前列腺炎 70 例. 湖南中医杂志, 1999,15(5): 44.

[10] 张润民. 妇科千金片治疗白细胞精子症 120 例. 湖南中医杂志, 2000,16(1): 43.

[11] 欧阳紫婷. 妇科千金片治疗带下病 144 例临床观察. 湖南中医杂志, 2000,16(2): 48.

[12] 刘勇, 葛长松. 妇科千金片治疗男子免疫不育症 50 例临床观察. 湖南中医杂志, 2000,16(5): 43.

[13] 周小玲, 李世云. 妇科千金片治疗月经过多 108 例临床观察. 湖南中医杂志, 1999,15(4): 38.

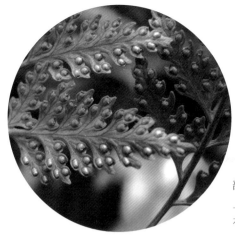

Da ye gu sui bu

大叶骨碎补

Davalliae Formosanance Rhizoma
[英] Formosana Davallia Rhizome

【别名】华南骨碎补。

【来源】为骨碎补科植物大叶骨碎补 *Davallia formosana* Hayata 的根茎。

【植物形态】蕨类植物。植株高 50 ~ 150cm。根茎粗壮，横生，连同叶柄基部密被亮棕色、披针形鳞片，边缘有微齿。叶近生；无毛，叶柄长 30 ~ 50cm，向上光滑；叶片三角形，长、宽各 60 ~ 80cm，先端渐尖并为羽裂，先端以下 4 ~ 5 回羽状裂；羽片有长柄，基部 1 对最大，长 20 ~ 30cm，宽 12 ~ 18cm，中部羽片逐渐变小；小羽片有短柄；末回裂片常 2 裂成不等长的尖齿。孢子囊群多数，生于上部分叉小脉的基部，沿末回裂片每齿上各有 1 个；囊群盖盅形，先端截形，有金黄色光泽。

【分布】广西主要分布于上思、桂平、玉林、凌云。

【采集加工】全年均可采挖。去净泥土，除去腐叶，鲜用或晒干，或蒸熟后晒干，或再用火燎去毛茸。

【药材性状】根茎圆柱形，通常扭曲，长 4 ~ 15cm，直径约 1cm。表面红棕色至棕褐色，具明显的纵沟纹和圆形突起的叶基痕，并有残留的黄棕色鳞片。质坚硬，不易折断，断面略平坦，红棕色，有多数黄色点状分体中柱，排列成环，中心 2 个较大。气微，味涩。

【品质评价】以干燥、条粗、无杂质者为佳。

【化学成分】本品根茎中含有三萜类成分主要有：骨碎补酸（davallic acid）、24- 去甲羊齿 -4（23）,9（11）- 二烯 [（24- norferna-4（23）,9（11）-diene]、何帕 -21- 烯（hopan-21-ene）、何帕 -22（29）- 烯 [hop-22（29）-ene]、新何帕 -12- 烯（neohop-12-ene）[1]。

本品根茎中含有黄烷 -3- 醇糖苷、左旋表儿茶精 -3-*O*-β -D- 吡喃阿洛糖苷 [（-）-epicatechin-3-*O*-β -D-allopyranoside]、右旋儿茶精 -3-*O*-β -D-吡喃阿洛糖苷 [（+）-catechin-3-*O*-β -D-allopyranoside]、左旋表儿茶精 -3-*O*-β -D-（2″-*O*- 香草酰）吡喃阿洛糖苷 [（-）-epicatechin-3-*O*-β -D-（2″-*O*-vanillyl）allopyranoside]、左旋表儿茶精 -3-*O*-β -D-（3″-*O*- 香草酰）

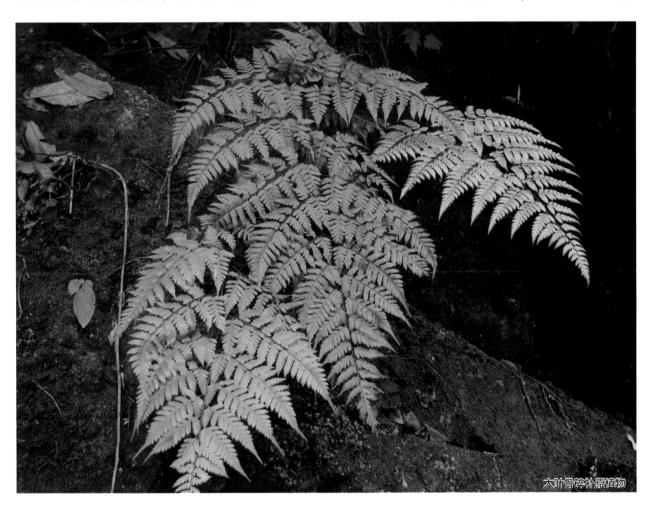

大叶骨碎补原植物

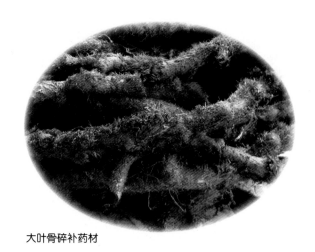

大叶骨碎补药材

吡喃阿洛糖苷 [（－）-epicatechin-3-*O*-β-D-（3″-*O*-vanillyl）allopyranoside]、原矢车菊素 -β-2,3″-*O*-D-β- 吡喃阿洛糖苷（procyanidin-β-2,3″-*O*-β-D-allopyranoside）、表阿福儿茶精 -（4β→8）- 儿茶精 -3-*O*-β-D- 吡喃阿洛糖苷 [epiafzelechin-（4β→8）-epicatechin-3-*O*-β-D-allopyranoside]、表儿茶精 -（4β→8）- 表儿茶精（4β→8）- 儿茶精 -3-*O*-β-D- 吡喃阿洛糖苷 [epicatechin-（4β→8）-epicatechin-（4β→8）-catechin-3-*O*-β-D-allopyranoside]、原矢车菊素（procyanidin）、原矢车菊素三聚物（trimeric procyanidin）[2]、4β- 羧甲基 -（－）- 表儿茶精 [（4β-carbox-ymethyl-（－）-epicatechin] 及其钾盐和钠盐、4β- 羧甲基 -（－）- 表儿茶精甲酯 [4β-carboxymethyl-（－）-epicatechin methyl ester]、表儿茶精 -（4β→8）-4β- 羧甲基表儿茶精 [epicatechin-（4β→8）-4β-carboxymethyl epicatechin] 及其钾盐和钠盐、表儿茶素 -（4β→8）- 表儿茶素 -（4β→6）- 表儿茶素 [epicatechin-（4β→8）-epicatechin-（4β→6）-epicatechin]、表儿茶精 -（4β→6）- 表儿茶精 -（4β→8）- 表儿茶精 -（4β→6）- 表儿茶精 [epicatechin-（4β→6）-epicatechin（4β→8）-epicatechin-（4β→6）-epicatechin][3]。

本品叶中主要含有的化学成分有：左旋表儿茶精 -3-*O*-β-D- 吡喃阿洛糖苷 [（－）-epicatechin-3-*O*-β-D-allopyranoside]、左旋表儿茶精 -3-*O*-β-D-（2″- 反式桂皮酰基）吡喃阿洛糖苷 [（－）-epicatechin-3-*O*-β-D-（2″-*trans*-cinnamoyl）-allopyranoside]、左旋表儿茶精 -3-*O*-β-D-（3″- 反式桂皮酰基）吡喃阿洛糖苷 [（－）-epicatechin-3-*O*-β-D-（3″-*trans*-cinnamoyl）-allopyranoside][4]。

【性味归经】味苦，性温。归肝、肾经。

【功效主治】祛风湿，补肝肾，强筋骨，活血止痛。主治跌打损伤，腰腿痛，风湿痹痛。

【用法用量】内服：煎汤，3～9g。外用：鲜品适量，捣烂敷患处。

【使用注意】孕妇慎用。

【参考文献】

[1]Tanaka Y, Tohara K, Terasawa K, et al. AGETA H. Pharmacognostical studies on Ku-tsui-Po（Ⅱ）. Shoyakugaku Zasshi, 1978, 32(4):260.

[2]Hwang TH, Kashiwada Y, Nonaka G, et al. Flavan-3-ol and Proanthocyanidin allosides from Davallia divaricata. Phytochemistry, 1989, 8(3): 891.

[3]Hwang TH, Kashiwada Y, Nonaka G, et al. 4-Carboxymethyl Flavan-3-ols and Procyanidins from Davallia divaricata. Phytochemistry, 1990, 29(1): 279.

[4]Murakami T, Wada H, Tanakka N. Chemical and chemotaxonomical studies of Filices. Consistuents of the davalliaceous ferns. Yakugaku Zasshi, 1985, 105(7): 649.

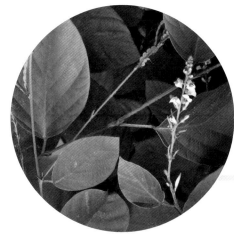

Da ye na shen cao

大叶拿身草

Desmodii Laxiflori Herba
[英] Laxiflower Tickclover Herb

【别名】路蚂蝗、粘衣草、山蚂蝗、野毛豆、羊带归、白花饿蚂蝗、饿蚂蝗、水倒提。

【来源】为豆科植物疏花山蚂蝗 *Desmodium laxiflorum* DC. 的全草。

【植物形态】半灌木。茎细瘦，密被平伏短柔毛。三出复叶，小叶卵形或椭圆形，长 5 ~ 17cm，宽 3 ~ 8.5cm，先端急尖或渐尖，基部楔形、圆形或浅心形，上面有疏毛，下面密被平贴短柔毛。腋生总状花序或为顶生圆锥花序，花疏生；花萼萼齿披针形，密生长柔毛；花冠紫色，龙骨瓣有皱起的附属物；雄蕊 10，二体。荚果密生钩状短柔毛，背腹缝线在节处稍缢缩，有 4 ~ 12 荚节，荚节长圆形。

【分布】广西主要分布于岑溪、防城、平南、百色、凌云、隆林、贺州、昭平。

【采集加工】9 ~ 10 月采收。切段，晒干。

【药材性状】茎圆柱形，长 50 ~ 100cm，密生短柔毛，具不明显的棱，质脆，折断面髓部明显。三出复叶，小叶 3，卵形或椭圆形，先端急尖，基部圆形，全缘，长 4.5 ~ 15cm，宽 3 ~ 6.2cm，表面枯绿色，下表面具毛茸，两侧小叶较小，气微。有时可见荚果，长 1.8 ~ 5.8cm，4 ~ 12 节，节处有缢缩，表面密被带钩的黄棕色小毛，气微。

【品质评价】以叶多、身干、色绿者为佳。

【性味归经】味苦、甘，性凉。归肝、膀胱经。

【功效主治】活血，平肝，利湿，清热解毒。主治跌打损伤，高血压，水肿，石淋，过敏性皮炎，梅毒。

【用法用量】内服：水煎，15 ~ 30g。外用：适量，捣敷。

【使用注意】孕妇慎用。

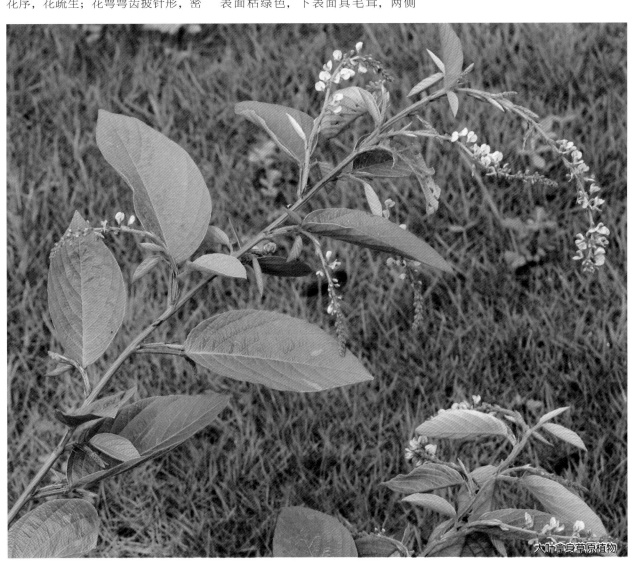

大叶拿身草原植物

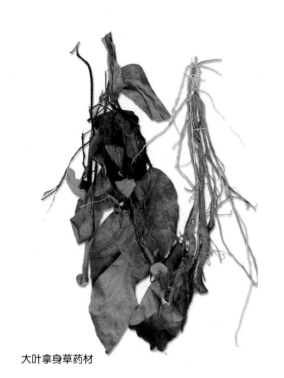

大叶拿身草药材

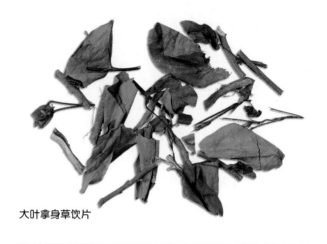

大叶拿身草饮片

【经验方】

梅毒横痃（梅毒淋巴结）　大叶拿身草、台湾绞股蓝、风藤葛、艾纳香、芋叶细辛各适量。共捣敷患处。(《台湾药用植物志》)

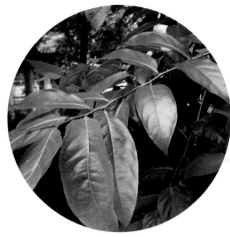

大叶算盘子

Glochidionis Lanceolarii
Cacumen et Folium
[英] Lanceolarie Glochidion
Branch and Leaf

【别名】艾胶算盘子、艾胶树。

【来源】为大戟科植物大叶算盘子 *Glochidion lanceolarium*（Roxb.）Voigt 的茎、叶。

【植物形态】常绿灌木或乔木。除子房和蒴果外，全株均无毛。叶片革质，椭圆形、长圆形或长圆状披针形，长 6 ~ 16cm，宽 2.5 ~ 6cm，顶端钝或急尖，基部急尖或阔楔形而稍下延，两侧近相等，上面深绿色，下面淡绿色，干后黄绿色；托叶三角状披针形。花簇生于叶腋内，雌雄花分别着生于不同的小枝上或雌花 1 ~ 3 朵生于雄花束内。雄花：萼片 6，倒卵形或长倒卵形，黄色；雄蕊 5 ~ 6。雌花：萼片 6，3 片较大，3 片较小，大的卵形，小的狭卵形；子房圆球状，密被短柔毛，花柱合生呈卵形，顶端近截平。蒴果近球状，顶端常凹陷，边缘具 6 ~ 8 条纵沟。

【分布】广西主要分布于防城、北流、博白、钦州。

【采集加工】全年均可采收。洗净，晒干。

【药材性状】茎圆柱形，老茎褐色，嫩茎表面多见叶痕，淡绿色。叶片皱缩，革质，展平呈椭圆形、长圆形或长圆状披针形，顶端钝或急尖，基部急尖或阔楔形而稍下延，上面黄绿色，下面颜色稍淡。叶柄长 3 ~ 5mm，可见三角状披针形托叶。气微，味淡。

【品质评价】以叶多、身干、色绿者为佳。

【化学成分】本品地上部位含羽扇豆烷 -20（29）- 烯 -1β ,3α ,23- 三醇 [lup-20（29）-en-1β ,3α ,23-triol]、算盘子酮（glochidone）、羽扇豆醇（lupeol）、3- 表羽扇豆醇（3-*epi*-lupeol）、算盘子酮醇（glochidonol）、β -谷甾醇（β -sitosterol）、羽扇豆烷 -20（29）- 烯 -1β ,3β - 二醇 [lup-20（29）-en-1β ,3β -diol]、算盘子二醇（glochidiol）、羽扇豆烷 -20（29）- 烯 -3α ,23- 二醇 [lup-20（29）-en-3α ,23-diol]。

【性味归经】味苦，性凉。归肝、心经。

【功效主治】清热解毒，消肿止痛。主治黄疸，口疮，牙龈肿痛，跌打损伤。

【用法用量】内服：煎汤，6 ~ 15g。

【使用注意】脾胃虚寒者慎服。

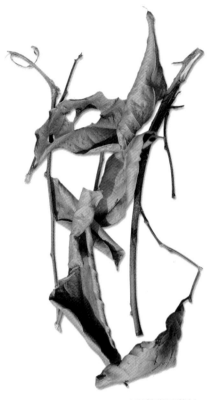

大叶算盘子药材

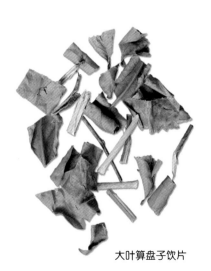

大叶算盘子饮片

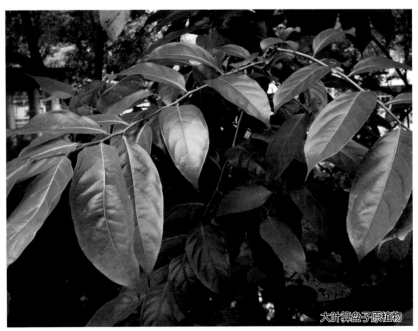

大叶算盘子原植物

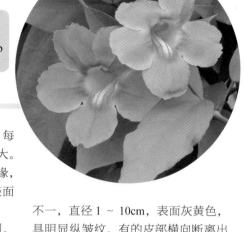

大花山牵牛

Thunbergiae Grandiflorae Herba
[英] Grandileaf Thunbergia Herb

【别名】鸭嘴参、透骨消、假山苦瓜、葫芦藤、大花老鸦嘴。

【来源】为爵床科植物山牵牛 Thunbergia grandiflora（Roxb.ex Rottl.）Roxb. 的全草。

【植物形态】攀缘大藤本。节膨大。叶对生；叶片纸质，宽卵形或三角状心形，先端短渐尖至急尖，基部心形，边缘波状至具浅裂片，两面被短柔毛，掌状脉 3 ~ 7 条。花大，有时 2 朵并生于叶腋或呈下垂的总状花序；小苞片 2，长圆形或卵形，被短柔毛；萼环状而平截；花冠淡蓝色、淡黄色或外面近白色，花冠管短，喉部扩大，冠檐近 5 等裂；雄蕊 4，2 强；子房稍肉质，每室有 2 个胚珠，柱头深 2 裂，裂片等大。蒴果被柔毛，下部近球形，上部具长喙，开裂时似乌鸦嘴。种子半球形，表面皱缩呈脑纹状。

【分布】广西主要分布于宁明、龙州、隆安、来宾、柳州、平乐、钟山、容县、岑溪、陆川。

【采集加工】根，夏、秋季采挖。洗净，切片，鲜用或晒干。茎、叶，夏、秋季采收，切段，鲜用或晒干。

【药材性状】根圆柱形，稍肉质，长短不一，直径 1 ~ 10cm，表面灰黄色，具明显纵皱纹，有的皮部横向断离出木部。质韧，内皮淡紫色，易与木部剥离。木部坚韧，黄棕色或黄白色，直径 1 ~ 6cm。气微，味微甘。

藤茎圆柱形，节膨大，直径 2 ~ 8cm，灰色至灰褐色。单叶对生，多皱缩、破碎，完整者展平后阔卵形，长可达

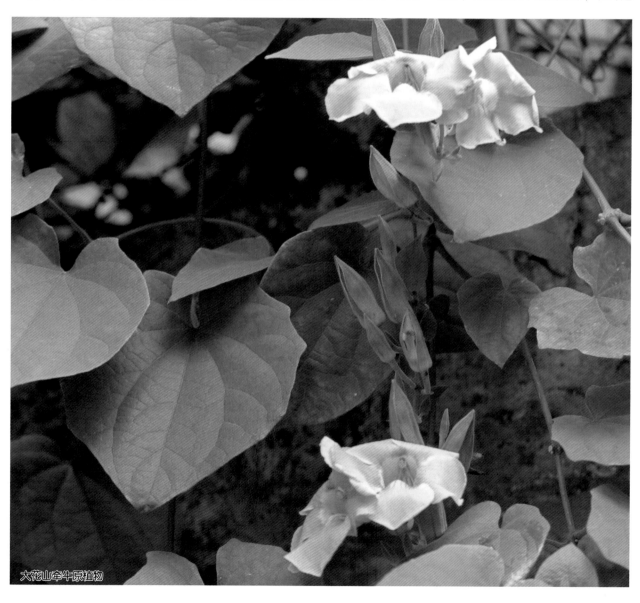

大花山牵牛原植物

4 ～ 15cm，宽 3 ～ 8cm，两面粗糙，被毛，灰黄色。气微，味甘微辛。

　　叶多破碎，完整者有叶柄。叶片展开后卵形或宽卵形，上表面棕褐色，下表面颜色稍浅，被柔毛，掌状脉 5~7 条。质脆。气微，味淡。

【品质评价】根以粗壮者为佳。叶、花等以无杂质者为佳。

【药理作用】

毒性反应　大花山牵牛叶煎剂 1g/ 只 小鼠腹腔注射，24h 内死亡率 50%[1]。

大花山牵牛根

【性味归经】味辛，性平。归肝经。

【功效主治】祛风通络，散瘀止痛。主治风湿痹痛，痛经，跌打肿痛，骨折，小儿麻痹后遗症。

【用法用量】内服：煎汤，15 ～ 30g。外用：适量，鲜品捣敷；或煎汤洗患处。

【使用注意】孕妇慎用。

大花山牵牛茎、叶

【性味归经】味辛、微苦，性平。归肝经。

【功效主治】活血止痛，解毒消肿。主治跌打损伤，骨折，疮疖，蛇咬伤。

【用法用量】内服：煎汤，9 ～ 15g。外用：适量，鲜品捣敷；或煎汤洗患处。

【使用注意】孕妇慎用。

【参考文献】

[1] Feng PC, Haynes LJ, Magnus KE,et al. Further pharmacological screening of some West Indian medicinal plants. J Pharm Pharmacol, 1964, 16(2): 115.

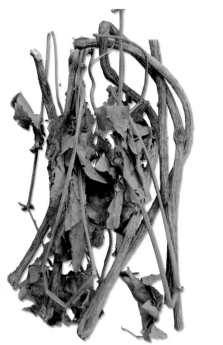

大花山牵牛药材

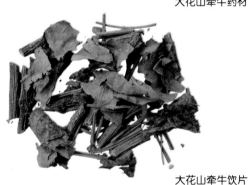

大花山牵牛饮片

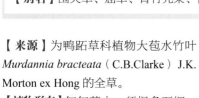

Da bao shui zhu ye

大苞水竹叶

Murdanniae Bracteatae Herba
[英] Bracteate Murdannia Herb

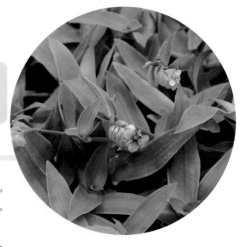

【别名】围夹草、癌草、青竹壳菜、青鸭跖草。

【来源】为鸭跖草科植物大苞水竹叶 *Murdannia bracteata*（C.B.Clarke）J.K. Morton ex Hong 的全草。

【植物形态】匍匐草本。须根多而细。茎有毛。基生叶丛生，线形或阔线形，长 10 ~ 24cm，宽 1 ~ 1.5cm；茎生叶互生，叶片线形或长圆状披针形，长 3 ~ 8cm，宽 8 ~ 12mm，先端急尖，基部呈鞘状，叶鞘被毛，两面无毛或下面被短柔毛。花密集成头状花序，生于枝端，直径约 1cm；花梗长 2.5 ~ 5cm，总苞片被外形；花梗粗短；小苞片大而宿存，膜质，圆形，成覆瓦状排列；萼片 3，长圆形，蓝色或紫色；发育雄蕊 3，退化雄蕊 3，花丝被毛；子房椭圆形，花柱与子房几等长。蒴果卵形，具 3 棱，每室有种子 2 颗。种子具皱纹。

【分布】广西主要分布于武鸣、隆安、梧州、藤县、防城、东兴、平南、容县、平果、贺州、东兰、金秀、扶绥、宁明、龙州、大新。

【采集加工】夏、秋季采收。洗净，鲜用或晒干。

【药材性状】茎黄绿色，表面具数条纵棱，节膨大；叶互生，皱缩，易碎；完整叶片展平后呈线形或长圆状披针形，先端尖，基部呈鞘状，叶鞘被毛。气微，味甘、淡。

【品质评价】以色褐绿、叶多者为佳。

【化学成分】本品含 bracteanolide A、bracteanolide B、（+）-（R）-p- 对羟基苯基乳酸 [（+）-（R）-p-hydroxyphenyllactic acid] 和异牡荆苷（isovitexin）[1]。

【性味归经】味甘、淡，性凉。归肺经。

【功效主治】化痰散结，清热通淋。主治肺痨咳嗽，瘰疬痰核，痈肿，热淋。

【用法用量】内服：煎汤，30 ~ 60g。

【使用注意】脾胃虚寒者慎用。

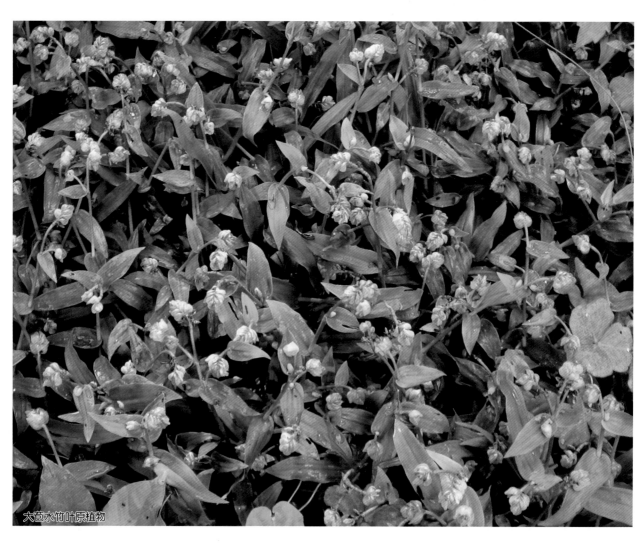

大苞水竹叶原植物

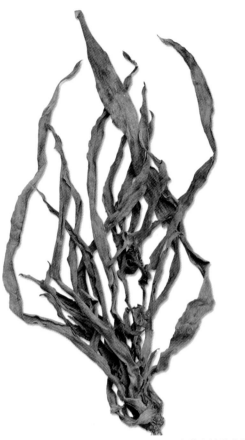

大苞水竹叶药材

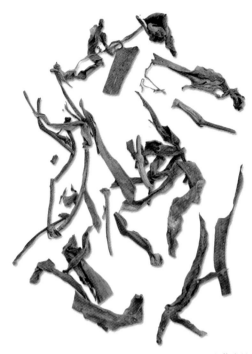

大苞水竹叶饮片

【参考文献】

[1]Wang GJ, Chen SM, Chen WC, et al. Selective inducible nitric oxide synthase suppression by new bracteanolides from Murdannia bracteata. J Ethnopharmacol, 2007, 112(2): 221.

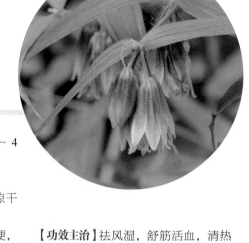

Wan shou zhu

万寿竹

Dispori Cantoniensis Radix
[英] Cantoniense Disporum Root

【别名】白龙须。

【来源】为百合科植物万寿竹 *Disporum cantoniense*（Lour.）Merr. 的根。

【植物形态】多年生草本。根状茎横出，呈结节状；根粗长，肉质。茎上部有较多的叉状分枝。叶纸质，披针形至狭椭圆状披针形，长 5 ~ 12cm，宽 1 ~ 5cm，先端渐尖至长渐尖，基部近圆形，有明显的 3 ~ 7 脉，下面脉上和边缘有乳头状突起，叶柄短。有伞形花序，花着生在与上部叶对生的短枝顶端；花紫色；花被片斜出，倒披针形，先端尖，边缘有乳头状突起，基部有距；雄蕊内藏；子房长约

3mm，花柱连同柱头长为子房的 3 ~ 4 倍。浆果，具 2 ~ 5 颗种子。

【分布】广西全区均有栽培。

【采集加工】春、夏季均可采收。晾干备用。

【药材性状】根状茎呈结节状，质硬，节上残留有褐色叶鞘，下面生有多数细根。根细长，稍皱缩，白色。气微，味淡。

【品质评价】以粗壮、干燥、无杂者为佳。

【性味归经】味苦、辛，性凉。归肝、肺经。

【功效主治】祛风湿，舒筋活血，清热祛痰止咳。主治风湿痹证，关节腰腿疼痛，跌打损伤，骨折，虚劳，骨蒸潮热，肺痨咯血，肺热咳嗽，烫火伤。

【用法用量】内服：煎汤，9 ~ 15g，或研末，或浸酒。外用：适量，捣敷；或根熬膏涂。

【使用注意】脾胃虚寒者及孕妇慎用。

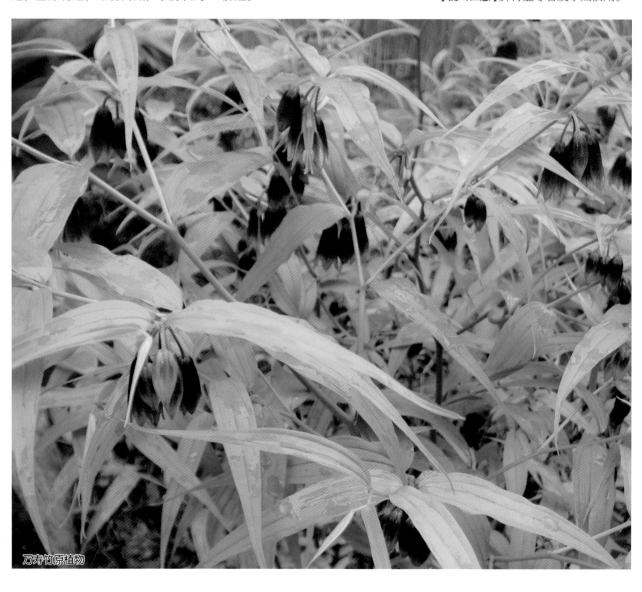

万寿竹原植物

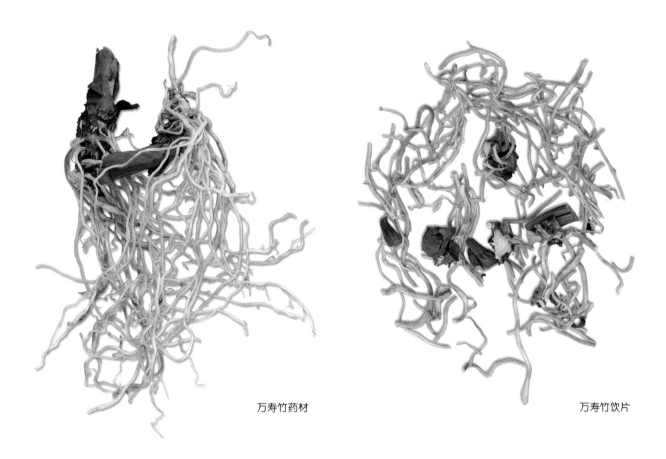

万寿竹药材　　　　　　　　　　　　　　万寿竹饮片

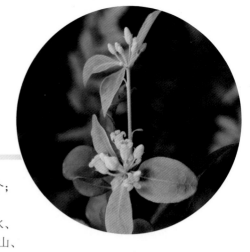

上山虎

Pittospori Pauciflori Caulis et Ramulus
[英] Pauciflore Pittosporum Stem and Twig

【别名】少花海桐、山海桐、海金子、崖花子、山栀茶。

【来源】为海桐花科植物少花海桐 *Pittosporum pauciflorum* Hook.et Arn. 的根、树皮。

【植物形态】常绿灌木。嫩枝无毛，老枝有皮孔。叶散布于嫩枝上，呈假轮生状，革质，狭窄矩圆形，或狭窄倒披针形，长5～8cm，宽1.5～2.5cm，先端急锐尖，基部楔形，上面深绿色、发亮，下面在幼嫩时有微毛，以后变秃净，侧脉6～8对，与网脉在上面稍下陷，在下面突起，边缘干后稍反卷；叶柄初时有微毛，以后变秃净。花3～5朵生于枝顶叶腋内，呈假伞形状；苞片线状披针形；萼片窄披针形，有微毛，边缘有睫毛；花瓣长8～10mm；雄蕊长6～7mm；子房长卵形，被灰绒毛，子房柄短，有侧膜胎座3个，胚珠约18个。蒴果椭圆形或卵形，被疏毛，3片裂开，果片阔椭圆形，木质，胎座位于果片中部，各有种子5～6个；种子红色，稍压扁。

【分布】广西主要分布于马山、融水、龙胜、德保、靖西、那坡、隆林、钟山、富川、百色、资源、全州、灌阳、桂林、阳朔、三江、临桂、荔浦、恭城、苍梧、梧州、藤县、贵港、贺州、东兰、罗城、宜州、金秀。

【采集加工】全年可采。切段，晒干。

【药材性状】本品茎呈圆柱形，直径0.2～1cm。表面灰棕色，光滑。体轻，不易折断，断面皮部常粘连，纤维性，木部白色，髓部小或不明显。气微，味淡。

【品质评价】以干燥、块大、无杂质者为佳。

【化学成分】本品叶中含柽柳素-3-*O*-芸香糖苷（tamarix prime-3-*O*-rutinoside）、芦丁（rutin）[1]。

本品根中含(*S*)-3-乙基-7-羟基-6-甲氧基苯酞 [(*S*)-3-ethyl-7-hydroxy-6-methoxyphthalide]、(*S*)-3-乙基-7-羟基-5,6-二甲氧基苯酞 [(*S*)-3-ethyl-7-hydroxy-5,6-dimethoxyphthalide]、(*S*)-3-乙基-5,6,7-三甲氧基苯酞 [(*S*)-3-ethyl-5,6,7-trimethoxyphthalide]、(*R*)-3-乙基-7-羟基-6-甲氧基苯酞 [(*R*)-3-ethyl-7-hydroxy-6-methoxyphthalide]、(*Z*)-3-亚乙基-7-羟基-6-甲氧基苯酞 [(*Z*)-3-ethylidene-7-hydroxy-6-methoxyphthalide]、(*Z*)-3-亚乙基-6,7-二甲氧基苯酞 [(*Z*)-3-ethylidene-6,7-dimethoxyphthalide][2]。

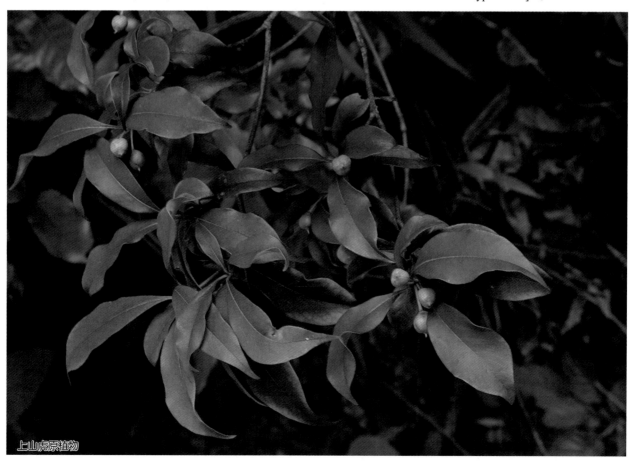

上山虎原植物

【药理作用】

1. 抗炎 从上山虎提取物中分离得到的 Phthalide 类单体化合物能明显抑制由趋化肽 N-甲酰-甲硫氨酰-亮氨酰苯丙氨酸诱导的中性粒细胞超氧负离子的形成和弹性酶的释放，从而发挥其抗炎作用[2]。

2. 杀精 上山虎皂苷提取物有较强杀灭体外人精子的作用，显著杀灭豚鼠在体附睾尾囊精子。体外杀人精子有效浓度为 0.0092% ~ 0.013%，注药浓度为 0.0012g/ml 时能明显杀灭附睾尾精子，且未见管内充血、水肿与炎症反应，输精管上皮细胞结构正常，可能是动物输精管与人的相似，输精管内有液体药物注入很快被稀释，可减少药物对局部的刺激作用[3]。

3. 抗抑郁 上山虎中所含的正丁醇和乙酸乙酯部位为主要的抗抑郁活性部位，能明显缩短小鼠悬尾不动时间（$P<0.05$）和小鼠游泳不动时间（$P<0.05$）[4]。

4. 急性毒性反应 上山虎提取物给予昆明种远交系小白鼠灌胃一次给药，LD_{50} 为（370 ± 14）mg/kg；小白鼠腹腔给药，LD_{50} 为（17 ± 1.4）mg/kg[2]。上山虎为海金子的根，其水提物 LD_{50} 为（21.12 ± 1.12）g/kg，死亡动物解剖，肉眼未见明显病理变化[5]。

【性味归经】 味苦、辛，性温。归肝、胃经。

【功效主治】 根、树皮、叶：祛风活络，散瘀止痛，活血止血，解毒消肿。主治风湿性和类风湿关节炎，痹痛，小儿麻痹后遗症，产后风瘫，坐骨神经痛，牙痛，胃痛，高血压，哮喘，跌打损伤，骨折，毒蛇咬伤，疔疮，过敏性皮炎。

【用法用量】 内服：根，10 ~ 30g；树皮，9 ~ 60g。水煎或浸酒服。外用：鲜品适量捣敷。

【使用注意】 孕妇慎用。

【经验方】

1. 毒蛇咬伤 ①崖花子根 30g，水煎服；另取鲜根或叶捣烂外敷伤处。②在伤口周围针刺排毒后，先用豆根瘤菌 15g，水煎服，渣外敷；后再用山海桐鲜根皮加食盐捣烂，外敷伤处（用于眼镜蛇咬伤）。③山海桐根皮（约 3 株的根）捣烂，取汁内服，渣外敷。（《浙江民间常用草药》）

2. 指头炎 山海桐鲜叶捣烂敷患处。（《浙江民间常用草药》）

3. 骨折 手术复位后，取山海桐鲜根捣烂，外敷伤处，外加包扎固定。取山海桐根 120g，酒炒后，加鸡 1 只去头脚，水煮，吃汤和鸡。（《浙江民间常用草药》）

4. 皮肤湿疹 崖花子叶和紫金牛果实煎水服。（《天目山药用植物志》）

【参考文献】

[1] 彭一波, 刘阳, 李娜, 等. 海金子中柽柳素-3-O-芸香糖苷和芦丁的分离及含量测定. 湖南中医药大学学报, 2014,32(7): 45.

[2] Chou TH, Chen IS, Hwang TL, et al. Phthalides from Pittosporum illicioides var.illicioides with inhibitory activity on superoxide generation and elastase release by neutrophils. J Nat Prod, 2008, 71(10): 1692.

[3] 周述芳, 钟代华, 杨模坤, 等. 海金子杀精作用的初步研究. 四川中草药研究, 1994,(36): 41.

[4] 左晓娜, 肖炳坤, 刘妍如, 等. 山栀茶抗抑郁活性部位研究. 军事医学, 2013,37(4): 283.

[5] 黄琳芸, 钟鸣, 余胜民, 等. "虎钻"类传统瑶药的急性毒性研究. 民族医药, 2005,28(5): 42.

上树虾

Shang shu xia

Dendrobii Lindleyi Herba

[英] Lindleyi Dendrobium Herb

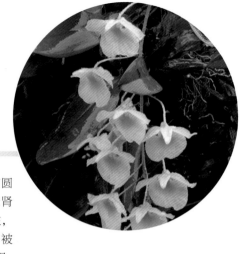

【别名】木虾公、聚石斛、虾公脊、鸡背石斛、金黄泽。

【来源】为兰科植物聚石斛 *Dendrobium lindleyi* Stend. 的全草。

【植物形态】草本茎假鳞茎状，密集或丛生，多少两侧压扁状，纺锤形或卵状长圆形，长 1～5cm，粗 5～15mm，顶生 1 枚叶，基部收狭，具 4 个棱和 2～5 个节，干后淡黄褐色并且具光泽；节间长 1～2cm，被白色膜质鞘。叶革质，长圆形，长 3～8cm，宽 6～30mm，先端钝而且微凹，基部收狭，但不下延为鞘。总状花序从茎上端发出，远比茎长，长达 27cm，疏生数朵至 10 余朵花；花苞片小，狭卵状三角形；花梗和子房黄绿色带淡紫色；花橘黄色，开展，薄纸质；中萼片卵状披针形，先端稍钝；侧萼片与中萼片近等大；萼囊近球形；花瓣宽椭圆形，先端圆钝；唇瓣横长圆形或近肾形，不裂，中部以下两侧围抱蕊柱，先端通常凹缺，唇盘在中部以下密被短柔毛；蕊柱粗短；药帽半球形，光滑，前端边缘不整齐。

【分布】广西主要分布于桂林、玉林、博白、百色、金秀、靖西、那坡、田林、西林、隆林、龙州。

【采集加工】全年可采。鲜用为佳。

【药材性状】假鳞茎样的茎呈三棱或四棱状纺锤形，长 1～5cm，宽约 1.5cm，表面金黄色，平滑而有光泽，全体具 3～4 个节，节处呈线状凹入。质坚，体轻，纵向撕裂呈疏松海绵状，类白色，折断面纤维性。气微，味淡。

【品质评价】以干燥、色黄绿、无杂质者为佳。

【性味归经】味甘、淡，性微寒。归肺、胃经。

【功效主治】润肺止咳，滋阴养胃。主治热病津少，肺痿咳嗽，阴虚痨咳，肺痨潮热。

【用法用量】内服：煎汤，10～15g。外用：适量。

【使用注意】虚寒者慎用。

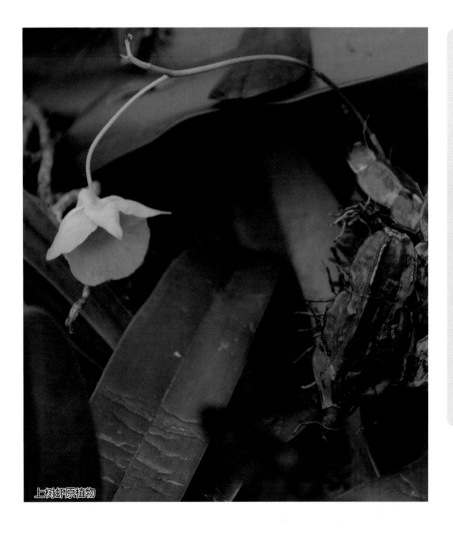

上树虾原植物

【经验方】

1. 肺结核　上树虾、鱼腥草、蚂拐腿、七叶一枝花、抱树莲、下山虎、秤砣果藤、双钩藤、臭牡丹、千斤拔、吊水莲、血藤、珍珠盖凉伞、石仙桃、鸟不站各 6g，配猪肺适量炖服，每日 1 剂。(《广西民族医药验方汇编》)

2. 慢性支气管炎　上树虾、石仙桃、七叶一枝花、狗脚迹、叶莲菇（大叶百部）、观音茶、小白背、蒲公英、少年红、红毛毡、穿心莲、石面桃、五爪金龙、金银花、麦冬、天冬、白狗藤、百解、兴成草、生姜各适量。(《广西民族医药验方汇编》)

3. 肺炎、咳嗽　上树虾 9g，桔梗 6g，红毛毡 6g，鲜鱼腥草 9g，陈皮 6g，香橼 6g，五爪龙 6g，朝天罐 6g，罗汉果 6g，石仙桃 6g，十大功劳 9g，枇杷叶 6g，苏木 6g，臭牡丹 6g，蜂蜜 30g。(《广西民族医药验方汇编》)

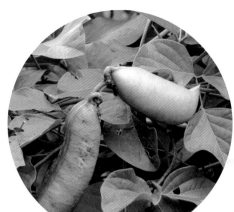

Xiao dao dou

小刀豆

Canavaliae Catharticae Herba
[英] Cathartice Canavalia Herb

【别名】刀豆子、野刀板豆。

【来源】为豆科植物小刀豆 *Canavalia cathartica* Thou. 的全草。

【植物形态】草质藤本。茎、枝被稀疏的短柔毛。羽状复叶具3小叶；托叶小，胼胝体状；小托叶微小，极早落。小叶纸质，卵形，长6~10cm，宽4~9cm，先端急尖或圆，基部宽楔形、截平或圆，两面脉上被极疏的白色短柔毛。花1~3朵生于花序轴的每一节上；萼近钟状，被短柔毛，上唇2裂齿阔而圆，远较萼管为短，下唇3裂齿较小；花冠粉红色或近紫色，旗瓣圆形，顶端凹入，近基部有2枚痂状附属体，无耳，具瓣柄，翼瓣与龙骨瓣弯曲；子房被绒毛，花柱无毛。荚果长圆形，膨胀，顶端具喙尖；种子椭圆形，种皮褐黑色，硬而光滑。

【分布】广西主要分布于天峨、凤山、靖西、隆安、龙州、南宁、防城、藤县、蒙山。

【采集加工】全年均可采收。洗净，切段，晒干备用。

【药材性状】茎圆柱形，被稀疏的短柔毛。叶皱缩，复叶具3小叶，小叶纸质，展平呈卵形，长6~10cm，宽4~9cm，先端急尖或圆，基部宽楔形、截平或圆，两面脉上被极疏的短柔毛；叶柄长3~8cm；小叶柄长5~6mm，被绒毛。气微，味淡。

【品质评价】以色褐绿、叶多者为佳。

【性味归经】味甘，性温。归脾、胃、肾经。

【功效主治】温中下气，益肾补元。主治虚寒呃逆，肾虚腰痛。

【用法用量】内服：煎汤，9~15g，或烧存性研末送服。

【使用注意】胃有实热者慎服。

【经验方】

1. 扭伤腰痛　刀豆子15g，泽兰、苦楝子各12g。煎服。（《安徽中草药》）

2. 久痢　（刀豆子）蒸熟，砂糖蘸食。（《本草用法研究》）

3. 冷呃　刀豆子，炙存性，酒服钱许。（《兰台轨范》）

4. 小儿疝气　（刀豆）种子研粉，每次4.5g，开水冲服。（《湖南药物志》）

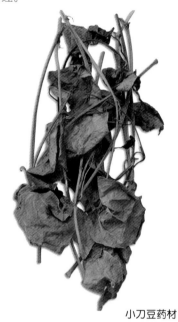

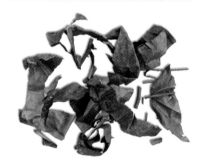

小刀豆药材　　　　小刀豆饮片

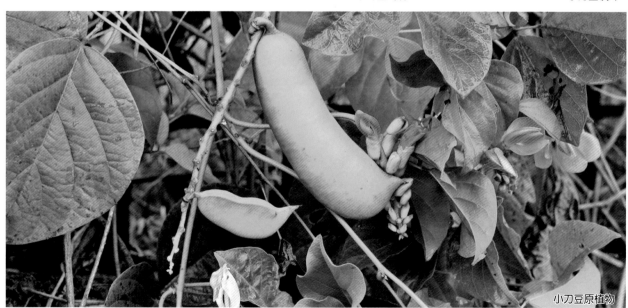

小刀豆原植物

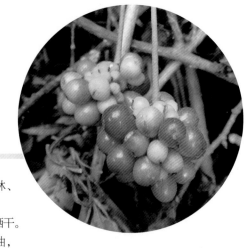

Xiao hong zuan

小红钻

Kadsurae Oblongifoliae Radix et Caulis
[英] Scarlet Kadsura Root and Stem

【别名】饭团藤、水灯盏。

【来源】为木兰科植物冷饭藤 *Kadsura oblongifolia* Merr. 的根和茎。

【植物形态】藤本。叶纸质，长圆状披针形、狭长圆形或狭椭圆形，长 5～10cm，宽 1.5～4cm，先端圆或钝，基部宽楔形，边有不明显疏齿，侧脉每边 4～8 条。花单生于叶腋，雌雄异株。雄花：花被片黄色，12～13 片，中轮最大的 1 片，椭圆形或倒卵状长圆形，花托椭圆体形，顶端不伸长，雄蕊群球形，具雄蕊约 25 枚，几无花丝；雌花：花被片与雄花相似，雌蕊 35～60 枚；花梗纤细。聚合果近球形或椭圆体形；小浆果椭圆体形或倒卵圆形，顶端外果皮薄革质，不增厚。干时显出种子；种子 2～3，肾形或肾状椭圆形，种脐稍凹入。

【分布】广西主要分布于柳州、桂林、梧州、藤县、玉林。

【采集加工】全年均可采挖。鲜用或晒干。

【药材性状】本品根呈圆柱形，弯曲，少分支，直径 0.5～1.2cm；表面灰黄色或黄白色，具纵沟纹和横裂纹，除去栓皮呈棕色，皮部易剥离；质硬韧，不易折断；断面木栓层黄白色，粉性，皮部棕红色，纤维性，木部淡黄色或黄棕色，具放射状纹理。茎圆柱形，直径 0.3～1cm，表面黄棕色或紫褐色，具纵纹，有互生的叶柄痕。质轻，易折断，纤维性，木部黄白色或棕黄色。中部髓大，多中空。气香，味辛、涩。

【品质评价】以干燥、块大、无杂质者为佳。

【化学成分】本品全株含有山柰酚 -3-O- α -L- 呋喃阿拉伯糖苷（kaempferol-3-O- α -L-arabinofuranoside ）、山柰酚 -3-O- α -D- 吡喃阿拉伯糖苷（kaempferol-3-O- α -D-arabinopyranoside ）、槲皮素 -3-O- α -D- 吡喃阿拉伯糖苷（quercetin-3-O- α -D-arabinopyranoside ）、槲皮素 -3-O- α -L- 呋喃阿拉伯糖苷（quercetin-3-O- α - L-arabinofuranoside ）、槲皮素 -3-O- β -D- 吡喃葡萄糖苷（quercetin-3-O- β - D-glucopyranoside ）、槲皮素(quercetin)、kadsuracoccinic acid B、schizanrin B、caryophyllene oxide、coccinic acid、iso-valeroylbinankadsurin A、acetylepigomisin

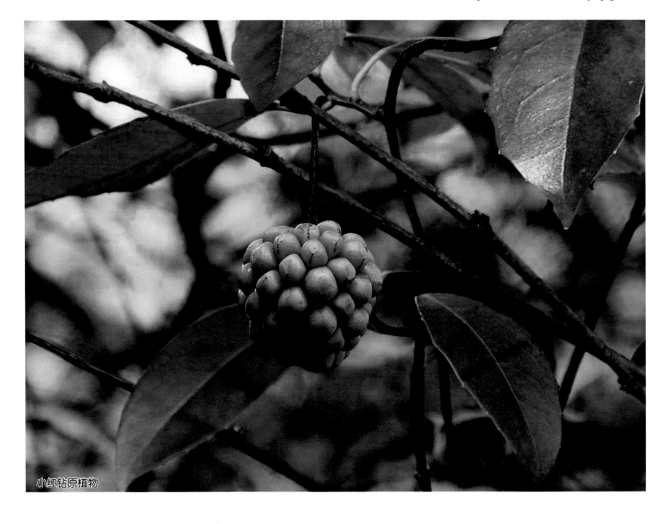

小红钻原植物

R、*seco*-coccinicacid A、*meso*-dihydroguaiaretic acid[1,2]、
kadsulignans O、kadsulignans P、kadsulignans C、
kadsulignans E、kadsulignans F、kadsulignans G、heteroclitin
J[3]、kadoblongifolins A、kadoblongifolins B、kadoblongifolin C、
schizanrin F、propinquanin C、schisantherin G、heteroclitin Q、
kadsurarin[4]。

【药理作用】

抗肿瘤　本品对小鼠肉瘤生命延长率超过 50％，有抗肿瘤
作用[5]。

【性味归经】味辛，性温。归胃、肝、肾经。

【功效主治】祛风除湿，行气止痛。主治胃痛，腹痛，痛经，
风湿疼痛，跌打损伤，骨折。

【用法用量】内服：15 ～ 30g，水煎服或浸酒服。外用：鲜
根皮捣敷或研粉水调敷。

【使用注意】体虚者慎用。

【参考文献】

[1] 刘海涛 , 许利嘉 , 彭勇 , 等 . 冷饭藤醋酸乙酯部位化学成分研究 . 中
国中药杂志 ,2009,34(7): 864.

[2] 刘抗伦 , 田汝华 , 沈小玲 , 等 . 冷饭藤的化学成分及其体外抗肿瘤活
性 . 广州中医药大学学报 ,2013,30(6): 843.

[3] Liu HT,Zhang B, Peng Y, et al. New spirobenzofuranoid
dibenzocyclooctadiene lignans from Kadsura Oblongifolia. Fitoterapia,
2011, 82(5): 731.

[4] Liu HT, Xu LJ, Peng Y, et al. Complete assignments of 1H and 13C NMR
data for new dibenzocyclooctadiene lignans from Kadsura oblongifolia.
Magn Reson Chem, 2009, 47(7): 609.

[5] 钟鸣 , 余胜民 , 黄琳芸 , 等 . 十五种"钻"类传统瑶药抗肿瘤筛选研究 . 全
国首届壮医药学术会议暨全国民族医药经验交流会论文汇编 ,2005.

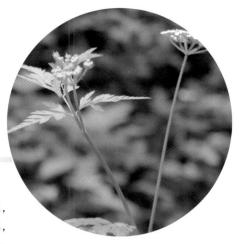

Xiao qie yi

小窃衣

Torilis Japonicae Fructus seu Herba
[英] Japanese Torilis Fruit or Herb

【别名】鹤虱、破子草、假芹菜。

【来源】为伞形科植物小窃衣 Torilis japonica（Houtt.）DC. 的全草、果实。

【植物形态】草本。主根细长，圆锥形，棕黄色，支根多数。茎有纵条纹及刺毛。叶柄下部有窄膜质的叶鞘；叶片长卵形，1 ~ 2 回羽状分裂，两面疏生紧贴的粗毛，第一回羽片卵状披针形，末回裂片披针形以至长圆形。复伞形花序顶生或腋生，花序梗有倒生的刺毛；总苞片 3 ~ 6，通常线形；伞辐 4 ~ 12，开展，有向上的刺毛；小总苞片 5 ~ 8，线形或钻形；小伞形花序有花 4 ~ 12；萼齿细小，三角形或三角状披针形；花瓣白色、紫红或蓝紫色，倒圆卵形。果实圆卵形，通常有内弯或呈钩状的皮刺。

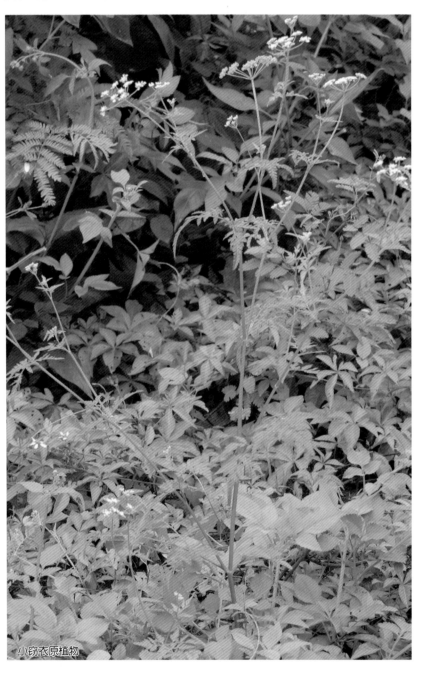

小窃衣原植物

【分布】广西主要分布于乐业、隆林、西林、那坡、武鸣、武宣、昭平、灌阳、桂林、龙胜、金秀、邕宁、龙州、田林。

【采集加工】夏末秋初采收。晒干或鲜用。

【药材性状】长圆形的双悬果，多裂为分果，分果长 3 ~ 4mm，宽 1.5 ~ 2mm。表面棕绿色或棕黄色，顶端有微突的残留花柱，基部圆形，常残留有小果柄。背面隆起，密生钩刺，刺的长短与排列均不整齐，状似刺猬。接合面凹陷成槽状，中央有 1 条脉纹。体轻。搓碎时有特异香气。味微辛、苦。

【品质评价】叶以色绿、无杂质者为佳。果实以成熟者为佳。

【化学成分】本品主要含有小窃衣倍半萜（torilin）等[1,2]。

【药理作用】

抗肿瘤 小窃衣果实甲醇提取物在 2 ~ 20μg/ml 对具有获得性多药耐药性（MDR）的 KB-Vl 和人乳腺癌细胞株 MCF7/ADR 癌细胞株具有逆转活性，活性成分 torilin 对药物敏感的 KB-3-1 和 MCF7 细胞及耐药的 KB-Vl 和 MCF7/ADR 细胞均无细胞毒作用，对药物敏感细胞 KB-3-1 和 MCF7 无影响，却能增强抗癌药物阿霉素、硫酸长春碱、紫杉醇和秋水仙碱对 MDR 细胞的细胞毒作用。torilin 对阿霉素、硫酸长春碱和紫杉醇耐药性显示强烈的逆转活性，而对秋水仙碱耐药性的逆转作用较小[3]。torilin 逆转 MDR 的活性直接与抗癌药物在细胞内的增加有关；torilin 和 VRP 通过阻断抗癌药物的溢出从而增加了抗癌药物在细胞内的蓄积；torilin 与抗癌药物竞争性地与 P- 糖蛋白结合，从而抑制了抗癌药物的溢出[4]。

【性味归经】味苦、辛，性平；有小毒。归脾、大肠经。

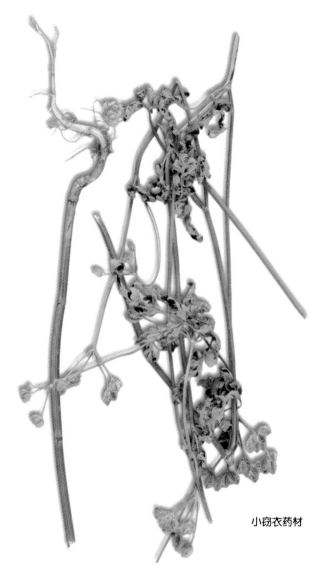

小窃衣药材

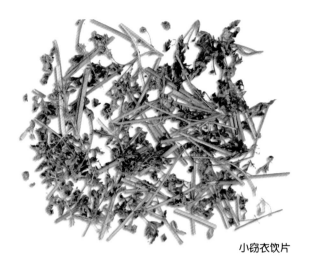

小窃衣饮片

【功效主治】杀虫止泻，收湿止痒。主治虫积腹痛，泻痢，疮疡溃烂，阴痒带下，风疹湿疹。

【用法用量】内服：煎汤，6～9g。外用：适量，捣汁涂；或水煎冲洗。

【使用注意】正气虚者慎用。

【参考文献】

[1]Kim SE, Kim YH, Kim YC, et al. Torilin, a sesquiterpene from Torilis japonica, reverses multidrug-resistance in cancer cells. Planta Med, 1998, 64(4): 332.

[2]Kim SE, Hong YS, Kim YC, et al. Mode of action of torilin in multidrug-resistance in cancer cell lines . Planta Med, 1998, 64(4): 335.

[3] 张敏 . 小窃衣倍半萜 (torilin) 对癌细胞多药耐药性的逆转作用 . 国外医药 • 植物药分册 ,1999,14(2): 73.

[4] 宋芝娟 . 小窃衣倍半萜 (torilin) 对多药耐药性肿瘤细胞系的作用模式 . 国外医药 • 植物药分册 ,1999,14(2): 73.

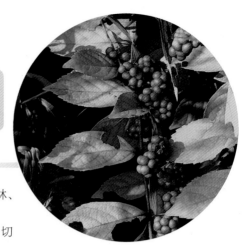

小叶紫珠
Xiao ye zi zhu

Callicarpae Dichotomatis Folium
[英] Dichotomise Callicarpa Leaf

【别名】紫珠草、紫珠、止血草、珍珠枫、漆大伯、大叶鸦鹊饭。

【来源】为马鞭草科植物白棠子树 *Callicarpa dichotoma*（Lour.）K.Koch 的叶。

【植物形态】小灌木。小枝纤细，幼嫩部分有星状毛。叶倒卵形或披针形，长 2～6cm，宽 1～3cm，顶端急尖或尾状尖，基部楔形，边缘仅上半部具数个粗锯齿，表面稍粗糙，背面无毛，密生细小黄色腺点。聚伞花序在叶腋的上方着生，细弱；苞片线形；花萼杯状，无毛，顶端有不明显的 4 齿或近截头状；花冠紫色；花丝长约为花冠的 2 倍，花药卵形，细小，药室纵裂；子房无毛，具黄色腺点。果实球形，紫色。

【分布】广西主要分布于邕宁、百色、田阳、平果、那坡、凌云、田林、隆林、河池、龙州、大新。

【采集加工】夏、秋季采收。洗净，切片晒干。

【药材性状】枝条圆柱形，表面灰褐色，被毛。节明显，节间长，叶对生，皱缩，上表面灰绿色，下表面灰白色，均被毛，质脆。气微，味淡。

【品质评价】以色绿、叶完整、无杂质者为佳。

【化学成分】本品含矮牵牛素（petunidin）、矢车菊素（cynidin）、甲基花青素（peonidin）[1]、连翘酯苷 B、2-乙酰基洋丁香酚苷（2'-acetylacteoside）、oliumoside、randioside、chinacoside、soacteoside、istanoside H[2]。

【药理作用】

1. 止血　紫珠草注射对人、兔均可增加血小板数量，缩短出血时间、血块收缩时间和凝血酶原时间[3]。对纤溶系统也有抑制作用[4]。紫珠草注射液可减轻弥散性血管内凝血（DIC）家兔脏器病变程度[5]。

2. 抗脂质过氧化　紫珠对 OH⁻ 诱发的血红细胞（RBC）膜脂质过氧化（LPO）及溶血有抑制作用；对 OH⁻ 引发的脑 LPO 及芬顿高级氧化法（Fenton）反

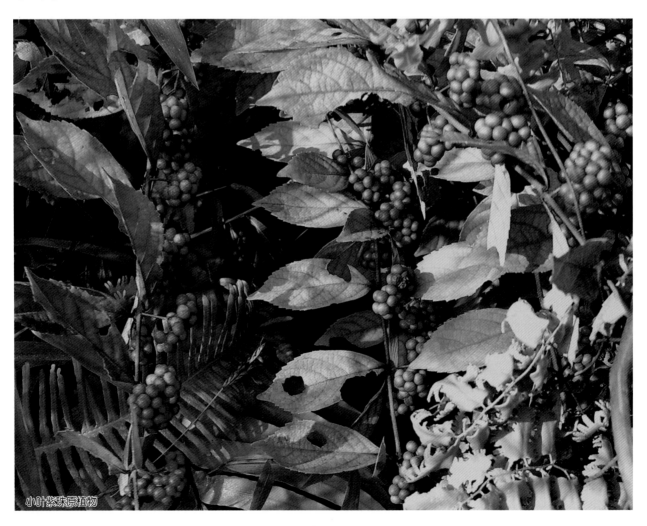
小叶紫珠原植物

应生成 OH⁻ 有抑制作用；对大鼠离体组织孵育时自动发生的 LPO 有抑制作用[6]。紫珠草水提取液可明显抑制大鼠肝、心、肾、脑匀浆 LPO 及由过氧化氢引发的小鼠红细胞 LPO 及溶血过程，可提高小鼠全血谷胱甘肽过氧化物酶活力，对肝脏 LPO 的抑制作用较其他组织强[7]。

3. 镇痛　紫珠叶醇提取物，部分三萜、黄酮类化合物能减轻醋酸致痛小鼠扭体反应[8]。

4. 毒性反应　家兔腹腔注射 5 倍止血剂量的紫珠草溶液 200mg（生药）/kg，未见异常改变。以铅盐法所得的紫珠水溶液小鼠静脉注射的 LD_{50} 为 237.5mg/kg[9]。

【性味归经】味苦、涩，性凉。归肝经。

【功效主治】收敛止血，清热解毒。主治咯血，呕血，衄血，牙龈出血，尿血，便血，崩漏，皮肤紫癜，外伤出血，疮疖肿毒，毒蛇咬伤，烧伤。

【用法用量】内服：煎汤，10～15g，鲜品 30～60g；或研末，1.5～3g，每日 1～3 次。外用：适量，鲜品捣敷；或研末调敷。

【使用注意】出血有瘀者慎用。

【经验方】

1. 拔牙后出血不止　用消毒棉花蘸紫珠叶末塞之。（《福建民间草药》）

2. 创伤出血　鲜紫珠叶用冷开水洗净，捣匀后敷创口；或用干紫珠叶研末撒敷。外用消毒纱布包扎之。（《福建民间草药》）

3. 扭伤肿痛　紫珠草叶 30g，鹅不食草 30g，威灵仙 15g，水煎服；或加松节油共捣烂外敷患处。（《青岛中草药手册》）

4. 衄血　紫珠叶 6g，调鸡蛋清服；外用消毒棉花蘸叶末塞鼻。（《福建民间草药》）

5. 咯血　干紫珠叶末 1.5～2.1g，调鸡蛋清，每 4h 服 1 次；继用干紫珠叶末 6g，水煎，代茶常饮。（《福建民间草药》）

6. 肺结核咯血，胃十二指肠溃疡出血　紫珠叶、白及各等量。共研细粉。每次服 6g，每日 3 次。（《全国中草药汇编》）

7. 胃溃疡出血　紫珠叶 120g。水煎服。（《浙江药用植物志》）

8. 功能性子宫出血　紫珠叶、地稔、梵天花根各 30g。水煎，加红糖 30g。在出血的第 1 日服下，连服数日。（《浙江药用植物志》）

9. 血小板减少性紫癜　紫珠叶、猪殃殃、绵毛鹿茸草各 15g，地稔、栀子根各 30g。水煎服。（《浙江药用植物志》）

10. 跌打内伤出血　鲜紫珠叶和果实 60g，冰糖 30g。开水炖，分 2 次服。（《闽东本草》）

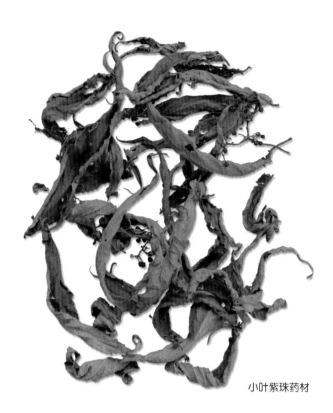

小叶紫珠药材

【参考文献】

[1] Darbour N, Raynaud J. The anthoeyanin aglycons of Callicarpa bodinieh Leveille and Callicarpa purpurea Juss.(Verbenaceae). Pharmazie, 1988, 43(2): 143.

[2] Koo KA, Sung SH, Park JH, et al. In vitro neuroprotectiveactivities of phenylethanoid glycosides from Callicarpa dichotoma. Planta Med, 2005, 71(8): 778.

[3] 杭州市第一医院中药推广组. 紫珠草临床应用及止血作用的机理探讨. 中草药,1971: 3.

[4] 湖南医学院附一院外科血液研究室. 医学研究资料,1976,(3): 8.

[5] 樊亚巍. 紫珠草注射液对弥散性血管内凝血家兔解剖结构的影响. 中国中医急症,2003,12(3): 259.

[6] 蒋惠娣, 季燕萍, 张水利. 紫珠属药用植物体外抗氧化作用. 中药材,1999,22(3): 139.

[7] 黄夏琴, 蒋惠娣, 徐庆, 等. 紫珠草抗脂质过氧化作用的实验研究. 中草药,1998,29(4): 246.

[8] 任凤芝, 牛桂云, 栾新惠, 等. 紫珠叶化学成分的镇痛活性研究. 天然产物研究与开发,2003,15(2): 155.

[9] 中国人民解放军第 168 医院. 紫珠草的品种、制剂及应用.1970: 2.

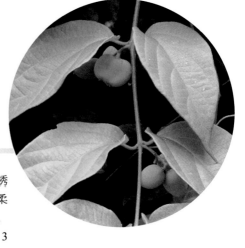

Xiao guo wei hua teng

小果微花藤

Iodis Vitigineae Caulis
[英] Vitiginea Iodes Stem

【别名】吹风藤、构芭、双飞蝴蝶、牛奶藤。

【来源】为茶茱萸科植物小果微花藤 *Iodes vitiginea*（Hance）Hemsl. 的茎藤。

【植物形态】木质藤本。小枝压扁，被淡黄色硬伏毛，卷须腋生或生于叶柄的一侧。叶近对生；叶片薄纸质，长卵形至卵形，长6～17cm，宽3～11cm，先端长渐尖，基部圆形或微心形，上面沿脉被硬伏毛，密具细颗粒状突起，下面密被白色或淡黄色粗硬伏毛。花雌雄异株，伞房圆锥花序腋生，密被锈色绒毛；雄花序中雄花萼片5，披针形，近基部连合，外被锈色柔毛；花瓣5，中部以下连合，先端有小尖突，外被黄褐色柔毛；雄蕊5，被刺状长柔毛；雌花序较短，雌花萼片5，外被锈色柔毛；花瓣5～6，外被黄褐色柔毛；无退化雄蕊；子房卵状圆球形，密被黄色刺状柔毛，柱头近圆盘形，3浅裂。核果卵形或阔卵形，熟时红色，有多角形陷穴，密被黄色绒毛，具宿存增大的花瓣、花萼。

【分布】广西主要分布于邕宁、百色、田阳、平果、那坡、凌云、田林、隆林、河池、龙州、大新。

【采集加工】夏、秋季采收。洗净，切片晒干。

【药材性状】枝条圆柱形，表面灰褐色，被毛。节明显，节间长，叶对生，皱缩，上表面灰绿色，下表面灰白色，均被毛。质脆。气微，味淡。

【品质评价】以色绿、条粗大、无杂质者为佳。

【性味归经】味辛，性微温。归肝、肾经。

【功效主治】祛风散寒，除湿通络。主治风寒湿痹，肾炎，劳损劳伤。

【用法用量】内服：煎汤，9～15g。

【使用注意】阴虚火旺者慎用。

【经验方】

1. 游走性风湿痛 吹风藤15g，香附子9g，红龙船花30g，陈皮3g。煎水内服。（《广西民间常用草药》）

2. 风湿痛 石仙桃、爬山虎、吹风藤各15g。水煎服，每日1剂。（《广西民族医药验方汇编》）

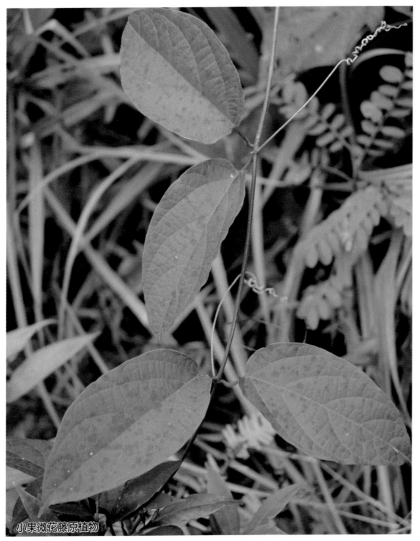

小果微花藤原植物

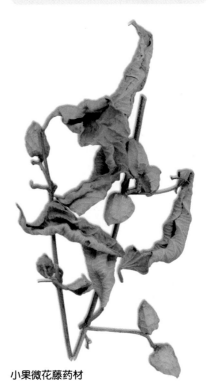

小果微花藤药材

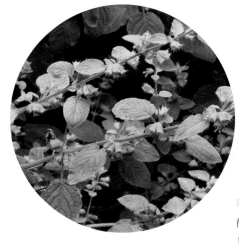

Shan   xiang

山 香

Hyptidis Suaveolenis Herba
[英] Wild Spikenard Herb

【别名】蛇百子、毛老虎、逼死蛇、山薄荷。

【来源】为唇形科植物山香 *Hyptis suaveolens* （L.）Poit. 的全草。

【植物形态】草本。茎直立，四棱形，多分枝，全株被毛，揉之有香气。单叶对生，卵形，长 4 ~ 8cm，宽 3 ~ 6cm，顶端钝，基部浅心形，边缘波状或有疏齿，两面被疏柔毛。聚伞花序 2 ~ 4 花，在枝上排成假总状或圆锥花序；萼 5 齿，三角形，有钻状尖头，被长柔毛；花冠蓝色，二唇形，上唇 2 圆裂，裂片外反，下唇 3 裂，侧裂片圆形，中裂片囊状。小坚果矩圆形，扁平。

【分布】广西主要分布于平南、桂平、贵港、玉林、陆川、北流、岑溪。

【采集加工】夏、秋季采全草。切段阴干或鲜用。

【药材性状】药材长短不一，0.4 ~ 1.6m。茎钝四棱形被平展刚毛，叶对生；叶片卵形或宽卵形，长 1.4 ~ 11cm，宽 1.2 ~ 9cm，先端锐尖，基部圆形或浅心形，两面均被疏柔毛。聚伞花序。全株黄绿色，质脆，断面中空或白色至淡黄色。揉之有香气。味辛、苦，性平。

【品质评价】以色绿、香气浓者为佳。

【化学成分】本品地上部分含挥发油，其主要成分有 2-β-蒎烯（2-β-pinene）、β-榄香烯（β-elemene）、α-蛇麻烯（α-humulene）、β-蛇床烯（β-selinene）、双环吉马烯（bicyclogermacrene）、斯巴醇（spathulenol）、石竹烯氧化物（caryophyllene oxide）、γ-古芸烯（γ-gurjunene）、香柠檬醇（bergamotol）、萘（naphthalene）、菲（phenanthrene）[1]、α-萜品烯（α-terpinene）、γ-萜品烯（γ-terpinene）、α-蒎烯（α-pinene）、萜品油烯（terpinolene）、辛-1-烯-3-醇（oct-1-en-3-ol）、柠檬烯（limonene）、

β-石竹烯（β-caryophyllene）、α-佛手柑油烯（α-bergamotene）、小茴香醇（fenchol）、对-伞花烃（paracymene）、1,8-桉叶油素（1,8-cineole）、萜品烯-4-醇（terpinen-4-ol）、香桧烯（sabinene）[1,2]、香叶烯（myrcene）、α-水芹烯（phellandrene）、芳樟醇氧化物（linalool oxide）、葑酮（fenchone）、α-ρ-二甲基苯乙烯（α-ρ-dimethylstyrene）、α-荜澄茄油烯（α-cubebene）、α-copaene、苯甲醛（benzaldehyde）、β-波旁烯（β-bourbonene）、蛇麻烯（humulene）、别香橙烯（alloaromadendrene）、β-金合欢烯（β-farnesene）[2]。

【药理作用】

1. 保肝　山香甲醇提取物对四氯化碳（CCl₄）所致大鼠肝损伤有保护作用[3]。

2. 抗氧化　山香甲醇提取物对过氧化氢（H₂O₂）所致肝癌 HepG2 细胞氧化损伤有保护作用[3]。

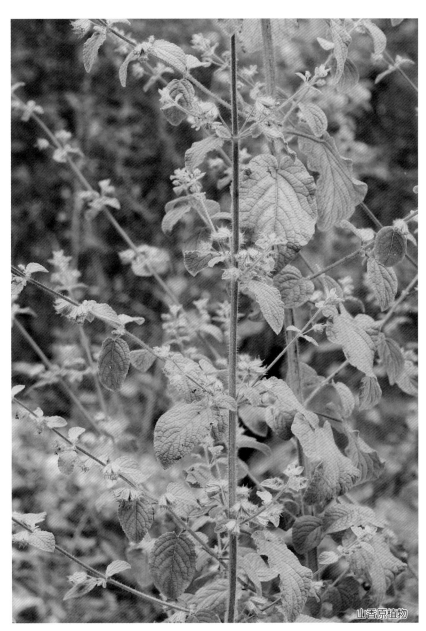

山香原植物

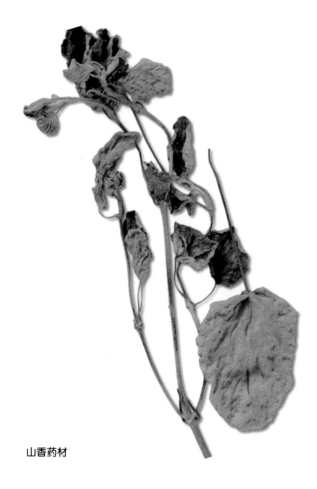

山香药材

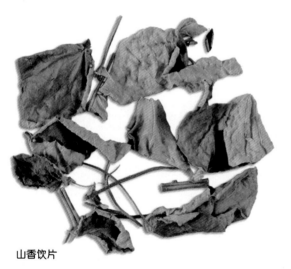

山香饮片

3. 降糖　山香叶提取物对链脲霉素致糖尿病大鼠，可降低血中甘油三酯、总胆固醇、低密度脂蛋白、极低密度脂蛋白水平，其降糖疗效可能是由于促进葡萄糖利用率及抗氧化酶而引起的[4]。

4. 镇痛　山香叶水提物可剂量依赖性减少冰醋酸所致扭体反应次数，降低甲醛试验早期阶段的舔足活动，增加热板实验的反应时间[5]。

5. 抗真菌　蛇百子挥发油对多种真菌有较强的抗真菌活性[6]。

6. 其他　蛇百子叶和茎的煎剂和水提物对离体豚鼠回肠有较弱的兴奋作用，水提物有血管舒张作用[7]。

7. 毒性反应　小鼠灌胃蛇百子叶水提物 5g/kg 无死亡[5]。小鼠腹腔注射蛇百子煎剂 1g（生药）/ 只，24h 内两只鼠全部死亡[7]。

【性味归经】味辛、苦，性微温。归肺、胃、肝经。

【功效主治】疏风解表，行气散瘀，利湿，解毒止痛。主治感冒头痛，胃肠胀气，风湿骨痛。外用治跌打肿痛，创伤出血，痈肿疮毒，虫蛇咬伤，湿疹，皮炎。

【用法用量】内服：煎汤，10 ～ 15g。外用：适量，鲜草捣烂敷或煎水洗。

【使用注意】孕妇慎用。

【经验方】

1. 皮肤癌溃破渗血　蛇百子干茎叶研成细粉，低温灭菌后直接涂布于溃疡处。（《常氏抗癌验方》）

2. 癌性疼痛　蛇百子 10 ～ 15g。水煎服。（《浙江民间方》）

【参考文献】

[1]Witayapan N, Sombat C, Siriporn O. Antioxidant and antimicrobial activities of Hyptis Suaveolens essential oil. Sci Pharm, 2007, 75: 35.

[2]Laili BD, Zuriati Z, Mohd WS. Composition of the steam volatile oil from Hyptis suaveolens Poit. Pertanika, 1988, 11(2): 239.

[3]Ghaffari H, Ghassam BI, Prakash HS. Hepatoprotective and cytoprotective properties of Hyptis suaveolens against oxidative stress-induced damage by CCl_4 and H_2O_2. Asian Pac J Trop Med, 2012,5(11):868.

[4]Mishra SB, Verma A, Mukerjee A, et al. Anti-hyperglycemic activity of leaves extract of Hyptis suaveolens L. Poit in streptozotocin induced diabetic rats. Asian Pac J Trop Med, 2011,4(9):689.

[5]Santos TC, Marques MS, Menezes IA, et al.Antinociceptive effect and acute toxicity of the Hyptis suaveolens leaves aqueous extract on mice. Fitoterapia, 2007,78(5):333.

[6]Singh G, et al. CA, 1993,119:4807s.

[7]J. Pharm. Pharmacol, 1962,14(9):556.

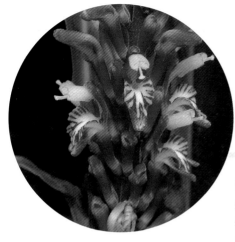

Shan jiang

山 姜

Alpiniae Japonicae Rhizoma
[英]Japanese Galangal Rhizome

【别名】九姜连、姜叶淫羊藿、九龙盘、姜七、高良姜、鸡爪莲。

【来源】为姜科植物山姜 *Alpinia japonica* （Tunb.） Miq. 的根茎。

【植物形态】草本。根茎横生，分枝。叶片通常 2～5 片；叶舌 2 裂，被短柔毛；叶片披针形或狭长椭圆形，长 25～40cm，宽 4～7cm，两端渐尖，先端具小尖头，两面，特别是叶下面被短柔毛。总状花序顶生，花序轴密生绒毛；总苞片披针形，开花时脱落；小苞片极小，早落；花通常 2 朵聚生，在 2 朵花之间常有退化的小花残迹可见；花萼棒状，被短柔毛，先端 3 齿裂；花冠管被疏柔毛，花冠裂片长圆形，外被绒毛，后方的 1 枚兜状；侧生退化雄蕊线形；唇瓣卵形，白色而具红色脉纹，先端 2 裂，边缘具不整齐缺刻；雄蕊长 1.2～1.4cm；子房密被绒毛。果球形或椭圆形，被短柔毛，熟时显红色，先端具宿存的萼筒；种子多角形，有樟脑味。

【分布】广西主要分布于三江、灵川、容县、德保、那坡、乐业、隆林、富川、南丹、天峨、金秀。

【采集加工】3～4 月采挖。洗净，晒干。

【药材性状】根茎圆柱形，多弯曲，有分枝。表面棕红色或暗褐色，节明显，节间长 0.5～1cm。质坚韧，不易折断，断面纤维性，红棕色或灰棕色。气香，味辛。

【品质评价】以粗壮、干燥、无杂质者为佳。

【化学成分】本品根茎主要含萜类（terpenoids）、沉香呋喃类等化学成分。萜类成分有山姜萜醇（alpiniol）、广藿香薁醇（pogostol）[1,2]、10-表-γ-桉叶醇（10-*epi*-γ-eudesmol）[1]、β-桉叶醇（β-eudesmol）[1,3,4]、汉山姜过氧萜醇（hanalpinol）[5-7]、异汉山姜过氧萜醇（isohanalpinone）、汉山姜环氧萜醇（hanamyol）[1,8]、10-表-5β-氢过氧基-β-桉叶醇（10-*epi*-5β-hydroperoxy-β-eudesmol）、10-表-5α-氢过氧基-β-桉叶醇（10-*epi*-5α-hydroperoxy-β-eudesmol）、4,10-表-5β-羟基二氢桉叶醇（4,10-*epi*-5β-hydroxydihydroeudesmol）[9]、Δ⁹⁽¹⁰⁾-佛术烯-11-醇[Δ⁹⁽¹⁰⁾-eremophilene-11-ol][1]。

沉香呋喃类成分有二氢沉香呋喃（dihydroagarofuran）、3β,4β-环氧沉香呋喃（3β,4β-oxidoagarofuran）[1]、α-沉香呋喃（α-agarofuran）、4α-羟基二氢沉香呋喃（4α-hydroxydihydroagarofuran）、3α,4α-环氧沉香呋喃（3α,4α-oxidoagarofuran）[1,3,4]、呋喃天竺葵酮（furopelargone）A[1,7,8]和呋喃天竺葵酮（furopelargone）B[1,7,8,10]。

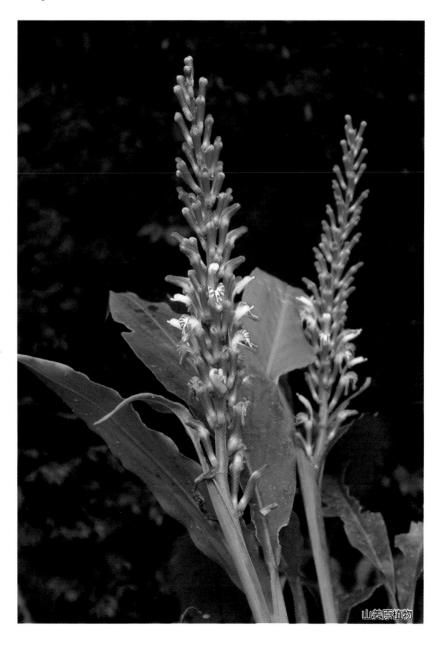

山姜原植物

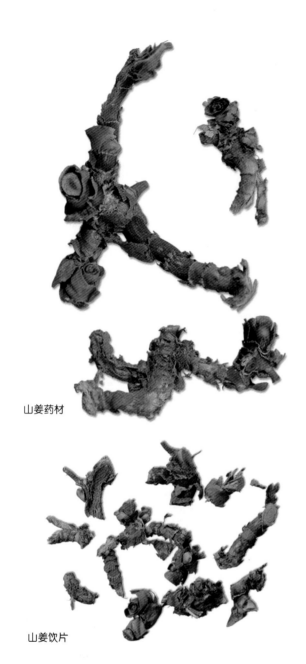

山姜药材

山姜饮片

其他类成分有山姜烯酮（alpinenone）[10]、山姜内酯过氧化物（alpinolide peroxide）、汉山姜过氧萜酮（hanalpinone）、异汉山姜过氧萜酮（iso-hanalpinone）[1,2]、6-羟基山姜内酯（6-hydroxyalpinolide）[2]、9-羟基山姜内酯（9-hydroxyalpinolide）[1]、山姜内酯（alpinolide）[1,8]、6,9-愈创木二烯（guaia-6,9-diene）[7]。

本品叶含小茴香酮（fenchone）、1,8-桉叶素（1,8-cineole）、小茴香醇（fenchyl alcohol）、α-蒎烯（α-pinene）、β-蒎烯（β-pinene）、龙脑（borneol）、桃金娘醇（myrtenol）、桃金娘醛（myrtenal）[11]。

【药理作用】

1. 抗溃疡 山姜水煎剂灌胃对幽门结扎型、应激型及利血平型大鼠实验性胃溃疡均有抑制作用，对消炎痛型胃溃疡作用不明显。山姜水煎液能增加胃液及胃蛋白酶活性，降低总胃酸与游离盐酸水平。对离体胃条有短暂收缩兴奋，随即转入抑制，降低胃张力和拮抗乙酰胆碱致胃收缩[12]。

2. 对离体肠管平滑肌影响 山姜小剂量对豚鼠小肠无影响，大剂量呈抑制作用；对乙酰胆碱和氯化钡致大鼠肠管紧张性和强直性收缩有部分拮抗作用；挥发性部位可使兔肠管轻度兴奋，然后转入明显抑制，张力降低，收缩频率减慢，振幅减少，能部分或完全拮抗乙酰胆碱、氯化钡引起的肠管兴奋和痉挛，对肠道推动作用不明显[13]。

3. 抑菌 山姜煎剂对结肠炎耶尔森菌、摩根变形杆菌和福氏痢疾杆菌有抑制作用，对肠毒素型大肠杆菌无抑杀作用[14]。

【临床研究】

1. 汗斑 取鲜山姜20g，洗净，放入钵内捣碎，然后放入100ml酸醋浸泡12h即可用（密闭保存以防挥发）。先用肥皂水洗净患处，用毛刷蘸药水涂患处每日1次，连用3次即愈，在治疗期间应换洗内衣、被子等，以免再感染。结果：治疗105例，结果痊愈97例，复发8例，疗效满意[15]。

2. 狐臭 每次用热水敷洗腋窝部10～15min，再用山姜轻擦局部，擦至皮肤轻度充血为度。然后用3%～4%碘酒涂局部。每天1～2次，10次左右可痊愈。治疗狐臭30多例，效果满意[16]。

【性味归经】味辛，性温。归脾、肺、肝经。

【功效主治】温中散寒，祛风活血。主治脘腹冷痛，肺寒咳嗽，风湿痹痛，跌打损伤，月经不调，劳伤吐血。

【用法用量】内服：煎汤，3～6g；或浸酒。外用：适量捣敷；或捣烂酒搽；或煎水洗。

【使用注意】阴虚有热者禁服。

【经验方】

1. 跌打损伤 山姜根15g，大血藤30g，茜草根15g，牛藤根9g，泽兰9g。白酒500g，浸3～7天。每服15～30g。（《江西本草》）

2. 牙疼 山姜根3～9g，竹叶椒果3g。捣烂温水送服。（《江西本草》）

3. 外感咳嗽 山姜根9g，桑白皮9g，茅草根9g，紫苏叶9g。水煎服。（《湖南药物志》）

4. 胃疼 山姜根3～6g，乌药3～6g。研末。温开水送服。（《江西草药》）

【参考文献】

[1]Itokawa H, Morita H, Osawa K, et al. Structural relationships of sesquiterpenes obtained from Alpinia japonica(Thunb.) Miq. Tennen Yuki Kagobutsu Toronkai Koen Yoshishu, 1985, 27: 458.

[2]Itokawa H, Morita H, Watanabe K, et al. A new skeleton sesquiterpenoid from Alpinia japonica(Thunb.) Miq. Chem Lett, 1984, (3): 451.

[3]Itokawa H, Watanabe K, Mihashi S, et al. Studies on zingiberaceous plants. Part Ⅰ. Isolation of agarofuran-type sesquiterpenes from Alpinia japonica(Thunb.) Miq. Chem Pharm Bull, 1980, 28(2): 681.

[4]Itogawa S, Watanabe K, Mitsuhashi S, et al. Sesquiterpenes of Alpinia japonica. KoenYoshishu - Koryo, Terupen oyobi Seiyu Kagaku ni kansuru Toronkai, 1979, 23: 10.

[5]Itokawa H, Morita H, Osawa K, et al. Novel guaiane- and secoguaiane-type sesquiterpenes from Alpinia japonica(Thunb.) Miq. Chem Pharm Bull, 1987, 35(7): 2849.

[6] Itokawa H, Watanabew K, Morita H, et al. A novel sesquiterpene peroxide from Alpinia japonica(Thunb.) Miq. Chem Pharm Bull, 1985, 33(5): 2023.

[7] Morita H, Tomioka N, Iitaka Y, et al. The formation of cyclic peroxide from guaia-6,9-diene as a model for hanalpinol biosynthesis. Chem Pharm Bull, 1988, 36(8): 2984.

[8] Itokawa H, Morita H, Watanabe K, et al. Two new sesquiterpenoids(alpinolide and hanamyol) from Alpinia japonica(Thunb.) Miq. From Chem Lett, 1984, (10): 1687.

[9] Itokawa H, Morita H, Watanabew K. Novel eudesmane-type sesquiterpenes from Alpinia japonica(Thunb.) Miq. Chem Pharm Bull, 1987, 35(4): 1460.

[10] Morita H, Simuzu K, Takizawa H, et al. Studies on chemical conversion of alpinenone to furopelargone B. Chem Pharm.Bull, 1988, 36(8): 3156.

[11] Sakao T, Ken R, Hayashi N. Essential oils of Alpinia japonica. KoenYoshishu-Koryo, Terupen oyobi Seiyu Kagaku ni kansuru Toronkai, 1979, 23: 8.

[12] 倪峰, 郑兴中. 山姜抗溃疡的实验研究. 中药药理与临床, 1995, 11(4): 39.

[13] 郑兴中, 倪峰, 王碧英, 等. 福建常用几种砂仁的药理研究. 福建中医药, 1985, 16(1): 44.

[14] 陈永培, 黄哲元, 金琪漾, 等. 山姜与长泰砂仁的抑菌试验. 福建中医药, 1990, 21(5): 25.

[15] 唐章伟. 酸醋、山姜治疗汗斑. 新中医, 1976, (2): 10.

[16] 郑震瀛. 碘姜治疗孤臭. 海南卫生, 1975, (4): 88.

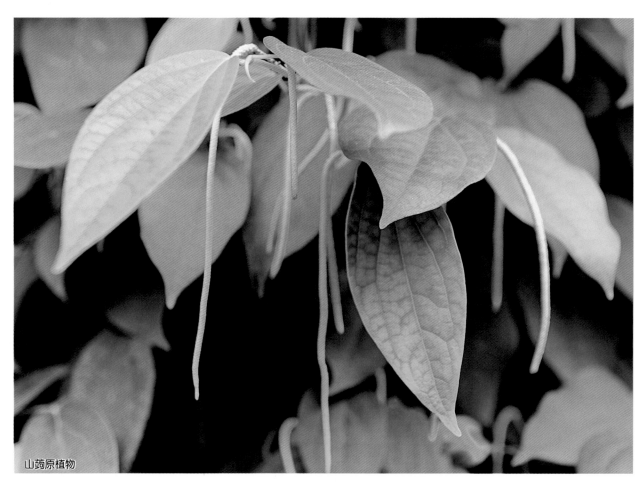

Shan ju
山 蒟

Piperis Hancei Herba
[英]Hance Pepper Herb

【别名】酒饼藤、爬岩香、二十四症、上树风、山蒌、石蒟、山蒌绿藤、香藤、水蒌。

【来源】为胡椒科植物山蒟 Piper hancei Maxim. 的全草。

【植物形态】攀缘藤本。除花序轴和苞片柄外均光滑无毛。茎、枝具细纵纹，节上生不定根。叶互生，纸质或近革质，卵状披针形或椭圆形，少披针形，长 6 ～ 12cm，宽 2.5 ～ 4.5cm，先端短尖或渐尖，基部渐狭或楔形，有时明显不对称，叶脉 5 ～ 7 条，最上 1 对互生，离基 1 ～ 3 cm，从中脉发出；叶鞘长约为叶柄之半。花单性，雌雄异株，聚集成与叶对生的穗状花序；雄花序轴被毛；苞片近圆形，近无柄或具短柄，盾状，向轴面和柄上被柔毛；雄蕊 2 枚，花丝短。雌花序果期延长；苞片与雄花序的相同，但柄略长；子房近球形，离生，柱头 4 或 3，浆果球形，黄色。

【分布】广西主要分布于临桂、容县、博白、昭平。

【采集加工】秋季采收。切段，晒干。

【药材性状】茎圆柱形，细长，直径 1 ～ 3mm；表面灰褐色，有纵纹，节膨大，有不定根，节间长 2 ～ 10cm；质脆易断，断面皮部灰褐色，较薄，木部灰白色，有许多小孔。叶多皱缩，有的破碎，完整叶片展平后狭椭圆形或卵状披针形，长 4 ～ 12cm，宽 2 ～ 4cm；先端渐尖，基部近楔形，常偏斜；上表面墨绿色，下表面灰绿色；质脆。气清香，味辛辣。

【品质评价】茎叶以身干、色绿者为佳。根以粗壮、干燥、无杂者为佳。

【化学成分】本品含巴豆环氧素（crorepoxide）、β - 谷甾醇（β-sitosterol）、山蒟素 B（hancinone B）、山蒟素 C（hancinone C）、山蒟酮（hancinone）[1]。

藤茎中含 N-p- 香豆酰酪胺（N-p-coumaroyltyramine）、N- 反式 - 阿魏酰酪胺（N-trans-feruloyltyramine）、马兜铃内酰胺 A Ⅲ a（aristololactam A Ⅲ a）、香草酸（vanillic acid）、藜芦酸（veratric acid）、胡萝卜苷（daucosterol）[2]、风藤酰胺（futoamide）[3,4]、山蒟醇（hancinol）、burchellin、荜茇明宁碱（piperlonguminine）和 N- 异丁基 - 反 -2-反-4-癸二烯酰胺（N-isobutyldeca-trans-2-trans-4-dienamide）[3]。另含毛

山蒟原植物

穗胡椒碱（trichostachine）、假荜茇酰胺 A（retrofractamide A）、胡椒次碱（ pipercide ）、几内亚胡椒碱（guineensine）、胡椒碱（ piperine ）、胡椒亭碱（piperettine）、卵形椒碱（piperovatine）及（2E,4E）-N- 异丁基 -7-（3,4- 次甲二氧基苯基）-2,4- 二烯庚酰胺 [（2E,4E）-N-isobutyl-7-（3,4-methylenedioxyphenyl）-hepta-2,4-dienamide）][4]。

【药理作用】

1. 抗血小板聚集　以山蒟醇提取物在兔的体内和体外 - 体内进行抗血小板聚集实验，对两者所致的血小板聚集（体外试验）的半数抑制浓度（IC_{50}）分别为 40.34mg/L、45.46mg/L。30mg/kg 山蒟醇提取物静脉注射，15min 后抗血小板聚集作用最明显，其对血小板活化因子（PAF）和花生四烯酸所致的血小板聚集（体内 - 体外试验）的抑制率分别为 82.75% 和 3.34%，血小板聚集的持续时间分别为60min、30min[5]，对二磷酸腺苷（ADP）引起的血小板聚集均有抑制作用，最大抑制率达 6% 以上。山蒟的二氯甲烷提取物以及乙醇热提物和冷提物均可抑制 PAF 诱导引起的兔血小板聚集，以乙醇冷提物作用强[6]。

2. 抗炎　腹腔注射山蒟对巴豆油所致耳郭肿胀有缓解作用，且均具有剂量依赖性[7]。灌胃 400mg/kg 和 800mg/kg 山蒟醇提物均能抑制 PAF 引起的小鼠腹腔通透性的改变，分别灌胃 390mg/kg、400mg/kg 能抑制 PAF 引起的大鼠和豚鼠皮肤血管通透性增加及大鼠足跖肿胀[6]。

3. 镇痛　山蒟减少小鼠扭体次数，对小鼠醋酸致痛均有镇痛作用[7]。山蒟在 1/10 LD_{50}（半数致死量）剂量下，对小鼠热板致痛的止痛作用开始时间从 15min 可持续到120min[7,8]。

4. 毒性反应　山蒟给药后 30min 小鼠呈活动迟缓状，1 h 后呼吸抑制直至缓慢死亡[7,9]。小鼠 1 次灌胃 LD_{50} > 6300mg/kg，腹腔注射 LD_{50} 为（1197±1189）mg/kg，注射后出现扭体反应、活动减少、步态蹒跚、呼吸深而慢，20 ~ 30min 时发生阵挛性惊厥、呼吸停止[6]。

【性味归经】味辛，性温。归肝、胃、肺经。

【功效主治】祛风除湿，活血消肿，行气止痛，化痰止咳。主治风寒湿痹，胃痛，痛经，跌打损伤，风寒咳喘，疝气痛。

【用法用量】内服：煎汤，9 ~ 15g，鲜品加倍，或浸酒。外用：适量，煎水洗或鲜品捣敷。

【使用注意】内有实热、阴虚火旺者及孕妇禁服。

【经验方】

1. 风湿痹痛　①山蒟鲜茎叶 30g。水煎服，每日 1 剂。②山蒟、威灵仙、秦艽、桂枝、川芎各 9g。水煎服，每日 1 剂。（《浙江民间常用草药》）

2. 风湿劳伤　爬岩香 30g，威灵仙、兔耳风各 9g。泡酒或煨水服。（《贵州草药》）

3. 风寒感冒咳嗽　爬岩香 30 ~ 60g。煨水服。（《贵州草药》）

4. 慢性胃炎　山蒟根、良姜各 6g，野花椒 3g，乌贼骨 12g。共为细末，每次服 1.5g，每日 3 次，饭后服。（江西《草药手册》）

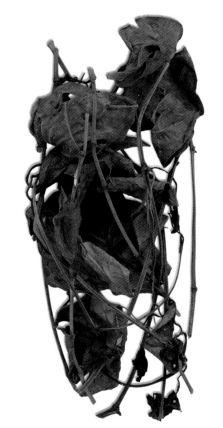
山蒟药材

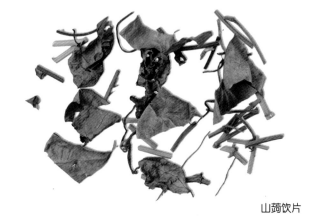
山蒟饮片

【参考文献】

[1] 李书明，韩桂秋 . 山蒟化学成分的研究 . 植物学报 ,1987,29(3): 293.

[2] 周亮，杨俊山，涂光忠 . 山蒟化学成分的研究 . 中国药学杂志 ,2005,40(3): 184.

[3] 李书明，韩桂秋，Arison BH，等 . 山蒟化学成分研究（Ⅱ）. 药学学报 ,1987,22(3): 196.

[4] 周亮，杨俊山，涂光忠 . 山蒟化学成分的研究（Ⅰ）. 中草药 ,2005,36(1): 13.

[5] 赵淑芬，张建华 . 山蒟醇提取物的抗血小板聚集作用 . 首都医科大学学报 ,1996,17(1): 28.

[6] 李长龄 . 中草药 ,1987,18(11): 505.

[7] 朴兰，刘俭，宋玉梅，等 . 海风藤及其代用品药理作用的比较研究 . 中草药 ,1998,29(10): 677.

[8] 徐淑云 . 药理实验方法学 . 北京 : 人民卫生出版社 ,1991: 11.

[9] 施新猷 . 医学动物实验方法 . 北京 : 人民卫生出版社 ,1979: 212.

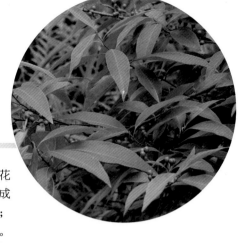

山苍子

Shan cang zi

Litseae Cubebae Fructus
[英] Cubeba Litsea Fruit

【别名】山鸡椒、木姜子、荜澄茄、澄茄子、豆豉姜、臭樟子、山胡椒。

【来源】为樟科植物山鸡椒 Litsea cubeba（Lour.）Pers. 的果实。

【植物形态】落叶灌木或小乔木。除嫩枝嫩叶有细毛外，其他部分无毛。枝叶芳香。叶互生，纸质，披针形或长椭圆状披针形，长 5 ~ 11cm，宽 1.5 ~ 3cm，先端渐尖，基部楔形，上面绿色，下面粉绿色。花先叶开放或同时开放，单性，雌雄异株；伞形花序单生或束生，总苞片 4，黄白色，有缘毛；每 1 花序有花 4 ~ 6 朵；雄花花被裂片 6，倒卵形，雄蕊 9，排列成三轮，中央有小椭圆形的退化雌蕊；雌花子房卵形，花柱短，柱头头状。浆果状核果，球形，黑色。种子有脊棱。

【分布】广西全区均有分布。

【采集加工】秋季果实成熟时采收。除去杂质，晒干。

【药材性状】本品呈类球形，直径 4 ~ 6mm。表面棕褐色至黑褐色，有网状皱纹。基部偶有宿萼及细果梗。除去外皮可见硬脆的果核，种子 1，子叶 2，黄棕色，富油性。气芳香，味稍辣而微苦。

【品质评价】以粒大、油性足、香气浓者为佳。

【化学成分】本品含单萜类（monoterpenes）、倍半萜类（sesquiterpenes）、有机酸类（organic acids）、烷烃类（alkane）等成分。

山苍子果实中含单萜类化合物及其氧化物 α-蒎烯（α-pinene）、莰烯（camphene）、β-蒎烯（β-pinene）、柠檬烯（d-limonene）、β-柠檬醛（β-citral）、α-柠檬醛（α-citral）、沉香醇（linalool）、香叶醇（geraniol）[1-3]、2,3-脱氢-1,8-桉叶油（2,3-dehydro-1,8-cineole）、β-（E）-罗勒烯 [β-（E）-ocimene][1,3]、香茅醛（citronellal）、4,6,6-三甲基-二环 [3.1.1] 庚-3-烯-2-醇 {4,6,6-trimethyl-bicyclo[3.1.1]hept-3-en-ol}、反-4, 5-环氧蒈烯（trans-carane,4,5-epoxy）、2-甲基-5-（1-甲乙基）-2-环己烯-1-醇 [2-cyclohexen-1-ol,2-methyl-5-（1-methylethenyl）][1]、β-水芹烯（β-phellandrene）、β-月桂烯（β-myrcene）、α-水芹烯（α-phellan-drene）、3-蒈烯（3-carene）、α-萜品烯（α-terpinene）、O-伞花烃（O-cymene）、p-伞花烃（p-cymene）、桉树脑（cineole）、β-（Z）-罗勒烯 [β-（Z）-ocimene]、γ-萜品油烯（γ-terpinolene）、（Z）-β-萜品醇 [（Z）-β-terpineol]、萜品油烯（terpinolene）、（+）-4-蒈烯 [（+）-4-carene]、（Z）-柠檬烯氧化物 [（Z）-limonene oxide]、（E）-柠檬烯氧化物 [（E）-limonene oxide]、

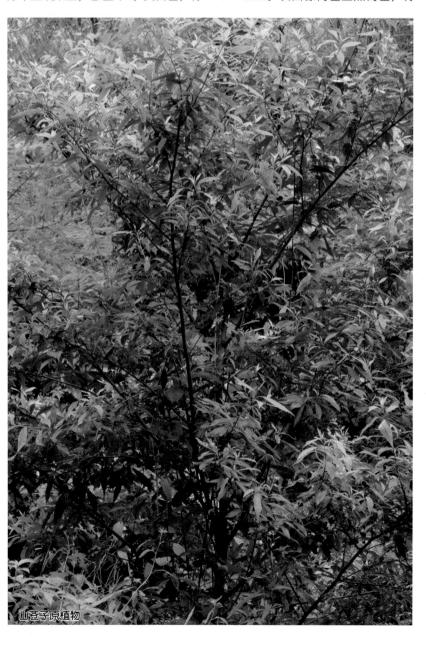

山苍子原植物

莰酮（camphor）、异蒲勒醇（isopulegol）、松油烯 -4- 醇（terpinen-4-ol）、异胡薄荷酮（isopulegone）、α - 萜品醇（α -terpineol）、顺式 - 薄荷醇（cis-piperitol）、顺式 - 香芹醇（cis-carveol）、（S）- 香茅醇 [（S）-citronellol]、（R）- 香茅醇 [（R）-citronellol]、异香叶醇（isogeraniol）、胡椒酮（piperitone）、香叶酸（geranic acid）、乙酸香叶酯（geranyl acetate）[2]、茨醇（borneol）、马鞭草烯醇（verbenol）、橙花醇（nerol）[2,3]、桧烯（sabinene）、α - 月桂烯（α -myrcene）、1,8- 桉叶素（eucalyptol）、顺 - 罗勒烯（cis-ocimene）、2,5- 二甲基 -1,6- 辛二烯（2,5-dimethyl-1,6-octadiene）、反 - 罗勒烯（trans-ocimene）、芳樟醇化合物（linalooloxide）、β - 香茅醛（β -citronellal）、3, 7- 二甲基 -1, 6- 辛二烯 -3- 醇（3,7-dimethyl-1,6-octadien-3-ol）、月桂酸（dodecanoic acid）、香叶醛（geranial）[3]。又含倍半萜类及其氧化物石竹烯（caryophyllene）[1,3]、石竹烯氧化物（caryophyllene oxide）、古巴烯（copaene）[2,3]、β - 榄香烯（β -elemene）、β - 石竹烯（β -caryophyllene）、β - 金合欢烯（β -farnesene）、α- 石竹烯（α -caryophyllene）、大根香叶烯 D（germacrene D）、γ - 榄香烯（γ-elemene）、雅榄蓝烯（eremophilene）、大根香叶烯 A（germacrene A）、β - 红没药烯（β -bisabolene）、荜澄茄烯（cadinene）、蛇麻烯环氧化物 Ⅱ（humulene epoxide Ⅱ）、6- 芹子烯 -4- 醇（selina-6-en-4-ol）、α - 荜澄茄醇（α -cadinol）[2]、橙花叔醇（nerol idol）、β - 丁香烯（caryophyllene）[3]。

还含异丁芳樟酸（linalyl isobutyrate）、（E）-9- 十八碳烯酸乙酯 [（E）-9-octadecenoic acid,methyl ester）]、urs-12-en-28-ol、十八碳酸甲酯（octadecanoic acid,methyl ester）[1]、2- 甲基 -6- 庚烯 -1- 醇（2-methyl-6-hepten-1-ol）[2]、甲基庚烯酮（methyl heptenone）[2,3]、辛烷（octane）、正十六烷（n-cetane）、1, 7- 辛二烯 -3- 酮（1,7-octadien-3-one）[3]、灰叶素（tephrosin）、β - 谷甾醇（β -sitosterol）[4]。

山苍子叶含单萜类成分及其氧化物 3,6,6-trimethyl-2-norpinene、香叶烯（β -myrcene）、对伞花烃（β -cymene）、D- 柠檬烯（D-limonene）、反式罗勒烯（α -trans-ocimene）、顺式罗勒烯（α -cis-ocimene）、4- 萜烯（α -terpinen）、tetrahydro- α , α ,5-trimethyl-5-vinyl-furfuryl alcohol、trans-linaloloxide、芳樟醇 [（+/−）-3,7-dimethyl-1,6-octadien-3-ol]、2,3,3-trimethyl-2-norbornanol、（R）-（−）- β -menth-1-en-4-ol、松油醇（p-menth-1-en-8-ol）、（S）-（+）- β -menth-6,8-dien-2-one、反式香叶醇（trans-geraniol）、1,3,3-trimethyl-2-norbornanol,acetate,endo、乙酸香叶酯（acetic acid geraniol ester）[5]、莰烯（camphene）、龙脑（borneol）[1,5]、β - 蒎烯（β -pinene）[5,6]、水芹烯（α -phellandrene）[1,5,6]、桉叶油素（eucalyptol）、β - 水芹烯（β -1-phellandrene）、樟脑（camphor）、α - 香茅醇（α -citronellol）、（E）-3,7- 二甲基 -1,3,6- 辛三烯 [1,3, 6-octatriene,（E）-3,7-dimethy-l,]、3,7- 二甲基 -6- 辛烯醛（6-octenal,3,7-dimethy）、3,7,7- 三甲基 - 双环 [4,1,0] 庚 -2- 烯（bicyclo[4,1,0]hept-2-ene,3,7,7-trimethyl）、（+）- 4- 蒈 [（+）-4-carene]、α , α ,4- 三甲基 -3- 环己烯 -1- 甲醇（α , α ,4-trimethyl-3-cyclohexene-1-methanol）、5- 甲基 -2 (1- 甲基乙烯基)- 环己醇 [cyclohexanol,5-methyl-2-

（1-methylethenyl）]、1,4- 环己二烯 ,1- 甲基 -4-（1- 甲基乙基）[1,4-cyclohexadiene,1-methy-l4-（1-methylethyl）][1]、α - 蒎烯（α -pinene）、β - 月桂烯（β -myrcene）、β - 柠檬醛（β -citral）、α - 柠檬醛（α -citral）、3- 蒈（3-carene）[1,6]、侧柏烯（thujene）、桧烯（sabinene）、β - 侧柏烯（β -thujene）、β - 萜品烯（β -terpinene）、（+）-4- 蒈烯 [（+）-4-carene]、桉树脑（eucalyptol）、枞油烯（sylvestrene）、γ - 萜品烯（γ -terpinene）、顺式 - β - 萜品醇（cis-β -terpineol）、反式 -1- 甲基 -4-（1- 异丙基）-2- 环己烯 -1- 醇 [（E）-para-2-menthen-1-ol]、（R）- β - 香茅醇 [（R）- β -citronellol]、龙脑甲酸盐（borneol formate）、（R）-4- 萜品醇 [（R）-terpinen-4-ol]、α - 萜品醇（α -terpineol）、6,7- 二氢香叶醇（6,7-dihydrogeraniol）、异萜品烯（isoterpinolene）[6]。又含倍半萜类成分 α - 合金欢烯（α -farnesene）、反式橙花叔醇（n-trans-nerolidol）[5]、橙花叔醇（1,6,10-dodecatrien-3-ol,3,7,11-trimethy）[1]、石竹烯氧化物（caryophyllene oxide）、石竹烯（caryophyllene）、γ - 榄香烯（γ -elemene）、[1,6] β - 榄香烯（β -elemene）、α - 桉叶烯（α -selinene）、别香橙烯（alloaromadendrene）、α - 石竹烯（α -caryophyllene）、香橙烯（aromadendrene）、4 α ,8- 二甲基 -2- 异丙烯基 -1,2,3, 4,4 α ,5,6,7- 八氢萘（2-isopropenyl-4 α ,8-dimethyl-1,2,3,4,4 α ,5, 6,7-octahydronaphthalene）、大根香叶烯 D（germacrene D）、2,10,10- 三甲基三环 [7.1.1.0（2,7）] 十一碳 -6- 烯 -8- 酮 { 2, 10,10-trimethyltricyclo[7.1.1.0（2,7）]undec-6-en-8-one }、α - 人参烯（α -panasinsene）、E- 橙花叔醇（E-nerolidol）、喇叭烯（varidiflorene）、γ - 古芸烯（γ -gurjunene）、金合欢醇（farnesol）[6]。还含 3,3,5- 三甲基 -1,4- 己二烯（3,3, 5-trimethyl-1,4-hexadiene）、癸 酸 乙 酯（decanoic acid ethyl ester）、十二酸乙酯（dodecanoic acid ethyl ester）[1]、甲基庚烯酮（6-methyl-5-hepten-2-one）[5]、植物醇（phytol）、2（1-环戊 1- 烯基 -1- 甲基乙基）环戊酮 [2-（1-cyclopent-1-enyl-1-methylethyl）cyclopentanone]、1-（3- 亚甲基环戊基)- 乙酮 [ethanone,1-（3-methylenecyclopentyl）]。[6]

山苍子根中含单萜类化合物及其氧化物 α - 蒎烯（α -pinene）、β - 柠檬醛（β -citral）、α - 柠檬醛（α -citral）、1,7,7- 三甲基 - 双环 [2,2,1] 庚 -2- 酮 [bicyclo（2.2.1）heptan-2-one,1,7,7-trimethyl,-（1R）-][1,7]、莰烯（camphene）、柠檬烯（d-limonene）、1,6- 辛二烯 -3- 醇 ,3,7- 二甲基（1,6-octadien-3-ol,3,7-dimethy-）、3,7- 二甲基 -6- 辛烯醛（6-octenal,3,7-dimethy-）、3,7- 二甲基 -2 辛烯 -1- 醇（2-octen-1-ol,3,7-dimethy-）、4,6,6- 三甲基 - 二环（3.1.1）庚 -3- 烯 -2- 醇 {bicyclo（3.1.1）hept-3-en-2-o,l,4,6,6-trimethy-l-[1S-（1.α ,2.β ,5.α .）]-}、4- 甲基 -1-（1- 甲基乙基)- 双环（3.1.0）己烷 [bicyclo（3.1.0）hexane,4-methylene-1-（1-methylethyl）-]、2- 甲基 -5-（1- 甲乙基)-2- 环己烯 -1- 醇 [2-cyclohexen-1-ol,2-methyl-5-（1-methylethenyl）-,trans-]、α , α ,4- 三甲基 -3- 环己烯 -1- 甲醇（3-cyclohexene-1-methanol.α , α ,4-trimethyl-）、5- 甲基 -2（1- 甲基乙烯基)- 环己醇（cyclohexanol,5-methyl-2-（1-methylethenyl）-）、（E）-3,7- 二甲基 -2,6- 辛二烯 -1- 醇（2,6-octadien-1-ol,（E）-3,7-dimethy-l）[1]、1R- α -蒎烯

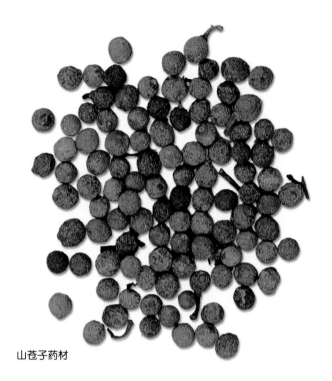

山苍子药材

1R-α-pinene）、4-环丙基�(4-cyclopropylnaphthalen-carene)、1S-α-蒎烯（1S-α-pinene）、β-月桂烯（β-myrcen）、柠檬烯（cinene）、β-芳樟醇（β-linalool）、L-4-萜品醇（L-4-terpineol）、月桂烯醇（myrcenol）、桃金娘烷醇（myrtanol）、异松香芹醇（isopinocarveol）、紫苏醇（perillylalcohol）、香叶酸甲酯（methyl geranate）[7]。含倍半萜类及其氧化物 β-金合欢烯（β-farnesene）、石竹烯氧化物（caryophyllene oxide）、长叶蒎烯环氧化物、金合欢醇（farnesol）、反式-金合欢醇（trans-farnesol）[7]。还含异丁芳樟酸（linalyl isobutyrate）、反-4,5-环氧树脂（trans-4,5-epoxy）[1]、2-甲基-1-庚烯-6-酮（2-methyl-1-hepten-6-one）、3-十一炔（3-undecyne）、环戊烷十一酸（cyclopentane undecylic acid）、5,9,13-三甲基-4,8,12-十四碳三烯-1-醇、（Z）6,（Z）9-十五碳二烯、9,12-十八碳二烯醛[7]。

山苍子核仁油中含单萜类化合物及其氧化物 β-蒎烯（β-pinene）、月桂烯（β-myrcene）、D-苧烯（D-limonene）、桉树脑（eucalyptol）、反-α′α-5-三甲基-5-乙烯基四氢化-2-呋喃甲醇（cis-α′α-5-trimethyl-5-ethenyltetrahydro-2-furanmethanol）、顺式芳樟醇氧化物（cis-linaloloxide）、3,7-二甲基-1,6-辛二烯-3-醇（3,7-dimethyl-1,6-octadien-3-ol）、6-甲基-3,5-庚二烯-2-酮（6-methyl-3,5-heptadiene-2-one）、5-甲基-2-乙烯基-环己烷-1-羧酸（5-methyl-2-ethenyl-cyclohexane-1-carboxylic acid）、1-甲基-4-（1-甲基乙烯基）-2-环己烯-1-醇[1-methyl-4-（1-methylethenyl）-2-cyclohexen-1-ol]、2,2,3-三甲基-3-环戊烯-1-乙醛（2,2,3-trimethyl-3-cyclopentene-1-acet aldehyde）、柠檬烯氧化物（limonene oxide）、1-甲基-4-(1-甲基乙烯基)-2-环己烯-1-醇[1-methyl-4-（1-methylethenyl）-2-cyclohexen-1-ol]、6,6-二甲基-2-亚甲基-二环（3.1.1）庚-3-醇（6,6-dimethyl-2-methylene-bicyclo

（3.1.1）heptan-3-ol）、2-甲基-6-亚甲基-2-辛烯（2-methyl-6-methylene-2-octene）、异胡薄荷醇（isopulegol）、3,7-二甲基-6-辛烯醛（3,7-dimethyl-6-octenal）、龙脑（borneol）、萜烯醇[4-methyl-1-（1-methylethyl）-3-cyclohexen-1-ol]、5-甲基-2-（1-甲基乙烯基)-环己酮[5-methyl-2-（1-methylethenyl）-cyclohexanone]、α′α-4-三甲基-3-环己烯-1-甲醇（α′α-4-trimethyl-3-cyclohexene-1-methanol）、3,7-二甲基-2,6-辛二烯-1-醇（3,7-dimethyl-2,6-octadien-1-ol）、香叶酸(neric acid）、α′α-4-三甲基-3-环己烯-1-甲醇(α′α-4-trimethyl-3-cyclohexene-1-methanol）、香叶酸（geranic acid）、月桂酸（dodecanoic acid）、3,7-二甲基-2,6-辛二烯（3,7-dimethyl-2,6-octadienal）、2,6,6-三甲基-二环（3.1.1）庚烷-3-酮[2,6,6-trimethyl-bicyclo（3.1.1）heptan-3-one]、2-乙烯基-2,5-二甲基-4-己烯-1-醇（2-ethenyl-2,5-dimethyl-4-hexen-1-ol）、香叶酸（neric acid）、4-（2,2-二甲基-6-亚甲基环己基）-丁醛[4-（2,2-dimethyl-6-methylenecyclohexyl）butanal]、含倍半萜类化合物及其氧化物古巴烯（copaene）、石竹烯氧化物（caryophyllene oxide）、竹烯（caryophyllene）、香木兰烯（aromadendrene），又含正二十一烷（n-heneicosane）、6-甲基-5-庚烯-2-酮（6-methyl-5-hepten-2-one）、6-甲基-5-庚烯-2-醇（6-methyl-5-hepten-2-ol）、2,3-二甲基-1,3-丁二烯（2,3-dimethyl-1,3-butadiene）、4-（1-甲基乙基）苯甲醇[4-（1-methylethyl）-benzenemethanol]、1,6,6-三甲基环己烯（1,6,6-trimethyl-cyclohexene）、1,6-二甲基萘（1,6-dim-ethyl-naphthalene）、3-甲基-2-丁烯醛（3-methyl-2-butenal）、2-甲基-2-丙烯酸甲酯（2-methyl-2-propenoicacidmethyl ester）、2-丁烯酸甲酯（2-butenoic acid methyl ester）、1-甲基-4-（5-甲基-1-亚甲基-4-己烯基)-环己烯[1-methyl-4-（5-methyl-1-methylene-4-hexenyl）-cyclohexene]、3-乙基-1-戊烯（3-ethyl-1-pentene）、癸酸（n-decanoic acid）、3,4-二甲基-3-环己烯-1-甲醛（3,4-dimethyl-3-cyclohexen-1-carb-oxaldehyde）、4,8-二甲基-1,7-壬二烯（4,8-dimethyl-1,7-nonadiene）、十六烷酸甲酯（hexadecanoic acid methyl ester）、2-甲基-2-（4-甲基-3-戊烯基)-环丙烷[2-methyl-2-（4-methyl-3-pentenyl）-cyclopropanecarboxaldehyde][8]。

山苍子花蕾中含单萜类化合物及其氧化物 4-甲基-1-异丙基-二环（3.1.0）己-2-烯、4-甲基-1-异丙基-二环（3.1.0）己-3-烯、α-蒎烯（α-pinene）、莰烯（camphene）、β-蒎烯（β-pinene）、3-蒈烯（3-carene）、月桂烯（myrcene）、α-水芹烯[1,3-cyclohexadiene,2-methyl-5-（1-methylethyl）]、1-甲基-4-异丙基-1,3-环己二烯、1-甲基-2-异丙基苯、D-柠檬烯（D-limonene）、3,7-二甲基-1,3,6-辛三烯（3,7-dimethyl-1,3,6-octatriene）、1-甲基-4-异丙基-1,4-环己二烯、桉油精（cineole）、2-甲基-5-异丙基-二环（3.1.0）己烷-2-醇、1-甲基-4-甲基亚乙基环己烯、3,7-二甲基-1,6-辛二烯-3-醇（3,7-dimethyl-1,6-octadien-3-ol）、2-甲基-5-异丙基-二环（3.1.0）己烷-2-醇异构体、R-3,7-二甲基-6-辛烯醛、香茅醛（citronellal）、冰片（borneol）、4-甲基-1-异丙基-3-环己烯-1-醇（萜烯醇）、[S]-松油醇[（S）-p-menth-1-en-

8-ol]、[R]- 香茅醇 [（R）-citronellol]、1,3,3- 三甲基 -2- 氧杂二环 [2.2.2] 辛烷 -6- 醇、[Z]-3,7- 二甲基 -2,6- 辛二烯醛（geranial）、[E]-3,7- 二甲基 -2,6- 辛二烯醛（geranaldehyde）、石竹烯氧化物（caryophyllene oxide）。又含倍半萜类化合物 1- 甲基 -1- 乙烯基 -2,4- 二（甲基乙烯基）环己烷、1- 甲基 -1- 乙烯基 -2,4- 二（甲基乙烯基）环己烷异构体、β - 石竹烯（β -caryophyllene）、γ - 榄香烯（γ -elemene）、[Z]-7,11- 二甲基 -3- 亚甲基 -1,6,10- 十二碳三烯、α - 石竹烯（α -caryophyllene）、4α ,8- 二甲基 -2- 异丙基 -1,2,3,4,4a,5,6,7- 八氢萘、[s-（E,E）]-1- 甲基 -5- 亚甲基 -8- 异丙基 -1,6- 环癸二烯、4α ,8- 二甲基 -2- 甲基乙烯基 -1,2,3,4,4a,5,6,8a- 八氢萘、4α ,8- 二甲基 -2- 甲基乙烯基 -1,2,3,4,4a,5,6,8a- 八氢萘异构体、α - 金合欢烯（α -farnesene）、[-]- α -1,5,5,8- 四甲基 - 三环 [5.4.2.01,7.04,7]- 十一碳 -8- 烯，还含正己醛（caproaldehyde）[9-11]。

山苍子枝中含 β - 谷甾酮（β -sitostenone）、β - 谷甾醇（β -sitosterol）、2,5-二甲氧基苯醌（2,5-dimethoxyp-benzoquinone）、2,6-二甲氧基苯醌（2,6-dimethoxy-p-benzoquinone）、N-反式阿魏酰基 -3-甲基多巴胺（N-transferuloyl-3-methyldopamine）、N-反式阿魏酰基酪胺（N-trans-feruloyl tyramine）、香豆酰基酪胺（N-p-coumaroyltyramine）、胡萝卜苷（daucosterol）、1,2-二氢 -6,8- 二甲氧基 -7-1-（3,5- 二甲氧基 -4- 羟苯基）-N1,N2- 双 -[2-（4-羟苯基）乙基]-2,3- 萘酰胺（1,2-dihydro-6,8-dimethoxy-7-1-（3,5-dimethoxy-4-hydroxyphenyl）-N1,N2-bis-[2-（4-hydroxyphenyl）ethyl]-2,3-naphthalene dicarboxamide）[3]、4,4′- 二甲基 -1,7- 庚二酸（4,4′-dimethyl-l,7-heptanedioic acid）、（ - ）-3,4- 二香草基四氢呋喃阿魏酸酯 [（ - ）-divanillyltetrahy-drofuran ferulate]、酞酸双（2-乙基己基）酯 [bis（2-ethylhexyl）phthalate]、（ + ）-9′-O-（E）-阿魏酰基 -5,5′- 二甲氧基落叶松脂醇 [（ + ）-9′-O-（E）-feruloyl-5,5′-dimethoxylariciresinol]、N- 甲基樟苍碱（N-methy-llaurotetanine）、异紫堇定碱（iso-corydine）、5-（3- 羟基丙基）-7- 甲氧基 -2,3- 二氢 -3- 羟甲基 -2-（3- 甲氧基 -4- 羟基苯基）苯并呋喃（dihydrodehydroconiferyl alcohol）、波尔定碱（boldine）、N-[2-（4- 羟基苯基）乙基]-3-（4- 羟基 -3,5- 二甲氧基苯基）丙烯酰胺（N-trans-sinapoyltyramine）、反丁烯二酸（fumaric acid）、反式香豆酰基酪胺（trans-N-p-coumaroyltyramine）、正癸烷（decane）[4]。

山苍子果皮油中含单萜类化合物及其氧化物 α - 蒎烯（α -pinene）、莰烯（camphene）、4- 亚甲基 -1-（1- 甲乙基）- 二环（3.1.0）己烷 [4-methylene-1-（1-methylethyl）-bicyclo（3.1.0）hexane]、β -蒎烯（β -pinene）、月桂烯（myrcene）、D- 苧烯（D-limonen）、1- 甲基 -4-（1- 甲基乙基）-1,4-环己二烯 [1-methyl-4-（1-methylethyl）-1,4-cyclohexadiene]、顺式芳樟醇氧化物（cis-linaloloxide）、3,7- 二甲基 -1,6- 辛二烯 -3- 醇（3,7-dimethyl-1,6-octadien-3-ol）、6- 甲基 -3,5- 庚二烯 -2- 酮（6-methyl-3,5-heptadiene-2-one）、反 -1- 甲基 -4-（1- 甲基乙基）-2- 环己烯 -1- 醇 [trans-1-methyl-4-（1-methylethenyl）-2-cyclohexen-1-ol]、2,2,3-

三甲基 -3- 环戊烯 -1- 乙醛（2,2,3-trimethyl-3-cyclopentene-1-acet aldehyde）、6,6- 二甲基 -2- 亚甲基 - 二环（3.1.1）庚 -3- 醇 [6,6-dimethyl-2-methylene-bicyclo（3.1.1）heptan-3-ol]、香茅醛（3,7-dimethyl-6-octenal）、龙脑（borneol）、4- 甲基 -1-（1- 甲基乙基）-3- 环己烯 -1- 醇 [4-methyl-1-（1-methylethyl）-3-cyclohexen-1-ol]、α , α -4- 三甲基 -3- 环己烯 -1- 甲醇（α , α -4-trimethyl-3-cyclohexene-1-methanol）、3- 甲基 -3-（4- 甲基 -3- 戊烯基）- 环氧丙醛 [3-methyl-3-（4-methyl-3-pentenyl）-oxiranecaiboxaldehyde]、α -柠檬醛 [（Z）-3,7-dimethyl-2,6-octadienal]、胡椒酮 [3-methyl-6-（1-methylethyl）-2-cyclohexen-1-one]、β - 柠檬醛 [（E）-3,7-dimethyl-2,6-octadienal]、4-（1- 甲基乙烯基）-1- 环己烯 -1- 甲醇 [4-（1-methylethenyl）-1-cyclohexene-1-methanol]、1,7,7- 三甲基二环（2.2.1）庚 -2- 烯 [1,7,7-trimethyl-bicyclo（2.2.1）hept-2- 烯]、3,7- 二甲基 -2,6- 辛二烯 -1- 醇（3,7-dimethyl-2,6-octadien-1-ol）、香叶酸(geranic acid）、月桂酸(dodecanoic acid）、2- 甲基 -6- 亚甲基 -1,7- 辛二烯 -3- 酮（2-methyl-6-methylene-1,7-octadien-3-one），又含倍半萜类化合物及其氧化物古巴烯（copaene）、石竹烯（caryophyllene）、香木兰烯（aromadendrene）、石竹烯氧化物（caryophyllene oxide），还含 6- 甲基 -5- 庚烯 -2- 酮（6-methyl-5-hepten-2-one）、4-（1- 甲基乙基）苯甲醇 [4-（1-methylethyl）-benzenemethanol]、4- 乙酰基 -1-甲基环己烯（4-acetyl-1-methylcyclohexene）、3,3- 二甲基 -1,5 庚二烯（3,3-dimethyl-1,5-heptadiene）、2- 甲基 -2- 丙烯酸甲酯（2-methyl-2-propenoic acid methyl ester）、2-丁烯酸甲酯（2-butenoic acid methyl ester）、4- 甲基 -1,5庚二烯（4-methyl-1,5-heptadiene）、4- 甲基 -2- 己烯（4-methyl-2-hexene）、1- 甲基 -4-（5- 甲基 -1- 亚甲基 -4- 己烯基）环己烯 [1-methyl-4-（5-methyl-1-methylene-4-hexenyl）-cyclohexene]、2-甲基 -2-己烯（2-methyl-2-hexene）、3-（1,5 二甲基 -4 苯基）-6- 甲基 -环己烯 [3-（1,5-dimethyl-4-hexenyl）-6-methylene-cyclohexene]、3′4′4- 三甲基 -2- 环戊烯 -1- 酮（3,4,4-trimethyl-2-cyclopenten-1-one）、棕榈酸（n-hexadecanoic acid）、香叶基芳樟醇（1,6,10,14-hexadecatetraen-3-ol）、3,7,11-三甲基 -2,6,10-十二烷三烯 -1- 醇（3,7,11-2,6,10-dodecalrien-1-ol）、2- 甲基 -6-亚甲基 -2-辛烯（2-methyl-6-methylene-2-octene）、2,6- 二甲基 -6-（4- 甲基 -3- 戊烯基）-2- 环己烯 -1- 羧基乙醛 [2,6-dimethyl-6-（4-methyl-3-pentenyl）-2-cyclohexene-1-carboxaldehyde]、4,8- 二甲基 -3,7- 壬烯 -2- 醇（4,8-dimethyl-3,7-nonadien-2-ol）、3,7,11- 三甲基 -1,6,10- 十二烷三烯 -3- 醇（3,7,11-trimethyl-1,6,10-dodecatrien-3-ol）[12]。

【药理作用】

1. 保护缺血性损伤 山苍子油能降低家兔急性心肌缺血 S-T 段抬高，减少病理性 Q 波出现数目和硝基四氮唑蓝（N-BT）染色显示的心肌梗死百分率，降低游离脂肪酸（FFA）水平。对异丙肾上腺素引起的大鼠实验性心肌梗死样坏死也能降低 ST 段总下移数并防止 Q 波出现和减少严重心律失常的发生[13]。

2. 健脾益气 30g/kg、60g/kg 山苍子煎剂具健脾益气作用能增加脾虚小鼠的体重，改善脾虚小鼠毛枯、便溏等症状，并能提高脾虚小鼠的脾指数，但对脾虚小鼠全血黏度、血浆黏度无显著影响[14]。

3. 平喘与抗过敏　山苍子油能松弛豚鼠离体气管平滑肌，增加豚鼠离体肺灌流量，对豚鼠因吸入致痉剂所致药物性哮喘有保护作用。对大鼠被动皮肤过敏反应（PCA）有抑制作用；能保护豚鼠过敏性休克和抑制豚鼠离体回肠过敏性收缩；对慢性反应物质（SRS-A）引起的豚鼠离体回肠收缩有阻断和拮抗作用[15]。

4. 抑菌　山苍子挥发油对 8 种受试菌均有不同程度的抑制作用，抑制强度依次为枯草杆菌＜金黄色葡萄球菌，黑曲霉＜白色念珠菌＜黄曲霉＜新型隐球菌，大肠杆菌＜铜绿假单胞菌[3]。山苍子精油对枯草杆菌、白色葡萄球菌、大肠杆菌、黑曲霉、青霉、酵母有抑菌作用[16]。山苍子油乳化液 60% 浓度时可抑制白色念珠菌、热带念珠菌、付克柔念珠菌、新型隐球菌、皮炎着色霉菌、疣状着色菌、孢子丝菌、石膏样小孢子丝菌和石青样毛癣菌等[17]。山苍子乙酸乙酯提取物对 5 种供试菌的抑制效果为：枯草芽孢杆菌（14.3mm）＞荧光假单胞菌（12.9mm）＞金黄色葡萄球菌（12.0mm）＞酿酒酵母（10.9mm）＞大肠杆菌（6.5mm）。山苍子 75% 乙醇提取物，其对荧光假单胞菌的抑菌效果最好，抑菌圈直径为 11.1 mm。而水提取在 2g/ml 浓度下，对以上 5 种微生物均没有抑制效果[18]。

5. 刺激皮肤　山苍子中的山苍子油和柠檬醛对皮肤组织有明显的刺激作用，可引起皮肤组织的无菌性炎性反应，且时间延续较长[19]。

6. 其他　山苍子水提液可提高小鼠低压耐缺氧力；可降低整体耗氧，增加兔心冠脉流量作用；但对垂体后叶素引起的冠脉缺血未见作用，山苍子水提液具有提高低压耐缺氧力、降低整体耗氧量、增加冠脉灌流等作用[20]。

7. 毒性反应　山苍子水提液半数致死量（LD₅₀）为 355g/kg，其 95% 置信区间为（355±22）g/kg[20]。山苍子油对大白鼠骨髓细胞染色体的致畸作用研究表明：山苍子油大剂量组 [1 ml/（kg·d），连服 7 天] 未见畸变细胞；小剂量组 [0.5ml/（kg·d），连服 7 天] 出现 0.6% 单体断裂，但未超过自然畸变率[21]。

【临床研究】

类风湿关节炎　①将 45 例患者随机分为山苍子根单方组和复方组两组。单方组 20 例，予山苍子根 90g，水煎服，每日 1 剂；复方组 25 例，用山苍子根配清热解毒类药物（山苍子根 60g，金银花 20g，蒲公英 20g，黄柏 12g，板蓝根 20g，羌活 15g，独活 20g，土茯苓 30g，牛膝 20g。热毒炽盛、关节红肿、热痛明显或伴发热者，可重用金银花、蒲公英，酌加地丁 15g、连翘 15g；湿热俱重、关节肿胀灼热、晨僵感明显者加薏苡仁 30g、防己 15g；湿邪偏重、关节肿胀明显或积液量多者，加车前草 20g、苍术 15g；阴虚低热、舌红少津、脉细数者加生地 30g、丹皮 15g；瘀血明显、关节粗大变形、刺痛不移者，加桃仁 10g、穿山甲 10g），水煎服，每日 1 剂。两组均以 1 个月为 1 个疗程，连服 1 ～ 3 个疗程。结果：山苍子根单方组和复方组治疗总有效率分别

为 90%、96%，单、复方对患者的关节症状（关节疼痛、肿胀、关节功能及晨僵时间、关节疼度、关节肿度、活动受限度、整体功能状态、双手握力、20m 行速、血沉、黏蛋白、类风湿因子、免疫球蛋白等的改善均有明显的效果[22]。②将病例分为 3 组，其中山苍子根低剂量组 36 例（其中寒湿阻络型 5 例，湿热阻络型 15 例，寒热错杂型 16 例）使用山苍子根饮片每日 60g，用文火水煎 30min，煎取药汁约 500ml，其中 300ml 分 2 次口服，200ml 用小毛巾烫洗肿痛关节，每次 20min；山苍子根大剂量组 44 例（其中寒湿阻络型 5 例，湿热阻络型 18 例，寒热错杂型 21 例），使用山苍子根饮片 90g，用文火水煎 30min，煎取药汁 500ml。服用及烫洗方法同上；山苍子组 12 例（其中寒湿阻络型 4 例，湿热阻络型 4 例，寒热错杂型 4 例），使用山苍子每日 30g，煎法、用药同上。用药期间禁用激素及其他中西药，个别原来连续服用的非甾体消炎镇痛药可维持原剂量，待起效后再酌情减量或停用。结果：山苍子根低剂量组 36 例中显效 6 例，好转 22 例，无效 8 例，总有效率 77.78%；山苍子根大剂量组 44 例中近期控制 5 例，显效 16 例，好转 18 例，无效 5 例，总有效率为 88.64%；山苍子组 12 例，仅好转 7 例，无效 5 例，总有效率 58.33%[23]。

【性味归经】味辛、微苦，性温。归脾、胃、肾经。

【功效主治】温中止痛，行气活血，平喘，利尿。主治脘腹冷痛，食积气胀，反胃呕吐，中暑吐泻，泄泻痢疾，寒疝腹痛，牙痛，寒湿痹痛，跌打损伤，哮喘，寒湿水臌，小便不利。

【用法用量】内服：煎汤，3 ～ 10g；研末，1 ～ 2g。外用：适量，研末撒或调敷。

【使用注意】实热及阴虚火旺者忌用。

【经验方】

1. 无名肿毒　山鸡椒研末，加醋调敷患处。（南药《中草药学》）

2. 牙痛　山鸡椒研末，塞患处。（《恩施中草药手册》）

3. 支气管哮喘　①山鸡椒果实、胡颓叶、地黄根（野生地）各 15g。水煎服，忌食酸辣。（《浙江民间常用草药》）②山鸡椒果 9g，胡颓叶 15g，马兜铃 12g，桑白皮 9g。煎服。（《安徽中草药》）

4. 胃寒痛，疝气　山鸡椒果实 1.5 ～ 3g，开水泡服；或研粉，每次服 1 ～ 1.5g。（《恩施中草药手册》）

5. 胃寒腹痛，呕吐　木姜子 9g，干姜 9g，良姜 9g。水煎服。（《四川中药志》1982 年）

6. 单纯性消化不良　山苍子 6g，茶叶 3g，鸡矢藤 9g。水煎服，每日 1 剂，分 3 ～ 4 次服。（《全国中草药汇编》）

7. 寒证腹痛　木姜子 9g，小茴香 9g，青木香 9g，乌药 9g，橘核 12g。水煎服。（《四川中药志》1982 年）

8. 瘰疬结核　山胡椒、秦归泡服，三月见效。（《滇南本草》）

【参考文献】

[1] 赵欧，周建威，班大明 . 山鸡椒不同部位挥发油化学成分的 GC-MS 分析 . 中药材,2010,33(9): 1417.

[2]Linlin S, Yicun Chen, Xiaojiao Han, et al. Chemical composition of essential oils of Litsea cubeba harvested from its distribution areas in China. Molecules, 2012,(17): 7057.

[3] 项昭保 , 陈海生 , 夏晨燕 , 等 . 木姜子挥发油的化学成分及抑菌活性研究 . 中成药 ,2008,30(10): 1514.

[4] 张娅南 , 王飞 . 荜澄茄果实的化学成分研究 . 吉林医药学院学报 ,2009,30(2): 84.

[5] 王发松 , 杨得坡 , 任三香 , 等 . 山苍子叶挥发油的化学成分与抗真菌活性 . 中药材 ,1999,22(8): 400.

[6] 王陈翔 , 林观样 , 周子晔 .GC-MS 法测定山鸡椒叶中挥发油成分 . 中华中医药学刊 ,2011,29(8): 1898.

[7] 蔡进章 , 潘晓军 , 林观样 , 等 . 气相色谱 - 质谱法测定山鸡椒根的挥发性成分 . 中国中医药科技 ,2010,17(2): 135.

[8] 于长江 , 宋小平 , 娄陈林 , 等 . 海南山苍子核仁油 GC-MS 分析 . 广州化工 ,2013,41(13): 139.

[9] 罗爱嵘 , 佘金明 , 谢显珍 , 等 . 山苍子花蕾挥发油成分 GC-MS 分析 . 广州化工 ,2012,40(12): 133.

[10] 陈湛娟 , 毕和平 , 范超君 , 等 . 山苍子枝的化学成分研究 . 林产化学与工业 ,2013,33(4): 133.

[11] 陈湛娟 , 刘秀萍 , 毕和平 . 山苍子枝的化学成分研究 . 林产化学与工业 ,2013,33(5): 97.

[12] 于长江 , 宋小平 , 娄陈林 , 等 . 海南山苍子果皮油 GC-MS 分析 . 广州化工 ,2013,41(18): 102.

[13] 陈修 , 胡卓伟 , 汤显良 , 等 . 山苍子油对实验性心肌梗死动物缺血性损伤的保护作用 . 药学学报 ,1983,18(5): 388.

[14] 洪华炜 , 邱颂平 , 汪碧萍 , 等 . 豆豉姜对脾虚模型小鼠的药理学研究 . 海峡药学 ,2000,12(2): 25.

[15] 钱伯初 , 龚维桂 , 陈钰 , 等 . 山苍子油平喘与抗过敏药理研究 . 药学学报 ,1980,15(10): 584.

[16] 顾仁勇 , 刘莹莹 . 山苍子精油抑菌及抗氧化作用的研究 . 食品科学 ,2006,27(11): 86.

[17] 涂新义 , 邹克容 , 黄悼伟 , 等 . 山苍子油及其提取物抑霉菌的实验研究 . 中药通报 ,1985,10(5): 39.

[18] 游玉明 , 黄琳琳 . 山胡椒提取物的抑菌活性及其稳定性 . 食品与发酵工业 ,2013,39(5): 116.

[19] 涂新义 , 张国全 . 山苍子油及柠檬醛对动物皮肤刺激作用的观察 . 江西中医学院学报 ,1995,7(2): 27.

[20] 孙松浩 , 李常春 , 李成 , 等 . 山苍子水提液的有关药理实验研究 . 海峡药学 ,2010,22(1): 44.

[21] 黎七雄 , 俞平 , 李立中 , 等 . 山苍子油对大白鼠骨髓细胞染色体畸变的实验研究 . 湖北医学院学报 ,1984,5(4): 374.

[22] 刘书珍 . 山苍子根单复方治疗活动期类风湿性关节炎的研究 . 山东中医学院学报 ,1994,18(5): 318.

[23] 张立亭 , 张鸣鹤 . 山苍子根和山苍子治疗类风湿关节炎的临床研究 . 山东中医杂志 ,1998,17(12): 537.

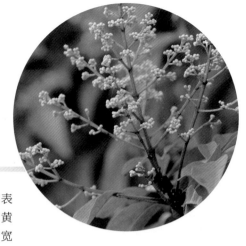

Shan mu jing

山牡荆

Viticis Quinatae Folium
[英] Quinate Vitex Leaf

【别名】小狮子、黑果凉伞、小凉伞、入骨风、小郎伞、石狮子、
杉纽根、产后草。

【来源】为马鞭草科植物山牡荆 *Vitex quinata*（Lour.）Wall. 的叶。

【植物形态】常绿乔木。树皮灰褐色至深褐色；小枝四棱形，有微柔毛和腺点，老枝逐渐转为圆柱形。掌状复叶，对生，有 3 ~ 5 小叶，小叶片倒卵形至倒卵状椭圆形，顶端渐尖至短尾状，基部楔形至阔楔形，通常全缘，两面除中脉被微柔毛外，其余均无毛，表面通常有灰白色小窝点，背面有金黄色腺点；中间小叶片长 5 ~ 9cm，宽 2 ~ 4cm，两侧的小叶较小。聚伞花序对生于主轴上，排成顶生圆锥花序式，密被棕黄色微柔毛，苞片线形，早落；花萼钟状，顶端有 5 钝齿，外面密生棕黄色细柔毛和腺点，内面上部稍有毛，花冠淡黄色，顶端 5 裂，二唇形，下唇中间裂片较大，外面有柔毛和腺点；雄蕊 4，伸出花冠外，花丝基部变宽而无毛，子房顶端有腺点。核果球形或倒卵形，幼时绿色，成熟后呈黑色，宿萼呈圆盘状，顶端近截形。

【分布】广西主要分布于永福、罗城、凌云、天等、防城、龙州、武鸣、博白、平南、灵山。

【采集加工】夏、秋季采收。洗净，晒干。

【药材性状】掌状复叶皱缩，有 3 ~ 5 小叶，小叶片展平呈倒卵形至倒卵状椭圆形，顶端渐尖至短尾状，基部楔形至阔楔形，通常全缘，表面通常有灰白色小窝点，中间小叶片较两侧的小叶大。质脆，易碎。气香，味微苦。

【品质评价】以色绿、无杂质者为佳。

【化学成分】本品含黄酮类（flavones）、生物碱类（alkaloids）、甾醇类（sterols）等化学成分。

叶中主要含有二甲基 -3,4,3′,4′- 四羟基 - δ - 吐星酸酯（dimethyl-3,4,3′,4′-tetrahydroxy-δ -truxinate）、甲基 10*R*- 甲氧基 -12- 氧代 -9（13）,16*E*- 植物二烯酸酯 [methyl 10*R*-methoxy-12-oxo-9（13）,16*E*-phytodienoate]、（*S*）-5- 羟基 -7,4′- 二甲氧基黄酮 [（*S*）-5-hydroxy-7,4′-dimethoxy-flavanone]、（*S*）- 异野樱素 [（*S*）-isosakuranetin]、2′- 羟基 -4,4′,6′- 三甲氧基查耳酮（2′-hydroxy-4,4′,6′-trimethoxychalcone）、2′,6′- 二羟基 -4,4′- 二甲氧基查耳酮（2′,6′-dihydroxy-4,4′-dimethoxychalcone）3,5- 二羟基 -7,4′- 二甲氧基查耳酮（3,5-dihydroxy-7,4′-dimethoxyflavonone）、鼠李柠檬素（rhamnocitrin）、黑麦交酯 [（－）-loliolide]、甲基 3,4-*O*- 二咖啡酰奎尼酸（methyl 3,4-*O*-dicaffeoylquinate）、甲基 3,5-*O*- 二咖啡酰奎尼酸（methyl 3,

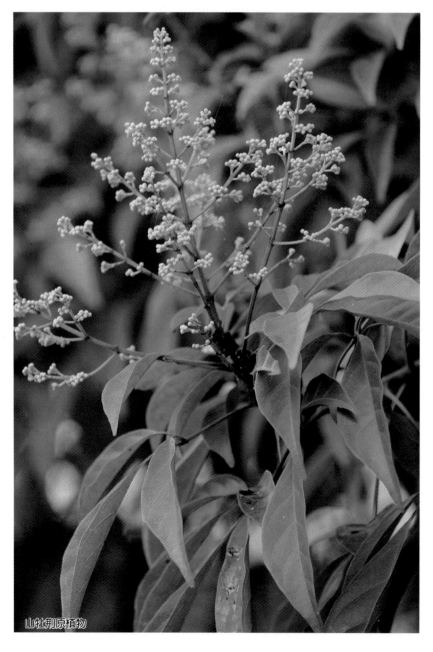

山牡荆原植物

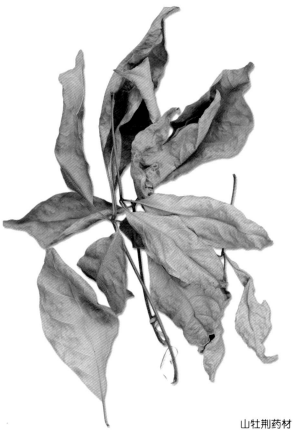

山牡荆药材

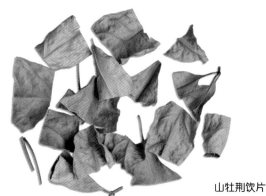

山牡荆饮片

5-*O*-dicaffeoylquinate）、甲基 4,5-*O*- 二咖啡酰奎尼酸（methyl 4,5-*O*-dicaffeoyl quinate ）、甲基 3,4,5-*O*- 三咖啡酰奎尼酸（ methyl 3,4,5-*O*-tricaffeoyl quinate ）和 β- 谷 甾 醇（β-sitosterol ）[1]。

根茎中含 β-谷甾醇（β-sitosterol）、牡荆葡基黄酮（vitexin）、20-羟基蜕皮素 -20,22-单丙酮化合物（20-hydroxyecdysone -20,22-monoacetonide ）、3,5-*O*- 双咖啡酰基奎宁酸（3,5-*O*-bicaffeoyl quinic acid）和胡萝卜甾醇（daucosterol）。树干心材中含 1-*O*-咖啡酰基 - 奎宁酸（1-*O*-caffeoylquinic acid）、5-*O*-咖啡酰基-奎宁酸（5-*O*-caffeoylquinic acid）、4,5-*O*-二咖啡酰奎宁酸（4,5-di-*O*-caffeoylquinic acid ）、3,4,5-*O*-三咖啡酰基 - 奎宁酸（3,4,5-tri-*O*-caffeoylquinic acid ）、蜕皮激素（ecdysone ）、它乔糖苷（tachioside ）、lingueresinol、紫花牡荆素（casticin ）和木犀草素（luteolin ）[2,3]。

【性味归经】味淡，性凉。归肺、心经。

【功效主治】止咳平喘，镇静退热。主治急、慢性气管炎，支气管炎，喘咳气促，小儿发热，烦躁不安。

【用法用量】内服：煎汤，10 ～ 15g。

【使用注意】寒性咳喘慎服。

【参考文献】

[1]Deng Y, ChinYW, Chai HB, et al. Phytochemical and bioactivity studies on constituents of the leaves of Vi tex quinata. Phytochem Lett, 2011, 4(3): 213.

[2] 程伟贤 , 陈鸿雁 , 张义平 , 等 . 山牡荆的化学成分研究 . 天然产物研究与开发 ,2007,19: 244.

[3] 卢张伟 , 郑军 , 汪豪 , 等 . 山牡荆树干心材的化学成分 . 药学与临床研究 ,2009,17(4): 287.

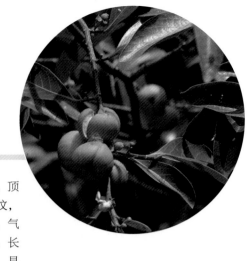

山油柑

Acronychiae Pedunculatae Fructus
[英] Pedunculate Acronychia Fruit

【别名】沙糖木、沙柑木、甜饼木、山柑、长柄山油柑。

【来源】为芸香科植物山油柑 *Acronychia pedunculata*（L.）Miq. 的果实。

【植物形态】常绿乔木。树皮灰白色至灰黄色，幼枝及花序被茸毛。单叶对生，叶片长圆形至长椭圆形，长 6 ～ 15cm，宽 2.5 ～ 6cm，两端狭尖，有时先端略圆或微凹，基部阔楔形，密生腺点。聚伞花序具长柄，顶生或腋生；花两性，黄白色；萼片 4；花瓣 4，青白色，狭披针形或线形，两侧边缘内卷，内面密被茸毛，雄蕊 8，花丝中部以下两侧边缘被毛；子房上位，密被毛，4 室，花柱细长。核果黄色，平滑，半透明，近圆球形而略有棱角。种子倒卵形，黑色，有肉质胚乳。

【分布】广西主要分布于岑溪、博白、灵山、北海、合浦、防城、龙州、邕宁。

【采集加工】秋、冬季采收。用开水烫透，晒干。

【药材性状】果淡黄色，半透明，近圆球形而略有棱角，直径 1 ～ 1.5cm，顶部平坦，中央微凹陷，有 4 条浅沟纹，味清甜。种子黑色，有肉质胚乳，气微香。心材呈长条形或不规则形，长短不一。表面暗紫红色，较光滑，具刀削痕及纵直细槽纹。质坚硬而重，不易折断，锯断面红紫色。气微香，燃烧时香气更浓，味微苦。

【品质评价】以果大、身干、味清甜者为佳。

【化学成分】本品果实含有芸香酮二聚体去甲基降真香双素（demethylacrovestone），即 1,1-二 [2′,4′,6′-三羟基 -3′-（1″-氧代乙基）-5′-（3″-甲基丁 -2″-烯基）苯基]-3-甲基丁烷{ 1,1-di[2′,4′,6′-trihydroxy-3′-（1″-oxyethyl）-5′-（3″-methylbut -2″-enyl)phenyl]-3-methylbutane}[1]。挥发油（volatile oils）主要含有反式 α-蒎烯（*trans-* α-pinene）、*R*-（＋）-柠檬烯 [*R*-（＋）-limonene]、反式罗勒烯（*trans*-ocimene）、顺 - β - 罗勒烯（*cis*-β -ocimene）、萜品醇（terpineol）[2]。本品茎含有挥发油，主要成分有反式 α-蒎烯（*trans-* α-pinene）、顺式 α-蒎烯（*cis-* α-pinene）、*R*-（＋）-柠檬烯 [*R*-（＋）-limonene]、月桂烯（myrcene）、檀香烯（santalene）[2]。本品叶含有挥发油，主要成分有反式 α-蒎烯（*trans-* α-pinene）、L-别香木兰烯（L-alloaromadendrene）、π-桉叶烯（π-eudesmene）、氧化石竹烯（caryophyllene oxide）、10H-1,1,7-三甲基 -4-亚甲基 -1H-环丙烯并 [*E*]薁 {10H-1,1,7-trimethyl-4-methylene-1H-cycloprop [*E*]azulene}[2]。

本品嫩枝和叶中含有 1-[2′,4′-

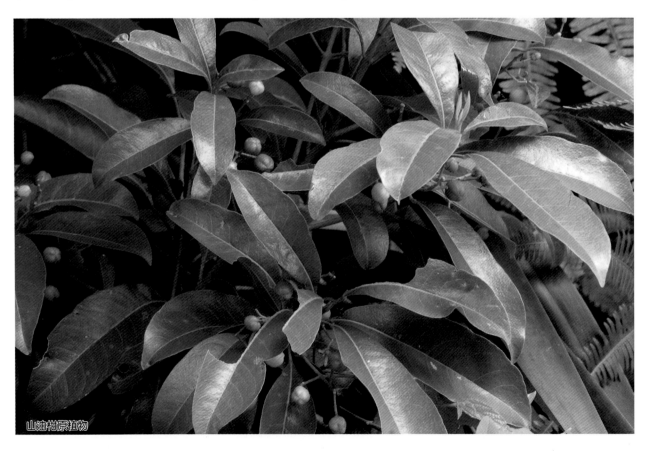

山油柑原植物

dihydroxy-3′,5′-di-（3″-methyl-2″-butenyl）-6′-methoxy] phenylethanone、acronyculatin E、β - 谷甾醇（β -sitosterol）、豆甾醇（stigmasterol）和芝麻素（sesamin）[3]。

本品根皮含有 acronyculatin A、acronyculatin B、acronyculatin C、acronyculatin D、acronyculatin E[4]。

【药理作用】

抑菌　山油柑果水提物对革兰阳性菌的抑菌作用比革兰阴性菌强。对金黄色葡萄球菌、耐甲氧西林金黄色葡萄球菌都有较强的抑菌作用，其最小抑菌浓度（MIC）为 0.125g/ml；对鼠伤寒沙门菌和腐生葡萄球菌也有抑制作用，MIC 为 0.5 ~ 0.0625g/ml；对大肠埃希菌无明显的抑制作用 [2]。

【性味归经】味甘，性平。归脾、胃经。

【功效主治】健脾，消食，止汗。主治食欲不振，消化不良，多汗。

【用法用量】内服：煎汤，9 ~ 15g。

【使用注意】胃火亢盛者慎用。

【经验方】

1. 食欲不振，消化不良　沙糖木果实 9 ~ 15g。水煎服。（广州空军《常用中草药手册》）

2. 多汗症　沙糖木果实 20g。捣碎泡开水当茶饮。（《中国民间草药原色图谱》）

【参考文献】

[1] Dc Silva LB, Herath WM, Lyanage C, et al.Demethylacrovestone from Achronychia pedunculata fruits. Phytochemistry, 1991, 30(5): 1709.

[2] 曾春晖，杨柯，韦建华，等 . 广西山油柑不同部位挥发油成分及抗菌作用的研究 . 中成药，2012,34(4): 747.

[3] Kozaki S, Takenaka Y, Mizushina Y, et al.Three acetophenones from Acronychia pedunculata. J Nat Med, 2013, Oct 16: (Epub ahead of print).

[4] Su CR, Kou PC, Wang ML, et al. Acetophenone derivatives from Acronychia pedunculata. J.Nat Prod, 2003, 66(7): 990.

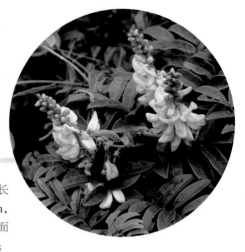

山莲藕

Shan lian ou

Millettiae Specisoae Radix
[英] Beautiful Millettia Root

【别名】牛大力、猪脚笠、金钟根、倒吊金钟、大力薯。

【来源】为豆科植物美丽崖豆藤 *Millettia speciosa* Champ. 的根。

【植物形态】藤本。根系横伸颇长，中部或尾端有膨大、肥厚的块根，外皮土黄色。树皮褐色，嫩枝密被白色茸毛，最后脱落。单数羽状复叶，长15～20cm，有11～13小叶；小叶长圆状披针形，长5～7cm，宽2～3cm，先端钝或短渐尖；基部近圆形，上面无毛，背面密被毛，尤以脉上为密；小叶柄、总叶柄均密被白色茸毛，基部均有针状托叶1对。总状花序，通常腋生，有时呈具叶的顶生圆锥花序，白色，杂有黄色；旗瓣基部有2胼胝状附属物；雄蕊成2体。荚果硬革质，先端有喙，表面密被茸毛。种子4～5，近卵圆形，压扁，表面深褐色或红褐色。

【分布】广西主要分布于梧州、玉林、南宁、钦州、百色、河池。

【采集加工】全年可采，以秋季挖根为佳。洗净，切片晒干或先蒸熟再晒。

【药材性状】块根圆柱状或几个纺锤状体连成一串，表面浅黄色或土黄色，稍粗糙，有环纹。横切面皮部近白色，其内侧为一层不很明显的棕色环纹，中间部分近白色，粉质，略疏松。老根近木质，坚韧；嫩根质脆，易折断。气微，味微甜。

【品质评价】以片大、色白、粉质、味甜者为佳。

【化学成分】本品含有黄酮类（flavonoids）、甾醇类（sterols）和微量元素（microelement）等多种化学成分。本品含黄酮类成分主要有高丽槐素（maackiain）[1-3]、芒柄花素（formononetin）、3,4,2′,4′-四羟基查耳酮（3,4,2′,4′-tetrahydroxychalcone）[1]、异甘草素（isoliquiritigenin）、紫檀素（pterocarpin）、美迪紫檀素（medicarpin）、高紫檀素（homopterocarpin）[2]。还有2′,4,4′-三羟基查耳酮（2′,4,4′-trihydroxychalcone）、3′,7-二羟基-2′,4′-二甲氧基异黄酮（3′,7-dihydroxy-2′,4′-dimethoxyisoflavone）[3]。

甾醇类成分主要有豆甾醇（stigmasterol）、豆甾醇-3-*O*-β-*D*-葡萄糖苷（stigmasterol-3-*O*-β-*D*-glucopyranoside）、β-谷甾醇（β-sitosterol）及胡萝卜苷（daucosterol）[1,3,4]。

本品所含微量元素主要有钙（Ca）、镁（Mg）、铁（Fe）、锌（Zn）等[5]。此外，

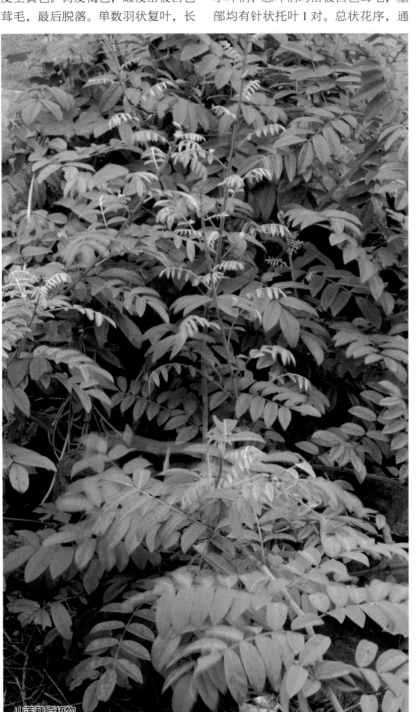

山莲藕原植物

本品尚含有多糖类（polyoses）化合物[6]、生物碱类化合物刺桐碱（hypaphorine）[4]。还含有圆齿火棘酸（pyracrenic acid）、（－）-丁香脂素 [（－）-syringaresinol]、二氢去氢二愈创木基醇（dihydrodehydrodiconiferyl alcohol）、5-羟甲基-2-糠醛（5-hydroxymethyl-2-furaldehyde）、α-甲氧基-2,5-呋喃二甲醇（α-methoxy-2,5-furandimethanol）、2,5-二羟基苯甲酸（2,5-dihydroxybenzoic acid）[1]。叶中含维生素 E（vitamin E）、亚麻酸乙酯（ethyl linolenate）、γ-谷甾醇（γ-sitosterol）、棕榈酸乙酯（ethyl palmitate）、叶绿醇（phytol）、亚麻酸甲酯（methyl linolenate）、亚油酸乙酯（ethyl linoleate）、亚油酸（linoleic acid）和植二烯（phytadiene）[7]。

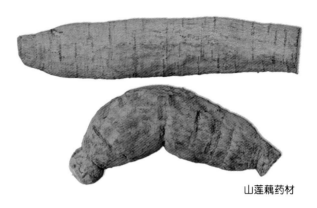

山莲藕药材

【药理作用】

1. 祛痰、镇咳和平喘　山莲藕水提取物通过作用于有关的化学感受器，保护支气管黏膜免受刺激而起镇咳作用，亦可促进腺体分泌，使分泌量增加，稀释痰液，并对抗组胺、乙酰胆碱等过敏介质引起的气管、支气管收缩，明显延长哮喘潜伏期从而达到平喘作用[8]。

2. 保肝　山莲藕水提液能使四氯化碳及酒精所致急性肝损伤小鼠血清中谷丙转氨酶、谷草转氨酶活性向正常水平恢复，能降低肝细胞浆内脂质过氧化物 MDA 的含量[9]。

3. 免疫调节　高浓度山莲藕多糖对小鼠 T 淋巴细胞增殖呈剂量依赖性抑制，而低浓度山莲藕多糖对 T 细胞的促进效应不具有明显的剂量依赖关系[10]。山莲藕多糖可增强吞噬细胞的吞噬功能，增加抗体形成细胞的数量，促进淋巴细胞转化，增强小鼠免疫功能[11]。山莲藕对实验小鼠 B 淋巴细胞分泌特异性抗体及 T 淋巴细胞产生白细胞介素 2 有免疫调节作用[12]。

4. 其他　山莲藕多糖有较弱的抗氧化能力，并能够减轻二甲苯对小鼠耳郭造成的局部炎症，其抑制作用随多糖浓度的增加而增强，同时对体外宫颈癌细胞的生长具有抑制作用[13]。

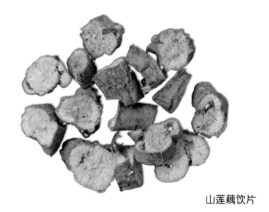

山莲藕饮片

【性味归经】味甘，性平。归肺、肾、肝经。

【功效主治】补肺滋肾，舒筋活络。主治肺虚咳嗽、咯血，肾虚腰膝酸痛，遗精，白带过多，风湿痹痛，跌打损伤。

【用法用量】内服：煎汤，9～30g；或浸酒。

【使用注意】实证不宜使用。

【经验方】

1. 胸膜炎　牛大力藤 15g，一见喜 3g。水煎服。（《福建药物志》）

2. 慢性肝炎　牛大力藤根 30g，十大功劳 9g，甘草 3g。水煎服。（《福建药物志》）

3. 体虚白带　牛大力、杜仲藤各 12g，千金拔、五指毛桃各 9g，大血藤 15g。水煎服。或将上药炖猪脚，去药渣，吃肉喝汤。（《全国中草药汇编》）

4. 风湿性关节炎，腰肌劳损　牛大力、南五加皮各 1000g，宽筋藤、海风藤各 750g，牛膝 90g，山胡椒根 250g，榕树须（气根）500g。加水 6000ml，煎至 1000ml。每次服 50ml，每日 2 次。（《全国中草药汇编》）

【参考文献】

[1] 王春华，王英，王国才，等.牛大力的化学成分研究.中草药,2008,39(7):972.

[2] 宗鑫凯，赖富丽，王祝年，等.牛大力化学成分研究.中药材,2009,32(4):520.

[3] 王祝年，赖富丽，王茂媛，等.牛大力根的化学成分研究.热带作物学报,2011,32(12):2378.

[4] 张宏武，丁刚，李榕涛，等.牛大力中刺桐碱的分离鉴定和含量测定.药物分析杂志,2011,31(6):1024.

[5] 李移，陈杰，李尚德.中药牛大力微量元素含量的测定.广东微量元素科学,2008,15(2):56.

[6] 蔡红兵，刘强，李慧，等.超声提取牛大力多糖的工艺研究.中药材,2007,30(10):1315.

[7] 赖富丽，王祝年，王建荣，等.牛大力藤叶脂溶性成分的 GC-MS 分析.热带作物学报,2009,30(5):714.

[8] 刘丹丹，唐立海，王艳，等.牛大力祛痰、镇咳和平喘作用的实验研究.广州中医药大学学报,2009,26(3):266-269.

[9] 周添浓，刘丹丹，唐立海，等.牛大力对四氯化碳及酒精所致小鼠急性肝损伤的保护作用.时珍国医国药,2009,20(10):2585-2587.

[10] 郑元升，蒲含林，麻建军.牛大力多糖对小鼠 T 淋巴细胞增殖的双向调节作用.广东药学院学报,2008,24(1):58-61.

[11] 石焱，弓小雪，那婕.牛大力多糖对免疫抑制小鼠的免疫调节作用.临床军医杂志,2008,36(4):530-532.

[12] 吕世静，黄槐莲，吴宋厦.牛大力对抗体及 IL-2 产生的影响.上海免疫学杂志,1997,17(1):56.

[13] 郑元升.牛大力多糖的提取及其药理活性研究.广州：暨南大学,2009.

山黄皮

Shan huang pi

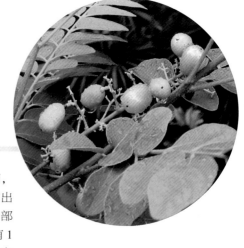

Clausenae Excavatae Radix
[英] Excavate Clausena Root

【别名】过山香、鸡母黄、大棵、臭皮树、野黄皮。

【来源】为芸香科植物假黄皮 Clausena excavata Burm.f. 的根。

【植物形态】灌木。小枝及叶轴均密被向上弯的短柔毛且散生微突起的油点。叶有小叶 21～27 片，幼龄植株的多达 41 片，花序邻近的有时仅 15 片，小叶甚不对称，斜卵形、斜披针形或斜四边形，长 2～9cm，宽 1～3cm，边缘波浪状，两面被毛或仅叶脉有毛，老叶几无毛；花序顶生；花蕾圆球形；苞片对生，细小；花瓣白或淡黄白色，卵形或倒卵形，雄蕊 8 枚，长短相间，花蕾时贴附于花瓣内侧，盛花时伸出于花瓣外，花丝中部以上线形，中部曲膝状，下部宽，花药在药隔上方有 1 油点；子房上角四周各有 1 油点，密被灰白色长柔毛，花柱短而粗。果椭圆形，初时被毛，成熟时由暗黄色转为淡红至朱红色，毛尽脱落，有种子 1～2。

【分布】广西主要分布于横县、北海、合浦、防城、上思、桂平、博白、那坡、田林、隆林、扶绥、龙州。

【采集加工】全年可采。根切片晒干。

【药材性状】根圆柱形，表面土灰色，具不规则纵纹。质硬，不易折断，切断皮薄，木部黄白色。气香，味微辛。

【品质评价】以干燥、无泥沙者为佳。

【化学成分】本品叶中含香豆素类（coumarins）、黄酮类（flavonoids）、生物碱类（alkaloids）、挥发油类（volatile oils）等多种化学成分。

香豆素类成分有 excavarin B-L[1]、excavarin M[1,2]、excavacoumarin A[2]、excavacoumarin B[3]、7-羟基香豆素（7-hydroxycoumarin）[4]、excavarin A[1,5]。

生物碱类成分有黄皮素（clausenlactam）[4]、东莨菪内酯（scopoletin）、烟酰胺（nicotiflorin）[6]。

挥发油类成分主要有 α-芹子烯（α-selinene）、石竹烯（caryophyllene）、β-芹子烯（β-selinene）、α-蒎烯（α-pinene）和 α-石竹烯（α-caryophyllene）[7]等。

本品叶中尚含有 5,7,3′,4′,5′-五羟基-3-O-鼠李糖黄酮苷（myricetin-3-O-rhamnoside）、11β-羟基黄柏酮（zapoterin）、阿魏酸（ferulic acid）、三乙胺氢碘酸盐（triethylamine hydroiodide）[4]、芦丁（rutin）、黄樟素（safrole）、β-黏霉烯醇（glutinol）、132-羟基（132-R）-脱镁叶绿素-a[132-hydroxy（132-R）-pheophytin-a]、甲基脱镁叶绿甲酯酸-a（methyl pheophobide-a）、β-谷甾苷（β-sitosteryl glucoside）、豆甾苷（stigmasteryl glucoside）、2-甲氧基-4-（2-丙烯基）苯-β-D-糖苷[2-methoxy-4-（2-propenyl）phenyl-β-D-glucoside]、2,6-二甲氧基-4-（2-丙烯基）苯-β-D-糖苷[2,6-diethoxy-4-（2-propenyl）phenyl-β-D-glucoside]、

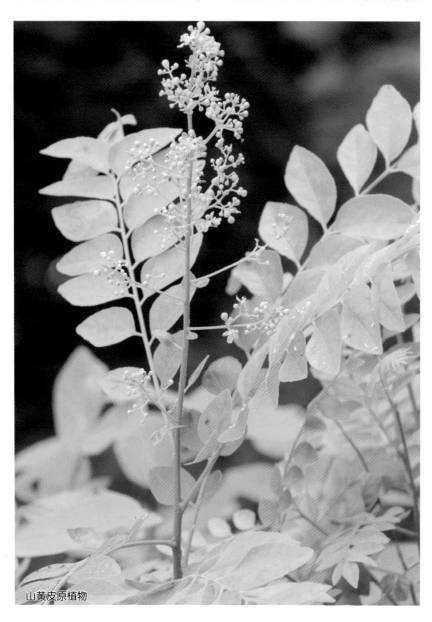

山黄皮原植物

对羟基苯甲酸（*p*-hydroxybenzoic acid）[6]。

本品根皮中含 claucavatin A、claucavatinB、山黄皮素（clausenidin）、kinocoumarin、假黄皮因（clausarin）、去甲齿叶黄皮素 nordentatin[8]、咔唑霉素（carbazomarin A）、山黄皮烷（clausenamine A）[9]、clausine M-V、clausenatine A[10]。

本品茎皮中含山黄皮烷（clausenamine A）[9]、clausine A、clausine C、clausine G、clausine J[11]、clausine B、clausine E、clausine H、clausine I、clausine K[12]。

本品地上部分中含 excavacoumarin A[13]、clauslactone K-M[14]、clauslactone N[15]、5,7,5'- 三羟基 -3',4'- 二甲氧基黄酮 -3-*O*-α-L- 吡喃鼠李糖苷（3',4'-dimethoxy-5,7,5'-trihydroxy-flavone-3-*O*-α-L-rhamnopyranoside）、5,7,3',5'- 四羟基 -4'- 甲氧基黄酮 -3-*O*-α-L- 吡喃鼠李糖苷（5,7,3',5'-tetrahydroxy-4'-methoxy-flavone- 3-*O*-α-L-rhamnopyranoside）、5,7,3'- 三羟基 -4'- 甲氧基黄酮 -3-*O*-α-L- 吡喃鼠李糖苷（5,7,3'- trihydroxy-4'-methoxy-flavone- 3-*O*-α-L-rhamnopyranoside）、5,7,4'- 三羟基 -3',5'- 二甲氧基黄酮 -3-*O*-α-L- 吡喃鼠李糖苷（5,7,4'-trihydroxy-3',5-dimethoxyflavone-3-*O*-α-L-rhamnopyranoside）、5,7,4'-三羟基黄酮 -3-*O*-α-L- 吡喃鼠李糖苷（5,7,4'-trihydroxyflavone-3-*O*-α-L-rhamnopyranoside）[16]、4- 丙烯基 -2,6- 二甲氧基苯酚 -1-*O*-β- 葡萄糖苷（4-propenyl-2,6-dimethoxyphenol-1-*O*-β-glucopyranoside）、4- 烯丙基 - 2,6- 二甲氧基苯酚 -1-*O*-β- 葡萄糖苷（4-allyl-2,6-dimethoxyphenol-1-*O*-β-glucopyranoside）、4- 丙基 - 2, 6- 二甲氧基苯酚 1-*O*-β- 葡萄糖苷（4-propyl-2,6-dimethoxyphenol-1-*O*-β-glucopyranoside）、淫羊藿次苷 B_1（icariside B_1）、淫羊藿次苷 B_6（icariside B_6）[17]。

【性味归经】微辛、苦，性温。归肺、肝、肾经。

【功效主治】疏风解表，除湿消肿，行气散瘀。主治感冒，麻疹，哮喘，水肿，胃痛，风湿痹痛，湿疹，扭挫伤折。

【用法用量】内服：煎汤，6 ~ 12g。外用：适量，煎汤洗；或叶捣烂敷。

【使用注意】孕妇忌用。

【经验方】

1. 全身水肿 山黄皮、老松皮、麦秆、紫苏梗、蝉蜕。煎水外洗，并内服萝卜子二次，每次 9g。（《广西实用中草药新选》）

2. 感冒高热 山黄皮、桑枝、香薷、淡竹叶。水煎服。（《广西实用中草药新选》）

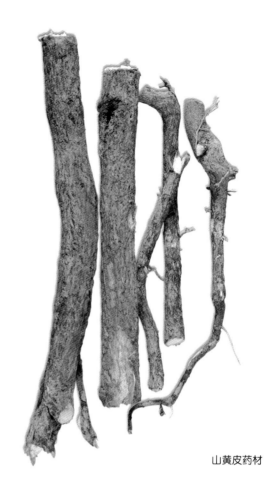

山黄皮药材

【参考文献】

[1]Thinh TT, Helmut R, Andrea P. Counlarins, limonoids and an alkaloid from Clausena excavata. Phytochemistry, 1999, 52(3): 511.

[2]He HP, Shen YM, He YN, et al. O-terpenoidal coumarins from Clausena excavata. Heterocycles, 2000, 53(8): 1807.

[3]He HP, Shen YM, Zuo GY. Two new O-terpenoidal coumarins, excavacoumarin A and B from Clausena excavata. Chinese Chem Lett, 2000, 11(3): 539.

[4] 商立坚，文光裕，周俊，等. 臭假黄皮中的新大环内酰胺——黄皮素. 云南植物研究, 1993,15(3): 299.

[5]Ramashish K, Aniruddha S, Dipanwita S. A new antifungal coumarin from Clausena excavate. Fitoterapia, 2012, 83(1): 230.

[6]Wu TS, Huang SC, Lai JS, et al. Chemical and antiplatelet aggregative investigation of the leaves of Clausena excavate. Phytochemistry, 1993, 32(2): 449.

[7] 纳智. 小叶臭黄皮叶挥发油化学成分的研究. 西北植物学报，2006,26(1): 193.

[8]Huang SC, Wu PL, Wu TS. Coumarins From the Root Bark of Clausena Excavata. Phytoche mistry, 1997, 44(1): 179.

[9]Wu TS, Huang SC, Wu PL. Carbazole-pyranocoumarin dimer and binary carbazole alkaloid from Clausena excavata. Tetrahedron Lett, 1996, 37(43): 7819.

[10]Wu TS, Huang SC, Wu PL, et al. Alkaloidal and other constituents from the root bark of Clausena excavate. Phytochemistry, 1999, 52(3): 523.

[11]Wu TS, Huang SC, Wu PL. Carbazole alkaloids from stem bark of Clausena excavate. Phytochemistry, 1996, 43(6): 1427.

[12]Wu TS, Huang SC, Wu PL, et al. Carbazole alkaloids from Clausena excavata and their biological activity. Phytochemistry, 1996, 43(1): 133.

[13]He HP, Shen YM, He YN, et al. Six new O-terpenoidal coumarins, excavacoumarins B-G from Clausena excavata. Heterocycles, 2000, 53(9): 2067.

[14]Nakamura K, Takemura Y, Motoharu JI, et al. Three new coumarins from Clausena excavata. Heterocycles, 1998, 48(33): 549.

[15]Takemura Y, Nakamura K, Hirusawa T, et al. Four new furanone-coumarins from Clausena excavata. Chem Pharm Bull, 2000, 48(4): 582.

[16] 何红平，朱伟明，沈月毛，等. 小叶臭黄皮的黄酮苷成分. 云南植物研究,2001,25(2): 256.

[17] 张建新，何红平，沈月毛，等. 小叶臭黄皮中的苯丙素苷和降类胡萝卜素苷. 贵州科学,2005,23(4): 78.

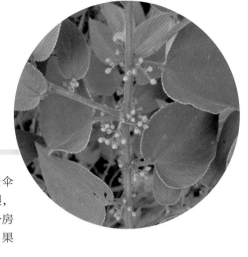

山黄麻

Trematis Tomentosae Folium
[英]Tomentosa Trema Leaf or Bark

【别名】山麻木、九层麻、麻桐树、山角麻、山王麻、麻木、下格木。

【来源】为榆科植物山黄麻 Trema tomentosa（Roxb.）Hara 的叶和根皮。

【植物形态】小乔木。当年生枝条密被白色伸展的曲柔毛。叶互生；叶柄密被白色柔毛；叶片纸质，卵状披针形或披针形，长 6～18cm，宽 3～8cm，先端长而渐尖，基部心形或近截平，常稍斜，上面有短硬毛而粗糙，下面密被银灰色丝质柔毛或曲柔毛，边缘有细锯齿；基出 3 脉，侧脉 5～6 对，网脉明显。花单性，雌雄异株，聚伞花序稠密，稍长于叶柄；花萼 5 深裂，背面被毛；雄蕊 5，与萼片对生；子房 1 室，柱头 2，被毛。核果卵球形，果柄被毛。

【分布】广西主要分布于天峨、靖西、武鸣、南宁、宁明、博白、桂平、金秀、岑溪、藤县、平南。

【采集加工】夏、秋季采收。晒干。

【药材性状】叶多皱缩，展平后完整者呈卵形、卵状披针形或披针形，长 6～18cm，先端长渐尖，基部心形或近截形，常稍斜，基部 3 出脉明显，边缘有小锯齿，上面有短硬毛而粗糙，下面密被淡黄色柔毛，质脆。气微，味涩。

【品质评价】以身干、色绿者为佳。

【化学成分】本品茎皮中含西米杜鹃醇（simiarenol）[1]、西米杜鹃酮（simiarenone）[2]、山黄麻萜醇（trematol）[3]、二十八烷酸（octacosanoic acid）、1-二十八烷醇乙酸酯（1-octacosanyl acetate）[4]。

茎和根皮中含甲基当药宁（methylswertianin）、对叶当药呫吨（decussatin）、1-氧-葡萄糖基对叶当药呫吨酮（1-O-glucosyldecussatin）、1-O-primeverosyl-decussatine、当药苷（sweroside）、莨菪亭（scopoletin）、左旋表儿茶素 [（－）-epicatechin]、羽扇豆醇（lupeol）、对-羟基苯甲酸（p-hydroxybenzoic acid）、3,4-二羟基苯甲酸（3,4-dihydroxybenzoic acid）、adian-5-en-3-one、$2\alpha,3\alpha,23$-三羟基乌苏-12-烯-28-酸（$2\alpha,3\alpha,23$-trihydroxyurs-12-en-28-oic acid）、$2\alpha,3\beta$-二羟基乌苏-12-烯-28-酸（$2\alpha,3\beta$-dihydroxyurs-12-en-28-oic acid）、β-谷甾醇（β-sitosterol）、3-O-β-吡喃葡萄糖基-β-谷甾醇（3-O-β-glucopyranosyl-β-sitosterol）、二十六烷酸（hexacosanoic acid）[5]。

【性味归经】味涩，性平。归肝、心经。

【功效主治】散瘀消肿止痛，收敛止血。主治外伤出血，跌打损伤，瘀肿疼痛。

【用法用量】外用：适量，鲜品，捣敷；或研末敷。

【使用注意】孕妇慎用。

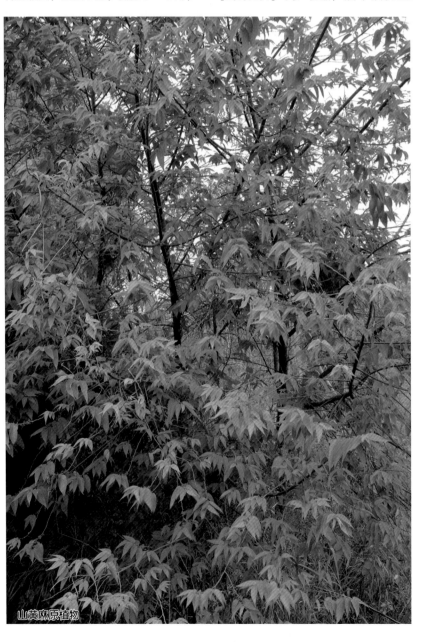

山黄麻原植物

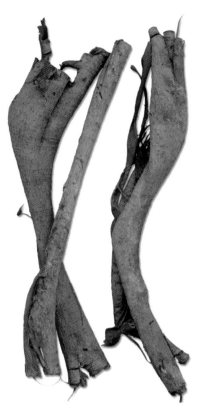

山黄麻药材

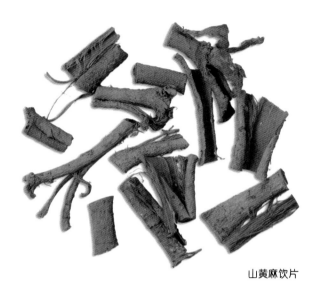

山黄麻饮片

【经验方】

1.跌打瘀肿　鲜根皮捣烂酒炒外敷。(《广西本草选编》)
2.外伤出血　鲜叶捣烂外敷，或用叶研粉撒伤处。(《广西本草选编》)

【参考文献】

[1]Ogunkoya L, Olubajo OO, Sondha DS. Triterpenoid alcohols from Trema orientalis. Phytochemistry, 1972, 11(10): 3093.

[2]Ogunkoya L, Olubajo OO, Sondha DS. Simiarenone from Trema orientalis. Phytochemistry, 1973, 12(3): 732.

[3]Ogunkoya L, Olubajo OO, Sondha DS. A new triterpenoid alcohol from Trema orientalis. Phytochemistry, 1977, 16(10): 1606.

[4]Ogunkoya L, Olubajo OO, Sondha DS. Derivatives of long chain hydrocarbon from Trema orientalis. Phytochemistry, 1972, 11(7): 2361.

[5]D. Noungoué Tchamo, G. Cartier, M. G. Dijoux-Franca, et al. Xanthones and Other Constituents of Trema orientalis. Pharm Biol, 2001, 39(3): 202.

山柑算盘子

Shan gan suan pan zi

Glochidii Fagifolii Folium
[英]Fagileaf Glochidion Leaf

【别名】小甘淫、细甘淫、栗叶算盘子。

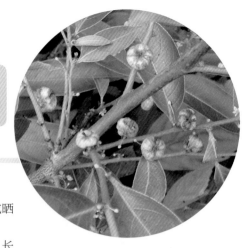

【来源】为大戟科植物山柑算盘子 *Glochidion fagifolium* Miq. 的叶。

【植物形态】常绿灌木或小乔木。树皮灰白色；小枝绿色，有细棱，干后变黑，光滑无毛。叶互生；托叶近三角形，锐尖；叶片纸质或近革质，卵状披针形、长圆状披针形或披针形，长5～12cm，宽1.5～3cm，先端渐尖，基部楔形，两侧通常略不等，全缘，下面浅绿色，干后灰褐色，两面无毛。花簇生，浅绿色。雌雄同株；雄花萼片5～6，倒卵圆形，淡黄色，雄蕊3枚，花药隔短；雌花花萼片6，卵状三角形或卵圆形，外面3片较大而厚，子房陀螺状，4～6室，花时上部为花柱所包，花柱合生呈扁球状，约为子房宽的2倍。蒴果扁球形，先端凹陷，光滑，具深纵沟，宿存花柱扁球状。

【分布】广西全区均有分布。

【采集加工】全年均可采收。鲜用或晒干备用。

【药材性状】具短柄，叶片长圆形、长圆状卵形或披针形，长3～8cm，宽1～2.5cm，先端尖或钝，基部宽楔形，全缘，上面仅脉上被疏短柔毛或几无毛；下面粉绿色，密被短柔毛，叶片较厚，纸质或革质。气微，味苦涩。

【品质评价】以身干、色绿者为佳。

【性味归经】味苦、甘，性凉。归肺、心经。

【功效主治】清热解毒。主治感冒发热，暑热口渴，口疮，湿疹，疮疡溃烂。

【用法用量】内服：煎汤，15～30g。外用：适量，煎水含漱或外洗。

【使用注意】脾胃虚寒者慎服。

【经验方】
1. 口腔炎 用（山柑算盘子）枝叶适量。水煎含漱。（《广西本草选编》）
2. 湿疹，疮疡溃烂 用（山柑算盘子）鲜枝叶适量。水煎外洗。（《广西本草选编》）

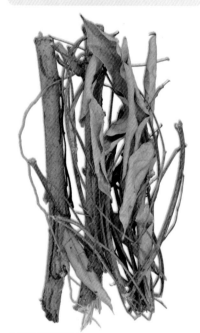

山柑算盘子药材

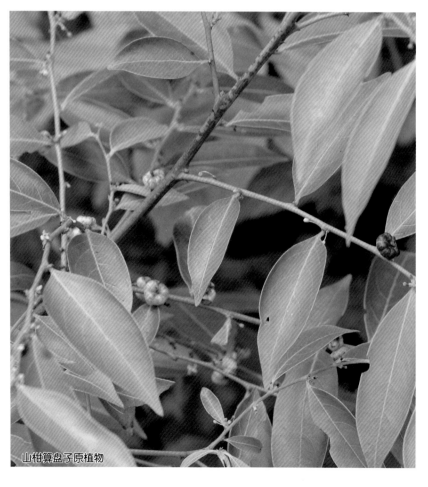

山柑算盘子原植物

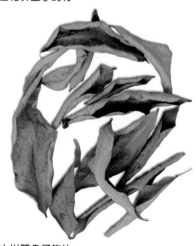

山柑算盘子饮片

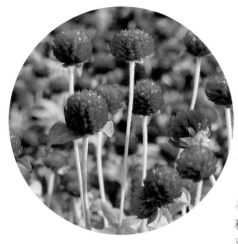

千日红

Gomphrenae Flos

[英]Globeamaranth

【别名】百日红、千年红。

【来源】为苋科植物千日红 Gomphrena globosa L. 的花序。

【植物形态】草本。全株密被白色长毛。茎直立,有分枝,近四棱形,具沟纹,节部膨大,带紫红色。单叶对生,叶柄有灰色长柔毛,叶片长圆形至椭圆形,长 5 ~ 10cm,宽 2 ~ 4cm,先端钝而尖,基部楔形,两面有小斑点,边缘波状。头状花序球形或长圆形,通常单生于枝顶,有时 2 ~ 3 花序并生,常紫红色,有时淡紫色或白色;总苞 2 枚,叶状,每花基有干膜质卵形苞片 1 枚,三角状披针形小苞片 2 枚,紫红色,背棱有明显细锯齿,花被片披针形,外面密被白色绵毛;花丝合生成管状,先端 5 裂;柱头 2,叉状分枝。胞果近球形。种子肾形,棕色,光亮。

【分布】广西全区均有栽培。

【采集加工】夏、秋季采集。晒干或晾干。

【药材性状】本品呈球状或长圆形,长 1.5 ~ 3cm,直径 1.5 ~ 2cm,紫红色或淡红色,花多数,密生,花被片披针形,顶端 5 浅裂,花期后不变硬。叶状总苞片 2 枚,苞片背面及总花梗密生白色长绵毛。质轻柔,不易碎。气微清香,味淡。

【品质评价】以穗大、色紫红者为佳。

【化学成分】本品花中含苋菜红苷（amaranthin）、异千日红苷Ⅰ（isogomphrenin Ⅰ）、异千日红苷Ⅱ（isogomphrenin Ⅱ）、甜菜苷（betanin）[1]、千日红苷Ⅰ（gomphrenin Ⅰ）、千日红苷Ⅱ（gomphrenin Ⅱ）、千日红苷Ⅲ（gomphrenin Ⅲ）、千日红苷Ⅴ（gomphrenin Ⅴ）、千日红苷Ⅵ（gomphrenin Ⅵ）[2]。

【药理作用】

祛痰、平喘　千日红花序 25% 水溶液和 10% 醇提液对小鼠及豚鼠有祛痰和平喘作用[3]。千日红醇浸膏有祛痰和平喘作用,总黄酮也有祛痰作用,其中有效成分之一为 4′,5- 二羟基 -6, 7- 亚甲二氧基黄酮醇 -3-O- β -D 葡萄糖苷[4]。

【性味归经】味甘、微咸,性凉。归肺、肝经。

【功效主治】止咳平喘,清热解毒,清肝明目。主治咳喘咯血,百日咳,小儿夜啼,目赤肿痛,眩晕头痛,小便不利。

【用法用量】内服:煎汤,花 3 ~ 9g;全草 15 ~ 30g。外用:适量,捣敷或煎水洗。

【使用注意】脾胃虚寒者慎服。

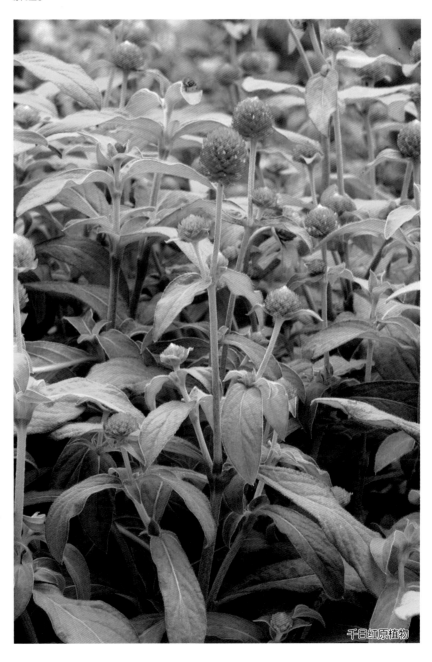

千日红原植物

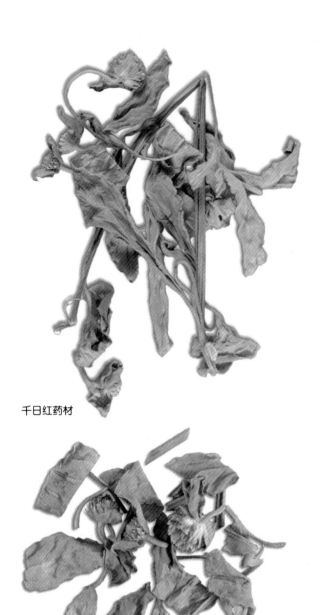

千日红药材

千日红饮片

【经验方】

1.气喘 千日红的花头10个。煎水,冲少量黄酒服,连服3次。(《中国药用植物志》)

2.慢性支气管炎,支气管哮喘 千日红花(白色)20朵,枇杷叶5片,杜衡0.9g。水煎,加冰糖适量冲服。(《浙江药用植物志》)

3.咯血 千日红花10朵,仙鹤草9g。煎水,加冰糖适量服。(《安徽中草药》)

4.小儿百日咳 千日红花10朵,匍伏堇9g。水煎,加冰糖适量,分2～3次服。(《浙江药用植物志》)

5.风热头痛,目赤肿痛 千日红、钩藤各15g,僵蚕6g,菊花10g。水煎服。(《四川中药志》1979年)

6.痢疾 千日红10朵,马齿苋30g。煎水,冲入黄酒少量,分2次服。(《安徽中草药》)

7.小儿夜啼 千日红鲜花序5朵,蝉衣3个,菊花2g。水煎服。(《福建中草药》)

8.羊痫风 千日红花序14朵,蚱蜢干6g。水煎服。(《福建中草药》)

9.小便不利 千日红花序3～9g。水煎服。(《上海常用中草药》)

10.小儿腹胀 千日红5g,莱菔子6g。水煎服。(《安徽中草药》)

【参考文献】

[1]Heuer S, Wray V, Metzger J, et al. Betacyanins from flowers of Gomphrena globosa. Phytochemistry, 1992, 31(5): 1801.

[2]Minale, Luigi, Piattelli, et al. Pigments of Centrospermae . Ⅶ .betacyanins from Gomphrena globosa. Phytochemistry, 1967, 6(5): 703.

[3] 中国医学科学院药用植物资源开发研究所 , 等 . 中药志 (第五册).2 版 . 北京 : 人民卫生出版社 ,1994: 180.

[4] 刘星楷 , 等 . 药学通报 ,1981,16(1): 55.

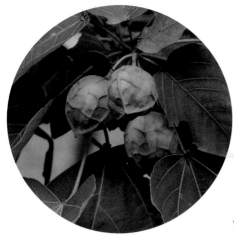

Qian nian tong

千年桐

Verniciae Montanae Radix seu Folium
[英]Muoiltree Root or Leaf

【别名】木油桐、皱桐。

【来源】为大戟科植物千年桐 *Vernicia montana* Lour. 的根、叶。

【植物形态】落叶乔木。幼枝无毛，有明显的皮孔。叶宽卵形至心形，长8～20cm，宽6～18cm，基部心形或截形，3～5中裂，全缘，在裂片间弯缺的底部常有杯状腺体，幼时两面被黄褐色柔毛，后无毛，基出脉5；叶柄长7～17cm，顶端的二腺体有柄。花白色或基部带红色，雌雄异株有时同株，直径约2.5cm；萼2～3裂；雄花有雄蕊8～10枚；雌花子房3室。核果卵形，直径3～5cm。

【分布】广西全区均有分布。

【采集加工】根全年可采。洗净，切片晒干。叶夏、秋二季可采，晒干。

【药材性状】根圆柱形，多扭曲，直径0.1～2cm。表面黑褐色，具纵向皱缩的棱，可见多数侧根痕。质硬，不易折断，断面多白色或黄白色。气微，味淡。

叶具长柄，初被毛，后渐脱落，叶片常掌状5裂，长8～12cm，宽6～10cm，常皱缩，叶面灰绿色，叶背灰白色，叶基有两枚腺体，叶片分裂处各有1枚腺体。气微，味苦。

【品质评价】根以洁净、干燥、粗壮者为佳。叶以色绿、干燥、完整者为佳。

【化学成分】本品根中含有12-*O*-十六烷基-13-*O*-乙酰基巴豆酸（12-*O*-palmityl-13-*O*-acetyl phorbol）、山楂酸（maslinic acid）、丁香脂素（syringaresinol）、棕榈酸（palmitic acid）、单棕榈酸甘油酯（glycerol monopalmitate）[1]。

种仁含脂肪酸为棕榈酸（palmitic acid）、硬脂酸（stearic acid）、油酸（oleic acid）、亚油酸（linoleic acid）、亚麻酸（linolenic acid）和桐油酸（elaeostearic acid）[2]。

【药理作用】

1. 抗心肌缺血　千年桐能呈剂量依赖性延长小鼠心电消失时间。能对抗家兔急性心肌缺血心电图J点抬高，改善R-R间期延长，促进家兔急性心肌缺血致心率减慢恢复到正常心率，并能改善结扎冠脉大鼠心电图S-T段位移[3]。

2. 调血脂和抗动脉粥样硬化　千年桐能升高实验性动脉粥样硬化鹌鹑血清中高密度脂蛋白胆固醇（HDL-C）水平，减轻主动脉病变[4]。

【性味归经】味微苦，性寒；有小毒。归肝、肾经。

【功效主治】活血通经，止血。主治闭经，金疮出血。

【用法用量】内服：煎汤，15～30g。外用：适量，鲜品捣敷；或干品研粉敷。

【使用注意】本品能堕胎，孕妇禁服。

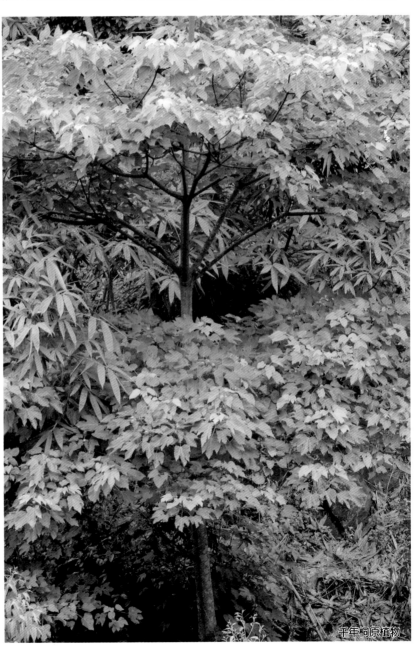

千年桐原植物

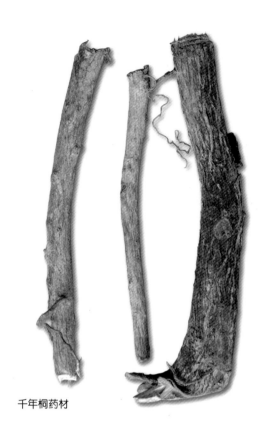

千年桐药材

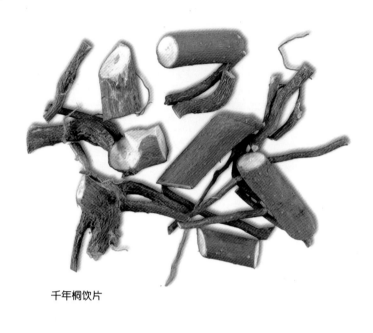

千年桐饮片

【参考文献】

[1] 张盛, 褚文静, 毛绍名, 等. 千年桐根的化学成分研究. 中南林业科技大学学报, 2012, 32(4): 174.

[2] 孙皓, 伍英, 刘畅, 等. 千年桐化学成分的研究. 云南化工, 2010, 37(2): 8.

[3] 覃俊佳, 蒙智凯, 方红. 千年桐抗心肌缺血的药理作用. 广西中医学院学报, 1996, (21): 23.

[4] 覃俊佳, 方红, 周芳, 等. 千年桐对鹌鹑实验性动脉粥样硬化影响. 时珍国医国药, 2001, 1(2): 99.

【经验方】

闭经 取（千年桐）生叶四两，和猪腰煎汤服之。（《岭南采药录》）

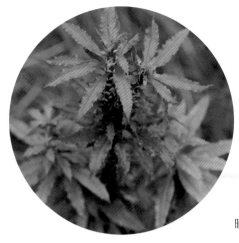

Qian ceng ta

千层塔

Huperziae Serrati Herba
[英] Serrate Clubmoss Herb

【别名】蛇足草、矮杉树、万年杉、矮罗汉、狗牙菜、打不死、矮松、直立石松。

【来源】为石杉科植物蛇足石杉 *Huperzia Serrata*(Thunb. ex Murray)Trev. 的全草。

【植物形态】草本。根须状。茎直立或下部平卧，高 15～40cm，一至数回两叉分枝。顶端常具生殖芽，落地成新苗。叶纸质，略成四行疏生，具短柄；叶片披针形，长 1～3cm，宽 2～4mm，先端锐尖，基部渐狭，楔形，边缘有不规则尖锯齿，中脉明显。孢子叶和营养叶同形，绿色。孢子囊横生于叶腋，肾形，淡黄色，光滑，横裂。孢子同形。

【分布】广西全区均有分布。

【采集加工】夏末、秋初采收。去泥土，晒干。

【药材性状】本品多卷曲成团。根须状，褐色。茎略呈圆柱形，顶端常具生殖芽。叶卷缩，在茎上略成四行疏生，具短柄；展平呈披针形，先端锐尖，基部渐狭，楔形，边缘有不规则尖锯齿，中脉明显。

【品质评价】以叶多、身干、色绿者为佳。

【化学成分】本品主要含有生物碱（alkaloids）、三萜类（triterpenes）、二萜类（diterpenes）、甾体（steroids）、异黄酮苷（*iso*-flavonoid glycosides）等多种化学成分。

生物碱（alkaloid）成分主要有石松碱（lycopodine）、石松定碱（lycodine）、蛇足石松碱（lycoserrine）、石松灵碱（lycodoline）、棒石松宁碱（clavolonine）、千层塔碱（serratine）、千层塔宁碱（serratinine）、千层塔尼定碱（serratinidine）、千层塔它宁碱（serratanine）、千层塔它尼定碱（serratanidine）[1]、石松文碱(lycoclavine)[2]、石杉碱 A（huperzine A）、石杉碱 B（huperzine B）[3]、光泽石松灵碱（lucidioline）[4]、*N*- 甲基石杉碱乙（*N*-methylhuperzine B）、蛇足石杉碱（huperzinine）[5]、8- 去氧千层塔宁碱（8-deoxyserratinine）、马尾杉碱乙（phlegmariurine B）[6]、去 -*N*- 甲基 -β- 暗石松碱（*N*-

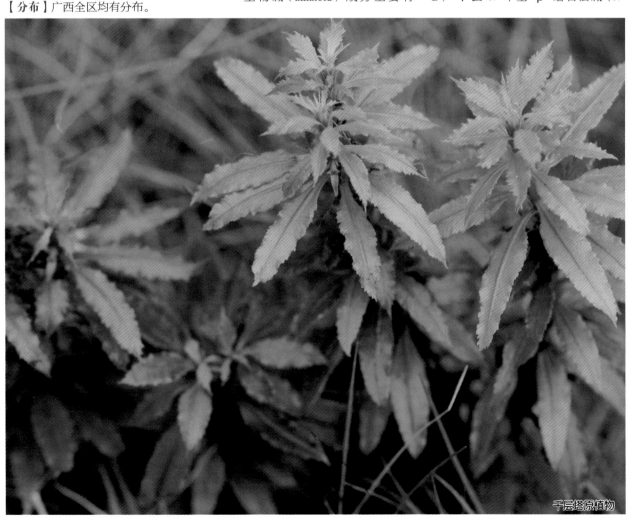

千层塔原植物

demethyl-β-obscurine)、6-α-羟基-石松碱（6-α-hydroxy-lycopodine）[7]、6-β-羟基石杉碱甲（6-β-hydroxy-huperzine A）、马尾杉碱 N（phlegmariurine N）[8]、石杉碱乙（huperzinine B）[9]、马尾杉碱 M（phlegmariurine M）、异福定碱（isofordine）[10]、蛇足石杉新碱（neohuperzinine）[11]。还含有 11α-过氧羟基马尾杉碱乙（11α-hydroperoxy phlegmariurine B）、7-过氧羟基马尾杉碱乙（7-hydroperoxy phlegmariurine B）[12]、8β-羟基马尾杉碱乙（8β-hydroxy phlegmariurine B）[13]、石杉碱 O（huperzine O）[14]、蛇足石杉碱丙（huperzine C）[15]、蛇足石杉碱 V（huperzine V）[16]、12-epilycodoline N-oxide、7-hydroxylycopodine、4,6α-dihydroxylycopodine[17]、2-chlorohuperzine E、蛇足石杉碱 E′（huperzines E′）、蛇足石杉碱 F′（huperzines F′）[18]、石杉碱庚（huperzine G）和 lycoposerramine D[19]。

三萜类（triterpenes）成分主要有千层塔烯二醇（serratenediol）、千层塔烯二醇-3-乙酸酯（serratenediol-3-acetate）、21-表千层塔烯二醇（21-epi-serratenediol）、16-氧代千层塔烯二醇（16-oxoserratenediol）、16-氧代千层塔烯三醇（16-oxoserratriol）、千层塔三醇（tohogenol）、千层塔四醇（tohogeninol）[20]、21-表千层塔烯二醇-3-乙酸酯（21-epi-serratenediol-3-acetate）、16-氧代双表千层塔烯二醇（16-oxo-diepiserratenediol）、千层塔烯二醇-21-乙酸酯（serratenediol-21-acetate）[21]。

二萜类（diterpenes）成分主要有 15(R)-12,16-epoxy-11,14-dihydroxy-8,11,13-abietatrien-7-one、3β-hydroxy-sandaracopimaric acid[22]。甾体（steroid）类成分有 β-谷甾醇（β-sitosterol）、胡萝卜苷（daucosterol）[19]。异黄酮苷（iso-flavonoid glycoside）类成分有 5,5′-dihydroxy-2′,4′-dimethoxy-flavone-7-O-β-D（6″-O-Z-p-coumaroyl）-glucopyranoside[23]。

【药理作用】

1. 抑制中枢神经　蛇足草水煎剂、水煎醇沉液（1g/ml）腹腔注射 0.08~0.1ml/10g 能抑制小鼠的自发活动，抑制小鼠由电刺激所引起的激怒反应，对阈下催眠剂量的戊巴比妥钠有协同作用，并能对抗去水吗啡所引起的小鼠活动增加[24]。

2. 抗胆碱酯酶　从千层塔提取的石杉碱 A（Hup-A）对人及不同动物的红细胞和脑中真性胆碱酯酶（AChE）均有可逆性抑制作用，对假性 AChE 也有抑制作用，但存在种属差异[25]。Hup-A 对小鼠和狗血浆中的 AChE 同工酶均有高度的选择性抑制作用[26]。大鼠肌内注射 Hup-A 2mg/kg，可抑制脑 AChE 活性，抑制作用比对红细胞及血浆强，持续时间也长[39]。另外，大鼠腹腔注射 Hup-A 0.25mg/kg、0.5mg/kg、1mg/kg 及 2mg/kg，30min 后处死，对各脑区的 AChE 均有抑制作用，对皮质及海马 AChE 的抑制作用强于其他脑区部位。Hup-A 对 AChE 的抑制作用为毒扁豆碱的 3 倍、加兰他敏的 30 倍[27]。对小鼠脑、红细胞和猪脑 AChE 的抑制强度为对血浆丁酰胆碱酯酶（BuChE）抑制强度的数千倍[28]。千层塔提取的石杉碱 B（Hup-B）对大鼠红细胞及猪脑尾核 AChE 作用比加兰他敏敏强[29]。

3. 调节神经肌肉　千层塔的总生物碱对家兔垂头试验、麻醉兔胫神经肌标本、大鼠离体膈神经标本均表现出肌肉松弛作用[30]。用分离提取的烟碱样胆碱受体免疫家兔造成重症肌无力，皮下注射 10～15μg/kg 或灌胃 50μg/kg 的 Hup-A，能使动物肌无力症状恢复，效果优于溴新斯的明[31]。Hup-A 静脉注射可加强大鼠在体胫前肌—坐骨神经的肌肉收缩作用，而 Hup-A 与 Hup-B 均有激活清醒兔脑电图的作用[32]。正常兔累积静脉注射 Hup-A，使腓肠肌单收缩平均增强 50%，同时功能性收缩–强直收缩平均抑制 20%，肌肉电位也受到部分阻断。但静脉注射 Hup-A 25μg/kg 能增强和改善实验性自身免疫性重症肌无力兔的病态肌肉电位和收缩功能，并能对抗氯化筒箭毒碱（d-TC）引起的阻断作用[33]。

4. 改善学习记忆　腹腔注射 Hup-A 100～167μg/kg 能促进大鼠对明暗分辨的学习过程，腹腔注射 36～167μg/kg 对该反应的再现有易化作用[34,35]。Hup-A 腹腔注射 0.1mg/kg、0.2mg/kg 或灌胃 0.3mg/kg 能改善大鼠识别障碍，灌胃 0.4mg/kg 对东莨菪碱所致的短时记忆障碍也有改善作用，而 Hup-A 或 Hup-B 均能促进小鼠的空间辨别学习，并可预防二氧化碳（CO_2）引起的短时间识别障碍，促进记忆保持和再现[36]。Hup-A 100～125μg/kg 或 Hup-B 1.0～1.5mg/kg 能改善小鼠的被动回避操作记忆损害，促进老年小鼠、大鼠的记忆保持[35]，Hup-A 的作用比 Hup-B 约强 10 倍[37]。福定碱腹腔注射 10～40μg/kg 或口服 20μg/kg 均能加快大鼠主动回避反应，家兔静脉注射 20～40μg/kg 能对抗二苯乙酸喹咛酯和樟柳碱引起的兔脑电图（EEG）变化[38]。

5. 其他　千层塔水煎醇沉液及醇提水溶性部分对麻醉猫及大鼠均有降压作用，能对抗去甲肾上腺素引起的主动脉条收缩，而千层塔水煎液及水煎醇沉液对家兔瞳孔有缩瞳作用[24]。家兔静注 Hup-A 50～100μg/kg 后，对 EEG 及脑功能作用呈现明显的量效关系[39,40]。

6. 体内过程　用氚气曝射方法标记的 [3H]Hup-A 制成盐酸水溶液，比度为 122GBq/（mmol·L），放化纯度大于 95%，给大鼠静脉注射及灌胃 13.9 MBq/kg 后的药物动力学为开放型二房室模型，灌胃的生物利用度是 96.9%；静脉注射后组织的放射性分布以肾、肝最高，肺、脾和心次之，脑内有一定量分布[31]，在额、颞皮层、海马、伏隔核、第 4 脑室基部及垂体前叶等脑区有较强的放射性分布[39]。静脉注射后主要通过肾脏排泄，24h 内已排出量为剂量的 73.2%。Hup-A 经体内处置后，部分代谢为水溶性较大的产物排出[40]。

【性味归经】味苦、辛、淡，性平；有小毒。归肝、大肠、肾经。

【功效主治】活血化瘀，止血，止带，消肿止痛，利水除湿，清热解毒。主治跌打损伤，劳伤吐血，尿血，痔疮下血，水湿臌胀，白带过多，疮痈肿毒，溃疡久不收口，烫火伤。

【用法用量】内服：煎汤，5～15g；或捣汁。外用：适量，煎水洗，捣敷，调敷。

【使用注意】本品有毒，中毒时可出现头昏、恶心、呕吐等症状，内服不宜过量。孕妇禁用。

【经验方】

1.跌打损伤,瘀血肿痛 ①蛇足草、菊三七各等量,共研末。每日6g,临睡前温黄酒或温开水送下;另用鲜蛇足草捣烂敷患处,干则更换。(《安徽中草药》)②(千层塔)鲜全草和酒糟、红糖捣烂,加热外敷。(《福建中草药》)③千层塔、石菖蒲、救必应、山鸡茶各适量,共捣烂,酒炒热敷患处。(《梧州地区中草药》)

2.天疱疮 千层塔、小田基黄各适量,共捣烂,用二米水调匀,涂患处。(《梧州地区中草药》)

3.无名肿毒 虱子草1把。水煎成膏,适量外敷。(《贵州草药》)

4.汤火烫伤破皮 虱子草烘干,研为细末,调清油涂上,或先涂清油后撒上药粉,每日换药2次。(《贵州民间药物》)

5.创口久不愈合 千层塔2.5kg,煎汁浓缩成膏约250g,加硼砂9g。熬熔外用。(《常用中草药配方》)

6.阴虱 (千层塔)全草。煎水洗。(《湖南药物志》)

7.肺痈吐脓血 千层塔鲜叶30g。捣烂绞汁,蜂蜜调服。(《福建中草药》)

8.劳伤咯血,胸闷 千层塔鲜全草30g。水煎服。(《福建中草药》)

9.痨伤吐血及痔疮大便出血 虱子草60～120g,和杀口肉一起炖服。(《重庆草药》)

10.水湿臌胀 千层塔18～21g,加醉鱼草根等量,再加前胡、紫苏、老姜(煨熟去皮)各9～15g。水煎,早晚空腹各1次。(《天目山药用植物志》)

11.白带 ①千层塔15～30g,蛇莓15g,茅莓根15g。水蒸服。②蛇足草、椿根白皮各15g,黄柏9g。水煎服。(《安徽中草药》)

12.蛔虫病 千层塔适量,晒干研末,每次1.5g,同瘦肉蒸服。(《梧州地区中草药》)

13.小儿急惊风 千层塔4.5g,鲜车前草30g,金钱风9g。水煎服。(《梧州地区中草药》)

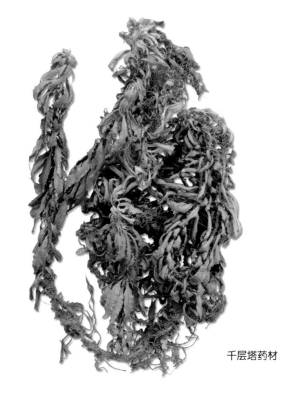

千层塔药材

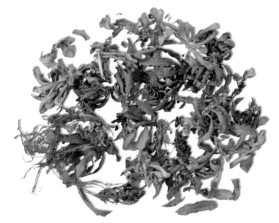

千层塔饮片

【参考文献】

[1] 大伏康夫,石井永,安井凡平,等.国内石松属植物化学成分的研究.药学杂志(日),1967,87(11):1394.

[2] 俞超美,沈文照,韩锦文,等.草药蛇足草生物碱的研究.药学学报,1982,17(10):795.

[3] 刘嘉森,俞超美,周有作,等.石杉碱甲和石杉碱乙的化学研究.化学学报,1986,44:1035.

[4]Zhou BN, Zhu DY, Hang MF, et al. NMR assignments ofhuperzine A, serratinine and lucidioline. Phytochemistry, 1993, 34(5): 1425.

[5] 袁珊琴,魏同泰.蛇足石杉生物碱成分的研究.药学学报,1988,23(7):516.

[6] 袁珊琴,冯锐,顾国明.蛇足石杉生物碱成分的研究(Ⅱ).中草药,1994,25(9):453.

[7] 袁珊琴,冯锐,顾国明.蛇足石杉生物碱成分的研究(Ⅲ).中草药,1995,26(3):115.

[8] 袁珊琴,赵毅民.蛇足石杉生物碱成分的研究(Ⅳ).中草药,2000,31(7):498.

[9] 袁珊琴,赵毅民,冯锐.蛇足石杉生物碱成分的研究(Ⅴ).中草药,2001,25(1):57.

[10] 袁珊琴,赵毅民.蛇足石杉生物碱成分的研究(Ⅵ).中草药,2003,34(7):595.

[11] 袁珊琴,赵毅民,冯锐.蛇足石杉新碱的结构鉴定.药学学报,2002,37(12):946.

[12] 谭昌恒,马晓强,周慧,等.蛇足石杉中两个新的过氧羟基取代的石松生物碱.植物学报(英文版),2003,45(1):118.

[13] 袁珊琴,赵毅民.蛇足石杉中的一个新的Phlegmariurine型生物碱.药学学报,2003,38(8):596.

[14] 王保德,滕宁宁,朱大元.石杉碱O的结构鉴定.有机化学,2000,20(5):812.

[15] 袁珊琴,赵毅民,冯锐.蛇足石杉碱丙的结构鉴定.药学学报,2004,39(2):116.

[16]Liu HQ, Tan CH, Jiang SH, et al. Huperzine a new lycopodium alkaloid from Huperzia serrata. Chinese Chem Lett, 2004, 15(3): 303.

[17]Tan H, Zhu DY. Lycopodine-type lycopodium alkaloids from Huperzia serrata. Helv Chim Acta, 2004, 87(8): 1963.

[18]Wang HB, Tan CH, Tan JJ, et al. Lycopodium alkaloids from Huperzia serrata. Helv Chim Acta, 2007, 90(1): 153.

[19] 蒋金和, 刘莹, 王利勤, 等. 蛇足石杉化学成分的研究. 云南师范大学学报, 2010,30(3): 59.

[20] 津田喜典, 佐野武弘, 小林雅子, 等. 石松属植物三萜类化合物化学分类学的研究. 药学杂志 (日),1974,94(8): 970.

[21] 李军, 韩燕艺, 刘嘉森. 千层塔中三萜成分的研究. 药学学报, 1988,23(7): 549.

[22] 杨亚滨, 杨雪琼, 徐艳群, 等. 千层塔的 2 个二萜类化合物. 中国中药杂志, 2009,34(8): 987.

[23]Yang YB, Yang XQ, Xu YQ, et al. A new flavone glycoside from Huperzia serrata. Chin J Nat Med, 2008, 6(6): 408.

[24] 胡月娟, 顾海鸥, 吴引倡, 等. 蛇足草的神经药理研究. 中国药理学通报,1987,3(6): 36.

[25] 李春德, 阎敬初. 石杉碱甲对胆碱酯酶的作用. 中国药理学与毒理学杂志,1989,(2): 95.

[26] 郝晓勇, 宫泽辉, 秦伯益, 等. 石杉碱甲对小鼠和狗血浆胆碱酯酶同工酶的作用. 中国药理学报,1988,9(4): 312.

[27] 王月娥, 岳冬贤, 唐希灿, 等. 石杉碱甲的抗胆碱酯酶的作用. 中国药理学报,1986,7(2): 110.

[28] 宫泽辉, 秦伯益. 福定碱对胆碱酯酶的抑制特点. 军事医学科学院院刊,1986(10): 451.

[29] 徐泓, 唐希灿. 石杉碱乙的抗胆碱酯酶作用. 中国药理学报,1987,8(1): 18.

[30] 浙江省蛇足草研究协作组. 中麻通讯,1974,(2): 43.

[31] 陈世铭, 池木根, 胡定浩, 等. 福定碱治疗实验性重症肌无力. 中国药理学与毒理学杂志,1986,1(1): 52.

[32] 严孝方, 陆维华, 楼伟建, 等. 石杉碱甲和乙对骨骼肌及脑电的作用. 中国药理学报,1987,8(21): 1.

[33] 胡定浩, 董华进. 石杉碱甲对兔肌肉功能的影响和治疗实验性重症肌无力的效果. 中国药理学与毒理学杂志,1989,3(1): 12.

[34] 唐希灿, 韩怡凡, 陈小萍, 等. 石杉碱甲对大鼠辨别学习和再现过程的影响. 中国药理学报,1986,7(6): 507.

[35] 管林初, 陈双双, 崔秋, 等. 石杉碱甲对动物行为和脑电图的影响. 心理学报,1991,(4): 404.

[36] 宋晓东. 药学学报,1987,22(11): 812.

[37] 朱晓东, 唐希灿. 石杉碱甲和乙对小鼠记忆损害的改善作用. 中国药理学报,1988,9(6): 492.

[38] 陈世铭, 薛政国. 福定碱对大鼠学习和记忆的作用. 药学学报, 1987,22(11): 801.

[39]Tang XC, et al. J Neusosis Res, 1989,(24): 275.

[40]Laganiore S, et al. Neuropharmacology, 1991,(30): 763.

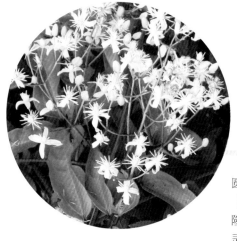

川木通

Clematidis Armandi Caulis
[英] Aremond Clematis Stem

【别名】淮通、淮术通、小木通、三叶木通。

【来源】为毛茛科植物小木通 Clematis armandi Franch. 的藤茎。

【植物形态】木质藤本。茎圆柱形，有纵条纹，小枝有棱，有白色短柔毛，后脱落无毛。三出复叶对生，小叶片革质，卵状披针形、卵形或披针形，长4～16cm，宽2～8cm，先端渐尖，基部图形或浅心形，全缘，两面无毛。聚伞花序圆锥状，顶生或腋生；腋生花序基部有宿存芽鳞片；花序下部苞片近长圆形，常3浅裂，上部苞片较小，披针形或钻形，花两性，萼片4～7，开展，长圆形或椭圆形，外面边缘有短柔毛；花瓣无；雄蕊多数，无毛，花药长圆形；心皮多数。瘦果扁，椭圆形，疏生柔毛，宿存花柱羽毛状。

【分布】广西主要分布于上林、南宁、隆安、宁明、那坡、隆林、都安、融安、灵川、资源。

【采集加工】春、秋二季采收。除去粗皮，晒干，或趁鲜切薄片，晒干。

【药材性状】藤茎呈长圆柱形，略扭曲，长50～100cm，直径2～3.5cm。表面黄棕色或黄褐色，有纵向凹沟及棱线；节处多膨大，有叶痕及侧枝痕。残存皮部易撕裂。质坚硬，不易折断。切片厚0.2～0.4cm，边缘不攀齐，残存皮部黄棕色，木部浅黄棕色或浅黄色，有黄白色放射状纹理及裂隙，其间布满导管孔，髓部较小，类白色或黄棕色，偶有空腔。无臭，味淡。

【品质评价】以条粗、断面色黄白者为佳。

【化学成分】本品含甾体类（steroids）、木脂素类（lignanoids）等多种化学成分。甾体类成分主要有麦角甾醇（ergosterin）、β-谷甾醇（β-sitosterol）[1]、豆甾醇（stigmasterol）[1,2]、3β-羟基豆甾-5,22-二烯-7-酮（3β-hydroxy-stigmast-5,22-dien-7-one）、5α-豆甾烷-3β,6α-二醇（5α-stigmast-3β,6α-diol）、豆甾醇-3-O-β-D-葡萄糖苷（stigmasterol-3-O-β-D-glucopyranoside）[2]、胡萝卜苷（daucosterol）[2,3]、24R-乙基-5α-胆甾-3β,6α-二醇（24R-ethyl-5α-cholest-3β,6α-diol）[3]。

木脂素类成分主要有异松脂素（epipinoresinol）、松脂素（pinoresinol）、罗汉松脂素（matairesinol）、落叶松脂素（lariciresinol）、justieiresinol、丁香脂素（syringaresinol）[4]、鹅掌楸苷（liriodendrin）[2,4]、armandiside、（+）-松脂素-4,4′-O-二-β-D-吡喃葡萄糖苷

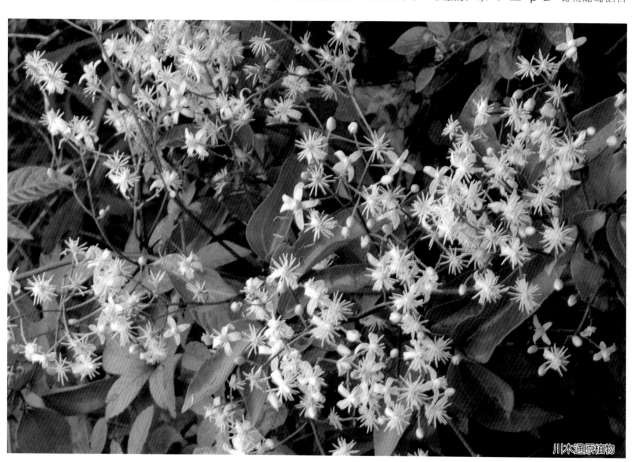

川木通原植物

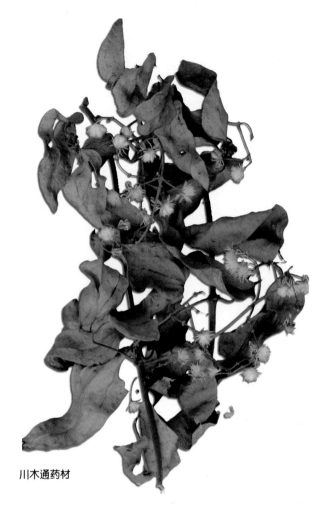

川木通药材

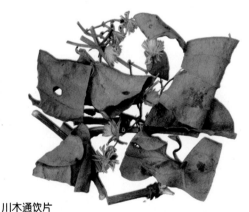

川木通饮片

[（+）-pinoresinol-4,4'-*O*-di-β-D-glu-copyranoside]、（+）-松脂素 -4'-*O*-β-D- 吡喃葡萄糖苷 [（+）-pinoresinol-4'-*O*-β-D-glucopyranoside]、（+）- 丁香脂素 -4'-*O*-β-D- 吡喃葡萄糖苷 [（+）-syfingaresinol-4'-*O*-β-D-glucopyranoside]、

（+）- 落叶松脂素 -4,4'-*O*- 二 -β-D- 吡喃葡萄糖苷 [（+）-lariciresinol-4,4'-*O*-di-β-D-glucopyranoside]、（+）- 落叶松脂素 -4-*O*-β-D- 吡喃葡萄糖苷 [（+）-lariciresinol-4-*O*-β-D-glucopyranoside]、（+）- 落叶松脂素 -4'-*O*-β-D- 吡喃葡萄糖苷 [（+）-lariciresinol-4'-*O*-β-D-glucopyranoside]、salvadoraside[5]。

其他类成分有亚油酸 -2,3- 二羟丙基酯 [octadecadienoic acid-2,3-dihydroxy-propyl ester][1]、葡萄糖（glucose）、正二十二烷酸（*n*-docosanoic acid）、5- 羟甲基 -2- 呋喃醛（5-hydroxy-methyl-2-furaldehyde）、3- 甲氧基 -4- 羟基 - 苯甲酸（3-methoxy-4-hydroxy-benzoic acid）、阿魏酸（ferulic acid）[2]、七叶内酯二甲醚（scoparone）、2,7- 二甲氧基 -5- 甲基色原酮（2,7-dimethoxy-5-methylchromone）、勾儿茶素（berchemolide）[3]、3- 甲氧基 - 对苯二酚 -4-*O*-β-D- 葡萄糖苷（tachioside）、5- 二甲氧基 - 对苯二酚 -1-*O*-β-D- 葡萄糖苷（koaburaside）、4,7-二甲氧基 -5- 甲基 - 香豆素（siderin）、[（+）-2-（3,4-dimethoxyphenyl）-6-（3,4-dihydroxy-phenyl）-3],7-dioxabicyclo（3,3,0）octane[4]、铁线莲亭（clematine）[6]。

【性味归经】味淡、微苦，性寒。归心、小肠、膀胱经。

【功效主治】清热利尿，通经下乳。主治湿热癃闭，水肿，淋证，口舌生疮，湿热痹痛，关节不利，妇人闭经，乳汁不通。

【用法用量】内服：煎汤，3 ~ 6g。

【使用注意】气弱津伤，滑精遗尿，小便过多者及孕妇禁服。

【经验方】

1. 喉痹失音　川木通、石菖蒲、僵蚕各12g。水煎服。（《万县中草药》）

2. 尿路感染　川木通、车前子、生蒲黄、萹蓄各9g。水煎服。（《全国中草药汇编》）

【参考文献】

[1] 刘晶晶，陈幸，魏志奇，等 . 川木通的化学成分及鉴别研究 . 天然产物研究与开发，2010,22(6): 998.

[2] 闫利华，徐丽珍，邹忠梅，等 . 小木通茎的化学成分研究（Ⅰ）. 中草药，2007,38(3): 340.

[3] 黄文武，孔德云，杨培明 . 小木通的化学成分研究（Ⅰ）. 中草药，2004,35(6): 621.

[4] 任国杰，许栿，张宏达，等 . 小木通的化学成分 . 中国实验方剂学杂志，2012,18(1): 92.

[5] 黄文武，孔德云，杨培明 . 小木通木脂素成分研究 . 中国天然药物，2003,1(4): 199.

[6] Chen YF, Liu J, Davidson RS, et al.Isolation and structure of clematine, a new flavanone glycoside from Clematis armandii franch. Tetrahedron, 1993, 49(23): 5169.

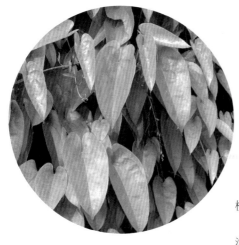

Guang shan yao

广山药

Dioscoreae Persimilis Rhizoma
[英] Common Yan Rhizome

【别名】广西淮山药、淮山药、小薯、薯仔、山板薯、山药、褐苞薯蓣。

【来源】为薯蓣科植物褐苞薯蓣 *Dioscorea persimilis* Prain et Burk. 的块茎。

【植物形态】缠绕藤本。块茎圆柱形或扭曲，呈不规则块状，长可达 60cm，直径 2.4 ~ 4cm，表面红棕色。茎无毛，较细而硬，干时带红褐色。叶片纸质，卵形、三角状戟形或三角状卵形，先端渐尖、尾尖或凸尖，基部宽心形、深心形、箭形或戟形，全缘，下面网脉明显，无毛。叶腋内有珠芽。雌雄异株。雄花序圆锥状排列，苞片有紫褐色斑纹；雄蕊 6。雌花序为穗状花序着生于叶腋。蒴果具 3 翅，扁圆形。

【分布】广西主要分布于陆川、玉林、桂平、平南、灵山。

【采集加工】秋、冬季挖取块茎。除去泥土、须根，切去芦头，洗净，用竹刀刮去外皮，反复用硫黄熏后，晒至全干，即为毛山药；选择肥大顺直的毛山药，置清水中，浸至无干心，闷透，再用硫黄熏后，用木板搓成圆柱形，切成长 20 ~ 25cm 的段，晒干，打光，即为光山药。

【药材性状】圆柱形，表面平滑，仅留有少量未除尽的栓皮，栓皮层较薄，深褐色或灰褐色，栓皮下方的木质斑块浅黄色或浅褐色，紧附在中柱外侧。质硬、粉性强，断面白色。气微，味淡而甜。

【品质评价】以身干、粗大、色黄白者为佳。

【药理作用】

1. 降血糖　广山药水煎剂 30g/kg、60g/kg 给小鼠灌胃，连续 10 天，可以降低正常小鼠的血糖，对四氧嘧啶引起的小鼠糖尿病有预防及治疗作用，并可对抗由肾上腺素或葡萄糖引起的小鼠血糖升高[1]。广山药水提醇沉液，灌胃给药，连续 10 天，对四氧嘧啶、肾上腺素腹腔注射造成小鼠高血糖模型，有降血糖作用[2]。

2. 降血脂　以山药提纯淀粉喂食动脉粥样硬化的小鼠，能降低血清类脂质浓度，同时降低主动脉和心脏的糖浓度。对饲喂游离胆固醇和含有胆固醇食物的小鼠，能降低其血液胆固醇浓度[3,4]。

3. 免疫调节　广山药多糖可促进正常

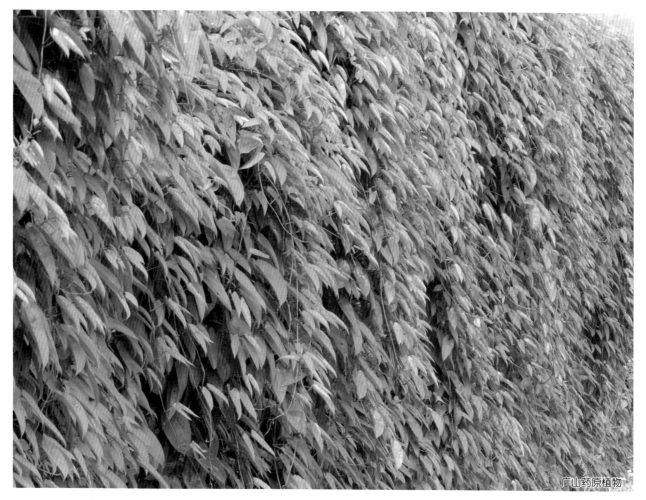

广山药原植物

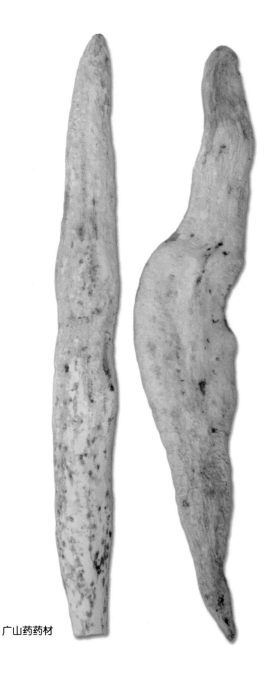

广山药药材

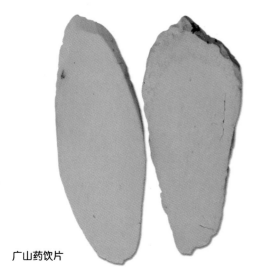

广山药饮片

小鼠腹腔巨噬细胞吞噬功能和正常小鼠的淋巴细胞转化；也可促进正常小鼠溶血素和溶血空斑的形成；同时也提高正常小鼠外周血 T 细胞百分比 [5,6]。山药多糖可不同程度提高 T 淋巴细胞增殖能力、自然杀伤细胞和血清溶血素活性以及血清免疫球蛋白 G 含量，也能增强巨噬细胞的吞噬能力，既具有非特异性免疫功能，又能提高特异性细胞免疫和体液免疫功能 [7]。

4. 抗突变　用平皿掺入法测定山药多糖在鼠伤寒沙门需组氨酸营养缺陷型菌株 TA97、TA98、TA100（Salmonella typhimurium TA97、TA98、TA100）中，山药活性多糖对苯并芘、2-氨基芴及黄曲霉毒素 B_1（AFB_1）的致突变性均有抑制作用，并随着山药活性多糖剂量的增加，其抗突变作用逐渐增强 [8]。

5. 抗肿瘤　山药多糖 RDPS-I，对小鼠 Lewis 肺癌和移植性 B16 黑色素瘤均有抑制效果 [9]。

6. 雄性激素样作用　广山药水煎醇沉液对去势小鼠及醋酸泼尼松制造小鼠肾阳虚模型，有雄性激素样作用 [10]。

7. 毒性反应　小鼠灌胃给药，北流、桂平、博白的广山药水煎醇沉液 LD_{50}（半数致死量）分别为（312±42.5）g/kg、（379.3±48.8）g/kg、（427.1±44）g/kg，容县、邕宁广山药的最大耐受量均为 600g/kg [10]。

【临床研究】

1. 颈性眩晕　自拟四味定眩汤，由广山药 10g、当归 10g、北五味子 10g、酸枣仁 10g 组成。日服 1 剂，每剂煎取药汁 200ml，分 2 次服。10 天为 1 个疗程。服药期间不加用任何中西药物以及颈椎牵引治疗。结果：治疗 60 例，显效 43 例；好转 15 例；无效 2 例。总有效率为 96.67% [11]。

2. 内耳眩晕病　五味子合剂：广山药、酸枣仁、当归、五味子、山萸肉各 10g。水煎服，每日 1 剂。加减法：兼痰涎壅盛者加天竺黄、姜半夏；兼有气虚者加党参、黄芪；兼有血虚者，加熟地、丹参；兼有肝阳上亢者加罗布麻、夏枯草、羚羊角粉（吞服）。结果：42 例中，治愈 15 例，有效 24 例，无效 3 例 [12]。

3. 遗尿症　口服遗尿灵（广山药 12g，鹿茸 1.5g，煅龙牡各 20g，鸡内金 10g，菖蒲 6g。上药共研细末，装 0 号胶囊备用），10 岁以下者 3～4 粒，10 岁以上者 4～5 粒，每日 3 次，晚用盐开水冲服，15 天为 1 个疗程，见效后可继服 1 个疗程巩固。服药期间忌食生冷之物。结果：治疗 200 例患者，痊愈 168 例，显效 11 例，有效 7 例。总有效率为 93% [13]。

4. 婴幼儿病毒性腹泻　治疗组 30 例使用广山药，每次 10g，加水煮成粥状或奶状，于喂奶前或饭后口服，每日 3 次，疗程 3 天。治疗期间除使用退热剂及脱水患儿应用必要的口服补液盐外，停用其他任何药物及治疗措施。对照组 15 例应用黄连素、中药及其他对症治疗药物如退热药物，及口服补液盐等治疗。结果：治疗组总有效率为 96.67%，对照组为 60.0% [14]。

5. 脾虚证　对照组给予怀山药，每次 2 包（10 克/包），每日 3 次；治疗组给予褐苞薯蓣，每次 2 包（10 克/包），每日 3 次。均用开水搅成糊状服，连服 15 天。对照组 30 例中胃溃疡 1 例，十二指肠球部溃疡 5 例，慢性胃炎 16 例，术后残胃炎 1 例，慢性结肠炎 2 例，慢性肝炎 5 例。中医辨证属脾气虚者 27 例，脾阴虚者 1 例，气阴两虚者 2 例。治疗组 30 例中十二指肠球部溃疡 5 例，慢性胃炎 18 例，术后残胃炎 1 例，慢性结肠炎 1 例，慢性肝炎 3 例，糖尿病 2 例。中医辨证属脾气虚者 28 例，气阴两虚者 2 例。结果：对照组显效 5 例，有效 23 例，无效 2 例，总有效率为 93.3%；治疗组显效 5 例，有效 22 例，无效 3 例，总有效率为 90%；两组各种脾虚症状积分较治疗前均减少（$P<0.01$）[15]。

【性味归经】味甘，性平。归肺、脾、肾经。

【功效主治】补脾养肺，固肾益精。主治脾虚泄泻，食少水肿，肺虚咳喘，消渴，遗精，带下，肾虚尿频；外用治痈肿，瘰疬。

【用法用量】内服：煎汤，15 ~ 30g，大剂量 60 ~ 250g，或入丸、散。外用：适量，捣敷，或煎水洗。

【使用注意】湿盛中满或有实邪、积滞者禁服。

【经验方】

1. 乳癖结块　鲜淮山和川芎、白糖霜共捣烂涂患处。涂上后奇痒不可忍，忍之良久渐止。（《本经逢原》）

2. 冻疮　淮山少许，磨为泥，涂疮口上。（《儒门事亲》）

3. 痰气喘急　淮山捣烂半碗，入甘蔗汁半碗，和匀，顿热饮之。（《简便单方》）

4. 脾胃虚弱，不思进饮食　淮山、白术各一两，人参三分。上三味，捣罗为细末，煮白面糊为丸，每服三十丸，空心食前温米饮下。（《圣济总录》山芋丸）

5. 湿热虚泄　淮山、苍术等份，饭丸，米饮服。（《濒湖经验方》）

6. 噤口痢　干淮山一半炒黄色，半生用，研为细末，米饮调下。（《百一选方》）

7. 小便多，滑数不禁　白茯苓（去黑皮），干淮山（去皮，白矾水内湛过，慢火焙干用之）。上二味，各等份，为细末，稀米饮调服。（《儒门事亲》）

【参考文献】

[1] 郝志奇，杭秉茜，王瑛 . 山药水煎剂对实验性小鼠的降血糖作用 . 中国药科大学学报 ,1991,22(3):158.

[2] 覃俊佳，庞声航，周芳，等 . 褐苞薯蓣对正常小鼠和高血糖小鼠血糖水平影响的实验研究 . 中国中医药科技 ,2003,10(3):158.

[3]Prema P, Devi KS, Kurup PA. Effect of purified starch from common Indian edible tubers on lipid metabolism in rats fed atherogenic diet. Indian J Biochem Biophys, 1978, 15 (5):423.

[4]Prema P, et al. Effect of feeding cooked whole tubers on lipid metabolism in rats fed cholesterol free & cholesterol containing diet. Indian J Exp Biol,1979,17(12):1341.

[5] 苗明三 . 怀山药多糖对免疫功能的影响 . 河南中医 ,1996,16 (6) : 17.

[6] 苗明三 . 怀山药多糖对小鼠免疫功能的增强作用 . 中药药理与临床 ,1997,13(3) :25.

[7] 赵国华，王赟，李志孝，等 . 山药多糖的免疫调节作用 . 营养学报 ,2002,24 (4) :187.

[8] 阚建全，王雅茜，陈宗道，等 . 山药活性多糖抗突变作用的体外实验研究 . 营养学报 ,2001,23 (1):76.

[9] 赵国华，李志孝，陈宗道 . 山药多糖 RDPS-I 的结构分析及抗肿瘤活性 . 药学学报 ,2003,38 (1):37.

[10] 覃俊佳，周芳，王建如，等 . 褐苞薯蓣对去势小鼠和肾阳虚小鼠的影响 . 中医药学刊 ,2003,21(12):1993.

[11] 应瑛 . "四味定眩汤"治疗颈性眩晕 60 例 . 江苏中医 ,1998,19(3): 23.

[12] 潘嘉珑 . 五味子合剂治疗内耳眩晕病 42 例 . 陕西中医 ,1989,10(12): 535.

[13] 吴进录 . 遗尿灵治疗遗尿症 200 例临床观察 . 中医药研究 ,1995,17(5): 27.

[14] 花玉梅，杨洪涛，杨洪巍 . 中药淮山药粉治疗婴幼儿病毒性腹泻的疗效观察 . 中国实用医药 ,2010,5(2): 164.

[15] 方显明，林寿宁，黄彬，等 . 褐苞薯蓣治疗脾虚证的临床观察 . 广西中医学院学报 ,2002,5(3): 19.

Guang fang ji

广防己

Aristolochiae Fangchi Radix
[英] Southern Fangchi Root

【别名】木防己、防己、大莎根、水防己、百解头、藤防己、墨蛇胆、防己马兜铃。

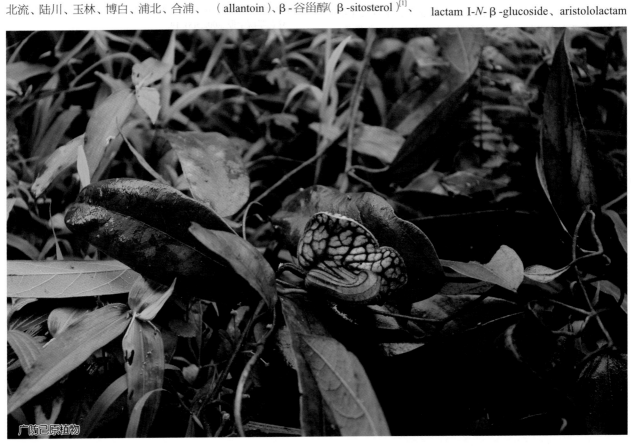

【来源】为马兜铃科植物广防己 *Aristolochia fangchi* Y.C.Wu et L.D.Chow et S.M. Hwang 的根。

【植物形态】攀缘藤本。根部粗大，圆柱形，栓皮发达。茎细长少分枝，灰褐色或棕黑色，密生褐色绒毛。叶互生；叶片长圆形或卵状长圆形，长3～17cm，宽2～6cm，先端渐尖或钝，基部心形或圆形，全缘，幼时两面均被灰白色绒毛，后渐脱落，老时质稍厚，主脉3条，基出。花单生于叶腋，花被筒状，紫色，上有黄色小斑点。萼部不分裂，平展，中部收缩成管状，略弯曲，外面被毛；雄蕊6，附于柱头裂片的外面，组成合蕊柱，花丝几无或甚短；柱头3裂。蒴果，圆柱形，6棱；种子卵状三角形，褐色，多数。

【分布】广西主要分布于昭平、金秀、平南、桂平、藤县、苍梧、岑溪、容县、北流、陆川、玉林、博白、浦北、合浦、灵山、贵港、横县、武鸣、百色。

【采集加工】秋、冬季采挖。刮去或不刮去粗皮，切成12～26cm的长段，根粗者，再纵切为两瓣，晒干。若天气不好，则用硫黄熏之，再晒干。

【药材性状】根圆柱形或半圆形，略弯曲，长6～18cm，直径1.5～4.5cm。表面棕色，栓皮较厚，粗糙，有凹陷的轮线痕及横缺裂；刮去栓皮表面灰黄色，较光滑。纵剖面灰白色或淡棕黄色，夹杂浅棕色的纵向、横向或弯曲的线纹。质硬，不易折断，断面有灰棕色与类白色相间连续排列的放射状纹理。气微，味微苦而涩。

【品质评价】以块大、粗细均匀、质重、粉性大者为佳。

【化学成分】本品含马兜铃酸Ⅰ（aristolochic acid Ⅰ）、马兜铃内酰胺（aristololactam）、木兰花碱（magnoflorine）、尿囊素（allantoin）、β-谷甾醇（β-sitosterol）[1]、β-古芸烯（β-gurjunene）、longipincarvone、马兜铃烯（aristolene）、亚油酸（linoleic acid）、棕榈酸（palmitic acid）[2]、异鼠李素-3-O-刺槐双糖苷（isorhamnetin-3-O-robinobioside）、9-羟基-3,4,8-三甲氧基马兜铃内酰胺（9-hydroxy-3,4,8-trimethoxy aristololactam）、N-β-D-马兜铃内酰胺葡萄糖苷（aristololactam-N-β-D-glucoside）、N-β-D-马兜铃内酰胺Ⅰa葡萄糖苷（aristololactam Ⅰa N-β-D-glucoside）、9-羟基马兜铃内酰胺-8-O-芸香糖苷（9-hydroxy-aristolo-lactam-8-O-rutinoside）、马兜铃酸Ⅲa（aristolochic acidⅢa）、胡萝卜苷（dauc-osterol）[3]。还含有 6-methoxy aristolo-lactam I-N-β-glucoside、aristololactam

广防己原植物

Ⅳa、aristololactam Ⅰ-β-D-glucoside、aristololactam Ⅰ[4]。

【药理作用】

1. 利尿　广防己醇提物有利尿作用[5]。

2. 毒性反应　①急性肾毒性：广防己 70% 乙醇提取物（RAFE）对小鼠急性毒性的半数致死量（LD_{50}）为 36.8～258.8g/kg[6,7]，病理切片见有肾间质纤维化、肾小管上皮细胞坏死、肾小管破损、肾小球硬化等毒性反应，且停药仍未见修复[6]。广防己给药 2 周大鼠血尿素氮（BUN）含量明显升高，肾组织出现肾小管细胞肿胀，肾小球球囊结构破坏，间质炎性细胞浸润[8]。②慢性肾毒性：RAFE 作用早期，大鼠肾功能改变为氮质血症、大量蛋白尿以及尿 NAG 酶升高，肾脏组织形态学改变以皮髓质交界为主的急性肾小管坏死，而后可见部分动物肾间质纤维化为主[7]。给予药典剂量（1g/kg）8 周，大鼠肾脏形态和功能无改变；给予 5g/kg 广防己 4 周的大鼠 24h 尿蛋白增多并出现肾小管细胞变性、间质水肿等改变，但尿素氮（BUN）和血肌酐（SCr）正常；给予 10g/kg 广防己 4 周大鼠的 BUN 和 SCr 均显著升高，尿液中 β_2-微球蛋白表达增加，肾小管细胞变性、肾间质纤维化等更明显，尿、血浆和肾组织 6-keto-PGF1α/TXB_2 显著下降，认为前列腺素系统异常在广防己所致慢性肾脏损害发生过程中起重要作用，并有间质轻度纤维化；长期应用药典剂量广防己不造成明显的肾脏损害，而较大剂量较长时间应用则可导致明显的肾功能异常[8-12]。大剂量 RAFE 使尿碱性磷酸酶（AKP）明显升高，肾病理检查发现大剂量组肾小管上皮细胞水肿[9,12]。给予广防己提取物（RAFE）后，大鼠肾小管上皮细胞角蛋白（CK）表达减少，而平滑肌肌动蛋白（α-SMA）在肾小管上皮细胞及肾间质细胞呈弱阳性表达，波形蛋白（Vinentin）表达增多，大鼠肾小管转化生长因子（TGF-β_1）表达增多[13,14]。③肝脏毒性：高剂量广防己醇提物对肝脏有一定的损坏作用，给药 2 周后大鼠的汇管区均出现炎细胞，8 周后，出现肝组织片状坏死情况，大鼠谷丙转氨酶（ALT）升高，谷草转氨酶（AST）降低[15]。

【性味归经】味苦、辛，性寒。归肾、膀胱经。

【功效主治】祛风湿，止痛，利水。主治风湿痹痛，湿热身痛，下肢水肿，小便不利，脚气。

【用法用量】内服：煎汤，4.5～9g。

【使用注意】肾功能不良者禁服。

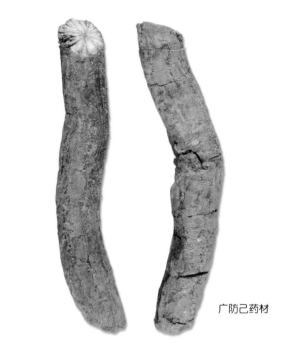

广防己药材

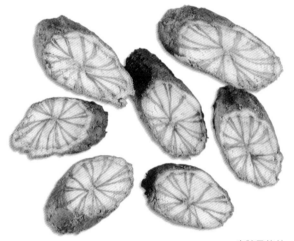

广防己饮片

【参考文献】

[1] 仇良栋，陈志明．广防己有效成分的分离鉴定．药学通报，1981,16(2): 117.

[2] 吴惠勤，林晓珊，黄晓兰，等．广防己挥发油的 GC-MS 指纹图谱研究．分析测试学报，2004,23(S1): 95.

[3] 茹欢．广防己化学成分的研究．长春：吉林大学，2009.

[4] Lu JZ, Feng W, Cai Y, et al.A new aristolactam-type alkaloid from the roots of Aristolochia fangchi. J Asian Nat Prod Res, 2012, 14(3): 276.

[5] 李菱玲，刘元书．广防己利尿作用初步试验．中药药理与临床，1992, 8(2): 38.

[6] 胡世林，张宏启，陈金泉，等．广防己毒性的初步研究．中药材，2003, 26(4): 274.

[7] 杜贵友，周素娟，赵雍，等．广防己致大鼠慢性肾小管-间质损伤的实验研究 I．中国中药杂志，2005,30(8): 610

[8] 梁琦，倪诚，谢鸣，等．广防己的肾毒性及代谢组学研究．中西医结合学报，2009,7(8): 746.

[9] 陈薇，贾波，黄秀深，等．广防己肾毒性实验研究．四川中医，2005, 23(11): 32.

[10] 叶志斌，陆国才，于光，等．广防己肾脏毒性实验研究．中国药理学通报，2002,18(3): 285.

[11] 张良，江振洲，卞勇，等．中药广防己与粉防己总提取物利尿效应及肾毒性比较研究．安徽医药，2009,13(12): 1471.

[12] 叶志斌，许静，于光，等．广防己慢性肾脏毒性及前列腺素系统异常在其中的作用．中国病理生理杂志，2003,19(3): 406.

[13] 贾波，邓中甲，陈薇，等．广防己肾毒性及配伍解毒实验研究．辽宁中医杂志，2007,34(2): 234.

[14] 周素娟，杜贵友，赵雍，等．广防己提取物致大鼠慢性肾间质纤维化的机制研究．中国中药杂志，2006,31(22): 1882.

[15] 莫伟文．广防己对肝肾毒性的初步研究．卫生职业教育，2009,27(18): 111.

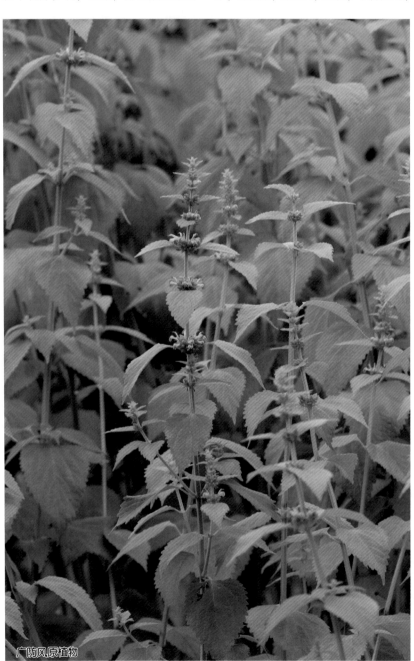

Guang fang feng

广防风

Epimeredis Indicae Herba
[英] Indian Epimeredi Herb

【别名】防风草、落马衣、马衣叶、假紫苏、土防风、秽草、野苏。

【来源】为唇形科植物广防风 *Epimeredi indica*（L.）Rothm. 的全草。

【植物形态】草本。茎四棱形，密被白色贴生短柔毛。叶对生，苞片叶状，叶片阔卵圆形，长 4～9cm，宽 2.5～6.5cm，先端急尖，基部截状阔楔形，边缘具不规则的齿，两面均被毛。轮伞花序多花，密集，排列成密集的或间断的长穗状花序；苞片线形；花萼钟形，外面被长硬毛及腺柔毛和腺点，萼齿 5，三角状披针形，边缘具纤毛，果时增大；花冠淡紫色，内面中部有毛环，上唇直伸，长圆形，全缘，下唇平展，3 裂，中裂片倒心形，边缘微波状，内面中部具髯毛，侧裂片较小，卵圆形；雄蕊 4，二强；子房无毛，柱头 2 浅裂。小坚果近圆球形，黑色，有光泽。

【分布】广西主要分布于百色、武鸣、邕宁、桂平、平南。

【采集加工】夏、秋季割取全草。洗净，晒干或鲜用。

【药材性状】茎呈四方柱形，有分枝，表面棕色或棕红色，被黄色向下卷曲的细柔毛，尤以棱角处较多；质硬，断面纤维性，中央有白色髓。叶多皱缩，展平后呈阔卵形，长 4～9cm，宽 2～5cm，边缘有锯齿，表面灰棕色，背面灰绿色，两面均密被淡黄色细柔毛；质脆，易破碎。有时可见密被毛茸的顶生假穗状花序，花多脱落，残留灰绿色花萼，往往包有 1～4 枚小坚果。气微，味微苦。

【品质评价】以叶多、干燥、无杂质者为佳。

【性味归经】味辛、苦，性凉。归肺经。

【功效主治】祛风湿，解表，消疮毒。主治风湿痹痛，感冒发热，疮疡。

【用法用量】内服：煎汤，9～15g，或浸酒。外用：适量，煎水洗，或鲜品捣敷。

【使用注意】脾胃虚寒者慎服。

【经验方】

1.婴儿湿疹 防风草，捣烂取鲜汁外涂。（《中医药传统配方及民间有效验方》）

2.高血压 石仙桃 15g，防风草 9g，少花龙葵 90g。水煎服。（《草药偏方治百病》）

广防风原植物

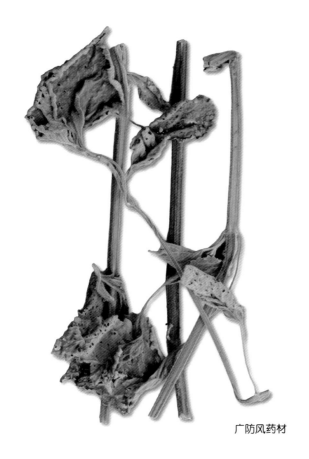

广防风药材

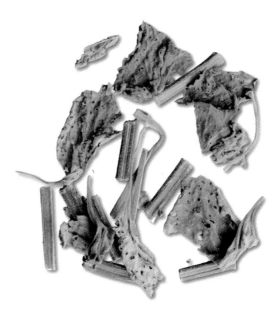

广防风饮片

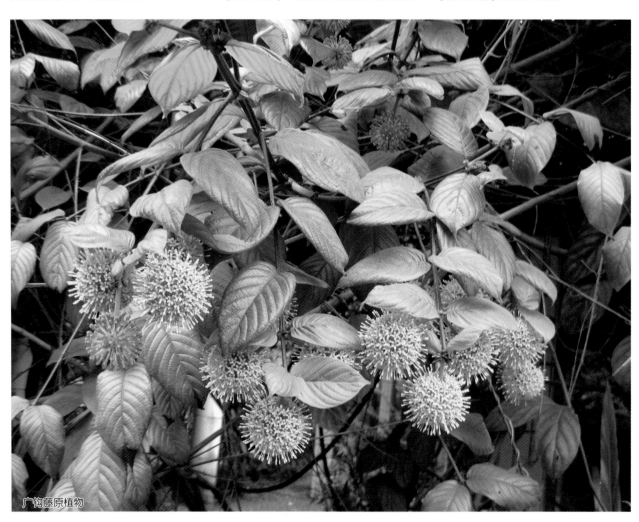

Guang gou teng

广钩藤

Uncariae Scandenis Caulis
[英] Climbing Gambirplant Stem

【别名】攀枝钩藤、钩藤、倒钩风、鹰爪风、槐面柱、攀基钩藤。

【来源】为茜草科植物攀茎钩藤 *Uncaria scandens*(Smith.)Hutchins.的带钩茎枝。

【植物形态】藤本。小枝钝四棱柱形，初时与钩同被柔毛或粗毛，以后毛脱落。叶对生，近膜质，椭圆状披针形，长 8 ~ 13 cm，宽 3 ~ 5 cm，基部圆形，顶端渐尖，上面粗糙或被疏短柔毛，下面被疏长柔毛；托叶 2 深裂，裂片披针形。头状花序，单个腋生或顶生；总花梗中部具 6 枚苞片；花 5 数；萼筒状；花冠白色，裂片近倒卵形。蒴果倒圆锥形，红褐色。

【分布】广西主要分布于龙州、凭祥、邕宁、东兰、金秀。

【采集加工】秋、冬季采收有钩的嫩枝。剪成短段，晒干或蒸后晒干。

【药材性状】本品茎枝呈圆柱形或类方柱形，长 2 ~ 3cm，直径 0.2 ~ 0.5cm，表面红棕色至紫红色者具细纵纹，光滑无毛；黄绿色至灰褐色者有的可见白色点状皮孔，被黄褐色柔毛。多数枝节上对生两个弯曲的钩，或仅一侧有钩，另一侧为突起的瘢痕；钩略扁或稍圆，先端细尖，基部较阔；钩基部的枝上可见叶柄脱落后的窝点状痕迹和环状的托叶痕。质坚韧，断面黄棕色，皮部纤维性，髓部黄白色或中空。气微，味淡。

【品质评价】以双钩藤如锚状、茎细、钩结实光滑、色红褐或紫褐、无梗者为佳。

【化学成分】本品含有对羟基肉桂酸甲酯（methyl-*p*-hydroxycinnamate）、邻苯二甲酸二丁酯（dibutyl phthalate）、钩藤碱 E（uncarine E）、喜果苷（vincosamide）和卡达宾碱（cadambine）[1]。

【性味归经】味甘，性凉。归肝、心经。

【功效主治】清热平肝，息风定惊。主治小儿惊痫，妇人子痫，高血压，头晕目眩。

【用法用量】内服：煎汤，6 ~ 30g。不宜久煎；或入散剂。

【使用注意】无热者勿服。

广钩藤原植物

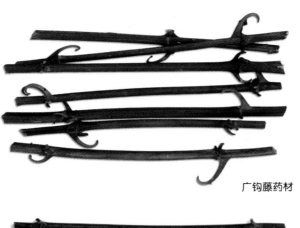

广钩藤药材

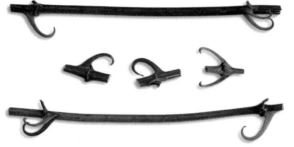

广钩藤饮片

【经验方】

1. 面神经麻痹　钩藤 80g，鲜何首乌藤 200g。水煎服。（《浙江民间常用草药》）

2. 诸痫啼叫　钩藤、蝉壳各半两，黄连（拣净）、甘草、川大黄（微炮）、天竺黄各一两。上捣罗为末。每服半钱至一钱，水八分盏，入生姜、薄荷各少许，煎至四分，去滓，温服。（《普济方》钩藤饮子）

3. 高血压，头晕目眩，神经性头痛　钩藤 20g。水煎服。（广州部队《常用中草药手册》）

4. 全身麻木　钩藤茎枝、黑芝麻、紫苏各 2.5g。煨水服，一日 3 次。（《贵州草药》）

5. 胎动不安，孕妇血虚风热，发为子痫者　钩藤、人参、当归、茯神、桑寄生各二钱，桔梗一钱。水煎服。（《胎产心法》钩藤汤）

【参考文献】

[1] 马大勇, 汪冶, 晏晨, 等. 攀茎钩藤化学成分的研究. 中国医药工业杂志, 2008,39(7): 507.

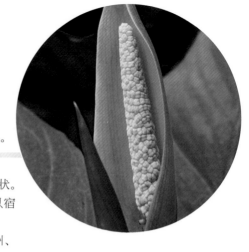

Guang wan nian qing

广万年青

Aglaonematis Herba
[英]Chinagreen Herb

【别名】广东万年青、万年青、土千年健、粤万年青、亮丝草、大叶万年青。

【来源】为天南星科植物广东万年青 *Aglaonema modestum* Schott ex Engl. 的茎叶。

【植物形态】常绿草本。地下茎横走。单叶互生；叶柄 1/2 以上具鞘；叶片深绿色，卵形或卵状披针形，长 15～25cm，宽 10～13cm，先端渐尖，基部钝或宽楔形，侧脉 4～5 对，表面常下凹，背面隆起。花序腋生；佛焰苞白色带浅黄色，长圆披针形；肉穗花序长为佛焰苞的 2/3；花单性同株；雄花序在上，雌花序在下，雌雄花序紧接；花无花被；雄蕊 2，先端四方形，花药每室有圆形顶孔；雌蕊近球形，上部收缩为短的花柱，柱头盘状。浆果绿色至黄红色，长圆形，冠以宿存柱头。种子 1 颗。

【分布】广西主要分布于南宁、龙州、那坡、大新。

【采集加工】茎叶夏末采收。鲜用或切段，晒干。

【药材性状】茎圆柱形，浅绿色，具明显的环状节，表面光滑，不易折断。叶浅黄色，互生，叶鞘长达叶柄的 1/2 以上，叶卵形，长 15～25cm，宽 10～13cm，先端渐尖，基部钝或宽楔形。气微，味微苦。

【品质评价】茎叶以浅绿色者为佳。

【性味归经】味辛、微苦，性寒；有毒。归肺、心、大肠经。

【功效主治】清热凉血，解毒消肿，止痛。主治咽喉肿痛，白喉，肺热咳嗽，吐血，热毒便血，疮疡肿毒，蛇犬咬伤。

【用法用量】内服：煎汤，6～15g。外用：适量，捣汁含漱；或捣敷；或水煎洗。

【使用注意】本品有毒，内服宜慎。

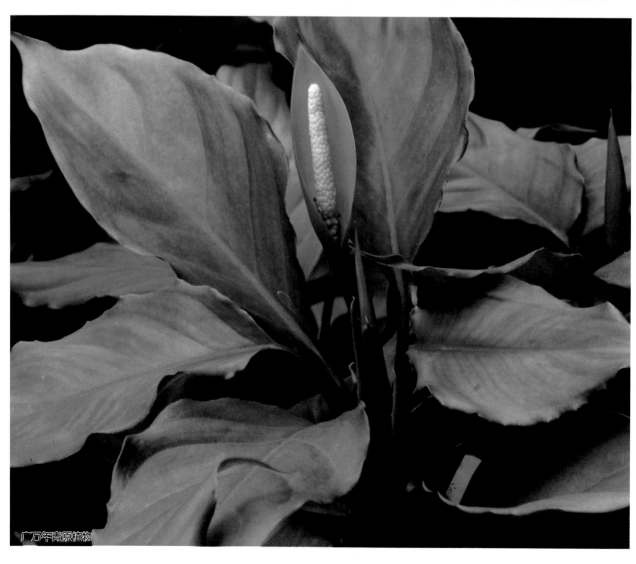

广万年青原植物

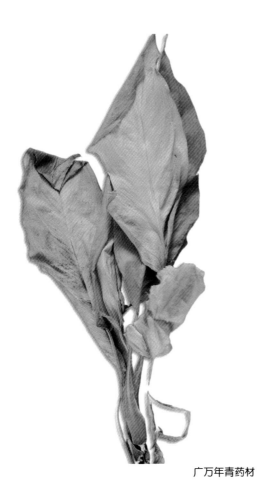

广万年青药材

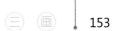

广万年青饮片

【经验方】

1.痈肿　广东万年青鲜茎适量,红糖少许。捣烂,敷患处。（《福建中草药》）

2.鼻窦炎　广东万年青捣汁,滴鼻。（《福建药物志》）

3.咽喉肿痛　鲜广东万年青根茎9～15g。捣烂绞汁,加醋少许含漱。（《福建药物志》）

4.小儿脱肛　广东万年青适量。煎水外洗。（广州部队《常用中草药手册》）

Guang xi huang pi

广西黄皮

Murrayae Kwangsiensis Herba
[英] Kwangsi Murraya Herb

【别名】山柠檬、千里香、满山香、五里香、过山香、千只眼、水万年青、千枝叶。

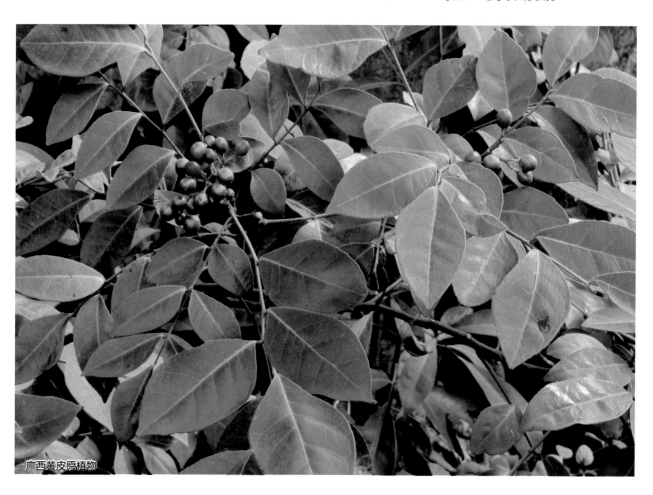

【来源】为芸香科植物广西九里香 *Murraya kwangsiensis*（Huang）Huang 的全株。

【植物形态】常绿灌木。嫩枝、叶轴、小叶柄及小叶背面密被短柔毛。奇数羽状复叶，小叶 3 ~ 11，互生，叶轴上部的叶较大，卵状长圆形或斜四边形，长 7 ~ 10cm，宽 3 ~ 7cm，先端钝，基部阔楔形，革质，透光可见甚多油点。萼片 5，阔卵形，边缘被短毛；花瓣 5，具油点；雄蕊 10，长短相间，花丝宽而扁，顶端钻尖。果近圆形，熟时暗黑色。

【分布】广西主要分布于百色、田阳、大新、武鸣、邕宁。

【采集加工】全年均可采收。除去老枝，阴干。

【药材性状】茎褐绿色，可见白色皮孔，老枝无毛，幼枝密被短柔毛；质坚，不易折断；断面淡黄色。叶上面褐绿色，有油质光泽，无毛；背面黄绿色，密被短柔毛；叶面油点褐黑色；质坚，稍脆。气香，味辛微凉。

【品质评价】以色黄绿、叶多、香浓者为佳。

【化学成分】本品含生物碱类（alkaloids）和挥发油（volatile oil）成分。

生物碱类成分主要有九里香叶甲碱（murrayafoline-A）、九里香碱（murrayanine）[1,2]、异马汉九里香碱（β-mahanine）、九里香酚碱（koenine）、广西九里香碱（kwangsine）[2]。

本品挥发油中主要含香叶醛（geranial）、橙花醛（neral）、乙酸香叶酯（geranyl acetate）、香茅醛（citronellal）等 [3]。

此外，本品还含有棕榈酸（palmitic acid）和 β- 谷甾醇（β-sitosterol）[2]。

【药理作用】
镇痛 广西九里香叶水提物 10mg/kg 能减少醋酸所致小鼠扭体次数 [4]。

【性味归经】味辛、苦，性微温。归肺、肝经。

【功效主治】疏风解表，活血消肿。主治感冒，麻疹，角膜炎，跌打损伤，骨折。

【用法用量】内服：煎汤，9 ~ 15 g。外用：适量，捣敷。

【使用注意】孕妇慎用。

广西黄皮原植物

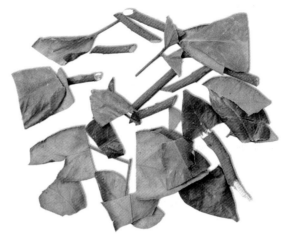

广西黄皮饮片

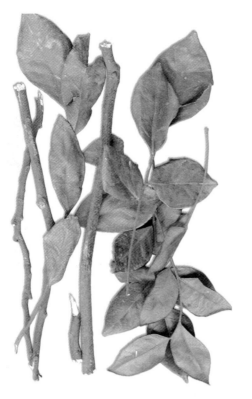

广西黄皮药材

【参考文献】

[1] 李钳 . 广西九里香根部的化学成分 . 广西植物 ,1990,10(3): 241.

[2] 谢凤指 , 明东升 , 陈若云 , 等 . 广西九里香化学成分研究 . 药学学报 ,2000,35(11): 826.

[3] 刘偲翔 , 董晓敏 , 刘布鸣 , 等 . 广西九里香挥发油 GC-MS 研究 . 中国实验方剂学杂志 ,2010,16(3): 26.

[4] 邹联新 , 杨崇仁 , 郑汉臣 . 九里香属植物镇痛作用研究 . 中国医药学报 ,2000,15(增刊): 298.

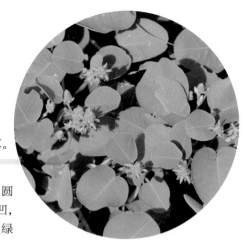

广金钱草

Guang jin qian cao

Desmodii Styracifolii Herba
[英] Styracifolie Desmodium Herb

【别名】广东金钱草、金钱草、落地金钱、铜钱草、马蹄香、假花生、马蹄草。

【来源】为豆科植物广金钱草 *Desmodium styracifolium*（Osbeck）Merr. 的枝叶。

【植物形态】半灌木状草本。枝条密被黄色长柔毛。小叶1或3，叶片近圆形，长2.5～4.5cm，宽2～4cm，先端微缺，基部心形，上面无毛，下面密被平贴金黄色绢质绒毛；总状花序腋生或顶生；苞片卵状三角形，每个苞内有两朵花；花小；花萼钟状，萼齿披针形；花冠紫色。英果有3～6荚节，具短柔毛和钩状毛。

【分布】广西主要分布于南宁、宾阳、玉林、岑溪。

【采集加工】夏、秋季采割。除去杂质，晒干备用。

【药材性状】茎枝呈圆柱形，表面淡棕黄色，密被黄色柔毛；质稍脆，断面中有髓。叶互生，小叶1～3片，圆形或长圆形，直径2～4cm，先端微凹，基部心形，全缘，上面黄绿色或灰绿色，无毛，下面具灰白色紧贴的丝毛，侧脉羽状；叶柄长1～2cm，托叶一对，披针形，长约8mm。偶见花果。气微香，味微甘。

【品质评价】以干燥、无杂质、叶完整、色绿者为佳。

【化学成分】本品含有黄酮类化学成分，主要有 5,7-二羟基 -2'-甲氧基 -3',4'-二氧亚甲基 - 二氢异黄酮（5,7-dihydroxy-2'-methoxy-3',4'-methylenedioxy-isoflavanone）、5,7-二羟基-2'-甲氧基-3',4'-二氧亚甲基 - 二氢异黄酮 -7-O-β-吡喃葡萄糖基（5,7-dihydroxy-2'-methoxy-3',4'-methylenedioxy-isoflavanone-7-O-β-glucopyranoside）、5,7-二羟基 -2',3',4'-三甲氧基 - 二氢异黄酮（5,7-dihydroxy-2',3',4'-trimethoxy-isoflavanone）、5,7-二羟基 -2',3',4'- 三甲氧基 - 二氢异黄酮 -7-O-β-吡喃葡萄糖苷（5,7-dihydroxy-2',3',4'-trimethoxy-isoflavanone-7-O-β-glucopyranoside）、5,7-二羟基 -2',4'- 二甲氧基 - 二氢异黄酮 -7-O-β- 吡喃葡萄糖基（5,7-dihydroxy-2',4'-dimethoxy-isoflavanone-7-O-β-glucopyranoside）、5,7,4'-三羟基 -2',3'-二甲氧基 - 二氢异黄酮 -7-O-β- 吡喃

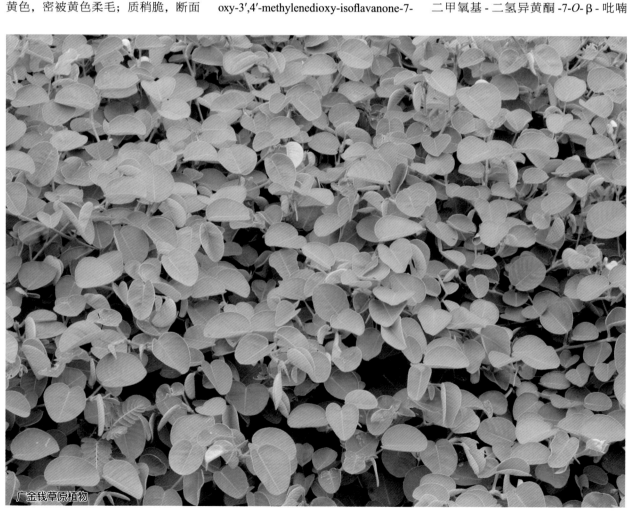

广金钱草原植物

葡萄糖基（5,7,4′-trihydroxy-2′,3′-dimethoxy-isoflavanone-7-O-β-glucopyranoside）[1]、芹菜素-6-C-葡萄糖-8-C-阿拉伯糖苷（6-C-glycopyranosyl-8-C-arabinosyl apigenin）、木犀草素-6-C-葡萄糖苷（6-C-glycopyranosyl luteolin）、芹菜素-6-C-葡萄糖-8-C-木糖苷（6-C-glycopyranosyl-8-C-xyloeyl apigenin）、芹菜素-6-C-葡萄糖-8-C-葡萄糖苷（6-C-glycopyranosyl-8-C-glycopyranosyl apigenin）、芹菜素（apigenin）、木犀草素（luteolin）、异荭草苷（isoorientin）、6-C-木糖-8-C-葡萄糖洋芹素（vicenin-1）、6-C-葡萄糖-8-C-木糖洋芹素（vicenin-2）、异牡荆苷（isovitexin）[2,3]、vicenin-3、夏弗塔苷（schaftoside）。

本品尚含有正十六酸（n-hexadecanoic acid）、9,12-十八烯酸（9,12-octadecadienoic acid）、硬脂酸（octadecanoic acid）、β-豆甾醇（β-stigmasterol）、羽扇豆酮（lupenone）、羽扇豆醇（lupeol）[4]、3-O-[α-L-吡喃鼠李糖基（1→2)-β-D-吡喃半乳糖基（1→2)-β-D-吡喃葡萄糖醛酸基]大豆甾醇E{3-O-[α-L-rhamnopyranosyl（1→2)-β-D-galactopyranosyl（1→2)-β-D-glucuronopyranosyl] soyasapogenol E}、大豆皂苷Ⅰ（soybean saponin Ⅰ）[5]。又含有大豆皂苷B（soybean saponin B）、22位酮基大豆皂苷B（22-keto-soybean saponin）[6]、广金钱草碱（desmodimine）、广金钱草内酯（desmodilactone）、三十三烷（tritriacontane）、花生酸花生醇酯（eicosanoic acid eicosyl ester）[7]、水杨酸（salicylic acid）、香草酸（vanillic acid）、阿魏酸（ferulic acid）、乙二酸（oxalic acid）、3,4-二甲氧基苯酚（3,4-dimethoxyphenol）、（3α,4β,5α）-4,5-二氢-3-（1-吡咯基）-4,5-二甲基-2（3H)-呋喃酮[（3α,4β,5α）-4,5-dihydro-4,5-dimethyl-3-（1-pyrrolyl)-furan-2（3H)-one][8]。还含有豆甾醇-3-O-β-D-葡萄糖苷（stigma-sterol-3-O-β-D-glucopyranoside）、β-胡萝卜苷（β-daucosterol）、β-谷甾醇（β-sitosterol）[2]、3,5,7,4′-tetrahydroxy-coumaronochromone[1]、染料木苷（genistin）、chrysoeriol、salic acid、龙胆酸（gentisic acid）、orbicularin、尿嘧啶（uracil）和尿囊素（allantoin）[9]。

【药理作用】

1. 利胆　广金钱草注射液8g/kg给犬股静脉滴注或相同剂量十二指肠给药，可促进肝细胞分泌胆汁。肝胆管内胆汁增多，内压增高，胆道口括约肌松弛并排出胆汁，并促使胆管泥沙状结石易于排出，胆管阻塞及疼痛减轻，黄疸消退[10,11]。给犬灌服广金钱草煎剂30min后，犬胆囊体积[（20.11±3.20) cm³] 较用药前[（32.80±3.28) cm³] 显著缩小，较空腹时缩小38.7%，而犬血浆中胆囊收缩素（CCK）含量增加[3]。

2. 抗泌尿系结石　金钱草颗粒15g/kg、30g/kg对喂结石形成剂的大鼠肾及膀胱结石的形成有预防效果，对已形成结石的大鼠还有治疗作用[12,13]。从广金钱草的水煎液、醇溶部分、醇沉部分和精品多糖对一水草酸钙结晶生成的抑制百分率来看，广金钱草多糖的抑制百分率最高[5,14]。在体外，广金钱草颗粒、石淋通（含广金钱草干膏0.12g）、结石通（以广金钱草为主药）皆可不同程度地减慢含水草酸钙（CaCO₃·H₂O）晶体生长速率，减少晶体聚集程度[15]。

用广金钱草注射液静脉注射1.25ml（含生药0.625g）和金钱草提取液日灌胃4ml（含生药4g），发现金钱草能减轻草酸钙肾结石模型大鼠肾小管细胞在乙二醇诱石过程中的崩解、坏死，而肾小管腔内一些空泡状膜性囊和致密小体排入减少，使得肾组织中草酸和钙含量明显降低，草酸钙晶体形成程度明显减轻[16]。

3. 影响心血管系统　用水提钙盐制得的广金钱草总黄酮能明显增加小鼠心肌营养性血流量，增加在体狗冠脉及脑血流量，对小鼠常压缺氧耐受力有显著的增加作用，有缓解家兔离体血管条痉挛的作用，对大鼠急性缺血有明显的保护作用。给麻醉犬静脉注射广金钱草可使脑、肾、股动脉血流量增加，肾血管阻力下降，血压下降；增加冠脉血流量，降低冠脉阻力指数，降低心肌耗氧量。还能对抗垂体后叶素引起的冠脉血流量减少及血压升高，预防垂体后叶素引起的家兔急性心肌缺血和心律失常[15]。

4. 对血液的影响　广金钱草所含黄酮于体外能显著抑制血小板聚集，0.78mg/ml对二磷酸腺苷（ADP）诱导的家兔血小板聚集抑制率为47.7%，随药浓度增加作用增强；对于4min有效解聚率也因药浓度增大而作用增强，0.18mg/ml的抑制率为70.6%，解聚提高率为246%。广金钱草黄酮还能显著拮抗体外血栓形成，6.7mg/ml对血栓长度、干重和湿重的抑制率分别为27.5%、33.8%和32.9%[17]。

5. 利尿　金钱草水煎剂对大鼠有明显利尿作用；犬静脉滴注其注射液可明显增加尿量。为探讨其作用是否由于生药中所含钾盐引起，以广金钱草灰分作对照试验，结果证实广金钱草的利水利钠作用均较灰分大[18]。

6. 抗炎镇痛及抑菌　以广金钱草注射剂[50g（生药）/kg]、广金钱草黄酮及酚酸物（3.75g/kg）小鼠腹腔注射，对组胺引起的血管通透性增加有明显的抑制作用；另外，对由巴豆油引起的小鼠耳部炎症、由蛋清引起的大鼠关节肿胀呈抑制作用；广金钱草黄酮及酚酸对棉球肉芽肿炎症第三期模型均有抑制作用[19]。金钱草颗粒灌服，还能显著抑制醋酸所致小鼠扭体反应及提高热板法实验中小鼠痛阈。此外，广金钱草醇提物对白色念珠菌有一定抑制作用[11]。

7. 益智　广金钱草水煎剂可拮抗樟柳碱所致小鼠记忆获得障碍，并改善氯霉素所致小鼠记忆巩固不良，对乙醇所致记忆再现缺失也有一定拮抗作用，提高小鼠学习记忆能力。广金钱草还可延长断头小鼠的张口呼吸时间，延长亚硝酸钠所致小鼠脑缺氧死亡时间，延迟小鼠窒息缺氧死亡时间，表明广金钱草的益智效果与其脑保护作用有关[20,21]。

8. 急性毒性反应　广金钱草小鼠腹腔给药半数致死量（LD_{50}）为（11.57±1.48)g（生药）/kg，灌胃（400g/kg）7天内无小鼠死亡。给小鼠腹腔注射广金钱草黄酮的LD_{50}为（1583±251）mg/kg[22,23]。

【临床研究】

结石　①予广金钱草颗粒（广州中医药大学研制）30g，口服，每日2次，于服药前及服药后3天收集患者晨尿及24h尿，观察治疗前后患者晨尿pH值、尿酸、尿钙、草酸钙结晶及24h尿量、尿酸、尿钙的变化。结果：治疗20例结石患者，晨尿尿酸浓度增加（$P<0.05$），pH值降低（$P<0.05$），

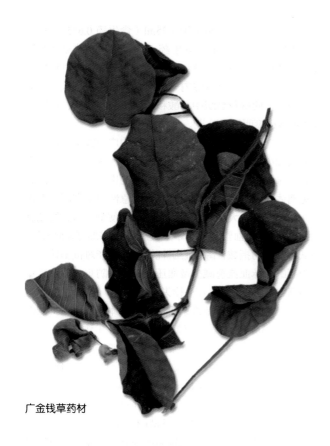

广金钱草药材

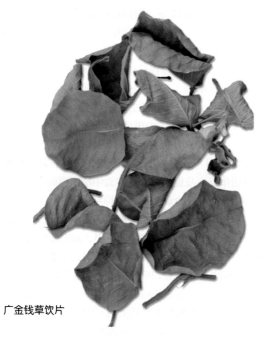

广金钱草饮片

朴 10g，琥珀 6g，甘草 6g），每日 1 剂，水煎，每剂取汁 1000ml，分 5~10 次服完。对照组给予黄体酮 20mg。肌注，每日 2 次，保持每天饮水 2000ml 以上。结果：治疗组疼痛消失时间（9±4.1）h，短于对照组的（11±6.4）h，治疗组排净结石时间（7±3.1）天，短于对照组的（10±3.8）天（$P<0.01$）。结论：广金钱草排石汤治疗输尿管结石 ESWL 术后止痛和促进排石效果显著[25]。

【性味归经】味甘、淡，性凉。归肝、肾、膀胱经。

【功效主治】清热除湿，利尿通淋。主治热淋，砂淋，石淋，小便涩痛，水肿尿少，黄疸尿赤，尿路结石。

【用法用量】内服：煎汤，15 ~ 30g。

【使用注意】脾胃虚寒者慎服。

【经验方】

1. 乳腺炎　广金钱草、老公根、酒糟，共捣烂敷患处。（《岭南草药志》）

2. 泌尿系感染　广金钱草 24g，车前草、海金沙、金银花各 15g，水煎服。每日一剂。（《全国中草药汇编》）

3. 泌尿系结石　广金钱草、石韦、穿破石、冬葵子各 18g，萹蓄、海金沙各 12g，瞿麦、泽泻、茯苓各 9g，木通 4.5g；腰痛加牛膝，体虚加党参。每日 1 剂，水煎服。（《全国中草药汇编》）

4. 黄疸　广金钱草二两。水煎服。（《岭南草药志》）

5. 口腔炎及喉头炎　广金钱草五钱至一两。煎水冲蜂蜜服。（《岭南草药志》）

6. 小儿疳积　广金钱草适量。煮瘦猪肉食。（《岭南草药志》）

【参考文献】

[1] Zhao M, Duan JA, Che CT. Isoflavanones and their O-glycosides from Desmodium styracifolium. Phytochemistry, 2007, 68(10): 1471.

[2] 李晓亮，汪豪，刘戈，等. 广金钱草的化学成分研究. 中药材，2007，30(7): 802.

[3] 苏亚伦，王玉兰，杨峻山. 广金钱草黄酮类化学成分的研究. 中草药，1993，24(7): 343.

[4] 陈丰连，王术玲，徐鸿华. 广金钱草挥发油的气相色谱 - 质谱分析. 广州中医药大学学报，2005,22(4): 302.

[5] Kubo T, Hamada S, Nohara T, et al. Study on the constituents of Desmodium styracifolium. Chem Pharm Bull, 1989, 37(8): 2229.

[6] 王植柔，白先忠，刘峰，等. 广金钱草化学成分的研究. 广西医科大学学报，1998,15(3): 10.

[7] 杨峻山，苏亚伦，王玉兰. 广金钱草化学成分的研究. 药学学报，1993, 28(3): 197.

[8] 刘苗，董焱，王宁，等. 广金钱草的化学成分. 沈阳药科大学学报，2005, 22(6): 422.

[9] Lin YY, Kong LY. Studies on the chemical constituents of Desmodium styracifolium (Osbeck) Merr. Asian J Trad Med, 2006, 1(1): 34.

[10] 金德明，沈启华. 实验性肾结石的形成以及用金钱草预防和治疗的研究. 上海中医药杂志，1982,(4): 47.

[11] 林启云，谢金鲜，黄世英，等. 金钱草冲剂的药理实验. 广西中医药，1990,13(6): 280.

24h 尿量、尿酸、尿钙及晨尿尿钙、草酸钙结晶无明显变化（$P > 0.05$）。说明单味广金钱草防治结石最好配合其他药物（如碱化尿液），饮水要昼夜兼顾，可降低结石形成的危险性[24]。②将输尿管结石体外冲击波碎石（ESWL）术后患者 86 例随机分为治疗组、对照组各 43 例，治疗组服用广金钱草排石汤（广金钱草 45g，威灵仙 20g，石韦 15g，路路通 25g，薜荔果 15g，冬葵子 15g，滑石 15g，川牛膝 15g，茯苓 10g，延胡索 10g，赤芍 10g，乌药 10g，厚

[12] 刘敏军, 郑长青, 周卓, 等. 广金钱草、木香对犬胆囊运动及血浆 CCK 含量影响的实验研究. 四川中医, 2008,26(4): 31.

[13] 遵义医学院急腹症研究组. 医学科技资料, 1974,(5): 25.

[14] 李惠芝, 庄利民. 广金钱草抑制一水草酸钙结晶生长有效部分的研究. 沈阳药学院学报, 1992,9(3): 194.

[15] 王涌泉, 朱宝军, 安瑞华, 等. 金钱草注射液抑制鼠草酸钙结石形成作用的研究. 中华泌尿外科杂志, 1999,20(11): 689.

[16] 梅全喜. 现代中药药理与临床应用手册. 北京: 中国中医药出版社, 2008: 593.

[17] 曹履诚. 中草药, 1988,19(4): 165.

[18] 王俐文. 金钱草、马蹄金、鸭跖草、海金沙、满天星利尿作用的实验观察. 遵义医学院学报, 1981,4(1): 9.

[19] 顾丽贞, 张白舜, 南继红. 四川大金钱草与广金钱草抗炎作用的研究. 中药通报, 1988,13(7): 40.

[20] 中山医学院附属第二医院皮肤科. 广东医药资料 (广东省医药卫生研究所),1975,(9): 15

[21] 李惠芝, 庄利民. 广金钱草抑制一水草酸钙结晶生长有效成分的研究. 沈阳药学院院报, 1992,9(3): 194.

[22] 覃文才, 洪庚辛. 广金钱草益智作用研究. 中药药理与临床, 1992,8(3): 24.

[23] 许实波. 中草药, 1980,11(6): 265.

[24] 王绪江, 李宝兴, 卢振权, 等. 广金钱草颗粒对结石患者尿液的影响. 河南外科学杂志, 2012,18(4): 11.

[25] 张德珍, 廖咸硕. 广金钱草排石汤对输尿管结石 ESWL 术后的止痛及排石作用. 中国实验方剂学杂志, 2012,18(17): 289.

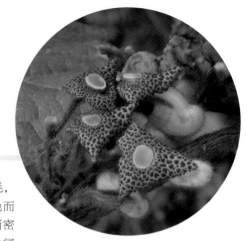

广西马兜铃

Aristolochiae
Kwangsiensis Radix
[英] Kwangsi
Dutchmanspipe Root

【别名】大百解藤、圆叶马兜铃、金银袋、大总管、萝卜防己、大青木香。

【来源】为马兜铃科植物广西马兜铃 *Aristolochia kwangsiensis* Chun et How 的块根。

【植物形态】木质大藤本。块根椭圆形或纺锤形，常数个相连。嫩枝有棱，密被污黄色或淡棕色长硬毛。叶柄密被长硬毛；叶片厚纸质至革质，卵状心形或圆形，长 11 ~ 25cm，宽 9 ~ 22cm，先端钝或短尖，基部宽心形，边全缘，嫩叶上面疏被长硬毛，成长叶两面均密被污黄色或淡棕色长硬毛，基出脉 5 条，网脉下面明显隆起。总状花序腋生，有花 2 ~ 3 朵；花梗常向下弯垂，密被污黄色或淡棕色长硬毛；小苞片钻形，密被长硬毛；花被管中部急剧弯曲，弯曲处至檐部与下部近等长而较狭，外面淡绿色，具褐色纵脉纹和纵棱，密被淡棕色长硬毛，内面无毛；檐部盘状，上面蓝紫色而有暗红色棘状突起，具网脉，外面密被棕色长硬毛，边缘浅 3 裂，裂片阔三角形，先端短尖，喉部近圆形，黄色，稍突出成领状；花药成对贴生于合蕊柱近基部；子房圆柱形，6 棱；合蕊柱裂片边缘向下延伸而翻卷，具乳头状突起。蒴果暗黄色，长圆柱形，有 6 棱，成熟时自先端向下 6 瓣开裂。种子卵形。

【分布】广西主要分布于桂西南。

【采集加工】夏、秋季采挖。洗净，鲜用或切片晒干。

【药材性状】块根肥大，纺锤形，长 30 ~ 60cm。表面棕褐色，有时有须根或须根痕。质坚而硬，断面类白色。

【品质评价】以片大、色白、粉质者为佳。

【化学成分】本品含马兜铃酸（aristolochic acid）、尿囊素（allantoin）、β-谷甾醇（β-sitosterol）、6-甲氧基去硝基马兜铃酸甲酯（6-methoxydenitroaristolochic acid methyl ester）、6-甲氧基马兜铃酸 A 甲酯（6-methoxy aristolochic acid A methyl ester）[1]。

【药理作用】

1. 解痉　广西马兜铃中总生物碱对离体豚鼠回肠自动收缩、乙酰胆碱及氯化钡致肠收缩呈抑制作用[2]。

2. 镇痛　总生物碱腹腔注射能抑制醋

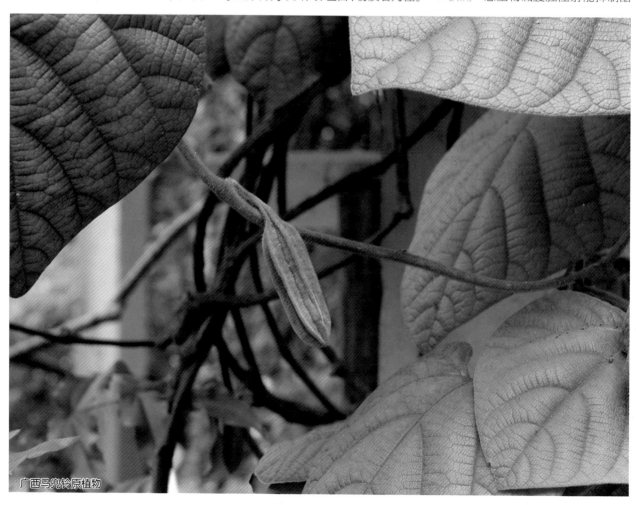

广西马兜铃原植物

酸致痛小鼠的扭体反应，腹腔注射或脑室注射给药均能提高小鼠痛阈[2,3]。总碱镇痛作用不是由于降低脚掌皮肤温度所致，而有中枢参与作用，纳洛酮不能拮抗其镇痛作用，表明与脑内阿片受体无关[3]。

3. 促白细胞生成　皮下注射马兜铃酸（主要为马兜铃酸A）能增多环磷酰胺或 ^{60}Co 照射动物的脾结节数，可促进骨髓干细胞的分裂指数，促进骨髓细胞进入增殖周期[4,5]。

4. 毒性反应　小鼠腹腔注射总生物碱1g/kg，24h内无死亡。总碱8mg/kg给犬一次肌内注射，犬出现安静、少动、食量减少，10～24h内恢复正常[2]。小鼠灌服马兜铃酸（主要为马兜铃酸A）出现活动减少、闭目、竖毛、减食，第4日开始死亡，其半数致死量（LD_{50}）为（47.87±8.25）mg/kg。兔6mg/kg口服，每日1次，第3日即减食，第5日拒食，病理组织学检查呈急性肾衰竭的形态变化，兔1.5mg/kg口服，每日1次，第8日3只兔中1只死亡，另外2只给药第8日和停药后6日非蛋白氮（NPN）均显著升高，停药16日后恢复正常，病理组织学检查肾小管上皮有变性，肾小管有变型。3只犬每日灌胃0.8mg/kg，连续35日，有减食、拒食、消瘦等，1只犬给药结束后，血清丙氨酸转氨酶略升高[5]。马兜铃酸A有致突变作用，在加或不加细胞色素P450s（S9）时菌落数皆明显增加，呈量效关系，微核试验表明马兜铃酸A可使突变率升高[6]。马兜铃酸在小鼠淋巴瘤细胞中有明确的致突变性，细胞毒性随着马兜铃酸剂量的增加逐渐增加[7]。

【性味归经】味苦，性寒。归胃、大肠经。

【功效主治】行气止痛，清解热毒，止血。主治痉挛性胃痛，腹痛，急性胃肠炎，胃及十二指肠溃疡，痢疾，跌打损伤，疮痈肿毒，蛇咬伤，骨结核，外伤出血。

【用法用量】内服：煎汤，6～9g；研末，1.5～3g。外用：适量，干品研末撒患处；或鲜品捣敷。

【使用注意】肾功能不全者慎用。

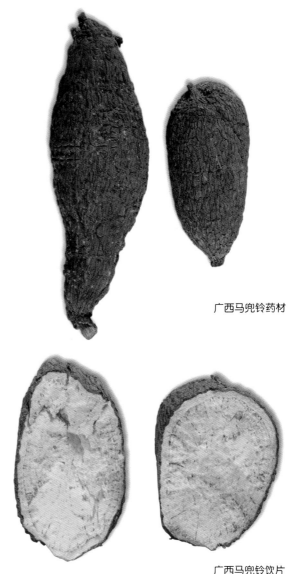

广西马兜铃药材

广西马兜铃饮片

【经验方】

1. 疮疮肿毒　圆叶马兜铃鲜块根。捣烂敷患处。（《广西中草药》）

2. 刀伤出血　大百解薯干粉撒患处。（《广西中草药》）

3. 急性胃肠炎、胃及十二指肠溃疡，咽喉炎　圆叶马兜铃根干粉每用0.5～3g，开水送服。（《广西本草选编》）

4. 高血压　圆叶马兜铃根15g。水煎，饭后半小时服，每日3次。（《广西本草选编》）

5. 肾炎水肿　大青木香适量，与猪瘦肉煲服。（《广西民族药简编》）

【参考文献】

[1] 周法兴, 梁培瑜, 瞿赐荆, 等. 广西马兜铃的化学成分研究. 药学学报,1981,16(8): 638.

[2] 广西壮族自治区医药研究所, 等. 中草药通讯,1977,(10): 30.

[3] 洪庚辛, 等. 中药通报,1985,(1): 38.

[4] 邢邦华, 周龙强, 罗斌, 等. 马兜铃酸的药理学研究. 广西医学,1981,(6): 2.

[5] 杨启超, 甘俊, 梁宗燊, 等. 广西产马兜铃素的升白细胞作用与毒性. 广西医学,1981,(4): 8.

[6] 谢大英, 王雅文. 马兜铃酸A的致突变性. 中国药理学与毒理学杂志,1987,(2): 208.

[7] 王翀, 包力, 张宏伟. 马兜铃酸对小鼠淋巴瘤细胞的致突变性. 环境与健康杂志,2007,24(3): 146.

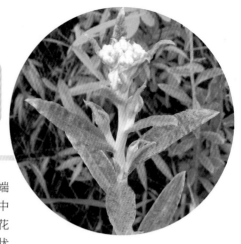

广西白头翁

Guang xi bai tou weng

Gnaphlii Adnati Herba
[英] Broadleaf Cudweed Herb

【别名】鼠曲草、鼠麹草、白头翁。

【来源】为菊科植物宽叶鼠麹草 Gnaphalium adnatum（Wall.ex DC.）Kitam. 的全草。

【植物形态】草本。茎直立，粗壮，基部木质，上部分枝，密被白色厚绵毛。基生叶花期时枯萎；茎生叶互生，叶片倒卵状披针形或倒披针状条形，长4~8cm，宽7~25mm，先端具小尖，基部狭窄，抱茎，全缘，叶脉3条，两面被密绒毛，杂有密糠秕状短毛，上部叶渐小，披针形或条状披针形。头状花序多数，在茎和枝端排成球状紧密的复伞房状；总苞球状；总苞片5~6层，白色或淡黄白色，干膜质，外层苞片短，宽卵形，先端钝，密被绒毛，内层长圆形或窄长圆形，先端稍尖；花黄色，外围有多数雌花，中央为两性花；雌花花冠丝状，两性花筒状，5齿裂，瘦果矩圆形，有乳头状突起。

【分布】广西主要分布于南丹、平果、博白、北流、苍梧、昭平、贺州、恭城。

【采集加工】一般鲜用，也可于秋季采收晒干。

【药材性状】全草被灰白色绵毛。根细，灰棕色。茎上部有分枝，被毛。叶皱缩卷曲，展平呈倒卵状披针形或倒披针状条形，全缘，两面被密绒毛。质柔软。气微，味淡。

【品质评价】以色灰白、叶多者为佳。

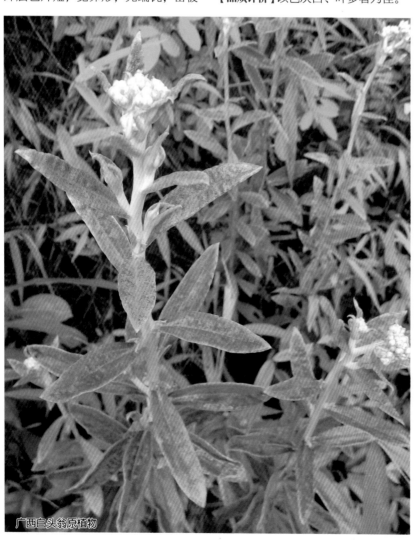

广西白头翁原植物

【药理作用】

1. 抗氧化及光防护作用　广西白头翁有抗氧化活性（抗氧化保护系数 Pf≥4），清除超氧阴离子和羟自由基作用均强于维生素 E[1,2]。单花鼠曲草叶乙醇提取物（ECR）有浓度依赖性强抗氧化作用，半数抑制量（IC$_{50}$）为14.86μg/ml，1,1-二苯基-2-三硝基苯肼含量降低一半所需最小浓度为15.96μg/ml；ECR减少紫外线照射诱导脂质体膜生成丙二醛的 IC$_{50}$为48.44μg/ml；提示 ECR 所含酚类活性成分通过清除紫外线诱导的自由基，并对紫外吸收起屏障作用，从而对紫外线放射性损伤起保护作用[3]。

2. 加强碱性磷酸酶活性　广西白头翁多聚糖 Gnaf C 可协同抗坏血酸盐，通过提高成骨细胞分化标记碱性磷酸酶（ALPase）活性，刺激成骨细胞分化，同时还能加强分化早期 ALPase 和 MMP13 的基因表达，并导致胶原细胞外基质成熟[4]。

3. 阻滞 L 型 Ca^{2+} 通道　广西白头翁提取物能通过阻滞 L 型 Ca^{2+} 通道而降低组胺引起的呼吸道平滑肌的收缩[5]。

4. 保肝　鼠尾草提取物对四氯化碳所致小鼠急性肝损伤有保护作用，降低小鼠血清丙氨酸转氨酶、天冬氨酸转氨酶的升高，并能增强小鼠肝组织谷胱甘肽过氧化物酶活性，降低小鼠肝组织丙二醛含量[6]。

5. 抑制醛糖还原酶　广西白头翁甲醇提取物对牛晶体醛糖还原酶（Bovine-LAR）及兔血小板聚集均有抑制作用[7]。

6. 止咳、祛痰　广西白头翁可延长小鼠咳嗽潜伏期并减少咳嗽次数，增加小鼠气管纤毛对酚红的分泌排出量[8]。

7. 降压　100% 广西白头翁煎剂 30g/kg

灌胃给药 1h 后大鼠血压开始下降，第 8h 下至最低值[9]。

8. 抑菌、杀虫、抗炎　广西白头翁全草提取物对金黄色葡萄球菌、宋氏痢疾杆菌等有抑制作用[10]，其抑菌效果强度依次为：金黄色葡萄球菌、沙门菌、枯草芽孢杆菌、大肠杆菌[10-12]；广西白头翁中分得的 4 种黄酮对素食性昆虫具有杀灭作用[13,14]。

【临床研究】

1. 天行赤眼　药用广西白头翁 15g，黄连 7g，黄柏 10g，秦皮 10g，木贼 10g。每日 1 剂，分 3 次煎服，儿童减半。结果：87 例全部愈于 1 ～ 3 剂之间，其中 1 剂愈者 26 例，2 剂愈者 41 例，3 剂愈者 20 例[15]。

2. 淋巴结核　口服白头翁煎剂（白头翁 2000g，加水适量浸泡 24h，用不锈钢锅煎煮，共加水煎 3 次，将 3 次药液混合过滤，再浓缩至 2000ml，沉淀 24h 过滤，过滤液加入苯甲酸钠 2 个，装 500ml 瓶中高压灭菌，备用），每日 3 次，每次 80ml，2 个月为 1 个疗程。每个疗程结束时进行 B 超检查。结果：52 例经口服白头翁煎剂治疗，淋巴结核的体积均随服药时间而变化，其中服药 3 个月消失者 3 例、4 个月消失者 5 例、6 个月消失者 9 例、8 个月消失者 24 例。临床治愈率：3 个月为 5.8%、4 个月为 9.6%、6 个月为 17.3%、8 个月为 46.2%，总治愈率为 84.6%。未消除的 8 例与治疗前相比，亦有明显的缩小[16]。

3. 婴幼儿支气管肺炎　用鲜白头翁 80g（干品 30g），水煎 3 次，分多次母子同服，每日 1 剂；外敷：用鲜鼠曲草 100g（干品研末 30g）捣碎成泥，加冰片 10g 研碎，用浓茶冲白糖调成糊状，外敷于神阙穴（肚脐），上盖以消毒纱布，注意保持湿度，每天换药 1 次。疗程一般为 1 周。结果：经治 12 例，效果满意[17]。

4. 崩漏　白头翁 60g，地榆炭 60g，水煎沸约 15min，过滤去渣，加入红糖 60g，文火煎 3 ～ 5min，以糖全部熔化为度。分 2 次口服。共治疗 18 例，接受本方治疗时，停用其他止血药。结果：服 2 剂血止者 10 例，3 剂血止者 6 例，6 剂血止者 1 例，6 剂血未止者 1 例[18]。

5. 白癜风　以鲜白头翁叶捣碎取汁，以等量蒸馏水稀释，将白癜风皮损周围正常皮肤涂上凡士林保护，以脱脂棉浸上述药液贴于皮损上并覆盖塑料薄膜，用胶布固定。粘贴时间 2 ～ 3h（儿童及面部薄嫩皮肤时间宜短），每 2 ～ 4 周重复治疗 1 次，3 个月后判定疗效。结果：26 例中痊愈 4 例，显效 15 例，有效 4 例，无效 3 例，总有效率为 88.46%[19]。

6. 神经性皮炎　取新鲜白头翁全草，用前取其叶子冲洗干净，浸泡于清水中，先将皮损局部用热水浸软，然后将白头翁鲜叶轻揉至有叶浆渗出。按皮损大小将揉皱的叶子紧贴于患处，其上用两层纱布覆盖后轻压。一般贴敷 10 ～ 20min，以患处有灼痛感为止。贴敷后将药除去。结果：共治疗 21 例，共 50 块皮损，29 块皮损经 1 次贴敷痊愈，占 58%。14 块皮损经 2 次贴敷痊愈，7 块皮损经 3 次贴敷痊愈，痊愈率为 100%[20]。

【性味归经】味苦，性寒。归大肠、胃经。

【功效主治】清热解毒，凉血止痢，燥湿杀虫。主治湿热痢疾，痈疽肿毒，瘰疬，外伤出血。

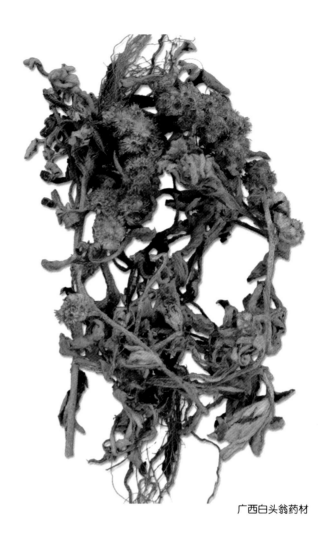

广西白头翁药材

【用法用量】内服：煎汤，9 ～ 15g。外用：适量，捣敷。

【使用注意】虚寒泻痢者忌服。

【经验方】

1. 外痔肿痛　白头翁草以根捣涂之。（《卫生易简方》）

2. 外痔　用白头翁草（一名野丈人），以根捣红贴之，逐血止痛。（《卫生易简方》）

3. 瘰疬延生，身发寒热　白头翁二两，当归尾、牡丹皮、半夏各一两。炒为末，每服三钱，白汤调下。（《本草汇言》）

4. 男子疝气或偏坠　用白头翁、荔枝核各二两。俱酒浸，炒为末，每早服三钱，白汤调下。（《本草汇言》）

5. 热痢下重　白头翁二两，黄连、黄柏、秦皮各三两。上四味，以水七升，煮取二升，去滓。温服一升，不愈更服。（《金匮要略》白头翁汤）

6. 休息痢，日夜不止，腹内冷痛　白头翁一两，黄丹二两（并白头翁入铁瓶内烧令通赤），干姜一两（炮裂，锉），莨菪子半升（以水淘去浮者，煮令芽出，曝干，炒令黄黑色），白矾二两（烧令汁尽）。上件药，捣罗为末，以醋煮面糊和丸，如梧桐子大。每服食前，以粥饮下十九。（《太平圣惠方》白头翁丸）

7. 冷劳泄痢及妇人产后带下 　白头翁（去芦头）半两，艾叶二两（微炒）上二味为末，用米醋一升，入药一半，先熬成煎，入余药末，和丸梧桐子丸，每服三十丸，空心食前，米饮下。（《圣济总录》白头翁丸）

8. 产后下利虚极 　白头翁、甘草、阿胶各二两，秦皮、黄连、柏皮各三两。上六味，以水七升，煮取二升半，内胶令消尽。分温三服。（《金匮要略》白头翁加甘草阿胶汤）

9. 小儿热毒下痢如鱼脑 　白头翁半两，黄连二两半（去须，微炒），酸石榴皮一两（微炙，锉）。上件药，捣粗罗为散，每服一钱，以水一小盏，煎至五分，去滓。不计时候，量儿大小，加减服之。（《太平圣惠方》白头翁散）

【参考文献】

[1] 徐任生. 天然产物化学. 2版. 北京：科学出版社, 2004: 305,526.

[2] 张慧颖, 孙赟, 饶高雄. 鼠曲草属药用植物化学成分及药理作用研究进展. 中国民族民间医药, 2012,(5): 23.

[3] Aquino R, Morelli S, Tomaino A, et al.Antioxidant and photoprotective activity of a crude extract of Culcitium reflexum H. B. K. leaves and their major flavonoids. Journal of Ethnopharmacolo, 2002, 79(2): 183.

[4] Aoshima Y, Hasegawa Y, Hasegawa S, et al. Isolation of GnafC, a polysaccharide constituent of Gnaphalium affine, and synergistic effects of GnafC and ascorbate on the phenotypic expression of osteoblastic MC3T3-E1 cells. Biosci Biotechnol Biochem, 2003, 67(10): 2068.

[5] J. Roberto Villagómez-Ibarra, Maricruz Sánchez, Ofelia Espejo, et al. Antimicrobial activity of three Mexican Gnaphalium species. Fitoterapia, 2001, 72: 692.

[6] 姜丽君, 朴锦花, 刘宇, 等. 鼠曲草提取物对四氯化碳所致小鼠急性肝损伤保护作用. 时珍国医国药, 2008,19(8): 1901.

[7] 王柯慧. 寻找预防糖尿病并发症的天然产物：对醛糖还原酶及血小板聚集的抑制效应. 国外医学·中医中药分册, 1996,7(18): 49.

[8] 俞冰, 杜瑾, 张亚珍, 等. 鼠曲草止咳祛痰作用的实验研究. 浙江中医药大学学报, 2006,30(4): 352.

[9] 刘国雄. 鼠曲草降压作用的初步研究. 大连医学院学报, 1965,5(1): 51.

[10] Armando Caceres, Alma V. Albarez, Ana E. Obando, et al.Plants used inGuatemala for the treatment of respiratory diseases. 1. Screening of 68 plants against gram-positive bacteria. Journal of Ethnopharmacolo, 1991, 31(2): 193.

[11] Villagómez-Ibarra JR, Sánchez M, Espejo O, et al. Antimicrobi activity of three Mexican Gnaphalium species. Fitoterapia, 2001, 72(6): 692.

[12] 潘明. 鼠曲草提取物抑菌作用初步研究. 四川食品与发酵, 2006,42(6): 53.

[13] Morimoto M, Kumeda S, Komai K. Insect antifeedant flavonoids from Gnaphalium affine D. Don. Journal of AgriFood Chem, 2000, 48(5): 1888.

[14] Morimoto M, Tanimoto K, Nakano S, et al. Insect antifeedant activity of flavones and chromones against Spodoptera litura. J Agric Food Chem, 2003, 51(2): 389.

[15] 王荷营, 王新昌. 白头翁汤治疗天行赤眼 87 例. 国医论坛, 1997, (26): 43.

[16] 路西明, 王建刚, 王建军, 等. 中药白头翁治疗淋巴结核 52 例. 北京中医药大学学报, 1995,18(3): 74.

[17] 曾立崑. 大剂鼠曲草内服外敷治疗婴幼儿支气管肺炎. 浙江中医杂志, 1996, (5): 230.

[18] 曹国文. 白头翁地榆炭治疗崩漏. 上海中医药杂志, 1982, (11): 33.

[19] 苏德忠, 苏爱江. 鲜白头翁叶斑贴治疗白癜风 26 例. 临床皮肤科杂志, 1988,27(2): 76.

[20] 丁华. 新鲜白头翁叶贴敷治疗神经性皮炎. 陕西中医, 1990,1(7): 321.

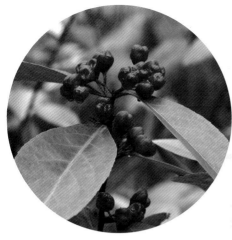

广西美登木

Guang xi mei deng mu

Mayteni Kuangsiensis Herba
[英] Kwangsi Mayten Herb

【别名】变叶裸实、刺仔木、咬眼刺。

【来源】为卫矛科植物广西美登木 *Maytenus guangxiensis* C.Y.Cheng et W.L.Sha 的全株。

【植物形态】灌木。小枝紫红色。叶互生；叶柄紫红色；叶片厚纸质，卵形或长椭圆形，长7～20cm，宽3.5～10cm，先端急尖或钝，基部常宽圆或近圆形，侧脉8～9条，边缘上下波曲。聚伞花序二至四回分枝，有花7～25朵；花小，两性，萼裂片5，卵形，长约1.5mm，宽约1mm；花瓣5，长圆形，长3～4mm，宽2～2.5mm；雄蕊5。蒴果长1.2～1.7cm，通常3室。种子3～6颗，椭圆形或卵球形，长6～8mm，具假种皮。

【分布】广西主要分布于扶绥、隆安、田阳。

【采集加工】春、夏季采叶，鲜用或晒干。夏、秋季采茎，鲜用或切段晒干。秋后采根，鲜用或切片晒干。

【药材性状】茎枝圆柱形，小枝淡紫红色。叶稍卷，厚纸质，卵形或长椭圆形，先端急尖或钝，基部常宽圆或近圆形，侧脉8～9条，边缘上下波曲；叶柄淡紫红色。

【品质评价】根以粗大、色白者为佳。茎、叶以身干、色绿者为佳。

【化学成分】本品含有抗癌成分美登素（maytansine）[1]。

【性味归经】味微苦，性微寒。归肝、心经。

【功效主治】祛风止痛，解毒抗癌。主治风湿痹痛，癌肿，疮疖。

【用法用量】内服：煎汤，15～30g；或入丸、散。外用：适量，鲜品捣烂敷。

【使用注意】脾胃虚寒者慎服。

【参考文献】

[1] 钱秀丽，蔡楚伦，姚树汉，等.广西美登木抗癌成分的研究Ⅰ.药学学报,1979,14(3):63.

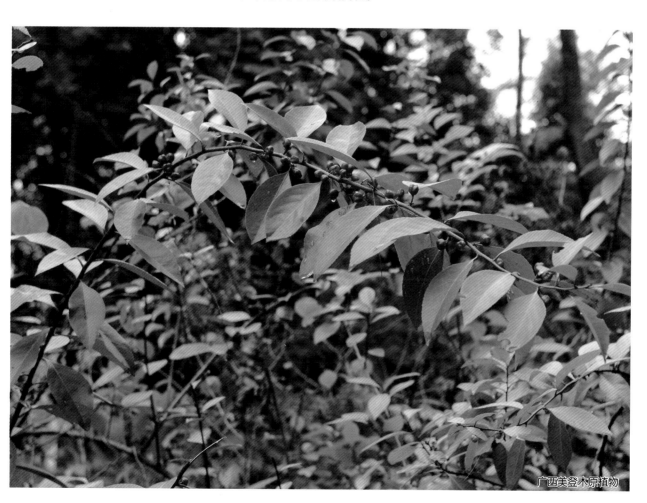

广西美登木原植物

卫矛

Wei mao

Suberalati Euonymi Lignum
[英] Winged Euonymus Twig

【别名】鬼箭羽。

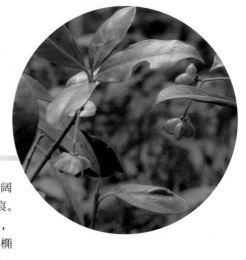

【来源】为卫矛科植物卫矛 *Euonymus alatus*（Thunb.）Sieb. 带栓刺的枝条。

【植物形态】灌木。小枝常具 2～4 列宽阔木栓翅；冬芽圆形，芽鳞边缘具不整齐细坚齿。叶卵状椭圆形、窄长椭圆形，偶为倒卵形，长 2～8cm，宽 1～3cm，边缘具细锯齿，两面光滑无毛。聚伞花序；花白绿色，4 数；萼片半圆形；花瓣近圆形；雄蕊着生花盘边缘处，花丝极短，开花后稍增长，花药宽阔长方形，2 室顶裂。蒴果 1～4 深裂，裂瓣椭圆状；种子椭圆状或阔椭圆状，种皮褐色或浅棕色，假种皮橙红色，全包种子。

【分布】广西主要分布于灌阳。

【采集加工】春、夏季均可采收。晾干备用。

【药材性状】茎圆柱形，顶端多分枝，表面灰绿色，小枝常具 2～4 列宽阔木栓翅，翅极易剥落，枝条上常见断痕。枝坚硬而韧，难折断，断面淡黄白色，粗纤维性。叶稍皱缩，展平呈卵状椭圆形、窄长椭圆形，边缘具细锯齿，两面光滑无毛。气微，味微苦。市售也有用木翅的，木翅为破碎扁平的薄片，长短大小不一，宽 4～10mm，两边不等厚，靠枝条生长的一边厚可至 2mm，向外渐薄，表面土棕黄色，微有光泽，两面均有微细密致的纵条纹或微呈波状弯曲，有时可见横向凹陷槽纹，质轻而脆，易折断，断面平整，暗红色。气微，味微涩。

【品质评价】枝以枝梗嫩、条均匀、翅状物突出而齐全者为佳。翅状物以纯净、色红褐、无枝条、无杂质、干燥者为佳。

【化学成分】本品茎枝含有黄酮类（flavonoids）、呋喃衍生物（furan derivatives）、脂肪烃类化合物（aliphatic compounds）、有机酸类（organic acids）、有机酸酯类（organic acid esters）和挥发油（volatile oils）等多种成分[1,2]。

黄酮类成分主要有槲皮素（quercetin）、山柰酚（kaempferol）、金丝桃苷（hyperin）、橙皮苷（hesperidin）、5,7,4′- 三羟基二氢黄酮（5,7,4′-trihydroxy flavonone）、（2*R*, 3*R*）-3,5,7,4′- 四羟基二氢黄酮 [（2*R*, 3*R*）-3,5,7,4′-tetrahydroxy flavonone]、

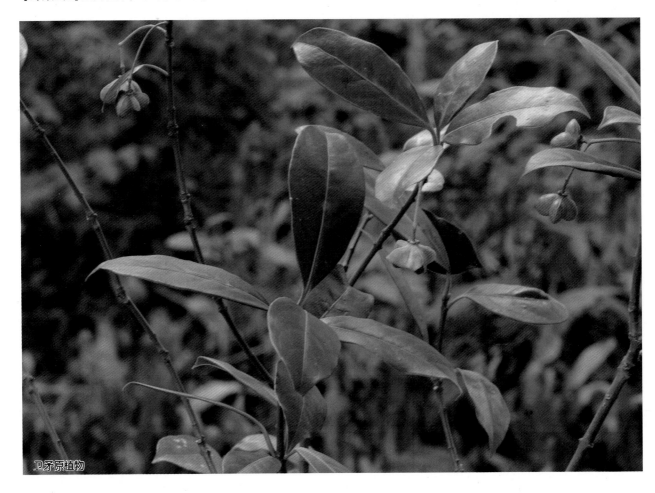

卫矛原植物

香橙素（aromadendrin）。又有柚皮素（naringenin）、二氢槲皮素（dihydroquercetin）、山柰酚-7-*O*-α-L-鼠李糖苷（kaempferol-7-*O*-α-L-rhamnoside）、山柰酚-7-*O*-β-D-葡萄糖苷（kaempferol-7-*O*-β-D-glucoside）、槲皮素-7-*O*-α-L-鼠李糖苷（quercetin-7-*O*-α-L-rhamnoside）、山柰酚-3,7-二-*O*-α-L-鼠李糖苷（kaempferol-3,7-di-*O*-α-L-rhamnoside）、槲皮素-3,7-二-*O*-α-L-鼠李糖苷（quercetin-3,7-di-*O*-α-L-rhamnoside）、去氢双儿茶素A（dehydro-dicatechin A）。尚有芦丁（rutin）、芹菜素（pelargidenon）、蒙花苷（linarin）、柚皮苷（naringin）、儿茶素（catechin）。[3-15]

呋喃衍生物主要有 4-甲基-7-甲氧基-异苯并呋喃（4-methyl-7-methoxy-isobenzofuranone）[3,7]、6β,15α-二乙酰基-9β-呋喃酰基-4β-羟基-1α-2-甲基丁酰基-2α-丙酰基-β-二氢沉香呋喃（6β,15α-diacetoxy-9β-furancarboxy-4β-hydroxy-1α-2-methyl-butyroyloxy-2α-propionyl-β-dihydroagarofuran）、6β,15α-二乙酰基-2α，9β-二呋喃酰基-4β-羟基-1α-2-甲基丁酰基-β-二氢沉香呋喃（6β,15α-diacetoxy-2α,9β-difurancarboxy-4β-hydroxy-1α-2-methylbutyroyloxy-β-dihydroagarofuran）、1α,2α,6β-三乙酰基-9β-呋喃酰基-4β-羟基-15α-2-甲基丁酰基-β-二氢沉香呋喃（1α,2α,6β-triacetoxy-9β-furancarboxy-4β-hydroxy-15α-2-methylbutyroyloxy-β-dihydroagarofuran）、1α,2α,6β,8α,15α-五乙酰基-4β-羟基-3β-2-甲基丁酰基-12-吡啶酰基-8-酮-β-二氢沉香呋喃（1α,2α,6β,8α,15α-penta-acetoxy-4β-hydroxy-3β-2-methylbutyroyloxy-12-nicotinoyl-8-oxo-β-dihydroagarofuran）、5,5'-二异丁氧基-2,2'-联呋喃（5,5'-di-isobutoxy-2,2'-furan）[2]。

脂肪醇烃类成分主要有正二十八烷醇（cluytylalcohol）[3,7,9]、3β-羟基-21αH-何帕-22（29）-烯-30-醇（3β-hydroxy-21αH-hopane-22（29）-en-30-ol）[6,14]、1,30-三十烷二醇（1,30-triacontan-diol）[14]。还有角鲨烯（spinacene）、正二十五烷（pentacosane）[6]、正辛烷（octane）、正壬烷（nonane）[14]。

有机酸类成分主要有苯甲酸（benzoic acid）[3,6,10]、（+）-松萝酸[（+）-usinicacid][3,9,10]、2-羟基-4-甲氧基-3,6-二甲基苯甲酸（2-hydroxy-4-metyoxy-3,6-mesitylenic）[3,10]、正二十六烷酸（hexacosoic acid）[9,15]、原儿茶酸（protocatechuic acid）[13,15]。又有香草酸（vanillic acid）、黄麻脂肪酸E（jute fatty acid E）[2]、3,5-二甲氧基-4-羟基苯甲酸（3,5-di-methoxy-4-hydroxybenzoic）[5]、齐墩果酸（oleanolicacid）[9]、对羟基苯甲酸（*p*-hydroxybenzoicacid）、原儿茶酸（protocatechuicacid）、3-甲氧基-4-羟基苯甲酸（4-hydroxy-3-methoxybenzoic acid）、3,5-二甲氧基-4-羟基苯甲酸（3,5-dimethoxy-4-hydroxybenzoic acid）[12]、2α,3β-二羟基乌苏-12-烯-28-酸（2α,3β-dioxy-12-en-28-ursolic acid）、正二十四烷酸（*n*-selachoceric acid）[14]。

有机酸酯类成分主要有 2,4-二羟基-3,6-二甲基苯甲酸甲酯（2,4-dihydroxy-3,6-dimethyl-methyl benzoate）[3,7,14]、2,4-二羟基-6-甲基苯甲酸甲酯（2,4-dihydroxy-6-methyl-methyl benzoate）[3,7]。还有阿魏酸苹果酸酯（feruloic acid malate）、阿魏酸苹果酸酯甲酯（feruloic acid malate methyl

ester）[2]。

挥发油类成分主要有棕榈酸（palmic acid）、9,12-十八碳二烯酸（9,12-octadecadienoie）、十四烷酸（tetradecanoic acid）、正己醛（hexanal）、9,12,15-十八碳三烯酸（9,12,15-linolenin）、十五烷酸（pentadecanoic acid）、壬醛（nonanal）、月桂酸（laurate）[11]。

此外，本品茎枝尚含有 β-谷甾醇（β-sitosterol）[2,3,7,9,13,15]、表木栓醇（epifriedelanol）[2,3,7,13,15]、β-胡萝卜苷（β-daucosterol）[2,3,10,14]、香草醛（vanillin）[2,3,7]、木栓酮（friedelin）[2,9,15]、羽扇豆醇（lupeol）[3,10,14]、豆甾-4-烯-3-酮（stigmast-4-en-3-one）、6β-羟基-豆甾-4-烯-3-酮（6β-hydroxy-stigmast-4-en-3-one）、3β-羟基-30-降羽扇豆烷-20-酮（3β-hydroxy-30-lupane-20-one）[3,10]、1-[3-（α-D-吡喃葡萄糖氧基）-4,5-二羟基苯基]-乙酮{1-[3-（α-D-glucopyranosyloxy）-4,5-dihydroxyphenyl]-ethanone}、8-*O*-β-D-吡喃葡萄糖基-（1→2）-β-D-吡喃葡萄糖基苯乙醇[8-*O*-β-D-glucopyranosyl-（1→2）-β-D-glucopyranoside]、丁香酚苷（eugenyl-*O*-β-D-glucopyranoside）[11]。又含有 14-异戊酰基-新芥菜醇A（14-isovaleryloxy-neojunceol A）、卫矛羰碱（evonine）、新卫矛羰碱（neoevonine）、madolin B、annuionone D、3β-羟基-5α,6α-环氧-9-酮-7-烯-大柱香波龙烷（3β-hydroxy-5α,6α-epoxy-9-one-7-en-megastigmene）、（3*S*,5*R*,6*R*,7*E*,9*S*）-3,5,6,9-四羟基-7-烯-大柱香波龙烷[（3*S*,5*R*,6*R*,7*E*,9*S*）-3,5,6,9-tetrahydroxy-7-en-megastigmane]、蚱蜢酮（grasshopper ketone）、8,9-二羟基-烟叶酮[8,9-dihydroxy megastigmatrienone]、9-表-布鲁门醇B（9-*epi*-blumenol B）、corchoionol C、（3*S*,5*R*,6*R*）-5-羟基-3,6-环氧-β-紫罗兰醇[（3*S*,5*R*,6*R*）-5-hydroxy-3,6-epoxy-β-ionol]、（3*R*,5*S*,6*S*,7*E*,9*S*）-5-甲氧基-3,6,9-三羟基-7-烯-大柱香波龙烷[（3*R*,5*S*,6*S*,7*E*,9*S*）-5-methoxy-3,6,9-trihydroxy-7-en-megastigmane]、地芰普内酯（loliolide）、6β-羟基-弥罗松酚（6β-hydroxy-ferruginol）、反式植醇（*trans*-phytol）、2β,3β,22α-三羟基-12-乌苏烯（2β,3β,22α-trihydroxy-12-ursen-28-oic acid）、2β,3β,22α-三羟基-12-齐墩果烯（2β,3β,22α-trihydroxy-12-oleanene）、蒲公英赛酮（taraxerone）、蒲公英赛醇（taraxerol）、报春花皂苷元A（primrose sapogenin A）、变叶美登木酸（maytenfolic acid）、毒光药木糖苷元（acovenose aglycone）、3-*O*-α-L-吡喃鼠李糖苷（3-*O*-α-L-pyran-rhamnoside）、xysmalomonosid、xysmalogenin、开环异落叶松树脂酚（seco-*iso*-larch resorcin）、青刺尖木脂醇（prinsepiol）、落叶松脂醇（lariciresinol）、丁香树脂醇（syringaresinol）、松脂醇（pinoresinol）、杜仲树脂酚（medioresinol）、蛇菰宁（balanophonin）、异落叶松脂素（isolariciresinol）、榕倍半木脂素B（banyan sesquilignan）、耳草醇D（4″,4‴-di-*O*-β-D-glucopyranoside）、松柏醛（coniferyl aldehyde）、3-羟基-1-（4-羟基-3-甲氧基苯）-1-丙酮[3-hydroxy-1-（4-hydroxy-3-anisole）-1-acetone]、（1'*R*,2'*R*）-愈创木酚基甘油[（1'*R*,2'*R*）-guaiacol glycerine]、C-veratroylglycol、楝叶吴萸素B（evofolin B）、乙基-β-D-吡喃葡萄糖苷（ethyl-β-D-glucopyranoside）[2]。还含有 5-甲氧基-2-糠

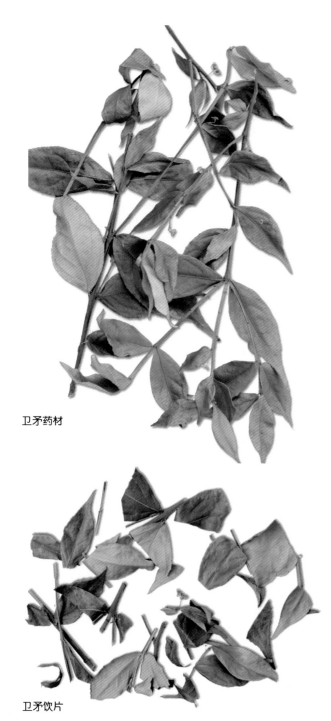

卫矛药材

卫矛饮片

【药理作用】

1. 调节血脂　卫矛水煎液 3.6g/kg 灌胃，对喂高胆固醇饲料的日本鹌鹑具有一定的调节血脂作用，能降低高密度脂蛋白胆固醇 HDL3-C 和血浆总胆固醇，升高 HDL2-C，使 HDL2-C/ HDL3-C 比值升高，增加卵磷脂胆固醇酰基转移酶活力，从而调节脂质代谢和减轻动脉粥样硬化病变程度[16]。

2. 保护胰岛 β 细胞及降血糖　卫矛煎剂提得的草酰乙酸钠对正常或四氧嘧啶性糖尿病的家兔有降低血糖、尿糖及增加体重作用；对正常麻醉犬静滴能刺激 β 细胞，调整不正常的代谢过程，加强胰岛素的分泌；每日给糖尿病患者口服 100 ~ 1000mg，有降血糖作用[17]。卫矛提取物可降低糖尿病大鼠血和尿中葡萄糖水平[18]。卫矛降低血糖的同时，对胰岛 β 细胞具有一定的保护作用，对血瘀证亦具有一定的改善和治疗作用[19,20]。

3. 抗炎　卫矛醇提物有抗炎作用，其抗炎主要是通过抑制迟发型变态反应，且对晚期效应强于早期效应，其总黄烷成分为有效成分[21]。

4. 耐缺氧、镇静　卫矛中的 euonymus sacrosanctakoidz 有耐缺氧作用。卫矛能对抗垂体后叶素所致的实验性心肌缺血及增加冠状动脉血流量，增加心肌营养性血流量，且对小鼠有镇静作用[22]。

5. 对心脏作用　卫矛水溶性部分有抗 K^+ 的作用，水提醇沉剂及粗提物能提高心肌对 ^{86}Rb、^{131}Cs 的摄取[23]。

6. 抗肿瘤　从卫矛中分离的卫矛苷 A、毒尖药木苷元 A-3-O-A-L- 吡喃鼠李糖苷、euonymusoside A 对口腔表皮癌 KB、白血病 HL-60、肺癌 A549 和宫颈癌 HeLa 细胞有细胞毒活性[24]。

7. 杀虫　卫矛中的化合物 euoverrine A、euoverrine B、euophelline、euojaponine C 对粘虫 Mythimna separatee 有杀虫活性，euoverrine B 表现出最强的活性，取代基酯基的数目、位置以及吡啶生物碱基团都可影响 β - 二氢沉香呋喃型的倍半萜多酯生物碱的杀虫活性[25]。

8. 抑菌　卫矛醇提物能抑制金黄色葡萄球菌和大肠埃希菌，且对后者的作用优于前者[21]。

【临床研究】

冠心病心绞痛　口服组 103 例均口服广西中草药制剂室配制的中药卫矛糖浆（卫矛糖浆为水煎浓缩成，每毫升浓缩液含生药 1g），每次 10 ~ 20ml，日服 3 次，连服 4 ~ 5 周为 1 个疗程。注射组 7 例使用卫矛注射液（为水煎醇沉剂，每 2ml 含生药 1g），每次肌注 2ml，每日 2 次，2 ~ 4 周为 1 个疗程。结果：本组口服组对心绞痛的平均有效率 84.2%，注射组平均有效率 85.7%。心电图疗效口服组平均有效率为 65.2%，注射组平均有效率为 71.4%[26]。

【性味归经】味苦、辛，性寒。归肝、心经。

【功效主治】破血通经，解毒消肿，杀虫。主治癥瘕结块，心腹疼痛，闭经，痛经，崩漏，产后瘀滞腹痛，恶露不尽，疝气，痹痛，疮肿，跌打伤痛，虫积腹痛，烫伤，毒蛇咬伤。

【用法用量】内服：煎汤，4 ~ 9g，或浸酒，或入丸、散。外用：适量，捣敷或煎汤洗，或研末调敷。

【使用注意】孕妇忌用。

醛（5-methoxyl-2-furfurol）、3,5- 二甲氧基 -4- 羟基苯甲醛（3,5-dimethoxy-4-hydroxy benzaidehyde）、表丁香脂素（syring-aresinol）、刺五加酮（ciwujiatone）[5]、雷公藤内酯甲（triptolide）、5- 羟甲基糠醛（5-hydroxymethylfurfural）、咖啡因（caffeine）[6]、木栓醇（friedelinol）、羽扇豆酮（lupinone）和白桦脂醇（betulin）[9]。

　　本品根皮含有 30- 羟基 -3- 木栓酮（30-hydroxy-3-friedelin）、雷公藤内酯甲（triptolide）、29- 羟基 -3- 木栓酮（29-hydroxy-3-friedelin）、木栓酮（friedelin）、β - 谷甾醇（β -sitosterol）[8] 等成分。

【经验方】

1.产后恶露不尽　红蓝花、卫矛(去中心木)、当归(去苗,炒)各一两。上为粗散。每服三钱,酒一大盏,煎至七分,去滓,粥食前温服。(《太平惠民和剂局方》当归散)

2.产后血虚　当归一两、卫矛二两。上二味,粗捣筛。每服三钱匕,酒一盏,煎至六分,去滓温服,相次再服。(《圣济总录》当归饮)

3.乳汁少　卫矛五两。水六升,煮取四升,去滓。服八合,日三服。亦可烧灰作末,水服方寸匕,日三。(《广济方》单行鬼箭汤)

【参考文献】

[1] 王萍,杨炳友,肖洪彬,等.卫矛抗心肌缺血有效部位的化学成分研究.中草药,2008,39(7):965.

[2] 闫朝辉.卫矛化学成分研究.上海:第二军医大学,2012.

[3] 方振峰.中药鬼箭羽的化学成分及抗肿瘤活性研究.沈阳:沈阳药科大学,2007.

[4] 巴寅颖,刘倩颖,石任兵,等.鬼箭羽中黄酮类化学成分研究.中草药,2012,43(2):242.

[5] 金星.鬼箭羽的化学成分研究.哈尔滨:黑龙江中医药大学,2004.

[6] 周欣,刘赟,龚小见,等.鬼箭羽化学成分的研究Ⅱ.中国药学杂志,2009,(18):1375.

[7] 方振峰,李占林,王宇,等.鬼箭羽的化学成分研究.中草药,2007,38(6):810.

[8] 涂桂花.卫矛三萜化学成分及其细胞毒活性的初步研究.西安:西北农林科技大学,2009.

[9] 刘赟,周欣,龚小见.鬼箭羽化学成分的研究Ⅰ.华西药学杂志,2009,24(2):107.

[10] 方振峰,李占林,王宇,等.中药鬼箭羽的化学成分研究Ⅱ.中国中药杂志,2008,33(12):1422.

[11] 刘赟,周欣,杨占南.鬼箭羽挥发性成分的GC-MS分析.中华中医药杂志,2009,(10):1293.

[12] 郎素梅,朱丹妮,余伯阳,等.中药鬼箭羽降糖有效部位的药效学和化学研究.中国药科大学学报,2003,34(2):128.

[13] 陈云华,龚慕辛,卢旭然,等.鬼箭羽的降糖有效部位的化学成分研究.中国实验方剂学杂志,2010,16(7):42.

[14] 刘赟,周欣,龚小见,等.鬼箭羽化学成分的研究Ⅲ.中草药,2010,(11):1780.

[15] 巴寅颖,石任兵,刘倩颖,等.鬼箭羽化学成分研究.北京中医药大学学报,2012,35(7):480.

[16] 王巍,王晋桦,赵德忠,等.鸡血藤、鬼箭羽和土鳖虫调脂作用的比较.中国中药杂志,1991,16(5):299.

[17]Yoshikawa H. CA, 1969,(70): 18809a.

[18] 用卫矛提取物预防糖尿病.国外医药·植物药分册,2006,21(2):85.

[19] 赵蒙蒙,谢梦洲,李路丹,等.鬼箭羽对2型糖尿病大鼠胰岛β细胞形态学的影响.湖南中医药大学学报,2010,30(3):14.

[20] 李路丹,谢梦洲,赵蒙蒙,等.鬼箭羽对2型糖尿病血瘀证大鼠血糖及血液流变学的影响.中南大学学报(医学版),2011,36(2):128.

[21] 谷树珍.鬼箭羽醇提物的抑菌、抗炎作用研究.湖北民族学院学报·医学版,2006,23(1):17.

[22] 谢宗万,范崔生,朱兆仪,等.全国中草药汇编(下册).2版.北京:人民卫生出版社,1996:57.

[23] 张为式,李亦秀,崔英梅,等.卫矛对小鼠心肌摄取131铯的影响.中国药学杂志,1981,16(7):387.

[24]Susumu K, Michio T, Shiro N.Cytotoxic cardenolides from woods of Euonymus alata.Chem Pharm Bull, 1996, 44(3):615.

[25]Zhu J B, Wang M G, Wu W J, et al.Insecticidal sesquiterpene pyridine alkaloids from Euonymus species.Phytochemistry, 2002, 61(6): 699.

[26] 哈医大二院心血管组.卫矛治疗冠心病心绞痛的临床疗效观察.哈尔滨医科大学学报,1997,(1):47.

马交儿

Ma jiao er

Zehneriae Indicae Radix seu Herba
[英] Indian Zehneria Root or Herb

【别名】老鼠拉冬瓜、老鼠瓜、山冬瓜。

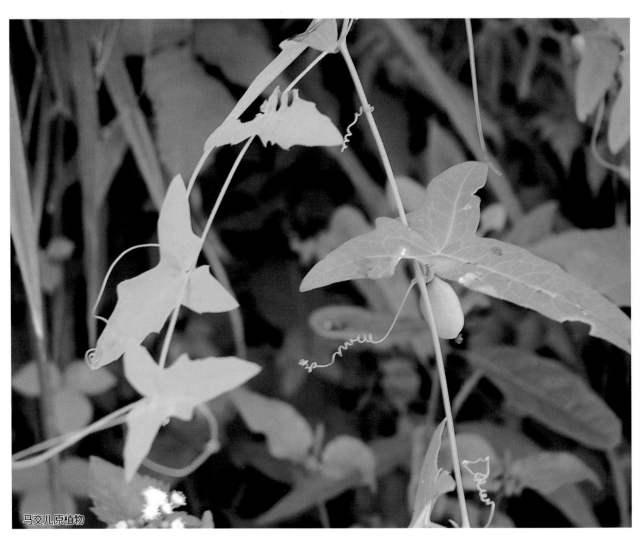

【来源】为葫芦科马交儿 *Zehneria indica*(Lour.)Keraudren 的块根或全草。

【植物形态】攀缘或平卧草本。叶片膜质，多型，三角状卵形、卵状心形或戟形、不分裂或 3 ～ 5 浅裂。雌雄同株。雄花：单生或稀 2 ～ 3 朵生于短的总状花序上；花序梗纤细；花萼宽钟形，基部急尖或稍钝；花冠淡黄色，有极短的柔毛，裂片长圆形或卵状长圆形；雄蕊 3，生于花萼筒基部，花丝短，花药有毛。雌花：在与雄花同一叶腋内单生或稀双生；花梗丝状，花冠阔钟形，裂片披针形，先端稍钝；子房狭卵形，有疣状凸起，花柱短，柱头 3 裂，退化雄蕊腺体状。果实长圆形或狭卵形，成熟后橘红色或红色。种子灰白色，卵形。

【分布】广西主要分布于上思、钦州、灵山、贵港、岑溪、藤县、钟山、昭平、蒙山、来宾、宜州、南丹、天峨。

【采集加工】夏、秋季采收。挖块根，除去泥及细根，洗净，切厚片。茎叶切碎，鲜用或晒干。

【药材性状】块根呈薯状，表面土黄色至棕黄色，切面粉白色至黄白色，粉性；质坚脆，易折断。茎纤细扭曲，暗绿色或灰白色，有细纵棱。卷须细丝状。单叶互生，皱缩，卷曲，多破碎，完整叶呈三角状卵形或心形，上表面绿色，密布灰白色小凸点，下表面灰绿色，叶脉明显。气微，味微涩。

【品质评价】以块根粉性足、叶多者为佳。

【性味归经】味甘、苦，性凉。归肺、肝经。

【功效主治】清热解毒，消肿散结。主治咽喉肿痛，结膜炎，疮疡肿毒，瘰疬，睾丸炎，皮肤湿疹。

【用法用量】内服：煎汤，9 ～ 15g。外用：适量，鲜根、叶捣烂敷患处。

【使用注意】脾胃虚寒者慎用。

马交儿原植物

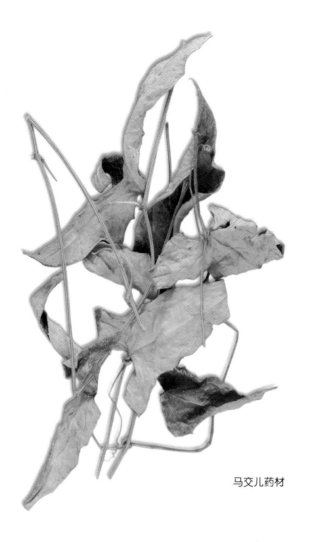

马交儿药材

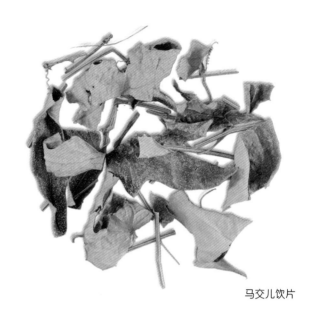

马交儿饮片

【经验方】

1. 眼热　老鼠拉冬瓜、犁头草、路边菊花、桑叶各15g。清水3碗，煎成1碗服。(《广东中医验方交流汇编》)

2. 咽喉肿痛　老鼠拉冬瓜30g、篱栏30g。清水2碗，煎成1碗服。(《广东中医验方交流汇编》)

3. 眼红起膜　老鼠拉冬瓜60g。煮猪瘦肉食，连汤饮之有效。(《广东中医验方交流汇编》)

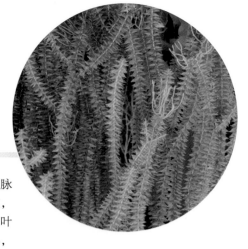

马尾杉

Ma wei shan

Phlegmariuri phlegmariae Herba
[英] Phlegmaria Phlegmariurus Herb

【别名】催产草、牛尾草、角草、细穗石松、树灵芝。

【来源】为石杉科植物马尾杉 *Phlegmariurus phlegmaria*（L.）Holub 的全草。

【植物形态】附生植物。枝条细长下垂，二至四回二叉分枝，枝有沟。叶近革质，螺旋状排列，6～8行，接近或疏离，斜展，有短柄，三角形至披针形，长 4～20mm，宽 2.5～6mm，先端短尖，基部圆形，全缘，扁平；主脉明显。孢子囊穗多数，通常多回分枝，末回分枝纤细，直径约 2mm；孢子叶疏生或密集，圆三角形至卵状披针形，长约 1mm，先端渐尖，基部圆形或楔形，全缘，绿色，革质。孢子囊圆形，黄色。

【分布】广西主要分布于上林、临桂、龙胜、合浦、东兴、百色、那坡、宁明。

【采集加工】全年均可采收。晒干或鲜用。

【药材性状】茎枝连叶扁平或近扁平，黄绿色。叶小，螺旋状排列，二型。营养叶斜展，卵状三角形，长 4～10mm，宽 2～5mm，基部心形或近心形，具短柄，中脉明显，革质，全缘。孢子叶卵状，长约 1.2mm，宽约 1mm。

【品质评价】以干燥、色绿者为佳。

【化学成分】本品含生物碱（alkaloid），主要有细穗石松碱（lycophlegmarine）、8-去氧-13-去氢千层塔宁碱（8-deoxy-13-dehydroserratinine）、石松佛利星碱（lycoflexine）、8-去氧千层塔尼定碱（8-deoxyserratinidine）、法氏石松定碱（fawcettidine）、表二氢法氏石松碱（*epi*-dihydrofawcettidine）、*N,N'*-二甲基马尾杉碱（*N,N'*-dimethylphlegmarine）[1]。此外，还含三萜类（triterpenes）成分，如马尾杉醇 A（phlegmanol A）[2,3]、马尾杉醇 B（phlegmanol B）、马尾杉醇 C（phlegmanol C）、马尾杉醇 D（phlegmanol D）、马尾杉醇 E（phlegmanol E）[3]、马尾杉醇 F（phlegmanol F）[4]、千层塔烯二醇（serratenediol）、千层塔烯二醇 -3- 乙酸酯（serratenediol-3-acetate）、千层塔烯三醇（serratriol）、3-羟千层塔烯 -21- 酮（3-hydroxyserraten-21-one）、千层塔三醇（rohogenol）及马尾杉酸（phlegmaric acid）[3]。

【性味归经】味淡，性凉；有小毒。归肝、肺经。

【功效主治】祛风除湿，清热解毒。主治风湿痹痛，跌打损伤，发热咽痛，水肿及荨麻疹。

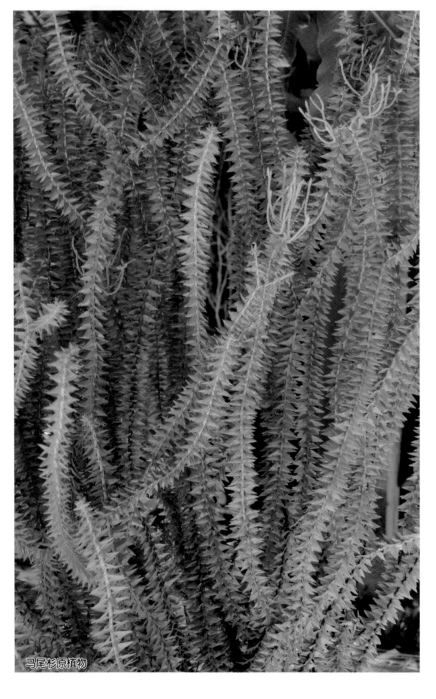

马尾杉原植物

【用法用量】内服：煎汤，15～20g。或泡酒。外用：适量，捣烂敷；或煎水洗。

【使用注意】脾胃虚寒者及孕妇慎用。

【经验方】

1.跌打损伤　树灵芝250g，泡酒500g，每次10ml，早、晚服。（《云南中草药》）

2.喉痛　马尾杉15g。水煎服。（《中国药用孢子植物》）

【参考文献】

[1]Inubushi Y, Harayama T. Alkaloid consituents of Lycopodium phlegmaria L. Yakugaku Zasshi, 1982, 102(5): 434.

[2]Inubushi Y, Harayama T, Hibino T, et al. Phlegmanol A, dihydrocaffeic acid ester of the triterpene serratenediol. J Chem Soc(D), 1970, (17): 1118.

[3]Inubushi Y, Hibino T, Harayama T, et al.Triterpenoid constituents of lycopodium phlegmaria L. J Chem Soc(C), 1971, (18): 3109.

[4]Inubushi Y, Hibino T, Hasegawa T, et al.Isolation and structure of phlegmanol F. Chem Pharm Bull, 1971, 19(12): 2640.

马尾松

Ma wei song

Pini Pollen seu Resina
[英] Pine Pollen or Resin

【别名】青松、山松、枞松、黄松、松节。

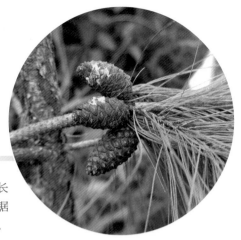

【来源】为松科植物马尾松 *Pinus massoniana* Lamb. 的树脂、花粉、松节。

【植物形态】乔木。树皮红褐色，下部灰褐色，呈不规则长块状裂。小枝常轮生，淡黄褐色，无白粉，无毛；冬芽卵状圆柱形，褐色，先端尖，芽鳞边缘丝状，先端尖或有长尖头。

叶针形，2针一束，稀3针一束，长12～30cm，细长而柔软，叶缘有细锯齿，树脂道4～8个，在背面边生，或腹面也有2个边生；叶鞘初呈褐色，后渐变成灰黑色，宿存。雄球花淡红褐色，圆柱形，弯垂，聚生于新枝下部苞腋，穗状；雌球花单生或2～4

个聚生于新枝顶端，淡紫红色。球果卵圆形或圆锥状卵形，有短梗，下垂，熟时栗褐色；中部种鳞近长圆状倒卵形；鳞盾菱形，微隆起或平，鳞脐微凹，无刺。种子长卵圆形具单翅。

【分布】广西全区均有分布。

【采集加工】松节多于采伐时或木器厂加工时锯取之，经过选择修整，晒干或阴干。

【药材性状】松节呈不规则的块状或片状，大小不等，一般长5～10cm，厚1～3cm。表面黄棕色至红棕色，横切面较粗糙，中心为淡棕色，边缘为深棕色而油润。质坚硬，不易折断，断面呈刺状。有松节油气，味微苦。

【品质评价】松节以个大、棕红色、油性足者为佳。

【化学成分】本品节主要含纤维素、木质素（lignin）、挥发油、树脂等化学成分。

挥发油成分主要有 α-蒎烯（α-pinene）、β-蒎烯（β-pinene）、樟烯（camphene）、二戊烯（dipentene）、α-松油醇（α-terpineol）、3,7,11-三甲基-14-（1-甲乙基）-1,3,6,10-环十四烷四烯 [3,7,11-trimethyl-14-（1-methylethyl）-1,3,6,10-tetradecatetraene]、莰烯（camphene）、D-苎烯（D-limonene）、罗汉柏二烯（thujopsadiene）、α-芹子烯（α-selinene）、海松二烯（pimaradiene）、2-莰醇（2-borneol）、α,α,4-三甲基-3-环己烯-1-甲醇（α,α,4-trimethyl-3-cyclohexene-1-methanol）、4-甲基-1-（1-甲乙基）-3-环己烯-1-醇 [4-methyl-1-（1-methylethyl）-3-cyclohexene-1-ol]、顺,顺-法尼醇（*cis,cis*-farnesol）、库贝醇（cubenol）、α-红没药醇（α-bisabolol）、表-13-泪柏醇（*R*-13-manool）、

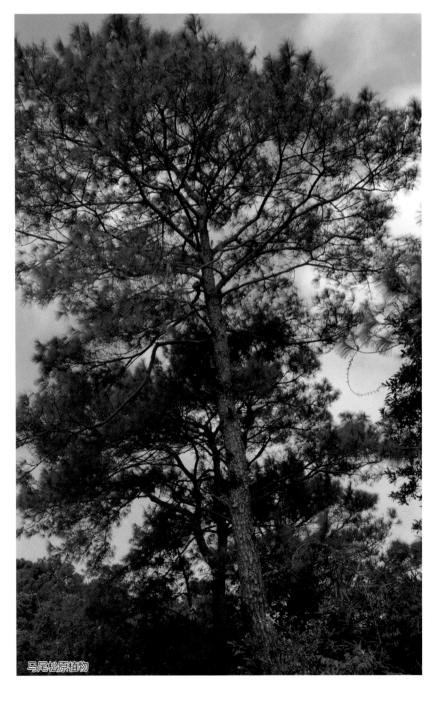

马尾松原植物

樟脑(camphor)、长叶薄荷酮(pulegone)、桧樟脑（jumper camphor）等[1]。

树脂主要化学成分有海松酸（pimaric acid）、湿地松酸（elliotinoic acid）、异海松酸（iso-pimaric acid）、左旋海松酸（levopimaric acid）、去氢枞酸（dehydroabietic acid）、枞酸（abietic acid）和新枞酸（neoabietic acid）[2]。

花粉的主要成分有 β-谷甾醇（β-sitosterol）、单硬脂酸甘油酯（2,3-dihydroxypropyl octadecanoate）、1- 正十六烷酸甘油酯（hexadecanoic acid 2,3-dihydroxy-propyl ester）、胡萝卜苷（daucosterol）、1,3-十四烷酸甘油二酯（1,3-dimyristin）、十四烷酸（myristic acid）、14- 甲基 - 十六烷酸（14-methyl-hexadecanoic acid）、对羟基苯甲醛（p-hydroxybenzaldehyde）、3- 羟基 -4- 甲氧基苯甲酸（3-hydroxy-4-methoxy-benzoic acid）、丁二酸（succinic acid）、（＋）-3,3′,5,5′,7- 五羟基二氢黄酮醇 [（＋）-3,3′,5,5′,7-pentahydroflavanone]、双氢山柰酚（dihydrokaempferol）、对羟基苯甲酸（p-hydroxybenzcic acid）、3,4- 二羟基苯甲酸（3,4-dihydroxybenzoic acid）、山柰酚(kaempferol)、尿嘧啶(uracil)[3]、柚皮素（naringenin）、花旗松素（taxifolin）、山柰酚（kaempferol）、柑橘查耳酮（chal-conaringenin）、异鼠李素 -3-O- β -D- 吡喃葡萄糖苷（isorhamnetin-3-O-β-D-glucopyranoside）、山柰酚 -3-O-β -D- 吡喃葡萄糖苷（kaempferol-3-O-β-D-glucopyranoside）、酪醇（tyrosol）、杜鹃醇（rhododendrol）[4]。

松针含莽草酸(shikimic acid)、cedrusin、massonianoside B[5]、（7S,8R）-4,9′- 二羟基 -3,3′- 二甲氧基 -7,8- 二氢苯并呋喃 -1′- 丙基新木脂素 -9-O- β -D- 吡喃葡萄糖苷 [（7S,8R）-4,9′-dihydroxyl-3,3′-dimethoxyl-7,8-dihydrobenzofuran-1′-propylneoligan-9-O-β-D- glucopyranoside]、对羟基苯基 -2- 丁酮 [4-（4′-hydroxybenzyl）-2-butanone]、香草酸（vanillic acid）、氢醌(hydro-quinone)[6]、3- 甲氧基 -9′-O- α -L- 鼠李糖基 -4′:7,5′:8- 二氧环新木脂素 -4,9- 二醇（为 massonianoside E）、4,4′,8,8′,9- 五羟基 -3,3′- 二甲氧基 -7,9′- 单环氧木脂素（4,4′,8,8′,9-pentahydroxyl-3,3′-dimethoxyl-7, 9′-monoepoxylignan）、伞花内酯（umbelliferon）、4-（4′- 羟基 -3′- 甲氧基苯基）-2- 丁酮 [4-（4′-hydroxyl-3′-methoxylbenzyl）-2-butanone][7]、massonianosideD、异落叶松脂素 [（＋）-isolariciresinol]、异落叶松脂素 -9-O- 木糖苷（isolariciresinol-9-O-xyloside）[8]。松针香气中含香草醛（vanillin）和二氢猕猴桃内酯（dihydroac-tinidiolide）[9]。

【药理作用】

1. 抗氧化　马尾松花粉多糖（PPM60）作用于心肌细胞后，活性氧自由基浓度有所升高，表现出了一定的诱导氧自由基产生的作用，而其硫酸化多糖（SPM60）作用于心肌细胞后，胞内氧自由基浓度略有降低，具有一定的清除胞内氧自由基的作用[10]。通过测定猪油的过氧化值（POV）、总抗氧化能力、羟自由基（·OH）以及超氧阴离子自由基（O$_2$·）的清除能力检测马尾松松针水提液和醇提液的抗氧化能力，表明 3 种松针水提液的总抗氧化能力、抑制猪油的脂质过氧化都具有较好效果[11]。

2. 免疫调节　马尾松花粉能增加衰老小鼠血清中超氧化物歧化酶（SOD）、过氧化氢酶（CAT）、谷胱甘肽过氧化物酶（GSH-Per）活性，降低脑组织中丙二醛（MDA）含量及脑组织和肝脏中的脂褐质（Lf）含量，并增加胸腺和脾脏重量，提高网状内皮吞噬系统功能[12]。

3. 对代谢的调节　0.25g/kg、0.5g/kg、1.5g/kg 马尾松花粉可降低四氧嘧啶所致糖尿病小鼠的 2h 时相血糖含量及血糖曲线下面积[13]。0.0625g/kg、0.125g/kg、0.25g/kg 浓度的马尾松花粉醇提物可控制小鼠的体重增长以及改善体内脂质代谢水平，可减低高脂小鼠终体重、体重净增加和体重的增加，体脂含量也有不同程度降低但未出现显著性差异，不同程度的降低血脂中总胆固醇（TC）、甘油三酯（TG）水平，升高高密度脂蛋白胆固醇（HDLC）、瘦素（LEP）和脂联素（ADP）水平及升高肝脏和脂肪组织中的肉碱棕榈酰转移酶（CPT- Ⅰ）含量[14]。PPM60 对小鼠胰岛 β 细胞(MIN6)胰岛素分泌几乎没有影响，硫酸酯化后的 SPPM60 能促进胰岛素的分泌，SPPM60 促进 MIN6 细胞胰岛素分泌可能与细胞内游离钙离子浓度的升高有关，SPPM60 促进 MIN6 细胞 [Ca^{2+}] 升高可能与细胞膜上电压依赖性的钙离子通道开放和三磷酸肌醇（IP$_3$）敏感钙库的钙离子释放有关[15]。

4. 调节心脏功能　60% 马尾松花粉多糖（PPM60）有降低离体蟾蜍心肌收缩力的作用，而酯化 60% 多糖（SPPM60）则有增强心肌收缩力的作用，两者对心率都没有影响，酯化 60% 多糖可以逆转普萘洛尔、氯化镉对心肌的抑制作用，而在维拉帕米存在的情况下，其正性肌力作用受到抑制[16,17]。PPM60 可抑制钙离子浓度，而 SPPM60 促进钙离子浓度升高，其 5 个纯化组分作用效果各不相同，其中 SPPM60-A、SPPM60-B、SPPM60-D 起正向促进作用，而 SPPM60-C、SPPM60-E 起负向抑制作用[18]。PPM60-A、SPPM60-A 均能抑制肾上腺素（NE）刺激血管平滑肌细胞（VSMCs）建立增殖作用，且呈剂量依赖性[19]。

5. 保肝　马尾松松针叶聚戊烯醇 20g/ kg、40g/kg 能抑制急性肝损伤大鼠谷丙转氨酶（ALT）、谷草转氨酶（AST）活性的升高，减轻四氯化碳（CCl$_4$）引起的肝脏组织病理损伤[20]。

6. 抗肿瘤　对人肝癌 HepG2 细胞，马尾松花粉 60% 乙醇分级多糖（PPM60）没有抑制作用，而硫酸酯化（SPPM60）以后产生了抑制作用，SPPM60 机制可能是降低细胞内钙离子浓度，阻滞细胞周期于 G$_0$/G$_1$ 期，并诱导 HepG2 细胞分化逆转其恶性[21,22]；对慢性粒细胞白血病细胞 K562，PPM60 有较强的抑制作用，硫酸酯化修饰之后降低了其抑制作用，PPM60 抑制 K562 细胞的机制可能是升高细胞内钙离子和活性氧浓度，阻滞细胞周期于 G$_0$/G$_1$ 期，并诱导 K562 细胞产生凋亡[23]。马尾松松针提取物对体外人瘤细胞有一定的抑制作用，但不同组分对不同瘤细胞抑制作用的强弱不同，其中，50%、95% 乙醇洗脱部分对瘤细胞的抑制作用较强[24]。松针提取物石油醚部位对人肿瘤增殖呈现出较强的抑制作用，0.6mg/ml、0.8mg/ml 石油醚提取部位促进肝癌细胞（SMMC-7721）凋亡，凋亡百分率分别为 18.7%、21.4%，它对该细胞增殖的抑制作用机制是将细胞周期阻滞在 G$_2$-M 期[25]。

7. 抑菌　马尾松针叶水提液对大肠杆菌、金黄色葡萄球

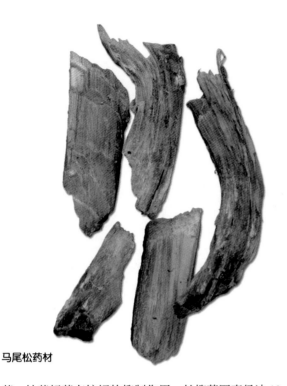

马尾松药材

菌、枯草杆菌有较好的抑制作用，其抑菌圈直径达 10mm 以上，对真菌中的啤酒酵母抑制效果更强，其抑菌圈直径达 20mm。马尾松针叶醇提液对大肠杆菌、金黄色葡萄球菌、枯草杆菌和啤酒酵母的抑制作用一般，其抑菌直径达 7mm 以上，对真菌中的啤酒酵母抑制较强，其抑菌圈直径达 15mm；而对黄曲霉、青霉、根霉、黑曲霉则效果相对较差 [26]。马尾松松针的不同溶剂提取物对枯草杆菌、大肠杆菌、金黄色葡萄球菌、酵母菌、青霉、曲霉均有抑菌作用 [27]。马尾松叶的水、丙酮、乙醇溶液提取物对细菌的抑菌圈直径随着提取物质量浓度的增大，对各种菌的抑菌效果越好，马尾松叶乙醇提取物质量浓度为 100.0g/L 时，大肠杆菌抑菌圈直径为 25.6mm，对 3 种霉菌的抑菌效果与质量浓度不成正比，3 种提取物中以乙醇提取物的抑菌效果最好，而水提物的抑菌效果较差 [28]。

8. 其他　马尾松中的莽草酸在体外呈浓度依赖性的抑制二磷酸腺苷（ADP）胶原诱导的家兔血小板聚集 [29]。100mg/kg、500mg/kg、1000mg/kg 松花粉给小鼠灌胃，能延长小鼠负重游泳时间，降低运动后小鼠血乳酸含量和血清尿素氮含量，且升高运动后肝糖原含量 [30]。对毛果芸香碱或氯化钡致肠痉挛有一定的对抗作用 [31]。马尾松针叶聚戊烯醇 40mg/kg、80mg/kg 剂量组能提高阿尔茨海默病（AD）小鼠被动回避记忆能力和空间学习记忆能力，且 80mg/kg 针叶聚戊烯醇与 0.3mg/kg 石杉碱甲的效果相似 [32]。

附：马尾松皮药理作用

1. 抗氧化　马尾松树皮提取物（PMBE）在体外具有较强抗氧化和清除活性氧能力，其抗氧化能力稍弱于维生素 C，约为维生素 E 的 3.5 倍，对不同癌细胞株的抑制浓度和抑制程度不同，是一种天然抗氧化剂和活性氧清除剂，具有抑癌潜能 [33]。马尾松树皮中所含的原花青素具有较好的抗氧化能力，能够清除自由基，对羟自由基和超氧自由基都有较好的清除能力，其清除自由基的能力高于抗坏血酸和 SOD 酶 [34]。另外，PMBE 对活性氧具有很强的清除能力，同时可上调细胞内还原型谷胱甘肽/氧化型谷胱甘肽（GSH/GSSG）比率，从而增强细胞的还原能力。PMBE 还对酪氨酸酶活性表现出了一定的抑制效果，但这种抑制却并不发生在 mRNA 水平。

2. 抗肿瘤　马尾松树皮中的原花青素对多种人肿瘤细胞有较强抑制作用，最高抑制率 60%。松树皮原花青素 200mg/kg 剂量能抑制小鼠 S180 肉瘤的生长，抑瘤率达 42.3% [35]。马尾松树皮提取物（PMBE）对体外培养的人癌细胞有广谱抑制作用，但不同癌细胞对其有不同程度的浓度或剂量依赖性 [36,37]。PMBE 对黑色素瘤细胞的增殖无明显影响，并可减少细胞内的黑色素含量 [38]。PMBE 对 S180 腹水瘤细胞表现出抑制作用，50mg/kg、100mg/kg、200mg/kg PMBE 的抑瘤率分别 9.95%、65.74%、88.04%，小鼠的体重增长相应下降，PMBE 高剂量能提高胸腺指数、脾脏指数、外周血白细胞数量和 T 淋巴细胞增殖率，PMBE 中剂量能诱导使 S180 细胞阻滞在 S 期 [39]，PMBE 处理可上调结肠癌 LoVo 细胞中 p53 和 p21 基因的转录效率，并下调 bcl-2 的蛋白表达量，通过上调 p53 和 p21 的表达量阻滞细胞周期、下调 bcl-2 的表达量诱导细胞凋亡的双重机制，抑制 LoVo 细胞的体外生长 [40]。PMBE 能诱导体外培养的人肝癌 BEL-7402 细胞凋亡 [41]。

3. 其他作用　马尾松树皮提取物 PMBE 对人角质 HaCaT 细胞株没有细胞毒作用 [42]。

【性味归经】味苦，性温。归肝、肾经。

【功效主治】祛风燥湿，舒筋通络，活血止痛。主治风寒湿痹，历节风痛，脚痹痿软，跌打伤痛。

【用法用量】内服：煎汤，10 ～ 15g；或浸酒、醋等。外用：适量，浸酒涂擦；或炒研末调敷。

【使用注意】阴虚血燥者慎服。

【经验方】

1. 扭伤，跌打损伤（皮肤未伤者）　松节适量，劈成细块，白酒浸半月，外擦患处。（《四川中药志》1982 年）

2. 风湿性关节炎　松节 18g，桑枝 30g，木瓜 9g。水煎服。（《陕甘宁青中草药选》）

3. 大骨节病　松节 7.5kg，蘑菇 0.75kg，红花 0.5kg，加水 50kg，煮沸至 25kg，滤过加白酒 5kg。每次服 20ml，每日 2 次。（《陕甘宁青中草药选》）

4. 脚转筋疼痛挛急　松节一两（细锉如米粒），乳香一钱，上件药用银石器内，慢火炒令焦，只留一二分性，出火毒，研细，每服一钱至二钱，热木瓜酒调下。（《孙尚药方》）

5. 从高坠损，恶血攻心，胸膈烦闷　黄松木节五两，细锉，用童子小便五合，醋五合，于砂盆内以慢火炒，旋滴小便并醋，以尽为度，炒令干，捣细罗为散。每服以童子热小便调下二钱，日三四服。（《太平圣惠方》松节散）

附：松花

　　味甘，性温。归肝、脾经。功效祛风，益气，收湿，止血。主治头痛眩晕，乏力，泄泻下痢，湿疹湿疮，创伤出血。内服：煎汤，3～9g；或冲服。外用：适量，干撒或调敷。血虚、内热者慎服。

经验方 ①产后壮热，头痛，颊赤，口干唇焦，多烦燥渴、昏闷不爽。松花、川芎、当归、石膏、蒲黄五物等同为末。每服二钱。水二合，红花二捻，同煎七分，去滓，粥后温温细呷。（《本草衍义》）②小儿久泻身热。炒黑松花一钱，炒红曲二钱。共研，白糟调下（《鲟溪单方选》）③疫毒下痢：松花二钱，薄荷叶煎汤，入蜜一匙调服。（《惠直堂经验方》）④胃脘痛。松花粉3g。冲酒服。（《广西本草选编》）⑤酒毒发作，头痛目眩，或咽喉闭闷，或下利清水，日数十行，形神萎顿。松花一两（焙），陈皮五钱，川黄连三钱，甘草二钱，俱微炒，磨为末，与松花和匀。每早晚各服二钱，白汤调服，三日即愈。（《本草汇言》）

松油脂

　　味苦，性温。归肺经。功效祛风，杀虫。主治疥疮，皮癣。内服：煎汤，10～15g；或浸酒、醋等。外用：适量，浸酒涂擦；或炒研末调敷。

【参考文献】

[1] 董岩，邱琴，刘廷礼.GC/MS法分析油松节挥发油化学成分.理化检验·化学分册,2003,39(12): 718.

[2] 安宁，丁贵杰.广西马尾松松脂的化学组成研究.中南林业科技大学学报,2012,32(3): 59.

[3] 李丽.马尾松花粉的化学成分及其对胃黏膜的保护作用.沈阳：辽宁中医药大学,2010.

[4] 唐雨，张瑜，袁久志，等.松花粉化学成分的分离与鉴定.沈阳药科大学学报,2011,22(6): 429.

[5] 毕跃峰，郑晓珂，刘宏民，等.马尾松松针化学成分的研究.药学学报,2001,36(11): 832.

[6] 冯卫生，郑晓珂，王彦志，等.马尾松松针中化学成分的分离与鉴定(英文).天然产物研究与开发,2004,16(6): 500.

[7] 冯卫生，王彦志，郑晓珂，等.马尾松松针中化学成分的分离与结构鉴定.药学学报,2004,39(3): 190.

[8] 冯卫生，毕跃峰，郑晓珂，等.马尾松松针中木脂素类化学成分的研究.药学学报,2003,38(3): 199.

[9] 李洪玉，马相锋，张扬，等.马尾松针香气化学成分研究.中华中医药杂志,2012,27(6): 681.

[10] 耿越，夏瑜.60%马尾松花粉多糖及其酯化多糖对心肌细胞活性氧自由基的影响.花粉·可持续发展（纪念联组成立20周年）——第十一届全国花粉资源开发与利用研讨会,2010: 79.

[11] 徐丽珊，章海文.松针提取液的抗氧化活性.食品科学,2011,32(7): 97

[12] 赵立新，喻陆.松花粉对小鼠抗衰老的研究.湖北中医学院学报,2004,6(1): 74.

[13] 潘小玲，竹剑平.破壁松花粉的降血糖作用.中国医院药学杂志,2006,26(6): 777.

[14] 宋航，张含，刘铭，等.马尾松花粉醇提物降脂作用与预防肥胖的实验研究.天然产物研究与开发,2013,25(2): 253.

[15] 刘月冉.松花粉多糖及其酯化物对小鼠胰岛细胞胰岛素分泌机制的

[16] 夏瑜，石丽花，刘媛，等.马尾松花粉多糖及其酯化物对离体蟾蜍心肌生理特性的影响.天然产物研究与开发,2009,(21): 231.

[17] 夏瑜.马尾松花粉多糖的提取酯化及对原代心肌细胞钙离子流的影响.青岛：山东师范大学,2009.

[18] 刘媛.马尾松花粉多糖硫酸酯结构解析及对心肌细胞钙离子通道的调控作用.青岛：山东师范大学,2009.

[19] 赵红.松花粉硫酸酯化多糖对大鼠动脉平滑肌细胞Ca^{2+}调控及增殖的影响.青岛：山东师范大学,2010.

[20] 郑光耀，张良，何玲，等.马尾松针叶聚戊烯醇对CCl_4致大鼠急性肝损伤的保护作用.华西药学杂志,2012,27(3): 260.

[21] 刘芳，刘靓雯，蔡云，等.马尾松花粉多糖硫酸酯对肝癌HepG2细胞的诱导分化.世界华人消化杂志,2009,17(29): 2290.

[22] 刘芳.马尾松花粉多糖硫酸酯对HepG2细胞的抑制作用及其机理.青岛：山东师范大学,2009.

[23] 王丽娟.松花粉多糖硫酸酯化前后对白血病细胞的作用研究.青岛：山东师范大学,2010.

[24] 王小兰，郑晓珂，冯卫生，等.松针不同部分提取物对外抗肿瘤活性筛选.第九届全国中药和天然药物学术研讨会,2007: 595.

[25] 周微，郑晓珂，王小兰，等.松针不同提取部位体外抗肿瘤作用的实验研究.中国药学会学术年会暨第八届中国药师周,2008: 362.

[26] 范家佑，郁建平，罗莉斯.马尾松针叶提取物的抑菌活性研究.山地农业生物学报,2010,29(3): 279.

[27] 徐丽珊，张萍华，张敏欢.松针提取物的抑菌作用初探.食品科学,2009,30(1): 38.

[28] 毛胜凤，张立钦，张健，等.马尾松叶提取物的抗菌活性.浙江林学院学报,2008,25(3): 359.

[29] 陈骁熠，刘红健，魏莲.马尾松中莽草酸分离制备及其抗血小板凝集作用研究.食品研究与开发,2009,30(7): 55.

[30] 汤臣康，许青媛.松香酸和银屑平对胃肠平滑肌的作用.陕西新农医,1986,15(4): 60.

[31] 刘协，胡启文，李小宁，等.松花粉的抗疲劳作用研究.中国生化药物杂志,2004,25(3): 169.

[32] 郑光耀，何玲，薄采颖，等.马尾松针叶聚戊烯醇对阿尔茨海默病模型小鼠学习记忆的影响.中国新药杂志,2011,20(20): 2014.

[33] 崔映宇，谢衡，赖斐，等.马尾松树皮提取物的抗氧化性初步研究.食品科学,2004,25(9): 179.

[34] 王秋月，郁建平，蔡立，等.马尾松树皮中原花青素体外抗自由基作用的研究.食品工业科技,2012,31(8): 81.

[35] 李海涛，张良，盛玉青，等.松树皮原花青素的抗肿瘤作用研究.南京中医药大学学报,2007,23(1): 59.

[36]Wu DC, Li S, Yang DQ, et al. Effects of Pinus massoniana bark extract on the adhesion and migration capabilities of HeLa cells. Fitoterapia, 2011, 82(8): 1202.

[37] 崔映宇，谢衡，王金发，等.马尾松树皮提取物对人体外癌细胞的广谱作用研究.药学进展,2004,28(9): 418.

[38] 冯冬茹，杨水军，谢衡，等.马尾松树皮提取物对小鼠B16黑色素瘤细胞中黑色素生成抑制效果及其机制的初步研究.时珍国医国药,2012,23(1): 148.

[39] 张锦宏，冯冬茹，刘兵，等.马尾松树皮提取物抗肿瘤作用的实验研究.广西医科大学学报,2012,29(2): 179.

[40] 崔映宇，王宏斌，谢衡，等.马尾松树皮提取物体外抑制人大肠癌细胞生长机理初探.中国农业大学学报,2007,12(4): 7.

[41] 崔映宇，谢衡，王金发，等.马尾松树皮提取物体外诱导人肝癌细胞凋亡的一过性检测分析.中国组织化学与细胞化学杂志,2005,14(1): 80.

[42] 伍春莲，王宏斌，谢衡，等.马尾松树皮提取物对人角质细胞HaCaT的细胞毒性作用的研究.现代中药,2008,28(1): 41.

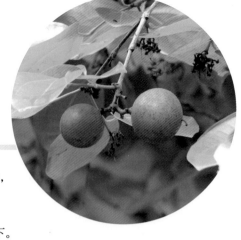

Ma qian zi

马钱子

Strychni Semen
[英] Nux Vomica

【别名】番木鳖、苦实把豆儿、火失刻把都、苦实、马前、马前子、牛银。

【来源】为马钱科植物马钱 Strychnos nux-vomica Linn. 的种子。

【植物形态】乔木。树皮灰色，具皮孔，枝光滑。单叶对生；叶片革质，广卵形或近圆形，长6～15cm，宽3～9cm，先端急尖或微凹，基部广楔形或圆形，全缘，光滑，无毛，主脉3～5条；叶腋有短卷须。圆锥状聚伞花序腋生，被短柔毛；总苞片及小苞片均小，三角形，先端尖，被短柔毛；花白色，几无梗；花萼绿色，先端5裂，密被短柔毛；花冠筒状，先端5裂，裂片卵形，内面密生短毛；雄蕊5，着生于花冠管喉部，花丝极短，花药黄色，椭圆形；雌蕊花柱圆柱形，柱头头状；子房卵形。浆果球形，幼时绿色，熟时橙色，

表面光滑。种子1～4颗，圆盘形，表面灰黄色，密被银色绒毛。

【分布】广西全区均有栽培。

【采集加工】秋、冬季果实成熟时摘下。取出种子，洗净附着的果肉，晒干。

【药材性状】种子扁圆形，钮扣状，直径1～3cm，厚3～6mm，边缘微隆起，常一面凹下，另一面稍突出。表面灰棕色或灰绿色，密生匍匐的银灰色毛，有丝状光泽，由中央向四周射出。边缘有一条隆起脊线，并有一小形突起的珠孔，底面中心有一稍突出的圆点状种脐，珠孔与种脐间隐约可见1条隆起线。质坚硬，难破碎。气微，味极苦，剧毒。

【品质评价】以个大饱满、质坚肉厚、

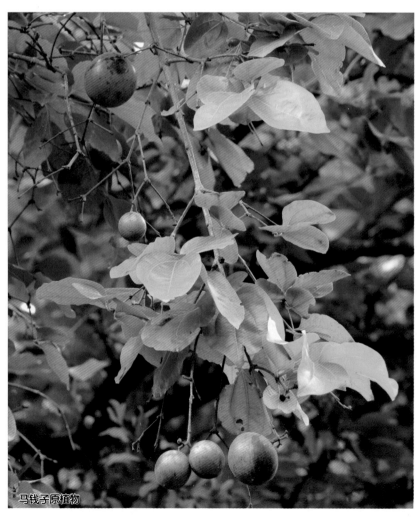

马钱子原植物

色灰黄有光泽者佳。

【化学成分】本品含多种生物碱，主要为士的宁（strychnine）、马钱子碱（brucine）[1-4]、马钱子碱N-氧化物（brucine N-oxide）、异马钱子碱N-氧化物（iso-brucine N-oxide）[2,4]、16-羟基-β-可鲁勃林（16-hydroxy-β-colubrine）、16-羟基-α-可鲁勃林（16-hydroxy-α-colubrine）[3]、β-可鲁勃林（β-colubrine）、伪士的宁（pseudostrychnine）、士的宁N-氧化物（strychnine N-oxide）、诺法生（novacine）、伊卡金（icajine）、马钱子次碱（vomicinl）、异士的宁（iso-strychnine）、异马钱子碱（iso-brucine）、异士的宁N-氧化物（iso-strychnine N-oxide）等[4]。另外，还含有绿原酸、脂肪油、蛋白质等[5]。本品果中含有士的宁、番木鳖次碱、马钱子苷、熊果酸、豆甾醇糖苷和羊齿烯醇[6]。

【药理作用】

1. 对神经系统的作用　马钱子中的马钱子碱可穿透血脑屏障对中枢系统产生作用[7]。马钱子中的士的宁对整个中枢神经系统都有兴奋作用，它首先兴奋脊髓的反射功能，其次兴奋延髓的呼吸中枢及血管运动中枢，并能提高大脑皮质的感觉中枢功能[8]。

2. 对心血管系统的作用　马钱子碱具有阻断心肌 K^+、Na^+ 和 Ca^{2+} 通道的作用，在低浓度（1×10^{-6} mol/L）时，主要以阻断 K^+ 通道为主，而在高浓度（1×10^{-5} mol/L）时，主要以阻断 Na^+、Ca^{2+} 通道为主[9, 10]。

3. 抗炎、镇痛　马钱子粉有抗实验性关节炎作用，且有效部位为非士的宁生物碱，非士的宁生物碱能抑制棉球肉芽的增生和抑制足跖肿胀[11]。马钱子总生物碱可抑制大鼠足肿胀、大鼠

肉芽组织增生，士的宁及非生物碱对上述炎症无影响[12]。马钱子碱有较强的抗炎作用，可抑制外周炎症组织前列腺素 E2（PGE2）的释放，抑制大鼠血浆 5- 羟色胺、6- 酮前列腺素 F1a 与血栓素 B2 炎症介质的释放。马钱子碱给药后 30min 发挥镇痛作用，镇痛强度较大、持续时间较长。其中枢镇痛机制可能与增加脑部单胺类神经递质与脑啡肽含量有关，而外周镇痛作用可能是通过抑制前列腺素类合成，减少外周炎症组织 PGE2 的释放，降低感觉神经末梢对痛觉敏感性，使疼痛得以缓解而实现的[13]。马钱子碱对大鼠海马 CA1 锥体神经元的钠通道具有阻断作用，该作用可能是马钱子碱的镇痛机制之一[14]。

4. 抗肿瘤 制马钱子水煎液小鼠灌胃给药，对肝癌 H22 瘤株具有抑瘤作用，且对小鼠免疫器官无损害[15,16]。异马钱子碱氮氧化物具有抗肿瘤细胞生长和抗氧化作用，而马钱子碱无此作用[17]。马钱子碱能抑制移植性肝癌模型荷瘤小鼠的肿瘤生长，短期对动物的造血、免疫系统以及肝肾没有毒性，相反还能刺激和促进造血、免疫系统功能，恢复小鼠因接种肝癌 Heps 瘤株而造成的肝肾功能损伤[18]。0.4g/L 马钱子碱可诱导人多发性骨髓瘤 U266 细胞的凋亡，这种作用具有浓度和时间依赖性，可能是通过激活 bax 基因途径实现的[19]。

5. 免疫调节 5 ~ 20mg/kg 马钱子碱对小鼠淋巴细胞具有功能依赖性的免疫调节作用[20]。马钱子碱能对抗 2,4- 二硝基氯苯（DNCB）所致的小鼠耳肿胀，对胸腺和脾的重量无明显影响[21]。

6. 抗血栓 马钱子碱和马钱子碱氮氧化物均有类似阿司匹林样抑制血小板聚集和抗血栓形成作用[22]。

7. 对软骨细胞凋亡的影响 马钱子碱能有效促进软骨细胞增殖，降低一氧化氮（NO）诱导的软骨细胞早期凋亡[23,24]。马钱子能降低硝普钠、全反式维 A 酸诱导的软骨细胞凋亡率[25]。

8. 对超氧化物歧化酶和睾酮的影响 马钱子不同炮制品均能提高小鼠血清中超氧化物歧化酶的活力，降低睾酮含量，其中油制和童便制较砂炒马钱子更能降低小鼠血清中睾酮的含量[26]。

9. 体内过程 小鼠静脉注射马钱子碱后药时曲线均符合二室开放模型[27]。马钱子碱给小鼠灌胃，在小鼠体内的动力学均符合一室开放模型，在肝脏浓度最高，然后依次是肾、心、肺和脑，血中浓度最低，给药 6h 后组织浓度下降[28]。马钱子小鼠腹腔注射，士的宁分布首位为心，其次依次为肾、肺、脑、肝、肌肉、脾，最后为血液。而灌胃给药时，各组织器官中士的宁的分布首位为心，其次为肾、肺、肝、脑、肌肉、脾，最后为血液，士的宁对心脏作用最强[29]。马钱子砂烫炮制品中士的宁、马钱子碱、士的宁氮氧化物和马钱子碱氮氧化物的代谢均符合二室开放模型[30]。马钱子生物碱中士的宁在各组织中含量最高，其次为马钱子碱、士的宁氮氧化物和马钱子碱氮氧化物，四者在脑和脊髓中均有较多的分布，均可穿透血脑屏障，到达脑和脊髓，从而对中枢产生作用[31]。

10. 毒性反应 马钱子有较大毒性，主要毒性成分为士的宁，治疗量与中毒量相近，安全性较小。士的宁和马钱子碱小鼠灌胃半数致死量（LD_{50}）分别为 3.27mg/kg、2.33mg/kg，腹腔注射 LD_{50} 分别为 1.53mg/kg、69mg/kg[32]。生品、砂烫、

油炸、醋制砂烫、醋制、尿泡砂烫、甘草制的马钱子小鼠腹腔注射 LD_{50} 分别为 1.21mg/kg、2.35mg/kg、2.53mg/kg、2.18mg/kg、2.32mg/kg、2.57mg/kg、2.29mg/kg[33]。马钱子生品和爆压品小鼠灌胃的 LD_{50} 分别为（107 ± 30.51）mg/kg、（148 ± 29.49）mg/kg[34]。马钱子对完整皮肤和破损皮肤的豚鼠的行为活动、饮食和体重均无影响，破损皮肤组可见豚鼠背部皮肤有轻度红肿，但无豚鼠死亡。马钱子膏对完整皮肤未发现红斑和水肿反应，对破损皮肤低剂量刺激指数为 0.33，高剂量为 1.33。

【临床研究】

1. 慢性喘息性支气管炎 对照组 29 例常规使用抗生素抗感染治疗；氨茶碱 0.25g 加入 5% 葡萄糖 250ml 中静脉滴注，每天 1 次，治疗 1 周后，氨茶碱剂量减半，再用 2 周后观察疗效。治疗组 31 例在西药治疗基础上配合服用马钱河车汤方。方药组成：制马钱子 0.3 ~ 0.6g(分冲)，紫河车 15g(分冲)，人参 15g，炒白芥子 10g，炒苏子 10g，炒莱菔子 10g，鱼腥草 30g，败酱草 30g，炒杏仁 10g，仙鹤草 30g，徐长卿 15g。日 1 剂，水煎 2 次，各 300ml，混合分 3 次温服。1 周为 1 个疗程，连用 3 周观察疗效。随访 1 年。结果：治疗组总有效率为 93.5%，对照组为 82.8%，治疗组疗效、主要证候的改善及 1 年内急性发作率均优于对照组（$P < 0.05$）[35]。

2. 腰椎间盘突出症 自拟马钱乌龙汤 [制马钱子 3g，川乌 10g，草乌 10g，蜈蚣（去头足）3 条，地龙 10g，土鳖虫 10g，川牛膝 10g，生麻黄 10g，乳香 10g，没药 10g，全虫（去头足）10g，僵蚕 10g，苍术 15g，甘草 6g]，用水 200ml 将马钱子、川乌、草乌先煎 30min，再加水 1000ml，加入其他药物浓缩至 600ml，每次服 200ml，一日 3 次，15 天为 1 个疗程。服药期间注意休息，不宜做剧烈运动。15 天为 1 个疗程，服用 3 ~ 4 个疗程。结果：治疗 120 例，JOA 评分改善率为 100%（治愈）的有 87 例（72.50%），60% 以上（显效）的有 14 例（11.67%），在 25% 和 60% 之间（有效）的有 15 例（12.50%），小于 25%（无效）的有 4 例（3.33%）；两年后电话或上门访问患者自我感觉良好 87 例（7.50%），自我感觉好 26 例（21.67%）[36]。

3. 脊髓损伤 对照组 24 例予甘露醇 125ml 静滴，12h/ 次；地塞米松 5mg，每天 1 次静注；纳洛酮（国瑞药业）4mg，每天 2 次常规静脉给药治疗，并联合康复治疗。治疗组 45 例在此基础上联用炙马钱子胶囊（每粒 200mg）口服。患者第 1 周每次 200mg，每天 3 次，能耐受者第 2 周起逐步加量至每次 400mg，每天 3 次，疗程共 12 周。结果：治疗后，两组各项指标较治疗前均有所改善，治疗 6 周后马钱子组 Barthel 评分提高程度显著优于对照组（$P > 0.05$），而下肢运动评估未有明显改善（$P > 0.05$）；治疗 12 周后马钱子组下肢运动评估、Barthel 评分提高程度显著优于对照组（$P < 0.05$）；治疗组与对照组在治疗后体感诱发电位 P40 均未有明显差异（$P > 0.05$）[37]。

【性味归经】 味苦，性寒；有大毒。归肝、脾经。

【功效主治】 通络止痛，消肿散结。主治风湿痹痛，肢体瘫痪，跌打损伤，骨折肿痛，痈疽疮毒，喉痹，牙痛，疬风，顽癣，恶性肿瘤。

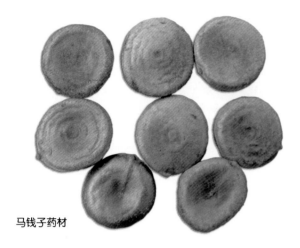

马钱子药材

【用法用量】内服：炮制后入丸、散，每次 0.2 ~ 0.6g，大剂量 0.9g。外用：适量，研末撒，浸水、醋磨、煎油涂敷或熬膏摊贴。

如按其成分士的宁计算，内服一次量控制在 6mg 为宜。内服一般从小剂量开始，逐渐加量，加至患者感觉肌肉有一过性轻微颤动为最佳有效量，此反应也表明不可再加量。

【使用注意】不宜生用、多服久服；体质虚弱者和孕妇禁用。高血压病、心脏病及肝、肾功能不全者，亦应禁服或慎服。

【经验方】

1. 多年秃疮　番木鳖不拘多少，用油煎枯，去木鳖子，加真轻粉一钱，枯矾三分。一上即愈。（《外科启玄》戌油膏）

2. 发背对口，初起自消，已成即溃　番木鳖（水浸刮去毛）、土木鳖（去壳）、蓖麻仁（去壳）各一两四钱。用清油一斤浸（春三日、夏五日、秋七日、冬十日），文武火熬焦色，滤清，复入锅内熬至滴水成珠，用密陀僧（龙牙有金星起者）六两，研细收膏，再加金箔四十九张剔入膏内，用柳枝搅匀，稍待，用瓷器置水将膏倾入水内。用时，盛勺内化开，摊贴。愈陈愈妙。（《疡医大全》五金膏）

3. 流火　马钱子磨水敷之，一日数次，其痛止。（《外科证治全书》）

4. 喉风　（番）木鳖，用碗刮去皮毛，取仁切薄片，浸冷水内三时许。撬开病人口，连水滴下，润至喉间，立时见效。（《串雅内编》）

5. 喉痹作痛　番木鳖、青木香、山豆根等分。为末吹。（《医方摘要》）

6. 手足不仁，骨骱麻木　甲尾片、番木鳖各精制净末二两，川附末一两，和匀。每服七分，用陈酒五更送下，醉盖取汗。服后痛处更痛，麻处更麻，头昏背汗昏沉，四五刻即定，定即痊愈。如服后不觉痛麻，必要服之知觉方止。（《外科全生集》）

7. 半身不遂　番木鳖，用香油炸，待浮起，取出乘热去皮为末，每服三分，黄酒下，汗出即愈。（《良朋汇集》三里抽筋散）

【参考文献】

[1] Bisset NG, Phillipson JD. The tertiary alkaloids of some Asian species of Strychnos. J Pharm Pharmacol, 1971, 23(l): 244.

[2] Cai BC, Hattori M, Namba T. Prosessing of Nux Vomica. Ⅱ.: Changes in Alkaloid Composition of the Seeds of Strychnosnux-vomica on Traditional Drug-Processing. Chemical& Pharmaceutical Bulletin,1990, 38(5): 1295.

[3] Villardel FA, Delle MEM, Galeffi C, et al. Two new alkaloids from Strychnosnux-vomica, 16-hydroxy-α-colubrine and 16-hydroxy-β-colubrine. Naturali Rendiconti, 1970, 48(2): 250.

[4] 杨秀伟，严仲凯，蔡宝昌，等. 马钱子生物碱成分的研究. 中国中药杂志,1993,18(12): 739.

[5] 高渌汶. 有毒中药临床精要. 北京：学苑出版社,2003: 127.

[6] 刘锡葵，李薇. 马钱子果化学成分研究. 中草药,1998,29(7): 435.

[7] 李晓天，张丽容，王天奎. 马钱子碱在小鼠体内的组织分布. 中国临床药理学与治疗学,2006,11(3): 342.

[8] 黄韶清，周玉淑，刘仁树. 现代急性中毒诊断治疗学. 北京：人民军医出版社,2002: 354.

[9] 李明华，赵德华，张贵卿. 马钱子碱对豚鼠心脏乳头肌动作电位的影响. 中国药理学通报,1997,13(2): 157.

[10] 陆跃鸣，陈龙，蔡宝昌，等. 异马钱子碱对心肌细胞作用的单钙通道及透射电镜分析. 安徽中医学院学报,1999,18(6): 47.

[11] 徐丽君，魏世超，陆付耳，等. 马钱子若干组分治疗实验性关节炎的比较研究. 同济医科大学学报,2001,30(6): 564.

[12] 魏世超，徐丽君，张秀桥，等. 马钱子总生物碱对实验性关节炎的影响. 医药导报,2002,21(6): 335.

[13] 殷武. 马钱子生物碱类成分镇痛作用研究. 南京：南京中医药大学,2000.

[14] 李明华，张艳，刘巨源. 马钱子碱对大鼠海马神经元钠通道的影响. 新乡医学院学报,2003,20(6): 389.

[15] 宋爱英，谭辉，毕俊芳. 马钱子浓缩液加碘油肝动脉灌注栓塞治疗原发性肝癌的临床观察. 中医药学报,2007,35(5): 28.

[16] 张巍，李燕玲，任连生，等. 马钱子天南星对小鼠移植性肿瘤 H22 的抑瘤作用. 中国药物与临床,2005,5(4): 272.

[17] 陆跃鸣，陈龙，蔡宝昌，等. 马钱子碱与异马钱子碱氮氧化物抗肿瘤细胞生长及抗氧化损伤作用的比较. 南京中医药大学学报,1998,14(6): 31.

[18] 邓旭坤，蔡宝昌，殷武，等. Brucine 对 Heps 荷瘤小鼠的抗肿瘤作用和毒性的研究. 中国药理学通报,2006,22(1): 35.

[19] 李志华，马艳萍，王艺华，等. 马钱子碱诱导人多发性骨髓瘤细胞株 U266 细胞凋亡及 bax 基因的表达. 中国组织工程研究与临床康复,2011,15(20): 3715.

[20] 赵红卫，翁世艾，朱燕娜，等. 马钱子碱对小鼠淋巴细胞功能的影响. 中国药理学通报,1999,15(4): 354.

[21] 王立杰，蔡宝昌，陈军，等. 马钱子碱对小鼠免疫功能的影响. 现代中药研究与实践,2008,22(6): 42.

[22] 周建英，卞慧敏，马骋，等. 马钱子碱和马钱子碱氮氧化物抗血小板聚集及抗血栓形成作用的研究. 江苏中医,1998,19(4): 41.

[23] 张梅，李平. 马钱子碱对兔软骨细胞增殖的影响. 安徽中医学院学报,2003,22(3): 39.

[24] 张梅，李平，陈朝晖，等. 马钱子碱对一氧化氮诱导软骨细胞凋亡的影响. 中国临床康复,2003,7(26): 3554.

[25] 张梅，李平，汪健，等. 马钱子对三种软骨细胞凋亡模型的影响. 中国骨伤,2005,18(7): 410.

[26] 吴奕富，林久茂，郑良朴. 3 种不同炮制的马钱子对小鼠血清超氧化物歧化酶和睾酮的影响. 福建中医学院学报,2004,14(2): 24.

[27] 李晓天，朱燕娜，翁世艾. 马钱子碱的药代动力学. 河南医科大学学

报 ,1998,33(1): 40.

[28] 李晓天 , 陈西敬 , 王广基 . 口服马钱子碱后小鼠体内的药动学研究 . 中国药学杂志 ,2004,39(6): 52.

[29] 张振秋 , 王艳 , 李键 . 马钱子中士的宁在体内分布和代谢的研究 . 辽宁中医杂志 ,1998,25(9): 49.

[30] 徐晓月 , 蔡宝昌 , 潘扬 , 等 . 马钱子生物碱在大鼠体内的药代动力学研究 . 药学学报 ,2003,38(6): 458.

[31] 蔡宝昌 , 徐晓月 , 潘扬 , 等 . 马钱子生物碱在大鼠体内的组织分布 . 中国药理学通报 ,2004,20(4): 421.

[32] 蔡宝昌 , 何亚维 , 丁红芳 , 等 . 马钱子不同炮制品中总生物碱的测定及急性毒性试验的比较 . 中国中药杂志 ,1994,19(10): 598.

[33] 沈玉杰 , 瞿群威 , 丁建江 , 等 . 爆压法对马钱子总生物碱的影响及急性毒性试验研究 . 中医药学报 ,2004,32(2): 17.

[34] 李全 , 朱海 , 黄涛 . 马钱子的毒理学实验研究 . 中医正骨 ,2002,14(3): 8.

[35] 赵鹏台 , 刘瑞云 . 马钱河车汤配合西药治疗慢性喘息性支气管炎迁延期临床观察 . 四川中医 ,2012,30(3): 75-76.

[36] 杨章富 , 徐洪 . 自拟马钱乌龙汤治疗腰椎间盘突出症 120 例 . 现代中医药 ,2012,32(3): 50-51.

[37] 秋超 , 侯群 , 戚观树 , 等 . 炙马钱子治疗脊髓损伤 45 例临床观察 . 中国中医药科技 ,2012,19(6): 503.

Ma dou ling

马兜铃

Aristolochiae Fructus
[英] Dutchmanspipe Fruit

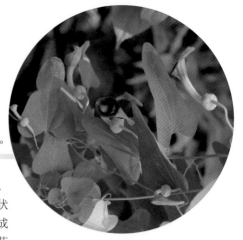

【别名】北马兜铃、兜铃、马兜零、马兜苓、水马香果、葫芦罐、臭铃铛、蛇参果。

【来源】为马兜铃科植物马兜铃 *Aristolochia debilis* Sieb.et Zucc. 的果实。

【植物形态】草质藤本。根圆柱形。茎柔弱,无毛。叶互生;叶柄柔弱;叶片卵状三角形、长圆状卵形或戟形,长 3 ～ 6cm,基部宽 1.5 ～ 3.5cm,先端钝圆或短渐尖,基部心形,两侧裂片圆形,下垂或稍扩展;基出脉 5 ～ 7条,各级叶脉在两面均明显。花单生或 2 朵聚生于叶腋;小苞片三角形,易脱落;花被基部膨大成球形,向上收狭成一长管,管口扩大成漏斗状,黄绿色,口部有紫斑,内面有腺体状毛;檐部一侧极短,另一侧渐延伸成舌片;舌片卵状披针形,顶端钝;花药贴生于合蕊柱近基部;子房圆柱形,6 棱;合蕊柱先端 6 裂,稍具乳头状突起,裂片先端钝,向下延伸形成波状圆环。蒴果近球形,先端圆形而微凹,具 6 棱,成熟时由基部向上沿室间 6瓣开裂;果梗常撕裂成 6 条。种子扁平,钝三角形,边缘具白色膜质宽翅。

【分布】广西主要分布于天峨、三江、全州、兴安、灵川、临桂。

【采集加工】秋季果实由绿变黄时连柄摘下。晒干。

【药材性状】呈卵圆形或长卵圆形,长 3 ～ 7cm,直径 2 ～ 4cm。表面黄绿色、灰绿色或棕绿色,常沿腹缝线自端而基开裂为 6 瓣,果柄也分裂为 6 条线状。种子多数,层层平叠于每个果室内。种子扁平而薄,钝三角形或扇形,长 6 ～ 10mm,宽 8 ～ 12mm,边缘有翅,淡棕色。气特异,味微苦。

【品质评价】以个大、完整、色灰绿者为佳。

【化学成分】本品果实中含马兜铃酸Ⅰ（aristolochic acid Ⅰ）、马兜铃酸Ⅱ（aristolochic acid Ⅱ）、马兜铃酸Ⅲ（aristolochic acid Ⅲ）、马兜铃酸Ⅲa（aristolochic acid Ⅲa）、马兜铃酸Ⅶa（aristolochic acid Ⅶa）、马兜铃内酰胺Ⅰ（aristololactam Ⅰ）、马兜铃内酰胺Ⅱ（aristololactam Ⅱ）、马兜铃内酰胺Ⅲ（aristololactam Ⅲ）[1]。

本品根含尿囊素（allantoin）、青木香酸（debilic acid）、马兜铃酸（aristolochic acid）、异马兜铃酸（*iso*-aristolochic acid）[2-5]。尚有马兜铃酸 A（aristolochic acid A）、马兜铃酸 C（aristolochic acid C）、7-羟基马兜铃酸 A（7-hydroxy-aristolochic acid A）、7-甲氧基马兜铃酸 A（7-methoxy-aristolochic acid A）、马兜铃酸 B（aristolochic acid B）、6-甲氧基马兜铃酸 C（6-methoxy-aristolochic acid C）、马兜铃酸 A 甲酯（aristolochic acid A methyl ester）、6,8-二甲氧基马兜铃酸 C（6,8-dimethoxy-aristolochic acid C）、8-甲氧基马兜铃酸 A 甲酯（8-methoxy-aristolochic acid A methyl ester）和广玉兰碱（magnoflorine）[6-8]。

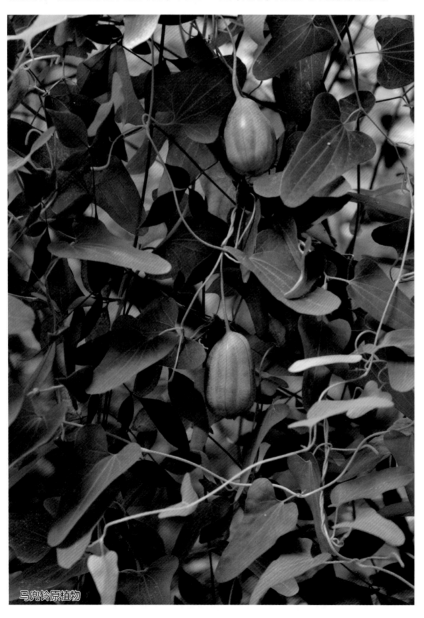

马兜铃原植物

还含有挥发油，主要成分为莰烯（camphene）、异甲酸龙脑脂（iso-bornyl formate）、selina-1,3,7（11）-trien-8-one、龙脑（borneol）、马兜铃酮（aristolone）、马兜铃烯（aristolene）和亚油酸（linoleic acid）等[9,10]。

【药理作用】

1. 抗炎 马兜铃对皮下注射组胺所致小鼠皮肤毛细血管通透性增高有抑制作用。马兜铃对由巴豆油所致的大鼠炎性渗出、增生及大鼠棉球肉芽肿组织增生无抑制作用[11]。马兜铃酸可抑制兔耳增生性瘢痕组织增生，瘢痕增生指数（HI）与药物浓度呈负相关，光镜下见明显抑制成纤维细胞增殖及降低胶原纤维含量[12]。

2. 镇咳、祛痰、平喘 马兜铃 50% 乙醇提取液对小鼠氢氧化铵引咳及猫电刺激喉上神经有镇咳作用[4]。马兜铃煎剂灌胃有较弱的祛痰作用[13]。马兜铃能减轻卵白蛋白致哮喘动物的肺组织病理改变，减少肺泡灌洗液（BALF）中细胞浸出[14]。

3. 对平滑肌作用 1% 马兜铃浸剂能舒张离体豚鼠支气管平滑肌，并能对抗毛果芸香碱、乙酰胆碱及组胺所致的支气管痉挛性收缩。马兜铃乙醇浸液能抑制组胺致豚鼠离体气管平滑肌痉挛。马兜铃酸对末梢血管、肠管、子宫等平滑肌呈强大的收缩作用，且不受阿托品影响，可能是对平滑肌直接兴奋作用的结果[15]。

4. 抗生育 马兜铃根部中马兜铃糖苷和 P- 香豆酸有抗生育作用[16]。

5. 增强吞噬细胞活性 1% 中毒剂量的马兜铃酸能使吞噬细胞活性增强，使环磷酰胺抑制的吞噬细胞功能恢复正常，但对由环磷酰胺致白细胞下降无影响[17]。马兜铃总酸可提高小白鼠腹腔巨噬细胞的吞噬能力[18]。

6. 对肿瘤的影响 马兜铃对小白鼠肿瘤腹水有抑制作用[17]。马兜铃酸与5-氟尿嘧啶（5- FU）、长春新碱（Vincristine,VCR）联合应用不能提高疗效，反而加速 Ehrlich 腹水癌（EAC）、肉瘤 180（S108）、癌肉瘤 256（W256）等移植性肿瘤动物死亡或瘤重增加，尤其是对淋巴细胞白血病（L1210）则明显地加速宿主死亡[19]。

7. 抑菌 马兜铃水浸剂体外对许兰黄癣菌、奥杜盎小芽孢癣菌、羊毛状小芽孢癣菌等常见皮肤真菌有抑制作用[20]。马兜铃煎剂对史氏痢疾杆菌有抑制作用，对铜绿假单胞菌无效[21]。

8. 致突变 马兜铃酸（AA）鼠伤寒沙门菌回复突变试验（Ames test）为阴性，马兜铃具有一定细胞毒性并能诱导小鼠淋巴瘤细胞胸苷激酶（tk）基因突变产生突变集落[22]。在加和不加细胞色素 P450s（S9）条件下，AA 对小鼠淋巴瘤细胞 L5178Y 的染毒剂量 ≥ 30 μg/ml 时，都会对小鼠淋巴瘤细胞有一定的致突变性[23,24]。随着 AA 剂量的增加，L5178Y 细胞相对存活率和悬浮生长率均降低，表明 AA 对 L5178Y 细胞有细胞毒性，并可以诱导 tk 基因突变。AA 是一个强染色体断裂剂，100μg/ml AA 诱导的突变体中 tk 基因缺失率为 99.01%[25]。AA 对人胚肾 293 细胞及 ERCC1-XPF-293 细胞的半数抑制浓度分别为 480.1μmol/L 和 661.8μmol/L；AA 在 60μmol/L 即具有致 DNA 单链断裂作用；加大鼠肝

S9 条件 AA 致牛胸腺 DNA 交联，同时加入细胞色素（CYP1A）抑制剂 α- 萘黄酮降低 DNA 交联率[26]。无论是 24h 染毒还是 7 天连续性染毒，AA 都可以引起培养的叙利亚仓鼠胚胎细胞（SHE）的形态学转化，抗氧化剂 α- 生育酚可以抑制这种形态学转化，氧化损伤可能是 AA 引起细胞转化和致癌作用的机制之一[27]。

9. 毒性反应 马兜铃酸 I（AAI）可增加人近端肾小管上皮细胞系（HK-2）转化生长因子 $β_1$（TGF-$β_1$）和纤连蛋白（FN）分泌，HK-2 细胞凋亡显著增多，抗 TGF - $β_1$ 中和抗体能抑制 AAI 诱导的 HK-2 细胞凋亡及 FN 分泌。马兜铃内酰胺 I（AL-I）刺激 HK-2 细胞后诱导 TGF-$β_1$、FN 分泌，并导致细胞凋亡，而抗 TGF-$β_1$ 中和抗体不能阻断 AL-I 引起的相应改变[28]。AAI 可诱导肾小管上皮细胞转分化，使 HK-2 细胞肥大、拉长呈梭形，TGF-$β_1$ 分泌增加，结缔组织生长因子（CTGF）mRNA 合成增加，α- 平滑肌肌动蛋白（α-SMA）表达增强，这些作用呈一定的时间依赖性[29]。AA 对 HK-2 有明显细胞毒作用，此作用可能与急性马兜铃酸肾病发病机制相关；AA 可上调 HK-2 及人肾间质成纤维细胞（hRIFs）的 TGF-$β_1$、纤溶酶原激活物抑制物 1（PAI-1）、金属蛋白酶组织抑制物 1（TIMP-1）mRNA 和 I 型胶原（Col I）mRNA 表达，这与慢性马兜铃酸肾病发病机制相关[30]。AA 诱导 HK-2 细胞凋亡与其导致的氧化应激损伤有关，抑制 HK-2 细胞活性，增加细胞凋亡比例，降低超氧化物歧化酶（SOD）、谷胱甘肽过氧化物酶（GSH-PX）活力，增加丙二醛（MDA）含量，氧化应激作用可能为马兜铃酸肾病的发病机制之一[31]。AA 使乳酸脱氢酶（LDH）释放率增高，在 AA 诱导 HK-2 细胞凋亡时，caspase-3 活性升高，其凋亡途径可能是非 p53 依赖途径[32]。AA 抑制 HK-2 细胞增殖、凋亡和上皮 - 间充质转分化作用呈浓度依赖性，AA 使 E- 钙粘连蛋白（E-cadherin）表达减弱、α-SMA 表达增强、TGF-β 和 III 型胶原分泌增加[33]。AA 诱导的肾小管上皮细胞损伤伴有中性粒细胞明胶酶相关脂质运载蛋白（Nga 1）和肾损伤因子（Kim-1）异常表达和分泌。Nga 1 是 AA 损伤早期一过性表达和分泌分子，而 Kim-1 和 NAG 则在损伤过程中呈持续分泌[34]。AAI 在短期内可减少肾血管阻力值（RVR）、增加肾血浆流量（RPF）、肾小球滤过率（GFR）率和尿量[35]，使大鼠肾功能急剧下降，表现为大量蛋白尿、糖尿、尿量增加，血肌酐、尿素氮、尿 NAG 酶增高，肾组织病理改变以皮髓交界的急性肾小管坏死为主。给药后 1 个月和 3 个月大鼠肾功能和组织病理学改变逐渐恢复，未见间质炎症和纤维化等慢性病变。给药后 6 个月大鼠肾脏肿瘤样增生发生率为 100%；肾脏肿瘤发生率为 28.6%，肾外肿瘤发生率为 7.1%[36]。AAI 可诱导人肾小管上皮细胞（LLC-PK1）的凋亡，随 AAI 浓度增高，凋亡细胞比例增加[37]，使细胞周期阻滞在 G2/M 期。低剂量造成的 DNA 损伤可完全恢复，但高剂量所致 DNA 损伤不可逆转[38]。AA 可抑制 LLC-PK1 细胞增殖，随着作用时间延长，活细胞数目逐渐下降，24h 后细胞超微结构发生显著改变，以核变异最突出，出现染色质浓染、核边集、核缺失、核膜卷曲增厚及线粒体肿胀等严重细胞损伤改变。AA 可刺激细胞释放内皮素（ET）、血管紧张素（Ang- II），

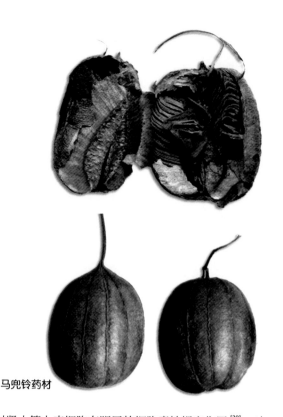

马兜铃药材

对肾小管上皮细胞有明显的细胞毒性损害作用[39]。对 HK-2 细胞的改变以核结构变异为主，表现为核畸形、核仁缺失、巨核、小核、核膜增生卷曲等；浓度为 3200μg/L 时细胞具有少量线粒体肿胀等膜性结构变化，细胞核变异及膜性结构变异程度都与剂量成显著正相关[40]。随着 AA 给药剂量的增加，小鼠体质量呈加速下降趋势，初期尿量增多，后期尿量减少，甚至出现无尿、肾性糖尿，而血清 TGF-β₁ 含量逐渐上升，小鼠红细胞、血红蛋白、单核细胞减少，在皮质到皮髓交界处，表现为近曲小管上皮细胞损伤，纤维化随着剂量加大由皮质向髓质逐渐深入[41]。AAI 可诱导体外肾小管上皮细胞（HKC）部分转分化，HKC 细胞表达角蛋白减弱，表达 α-SMA 及波形蛋白增强，当一定剂量 AAI（10mg/L、20μg/L）刺激 HKC 细胞 24h 后，细胞上清液中 TGF-β₁ 水平明显升高；当 AAI 浓度分别为 40mg/L、80μg/L 时，HKC 细胞分泌 TGF-β₁ 水平则明显降低[42]。AA 将 HKC 阻滞在 S 期，随着剂量增加和时间延长，愈加明显[43]。单个核细胞趋化蛋白 -1（MCP-1）与 AAI 合用能协同诱导 HKC 细胞转化，使 HKC 细胞角蛋白表达减弱，波形蛋白、α-SMA 表达增强[44]。AA 可抑制脂多糖（LPS）和 $CaCl_2$ 激活 HKC 和分泌性磷脂酶 A_2（sPLA₂），呈浓度正相关性。同时，较高浓度 AA 可损伤 HKC 激活 sPLA₂[45]。AA 可引起人脐静脉血管内皮细胞（HUVECs）核出现凋亡形态学改变，呈浓度依赖方式增加内皮细胞凋亡，同时可降低内皮细胞内 bcl-2 蛋白表达，增加 bax 蛋白表达，使 Caspase-3 活性增加[46]。AAI 作用于小鼠肾小管上皮细胞（RTECs）后，随着浓度增高，上皮细胞失去上皮细胞表型，细胞都出现晚期凋亡特征；早期凋亡比率随作用时间延长而增高[47]。AA 浓度低于 10μg/ml 时对大鼠近端肾小管上皮细胞（NRK-52E）增殖无影响，20~40μg/ml 浓度时可明显抑制 NRK-52E 细胞增殖，甚至明显刺激细胞凋

亡；AA 可刺激 NRK-52E 表达 α-SMA；刺激 NRK-52E 细胞 TGF-β₁ mRNA、内皮素 -1（ET-1）mRNA 表达早期增多，后期表达下降，而 Col-1 表达水平随时间延长而上调，呈时间依赖性[48,49]。马兜铃酸以剂量依赖方式促进 NRK-52E 细胞表达尾加压素 II（UII）mRNA 和受体 GPR14 mRNA[50,51]。

兔皮下注射 AA 可引起严重的肾炎，可恢复；随着剂量增加，则出现尿血、尿少、尿闭、后肢不全麻痹、脉搏不整、呼吸困难，角膜反射减退，最后因呼吸停止而死[13]。AAI 灌胃连续 14 天，出现体重减轻、活动减少、少尿或无尿，淋巴细胞计数、单核细胞计数、红细胞计数、血细胞比容、总蛋白质、白蛋白、总胆固醇、K^+ 和 Na^+ 等均降低；而血小板计数、中性粒细胞计数、葡萄糖、尿素氮、肌酐和乳酸脱氢酶等升高；尿中白蛋白、乳酸脱氢酶、β-N- 乙酰氨基葡萄糖苷酶等也升高，并有胆红素、白细胞和红细胞排出；肾脏脏器系数增大，肾小球出现红细胞堵塞，近曲小管上皮细胞变性较严重，伴有上皮细胞脱落，间质内可见较大面积瘀血、出血[52]。AAI 引起肾毒性可能与其抑制线粒体内膜 ADP/ATP 转运酶，诱导线粒体膜通透性增加，使线粒体破坏有关[53]。大鼠在服用马兜铃煎剂 4 周时肾小管及间质损伤，凋亡细胞增多；8 周时病理表现较轻，肾功能恢复正常，凋亡细胞相对减少[54]，16 周时肾小管上皮细胞出现肿胀、细胞核脱落及细胞坏死，20 周时偶见间质纤维化表现；24 周时可见部分肾小管萎缩、多灶性肾间质纤维化[55]。马兜铃水煎剂灌胃建立大鼠马兜铃酸肾病（AAN）模型，动物出现尿量（U）减少、尿蛋白排出量（Up-ro）增加、血红蛋白（Hb）增加、尿素（BU）增加、肌酐（SCr）增加和肾组织病理改变，早期主要为肾小管上皮细胞变性、坏死，晚期肾小管萎缩、间质纤维化[56]。AA 给大鼠灌胃，大鼠体重增长缓慢，尿量增多，尿白蛋白、尿 N- 乙酰 β-D- 氨基葡萄糖苷（NAG）酶排泄量增加，血肌酐 / 体重进行性升高，肾脏病理早期为肾小管变性、坏死等急性小管间质损害，逐渐加重，后期小管结构紊乱严重，并出现严重局灶性萎缩及间质早期纤维化；电镜表现为细胞器损伤明显、细胞核变异等，第 8 周时已出现早期间质纤维化，12 周时间质纤维化面积达到 31.36%[57]，AA 可引起大鼠肾小管损伤，使肾小管再生修复能力下降，抑制肾组织骨形成蛋白 7（bone morphogenetic protein-7，BMP-7）mRNA 表达[58]。大剂量 AA 致肾小管上皮细胞（RTECs）坏死，中小剂量 AA 致 RTECs 凋亡；BMP-7 可减轻 AA 诱导的 RTECs 凋亡，其作用可能部分通过抑制 Caspase-3 酶活性而实现，当 AA 浓度达到 80μg/ml 时，细胞 LDH 释放率明显升高；AA 浓度 10μg/ml 时，细胞凋亡率开始明显升高；AA 浓度为 40μg/ml 时，细胞凋亡率最高；BMP-7 处理后，细胞凋亡率和 caspase-3 蛋白酶活性明显下降[59]。马兜铃致大白鼠肾功能改变表现为氮质血症、低渗尿、蛋白尿、糖尿、血尿，组织形态学改变主要表现为急性肾小管坏死，肾小球出血、肾间质出血以及纤维化[57]。AAN 主要病理改变为肾小管上皮细胞变性、坏死[60]。慢性马兜铃酸肾病大鼠肾间质纤维化的发病可能与促纤维化因子 TGF-β₁、CTGF 及抑制细胞外基质降解因子纤溶酶原激活物抑制物 -1（PAI-1）和金属蛋白酶组织抑制物 -1（TIMP-1） mRNA 及蛋白质的过度表达有关[61]。AAI 及 AL-I 均有肾毒性，且 AL-I 的肾毒性作用强于 AAI。AAI 及 AL-I 在肾小管损伤早期均可抑制肾脏水通道蛋白 1（AQP1）表达，AAI 及 AL-I 在给药第 5 天即出现 β_2- 微球蛋白（β_2-MG）排泄量增加，血生化中血浆离子浓度出现异常。 AAI 及 AL-I 在 9.0mg/kg、4.5mg/kg、2.25 mg/kg 剂量下均能抑制 AQP1 表达[62]。慢性马兜铃酸肾病与恶性肿瘤发生明显相关[63]。

【临床研究】

1. 高血压　将干品马兜铃之果实研细装胶囊内，每粒 0.3g，盛于瓶内密封备用。口服马兜铃胶囊 2 粒，每天 3 次。至血压降至正常时逐渐减量至 2 粒，每天两次，维持 1 周后将剂量再减至 1 粒，每天 1 次。结果：治疗 50 例患者，治疗 4 周后显效率为 54%，有效率为 96%[64]。

2. 外感久咳　运用利肺止咳汤治疗，方药组成：马兜铃、杏仁、橘红、白前、百部、紫菀、桔梗、枳壳、牛蒡子、山药各 10g，甘草 6g。每日 1 剂，水煎 2 次，取汁 400ml，分两次温服。结果：服药 2 周后 80 例中显效 56 例（70%），有效 16 例（20%），无效 8 例（10%），总有效率为 90%[65]。

【性味归经】味苦，微辛，性寒。归肺、大肠经。

【功效主治】清肺止咳，降气平喘，清大肠热。主治肺热咳嗽，痰多气喘，肠热痔血，痔疮肿痛，水肿。

【用法用量】内服：煎汤，3 ~ 9g；或入丸、散，止咳清热多炙用。外用：熏洗宜生用。

【使用注意】本品味苦而寒，内服过量，可致呕吐。虚寒喘咳及脾虚便泄者禁服，胃弱者慎服。本品所含的马兜铃酸对肾功能有损坏作用，肾功能不良者慎服。

【经验方】

1. 肺脏虚实不调，痰滞咳嗽，面目水肿，颊赤虚烦　马兜铃、麻黄（去节）、五味子（炒）、甘草（炙）各一两。上捣筛，每服三钱。水盏，入砂糖少许，同煎至六分，食后临卧去滓温服。（《普济方》马兜铃汤）

2. 肺热咳嗽，气急喘促　马兜铃七枚，桑根白皮（锉）三两，甘草（炙）二两，升麻一两，灯心草一小束。上五味㕮咀，如麻子大，每服五钱匕，水一盏半，煎至八分，去渣温服，一日二次。（《圣济总录》）

3. 久嗽不愈　马兜铃五钱，薏仁霜二钱，北五味一钱。俱炒共为末，每服一钱，早晚食后白汤调送。（《本草汇言》）

4. 肺气热闭，下为癃闭或为淋涩　用马兜铃、怀生地各二钱，生甘草一钱，茯苓、木通、灯心草各一钱五分。水煎服。（《本草汇言》）

5. 心痛　大马兜铃一个，灯上烧存性，为末，温酒服。（《摘玄方》）

6. 血痔诸瘘疮　马兜铃一两，甘草五钱，怀生地，于白术各二两，作五剂，水煎服。（《本草汇言》）

7. 久水，腹肚如大鼓者　水煮马兜铃服之。（《千金要方》）

8. 瘰疬久不消　马兜铃三钱，当归、生地各二钱，牡丹皮一钱。日饮一剂，渐消。（《本草汇言》）

【参考文献】

[1] 陈常兴 . 南马兜铃化学成分研究 . 中药材 ,2010,33(8):1260.

[2] 许植方 . 中药土木香成分研究（Ⅰ）. 药学学报 ,1957,5(3):235.

[3] 曾广方，柯荣棠 . 马兜铃属植物的化学（Ⅰ）土木香成分之分离 . 药学学报 ,1958,6(1):33.

[4] 曾广方，柯荣棠 . 马兜铃属植物的化学（Ⅱ）异马兜铃酸与马兜铃酸的关系 . 药学学报 ,1958,6(3):174.

[5] 曾广方，柯荣棠 . 马兜铃属植物的化学（Ⅲ）青木香酸结构 . 药学学报 ,1958,6(5):316.

[6] 吴立军，陈仲良，黄宝山，等 . 青木香有效化学成分的研究 . 沈阳药学院学报 ,1982,(16):19.

[7] 陈仲良，黄宝山，朱大元，等 . 青木香的有效化学成分研究（Ⅱ）7- 羟基马兜铃酸 -A 和 7- 甲氧基马兜铃酸 -A. 化学学报 ,1981,39(3):237.

[8] 张家铨，王继光，李常春，等 . 土青木香降压成分——广玉兰碱的药理作用 . 药学学报 ,1964,11(1):42.

[9] 朱顺英，杨扬，侯洁，等 . 青木香挥发油的化学成分分析及抗菌活性 . 武汉大学学报（理学版）,2005,51(6):757.

[10] 丘琴，崔兆杰，张国英，等 . 超临界 CO_2 流体萃取法和水蒸气蒸馏法提取青木香挥发油化学成分的研究 . 山东大学学报（理学版）,2005,40(1):103.

[11] 吴泽芳，熊朝敏 . 马兜铃与野百合果止咳、平喘、抗炎作用的比较研究 . 中药药理与临床 ,1989,5(4):34.

[12] 梁莉，罗少年，汤少明，等 . 马兜铃酸对兔耳增生性瘢痕组织的影响 . 实用医院临床杂志 ,2005,2(1):31.

[13] 高应斗 . 中华医学杂志 ,1956,42(10):9.

[14] 张敏，张艳霞，王桂丽 . 马兜铃对哮喘豚鼠肺组织及支气管肺泡灌洗液中细胞数的影响 . 黑龙江医学 ,2004,28(5):352.

[15] 朱颜 . 中药的药理与应用 . 北京：人民卫生出版社 ,1958:165.

[16] 植物马兜铃对小鼠的抗生育作用 . 国外医学情报 ,1980,(1):16.

[17] 李大元，黄宝山 . 马兜铃属植物的化学、药理和临床 . 国外医学·药学分册 ,1979,6(2):83.

[18] 祁太平 . 马兜铃总酸对小白鼠腹腔巨噬细胞吞噬能力影响的初步研究 . 铁道医学 ,1979:136.

[19] 邢邦华，陈力力，周龙强，等 . 马兜铃酸促癌实验研究 . 广西医学 ,1982,4(3): 118.

[20] 曹仁烈 . 中华皮肤科杂志 ,1957,5(4): 286.

[21] 元凤 . 马兜铃 . 安徽医学院学报 ,1977,2(6): 59.

[22] 陆华，马康目，孙皎，等 . Ames 试验与 MLA 试验检测两味含马兜铃酸中药的致突变性 . 癌变·畸变·突变 ,2007,19(6): 484.

[23] 王翀，包力，张宏伟 . 马兜铃酸对小鼠淋巴瘤细胞的致突变性 . 环境与健康杂志 ,2007,24(3): 164.

[24] 徐斌，常艳，陈灵 . 马兜铃酸诱导小鼠淋巴瘤细胞 tk 基因突变的研究 . 上海交通大学学报 ,2007,25(2): 99.

[25] 胡洁，陈灵 . 马兜铃酸诱导小鼠淋巴瘤细胞突变的机制 . 毒理学杂志 ,2007,21(2): 81.

[26] 李海山，陈新志，仲来福 . 马兜铃酸致 DNA 损伤的体外研究 . 毒理学杂志 ,2005,19(4): 290.

[27] 张海洲，Heather D BORMAN,Brian CMYHR. 马兜铃酸对培养的叙利亚仓鼠胚胎细胞形态学转化的影响 . 中国药理学与毒理学杂志 ,2004,18(2): 133.

[28] 李彪，李晓玫，张翠英，等 . 马兜铃酸 I 及马兜铃内酰胺 I 对肾小管上皮细胞损伤的差异 . 北京大学学报（医学版）,2004,36(1): 36.

[29] 徐亚吉，冯志强，朱敏侠，等 . 马兜铃酸 I 诱导人肾小管上皮细胞转分化机制的初步探讨 . 泸州医学院学报 ,2008,31(4): 366.

[30] 唐功耀，田雪飞，谌贻璞 . 马兜铃酸对人肾细胞作用的实验研究 . 中华肾脏病杂志 ,2002,18(4): 266.

[31] 李文萱，黄俊彦，孟冬梅，等 . 马兜铃酸对肾小管上皮细胞氧化应激

效应的作用. 山东医药,2011,51(25): 98.

[32] 许勇芝,陈丽萍,刘华锋,等. 马兜铃酸致肾小管上皮细胞损伤中 p53 和 caspase-3 活性的变化. 第四军医大学学报,2009,30(15): 1398.

[33] 王梓华,黄云剑. 马兜铃酸对人肾小管上皮细胞损伤的体外实验研究. 第三军医大学学报,2009,31(23): 2302.

[34] 孙骅,刘志红,王生余. 马兜铃酸诱导肾小管上皮细胞损伤中 Ngal 和 Kmi-1 的变化及其意义. 肾脏病与透析肾移植杂志,2007,16(4): 340.

[35] 李恒,刘志红,崔敏,等. 马兜铃酸 I 对大鼠肾血流动力学的影响. 肾脏病与透析肾移植杂志,2002,11(5): 442.

[36] 刘志红,李瑛,裘奇,等. 马兜铃酸 I 致大鼠急性肾损伤的远期效应及其致肿瘤作用. 肾脏病与透析肾移植杂志,2003,12(4): 318.

[37] 高瑞通,郑法雷,刘彦信,等. 马兜铃酸 I 诱导的 LLC-PK1 细胞凋亡及其意义. 中华肾脏病杂志,1999,15(3): 162.

[38] 李瑛,刘志红,郭啸华,等. 马兜铃酸 I 致肾小管上皮细胞 DNA 损伤的逆转性实验. 肾脏病与透析肾移植杂志,2005,14(2): 101.

[39] 王会玲,张金元,周巍,等. 马兜铃酸致肾小管上皮细胞损害及释放内皮素与血管紧张素的实验研究. 中国中西医结合肾病杂志,2004,5(9): 501.

[40] 李恒,刘志红,陈惠萍,等. 马兜铃酸 I 对肾小管上皮细胞超微结构的影响. 肾脏病与透析肾移植杂志,2001,10(3): 242.

[41] 董晓凯,张中文,彭晓兰,等. 马兜铃酸 I 致小鼠肾脏损伤的研究. 畜牧兽医学报,2011,42(4): 572.

[42] 文晓彦,郑法雷,高瑞通,等. 马兜铃酸 I 诱导人肾小管上皮细胞转分化的作用及机制. 肾脏病与透析肾移植杂志,2000,9(3): 206.

[43] 梁世凯,许菲菲. 马兜铃酸对人肾小管上皮细胞细胞周期影响的实验研究. 中国中西医结合肾病杂志,2011,12(11): 979.

[44] 郑法雷,文晓彦,李雪梅,等. 单个核细胞趋化蛋白 -1 和马兜铃酸 I 在诱导人类肾小管上皮细胞转分化中的协同作用. 中华内科杂志,2000,39(12): 831.

[45] 梁世凯,许菲菲,苏震. 马兜铃酸对人肾小管细胞分泌性磷脂酶 A_2 的影响. 中国中西医结合肾病杂志,2007,8(8): 458.

[46] 石红,冯江敏,邓婧宜. 马兜铃酸对人脐静脉血管内皮细胞凋亡的影响. 中国现代医学杂志,2011,21(8): 951.

[47] 彭晓兰,董晓凯,廖芳芳,等. 马兜铃酸 I 诱导肾小管上皮细胞凋亡的检测. 中国畜牧兽医,2011,38(11): 61.

[48] 王云满,王亚南,王浩,等. 马兜铃酸对体外培养大鼠近端肾小管上皮细胞的损伤作用. 上海中医药大学学报,2010,24(6): 70.

[49] 彭文,王亚南,王云满,等. 马兜铃酸促进肾小管上皮细胞转分化的发生及温阳活血方干预作用研究. 中国中西医结合肾病杂志,2010,11(11): 961.

[50] 陈素贤,万义增,杨悦,等. 马兜铃酸对肾小管上皮细胞 UII、GPR14 mRNA 表达的影响. 山东医药,2012,52(22): 36.

[51] 西月,陈素贤,李才,等. 马兜铃酸作用下大鼠肾小管上皮细胞尾加压素 II 含量的变化. 疑难病杂志,2008,7(10): 591.

[52] 徐晓月,张陆勇,江振洲. 马兜铃酸 Ñ 肾毒性的实验研究. 中国生化药物杂志,2006,27(6): 336.

[53] 戚新明,肖瑛,蔡燕,等. 马兜铃酸 (AA) I 毒性作用机制的初步探讨. 毒理学杂志,2005,13(3): 266.

[54] 薄玉红,毕增棋,何祖根,等. 中药马兜铃引起的大鼠非坏死性急性肾小管损伤和细胞凋亡初步研究. 中华肾脏病杂志,1997,13(5): 307.

[55] 张晓明,郑法雷,段琳,等. 慢性马兜铃酸肾病大鼠肾小管上皮细胞转分化及其机制的初步研究. 中国中西医结合肾病杂志,2001,2: 126.

[56] 左巍,冯江敏,王继红,等. 中药马兜铃对实验性大鼠肾损害的研究. 辽宁中医杂志,2003,13(12): 1027.

[57] 朱少铭,杨道华,刘久波. 马兜铃属中药所致大鼠急性中毒性间质性肾炎的研究. 郧阳医学院学报,2002,21(2): 77.

[58] 王会玲,张金元. 马兜铃酸致大鼠肾小管损伤及对肾组织骨形态发生蛋白 7 mRNA 表达的影响. 中西医结合学报,2008,6(5): 502.

[59] 余晓霞,李胜,陶静莉,等. 不同浓度马兜铃酸对肾小管上皮细胞的毒性作用以及骨形成蛋白 -7 的抗凋亡作用. 广东医学,2011,32(7): 821.

[60] 王沙西,左巍,冯江敏,等. 马兜铃致大鼠马兜铃酸肾病的病理实验研究. 中医药学刊,2003,21(7): 1084.

[61] 高艳丽,谌贻璞,董鸿瑞,等. 慢性马兜铃酸肾病肾间质纤维化发病机制的初步探讨. 中华肾脏病杂志,2005,21(1): 31.

[62] 张良,李霁,江振洲,等. 马兜铃酸 I 和马兜铃内酰胺 I 对大鼠肾小管损伤机制及其对肾脏水通道蛋白 1 表达的影响. 中药新药与临床药理,2011,22(4): 359.

[63] 王树祥,马洪波,路群,等. 慢性马兜铃酸肾病与恶性肿瘤关系的研究. 山东医药,2009,49(33): 73.

[64] 周仕亮. 马兜铃胶囊治疗高血压病 50 例疗效观察. 河南中医,2003,23(5): 24.

[65] 金平. 利肺止咳汤治疗外感久咳 80 例. 中国中医急症,2002,1(5): 408.

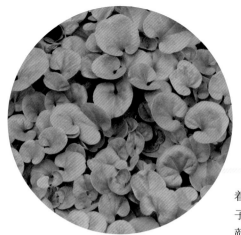

Ma ti jin

马蹄金

Dichondrae Herba
[英] Creeping Dichondra Herb

【别名】黄疸草、肉馄饨草、黄胆草、小金钱草、螺丕草、小马蹄草、荷包草、九连环、小碗碗草。

【来源】为旋花科植物马蹄金 Dichondra repens Forst. 的全草。

【植物形态】匍匐小草本。茎细长，被灰色短柔毛，节上生根。单叶互生；叶片肾形至圆形，直径 0.4 ~ 2.5cm，先端宽圆形或微缺，基部阔心形，叶面微被毛，背面被贴生短柔毛，全缘。花单生于叶腋，花柄短于叶柄，丝状；萼片 5，倒卵状长圆形至匙形，背面及边缘被毛；花冠钟状，黄色，深 5 裂，裂片长圆状披针形，无毛；雄蕊 5，着生于花冠裂片间弯缺处，花丝等长；子房被疏柔毛，2 室，花柱 2，柱头头状。蒴果近球形，小，膜质。种子 1 ~ 2 颗，黄色至褐色，无毛。

【分布】广西主要分布于梧州、金秀、全州、罗城、靖西、龙州。

【采集加工】全年随时可采。鲜用或洗净晒干。

【药材性状】全草缠绕成团。茎被灰色短柔毛，质脆，易折断，断面中有小孔。叶多皱缩，完整者展平后圆形或肾形，直径 0.4 ~ 2cm，基部心形，上面微被毛，下面具短柔毛，全缘；质脆易碎。偶见灰棕色近圆球形果实，直径约 2mm。种子 1 ~ 2，黄色或褐色。气微，味辛。

【品质评价】以叶多、色青绿者为佳。

【化学成分】本品含有委陵菜酸（tormentic acid）、尿嘧啶（uracil）、茵芋苷（skimmin）、甘油（glycerin）、N-（-N-苯甲酰基 -L- 苯丙氨酰基）-O- 乙酰基 -L- 苯丙氨醇 [N-（N-benzoyl-L-phenylalanyl）-O-actyl-L-phenylalanol][1]。尚含有 β- 谷甾醇（β-sitosterol）、香荚兰醛（vanillin）、正三十八烷（n-octatriacontane）、麦芽酚（maltol）、乌苏酸（ursolic acid）、东莨菪素（scopoletin）、伞形花内酯（umbelliferone）[2]。还含有（2R,3R）-2,3- 二羟基 -2-甲基 - γ -丁内酯 [（2R,3R）-

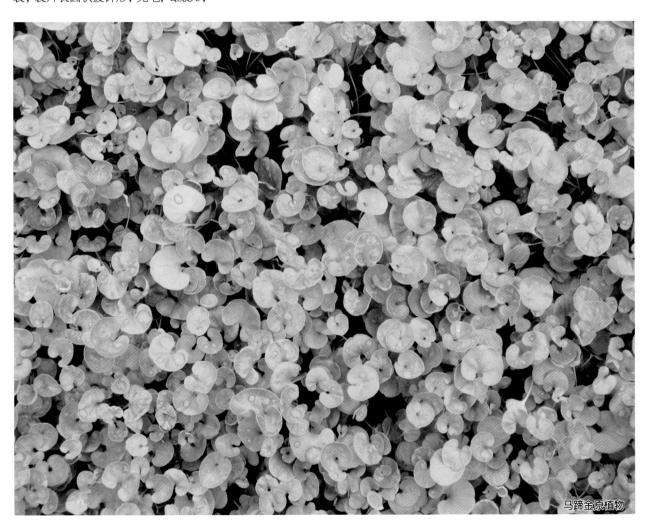

马蹄金原植物

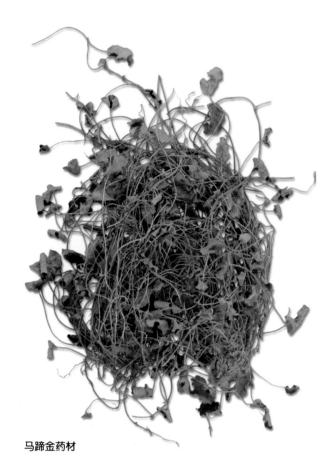

马蹄金药材

2,3-dihydroxy-2-methyl-γ-butyrolactone]、3,5-二羟基-γ-戊内酯（3,5-dihydroxy-γ-valerolactone）、（2S,3R）-1,2,3,4-四羟基-2-甲基丁烷[（2S,3R）-1,2,3,4-tetrahydroxy-2-methylbutane]、（3R）-2-羟甲基-1,2,3,4-四羟基丁烷[（3R）-2-dihydroxymethyl-1,2,3,4-tetrahydroxybutane] 和甘油三乙酸酯（glycerol triacetate）[3]。

挥发油（volatile oils）类成分主要有 2-戊基呋喃（2-pentylfuran）、柠檬烯（limonene）、反式-β-罗勒烯（terpinolene）、反式-罗勒烯（trans-ocimene）、异松油烯（terpinolene）、伽罗木醇（linalool）、反式-松油醇（trans-pinocarveol）、p-vinylanisole、（+）-α-松油醇[（+）-α-terpineol]、香桃木醇（myrtenol）、反式-牦牛儿醇（trans-geraniol）、α-橙花醛（α-citral）、α-荜澄茄油烯（α-cubebene）、cyclo-isosativene、古巴烯（copaene）、trans-β-damascenone、β-榄烯（β-elemene）、顺式-石竹烯（cis-caryophyllene）、反式-石竹烯（trans-caryophyllene）、5-表-马兜铃酸（5-epi-aristolochene）、β-蛇床烯（β-selinene）、异杜香烯（iso-ledine）、艾里莫芬烯（eremophilene）、β-恰米烯（β-chamigrene）、桧烯（sabinene）、δ-杜松烯（δ-cadinene）、α-白菖考烯（α-calacorene）、d-苦橙油醇（d-nerolidol）、2-十四烷酮（2-tetradecanone）、匙叶桉油烯醇（spathulenol）、氧化丁香烯（caryophylleneoxide）、十七烷（heptadecane）、6,10,14-三甲基-2-十五烷酮（6,10,14-trimethyl-2-pentadecanone）、十四烷醛（tetradecanal）、正-十六碳烯酸（n-hexadecanoic acid）[4]。

【药理作用】

1. 抗炎　马蹄金石油醚提取物对二甲苯、新鲜蛋清致炎，灌胃给药，每天1次，连续3天，有抗炎作用[5]。乙醇提取物，正丁醇萃取得到稠状浸膏，也有抗炎作用[6]。

2. 镇痛　马蹄金石油醚提取物，灌胃给药，每天1次，连续3天，能延长热板导致小鼠舔后足时间并减少乙酸所致的小鼠扭体次数，有镇痛作用[5]。马蹄金乙醇提取物，也有镇痛作用[6]。

3. 抑菌　马蹄金乙醇提取物，对金黄色葡萄球菌、乙型溶血性链球菌等革兰阳性致病球菌的抗菌作用较强；而对大肠杆菌、伤寒杆菌、变形杆菌、产气杆菌等革兰阴性杆菌作用较弱[6]。

【临床研究】

1. 乙型肝炎　自拟"乙肝散"治疗：马蹄金50g，茵陈50g，田基黄50g，白花蛇舌草75g，蒲地蜈蚣50g，虎杖75g。将上药烘干研末，每次取20g加白糖冲开水1次服，1日3次，连服6天为1个疗程，一般服2～3个疗程见效。结果：治疗320例患者，临床治愈236例，占73.75%；好转68例，占21.25%；未愈16例，占5%；总有效率达95%[7]。

2. 慢性乙型肝炎肝纤维化　治疗组服金马肝泰（由马蹄金、铁包金、丹参、粉防己、赤芍等7味中药加工精制成冲剂）15g，开水冲服，每天3次，疗程3个月。对照组服复肝康冲剂（卫药准字1993Z29号）10g，每天3次，服法及疗程同治疗组。两组基础治疗均服维生素B、维生素C、维生素E，静脉滴注肝安液或服肝安干糖浆。结果：治疗组临床显效率54%，总有效率86%，并在肝功能指标sALT、白蛋白/球蛋白、胆红素、球蛋白的改善诸方面均显著优于对照组（P<0.05）。治疗组门静脉管径缩小率60.7%，脾静脉管径缩小52.6%。治疗组治疗前测定血清hPcⅢ和HA值均高于正常值，其中慢性迁延性肝炎轻度升高，慢性活动性肝炎显著升高；治疗后慢性迁延性肝炎hPcⅢ和HA值基本复常，慢性活动性肝炎也显著下降，治疗前后比较差异显著（P<0.05）[8]。

3. 肾输尿管结石　自拟苗药排石汤治疗：马蹄金40～60g，金钱草30g，磁石（先煎）15g，凤尾草15g，海金沙（包煎）20g，鸡内金15g，滑石（包煎）20g，石韦12g，瞿麦10g，木通10g，丹参10g，生地15g，甘草6g。加减：肾绞痛剧烈加乳香、没药、延胡索；腰痛加川断、杜仲；小腹痛加乌药、郁金、玄胡；尿热加金银花、蒲公英；尿痛加乌药、延胡索；尿血加三七、小蓟；阴虚加麦冬、玄参；气虚加黄芪、党参、鹿角胶。用法：每日1剂，文火煎3次，每次取400ml，共1200ml，并每日饮水1000ml以上。黄体酮20～40mg，肌注，每日1次，疗程为1～2周。结果：服药后15天内治愈5例，30天内治愈7例，45天内治愈8例，60天内治愈9例；有效11例，无效5例，总有效率88.9%[9]。

【性味归经】味苦、辛，性凉。归肝、膀胱经。

【功效主治】清热，利湿，解毒。主治黄疸，疟疾，砂淋，白浊，水肿，疔疮肿毒，跌打损伤，毒蛇咬伤。

【用法用量】内服：煎汤，6～15g，鲜品30～60g。外用：适量，捣敷。

【使用注意】脾胃虚寒者慎服。

【经验方】

1. 小儿乳蛾　鲜黄疸草捣烂，浸米泔水中约1h，取浓汁频频含漱。（《闽东本草》）

2. 眼中生疔　肉馄饨草（连根、叶）和酒酿糟捣汁饮。（《眼科要览》）

3. 乳痈　鲜马蹄金捣烂外敷。（《上海常用中草药》）

4. 跌打损伤　鲜黄疸草15g，生姜2片，共捣烂擦伤处；并以鲜黄疸草60g，黄酒、开水各120g，炖服。（《闽东本草》）

5. 全身水肿（肾炎）　鲜马蹄金捣敷脐上，每日1次，7天为1个疗程，或15~30g煎服。（《上海常用中草药》）

6. 伤风感冒　马蹄金15~30g。煎服。（《上海常用中草药》）

7. 中暑腹痛　鲜马蹄金60g。捣汁，冲酒或开水服。（《福建中草药》）

8. 小儿腹胀　鲜黄疸草30g，冰糖9g，开水适量冲炖服；渣捣敷脐中。（《闽东本草》）

9. 黄疸　荷包草、螺蛳三合。同捣汁澄清，煨热服。（《周益生家宝方》）

10. 尿血　鲜马蹄金30~60g，冰糖15g。水炖服。（《福建中草药》）

11. 膀胱结石及胆结石　小金钱草、满天星、大金钱草、蒲公英。共煎服。（《四川中药志》）

12. 痢疾　鲜螺丕草两三握；洗净后，捣烂并绞汁，加冰糖30g，炖半小时，饭前分两次服。（《福建民间草药》）

【参考文献】

[1] 刘玉明，梁光义，徐必学.苗族药马蹄金化学成分的研究.天然产物研究与开发,2003,15(1):15.

[2] 刘玉明，梁光义，张建新，等.马蹄金化学成分的研究.中国药学杂志,2002,37(8):577.

[3] 梁光义，刘玉明，曹佩雪，等.民族药马蹄金中多羟基化合物的研究.中南药学,2003,1(2):105.

[4] 梁光义，贺祝英，周欣，等.民族药马蹄金挥发油的研究.贵阳中医学院学报,2002,24(1):45.

[5] 曾万玲，曲丽莎，谢达莎，等.马蹄金石油醚提取物的抗炎镇痛作用.四川中医,2005,23(8):24.

[6] 曲莉莎，曾万玲，谢达莎，等.马蹄金提取物镇痛、抗炎及抑菌作用的实验研究.中国中药杂志,2003,28(4):374.

[7] 彭继铁，周德忠.苗族药"乙肝散"治疗乙型肝炎320例小结.中国民族民间医药杂志,1999,(39):207.

[8] 刘三都，王吉超，舒德云，等.金马肝泰治疗慢性乙型肝炎肝纤维化的临床研究.世界中西医结合大会论文摘要集,1997:200.

[9] 洪东升.自拟苗药排石汤配合黄体酮治疗肾输尿管结石.中国民族民间医药杂志,2004,(1):23.

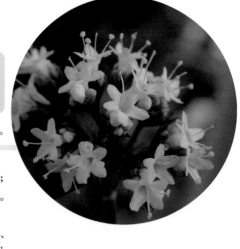

Ma ti xiang
马蹄香

Valerianae Jatamansi Radix et Rhizoma
[英] Jatamansi Valeriana Root and Rhizome

【别名】蜘蛛香、大救驾、老君须、心叶缬草、养心莲、养血莲、臭药、乌参。

【来源】为败酱科植物蜘蛛香 *Valeriana jatamansi* Jones 的根及根茎。

【植物形态】草本。根茎粗厚，块柱状，节密，有浓烈香味；茎 1 至数株丛生。基生叶发达，叶片心状圆形至卵状心形，长 2 ~ 9cm，宽 3 ~ 8cm，边缘具疏浅波齿，被短毛或有时无毛；茎生叶不发达，每茎 2 对，有时 3 对，下部的心状圆形，近无柄，上部的常羽裂，无柄。花序为顶生的聚伞花序，苞片和小苞片长钻形，中肋明显，最上部的小苞片常与果实等长。花白色或微红色，杂性；雌花小，不育花药着生在极短的花丝上，位于花冠喉部；雌蕊伸长于花冠之外，柱头深 3 裂；两性花较大，雌、雄蕊与花冠等长。瘦果长卵形，两面被毛。

【分布】广西主要分布于桂林、德保、那坡、凌云、乐业、田林、隆林、南丹。

【采集加工】秋季采挖。除去茎叶、须根及泥沙，晒干。

【药材性状】干燥根茎结节状，圆形或扁圆形，微弯曲，不分叉，长 3 ~ 5cm，直径 0.5 ~ 1.5cm，棕褐色或茶褐色。表面有较稠密的环形突起，不甚规则，底面有多数须根痕。芦头平截，可见茎、叶残基。质坚实，断面黄褐色。有缬草样特异香气。

【品质评价】以粗壮、坚实、黄色者为佳。

【化学成分】根和根茎含挥发性成分，主要有 α - 蒎烯（α -pinene）、柠檬烯（limonene）、1,8- 桉叶素（1,8-cineole）、对 - 聚伞花素（*p*-cymene）、乙酸龙脑酯（borneyl acetate）、龙脑（borneol）、橙花叔醇（nerolidol）、马榄醇（maaliol）[1]。异 戊 酸（*iso*-pentanoic acid ）、3- 甲基戊酸（3-methy-l-pentanoic acid ）、

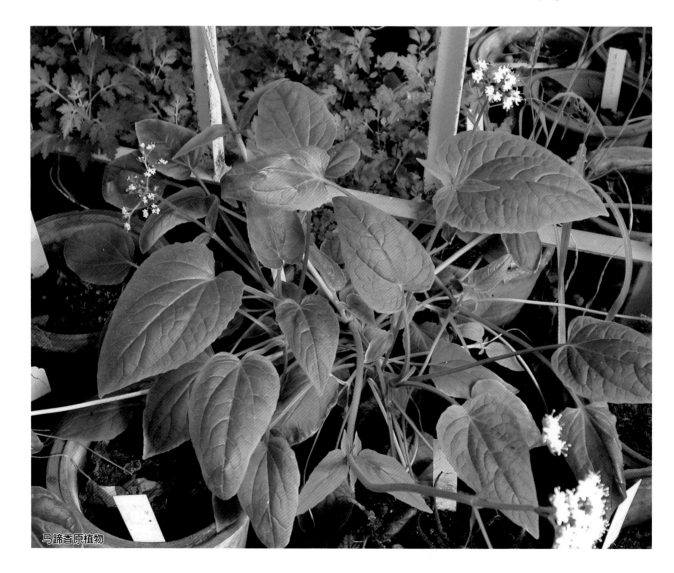

马蹄香原植物

广藿香醇（patchouli alcohol）、1, 2- 二去氢香木兰烷（1, 2-didehydro aromabendrane）、δ - 愈创木烯（δ -guaiene）、1,10-二氢奴卡酮（1, 10-dihydronootkatone）、（－）长蠕吉马烯[（－）isobicyclogerm acrenal]、β - 石竹烯（β -caryophyllene）、γ - 石竹烯（γ -caryophyllene）、1, 2- 二甲基多氢萘（1,2-dimethyl-decahydro naphthalene）、2, 3- 二甲基多氢萘（2,3-dimethyl-decahydro naphthalene）、2, 6- 二甲基多氢萘（2,6-dimethyl-decahydro naphthalene）、1, 6- 二甲基多氢萘（1,6-dimethyl-decahydro naphthalene）、1, 5- 二甲基多氢萘（1,5-dimethyl-decahydro naphthalene）、1- 乙酰基 -2, 3- 二氢 -5- 硝基 -1H- 吲哚（1-acetyl-2, 3-dihydro-5-nitro-1H-indole）[2]。

根茎中还含有 4- 甲氧基 -8- 戊基 -1- 萘酸（4-methoxy-8-penty-1-naphthoic acid）、二十烷酸甲酯（methyl eicosancate）、乙酰缬草三酯（acetvaltrate）、二氢异缬草三酯（dihydrovaltrate）、异戊酰氧基羟基二氢异缬草三酯（isovaleroxy hydroxy dihydrovaltrata）[3]。又含有 rupesin B、氯化缬草醚酯（chlorovaltrate）、volvaltrates B、1,5- 二羟基 -3,8- 环氧氯化缬草素 A（1,5-dihydroxy-3,8-epoxy valechlorine A）[4]。

根中含缬草醚酯（valtrate，即 valepotriata）、乙酰缬草醚酯（acevaltrate）[5]。尚含绿原酸（chlorogenic acid）和咖啡酸（caffeic acid）[6]、valeriotriates A and B[7]、IVHD-valtrate、valerosidate、缬草醛（baldrinal）、胡萝卜苷（daucosterol）和 β -谷甾醇（β -sitosterol）[8]。又含（3S,4R,5S,7S,8S,9S）-3,8-epoxy-7-hydroxy-4,8-dimethylperhydrocyclopenta [C]pyran、（3S,4S,5S,7S,8S,9S）-3,8-ethoxy-7-hydroxy-4,8-dimethylperhydrocyclopenta[C] pyran、4- β -hydroxy-8- β -methoxy-10- methylene-2,9-dioxatricyclo [4.3.1.03,7]decan、6-hydroxy-7-（hydroxymethyl）-4-methylene-hexahydrocyclopenta[C]pyran-1-（3H）-one、长匙甘松 A（jatamansi A）、长匙甘松 G（jatamansi G）、8- 羟基松脂醇（8-hydroxypin-oresinol）、2,5-di（4-hydroxy- 3-methoxy phenyl）-1,4-dioxan、prinsepoil、（+）-2-（3, 4-dimethoxyphenyl）-6-（3,4-dihydroxyphenyl）-2,7-[dioxabicyclo（3,3,0）octane）、pinoresinol monomethyl ether、prinsepoil、（－）-massoniresinol、cinnamolide、valerananoid A、valerananoid C 和 volvatrate A[9]。还含矿质元素锌（Zn）、钙（Ca）、镁（Mg）、磷（P）、铁（Fe）、锰（Mn）、钴（Co）、铜（Cu）等[10,11]。

【药理作用】

1. 免疫调节　马蹄香含药血清能够增强小鼠脾淋巴细胞转化能力，提高腹腔巨噬细胞能量代谢水平和吞噬能力，具有一定的免疫增强作用[12]。

2. 镇痛、促进肠蠕动　马蹄香对醋酸及热板致小鼠疼痛有镇痛作用，可促进小鼠肠蠕动[13]。

3. 毒性反应　马蹄香 5g/kg、7.5g/kg、10g/kg 给小鼠灌胃，短时间内出现活动减少而后趋于正常，病理学检测未发现小鼠组织或脏器有异常改变，半数致死量（LD$_{50}$）大于 10g/kg。以 4g/kg、1g/kg、0.2g/kg 剂量的马蹄香给大鼠灌胃，连续给药 14 天，各剂量组大鼠体重、脏器系数、血常规指标、血生化指标及组织病理变化与对照组比较均无统计学意义[14]。

【临床研究】

1. 轮状病毒肠炎　①观察组 50 例，给口服复方马蹄香颗粒（组成：马蹄香 1458g，苍术 333g，细辛 208g，艾叶 208g，白豆蔻 292g，芡实 333g，泽泻 333g，生姜 250g，小枣 333g，经蒸馏提取挥发油。将煎汁浓缩，加赋型剂制成颗粒剂，烘干，加入挥发油，自然干燥，制得 1000g，分装成每袋 6g，每克含生药 3.75g，每次 0.6g/kg，每天 2 次，适量开水冲服，疗程 3 天。对照组 50 例，服用蒙脱石（商品名必奇，海南先声药业有限公司生产）6 ~ 11 个月，每次 1g，每天 3 次；服用 12 ~ 24 个月，每次 1.5g，每天 3 次；服用双歧杆菌（商品名金双歧、内蒙古双奇药业股份有限公司生产），6 ~ 24 个月每次 0.5g，每天 3 次，疗程 3 天。结果：观察组显效、有效、无效分别为 27 例、22 例、1 例，总有效率 98%；对照组依次分别为 8 例、34 例、8 例，总有效率 84%，两组比较有显著性差异（χ^2=5.98，P<0.05）[15]。② 34 例患者服用马蹄香散剂：≤ 1 岁，每次 1.5g；>1 岁，每次 3g，每 6h 口服 1 次。同时加用复合维生素 B 及消化散口服，有脱水及电解质紊乱者均按常规给予口服或静脉补液。结果：48h 止泻率 61.7%（21/34）；72h 止泻率 94.1%（32/34），治疗效果显著[16]。

2. 非轮状病毒肠炎　治疗组 90 例，口服马蹄香药液（每毫升含生药 1g）。1 岁以内每次 5ml，1 ~ 2 岁 10ml，每 6h 1 次。脱水者可根据脱水程度、性质，口服 ORS 液或静脉补液。不再使用其他药物。对照组 31 例，按常规剂量使用庆大霉素或磺胺甲基异噁唑。脱水者补液同治疗组。结果：马蹄香治疗非轮状病毒肠炎的止泻效果在 72h、96h 均明显优于对照组（P<0.01），退热效果也优于对照组（P<0.05），说明马蹄香不仅对轮状病毒肠炎，而且对非轮状病毒肠炎均有较好的疗效[17]。

【性味归经】味辛、微苦，性温。归脾、胃、肝经。

【功效主治】理气和中，散寒除湿，活血消肿。主治脘腹胀痛，呕吐泄泻，饮食积滞，小儿疳积，流感，风寒湿痹，脚气水肿，月经不调，关节痛，跌打损伤，疮疖。

【用法用量】内服：煎汤，3 ~ 9g。外用：适量，磨汁涂。

【使用注意】孕妇及月经过多者慎用。

【经验方】

1. 毒疮　蜘蛛香磨醋外搽；或煨酒服。（《贵州草药》）

2. 感冒　蜘蛛香 15g，生姜 3g。煨水服。（《贵州草药》）

3. 霍乱上吐下泻　蜘蛛香 15g。煨水服。（《贵州草药》）

4. 脘腹胀痛　蜘蛛香、珠宝香各等份。研末，每次 0.9 ~ 1.5g，吞服。（《四川中药志》1982 年）

5. 失眠、心悸　蜘蛛香 9g，瓜子金 9g，夜交藤 30g，松针 30g。水煎服。（《四川中药志》）

6. 风湿痹痛　蜘蛛香 12g，豨莶草 12g，五加皮 12g，香樟根 12g。水煎服。（《四川中药志》）

【参考文献】

[1] 王宗玉，钮芳娣．马蹄香精油的化学成分研究．云南植物研究,1980, 2(1): 58.

[2] 王海来，万新，闫兴丽，等．蜘蛛香 SFE-CO₂ 萃取物与水蒸气蒸馏所得挥发油的 GC-MS 对比分析．中国中药杂志,2007,32(24): 2667.

[3] Pande A, Uniyal GC, Shukla YN. Determination of chemical constituents of Valeriana wallichii by reverse phase HPLC. Indian Journal of Pharmaceutical Sciences, 1994, 56(2): 56.

[4] 许婧，刘翠周，桂丽萍，等．蜘蛛香的化学成分研究．药物评价研究, 2010,33(2): 132.

[5] 张人伟，吴华欣，李勤华．马蹄香环烯醚萜类成分的分离鉴定．云南植物研究,1986,8(1): 107.

[6] Rashid MH, Begum S, Malik MN. Chemical investigations on the roots of Valeriana wallichii. Pakistan Journal of Forestry, 1973, 22(4): 439.

[7] 陈业高，于丽丽，吕瑜平，等．马蹄香中的新环烯醚萜酯．有机化学, 2005,25(增刊): 53.

[8] 陈业高，于丽丽，张燕．马蹄香化学成分的分离与鉴定．云南化工, 2005,32(5): 13.

[9] 李元旦，李蓉涛，李海舟．蜘蛛香的化学成分研究．云南中医中药杂志,

[10] 张虹，白红丽，郭俊明，等．马蹄香微量元素的分析研究．云南民族大学学报（自然科学版）,2010,19(2): 135.

[11] 秦云，张蒙，张杨芹，等．彝药马蹄香（根）中微量元素的测定．微量元素与健康研究,2010,27(6): 20.

[12] 马丽娟，李鹏，宋宇，等．马蹄香含药血清对小鼠脾淋巴细胞和腹腔巨噬细胞的影响．安徽农业科学,2010,38(29): 16230.

[13] 马丽娟，李鹏，宋宇，等．马蹄香镇痛作用的研究及对肠蠕动的影响．中国畜牧兽医,2010,37(7): 47.

[14] 孙远，付玉，刘冰，等．马蹄香对小鼠的急性毒性及对大鼠的亚急性毒性观察．中国生物制品学杂志,2011,24(11): 1290.

[15] 李凡，解建平，杜曾庆．复方马蹄香颗粒治疗婴幼儿轮状病毒肠炎临床观察．中国中西医结合杂志,2005,25(8): 762.

[16] 谢学礼，苏庆华，杜百年，等．马蹄香散剂治疗婴幼儿轮状病毒性肠炎的临床观察（摘要）．临床儿科杂志,1988,6(4): 240-241.

[17] 魏群德，杜百年，谢学礼，等．马蹄香治疗非轮状病毒肠炎的疗效观察．实用医学杂志,1992,8(4): 3-4.

2011,32(6): 80.

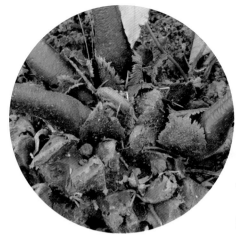

Ma ti jue

马蹄蕨

Ma ti jue

Angiopteridis Fokiensis Rhizoma
[英]Fokien Angiopteris Rhizome

【别名】马蹄香、马蹄莲、马蹄风、马蹄附子、观音莲。

【来源】为莲座蕨科植物福建观音座莲 Angiopteris fokiensis Hieron 的根茎。

【植物形态】大型陆生蕨类。根状茎直立，块状，叶柄粗壮，肉质而多汁，基部有肉质托叶状附属物，叶簇生，草质，宽卵形，长宽各 60cm 以上，二回羽状；羽片互生，狭长圆形，宽14～18cm；小羽片平展，上部的稍斜向上，中部小羽片长 7～10cm，宽1～1.8cm，披针形，先端渐尖头，基部近截形或近全缘，具短柄，下部的渐短缩；叶缘均有浅三角形锯齿。孢子囊群棕色，长圆形，通常由 8～10个孢子囊组成。

【分布】广西主要分布于马山、武鸣、陆川、阳朔。

【采集加工】全年均可采收。洗净，去须根，切片，晒干或鲜用。

【药材性状】根状茎呈块状，簇生，多数顶端有凹陷的叶基痕的残留叶柄，内面呈弓形，背面隆起，两侧具纸质的翅状物，表面灰褐色或棕褐色，有纵纹或不规则的纹理。质坚硬，难折断，断面黄白色。气芳香，味甜，微涩。

【品质评价】以个大、身干、表面褐色、质坚硬、断面黄白色者为佳。

【化学成分】本品含有 β - 谷甾醇（β - sitosterol）、二十烷酸（eicosane acid）、7β-hydroxysitosterol-3-O-β-D-glucoside、胡萝卜苷（daucosterol）、sitosteryl-6′-O-undecanoate-D-glucoside、紫萁内酯苷（osmundalin）和金色酰胺乙酸酯（aurantiamide acetate）[1]。

【药理作用】

抗氧化　马蹄蕨黄酮类成分有抗氧化活性，能清除 1,1- 二苯基 -2- 三硝基苯肼自由基和羟自由基，在一定范围内抗氧化活性与浓度呈正相关[2]。

【性味归经】味微苦，性凉。归肝、心经。

【功效主治】清热凉血，祛瘀止血，止痹痛，安神。主治跌打损伤，外伤出血，崩漏，乳痈，痄腮，痈肿疔疮，风湿痹痛，产后腹痛，心烦失眠，毒蛇咬伤。

【用法用量】内服：煎汤，10～30g；鲜品 30～60g，研末，每次 3g，每日9g。外用：适量，鲜品捣烂敷；或磨汁涂；或研末撒敷。

【使用注意】脾胃虚寒者慎用。

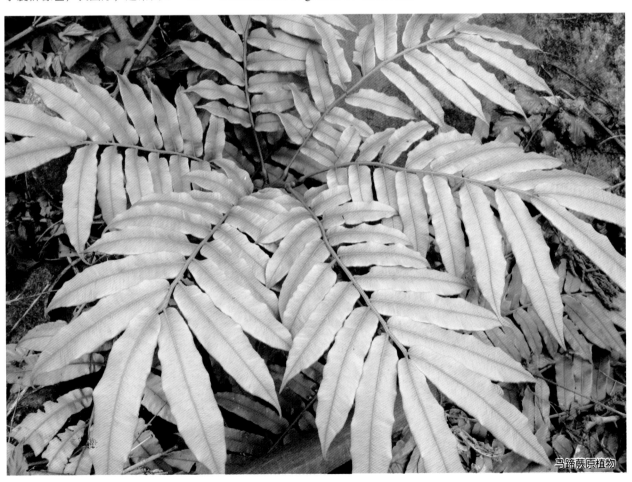

马蹄蕨原植物

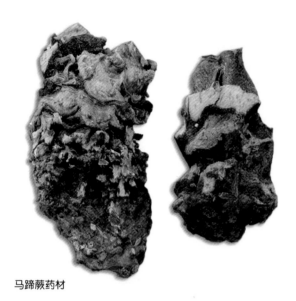

马蹄蕨药材

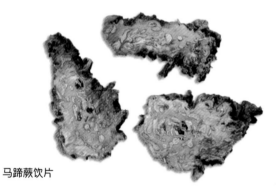

马蹄蕨饮片

【经验方】

1. 心烦不安　马蹄蕨9～15g。水煎，冲朱砂0.3～0.6g服。（《浙江药用植物志》）
2. 跌打内伤　马蹄蕨9～15g。酒磨服。（《浙江药用植物志》）
3. 风湿关节痛　鲜马蹄蕨30～60g，猪脚1个。水煎服。（《福建药物志》）

【参考文献】

[1] 文晓琼，胡颖，曾晓君，等. 福建观音座莲的化学成分研究. 时珍国医国药,2012, 23(1): 1.
[2] 江明珠，颜辉，闻燕. 马蹄蕨黄酮的纯化及抗氧化活性研究. 安徽农业科学,2011,39(26): 15922.

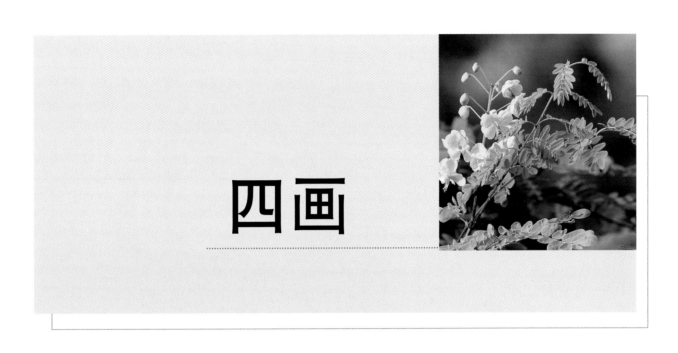

四画

Tian nan xing
天南星

Arisaematis Rhizoma
[英] Jackinthepulpit Tuber

【别名】半夏精、鬼南星、蛇六谷、野芋头、南星、山苞米、牛胆南星、山棒子。

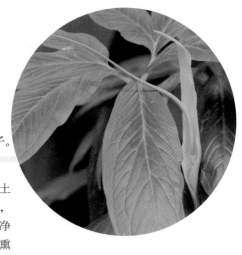

【来源】为天南星科植物天南星 Arisaema heterophyllum Bl. 的块茎。

【植物形态】草本。块茎近圆球形。叶常单一；叶柄上部鞘状，下部具膜质，鳞叶 2～3；叶片鸟足状分裂，裂片 11～19，线状长圆形或倒披针形，中裂片比两侧短小。花序柄从叶柄中部分出；佛焰苞管部绿白色，喉部截形，外线反卷，檐部卵状披针形，有时下弯呈盔状，淡绿色或淡黄色；肉穗花序袖与佛焰苞完全分离；肉穗花序两性或雄花序单性；两性花序，下部雌花序长约 2cm，花密，上部雄花序长约 3cm，花疏；雄花序单性；附属器伸出佛焰苞喉部后呈"之"字形上升。果序近圆锥形，浆果熟时红色，佛焰苞枯萎而果序裸露。种子黄红色。

【分布】广西主要分布于乐业、全州。

【采集加工】10 月挖出块茎。去掉泥土及茎、叶、须根，装入撞兜内撞搓，撞去表皮，倒出用水清洗，对未撞净的表皮再用竹刀刮净，最后用硫黄熏制，使之色白，晒干。本品有毒，加工操作时应戴手套、口罩或手上擦菜油，可预防皮肤发痒红肿。

【药材性状】块茎呈稍扁的圆球形，直径 1.5～4cm。表面类白色或淡棕色，较光滑，顶端有凹陷的茎痕，周围有一圈 1～3 列显著的根痕，周边偶有少数微突起的小侧芽，有时已磨平。

【品质评价】以个大、色白、粉性足者为佳。

【化学成分】本品含十八酸单甘酯（glycerolmonostearic acid）、β-谷甾醇（β-sitosterol）、胡萝卜苷（daucosterol）、琥珀酸（succinic acid）[1]。

【药理作用】

1. 抗肿瘤　天南星醇提物对体内移植的小鼠肉瘤株（S180）和小鼠肝癌细胞株（H22）有抑制肿瘤增殖作用。异叶天南星块茎蛇六谷能诱导小鼠细胞凋亡，提高死亡 / 增生比值，达到肿瘤消退或逆转作用[2,3]。

2. 抗惊厥　小鼠腹腔注射天南星水浸液（3g/kg）可拮抗士的宁、戊四唑和咖啡因引起的惊厥，但不能对抗电惊厥[4,5]。

3. 镇静　天南星 60% 乙醇提取物与戊巴比妥钠有协同抑制小鼠自主活动作用[6]。

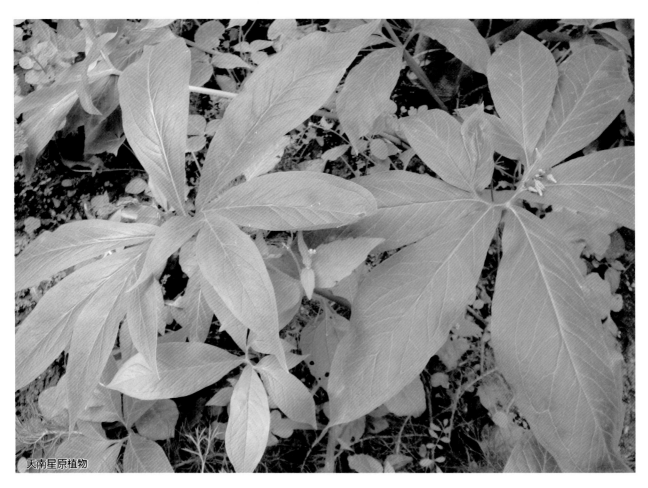

天南星原植物

4. 抗心律失常　天南星 60% 乙醇提取物能对抗乌头碱诱发的大鼠心律失常，既能延缓心律失常出现时间，又能缩短心律失常持续时间[6]。

5. 毒性反应　小鼠口服天南星提取物的半数致死量（LD_{50}）为 159.0g（生药）/kg。腹腔注射异叶天南星 50% 醇提取物 LD_{50} 为（41 ± 0.2）g/kg。天南星粉剂配制成 20% 混悬液对家兔眼结膜有刺激性[6]。

【临床研究】

1. 麦粒肿　用"天南星膏"（天南星、生地各等分共研细末蜜调即成）外敷同侧太阳穴，每天 1 次。结果：治疗 40 例，治愈 39 例，一般外敷 1 ～ 4 次则有效[7]。

2. 小儿流涎　天南星 100g，碾碎后用一干净容器盛装，白醋 25 ～ 50ml，慢慢倒入盛装天南星容器内，充分和匀，再将配制好的天南星装入一干净广口瓶内，瓶口拧紧备用，每日晨起取用蚕豆大小两团，分别敷于两涌泉穴，然后用约 3cm×3cm 胶布固定，穿好鞋袜，晚上睡觉前撕开胶布，去掉药物，每日 1 次，10 次为 1 个疗程。结果：10 例患儿经 1 ～ 3 个疗程治疗后，痊愈 6 例，显效 2 例，有效 1 例，无效 1 例[8]。

3. 疥疮　取生天南星 50g，陈醋 500ml。先将生天南星砸碎，加入陈醋瓶中，浸泡 1 周备用。治疗时先用温水清洗患部，然后根据患部大小将棉球蘸药液外搽。若患部有化脓感染者，用双氧水消毒，清洗后，再搽药水，2 次／天连用 3 ～ 10天。结果：治疗 100 例，痊愈 86 例[9]。

4. 解蛇毒　用生鲜或干天南星约 5g，磨食醋 10ml 搽患处及周围，搽涂范围越大效果越佳。每天 2 ～ 3 次，直至患处肿胀全部消失为止。在治疗中可结合西医对症治疗。结果：治疗 3 例蛇伤患者，均获痊愈[10]。

【性味归经】味苦、辛，性温；有毒。归肺、肝、脾经。

【功效主治】祛风止痉，化痰散结。主治中风痰壅，口眼㖞斜，半身不遂，手足麻痹，风痰眩晕，癫痫，惊风，破伤风，咳嗽多痰，痈肿，瘰疬，跌仆损伤，毒蛇咬伤。

【用法用量】内服：煎汤，3 ～ 9g，一般制后用；或入丸、散。外用：生品适量，研末以醋或酒调敷。

【使用注意】阴虚燥咳，热极、血虚动风者禁服，孕妇慎服。生天南星使用不当易致中毒。症状有口腔黏膜糜烂，甚至坏死脱落，唇、舌、咽喉麻木肿胀，运动失灵，味觉消失，大量流涎，声音嘶哑，言语不清，发热，头昏，心慌，四肢麻木，严重者可出现昏迷、惊厥、窒息、呼吸停止。

【经验方】

1. 头痛，偏正头风，痛攻眼目额角　天南星、川乌各等份；共研极细末，同莲须、葱白捣烂作饼。贴太阳穴。（《全国中药成药处方集》止痛膏）

2. 乳赤肿，欲作痈者　天南星为细米，生姜自然汁调涂，自散。（《百一选方》）

3. 瘰疬　南星、半夏等份为末，米醋或鸡子清调敷。（《潜斋简效方》）

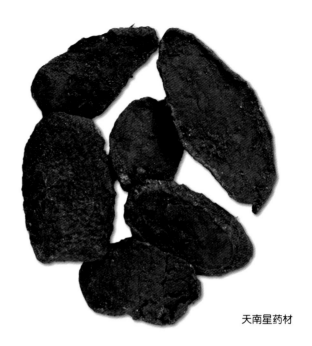

天南星药材

4. 瘿瘤　生南星末，醋调，或玉簪花根汁调敷之。（《外科证全书》）

5. 破伤风　①天南星、防风各一两。上二味，捣罗为末。先用童子小便洗疮口，后以此药末酒调贴之。（《圣济总录》夺命散）②南星、防风、白芷、天麻、羌活、白附子各等份。上为末，每服二钱，热酒调服。更敷伤处。若牙关紧急，腰背反张者，每服三钱，用热童便调服，虽内有瘀血亦愈。至于昏死心腹尚温者，连进二服，亦可保全。若主治犬咬伤，更用漱口水洗净，搽伤处，亦效。（《外科正宗》玉真散）

6. 头风痛　天南星（牛胆内者）、白附子（炮）各一两，石膏三两（碎，研），犀牛屑一分，甘草（炙）半两，丹砂（研）一两，龙脑（研）一分。上药除外者，捣罗为末，次入研者和匀，以生鸡苏茎叶捣取汁，和蜜炼熟为丸，如鸡头子大。每服一丸，食后、临卧茶清嚼下。（《圣济总录》天南星丸）

7. 伤寒头痛　天南星（末）二两、石膏（末）一两（水飞过）。上二味，填牛胆中，用薄荷包，更用荷叶外包，于风道中挂。以清明节候入龙脑少许，滴雪水为丸，如鸡头子大。每服一丸，嚼烂，薄荷汤送下。（《圣济总录》天南星丸）

8. 痰湿臂痛，右边者　天南星、苍术等份，生姜三片。水煎服。（《摘玄方》）

9. 寒痰咳嗽，脉沉，面色焦黑，小便急痛，足寒而逆，心多恐怖　南星（洗）、半夏（洗）各一两，官桂一两（去粗皮）。上为细末，蒸饼为丸桐子大，每服三五十丸，生姜汤下，食后。（《洁古家珍》姜桂丸）

10. 气痰咳嗽，脉涩，面白，气上喘促，洒淅寒热，悲愁不乐　南星（汤洗）、半夏（洗）各一两，橘皮（去白）二两上为细末，汤浸、蒸饼为丸桐子大，每服三十丸，人参生姜汤下，食后。（《洁古家珍》玉粉丸）

11. 一切痰嗽,日夜不得眠卧 天南星(去脐、皮)、白矾、甘草各半两,乌梅(取肉冲二两。上为粗散,用慢火于银石器内炒令紫色、放冷,研为细末,每服二钱。临卧时身体都入铺卧内,用韭汁一七分,温汤三分,暖令稍热,调前药末服之。(《证治准绳》紫金散)

12. 小儿惊风 南星(牛胆者)二钱,枳壳(麸炒)二钱,陈皮(去白)一钱,大黄二钱,牵牛头末二钱。共为末,皂角煮水为丸,灯心汤吞下。(《片玉心书》利痰丸)

13. 小儿诸痫,退后不能言 天南星,泡为细散,每服一匙许,猪胆汁调下。量儿大小加减。一方用生姜、薄荷、蜜酒调下。一方用腊月牛胆酿南星,不拘多少,每服半匕,薄荷汤调下,卧时服。儿大者服一匕至半钱。(《普济方》排关散)

【参考文献】

[1] 杨中林,韦英杰,叶文才.异叶南星的化学成分研究.中成药,2003,25(3):56.

[2] 张志林,汤建华,陈勇,等.中药天南星醇提物抗肿瘤活性的研究.陕西中医,2010,31(2):242.

[3] 包素珍,孙在典,张爱琴,等.蛇六谷诱导肿瘤细胞凋亡的实验研究.浙江中医杂志,1999,34(6):276.

[4] 中国医学科学院药物研究所.中药志.北京:人民卫生出版社,1982:32.

[5] 毛淑杰,吴连英,程丽萍,等.天南星(虎掌南星)生、制品镇静抗惊厥作用比较研究.中国中药杂志,1994,19(4):218-220.

[6] 秦彩玲,胡世林,刘君英,等.有毒中药天南星的安全性和药理活性的研究.中草药,1994,25(10):527.

[7] 汤国瑶."天南星膏"外敷太阳穴治疗麦粒肿.江西中医药,1985,(1):11.

[8] 高济全.醋制天南星敷贴涌泉穴治疗小儿流涎10例.中国针灸,2000,(1):39.

[9] 邹泽春.陈醋浸生天南星治疗疔疮.湖北中医杂志,2001,23(3):31.

[10] 庞荣光.天南星解蛇毒.四川中医,1988,(5):39.

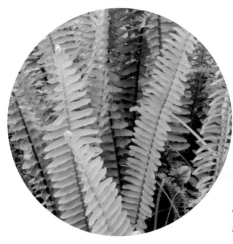

Tian e bao dan

天鹅抱蛋

Alangii platanifolii Herba
[英]Platanifolium Alangium Herb

【别名】圆羊齿、凤凰蛋、落地珍珠、肾蕨、篦子草、金鸡孵蛋、蜈蚣蕨、雉鸡蛋。

【来源】为肾蕨科植物肾蕨 *Nephrolepis auriculata*（L.）Trimen 的全草。

【植物形态】陆生蕨类。根茎近直立，有直立的主轴及从主轴向四面生长的长匍匐茎，并从匍匐茎的短枝上生出圆形肉质块茎，主轴与根茎上密被钻状披针形鳞片，匍匐茎、叶柄和叶轴疏生钻形鳞片。叶簇生；叶片革质，光滑无毛，披针形，长 30～70cm，宽 3～5cm，基部渐变狭，一回羽状；羽片无柄，互生，关节着生于叶轴，似镰状而钝，基部下侧呈心形，上侧呈耳形，常覆盖于叶轴上，边缘有浅齿；叶脉羽状分叉。孢子囊群生于每组侧脉的上侧小脉先端；囊群盖肾形。

【分布】广西主要分布于龙州、武鸣、上林、平南、金秀、阳朔、钟山、贺州。

【采集加工】全年均可挖取块茎，刮去鳞片，洗净，鲜用或晒干。或夏、秋季采取叶或全草，洗净，鲜用或晒干。

【药材性状】块状茎球形或扁圆形，直径约 2cm；表面密生黄棕色绒毛状鳞片，可见自根茎脱落后的圆形瘢痕，除去鳞片后表面呈亮黄色，有明显的不规则皱纹；质坚硬。叶簇生；叶柄略扭曲，长 6～9cm，下部有亮棕色鳞片；叶轴棕黄色，叶片常皱缩，展平后呈线状披针形，长 30～70cm，宽 3～5cm，一回羽状分裂；羽片无柄，披针形，长约 2cm，宽约 6mm，边缘有疏浅钝齿；两边的侧脉先端各有 1 行孢子囊群。气微，味苦。

【品质评价】以叶多、色绿、无杂质者为佳。

【化学成分】本品含 β- 谷甾醇（β-sitosterol）、羊齿 -9（11）-烯 [fern-9(11)-ene]、齐墩果酸（oleanolic acid）、肉豆蔻酸十八烷基酯（myristic acid octadecyl ester）、正三十一烷酸（hentriacontanoic acid）和正三十烷醇（triacontanol）[1]。还含 β- 谷甾酮 -1,22- 二 烯（β-sitosterone-1,22-diene）、 胡 萝 卜 苷（daucosterol）、7,4- 二羟黄酮醇 -3-O- β - 葡萄糖苷（7,4-dihydroxy flavonol-3-O-β -glucoside）、山奈酚 -3-O- β -葡萄糖苷（kaempferol-3-O-β - glucoside）、槲 皮 素 -3-O- β - 鼠 李 糖（quercetin-3-O-β -rhamnoside）和油酸单甘油酯（palmitic monoglycerol ester）[2]。

【性味归经】味甘、淡、微涩，性凉。归肺、肝、胃、小肠经。

【功效主治】清热止咳，利湿通淋，消肿解毒。主治感冒发热，肺热咳嗽，黄疸，湿热淋证，泄泻，痢疾，带下，疝气，乳痈，烫伤，刀伤，体癣，睾丸炎。

【用法用量】内服：煎汤，6～15g，鲜品 30～60g。外用：适量，鲜全草或根茎捣敷。

【使用注意】服药期间忌吃酸、辣、萝卜等食物。

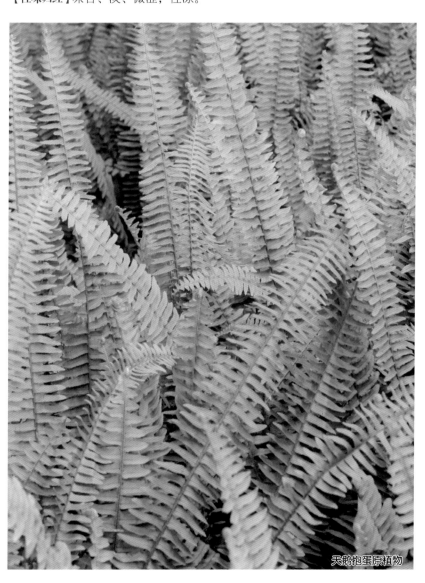

天鹅抱蛋原植物

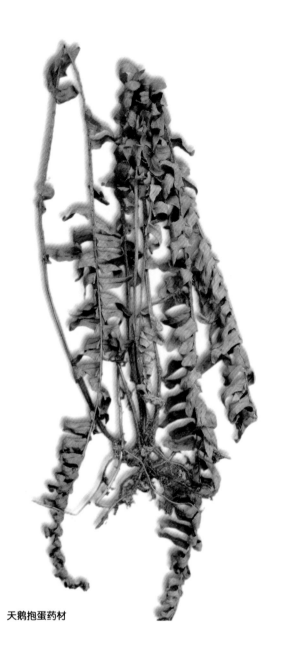

天鹅抱蛋药材

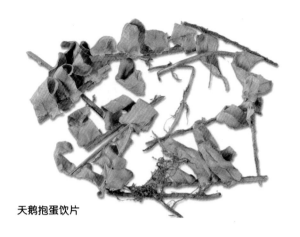

天鹅抱蛋饮片

【经验方】

1.乳房肿痛 肾蕨嫩茎叶，捣绒敷。(《四川中药志》1962 年)

2.肺热咳嗽，小儿积热 肾蕨块茎 9～15g，水煎服。(《广西本草选编》)

3.噎膈反胃 圆羊齿干全草研末 9g。每日 3 次，酒冲服。(《福建中草药》)

4.湿热黄疸 圆羊齿干全草 15～30g。水煎服。(《福建中草药》)

5.淋浊，小便点滴，疼痛难忍 蜈蚣蕨(干用)15g，杉树尖 21 颗，夏枯草 15g，野萝卜菜 12g。煨水兑白糖服。(《贵州民间药物》)

【参考文献】

[1] 梁志远，杨小生，朱海燕，等.肾蕨的化学成分研究.广西植物，2008,28(3):420.

[2] 王光荣.中草药马蹓卵化学成分的研究.桂林：广西师范大学,2003.

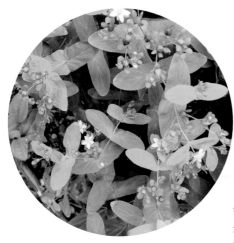

Yuan bao cao

元宝草

Hyperici Sampsonii Herba
[英] Sampson St.John's wort Herb

【别名】大叶对口莲、对经草、对口莲、对叶草、对月莲、穿心草、
红元宝、黄叶连翘。

【来源】为藤黄科植物元宝草 *Hypericum sampsonii* Hance 的全草。

【植物形态】草本。全体平滑无毛。茎单立,圆柱形,基部木质化,上部具分枝。单叶对生;叶片长椭圆状披针形,基部木质化,上部具分枝。单叶对生;叶片长椭圆状披针形,长 3 ~ 6.5cm,宽 1.5 ~ 2.5cm,先端钝,基部完全合生为一体,茎贯穿其中心,两端略向上斜呈元宝状,两面均散生黑色斑点及透明油点。二歧聚伞花序顶生或腋生;花小;萼片 5,其上散生油点及黑色斑点;花瓣 5,黄色;雄蕊多数,基部合生成 3 束;花药上具黑色腺点;子房广卵形,有透明腺点,花柱 3 裂。蒴果卵圆形,3 室,表面具赤褐色腺体。种子多数,细小,淡褐色。

【分布】广西主要分布于百色、南宁、柳州、桂林。

【采集加工】夏、秋季采收。洗净,晒干或鲜用。

【药材性状】根细圆柱形,稍弯曲,长 3 ~ 7cm,支根细小;表面淡棕色。茎圆柱形,直径 2 ~ 5mm;表面光滑,棕红色或黄棕色;质坚硬,断面中空。叶对生,两叶基部合生为一体,茎贯穿于中间;叶多皱缩,展平后叶片长椭圆形,上表面灰绿色或灰棕色,下表面灰白色,有众多黑色腺点。聚伞花序顶生,花小,黄色。蒴果卵圆形,红棕色。种子细小,多数。气微,味淡。

【品质评价】以叶多、带花、带果者为佳。

【化学成分】全草含金丝桃素(hypericin)、槲皮素(quercetin)、金丝桃苷(hyperin)、芦丁（ rutin ）[1]、1,7- 二羟基 -4- 甲氧基氧杂蒽酮（ 1,7-dihydroxy-4-methoxy-xanthone ）、1,3,6,7- 四羟基 -8-（ 3- 甲基 - 丁 -2- 烯基 ）氧杂蒽酮 [1,3,6,7- tetrehydroxy-8-（ 3-methyl-but-2-enyl ）-xanthone]、1- 苯甲酰基 -3-（ 3- 甲基 -2- 丁烯基)-6,6,13,13- 四甲基 -11- 香叶基 -5-（噁）唑四环 [7.3.1.0^{3,7}.0^{4,11}] 十三烷 -2,12- 二酮（元宝草酮 A ）（ sampsonione A ）、1- 苯甲酰基 -5-（ 1- 羟基 - 异丙基 ）-6,6,13,13- 四甲基 -11- 香叶基 - 四环 [7.3.1.1.0^{3,7}] 十四烷 -2,12,14- 三酮（元宝草酮 F ）（ sampsonione F ）、3-（ 1- 羟基 -5- 甲基 -4- 己烯基)-6,10- 二（ 3- 甲基 -2-丁烯基)-8- 苯甲酰基 -9,9- 二甲基 -4-（噁）唑三环 [6.3.1.0^{1,5}]-5- 十二碳烯 -7,12- 二酮（元宝草酮 K ）（ sampsonione K ）[2]、1,3-dihydroxy-

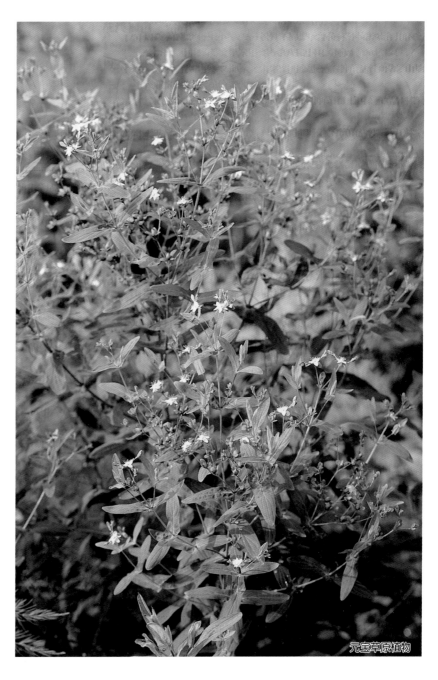

元宝草原植物

5-methoxyxanthone-4-sulfonate、1,3-dihydroxy-5-*O*-β-D-glycopyranosylxanthone-4-sulfonate[3]、*R*-（−）-skyrin-6-*O*-β-D-glucopyranoside、 2,6-dihydroxy-4-[（*E*）-5-hydroxy-3,7-dimethylocta-2,7-dienyloxy]benzophenone、2,6-dihydroxy-4-[（*E*）-7-hydroxy-3,7-dimethylocta-2-enyloxy]benzophenone、hyperxanthone、2-caffeoyloxy-3-hydroxy-3-（3,4-dihydroxyphenyl）propyl alcohol[4]。

地上部分含 1- 羟基 -7- 甲氧基氧杂蒽酮（1-hydroxy-7-methoxy xanthone）、1,3,5- 三羟基氧杂蒽酮（1,3,5-trihydroxyxanthone）、1,3,6,7- 四羟基氧杂蒽酮（1,3,6,7-tetrahydroxyxanthone）、杧果苷（mangiferin）[5]、元宝草酮 K（sampsonione K）、元宝草酮 L（sampsonione L）、元宝草酮 M（sampsonione M）[6]、hypersampsone A、hypersampsone B、hypersampsone C、hypersampsone D、hypersampsone E、hypersampsone F[7]。

根含有 1,7- 二羟基氧杂蒽酮（1,7-dihydroxyxanthone）、1,2- 二氢 -3,6,8- 三羟基 -1,1- 双（3- 甲基 -2- 丁二烯基）-5-（1,1- 二甲基 -2- 丙烯基）-2,9- 氧杂蒽酮 [1,2-dihydro-3,6,8-trihydroxy-1,1-bis（3-methyl-but-2-enyl）-5-（1,1-dimethyl-prop-2-enyl）-xanthen-2,9-dione][8]。

【药理作用】

1. 抗肿瘤　元宝草醇提物氯仿萃取部位可通过诱导维 A 酸受体（RXRα）出核和抑制 RXRα 转录活性而引起肺癌细胞 H460 凋亡，其发挥作用的有效成分为大黄素 -6- 甲醚和叶绿素 [9,10]。

2. 抗抑郁　元宝草提取物正丁醇萃取部分和水层部分均有较好的抗抑郁作用，该作用可能与去甲肾上腺素和多巴胺受体关系密切 [11]。元宝草总黄酮能有效缩短小鼠的游泳不动时间，且存在剂量依赖关系，黄酮成分是元宝草中主要的抗抑郁活性成分 [12]。

【临床研究】

慢性盆腔炎　红元煎剂 [元宝草 15g，红藤 30g，败酱草 5g，三棱 12g，莪术 12g，穿山甲（粉碎冲服）3g，黄柏 12g，益母草 15g，川牛膝 12g，白花蛇舌草 30g，泽兰 15g，蜈蚣 1 条。伴肾虚者加杜仲 15g、川断 12g；带下量多者加芡实 30g、白芷 10g；疼痛明显者加元胡 15g、川楝子 10g。] 水煎，早晚 2 次分服，隔日 1 剂。灌肠方（赤芍 15g，香附 15g，延胡索 15g，土茯苓 30g，苦参 15g，皂角刺 15g）浓煎至 150ml。睡前以 10 号导尿管插入肛内灌肠，液体温度 38 ～ 40℃，保留 6 ～ 8h，隔日 1 次。灌肠方与口服红元煎剂交替使用。以上治疗以 3 个月为 1 个疗程，经期停药。结果：治愈 26 例，显效 18 例，有效 31 例，无效 5 例，总有效率为 93.75%；16 例合并不孕患者中有 6 例怀孕。全部病例中有 4 例服药后出现腹泻、腹胀，经用解痉药后缓解。对 24 例患者停药后进行 1.5 ～ 2.5 年的随访，结果为 8 例痊愈，显效 6 例，有效 7 例，无效 3 例，远期有效率为 87.5%[13]。

【性味归经】味苦、辛，性寒。归肝、脾经。

【功效主治】凉血止血，清热解毒，活血调经，祛风通络。

主治吐血，咯血，衄血，血淋，创伤出血，肠炎，痢疾，乳痈，痈肿疔毒，烫伤，蛇咬伤，月经不调，痛经，白带过多，跌打损伤，风湿痹痛，腰腿痛。外用治头癣，口疮，目翳。

【用法用量】内服：煎汤，9 ～ 15g，鲜品 30 ～ 60g。外用：适量，鲜品洗净捣敷；或干品研末外敷。

【使用注意】虚寒性出血不宜用，孕妇禁服。

【经验方】

1. 头癣　元宝草适量。煎水洗头。（《陕西中草药》）

2. 鹅口疮　元宝草全草研末，吹入口腔内；或水煎服。（《湖南药物志》）

3. 眼翳　元宝草全草捣烂，塞鼻。（《湖南药物志》）

4. 疮毒　元宝草叶（鲜）60g，犁头草（鲜）30g，酒糟适量。捣烂外敷。（《江西草药》）

5. 指头炎　鲜元宝草叶适量，田螺肉 1 ～ 3 个。同捣烂，敷患处。（《福建药物志》）

6. 烫火伤　元宝草适量，研粉，香油或蛋清调敷。（《陕西中草药》）

7. 毒蛇咬伤　鲜元宝草捣烂外敷伤口周围；另取元宝草 15g，半边莲、半枝莲各 15g，水煎服。（《浙江民间常用药》）

8. 吐血衄血　元宝草 30g，银花 15g。水煎服。（《福建药物志》）

9. 肺结核咯血　元宝草 15 ～ 30g，百部 12g，仙鹤草、紫金牛、牯岭勾儿茶各 15g。水煎服。一般需服药 1 ～ 3 个月。（《浙江药用植物志》）

10. 慢性咽喉炎，音哑　元宝草、光叶水苏、苦枳各 30g，筋骨草、玄参各 15g。水煎服。（《浙江民间常用草药》）

11. 溏泻　元宝草全草 9g。水煎服。（《湖南药物志》）

12. 赤白下痢，里急后重　元宝草煎汁冲蜂蜜服。（《浙江民间常用草药》）

13. 肝炎　元宝草全草 15 ～ 30g。水煎服。（《广西民族药简编》）

14. 乳痈　元宝草 15g。酒、水各半煎，分 2 次服。（《江西民间草药》）

15. 乳汁不通　元宝草全草 9g。水煎服。（《湖南药物志》）

16. 月经不调　元宝草全草 15 ～ 30g，益母草 9g，金锦香根 15g。水煎，黄酒为引，于经前 7 日开始服，连服 5 剂。（《江西草药》）

17. 闭经痛经　元宝草 15g，桃仁、延胡索各 6g。水煎，冲黄酒适量服。（《浙江民间常用草药》）

18. 白带　元宝草 12g，车前子 9g，栀子 9g，小木通 6g。水煎服。（《湖南药物志》）

19. 风湿关节痛　元宝草 15g。水煎，调酒服。（《福建药物志》）

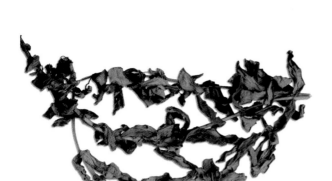

元宝草药材

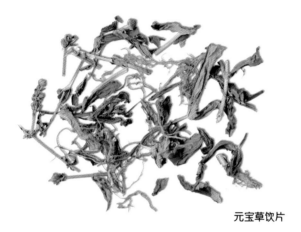

元宝草饮片

【参考文献】

[1] 曾虹燕，周朴华，裴刚．元宝草化学成分的研究．天然产物研究与开发，2002,14(5):50.

[2] 李祖强，罗蕾，马国义，等．滇产元宝草中的元宝草酮及𠮷酮成分．中草药，2004,35(2):132.

[3] Hong D,Yin F,Hu Lh,et al. Sulfonated xanthones from Hypericum Sampson Ⅱ. Phytochemistry,2004,65(18):2595.

[4] Don MJ,Huang YJ,Huang RL, et al. New phenolic principles from Hypericum sampson Ⅱ. Chem Pharm Bull, 2004,52(7):866.

[5] 郭澄，郑清明，郑汉臣．元宝草𠮷酮成分的研究．中国药学杂志，2007,42(6):418.

[6] Hu LH,Sim KY. Sampsoniones A-M,a unique family of caged polyprenylated benzoylphloroglucinol derivatives from Hypericum sampson Ⅱ. Tetrahedron, 2000, 56(10): 1379.

[7] Lin YL, Wu YS. Polyprenylated phloroglucinol derivatives from Hypericum sampson Ⅱ. Helv Chim acta, 2003, 86(6): 2156.

[8] Xiao ZY, Zeng YH,Mu Q,et a1. A naturally occurringinhibitory agent from Hypericum sampson Ⅱ with activity against multi-drug-resistant staphylococcus aureus. Pharm Biol,2008,46(4):250.

[9] 韩春兰，孙德福，吴道军，等．元宝草以RXRα为靶点诱导肺癌细胞凋亡．武警医学，2007,18(10):729.

[10] 亓建斌，王力，陈超，等．针对RXRα的元宝草抗肿瘤活性成分研究．天然产物研究与开发，2008，20(1):129.

[11] 石金城，闫显光，刘媛，等．元宝草抗抑郁活性部位筛选研究．辽宁中医药大学学报，2010，12(5):7.

[12] 郭澄，郑清明，郑汉臣．元宝草黄酮类成分的抗抑郁作用研究．药学实践，2005,23(6):345.

[13] 修春光，李承功．红元煎剂配合灌肠治疗慢性盆腔炎80例．中国民间疗法，2002,10(03):40.

Wu gen teng

无根藤

Cassythae Filiformidis Herba
[英] Filiformis Cassytha Herb

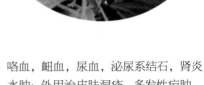

【别名】无头草、无爷藤、无头藤、无娘藤、金丝藤、罗网藤、无根草。

【来源】为樟科植物无根藤 Cassytha filiformis L. 的全草。

【植物形态】寄生缠绕草本，借盘状吸根攀附于寄主植物上。茎线形，绿色或绿褐色，稍木质，幼嫩部分被锈色短柔毛，老时毛被稀疏或变无毛。叶退化为微小的鳞片。穗状花序密被锈色短柔毛；苞片和小苞片微小，被缘毛；花小，白色，无梗；花被裂片6，排成二轮，内轮3枚较大，外面有短柔毛，内面几无毛；能育雄蕊9，退化雄蕊3；花柱短，略具棱。果小，卵球形，包藏于花后增大的肉质果托内，顶端有宿存的花被片。

【分布】广西全区均有分布。

【采集加工】全年可采。洗净，切段，晒干或阴干备用，亦可鲜用。

【药材性状】常缠绕成团状。茎线形，稍木质，绿色或绿褐色，被柔毛。叶退化为微小的鳞片。果卵球形，顶端有宿存的花被片。气微，味微苦。

【品质评价】以茎粗、色绿者为佳。

【临床研究】

漆树过敏　无根藤（鲜）150 ~ 200g，切断成节，水煎约20min，利用其蒸发的热气熏患处1 ~ 3min，待水温，用纱布沾药液轻轻反复擦洗患处。每日2 ~ 3次。结果：治疗19例，全部治愈，不用其他药物。一般在熏洗1次后，局部瘙痒和灼热感明显减轻，熏洗2次后自觉症状消失，丘疹明显消退，再连续洗1 ~ 3次后可治愈[1]。

【性味归经】味甘、微苦，性凉；有小毒。归肝、肾经。

【功效主治】清热利湿，凉血止血。主治感冒发热，疟疾，急性黄疸型肝炎，咯血，衄血，尿血，泌尿系结石，肾炎水肿；外用治皮肤湿疹，多发性疖肿。

【用法用量】15 ~ 25g；外用适量，鲜品捣烂外敷，或煎水洗。

【使用方法】禁采寄生在大茶药、马桑、鱼藤、羊角扭、夹竹桃等有毒植物上的，防止误用中毒。孕妇忌服。

【参考文献】

[1] 战志杰. 草药无根藤熏洗治疗漆树过敏. 赤脚医生杂志,1978,(1):19.

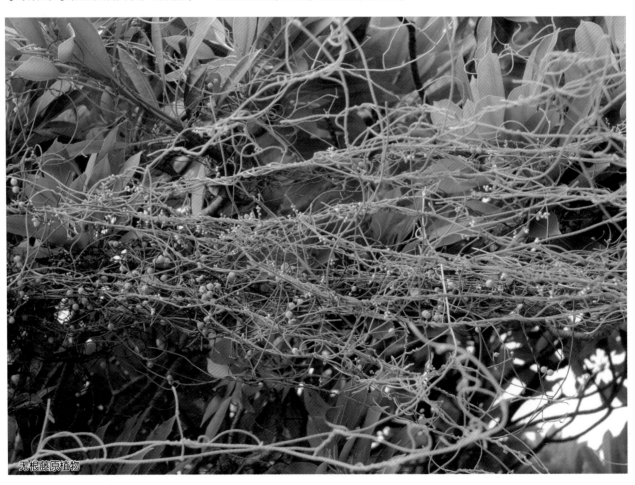

无根藤原植物

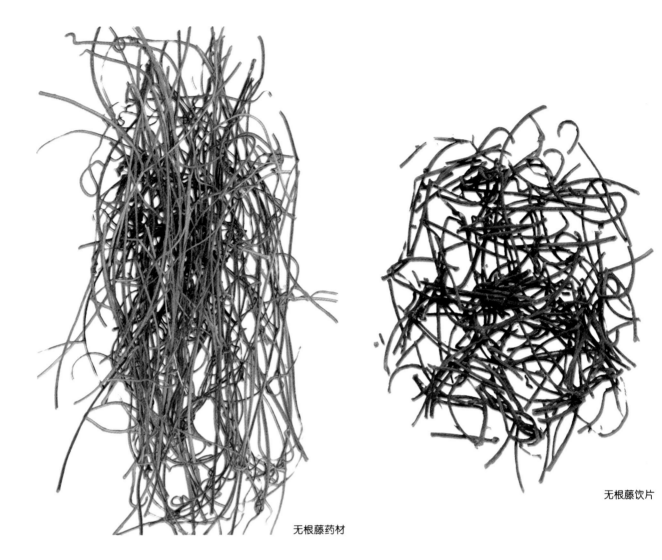

无根藤饮片

无根藤药材

Yun shi

云 实

Caesalpiniae Decapiniae Radix seu Cortex
[英] Mysorethorn Root or Bark

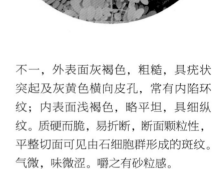

【别名】牛王茨根、阎王刺根。

【来源】为豆科植物云实 *Caesalpinia decapetala*（Roth）Alston 的根或根皮。

【植物形态】攀缘灌木。树皮暗红色，密生倒钩刺。托叶阔，半边箭头状，早落；二回羽状复叶，羽片 3 ~ 10 对，对生，有柄，基部有刺 1 对，每羽片有小叶 7 ~ 15 对，膜质，长圆形，长 10 ~ 25mm，宽 6 ~ 10mm，先端圆，微缺，基部钝，两边均被短柔毛，有时毛脱落。总状花序顶生；总花梗多刺；花左右对称，花梗劲直，萼下具关节，花易脱落；萼片 5，长圆形，被短柔毛；花瓣 5，黄色，盛开时反卷；雄蕊 10，分离，花丝中部以下密生茸毛；子房上位，无毛。荚果近木质，短舌状，偏斜，稍膨胀，先端具尖喙，沿腹缝线膨大成狭翅，成熟时沿腹缝开裂，无毛，栗褐色，有光泽。种子长圆形，褐色。

【分布】广西主要分布于宁明、南宁、武鸣、那坡、凌云、隆林、乐业。

【采集加工】全年均可采收。挖取根部，洗净，切片或剥取根皮。

【药材性状】根圆柱形，弯曲，有分枝，长短不等，直径 2 ~ 6cm，根头膨大，外皮灰褐色，粗糙，具横向皮孔，纵皱纹明显。质坚，不易折断，断面皮部棕黄色，木部白色，占绝大部分。气微，味辛、涩、微苦。根皮呈卷筒状、槽状或不规则碎片状，长短厚薄不一，外表面灰褐色，粗糙，具疣状突起及灰黄色横向皮孔，常有内陷环纹；内表面浅褐色，略平坦，具细纵纹。质硬而脆，易折断，断面颗粒性，平整切面可见由石细胞群形成的斑纹。气微，味微涩。嚼之有砂粒感。

【品质评价】根以条大无杂质者为佳，根皮以皮厚、无杂质者为佳。

【化学成分】本品全草含羽扇豆醇醋酸酯（lupeol acetate）、羽扇豆醇（lupeol）、

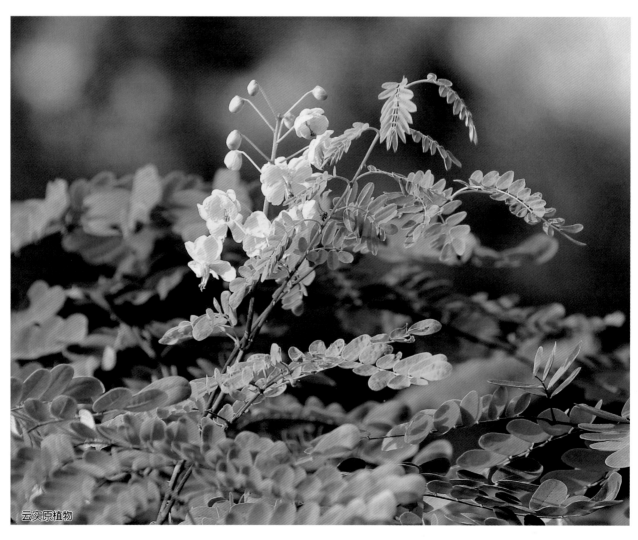

云实原植物

齐墩果酸（oleanolic acid）、二十五碳酸单甘油酯（pentacosanoic acid 2,3-dihydroxypropyl ester）、26-羟基二十六碳酸单甘油酯[1-(26-hydroxyhexacosanoyl)-glycerol]、豆甾醇（stigmasterol）、β-谷甾醇（β-sitosterol）[1]。还含木犀草素-7-O-葡萄糖苷（luteolin-7-O-glucoside）、牡荆素（vitexin）、3β-acetoxy-30-norlupan-20-one、3-羟基-N-甲基-脯氨酸（3-hydroxy-N-methyl-proline）[2]。

本品茎含6'-羟基-3,4-（1''-羟基-环氧丙烷)-2,3'-(1'''β-羟基-2'''-羰基-环丁烷)-1,1'-联苯 [6'-hydroxy-3,4-（1''-hydroxy-epoxy propane)-2,3'-(1'''β-hydroxy-2'''carbonyl-cyclobutane)-1,1'-diphenyl]、3,5-二羟基-肉桂酸二十八酯（octacosyl 3,5-dihydroxycinnamate）、2',4',4'-三羟基查耳酮（2',4',4'-trihydroxychalcone）、bonducellin、7,3',5'-三羟基二氢黄酮（7,3',5'-trihydroxyflavanone）、β-胡萝卜苷（β-daucosterin）[3]。

【药理作用】

1. 止咳、祛痰、平喘　腹腔注射台州云实水煎液能延长小鼠咳嗽潜伏期。水煎液口服或腹腔注射能增加呼吸道酚红排出量；而诸暨云实不论口服或腹腔注射对小鼠呼吸道酚红排出量和组胺喷雾诱导豚鼠哮喘均无作用[4,5]。

2. 抑制心脏　云实乙醇提取物对心脏有抑制作用，能降低左心室收缩压和±dp/dt$_{max}$，对心电图和心率无显著影响[6]。台州云实水煎液对在位蛙心有抑制作用，并减少收缩幅度。

3. 抑菌、抗疟　台州云实水煎液对金黄色葡萄球菌、化脓性球菌、大肠杆菌及某些痢疾杆菌有抗菌作用[7]。云实氯仿提取物有抗疟活性[8]。

4. 降血压　静脉注射云实乙醇提取物呈剂量依赖性，能降低收缩压（SBP）和舒张压（DBP），DBP降低较SBP明显而持久，提示其可降低外周血管阻力[6]。

5. 抗炎　云实乙醇提取物腹腔注射可抑制二甲苯所致小鼠耳郭肿胀及角叉菜胶、蛋清所致大鼠足肿胀及角叉菜胶所致的大鼠胸膜炎渗出[7]。

6. 镇痛　云实乙醇提取物具有镇痛作用[9]。

7. 毒性反应　小鼠腹腔注射云实乙醇提取物的半数致死量（LD$_{50}$）为303.7mg/kg，95%可信限为（296.5±189.4）mg/kg[2]。

【临床研究】

1. 痹证　云实干根或茎30～60g，水煎内服，每日1剂，5～10剂为1个疗程。治疗时需加引经药。病在背部加羌活，在肩部加姜黄，上肢加桂枝，腰部加杜仲或川续断，下肢加独活，踝部加马蹄金，在筋骨加狗脊；妇女可加当归或鸡血藤。引经药用量不宜太大，最多不超过15g。结果：治疗20例，痊愈9例，显效4例，有效4例，仅3例无效[10]。

2. 风湿性关节痛　云实茎30g，八角枫根15g（鲜者量加倍）。二药切碎，加入白酒或黄酒2斤浸泡3～7天，取汁内饮，早晚各1次，每次1小酒杯。孕妇、高血压患者慎用。结果：共治疗24例，追访20例，均获不同程度缓解。所治病例均未见不良反应[11]。

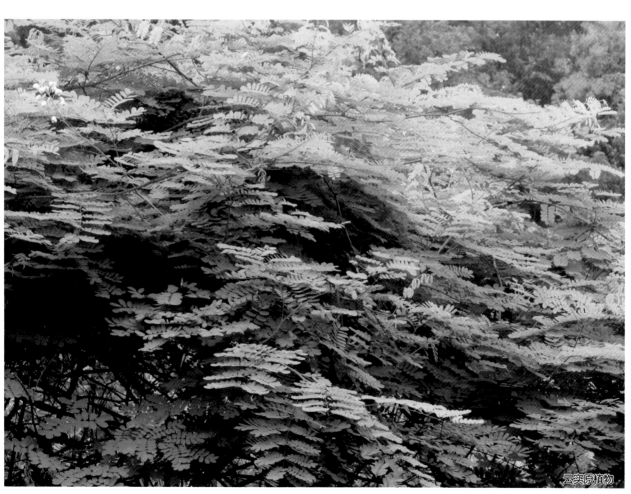

云实原植物

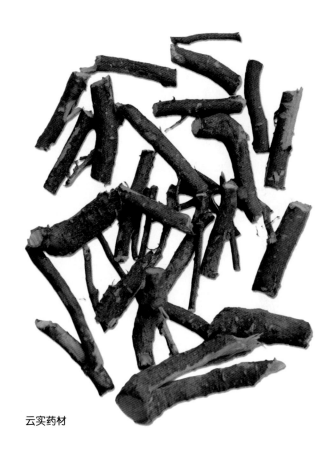

云实药材

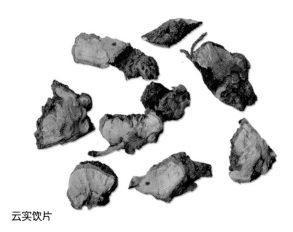

云实饮片

【性味归经】味苦、辛，性平。归肺、肝、心经。

【功效主治】祛风除湿，解毒消肿。主治感冒发热，咳嗽，咽喉肿痛，牙痛，风湿痹痛，肝炎，痢疾，淋证，痈疽肿毒，皮肤瘙痒，毒蛇咬伤。

【用法用量】内服：煎汤，10～15g，鲜品加倍；或捣汁。外用：适量，捣敷。

【使用注意】阴虚津亏者慎服。

【经验方】

1. 感冒　阎王刺9g，紫苏9g，香樟根9g，姜3片，葱5棵。水煎服。（《贵阳民间药草》）

2. 感冒发热，头痛，身痛　云实根15g，积雪草30g，荆芥10g，千里光18g。水煎服。（《四川中药志》1979年）

3. 跌打损伤，风湿关节痛　云实根30g，大血藤30g。泡酒服。（《四川中药志》1979年）

4. 腰痛　云实根60g，杜仲30g，猪瘦肉120g，黄酒120g。水炖，服汤食肉。（《江西草药》）

【参考文献】

1] 李茂星，张承忠，李冲．云实化学成分研究．中药材，2002,25(11):794.

[2] 李茂星，贾正平，张承忠，等．云实化学成分研究Ⅱ．中草药，2004,35(7):741.

[3] 张琼，刘雪婷，梁敏钰，等．云实的化学成分．中国天然药物，2008,6(3):168.

[4] 汉中地区防治感冒协作组．倒挂牛乙醇浸膏片预防感冒效果观察．陕西新医药，1977,(1):11.

[5] 南郑县防治慢性气管炎协作组．倒挂牛治疗慢性气管炎230例疗效观察．陕西新医药，1975,(6):20.

[6] 李乐，李虎松，庄斐尔，等．倒挂牛乙醇提取物对麻醉家兔血流动力学的作用．西北药学杂志，1999,14(6):255.

[7] 李乐，庄斐尔，李增利，等．倒挂牛乙醇提取物的抗炎症作用．中草药，1994,25(6):304.

[8] Thein Zaw Linn, Suresh Awale, Yasuh iro Tezuka, et al.Cassane-and Norcassane-Type Diterpenes from Caesalpinia crista of Indonesia and Their Antimalarial Activity against the Growth of Plasmodium falciparum.Nat Prod,2005,68:706.

[9] 李乐，李增利，庄斐尔，等．倒挂牛乙醇提取物的镇痛作用．中药药理与临床，1993,增刊:43.

[10] 32430部队医院一所．云实治疗痹证．人民军医，1976,(12):94.

[11] 朱国仁．云风酒治疗风湿性关节痛．安徽中医学院学报，1982,(3):62.

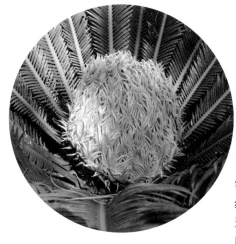

云南苏铁

Cycadis Siamensis Semen
[英] Siamensis Cycas Seed

【别名】苏铁、象尾菜、孔雀抱蛋、遏罗苏铁、凤尾蕉、节节萝卜。

【来源】为苏铁科植物云南苏铁 *Cycas siamensis* Miq. 的种子。

【植物形态】常绿木本植物。树干矮小，基部膨大成盘根茎。羽状叶集生于树干上部，长 1.2～2.5m，幼嫩时被柔毛，叶柄两侧具刺，刺略向下斜展；羽状裂片 40～120 对，或更多，在叶轴上较稀疏地排列成 2 列，披针状条形，直或微弯曲，薄革质，边缘稍厚，微向下反曲，上部渐窄，先端渐尖，基部圆，两面中脉隆起，平滑而有光泽，上面深绿色，下面色较浅。雄球花卵状圆柱形或长圆形；小孢子叶楔形，密生黄色绒毛；大孢子叶密被红褐色绒毛，成熟后脱落，上部卵状菱形，边缘篦齿状深裂。种子卵圆形或宽倒卵形，先端有尖头，熟时黄褐色或浅褐色，种皮硬质，平滑，有光泽。

【分布】广西全区均有栽培。

【采集加工】秋季种子成熟时采摘。晒干。

【药材性状】种子卵圆形或阔倒卵形，长 2～3cm，直径 1.8～2.5cm，外种皮质硬，黄褐色或淡褐色，光滑，具光泽。气微，味苦酸。

【品质评价】种子以个大、饱满、色黄褐者为佳。

【性味归经】味苦、酸，性平。归肝经。

【功效主治】理气化湿，清热解毒。主治慢性肝炎，急性黄疸型肝炎，难产，疮痈肿毒。

【用法用量】煎服，9～15g。

【使用注意】孕妇慎用。

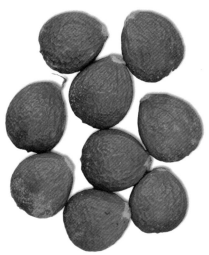

云南苏铁药材

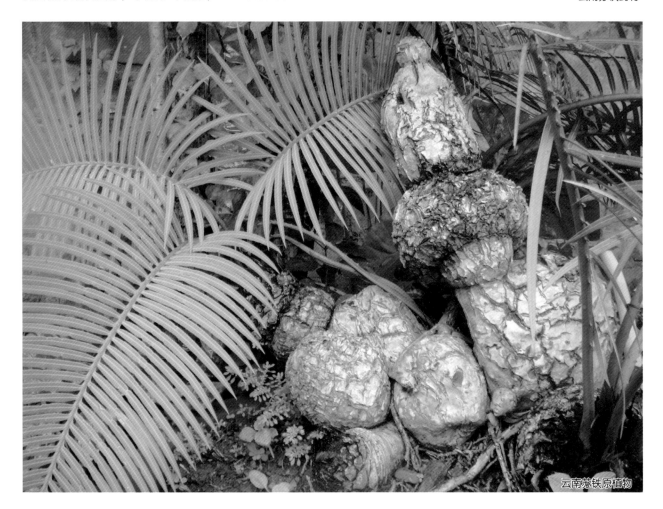

云南苏铁原植物

云南石仙桃

Yun nan shi xian tao

Pholidotae Yunnanensis
Pseudobulbus seu Herba
[英] Yunnanen Pholidota
Pseudobulb or Herb

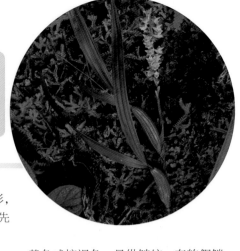

【别名】乱角莲、六棱椎、果上叶、鸦雀还阳、岩火炮。

【来源】为兰科植物云南石仙桃 *Pholidota yunnanensis* Rolfe. 的假鳞茎或全草。

【植物形态】附生植物。根茎粗壮。假鳞茎肉质，疏生，长圆形或卵状长圆形，顶生2枚叶。叶片披针形，革质，长7～15cm，宽6～15mm，先端近钝尖，基部收狭成短柄。花葶从被鳞片包着的幼小假鳞茎伸出。总状花序；花苞片椭圆状长圆形，先端近钝尖拳卷状凹陷，花小，先于叶，白色或稍带粉红色；萼片近等大，宽卵状长圆形，先端钝，舟状，侧萼片背面具脊；花瓣和萼片近相似，唇瓣下垂，倒卵形，基部具球状的囊，先端钝；合蕊柱先端平截。

【分布】广西主要分布于那坡、田林、都安、昭平。

【采集加工】全年均可采，鲜用或切片晒干。

【药材性状】根茎圆柱形，稍弯曲，长10～35cm，直径2～3mm，节明显，节间长2～4cm。表面棕黄色或棕褐色，节上有残存气根。假鳞茎圆柱形，长2～3cm，直径2～74mm，表面棕黄色或棕褐色，具纵皱纹，有的假鳞茎顶端残叶片。质硬，易折断，断面浅棕色，纤维性。气微，味淡。

【品质评价】以叶多、色青绿、无杂质者为佳。

【化学成分】本品全草含正二十九烷烃（*n*-nonacosane）、cyclopholidone、正三十二烷酸（*n*-dotriacontanoic acid）、*n*-octacostyl ferulate、cyclopholidonol、cycloneolitsol 和 β- 谷甾醇（β-sitosterol）[1]。尚有 eulophiol、lusianthridin、densiflorol B、batatasin-Ⅲ、3,5- 二甲氧基 -4- 羟基苯丙酮（3,5-dimethoxy-4-hydroxypropiophenone）、24*R*-6β-hydroxy-24-ethyl-cholest-4-en-3-one、5α,8α-epidioxy-24（*R*）-methylcholesta-6,22-dion-3β-ol、胡萝卜苷（daucosterol）[2]、4-（3- 羟基 -2- 甲氧基苯基）2- 丁酮 [4-（3-hydroxy-2-methoxyphenyl）2-butanone]、4-（3- 羟基苯基）2- 丁酮 [4-（3-hydroxyphenyl）2-butanone]、（*R*）-(+)-lasiodiploidin、(−) 松脂素 [(−)pinoresinol]、(−) 丁香脂素 [(−)syringaresinol][3]。还有反式 -3,3′,5- 三羟基 -2′- 甲氧基二苯乙烯（*trans*-3,3′,5-trihydroxy-2′-methoxystilbene）、顺式 -3,3′- 二羟基 -5- 甲氧基二苯乙烯（*cis*-3,3′-dihydroxy-5-methoxystilbene）、反式 -3,3′,5- 三羟基二苯乙烯（*trans*-3,3′,5-trihydroxystilbene）、3,3′- 二羟基 -5- 甲氧基联苄（3,3′-dihydroxy-5-methoxy-bibenzyl）、3,4′- 二羟基 -3′,5- 二甲氧基联苄（3,4′-dihydroxy-3′,5-dimethoxybibenzyl）、3,3′,5- 三羟基联苄（3,3′,5-trihydroxy-bibenzyl）、2,7- 二羟基 -4- 甲氧基 -9,10- 二氢菲（2,7-dihydroxy-4-methoxy-9,10-dihydrophenanthrene）[4] 以及 1,6- 二羟基 -2- 甲氧基 -8,9- 二氢 - 三氢菲（4,5- 环）呋喃 [1,6-dihydroxy-2-methoxy-8,9-dihydro-3H-phenanthro-(4,5-bcd)furane][5]。

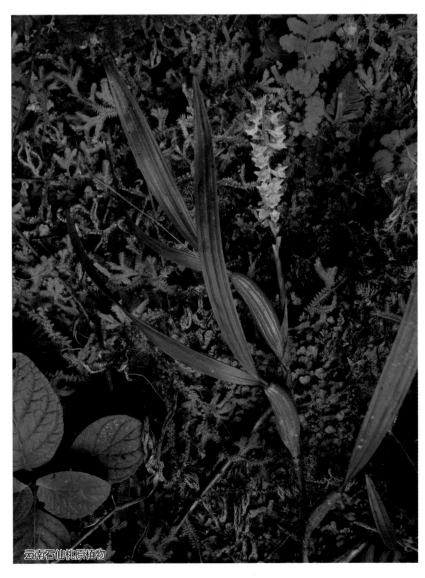

云南石仙桃原植物

此外，还含有 25-methylenecyclopholidonyl-*p*-hydroxy-*trans*-cinnamate[6]。

【药理作用】

1. 镇痛　云南石仙桃提取物可抑制热刺激所致的疼痛反应，40g/kg 云南石仙桃水提液灌胃 30min、90min 时能延长小鼠电刺激的痛阈值[7]。

2. 抗肿瘤　云南石仙桃氯仿萃取物对人肝癌细胞株 HepG2、人非小细胞肺癌细胞株 NCI-H460、人乳腺癌细胞株 MCF-7 均有不同程度的抑制作用[8]，其中对 HepG2 的抑制效果最好，半数抑制率（IC_{50}）为 50.2mg/L[9]，对人肝癌细胞 HepG2 的细胞周期具有较强的阻断作用，可通过下调 HepG2 细胞周期蛋白 CyclinB1 及其蛋白激酶 p34cdc2 的表达将 HepG2 细胞阻滞在 G2/M 期[9]。

3. 抗氧化　石仙桃属植物中分得的 9,10- 二氢菲类化合物 flavidin 体外有不同程度的抗氧化活性。在 β - 胡萝卜素亚油酸酯模型系统中，50ppm 浓度下活性为 90.2%；二苯代苦味酰基（DPPH•）模型中，flavidin 显示的自由基清除活性在 5ppm、10ppm、20ppm 和 40ppm 浓度下；磷钼法中，flavidin 的抗氧化活性与维生素 C 相当，且 flavidin 还显示了很强的过氧化氢清除活性[10]。从石仙桃属植物中分得的 9,10- 二氢菲类化合物所有 8 个化合物（1 ～ 8）均具有 DPPH• 自由基清除活性，半数最大效应浓度（EC_{50}）为 8.8 ～ 55.9 μM[11]。

4. 抗炎　云南石仙桃全草 60% 乙醇提取物能抑制脂多糖（LPS）和 γ - 干扰素（IFN- γ）诱导的大鼠巨噬细胞（RAW264.7）生成一氧化氮（NO）的活性，即在终质量浓度为 30mg/ml 时抑制率为 92.1%，且无细胞毒性作用[4]。从云南石仙桃干燥全草 60% 乙醇提取物中分离得到了 7 个化合物，其中化合物 II（顺式 -3, 3′- 二烃基 -5- 甲氧基二苯乙烯）、IV（3, 3′- 二烃基 -5- 甲氧基联苄）、VI（3, 3′, 5- 三烃基联苄）具有较强的抑制大鼠巨噬细胞生成 NO 的作用[6]。此外，从云南石仙桃中分离得到的 13 个化合物中的 4 个化合物可抑制大鼠巨噬细胞 NO 生成，活性高于白藜芦醇，且没有细胞毒性作用[4,12]。

5. 其他　云南石仙桃具有较好的止咳和益胃作用，还具有抑制大鼠肾脏微粒 K^+-Na^+-ATP（钠 - 钾 ATP）酶活性的作用[13]。

【性味归经】味甘、淡，性凉。归肺、肝经。

【功效主治】润肺止咳，散瘀止痛，清热利湿。主治肺痨咯血，肺热咳嗽，胸胁痛，脘腹痛，风湿痹痛，疮疡肿毒。

【用法用量】内服：煎汤，15 ～ 30g。外用：适量，鲜品捣敷。

【使用注意】孕妇忌服。

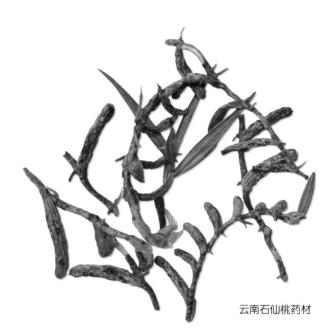

云南石仙桃药材

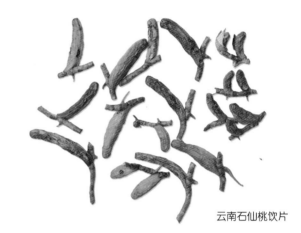

云南石仙桃饮片

【参考文献】

[1] 毕志明，王峥涛，徐珞珊，等 . 云南石仙桃化学成分的研究 . 中国中药杂志 ,2004,29(1):47.

[2] 毕志明，王峥涛，徐珞珊，等 . 云南石仙桃中酚类化学成分的研究 . 中国中药杂志 ,2005,40(4):255.

[3] 郭晓宇，王乃利，姚新生 . 云南石仙桃的化学成分 . 沈阳药科大学学报 ,2006,23(4):205.

[4] 郭晓宇，王珏，王乃利，等 . 云南石仙桃的化学成分及其抑制 NO 生成的作用 . 中草药 ,2006,37(4):492.

[5] 毕志明，周小琴，王峥涛，等 . 云南石仙桃中一个新的菲类化合物 . 中国药学杂志 ,2008,43(8):576.

[6] Wang ZT, Bi ZM, Xu LS. A new triterpene from the orchid Pholidota yunnanensis. Chin Chem Lett, 2004, 15(10): 1179.

[7] 李玉云，徐丽瑛，胡蓉，等 . 云南石仙桃不同提取部位镇痛作用研究 . 中国医药指南 ,2010,8(10):51.

[8] Mossman T . Rapid colorimetr ic assay for cell growth and survival: application to proliferation and cytotoxicity assays . Journal of Immunological Methods, 1983, 65: 55.

[9] 王光辉，郭晓宇，王乃利，等 . 云南石仙桃氯仿萃取物活性部位对人肝癌细胞 HepG2 的周期抑制作用 . 沈阳药科大学学报 ,2006,23(4):240.

[10] Jayap rakasha GK, Rao LJ, Sakariah KK. Antioxidant activities of flavidin in different in vitro model systems. Bioorg Med Chem, 2004,(12): 5141.

[11] Guo XY, Wang J, Wang NL, et al. 9, 10-Dihydrophenanthrene derivatives from Pholidotayunnanensis and scavenging activity on DPPH free radical. J Asian Nat Prod Res, 2007, 9(2): 165.

[12] Guo XY, Wang J, et al. New stilbenoids from Pholidota yunnanens is and their inhibitory effects on nitric oxide production. Chem Pharm Bull, 2006, 54(1): 21.

[13] Ma XM, Zhang P, Yu SP, et al. Analysis of the total alkaloids and polysaccharides in Yunnan shixian tao(Pholidota yunnanen sis) and Shihu(Dendrobium nobile) . Chin Trad it Herb Drugs, 1997, 28(9): 561.

Mu　　dou
木　豆

Cajani Cajanis Semen
[英] Pigeonpea

【别名】观音豆、大木豆、树豆、三叶豆、花螺树豆、扭豆、野黄豆、柳豆。

【来源】为豆科植物木豆 Cajanus cajan（L.）Millisp. 的种子。

【植物形态】直立矮灌木。全体灰绿色，多分枝，小枝条弱，有纵沟纹，被灰色柔毛。三出复叶，互生；托叶小；向上渐短；叶片卵状披针形，长5～10cm，宽1～3.5cm，先端锐尖，全缘，两面均被毛，下面具有不明显腺点。总状花序腋生，具梗；花蝶形；萼钟形，萼齿5，内外生短柔毛并有腺点；花冠红黄色，旗瓣背面有紫褐色条纹，基部有丝状短爪，爪顶有1对弯钩状附属体；雄蕊10，二体；心皮1，花柱细长线形，基部有短柔毛，柱头渐尖，密被黄色短柔毛。荚果条形，两侧扁压，有长喙，果瓣于种子间具凹入的斜槽纹。种子近圆形，种皮暗红色，有时有褐色斑点，种脐侧生。

【分布】广西主要分布于凌云、德保、南宁、上林、桂平、岑溪、梧州、柳州、都安、河池。

【采集加工】春、秋季果实成熟时采收。剥取种子，晒干。

【药材性状】种子呈扁球形，直径4～6mm，表面暗红色，种脐长圆形，白色，显著突起；质坚硬，内有两片肥厚子叶。气微，味淡，嚼之有豆腥气。

【品质评价】以均匀、粒饱满者为佳。

【化学成分】本品种子含苯丙氨酸（phenylalanine）和对羟基苯甲酸（p-hydro xybenzoic acid）[1]、γ-谷氨酰-5-甲基半胱氨酸（γ-glutamyl-5-methylcysteine）[2]、胰蛋白酶抑制剂（trypsininhibitor）、糜蛋白酶抑制剂（chymotrypsin inhibitor）[3]。种芽含木豆异黄酮（cajanin）、木豆异黄烷酮醇（cajand）[4]。此外, 叶中还含3-羟基-5-甲氧基芪-2-羧酸（3-hydroxy-5-methoxystibene-2-carboxylic acid）[5]、异牡荆苷（isovitexin）、芹菜素（apigenin）、木犀草素（luteolin）[6]。

本品叶和嫩枝含挥发油，主要成分有菖蒲烯（calamenene）、β-芹子烯（β-selinene）、α-愈创木烯（α-guaiene）、β-愈创木烯（β-guaiene）、α-himaehalene、苯甲酸苄酯（benzyl benzoate）、雅槛兰树油烯（eremophilene）[7]。

【药理作用】

1. 抗肿瘤　木豆超临界萃取物及木豆素有抗乳腺癌、人肺癌、人胃癌、人结肠癌、人卵巢癌等作用。木豆素抑制肿瘤的半数抑制浓度（IC_{50}）在4μg/ml左右[8]。木豆根提取的异黄烷酮能抑制人乳腺癌细胞[9]。

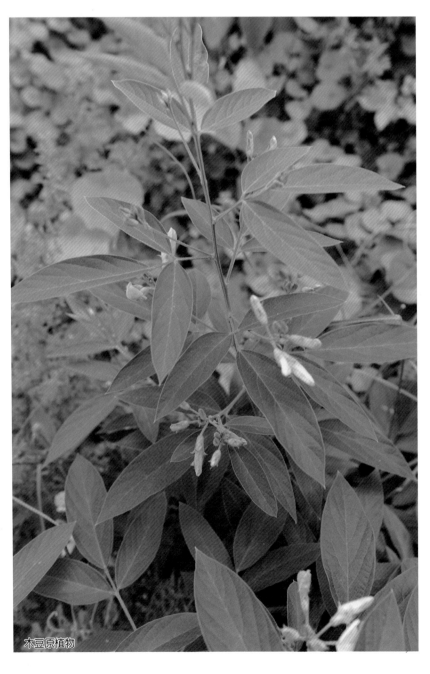

木豆原植物

2. 降血脂和胆固醇　木豆叶芪类提取物可上调小鼠肝脏组织胆固醇 7α- 羟化酶（CYP7A1）和低密度脂蛋白受体（LDL-R）的 mRNA 表达水平，使血清和肝脏中总胆固醇水平分别下降 31.5% 和 22.7%，使血清和肝脏中三酰甘油含量分别下降 23.0% 和 14.4%，使血清低密度脂蛋白水平下降 53.0%[10]。木豆甲醇提取物对瑞士白化小鼠四氯化碳肝损伤也有类似效应[11]。木豆叶总芪能抑制家兔高脂饮食所致高脂血症，这可能与上调细胞 ABCA1 表达进而促进胆固醇逆转运有关[12]。

3. 抗脑缺血、缺氧损伤　木豆叶水提物可降低急性脑缺血再灌注模型小鼠脑内的过氧化脂质的含量，提高超氧化物歧化酶活性[13]。

4. 抗炎、镇痛　木豆素制剂对腹腔毛细血管通透性有抑制作用，同时还有镇痛作用，其抗炎症作用优于水杨酸，且与剂量呈正相关[14]。

5. 抗骨质疏松　木豆素及木豆叶提取物能刺激成骨细胞骨形成、促进细胞间质矿化及抑制破骨细胞形成的活性，木豆素在骨细胞上有类雌激素样作用[15]。木豆叶芪类提取物对雌激素水平降低引起的骨质丢失有保护作用[16]。对双侧卵巢摘除法诱导的骨质疏松症模型用药 9 周后，可升高血浆内皮素水平，降低一氧化氮含量[17]。木豆叶水提物在 0.01 ～ 100mg/L 浓度范围内，呈剂量依赖性抑制 1,2,5- 二羟基维生素 D_3 诱导兔骨髓单核细胞分化形成破骨细胞样细胞，同时抑制破骨细胞样细胞的骨吸收活性[18]。木豆叶总黄酮对液氮冷冻建立的大鼠股骨头坏死模型有保护作用，其作用机制可能与促进血运相关[19]。以木豆叶水提取物为主要成分的通络生骨胶囊可提高血清钙、磷含量，激活成骨细胞活性，调节骨代谢，促进骨生长[20]。

6. 抗病原微生物　木豆素体外抗 HSV-1 和 HSV-2 的半数抑制浓度（IC_{50}）分别为 0.12μg/ml 和 0.15μg/ml，体内抗 HSV-1 和 HSV-2 半数有效浓度分别为 65.63mg/kg 和 70.28mg/kg[21]。

7. 抗老年痴呆　木豆叶芪类和黄酮类化合物具有抗老年性痴呆活性的作用[22]。

8. 降血糖　木豆素 62.5mg/kg、125mg/kg、250mg/kg 均能降低 C57BL/ks db/db 糖尿病小鼠的血糖水平，呈剂量依赖关系[23]。甲醇提取物可降低四氧嘧啶糖尿病大鼠空腹血糖，4 ～ 6h 出现最大降血糖作用[24,25]。

9. 凝血　从木豆籽粒中提取的凝集素能凝集兔红细胞，但不能凝集大鼠、小鼠和豚鼠红细胞，有的品种还能凝集鸡、鸭和（或）人红细胞[26]。

10. 抑菌、驱虫　木豆叶提取物的乙酸乙酯部分有抑菌作用[6]。用盐析法提取木豆的凝集素，经亲和层析法提纯后添加到全纯人工营养液，用于桃蚜饲养，发现所有供试木豆的凝集素对桃蚜都具有不同程度的抗性[27]。

11. 其他　木豆醇提取物和木豆素 A 对皮质酮诱导的神经细胞株 PC12 细胞损伤具有保护作用，其保护作用可能是通过降低 Ca^{2+} 浓度及 caspase-3 活性来实现的[28,29]。

【临床研究】

1. 褥疮　将采摘的新鲜柳豆叶（木豆叶）15 ～ 20 片洗净后以 1% 新洁尔灭浸泡 20min，晾干后捣烂，创面以盐水棉球清洁后，继以 1% 新洁尔灭消毒，在创面上敷一层纱布，然后将捣烂之柳豆叶涂在创面的纱布上，剂量以覆盖创面为宜，外加敷料包扎，避免创面受压，创面保持清洁、干燥、无皱，每日换药 2 次，结痂时不要强行剥离，以免撕伤新生肉芽组织。结果：15 例均全部愈合，治愈时间 7 ～ 15 天，平均 8.5 天。Ⅳ度创面经治疗 3 天后，分泌物和坏死组织均见消失并结痂，6 ～ 8 天结痂全部脱落而愈。Ⅲ度创面需 5 ～ 6 天脱痂而愈[30]。

2. 女性生殖道解脲支原体感染　治疗组予强力霉素口服，每次 100mg，3 次 / 天；木豆苦参汤 [木豆叶（扭豆叶）50g，苦参 30g，白矾 30g（后下），虎杖 30g，薏米 30g]，水煎 1000 ～ 1500ml 外洗或坐盆后，然后在阴道放入复方甲硝唑栓（1 枚 / 天）。对照组予强力霉素口服，每次 100mg，3 次 / 天，阴道放入复方甲硝唑栓 1 枚 / 天。以上两组患者连续治疗 7 天为 1 个疗程，停药 3 ～ 5 天后复查生殖道解脲支原体；用药期间禁止性交，不要使用其他药物，经期停用。结果：治疗组 40 例，治愈 36 例，有效 3 例，无效 1 例，总有效率为 97.5%；对照组 40 例，治愈 28 例，有效 4 例，无效 8 例，总有效率为 80.0%。经统计学检验，两组疗效差异有统计学意义（$P<0.05$）[31]。

【性味归经】味辛、涩，性平。归肝经。

【功效主治】利湿，消肿，散瘀，止血。主治风湿痹痛，水肿，黄疸型肝炎，跌打肿痛，疮疖肿毒，产后恶露不尽，衄血，便血。

【用法用量】内服：煎汤，10 ～ 15g；或研末。外用：适量，研末调敷或煎水洗。

【使用注意】孕妇慎用。

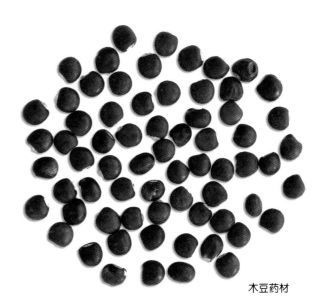

木豆药材

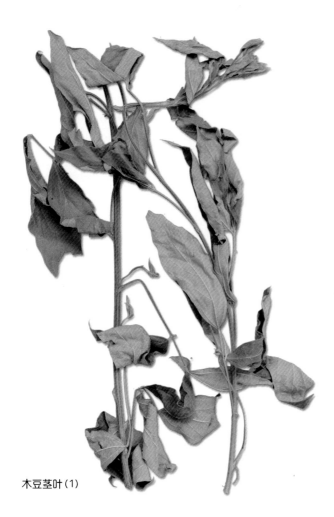

木豆茎叶(1)

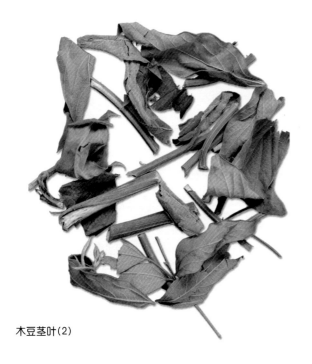

木豆茎叶(2)

【经验方】

1.痈疽初起　木豆,研末泡酒服,每次9g;并以末合香蕉肉捣敷患处。(《泉州本草》)

2.心虚水肿,喘促无力　木豆30g,猪心1个。合炖服,连服数次可消。(《泉州本草》)

3.肝肾水肿　木豆、薏苡仁各15g。合煎汤服,每日2次。忌食盐。(《泉州本草》)

4.血淋　木豆、车前子各9g。合煎汤服。(《泉州本草》)

5.痔疮下血　木豆浸酒一宿。取出,焙干研末,泡酒服。每次9g。(《泉州本草》)

附：木豆根

味苦,性寒。归肺、肾经。功效:清热解毒,利湿,止血。主治:咽喉肿痛,痈疽肿痛,痔疮出血,血淋,水肿,小便不利。内服:煎汤,9~15g;或研末。外用:适量。煎水洗或捣敷。

经验方　①水肿:(木豆)根、薏苡仁各15g。水煎服,忌食盐。②血淋:(木豆)根、车前子各9g。水煎服。③痔血:(木豆)根浸酒12h,取出,研粉。每次9g,黄酒冲服。(《浙江药用植物志》)

木豆叶

味淡,性平。归肺、心经。功效解毒消肿。主治小儿水痘,痈肿疮毒。外用:适量,煎水洗;或捣敷。

【参考文献】

[1]Akojie FOB, Fung LWM, et al. Antisickling activity of hydroxybenzoic acids in Cajanus cajan. Planta Med, 1992, 58(4): 317.

[2]Duncan A, Ellinge, GM, Glennie RT. Determination of methionine by gas-liquid chromatography: modifications in its application to legumes and cereals. J Sci Food Agr, 1984, 35(4): 381.

[3]Mulimani VH, Paramjyothi S. Effect of heat and UV on trypsin and chymotrypsin inhibitor activities in redgram(Cajanus cajan, L.). Int J Food Sci Tech, 1993, 30(1): 62.

[4]Dahiya Jagroop S. Reversed-phase high-performance liquid chromatography of Cajanus cajan phytoalexins. J Chromatogr, 1987: 409.

[5]Ohwaki Y, Ogino J, Shibano K. 3-Hydroxy-5-methoxystilbene-2-carboxylic acid, a phytotoxic compound isolated from methanolic extracts of pigeonpea(Cajanus cajan Millsp.) leaves. Soil Sci Plant Nutr, 1993, 39(1): 55.

[6]林励,谢宁,程紫骅.木豆黄酮类成分的研究.中国药科大学学报,1999,30(1):21.

[7]程志青,陈佃,吴惠勤,等.木豆精油化学成分研究.分析测试通报,1992,11(5):9.

[8]付玉杰,祖元刚,刘霞,等.豆叶超临界提取物及木豆芪酸在制备抗肿瘤药物中的应用(专利).2009.

[9]Luo M, Liu X, Zu Y, et al.Cajanol, a novel anticancer agent from Pigeonpea [Cajanus cajan(L.) Millsp.] roots, induces apoptosis in human breast cancer cells through a ROS mediated mitochondrial pathway. Chem Biol Interac, 2010, 188: 151.

[10]骆庆峰,孙兰,斯建勇,等.木豆芪类提取物对高脂模型小鼠血脂和肝脏胆固醇的降低作用.药学学报,2008,43(2):145.

[11]Ahsan R, Islam M. Hepatoprotective activity of methanol extract of some medicinal plants against carbon tetrachloride-induced hepatotoxicity in rats. Euro J Sci Res, 2009, 37: 302.

[12]郭显蓉, 骆庆峰, 康晓敏, 等. 木豆叶总芪对高脂模型兔的降脂作用及调节机制. 基础医学与临床, 2011,31(6):661.

[13]黄桂英, 廖雪珍, 廖惠芳, 等. 木豆叶水提物抗脑缺血缺氧损伤的作用研究. 中药新药与临床药理, 2006,17(3):172.

[14]孙绍美, 宋玉梅, 刘俭. 木豆素制剂药理作用研究. 中草药, 1995, 26(3):147.

[15]郑元元, 杨京, 陈迪华, 等. 木豆叶提取物对人的类成骨细胞 TE85 成骨功能和体外破骨细胞分化的影响. 药学学报, 2007,42(4):386.

[16]郑元元, 杨京, 陈迪华, 等. 木豆叶芪类提取物对雌激素缺乏性大鼠骨质丢失的影响. 药学学报, 2007,42(5):562.

[17]刘彦凤, 袁捷, 全世建, 等. 木豆叶对去卵巢大鼠血管内皮细胞功能的影响. 中国骨质疏松杂志, 2009,15(2):142.

[18]张金超, 王立伟, 孙静, 等. 木豆水提物对兔破骨细胞样细胞的形成及其骨吸收功能的影响. 河北大学学报(自然科学版), 2009, 29(1):45-50.

[19]罗文正, 刘红, 郑稼, 等. 木豆叶总黄酮对股骨头坏死大鼠的作用及机制研究. 中国药师, 2009,15(2):857.

[20]袁捷, 林吉, 徐传毅, 等. 通络生骨胶囊预防激素性股骨头缺血性坏死的药效学实验. 中药新药与临床药理, 2005,16(3):185.

[21]付玉杰, 祖元刚, 吴楠, 等. 木豆叶中木豆芪酸及球松素在制备抗疱疹病毒药物中的应用. 中国专利:CN101485649A,2009-07-22.

[22]阮灿军. 2, 4- 二甲氧基反式芪 (S3) 抗实验动物老年痴呆作用机制初步研究. 北京: 北京协和医学院基础医学院,2009.

[23]D. C. Hopp, W. D. Inman. Compositions Containing Hypolycemically Active Stibenoids[P].United Sataes Patent: US2002/0058707 A1, 2001-08-02.

[24]Ezike AC, Akah PA, Okoli CC, et al.Experimental evidence for the antidiabetic activity of Cajanus cajan leaves in rats. J Basic and Clinical Pharm,2010,(1): 25.

[25]Jaiswal D, Rai PK, Kumar A, et al. Study of glycemic profile of Cajanus cajan leaves in experimental rats. Indian J Clin Biochem, 2008, 23:167.

[26]罗瑞鸿, 李杨瑞. 木豆凝集素的提取及凝血性研究简报. 广西农业生物科学, 2004,23(3):263.

[27]罗瑞鸿, 李杨瑞. 木豆凝集素对蚜虫的抗性研究. 武汉植物所研究, 2005,23(5):497.

[28]姜保平, 杨瑞武, 刘新民, 等. 木豆素 A 对皮质酮诱导的 PC12 细胞损伤的保护作用. 药学学报, 2012,47(5):600.

[29]姜保平, 刘亚旻, 李宗阳, 等. 木豆叶醇提物对皮质酮诱导的 PC12 细胞损伤的保护作用. 天然产物研究与开发, 2012,24:1270.

[30]许声秀. 柳豆叶治疗褥疮 15 例. 中西医结合杂志, 1991,11(4):243.

[31]王少英. 中西药治疗女性生殖道解脲支原体 80 例临床观察. 中国热带医学, 2008,8(8):1438.

木莲

Mu lian

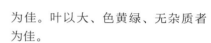

Manglietiae Fordianae Folium
[英] Fordiane Manglietia Leaf

【别名】木莲果、黄心树。

【来源】为木兰科植物木莲 *Manglietia fordiana* Oliv. 的叶。

【植物形态】乔木，高达20m。嫩枝及芽有红褐色短毛。叶互生；托叶痕半椭圆形，长3～4cm；叶片革质，狭椭圆状倒卵形或倒披针形，长8～17cm，宽2.5～5.5cm，先端急尖，通常钝头，基部楔形，边缘稍反卷，叶背疏生红褐色毛，侧脉8～12对。花梗被红褐色短柔毛，苞片脱落，留下脱落痕环。花被9片，白色，外轮3片，长圆状椭圆形，内两轮倒卵形；雄蕊多数，药隔伸出成短钝三角形；雌蕊心皮多数，雌蕊群长约1.5cm。聚合果倒卵形，深红色，成熟时带木质，呈紫红色。种子椭圆形，红色。

【分布】广西主要分布于金秀、钟山。

【采集加工】叶全年可采，晒干，备用；果实一般在每年处暑前后，于果实成熟且未开裂前摘下，剪去残余果柄，不使碎散，晒干。

【药材性状】干燥果实由多数蓇葖聚合而成，状如松球，长约4cm，直径3～4cm，基部膨大；外表紫褐色，内侧棕褐色。蓇葖开裂后，有暗紫红色的种子2枚；破开种皮，可见灰白色而富有油质的子叶1枚。气香，味淡。叶革质，呈狭倒卵形、狭椭圆状倒卵形，或倒披针形，长8～17cm，宽2.5～5.5cm。先端短急尖，通常尖头钝，基部楔形，沿叶柄稍下延，边缘稍内卷；侧脉每边8～12条；叶柄长1～3cm，基部稍膨大。气微，味淡。

【品质评价】果实以干燥、完整不碎者为佳。叶以大、色黄绿、无杂质者为佳。

【化学成分】本品树皮中含有厚朴酚（magnolol）[1]。

【性味归经】果实：味辛，性凉。归肺、大肠经。

【功效主治】清热通便，润肺止咳。主治大肠实热便秘，或老年肺虚久咳干咳。

【用法用量】内服：煎汤，9～30g。外用：适量。

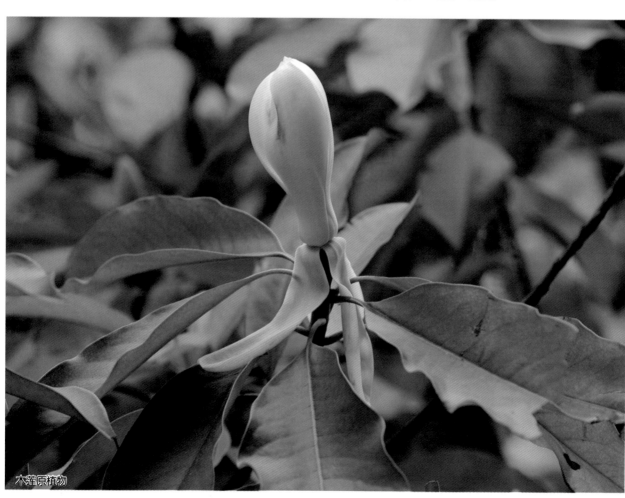

木莲原植物

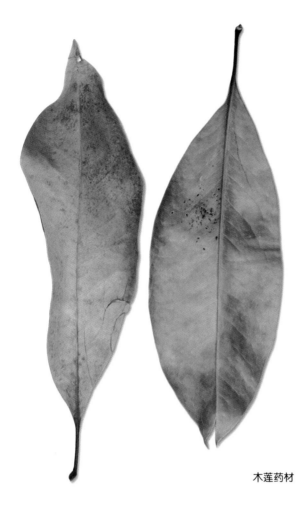

木莲药材

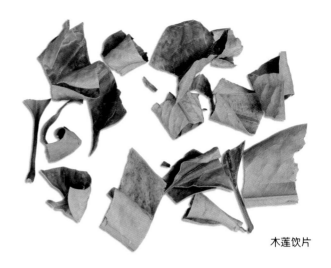

木莲饮片

【经验方】

1. 治老人干咳　木莲果 12～15g。煎汁代茶饮。(《浙江天目山药植志》)
2. 治实火便闭　木莲果(或根皮、树皮)30g 左右。煎汁，冲白糖，早、晚饭前各服 1 次。(《浙江天目山药植志》)

【参考文献】

[1] 台海川，林艳芳，彭霞，等.RP-HPLC 法测定木莲树皮中厚朴酚的含量.中国民族医药杂志,2010,10(10):36.

木通
Mu tong

Akebiae Caulis
[英] Akebia Stem

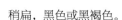

【别名】通草、附支、丁翁、丁父、菖藤、王翁、万年藤、活血藤。

【来源】为木通科植物木通 *Akebia quinata*（Thunb.）Decne.、三叶木通 *Akebia trifoliata*（Thunb.）Koidz. 或白木通 *Akedia trifoliata*（Thunb.）Koidz. var.*australis*（Diels）Rehd. 的干燥藤茎。

【植物形态】

木通　落叶木质缠绕灌本，全株无毛。幼枝灰绿色，有纵纹。掌状复叶，小叶片5，倒卵形或椭圆形，长3～6cm，先端圆、常微凹至具一细短尖，基部圆形或楔形，全缘。短总状花序腋生，花单性，雌雄同株；花序基部着生1～2朵雌花，上部着生密而较细的雄花；花被3片；雄花具雄蕊6个；雌花较大，有离生雌蕊2～13。果肉质，浆果状，长椭圆形，或略呈肾形，两端圆，长约8cm，直径2～3cm，熟后紫色，柔软，沿腹缝线开裂。种子多数，长卵形而稍扁，黑色或黑褐色。

三叶木通　落叶木质藤本。茎皮灰褐色，有稀疏的皮孔及小疣点。掌状复叶互生或在短枝上的簇生；小叶3片，纸质或薄革质，卵形至阔卵形，长4～7.5cm，宽2～6cm，先端通常钝或略凹入，具小突尖，基部截平或圆形，边缘具波状齿或浅裂，上面深绿色，下面浅绿色。总状花序自短枝上簇生叶中抽出，下部有1～2朵雌花，以上有15～30朵雄花；总花梗纤细。雄花：萼片3，淡紫色，阔椭圆形或椭圆形；雄蕊6，离生，排列为杯状。雌花：萼片3，紫褐色，近圆形，先端圆而略凹入，开花时广展反折；退化雄蕊6枚或更多，小，长圆形，无花丝；心皮3～9枚，离生，圆柱形。果长圆形，直或稍弯，成熟时灰白略带淡紫色。种子极多数，扁卵形，种皮红褐色或黑褐色，稍有光泽。

白木通　藤本。老藤和枝灰白色，均有灰褐色斑点状皮孔。叶互生，三出复叶；簇生于短枝顶端；叶柄细长；小叶片椭圆形，全缘，长3～6cm，先端圆、常微凹至具一细短尖，基部圆形或锲形，全缘。短总状花序腋生，花单性，雌雄同株；花序基部着生1～2朵雌花，上部着生密而较细的雄花；花被3片；雄花雄蕊6个；雌花较雄花大，有离生雌蕊2～13，果肉质，浆果状，长椭圆形，或略呈肾形，两端圆，熟后紫色。种子多数，长卵形而稍扁，黑色或黑褐色。

【分布】广西主要分布于金秀、德保、那坡、隆林、南丹、罗城、鹿寨、资源、全州、灵川。

【采集加工】藤茎在移植后5～6年开始结果，在秋季割取部分老藤。晒干

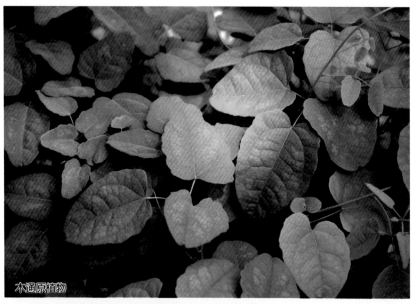

木通原植物

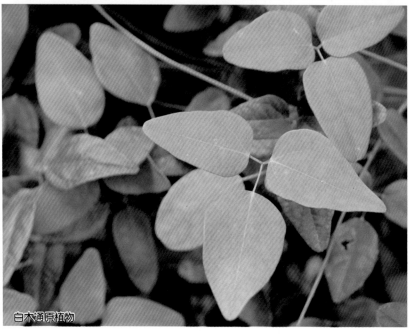

白木通原植物

或烘干。

【药材性状】

木通　藤茎圆柱形，稍扭曲，直径 0.2～0.5cm。表面灰棕色，有光泽，有浅的纵纹，皮孔圆形或横向长圆形，突起，直径约 1mm；有枝。质坚脆，较易折断，横断面较平整，皮部薄易剥离，木部灰白色，导管孔排列紧密而无规则，射线细，不明显，中央髓圆形，明显。气微，味淡而微辛。

三叶木通　藤茎圆柱形，扭曲，直径 0.2～1.5cm。表面灰色、灰棕色或暗棕色，颜色不均匀，极粗糙，有许多不规则纵裂纹及横裂纹，有时附生灰绿色苔藓，皮孔圆形或横向长圆形，突起，棕色，不明显，直径 1～2mm；有枝痕。皮部易与木部剥离，去皮处表面棕黄色，射线处有深棕色纵沟。质坚韧，难折断，断面木部黄白色，导管孔细密，排列不规则，射线浅棕色，髓圆形而大。气微，味微苦涩。

白木通　藤茎圆柱形，稍扭曲，直径 0.2～0.5cm。表面灰棕色，有光泽，有浅的纵沟纹，皮孔圆形或横向长圆形，突起，直径 1mm；有枝痕。质坚脆，较易折断，横断面较平整，皮部薄，易剥离，木部灰白色，导管孔排列紧密而无规则，射线细，不明显，中央髓圆形，明显。气微，味淡而微辛。

【品质评价】木通以条匀、内色黄者为佳；白木通以粗壮、干燥、无杂质者为佳。

【化学成分】木通果皮含阿江榄仁酸（arjunolic acid）、去甲阿江榄仁酸（norarjunolic acid）、皂苷 PJ1（saponins PJ1）、皂苷 PH（saponins PH）[1]、皂苷 PA（saponins PA）、皂苷 B（saponins B）、皂苷 Pc（saponins Pc）、皂苷 Pd（saponins Pd）、PG 皂苷（saponins PG）、皂苷 C（saponins C）、皂苷 PF（saponins PF）、皂苷 Pk（saponinsPk）、皂苷 PJ2（saponins PJ2）、皂苷 PB（saponins PB）、皂苷 PE（saponins PE）、皂苷 PJ3（saponins PJ3）[2]。

本品藤茎含木通糖苷 Stb（akebosides Stb）、木通糖苷 Stc（akebosides Stc）、木通糖苷 Std（akebosides Std）[3]、木通糖苷 Stf（akebosides Stf）、木通糖苷 Stk（akebosides Stk）、木通糖苷 Sth（akebosides Sth）、木通糖苷 Ste（akebosides Ste）、木通糖苷 Stj（akebosides Stj）[4]、quinatoside A-D[5]、3α,24- 二羟基 -30- 去甲齐墩果烷 -12,20（29）- 双烯 -28-酸 [3α,24-dihydroxy-30-norolean-12,20（29）-dien-28-oic acid]、3α,24,29- 三羟基齐墩果烷 -12- 烯 -28- 酸（3α,24,29-trihydroxy-olean-12-en-28-oic acid）、2α,3β,23- 三羟基齐墩果烷 -12- 烯 -28- 酸（2α,3β,23-trihydroxy-olean-12-en-28-oic acid）[6]。又含甾醇类成分 β-谷甾醇（β-sitosterol）、Δ^{5,22}-豆甾醇（Δ^{5,22}-stigmasterol）、Δ^{5,22}- 豆甾醇 -3-O-β-D- 吡喃葡萄糖苷（Δ^{5,22}-stigmast-3-O-β-D-glucopyranoside）[7]。

木通种子含 saponins A-G[8,9]、木通糖苷 Stc（akebosides Stc）、木通糖苷 Std（akebosides Std）、木通糖苷 Stf（akebosides Stf）、木通糖苷 akebosides Stk[4]。

木通叶和根含木通糖苷 Sth（akebosides Sth）、木通糖苷 Stj（akebosides Stj）。此外，叶还含木通糖苷 akebosides Stb、木通糖苷 Stk（akebosides Stk）[4]。

【药理作用】

1. 抗氧化　木通中皂苷类成分能降低角叉菜胶诱导的大鼠

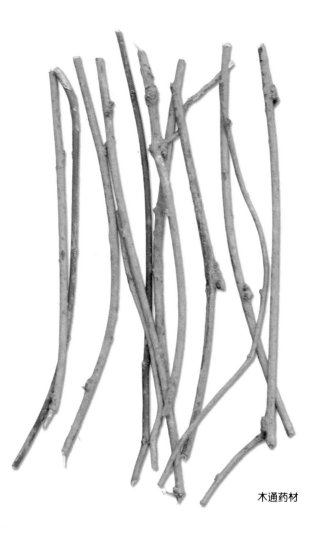

木通药材

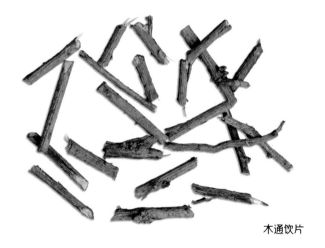

木通饮片

血清中脂质过氧化物和羟基自由基水平[10]。

2. 利尿　连续腹腔注射木通醇浸剂对兔有慢性利尿作用[11]，能促进电解质排泄，特别是 Na^+ 的排泄，同时也能排 K^+ [12]。给兔灌胃则无利尿作用，健康人使用亦无明显利尿作用[13]。

3. 抗肿瘤　木通果实体外对人子宫颈癌细胞（JTC-26）[14]、S180 肉瘤[15]、S37 肉瘤[15] 有抑制作用。

4. **抗血栓** 木通提取物可抑制大鼠静脉血栓形成，减轻血栓湿重和干重[16]。

5. **抗抑郁** 乙醇提取物能缩短强迫游泳（TST）和悬尾（FST）小鼠不动时间，延长多巴胺（DA）致小鼠死亡时间和增加阿朴吗啡致小鼠刻板运动，增加5-羟基色氨酸（5-HTP）诱导的甩头次数，对去甲肾上腺素（NA）重摄取抑制作用不明显，其作用机制与增强5-羟色胺（5-HT）、DA有关[17]。

6. **抑菌** 木通醇浸液在体外对革兰阳性菌及革兰阴性杆菌均有抑制作用[18]。水浸剂对堇色毛癣菌有抑制作用[19]。预知子（木通果实）煎剂对金黄色葡萄球菌、铜绿假单胞菌、福氏痢疾杆菌、大肠杆菌均有抑制作用[20]。

7. **毒性反应** 大鼠连续灌胃给予木通水煎剂（19.08g/kg）20天，动物的生化、血液学指标及心、肝、肾等病理组织学检查均无显著改变[21]。

【临床研究】

1. 周期性麻痹 木通50～75g，水煎50～100ml，口服25～30ml/次，每日服2～3次。治疗4例男性患者，诊为周期性麻痹，患者服1剂后，当日均能逐渐增进肌力、恢复肢体活动，服2剂后能扶床移动，继之在室内走动。此4例患者，均在服4剂后收到显著疗效[22]。

2. 复发性口腔溃疡 木通8g，生地黄10g，竹叶10g，生甘草梢6g。若心火较盛可加黄连10g，莲子心10g；心移热于小肠可加车前子10g，赤茯苓2g；溃疡重度可加乌贼首10g。1剂/天，水煎服，5剂为1个疗程。治疗复发性口腔溃疡76例，收到满意疗效[23]。

【性味归经】 味苦，性寒。归心、小肠、膀胱经。

【功效主治】 清热利尿，活血通经。主治小便短赤，淋浊，水肿，胸中烦热，咽喉肿痛，口舌生疮，风湿痹痛，产后乳汁不通，经闭，痛经。

【用法用量】 内服：煎汤，3～6g；或入丸、散。

【使用注意】 崩漏、气虚、津伤口渴者及孕妇慎服。

【经验方】

1. 小儿鼻塞及生息肉 木通、细辛各半两。上件药捣细罗为散，以绵裹少许，纳鼻中，日三易之。（《太平圣惠方》）

2. 酒齇鼻 木通、细辛、炮附子。蜜和，绵裹纳鼻中。（《脉因证治》）

3. 心经有热，唇焦面赤，小便不通 木通、连翘各三钱。水盅半，灯心十茎，煎八分服。（《医宗必读》通心散）

【参考文献】

[1] Ryuichi H, Toshio K. Pericarp saponins of Akebiaquinata（Thunb.）Dcne.Ⅱ. Arjunolicandnorarjunolic acid and their glycoside.Chem Pharm Bull, 1976, 24(6): 1314.

[2] Ryuichi H, Toshio K. Pericarp saponins of Akebiaquinata Dence.Ⅰ. Glycoside of hedergenin and oleanolic acid.Chem Pharm Bull, 1976, 24(5): 1021.

[3] Fujita M, Itokawa H, Kumekawa Y. The study on the constituents of clematis and Akebia spp.Ⅱ. On the saponins isolated from the stem of Akebiaquinata Dence.(Ⅰ) J Pharm SocJpn, 1974, 94(2): 194.

[4] Yoshihiro K, Hideji I, Mititi H. Costituents of Ciematics and Akebia species.Ⅲ. Structure of akebosides isolated from the stem of Akebiaquinata Dence. Chem Pharm Bull, 1974, 22(10): 2294.

[5] Akira I, Hideji I. 30-noroleane saponins from callus tissues of Akebiaquinata.Phytochemistry, 1989, 28(10): 2663.

[6] 刘桂艳，马双成，郑键，等. 五叶木通中一个新三萜成分. 高等学校化学学报，2006, 27(11): 2120.

[7] 刘桂艳，郑键，余振喜，等. 五叶木通藤茎甾体和三萜成分研究. 中药材，2005, 28(12): 1060.

[8] Ryuichi H,Miyahara K,Kawaski T,et al.Seed saponins of Akebiaquinata Dence.Ⅰ. Hederagenin-3-O-glycoside.Chem Pharm Bull,1972,20(9): 1935.

[9] Ryuichi H, Miyahara K, Kawaski T, et al. Seed saponins of Akebiaquinata Dence.Ⅱ. Hederagenin-3,28-O-bisglycoside.Chem Pharm Bull,1972, 20(10): 2143.

[10] Choi J, Jung HJ, Lee KT, et al. Antinociceptive and anti-inflammatory effects of the saponin and sapogenins obtained from the stem of Akebiaquinata. J Med Food. 2005,8(1):78.

[11] 高应斗，周雨凤. 木通、茯苓、旋覆花的利尿作用. 中华医学杂志，1955,94(2):963.

[12] 张卫华. 三种木通利尿作用及其毒性的比较研究. 中国药学杂志，1989,24(10):594.

[13] 邓祖藩，王叔咸. 中药在人和动物体内利尿作用的研究. 中华医学杂志,1961,47(1):7.

[14] 钱伯文. 抗癌中药的临床应用. 上海翻译出版公司,1986:4.

[15] 李佩文.实用临床抗肿瘤中药.沈阳：辽宁科学技术出版社,2001:331.

[16] 耿涛，孟兆珂，耿令奎，等. 木通提取物对实验性大鼠静脉血栓形成的影响. 中国现代应用药学杂志,2009,26(6):462.

[17] 毛峻琴，伊佳，李铁军. 中药预知子乙醇提取物抗抑郁作用的实验研究. 药学实践杂志,2009,27(2):126.

[18] 王岳.102种药用植物抗菌性能的初步试验.植物学报,1953,2(2):312.

[19] 孙迅.中药对某些致病性皮肤癣菌抗菌作用的研究.中华皮肤科杂志,1958,(3):210.

[20] 中国医学科学院药物研究所等.中药志（第三册）.北京：人民卫生出版社，1961:563.

[21] 金美子.木通的临床应用及毒性研究.长春中医药大学学报,2006,26(3):60.

[22] 巩成勤.木通治疗周期性麻痹.辽宁中医,1977,(1):18.

[23] 周汉光.导赤散治疗复发性口腔溃疡76例.湖北中医杂志,2009,31(10):32.

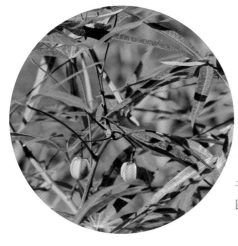

木　薯

Manihot Folium
[英]Cassava Leaf

【别名】树薯、薯树、臭薯、葛薯、树番薯。

【来源】为大戟科植物木薯 *Manihot esculenta* Crantz 的叶。

【植物形态】直立亚灌木。块根圆柱状，肉质。叶互生；叶 3 ~ 7 掌状深裂或全裂，裂片披针形至长圆状披针形，长 10 ~ 20cm，全缘。圆锥花序顶生及腋生；花单性，雌雄同株；花萼钟状，5 裂，黄白而带紫色；无花瓣；花盘腺体 5 枚；雄花具雄蕊 10，2 轮；雌花子房 3 室，花柱 3，下部合生。蒴果椭圆形，有纵棱 6 条。

【分布】广西全区均有栽培。

【采集加工】夏季采收。洗净，晒干备用。

【药材性状】叶互生，长 10 ~ 20cm，掌状 3 ~ 7 深裂或全裂。裂片披针形至长圆状披针形，全缘，渐尖；叶柄长约 30cm。气微，味苦、涩。

【品质评价】以身干、完整、无杂质、色黄绿者为佳。

【化学成分】本品叶含挥发油（volatile oil），其主要成分有棕榈酸（palmitic acid）、植醇（phytol）和异植醇（iso-phytol）等[1]。

本品茎含挥发油，其成分主要有棕榈酸（palmitic acid）、油酸（oleic acid）和亚油酸（linoleic acid）[1]。此外，茎中还含有呋喃（furan）、肥牛木素（ceplignan）、吲哚甲酸（indole-3-carboxylic acid）、3,9,13-megastigmanetrio、穗花杉双黄酮（amentoflavone）、yucalexin P-21[2]。

【性味归经】味苦，性寒；有小毒。归心经。

【功效主治】解毒消肿。主治疮疡肿毒，疥癣。

【用法用量】外用：适量，鲜品捣敷。

【使用注意】本品仅供外用，不作内服。

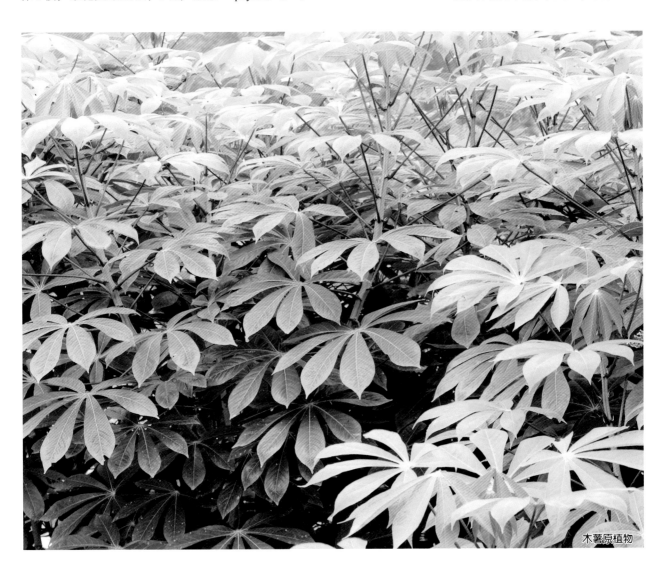

木薯原植物

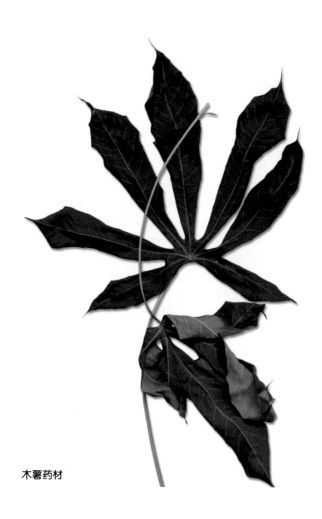

木薯药材

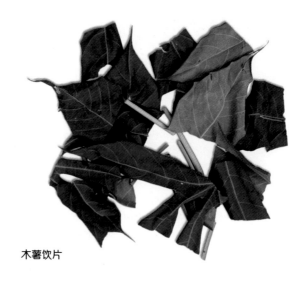

木薯饮片

【参考文献】

[1]Hu L, Mei W, Wu J, et al. The chemical constituents and bioactivities of volatile oils from stems and leaves of cassava(Manihot esculenta)in Hainan. Chin J tropical crops, 2010, 31(1): 126.

[2] 李姗姗, 戴好富, 赵友兴, 等. 海南产木薯茎化学成分研究. 热带亚热带植物学报, 2012,20(2):197.

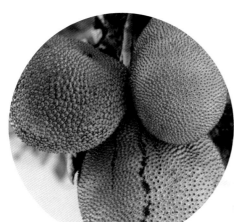

Mu bo luo

木波罗

Artocarpi Heterophylli Folium
[英] Heterophyllia Artocarpus Leaf

【别名】菠萝蜜、婆那娑、优珠昙、天婆萝、牛肚子果、树菠萝、蜜冬瓜、木菠萝。

【来源】为桑科植物木波罗 Artocarpus heterophyllus Lam. 的叶。

【植物形态】常绿乔木。老树常有板状根；树皮厚，黑褐色；托叶抱茎环状，遗痕明显。叶革质，螺旋状排列，椭圆形或倒卵形，长 7 ~ 15cm 或更长，宽 3 ~ 7cm，先端钝或渐尖，基部楔形，成熟之叶全缘，或在幼树和萌发枝上的叶常分裂，表面墨绿色，干后浅绿或淡褐色，无毛，有光泽，背面浅绿色，略粗糙，侧脉羽状，中脉在背面显著凸起；托叶抱茎，卵形，外面被贴伏柔毛或无毛，脱落。花雌雄同株，花序生老茎或短枝上，雄花序有时着生于枝端叶腋或短枝叶腋，圆柱形或棒状椭圆形，花多数，其中有些花不发育；雄花花被管状，上部 2 裂，被微柔毛，雄蕊 1 枚；雌花花被管状，顶部齿裂，基部陷于肉质球形花序轴内，子房 1 室。聚花果椭圆形至球形，或不规则形状，表面有坚硬六角形瘤状凸体和粗毛；核果长椭圆形。

【分布】广西全区均有栽培。

【采集加工】叶全年可采。切碎、晒干备用。

【药材性状】叶多纵向内卷，展平后呈椭圆形或倒卵形，长 7 ~ 15cm，宽 3 ~ 7cm，先端钝或短渐尖，基部楔形稍下延，全缘，上面绿色或灰绿色，微具光泽，下面绿色或灰黄色，网脉明显，中脉两面突出；叶柄长 2 ~ 3cm。革质而脆。气微，味淡。

【品质评价】以叶大、色黄绿、无杂质者为佳。

【化学成分】本品叶含蛋白质（proteins）、鞣质（tannins）、粗纤维（crude fiber）[1]。还含有波萝蜜查耳酮 ZA（artonin ZA）、波萝蜜查耳酮 ZB（artonin ZB）、iso-bavachromene、apigenin、pinocembrin、2,5- 二羟基苯甲酸（2,5-dihydroxybenzoic acid）、3,4- 二羟基苯甲酸乙酯（ethyl 3,4-dihydroxybenzoate）和豆甾醇（stigmasterol）[2]。

本品茎叶中含 artocarpine、次桂木黄素（artocarpetin）、次桂木黄素 A（artocarpetin A）、异叶菠萝蜜环黄酮素（cy-cloheterophyllin）、artonins A、artonins B[3]。

本品种仁含植物凝血素（lectin）[4]、异植物凝血素（iso-lectin）[5]、环木菠萝烯酮（cycloartenone）[6] 及淀粉（starch）[7]。

本品果实含环木菠萝烯酮（cycloartenone）[5]、乙酸橙黄胡椒酰胺酯（aurntiamide acetate）[8]。还有含胡萝卜素（carotene）、维生素 C（vitamin C）和多糖（polysaccharides）[9,10]。

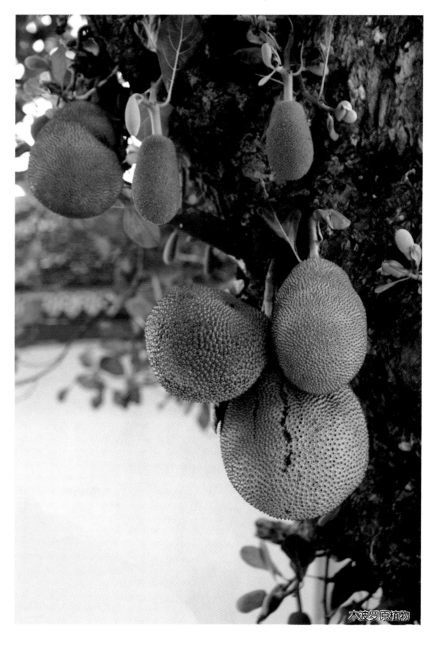

木波罗原植物

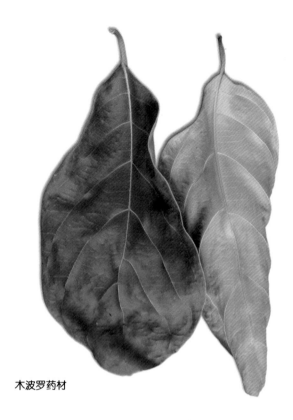

木波罗药材

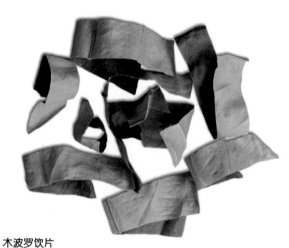

木波罗饮片

【药理作用】

1. 抗肿瘤　木波罗中波环桂木黄素（ACR-2）和桂木黄酮（ACR-3）对人肝癌细胞 SMMC-7721、胃腺癌细胞 SGC-7901 的增殖呈时间、剂量依赖性抑制作用，ACR-2 对 SMMC-7721 和 SGC-7901 的半数致死浓度（IC_{50}）分别为 0.013 和 0.059 mmol/L；ACR-3 的 IC_{50} mmol/L 分别为 0.029 和 0.169mmol/L，ACR-2、ACR-3 对 SMMC-7721 的增殖抑制作用强于对 SGC-7901 的作用[11]。ACR-2、ACR-3 均能激活 SMMC-7721、SGC-7901 细胞 Caspase-3 酶[12]，诱导细胞凋亡作用[13]。

2. 抗氧化　木波罗的提取物 cycloheterophyllin，artonins A 和 artonins B 有强大的抗氧化作用，能够降低人低密度脂蛋白含量，抗脂质过氧化[14]。木波罗叶乙醇提取物和正丁醇提取物能降低链脲佐菌素糖尿病大鼠的血糖和血脂，在体外

能清除羟基和二苯苦味酰肼基及 Fe^{2+} 螯合活性，发挥抗氧化活性[14]。木波罗叶总提取物表现出抗自由基活性，其半数抑制浓度（IC_{50}）为 73.5μg/ml[15]。

3 抑菌　木波罗叶总提取物的最低抑菌浓度为 488.1μg/ml，抑菌直径为 12.2mm；乙酸乙酯组分的最低抑菌浓度为 221.9μg/ml，抑菌直径为 10.7mm；水提物的抑菌直径为 11.5mm[16]。总酚成分亦有抗菌作用[17]。

【性味归经】味甘、微酸，性平。归肝、肺经。

【功效主治】活血消肿，解毒敛疮。主治跌打损伤，疮疡疖肿，湿疹。

【用法用量】外用适量，研末撒或调敷。

【使用注意】本品仅供外用，不作内服。

附：木波罗蜜（果实）

　　味甘、微酸，性平。归心、胃经。功效生津止渴，除烦，解酒醒脾。主治口渴，烦躁，醉酒。内服：多用鲜品生食，50～100g。

菠萝蜜核中仁

　　味甘、微酸，性平。归脾、胃经。功效益气，通乳。主治产后脾虚气弱，乳少或乳汁不行。内服：煎汤，60～120g。

经验方　产后乳少或乳汁不通：木菠萝果仁 60～120g，炖肉服，或水煎服，并食果仁。（《广西中草药》）

菠萝蜜树液

　　味淡、涩，性平。归肺经。功效消肿散结，收涩止痒。主治疮疖焮赤肿痛，湿疹。外用：适量，鲜品涂。

【参考文献】

[1]James CS, Thomas CT, Kunjikutty N. A note on the chemical composition and tannic acid content of the locally available tree leaves. Kerala J Vet Sci, 1977, 8(2): 247.

[2] 姚胜，闵知大．波罗蜜叶中新的查耳酮．中国天然药物,2005,3(4):219.

[3]Ko FN, Cheng ZJ, Lin CN, et al. Scavenger and antioxidant properties of prenylflavones isolated from Artocarpus heterophyllus tree. Radic Biol Med, 1998, 25(2): 160.

[4]Ahmed H, Chatterjee BP. Purification and characterization of an α-D-galactosyl-binding lectin from the seed of jackfruit, Antocarpus integrifolia. Lectine Biol Biolchem, Clin Biolchem, 1986,(5): 125.

[5]Moreira R, Ainouz, Iracema Lima. Lectins from seeds of jack fruit(Artocarpus integrifolia L.): isolation and purification of two isolectins from the albumin fraction. Bio Plant, 1981, 23(3): 186-192.

[6]Barton DHR. Triterpenoids. Part II . cycloArtenone, a triterpenoid ketone. J Chem Soc, 1951: 1444.

[7]Bobbio FO, et al. Isolation and characterization of the physicochemical properties of the starch of jackfruit seeds(Artocarpus heterorphyllus). Cereal Chem, 1978, 55(4): 505.

[8]Chakraborty DP, Mandal, Anchal K. Aurantiamide acetate from Artocarpus integrefolia Linn. J Indian Chem Soc, 1981, 58(1): 103.

[9]Hossain M, Haque MA. Nutritive value of jack fruit. Bangladesh J Agric, 1979, 4(1): 9.

[10] 邹勇芳，苏玉凤，李清容，等．木菠萝水提取物中多糖含量的测定．右江民族医学院学报,2009,(3):369.

[11] 杨延龙, 侯爱君, 张慧卿, 等. 波罗蜜属药用植物单体化合物 ACR-2、ACR-3 抗肿瘤作用的实验研究. 辽宁中医杂志, 2009,(12):203.

[12] 朱国福, 杨延龙, 侯爱君, 等. 波罗蜜属药用植物化合物对 SMMC-7721、SGC-7901 细胞增殖及 Caspase-3 酶活性的影响. 湖南中医药大学学报, 2007,27(5):24.

[13] 杨延龙, 侯爱君, 张慧卿, 等. 波罗蜜属药用植物化合物对 SMMC-7721 和 SGC-7901 细胞凋亡的影响. 中西医结合学报, 2010,8(1):61.

[14]Omar HS, El-Beshbishy HA, Moussa Z, et al. Antioxidant activity of Artocarpus heterophyllus Lam. (Jack Fruit) leaf extracts: remarkable attenuations of hyperglycemia and hyperlipidemia in streptozotocin-diabetic rats. Scientific World Journal. 2011, 11: 788.

[15]Fang SC, Hsu CL, Yen GC. Anti-inflammatory effects of phenolic compounds isolated from the fruits of Artocarpus heterophyllus. J Agric Food Chem, 2008, 56(12): 4463.

[16]Loizzo MR, Tundis R, Chandrika UG, et al. Antioxidant and antibacterial activities on food borne pathogens of Artocarpus heterophyllus Lam. (Moraceae) leaves extracts. J Food Sci, 2010, 75(5): M291.

[17]Jagtap UB, Panaskar SN, Bapat VA.Evaluation of antioxidant capacity and phenolic content in jackfruit(Artocarpus heterophyllus Lam.) fruit pulp. Plant Food Hum Nutr, 2010 , 65(2): 99.

五加

Wu jia

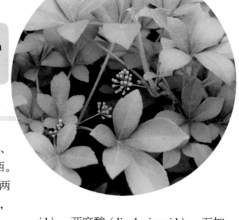

Acanthopanacis Gracilistyli Radicis-cortex seu Folium
[英] Gracilistylie Acanthopanax Root-bark or Leaf

【别名】南五加皮、五谷皮、红五加皮、豺漆、豺节、五花、木骨、追风使。

【来源】为五加科植物细柱五加 *Acanthopanax gracilistylus* W. W. Smith 的根皮、叶。

【植物形态】灌木,有时蔓生状。枝灰棕色,无刺或在叶柄基部单生扁平的刺。叶为掌状复叶,在长枝上互生,在短枝上簇生;叶柄常有细刺;小叶5,稀3或4,倒卵形至倒披针形,先端尖或短渐尖,基部楔形,两面无毛,或沿脉上疏生刚毛,下面脉腋间有淡棕色簇毛,边缘有细锯齿。伞形花序腋生或单生于短枝顶端;花梗无毛;萼5齿裂;花黄绿色,花瓣5,长圆状卵形,先端尖;雄蕊5,花丝细长;子房2室,花柱2,分离或基部合生,柱头圆头状。核果浆果状,扁球形,成熟时黑色,宿存花柱反曲。种子2粒,细小,淡褐色。

【分布】广西主要分布于全州、兴安、桂林、临桂、平乐、融水、柳江、靖西。

【采集加工】栽后3～4年于夏、秋两季采收。采挖根部,除掉须根,洗净,剥取根皮,晒干或烘干。

【药材性状】根皮呈不规则双卷或单卷筒状,有的呈块片状,长4～15cm,直径0.5～1.5cm,厚1～4mm。外表面灰棕色或灰褐色,有不规则裂纹或纵皱纹及横长皮孔;内表面黄白色或灰黄色。体轻,质脆,断面灰白色或灰黄色。气微香,味微辣而苦。

【品质评价】以皮厚、气香、断面灰白色者为佳。

【化学成分】本品根皮含有机酸(organic acids)、二萜(diterpenes)、甾醇(sterols)、挥发油(volatile oils)等多种成分。

有机酸成分有硬脂酸(stearic acid)、亚麻酸(linolenic acid)、五加酸(senticosus acid)、棕榈酸(palmitic acid)[1-4]。

二萜成分有*d*-芝麻素(*d*-sesamin)[1,4]、*iso*-贝壳杉烯酸(*iso*-kaurenoic acid)[3,5,6]、ent-16α,17-dihydroxy-kauran-19-oic acid[7]、对映-16α-羟基-19-贝壳杉烷酸(ent-16α-hydroxy-kauran-19-oic acid)[1,8,9]。

甾醇类成分主要有β-谷甾醇(β-sitosterol)[1,3,4,9]、β-谷甾醇-β-D-葡萄糖苷(β-sitosterol-β-D-glucopyr-anoside)[1]、豆甾醇(stigmasterol)[3,9]。

挥发油成分主要有4-甲基水杨醛

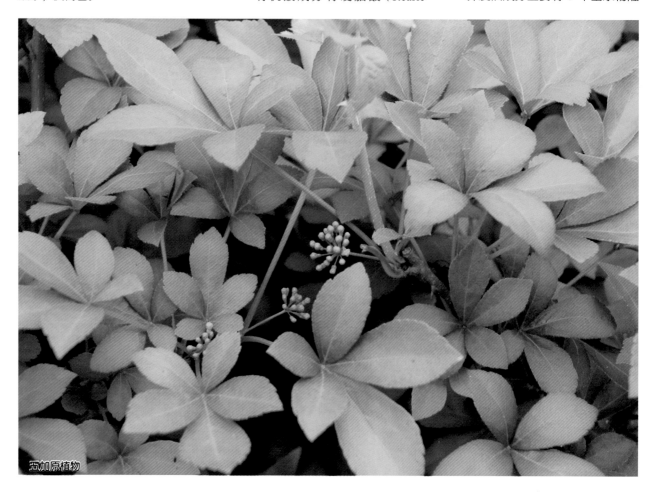

五加原植物

（4-methyl salicylaldehyde）[2]、马鞭草烯酮（verbenone）、反式 - 马鞭草烯醇（*trans*-verbenol）[10]。

本品根皮尚含刺五加苷 B$_1$（eleutheroside B$_1$）即异秦皮定 - α -D- 葡萄糖苷（*iso*-fraxidin- α -D-glucoside）[1]、维生素 A（vitamin A）、维生素 B$_1$（vitamin B$_1$）[2]、丁香苷（syrindin）[2,9]、刺五加苷 B（eleutheroside B）[3]。

本品果实中含有竹节参苷 IV a 甲酯（chikusetsusaponin IV a methyl ester）、竹节参苷 IV a 丁酯（chikusetsusaponin IV a butyl ester）、3- 表 - 白桦脂酸（3-*epi*-betulinic acid）[8]、β - 胡萝卜苷（β -daucosterol）[4,8,9]。还有 3 α ,11 α - 二羟基羽扇 -20（29）-烯 -28- 酸 [3 α ,11 α -dihydroxylup-20（29）-en-28-oic acid]、[3 β（ -*O*- β -D- 葡萄苷酸）氧代]- 齐墩果酸 {[3 β（ -*O*- β -D-glucopyranuronosyl）oxy]-olean-12-en-28-oic acid}、3 β [（*O*- β -D- 葡萄苷酸）氧代]-28-*O*- β -D- 葡萄糖 - 齐墩果酸 {3 β [（*O*- β -D-glucopyranuronosyl）oxy]-28-*O*- β -D-glucosyl-olean-12-en-28-oic acid}、齐墩果酸 -3-*O*-6′-*O*- 甲基 - β -D- 葡萄糖苷（oleanolic acid-3-*O*-6′-*O*-methyl- β -D-glucoside）、cantrifoside A[6]、原儿茶酸（protocatechuic acid）[4,6,11]、细柱五加脑苷 A {1-*O*- β -D-glucopyranose-（2*S*,3*S*,4*R*,8*E*）-2-[（2′*R*）-2′-hydroxydocosanosylamino]-8（*E*）-eicosene-1,3,4-triol }、细柱五加脑苷 B {1-*O*- β -D-glucopyranose-（2*S*,3*S*,4*R*,8*E*）-2-[（2′*R*）-2′-hydroxydocosanosylamino]-8（*E*）-nonadecene-1,3,4-triol }、细柱五加脑苷 C {1-*O*- β -D-glucopyranose-（2*S*,3*S*,4*R*,8*E*）-2-[（2′*R*）-2′-hydroxydocosanosylamino]-8（*E*）-hexadecen-1,3,4-triol }、1-*O*- β -D- 吡喃葡萄糖 -（2*S*,3*S*,4*R*,8*E*）-2-[（2′*R*）-2′- 羟基二十四酰胺]-8（*E*）十八烯 -1,3,4- 三醇 {1-*O*- β -D-glucopyranosyl-（2*S*,3*S*,4*R*,8*E*）-2-[（2′*R*）-2′-hydroxydocosanosylamino]-8（*E*）-octadecen-1,3,4-triol（momor-cerebroside） }、1-*O*- β -D-吡喃葡萄糖 -（2*S*,3*S*,4*R*,8*E*）-2-[（2′*R*）-2′- 羟基二十四酰胺]-8（*E*）-十七烯 -1,3,4- 三醇 {1-*O*- β -D-glucopyranosyl-（2*S*,3*S*,4*R*,8*E*）-2-[（2′*R*）-2′-hydroxydocosanosylamino]-8（*E*）-heptadecen-1,3,4-triol}[12]。

本品茎中含有（2*S*,3*S*,4*R*,8*E*）-2-[（2′*R*）-2′- 羟基 - 十五碳酰胺基]- 二十七碳 -1,3,4- 三羟基 -8- 烯 {（2*S*,3*S*,4*R*,8*E*）-2-[（2′*R*）-2′-hydroxy-pentadecanoylamino]-heptacosan-1,3,4-trihydroxy-8-ene }、（2*S*,3*S*,4*R*,8*E*）-2-[（2′*R*）-2′-羟基 - 十八碳酰胺基]- 二十四碳 -1,3,4- 三羟基 -8- 烯 {（2*S*,3*S*,4*R*,8*E*）-2-[（2′*R*）-2′-hydroxy-octadecanoylamino]-tetracosan-1,3,4-trihydroxy-8-ene}、（2*S*,3*S*,4*R*,8*E*）-2-[（2′*R*）-2′- 羟基 - 二十一碳酰胺基]- 二十一碳 -1,3,4-三羟基 -8- 烯 {（2*S*,3*S*,4*R*,8*E*）-2-[（2′*R*）-2′-hydroxy-heneicosanoylamino]-heneicosan-1,3,4-trihydroxy-8-ene}、（2*S*,3*S*,4*R*,8*E*）-2-[（2′*R*）-2′- 羟基 - 二十二碳酰胺基]-二十碳 -1,3,4- 三羟基 -8- 烯 {（2*S*,3*S*,4*R*,8*E*）-2-[（2′*R*）-2′-hydroxy-docosanoylamino]-eicosan-1,3,4-trihydroxy-8-ene}、（2*S*,3*S*,4*R*,8*E*）-2-[（2′*R*）-2′- 羟基 - 二十三碳酰胺基]-十九碳 -1,3,4- 三羟基 -8- 烯 {（2*S*,3*S*,4*R*,8*E*）-2-[（2′*R*）-2′-hydroxy-tricosanoylamino]-nonadecan-1,3,4-trihydroxy-8-ene}、（2*S*,3*S*,4*R*,8*E*）-2-[（2′*R*）-2′- 羟基 - 二十四碳酰胺基]- 十八碳 -1,3,4- 三羟基 -8- 烯 {（2*S*,3*S*,4*R*,8*E*）-2-[（2′*R*）-2′-hydroxy-lignocera-noylamino]-octadecan-1,3,4-trihydroxy-8-ene}、

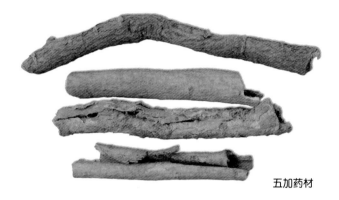

五加药材

1-*O*- β -D- 葡萄糖 -（2*S*,3*S*,4*R*,8*E*）-2-[（2′*R*）-2′- 羟基 - 十五碳酰胺基]- 十九碳 -1,3,4- 三羟基 -8- 烯 {1-*O*- β -D-glucosyl-（2*S*,3*S*,4*R*,8*E*）-2-[（2′*R*）-2′-hydroxy-pentadecanoylamino]-nonadecan-1,3,4-trihydroxy-8-ene}、16 α H,17-isovaleryloxy-ent-kauran-19-oic acid、松柏苷（coniferin）、刺五加苷 D（eleutherode D）、正二十五烷酸（*n*-pentacosanoic acid）[9]。还含有贝壳杉烷酸苷 A{16 α ,17-dihydroxy-entkauran-19-oic-19-[β -D-glucopyranosyl-（1 → 2）- β -D-glucopyranosyl] ester}[11]。

本品叶中含有 3- 表白桦脂酸 -28-*O*- α -L- 鼠李糖 -（1→4）-β -D- 葡萄糖 -（1→6）- β -D- 葡萄糖酸酯 [3-*epi*-betulinic acid 28-*O*- α -L-rhamnosyl-（1 → 4）- β -D-glucosyl-（1 → 6）- β -D-glucopyranosyl ester]、acankoreoside[13]。还含有 impressic acid、3 α ,11 α - 二羟基羽扇 -23- 氧代 -20（29）- 烯 -28- 酸 [3 α ,11 α -dihydroxy-23-oxo-lup-20（29）-en-28-oic acid]、3 α ,11 α ,23- 三羟基羽扇 -20（29）- 烯 -28- 酸 [3 α ,11 α ,23-trihydroxylup-20（29）-en-28-oic acid]、五加苷元（acankoreagenin）[4,13,14]、3-*O*- β -D- 葡萄糖 -3 α ,11 α - 二羟基羽扇 -20（29）- 烯 -28- 酸 [3-*O*- β -D-glucosyl-3 α ,11 α -dihydroxylup-20（29）-en-28-oic acid]、acankoreoside B[14]。还含有异贝壳杉烷酸 [（ － ）-kaur-16-en-19-oic acid]、槲皮素（quercetin）、山奈酚（kaempferol）、3 α ,11 α - 二羟基 -20（29）- 羽扇豆烯 -23,28- 二酸 [3 α ,11 α -dihydroxy-20（29）-lupen-23,28-dioic acid]、芦丁（rutin）、豆甾 -5,22- 二烯 -3-*O*- α -D- 葡萄糖苷（stigmast-5,22-dien-3-*O*- α -D-glucoside）、3,11- 二羟基 -23- 氧代 -20（29）- 羽扇豆烯 -28-酸 [3,11-dihydroxy-23-oxo-20（29）-lupen-28-oic acid]、3- 羟基 -23- 氧代 -20（29）- 羽扇豆烯 -28- 酸 [3-hydroxy-23-oxo-20（29）-lupen-28-oic acid]、三肉豆蔻酸甘油酯（myristin）、细柱五加酸（acanthopanaxgric acid）[4]、acankoreoside D[7,8,14]、acantrifoside A[4,13,14]、五加苷（acankoreoside A）[4,14]。

【药理作用】

1. 抗炎、镇痛　醇提物能抑制由巴豆油引起的耳郭肿胀[15]。水煎醇沉液或根皮正丁醇提取物腹腔注射能抑制角叉菜胶所致大鼠足肿胀[16,17]，对大鼠棉球肉芽肿也有抑制作用[15]，其抗炎作用与刺激大鼠肾上腺皮质功能，降低肾上腺维生素 C 含量有关[17]。小鼠腹腔注射正丁醇提取物能抑制热板致痛作用[16]。对环氧化酶（COX-1，COX-2）都有抑制作用，对 COX-2 的抑制率大于 COX-1；灌胃给药对健康大鼠胃黏膜无

损害，但能加重乙醇诱导的胃损伤[18]。南五加萜酸对消炎痛型大鼠溃疡有保护作用，使溃疡数目减少、溃疡程度减轻[19]。

2. 抗衰老、抗应激　水提液（GCRL）、乙醇浸膏、总苷灌胃给药能延长小鼠游泳时间及在常压缺氧和寒冷条件下的存活时间，抑制中老龄大鼠体内过氧化脂质生成[20,21]。乙醇浸膏灌胃能明显延长45℃热应激小鼠存活时间[21]。每日灌服五加皮总糖苷能延长经醋酸强的松龙或利血平处理小鼠的游泳存活时间，提高小鼠常压耐缺氧能力[22]，延长高温（45～47℃）或低温（1～2℃）下小鼠生存时间[17,23]。

3. 免疫调节　多糖部分是增强非特异性免疫功能的主要活性成分[23]，连续灌胃7天，可提高小鼠血浆碳粒清除率和吞噬指数，总皂苷灌胃可提高小鼠血清抗体浓度[17]。醇提物能恢复环磷酰胺所致的小鼠白细胞减少[15]。

4. 性激素样作用　连续灌胃五加皮提取液7天能促进未成年大鼠副性腺发育，使幼年雄性大鼠的睾丸、前列腺及精囊湿重增加[23]。

5. 对核酸代谢影响　连续灌胃总糖苷7天，可促进幼年小鼠肝、脾RNA合成。连续灌胃多糖部分7天，可促进四氯化碳急性肝损伤小鼠肝脏DNA合成[23]。南五加提取物上清液能增高幼年小鼠3H-UR掺入肝脏、脾脏RNA放射性强度，但对肝、脾RNA含量无影响，这可能是由于其提高肝、脾RNA的更新率所致，但对DNA合成几无影响[24]。

6. 对脑梗死的保护　羽扇豆烷型三萜化合物（五加苷）可降低局灶性脑梗死大鼠脑含水量及脑缺血模型大鼠脑梗死灶体积，改善脑组织形态学[25]。

7. 减肥　根皮水提液灌胃可降低高脂饲料致肥胖的大鼠体重和李氏指数[26]。

8. 抗肿瘤　五加皮抗肿瘤有效成分 Age 对单核细胞有刺激作用，通过促进细胞因子分泌和增强吞噬功能发挥杀伤肿瘤或抵抗肿瘤发生作用，所分泌的细胞因子还可通过调节免疫功能达到治疗肿瘤作用[27]。五加皮提取物对多种组织来源肿瘤细胞增殖有抑制作用。五加皮提取物使荷瘤小鼠肿瘤生长较慢，延长生存时间[28]。

9. 其他　五加皮可增强戊巴比妥钠对小鼠的中枢抑制作用[23]。五加皮注射液腹腔注射，对小鼠心脏移植具有抗排异作用[29]。五加皮乙醇浸膏可抑制四氧嘧啶所致大鼠高血糖，减少水负荷小鼠尿量[17]。南五加萜酸可预防幽门结扎所致大鼠溃疡形成，使溃疡数目减少，溃疡发生率降低，对胃液分泌、胃酸含量和胃蛋白酶活性均无明显影响，但可增加胃液中氨基己糖含量，后者与生胃酮作用相似，明显抑制大鼠无水乙醇型溃疡长度，对正常及钠负荷大鼠尿 Na^+ 及 K^+ 的排泄均无明显影响[19]。

10. 毒性反应　小鼠灌胃五加皮总皂苷20g/kg，1h后活动减少，2h后小鼠活动恢复正常，48h后无异常[17]。五加皮注射液对小鼠腹腔注射的半数致死量（LD_{50}）为（81.85±10.4）g/kg。随剂量的逐渐增加，动物表现镇静、睡眠等中枢抑制症状及肢体肌无力和共济失调，最后昏迷死亡。腹腔注射五加皮125g/kg可出现心率减慢，Ⅰ度房室传导阻滞，T波抬高，窦房结抑制，心室自主节律逐渐减慢以至停搏。28g/kg腹腔注射，煎剂90g/kg灌胃对小鼠心脏具有可逆性

毒性作用[30]。小鼠静脉注射南五加萜酸 LD_{50} 为（200±18）mg/kg[19]。

【临床研究】

闭合性完全骨折　五加皮62g，加公鸡的五脏及血、舌、外生殖器一起捣碎成棕红色泥状，均匀糊于第二层新鲜桐树皮上，然后敷于患处周围，再用夹板作外固定。24h后取下外敷药，7日后拆除夹板，肢体可自行活动。结果：采用此方法治疗2例闭合性完全骨折，患者治疗后痛感很快消失。24h后可见患侧较健侧皮肤明显红润、血流丰富、肢体增粗，断肢有自行跳动感，尤其是儿童最为明显。7日后拆除夹板，骨折处愈合良好，无畸形，双侧肢体等大[31]。

【性味归经】味辛、苦，性温。归肝、肾经。

【功效主治】祛风湿，补肝肾，强筋骨，活血脉。主治风寒湿痹，腰膝疼痛，筋骨痿软，小儿行迟，体虚羸弱，骨折，水肿，脚气，下阴湿痒。

【用法用量】内服：煎汤，6～9g，鲜品加倍；浸酒或入丸、散。外用：适量，煎水熏洗或为末敷。

【使用注意】阴虚火旺者慎服。

【经验方】

1. 跌打损伤，青肿疼痛　五加皮、泽兰叶、芋儿七。共捣绒，用酒炒热，包敷患处。（《四川中药志》）

2. 腰痛　五加皮、杜仲（炒）。上药等份为末，酒糊丸如梧桐子大，每服三十丸，温酒下。（《卫生家宝》五加皮丸）

3. 风痹不仁，四肢拘挛疼痛　五加皮（细切）一升，以清酒一斗渍十日，温服，一盏，日三服。（《太平圣惠方》五加皮酒）

4. 肾虚腰痛，小儿麻痹后遗症，脚冷，阳痿　五加根皮9～15g。水煎服，或炖猪骨服。（《广西本草选编》）

5. 贫血，神经衰弱　五加皮、五味子各6g。加白糖，开水冲泡代茶饮，每日1剂。（《食物中药与便方》）

6. 阴囊水肿　五加皮9g，地骷髅30g。水煎服。（南药《中草药学》）

【参考文献】

[1] 向仁德，徐任生.南五加皮化学成分的研究.植物学报,1983,25(4):356.

[2] 中国医学科学院药物研究所.中草药有效成分的研究（第一分册）.北京：人民卫生出版社,1972:382.

[3] 刘向前，陆昌洙，张承烨.细柱五加皮化学成分的研究.中草药,2004,35(3):250.

[4] 安士影，钱士辉，蒋建勤，等.细柱五加叶的化学成分.中草药,2009,40(10):1528.

[5] 宋向华，徐国钧，金蓉鸾.细柱五加根皮化学成分的研究.中国药科大学学报,1987,18(3):203.

[6] 张静岩，濮社班，钱士辉，等.细柱五加果实化学成分研究.中药材,2011,34(2):226.

[7] 唐祥怡，马元春，李培金.细柱五加抗炎二萜的分离和鉴定.中国中药杂志,1995,20(4):231.

[8] 王久粉,张静岩,张正光,等.细柱五加果实化学成分的研究.南京中医药大学学报,2011,27(6):561.

[9] 咸丽娜,钱士辉,李振麟.细柱五加茎化学成分研究.中药材,2010,33(4):538.

[10] 刘向前,张承烨,印文教,等.细柱五加的挥发油成分分析.中草药,2001,32(12):1074.

[11] 咸丽娜,李振麟,钱士辉.细柱五加茎中的一个新的贝壳杉烷型二萜苷.中草药,2010,41(11):1761.

[12] 张静岩,濮社班,钱士辉,等.细柱五加中新的脑苷酯类成分.中国天然药物,2011,9(2):105.

[13] 刘向前,Chang SY,Yook CS.细柱五加叶中羽扇豆烷型三萜成分.兰州大学学报:自然科学版,2006,42(4):86.

[14] 邹亲朋,刘向前,李炯奎.细柱五加叶甲醇提取物中的羽扇豆烷型三萜成分.兰州大学学报:自然科学版,2006,47(6):120.

[15] 孙绍美,刘俭,宋玉梅,等.五加皮及其混乱品种的药理作用研究.中国实验动物学报,1996,4(1):16.

[16] 王家冲,水新薇,王冠福.南五加根皮正丁醇提取物的抗炎镇痛作用.中国药理学通报,1986,2(2):21.

[17] 刘爱静,崔景明,王本祥.南五加总皂苷药理作用的研究.中成药研究,1985(4):192.

[18] 邱建波,龙启才,姚美村.五加皮对环氧化酶的影响.中国中药杂志,2006,31(4):316.

[19] 张守仁,韩超,於毓文.南五加萜酸对大鼠实验性溃疡的作用.中国医学院学报,1990,12(3):198.

[20] 谢世荣,黄彩云,黄胜英.五加皮水提液的抗衰老作用研究.中药药理与临床,2004,20(2):26.

[21] 阴健.中药现代研究与临床应用.北京:中医古籍出版社,1995:53.

[22] 袁文学,伍湘瑾,韩玉洁,等.细柱五加的药理作用研究.沈阳药学院学报.1988,5(3):192.

[23] 刘礼意,姚素华,郭曦蓉.南五加"扶正固本"作用的实验研究.中草药,1987,18(3):27.

[24] 刘礼意,姚素华,郭曦蓉.南五加对DNA、RNA合成的影响.湖南中医药学报,1985(3):52.

[25] 刘向前,邹亲朋,冯胜,等.五加苷对大鼠脑梗死的保护作用.药物评价研究,2010,33(2):95.

[26] 朱彩凤,朱铉,李凤龙,等.细柱五加皮根皮水提液减肥作用的实验研究.延边大学医学学报,1997,20(3):152.

[27] 单保恩,段建萍,张丽华,等.五加皮抗肿瘤活性物质Age对单核细胞产生TNF-A和IL-12的影响.中国免疫学杂志,2003,19:490.

[28] 单保恩,李巧霞,梁文杰,等.中药五加皮抗肿瘤作用体内外实验研究.中国中西医结合杂志,2004,24(1):55.

[29] 水新薇,王家冲,张开其,等.南五加扶正固本作用研究－抗排异作用及抗炎作用.中成药研究,1984,(10):22.

[30] 于维杰,屈贤琴,林谦.北五加皮治疗心衰、房颤临床观察.中药药理与临床,1987,(3):44.

[31] 宋凤彩.中药五加皮治疗闭合性完全骨折2例.中国乡村医生杂志,1990,(8):26.

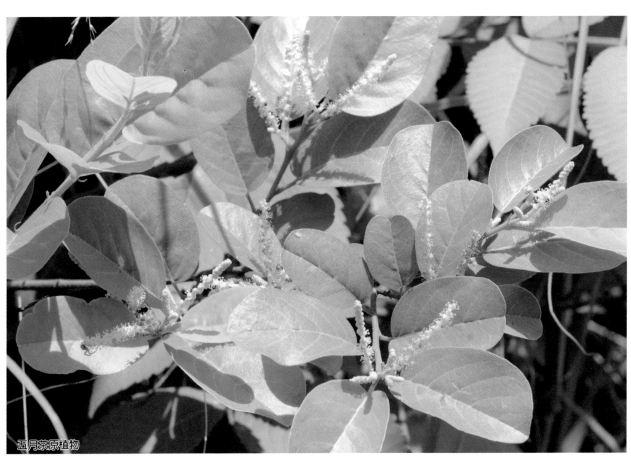

Wu yue cha

五月茶

Antidesmae Ghaesembillae Radix seu Folium
[英] Ghaesembilla Antidesma Root or Leaf

【别名】五味叶、酸味树、田边木、圆叶早禾子。

【来源】为大戟科植物方叶五月茶 *Antidesma ghaesembilla* Gaertn. 的根、叶。

【植物形态】灌木或乔木。除叶面外，全株各部均被柔毛或短柔毛。叶片长圆形、卵形、倒卵形或近圆形，长3～9.5cm，宽2～5cm，顶端圆、钝或急尖，有时有小尖头或微凹，基部圆、钝、截形或近心形，边缘微卷；侧脉每边5～7条；托叶线形，早落。雄花：黄绿色，多朵组成分枝的穗状花序；萼片通常5，有时6或7，倒卵形；雄蕊4～7，花丝着生于分离的花盘裂片之间；花盘4～6裂；退化雌蕊倒锥形。雌花：多朵组成分枝的总状花序；花梗极短；花萼与胸花的相同；花盘环状；子房卵圆形，花柱3，顶生。核果近圆球形。

【分布】广西主要分布于钦州、防城、上思、南宁。

【采集加工】根、叶全年可采；果夏秋采收。

【药材性状】根呈圆柱形，长4～8cm，直径0.5～3cm，表面黄褐色，木部浅黄色，质硬，断面不平坦。气微香，味微苦。叶矩圆形至倒披针状矩圆形，革质，淡棕绿色，两面无毛，有光泽；侧脉7～11对。气微，味涩。核果近球形，深红色，干后呈棕红色或紫红色，长5～6mm，直径约7mm。气微；味苦涩。

【品质评价】以根大、叶干、完整者为佳。

【化学成分】本品叶、茎中均含有无羁萜（friedelin）。茎还含达玛 -20,24-二烯 -3β-醇（dammara-20,24-dien-3β-ol）。全草含硫胺素（thiamine）、核黄素（riboflavine）、烟酸（nicotinic acid）等[1]。

【药理作用】

1. 抗炎，利尿　山地五月茶醋酸乙酯部位能明显抑制二甲苯致小鼠耳郭肿胀和醋酸致毛细血管通透性增加[2]。五月茶地上部分的石油醚提取物有抗炎和利尿的作用[3]。

2. 降血糖　五月茶 80% 醇提物对酵母菌 α - 葡萄糖苷酶有抑制作用[4]。

【性味归经】味酸，性平。归肺、肾经。

【功效主治】健脾，生津，活血，解毒。主治食少泄泻，津伤口渴，跌打损伤，痈肿疮毒。

【用法用量】内服：煎汤，15～30g。外用：适量，煎水洗。

【使用注意】孕妇慎服。

五月茶原植物

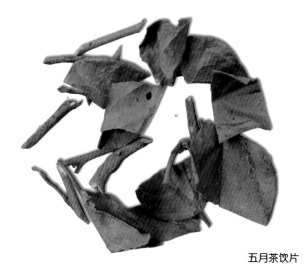

五月茶饮片

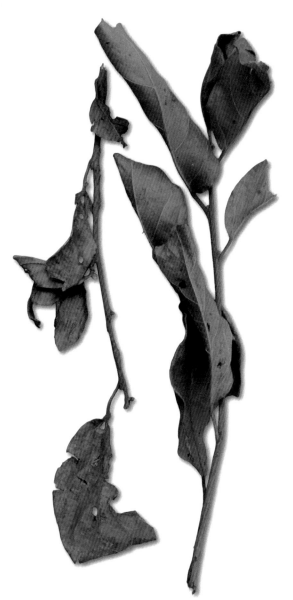

五月茶药材

【经验方】

1. 止咳，止渴，洗疮　五月茶煎汤内服或煎水洗。(《生草药性备要》)

2. 津液少，消化不良，跌打损伤　五月茶煎汤内服。(《常用中草药彩色图谱》)

3. 咳嗽，跌打损伤，疮毒　五月茶煎汤内服。(《云南中药志》)

【参考文献】

[1] 江苏新医学院. 中药大辞典 (上册). 上海：上海科学技术出版社 ,1977:379.

[2] 韩丽 , 刘月丽 , 王小蒙 , 等 . 山地五月茶急性毒性及抗炎作用实验研究 . 时珍国医国药 ,2012,23(6):1391.

[3]Shakir H Rizvi. Phytochemistry, 1980, 19(11): 2409.

[4]Lawag IL, Aguinaldo AM, Naheed S, et al. α -Glucosidase inhibitory activity of selected Philippine plants. J Ethnopharmacol, 2012, 144(1): 217.

Wu jie mang

五节芒

Miscanthi Floriduli Rhizoma
[英]Floridule Miscanthus Rhizome

【别名】芒草、管芒、管草、寒芒。

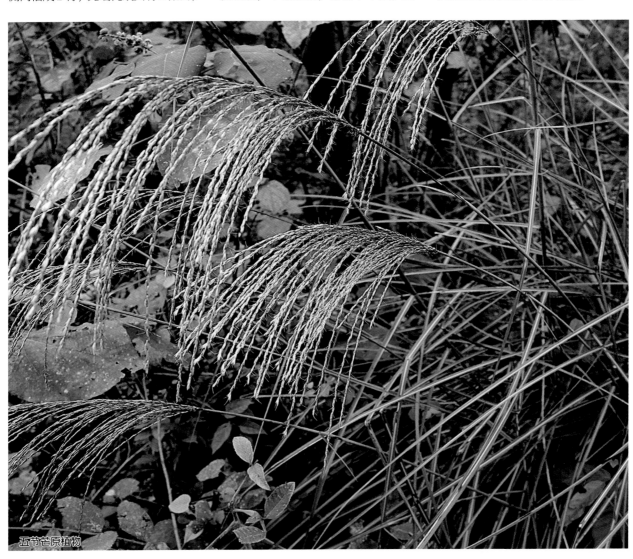

【来源】为禾本科植物五节芒 *Miscanthus floridulus*（Lab.）Warb.ex Schum.et Laut. 的根状茎。

【植物形态】草本。秆被白色质软的髓所填满。叶鞘无毛，或边缘具稀疏纤毛；叶舌长 1 ~ 3mm；叶片条状披针形，长 50 ~ 90cm，宽 15 ~ 30mm。圆锥花序顶生，由多数总状花序组成，长 30 ~ 50cm，主轴显著延伸，几达花序的顶端；小穗柄先端膨大；小穗有 1 两性花，孪生于穗轴之上；有不等长的柄，基盘具稍长的丝状毛；颖稍不等长，厚膜质或纸质，第 1 颖两侧内褶成 2 脊，先端钝或具有 2 微齿，背部无毛，第 2 颖先端渐尖，有 3 脉，边缘有小纤毛；第 1 外稃长圆状披针形，透明膜质，边缘有小纤毛，先端钝圆，无芒，第 2 外稃有疏松扭转而膝曲的芒，其内稃微小而不存在；雄蕊 3。

【分布】广西全区均有分布。

【采集加工】全年均可采挖。洗净，切片，晒干。

【药材性状】根状茎呈不规则结节状，周围具有众多须根痕，顶端残留隆起的茎基或茎痕，长 4.5 ~ 8 cm，直径 1.2 ~ 2cm，表面棕色至棕褐色，体轻，质坚硬，不易折断，断面不平坦，黄白色。气清香，味淡。

【品质评价】以干燥、无泥沙者为佳。

【性味归经】味甘、淡，性平。归膀胱、脾、肝经。

【功效主治】清热通淋，祛风利湿。主治热淋，石淋，白浊，带下，风湿痹痛。

【用法用量】内服：煎汤，15 ~ 30g。

【使用注意】阴虚津伤者慎服。

五节芒原植物

【经验方】

1. 热淋，白浊，白带 五节芒茎 30g，少花龙葵 20g。水煎服。(《福建药物志》)

2. 急性肾盂肾炎，泌尿道结石 ①五节芒茎、菜豆壳、连钱草各 15g。水煎服。②五节芒茎、积雪草、连钱草各 15g，水煎服。(《福建药物志》)

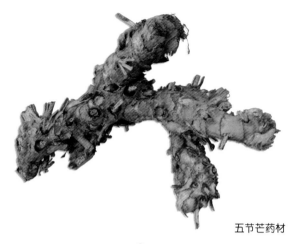

五节芒药材

附: 五节芒果（芭茅果）

　　味辛、甘，性微温。归肺、胃、肝经。功效解表透疹，行气止痛，调经。主治小儿疹出不透，胃脘痛，疝气，月经不调。内服：煎汤，5 ~ 10g；或浸酒。

经验方 ①小儿疹出不透：芭茅果 3 个。煎水服。②小儿疝气：芭茅果 3 个，茴香根 15g，香附米 3 个。蒸甜酒服。③月经不调：芭茅果 15 ~ 30g。泡酒 250g，每次服 15g。(《贵州民间药物》)

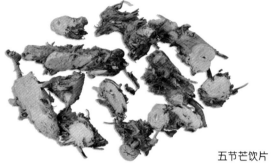

五节芒饮片

Wu zhi qie

五指茄

Solani Mammosi Fructus
[英] Papillate Nightshade Fruit

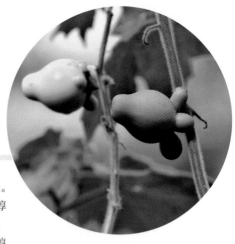

【别名】五角丁茄、五子登科、五指丁茄。

【来源】为茄科植物乳茄 *Solanum mammosum* L. 的果实。

【植物形态】直立草本。茎、小枝被柔毛及扁刺,刺蜡黄色,光亮。叶互生;叶柄上面具槽,被具节的长柔毛、腺毛及皮刺;叶片卵形,常5裂,裂片浅波状。蝎尾状花序腋外生;萼近浅杯状,外被极长具节的长柔毛及腺毛,5深裂,裂片卵状披针形;花冠紫堇色,筒部隐于萼内,5深裂;雄蕊5,几相等,花药长圆状锥形;子房无毛,卵状渐尖,柱头绿色,浅2裂。浆果倒梨形,外面土黄色,内面白色,具5个乳头状突起。种子黑褐色,近圆形压扁。

【分布】广西全区均有栽培。

【采集加工】秋季采收果实,晒干。

【药材性状】浆果倒梨形,长5~5.5cm,基部具乳头状突起,外面土黄色,内面白色,果皮蜡质。种子梨形,多数,扁平,黑褐色。味苦。

【品质评价】以果实饱满、成熟者为佳。

【化学成分】本品含有甾醇类:谷甾醇(sitosterol)、豆甾醇(stigmasterol)、菜油甾醇(campesterol)和微量胆甾醇(cholesterol)[1]。

生物碱类:澳洲茄碱(solasonine)、澳洲茄边碱(solamargine)[2]、澳洲茄胺(solasodine)[3]。

其他类成分:澳洲茄-3,5-二烯(3,5-solasodiene)、薯蓣皂苷元(diosgenin)、3β-羟基娠-5,16-二烯-20-酮(3β-hydroxypregna-5,16-dien-20-one)[3]。

【性味归经】味苦,性寒;有毒。归心经。

【功效主治】清热解毒,活血消肿。主治痈肿,丹毒,瘰疬。

【用法用量】外用:鲜果切为两半,火烤热敷。

【使用注意】本品有毒,仅供外用,不宜内服。

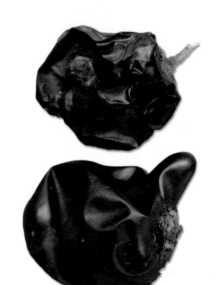

五指茄药材

【参考文献】

[1]Indrayanto G, Sutarjadi I. Sterols in callus cultures of Solanum mammosum. Planta Med, 1986,(5): 413.

[2]Alzerreca A, Hart G. Molluscicidal steroid glycoalkaloids possessing stereoisomeric spirosolane structures. Toxicology Letters, 1982, 12(2): 151.

[3]Doepke W, Mola JL, Moran L, et al. Steroid and steroidal alkaloid contents of Solanum mammosum Linn. fruits. Pharmazie, 1984, 39(11): 784.

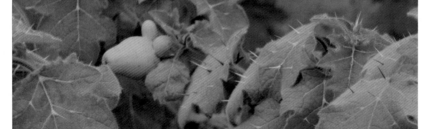

五指茄原植物

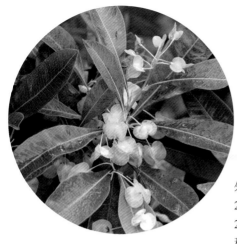

Che sang zi

车桑子

Dodonaeae viscosae Folium
[英] Clammy Hopseedbush Leaf

【别名】坡柳、车桑、山相思、车闩子、车桑仔、车栓仔、铁扫巴。

【来源】为无患子科植物车桑子 *Dodonaea viscosa*（L.）Jacq. 的叶。

【植物形态】灌木或小乔木。小枝扁，有狭翅或棱角，覆有胶状黏液。单叶互生；叶柄短或近无柄；叶片纸质，形状和大小变异很大，线形、线状匙形、线状披针形、倒披针形或长圆形，长 5 ~ 12cm，宽 0.5 ~ 4cm，先端短尖、钝或圆，全缘或不明显的浅波状。花单性，雌雄异株；花序顶生或在小枝上部腋生，比叶短，密花，主轴和分枝均有棱角；花梗纤细；萼片 4，披针形或长椭圆形，先端钝，雄蕊 7 或 8，花药内屈，有腺点；子房椭圆形，外面有胶状黏液，2 或 3 室花柱，先端 2 或 3 深裂。蒴果倒心形或扁球形，具 2 或 3 翅宽，种皮膜质或纸质，有脉纹。种子每室 1 或 2 颗，透镜状，黑色。

【分布】广西主要分布于上思。

【采集加工】全年均可采。鲜用或晒干备用。

【药材性状】枝条圆柱形，表面黄褐色或灰黄色，有细纵纹。单叶互生，绿色或灰绿色，多皱缩，展开多呈线状披针形。质脆。气微，味微苦。

【品质评价】以身干、无烂叶、色黄绿者为佳。

【化学成分】本品地上部分含有 methyl dodovisate A、methyl dodovisate B[1]。尚含有 5,7,4'- 三羟基 -3,6- 二甲氧基 -3',5'- 二异戊烯基黄酮（5,7,4'-trihydroxy-3,6-dimethoxy-3',5'-dipentenylflavone）、5,7,4'- 三羟基 -3,6- 二甲氧基 -3'-（4-羟基 -3- 甲丁基）-5'- 异戊烯基黄酮 [5,7,4'-trihydroxy-3,6-dimethoxy-3'-（4-hydroxy-3-methyl-butyl）-5'-pentenylflavone][1]。还含有坡柳酸（dodonic acid）、车桑子酸（hautriwic acid）、车桑子酸内酯（hautriwic acid lactone）、（+）-hardwick Ⅱ c acid、5α-hydroxy-1,2-dehydro-5,10-dihydro-printzianicacid methyl ester、strictic acid、dodonolide、aliarin 等多种成分[1]。

【性味归经】味苦、辛，性寒。归脾、胃、膀胱经。

【功效主治】泻火解毒，清热利湿，解毒消肿。主治牙痛，风毒流注，淋证，癃闭，皮肤瘙痒，痈肿疮疖，烫火伤。

【用法用量】内服：煎汤，9 ~ 30g，鲜品 30 ~ 60g。外用：适量。

【使用注意】脾胃虚寒者慎用。

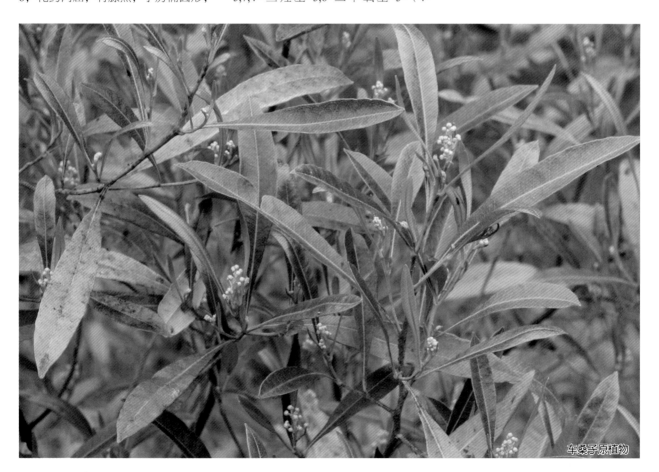

车桑子原植物

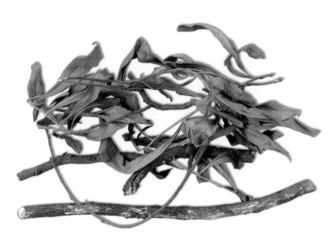

车桑子药材

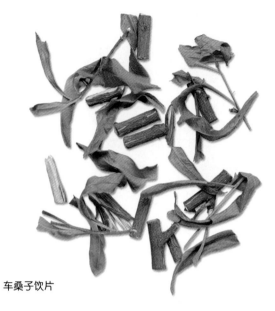

车桑子饮片

【经验方】

1.疔疮　鲜车桑子叶适量，捣烂敷。(《草药偏方治百病》)

2.小便淋沥，癃闭　鲜车桑子叶 30 ~ 60g，水煎调冬蜜服。(《草药偏方治百病》)

【参考文献】

[1] 牛红梅.造林树种车桑子的化学成分研究.昆明:西南林业大学,2010.

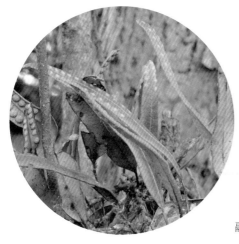

瓦　韦

Wa　wei

Thunbergiani Lepisori Herba
[英] Thunberg's Lepisorus Herb

【别名】剑丹、七星草、骨牌草、小叶骨牌草、七星剑、小舌头草、细骨牌草、大金刀、千只眼、泡泡草、小肺筋。

【来源】为水龙骨科植物瓦韦 *Lepisorus thunbergianus*（Kaulf.）Ching 的全草。

【植物形态】陆生蕨类。根茎粗而横生，密被黑色鳞片，下部卵形，向顶部长钻形，边缘有齿。叶远生，有短柄或几无柄；叶片革质，条状披针形，长15～25cm，宽6～13mm，短渐尖或锐尖头，基部渐变狭，楔形，通常无毛或下面偶有1～2鳞片；叶脉不明显，孢子囊群位于中脉与叶边之间，稍近叶边，彼此接近；幼时有盾状隔丝覆盖。

【分布】广西主要分布于龙胜、临桂、融水、金秀、横县、武鸣、宁明、上思。

【采集加工】夏、秋季采收带根茎全草，洗净，晒干或鲜用。

【药材性状】干燥全草，常多株卷集成团。根茎横生，柱状，外被须根及鳞片；叶线状披针形，土黄色至绿色，皱缩卷曲，沿两边向背面反卷；孢子囊群10～20个，排列于叶背成2行。味淡弱，根茎味苦。

【品质评价】以干燥、绿色、背有棕色孢子囊群者为佳。

【化学成分】本品含绿原酸（chlorogenic acid）[1]。

【药理作用】

1. 抑菌　瓦韦对金黄色葡萄球菌、伤寒杆菌、铜绿假单胞菌及福氏痢疾杆菌均有抑制作用 [2]。

2. 其他　瓦韦所含成分蜕皮甾酮有降低动物血糖及胆固醇的作用 [3]。

【性味归经】味苦，性寒。归肺、小肠经。

【功效主治】清热解毒，利尿通淋，止血。主治小儿高热，惊风，咽喉肿痛，痈肿疮疡，毒蛇咬伤，小便淋沥涩痛，尿血，咳嗽咯血。

【用法用量】内服：煎汤，9～15g。外用：适量，捣敷；或煅存性研末撒敷。

【使用注意】中焦虚寒者慎服。

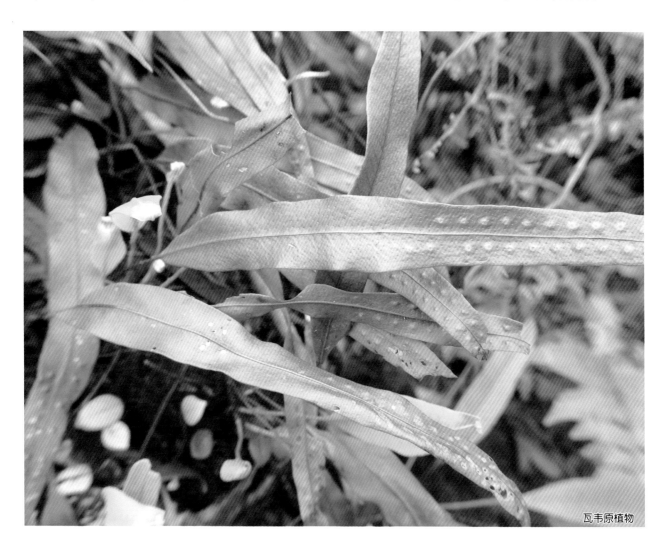

瓦韦原植物

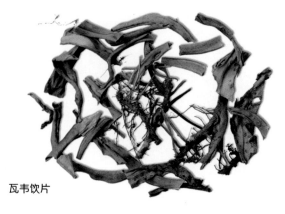

瓦韦饮片

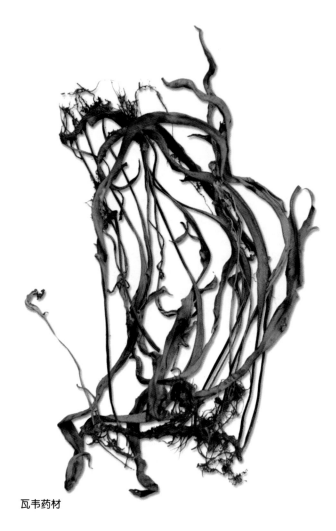

瓦韦药材

【经验方】

1.走马牙疳　瓦韦连根煅灰存性涂敷。(《浙江民间草药》)
2.咳嗽吐血　瓦韦叶,刷去孢子囊群,煎汤服。(《浙江民间草药》)
3.小儿惊风　鲜瓦韦30~90g。水煎液冲红糖,每日早晚饭前各服1次。(《江西草药手册》)
4.眼目星翳　鸡蛋1个,破1头,将瓦韦粗末塞入,用纸封口,煮熟,去草食蛋。(《江西草药手册》)

【参考文献】

[1] 孙全明,朱朝德,李春雨,等.RP-HPLC法测定瓦韦药材中绿原酸的含量.陕西中医学院学报,2004,27(6):72.
[2]《全国中草药汇编》编写组.全国中草药汇编(下册).北京:人民卫生出版社,1978:124.
[3] 余传隆.中药辞海(第一卷).北京:中国医药科技出版社,1993:877.

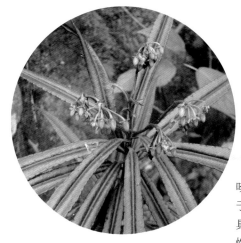

少年红

Ardisiae Alyxiaefoliae Herba
[英] Alyxialeaf Ardisia Herb

【别名】细罗伞。

咳平喘作用，其强度按剂量计算相当于可待因的 1/7 ~ 1/4。少年红总皂苷具有止咳、祛痰、平喘作用，对急慢性支气管炎有很好疗效[2,3]。

【临床研究】

喘证　少年红皂苷（为少年红干燥全草的总皂苷的粗提取物，由广西桂林制药厂加工成片剂，每片含量 20mg），每日 3 次，每次 3 片，小儿酌减。治疗急性支气管哮喘共 129 例，结果表明，临床控制率为 54.3%，证明本药具有较快且强的平喘作用[4]。

【性味归经】味苦、辛。性平。归肺、肝经。

【功效主治】止咳平喘，活血化瘀。主治痰多咳喘，跌打损伤。

【用法用量】内服：煎汤，9 ~ 15g。

【使用注意】孕妇慎用。

【来源】为紫牛科植物少年红 Ardisia alyxiaefolia Tsiang et C.Chen 的全株。

【植物形态】灌木。具匍匐茎；茎纤细，具细纵纹，幼时密被锈色微柔毛。叶互生，叶柄具沟；叶片厚坚纸质至革质，卵形至长圆状披针形，先端渐尖，基部钝至圆形，长 3.5 ~ 6cm，宽 1.5 ~ 2.3cm，边缘具浅圆齿，齿间具边缘腺点，两面被疏微柔毛或小鳞片，尤以北背面中脉为多。亚伞形花序或伞房花序，稀复伞形花序，侧生，稀腋生，密被微柔毛；总梗常具 1 ~ 2 片退化叶；花梗通常带红色；花萼状仅基部连合，仅于连合处被细微柔毛，萼片三角状卵形，具腺点；花瓣白色，卵形或卵状披针形，里面中部以下多少具乳头状突起，具疏腺点；雄蕊较花瓣略短，花药披针形，背部疏腺点；雌蕊与花瓣等长。果球形，红色，略肉质。

【分布】广西主要分布于贺州、恭城、灵川、龙胜。

【采集加工】夏、秋季采收。洗净，切碎，晒干。

【药材性状】茎圆柱形，小枝有棱，栓皮常片状脱离。叶多皱缩，完整叶片展平呈狭披针形或披针状线形，先端渐尖，基部楔形，全缘，上面黄绿色，下面色稍浅。气微，味淡。

【品质评价】以叶多、色黄绿、无杂质者为佳。

【化学成分】本品含有少年红皂苷 Ⅱ（saponin Ⅱ）[1]。

【药理作用】

1. 免疫调节　少年红皂苷 Ⅱ 能抑制被动皮肤过敏家兔免疫球蛋白 E（IgE）形成，作用强度与总皂苷相仿[1]。

2. 止咳平喘　少年红中岩白菜素有止

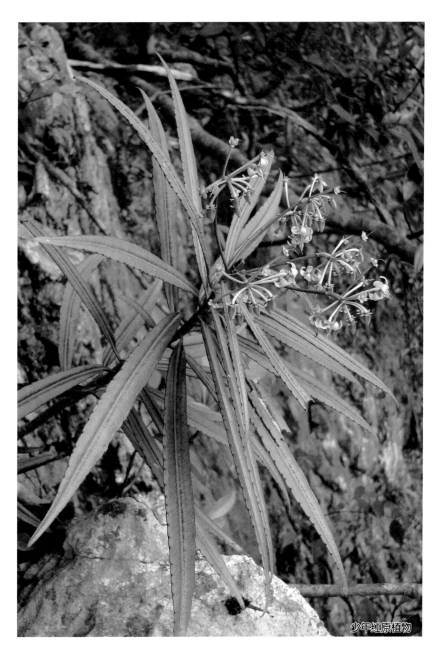

少年红原植物

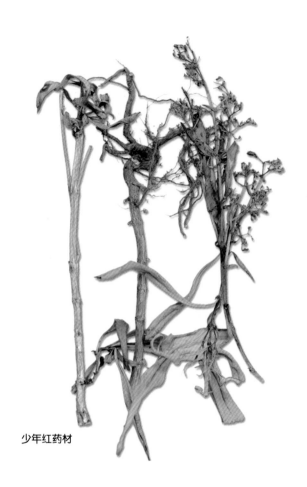

少年红药材

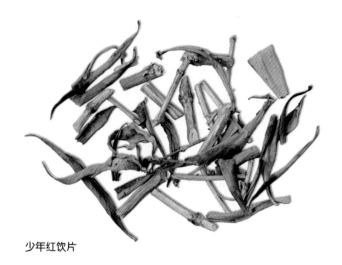

少年红饮片

【参考文献】

[1] 李广义，李慧颖，徐位坤，等. 少年红皂苷的化学研究. 药学学报，1981,16(7):554.

[2] 张清华. 紫金牛属植物化学成分研究概况. 西药学杂志,1994,9(2):99.

[3] 广西桂林制药厂. 平喘新药少年红皂苷. 中草药通讯,1978,(1):25.

[4] 181医院. 少年红皂苷片对急性发作支气管哮喘129例的疗效观察. 人民军医,1977,(11):49.

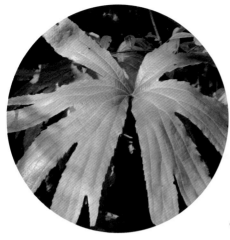

Zhong hua shuang shan jue

中华双扇蕨

Dipteris Chinensis Rhizoma
[英] Chinese Dipteris Rhizome

【别名】双扇蕨。

【来源】为双扇蕨科植物中华双扇蕨 *Dipteris chinensis* Christ 的根茎。

【植物形态】陆生蕨类。根茎长而横生，被狭状披针形硬鳞片。叶远生；叶柄灰棕色或棕禾秆色；叶片纸质，长 20～30cm，宽 30～60cm，2 裂成相等的扇形，每扇又 4～5 深裂，下面沿中脉疏被灰棕色、有节的硬毛；裂片顶端再作浅裂；末回裂片短尖头，有疏锯齿；裂面上的中脉分叉，细脉网状，网眼有单一或分叉的内藏小脉。孢子囊群小，近圆形，散生于网脉交叉点，有浅杯状隔丝；无囊群盖。

【分布】广西主要分布于百色、德保、上林、南宁、金秀。

【采集加工】夏、秋季采挖。洗净，鲜用或晒干。

【药材性状】干燥根状茎圆柱形，细长，被钻状黑色披针形鳞片，质硬。气微，味淡。

【品质评价】以个大、身干、质坚硬者为佳。

【化学成分】本品含有 16β-hydroxy-17-[（Z）-*p*-coumaroyl]-ent-kauran-19-oic acid，即 dipterinoid A[1]。

【性味归经】味甘，性平。归膀胱、肾经。

【功效主治】利水渗湿，补肾疗虚。主治水肿，小便不利，肾虚，腰腿痛。

【用法用量】内服：煎汤，3～9g。

【使用注意】阴虚津伤者慎用。

【经验方】

宫颈糜烂　中华双扇蕨 20g，三脉叶马兰 30g，三颗针 20g，千里光 40g。上药煎煮浓缩，用灭菌纱布裹棉花团浸透药汁，塞入阴道内直达后穹隆部，连续数次。（《中国民间疗法》）

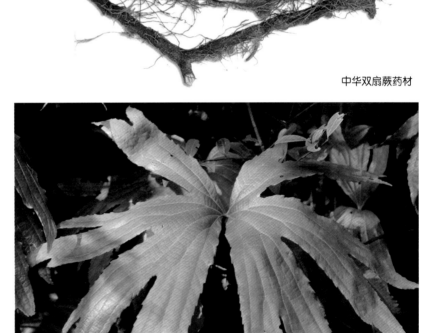

中华双扇蕨药材

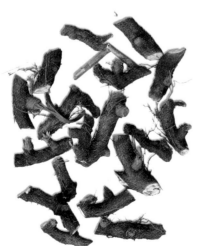

中华双扇蕨饮片

中华双扇蕨原植物

【参考文献】

[1] 王扣，李明明，成晓，等. 中华双扇蕨中一个新的贝壳杉烷型二萜（英文）. 云南植物研究，2009,31(3):279.

Zhong hua mi hou tao

中华猕猴桃

Actinidiae chinensis Radix.
[英] Yangtao Actinidia Root

【别名】洋桃根。

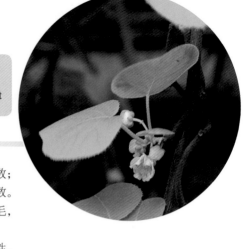

【来源】为猕猴桃科植物猕猴桃
Actinidia chinensis Pianch. 的根。

【植物形态】藤本。幼枝赤色，同叶柄
密生灰棕色柔毛，老枝无毛；髓大，
白色，片状。单叶互生；叶片纸质，
圆形、卵圆形或倒卵形，长 5 ~ 17cm，
先端突尖、微凹或平截，基部阔步楔
形至心脏形，边缘有刺毛状齿，上面
暗绿色，仅叶脉有毛，下面灰白色，
密生灰棕色星状绒毛。花单生或数朵
聚生于叶腋；单性花，雌雄异株或单
性花与两性花共存；萼片 5，稀 4，基
部稍连合，与花梗被淡棕色绒毛；花
瓣 5，稀 4，或多至 6 ~ 7 片，刚开放

时呈乳白色，后变黄色；雄蕊多数；
子房上位，多室，花柱丝状，多数。
浆果卵圆形或长圆形，密生棕色长毛，
有香气。种子细小，黑色。

【分布】广西主要分布于三江、龙胜、
资源、全州、兴安。

【采集加工】全年均可采。洗净，切段，
晒干或鲜用。宜在栽种 10 年后轮流适
当采挖。

【药材性状】根粗长，有少数分枝。商
品已切成段，长 1 ~ 3cm，直径 3 ~ 5cm。
外皮厚 2 ~ 5mm，棕褐色或灰棕色，
粗糙，具不规则纵沟纹。切面皮部暗
红色，略呈颗粒性，易折碎成小块状，

布有白色胶丝样物（黏液质），尤以
皮部内侧为甚；木部淡棕色，质坚硬，
强木化，密布小孔（导管）；髓较大，
直径约 4mm，髓心呈膜质片层状，淡
棕白色。气微，味淡、微涩。

【化学成分】本品根含有三萜(triterpenes)、
黄酮类（flavonoids）、蒽醌类（anthra-
quinones）和糖类（saccharides）等多
种成分。

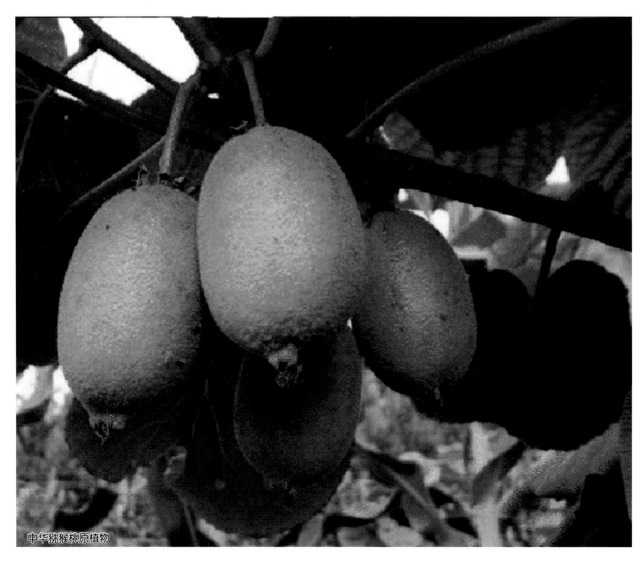

中华猕猴桃原植物

三萜类成分含有3β,23- 二羟基 -12- 烯 -28- 乌苏酸（3β,23-dihydroxyurs-12-en-28-oic acid）、3β,24- 二羟基 -12- 烯 -28- 乌苏酸（3β,24-dihydroxyurs-12-en-28-oic acid）、2α,3α,23,24- 四羟基 -12- 烯 -28- 乌苏酸（2α,3α,23,24-tetrahydroxyurs-12-en-28-oic acid）、2α,3β,24- 三羟基 -12- 烯 -28- 乌酸（2α,3β,24-trihydroxyurs-12-en-28-oic acid）、熊果酸（ursolic acid）。尚含2α- 羟基齐墩果酸（2α-hydroxyoleanolic acid）、2α- 羟基乌苏酸（2α-hydroxyursolic acid）、蔷薇酸（euscaphic acid）、23- 羟基乌苏酸（23-hydroxyursolic acid）、3β-O- 乙酰乌苏酸（3β-O-acetylursolic acid）、4,6,8（14）- 麦角甾,22- 四烯 -3- 酮 [ergosta-4,6,8,（14）,22-tetraen-3-one]。还含2α,3β-dihydroxyurs-12-en-28,30-olide、2α,3β,24-trihydroxyurs-12-en-28,30-olide[1-6]。

黄酮类化合物成分有（−）- 表阿福豆素 [（−）-epi-afzelechin]、（＋）- 阿福豆素 [（＋）-afzelechin]、（＋）- 儿茶素 [（＋）-catechin]、（−）- 表阿福豆素 -（4β→8）（−）- 表儿茶素 [(-)-epi-afzelechin-（4β→8）（−）-epi-catechin]、（−）- 表儿茶素 -（4β→8）（−）- 表儿茶素 [（−）-epi-catechin-（4β→8）（−）-epi-catechin]、（＋）-阿福豆素 -（4α→8）（＋）- 阿福豆素 [（＋）-afzelechin-（4α→8）（＋）-afzelechin]、（＋）- 儿茶素 -（4α→8）（＋）- 儿茶素 [（＋）-catechin-（4α→8）（＋）catechin][4]、（−）- 表儿茶素 [（−）-epi-catechin][4,5]。

蒽醌类成分主要有大黄素甲醚（physcion）、大黄素（emodin）、大黄素 -8-O-β-D- 葡萄糖苷（emodin-8-O-β-D-glucoside）、questin、ω- 羟基大黄素（ω-hydroxyemodin）、大黄酸（rhein）[7]。

糖类成分主要有果糖（fructose）、葡萄糖（glucose）、蔗糖（sucrose）、肌醇（inositol）[8]、中华猕猴桃多糖（acluddia chiaesis planch polysaccharide）[9]。

其他成分有 planchols A[4]、β- 谷甾醇（β-sitosterol）、硬脂酸葡萄糖苷（stearyl-β-D-glucoside）、胡萝卜苷（daucosterol）、正丁基果糖苷（n-butyl-β-D-fructoside）、蔗糖（sucrose）[5,6]、γ- 奎尼酸内酯（γ-quinide）、表科罗索酸（3-epi-corosolic acid）、二十四烷酸（lignoceric acid）[6]。

本品种子主要含脂肪酸（fatty acid）、棕榈酸（palmitic acid）、硬脂酸（stearic acid）、油酸（oleic acid）、亚油酸（linoleic acid）、亚麻酸（linolenic acid）、花生四烯酸（arachidonic acid）[10]。

本品果实香气主要成分为丁酸甲酯（methyl butyrate）、丁酸乙酯（ethyl butyrate）、己酸甲酯（methyl hexanoate）、苯甲酸甲酯（methyl benzoate）、邻苯二甲酸单丁酯（monobutyl phthalate）、邻苯二甲酸二丁酯（dibutyl phthalate）[11]。尚含棕榈酸（hexadecanoic acid）、辛酸（octanoic acid）、油酸（oleic acid）、3- 羟基丁酸乙酯（3-hydroxy-butanoic acid ethyl ester）、（Z,Z)-9,12- 十八二烯酸 [（Z,Z)-9,12-octadecadienoic acid]、1,2,4- 三羟基 - 对萜烷（1,2,4-trihydroxy-p-terpane）、（E）-2- 己烯醛 [（E）-2-hexenal]、1,2- 苯二甲酸双（2- 甲氧基乙基）酯 [l,2-benzenedicarboxylic acid bis（2-methoxyethyl）ester]、硬脂酸（octadecanoic acid）、2- 己烯醛（2-hexenal）[12]。

【药理作用】

1. 抗肿瘤　根中多糖复合物（ACPS）腹腔注射可抑制小鼠艾氏腹水癌（EAC）、肝癌腹水型（HepA）及小鼠实体肝癌（HepS）。ACPS 能延长 EAC 和白血病 P388 荷瘤小鼠生存时间，与 5- 氟尿嘧啶（5-FU）联用，可增强其对 HepS 抑制作用。ACPS 在抑制肿瘤生长的同时使脾脏 cAMP 含量和 cAMP/cGMP 比值恢复正常，对癌细胞 DNA 合成有抑制作用[13]。连续腹腔注射 ACPS 能增强小鼠体内自然杀伤细胞（NK）对 YAC-1 小鼠淋巴细胞杀伤作用[14,15]。根中所含抗坏血酸有防癌变作用[16]。野生猕猴桃根水煎液对人胃癌细胞生长和增殖均有抑制作用，随着药物浓度增加，caspase-3 活性片段蛋白表达增多[17]。猕猴桃根不同组分对体外培养的肝癌 Bel7402 细胞增殖有抑制作用，其中氯仿提取物作用最强；对小鼠肝癌模型和人肝癌裸鼠移植瘤模型有抑制作用[18]。乙酸乙酯提取物体外能抑制原代培养的白血病、结肠癌肿瘤细胞增殖[19]。ACPS 能抑制小鼠皮下移植瘤 B16 生长，提高脾脏指数。ACPS 处理的细胞，G1 期与 S 期比例增加，增殖指数降低，肿瘤细胞出现典型的凋亡形态学变化[20]。中华猕猴桃根对肝癌细胞有抑瘤作用[21]。三萜类化合物能抑制肿瘤血管生成[22]。

2. 免疫调节　腹腔注射 ACPS 能增强小鼠巨噬细胞吞噬功能，增加特异花结形成细胞（SRFC）数，但不影响抗体形成细胞（PFC）数，并能对抗环磷酰胺对迟发型超敏反应（DTH）的抑制，这些作用与增强机体抗感染与抗肿瘤免疫功能相关[13]。腹腔注射 ACPS 能延长侵袭型大肠杆菌感染 NIH 小鼠生存率，提高抗菌抗体水平和巨噬细胞吞噬功能，可使肝脏内活菌数减少，表明 ACPS 能增强机体抗感染免疫功能[23]。中华猕猴桃多糖（ABS）体外能刺激小鼠淋巴细胞，特别是胸腺细胞增殖；腹腔注射能促进小鼠脾淋巴细胞分泌白介素 -2（IL-2）[24]；肌内注射使慢性迁延型肝炎患者外周血 T 淋巴细胞百分比及 T4/T8 比值上升，ABS 可试用于治疗获得性免疫缺陷综合征（AIDS）[25]。ACPS 具有促进 MØ-T 细胞免疫网络中多种调节介质分泌[26]，增强 NK 细胞对 YAC-1 淋巴细胞的细胞毒性作用，加强巨噬细胞吞噬功能，增加 SRFC 数，恢复被环磷酰胺抑制的 DTH 反应，但对 PFC 无任何影响[14]。

3. 抗病毒　ACPS 能保护组织细胞免受流感病毒和疱疹病毒感染。对细胞先感染轮状病毒后加入 ACPS 有抑制作用，但先用 ACPS 处理细胞，则不能保护细胞免受病毒感染[27]。

4. 清除活性氧自由基　ACPS 具有与机体内源性抗自由基体系相类似的作用，对 O2‾ 和 •OH 自由基有很强的清除能力。

5. 解热、镇痛与抗炎　水提醇沉液（ACPS）腹腔注射对大鼠正常体温及注射鲜牛奶或角叉菜胶致热大鼠有剂量依赖性的降低作用。灌胃给药能抑制小鼠醋酸扭体和电刺激致痛反应。对巴豆油性耳郭水肿、醋酸或组胺所致毛细血管通透性升高、角叉菜胶性足肿和棉球肉芽肿有抑制作用[28]。

6. 抑菌、杀虫　ACPS 对大肠埃希菌有抑制作用，能增强抗菌抗体水平[28]。中华猕猴桃叶和茎提取物有杀虫活性[30]。

7. 急性毒性反应　小鼠灌胃 ACP 的 LD50 为 199g（生药）/kg，

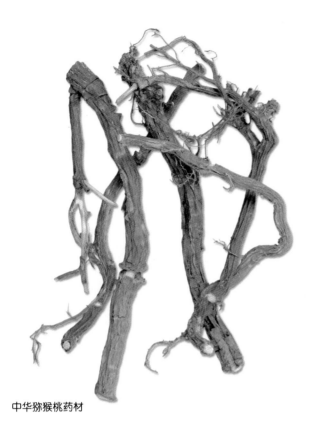

中华猕猴桃药材

腹腔注射为 111g（生药）/kg[29]。根皮醇提物给小鼠大剂量灌胃，可出现体温下降、食欲减退、体重减轻、活动减少、嗜睡、腹泻、胃充盈、肠道极度扩张现象，个别动物死亡[31]。

8. 其他　猕猴桃根皮醇提物水溶部分对皮质激素所致肝脏脂肪蓄积有抑制作用[31]。猕猴桃根水提醇沉液对家兔及小鼠离体肠自发性收缩有抑制作用，能对抗乙酰胆碱、氯化钡和组胺所致的肠肌兴奋。对大鼠离体肠平滑肌，水提醇沉液只对抗乙酰胆碱而不对抗氯化钡和组胺所致的兴奋[28]。

【临床研究】

1. 小儿反复呼吸道感染　中华猕猴桃根注射液（用软枣猕猴桃之根，水醇法提取，制成注射液 2ml/ 支），每次 1 支，每天 1 次，肌肉注射，连续用药 20 天为 1 个疗程。结果：治疗 54 例，痊愈 27 例，占 50%；显效 23 例，占 42.6%；好转 2 例，占 3.7%，无效 2 例，占 3.7%，临床总有效率为 96.3%[32]。

2. 高脂血症　中华猕猴桃糖浆（取新鲜中华猕猴桃，去皮，压榨，过滤，再加适量单糖浆于溶液中，然后按 1：1 加蒸馏水配制成），每次 30ml，每日 3 次口服，3 个月为 1 个疗程，共服 4 个疗程。结果：40 例患者 TC、TG、LDL-C 值均较治疗前下降，HDL-C 值较治疗前升高，治疗前后比较差异有统计学意义（$P<0.05$）[33]。

【性味归经】味微甘、涩，性凉；有小毒。归心、肺、肝、大肠经。

【功效主治】清热解毒，活血消肿，祛风利湿。主治肝炎、痢疾，消化不良，疮疖，瘰疬结核，癌症，跌打损伤，淋浊，带下，水肿，痹证。

【用法用量】内服：煎汤，30 ～ 60g。外用：适量，捣敷。

【使用注意】孕妇慎服。

【经验方】

1. 跌打损伤　鲜猕猴桃根白皮加酒糟或白酒捣烂烘热外敷伤处，同时用猕猴桃根 60 ～ 90g，水煎服。（《浙江民间常用草药》）

2. 疔肿　鲜猕猴桃根捣烂外敷，同时用根 60 ～ 90g，水煎服。（《浙江民间常用草药》）

3. 瘰疬病　猕猴桃根 60g，蚤休 6g，鲜鸡蛋 4 个。加水共煎，等鸡蛋快熟时，沸 1 次，加一盅酒，共加 7 次。每天早晨空腹吃鸡蛋 1 个，并喝汤少量。（《陕西中草药》）

4. 乳腺癌　猕猴桃根、野葡萄根各 30g，八角金盘、生南星各 3g。水煎服，每日 1 剂。（《全国中草药汇编》）

5. 催乳　洋桃根 30g，猪蹄 1 只，水炖至肉烂，食肉喝汤。（《安徽中草药》）

6. 消化不良，呕吐　猕猴桃根 15 ～ 30g。水煎服。（《浙江民间常用草药》）

7. 急性肝炎　猕猴桃根 120g，红枣 12 枚。水煎当茶饮。（《江西草药》）

8. 黄疸　猕猴桃根 30g，茜草 15g，淡竹叶 6g，苍耳子根 9g，小蓟 15g。水煎服。（《湖南药物志》）

9. 淋浊，带下　猕猴桃根 30 ～ 60g，苎麻根等量。酌加水煎，日服 2 次。（《福建民间草药》）

10. 水肿　猕猴桃根 15g，大腹皮 15g，白术 15g。水煎服。（《青岛中草药手册》）

11. 风湿关节痛　猕猴桃根 15g，木防己 15g，苡草 9g，虎杖 9g，胡枝子 30g。水煎服。（《湖南药物志》）

【参考文献】

[1] 陈希慧，韦金玉，刘红星，等. 中华猕猴桃根的化学成分研究. 合成化学，1997,5(增刊):394.

[2] 崔莹，张雪梅，陈纪军，等. 中华猕猴桃根的化学成分研究. 中国中药杂志，2007,32(16):1663.

[3] 周雪峰，张鹏，皮慧芳. 中华猕猴桃根中三萜类化学成分研究. 七届全中天然有机化学学术研讨会论文集，2008.

[4] Chang J, Case R. Cytotoxic phenolic constituents from the root of Actinidia chinensis. Planta Med, 2005, 71(10): 955.

[5] 陈晓晓，杨尚军，白少岩. 中华猕猴桃根化学成分的研究. 食品与药品，2011,13(5):32.

[6] 陈晓晓，杨尚军，白少岩. 中华猕猴桃根化学成分的研究. 中草药，2011,42(5):841.

[7] 姬政，梁晓天. 藤梨根化学成分的研究. 药学学报，1985,20(10):778.

[8] Boldingh H, Smith GS, Klages K. Seasonal concentrations of non-structural carbohydrates of five Actinidia Species in Fruit, Leaf and Fine Root Tissue. Ann Bot, 2000, 85(4): 469.

[9] 阎家麟，王九一，赵敏，等. 中华猕猴桃多糖的提取及其对自由基的清除作用. 中国生化药物杂志，1995,16(1):12.

[10] 土金秋，周维纯，宋强，等. 中华猕猴桃种子不饱和脂肪酸的成分分析及其萃取工艺研究. 林产化学与工业，2004,24(3):69.

[11] 郑孝华，翁雪香，邓春晖. 中华猕猴桃果实香气成分的气相色谱 / 质谱分析. 分析化学，2004,32(6):834.

[12] 李华，涂正顺，王华，等. 中华猕猴桃果实香气成分的 GC-MS 分析. 分析测试学报，2002,21(2):58.

[13] 林佩芳，张菊明，徐杭民，等. Antitumor effect of actinidia chinensis polysaccharide on murine tumor. 中国肿瘤杂志，10(6):441.

[14] 张菊明, 林佩芳, 何一中, 等. 中华猕猴桃多糖的免疫药理学作用. 中西医结合杂志, 1986,6(3):171.

[15] 彭祥鄂, 阙克清, 潘辉英, 等. 小鼠移植性肿瘤 U-(14) 作为体内自然杀伤靶细胞的探讨. 湖南医学院学报, 1984,9(4):342.

[16] 本桥登, 等. 国外医学·药学分册, 1986,13(6):378.

[17] 饶敏, 吴宁, 李红梅. 野生猕猴桃根水煎液对人胃癌细胞的抑制作用及机制. 山东医药, 2012,52(1):37.

[18] 楼丽君, 吕定量, 胡增仁. 猕猴桃根抗肝癌的实验研究. 中华中医药学刊, 2009,27(7):1509.

[19] 邹益友, 谭桂山, 谢兆霞. 猕猴桃根抑制肿瘤细胞的实验研究. 湖南中医药导报, 1999,5:37.

[20] 石森林, 潘国凤, 张晓东, 等. 中华猕猴桃多糖对小鼠皮下移植瘤 B16 抑制的机制研究. 中华中医药杂志, 2009,24(6):777.

[21] 韦金育, 李延, 韦涛, 等. 50 种广西常用中草药、壮药抗肿瘤作用的筛选研究. 广西中医学院学报, 2003,6(4):3.

[22] Zhu WJ, Yu DH, Zhao M, et al. Antiangiogenic triterpenes isolated from Chinese herbal medicine Actinidia chinensis Planch. Anticancer Agents Med Chem. 2013, 13(2): 195.

[23] 张菊明, 等. 中草药, 1986,17(9):402.

[24] 孙世杰, 徐莉. 多糖类对免疫系统的作用研究. 长春中医学院学报, 2000,16(1):62.

[25] 林佩芳, 徐杭民, 陈良良, 等. 中华猕猴桃多糖制剂对淋巴细胞及其亚群的作用. 中国免疫学杂志, 1989,5(3):182.

[26] 张菊明, 林佩芳. 中华猕猴桃多糖对巨噬细胞 -T 细胞免疫介质的作用. 科技通报, 1990,6(5):284.

[27] 邵传森. 中华猕猴桃多糖体外抗轮状病毒作用的初步观察. 浙江中医学院学报, 1991,15(6):29.

[28] 隋艳华, 等. 贵阳中医学院学报, 1991,(1):60.

[29] 王蓉, 吴剑波. 多糖生物活性的研究进展. 国外医药·抗生素分册, 2001,21(3):97.

[30] Qi JS, Chen KS, Li CH, et al. Toxicity of Actinidia chinensis extracts to Plutella xylostella. Allelopathy J, 2008, 21(2): 419.

[31] 黄悼伟, 等. 江西医药, 1986,21(2):115.

[32] 黄燕, 郭淑玉, 周力音. 中华猕猴桃根注射液治疗小儿反复呼吸道感染临床与免疫学研究. 中国中西医结合杂志, 1994,(S1):258.

[33] 何素琴. 中华猕猴桃糖浆治疗高脂血症 40 例. 实用中医药杂志, 2008,4(3):174.

Shui xian

水 仙

Narcissi Chinensis Bulbus
[英] Narcissus Bulb

【别名】水仙球根、水仙头。

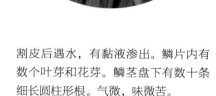

【来源】为石蒜科植物水仙 Narcissus tazetta L.var.chinensis Roem. 的鳞茎。

【植物形态】草本。鳞茎卵球形。叶基生，直立而扁平，宽线形，长20~40cm，宽8~15mm，先端钝，全缘，粉绿色。花茎中空，扁平，几与叶等长；伞房花序有花4~8朵，花轴承平伸或下垂；总苞片佛焰苞状，膜质；花芳香；花梗突出包外；花被管细，近三棱形，灰绿色；花被裂片6，卵圆形至阔椭圆形，先端具短尖头，扩展而外反，白色，副花冠浅杯状，淡黄色，不皱缩，短于花被；雄蕊6，着生于花被管内，花药基着；子房3室，每室有胚珠多数，花柱细长，柱头3裂。蒴果室背开裂。

【分布】广西全区均有栽培。

【采集加工】春、秋季采挖鳞茎。洗去泥沙，用开水烫后，切片晒干或鲜用。

【药材性状】鳞茎类球形，单一或数个伴生。表面被1~2层棕褐色外皮，除去后为白色肥厚的鳞叶，层层包合，割皮后遇水，有黏液渗出。鳞片内有数个叶芽和花芽。鳞茎盘下有数十条细长圆柱形根。气微，味微苦。

【品质评价】以足干、无泥沙、色黄白者为佳。

【化学成分】本品含水仙葡配甘露聚糖（narcissus-τ-glucomannan）[1]、石蒜碱（lycorine）、多花水仙碱（tazettine）等[2]。

本品花含挥发油（volatile oil），其主要成分有棕榈酸（palmitic acid）、肉豆蔻酸（tetradecanoic acid）、9,12-十八碳二烯酸（9,12-octadecadienoic acid）、正-二十一烷（n-heneicosane）等[3]。

【药理作用】

1. 兴奋子宫 水仙鳞茎粗浸剂0.15g/kg对豚鼠与兔的离体子宫，不论未孕或已孕均呈现兴奋作用，均可增加子宫的节律、紧张度与振幅，再加大剂量即出现强直性收缩，1~2g/kg剂量使豚鼠与兔在体子宫呈现的子宫紧张度增加，1.6g/kg剂量对豚鼠（孕期虽非同时，但外观腹部已膨胀者）有堕胎作用[4]。

2. 兴奋肠平滑肌 水仙对兔的离体肠肌小剂量时（0.2g，溶管容积为30ml）略呈松弛而振幅加大，剂量增加时（0.4g），开始有兴奋作用，至0.6g时十分明显[4]。

【临床研究】

流行性腮腺炎 取水仙根1个（以个大、内心充实者为佳），捣成泥状，将利巴韦林8片，阿莫西林胶囊3粒一块研末倒入水仙泥中，搅拌均匀，敷在腮腺肿胀处，剪一块比敷药面积略大的食品保鲜膜覆盖后，再用纱布及胶布固定，每天早晚各换药1次，直至痊愈。结果：治疗30例，敷药1天腮

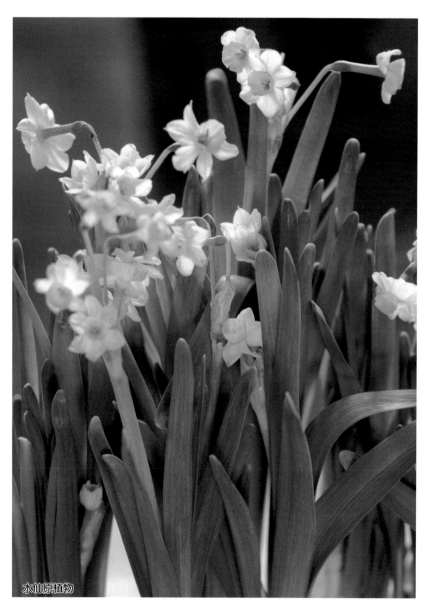

水仙原植物

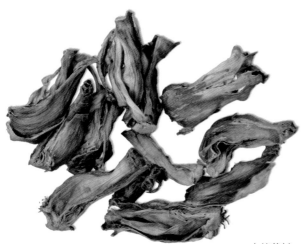

水仙药材

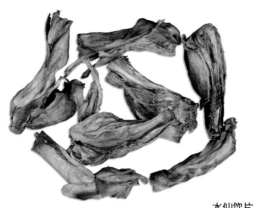

水仙饮片

肿消退者 6 例，敷药 2 天腮肿消退者 17 例，敷药 3 天腮肿消退者 7 例。30 例患者在敷药 3 天内未应用其他药物情况下腮肿消退，其他症状消失，无并发症发生[5]。

【**性味归经**】味辛，性凉。归心、肝、大肠经。

【**功效主治**】祛风清热，活血调经，解毒辟秽。主治神疲头昏，月经不调，痢疾，疮肿。

【**用法用量**】内服：煎服，9 ~ 15g；或研末。外用：适量，捣敷或研末调涂。

【**使用注意**】孕妇慎用。

【**经验方**】

妇人五心发热　水仙花、干荷叶、赤芍药等份。为末，白汤每服二钱。（《卫生易简方》）

【**参考文献**】

[1]Tomoda M, Yokoi M, Torigoe A, et al. Plant mucilages. XXVⅡ.isolation and characterization of a mucous polysaccharide, "Narcissus-T-glucomannan, " from the bulbs of Narcissus tazetta var.chinensis. Chem Pharm Bull, 1980, 28(11): 3251.

[2]Bruno S, De Laurentis N, Amico A, et al. Localization and simultaneous determination of lycorine and tazettine in bulbs of Narcissus tazetta by HPLC. Plantes Medicinales et Phytotherapie, 1985, 19(3): 211.

[3] 戴亮, 杨兰平, 郭友嘉, 等. 漳州水仙花精油的化学成分研究. 色谱,1990,8(6):377.

[4] 陈牧群, 桂缘荷. 水仙的药理作用. 药学学报,1958,6(4):184-188.

[5] 王琳瑛. 水仙根外敷治疗流行性腮腺炎 30 例. 中医外治杂志,2000, 9(5):52.

水芹

Shui qin

Oenanthes Javanicae Herba
[英] Javan Waterdropwort Herb

【别名】水芹菜、野芹菜。

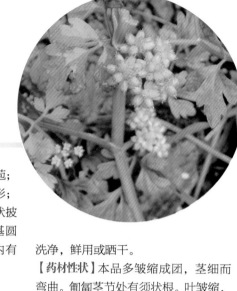

【来源】为伞形科植物水芹 Oenanthe javanica（Bl.）DC. 的全草。

【植物形态】草本。全株无毛。茎直立或基部匍匐，节上生根。基生叶叶柄基部有叶鞘；叶片轮廓三角形或三角状卵形，一至二回羽状分裂，末回裂片卵形或菱状披针形，边缘有不整齐的尖齿或圆齿；茎上部叶无柄，叶较小。复伞形花序顶生；花序梗长；无总苞；伞辐 6 ~ 16；小总苞片 2 ~ 8，线形；小伞形花序有花 10 ~ 25；萼齿线状披针形；花瓣白色，倒卵形；花柱基圆锥形，花柱直立或叉开，每棱槽内有油管 1，合生面油管 2。

【分布】广西全区均有分布。

【采集加工】9 ~ 10 月采割地上部分。洗净，鲜用或晒干。

【药材性状】本品多皱缩成团，茎细而弯曲。匍匐茎节处有须状根。叶皱缩，展平后，基生叶三角形或三角状卵形，一至二回羽状分裂，最终裂片卵形至菱状披针形，长 2 ~ 5cm，宽 1 ~ 2cm，边缘有不整齐尖齿或圆锯齿，叶柄长 7 ~ 15cm，质脆易碎。气微香，味微辛、苦。

【品质评价】以茎细、叶多者为佳。

【化学成分】本品含有氨基酸类（amino acids）、多糖类（polysaccharoses）、挥发油（volatile oil）和脂肪酸（fatty acid）等多种化学成分。

氨基酸类成分主要有缬氨酸（L-valine）、丙氨酸（alanine）、异亮氨酸（iso-leucine）[1]。

多糖类成分主要由葡萄糖（glucose）、半乳糖（galactose）、木糖（xylose）、阿拉伯糖（arabinose）等组成[2]。另含 5'-AMP、ADP、ATP、CDP、GDP、5'-UMP、UDP 及 UDP-D- 葡萄糖、UDP-D- 半乳糖、UDP-D- 木糖和 UDP-D- 阿拉伯糖的结合物[3]。

挥发油类成分主要有苯氧乙酸烯丙酯（allylphenoxyacetate）、桉叶 -4（14），11-二烯 [eudesma-4（14），11-diene]、2,3- 二氢 -3- 甲基 -3- 苯并呋喃甲醇（2,3-dihydro-3-methyl-3-benzofuran-methanol）、柠檬烯（limonene）[4]。又有 β- 水芹烯（β-phellandrene）、石竹烯（caryophyllene）、α- 蒎烯（α-pinene）[5]。尚有 β- 蒎烯（β-pinene）、樟烯（camphene）、异鼠李素（iso-rhamnetin）、香芹烯（carvacrol）和丁香油酚（eugenol）[6]。

此外，本品还含有 1- 二十醇（1-eicosanol）、1- 二十二醇（1-docosanol）、1- 二十四醇（1-tetracosanol）、β- 谷甾醇（β-sitosterol）[1]。又有香豆精

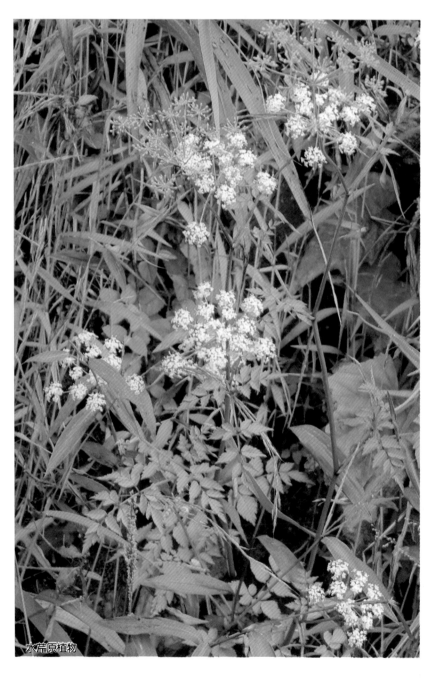

水芹原植物

（coumarin）、伞形花内酯（umbelliferone）、二十二烷酸（behenic acid）、二十四烷酸（lignoceric acid）、二十九烷酸（montanic acid）、蜂花酸即三十烷酸（melissic acid）、虫漆蜡酸即三十二烷酸（lacceroic acid）[7]。尚有硬脂酸（stearic acid）、花生酸（arachic acid）、二十六烷酸（cerotic acid）[8]、莳萝油脑（dillapiol）、油酸（oleic acid）、亚油酸（linoleic acid）、十六烷酸（palmitic acid）[5]。

【药理作用】

1. 保肝　50% 水芹注射液（10ml/kg）对四氯化碳（CCl₄）所致大鼠急性肝损伤有保护作用，可使血清丙氨酸氨基转移酶（ALT）下降 37%。50% 水芹全草水提物对 CCl₄ 所致大鼠肝损伤也具有一定退黄和降酶作用[9]。水芹煎液（生药 12g/kg）灌胃对 α- 萘异氰酸酯所致大鼠肝炎有退黄作用，可降低血清胆红素水平，减轻肝细胞和胆管上皮变性坏死病理改变[10]。水芹总酚酸对 HBV 基因转染的人肝癌细胞系 HePG 2.2.15 细胞分泌的 HBsAg、HBeAg 有抑制作用[11]。

2. 降血脂　水芹 100g/kg 和 30ml/kg 水芹浸汁（含水芹 50g）对家兔有降低 β- 脂蛋白、三酰甘油（甘油三酯）作用[12]。

3. 抗心律失常　水芹注射液 3ml/kg，对乌头碱、氯化钡、及氯化钙 - 乙酰胆碱诱发大鼠或小鼠心律失常有良好的抗心律失常作用[13]。

4. 降血糖　水芹水提物（20g/kg）对小鼠血糖有降低作用；10g/kg 或 20g/kg 预防给药可使四氧嘧啶小鼠的血糖降低，但 20g/kg 不能对抗肾上腺素引起的血糖升高[14]。

5. 保护心肌缺血再灌注损伤心肌　水芹乙酸乙酯提取物（20mg/kg）能够增强心肌组织谷胱甘肽过氧化物酶（GSH-Px）、心肌细胞膜 Na⁺-K⁺-ATP 酶和 Mg²⁺-ATP 酶活力；降低心肌线粒体 Ca²⁺ 的含量，具有保护心肌缺血再灌注损伤心肌的作用[15]。

6. 抗血栓形成　水芹正丁醇提取物（500mg/kg、250mg/kg）能延长小鼠凝血时间和出血时间；水芹正丁醇提取物（280mg/kg、140mg/kg）能抑制家兔体外血栓和动 - 静脉旁路血栓的形成，同时抑制家兔的血小板黏附功能[16]。

【临床研究】

慢性乙型肝炎　患者 102 例，应用芹灵冲剂（水芹等两味中药组成，芹灵冲剂 1 包相当生药 10g）进行治疗，3 次 / 天，开水冲服，30 天为 1 个疗程，一般治疗 2～3 个疗程。对照组 60 例，服用益肝灵 4 片，3 次 / 天，疗程同上。每疗程结束后两组患者均复查肝功能和乙肝抗原抗体 1 次。在治疗中均辅以葡萄糖、维生素 C、能量合剂等保肝药物。结果：经芹灵冲剂治疗 2～3 个疗程后，治疗组显效 46 例，有效 53 例，无效 3 例，总有效率为 97.1%；所有病例降酶率为 96.1%，退黄率为 98.0%；HBsAg 转阴率为 45.1%，HBeAg 为 53.9%，抗 HBc 为 48.6%，与对照组比较差异有统计学意义（P < 0.05）。说明芹灵冲剂对慢性乙型肝炎患者具有退黄降酶、抗乙肝病毒的良好效果[17]。

【性味归经】味辛、甘，性凉。归肺、脾、胃、肝经。

【功效主治】清热解毒，利尿通淋，凉血止血。主治感冒咳嗽，暑热烦渴，吐泻，水肿，小便淋沥涩痛，尿血便血，吐血衄血，崩漏，目赤咽痛，喉肿口疮，牙疳，瘰疬，

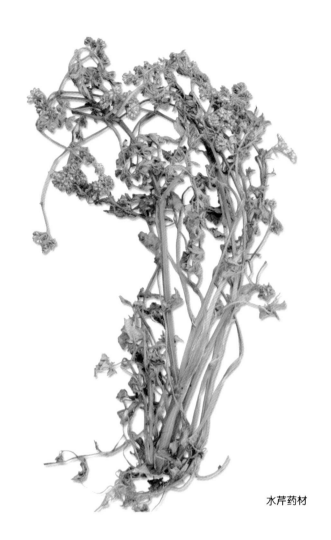

水芹药材

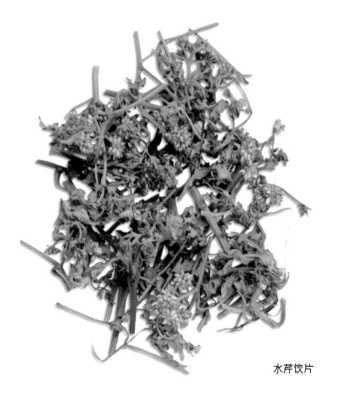

水芹饮片

疖腮，带状疱疹，痔疮，跌打伤肿。

【用法用量】内服：煎汤，30～60g，或捣汁。外用：适量，捣蛋清；或捣汁涂。

【使用注意】脾胃虚寒者慎服。

【经验方】

1. 疖腮　水芹捣烂，加茶油敷患处。(《湖南药物志》)
2. 肺热咳嗽，百日咳　鲜水芹全草捣烂取汁，每次20～50ml，调白糖服，日3～4次。(《广西本草选编》)
3. 肺痈　鲜水芹全草60g，水煎服。(《广西本草选编》)
4. 小儿食滞发热　水芹30g、大麦芽15g、车前子9g。水煎服。(《华山药物志》)
5. 小便出血　水芹捣汁，日服六七合。(《太平圣惠方》)

【参考文献】

[1]Sato T, Ueda J, Teshirogi T, et al. Stduies on components of Oenanthe javanica(Blume) DC. II. Neutral constituents of terrestrial parts of Oenanthe javanica(Blume) DC. Yakugaku Zasshi, 1974, 94(3): 412.

[2]Yuan HF. A chemical study of the cell wall polysaccharides of chinese celery(Oenanthe javanica). Bot. Bull. Academia Sinica, 1974, 15(2): 123.

[3]Yuan HF. Separation and identification of soluble nucleotides in chinese celery(Oenanthe javanica DC). Bot. Bull. Academia Sinica, 1977, 18(1): 32.

[4]张兰胜，董光平，刘光明.水芹挥发油化学成分的研究.时珍国医国药,2009,20(2):350.

[5]Sharma SK, Singh VP. Biochemical study of a medicinal plant Oenanthe javanica Blume DC-volatile oil and fixed oil. Indian Drugs & Pharm Industr, 1980, 15(1): 25.

[6]Sato T, Kudo T, Takahashi M. Stduies on components of Oenanthe javanica(Blume) DC. III. Yakugaku Zasshi, 1977, 97(6): 698.

[7]Takahashi M, Sato T. The components of Oenanthe javanica(Blume) DC. IV. identification of umbelliferone, coumarin and normal higher saturated fatty acids. Annual Report of the Tohoku College of Pharmacy, 1979, (26): 45.

[8]Takhoshi M, Sato T. Components of Oenanthe javanica(Blume) DC. V. identification of fluorescence component, glucose, and normal higher saturated fatty acids from the root. Annual Report of the Tohoku College of Pharmacy, 1982, (29): 71.

[9]黄正明，张志明，杨新波，等.水芹瓜蒂醇法提取液的抗肝炎药理研究.中药药理与临床,1991,7(4):34.

[10]黄正明，张志明，杨新波，等.水芹注射液抗肝炎的药理研究.中国中药杂志,1991,16(5):304.

[11]王选举，黄正明，杨新波，等.水芹总酚酸对2.2.15细胞分泌HBsAg与HBeAg的抑制作用.解放军药学学报,2009,25(2):148-151.

[12]王鹏，刘惠民.中药水芹降血脂的实验研究.河北中医,1994,17(1):38.

[13]姬广聚，姚小玲，张志明，等.水芹注射剂的抗实验性心律失常作用.中国中药杂志,1990,15(7):45.

[14]黄正明，杨新波，曹文斌，等.水芹的降血糖作用.中药药理与临床,1996,(5):35.

[15]张红英，朱惠京，秦孝智，等.水芹乙酸乙酯提取物保护大鼠缺血再灌注损伤心肌的作用.中国临床康复,2006,10(3):66.

[16]朴日龙，张红英.水芹正丁醇提取物抗凝血和抗血栓形成作用的研究.食品科学,2010,31(7):280.

[17]黄正明，杨新波，曹文斌.芹灵冲剂治疗慢性乙型肝炎102例的临床研究.华人消化杂志,1998,6(2):144-145.

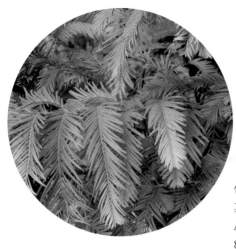

Shui shan

水 杉

Metasequoiae Glyptostroboidis Folium
[英] Glyptostroboides Metasequoia Leaf

【别名】水杉木。

【来源】为杉科植物水杉 *Metasequoia glyptostroboides* Hu et Cheng 的叶。

【植物形态】乔木。树干基部常膨大；树皮灰色、灰褐色或暗灰色，幼树裂成薄片脱落，大树裂成长条状脱落，内皮淡紫褐色；枝斜展，小枝下垂，幼树树冠尖塔形，老树树冠广圆形，枝叶稀疏；一年生枝光滑无毛，幼时绿色，后渐变成淡褐色，二、三年生枝淡褐灰色或褐灰色；侧生小枝排成羽状，冬季凋落；主枝上的冬芽卵圆形或椭圆形，顶端钝，芽鳞宽卵形，先端圆或钝，长宽几相等，边缘薄而色浅，背面有纵脊。叶条形，长 1.3 ~ 2cm，宽 1.5 ~ 2mm，上面淡绿色，下面色较淡，沿中脉有 2 条较边带稍宽的淡黄色气孔带，每带有 4 ~ 8 条气孔线，叶在侧生小枝上裂成 2 裂，羽状，冬季与枝一同脱落。球果下垂，近四棱状球形或矩圆状球形，成熟前绿色，熟时深褐色，梗上有交叉对生的条形叶；种鳞木质，盾形，通常 11 ~ 12 对，交叉对生，鳞顶扁菱形，中央有 1 条横槽，基部楔形，能育种鳞有 5 ~ 9 粒种子；种子扁平，倒卵形，间或圆形或矩圆形，周围有翅，先端有凹缺；子叶 2 枚，条形，两面中脉微隆起，上面有气孔线，下面无气孔线；初生叶条形，交叉对生，下面有气孔线。

【分布】广西全区均有栽培。

【采集加工】夏、秋季采收。晒干。

【药材性状】叶多卷缩呈针条状，黄绿色，展平呈条形，长 1.3 ~ 2cm，宽 1.5 ~ 2 mm，沿中脉可见气孔带。

【品质评价】以干燥、色均者为佳。

【化学成分】本品含有黄酮类（flavonoids）[1]、萜类（terpenoids）[2]、降木脂素类（norlignanoids）[2]、挥发油类化合物 [3] 和聚戊烯醇（polyprenols）[4]。其中，萜类化合物有 metaseglyptorin A、metasequoic acid C、12α-hydroxy-8,15-isopimaradien-18-oic acid 和（－）-acora-2,4（14），8-trien-15-oic acid[2]。降木脂素类化合物有 metasequirins D、metasequirins E、metasequirins F[2]。挥发油主要成分有 α-蒎烯（α-pinene）和反式-丁香烯（*trans*-caryophyllene）[3]。

【药理作用】

1. 保护心血管 水杉总黄酮可抑制促生长因子（IGF-1）诱导的乳鼠心肌成纤维细胞的增生和胶质合成 [5]，同时抑制大鼠血小板聚集和变形 [6-8]，对脑缺血再灌注损伤具有保护作用 [9,10]，并有抗心肌肥厚 [11-13] 和抗心律失常 [14] 的

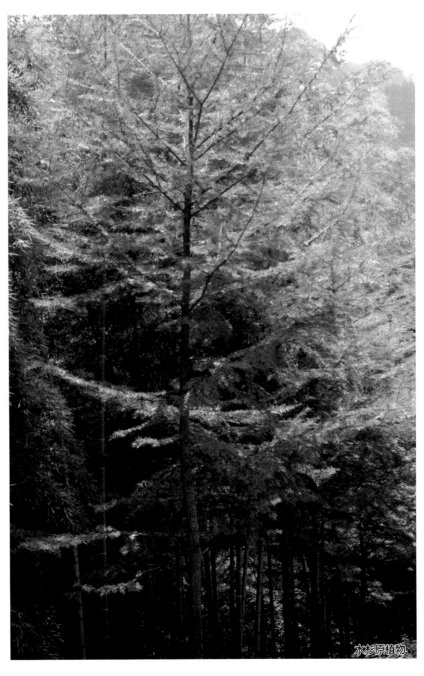

水杉原植物

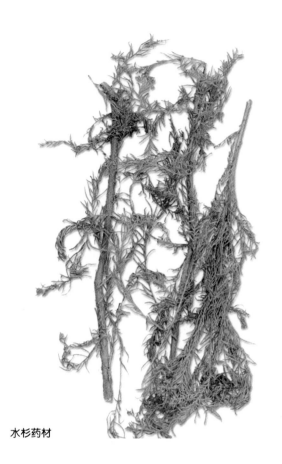

水杉药材

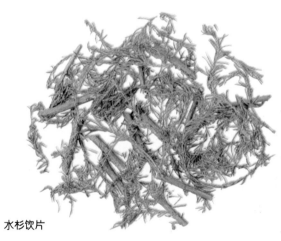

水杉饮片

作用。水杉总黄酮能改善麻醉犬的冠脉循环，减少心肌耗氧量，纠正心肌缺血时游离脂肪酸代谢紊乱，保护缺血心肌[15]。

2. 抗氧化　水杉黄酮类化合物具清除活性氧的能力[16]。

3. 抑菌　水杉中的 glyptostroboides 能抑制食品中病原微生物的生长[17]。水杉提取物对枯萎病、镰刀菌、辣椒疫病、辣椒炭疽病、菌核病、灰霉病和水稻纹枯病菌的抑制功效较好；乙酸乙酯提取物对食源性致病菌（鼠伤寒沙门菌、沙门菌、大肠杆菌、产气肠杆菌和金黄色葡萄球菌）最低抑菌浓度和最低杀菌浓度范围分别为 62.5 ～ 250mg/ml 和 125 ～ 500mg/ml[18]。水杉种子挥发物质中含有多种活性成分，其中每培养皿 100μl 的剂量对大蒜叶枯病菌、小麦赤霉病菌及茶轮斑病菌的抑菌率均在 60% 以上[19]。水杉乙酸乙酯提

取物抑菌活性最高[20]。水杉叶的甲醇提取物对苹果腐烂病菌、棉花枯萎病菌、葡萄白腐病菌、葡萄黑痘病菌、瓜果腐霉菌及立枯丝核菌等有抑制活性[21]。

【性味归经】味苦，性寒。归心、肝经。

【功效主治】清热解毒，消肿止痛。主治皮肤瘙痒，湿疹，痈疮肿毒。

【用法用量】外用：适量。

【使用注意】本品一般外用，不作内服。

【参考文献】

[1] 王暐，王有为 . 不同季节水杉叶总黄酮含量变化的研究 . 武汉植物学研究 ,2003,21(5):449.

[2] Dong LB, He J, Wang YY, et al. Terpenoids and norlignans from Metasequoia glyptostroboides. J Nat Prod, 2011, 74(2): 234.

[3] 宋二颖，雷荣爱 . 水杉叶挥发油成分分析 . 中药材 ,1997,20(10):514.

[4] 王成章，沈兆邦，陈祥 . 落叶松和水杉针叶的聚戊烯醇 . 植物资源与环境 ,1997,5(4):21.

[5] 田伟，赵永青，彭海平，等 . 水杉总黄酮对 IGF-1 诱导的心肌成纤维细胞增殖和胶原合成的影响 . 中国中医基础医学杂志 ,2006,12(4):286.

[6] 敖英，刘惟莞，屠治本，等 . 水杉总黄酮对大鼠血小板聚集、变形功能的抑制作用 . 中药材 ,2004,27(6):432-434.

[7] 敖英，刘惟莞，屠治本，等 . 水杉总黄酮对高脂血症大鼠血小板聚集、释放功能及超微结构的影响 . 中国医院药学杂志 ,2004,24(11):657-659.

[8] 敖英，刘惟莞，严常开，等 . 水杉总黄酮对大鼠血小板聚集、血液流变性的作用及机制探讨 . 中草药 ,2002,33(4):327-329

[9] 王芳，余恩欣，刘惟莞 . 水杉总黄酮对大鼠脑缺血再灌注损伤的保护作用 . 中国中药杂志 ,2004,29(2):179.

[10] 王芳，余恩欣，刘惟莞，等 . 水杉总黄酮对豚鼠工作心脏缺血再灌注损伤的影响 . 中国药理学报 ,2003,16(1):87-89.

[11] 刘惟莞，杨晓茹，屠治本，等 . 水杉总黄酮抗实验性心肌肥厚及抑制心室 C-Fos 蛋白表达的作用 . 中草药 ,2001,32(4):329.

[12] 曾加雄，石明健，杨晓茹，等 . 水杉总黄酮对肾性高血压大鼠左室肥厚的作用 . 中草药 ,2000,31(11):837-839.

[13] 程虹，刘惟莞，屠治本，等 . 水杉总黄酮对甲状腺素所致大鼠心脏肥厚的抑制作用 . 中国药理学通报 ,2000,16(3):277-279.

[14] 程虹，刘惟莞，陈翔 . 水杉总黄酮抗实验性心律失常的作用 . 湖北医科大学学报 ,1999,20(1):28.

[15] 王芳，余恩欣，刘惟莞，等 . 水杉总黄酮对麻醉犬实验性心肌梗死的保护作用 . 中国药理学通报 ,2004,20(2):179-180.

[16] 翁德宝，臧蓉，阎白洋 . 水杉落叶中黄酮类化合物的测定与抗氧化作用的初步研究 . 中国野生植物资源 ,2005,24(4):24-29.

[17] YOON JI, BAJPAI VK, KANG SC. Synergistic effect of misin and cone essential oil of Metasequoia glyptostroboides Mild ex Hu against Listeria monocytogenes in milk samples. Food and Chemical Toxicology, 2011, 49(1): 109-114.

[18] BAJPAI VK, KANG SC. Antifungal Activity of Leaf Essential Oil and Extracts of Metasequoia glyptostroboides. Journal of the American Oil Chemists' Society(JAOCS), 2010, 87(3): 327-336.

[19] 杨俊杰，陈利军，杨海霞，等 . 水杉种子挥发物质的鉴定及其抗菌活性测定 . 现代农业科技 ,2010,18(5):1018-1021.

[20] BAJPAI VK, YOON JI, KANG SC. Antioxidant and antidermatophytic activities of essential oil and extracts of Metasequoia glyptostroboides Miki ex Hu. Foof and Chemical Toxicology, 2009, 47(6): 1355-1361.

[21] 姜明凯，厉建燕，孟昭礼，等 . 水杉叶甲醇提取物的农用抑菌活性研究 . 现代农业科技 ,2007,7(10):55-56.

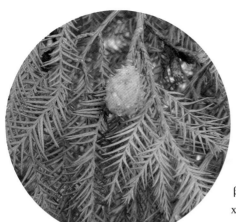

水 松

Glyptostrobi pensilis Ramulus et Folium
[英] Pensilis Glyptostrobus Twig and Leaf

【别名】水石松、水松柏。

β-D-吡喃木糖苷（quercetin-3-O-β-D-xylopyranoside）[2]。

此外还有 D-3-O-methyl-chirositol、L-3-O-methyl-chirositol、对香豆酸（p-coumaric acid）、莽草酸（shikimic acid）、儿茶酸（catechuic acid）、没食子酸（gallic acid）、棕榈酸（palmitic acid）、β-谷甾醇（β-sitosterol）、胡萝卜甾醇（daucosterol）、葡萄糖（glucose）[1]。

【来源】为杉科植物水松 Glyptostrobus pensilis（Staunt.）Koch 的枝、叶。

【植物形态】乔木。树干有扭纹，树皮褐色，纵裂成不规则的长条片。叶多型，鳞形叶较厚，螺旋状着生于多年生或当年生的主枝上，长约2mm，有白色气孔点，冬季宿存；条形叶两侧扁平，薄，常成2列，长1～3cm，宽1.5～4mm，背面中脉两侧有气带；条状钻形两侧扁，长4～11mm。雌雄同株，球花单生枝顶；雌球花卵状椭圆形；苞鳞与种鳞合生，仅先端分离。球果倒卵圆形；种鳞木质，背部上缘有6～9微向外翻的三角状尖齿，近中部有1反曲的尖头；种子基部有向下的长翅。

【分布】广西主要分布于桂林、梧州、合浦、防城、浦北、陆川、富川。

【采集加工】枝叶全年可采。鲜用或切片晒干备用。

【药材性状】树皮不规则的长条片，表面褐色或灰褐色。叶细条形或条状钻形，黄绿色，两侧扁平，先端尖，基部渐窄。质轻。

【品质评价】以干燥、色鲜者为佳。

【化学成分】本品叶中主要含黄酮类（flavonoids）成分。主要有金丝桃苷（hyperoside）、广寄生苷（avicularin）、番石榴苷（guaijaverin）、栎素（quercitrin）、芸香苷（rutin）、异银杏黄素（iso-ginkgetin）[1]，尚有槲皮素（quercetin）、槲皮素-3-O-β-D-吡喃半乳糖苷（quercetin-3-O-β-D-galactopyranoside）、槲皮素-3-O-α-L-吡喃阿拉伯糖苷（quercetin-3-O-α-L-arabopyranoside）、槲皮素-3-O-α-L-呋喃阿拉伯糖苷（quercetin-3-O-α-L-arabinofuranoside）、槲皮素-3-O-

【性味归经】味苦，性温。归肝、肾经。

【功效主治】祛风除湿，通络止痛，杀虫止痒。主治风湿骨痛，高血压，腰痛，皮炎。

【用法用量】内服：煎汤，15～30g。外用：适量，煎水洗或捣敷。

【使用注意】孕妇慎用。

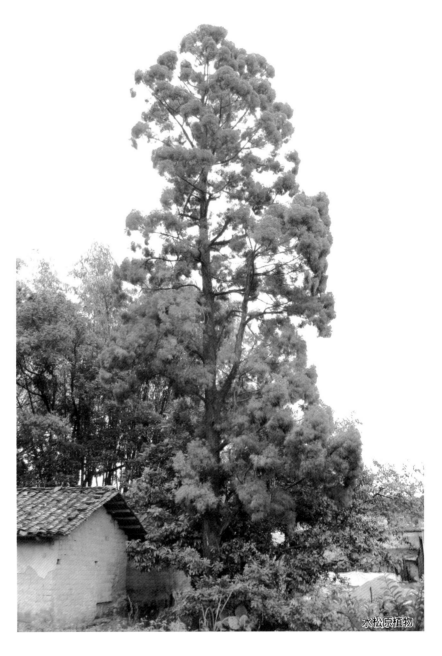

水松原植物

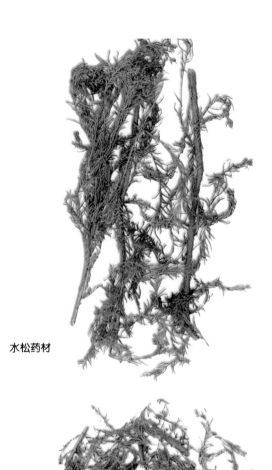

水松药材

水松饮片

【经验方】

1.腰痛：水松叶30g，透骨清30g，捣烂敷。（《湖南药物志》）

2.头痛：水松枝叶煎水洗痛处。（《湖南药物志》）

3.皮炎：鲜水松叶，煎水外洗。（广州空军《常用中草药手册》）

4.麻疹：水松枝叶10g。水煎服。（《湖南药物志》）

5.风湿性关节炎，高血压：水松枝叶15~30g。水煎服。（广州空军《常用中草药手册》）

附：水松树皮

味苦，性平。归心经。功效杀虫止痒，清热解毒。主治水泡疮，水火烫伤。外用：适量，煎水洗；或煅炭研末调敷。

经验方 烫伤：水松树皮煅成炭，研末，调油敷。（广州空军《常用中草药手册》）

【参考文献】

[1] 王明雷.番荔枝科植物囊瓣木和中国特有植物水松化学成分及生物活性研究.北京:中国协和医科大学,2000.

[2] 向瑛,郑庆安,张灿奎.水松叶黄酮化合物的研究.中草药,2001,32(7):588.

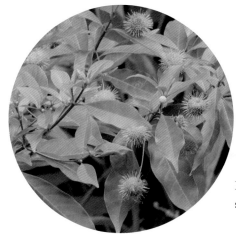

Shui yang mei

水杨梅

Adinance Rubellae Herba

[英] Rubella Aduba Herb

【别名】水杨柳、小叶水团花、串鱼木、水金口、水石榴、水泡木、鱼串鳃。

【来源】为茜草科植物细叶水团花 Adina rubella Hance 的地上部分。

【植物形态】落叶小灌木。小枝细长，红褐色，被柔毛；老枝无毛。叶互生，叶柄极短或无；托叶 2，与叶对生，三角形；叶纸质；叶片卵状披针形或卵状椭圆形，长 3 ~ 4cm，宽 1 ~ 2.5cm，先端渐尖，基部宽楔形，全缘，上面深绿色，无毛，下面淡绿色，侧脉稍有白柔毛。头状花序球形，顶生或腋生；总花梗被柔毛；花萼筒短，先端 5 裂；花冠管状，紫红色或白色，先端 5 裂，裂片上部有黑色点；雄蕊 5，花丝短；子房下位，2 室，花柱细长，超出花冠 1 倍以上。蒴果楔形，成熟时带紫红色，集生成球状。种子多数，细小，长椭圆形，两端有翅。

【分布】广西主要分布于南宁、桂林、临桂、兴安、永福、灌阳、梧州、藤县、贵港、贺州、罗城、宜州。

【采集加工】春、秋季采茎叶。鲜用或晒干。

【药材性状】茎呈圆柱形，有分枝。表面灰褐色，有细纵皱纹及灰黄色类圆形皮孔。质硬不易折断，断面皮部成片状，木部呈纤维状，黄白色。气微味微苦。果序由众多小蒴果密集成头状，呈圆球形，棕黄色，粗糙触手，搓揉后小蒴果很易脱落露出果序轴。小蒴果倒圆锥形，淡黄色，先端有 5 裂的宿萼，内有 4 ~ 8 枚种子。种子棕色，外被毛，长椭圆形，两端并有狭窄的薄翅。气微味略苦涩。

【品质评价】以干燥、叶多、无杂质者为佳。

【化学成分】本品中含有 2- 甲基 -5,7- 二羟基色原酮、东莨菪素（scopoletin）[1]、异香草酸（iso-vanillic acid）、七叶内酯（esculetin）、咖啡酸（caffeic acid）、东莨菪苷（scopolin）[2]、β - 谷甾醇（β - sitosterol）、quinovic acid、3-oxo-urs-12-ene-27,28-dioic acid[3]。

本品根中含 adinaic acid 3 β -O-[α -L-rhamnopyranosyl- （ 1 → 2 ） - β -D-glucopyranosyl- （ 1 → 2 ） - β -D-glucurono-pyranoside-6-O-methyl ester]-28-O- β -D-glucopyranoside、adinaic acid 3 β -O-[α -L-rhamnopyranosyl- （ 1 → 2 ） - β -D-glucopyranosyl- （ 1 → 2 ） - β -D-glucuronopyranoside-6-O-butyl ester]-28-O-β -D-glucopyranoside、adinaic acid 3 β -O-[β -D-glucopyranosyl- （ 1 → 2 ） - β -D-glucopyranosyl]- （ 28 → 1 ） - β -D -glucopyranosyl- （ 1 → 6 ） - β -D-glucopyranosyl ester、27-hydroxyursolic acid 3 β -O-[α -L-rhamnopyranosyl- （ 1 → 2 ） - β -O-glucopyranosyl-

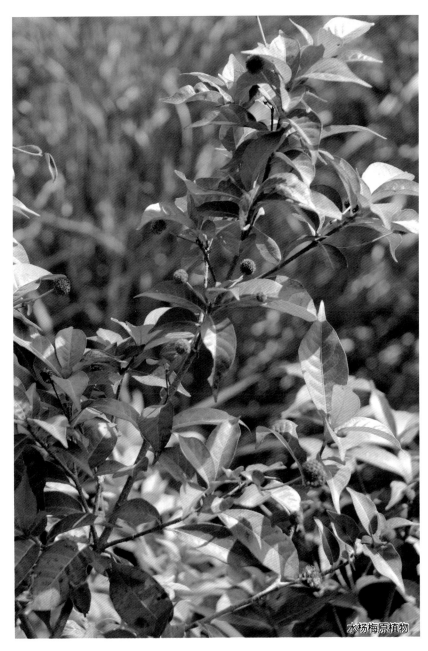

水杨梅原植物

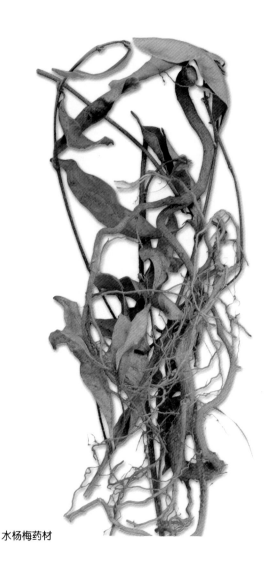

水杨梅药材

（1 → 2）- β -D-glucuronopyranoside-6-*O*-methyl ester]-28-*O*- β -D-glucopyranoside[4]、quinovic acid-3 β -*O*- β -D-glucopyranosyl-（1 → 4）- α -L-rhamnopyranoside（rubelloside A）、quinovic acid-3 β -*O*- β -D-glucopyranosyl-（1 → 3）- β -D-fucopyranoside（rubelloside B）[5]。

【药理作用】

1. 抗肿瘤　水杨梅乙酸乙酯提取物对直肠癌 LS174T 细胞具有抑制作用，而正丁醇和氯仿提取部位的抑制作用较弱，3 种提取部位的半数抑制浓度（IC_{50}）分别为 483.57 μ g/ml、890.26 μ g/ml 和 730.33 μ g/ml[6]。

2. 抗病毒　从水杨梅中分离得到的异香草酸有较好的抗（单纯疱疹病毒 1 型）HSV-1 的活性，其 IC_{50} 为 6.25 μ g/ml，选择指数（SI）为 20。从水杨梅中分离得到的七叶内酯对

柯萨奇病毒 B 组 3 型（CoxB3）病毒的 IC_{50} 为 25 μ g/ml，SI 为 2.5；对 RSV 病毒的 IC_{50} 为 15.63 μ g/ml，SI 为 2[2]。

3. 抑菌　水杨梅石油醚萃取部位、醋酸乙酯萃取部位、正丁醇萃取部位和余水部位均对金黄色葡萄球菌、藤黄微球菌、铜绿假单胞菌、枯草芽胞杆菌和猪霍乱沙门菌显示出了不同程度的抑制活性。其中醋酸乙酯萃取部位对金黄色葡萄球菌和藤黄微球菌的最低抑制浓度（MIC）为 1.25mg/ml。从水杨梅石油醚萃取部位分离得到的甾体混合物对金黄色葡萄球菌和藤黄微球菌的 MIC 仅为 0.625mg/ml[7]。

【性味归经】味苦、涩，性凉。归肺、大肠经。

【功效主治】清热利湿，解毒消肿。主治湿热泄泻，痢疾，湿疹，疮疖肿毒，风火牙痛，跌打损伤，外伤出血。

【用法用量】内服：煎汤，15 ~ 30g。外用：适量，捣敷。或煎水含漱。

【使用注意】脾胃虚寒者慎服。

【经验方】

1. 风火牙痛　①水杨梅 60g。水煎，日含漱数次。②水杨梅叶适量，食盐少许。共捣烂，塞虫牙孔内。（《广西中草药》）

2. 皮肤湿疹　水杨梅全草、三角泡、蚂蚱勒、苦地胆各适量。水煎洗患处。（《广西中草药》）

3. 外伤出血　鲜水杨梅叶或花。捣烂外敷。（《浙江民间常用草药》）

4. 菌痢，肠炎　①水杨梅全草 30g。水煎，当茶饮。②水杨梅花果序 15g。水煎（或滚开水冲泡一刻钟，去渣），每天服 3 次。（《全展选编·传染病》）

【参考文献】

[1] 邱瑞霞 . 瑶药水杨梅（Adina rubella Hance）化学成分及生物活性研究 . 广州：暨南大学 ,2006.

[2] 袁宁宁 . 六耳铃（Blumea laciniata(Roxb.) DC. 和水杨梅（Adina rubella Hance）的化学成分及体外抗病毒活性研究 . 广州：暨南大学 ,2007.

[3] 林绥，徐士尧，刘子皎，等 . 细叶水团花的化学成分研究（Ⅱ）. 中药材 ,1999,(9):456.

[4] Fan GJ, He ZS. Triterpenoid saponins from Adina rubella. Chinese Journal of Chemistry, 1997, 44(6): 1139.

[5] Fang SY, He ZS, Gao JH, et al. Triterpenoid glycosides from Adina rubella. Phytochemistry, 1995, 39(5): 1241.

[6] 叶勇，涂先琴，宋兴文，等 . 水杨梅根提取物的体外抗肿瘤活性 . 浙江中医药大学学报 ,2007,31(3):372.

[7] 白雪，林晨，李药兰，等 . 水杨梅和水团花提取物体外抑菌活性的实验研究 . 中草药 ,2008,39(10):1532-1535.

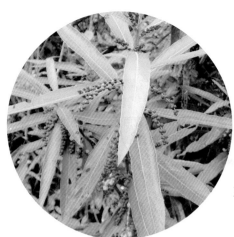

Shui liu zi

水柳仔

【别名】水麻、水柳子。

Homonoiae Ripariae Radix
[英] Riparian Homonoia Root

【来源】为大戟科植物水柳 *Homonoia riparia* Lour.Fl. 的根。

【植物形态】灌木。小枝具棱，被柔毛。叶纸质，互生，线状长圆形或狭披针形，长 6 ~ 20cm，宽 1.2 ~ 2.5cm，顶端渐尖，具尖头，基部急狭或钝，全缘或具疏生腺齿，上面疏生柔毛或无毛，下面密生鳞片和柔毛；托叶钻状，脱落。雌雄异株，花序腋生；苞片近卵形，小苞片 2 枚，三角形，花单生于苞腋；雄花：花萼裂片 3 枚，被短柔毛，雄蕊众多，花丝合生成约 10 个雄蕊束；雌花：萼片 5 枚，长圆形，顶端渐尖，被短柔毛；子房球形，密被紧贴的柔毛，花柱 3 枚，基部合生，柱头密生羽毛状突起。蒴果近球形。种子近卵状，外种皮肉质，干后淡黄色，具皱纹。

【分布】广西主要分布于桂平、武鸣、龙州、田林、天峨、东兰、那坡。

【采集加工】全年均可采收。洗净，切段，晒干。

【药材性状】茎圆柱形，有细微纵皱缩纹，表面灰褐色，布满白色点状皮孔。叶皱缩，展平呈狭披针形或线状长圆形，顶端渐尖，具尖头，基部急狭或钝，全缘，被毛。气微，味淡。

【品质评价】以干燥、无泥沙、色黄棕者为佳。

【化学成分】本品含 1- 羰基 - 油桐酸（1-oxo-aleuritolic acid）、油桐酸（aleuritolic acid）、3- 乙酰氧基 - 油桐酸（3-acetoxy-aleuritolic acid）、蒲公英赛酮（taraxerone）、蒲公英赛醇（taraxerol）、3- 乙酰氧基 -12- 齐墩果烯 -28- 酸甲酯（methyl-3-acetoxy-12-oleanen-28-oate）、3- 乙酰氧基 -12- 齐墩果烯 -28- 醇（3-acetoxy-12-oleanen-28-ol）、熊果酸（ursolic acid）、羽扇豆醇（lupenol）、乙酰氧羽扇豆醇酯（3β-acetoxy-lupenol）、臭矢菜素 A（cleomiscosin A）、大黄酚（chrysophanol）、没食子酸（gallic acid）[1]、β- 谷甾醇（β-sitosterol）、豆甾醇（stigmasterol）、5（E）- 二 十 酸 [5（E）-eicosanoic acid]、5β- 谷甾醇 -3-O-β-D- 葡萄糖苷（5β-sitosterol-3-O-β-D-glucoside）、高根二醇 -3- 醋酸酯（3-acetyl aleuritolic acid）[2]。

【性味归经】味苦，性寒。归肝、胆、膀胱经。

【功效主治】清热解毒，利胆排石。主治急慢性肝炎，胆囊炎，胆结石，膀胱结石，淋病，梅毒，痔疮，跌打损伤，烧烫伤。

【用法用量】内服：煎汤，9 ~ 15g。

【使用注意】脾胃虚寒者慎用。

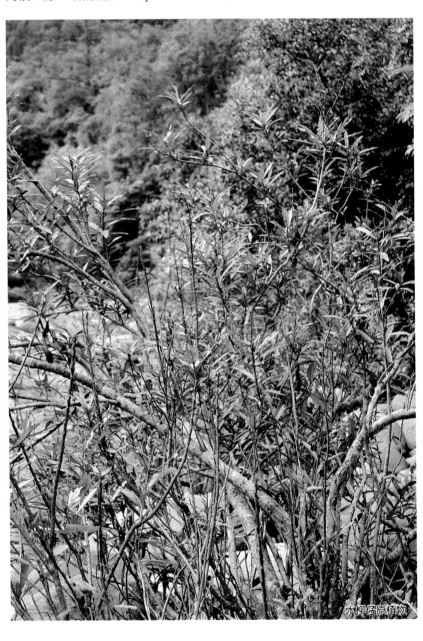

水柳仔原植物

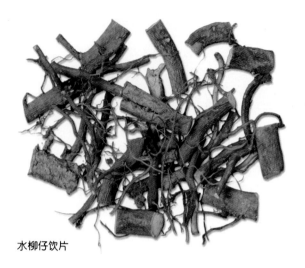

水柳仔饮片

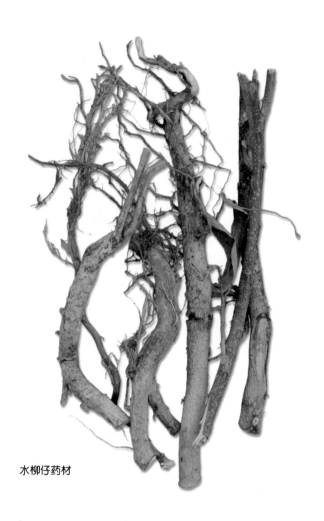

水柳仔药材

【经验方】

急、慢性肝炎 水杨柳9～15g。水煎，加红糖为引内服。
（《云南中草药选》）

【参考文献】

[1] Yang SM, Liu XK, Qing C, et al.Chemical constituents from the roots of Homonoia riparia. Yao Xue Xue Bao, 2007, 42(3): 292.

[2] Viswanadh GS, Ramaiah PA, Laatsch H, et al. Chemical constituents of the heartwood and bark of Homonoia riparia. J Trop Med Plants, 2006, 7(2): 267.

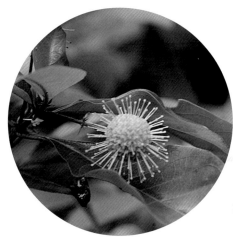

Shui jin feng

水浸风

Cephalanthi Tetrandri Radix et Caulis
[英] Tetrandra Cephalanthus Root and Stem

【别名】水杨梅、马烟树、风箱树、八卦风、黄被棒。

【来源】为茜草科植物风箱树 *Cephalanthus tetrandrus*（Roxb.）Ridsd.et Bakh.f. 的根和茎。

【植物形态】落叶灌木或小乔木。嫩枝近四棱柱形，被短柔毛，老枝圆柱形，褐色，无毛。叶对生或轮生，近革质，卵形至卵状披针形，长 10 ~ 15cm，宽 3 ~ 5cm，顶端短尖，基部圆形至近心形，上面无毛至疏被短柔毛，下面无毛或密被柔毛；侧脉 8 ~ 12 对，脉腋常有毛窝；叶柄被毛或近无毛；托叶阔卵形，顶部骤尖，常有一黑色腺体。头状花序顶生或腋生，不分枝或有 2 ~ 3 分枝，有毛；小苞片棒形至棒状匙形；花萼管疏被短柔毛，基部常有柔毛，萼裂片 4，顶端钝，密被短柔毛，边缘裂口处常有黑色腺体 1 枚；花冠白色，花冠管外面无毛，内面有短柔毛，花冠裂片长圆形，裂口处通常有 1 枚黑色腺体；柱头棒形，伸出于花冠外。坚果顶部有宿存萼檐；种子褐色，具翅状苍白色假种皮。

【分布】广西全区均有分布。

【采集加工】全年可采。洗净，切片，晒干。

【药材性状】本品根呈圆柱形，常扭曲，直径 0.3 ~ 5cm，表面灰黄色至灰棕色，具沟纹，有多数圆孔状须根痕或柔软细长的须根，皮部易剥离，剥离处淡棕色，质轻而韧，不易折断，断面不平坦，皮部稍厚，灰白色或淡棕色，松软，有棕色小点，木部黄棕色，纹理不明显。茎呈圆柱形，有分枝，表面黄褐色至黑褐色，有细纵皱纹及圆形皮孔，皮部易脱落，质地坚硬，不易折断，断面皮部稍厚，黄棕色，呈颗粒状，木部淡黄色至棕黄色，有密集小孔及细同心性环纹。气微，味微苦。

【品质评价】以干燥、块大、无杂质者为佳。

【性味归经】味酸、涩，性凉。归心、肝、脾、肾经。

【功效主治】祛风除湿，清热解毒，活血调经，消肿止痛。主治风湿痹痛，痢疾，月经不调，乳痈，痈疮肿毒，毒蛇咬伤，湿疹，皮肤瘙痒，瘰疬。

【用法用量】内服：煎汤，30 ~ 60g；或捣汁服。外用：捣敷或煎水洗。

【使用注意】脾胃虚寒者慎用。

【经验方】

1. 急性乳腺炎 水浸风鲜品适量，配生盐少许捣敷。（《中国瑶药学》）

2. 风湿性关节炎，毒蛇咬伤 水浸风适量捣烂取汁，每服一小酒杯，每天 3 次，并用鲜品适量捣敷患处。（《中国瑶药学》）

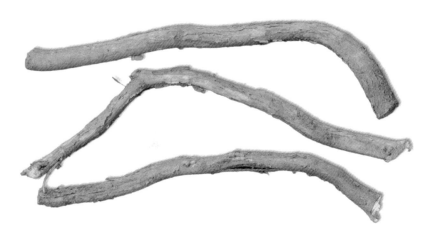

水浸风药材

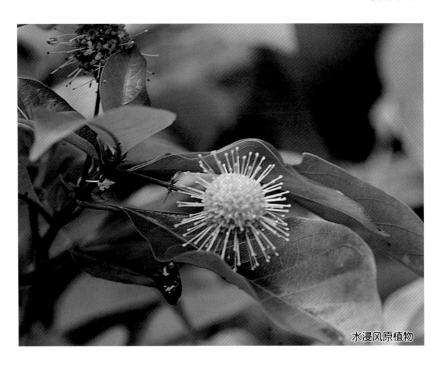

水浸风原植物

Shui jin shu

水锦树

Wendlandiae Uvariifoliae Radix
[英]Uvarialeaf Wendlandia Root

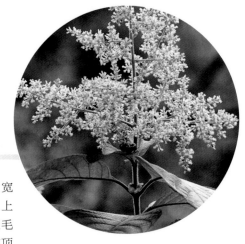

【别名】猪血木、饭汤木、红水柴、牛伴木、双耳蛇、大虫耳、沙牛木、红木。

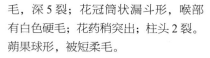

【来源】为茜草科植物水锦树 *Wendlandia uvariifolia* Hance 的根。

【植物形态】灌木至乔木。小枝被锈色硬毛。叶对生；叶柄粗壮，密被锈色毛；托叶大，基部宽，中部收缩，上部扩大成肾形，宽而反折；叶片纸质，宽卵形至宽椭圆形，长 12 ~ 18cm，宽 5 ~ 8cm，先端短渐尖，基部楔形，上面散生短硬毛，下面被柔毛，脉上毛很密。圆锥花序式排列的聚伞花序顶生，被绒毛；花无梗；小苞片线状披针形，被毛；花小，白色；花萼被绒毛，深 5 裂；花冠筒状漏斗形，喉部有白色硬毛；花药稍突出；柱头 2 裂。蒴果球形，被短柔毛。

【分布】广西主要分布于都安、天峨、隆林、那坡、龙州、宁明、天等、隆安、上林、武鸣、南宁、邕宁、灵山、平南、苍梧。

【采集加工】全年均可采收。洗净，晒干备用。

【药材性状】根圆柱形。表面灰白色或棕褐色，皮常皱，外层多脱落，具分枝。质硬，不易折断。断面皮部薄，木部宽大，多呈淡红色。气微，味微苦。

【品质评价】以干燥、无泥沙、色棕褐者为佳。

【性味归经】味微苦，性凉。归肝、肾经。

【功效主治】散瘀消肿，祛风除湿，止血生肌。主治跌打损伤，风湿骨痛，外伤出血，疮疡溃烂久不收口。

【用法用量】内服：煎汤，10 ~ 15g。外用：适量，鲜叶捣敷；或煎水洗。

【使用注意】孕妇慎用。

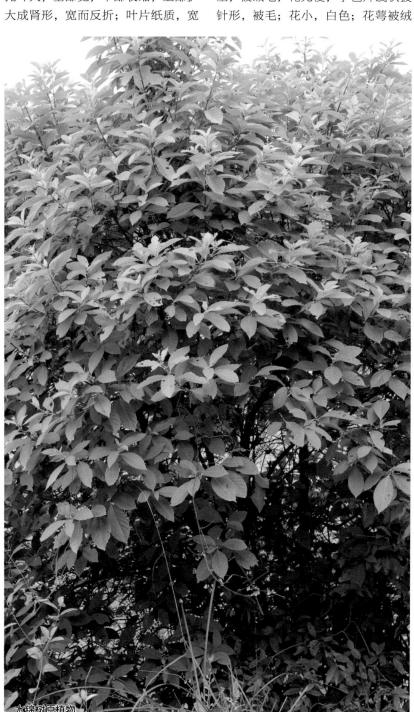

水锦树原植物

【经验方】

1. 疮疡溃烂久不收口 水锦树鲜叶捣烂外敷，并水煎外洗。(《广西本草选编》)

2. 外伤出血 水锦树鲜叶捣烂外敷。(《广西本草选编》)

3. 风湿性关节炎，跌打损伤 水锦树根 12 ~ 15g。水酒各半煎服。(《广西本草选编》)

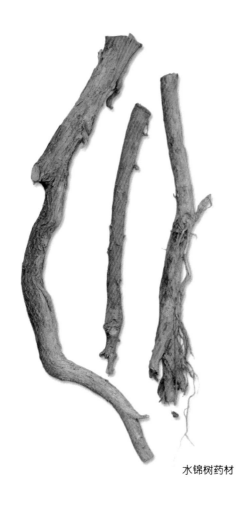

水锦树药材

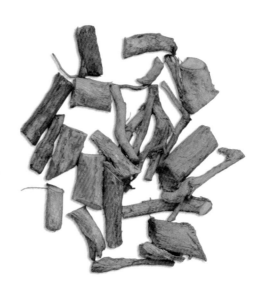

水锦树饮片

Wu shi hua

午时花

Pentapetis Phoeniceae Herba
[英] Purplered Middayflower Herb

【别名】夜落金钱、子午花、金钱花。

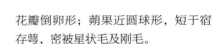

【来源】为梧桐科植物午时花 *Pentapetes phoenicea* L. 的全草。

【植物形态】草本。被稀疏的星状柔毛。叶条状披针形,边缘具钝锯齿。花1～2朵生于叶腋,开于午间,闭于明晨;萼片5,披针形,外面被星状柔毛及刚毛;花瓣5片,红色,倒卵形;雄蕊15枚,每3枚集合成群,基部连合,与退化雄蕊互生;退化雄蕊5枚,舌状;子房无柄,5室,卵形,被长柔毛;花柱线形。蒴果近圆球形,密被毛,比宿存萼短。

【分布】广西全区均有栽培。

【采集加工】7～10月采收。晒干。

【药材性状】干燥茎被稀疏的星状柔毛。叶皱缩或破碎,完整叶片展平后呈条状披针形,连叶柄长6～12.5cm,宽1～2cm,边缘锯齿钝;花红色,花瓣倒卵形;蒴果近圆球形,短于宿存萼,密被星状毛及刚毛。

【品质评价】以叶多、色黄绿、无杂质者为佳。

【性味归经】味甘,性微寒。归肺、大肠经。

【功效主治】清热利湿,解毒。主治湿热痢疾,疮疖。

【用法用量】内服:煎汤,15～30g。外用:鲜品捣敷,适量。

【使用注意】阴证疮疡不宜用。

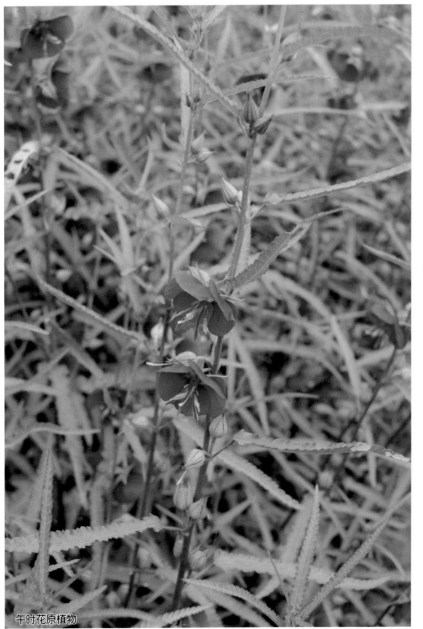

午时花原植物

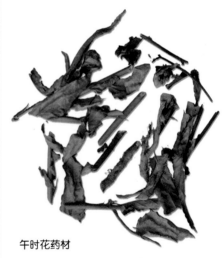

午时花药材

【经验方】

1.咽喉肿痛 午时花、佛甲草适量,捣烂,绞汁一杯,加硼砂末含漱。(《南宁市药物志》)

2.婴儿湿疹 鲜午时花、半枝莲适量。捣烂绞汁,涂患处。(《江西民间草药》)

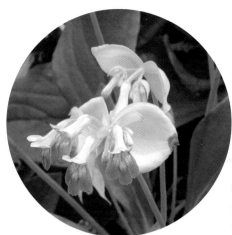

Niu er duo

牛耳朵

Chiritae Eburneae Herba
[英] Ivory-white Chirita Herb

【别名】爬面虎、山金兜菜、岩青菜。

【来源】为苦苣苔科植物牛耳朵 *Chirita eburnea* Hance 的全草。

【植物形态】草本。具粗根状茎。叶均基生，肉质；叶片卵形或狭卵形，长3.5～17cm，宽2～9.5cm，顶端微尖或钝，基部渐狭或宽楔形，边缘全缘，两面均被贴伏的短柔毛；叶柄扁，密被短柔毛。聚伞花序，不分枝或一回分枝；花序梗被短柔毛；苞片2，对生，卵形、宽卵形或圆卵形，密被短柔毛；花梗密被短柔毛及短腺毛。花萼5裂达基部，裂片狭披针形，外面被短柔毛及腺毛，内面被疏柔毛。花冠紫色或淡紫色，有时白色，喉部黄色，与上唇2裂片相对有2纵条毛；上唇2浅裂，下唇3裂。雄蕊的花丝着生于距花冠基部1.2～1.6cm处，长9～10mm，下部宽，被疏柔毛，向上变狭，并膝状弯曲；退化雄蕊2，有疏柔毛。花盘斜，边缘有波状齿。雌蕊子房及花柱下部密被短柔毛，柱头二裂。蒴果被短柔毛。

【分布】广西主要分布于全州、兴安、桂林、南丹、柳州、贵港、柳江。

【采集加工】秋、冬季均可采收。除去气根，切段，晒干。

【药材性状】根茎圆柱形，弯曲，着生多数须根，表面黄褐色，有不规则的纵皱。质脆，易断。叶皱缩，基生，展平后呈卵形，全缘，两面均有毛茸，有时可见花枝或果枝。

【品质评价】以干燥、无泥沙、棕褐色者为佳。

【化学成分】本品含苯乙醇苷类、蒽醌类（anthraquinones）、甾体类（steroids）等多种化学成分。

苯乙醇苷类成分主要有3,4-二羟基苯乙醇-3-*O*-咖啡酰基-β-D-葡萄糖苷（plantainoside A）、3,4-二羟基苯乙醇-6-*O*-葡萄糖咖啡酰基-β-D-葡萄糖苷（chiritoside C）、3,4-二羟基苯乙醇-2-*O*-咖啡酰基-β-D-葡萄糖苷（plantaninoside B）、3,4-二羟基苯乙醇-β-D-葡萄糖-（1→3）-4-*O*-咖啡酰基-β-D-葡萄糖苷（plantamajoside）、3,4-二羟基苯乙醇-4-*O*-咖啡酰基-β-D-葡

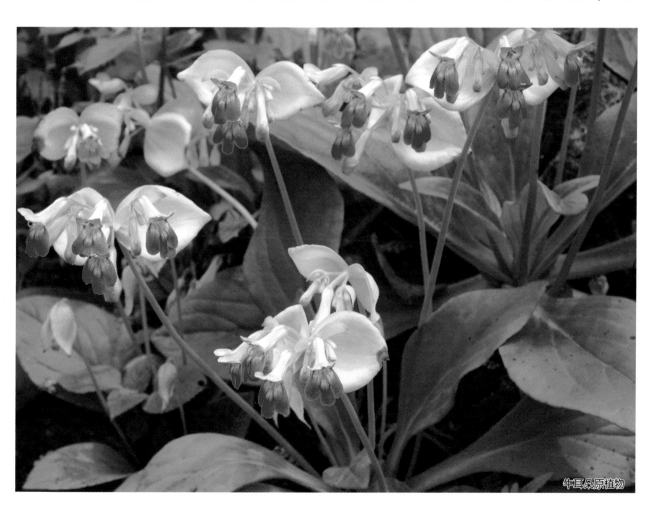

牛耳朵原植物

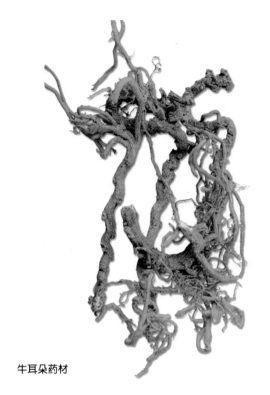

牛耳朵药材

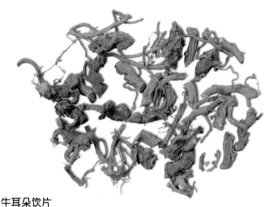

牛耳朵饮片

萄糖苷（desrhamnosylverbascoside）[1,2]。

蒽醌类成分主要有 1- 羟基 -2- 甲氧基 -7- 甲基蒽醌（peganone）、1,7- 二羟基 -6- 甲氧基 -2- 甲基蒽醌（robustaquinone D）[1]。

甾体类成分主要有：豆甾 -5- 烯 -3β,7α- 二醇（stigmast-5-en-3β,7α-diol）、豆甾 -4- 烯 -6β- 醇 -3- 酮（stigmast-4-en-6β-ol-3-one）、豆甾 -4- 烯 -3β- 醇 -7- 酮（stigmast-4-en-3β-ol-7-one）、麦角甾 -4- 烯 -3- 酮（ergost-4-en-3-one）、3β- 羟基 -5α,8α-表二氧化麦角甾 -6,22-二烯（3β-hydroxy-5α,8α-epidioxyergost-6,22-diene）、麦角甾 -5,22- 双烯 -3β,7β- 二醇（ergost-5,22-dien-3β,7β-diol）[2]、β- 谷甾醇（β-stiosterol）[1,3]。

本品尚含有芹菜素（apigenin）[1]、环阿尔廷 -23- 烯 -3β,25- 二醇（cyloart-23-en-3β,25-diol）[2]。

【药理作用】

降血压　牛耳朵乙醇提取物灌胃给药，连续 8 周，有降压作用 [4]。

【性味归经】味甘、微苦，性凉。归肺、肝经。

【功效主治】清肺止咳，凉血止血，解毒消痈。主治肺热咳嗽，咯血，崩漏带下，痈肿疮毒，外伤出血。

【用法用量】内服：煎汤，根茎 3 ~ 9g；全草 15 ~ 30g。外用：鲜品适量，捣敷。

【使用注意】脾胃虚寒者不宜用。

【参考文献】

[1] 陈文娟 . 苦苣苔科植物牛耳朵化学成分及其活性研究 . 桂林 : 广西师范大学 ,2010.

[2] 陈文娟 , 文永新 , 陈月圆 , 等 . 牛耳朵苯乙醇苷类化学成分及其细胞毒活性研究 . 中成药 ,2010,32(6):1000.

[3] 蔡祥海 , 邓德山 , 马云保 , 等 . 牛耳朵化学成分的研究 . 中草药 ,2005,36(4):510.

[4] 吴建璋 , 文永新 , 陈月圆 , 等 . 牛耳朵乙醇提取物对自发性高血压大鼠血压和左心室肥厚的影响 . 时珍国医国药 ,2011,22(1):184.

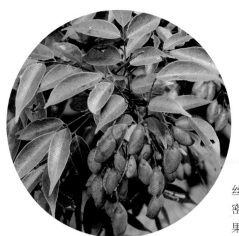

Niu shuan teng

牛栓藤

Connari Paniculati Caulis et Folium
[英] Paniculate Connarus Stem and Leaf

【别名】牛鼻栓、霸王藤、牛见愁、荔枝藤、红叶藤。

【来源】为牛栓藤科植物牛栓藤 *Connarus paniculatus* Roxb. 的茎、叶。

【植物形态】藤本。羽状复叶；小叶5～7片，狭矩圆形或近倒披针形，长6～20cm，无毛，下面有不明显的疣状腺点，薄革质，侧脉5～9对，细脉明显，平行。圆锥花序顶生；初有锈色毡毛；萼片5，外面密生锈色短毛，有腺点；花瓣5，外面有毡毛，内有疏柔毛或腺毛；雄蕊10，长短不等，花丝基部合生，并有腺毛；雌蕊心皮1，密生柔毛。蓇葖果斜倒卵形，有短柄，果皮厚，外面有斜横条纹，里面有毡毛。种子1颗，基部有假种皮。

【分布】广西主要分布于靖西、大新、龙州。

【采集加工】全年均可采。茎切段或片晒干；叶鲜用或晒干。

【药材性状】茎圆柱形，深褐色，有纵纹，质硬，不易折断，断面红褐色。叶为奇数羽状复叶，互生；小叶5～7片，卵状披针形，长6～20cm，先端渐尖，基部偏斜，全缘，两面无毛，叶面棕黄色。气微，味辛。

【品质评价】以身干、无杂质、茎黄棕、叶棕黄者为佳。

【化学成分】本品叶和果实中均含黄花木碱（piptanthine）、18-*epi*-piptanthine、红豆杉宁碱（ormosanine）、homoormosanine、podopet aline、homopodopet aline[1]。

【性味归经】味苦、涩，性凉。归心、肝经。

【功效主治】清热解毒，消肿止痛，止血。主治疮疖，跌打肿痛，外伤出血。

【用法用量】外用：适量，煎水洗；或鲜叶捣敷。

【使用注意】阴证疮疡不宜用。

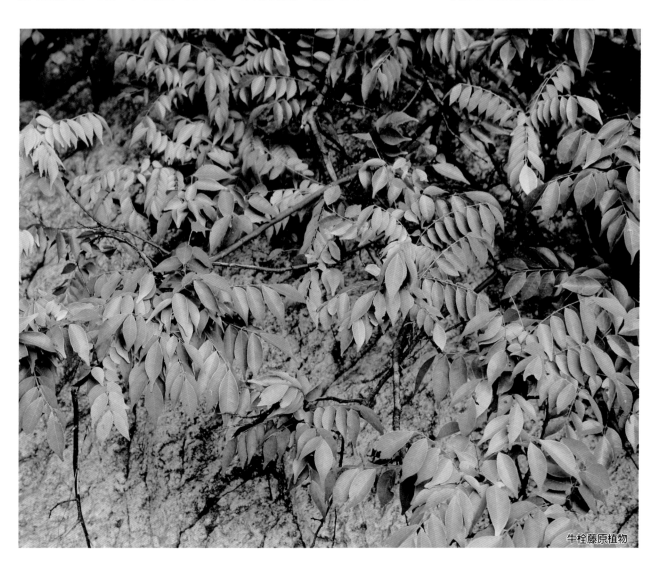

牛栓藤原植物

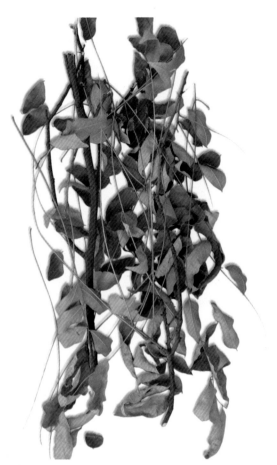

牛栓藤药材

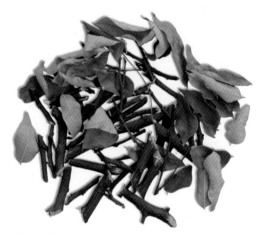

牛栓藤饮片

【参考文献】

[1]Le PM,Martin MT,Van Hung N, et al. NMR study of quinolizidine
    alkaloids: relative configurations, conformations. Magn Reson
    Chem,2005, 43(4): 283.

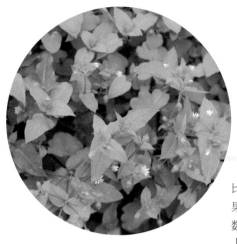

Niu fan lü

牛繁缕

Myosoti Aquatici Herba
[英] Aquatice Myosoton Herb

【别名】鹅儿肠、鹅肠菜。

【来源】为石竹科植物牛繁缕 *Myosoton aquaticum*（L.）Moench 的全草。

【植物形态】草本。茎紫色，多分枝。叶对生，膜质，卵形或宽卵形，长 2～5cm，宽 1～3cm，顶端锐尖，基部心形。花顶生或单生于叶腋；萼片 5，基部稍合生，外面被短柔毛；花瓣 5，白色，先端 2 深裂达基部；雄蕊 10，比花瓣稍短；花柱 5；子房矩圆形。蒴果 5 瓣裂，每瓣顶端再 2 裂。种子多数褐色，近圆形。

【分布】广西主要分布于罗城、天峨、田林、邕宁。

【采集加工】春季生长旺盛时采收。鲜用或晒干。

【药材性状】茎枝呈圆柱形，褐黑色，多分枝，直径 1～2mm，表面被短柔毛，褐绿色，两面疏被短柔毛，展开后完整叶呈椭圆形或宽卵形，长 2～5cm，宽 1～3cm，先端锐尖，基部心形。质脆，易碎。气微香，味甘酸。

【品质评价】以色褐绿、无泥沙者为佳。

【性味归经】味甘、酸，性平。归肺、胃、肝经。

【功效主治】清热解毒，活血调经，散瘀消肿。主治肺热喘咳，痢疾，痔疮，牙痛，小儿疳积，月经不调，痈疽。

【用法用量】内服：煎汤，15～30g；或鲜品 60g 捣汁。外用：适量，鲜品捣汁涂；或煎汤熏洗。

【使用注意】孕妇慎用。

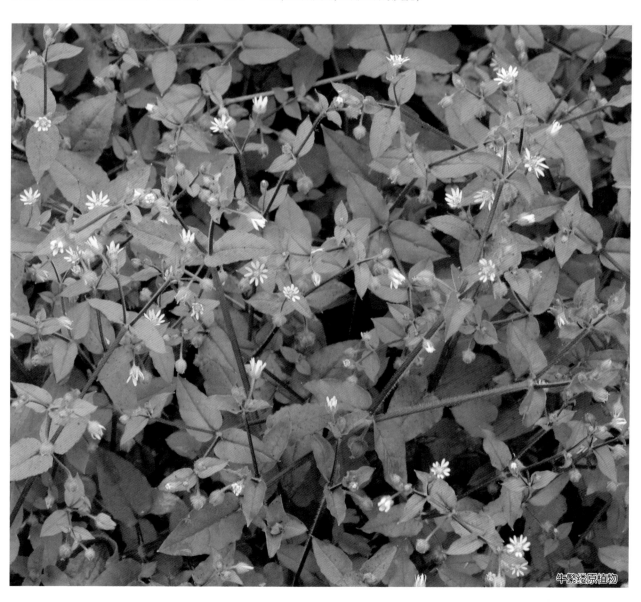

牛繁缕原植物

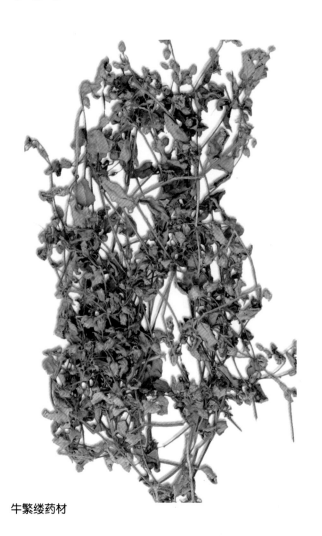

牛繁缕药材

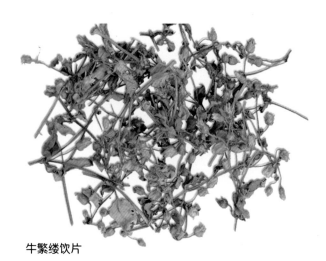

牛繁缕饮片

【经验方】

1.牙痛　鲜鹅肠菜捣烂加盐少许，咬在牙痛处。(《陕西中草药》)

2.痔疮肿痛　鲜鹅肠菜120g。水煎浓汁，加盐少许，溶化后熏洗。(《陕西中草药》)

3.痈疽　鲜鹅肠菜90g。捣烂，加甜酒适量，水煎服；或加甜酒糟同捣，敷患处。(《陕西中草药》)

4.痢疾　鲜鹅肠菜30g，水煎加糖服。(《陕西中草药》)

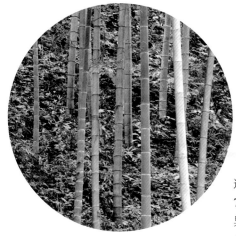

Mao zhu
毛　竹

Phyllostachis Pubescentis Rhizoma et Folium
[英] Pubescent Phyllostachys Rhizome and Leaf

【别名】江南竹、孟宗竹、南竹、茅竹、猫头竹、狸头竹。

【来源】为禾本科植物毛竹 Phyllostachys heterocycla（Carr.）Mitford cv.Pubescens 的叶、根状茎。

【植物形态】木本。幼秆密被细柔毛及厚白粉，箨环有毛，老秆无毛，并由绿色渐变为绿黄色；秆环不明显，低于箨环或在细秆中隆起。箨鞘背面黄褐色或紫褐色，具黑褐色斑点及密生棕色刺毛；箨耳微小，繸毛发达；箨舌宽短，强隆起乃至为尖拱形，边缘具粗长纤毛；箨片较短，长三角形至披针形，有波状弯曲，绿色，初时直立，以后外翻。末级小枝具 2～4 叶；叶耳不明显，鞘口繸毛存在而为脱落性；叶舌隆起；叶片较小较薄，披针形，下表面在沿中脉基部具柔毛。

【分布】广西全区均有栽培。

【采集加工】全年均可采收。根状茎洗净，切片，晒干。

【药材性状】本品卷曲呈细长条状，表面灰绿色或黄绿色，有细纵纹，基部不整齐，尾部尖。质韧，不易折断。气微香，味淡。

【品质评价】以身干、无杂质、色黄绿者为佳。

【化学成分】本品嫩苗含有多糖（polysaccharides）、水解后有木糖（xylose）、阿拉伯糖（arabinose）和半乳糖（galactose）[1]。

叶和柄中含有多糖（polysaccharides）和黄酮类化合物（flavonoids）[2]。叶中尚含有牡荆苷(vitexin)、荭草苷(orientin)[3]。又含有 3- 甲氧基 -4- 羟基苯甲醛（vanillin）、4- 羟基 -3,5- 二甲氧基苯甲醛（syringic aldehyde）、对羟基苯甲醛（p-hydroxy-benzaldehyde）、4- 羟基 -3- 甲氧基苯甲酸（vanillic acid）、4- 羟基 -3,5- 二甲氧基苯甲酸（syringic acid）、4- 羟基 -3- 甲氧基肉桂酸乙酯（4-hydroxy-3-methoxy cinnamic acid ethyl ester）[4]。

还含有苜蓿素 -7-O- 葡萄糖苷（tricin-7-O-glucoside）、异荭草苷（iso-orientin）、异牡荆苷（iso-vitexin）、苜蓿素（tricin）[5]。此外，本品叶还含有挥发油（volatile oil），主要成分有 3- 甲基 -2- 丁醇（3-methyl-2-butanol）、2- 己烯醛（2-hexenal）、顺 -3- 己烯 -1- 醇 [（Z）-3-hexen-1-ol] 和植醇（phytol）等[6]。

【药理作用】
抑菌　毛竹提取物对金黄色葡萄球菌、大肠埃希菌和变异链球菌具有不同程度的抑制作用，对金黄色葡萄球菌的最小抑菌浓度（MIC）为 3.125mg/ml，对大肠埃希菌和变异链球菌的 MIC 均为 6.25mg/ml[7]。

【性味归经】味甘，性寒。归肺、脾经。

【功效主治】化痰，消胀，透疹。主治食积腹胀，麻疹不透。

【用法用量】内服：煎汤，30～60g。或煮食。

【使用注意】脾胃虚寒者慎服。

【参考文献】

[1] Sugayama J, Kamasuka T, Takada S, et al. On the anticancer active polysaccharide prepared from bamboo grass. J Antibiot, 1966, 19(3): 132.
[2] 晁红娟，高荫榆，丁红秀，等. 酶法中试提取毛竹叶、柄中多糖和类黄酮的研究. 食品科学,2007,28(12):208.
[3] 李洪玉，孙静芸，戴诗文. 竹叶化学成分研究. 中药材,2003,26(8):562.
[4] 周惠燕，章辉，李士敏. 竹叶化学成分研究 I. 中国中药杂志,2005,30(24):1933.
[5] 郭雪峰. 毛竹 (Phyllostachys pubescens) 与铺地竹 (Pleioblastus argenteastriatus) 叶黄酮类化学成分及其生物活性的研究. 北京：中国林科院,2011.
[6] 何跃君，岳永德，汤锋，等. 竹叶挥发油化学成分及其抗氧化特性. 林业科学,2010,46(7):120.
[7] 王慧霞，王忠义，杨聚才，等. 两种竹提取物的体外抗菌活性研究. 牙体牙髓牙周病学杂志,2010,20(11):642.

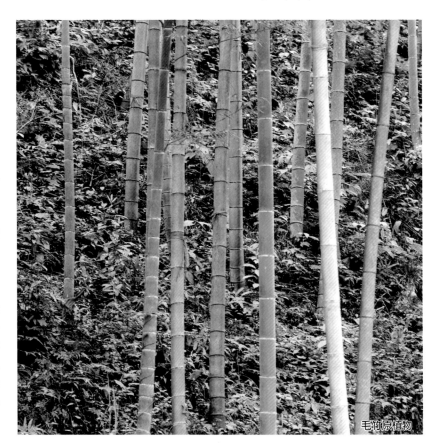
毛竹原植物

毛桐

Mao tong

Malloti Barbati Radix
[英]Barbate Mallotus Root

【别名】姜桐子树根、圆鞋、粗糠根。

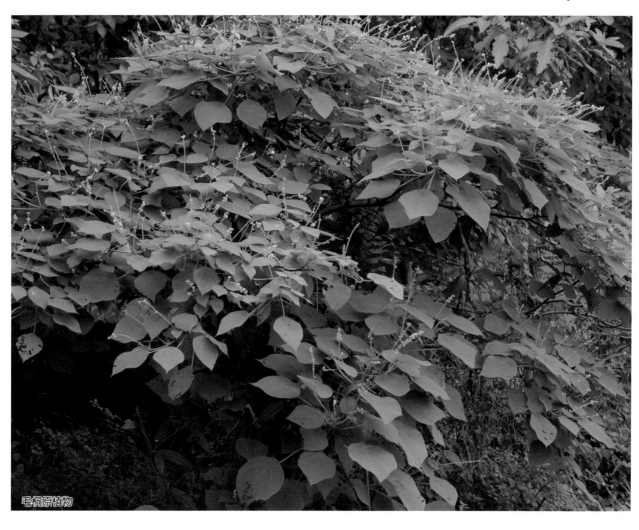

【来源】为大戟科植物毛桐 *Mallotus barbatus*（Wall.）Muell.Arg. 的根。

【植物形态】落叶灌木或小乔木。幼枝密被棕黄色星状绵毛；叶互生，叶柄密被灰棕色星状绵毛；幼叶红色，质厚，绒状；叶片纸质，卵形或卵圆形，长13～30cm，宽12～25cm，先端渐尖，基部圆形，盾状着生，边缘具疏细齿，不分裂或3浅裂，有时呈不规则波浪形，上面幼时密被星状绒毛，后渐变无毛，绿色，下面密被灰棕色星状绒毛及棕黄色腺点，叶脉放射状，7～11条。总状花序腋生或顶生，花序柄被毛；花单性异株，偶有同株；无花瓣；雄花序通常分枝，雄花5～8朵簇生，萼片4～5，稀3裂，披针形，外面密被绒毛，内面有腺点；雄蕊多数；雌花单生于苞腋内，萼4裂，稀3或5，外面被绒毛。子房圆形，有乳头状突起，被毛，4裂，稀3或5，花柱3～5，基部合生。蒴果扁球形，被有1层厚达5mm的软刺和星状绒毛，基部具苞片3，合生。种子卵形，黑色，光亮。

【分布】广西主要分布于昭平、岑溪、平南、容县、宾阳、上林、马山、邕宁、龙州、大新、天等、田东、那坡、凌云、乐业、隆林。

【采集加工】全年可采。洗净，切段，鲜用或晒干。

【药材性状】根圆柱形，稍弯曲，上粗下细。长15～30cm，直径0.4～2cm。表面暗褐色至灰黑色。具细纵纹及稀疏细根痕。质坚硬，难折断，横切面皮部浅棕色至灰棕色。木部棕色。味辛。

【品质评价】以条匀、断面木部棕色者为佳。

【化学成分】本品根含有多肽(polypeptides)、糖类（saccharides）、皂苷（saponins）、鞣质（tannins）、有机酸（organic acids）、黄酮类（flavonoids）、酚（phenols）、香豆素类（coumarins）等化学成分[1]。

本品叶含槲皮苷（quercitrin）、

毛桐原植物

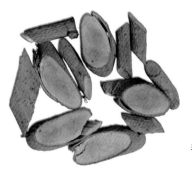

毛桐饮片

3-O-α-L-鼠李糖基山柰酚（3-O-α-L-rhamnosyl kaempferol）、
N-甲基-2-吡啶酮-5-甲酰胺（N-methyl-2-pyridone-5-carboxamide）
和木栓酮（friedelin）[2]。

【性味归经】味微苦，性平。归肺、大肠、膀胱经。

【功效主治】清热，利湿。主治肺热咯血，湿热泄泻，小便
淋痛，带下。

【用法用量】内服：煎汤，15～30g。

【使用注意】脾胃虚弱者慎用。

【经验方】

肺结核咯血　毛桐根60g，子公鸡1只。炖服。（《万
县中草药》）

【参考文献】

[1] 周燕园，甄汉深，钟振国，等．中药毛桐根的化学成分预试实验．中
国民族民间医药杂志,2009,18(1):1.

[2] Céline R, Van NTH, Nam NH, et al. N-methyl-5-carboxamide-2-pyridone
from Mallotus barbatus: A chemosystematic marker of the Euphorbiaceae
genus Mallotus.Biochem Syst Ecol, 2012, 44: 212.

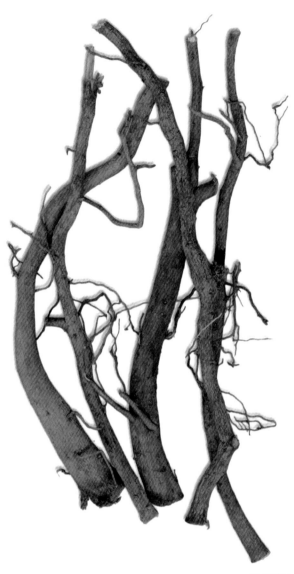

毛桐药材

Mao dong qing

毛冬青

Ilecis Pubescens Radix
[英]Pubescent Holly Root

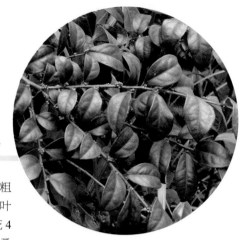

【别名】细叶冬青、细叶青、山冬青、茶叶冬青、喉毒药、乌尾丁、酸味木。

【来源】为冬青科植物毛冬青 *Ilex pubescens* Hook.et Arn. 的根。

【植物形态】常绿灌木或小乔木。小枝灰褐色，有棱，密被长硬毛。叶互生；叶柄密被短毛；叶片卵形或椭圆形，长 2 ~ 6.5cm，宽 1 ~ 2.7cm，先端短渐尖或急尖，基部宽楔形或圆钝，边缘有稀疏的小尖齿或近全缘，中脉上面凹下，侧脉 4 ~ 5 对，两面有疏粗毛，沿脉有稠密短粗毛。花序簇生叶腋；雄花序每枝有 1 花，稀 3 花，花 4 或 5 数，花萼裂片卵状三角形，被柔毛，花瓣倒卵状长圆形，雄蕊比花冠短；雌花序每枝具 1 ~ 3 花，花 6 ~ 8 数，花萼裂片宽卵形，有硬毛，花瓣长椭圆形，子房卵形，无毛，柱头头状。果实球形，熟时红色，宿存花柱明显，椭圆形，背部有单沟，两侧面平滑，内果皮近木质。

【分布】广西全区均有分布。

【采集加工】夏、秋采收。洗净，切片，晒干。

【药材性状】根呈圆柱形，有的分枝，长短不一，直径 1 ~ 4cm。表面灰褐色至棕褐色，根头部具茎枝及茎残基；外皮稍粗糙，有纵向细皱纹及横向皮孔。质坚实，不易折断，断面皮部菲薄，木部发达，土黄色至灰白色，有致密的放射状纹理及环纹。气微，味苦、涩而后甜。商品多为块片状，大小不等，厚 0.5 ~ 1cm。

【品质评价】以根粗、干燥、无泥沙、色棕褐者为佳。

【化学成分】本品叶中含大豆苷元(daidzein)、染料木苷（genistin）、山柰酚 -3-O- β - 龙胆二糖苷(kaempferol-3-O-β-gentiobioside)、山柰酚 -3-O- β - 刺槐双糖苷(kaempferol-3- O- β -robinobinoside）、山柰酚 -3-O- β - 半乳糖苷(kaempferol-3-O- β -galacto-pyranoside）、槲皮素 -3-O- β - 龙胆二糖苷（quercetin-3-O- β -gentiobioside）、3 β ,19 α - 二羟基齐墩果酸 -12- 烯 -24, 28- 二酸 -28-O- β -D- 吡喃葡萄糖苷（3 β ,19 α -dihydroxyolean-12-ene-24, 28-dioic-28-O- β -D-glucopyranoisde）、毛冬青皂苷 A1（ilexsaponin A1）、毛冬青素 A（ilexgenin A）、2- 羟甲基 -3- 咖啡酰氧 -1- 丁烯 -4-O- β -D- 吡喃葡萄糖苷（2-hydroxymethyl-3-caffeoyloxyl-1-butene-4-O- β -D-glucopyranoside）、2- 咖啡酰甲基 -3- 羟基 -1- 丁烯 -4-O- β -D- 吡喃葡萄糖苷（2-caffeoyloxymethyl-3-hydroxyl-1-butene-4-O- β -D-glucopyranoside）、3, 4-O- 二咖啡酰基

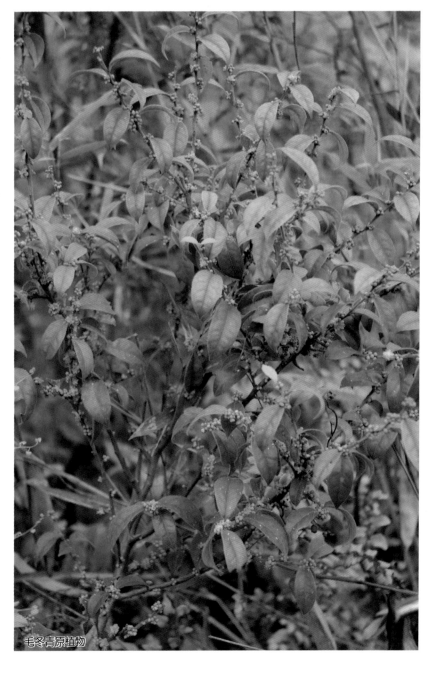

毛冬青原植物

奎宁酸（3,4-O-diocaffeoylquinic acid）、3, 5-O- 二咖啡酰基奎宁酸（3, 5-O-diocaffeoylquinic acid）、1, 5-O- 二咖啡酰基奎宁酸（1, 5-O-diocaffeoylquinic acid）、4, 5-O- 二咖啡酰基奎宁酸（4, 5-O-diocaffeoylquinic acid）、2- 苯乙基 -O- α -L- 阿拉伯糖基 -（1→6）-O- β -D- 吡喃葡萄糖苷 [2-phenylethyl-O- α -L-arabinopyranosyl -（1→6）-O- β -D-glucopyranoside][1]。

还含挥发油化学成分：癸烷（decane）、十二烷（dodecane）、2,6,11- 三 甲 基 - 十 二 烷（2,6,11-trimethyl-dodecane）、十五烷（pentadecane）、十六烷（hexadecane）、十七烷（heptadecane）、十八烷（octadecane）、十九烷（nonadecane）、二十烷（eicosane）、二十一烷（heneicosane）、二十四烷（tetracosane）、二十五烷（pentacosane）、二十六烷（hexacosane）、二十八烷（octacosane）、二十九烷（nonacosane）、三十四烷（tetratriacontane）、2,6,6- 三甲基二环 [3.1.1] 庚烷（bicyclo[3.1.1]heptane,2,6,6-trimethyl）、9- 十 八 炔（9-octadecyne）、1- 碘 - 十 六 烷（1-iodohexadecane）、1- 氯 - 二 十 七 烷（1-chloro-heptacosane）、橙 花 叔 醇（3,7,11-trimethyl-1,6,10-dode catrien-3-ol）、植 物 醇（phytol）、佳 味 醇 [4-（2-propenyl）-phenol]、2,6-二叔丁基对 - 甲酚（butylated hydroxytoluene）、异丁香油酚 [（E）-2-methoxy-3-（2-propenyl）-phenol]、2- 甲 氧基 -3-（2- 丙 烯 基）- 苯 酚 [2-methoxy-3-（2-propenyl）-phenol]、丁香油酚（eugenol）、（E）-2- 甲氧基 -5-（1- 丙烯 基）- 苯 酚 [（E）-2-methoxy-5-（1-propenyl）-phenol]、乙酸苯酯 [2-methoxy-4-（2-propenyl）-acetate phenol]、苯二酸二丁酯（dibutytyl phthalates）、邻 - 苯二酸二乙酯（diethyl phthalates）、邻苯二酸辛酯 [1,2-benzenedicarboxylic acid,mono（2-ethylhexyl）ester]、庚二烯醛（2,4-dimethyl-2,4-heptadienal）、苯二甲醛（2-methyl-1,4-benzenedicarboxaldehyde）、肉桂醛（4-hydroxy-methoxycinnamaldethye）、14- 甲基十五酸甲酯（14-pentadecanoic acid methyl ester）、4- 羟基 -4- 甲基 -2- 戊酮（diacetone alcohol）、6,10,14- 三甲基 -2- 十五酮（6,10,14-trimethyl-2-pentadecanone）、十六酸甲酯（hexadecanoic acid methyl ester）、十八烷酸甲酯（octadecanoic acid methyl ester）、十八碳烯酸（oleic acid）、酞酸（phthalic acid isobutyloctyl ester）、4-ethyl-4,5-dihydro-5-propyl-1H-pyrazole-1-carboxldehyde、5-[4-（dimethylamino）cinnamoly]-acenaphthene[2]。

根中含 ilexpublesnin A 、ilexpublesnin B[3,4]、毛冬青皂苷 B1（ilexsaponin B1）、毛冬青皂苷 B2（ilexsaponin B2）、冬青素 B-3-O-β-D- 木糖苷（ilexgenin B-3-O-β-D-xylopyranoside）、齐墩果酸 -3-O-β-D- 葡萄糖醛酸苷（calenduloside E）、长梗冬青苷（peduncloside）、泰国树脂酸 -28-O-β-D- 葡萄糖酯（siaresinolic acid-28-O-β-D-glucopyranosyl ester）、冬青素 B-28-O-β-D- 葡萄糖苷（ilexgenin B-28-O-β-D-glucopyranoside）、豆甾醇 -3-O-β-D- 葡萄糖苷（stigmasterol-3-O-β-D-glucopyranoside）[5]、（+）- 环合橄榄树脂素 [（+）-cycloolivil]、（-）- 橄榄树脂素 [（-）-olivil][6]、丁香苷（syringin）、tortoside A、芥子醛 4-O-β-D- 葡萄糖苷（sinapic aldehyde 4-O-β-D-glucopyranoside）[6,7]、对羟基苯乙醇（p-hydroxy-

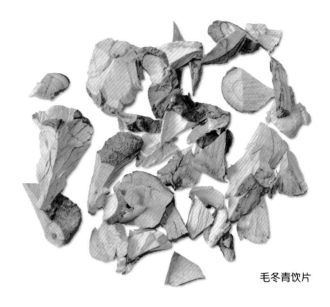

毛冬青饮片

phenethyl alcohol）[6,8]、鹅掌楸苦素（liriodendrin）[6-11]、ilexoside D、ilexgenin A、菠 菜 甾 醇（spinasterol）、（+）-fraxiresinol-1-O-β-D-glucoside、木 兰 勒 宁 C（magnolenin C）、4,5- 二 -O- 咖啡酰奎宁酸（4,5-di-O-caffeoylquinic acid）[7]、β- 谷甾醇（β-sitosterol）[7,8,10,12]、β- 胡萝卜苷（β-daucosterol）[7,8,10]、毛冬青皂苷 B3（ilexsaponin B3）、毛冬青皂苷 O（ilexsaponin O）、对二苯酚（hydroquinone）、伞形花内酯（umbelliferone）、豆甾醇（stigmasterol）[8]、毛冬青三萜 A（ilexgenin A）、毛冬青皂苷 A1（ilexsaponin A1）[8,10,12]、pubescenosides A 即 2-（trans-caffeoyloxy）methyl-3-hydroxyl-butene-4-O-β-D-glucopyranoside、pubescenosides B 即 2-hydroxymethyl-3-caffeoyloxy-l-butene-4-O-β-D-glucopyranoside[9]、3-O-β-D-吡喃木糖 -3β,19α,24- 三羟基取代齐墩果酸 -28-β-D- 吡喃葡萄糖酯苷（3-O-β-D-xylopyranosyl spathodic acid 28-β-D-glucopyranosyl ester）、丁香脂素 -4-O-β-D- 葡萄糖苷（syringaresinol-4-O-β-D-monoglucoside）、广玉兰赖宁苷 C（magnolenin C）、ilexoside A、ilexoside O、毛冬青三萜 B 3-β-D- 吡喃木糖苷（ilexgenin B 3-O-β-D-xylopyranoside）、肌 醇（myoinositol）[10]、6'-O-acetyl ilexsaponin A1、β-D-mudanoside A、类叶升麻苷（acteoside）[11]、毛冬青酸（ilexolic acid）[12-14]、毛冬青苷甲（ilexolide A）[14]、3, 4- 二羟基苯甲醛（3, 4-dihydroxy phenylaldehyde）、decumbic acid、富马酸（fumaric acid）、3,4- 二咖啡酰鸡纳酸（3,4-dicaffeoylquinovic acid）、琥珀酸（succinic acid）[12]。还含（7S,8R）-dihydrodehydrodiconiferylalcohol 4-O-β-D-glucopyranoside、（-）-olivil-4'-O-β-D-glucopyranoside、（7S,8R）-dehydrodiconiferyl alcohol 4-O-β-D-glucopyranoside、（+）-cyclo-olivil 6-O-β-D-glucopyranoside、（+）-medioresinol di-o-β-D-glucopyranoside、（+）-pinoresinol-4,4'-O-bisglucopyranoside 等木质素苷类成分[15]。

根皮中含毛冬青皂苷甲（ilexsaponin A）[16]。

茎中含木犀草素（luteolin）、槲皮素（quercetin）、

金丝桃苷（hyperin）、芦丁（rutin）、1,5- 二羟基 -3- 甲基蒽醌（1,5-dihydroxy-3-methylanthraquinone）、3,5- 二甲氧基 -4- 羟基 - 苯甲酸 -1-O- β -D- 葡萄糖苷（3,5-dimethoxy-4-hydroxy-benzoic acid-1-O- β -D-glucoside）、棕榈酸（palmitic acid）、硬脂酸（stearic acid）、正三十四醇（n-inearnatyl alcohol）[17]。

秃毛冬青叶中含 3,4- 二羟基苯乙酮（3,4-dihydroxyace-tophenone）、对苯二酚（hydroquinone）、莨菪亭（scopoletin）、秦皮乙素（esculetin）、高香草酸（homovanillic acid）、吐叶醇（vomifoliol）[18,19]。还含木脂素类成分秃毛冬青甲素（glaberide A）[20]。

【药理作用】

1. 调节心脑血管系统 ①对冠脉血流量的影响：毛冬青地上部分与地下部分均能提高小鼠耐缺氧能力，增加大鼠离体心脏冠脉血流量，减慢心率，增强心肌收缩力，对抗急性心肌缺血大鼠心电图 ST 段上移和 T 波增高[21]。毛冬青注射液可使猫冠状窦流量减少，动、静脉氧差无多大改变[22]。毛冬青黄酮苷对离体家兔心、在位犬心以及犬心肺装置可扩张冠状血管，使冠脉血流量增加，作用开始较慢，但强而持久，在位犬心静脉注射后 30 ～ 40min 才显作用，可持续 2 ～ 3h，对心肌耗氧量影响小，心率有所减慢，对心脏活动无影响，这对冠脉痉挛或心肌梗死所致心肌缺氧有利，但短期内重复应用有快速耐受性[23]。毛冬青水煎乙醇提取液对正常及结扎左冠状动脉前降支后的离体家兔心灌流，均可使冠脉血流量增加，但心率及收缩力无明显影响[24]；对离体豚鼠心脏，在增加冠脉血流量的同时，能使心肌收缩力加强[25]；对垂体后叶素所致家兔心肌缺血表现的 T 波改变有保护作用，亦可减少 ST 段偏移和节律紊乱[26-28]。缩醛基毛冬青提取化合物 R4 可降低麻醉犬的血压，减少心肌耗氧量以及减慢心率，降低左室舒张末期压、左心室内压最大上升和下降速率，同时增加冠脉血流量[29]。②对心功能的影响：毛冬青可改善慢性心力衰竭大鼠的心脏射血功能和心脏结构，具有抗心室重构的作用，改善程度与剂量有一定相关性[30]。毛冬青正丁醇部位可使去甲肾上腺素预收缩动脉环产生舒张作用，对正常离体蛙心的心肌收缩力有增强作用[31]。毛冬青中的毛冬青甲素 12mg/kg 静脉注射，能增强麻醉猫心肌收缩力，增加心输出量、动脉血压和外周阻力，轻度减慢心率，增加最小张力 - 时间指数，以低效率的方式增加心脏做功；轻度改善心脏的舒张特性。毛冬青甲素能增强离体豚鼠心脏的收缩，该药的量效曲线与异丙肾上腺素的量效曲线不平行，且不受 10^{-7}mol/L 普萘洛尔的影响而右移，提示该药的正性肌力作用可能是心肌直接作用[32]。毛冬青甲素 10^{-5}mol/L 对家兔心肌钙离子内流具有促进作用，该作用可被钙拮抗剂硝苯吡啶所抑制，但不被酚妥拉明或普萘洛尔（均 10^{-5}mol/L）所阻滞，药物的作用可能和 α，β - 肾上腺素能受体无关。同时，药物能增加心肌细胞内的钙离子外流，毛冬青甲素所具有的正性肌力可能是由于药物加快了细胞钙的转运速率所致[33]。毛冬青甲素静脉注射对家兔心衰有强心作用，能提高心脏每搏排血量和心脏指数，使心衰综合征得到不同程度改善[34]。这可

能是由于提高心肌的环磷酸腺苷（cAMP）和 3′,5′- 环磷酸鸟苷（cGMP）水平，促进心肌钠内外交换速率增加所致[35]。对家兔慢性心衰，毛冬青甲素对心肌有保护作用，能提高心肌细胞对缺血、缺氧的耐受力，对心肌细胞线粒体中琥珀酸脱氢酶缺失有缓解作用[36]。这从毛冬青甲素对慢性心衰患者的运动耐量的提高得以证实[37]。毛冬青甲素静脉注射，可使慢性充血性心力衰竭患者树突型血小板及其聚集堆均减少，血小板超微结构体积接近正常，多接近卵圆形，伪足减少并缩短，管道系统扩张情况有所改善[38]。毛冬青甲素对动脉血压有双向调节作用；促进心肌细胞跨膜 Ca^{2+} 内流，改善心肌收缩性能，抑制血管平滑肌 Ca^{2+} 内流，降低血管紧张性，延长希氏束电图 A-H 时程，具有延长房室传导、抗心律失常作用；提高颈动脉窦压力感受性反射的敏感性，激动心血管中枢 α 受体和阻断 β 受体等[39]。③降压：毛冬青可升高腹主动脉缩窄致高血压大鼠一氧化氮（NO）含量、降低内皮素 -1（ET-1）含量，并且呈一定的量效关系[40]。毛冬青粗制剂及黄酮苷对麻醉猫和犬以及脊髓犬和猫，均能引起缓慢而持久的降压作用，静脉注射 20 ～ 30min 降压才明显，1 ～ 3h 降至最低水平。黄酮苷的降压作用可被阿托品所阻断，不受剪断迷走神经的影响，也不能对抗肾上腺素的升压反应，故与胆碱受体有关。但是黄酮苷能使正常和去神经的家兔耳血管及上下肢血管扩张，灌流量增加，故其扩张血管作用在外周[23,41]。毛冬青能使家兔耳和上、下肢血管的流量都增加，解除去甲肾上腺素、增压素引起的血管收缩，减少灌注后流量的恢复时间[42]。毛冬青甲素 20mg/kg 静滴能使正常血压家兔、硝普钠性急性低血压家兔的动脉血压升高，去甲肾上腺素性急性高血压家兔的动脉血压降低，心率均减慢，提高正常血压家兔窦反射敏感性，抑制低血压家兔窦反射的敏感性[43]。毛冬青甲素对高钾（140mmol/L）或去甲肾上腺素（10^{-5}mol/L）引起的主动脉平滑肌钙离子内流却有抑制作用[44]。毛冬青甲素侧脑室注射，能使大鼠收缩压和舒张压均下降，尤其以舒张压下降最显著；平均动脉血压下降 23%，此降压效应可被酚妥拉明完全阻断，毛冬青甲素还具有类似普萘洛尔阻断 β 受体的作用[45,46]。毛冬青甲素具有血管松弛效应可能也与其增加血管平滑肌 cAMP 水平有关[35]。下丘脑室旁核和脑干孤束核微量注射毛冬青甲素后，大鼠血压下降，收缩压、舒张压和平均动脉血压下降明显，而且以降低舒张压为主[47]。腹腔注射毛冬青甲素 20mg/kg 对高血压大鼠的血压、血液流变学、脑微血管超微结构均有改善作用，可增加脑血流量，促进血肿吸收，加速脑组织修复[48-50]。毛冬青甲素可增强急性缺氧性肺血管收缩反应，其作用一方面是通过抑制 Wistar 大鼠缺氧时以舒血管性前列腺素（PGs）尤其是前列腺素 I_2（PGI_2）为主的 PGs 的产生，另一方面是通过增加白三烯生成所致[51]。④抗心律失常：毛冬青甲素能使房室传导时间延迟，降低心传导系统的兴奋性，从而消除异位搏动，使心率减慢，血压下降[52]。⑤抗脑损伤：毛冬青提取物可降低大鼠脑缺血再灌注损伤的脑组织含水量，升高超氧化物歧化酶（SOD）的活性，减少丙二醛（MDA）的产生，减少肿瘤坏死因子 - α（TNF- α）及半胱氨酸蛋白酶 -3 的表达，并对脑组织产生

一定的保护作用[53,54]。毛冬青总黄酮能降低脑缺血及血瘀合并脑缺血模型的全血黏度、脑匀浆中乳酸及 MDA 含量，提高乳酸脱氢酶（LDH）水平及 Na^+-K^+-ATP、Mg^{2+}-ATP、Ca^{2+}-ATP、Ca^{2+}-Mg^{2+}-ATP 酶活力，改善脑组织病理改变[55-57]。毛冬青甲素能延长群峰电位（PS）幅值在缺氧开始减小和消失的时间，降低缺氧损伤电位出现率和提高复氧后 PS 的恢复率，对抗谷氨酸对 PS 幅值的抑制性影响[58]。毛冬青甲素可减轻脑缺血再灌注大鼠的行为障碍，减少脑梗死面积，促进碱性成纤维细胞生长因子、神经生长相关蛋白质表达和神经元再生[59-62]。⑥抗心肌缺血：毛冬青有效部位可降低血清肌酸磷酸激酶、LDH，并能提高 SOD 活性，降低心肌梗死面积[63]。毛冬青素 L_7 和缩醛基毛冬青提取化合物 R4 可延长小鼠在常压缺氧条件下的存活时间及夹闭气管小鼠心电消失时间，毛冬青素 L_7 还可延长亚硝酸钠、氰化钾、利多卡因中毒后的小鼠存活时间及断头小鼠的喘气时间；缩醛基毛冬青提取化合物 R4 能拮抗垂体后叶素引起的心电图变化，并能降低结扎冠脉所致大鼠的心肌梗死范围；提高缺氧/复氧损伤心肌细胞内 SOD 的活性及细胞内线粒体脱氢酶活性，抑制 LDH 的活性、MDA 的生成以及提高 NO 的含量，并能抑制心肌细胞凋亡[64-66]。

2. 抑制血小板聚集及抗血栓 毛冬青注射液对凝血酶诱导的肌动蛋白聚合和肌球蛋白与肌动蛋白微丝的结合都有强烈的抑制作用，半数抑制率（IC_{50}）分别为 $200\mu g/ml$、$120\mu g/ml$[67]。给豚鼠腹腔注射毛冬青甲素 2mg/kg，能抑制血小板聚集（抑制率为 74%），以及促进血浆优球蛋白溶解[68]。毛冬青甲素体外给药，能抑制二磷酸腺苷（ADP）、胶原诱导的人、兔血小板聚集及 5-羟色胺（5-HT）释放，剂量与效应相关。毛冬青甲素 25mg/kg 静脉注射，也可抑制大鼠血小板聚集[69]。毛冬青甲素体外给药可抑制花生四烯酸、烙铁头蛇毒血小板聚集素诱导的家兔血小板聚集和丙二醛（MDA）的生成[70,71]。毛冬青甲素可抑制血小板激活时的钙内流，与钙慢通道拮抗剂维拉帕米非常类似[72]。毛冬青甲素能提高血小板 cAMP 水平，抑制血小板聚集作用是通过抑制血小板的 3′,5′-环磷腺苷磷酸二酯酶的活性而实现的[73,74]。毛冬青甲素在体内、外对花生四烯酸、ADP 诱导的家兔血小板聚集均有抑制作用，并能增强前列环素样物质抑制血小板聚集作用，增强大鼠动脉内皮生成前列环素，抑制血小板生成血小板噁 A_2[75-77]。毛冬青甲素对花生四烯酸代谢中的前列腺素合成酶类、血栓烷 A_2（TXA_2）合成酶及 PGI_2 合成酶活性均有抑制作用[78]。毛冬青甲素可抑制大鼠血小板聚集、血小板 TXA_2 的释放，增强动脉生成 PGI_2 样物质[79,80]。对实验性颈动脉球囊损伤后的家兔，毛冬青甲素可使炎性因子白细胞介素 -6（IL-6）、血清巨噬细胞集落刺激因子水平及 TXA_2 降低、PGI_2 升高，保持 PGI_2/TXA_2 的相对平衡，并可阻止 TXA_2 诱导的动脉内膜增厚，抑制动脉形成术后再狭窄及被损伤内膜血管平滑肌细胞增生[81-83]。毛冬青三萜皂苷 ilexsaponin A1 能延长小鼠出血和凝血时间，且作用呈剂量相关性，还可加速小鼠耳郭微循环血流速度，减少 $FeCl_3$ 诱导的大鼠腹主动脉血栓生成质量[84]。小鼠灌胃毛冬青中五环三萜 Ilexgenin A 后，能促进小鼠耳郭毛细血管开放，

改善微循环[85]。毛冬青皂苷 B_3 对胶原蛋白 - 肾上腺素诱发的血栓形成所致小鼠的偏瘫和死亡及 $FeCl_3$ 诱导的大鼠腹主动脉血栓形成均有抑制作用[86]。毛冬青酸静脉注射可延长大鼠颈总动脉闭塞性血栓形成时间，减轻大鼠下腔静脉血栓湿重，缩短血浆优球蛋白溶解时间；抑制 ADP、胶原诱导的血小板聚集；增加胸主动脉壁 6-酮 -PGF_{1a}、血小板内 cAMP 含量[87]。缩醛基毛冬青化合物 R4 能延长小鼠体外凝血时间，延长家兔血浆凝血酶原时间、血浆白陶土部分凝血活酶时间及血浆凝血酶时间，并能抑制 ADP 引起的血小板聚集，提高大鼠血清 NO 水平[88]。

3. 抗炎 毛冬青甲素 150mg 灌胃，可抑制大鼠输卵管炎所致结缔组织增生，对抗黏膜上皮变性坏死，抑制炎症的浸润。用药后大鼠的血液比黏度、红细胞电泳率、红细胞聚集指数等指标改善，从而防治输卵管炎性阻塞[89]。毛冬青乙素灌胃对角叉菜胶致大鼠关节肿、二甲苯引起小鼠毛细血管通透性增加，对豚鼠紫外线红斑的形成，以及醋酸引起小鼠扭体反应均有抑制作用，并能降低正常大鼠肾上腺维生素 C 含量，其抗炎作用部分是通过垂体肾上腺皮质系统而发挥作用[90]。毛冬青甲素 3mg/kg 静脉注射，对实验性原位肾炎可使家兔尿蛋白量减少，肾小球中免疫复合物的吸收加快，病理组织损害改善[91]。

4. 抗肿瘤 毛冬青对弗兰德白血病病毒所致小鼠脾大症，可降低小鼠脾重量、脾指数、IL-1、IL-6，升高 T 细胞亚群 CD4T、CD4T/CD8T 以及血清细胞因子 IL-2、INF-γ，其机制可能在于其具有一定的抗逆转录病毒及调节机体免疫状态的作用[92]。毛冬青对 S180 肉瘤有一定的放射增敏作用[93]。毛冬青甲素对白血病细胞 K562/AO2 细胞有生长抑制作用，并有浓度依赖性，其 IC_{50} 值为 $66.0\mu M$；能有效减低 K562/AO2 的多药耐药 P-170 蛋白水平，提高细胞内柔红霉素的浓度[94-96]。

5. 肾保护作用 毛冬青对甘油所致大鼠急性肾功能衰竭有预防作用，能提高动物存活率，降低血尿素氮浓度；增加尿量，减轻肾脏病理改变[97]。

6. 镇咳祛痰 毛冬青根的水煎剂对小鼠二氧化硫所致咳嗽有镇咳作用，对小鼠还有祛痰作用[98]。

7. 抑菌 毛冬青根煎剂、醇浸剂和黄酮苷对金黄色葡萄球菌、变形杆菌、弗氏痢疾杆菌、铜绿假单胞菌均有抑制作用，尤以金黄色葡萄球菌最为敏感[99]。

8. 其他 毛冬青甲素有促进记忆的作用[100]。

9. 体内过程 毛冬青皂苷 ilexsaponin A_1 经口给予大鼠后大部分经肠内菌群代谢后被排出体外，主要代谢产物为其苷元 ilexgenin A[101]。ilexsaponin A_1 静脉注射，在体内呈二室模型分布，主要药动学参数为：分布半衰期（$t_{1/2\alpha}$）=3.542min，消除半衰期（$t_{1/2\beta}$）=17.636min，清除率（CL）=0.02L/（min·kg），药时浓度曲线下面积（$AUC_{0\to t}$）= 1096g/（min·L），血浓峰值（t_{max}）=5min，药峰浓度（C_{max}）=52.972mg/L[102]。ilexgenin A 在大鼠体内呈二室模型分布，主要药动学参数为：$t_{1/2\alpha}$=0.545min，$t_{1/2\beta}$=18.338min，Cl=0.019L/（min·kg），$AUC_{0\to t}$= 2.5902g/（min·L）[103]。毛冬青甲素的敏感靶器官为心、肺、肝、大脑、睾丸、眼球组织，并可透过血脑、血睾屏障，

最终主要经肾脏从尿液排出体外[104]。

10.毒性反应　毛冬青黄酮苷小鼠静脉注射的半数致死量（LD$_{50}$）为920mg/kg。家兔静脉注射1g/kg后，出现呼吸困难和倒伏，3天后复原。给猴、家兔长期大量肌注，每日2次，未见毒性反应，血液、肝、肾功能、甲状腺功能及实质性器官未见明显变化[105]。毛冬青乙素不具有潜在的诱突变性[106]。

【临床研究】

1.高血压、冠心病　将36例患者分为治疗组21例，对照组15例。治疗组用尼群地平片，每次10mg，Tid，口服；同时口服中药（决明子、山楂、姜黄、泽泻各等量研为粉末），每次10g，Bid；毛冬青注射液，每次40mg，Bid，肌内注射。对照组除不用毛冬青注射液和中药粉剂外，其余的处理与治疗组相同。两组均以30天为1个疗程。结果：治疗组收缩压、舒张压、胆固醇和三酰甘油治疗前后的差值与对照组相比较，有显著性差异（P<0.05），说明尼群地平联合毛冬青治疗高血压伴冠心病的疗效胜过单用尼群地平治疗[107]。

2.心绞痛　①活血解毒汤 [毛冬青50g（干毛冬青30g），当归（酒炒）、丹参各30g，金银花、玄参各35g，太子参20g，白芍15g，细辛3g，甘草30g] 水煎温服，早晚各服药1次，每次服200 ~ 250ml。加减：冠心病心力衰竭气虚者加黄芪、党参、白术；血瘀甚者加桃仁、红花、水蛭、郁金；病毒性心肌炎加板蓝根、草河车；心律不齐者加黄连、苦参；痰盛者加半夏、陈皮、茯苓、白术。结果：本组65例，胸痛、胸闷、气短均消失40例，基本消失16例，9例无改变。其中41例心电图恢复正常，17例大致正常，7例同前（服药期间感冒，缩短服药时间），4个疗程后全部正常。总有效率为83%[108]。②自拟方（毛冬青、丹参各40g，川芎25g，红花10g，赤芍20g）配合辨证加减治疗。水煎服，每天1剂，10剂为1个疗程，共治疗4个疗程。治疗期间，如心绞痛发作，可以临时舌下含服硝酸甘油。结果：一般症状疗效分析，30例患者来院时均伴有胸闷、憋气、心悸等一般症状，治疗4个疗程后，其中显效18例，占60.0%，好转11例，占36.7%，无效1例，占3.3%，总有效率为96.7%。心绞痛疗效分析：治疗4个疗程后，心绞痛的发作次数、疼痛程度有不同程度的改善，其中显效21例，占70.0%，好转8例，占26.7%，无效1例，占3.3%，总有效率为96.7%。心电图疗效分析：30例患者治疗4个疗程后，心电图心肌缺血表现有不同程度的改善。显效17例，占56.7%，好转12例，占40.0%，无效1例，占3.3%，总有效率为96.7%[109]。

3.急性呼吸道病毒感染　治疗组52例用复方毛冬青注射液治疗（14ml/d），对照组42例不用任何抗病毒药，两组均可使用对症治疗药物及酌情使用抗生素，以5天为1个疗程。结果：治疗组痊愈31例（59.6%），显效13例（25%），有效4例（7.7%），无效4例（5.8%），总有效率为92.3%；对照组痊愈7例（16.7%），显效9例（21.4%），有效17例（40.5%），无效9例（21.4%），总有效率为78.6%；各组治疗3天后症状、体征总评分较治疗前有显著下降。治疗3天与5天临床总评分两组间有显著差异[110]。

4.急乳蛾、急喉痹　取毛冬青根皮（晒干切成碎片或碾成粉末）20 ~ 30g，放入茶杯内，用沸水150 ~ 250ml，焗服10 ~ 15min（也可水煎），待水温降至温凉或冷时，即可饮用，慢慢吞服，服完后原药再按上法焗服2 ~ 3次，用法同前。每天可焗服1 ~ 2剂，隔2 ~ 3h服1次，因该药味稍苦，服药时可加适量白糖或冰糖调味。一般用量：3 ~ 5岁每剂用毛冬青根皮粉末20g，每日1剂，每次沸水150ml焗服；6 ~ 15岁，每剂用毛冬青根皮粉末25g，每日1剂，每次沸水200ml焗服；16岁以上，每剂用30g，每日1剂，每次沸水250ml焗服。如用毛冬青根、叶，用量加倍；连续用药3 ~ 6天，痊愈后还需服药1 ~ 2次，以巩固疗效。在本药治疗期间，不用抗生素类及其他中西药物，还须注意忌食辛辣油炸煎炒热物。结果：本组186例中治愈135例，占72.58%，其中急乳蛾83例（44.62%），急喉痹52例（27.96%）；好转51例，占27.42%，其中急乳蛾30例（16.13%），急喉痹21例（11.29%），好转率27.42%，本组总有效率达100%，尚未发现任何毒副作用[111]。

5.痄腮　取水1000ml，先入毛冬青煎沸20 ~ 30min，再入鱼腥草煮10min左右即可，待稍凉后以毛巾或纱布浸药液湿敷患处，每次20 ~ 30min，每日4 ~ 5次。若发热甚可做全身擦浴退热，若有其他合并症则应配合中西药内服。结果：治愈132例，有效18例，1周内全部治愈，平均治愈时间为2.4日[112]。

6.慢性盆腔炎　将105例盆腔炎患者分成三组。复方毛冬青液保留灌肠组35例，保留灌肠每日1次，每次100ml，灌肠液温度要求39℃，肛管插入深度为14cm；复方毛冬青液组30例，口服复方毛冬青液，每次30ml，每日3次；妇炎康组30例，口服妇炎康和内服安慰剂，每次6片，每日3次。每例患者观察3个月。结果：灌肠组总有效率达97.14%，与口服组和阳性对照组比较，P>0.05。实验室数据表明，盆腔炎患者甲襞微循环的流态积分值、总积分值与健康人比较，P<0.01；应用复方毛冬青液保留灌肠后，其形态、总积分值有所下降，其中形态积分值、总积分值与治疗前比较，P<0.05或P<0.01。说明应用复方毛冬青液保留灌肠治疗慢性盆腔炎疗效显著[113]。

7.输卵管炎性阻塞　采用以毛冬青为主的活血化瘀中药（毛冬青30g，丹参15g，赤芍10g，柴胡12g，香附10g，刘寄奴15g、红花5g）治疗，于月经干净2 ~ 3天开始，将以上中药煎至100ml，温度在30℃左右时进行保留灌肠，每10 ~ 15天为1个疗程。结果：143例患者治疗1 ~ 3个疗程者120例，4 ~ 5个疗程者23例。经输卵管通液试验提示通畅者119例，复通率83%。原21例盆腔包块患者，14例经治疗后复查提示包块消失，占67%。143例患者经治疗后75例妊娠，结果69例分娩，6例流产，妊娠率为52%[114]。

8.慢性前列腺炎　①取毛冬青干品300g，切碎，加水1000ml，煎煮30 ~ 60min，共煎3次。再将3次煎液混合浓缩至100ml，即可使用。若加适量防腐剂（如0.05%尼泊金），或高压消毒（10磅压力，115℃，30 ~ 45min）可备用3个月。取备用毛冬青煎剂100ml，加温至35 ~ 38℃。患者取侧卧位，以无菌的中粗导尿管轻柔插入肛门内7 ~ 8cm，再用大注射器将药液缓慢注入，做保留灌肠。每晚睡前1次，连续14

次为1个疗程。灌肠后多有便意，嘱控制排便，尽量保留药液至次日，以使药液充分吸收。结果：共治疗20例，治愈11例，占55%；好转7例，占35%。其疗程为2～5个疗程。另2例初治已见效，因故中断治疗[115]。②采用复方毛冬青液（基本方为毛冬青、大黄、莪术、黄芪等）灌肠，灌前排便，侧卧位，用肛管插入肛内20～40cm，取灌肠液50ml，加生理盐水50～100ml，部分加温至39～41℃，然后经肛管灌入直肠，拔去肛管，嘱患者尽量保留1～2h，每日1次，1～2周检查前列腺液并复诊1次，1个月为1个疗程。最少为1个疗程，最多为3个疗程。部分患者配合辨证施治同时口服中药治疗。结果：本组107例中，治愈32例，占29.90%；显效30例，占28.04%；好转27例，占25.23%；无效18例，占16.82%。总有效率为83.17%[116]。

9. 血栓闭塞性脉管炎　自拟毛冬青汤（毛冬青30g，黄芪30g，党参10g，肉桂5g，三七5g，地龙10g，丹参10g，红花10g，全当归15g，牛膝15g），1剂/天，分2次服。2周为1个疗程。对照组予脉络宁注射液（金陵药业股份有限公司南京金陵制药厂生产）30ml加入5%葡萄糖注射液或生理盐水250～500ml中静滴。两组均常规应用阿司匹林肠溶片（山西新星制药有限公司生产），100mg/次，1次/天，口服。2周为1个疗程，休息1周再进行第2个疗程。两组均治疗2个疗程。结果：两组治疗前VAS疼痛评分比较，差异无统计学意义（P>0.05）；两组治疗后VAS疼痛评分比较，差异有统计学意义（P<0.05）。两组治疗后综合疗效比较，差异有统计学意义（P<0.05）[117]。

10. 预防髋关节置换术后深静脉血栓形成　治疗组于手术前3天开始口服毛冬青汤（毛冬青30g，三七5g，地龙10g，丹参15g，红花10g，水蛭5g，赤芍15g，全当归15g，泽泻10g，白芍10g，甘草6g）至术前1天，术后第1天继续服用，每日1剂，分2次服，至术后2周。对照组于术前3天开始口服阿司匹林片（云南白药集团大理药业有限责任公司生产），0.3g/次，1次/天，至术前1天。术后第1天开始口服至术后2周。两组病例均由同一组医师完成手术。均采用硬膜外阻滞麻醉，手术入路均采用髋关节后外侧入路。两组患者术前、术后、围手术期的处理基本相同。结果：两组患者用药后深静脉血栓形成例数比较，治疗组有3例发生深静脉血栓形成，对照组有11例发生深静脉血栓形成，经χ²检验，两组比较，差异有统计学意义（P<0.05）[118]。

11. 静脉炎　治疗组用毛冬青100g，加水600ml，煎取汁400ml，用纱布放进药液中浸透后湿敷病变部位，范围要稍大于红肿边缘，水温为40℃，4次/天，每次30min，3天为1个疗程。治疗期间停止该静脉径路的输液及穿刺。对照组：停止该静脉径路的输液及穿刺，用50%硫酸镁溶液湿敷病变部位，方法与疗程同上。结果：治疗组显效33例，有效7例。对照组显效2例，有效27例，无效11例。治疗组总有效率为100%，对照组总有效率为72.5%，两组经χ²检验差异有统计学意义（P<0.05），提示治疗组疗效明显优于对照组[119]。

12. 糖尿病足　局部治疗采用毛冬青根煎水浸泡患脚［毛冬青根200g加水2000～3000ml浸泡20min，温火煮沸

20min后，将药液倒入脚盆内，在脚盆上放置两根横档，将脚放在上面熏蒸，待药液降至适宜温度（38～45℃）时将患脚浸于药液中泡洗］，每日1～2次，每次30min；全身治疗在糖尿病饮食基础上，使用胰岛素及口服降糖药，控制空腹血糖<7.2mmol/L，餐后2h血糖<10.0mmol/L；并联合使用抗生素抗炎治疗，血栓通等改善微循环等。2个月为1个疗程。0级患者1～2个疗程，症状均有不同程度的好转或治愈。Ⅰ～Ⅴ级患者1～3个疗程，当创面有新鲜肉芽生成时则结合药液纱布局部湿敷。结果0～Ⅳ级患者总有效率为100%；Ⅴ级患者总有效率为40%[120]。

【性味归经】味苦、涩，性凉。归心、肺经。

【功效主治】清热解毒，活血通络。主治风热感冒，肺热喘咳，咽痛，乳蛾，齿痛，胸痹心痛，中风偏瘫，血栓闭塞性脉管炎，丹毒，烧烫伤，痈疽，目翳。

【用法用量】内服：煎汤，10～30g。外用：适量，煎汁涂或浸泡。

【使用方法】本品活血力强，孕妇、出血性疾病及月经过多者慎服。

【经验方】

1. 感冒，扁桃体炎，痢疾　毛冬青根15～30g。水煎服。

2. 肺热喘咳　乌尾丁根15g。水煎，冲白糖适量，分3次服。（《广西中草药》）

3. 冠心病　毛冬青根125g。水煎服，每日1剂；或用相同剂量的片剂、冲剂口服；也可加用毛冬青根针剂肌内注射，每次1支（每支相当于黄酮苷20mg或相当于生药8g）。（《浙江药用植物志》）

4. 高血压　毛冬青根30～60g，配白糖或鸡蛋炖服，亦可水煎代茶常服。（《福建药物志》）

5. 血栓闭塞性脉管炎　毛冬青根90g，煨猪脚1只服食，每日1次。另取毛冬青根90g，煎水浸泡伤口，每日1～2次，浸泡后外敷生肌膏。（《浙江民间常用草药》）

6. 刀枪伤及跌打肿痛　乌尾丁根适量。水煎，待冷，每日涂3～6次。（《广西中草药》）

附：毛冬青叶

味苦、涩，性凉。归心、肺经。功效清热凉血，解毒消肿。主治烫伤，外伤出血，痈肿疮疖，走马牙疳。内服：煎汤，3～9g。外用：适量，煎水湿敷；或研末调敷；或捣汁涂。脾胃虚寒者慎服。

经验方　①烫火伤：毛冬青枝叶适量。水煎，待冷服。并用消毒纱布蘸药液湿敷患处，频换至痛止热消为止。如伤于四肢，可直接将患部浸于冷药液中。（《广西中草药》）②外伤出血：毛冬青叶晒干研粉外敷，加少许冰片效果更好。（《单方验方调查资料选编》）③无名肿毒：毛冬青叶、山苍子叶同捣烂，敷患处。（《福建药物志》）④走马牙疳：毛冬青鲜叶适量。捣烂绞取汁，调和白糖少许外搽。（江西《草药手册》）⑤痈疖疔疮：鲜毛冬青叶捣烂敷患处，干则再换。另用毛冬青根、金银花各15g。煎服。（《安徽中草药》）

【参考文献】

[1] 周渊，周思祥，姜勇，等．毛冬青叶的化学成分研究．中草药，2012，43(8):1479.

[2] 尹文清，冯华芬，段少卿，等．不同溶剂提取毛冬青叶挥发油的成分的 GC-MS 分析．安徽农业科学，2011,39(20):12138.

[3] Zhang CX, Lin CZ, Xiong TQ, et al.New triterpene saponins from the root of Ilex pubescens. Fitoterapia, 2010, 81(7): 788.

[4] 张翠仙，杨金燕，林朝展．毛冬青中三萜皂苷类化合物的NMR归属．中山大学学报：自然版,2009,48(1):42.

[5] 赵钟祥，金晶，林朝展，等．毛冬青根中三萜苷类成分的研究．中国药师，2011,14(5):599.

[6] 杨鑫，丁怡，孙志浩，等．毛冬青的化学成分研究.中草药,2005,36(8):1146.

[7] 吴婷，张晓琦，王英，等．毛冬青根的化学成分研究．时珍国医国药,2009,20(12):2923.

[8] 尹文清，周中流，邹节明，等．毛冬青根中化学成分的研究．中草药,2007,38(7):995.

[9] Jiang ZH, Wang JR, Li M,et al. Hemiterpene glucosides with anti-platelet aggregation activities from Ilex pubescens. J Nat Prod, 2005, 68(3): 397.

[10] 冯锋，朱明晓，谢宁.毛冬青化学成分研究．中国药学杂志,2008,43(10):732.

[11] 姜一平，冯锋，谢宁．毛冬青的化学成分．药学与临床研究,2008,16(3):163.

[12] 曾宪仪，李玉云，徐晓艳，等．毛冬青酸性、酚性及皂苷类成分分离鉴定．时珍国医国药,2010,21(8):2002.

[13] 张树德，曾陇梅，苏镜娱.毛冬青酸结构的研究.化学通报,1983,(9):15.

[14] 曾陇梅，苏镜娱，张树德．毛冬青贰甲的结构研究（Ⅰ）.高等学校化学学报,1984,(4):503.

[15] 杨鑫，丁仪，张东明．毛冬青中木质素苷类化学成分的研究．中国中药杂志,2007,32(13):1303.

[16] 秦国伟，陈政雄，徐任生，等．毛冬青化学成分的研究Ⅱ：毛冬青皂苷甲的化学结构．化学学报,1987,(45):249.

[17] 邢贤冬，张倩，冯锋，等．毛冬青茎的化学成分研究．中药材,2012,35(9):1429.

[18] 北京制药工业研究所，等.秃毛冬青叶有效成分的研究.中草药通讯,1978,(9):7.

[19] 北京制药工业研究所，等．秃毛冬青叶有效成分的研究 [Ⅱ].中草药通讯,1980,(3):l.

[20] 秦文娟，焦钟音，范志同．秃毛冬青叶有效成分的研究Ⅲ：秃毛冬青甲素的结构鉴定．药学学报,1980,15(11):669.

[21] 孟广森，邓勇，郑有顺．毛冬青地上部分对大鼠冠脉流量的影响及抗心肌缺血作用.中药药理与临床,1996,(3):34.

[22] 江苏新医学院．四季青、丹参、毛冬青等对猫冠状窦流量、心肌耗氧量作用的分析．江苏医药,1977,(4):19.

[23] 中山医学院新药学教研组．毛冬青的药理研究（报告一）.新医学,1972,3(7):9.

[24] 浙医大冠心病研究组．浙医大医学研究资料,1972,(6):39.

[25] 湖南医学院附二院内科．湖南医学院医学研究资料,1973,(1):26.

[26] 内蒙古中医研究所冠心病防治组．内蒙古中医研究所中医药通讯,1973,(1):24.

[27] 湖南医学院附二院内科．湖南科技情报,1973,(4):47.

[28] 陈达光，白琳，焦贺华，等．长时间毛冬青注射对实验性心肌缺血的保护作用．新医学,1975,6(1):7.

[29] 付晓春，徐哲，陈建军．缩醛基毛冬青提取化合物 R4 对麻醉犬心功能与血流动力学的影响．中西医结合心脑血管病杂志,2011,9(12):1471.

[30] 孟磊，陈洁，孙敬和，等．毛冬青对慢性心衰大鼠心室重构及心功能的影响．中药新药与临床药理,2012,23(4):435.

[31] 祝晨蓁，黄芝英，熊天琴，等．毛冬青不同提取部位扩血管作用及对蛙心的影响．中药新药与临床药理,2011,22(3):249.

[32] 冯方，罗潜．毛冬青甲素对心脏功能和血流动力学的作用．暨南理医学报（医学专版）,1986,(2):17.

[33] 贾可亮，林炳鎏，陈芝喜，等．毛冬青甲素对兔心肌钙离子内外流的影响．广州中医学院学报,1991,8(1):14.

[34] 冼绍祥，丁有钦，邱卓嶷，等．毛冬青甲素对心衰模型兔心功能的影响．广州中医学院学报,1992,9(1):35.

[35] 贾可亮，陈芝喜，林炳鎏，等．毛冬青甲素对离体兔心血管环核苷酸水平的影响．广州中医学院学报,1992,9(2):79.

[36] 雷娓娓，冼绍祥，丁有钦，等．毛冬青甲素对家兔慢性心衰模型心肌保护作用的电镜观察．广州中医学院学报,1990,7(3):160.

[37] 邱卓嶷，欧明，丁有钦，等．毛冬青甲素与地高辛对慢性心衰患者运动耐量的短期疗效比较．广州中医学院学报,1991,8:119.

[38] 雷娓娓，丁有钦，邱卓嶷．毛冬青甲素对慢性充血性心力衰竭患者血小板伸展功能的影响．广州中医学院学报,1989,6(2):78.

[39] 罗荣敬，陈洁文，周乐全，等．毛冬青甲素对心血管功能及其神经调节的影响．中药新药与临床药理,1995,6(4):30.

[40] 张学群，陈洁，孟磊，等．毛冬青对腹主动脉缩窄大鼠内皮功能的影响．新中医,2012,44(12):131.

[41] 中山医学院第一附院．广东省医药卫生研究所医学科技资料,1973,(11):34.

[42] 本院第一附属医院外科．毛冬青对离体器官血管的作用及其在断肢再植中的应用．新医学,1973,4(2):77.

[43] 陈洁文，罗荣敬，刘志华．毛冬青甲素对家兔动脉血压与颈动脉窦压力感受性反射的影响．广州中医学院学报,1989,6(3):136.

[44] 贾可亮，林炳鎏，陈芝喜，等．毛冬青甲素对兔主动脉平滑肌钙内流的影响．广州中医学院学报,1990,7(1):44.

[45] 周乐全，罗荣敬，谭林才，等．侧脑室注射毛冬青甲素对大白鼠动脉血压、心率的影响．广州中医学院学报,1991,8(4):290.

[46] 罗荣敬，周乐全，谭林才．侧脑室注射毛冬青甲素降低大鼠动脉血压机理探讨．中药新药与临床药理,1992,3(2):36.

[47] 罗荣敬，周乐全，谭林才，等．室旁核和孤束核微量注射毛冬青甲素影响大鼠血压机理探讨．中药新药与临床药理,1995,6(2):22.

[48] 陈根成，杨志敏，黄培新，等．毛冬青甲素对实验性高血压性脑出血大鼠血压的影响．广州中医药大学学报,1996,13:61.

[49] 刘茂才，陈根成，张壮战，等．毛冬青甲素治疗高血压性脑出血的实验研究．广州中医学院学报,1995,12(4):42.

[50] 黄培新，刘茂才，陈根成，等．毛冬青甲素对高血压性大鼠脑内血肿及脑微血管超微结构的影响．中国中医急症,1997,6(3):127.

[51] 徐霆，金咸瓒，王迪浔．毛冬青甲素对大鼠急性缺氧性肺血管收缩反应的影响及其机制．中国病理生理杂志,1992,8(1):72.

[52] 胡维安，陈洁文．毛冬青甲素对家兔希氏束电图的影响．广州中医学院学报,1991,8:203.

[53] 盛怀龙，董秀兰，姜永飞．毛冬青提取物对大鼠脑缺血再灌注损伤的保护作用．中国新药杂志,2009,18(11):1020.

[54] 盛怀龙，董秀兰，李宝福．毛冬青提取物对大鼠脑缺血再灌注损伤后 TNF-α 及 Caspase-3 表达的影响．辽宁医学院学报,2009,30(2):141.

[55] 程晓，张小磊，苗明三．毛冬青总黄酮对大鼠脑缺血模型的影响．中药新药与临床药理,2012,23(6):640.

[56] 张帆, 张小磊, 苗明三. 毛冬青总黄酮对大鼠血瘀合并脑缺血模型的影响. 中国实验方剂学杂志,2012,18(22):187.

[57] 张帆, 张小磊, 苗明三. 毛冬青总黄酮对小鼠脑缺血模型的影响. 中药新药与临床药理,2012,23(4):409.

[58] 陈洁文, 谭宝璇, 苏文. 毛冬青甲素对脑细胞缺氧损伤的保护及其机制的实验研究. 广州中医药大学学报,1997,14(2):34.

[59] 王志坚, 郑关毅. 毛冬青甲素对大鼠脑缺血再灌注急性损伤的保护作用. 福建中医药,2011,42(1):56.

[60] 郑关毅, 石旺清, 陈晓东, 等. 毛冬青甲素对大鼠脑缺血再灌注后bFGF、GAP-43 的表达及神经元再生的影响. 药学学报,2011,46(9):1065.

[61] 许爱玲, 郑关毅. 毛冬青甲素对大鼠脑缺血再灌注后bFGF 表达的影响. 福建中医药,2012,43(2):38.

[62] 石旺清, 郑关毅. 毛冬青甲素对大鼠脑缺血再灌注后GAP-43 表达的影响. 福建中医药,2010,41(2):46.

[63] 付晓春, 王金辉, 陈建军, 等. 毛冬青有效部位对犬实验性心肌梗死的保护作用. 中西医结合心脑血管病杂志,2009,7(12):1432.

[64] 付晓春, 徐哲, 陈建军, 等. 毛冬青素 L7 抗小鼠缺氧作用. 中国医院药学杂志,2012,32(3):167.

[65] 付晓春, 徐哲, 陈建军. 缩醛基毛冬青提取化合物 R4 对缺血缺氧心肌的保护作用. 现代生物医学进展,2011,11(24):4816.

[66] 付晓春, 徐哲, 陈建军. 缩醛基毛冬青提取化合物 R4 对缺氧/复氧大鼠心肌细胞的保护作用. 中国病理生理杂志,2011,27(11):2082.

[67] 黄才, 梁念慈. 毛冬青和复方丹参注射液对猪血小板细胞骨架蛋白的影响. 湛江医学院学报,1993,11:9.

[68] 刘桂德, 等. 中国药理学报,1984,5(3):185.

[69] 汪钟, 杜金香, 朱国强, 等. 毛冬青甲素对血小板功能和形态的影响. 中西医结合杂志,1985,5(4):232.

[70] 杨涛, 蔺桂芬, 王科大, 等. 毛冬青甲素体外给药对花生四烯酸诱导的兔血小板聚集和丙二醛生成的影响. 首都医学院学报,1992,13(3):171.

[71] 蔺桂芬, 杨涛. 毛冬青甲素对血小板和血管内皮细胞功能的影响. 生理科学,1989,9(1):42.

[72] 王玲, 汪钟. 毛冬青甲素对血小板激活时钙流动的影响. 中西医结合杂志,1989,9(11):668.

[73] 陈芝喜, 林炳鎏, 周伟贞, 等. 毛冬青甲素对小鼠血浆及兔血小板内环磷酸腺苷水平的影响. 广州中医学院学报,1990,7(4):236.

[74] 林炳鎏, 陈芝喜, 张善澂. 毛冬青甲素对 3',5'- 环磷酸腺苷磷酸二酯酶活性的影响. 广州中医学院学报,1990,7(4):239.

[75] 孙颂三, 蔺桂芬, 刘法库, 等. 毛冬青甲素和硝酸甘油对花生四烯酸代谢的影响. 北京第二医学院学报,1986,(4):271.

[76] 杜金香, 王科大, 蔺桂芬. 毛冬青甲素对兔血小板生成血小板噁 A_2 作用的研究. 北京第二医学院学报,1983,(2):120.

[77] 刘法库, 杜金香, 孙颂三, 等. 毛冬青甲素对血小板噁 A_2 和前列腺素的调节作用. 西安医学院学报,1984,5(3):268.

[78] 王玲, 汪钟. 毛冬青甲素调节花生四烯酸代谢的机理探讨. 中国医学科学院学报,1991,13(2):148.

[79] 安岩, 林熙, 汪钟. 脑益嗪和毛冬青甲素对大鼠动脉环产生前列环素和血小板释放血栓素 A2 的影响. 生理科学,1988,8(4):244.

[80] 刘法库, 杜金香, 孙颂三, 等. 毛冬青甲素抗血栓形成的作用机制研究. 北京第二医学院学报,1984,(3):217.

[81] 盛建龙, 赵利华, 杨晓村. 毛冬青甲素对动脉球囊损伤后的保护作用. 中国老年学杂志,2007,27(7):616.

[82] 王瑛, 郑明日. 毛冬青甲素对家兔颈总动脉球囊成形术后 PGI_2 和 TXA_2 的作用. 吉林医学,2004,25(4):61.

[83] 赵利华, 李章伟, 杨闯, 等. 毛冬青甲素对兔颈总动脉球囊损伤后炎性因子 IL-6 和 M-CSF 的影响. 吉林大学学报 (医学版), 2008,34(1):105.

[84] 周园, 熊天琴, 林朝展, 等. 毛冬青皂苷 ilexsaponin A1 的制备及其药理活性研究. 中药材,2011,34(5):765.

[85] 周园, 周玖瑶, 赵钟祥, 等. 毛冬青中五环三萜 Ilexgenin A 的制备及活性研究. 中国药师,2011,14(6):759.

[86] 熊天琴, 陈元元, 李红侠, 等. 毛冬青皂苷 B3 的抗血栓作用研究. 中草药,2012,43(9):1785.

[87] 张芳林, 郭晟, 朱令元, 等. 毛冬青酸抗血栓实验研究及机制探讨. 江西医学院学报,2003,43(2):33.

[88] 付晓春, 徐哲, 陈建军. 缩醛基毛冬青化合物 R4 的抗血栓作用研究. 现代中西医结合杂志,2011,20(34):4335.

[89] 刘小玉, 李丽芸, 张淑明, 等. 毛冬青甲素对大鼠实验性输卵管炎性阻塞的作用. 中国中西医结合杂志,1993,13(8):478.

[90] 曾俊玲, 杨树英, 麦永前. 毛冬青乙素抗炎作用研究. 中药材,1993,16(11):31.

[91] 许光辉, 黄文聪, 何柏林, 等. 实验性原位性肾炎的药物防治研究. 中山医科大学学报,1988,9(4):34.

[92] 冯鹰, 符林春, 肖凤仪. 毛冬青对小鼠逆转录病毒感染模型脾大症治疗机制的研究. 江苏中医药,2007,39(11):85.

[93] 吴少雄, 张恩罴. 毛冬青 IP 作为放射增敏剂的初步动物实验研究. 癌症,1990,9(6):512.

[94] 赵旱云. 毛冬青甲素影响柔红霉素对白血病细胞的细胞毒作用研究. 湖南中医杂志,2003,19(5):53.

[95] 赵旱云. 毛冬青甲素对白血病细胞 K562/AO2 多药耐药蛋白 P-170 的影响. 光明中医,2010,25(7):1165.

[96] 赵旱云. 毛冬青甲素和异搏定对体外培养 K562/AO2 细胞内柔红霉素蓄积的影响. 光明中医,2010,25(1):17.

[97] 陈少刚, 陈少如, 张少民, 等. 毛冬青预防大鼠甘油致急性肾功能衰竭的初步实验研究. 实用医学杂志,1990,6(4):5.

[98] 浙江人民卫生实验研究院. 科研资料汇编 (1966-1971),1972:50.

[99] 广州第三制药厂. 中草药通讯,1971,(2):48.

[100] 张银伟, 周毓生, 周宝龙, 等. 中枢注射毛冬青甲素的促记忆效应. 解放军广州医高专学报,1995,18(1):20.

[101] 赵钟祥, 李美芬, 林朝展, 等. 大鼠肠内菌对毛冬青皂苷 ilexsaponin A1 的代谢转化. 中国药科大学学报,2011,42(4):329.

[102] 李美芬, 赵钟祥, 林朝展, 等. 毛冬青皂苷在大鼠体内的药物动力学研究. 中药新药与临床药理,2011,22(2):187.

[103] 李美芬, 赵钟祥, 林朝展, 等. 毛冬青皂苷元 ilexgenin A 在大鼠体内的药动学研究. 华西药学杂志,2012,27(3):296.

[104] 陈芝喜, 林炳鎏, 何赞厚, 等. 3H- 毛冬青甲素在动物体内分布的研究. 放射免疫学杂志,1997,10(3):133.

[105] 中医学院药学教研组. 毛冬青的药理研究 (报告二). 新医学,1972,3(8):17.

[106] 孙秀莲, 谢军, 付红燕, 等. 毛冬青乙素的致突变实验. 中药材,1994,17(5):34.

[107] 陈水和. 毛冬青联合尼群地平治疗高血压、冠心病疗效观察. 基层医学论坛,2005,9(12):1094.

[108] 常燕飞, 陈琳. 活血解毒汤治疗心绞痛 65 例. 陕西中医,2010,31(10):1279.

[109] 江枫然. 中医药治疗冠心病心绞痛临床疗效观察. 中国实用医药,2012,7(3):158.

[110] 樊最末，王南斗，龙颖颖.复方毛冬青治疗急性呼吸道病毒感染临床观察.现代临床医学生物工程学杂志,2005,11(2):147.

[111] 黄镇才.毛冬青治疗急乳蛾急喉痹 186 例.广西中医药,1996,19(4):39.

[112] 朱会友，倪爱华.鱼腥草毛冬青治疗痄腮 150 例.中国民间疗法,1997,(4):23.

[113] 刘小玉，李丽芸，梁君儿.复方毛冬青液保留灌肠治疗慢性盆腔炎的临床研究.广州中医药大学学报,1996,13(1):13.

[114] 王志荣.以活血化瘀中药毛冬青为主治疗输卵管炎性阻塞 143 例临床观察.广西医学,1997,19(2):282.

[115] 董武刚.毛冬青煎剂直肠保留灌肠治疗慢性前列腺炎.人民军医,1983,(9):60.

[116] 桂泽红，陈志强，谭志健.复方毛冬青液肛门灌肠治疗慢性前列腺炎 107 例.广州中医药大学学报,1996,13(34):44.

[117] 莫良明.毛冬青汤治疗血栓闭塞性脉管炎 35 例临床观察.中医药导报,2011,17(3):45.

[118] 肖学锋.毛冬青汤预防髋关节置换术后深静脉血栓形成 50 例临床观察.中医药导报,2008,14(5):74.

[119] 奚丽龙，胡水勋.毛冬青湿敷治疗静脉炎 40 例.现代医药卫生,2005,21(7):847.

[120] 黄金莲，赖朝华.毛冬青煎剂浸泡治疗糖尿病足 42 例临床观察.实用医学杂志,2007,23(11):1759.

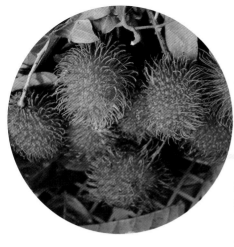

Mao li zhi
毛荔枝

【别名】山韶子、毛龙眼。

Nephelii Lappacei Pericarpium
[英] Lappaceum Nephelium Rind

【来源】为无患子科植物红毛丹 *Nephelium lappaceum* L. 的果皮。

【植物形态】常绿乔木。小枝圆柱形，有皱纹，灰褐色，仅嫩部被锈色微柔毛。叶连柄长 15 ~ 45cm，叶轴稍粗壮，干时有皱纹；小叶 2 或 3 对，很少 1 或 4 对，薄革质，椭圆形或倒卵形，长 6 ~ 18cm，宽 4 ~ 7.5cm，顶端钝或微圆，有时近短尖，基部楔形，全缘，两面无毛；侧脉 7 ~ 9 对，干时褐红色，仅在背面凸起，网状小脉略呈蜂巢状，干时两面可见。花序常多分枝，与叶近等长或更长，被锈色短绒毛；花梗短；萼革质，裂片卵形，被绒毛；无花瓣；雄蕊长约 3mm。果阔椭圆形，红黄色，连刺长约 5cm，宽约 4.5cm，刺长约 1cm。

【分布】广西主要分布于武鸣、龙州、凭祥。

【采集加工】秋季果实成熟时采摘。剥取果皮，晒干。

【药材性状】干燥果皮皱缩，毛刺状，黄褐色或红褐色，毛刺长约 1cm。

【品质评价】以身干、无杂质、皮厚、色黄褐者为佳。

【化学成分】本品含有 3-*O*-（2,3-di-*O*-acetyl-α-1-arabinofuranosyl）-（1→3）-[α-1-rhamnopyranosyl-（1→2）]-β-1-arabinopyranoside 和 hederagenin 3-*O*-（3-*O*-acetyl-α-1-arabinofuranosyl）-（1→3）-[α-1-rhamnopyranosyl-（1→2）]-β-1-arabinopyranoside[1]。

【药理作用】

1. 抗肿瘤　红毛丹果皮提取物对人表皮癌细胞 KB 和大肠腺癌细胞 Caco2 具有很好的抑制增殖能力[2]。

2. 抗氧化　红毛丹果皮中原花青素对猪油具有较强的抗氧化作用[3]。

【性味归经】味酸、涩。性寒。归心、大肠经。

【功效主治】清热降火，利湿止泻。主治口舌生疮，湿热腹泻。

【用法用量】内服：煎汤，3 ~ 5g。

【使用注意】温热痢疾不宜用；孕妇慎用。

附：红毛丹

1. 红毛丹种子有毒。

2. 红毛丹肉性味甘温，富含碳水化合物、各种维生素和矿物质元素，食用可补血理气、润肤养颜、清热解毒、增强人体免疫力；增强人体免疫力，尚可改善头晕、低血压等；其根，煎水代茶可降火解热。

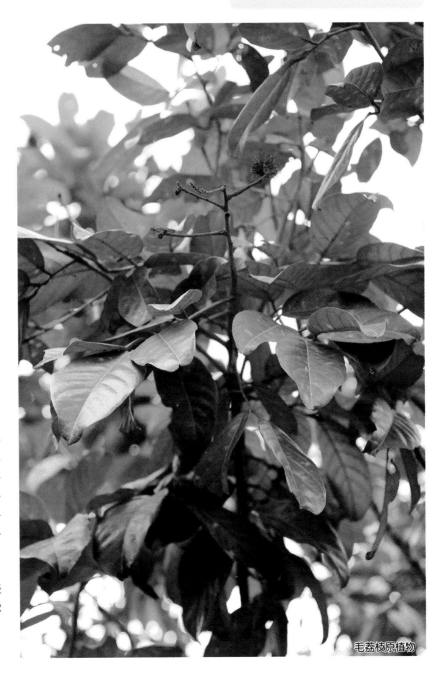

毛荔枝原植物

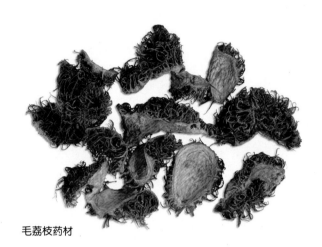

毛荔枝药材

【参考文献】

[1]Zhao YX, Liang WJ, Fan HJ, et al. Fatty acid synthase inhibitors from the hulls of Nephelium lappaceum L. Carbohydr Res, 2011, 346(11): 1302.

[2]Ruttiros K,Songyot A. Investigation of fruit peel extracts assources for compounds with antioxidant and antiproliferativeactivities against human cell lines. Food and Chemical Toxicology,2010,48:2122-2129.

[3] 张瑜, 张换换, 李志洲. 红毛丹果皮中原花青素提取及其抗氧化性. 食品研究与开发,2011,32(1):188.

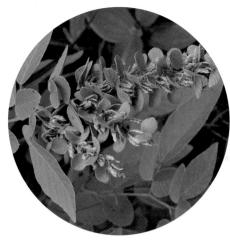

Mao pai qian cao

毛排钱草

Phyllodii Elegantis Herba
[英]Elegant Phyllodium Herb

【别名】排钱草、叠钱草、麒麟片。

【来源】为豆科植物毛排钱草 *Phyllodium elegans*（Lour.）Desv. 全草。

【植物形态】直立亚灌木。茎和枝均密被黄色绒毛。托叶1对，卵状披针形；三出复叶；叶片厚革质，披针形或长圆形，顶端小叶较大，长5～6cm，宽3～4cm，先端圆钝或微凹，基部楔形或近圆形，边缘浅波状，两面均被绒毛，下面尤密，侧生小叶较小，阔椭圆形或卵圆形。圆锥花序顶生，由多数伞形花序组成，叶状苞片圆形，伞形花序隐藏于内；花萼筒状，被短柔毛，萼5齿裂，外侧2裂齿愈合为1；蝶形花冠白色，旗瓣倒卵形，翼瓣长方形，龙骨瓣较翼瓣为小；雄蕊10，二体；子房线形，密被绢状毛。英果通常3节，密被银灰色绒毛。

【分布】广西主要分布于马山、武鸣、南宁、宾阳、横县、博白、贵港、北流、陆川、平南、岑溪、金秀。

【采集加工】全年可采挖。洗净，切段，晒干。

【药材性状】茎枝圆柱形直径0.5～2cm，外皮黄绿色，被柔毛。三出复叶，叶革质，长圆形，顶生小叶长5～6cm，比侧生小叶长约2倍，被柔毛。花序成排，形似成串的铜钱，被柔毛，气微。

【品质评价】以叶多、完整、色黄绿者为佳。

【化学成分】本品地上部分含有羽扇豆烯酮（lupenone）、羽扇豆醇（lupeol）、白桦脂醇（betulin）、白桦酸（betulinic acid）、白桦醋酸 4′-羟基肉桂酸酯（betulinic acid 4′-hydroxycinnamate）、异香兰酸（*iso*-vanillic acid）、柠檬酚（citrusinol）、异柠檬酚（yukovanol）、白桦醋酸 3′,4′-二羟基肉桂酸酯（betulinic acid 3′,4′-dihydroxycinnamate）、artochamin、

清酒缸酚（desmodol）、原儿茶酸（protocatechuic acid）、香橙素（aromadendrin）、木犀草素（luteolin）、豆甾醇（stigmasterol）、菜油甾醇（compesterol）和 β-谷甾醇（β-sitosterol）[1,2]。

【性味归经】味苦、涩，性平。归肝、肺、脾经。

【功效主治】散瘀消积，止血，清热利湿。主治跌打瘀肿，衄血，咯血，血淋，风湿痹痛，慢性肝炎，湿热下痢，小儿疳积，乳痈，瘰疬。

【用法用量】内服：煎汤，15～30g。外用：适量，捣敷。

【使用注意】孕妇禁用。

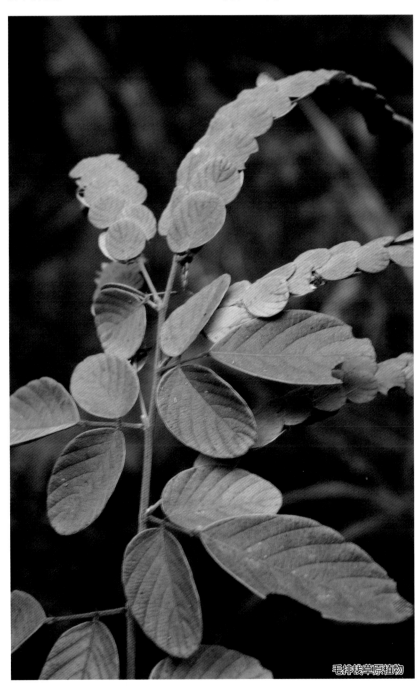

毛排钱草原植物

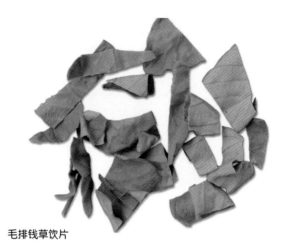

毛排钱草饮片

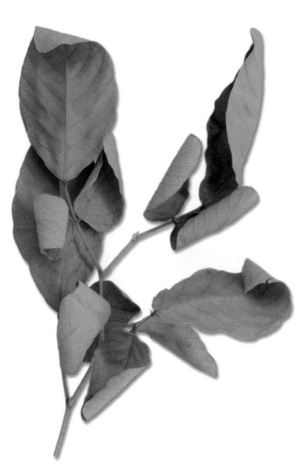

毛排钱草药材

【经验方】

1.风湿骨痛　毛排钱草根 120g，浸酒 500g。内服 15 ~ 30g，外擦痛处。（《广西中药志》）

2.慢性肝炎　毛排钱草根，白背叶根各 24g，姜黄 4.5g，勒樘根 12g，鲜白毛鸡矢藤（藤、叶）4.8g。以上为 1 日量。制成糖浆或水煎均可，早晚各 1 次，饭后服，小孩酌减。14 天为 1 个疗程，疗程间隔 20 ~ 30 天。（《全国中草药汇编》）

【参考文献】

[1] 李玉兰.瑶药毛排钱草 (Phyllodium elegans) 的化学成分的研究.广东：暨南大学,2010.

[2] 李玉兰,范贤,王永良,等.瑶药毛排钱草三萜类成分研究.中药材,2010,33(5):720.

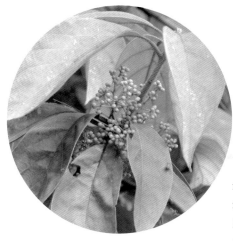

Mao huang rou nan

毛黄肉楠

Actinodaphnes Pilosae Radix seu Cortex
[英]Piloseleaf Actinodaphne Root or Bark

【别名】茶胶树、刨花、茶胶木、香胶木、牛耳胶、瓢花木、老人木、毛樟。

【来源】为樟科植物毛黄肉楠 *Actinodaphne pilosa*（Lour.）Merr. 的根或树皮。

【植物形态】小乔木或灌木。树皮灰色或灰白色。小枝粗壮，幼时密被锈色绒毛；顶芽大，卵圆形，鳞片外面被锈色绒毛。叶互生，革质，常 3 ~ 5 片近轮生；叶柄有绒毛；叶片倒卵形或椭圆形，长 12 ~ 20cm，宽 5 ~ 12cm，先端急渐尖，基部急尖，新叶两面有红棕色绒毛，老叶上面光亮，下面有锈色绒毛，中脉及侧脉上面稍凸起，下面明显凸起。花单性，雌雄异株，圆锥形花序腋生；雄花花被裂片椭圆形，有长柔毛，雄蕊 9，花丝有长柔毛，花药长圆形，退化雌蕊细小；雌花花被裂片椭圆形，雌蕊有长柔毛，花柱弯曲，柱头 2 浅裂。果球形；果托盘状；果梗被柔毛。

【分布】广西主要分布于上思、北海、陆川、北流、桂平。

【采集加工】春、夏季采收。根除去须根、泥土；树皮和叶除去杂质晒干。

【药材性状】根圆柱形，略扭曲，直径约 1 ~ 3cm，表面褐黄色，粗糙，外层栓皮常纵向裂开成小片状。质硬，不易折断，断面木部淡黄色，可见环轮。气微，味苦。

树皮成卷筒状，厚 1 ~ 3mm，外表面灰白色，有不规则的细纵纹，并具灰棕色横纹，内表面浅红棕色。质脆，易折断，断面不平坦，外侧呈灰白色而较粗糙，内侧浅红棕色，中间有深棕色线纹。气无，味涩、辣。

【品质评价】以干燥、洁净者为佳。

【化学成分】本品叶含有挥发油（volatile oils），主要成分有喇叭茶烯（ledene）、萘（naphthalene）、1,2,3,4,4a,5,6,8a-八氢 -7- 甲基 -4- 亚甲基 -1-（1- 甲基乙基）- 萘 [1,2,3,4,4a,5,6,8a-octahydro-7-methyl-4-methylene-1-（1-methylethyl）-naphthalene]、大根香叶烯 -D（germacrene-D）、反式 - 石竹烯（*trans*-caryophyllene）、兰桉醇（globulol）、匙叶桉油烯醇（spathulenol）、α- 衣兰烯（α-ylangene）、Δ- 杜松烯（Δ-cadinene）、α- 葎草烯（α-humulene）、α- 榄香烯（α-elemene）、τ- 杜松醇（τ-cadinol）、τ- 依兰油醇（τ-muurolol）、别香橙烯（alloaroma-dendrene）[1]。

【性味归经】味辛、苦，性平。归肝、胃经。

【功效主治】活血止痛，解毒消肿。主治跌打伤痛，坐骨神经痛，胃痛，疮疖肿痛。

【用法用量】内服：煎汤，15 ~ 30g；或浸酒饮。外用：适量，捣敷。

【使用注意】孕妇慎用。

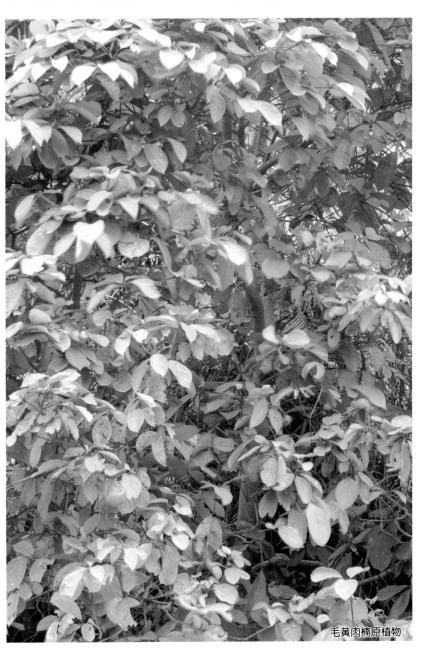

毛黄肉楠原植物

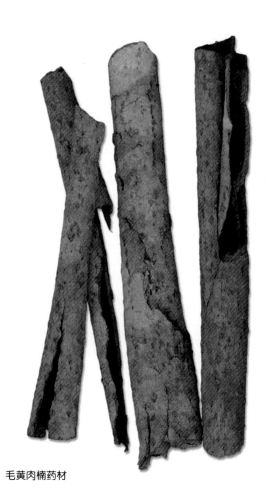

毛黄肉楠药材

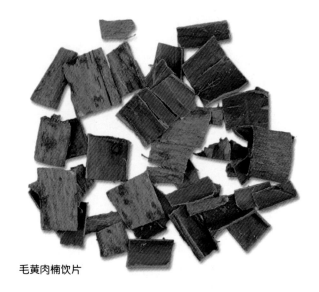

毛黄肉楠饮片

【经验方】

胃痛、坐骨神经痛　毛黄肉楠浸酒服。（《广西民族药简编》）

【参考文献】

[1] 冯志坚，李文锋，陈秀娜，等．毛黄肉楠挥发油成分分析．广东林业科技，2009,25(3):25.

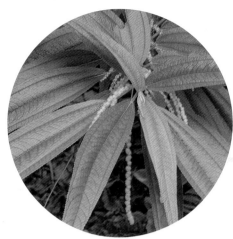

Chang ye zhu ma

长叶苎麻

Boehmeriae Longispicae Herba seu Radix
[英]Longleaf Ramie Herb or Root

【别名】山苎、大水麻、野苎麻、水禾麻、野线麻、大蛮婆草、火麻风。

【功效主治】清热解毒，祛风杀虫，化瘀消肿。主治风热感冒，麻疹，痈肿，毒蛇咬伤，皮肤瘙痒，疥疮，风湿痹痛，跌打伤肿，骨折。

【用法用量】内服：煎汤，6 ~ 15g。外用：适量，捣敷；或煎汤洗。

【来源】为荨麻科植物长叶苎麻 Boehmeria penduliflora Wedd ex Long. 的全草或根。

【植物形态】草本。基部圆形，上部四棱形，被白色短伏毛。叶对生；叶片坚纸质，宽卵形或近圆形，长 7 ~ 16cm，宽 5 ~ 12cm，先端长渐尖或不明显三骤尖，基部圆形或近截形，边缘生粗锯齿，上部的齿常重出，上面粗糙，生短糙伏毛，下面沿网脉生短柔毛。穗状花序腋生，雄花序位于雌花序之下；雌花簇密集。瘦果狭倒卵形，被白色细毛，上部较密。

【分布】广西主要分布于灵川、罗城、兴安、灌阳、阳朔、昭平、贺州。

【采集加工】夏、秋季采收。鲜用或晒干。

【药材性状】根较粗壮，直径约 1cm。淡棕黄色，表面有点状突起和须根痕。质地较硬，断面淡棕色，有放射状纹。茎细，长 1 ~ 1.5m，茎上部带四棱形，具白色短柔毛。叶对生，多皱缩，展平后宽卵形，长 7 ~ 16cm，宽 5 ~ 12cm，先端长渐尖或尾尖，基部近圆形或宽楔形，边缘具粗锯齿，上部常具重锯齿，两面有毛；叶柄长 3 ~ 8.5cm。茎上部叶腋有穗状果序。果实狭倒卵形，表面有白色细毛。气微，味淡。

【品质评价】根和茎以粗壮、皮厚、断面色棕黄；叶以完整、色绿者为佳。

【化学成分】本品根含大黄素(emodin)、β - 谷甾醇（β -sitosterol）、β - 谷甾醇 - β -D- 葡萄糖苷（β -sitosterol- β -D-glucoside）、熊果酸（ursolic acid）、19 α - 羟基熊果酸（19 α -hydroxyursolic acid）[1]。

本品瘦果的油中含以亚油酸（ linoleic acid）为主的脂肪酸[2]。

【性味归经】味甘、辛，性微寒。归肺、肝经。

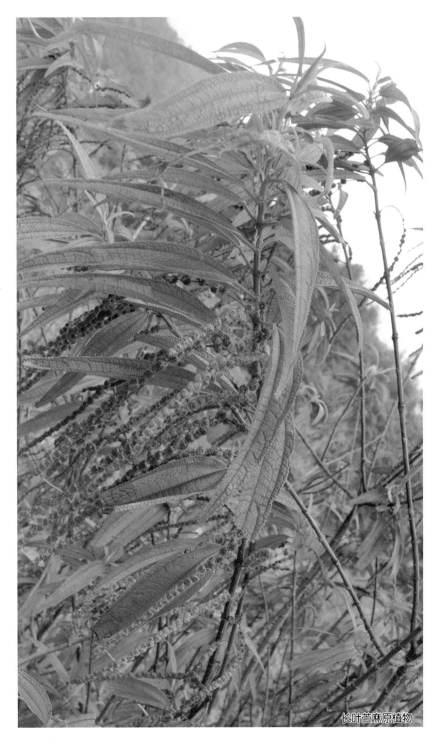

长叶苎麻原植物

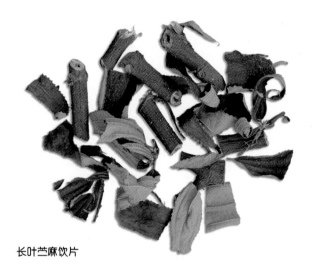

长叶苎麻饮片

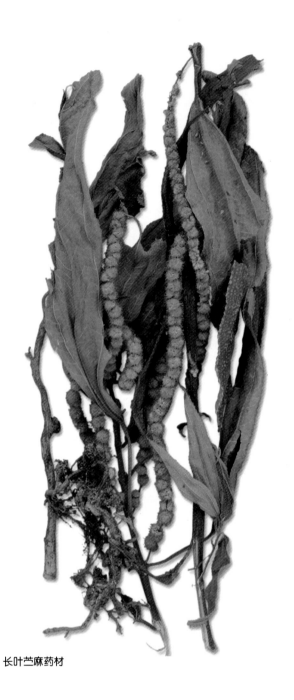

长叶苎麻药材

【经验方】

1.骨折 鲜水禾麻根、鲜泽兰根、鲜家麻根各1束。捣绒，兑烧酒，炒热包患处。（《贵州民间药物》）

2.头风及发热 水禾麻尖5个（火上去毛），克风尖（爵床科九头狮子草）7个，萝卜头9g，生姜1片。煎水服，每日3次。（《贵州民间药物》）

3.风湿骨痛 水禾麻根60g，山豆根、八爪金龙各20g，追风伞45g。泡好酒500g，每日早、晚各服1次。（《贵州民间药物》）

【参考文献】

[1]Shin M, Lain TL.Studies on the Components of Boehmeria sp. Ⅱ.Studies on the Components of the Roots of Boehmeria frutescens Thumb.var. frutescens.Yakugaku Zasshi, 1974, 94(1): 150.

[2]Kato M, Tanaka T.High-linoleic oils from five species of Japanese plants.J Am Oil Chem Soc, 1981, 58(9).

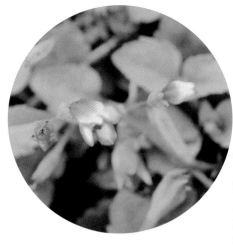

Chang shuo mu cao

长蒴母草

Linderniae Anagallis Herba
[英] Longcapsuled Falsepimpernel Herb

【别名】定经草、四方草、兰花仔、四角草、小接骨、双须蜈蚣、长果母草。

【来源】为玄参科植物长蒴母草 Lindernia anagallis（Burm.f.）Pennell 的全草。

【植物形态】草本。根须状。茎开始单一，不久即分枝，下部匍匐长蔓，节上生根，花茎上举。叶对生；仅下部者有短柄；叶片三角状卵形、卵形或长圆形，长 1～2cm，宽 0.7～1.2cm，先端圆钝或急尖，基部截形或近心形，边缘具圆齿，两面均无毛。花单生于叶腋；花萼绿色，5 裂至基部，萼齿狭披针形，无毛；花冠白色或淡紫色，上唇直立，卵形，2 浅裂，下唇开展，3 裂，裂片近相等；雄蕊 4，前面 2 枚花丝的基部有短棒状附属物；柱头 2 裂。蒴果条状披针形，比萼长约 2 倍，室间 2 裂。种子卵圆形，有疣状突起。

【分布】广西主要分布于百色、隆安、马山、南宁、灵山、博白、陆川、玉林、容县、贵县、平南。

【采集加工】夏、秋季采收。洗净，鲜用或晒干。

【药材性状】基部可见须状根，黄白色。茎细长，皱缩而有棱，节上生根。叶皱缩，多掉落，下部者有短柄，叶片展平后呈三角状卵形、卵形或长圆形，先端圆钝或急尖，基部截形或近心形，边缘具圆齿，两面均无毛。质脆，易碎。气微，味淡。

【品质评价】以身干、色绿、叶多者为佳。

【性味归经】味甘、淡，性凉。归肺、胃经。

【功效主治】清热解毒，利湿消肿。主治咽喉肿痛、咳嗽、痢疾、小便黄赤、腹痛、小儿消化不良、痈肿疮疖。

【用法用量】内服：煎汤，15～30g。外用适量，捣敷。

【使用注意】脾胃虚寒者慎服；孕妇慎用。

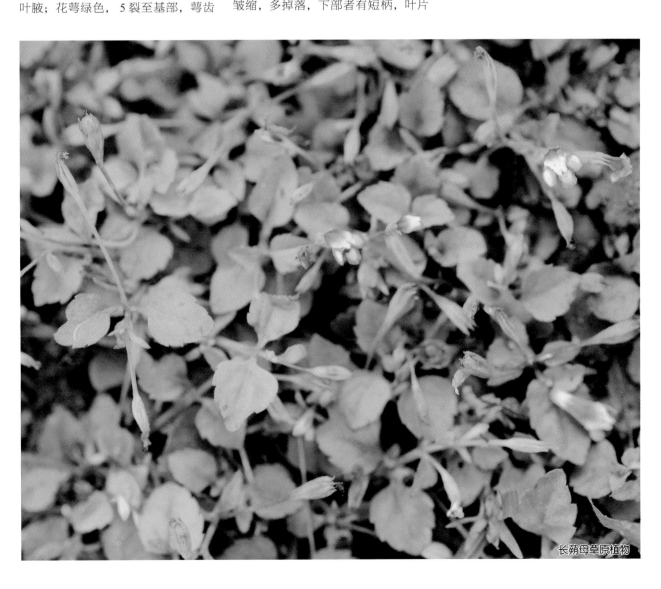

长蒴母草原植物

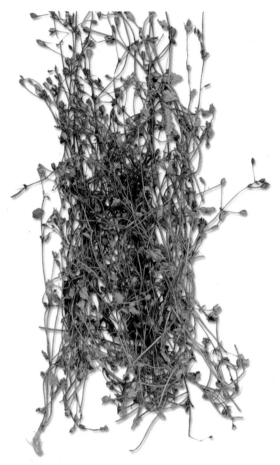

长蒴母草药材

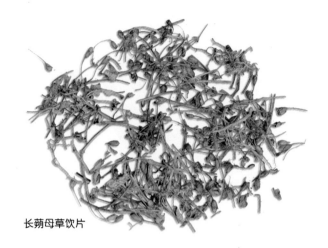

长蒴母草饮片

【经验方】

1.蛇头指　四方草适量,加生盐少许。捣烂敷患处。(《梧州地区中草药》)

2.新生儿胎毒　四方草适量。捣烂,冲二米水,涂患处。(《梧州地区中草药》)

3.急性痢疾　鲜四方草60～120g。水煎服。(《梧州地区中草药》)

4.急性胃炎　四方草、白花蛇舌草各30g。水煎服。(《梧州地区中草药》)

5.小儿腹泻　鲜长蒴母草60～120g,水煎,分2次服。(《香港中草药》)

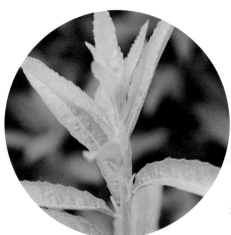

长叶阔苞菊

Plucheae Eupatorioidis Herba
[英] Eupatorioides Pluchea Herb

【别名】小风艾。

【来源】为菊科长叶阔苞菊 *Pluchea eupatorioides* Kurz 的地上部分。

【植物形态】草本或亚灌木。茎直立，上部分枝，有明显细沟纹，幼时密被粉状短柔毛，后脱毛。中部叶近无柄或具长约 4mm 的短柄，叶片阔线形，长 7 ~ 10cm，宽 12 ~ 20mm，基部渐狭，顶端渐尖，边缘有远离的疏齿，两面被粉状短柔毛，下面较密，中脉在下面明显凸起，网脉稍明显；上部叶近无柄，阔线形至线形，长 5 ~ 7cm，宽 7 ~ 10mm，其余性状与中部叶无异。头状花序多数，在茎枝顶端排列成伞房花序；花序梗纤细，密被粉状短柔毛；总苞钟状；总苞片 5 ~ 6 层，外层卵形或阔卵形，顶端短尖，背面被疏毛，并有缘毛，内层狭，线形，顶端渐尖，无毛；雌花多层，花冠丝状，檐部 3 ~ 4 齿裂；两性花较少，数朵，花冠管状，檐部扩大，顶端 5 浅裂，裂片三角状渐尖。瘦果圆柱形，有 5 棱，被白色疏毛。冠毛白色，宿存，约与花冠等长，两性花的冠毛下部联合成带状。

【分布】广西主要分布于南宁、龙州、大新。

【采集加工】夏、秋季可采。除去杂质，鲜用。

【药材性状】本品茎呈圆柱形，上部分枝，长短不一，直径 3 ~ 12mm。表面棕褐色，具纵棱线，嫩茎密被粉状短柔毛。质略硬，易折断，断面中央具髓。单叶互生，褐绿色或黄棕色，皱缩卷曲，易碎，完整者展平后呈阔线形或线形，长 5 ~ 7cm，宽 7 ~ 10mm，顶端渐尖，基部楔形，边缘具远离的疏齿，两面均被粉状短柔毛，下面被毛较密，侧脉 5 ~ 7 对；叶柄长约 4mm 或近无柄。气微香，味微辛、凉。

【品质评价】以干燥、条粗、色绿、无杂质者为佳。

【性味归经】味微辛，性凉。归肝、脾经。

【功效主治】祛风止痛，活血调经。主治风寒湿痹，跌打肿痛，月经不调，痛经等。

【用法用量】内服：煎汤，10 ~ 15g。外用：适量。

【使用注意】脾胃虚寒者慎服。

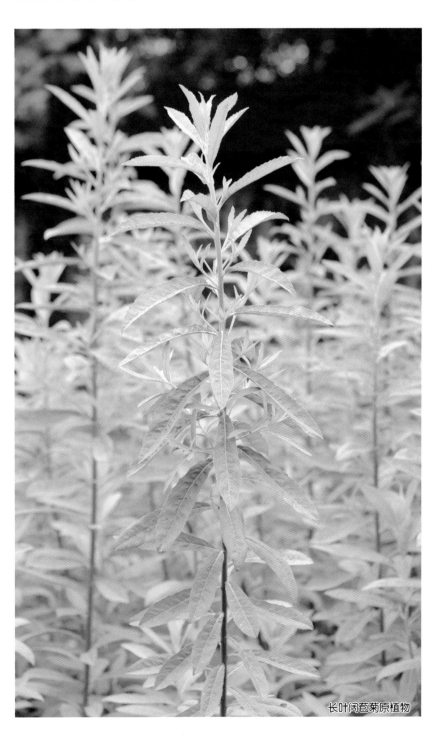

长叶阔苞菊原植物

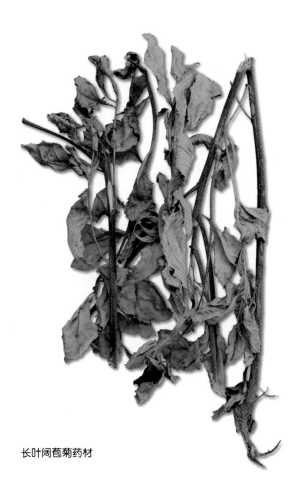

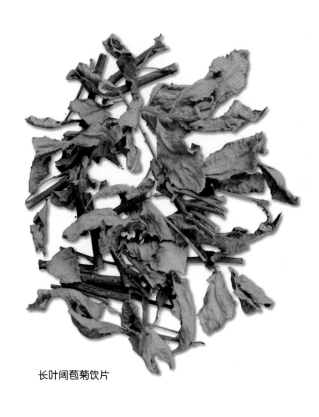

长叶阔苞菊饮片

长叶阔苞菊药材

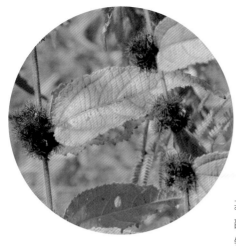

Chang gou ci shuo ma

长勾刺蒴麻

Triumfettae Pilosae Herba
[英]Pilose Triumfetta Herb

【别名】牛虱子、狗屁藤、小桦叶、梗麻、毛葱根、细心麻栗、毛葱叶、小狗核桃。

【来源】为椴树科植物长勾刺蒴麻 *Triumfetta pilosa* Roth 的全草。

【植物形态】木质草本或亚灌木。嫩枝被黄褐色长茸毛。单叶互生；叶片厚纸质，卵形或长卵形，长5～14cm，宽2～5cm，下部叶有时三浅裂，边缘有不整齐锯齿；上面有稀疏星状茸毛，下面密被黄褐色厚星状茸毛，先端渐尖或锐尖，基部圆形或微心形，基出脉3条。两侧脉上行超过叶片中部；聚伞花序1至数枝腋生；苞片披针形；萼片狭披针形，先端有角，被毛；花瓣黄色，与萼片等长；雄蕊10；子房被毛。蒴果有刺，刺被毛，先端有钩，反曲，有平展的粗毛。

【分布】广西主要分布于天等、金秀。

【采集加工】全年均可采收。洗净，切段，晒干。

【药材性状】茎枝圆柱形，有淡黄色星状毛。叶片多皱缩，破碎，完整的叶片展开后呈卵形或狭卵形，长5～14cm，宽2～5cm，先端短渐尖，基部圆形，下部叶有时3浅裂，边缘有不整齐的锯齿，基部常具3～5脉，叶面暗绿色，背面白色，两面均有星状柔毛。叶柄长1～5cm，被长柔毛。气微，味淡。

【品质评价】以身干、色绿、叶多者为佳。

【性味归经】味辛，性温。归肝经。

【功效主治】活血行气，散瘀消肿。主治月经不调，癥瘕积聚，跌打损伤。

【用法用量】内服：煎汤，5～10g。

【使用注意】孕妇慎用。

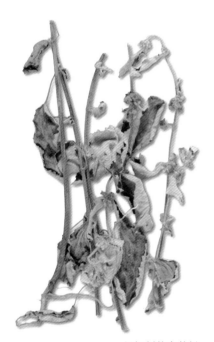

长勾刺蒴麻药材

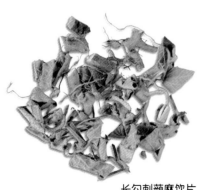

长勾刺蒴麻饮片

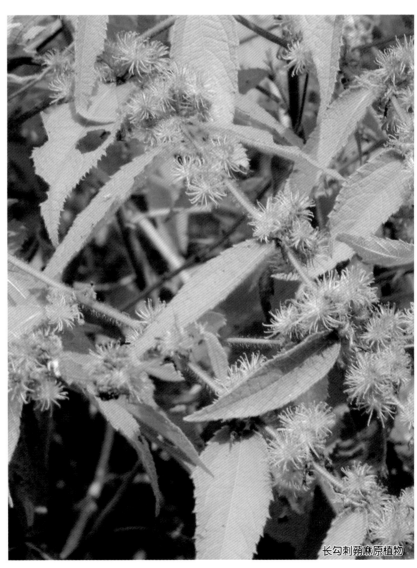

长勾刺蒴麻原植物

Hua xiang shu

化香树

【别名】山柳叶、小化香叶。

Platycaryae Strobilaceae Folium
[英] Strobilacea Platycarya Leaf

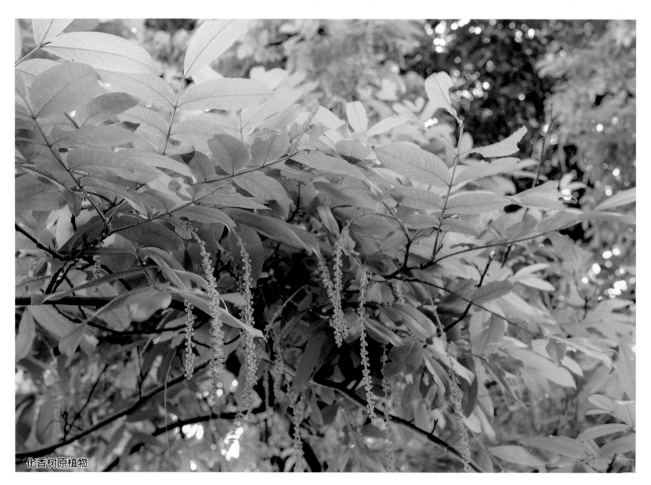

【来源】为胡桃科植物化香树 *Platycarya strobilacea* Sieb.et Zucc. 的叶。

【植物形态】落叶小乔木。树皮灰褐色，不规则纵裂；枝条暗褐色。奇数羽状复叶，互生，小叶卵状披针形至长椭圆状披针形，薄革质，长 4 ~ 11cm，宽1.5 ~ 3.5cm，不等边，稍呈镰状弯曲，基部近圆形，一边略偏斜，先端长渐尖，边缘有重锯齿。花雌雄同株；两性花序和雄花序着生于小枝顶端或叶腋，排列成伞房状花序束，中央的一条常为两性花序，雄花序在上，雌花序在下；位于两性花序的四周为雄花序；雄花苞片阔卵形，无小苞片及花被，有雄蕊6 ~ 8；雌花序球状卵形或长圆形，雌花苞片卵状披针形，硬而不外曲，无小苞片，有花被片2，贴生于子房两侧，与子房一起增大。果序球果状，卵状椭圆形至长椭圆状圆柱形，包片宿存，大质，褐色；小坚果扁平，两侧具狭翅。种子卵形，种皮膜质。

【分布】广西主要分布于百色、桂林、天峨、环江。

【采集加工】夏、秋季采收。鲜用或晒干。

【药材性状】奇数羽状复叶多不完整，叶柄及叶轴较粗，淡黄色棕色。小叶片多皱缩破碎，完整者宽披针形，不等边，略呈镰状弯曲。长 4 ~ 11cm，宽 1.5 ~ 3.5cm，上表面灰绿色，下表面黄绿色，边缘有重锯齿，薄革质。气微清香，味淡。

【品质评价】以色绿、气清香者为佳。

【化学成分】果序中含 5- 羟基 -1,4- 萘醌（juglone）、栎精-3-*O*-（2'-*O*-3,4,5- 三羟基苯甲酰)-β-D- 苷 [quercetin-3-*O*-（2'-*O*-3,4,5-hydroxy-benzoyl）-β-D-glycosides]、栎精 -3-*O*-（2″-*O*-3,4,5- 三羟基苯甲酰）-β-D- 半乳糖苷 [quercetin-3-*O*-（2″-*O*-3,4,5-hydroxy-benzoyl）-β-D-galactopyranoside]、栎精 -3-*O*-α-L- 鼠李糖苷（quercetin -3-*O*-α-L-rhamnoside）[1]。还含挥发油，主要成分为 γ- 桉叶醇（γ-eudesmol）、β- 桉叶醇（β-eudesmol）、正十六酸（*n*-hexadecanoic acid）、十六酰胺（palmitamide）、十八酰胺（stearamide）、香木兰烯（aromadendrene）、三十二烷（*n*-dotriacontane）等 [2]。

叶中含 5- 羟基 -1,4- 萘醌(5-hydroxy-1,4-naphathoquinone）、对苯二胺酸

化香树原植物

（*p*-phenylenediamine hydrochloride）、没食子酸（gallicacid）、4,8- 羟基萘 -1-*O*-β -D- 苷（4,8-hydroxynaphthalene-1-*O*-β -D-glycosides）、圣草酚（eriodictyol）、栎精 -3-*O* -（2″-3,4,5-三羟基甲酰）-β -D- 半乳糖苷 [quercetin-3-*O* -（2″-3,4,5-hydroxy-benzoyl）-β -D-galactopyranoside]、5- 羟基 -2- 甲氧基 -1,4- 萘醌（5-hydroxy-2-methoxy-1,4-naphthoquinone）、5- 羟基 -3- 甲氧基 -1,4- 萘醌（5-hydroxy-3-methoxy-1,4-naphthoquinone）、对 - 香豆酸甲酯（methyl-*p*-coumarate）[3]。

【药理作用】

1. 抗氧化 从化香树果序中提取的纯化多糖对二苯代苦味酰基（DPPH•）自由基、超氧自由基、羟基自由基具有清除作用[4]。

2. 抑菌 化香树叶中提取的萘醌类化合物具有杀菌作用，对枯草芽孢杆菌、大肠杆菌、啤酒糖酵母和金黄色葡萄球菌有抗病原微生物作用[5-7]。化香树叶醇提取液对蚊虫幼虫具有杀灭作用，40% 乙醇溶剂效果为佳，对蚊虫成虫不显触杀作用，对致倦库蚊幼虫的半数致死浓度（LC_{50}）为 0.43g/100ml[8]。

【临床研究】

鼻炎、鼻窦炎 选用处方（化香树果 2500g，夏枯草 2500g，木通 1500g，苍耳子 1500g，菊花 1500g，辛夷 1500g，蔗糖 6500g，尼泊金 5g），制备 A 液：称取处方量菊花、辛夷，用水洗净后浸泡 4h，蒸馏 1h，收集馏液。药渣加水煮沸 40min，滤过，滤液与收集的蒸馏液合成 A 液。制备 B 液：称取处方量化香树果洗净捣碎，与夏枯草、木通、苍耳子分别用水浸 4h，煎煮 2 次，每次煮沸 1.5h，滤过，合并滤液并浓缩至规定量，加入蔗糖，以热溶法配制成 B 液。将 A 液与 B 液合并，加入 5% 尼泊金 100ml，加蒸馏水至足量摇匀即得。口服，每次 10 ~ 20ml，每日 3 次，小儿减半，7 ~ 14 天为 1 个疗程。结果：治疗急、慢性鼻炎患者 43 例，有效率为 97.7%；选鼻窦炎患者 35 例，总有效率为 94.5%；过敏性鼻炎患者 16 例，总有效率为 93.8%[9]。

【性味归经】味辛，性温；有毒。归心、肝、肾经。

【功效主治】解毒疗疮，杀虫止痒。主治疮痈肿毒，骨痈流脓，顽癣，阴囊湿疹，癞头疮。

【用法用量】外用：适量，捣烂敷；或浸水洗。

【使用注意】本品仅供外用，不作内服。

【经验方】

1. 巴骨癀（骨痈流脓，日久不收口，有多骨） 小化香树叶 250g。捣烂泡冷水，将患处浸入药水中数小时，使多骨疽消去，即用镊子拔出，后用药水随时洗。（《贵州民间药物》）

2. 癞头疮 小化香叶 30g，石灰 6g，开水 1 杯。混合泡，用鸭毛蘸水外搽，每日搽 2 次。（《贵州民间药物》）

3. 痈疽疔毒类急性炎症 化香树叶、雷公藤叶、芹菜叶、大蒜各等份，均用鲜品。捣烂外敷，疮疡溃后不可使用。（《常用中草药配方》）

【参考文献】

[1] 陈奎 . 化香树果序化学成分研究 . 西安：陕西科技大学，2008.

[2] 王茂义，王军宪，贾晓妮，等 . 化香树果序挥发油化学成分分析 . 中国医院药学杂志，2011,31(9):736.

[3] UenoT, Miyanaga T, Kawakami F, et al. Furthercharacterization of galloylpedunculagin as an effective auto-phosphorylation inhibitor of C-kinase in vitro. Bio Pharm Bull, 2002, 25(11): 1401.

[4] 陈易彬，张益，陈奎 . 化香树果序多糖抗氧化性 . 食品科技，2010, 35(2):141.

[5] Kondo Akira, et al.C A, 1979, (91):137167h.

[6] Kondo Akira, et al.C A, 1979, (91):71706z.

[7] Kondo Akira, et al.C A, 1979, (91):71707a.

[8] 袁莉，杨晓琼，郭伟伟，等 . 侗药 Meixsaxlocil 对致倦库蚊的毒力试验 . 中国民族医药杂志，2012,(3):35.

[9] 张小勇，张敏华 . 化香树果糖浆的制备与临床应用 . 中国医院药学杂志,1999,19(7):438.

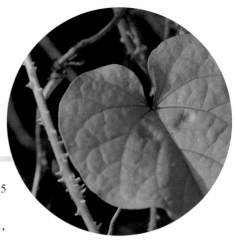

Yue guang hua

月光花

【别名】天茄儿、嫦娥奔月、华佗豆。

Calonyctii Aculeati Semen
[英] Aculeate Calonyction Seed

【来源】为旋花科植物月光花 *Calonyction aculeatum*（L.）House 的种子。

【植物形态】缠绕草本。全株有乳汁。茎绿色，圆柱形，近平滑或多少具软刺。单叶互生；叶片卵形，长10～20cm，宽5～15cm，先端长锐尖或渐尖，基部心形，全缘或稍有角或分裂。花大，夜间开放，1至多朵排列成总状，有时花序轴呈之字弯曲；花两性，萼片5，卵形，绿色，有长芒；花冠白色，瓣中带淡绿色，冠檐浅5圆裂，扩展；雄蕊和花柱伸出花冠外；雄蕊5，花丝圆柱形，着生于花冠管上，花药基部箭形，淡黄色；花盘环状，肉质；子房长圆锥状，花柱圆柱形，柱头大，球状。蒴果卵形，具锐尖头，基部为增大的萼片所包围。种子无毛，黄白色、褐色或黑色。

【分布】广西全区均有栽培。

【采集加工】秋季采收。鲜用。

【药材性状】种子卵圆形，略扁。表面淡棕黄色，平滑光亮，中央微显纵沟，腹面为一棱线，棱的一端具明显圆形白色的种脐。质硬。气微，味苦。

【品质评价】以叶多、色黄绿、无杂质者为佳。

【化学成分】本品含月光花素 A（calonyctin A）[1]、赤霉素 A_8（gibberelline A_8）、赤霉素 A_{17}（gibberelline A_{17}）、赤霉素 A_{19}（gibberelline A_{19}）、赤霉素 A_{27}（gibberelline A_{27}）、赤霉素 A_{29}（gibberelline A_{29}）、赤霉素 A_{30}（gibberelline A_{30}）、赤霉素 A_{31}（gibberelline A_{31}）、赤霉素 A_{33}（gibberelline A_{33}）、赤霉素 A_{34}（gibberelline A_{34}）[2]、贝壳杉酸（kauranoic acid）、6-羟基贝壳杉酸（6-hydroxykauranoic acid）[3]。

【药理作用】

1. 镇痛　月光花豆乙醇提取物能减少小鼠扭体次数，延长小鼠热板反应、舔足潜伏期及温浴致小鼠缩尾反应潜伏期，同时能降低热板致痛小鼠血清和脑组织前列腺素 E_2（PGE_2）、丙二醛（MDA）含量，增强超氧化物歧化酶（SOD）活性[4]。

2. 抗炎　月光花豆乙醇提取物不仅能减少角叉菜胶致大鼠急性胸膜炎的胸腔渗出液体积，减少胸腔渗出液中白细胞数量、PGE_2、MDA 含量及肿瘤坏死因子 -α（TNF-α）含量，提高渗出液 SOD 活性[5,6]。还能减轻二甲苯致小鼠耳郭水肿反应，降低醋酸诱发小鼠腹腔毛细血管通透性增高，抑制角叉菜胶致大、小鼠足肿胀程度及小鼠棉球肉芽组织增生[6]。

【性味归经】味苦、辛，性凉。归肝经。

【功效主治】解蛇毒。主治毒蛇咬伤。

【用法用量】外用：适量，捣敷。

【使用注意】本品仅供外用，不作内服。

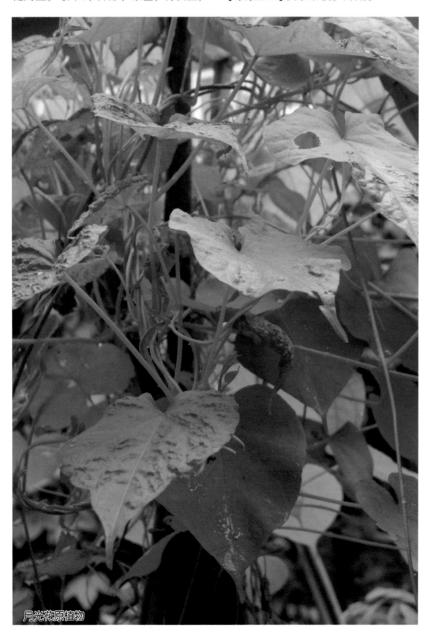

月光花原植物

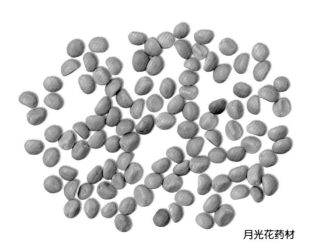

月光花药材

【参考文献】

[1] 胡友川,Pastor R,Serratrice G, 等 . 月光花素甲的糖组份的结构测定 . 有机化学 ,1989,9(2):141.

[2]Thiemann W, Zinecker K. Simple apparatus for detection of small volume changes of gases. Chemical Instrumentation, 1973, 4(4): 283.

[3]Murofushi N, Yokota T, Takahashi N. Structures of kauranoic acids in Calonyction aculeatum. Tetrahedron Lett, 1973, (10): 789.

[4] 唐秀能 , 黄仁彬 , 黄媛恒 , 等 . 月光花豆乙醇提取物的镇痛作用及作用机制研究 . 时珍国医国药 ,2009,20(12):3153.

[5] 唐秀能 , 黄建春 , 贺敏 , 等 . 月光花豆乙醇提取物对大鼠急性胸膜炎的作用及作用机制的研究 . 北京中医药 ,2009, (8):1767.

[6] 唐秀能 , 黄仁彬 , 张志伟 , 等 . 月光花豆乙醇提取物的抗炎作用 . 中成药 ,2009,31(11):1767.

风车子

Feng che zi

Combreti Alfredii Folium
[英]Alfredii Combretum Leaf

【别名】四角风、水番桃、华风车子。

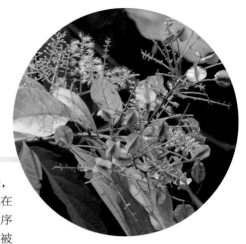

【来源】为使君子科植物风车子 *Combretum alfredii* Hance 的叶。

【植物形态】直立或攀缘灌木。小枝近方形，灰褐色，有纵槽，密被棕黄色的绒毛和橙黄色鳞片，老枝无毛。叶对生或近对生；叶柄有槽，具鳞片或被毛；叶片厚纸质，长椭圆形至阔披针形，长12 ~ 16cm，宽4.8 ~ 7.3cm，先端渐尖，基部楔形，全缘，两面无毛而稍粗糙，背面具有黄褐色或橙黄色鳞片，中脉在背面凸起，侧脉6 ~ 16 对。穗状花序腋生和顶生或组成圆锥花序，总轴被棕黄色的绒毛和金黄色与橙色的鳞片；小苞片线形；花黄白色；萼钟形，外被黄色而有光泽的鳞片和粗毛，内面具一柠檬黄色而有光泽的毛环，毛突出萼喉之上；花瓣长倒卵形；雄蕊8，花丝伸出萼外；子房圆柱形，胚珠2，倒垂。果椭圆形，被黄色或橙黄色鳞片，具4翅，翅成熟时红色或紫红色。种子1颗，纺锤形，有纵沟8条。

【分布】广西主要分布于金秀、来宾、柳州、三江、龙胜、兴安、临桂、阳朔。

【采集加工】秋后采收。切片晒干。

【药材性状】呈长椭圆形、宽披针形、椭圆状倒卵形或卵形，黄绿色，长12 ~ 16cm，宽4.8 ~ 7.3cm，顶端渐尖，基部楔形或钝圆，边全缘，两面无毛而粗糙，或在背面脉上有粗毛，在放大镜下可见密被白色圆形凸起的小斑点，背面有黄褐色或橙黄色鳞片，中脉凸起，侧脉6 ~ 7 对，脉腋内有丛生粗毛；叶柄有槽，被毛或具鳞片。质轻。气无，味淡。

【品质评价】以色绿、完整者为佳。

【化学成分】本品含有 β - 谷甾醇（β - sitosterol）、齐墩果酸（oleanolic acid）、熊果酸（ursolic acid）、β - 胡萝卜苷（β -daueosterol）、槲皮素（quercetin）[1]、正三十三烷醇（n-tritriacontanol）、正二十四烷酸（n-tetracosanoic acid）、荭草素（orientin）、异荭草素（iso-orientin）、异牡荆苷（iso-vitexin）[2]。

【性味归经】味甘、微苦，性平。归小肠、胃经。

【功效主治】驱虫健胃，解毒。主治蛔虫病，鞭虫病，烧烫伤。

【用法用量】内服：煎汤，9 ~ 18g。外用：适量，研末调敷；或鲜品捣汁涂。

【使用注意】体虚者及孕妇慎服。

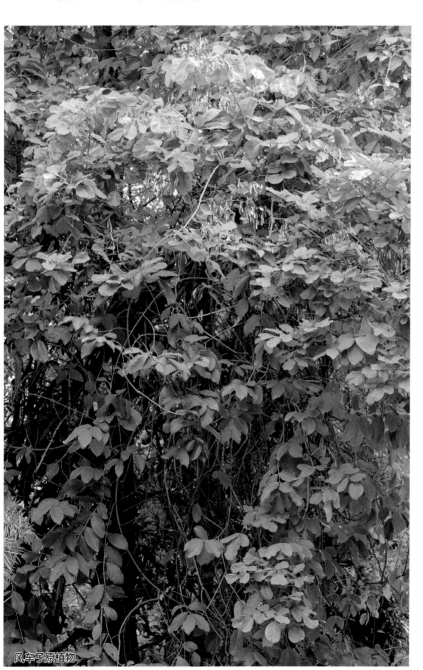

风车子原植物

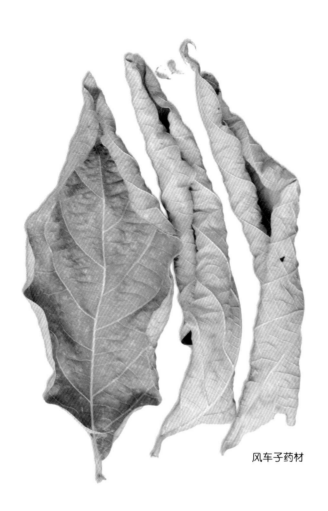

风车子药材

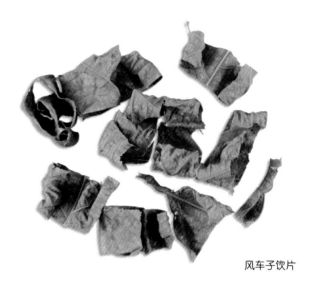

风车子饮片

【经验方】

1.烧烫伤 鲜华风车子叶捣烂，调洗米水外涂。(《广西本草选编》)

2.蛔虫、鞭虫病 干华风车子叶 9 ~ 18g，或鲜叶 30g，水煎 2 次，空腹服。(《广西中草药》)

【参考文献】

[1] 邓刚 , 蒋才武 , 黄健军 , 等 . 壮药风车子化学成分的研究（Ⅰ）. 时珍国医国药 ,2010,21(10):2518.

[2] 蒋才武 , 高淑景 , 黄健军 . 壮药风车子叶化学成分研究 . 时珍国医国药 ,2011,22(5):1146.

Dan shen

丹 参

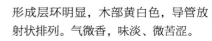

Salviae Miltiorrhizae Radix
[英] Danshen Root

【别名】红丹参、赤参、紫丹参、红根、山红萝卜、活血根、靠山红、红参。

【来源】为唇形科植物丹参 *Salvia miltiorrhiza* Bunge 的根。

【植物形态】草本。全株密被淡黄色柔毛及腺毛。茎四棱形，具槽，上部分枝。叶对生，奇数羽状复叶；小叶通常 5，顶端小叶最大，小叶片卵圆形至宽卵圆形，边缘具圆锯齿，两面密被白色柔毛。轮伞花序组成顶生或腋生的总状花序，每轮有花 3 ~ 10 朵；苞片披针形；花萼近钟状，紫色；花冠二唇形，蓝紫色，上唇直立，呈镰刀状，先端微裂，下唇较上唇短，先端 3 裂；发育雄蕊 2，着生于下唇的中部，伸出花冠外，退化雄蕊 2，线形，着生于上唇喉部的两侧，花药退化成花瓣状；花盘前方稍膨大；子房上位，4 深裂，花柱细长，柱头 2 裂，裂片不等。小坚果长圆形，熟时棕色或黑色，包于宿萼中。

【分布】广西主要分布于金秀、三江。

【采集加工】春栽春播于当年采收；秋栽秋播于第 2 年 10 ~ 11 月地上部分枯萎或翌年春季萌发前将全株挖出。除去残茎叶，摊晒，使根软化，抖去泥沙（忌用水洗），运回晒至五至六成干。把根捏拢，再晒至八到九成干，再捏一次，把须根全部捏断晒干。

【药材性状】根茎粗大，顶端有时残留红紫色或灰褐色茎基。根 1 至数条，砖红色或红棕色，长圆柱形，直或弯曲，有时有分枝和根须，长 10 ~ 20cm，直径 0.2 ~ 1cm，表面具纵皱纹及须根痕；老根栓皮灰褐色或棕褐色，常呈鳞片状脱落，露出红棕色新栓皮，有时皮部裂开，显出白色的木部。质坚硬，易折断，断面不平坦，角质样或纤维性。形成层环明显，木部黄白色，导管放射状排列。气微香，味淡、微苦涩。

【品质评价】以条粗壮、色紫红者为佳。

【化学成分】本品含酚酸类（phenolic acid）、挥发油（volatile oils）、萜类（terpenes）、甾体类（sterols）、黄酮类（flavones）、木脂素类（lignans）等多种化学成分。

根含挥发油主要成分为正十六酸（*n*-hexadecanoic）、邻苯二甲酸二异丁酯（diisobutyl phthalate）、亚油酸（linoleic acid）、正二十烷（*n*-eicosane）等[1,2]。

根中含酚酸类成分：咖啡酸（caffeic

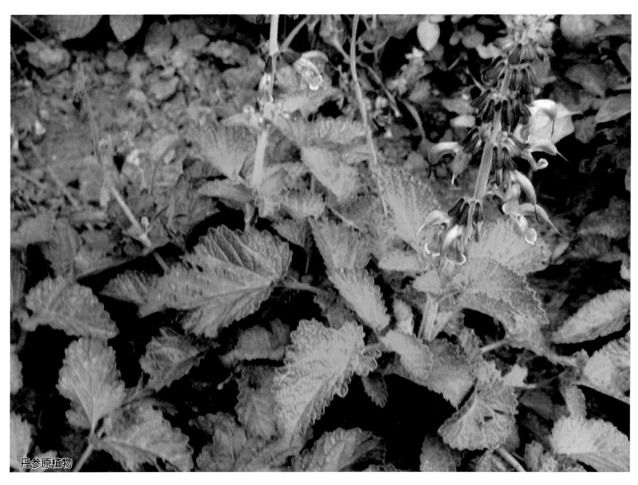

丹参原植物

acid）、原儿茶醛（protocatechualdehyde）、原儿茶酸（protocate-chuic acid）、迷迭香酸甲酯（rosmarinic acid methyl ester）、紫草酸（alkannic acid）、紫草酸甲酯 B（lithospermic acid ester B）、9″-甲基紫草酸（9″-methyl violet oxalate）、丹参素(danshensu)、异阿魏酸(iso-ferulic acid)、丹酚酸(salvianolic acid）、紫草酸二甲酯（dimethyl lithospermate）、迷迭香酸（rosmarinic acid）、鼠尾草酸 A（carnosic acid A）、丹酚酸 A（salvianolic acid A）、丹酚酸 B（salvianolic acid B）、丹酚酸 C(salvianolic acid C)、丹酚酸 D(salvianolic acid D)、丹酚酸 E（salvianolic acid E）、丹酚酸 L（salvianolic acid L）、丹酚酸 G（salvianolic acid G）、紫草酸甲酯（lithospermum acid methyl ester）、丹参酸 B 镁（magnesium lithospermate B）、丹参酚酸 B 镁铵（Ammonium acid magnesium B Salvia）、丹参酸甲酯（methyl tanshinoate）、（8′R）-isosalvianolic acid C methyl ester、salvinoside[1-13]。

根中含二萜醌类成分：丹参酮 I（tanshinone I）、1,2,15,16- 四氢丹参（1,2,15,16-tetrahydrotanshinone）[9-12]、丹参酮ⅡA(tanshinone ⅡA)[12,13]、丹参酮Ⅱ B（tanshinone Ⅱ B）[12]、二氢丹参酮 I（dihydrotanshinone I）[12-15]、15,16- 二氢丹参酮 I（15,16-dihydrotanshinone I）[16,17]、3α- 羟基丹参酮Ⅱ（3α-hydroxytanshinone Ⅱ）[12,18,19]、3β- 羟基丹参酮ⅡA（3β-hydroxytanshinone Ⅱ A）[19]、隐丹参酮(cryptotanshinone)[12-15]、丹参酮 V（tanshinone V）、丹参酮 Ⅵ（tanshinone Ⅵ）、Δ¹-dehydrotanshinone Ⅱ A、亚甲基丹参酮（methylene tanshinone）、1,2- 二氢丹参酮 I（1,2-dihydrotanshinone I）、亚甲基二氢丹参酮（methylene dihydrotanshinone）[14]、3- 羟基亚甲基丹参酮（3-hydroxy methylenetanshinone）[17]、去甲丹参酮（nortanshinone）[18]、丹参二醇 A（tanshindiol A）[15,18]、丹参二醇 B（tanshindiol B）、丹参二醇 C（tanshindiol C）、丹参醛 I（tanshinaldehyde I）[14]、异丹参醌 I（iso-tanshinone I）[19]、异丹参醌Ⅱ A（iso-tanshinone Ⅱ A）[12,19]、异丹参醌Ⅱ B（iso-tanshinone Ⅱ B）[19,20]、异二氢丹参酮 I（iso-dihydrotanshinone I）[12]、异隐丹参酮（iso-cryptotan-shinone）[12,14]、丹参新醌甲 A（danshenxinkun A）[13,14,16]、丹参新醌丁 B（danshenxinkun B）、丹参新醌丁（danshenxinkun）[13,14,21]、丹参新醌丁 D（danshenxinkun D）[22-25]、次甲丹参醌（miltirone）[12,14]、Δ¹- 去氢丹参新酮（Δ¹-dehydromiltirone）[14]、亚甲基丹参新酮（methylenemiltir-one）、丹参内酯（tanshinlactone）、丹参酮酐Ⅱ A（anhydride of tanshinone Ⅱ A）、丹参酮酐（anhydride of cryptotanshinone）、丹参酮酐 I（anhydride of tanshinone I）[11]、丹参醇 A（danshenol A）[13,16]、丹参醇 B（danshenol B）[13,14]、丹参醌酚 I（miltionone I）、丹参醌酚Ⅱ（miltionone Ⅱ）[22]、丹参酮二酚（miltiodiol）[26]、丹参环庚三烯酚酮（miltipolone）、丹参螺缩酮内酯（danshenspiroket allactone）、表丹参螺缩酮内酯（epidanshenspiroket allactone）、丹参隐螺内酯（cryptoacet alide）、表丹参隐螺内酯（epi-cryptoacet alide）[27]、normiltioane、epi-danshen spiroket allactone A、militibetin A、3-hydroxy-2-（2′-formyloxy-1′-methylethyl）-8-methyl-1,4-phenanthrene-dione、iso-neocryptotanshinone Ⅱ、tanshinlactone A、2,10,11-trihydroxy-8-methoxy-1,6,7,8-tetrahydro-2H-benzo[e]azecine-3,5-dione[27-38]。

根中含有机酸类成分琥珀酸（succinic acid）、亚麻酸（linolenic acid）、亚油酸（linoleic acid）、油酸（oleicacid）、棕榈酸（palmiticacid）[29]；黄酮类成分 5,3′- 二羟基 -7,4′- 二甲氧基二氢黄酮（5,3′-dihydroxy-7,4′-dimethoxyflavanone）[12]、黄芩苷（baicalin）[29]；二萜类成分柳杉酚（sugiol）[16]、弥罗松酚（ferrugiol）[28]、银白鼠尾草二醇（arucadiol）[11]、鼠尾草呋萘嵌苯（salvilenone）[23]、鼠尾草酚酮（salviolone）；甾体类成分替告皂苷元（gitogenin）、胡萝卜苷(daucosterol)[29]、β- 谷甾醇（β-sitosterol）、豆甾醇（stigmasterol）[30]；三萜类成分熊果酸（ursolic）[29]；木脂素类成分 1-羟基松脂醇 -O-β-D- 葡萄糖苷（hydroxypinoresinol-1-O-β-D-glucoside）[11]、2-（4-hydroxyphenyl）-5-（3-hydroxypropenyl）-7-methoxybenzofuran[32]；氮氧杂环类成分 neosalvianen、salvianen、salvianan、salviadione、5-(methoxymethyl)-1H-pyrrole-2-carbaldehyde[24]。

根中还含其他成分 3-（3,4- 二羟基苯基）乳酰胺 [3-（3,4-dihydroxyphenyl）lactamide][2]、5-（3- 羟丙基）-7- 甲氧基 -2-（3′- 甲氧基 -4′- 羟基苯基）-3- 苯并呋喃醛 {5-（3-hydroxypropyl）-7-methoxy-2-（3′-methoxy-4′-hydroxy-phenyl）-3-benzo[b]furancarbaldehyde}[1,11,39]、降鼠尾草氧化物(norsalvioxide)[25]、维生素 E(vitamin E)[29]、2,3- 二氢化 -4,4- 二甲基 -11,12- 二羟基 -13- 异丙基菲酮 [31]。

丹参花含挥发油主要成分为 β- 石竹烯（β-caryophyllene）、β- 石竹烯氧化物（β-caryophyllene oxide）、α- 石竹烯（α-caryophyllene）、cadinadiene、棕榈酸（hexadecanoic acid）[39,40]。

丹参叶中含酚酸类成分丹酚酸 B（salvianolic acid B）和迷迭香酸（rosmarinic acid）[41]。

【药理作用】

1. 调节中枢神经系统　静滴丹参注射液后正常健康人脑电图变化为 α- 波节律减少，波幅降低，由少渐多地出现 4-7e/sθ 波活动，符合脑电图思睡、浅睡、中睡各期变化，未达到深睡程度，同阿米妥钠比较，作用温和缓慢，类似生理睡眠 [42]。静注复方丹参（含丹参、降香）可使兔大脑皮质自发电活动减少，重复刺激引起后放电和阈值提高，感觉刺激的诱发电位增大 [43]。丹参注射液 8g/kg、12g/kg 腹腔注射能抑制小鼠扭体、嘶叫和热板反应，作用高峰在给药后 1h，可维持 3h 左右，给小鼠脑室内注射 15mg（生药）/ 只，可提高其痛阈，具有镇痛作用 [44]。此外，丹参体外具有抑制各组织的环腺苷酸磷酸二酯酶（PDE）的活性，尤以脑和肺的抑制最为敏感 [45]。复方丹参注射液对大鼠脊髓损伤细胞凋亡具有保护作用 [46]。20mg/kg、30mg/kg、60mg/kg 丹参酮灌胃可减少利血平复制的抑郁模型小鼠眼帘下垂、僵住动物数，升高模型小鼠肛温；30mg/kg、60mg/kg 丹参酮可减少丁苯那嗪复制的抑郁模型小鼠眼帘下垂、僵住动物数，可缩短绝望模型小鼠悬尾不动、游泳不动时间；21mg/kg、42mg/kg、140mg/kg 丹参酮可降低盐酸色胺复制的惊厥模型大鼠动作平均分；42mg/kg、210mg/kg 丹参酮可缩短模型大鼠拍打动作持续时间 [47]。

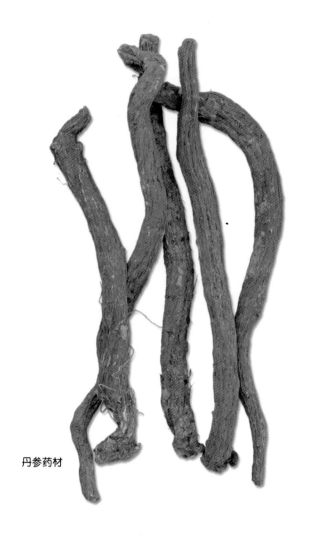

丹参药材

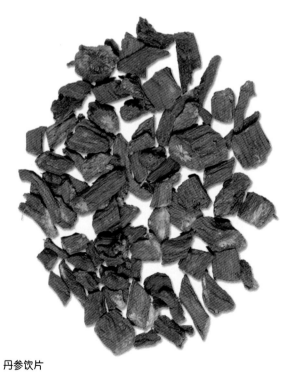

丹参饮片

2. 对呼吸系统的影响　丹参注射液对急性肺损伤有一定保护作用，对放射性肺损伤具有一定的预防作用[48,49]。隔天腹腔注射丹参注射液 0.2ml/ 只（含生药 0.16g），可减轻放射性肺损伤小鼠损伤，损伤修复快[49]。丹参可减轻气管内注入博莱霉素所致的肺泡炎的严重程度，降低肺湿重 / 体重，并可抑制脂质过氧化物的产生[50]。1.5g/kg 腹腔注射丹参可以减轻油酸所致大鼠某些肺部病变和肺系数下降，与地塞米松的预防效果相似[51]。静注复方丹参注射液（含丹参、降香）2.0g/kg 可对抗低氧所致的家兔肺动脉压升高，降低肺血管阻力、心输出量和每搏输出量，同时还可改善缺氧动物动脉血氧分压和降低严重缺氧所致的心电图 ST 段下移程度，对缺氧心肌具有保护作用[52]。丹参注射液不仅能扩张低氧大鼠腺泡内肺动脉（IAPA）管径，减轻低氧对内皮细胞的损伤，还能阻抑 IAPA 肌化增强现象[53]。

3. 对心、脑血管系统的影响　①对心脏的作用。低浓度丹参液能抑制离体蟾蜍心肌收缩，减少能量消耗而不损伤心肌[54]。丹参注射液能使豚鼠及家兔离体心脏的心率减慢，心收缩力先有短暂的抑制，而后逐渐加强[55]。研究丹参对家兔心肌电生理的影响时发现，5% 丹参液灌流后，有效不应期延长，传导速度也延长[56]。丹参可使受损异丙肾上腺素（ISO）损伤性豚鼠心室乳头肌动作电位时程（APD）缩短，而对静息电位（RP）动作电位峰值（APA）超射（OS）及 O 相最大去极化速率（Vmax）不变。丹参在最大有效浓度（0.25mg/ml）时，可使正常豚鼠乳头肌快反应动作电位的 APD 缩短而其他指标不变，丹参使慢反应动作电位的 APA、APD 和 V 减小，丹参可能为钙拮抗剂，并能对抗 ISO 引起的心肌钙超载性损伤[57,58]。丹参酮 II A 磺酸钠具有类似维拉帕米样 L 型钙通道阻断剂作用，其阻断作用呈非电压依赖性[59]。丹参水提液 5g（生药）/kg 腹腔注射预防 30min，能防止或减少由异丙肾上腺素造成大鼠心室纤颤（VF）的发生，提高大鼠的存活率，发生 VF 情况下的大鼠立即静注丹参提取液，71% 能在短暂时间内恢复窦性心律，延长 VF 动物的存活时间[60]。丹参对培养心肌成纤维细胞的胶原合成有抑制作用，且对成纤维细胞增殖也有抑制作用，低浓度丹参也具有对抗去甲肾上腺素的胶原合成和细胞增殖作用[61]。②对心肌缺血和心肌梗死的作用。给大鼠腹腔注射丹参水提物（SM-H）5g（生药）/kg，对于结扎冠状动脉引起的急性心肌缺血有预防作用，可使左室心肌缺血面积缩小，动物的存活率也有所提高[62]。（SM-H）5g（生药）/kg、15g（生药）/kg 腹腔注射可预防异丙肾上腺素（ISO）及氯化钡引起的大鼠急性心肌缺血和心律失常[63]。丹参注射液 2g/kg 静注，可使结扎兔冠状动脉左室支造成的缺血心肌内 ATP（三磷酸腺苷）、ADP（二磷酸腺苷）、AMP（一磷酸腺苷）、AN（总腺苷量）以及 ATP/ADP 值较单纯缺血组提高[64]。在家兔结扎左冠状动脉后 48h 内，反复静注丹参注射液，缺血心肌闰盘的损伤减轻，术后死亡率也较低[65]。预先静注丹参注射液，使缺血区心肌脂质过氧化合物含量较缺血区降低 47.9%，并使冠脉左室支结扎后 2 ～ 5min 的心电图 ST 段抬高程度降低 44.8% ～ 47.0%[66]。丹参注射液对 H_2O_2-Fe^{2+}（过氧化氢二铁）体系中的羟自由基的清除率为65%，对黄嘌呤-黄嘌呤氧化酶体系中超氧阴离子的清除率为100%[67]。灌胃丹参多酚酸盐可使血清-氧化氮合酶、丙二醛水平降低，超氧化物歧化酶、谷胱甘肽过氧化物酶含量上升[68]。不同浓度丹参酮ⅡA可上调骨髓间充质干细胞（MSCs）心肌方向分化间隙连接蛋白43（Cs43）表达，但丹参酮ⅡA和缺氧心肌上清液联合诱导作用更强[69]。应用冠状动脉结扎所致家兔及犬的实验性心肌梗死模型，以丹参素10mg/kg、丹参酮ⅡA磺酸钠2mg/kg注射，可缩小心肌梗死面积及程度[70,71]。皮下注射异丙肾上腺素可导致家兔心肌梗死，使循环噬中性白细胞呈被激活状态，丹参酮灌胃能抑制噬中性白细胞溶酶体释放、吞噬及黏附，且呈量-效关系，减少血清及心肌丙二醛（MDA）含量，升高心肌超氧化物歧化酶（SOD）的活性，抑制白细胞向缺血心肌的浸润及心肌中前列腺素E₂（PGE₂）合成，减少心肌坏死，并与噬中性白细胞功能呈正相关[72]。预先给丹参素4×10^{-6}g/ml，再进行缺血和再灌注损伤实验，心肌SOD、谷胱甘肽过氧化酶（GSH-Px）活性高于单纯缺血和灌注时，超微结构损伤亦较轻，提示丹参素具有很强的抗氧化作用[73]。而且丹参素具有清除O^{2-}和-OH的作用，并对大鼠缺血和再灌注损伤的心肌线粒体有良好的保护效应[74,75]。丹参酮ⅡA磺酸钠亦有抗自由基作用，其药物抑制发光强度50%的浓度（LC_{50}）为1.90μg/ml[76]。结扎家兔冠状动脉左室支造成急性心肌缺血，组织脂质过氧化物含量增高，丹参能有效地抑制心肌缺血和再灌注损伤的脂质过氧化物的形成。长时间（60min）缺血后再灌注可见无复流现象存在于缺血区，丹参能通过增加再灌注缺血区的局部血流量恢复，防止了无复流的出现[77]。丹参制剂能减少钙盐颗粒的体积密度[78]。丹参能防止细胞Ca^{2+}离子进入细胞内，能抗高浓度Ca^{2+}离子对心肌的损害，从而保护心肌，减轻异常电活动[44,68,79]。丹参酮ⅡA磺酸钠能降低离体豚鼠心脏灌流造成钙反常的心肌组织蛋白释放量和钙摄取量，降低程度与丹参酮ⅡA磺酸钠浓度成正比[80]。③对冠脉流量的作用。对实验性急性心肌梗死的犬和猫恒速灌注丹参素，能扩张冠状动脉，使冠脉血流量增加。而丹参酮ⅡA磺酸钠却收缩离体冠脉[82,83]。④对脑缺血及脑循环的作用。丹参使缺血后脑组织及线粒体、粗面内质网等超微结构的改变减轻，而且丹参水溶性成分迷迭香酸有温和的抗血栓形成作用[84]。对局部脑缺血大鼠注射丹参提取液发现梗死面积均缩小，个别仅有轻度缺血改变，未发展成为梗死灶。丹参可减轻阻断大脑中动脉后大鼠脑组织含水量，减轻脑水肿，对缺血修复带来良好效果[85]。丹参对脑血管痉挛引起的脑损伤有防治作用，在恢复脑血流、抗脂质过氧化物方面优于钙拮抗剂尼莫地平[86]。丹参可使家兔软脑膜微循环的血流速度增快，流态改善，红细胞有不同程度解聚[87]。分别给大鼠注射30mg/kg、15mg/kg丹参多酚酸盐可使大脑组织中TNF-α、IL-1β水平降低。丹参多酚酸盐能够保护缺血再灌注损伤大脑可能与其下调TNF-α、IL-1β水平有关[81]。⑤对血管和血压的作用。丹参酮ⅡA磺酸钠可使血压轻度升高[54]。丹参注射液的降压效应能被阿托品阻断，但不能影响肾上

腺素或异丙肾上腺素的作用[55]。丹参注射液2g/kg静注，能增加家兔肾血流量，与肌苷相比，两者改善家兔肾动脉血流灌注效果相仿，丹参作用较为平稳[88]。丹参水提取物可以保护去卵巢大鼠血管内皮功能障碍[89]。丹参酮ⅡA具有促进人脐静脉内皮细胞增殖作用，其中终浓度6mg/L干预48h效应最为显著[90]。丹参多酚酸盐也可抑制高浓度同型半胱氨酸诱导的内皮细胞组织因子（TF）的表达，并具有剂量和时间依赖性[91]。⑥对微循环的影响。丹参不仅可以增加冠心病患者和动物的血液流速，而且可以增加全血和红细胞2,3-DPG（2,3-二磷酸甘油酸）含量，改善缺氧动物的氧分压和血氧饱和度[92]。注射丹参素后可增加家兔球结膜毛细血管数，降低家兔血浆乳酸含量，并见到丹参素能扩张小鼠处于收缩状态的肠系膜微动脉，提高血液流速，从而清除肠系膜血液的淤滞[93]。静脉注射丹参注射液和丹参素均能增加微循环障碍及家兔眼球结膜和肠系膜微循环交点数，有利于增加局部组织微循环的血液灌流及侧支循环建立[94]。丹参注射液静注有短期增加犬肠系膜微循环血流的作用[95]。⑦对心肌、脑组织能量代谢的作用。丹参注射液2.25～4mg（生药）/只腹腔注射，可使小鼠心肌、脑中ATP含量增加，有利于能量代谢和氧效应的调节[96]。⑧对心和脑Na^+-K^+-ATP酶（钠-钾ATP酶）的抑制作用。丹参酮ⅡA磺酸钠在体外能可逆性抑制大鼠心、脑微粒体Na^+-K^+-ATP酶，具有浓度依赖性，且对心微粒体Na^+-K^+-ATP酶的抑制作用较强。降低Na^+或ATP酶浓度则增强或减弱其抑酶作用。动力学分析表明，丹参酮ⅡA磺酸钠对脑微粒体Na^+-K^+-ATP酶的作用与Na^+的竞争性拮抗剂和ATP的反竞争性拮抗剂相似。有K^+（钾离子）及Mg^{2+}（镁离子）存在时则表现为非竞争性或混合型抑制，但对心肌微粒体Na^+-K^+-ATP酶的作用则略有差别[97]。

4. 抗动脉粥样硬化，降血脂 丹参煎剂灌胃可降低动脉粥样硬化家兔血和肝中的三酰甘油[98]。丹参可刺激动脉内皮细胞（EC）分泌前列环素（PGI_2），从而具有抗动脉粥样硬化的作用[99]。丹参川芎嗪注射液也有抗动脉粥样硬化作用，这种作用与其对内皮细胞功能的保护作用密不可分[100]。长期高脂乳剂灌胃会导致大鼠骨量丢失，丹参酸提能有效对抗高脂大鼠胫骨上段、中段骨、第5腰椎的骨丢失，有抗动脉粥样硬化的作用[101]。丹参素具有降低细胞内胆固醇合成及使抗脂蛋白电泳迁移率明显减慢的作用，能明显减弱氧化脂蛋白对细胞的毒性反应及减少氧化脂蛋白中丙二醛（MDA）含量[102]。丹参素可防止低密度脂蛋白氧化，有抗动脉粥样硬化作用[61]。丹参素还有降低细胞内胆固醇内源性合成及抗氧化酶修饰低密度脂蛋白（LDL）的作用及抑制牛主动脉平滑肌细胞氧化修饰LDL的作用[102,103]。10μmol/L丹参酮ⅡA均能提高新生乳牛的胸主动脉内皮细胞（EC）6-酮-前列腺素Fla（6-keto-PGFla）的水平，抑制MDA的产生。高浓度的丹参酮ⅡA还可降低血栓素（TXB_2）的含量。丹参酮ⅡA具有抗氧化作用，可防止LDL的氧化，从而保护动脉内皮细胞，维持其分泌PGI_2的正常功能[104]。

5. 对血液系统的影响 丹参具有抗内、外凝血系统的功能，可使复钙时间（RT）、凝血酶原时间（PT）及白陶土部分

凝血活酶（KPTT）延长，并促进纤维蛋白降解[105]。丹参注射液能促进牛内皮细胞分泌纤溶酶原激活物（PA），提高 PGI₂ 的产生量，降低其抑制物（PAI）的活性。丹参还能增加牛内皮细胞膜表面血栓调理蛋白的活性。丹参注射液可抑制 ADP 诱导的家兔血小板聚集，使血小板黏附降低，对体外血栓形成有抑制作用和抑制凝血功能[106]。丹参注射液注射后均能使急性脑血管病患者血小板第一、二相聚集率降低至正常水平，具有降低血小板聚集作用[107]。在体外，丹参注射液通过作用于健康人红细胞和培养的人脐静脉内皮细胞，从而使红细胞与内皮细胞黏附的数目减少，强度减弱[108]。丹参对血栓烷 A2（TXA2）的抑制率为 96.64%[109]。丹参具有温和的抗血栓作用，给大鼠静注丹参溶液，能抑制静脉血栓形成，阻抑胶原诱导的血小板聚集，促进纤维蛋白溶解活性，当剂量为 50mg/kg 及 100mg/kg 时血栓形成的抑制率分别为 41.9% 和 54.8%，当剂量为 100mg/kg 及 150mg/kg 时血小板聚集的抑制率分别为 30.4% 和 46.4%，血浆优球蛋白溶解时间缩短[110]。丹参素有抑制血小板合成与释放 TXA2 等前列腺素类缩血管物质的能力[111]。丹参酚酸通过抑制磷酸肌醇 3- 激酶抑制血小板活化和血栓形成[112]。

6. 保肝　丹参液 40g/（kg·d）灌胃，连续 12 天，能抑制四氯化碳（CCl₄）和醋氨酚肝毒剂量所致的丙氨酸氨基转移酶（ALT）升高及脂质过氧化物丙二醛（MDA）的生成。此外，尚可提高肝糖原，降低肝脂肪含量，促进核糖核酸（RNA）、脱氧核糖核酸（DNA）的生成[113]。皮下注射 CCl₄ 后再每日灌服丹参煎剂 5g（生药）/kg（家兔）或皮下注射丹参水煎醇沉液 1g（生药）/ 只（大鼠），对 CCl₄ 所致的急性肝细胞损伤有保护作用，可降低丙氨酸氨基转移酶、减轻炎症反应（如细胞浊肿、脂肪变性和坏死）[114]。肌注丹参注射液 6 ~ 15g/kg 可使肝脏血流量恢复到正常水平，对 CCl₄ 所致的肝脏有保护作用[115]。丹参注射液对人血清白蛋白（HAS）制备免疫性肝纤维化大鼠模型血清及肝组织中丙氨酸氨基转移酶（ALT）、天冬氨酸氨基转移酶（AST）、碱性磷酸酶（AKP）、磷酸肌酸激酶（CK）、乳酸脱氢酶（LDH）有影响，丹参治疗组大鼠血清中五种酶均较肝纤维化对照组明显降低[116]。丹参注射液可以降低急性酒精性肝损伤模型小鼠肝指数、血清丙氨酸氨基转移酶（ALT）、天冬氨酸氨基转移酶（AST）活性和肝组织 MDA 含量，升高肝组织中谷胱甘肽 - 过氧化物酶（GSH-Px）活性，改善小鼠肝脏病理形态学改变[117]。CCl₄ 可使人胎肝细胞膜流动性下降，同时使 ALT 释放及丙二醛（MDA）生成增多[118]。丹参注射液联合 IL-2 治疗，可减轻 HSA 导致的免疫损伤，有防治免疫性肝纤维化的作用[119]。丹参注射液可促进实验大鼠肝硬化形成的胶原纤维化降解及纤维重吸收[120]。丹参除有抑制 CCl₄ 造成大鼠急性肝损伤模型形成早期纤维增生外，可能还能使急性肝损伤模型形成中期已形成的纤维消散和吸收[121]。丹参对肝脏微循环障碍有良好的纠正作用，其促使肝窦血流的恢复时间接近酚妥拉明，还可见滴入丹参后，肝窦广泛开放，部分原先休止的肝窦也可开通[122]。丹参注射液能抑制正常及损伤鼠肝细胞脂质过氧化反应，诱导细胞色素 P450 的合成，并能增加损伤肝细胞 DNA、RNA 及蛋白质的含量，有利于促进肝细胞再生与修复，能促进铜蓝蛋白的合成，间接有利于肝细胞再生与修复。此外，尚可促进损伤肝细胞尿素合成[123]。

7. 对胆汁分泌的影响　丹参注射液灌胃，对正常小鼠未见直接的利胆作用，但对 CCl₄ 损伤的小鼠却能使其胆汁分泌恢复正常[124]。

8. 抗胃溃疡　丹参水溶液 15g/kg 灌胃对利血平诱导大鼠胃溃疡有保护作用，溃疡抑制率达 75%；对乙酸性慢性胃溃疡也有促进愈合作用，且水溶组与水煎组抗溃疡效果相似[125]。

9. 改善肾功能　丹参浸膏 100mg/kg 及丹参提取物，对腺嘌呤诱发的肾功能不全大鼠腹腔内给药，均能降低血尿素氮和肌酐含量，肾小球滤过率（GFR）、肾血浆流量（RPE），增加肾血流量（RBF），改善肾脏功能，能增加尿中尿素氮、肌酐、钠和无机磷的排出[126,127]。丹参注射液 2g/kg 静注，可增加兔肾动脉血流量。丹参注射液 1g/kg 静注，可有效地保护狗原位肾缺血时对肾小管上皮所造成的损害[128]。

10. 对免疫功能的影响　用 100% 丹参煎剂 0.5ml/ 只灌胃，能使小鼠巨噬细胞吞噬百分率和吞噬指数提高，即可增强小鼠巨噬细胞吞噬功能。脾脏抗体生成数（PFC）/10⁶ 脾细胞值提高[129]。丹参可提高大鼠血中淋巴细胞转化率，增强机体免疫功能[130]。丹参多糖对小鼠淋巴细胞增殖反应有着促进作用，可以提高小鼠腹腔巨噬细胞的吞噬作用，可以抑制 2,4- 二硝基氟苯（DNFB）所致的小鼠耳郭变应性接触性皮肤炎所致的耳肿胀以及血管通透性的增加，同时能影响主要的免疫器官腺腺、脾脏的脏器指数，抑制诱导型一氧化氮合酶（iNOS）、IFN-α 及 IL-β 1mRNA 基因表达，具有保护机体免疫细胞因子过量表达而受到损伤的作用，显示出较好的免疫调节保护活性[131]。丹参合并环磷酰胺治疗小鼠 S180 实体瘤，二药合用有保护细胞免疫功能[132]。丹参注射液能延长小鼠同种异体移植心肌组织的存活期，提高移植心脏的心电存活数，可减轻移植物的毛细血管损伤，保护心肌细胞，减轻免疫细胞浸润，丹参还可能直接对抗体液和细胞免疫的排斥反应[133]。小鼠肌注丹参煎剂 0.2ml/ 只，能增加吞噬鸡红细胞的巨噬细胞数[134]。丹参注射液能降低小鼠腹腔巨噬细胞的吞噬百分率及吞噬指数，能使 T 淋巴细胞的转化率下降并抑制正常小鼠足垫的迟发型超敏反应（DTH），丹参注射液与环磷酰胺合用具有协同抑制效应，但对小鼠的血清溶菌酶、中性粒细胞的吞噬作用和抗体形成细胞无明显影响[135]。

11. 抗炎及抗过敏　丹参酮 50μg/ml 浓度时，可使白细胞趋化性和随机运动均消失[136]。丹参酮灌胃对组胺引起的大鼠血管通透性增高，对蛋清、角叉菜胶和右旋糖酐所致大鼠急性关节肿胀以及对大鼠渗出性甲醛腹膜炎反应均有抑制作用，对明胶所致小鼠的白细胞游走和亚急性甲醛性关节肿胀都有抑制作用，但对大鼠棉球肉芽肿无效。丹参酮能使大鼠血中前列腺素 F2α（PGF2α）和 PGE 水平降低。丹参酮可抑制白细胞向炎症区游走，并证明白细胞游走的减少系丹参酮抑制其趋化性的结果[137]。丹参酮抗炎效应是通过抑制白细胞化学运动，阻止白细胞向炎症区的过度游走和聚集，防止溶酶体酶、氧化代谢产物等过多释放，减轻组织损伤，以控制炎症发展[138]。丹参对豚鼠喘息具有保护作用，对小鼠被动皮肤过敏和肥大细胞脱颗粒有抑制作用。

12. 抗肿瘤　丹参对环磷酰胺、喜树碱的抗癌活性（艾氏腹水瘤、肝癌、肉瘤 S180 和白血病 L615）有增效作用[139-141]。从丹参提取丹参酮Ⅱ-A 对人宫颈癌细胞抑制的剂量为 2.5mg/ml[142]。丹参酮Ⅱ-A 能抑制肝癌细胞 HepG2 的迁移和侵袭，在 0.5mg/L 剂量时，其抑制效果明显，在 1mg/L 剂量时，抑制率为 53.15%，抑制作用随着时间的推移变得更强[143]。400μg/ml[144]浓度在体外对 smp-w1 肝癌细胞有抑制作用。

13. 抗氧化　丹参注射液 10g/kg 能提高老龄小鼠红细胞、心、肝、肾中 SOD 活性，在同一老龄小鼠中也相应地显著降低血清、心、肝、肾中过氧化脂质（LPO）含量。丹参对黄嘌呤氧化酶 - 黄嘌呤系统产生的（O_2^-）及 PMA 刺激白细胞所产生的（O_2^-）的清除作用优于超氧化物歧化酶[146]。丹参素可抑制 γ- 辐射诱导细胞凋亡，对肝细胞损伤小鼠有抗氧化能力[147]。

14. 抑菌　丹参对牙龈卟啉菌、伴放线杆菌、变形链球菌及乳酸杆菌有一定的抑菌效果[148]。总丹参酮对金黄色葡萄球菌和其耐药菌株有较强的抑菌作用。总丹参酮有 10 个单体成分，分别进行抑菌试验，只有隐丹参酮、二氢丹参酮Ⅰ、羟基丹参酮、丹参酮ⅡB 和丹参酸甲酯有抑制金黄色葡萄球菌的作用。总丹参酮及其单体对人型结核菌 H37RV 均有不同程度的抑菌效果。总丹参酮对真菌铁锈色毛发癣菌和红色毛发癣菌也有抑制作用[149]。

15. 促进骨折愈合　丹参具有促进大鼠胫骨早期骨折愈合的作用，与其提高血清锌含量、加强骨折断端邻近骨组织中锌的动员，以及通过提高骨痂中含锌量、锌／铜比值来加速骨痂组织生长和钙化过程有关[150]。用 $^{45}Ca^{2+}$ 液闪测定，观察正常小鼠股骨及胫骨 $^{45}Ca^{2+}$ 沉积的情况及丹参对小鼠右股骨中段骨折后 $^{45}Ca^{2+}$ 沉积的影响，发现正常小鼠左右骨相应部位钙沉积相似，右股骨中段骨折后，灌服丹参组小鼠的中段股骨钙沉积不断升高，而股骨上、下 2 段反而下降，说明丹参可从邻近骨组织中调动更多的钙，以更好地满足新骨形成对钙的需要，从而使骨折愈合加速[151]。0.2% 丹参 Eagle 培养液能促进鸡胚额骨成骨细胞样细胞的分裂和增殖，促其成熟，分泌胶原物质和碱性磷酸酶 ATP，并使钙盐在胶原基质上沉积，形成骨小结节以及骨组织形成，由于成骨细胞是骨折修复中起非常重要作用的细胞，因而应用丹参治疗可以通过增加成骨细胞数量而对骨折修复产生有利的影响[152-154]。

16. 其他　给小鼠灌胃 2% 丹参酮淀粉悬液 0.2ml/ 只，有较温和的雌激素样活性，及对去睾丸大鼠再给予丙酸睾酮呈对抗作用[155]。丹参能上调成纤维细胞 mRNA 水平，抑制纤维细胞胶原过度合成，防止黏连产生[156]。丹参注射液能阻抑猪肺动脉内皮细胞缺氧可能所致的分泌某些能促进肺动脉平滑肌细胞（PASMC）增生及胶原蛋白合成的细胞因子，降低肺动脉内皮细胞（PAEC）合成[157]。丹参亦可促进家兔皮肤的切口早日愈合[158]。

17. 毒性反应　丹参煎剂给小鼠腹腔注射，48h 内，43g/kg 组未见动物死亡，而 64g/kg 组 10 只动物死亡 2 只[159]。小鼠腹腔注射丹参注射液的 LD_{50} 为（36.73±3.8）g（生药）/kg；家兔每天腹腔注射丹参液 2.4g/kg，连续 14 天，未见毒性反应，血象、肝肾功能和体重均无异常改变，实质性脏器除明显充血外，亦未见特殊变化。小鼠每天灌胃 2% 丹参酮混悬液 0.5ml，连续 14 天，大鼠每天灌胃 2.5ml，连续 10 天，也未见毒性反应[160]。

【临床研究】

1. 心绞痛　对照组 30 例给予阿司匹林、美托洛尔（倍他乐克）、血管紧张素转换酶抑制剂、调脂药等治疗。治疗组 30 例在对照组基础上加用复方丹参滴丸（在高科技条件下提取丹参的活性成分、三七的有效成分再加入适量冰片而制成的新型纯中药滴丸剂），10 粒／次，3 次／天。观察两组患者的疗效情况。结果：试验组有效率为 93%；对照组有效率为 86%[161]。

2. 病毒性心肌炎　对照组 25 例患者给予常规治疗，观察组 25 例患者在常规治疗的基础上给予丹参酮（是从中药丹参中分离提取的水溶性物质）静脉滴注，将 60mg 丹参酮加入 500ml 5% 葡萄糖注射液中静脉滴注，1 次／天。结果：观察组患者临床治疗有效率（96%）显著高于对照组（74%），心律失常改善情况显著优于对照组，差异均有统计学意义（$P<0.05$）[162]。

3. 冠心病心律失常　对照组患者采取三酰甘油片治疗，观察组患者采取复方丹参滴丸治疗，25mg/ 次，3 次／天，分别分析两组患者临床治疗效果和脑血流变结果的情况。结果：观察组总有效率为 96.5%，对照组为 87.7%，和对照组相比，观察组患者临床治疗总有效率明显升高，血浆黏度、红细胞压积和全血黏度均明显降低，差异显著具有统计学意义（$P<0.05$）[163]。

4. 脑出血后半身不遂　对照组 75 例患者使用抗凝、降血脂、降血糖、调整血压及预防并发症等进行常规临床治疗。治疗组 75 例在常规治疗的基础上加用复方丹参针注射液，具体用法：复方丹参针注射液 20ml 加入 5% 葡萄糖 250ml 中静脉滴注，1 次／天，以 15 天为 1 个疗程。结果：治疗组总有效率为 96%，对照组为 85.33%，治疗组临床疗效明显优于对照组患者（$P<0.05$）；治疗组治疗后的日常生活活动能力和肢体功能评分均明显高于对照组患者（$P<0.05$），负面情绪评分也明显低于对照组患者（$P<0.05$）[164]。

5. 糖尿病早期肾病　对照组 47 例每日静脉点滴 PGE$_1$ 两周；治疗组 47 例在对照组治疗基础上，口服复方丹参滴丸，10 粒／次，3 次／天，共 4 周。结果：两组治疗后 24h 尿总蛋白、尿白蛋白排泄率均明显下降，与治疗前比较有显著差异（$P<0.01$）。治疗组与对照组比较尿蛋白变化也有显著差异（$P<0.05$）[165]。

【性味归经】味苦，性微寒。归心、心包、肝经。
【功效主治】活血祛瘀，调经止痛，养血安神，凉血消痈。主治妇女月经不调，痛经，闭经，产后瘀滞腹痛，心腹疼痛，癥瘕积聚，热痹肿痛，跌打损伤，热入营血，烦躁不安，心烦失眠，痈疮肿毒。

【用法用量】内服：煎汤，5～15g，大剂量可用至30g。外用：适量。

【使用注意】妇女月经过多及无瘀血者禁服；孕妇慎服；反藜芦。

【经验方】

1. 热油火灼，除痛生肌　丹参八两。细锉，以水微调，取羊脂二斤，煎三上三下，以敷疮上。（《肘后方》）

2. 风癣瘙痒　丹参三两，苦参五两，蛇床子二两，白矾二两（研细）。上药除白矾外，为散。用水三斗，煎取二斗，滤去滓，入白矾搅令匀。乘热于避风处洗浴，至水冷为度，拭干，用藜芦末粉之，相次用之，以愈为度。（《太平圣惠方》丹参汤）

3. 心腹诸痛属半虚半实者　丹参一两，檀香、砂仁各一钱半。水煎服。（《时方歌括》丹参饮）

4. 急、慢性肝炎，两胁作痛　茵陈15g，郁金、丹参、板蓝根各9g。水煎服。（《陕甘宁青中草药选》）

5. 腹中包块　丹参、三棱、莪术各9g，皂角刺3g。水煎服。（《陕甘宁青中草药选》）

6. 神经衰弱　丹参15g，五味子30g。水煎服。（《陕甘宁青中草药选》）

7. 血栓闭塞性脉管炎　丹参、金银花、赤芍、土茯苓各30g，当归、川芎各15g。水煎服。（《全国中草药汇编》）

8. 腰痛并冷痹　丹参、杜仲、牛膝、续断各三两、桂心、干姜各二两。上为末，炼蜜为丸，如梧桐子大。每服二十丸，日二夜一。（《千金要方》丹参丸）

9. 产后虚喘　人参三两，附子五钱（童便制），丹参五钱（盐水炒）。水五碗，煎二碗，徐徐进之，半日许，喘即霍然而定。（《本草汇言》引仲淳方）

10. 疮痛或乳痛初起　丹参四钱，金银花三钱，连翘四钱，知母八钱，穿山甲二钱（炒捣），瓜蒌五钱（切丝），生明乳香四钱，生明没药四钱。煎服。（《医学衷中参西录》消乳汤）

11. 妇人经脉不调，或前或后，或多或少，产前胎不安，产后恶血不下　兼治冷热劳，腰脊痛，骨节烦疼　用丹参洗净、切、晒，为末。每服二钱，温酒调下。（《妇人良方》丹参散）

12. 痛经　丹参15g，郁金6g。水煎，每日1剂，分2次服。（《全国中草药汇编》）

13. 经血涩少，产后瘀血腹痛，闭经腹痛　丹参、益母草、香附各9g。水煎服。（《陕甘宁青中草药选》）

14. 落胎身下有血　丹参十二两。以酒五升，煮取三升，温服一升，日三服。（《千金要方》）

15. 寒疝，小腹及阴中相引痛，自汗出欲死　丹参半两。杵为散。每服，热酒调下一钱匕。（《肘后方》）

16. 阴疼痛或肿胀　丹参一两，槟榔一两、青橘皮半两（汤浸，去白瓤，焙）。茴香子半两。上药捣细罗为散。每于食前以温酒调下二钱。（《太平圣惠方》丹参散）

【参考文献】

[1] Jiang RW, Lau K, Hon PM, et al. Chemistry andbiological activities of caffeic acid derivatives fromSalvia miltiorrhiza. Curr Med Chem, 2005, 12(2): 237.

[2] Lu Y R, Foo LY. Polyphenolics of Salvia-a review. Phytochem, 2002, 59(2): 117.

[3] 陈立亚. 迷迭香酸的研究概况. 中国药事, 2007,21(11):923.

[4] Ai CB, Li LN. Salvianolic acid G, a caffeic acid dimer with a novel tetracyclic skeleton. Chin ChemLett, 1991, 2(1): 17.

[5] Lu XZ, Xu WT, Shen JX, et al. Przewalskinic acid A, a new phenolic acid from Salvia przewalsk II Maxim. Chin ChemLett, 1991, 2(4): 301.

[6] Ai CB, Li LN. Salvianolic acids D and E: two newdepsides from Salvia miltiorrhiza. Planta Med, 1992, 58(2): 197.

[7] Li LN, Tan R, Chen WM. Salvianolic acid A, a newdepside from roots of Salvia miltiorrhiza. Planta Med, 1984, 50(3): 227.

[8] Ai CB, Li LN. Stereostructure of salvianolic acid B andisolation of salvianolic acid C from Salvia miltiorrhiza. J Nat Prod, 1988, 51(1): 145.

[9] 游勇基，程广强，陈铭辉. 丹参注射剂中丹参素、原儿茶酸、原儿茶醛和丹酚酸B的同时测定. 药物分析杂志, 2004, 24(1): 46-49.

[10] Tanaka T, Morimoto S, Nonaka GI, et al. Magnesiumand ammonium-potassium lithospermates B, the activeprinciples having a uremia-prenventive effect from Salvia miltiorrhiza. Chem Pharm Bull, 1989, 37(2): 340.

[11] Chang JY, Chang CY, Kuo CC, et al. Salvinal, anovelmicrotuble inhibitor isolated from Salvia miltiorrhiza Bunge(Danshen), with antimitotic activityin multidrug-sensitive and -resistant human tumor cells. MolPharmacol, 2004, 65(1): 77.

[12] Ikeeshiro Y, MaseI, et al. Abietane type diterpenoids from Salvia miltiorrhiza. Phytochemistry, 1989, 28(11): 3139.

[13] 房其年，张佩玲，徐宗沛. 丹参抗菌有效成分的研究. 化学学报,1976,34(3):197.

[14] Chang HM, Cheng KP, Choang TF, et al.Structureelucidation and total synthesis of new tanshinonesisolated fromSalvia miltiorrhiza Bunge(Danshen). J Org Chem, 1990, 55(11): 3537.

[15] Yagi A, Fujimoto K, Tanonaka K, et al. Possibleactivecomponents of Tan-shen(Salvia miltiorrhiza) for protection of the myocardium aginst ischemia-induced derangements. Planta Med, 1989, 55(1): 51.

[16] Tezuka Y, Kasimu R, Basnet P, et al. Aldose reductaseinhibitory constituents of the roots of Salvia miltiorrhiza Bunge. Chem Pharm Bull, 1997, 45(8): 1306.

[17] Ryu SY, No Z, Kim SH, et al. Two novel abietanediterpenes from Salvia miltiorrhiza. Planta Med, 1997, 63(1): 44.

[18] Luo HW, Wu BJ, Wu MY,et al. Pigments from Salvia miltiorrhiza. Phytochem, 1985, 24(4): 815

[19] Kakisawa H, Hayashi T, Yamazaki T. Structures ofisotanshinones. Tetrahedron Lett, 1969(5): 301.

[20] Lee AR, Wu WL, Chang WL, et al. Isolation andbioactivity of new tanshinones. J Nat Prod, 1987, 50(2): 157.

[21] 罗厚蔚，吴葆金，吴美玉，等. 丹参新醌丁的分离与结构鉴定. 药学学报,1985,20(7):542.

[22] 刘慧. 丹参有效成分在心血管药理学研究中的应用. 现代中西医结合杂志, 2008, (34): 5397-5398.

[23] Kusumi T, Ooi T, Hayashi T, et al. A diterpenoidphenalenone from Salvia miltiorrhiza. Phytochem, 1985, 24(9): 2118.

[24] Don M J, Shen CC, Lin YL, et al.Nitrogen-containingcompounds from Salvia miltiorrhiza. J Nat Prod, 2005, 68(7): 1066.

[25]Haro G, Takenori K, Midori O I, et al. Salviolone, a cytotoxic bisnorditerpene with a benzotropolonechromophore from a Chinese drug Dan-Shen(Salviamiltiorrhiza). Tetra Lett, 1988, 29(36): 4603.

[26]李国章. 丹参中丹参酮Ⅱ A提取纯化技术研究. 湖南农业大学硕士学位论文, 2006, 4-9.

[27]Asari F, Kusumi A, Heng GZ, et al. Cryptoacet alide and epicryptoacet alide, novel spirolactonediterpenoids from Salviamiltiorrhiza. Chemistry Letters, 1990,(10): 1885.

[28]罗厚蔚, 胡晓洁, 王宁, 等. 丹参中抑制血小板聚集的化学成分. 药学学报,1988,23(11):830.

[29]孔德云. 丹参的化学成分. 中国医药工业杂志,1989,20(6):279.

[30]蒋海强, 于鹏飞, 刘玉红. 野生丹参地上部分化学成分提取分离与鉴定. 山东医药大学学报, 2013, 37(2): 166-168.

[31]岑颖洲, 许少玉, 王穗生, 等. 丹参化学成分的研究. 暨南大学学报, 1993,14(3):55.

[32]KimHJ, Jun JG, Kim JK, et al. 2-(4-Hydroxyphenyl)-5-(3-Hydroxypropenyl)-7-methoxybenzofuran, a novel ailanthoidolderivative, exerts anti-Inflammatory effect through downregulation of mitogen-activated protein kinase in lipopolysaccharide-treated RAW 264. 7 Cells. Korean Journal of Physiology & Pharmacology, 2013, 17(3): 217.

[33]Zhang DW, LiuX, XieD, et al. Two new diterpenoids from cell cultures of Salvia miltiorrhiza. Chem Pharm Bull, 2013, 61(5): 576.

[34]Yao F, Zhang DW, Qu GW, et al. New abietanenor diterpenoid from Salvia miltiorrhiza with cytotoxic activities. J Asian Nat Prod Res, 2012, 14(9): 913.

[35]Ma HY, Gao HY, Sun L, et al.Constituents with alpha-glucosidase and advanced glycationend-product formation inhibitory activities from Salviamiltiorrhiza Bge. J Nat Med, 2011, 65(1): 37.

[36]Ding F, Tang N, Chang J, et al. A new depsideglucosides from Salvia miltiorrhiza f. alba. Asian J Chem, 2008, 20(8): 6129.

[37]Sun CM, Chin TM, Lin YL, et al. Isolation, structure elucidation, and syntheses of isoneocryptotanshinone Ⅱ and tanshinlactone A from Salvia miltiorrhiza. Heterocycles, 2006, 68(2): 247.

[38]Choi JS, Kang HS, Jung HA, et al. A new cyclic phenyllactamide from Salvia miltiorrhiza. Fitoterapia, 2001, 72(1): 30.

[39]Yang Z, Hon PM, Chui KY, et al. Naturally-occurringbenzofuran-isolation, structure elucidation and total synthesis of 5-(3-hydroxypropyl)-7-methoxy-2-(3'-methoxy-4'-hydroxyphenyl)-3-benzofurancarbaldehyde, a novel adenosine-A1-receptor ligand isolated from Salvia Militorrhiza Bunge(Danshen). Tetrahedron Lett, 1991, 32(18): 2061.

[40]Liang Q, Liang ZS, Wang JR, et al. Essential oil composition of Salvia miltiorrhiza flower. Food Chemistry, 2009, 113(2): 592.

[41]Zhang YA, Li X, Wang ZZ. Antioxidant activities of leaf extract ofSalvia miltiorrhiza Bunge and related phenolic constituents. Food and Chemical Toxicology, 2010, 48(10): 2656.

[42]刘春林, 于家富, 阎逸生, 等. 丹参注射液对脑电图的影响. 中西医结合杂志,1990,10(5):285.

[43]范世藩, 孙立群, 王志华, 等. 复方丹参对冠心病快速疗效的实验分析. 药学学报,1979,14(4):199.

[44]党月兰, 李淑玉, 张玉琳, 等. 丹参注射液的镇痛作用. 兰州医学院学报,1990,16(1):1.

[45]赵升皓, 张传琳, 王心灵, 等. 丹参水溶性成分对环腺苷酸磷酸二酯酶的抑制作用. 生物化学与生物物理学报,1980,12(4):357.

[46]兰鸿, 陈鸿梅. 复方丹参注射液对大鼠急性脊髓损伤的保护作用. 中国医药导报,2012,9(33):111.

[47]张忠东, 曹莉, 程灶火, 等. 丹参酮的抗抑郁作用研究. 中国药房, 2012,23(47):4439.

[48]雷霆, 缪李丽. 丹参注射液对急性肺损伤模型大鼠血管生成素表达的影响. 中国药房,2012,23(47):4439.

[49]杜红文, 钱致中, 王争鸣, 等. 丹参注射液预防放射性肺损伤作用观察. 中西医结合杂志.1990,10(4):230.

[50]王娆芝, 等. 同济医科大学学报,1993,22(5):319.

[51]冯长顺, 田英麟, 姚汉德, 等. 丹参、川芎嗪对油酸型呼吸窘迫综合征预防作用的实验研究. 中西医结合杂志,1989,9(4):220.

[52]郑先科, 王新均, 冯桂香, 等. 复方丹参注射液对家兔低氧性肺血管收缩反应的影响. 中西医结合杂志,1991,11(12):73.

[53]席思川, 车东媛, 张婉蓉. 丹参对低氧性腺泡内肺动脉构型重组的阻抑效应. 同济医科大学学报,1994,23(2):81.

[54]朱洪生, 姜廷锋, 王一山, 等. 丹参对心脏缺血停跳时心肌保护效能的研究. 上海第二医学院学报,1984,(3):177.

[55]桑国卫, 卢凤英, 张寅恭, 等. 丹参及复方丹参药理作用的研究. 浙江医学,1979,1(1):25.

[56]陈庚新, 徐学峥. 丹参制剂对正常家兔心肌电生理特性的影响. 浙江医科大学学报,1981,10(4):156.

[57]刘宪义, 高萍, 徐长庆, 等. 丹参制剂对豚鼠心室乳头肌电生理活动的影响. 哈尔滨医科大学学报,1992,26(6):441.

[58]徐长庆, 李哲泓, 王孝铭, 等. 丹参对豚鼠心室乳头肌动作电位的影响. 哈尔滨医科大学学报,1991,25(6):409.

[59]徐长庆, 王孝铭, 范劲松, 等. 丹参酮Ⅱ -A对豚鼠单个心室肌细胞跨膜电位及L-型钙电流的影响. 中国药理学与毒理学杂志, 1996,10(2):81.

[60]郑晓玄, 方三曼, 韩宝铭, 等. 丹参对异丙肾上腺素引起大白鼠心室纤颤的防治作用. 中西医结合杂志,1991,11(9)543.

[61]苏海, 宋德明, 吴美华, 等. 川芎嗪、丹参对心肌成纤维细胞胶原合成和细胞增殖的影响. 安庆医学,2004,25(3):10.

[62]郑若玄, 方三曼, 韩宝铭, 等. 丹参对大白鼠冠状动脉结扎引起心肌缺血的预防作用. 中西医结合杂志,1992,12(7):424.

[63]郑若玄, 方三曼, 韩宝铭, 等. 丹参水提物对化学引起大白鼠心肌缺血的保护作用. 中西医结合杂志,1990,10(10):609.

[64]马丽英, 王孝铭, 张国义. 丹参制剂对家兔缺血心肌腺苷酸类代谢的影响. 中国病理生理杂志,1988,4(2):84.

[65]范世藩, 王文萍, 王志华, 等. 丹参对兔急性缺血心肌间盘损伤的作用. 药学学报,1979,14(7):416.

[66]赵国昌, 张国义, 王孝铭, 等. 丹参对急性心肌缺血时脂质过氧化的影响. 中国病理生理杂志,1987,3(4):197.

[67]杨卫东, 朱鸿良, 赵保路, 等. 丹参的氧自由基清除作用. 中国药理学通报,1990,6(2):118.

[68]沈继龙, 朱克军, 李增男, 等. 丹参多酚酸盐预处理对大鼠心肌缺血再灌注损伤的防护作用. 临床心血管杂志,2012,28(9):707.

[69]闫福曼, 张进, 刘海梅, 等. 丹参酮Ⅱ A对骨髓间充质干细胞心肌方向分化间隙连接蛋白43表达的干预作用. 广州中医药大学学报,2012,29(6):660.

[70]杨学义. 不同丹参制剂对家兔实验性心肌梗塞的作用. 中成药研究, 1982(11):27.

[71]巫淑均, 任建平, 钟定枢. 茜Ⅱ和丹参注射液对实验性心肌梗塞疗效的比较. 军事医学科学院院刊,1988,12(1):12.

[72]李晓辉, 等. 中国药理学报.1991,12(3):269.

[73]张力, 王孝铭, 梁殿权, 等. 丹参素对大鼠心肌缺血/再灌注致线粒体变化的影响及其作用机理的探讨. 中国病理生理杂志, 1990,6(6):420.

[74]苏海华, 梁殿权, 王孝铭, 等. 丹参素(DS-182)对大鼠心肌线粒体氧自由基损伤的保护作用. 中国病理生理杂志,1992,8(2):122.

[75]唐立辉, 王孝铭, 梁殿权, 等. 丹参素对大鼠心肌缺血/再灌注损伤的保护作用. 中国病理生理杂志,1989,5(2):65

[76]胡天喜, 陈季武, 李承珠. 用化学发光法检测丹参、红藤、当归、黄芪等中药制剂的抗自由基作用. 上海中医药杂志,1988,(9):28

[77] 韩场,等.哈尔滨医科大学学报.1990,24(4):262.

[78] 李芳,王孝铭,李相忠.缺血/再灌注时心肌细胞线粒体钙超载及保护的超微结构定量观察.中国病理生理杂志,1992,8(6):565.

[79] 马丽英,高卫东,王孝铭,等.急性心肌缺血损伤及其保护的研究-丹参制剂的作用.中国病理生理杂志,1989,5(4):212.

[80] 岳平,王孝铭,梁殿权.丹参酮ⅡA磺酸钠对心肌钙反常的保护作用.中国病理生理杂志,1987,3(3):154.

[81] 李辉.丹参多酚酸盐预处理对大鼠缺血再灌注损伤心脏大脑组织的影响.中国实用神经疾病杂志,2012,15(19):28.

[82] 上海第一医学院中山医院.心脑血管疾病,1975,3(3):197.

[83] 江文德,陈玉华,王迎平,等.丹参素及另两种水溶性丹参成分抗心肌缺血和对冠状动脉作用的研究.上海第一医学院学报,1982,9(1):13.

[84] 宋军.卒中与血栓的研究现状与进展——卒中与血栓国际会议述要.中国中西医结合杂志,1993,13(1):52.

[85] 毛建生,史载祥.中药对实验性急性脑缺血的影响.中国中医药信息杂志,1995,2(8):26.

[86] 蔡仲德.全国中药研究学术讨论会纪要.中国中西医结合杂志,1993,13(3):187.

[87] 周孜.丹参的药理作用及临床运用.中西医结合杂志,1990,10(4):242.

[88] 沈寅初,周俊元,魏明海,等.丹参、肌苷对家兔肾血流量及腹主动脉压的影响.贵州医药,1988,12(3):149.

[89] Li CM, Dong XL, Fan XD, et al.Aqueous extract of danshen(Salvia miltiorrhiza Bunge) protects ovariectomized rats fed with high-fat diet from endothelial dysfunction. Menopause. 2012, 20(1): 100.

[90] 涂乾,叶勇,杨丹丹.丹参酮ⅡA促内皮细胞增殖作用研究.江汉大学学报,2012,40(5):90.

[91] 李正飞,舒小军,王文辉,等.丹参多酚酸盐对高同型半胱氨酸诱导的人脐静脉内皮细胞组织因子表达的干预作用,甘肃医药,2012,31(9):644.

[92] 俞国瑞,张世华,陆惠华,等.丹参对冠心病患者微循环、2,3-DPG的影响及实验研究.中西医结合杂志,1988,8(10):396.

[93] 程彰华.丹参对微循环障碍和血浆乳酸含量影响的实验研究.上海医科大学学报,1987,14(1):25.

[94] 金惠铭.丹参素对微循环障碍家兔微血管和血浆乳酸含量的影响.中西医结合杂志,1985,5(5):270.

[95] 俞国瑞.用激光多普勒效应测定丹参液对肠系膜微循环影响.中西医结合杂志,1984,4(9):545.

[96] 王淑仙,谢顺华.小红参、茜草和丹参提取物对小鼠心肌、脑ATP含量的影响.中草药,1986,17(10):451.

[97] 王幼林,陈念航,丁建花.丹参酮ⅡA磺酸钠对大鼠心、脑微粒体Na$^+$、K$^+$-ATP酶的抑制作用.中国药理学与毒理学杂志,1994,8(1):19.

[98] 山东医学院人体机能教研室生化心血管研究组.医药学报,1997,(2):17.

[99] 顾杨洪,等.上海第二医科大学学报,1990,10(3):208.

[100] 汪伟,吕清国.丹参川芎嗪注射液对TNF-α干预血管内皮细胞损伤ET-1和ICAM-1基因表达的影响.中国老年学杂志,2012,32(22):5006.

[101] 张新乐,吴铁,崔燎,等.丹参酸提液对高脂大鼠骨量的影响.广东医学,2012,33(17):2535.

[102] 孙锡铭,等.中草药,1991,22(1):20.

[103] 王南,蔡海江,朱宇,等.丹参素对牛主动脉平滑肌细胞氧化修饰LDL的抑制作用.南京医科大学学报,1994,14(4):529.

[104] 王新星,游杰美,靳芳,等.丹参酮ⅡA对低密度脂蛋白引起牛血管内皮细胞损伤的影响.中国药理学与毒理学杂志,1993,7(2):157.

[105] 李承珠,杨诗春,赵凤娣,等.丹参素抗凝血作用的研究.中西医结合杂志,1983,3(5):297.

[106] 李承珠,杨诗春,赵凤娣,等.丹参抑制体外血栓形成机理的实验研究.上海第一医学院学报,1979,(6):145.

[107] 徐金和,罗佛贤,赵志立,等.丹参注射液对急性脑血管病血小板聚集性的影响.中草药,1994,25(1):30.

[108] 王玲,黄勋,丁肇,等.丹参对离体红细胞与内皮细胞粘附特性的影响.华西药学杂志,1995,10(4):193.

[109] 王硕仁,郭自强,廖家桢.六类十八种中药对血栓素A2和前列环素合成的影响.中国中西医结合杂志,1993,13(3):167.

[110] 邹正午,徐理纳,田金英.迷迭香酸抗血栓和抗血小板聚集作用.药学学报,1993,28(4):241.

[111] 李承珠,林嘉宝,杨诗春,等.丹参素对血小板释放血管收缩物质的影响.中西医结合杂志,1984,4(9)565.

[112] Huang ZS, Zeng CL, Zhu LJ, et al.Salvianolic acid A inhibits platelet activation and arterial thrombosis via inhibition of phosphoinositide 3-kinase. J Thromb Haemost, 2010, 8(6): 1383.

[113] 夏振信,陈金和,杨自成,等.丹参口服液治疗慢性乙型肝炎的实验研究及临床观察.湖北医学院学报,1992,13(4):350.

[114] 陈安球,等.江西医学院学报,1993,33(2):33.

[115] 许德金,等.中医杂志,1991,32(2):105.

[116] 金珍靖,叶红军,赵忠普,等.丹参和白细胞介素2对实验性肝纤维化鼠五种酶谱的影响.临床肝胆病杂志,1993,9(1):3

[117] 王文斌,舒慧,任平.丹参注射液对急性酒精性肝损伤小鼠肝脏脂质过氧化反应的影响.咸宁学院学报,2012,26(4):279.

[118] 和水祥,舒昌杰,韩璇,等.丹参对培养人胎肝细胞膜流动性的影响.西北药学杂志,1995,10(4):165.

[119] 叶红军,宋维汉,陈致诚,等.丹参和白细胞介素2防治大鼠免疫性肝纤维化的实验研究.中华消化杂志,1994,14(5):266.

[120] 马学惠,赵元昌,尹镭,等.丹参对肝纤维重吸收的作用.中西医结合杂志,1988,8(3):161.

[121] 王祯苓.四种中药预防肝硬变发生的实验研究.中国中西医结合杂志,1992,12(6):357.

[122] 叶荣森,唐奇光.丹参等药物对实验性肝脏微循环障碍纠正作用的初步观察.中西医结合杂志,1987,7(7):420.

[123] 邓和军,马学惠,许瑞龄,等.丹参护肝机理的研究.中国中药杂志,1992,17(4):233.

[124] 淤泽傅,等.云南中医学院学报,1992,15(3):34.

[125] 李和泉,徐椿兰,聂桦,等.丹参抗溃疡作用有效成分的初步探讨.中国医科大学学报,1988,17(2):113.

[126] 郑海泳,等.国外医学·中医中药分册,1989,11(2):116.

[127] HaoYoungChung,等.国外医学·中医中药分册,1988,10(3):138.

[128] 沈寅初,魏明海,冯进,等.丹参、肌苷对犬热缺血肾γ-GT、LAP活性的影响.贵州医药,1988,12(1):32.

[129] 孙洁民.丹参、桑椹子、四物汤对小鼠免疫功能影响的实验研究.中医药研究,1991,(3):50.

[130] 赵忠保,冯经义,陈素青,等.丹参、川芎嗪和复方丹参对大鼠血液淋巴细胞免疫功能的影响.四川中医,1993,11(11):13.

[131] 张湘东,许定舟,李金华,等.丹参多糖的免疫调节活性研究.中药材,2012,35(6):949.

[132] 应自忠,韩志红,吴永方.丹参保护肿瘤化疗时细胞免疫功能的实验观察.时珍国药研究,1994,5(2):19.

[133] 王学,沈文律,谭建三,等.中药丹参延长小鼠同种移植心肌组织存活作用的研究.华西医学,1994,9(3):345.

[134] 王凤莲,付立仕,刘振英.丹参注射液对小白鼠吞噬细胞功能影响研究的小结.兰州医学院学报,1979,(2):23.

[135] 吕世静,等.中国实验临床免疫学杂志,1992,4(2):41.

[136] 高骥授,等.中西医结合杂志,1985,5(11):684.

[137] 高玉桂,王灵芝,唐冀雪.丹参酮的抗炎作用.中西医结合杂志,1983,3(5):300.

[138] 王淑芬，高骥援，张克坚，等．丹参酮对人白细胞化学运动影响的观察．中国病理生理杂志，1986,2(2):91.

[139] 武汉市医学科学院研究所，等．新医药学杂志，1976,(12):561.

[140] 钱艳芬，等．中华血液学杂志，1981,2(4):241.

[141] 傅乃武，等．中华肿瘤杂志，1981,3(13):165.

[142]Pan TL, Hung YC, Wang PW, et al.Functional proteomic and structural insights into molecular targets related to the growth inhibitory effect of tanshinone Ⅱ A on HeLa cells. Proteomics, 2010, 10(5): 914.

[143]Yuxian X, Feng T, Ren L, et al. Tanshinone Ⅱ -A inhibits invasion and metastasis of human hepatocellular carcinoma cells in vitro and in vivo. Tumori, 2009, 95(6): 789.

[144]Liu L, Jia J, Zeng G, et al. Studies on immunoregulatory and anti-tumor activities of a polysaccharide from Salvia miltiorrhiza Bunge. Carbohydr Polym,2012, 92(1): 479.

[145] 郭忠兴，白书阁，马春力，等．丹参对老龄小鼠 SOD 和 LPO 的影响．中成药，1993,15(11):27.

[146] 张力，王孝铭，梁殿权，等．丹参素对大鼠心肌缺血／再灌注致线粒体变化的影响及其作用机理的探讨．哈尔滨医科大学学报，1992,26(4):255.

[147]Guo J, Zhang Y, Zeng L, et al.Salvianic acid A protects L-02 cells against γ -irradiation-induced apoptosis via the scavenging of reactive oxygen species. Environ Toxicol Pharmacol, 2012, 35(1): 117.

[148] 杨文静，邓婧，曲红梅．丹参对口腔厌氧菌的体外抑菌实验．河北医药，2012,34(21):3331.

[149] 高玉桂，宋玉梅，杨友义，等．丹参酮的药理．药学学报，1979,14(2):75.

[150] 秦志军，王贤俶．丹参对大鼠胫骨骨折早期愈合过程中血清、骨痂及骨组织中钙、锌、铜的影响．中国中西结合杂志，1992,12(6):354.

[151] 张菊英，刘季兰，柴本甫．丹参注射液对骨折愈合中钙沉积的影响．中西医结合杂志，1984,4(9):536.

[152] 徐荣辉，柴本甫，朱雅萍．丹参注射液对鸡胚额骨分离细胞培养生长影响的组织化学观察．中西医结合杂志，1991,11(11):668.

[153] 徐荣辉，柴本甫，朱雅萍．丹参注射液对鸡胚额骨分离细胞培养生长影响的组织化学观察成骨细胞样细胞的发育与成熟．中华骨科杂志，1994,14(3):185.

[154] 胡美珠，等．中华外科杂志，1993,31(4):251.

[155] 高玉桂，王灵芝，唐冀雪，等．丹参酮的性激素样活性．中国医学科学院学报，1980,2(3):189.

[156] 曾煦欣，蒋泓，何振辉，等．丹参对人粘连组织成纤维细胞 MMP-1 与 TIMP-1mRNA 表达的影响．广东药学院学报，2012,28(5):560.

[157] 孙宝华，张婉蓉，车东媛．丹参对缺氧性内皮细胞条件培养液促平滑肌细胞增生和胶原合成的影响．同济医科大学学报，1995,24(1):5.

[158] 徐荣辉．中草药，1982,13(12):543.

[159] 中国人民解放军空军 469 医院内科．辽宁医药，1975,(1):25.

[160] 高晓山，等．中草药通讯，1978,(4):33.

[161] 王太昊．复方丹参滴丸治疗心绞痛临床观察．吉林医学，2013,34(2):259.

[162] 陈玉新．丹参酮注射液用于病毒性心肌炎的治疗效果观察．吉林医学，2012,33(36):7899.

[163] 吕琴．复方丹参滴丸在冠心病心律失常治疗中的临床价值．中国医药指南，2012,10(30):261.

[164] 张景秋，党磊，赵喜庆．丹参针剂治疗脑出血后半身不遂 75 例．陕西中医，2013,34(2):163.

[165] 袁有园，陈飒．复方丹参滴丸联合前列腺素 E₁ 治疗糖尿病早期肾病临床观察．湖北中医杂志，2013,35(1):13.

Wu lan

乌 榄

Canarii Pimela Fructus
[英] Black Olive

【别名】木威子、乌橄榄、黑榄。

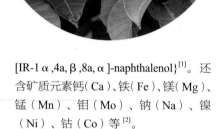

【来源】为橄榄科植物乌榄 *Canarium pimela* Leenh. 的果实。

【植物形态】常绿大乔木。有胶粘性芳香的树脂。树皮灰褐色，平滑；小枝褐绿色，无毛。奇数羽状复叶互生；小叶革质，长圆形至卵状椭圆形，长 5 ~ 15cm，宽 3.5 ~ 7cm，先端渐尖或锐尖，基部偏斜，全缘，上面有光泽，无毛，下面平滑；网脉两面均明显。花两性或单性花与两性花共存；花序腋生，为疏散的聚伞圆锥花序，长于复叶；萼杯状，3 ~ 5 裂；花瓣在雌花中长约 8mm；雄蕊 6，着生于花盘边缘，长不超过花冠；雌蕊无毛，在雄花中不存在，子房上位，通常 3 室。核果卵形至椭圆形，略呈三角形，成熟时紫黑色，表面平滑，核木质，两端钝，内有种子 1 ~ 2 颗。

【分布】广西全区均有栽培。

【采集加工】8 ~ 9 月果实成熟时采收。

【药材性状】核果呈卵状长圆形，长 26 ~ 32mm，径 15 ~ 17mm。表面棕褐色。果核长纺锤状腰鼓形，长 22 ~ 26mm，径 9 ~ 10.4mm。两端锐尖，表面浅褐色，凹凸不平，具 3 条明显的纵棱纹，细棱间又各具不甚明显的粗棱。先端具 3 个眼点，每一眼点两侧各具一弧形细纵沟，直达种子中下部，2 条细沟向相反方向弯曲。

【品质评价】以粒大、均匀、饱满者为佳。

【化学成分】本品果实含挥发油，主要成分为 1- 甲基 -2-（1- 甲乙基）苯 [1-methyl-2-（1-methylethyl）-benzene]、D- 柠檬烯（D-limonene）、α - 侧柏烯（α -thujene）、α - 蒎烯（α -penene）、己酸（hexanoic acid）、己醛（hexanal）、石竹烯（caryophyllene）、氧化石竹烯（caryophyllene oxide）、1- 戊醇（1-pentanol）、1- 己醇（1-hexanol）、β - 水芹烯（β -phellandrene）、古巴烯（copaene）、α - 蛇麻烯（α -hurnulene）、2- 戊基 - 呋喃（2-pentyl-furan）、壬醛（nonanal）、杜松烯（cadinene）、（－）- 斯帕苏烯醇 [（－）-spathulcnol]、[1R-1α,4a,β,8a,α]- 十氢 -1,4a- 二甲基 -7-（1- 甲基乙缩醛基）-1- 萘醇 {decahydro-1,4a-dimethyl-7-（1-methylethylidene）-[1R-1α,4a,β,8a,α]-naphthalenol}[1]。还含矿质元素钙（Ca）、铁（Fe）、镁（Mg）、锰（Mn）、钼（Mo）、钠（Na）、镍（Ni）、钴（Co）等[2]。

本品叶含石竹烯（caryophyllene）、α - 蒎烯（α -pinene）、D- 柠檬烯（D-limonene）、α - 侧柏烯（α -thujene）、α - 水芹烯（α -phellandrene）[3]。

【药理作用】

降血压　乌榄果水提物与乌榄叶、树皮水提物对去甲肾上腺素预收缩血管环平滑肌均有舒张作用[4]。

【性味归经】味酸、涩，性平。归肺、脾经。

【功效主治】止血，利水，解毒。主治内伤吐血，咳嗽痰血，水肿，乳痈，外伤出血。

【用法用量】内服：煎汤，3 ~ 10g。外用：适量，煎水洗；或捣敷；或研末撒。

【使用注意】出血有瘀者不宜服。

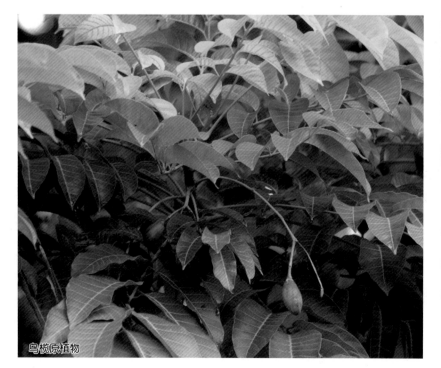
乌榄原植物

【经验方】

乳腺炎　榄角（乌榄果实用温热开水烫过，闷软去核）盐渍 60 ~ 90g。水煎熏洗患处。（《广西本草选编》）

【参考文献】

[1] 郭守军，杨永利，黄佳红，等. 乌榄果实挥发性化学成分的 GC-MS 分析. 食品科学，2009,(12):251.

[2] 丁冬纯，钟桂红，周燕芳. 乌榄中矿质元素含量的测定. 广东微量元素科学,2008,(8):54.

[3] 杨永利，郭守军，马瑞君，等. 乌榄叶挥发油化学成分分析. 广西植物,2007,27(4):662.

[4] 梁燕玲，罗艳，李永亮，等. 乌榄果对大鼠血管张力的作用. 中国老年学杂志,2011,8(31):3099.

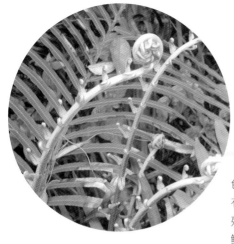

Wu mao jue

乌毛蕨

Blechni Orientales Folium
[英] Oriental Blechnum Leaf

【别名】龙船蕨、赤蕨头、贯众、管仲。

【来源】为乌毛蕨科植物乌毛蕨 Blechnum orientale L. 的根。

【植物形态】草本。根状茎粗壮，直立。叶柄坚硬，长可达60cm，基部被狭线形褐色鳞片；叶片卵状披针形，长40～120cm，宽25～40cm，1回羽状复叶，顶片与最近的侧羽片贴生；羽片多数，斜展，互生，狭线形，长15～23cm，宽1～1.5cm，渐尖，无柄，全缘；叶亚革质，细脉密集，平行，分叉或单生；孢子囊群线形，沿中肋两旁着生，囊群盖同形，向中肋开口。

【分布】广西全区均有分布。

【药材性状】本品根茎呈圆柱形或棱柱形，上端稍大，直径5～6cm；棕褐色或黑褐色。根茎直立，粗壮，密被有空洞的叶柄残基及须根鳞片，叶柄残基扁圆柱形，表面被黑褐色伏生的鳞片，脱落处呈小突起，粗糙；质坚硬，横断面多呈空洞状，皮部薄，有10余个点状维管束，环列，内面2个稍大。叶柄基部较粗，外侧有一瘤状突起，簇生10余条须根。气微弱而特异，味微涩。

【采集加工】春、夏季采收。晒干备用。

【品质评价】以身干、表面褐色、质坚硬、断面黄色者为佳。

【化学成分】本品根茎含绿原酸（chlorogenic acid）、5-胆甾烯醇（cholest-5-enol）、24α-乙基-5-胆甾烯醇（24α-ethylcholest-5-enol）、24α-乙基-5,22-胆甾二烯醇（24α-ethylcholest-5,22-dienol）、24α-甲基-5-胆甾烯醇（24α-methylcholest-5-enol）、24β-甲基-5-胆甾烯醇（24β-methylcholest-5-enol）、24-甲基-5,22-胆甾二烯醇（24-methylcholest-5,22-dienol）[1,2]。

【药理作用】

1. 抗腺病毒（Ad3）　用维持液将乌毛蕨贯众水提液稀释到无毒限量浓度，对100T CID_{50} 的 Ad3 攻击 HeLa 单层细胞有较强的保护作用[3]。

2. 促凝血　乌毛蕨贯众灌胃能缩短家兔凝血酶原时间[4]。

3. 抗氧化　乌毛蕨黄酮提取物有较强的抗氧化作用[4]。

4. 抑菌　乌毛蕨根状茎的提取液对表皮葡萄球菌、枯草芽孢杆菌、金黄色葡萄球菌[5]及李斯特菌4种革兰阳性菌有明显抑制作用[6]。乌毛蕨提取物对蜡样芽孢杆菌、微球菌、金黄色葡萄球菌、耐甲氧西林金黄色葡萄球菌有抑制作用[7]。乌毛蕨凝集素对大肠杆菌和玉米大斑病菌的生长有抑制作用[8]。

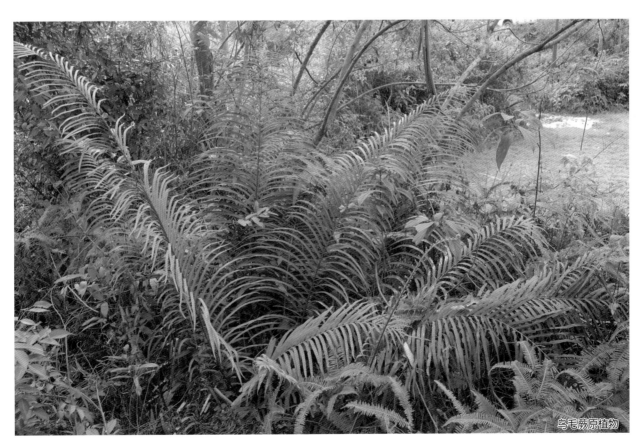

乌毛蕨原植物

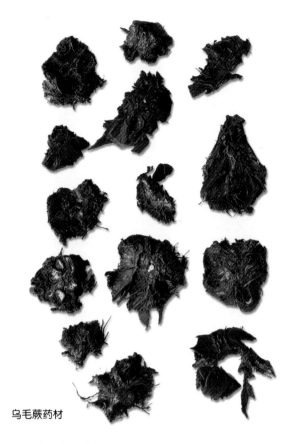

乌毛蕨药材

5. 其他　乌毛蕨提取物对 SD 大鼠伤口有加快组织再生、促进愈合的作用，愈合后的伤口处有更多的成纤维细胞和血管再生[9]。

【性味归经】味苦，性凉。归肺、肝、小肠经。

【功效主治】清热解毒，活血止血，驱虫。主治感冒，头痛，腮腺炎，痈肿，跌打损伤，鼻衄，吐血，血崩，带下，肠道寄生虫病。

【用法用量】内服：煎汤，6～15g，大剂最多可用至 60g。外用：适量，捣敷或研末调涂。

【使用注意】孕妇慎用。

【经验方】

1. 鼻衄　乌毛蕨根茎烧灰存性，研末，用消毒棉花蘸药末塞鼻内。（《福建药物志》）

2. 漆过敏　乌毛蕨根茎研末，水粉、芝麻油适量，调匀涂患处。（《福建药物志》）

3. 无名肿毒，红热辣痛　乌毛蕨、小金衣草、救必应各 60g。水煎温服；药渣捣烂加盐少许外敷患处。（《中国民间生草药原色图谱》）

4. 腮腺炎　乌毛蕨 15g，海金沙藤、大青叶各 12g。水煎服。（《中国药用孢子植物》）

5. 流感，乙脑　乌毛蕨 12g，板蓝根 15g，大青叶 9～12g。水煎服。（《中国药用孢子植物》）

6. 白带　乌毛蕨根茎切片，醋浸透，慢火烤干，研末，每次 6g，米汤送服，每日 2 次。（《福建药物志》）

7. 蛔虫病，钩虫病　乌毛蕨 15g，使君子 9g。水煎服。（《中国药用孢子植物》）

附：东方乌毛蕨叶

味苦，性凉。归肺、肝经。功效清热解毒。主治痈肿疮疖。外用：适量，鲜品捣敷。

【参考文献】

[1]Bohm BA. Phenolic compounds in ferns. ⅡI.An examination of some ferns for caffeic acid derivatives.Phytochemistry,1968, 7(10): 1825.

[2]Chiu PL, Patterson GW, Salt TA, et al.Sterol composition of pteridophytes. Phytochemistry, 1988, 27(3): 819.

[3] 楼之岑，秦波. 常用中药材品种整理和质量研究（北方编第二册）. 北京：北京医科大学、中国协和医科大学联合出版社 .1995:99.

[4] 丁利君. 微波协同提取乌毛蕨黄酮及其抗氧化研究. 广东化工，2006,(33):33.

[5] 赵薇，程熠，李勇，等. 贯众中活性组分对金黄色葡萄球菌抑制作用的研究. 中国老年学杂志,2009,4(29):954.

[6] 陶文琴，雷晓燕，麦旭峰，等.4 种中药贯众原植物提取物的体外抗菌活性研究. 武汉植物研究所,2009,27(4):412.

[7]How Y Lai, Yau Y Lim, Kah H Kim. Blechnum Orientale Linn-a fern with potential as antioxidant, anticancer and antibacterial agent. BMC Complement Altern Med, 2010,(10): 15.

[8] 余萍，刘艳如，郑怡. 乌毛蕨凝集素的部分性质. 应用与环境生物学报，2004,10(6):740.

[9]How Y Lai, Yau Y Lim, Kah H Kim. Potential dermal wound healing agent in Blechnum orientale Linn. BMC Complement Altern Med, 2011,(11): 62.

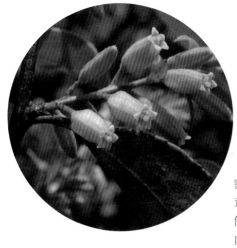

Wu fan shu

乌饭树

Vaccinii Bracteati Fructus
[英] Bracteate Vaccinium Fruit

【别名】乌饭果、乌饭子。

【来源】为杜鹃花科植物乌饭树 *Vaccinium bracteatum* Thunb. 的果实。

【植物形态】常绿灌木或小乔木。幼枝被短柔毛，老枝紫褐色。叶柄通常无毛或被微毛。叶片薄革质，椭圆形、菱状椭圆形、披针状椭圆形，长4～9cm，宽2～4cm，先端锐尖，渐尖，基部楔形，宽楔形，边缘有细锯齿，表面平坦有光泽，侧脉5～7对，斜伸至边缘以内网结。总状花序顶生或腋生，有多数花，花序轴密被短柔毛；苞片叶状，披针形，边缘有锯齿，宿存或脱落，小苞片2，线形或卵形，密被微毛或无毛；萼筒密被短柔毛或茸毛，萼齿短小，三角形；花冠白色，筒状，有时略呈坛状，外面被短柔毛，内面有疏柔毛，口部裂片短小，三角形，外折；雄蕊内藏；花丝细长；花盘密被短柔毛，浆果。熟时紫褐色。

【分布】广西主要分布于龙胜、贺县、灵山、防城、邕宁、武鸣、天等、乐业。

【采集加工】8～10月间果实成熟后采摘。晒干。

【药材性状】果实类球形，直径4～6mm。表面暗红褐色至紫黑色，稍被白粉，略有细纵纹。先端具黄色点状的花柱痕迹，基部有细果梗或果梗痕。有时有宿萼，约包被果实2/3以上，萼筒钟状，先端5浅裂，裂片短三角形。质松脆，断面黄白色，内含多数长卵状三角形的种子，橙黄色或橙红色。气微，味酸而稍甜。

【品质评价】以个大、均匀、饱满者为佳。

【化学成分】根中主要含有绿原酸（chlorogenic acid）、松脂素（pinoresinol）、阿魏酸（ferulic acid）、山柰酚（kaempferol）、咖啡酸（*trans*-caffeic acid）、β-谷甾醇（β-sitosterol）、槲皮素（quercetin）、齐墩果酸（oleanolic acid）、芹菜素（apigenin）、木犀草素（luteolin）[1]。

叶中含挥发油成分，主要有橙花叔醇（nerolidol）、（*Z,Z,Z*）-1,5,9,9-四甲基-1,4,7-环十一碳三烯 [（*Z,Z,Z*）-1,5,9,9-tetramethyl-1,4,7-cycloundecatriene]、石竹烯（caryophyllene）、顺-1-乙基-3-甲基环戊烷（*cis*-1-ethyl-3-methyl cyclopentane）、反-1-乙基-3-甲基环戊烷（*trans*-1-ethyl-

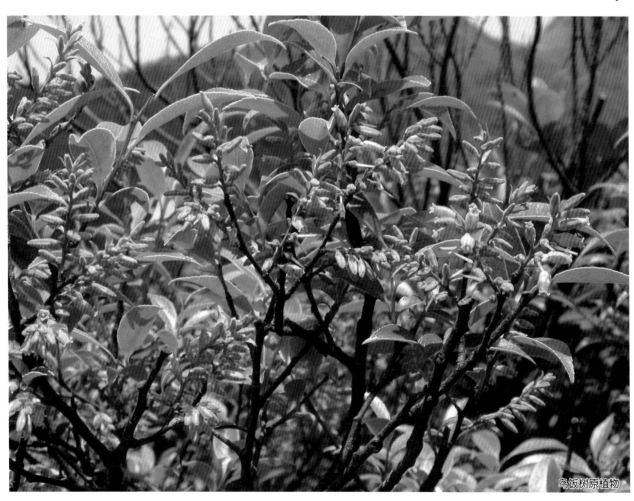

乌饭树原植物

3-methyl cyclopentane）、辛 烷（octane）、反 -1,4- 二 甲基 环 己 烷（*trans*-1,4-dimethyl cyclohexane）、（*S*）-3- 乙基 -4- 甲基戊醇 [（*S*）-3-ethyl-4-methyl pentanol]、3- 甲基苯酚（3-methyl phenol）、石竹烯氧化物（caryophyllene oxide）、α - 石竹烯（α-caryophyllene）、1,5,5,8- 四甲基 -12-氧杂双环 [9.1.0] 十二碳 -3,7- 二烯 {1,5,5,8-tetramethyl-12-oxabicyclo[9.1.0] dodeca-3,7-diene }、3- 甲基苯酚（3-methyl phenol）、乙基环己烷（ethyl cyclohexane）、二十一烷（heneicosane）等 [2]。尚含柯伊利素 -7-*O*-β-D- 葡萄糖苷（chrysoeriol-7-*O*-β-D-glucopyranoside）、欧槲寄生苷乙（flavogadorinin）、柯伊利素 -7-*O*-（6″-*O*- 对羟基肉桂酰）-β-D- 葡萄糖苷 [chrysoeriol-7-*O*-（6″-*O*-pcoumaroyl）-β-D- glucopyranoside]、槲皮素 -3-*O*-β-D- 葡萄糖醛酸甲酯苷（quercetin-3-*O*-β-D-glucuronide methyl ester）、异鼠李素 -3-*O*-β-D- 葡萄糖苷（isorhamnetin-3-*O*-β-D-glucopyranoside）、槲皮素 -3-*O*-α-L- 鼠李糖苷（quercetin-3-*O*-α-L-rhamnoside）、槲皮素 -3-*O*-α-L- 阿拉伯糖苷（quercetin-3-*O*-α-L-arabinopyranoside）、牡荆素（vitexin）、槲皮素 -3-*O*-β-D- 半乳糖苷（quercetin-3-*O*-β-D-galactopyranoside）、荭草素（orientin）、异荭草素（isoorientin）、槲皮素 -3-*O*-β-D- 葡萄糖醛酸苷（quercetin-3-*O*-β-D-glucuronide）[3]。还含有无羁萜（friedelin）、表无羁萜醇（epifriedlinol）、β - 谷甾醇（β-sitosterol）和熊果酸（ursolic acid）等 [4]。

【性味归经】味酸、涩、微甘，性平。归胃、肝经。

【功效主治】止痛，散瘀。主治牙痛，跌伤肿痛。

【用法用量】内服：煎汤，9 ~ 15g；或研末。外用：适量，捣敷；或煎水洗。

【使用注意】孕妇慎用。

【经验方】

1. 手足跌伤红肿 （乌饭树）根捣烂煎水洗。（江西《草药手册》）

2. 牙齿痛 （乌饭树）鲜根 9 ~ 15g。捣烂炖鸡蛋吃。（《广西本草选编》）

3. 白带淋证 乌饭树根 30g，牛奶子根 30 ~ 60g，红枣树根 15g。煎水，炖猪肉食。（《湖南药物志》）

【参考文献】

[1] 吕小兰，麦曦，郭惠，等 . 乌饭树根化学成分研究 . 中药材,2012,35(6):917.

[2] 杨晓东，肖珊美，徐友生，等 . 乌饭树叶挥发油的 GC-MS 分析 . 生物质化学工程 ,2008,42(2):23.

[3] 张琳，李宝国，付红伟，等 . 乌饭树叶黄酮苷类成分研究 . 中国药学杂志 ,2009,44(23):1173.

[4] 屠鹏飞，刘江云，李君山 . 乌饭树叶的脂溶性成分研究 . 中国中药杂志 ,1997,22(7):423.

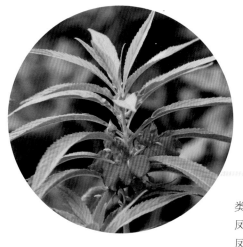

Feng xian hua zi

凤仙花子

Impatientis Semen
[英] Garden Balsam Seed

【别名】急性子、金凤花子、灯盏花子、好女儿花子、指甲花子、海莲花子、指甲桃花子、金童花子、竹盏花子。

【来源】为凤仙花科植物凤仙花 *Impatiens balsamina* L. 的种子。

【植物形态】草本。茎肉质，直立，粗壮。叶互生；叶柄两侧有数个腺体；叶片披针形，长 4 ~ 12cm，宽 1 ~ 3cm，先端长渐尖，基部渐狭，边缘有锐锯齿。花梗短，单生或数枚簇生叶腋，密生短柔毛；花大，通常粉红色或杂色，单瓣或重瓣；萼片 2，宽卵形，有疏短柔毛；旗瓣圆，先端凹，有小尖头，背面中肋有龙骨突；翼瓣宽大，有短柄，2 裂，基部裂片近圆形，上部裂片宽斧形，先端 2 浅裂；唇瓣舟形，被疏短柔毛，基部突然延长成细而内弯的距；花药钝。蒴果纺锤形，熟时一触即裂，密生茸毛。种子多数，球形，黑色。

【分布】广西全区均有分布。

【采集加工】夏、秋季果将熟时采收。阴干。

【药材性状】种子呈椭圆形、扁形或卵圆形，长 2 ~ 3mm，宽 1.5 ~ 2.5mm。表面棕褐色或灰褐色，粗糙，有稀疏的白色或浅黄棕色小点。种脐位于狭端，稍突出。质坚实，种皮薄，子为灰白色，半透明，油质。无臭，味淡、微苦。

【品质评价】种子以粒大、干燥、色棕褐者为佳。

【化学成分】本品含黄酮类成分槲皮素 -3-*O*-[（6‴-*O*- 咖啡酸酯）- α -L- 鼠李糖 -（1 → 2）- β -D- 葡萄糖基]-5-*O*-β -D- 葡萄糖苷 {quercetin-3-*O*-[（6‴-*O*-caffeoyl）- α -L-rhamnose-（1 → 2）- β -D-glucopyranosyl]-5-*O*- β -D-glucopyranoside}、槲皮素 -3-*O*-[α -L- 鼠李糖 -（1 → 2）- β -D- 葡萄糖]-5-*O*-β -D- 葡萄糖苷 {quercetin-3-*O*-[α -L-rhamnose-（1 → 2）- β -D-glucopyranosyl]-5-*O*- β -D-glucopyranoside}[1]。含皂苷类成分有凤仙萜四醇 A(hosenkol A)[2]、凤仙萜四醇苷 A（hosenkosides A）、凤仙萜四醇苷 B（hosenkosides B）、凤仙萜四醇苷 C（hosenkosides C）、凤仙萜四醇苷 D（hosenkosides D）、凤仙萜四醇苷 E（hosenkosides E）[3]、凤仙萜四醇苷 F（hosenkosides F）、凤仙萜四醇苷 G（hosenkosides G）、凤仙萜四醇苷 H（hosenkosides H）、凤仙萜四醇苷 I（hosenkosides I）、凤仙萜四醇苷 J（hosenkosides J）、凤仙萜四醇苷 K（hosenkosides K）[4]、凤仙萜四醇苷 L（hosenkosides L）、凤仙萜四醇苷 M（hosenkosides M）、凤仙萜四醇苷 N（hosenkosides N）、凤仙萜四醇苷 O（hosenkosides O）[5]。油性成分二甲基辛烷（2,2-dimethyl octane）、辛酸甲酯（octanoic acid methyl

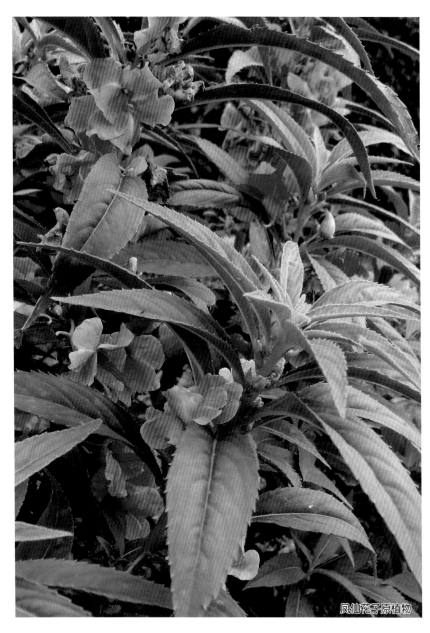

凤仙花子原植物

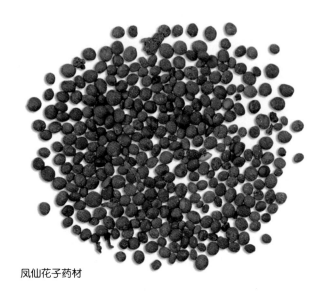

凤仙花子药材

ester）、龙脑（borneol）、9- 醛基壬酸甲酯（9-oxo-nonanoic acid methyl ester）、壬二酸二甲酯（nonanedioic acid dimethyl ester）、十六烷（hexadecane）、2,6,11- 三甲基十二烷（2,6,11-trimethyl dodecane）、十四碳酸甲酯（methyl tetrade-canoate）、十八烷（octadecane）、十五碳酸甲酯（pentadecanoic acid methyl ester）、9- 棕榈油酸甲酯 [（Z）-9-hexadecenoic acid methyl ester]、7- 十六碳烯酸甲酯 [（Z）-7-hexadecenoic acid methyl ester]、棕榈酸甲酯（hexadecanoic acid methyl ester）、十七碳酸甲酯（heptadecanoic acid methyl ester）、α - 亚麻酸甲酯 [（Z,Z,Z）-9,12,15-octadecatrienoic acid methyl ester]、硬脂酸甲酯（octadecanoic acid methyl ester）、花生四烯酸甲酯 [（all-Z）-5,8,11,14-eicosatetraenoic acid methyl ester]、3,7,11,16-tetramethy-l（E,E,E）-hexadeca-2,6,10,14-tetraen-1-ol、（Z）-5,11,14,17- 二十碳四烯酸甲酯 [（Z）-5,11,14,17-eicosatetraenoic acid methyl ester]、二十碳三烯酸甲酯（11,14,17-eicosatrienoic acid methyl ester）、二十碳烯酸甲酯（11-eicosenoic acid methyl ester）、十八碳二烯酸甲酯（10,13-octadecadienoic acid methyl ester）、二十碳五烯酸甲酯 [（all-Z）-5,8,11,14,17-eicosapentaenoic acid methyl ester]、二十二碳酸甲酯（docosanoic acid methyl ester）、二十一碳酸甲酯（heneicosanoic acid methyl ester）、全反 -2,6,10,15,19,23- 六甲基 -2,6,10,14,18,22- 廿四碳六烯 [（all-E）-2,6,10,15,19,23-hexamethyl-2,6,10,14,18,22-tetracosahexaene][6]。脂肪酸成分有肉豆蔻酸（myristic acid）、棕榈酸（palmitic acid）、硬脂酸（stearic acid）、油酸（oleic acid）、亚油酸（linoleic acid）、γ - 亚麻酸（γ-linolenic acid）、α - 亚麻酸（α-linolenic acid）、花生酸（arachidic acid）、二十碳烯酸（eicosenoic acid）、山嵛酸（docosanoic acid）、芥酸（erucic acid）、木焦油酸（lignoceric acid）、二十二碳六烯酸（docosahexaenoic acid）、神经酸（nervonic acid）[7]。另含蔗糖（sucrose）、果糖（fructose）、多糖（polysaccharide）[8]、α - 香树脂醇咖啡酸酯（α-amyrin caffeate）[9]、balsaminone A、balsaminone B、balsaminone C[10]。含有钒（V）、铬（Cr）、锰（Mn）、铁（Fe）、钴（Co）、镍（Ni）、铜（Cu）、锌（Zn）、硒（Se）[11]。

【药理作用】

1. 抗生育　凤仙花子煎剂 3g/kg 给小鼠灌胃，连续 10 天，避孕率达 100%，此作用可能与其抑制排卵，使子宫和卵巢萎缩有关[12]。

2. 对子宫平滑肌作用　凤仙花子糖浆对小鼠离体子宫及煎剂、酊剂、水浸剂对未孕兔离体子宫、已孕或未孕豚鼠离体子宫均有兴奋作用，使收缩频率增加，张力增强乃至强直收缩。麻醉兔静脉注射或肌注急性子水浸剂 0.05 ~ 0.3g/kg，亦有兴奋子宫作用[13]。

3. 对血液流变学影响　凤仙花子可降低血瘀模型家兔全血黏度、血浆黏度、血沉、红细胞压积和纤维蛋白原[14]。

4. 促透作用　凤仙花子醇提液具有促进对乙酰氨基酚、盐酸达克罗宁透皮吸收的作用[15,16]，其促透作用是通过改变脱毛小鼠皮肤角质层的结构而实现的[17]。

5. 抗肿瘤　从凤仙花子分离得的 balsaminone A、balsaminone B、balsaminone C 对人肺癌 A549、肝癌 Bel7402、宫颈癌 HeLa 细胞的生长有抑制作用[10,18]。

6. 抑菌　凤仙花子水煎剂对金黄色葡萄球菌、溶血性链球菌、铜绿假单胞菌、福氏痢疾杆菌、宋内痢疾杆菌、伤寒杆菌均有不同程度抑制作用[19]。

7. 其他　凤仙花子水浸剂或酊剂对离体兔肠有抑制作用[13]，凤仙花子体外对胃淋巴肉瘤细胞敏感[20]。

8. 毒性反应　给小鼠灌胃凤仙花子油后，小鼠大量出汗、精神兴奋、狂躁，这可能是由于油中挥发性成分辛、散，容易出汗所致。24h 内连续 2 次给药，给药初期可见小鼠出汗、躁动不安、食量减少，4 天后开始好转，且日渐恢复[21]。

【性味归经】味辛、微苦，性温；有小毒。归肝、胃经。

【功效主治】破血消癥，和胃消积，软坚散结。主治经闭，痛经，产难，产后胞衣不下，噎膈，痞块，骨鲠，龋齿，疮疡肿毒。

【用法用量】内服：煎汤，3 ~ 4.5g。外用：适量，研末或熬膏敷贴。

【使用注意】孕妇禁用。

【经验方】

1. 骨鲠　金凤花子嚼烂噙化下。无子用根亦可，口中骨自下，便用温水灌漱，免损齿。鸡骨尤效。一方擂碎，水化服。（《世医得效方》）

2. 单、双喉蛾　白金凤花子研末，用纸管取末吹入喉内，闭口含之，日作二三次。（《闽南民间草药》）

3. 经闭腹痛，产后瘀血未尽　急性子 9g，捣碎。煎水，加红糖适量服。（《安徽中草药》）

4. 胎衣不下　凤仙子炒黄为末，黄酒温服一钱。（《经验广集》）

5. 噎食不下　凤仙花子，酒浸三晚，晒干为末，酒丸绿豆大。每服八粒，温酒下，不可多用。（《本草纲目》引《摘元方》）

6.食管癌 急性子、黄药子、代赭石、半枝莲各 30g。水煎服，每日 1 剂。(《抗癌本草》)

7.胃贲门癌 急性子、海浮石、煅花蕊石各 9g，海螵蛸 30g，煅代赭石 6g。共研细末，和水为丸，如绿豆大。每服 6 丸，早晚各 1 次。(《抗癌本草》)

8.小儿痞积 急性子、水红花子、大黄各一两。俱生研末，每味取五钱，外用皮硝一两拌匀。将白脖鸽或白鸭一个，去毛屎，剖腹，勿犯水，以布拭净，将末装入内，用绵扎定，砂锅内入水三碗，重重纸封，以小火煮干，将鸽(鸭)翻调焙黄色，冷定。早晨食之，日晒时疾软，三日，大便下血，病去矣，忌冷物百日。(《本草纲目》引孙天仁《集效方》)

9.跌打损伤，阴囊入腹疼痛 急性子、沉香各 1.5g。研末冲开水送服。(《闽东本草》)

10.丝虫病象皮肿 急性子 60g，苍术 60g，蝎尾 10 只，蛇蜕 30g，蜈蚣 2 条。研粉。每日 3 次，每次吞服 1.5～3g，连服 3 月。(《四川中药志》1982 年)

【参考文献】

[1] 裴慧，朱玲英，钱士辉.RP-HPLC 测定急性子中 2 种黄酮苷成分的含量.中国实验方剂学杂志,2011,26(6):951.

[2] Shoji N, Umeyama A, Takemoto T, et al. Chemical structure of hosenkol A, the first example of the natural baccharane triterpenoid of the missing intermediate to shionane and lupane. J Chem Soc. Chem Commun, 1983, (5): 871.

[3] Shoji N, Umeyama A, Saitou N,et al.Hosenkosides A, B, C, D, and E, novel baccharane glycosides from the seeds of Impatiens balsamina. Tetrahedron, 1994, 50(17): 4973.

[4] Shoji N, Umeyama A, Saitou N, et al. Hosenkosides F, G, H, I, J, and K, Novel baccharane glycosides from seeds of Impatiens balsamina. Chem Pharm Bull, 1994, 42(7): 1422.

[5] Shoji N, Umeyama A, Yoshikawa K, et al. Baccharane glycosides from the seeds of Impatiens balsamina. Phytochemistry, 1994, 37(5): 1437.

[6] 陈明霞，王相立，张玉杰.中药急性子油类成分分析及毒性考察.中国中药杂志,2006,31(11):928.

[7] 王发春.凤仙花籽油脂肪酸组分分析.中国油脂,2008,33(6):78.

[8] 佟苗苗，崔延君，王添敏，等.急性子多糖脱蛋白方法研究.中药材,2011,34(2):296.

[9] 雷静，钱士辉，蒋建勤.急性子中的一个新的乌苏烷咖啡酸酯类成分.中国药科大学学报,2010,41(2):118.

[10] 裴慧，雷静，钱士辉.一个从急性子中分离得到的新的具有细胞毒活性的双萘呋喃-7,12-酮类衍生物.中药材,2012,35(3):407.

[11] 佟苗苗，翟延君，王添敏，等.不同产地急性子中人体必需微量元素含量测定与分析.中国实验方剂学杂志,2011,17(14):95.

[12] 高应斗.中国生理科学论文摘要汇编(药理),1964:69.

[13] 夏炳南.贵阳医学院学报,1958,1(1):29.

[14] 赵琦，郭惠玲，张恩户.急性子水煎液对实验性血瘀证家兔血液流变学的影响.陕西中医学院学报,2006,29(1):47.

[15] 郝勇，刘景东，宋国龙.急性子提取液促对乙酰氨基酚透皮作用.中国医院药学杂志,2005,25(7):612.

[16] 郝勇，刘景东，张涛.急性子乙醇提取液对达克罗宁促透皮作用的实验研究.白求恩军医学院学报,2006,4(2):71.

[17] 郝勇，刘景东，张朝欣，等.急性子乙醇提取液对小白鼠去毛皮肤作用后的观察.现代中西医结合杂志,2006,15(20):2796.

[18] 裴慧，钱士辉.急性子中 balsaminone A 和 balsaminone B 对人肺癌 A549 细胞生长及周期的影响.植物资源与环境学报,2011,20(2):15.

[19] 中国医学科学院药物研究所，等.中药志(第三册).北京:人民卫生出版社,1984:542.

[20] 周金黄，等.中药药理学.上海:上海科学技术出版社,1986:293.

[21] 陈明霞，王相立，张玉杰.中药急性子油类成分分析及毒性考察.中国中药杂志,2006,31(11):928.

Liu yue qing

六月青

Goldfussiae Psilostachitis Herba
[英] Psilostachys Goldfussia Herb

【别名】汗斑草、红石蓝。

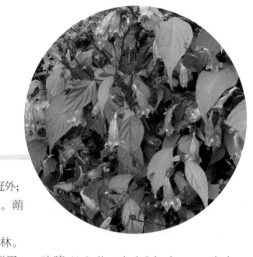

【来源】为爵床科植物球花马蓝 *Strobilanthes dimorphotricha* Hance 的茎叶。

【植物形态】草本。下部茎卧地而生，节处生根。幼枝被白色长柔毛叶白带粉红色长柔毛，茎节膨大。叶对生；叶柄被毛；叶片纸质；卵形或宽卵形，长 6 ~ 9cm，宽 4 ~ 5cm，先端短尖或渐尖，基部近圆形，边缘有锯齿和缘毛，上面深绿色，常有小块状白斑，下面淡绿色，两面疏生白色长柔毛，脉上尤多；侧脉 4 ~ 6 对，绿色或有时带红色。穗状花序顶生或侧生，长约 8cm；苞片卵形，被金黄色长柔毛；萼 5 裂，被金黄色长柔毛；花粉红色，花冠筒粗短，冠檐 5 裂，裂片近等大

或近唇形；雄蕊 4，二强，伸出花冠外；子房上位，2 室，每室有 2 个胚珠。蒴果下部不为柄状。

【分布】广西主要分布于凤山、田林。

【采集加工】全年均可采收。多为鲜用。

【药材性状】茎圆柱形，表面黑绿色或灰绿色，下部茎可见根。叶皱缩，完整叶片长椭圆形或倒卵状长圆形；叶缘有细小钝锯齿，先端渐尖，基部换形下延，中卧于背面突出较明显。纸质，质脆易碎。气微弱，味淡。

【品质评价】以叶多、色青绿、无杂质者为佳。

【化学成分】本品中主要成分有 goldfussins A、goldfussins B、goldfussinol、1,8-二甲基 -5- 羟甲基 -9- 氧代 -6,7,8,9- 四氢萘 [2,1-b]

呋喃 {1,8-dimethyl-5-hydroxymethyl-9-oxo-6,7,8,9-tetrahydronaphtho[2,1-b]furan}、4- 乙酰基 -3- 羟基 -1- 羟甲基 -6- 甲基 -5- 氧代 -5,6,7,8- 四氢萘（4-acetyl-3-hydroxy-1-hydroxymethyl-6-methyl-5-oxo-5,6,7,8-tetrahydronaphthalene）、3- 羟基 -2-（3,5- 二甲氧基 -4- 羟基苯基）丙酸甲酯 [methyl 3-hydroxy-2-（3,5-dimethoxy-4-hydroxyphenyl）-propanoate]。尚有 2- 乙烯基 -2,6,6- 三甲基 -3,6- 二氢 - 吡喃（2-ethenyl-2,6,6-trimethyl-3,6-dihydropyran）和羽扇豆

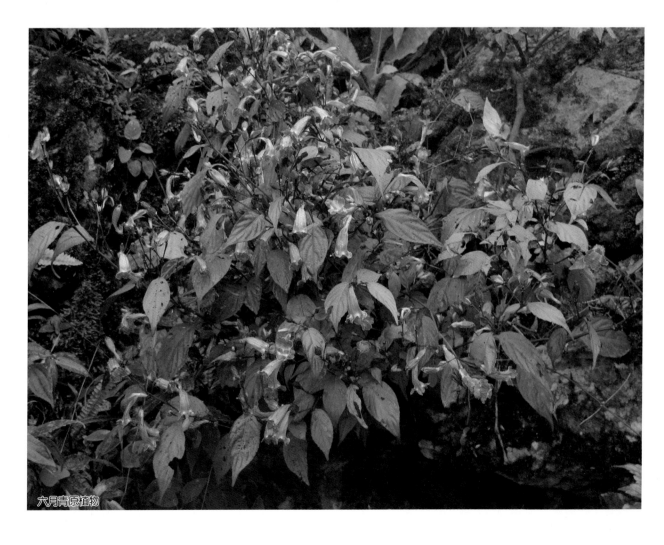

六月青原植物

醇（lupeol）、桦木素（betulin）、betulinic aldehyde、桦木酸（betulinic acid）、（22*E*,20*S*,24*R*）5α,8α-表双氧麦角甾-6,22-二烯-3β-醇[（22*E*,20*S*,24*R*）5α,8α-epidioxyergosta-6,22-dien-3-β-ol]、5,7-二羟基-6,4′-二甲氧基黄酮（5,7-dihydroxy-6,4′-dimethoxyflavone）、果树酸（pomolic acid）、（*E*）-阿魏醛[（*E*）-ferulaldehyde]、hyptinin、3,5-二甲氧基-4-羟基苯甲醛（3,5-dimethoxy-4-hydroxybenzaldehyde）。还有β-谷甾醇（β-sitosterol）、2,6-二甲氧基-对-苯醌（2,6-dimethoxy-*p*-benzoquinone）、对甲氧基苯甲酸（*p*-methoxybenzoic acid）、香兰素（vanillin）[1]。

【性味归经】味微辛、苦，性凉。归肝、心经。

【功效主治】清热解毒，活血化瘀，消肿定痛。主治痈疮疔疖，汗斑，跌打肿痛，毒蛇咬伤。

【用法用量】内服：煎汤，15～30g。外用：适量，鲜品捣敷。

【使用注意】孕妇慎用。

【经验方】

1.疮疖肿痛　鲜六月青茎叶，加红糖少许，捣烂外敷。（《广西本草选编》）

2.跌打肿痛　六月青茎叶捣烂，酒炒热外敷。（《广西本草选编》）

3.毒蛇咬伤　鲜六月青茎60～120g。捣烂取汁约30～50mL，加好白酒30～60g，炖温，1次服完，每日服2次；并取鲜叶捣烂，与好白酒调匀，炖温，外敷前额囟门处（先将该处头发剃光），包扎固定，经常洒上少许好白酒，保持药物湿润，每日换药1次。（《广西本草选编》）

附：六月青

　　原为爵床科植物细穗曲蕊马蓝 Goldfussia psilostachys (C.B.Clarke ex W.W.Smith) Bremek. 的茎叶，现分类上该种已合并入球花马蓝（Strobilanthes dimorphotricha），故也可以认为六月青为球花马蓝的茎叶。

【参考文献】

[1]Luo Y, Zhou M, Qi H, et al. Novel cadinane and norcadinane sesquiterpenes and a new propanoate from Goldfussia psilostachys. Planta Med, 2005, 71(11): 1081.

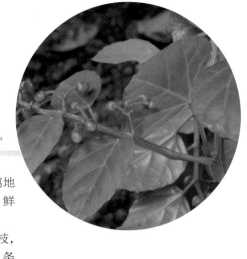

Liu fang teng

六方藤

Cissi Hexangularidis Caulis
[英]Sixangle Treebine Stem

【别名】五俭藤、山坡瓜藤、散血龙、方茎宽筋藤、六骨春筋藤、六棱粉藤。

【来源】为葡萄科植物翅茎白粉藤 *Cissus hexangularis* Thorel ex Planch. 的藤茎。

【植物形态】攀缘灌木。小枝粗壮，有翅状的棱6条，干时淡黄色，节上常收缩；卷须不分枝，与叶对生，无毛。单叶互生；叶片纸质，卵状三角形，长6~10cm，宽4.5~8cm，先端骤狭而渐尖，基部近截平，钝形或微心形，边缘有疏离的小齿。伞形花序与叶对生，具短梗，由聚伞花序组成；花梗被乳突状微毛；花萼杯状，无毛；花瓣长圆形；雄蕊4；花盘波状4浅裂；子房2室，无毛。浆果卵形。有种子1颗。

【分布】广西主要分布于桂林、南宁。

【采集加工】秋季采收藤茎，应在离地面20cm处割取，去掉叶片，切段，鲜用或晒干。

【药材性状】藤茎略呈方柱形，多分枝，直径0.5~1cm，黄绿色，有5~6条狭翅，节明显。质柔韧难折断，断面黄白色，或带绿色，髓部宽广，常中空。叶黄绿色多卷缩，展开心状卵形。花序及卷须均与叶对生。气清香，味微酸。

【品质评价】以茎粗、完整、色绿者为佳。

【临床研究】

对卵巢功能的影响　将六方藤根用乙醇提取后制成流浸膏或胶囊，每片或丸含量0.3g，相当于生药4g。患者一律口服给药，一般每日3次，每次1片。持续服药到闭经半年。月经、临床症状及体征的变化：乳腺增生症17人周期性乳痛缓解或消失，临床检查和B超显象乳块缩小或消失者14人，临床有效率为82.3%。子宫内膜异位症14人，痛经症状缓解者12例，有效率为85.17%。子宫肌瘤结节缩小约占49%[1]。

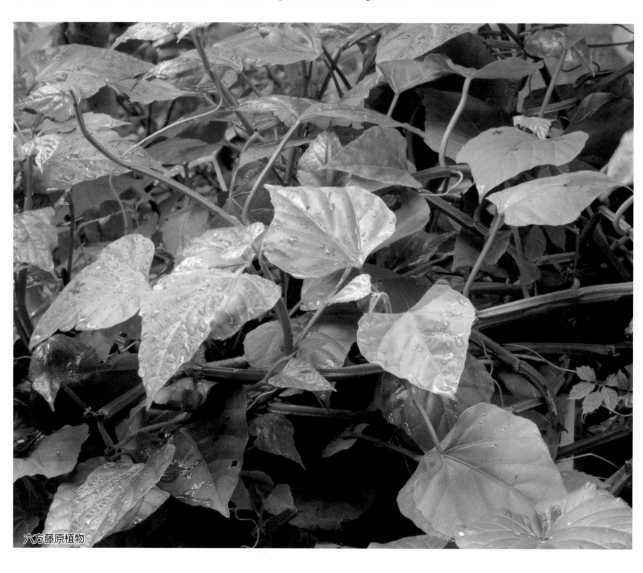

六方藤原植物

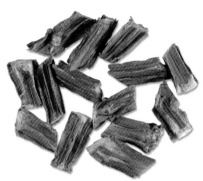

六方藤饮片

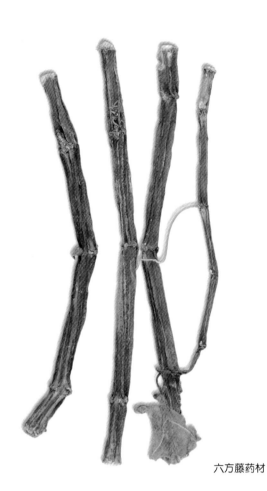

六方藤药材

【性味归经】味辛、微苦，性凉。归肝、肾经。

【功效主治】祛风除湿，活血通络。主治风湿痹痛，腰肌劳损，跌打损伤。

【用法用量】内服：煎汤，15 ~ 30g，或浸酒。外用：适量，捣敷或煎水洗。

【使用注意】孕妇忌用。

【参考文献】

[1] 孙虹.中草药六方藤对卵巢功能影响的初步探讨.昆明医学院学报,1990,(2):58.

六棱菊

Liu leng ju

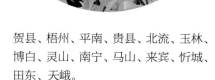

Laggerae Alatae Herba
[英] Winged Laggera Herb

【别名】鹿耳苓、鹿耳草、八楞风、六十瓣、六角心、羊仔菊、臭灵丹、辅轴风、羊耳三棱、陆续消、六耳消、六盘金、六角草、百草王、六耳铃、四棱锋、四方艾、三面风、六耳棱。

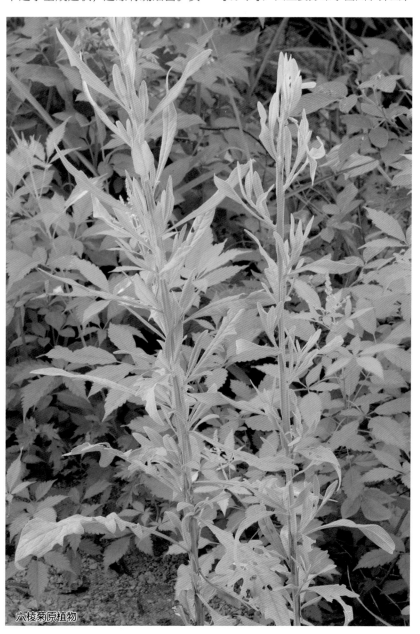

六棱菊原植物

【来源】为菊科植物六棱菊 Laggera alata（D.Don）Sch.-Bip. 的全草。

【植物形态】草本。茎直立，多分枝，全株除花冠外几乎都被腺毛。叶互生，无柄；叶片椭圆状倒披针形，上部叶条状披针形，长 2.5～10cm，宽 2～7.5cm，先端钝或短尖，基部渐窄下延于茎成翅状，边缘有疏细齿。头状花序多数，呈圆锥状，稍下垂；总苞片约 6 层，条状披针形，质坚硬，被短腺毛；外层短，常为最内层的 1/3～1/5；花多数，杂性，雌花丝状，两性花筒状；全部花冠淡紫色。瘦果圆柱形，有 10 棱，被疏白色柔毛；冠毛白色，易脱落。

【分布】广西主要分布于富川、钟山、贺县、梧州、平南、贵县、北流、玉林、博白、灵山、南宁、马山、来宾、忻城、田东、天峨。

【采集加工】秋季采收。鲜用或段晒干。

【药材性状】本品长短不一。老茎粗壮，直径 6～10mm，灰棕色，有不规则纵皱纹。枝条棕黄色，有皱纹及黄色腺毛。茎枝具翅 4～6 条，灰绿色至黄棕色，被有短腺毛。质坚而脆，断面中心有髓。叶互生，多破碎，灰绿色至黄棕色，被黄色短腺毛。气香，味微苦、辛。

【品质评价】以叶多、色青绿、无杂质者为佳。

【化学成分】本品全草含 5β- 羟基冬青酸（5β-hydroxyilicic acid）、5β- 羟基 -4- 表 - 冬青酸甲酯（5β-hydroxy-4-*epi*-ilicic acid methyl ester）、5α- 羟基冬青酸（5α-hydroxyilicic acid）、桉烷 -3,5,11（13）- 三烯 -12- 酸 [eudesma-3,5,11（13）-trien-12-oic acid]、冬青酸（ilicic acid）、5α- 羟基 -β- 广木香酸（5α-hydroxy-β-costic acid）、5α- 羟基广木香酸（5α-hydroxy-costic acid）、桉烷 -14（15）,11（13）- 二烯 - 12,5β- 内酯 [eudesma-14（15）,11（13）-eudesmadien-12,5β-olide]、β- 谷甾醇（β-sitosterol）、豆甾醇（stigmasterol）、豆甾烷 -4- 烯 -3β- 醇（3β,Δ⁴-stigmasten-3-ol）、豆甾烷 -5,25- 二烯 -3β- 醇（3β-stigmasten-5,25-dien-3-ol）、豆甾烷 -4- 烯 -3- 酮（Δ⁴-stigmasten-3-one）、豆甾烷 -4,22- 二烯 -3- 酮（Δ⁴,²²-stigmasten-3-one）、10- 甲基三十三烷（10-methyl-tritriacontane）[1]、胡萝卜苷（daucosterol）、对羟基苯甲醛（*p*-hydroxy-benzoyl）、咖啡酸（caffeic acid）、阿魏酸（ferulic acid）、委陵菜酸（tomentic acid）、尿嘧啶（uracil）[2]。还含有挥发油成分，主要含芳杂环酸单萜和倍半萜类化合物及其衍生物，如 4-

乙酰基 -5- 羟基 -2- 苯并呋喃乙酸（4-acetyl-5-hydroxy-2-benzofuranacetic acid）、γ - 古云烯（γ - gurjunene）、佛术烯（eremophilene）、乙酸香叶酯（geranyl acetate）、2,4- 二羟基 -3- 烯丙基 - 5- 乙酰基苯乙酮（2,4-dihydroxy-3-allyl-5-acetyl acetophenone）、棕榈酸(palmitic acid)、芹子烯（selinene）、石竹烯（caryophyllene）、石竹烯氧化物（caryophyllene oxide）、反式橙花叔醇（*trans*-nerolidol）等 [3]。

【药理作用】

抗炎　六棱菊总黄酮对二甲苯致小鼠耳郭肿胀、甲醛致大鼠足跖肿胀、羧甲基纤维素钠致大鼠皮下气囊白细胞游走和角叉菜胶致大鼠皮下气囊肿胀均有抑制作用，其抗炎机制可能并不依赖于下丘脑 - 垂体 - 肾上腺皮质轴的存在 [1]。

【临床研究】

1. 乳腺增生症　应用自拟乳癖汤（六棱菊 20g，柴胡 10g，白芍 9g，茯苓 12g，生牡蛎 15g，鸡血藤 15g，丹参 10g，延胡索 10g）每日 1 剂，水煎服，20 天为 1 个疗程，疗效不明显者休息几天后可进行第 2 个疗程。可随症状加减（肿块明显者可加橘核、炮山甲、皂刺，两胁胀痛重者可加川楝子、木香）。结果：本组 102 例，治愈 52 例，显效 18 例，有效 25 例，无效 7 例，总有效率为 93.1%[4]。

2. 泌尿系结石　佤药排石汤（六棱菊 10g，鱼子兰 20g，攀茎钩藤 20g，野绿谷根 10g，响铃草 10g，小木通 20g，土茯苓 20g，木贼 10g，吹风散 20g）每日 1 剂，以水 1500ml 煎取 700ml，分 3 次温服。结果：共治疗 16 例，治愈 14 例，占 87.5%；有效 1 例，占 6.2%；无效 1 例，占 6.2%，总有效率为 93.75%。其中服药 1 剂，12h 排净结石者 1 例，服药 2 ～ 3 剂排净结石者 4 例，服药 4 ～ 15 剂排净结石者 9 例，平均天数 8 天，肾盂积水者停药 1 周复查，肾盂积水消失 [5]。

【性味归经】味苦、辛，性微温。归肝、脾、肾经。

【功效主治】祛风利湿，活血解毒，散瘀消肿。主治风湿疼痛，闭经，肾炎水肿，痈疔肿毒，跌打损伤，毒蛇咬伤，皮肤瘙痒。

【用法用量】内服：煎汤，15 ～ 30g。外用：适量，鲜品捣烂敷或煎水洗患处。

【使用注意】全草含挥发油，不宜久煎。孕妇慎用。

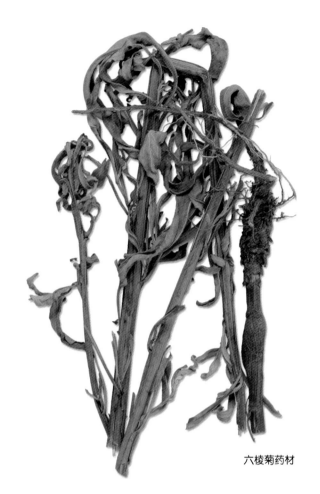

六棱菊药材

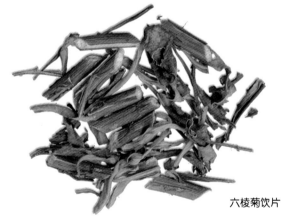

六棱菊饮片

【经验方】

1. 皮肤湿毒瘙痒　六棱菊适量，洗净，水煎外洗。（《闽南民间草药》）

2. 痈疔肿毒　鲜六棱菊适量，和红糖少许，共捣烂敷患处。（《闽南民间草药》）

3. 毒蛇咬伤　六棱菊，土柴胡，六月雪，八里麻，大罗伞各取根适量，共捣烂加洗米水浸泡，先服一碗，再将药汁自上而下擦患处，药渣敷伤口，每日一次。（《广西民族医药验方汇编》）

4. 关节痛　六棱菊全草一两至两半，与猪肉炖服。（《福建民间草药》）

【参考文献】

[1] 徐昭君 . 六棱菊化学成分及植物化学分类学研究 . 杭州：浙江大学，2005.

[2] 徐昭君，李湘萍，郑群雄，等 . 六棱菊化学成分的研究 . 中草药，2006,37(增刊):215.

[3] 田辉，张志，梁臣艳 .GC-MS 分析不同产地六棱菊挥发油的化学成分 . 中国实验方剂学杂志 ,2011,17(13):215.

[4] 苏贵年，程德敏，李延华，等 . 自拟乳癖汤治疗乳腺增生症 102 例 . 河北医学 ,2007,13(6):756.

[5] 高红旺 . 佤药排石汤治疗泌尿系结石 16 例临床观察 . 中国民族医药杂志 ,1995,1(2):22.

火力楠

Huo li nan

Micheliae Macclurei Folium seu Radix
[英]Macclurei Michelia Leaf and Root

【别名】醉香含笑。

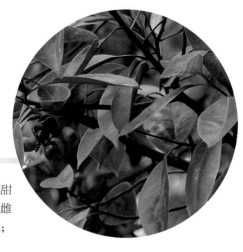

【来源】为木兰科植物醉香含笑 Michelia macclurei Dandy 的根和叶。

【植物形态】常绿乔木。分枝繁茂，形成圆球形树冠，芽、小枝、幼枝及叶背面、花蕾均密被锈褐色绢毛。叶革质，倒卵形或椭圆形，长 7 ~ 14cm，宽 4 ~ 6cm，托叶痕长达叶柄顶端。花单生于叶腋，多而密，散发出香蕉型的甜香味，花被片 6，长 12 ~ 20mm；雌蕊柄长约 6mm。聚合果长 2 ~ 3.5cm；蓇葖顶端有短喙。

【分布】广西全区均有栽培。

【采集加工】根全年可挖，洗净，切段，晒干；叶全年可采，洗净，晒干。

【药材性状】根圆柱形，直径 1 ~ 2cm。表面灰黄色，可见圆形皮孔。质硬，不易折断，断面木部淡黄色，射线明显。叶互生，叶片长椭圆形，叶端尖，叶基楔形，长 7 ~ 14cm，宽 4 ~ 6cm，叶面灰绿色，叶背灰白色，中脉于叶背凸起明显，被锈色毛。

【品质评价】以干燥、洁净、色灰黄者为佳。

【化学成分】本品叶、树皮、根皮中均含挥发油（volatile oil）。

叶中挥发油主要成分有石竹烯（caryophyllene）、β-榄香烯（β-elemene）、榄香醇（elemol）、γ-榄香烯（γ-elemene）、α-桉叶醇（eudesmol）、α-石竹烯（α-caryophyllene）和 γ-桉叶醇（γ-eudesmol）[1]。

树皮挥发油中主要成分有 N,N-二苯甲酰基-庚二胺（N,N-di-benzoyloxy-heptanediamide）、鲨烯（squalene）、棕榈酸（palmitic acid）、亚油酸乙酯（ethyl linoleate）、Z-5-甲基-6-二十一烯-11-酮等（Z-5-methyl-6-heneicosene-11-ketone）[2]。

根皮挥发油主要成分有 N,N-二苯甲酰基-庚二胺（N,N-di-benzoyloxy-heptanediamide）、棕榈酸（palmitic acid）、棕榈酸乙酯（palmitic acid ethyl ester）、高草香酸（4-hydroxy-3-methoxy phenyl acetic acid）、4-[（1E）-3-羟基-1-丙烯基]-2-甲氧基-苯酚 {4-[（1E）-3-hydroxy-1-propenyl]-2-methoxy-phenol}、木香烯内酯（costunolide）[3]。

【药理作用】

1.抗纤维化　25μg/ml、50μg/ml、75μg/ml、100μg/ml 醉香含笑根皮提取物在体外能抑制小鼠成纤维细胞 NIH/3T3

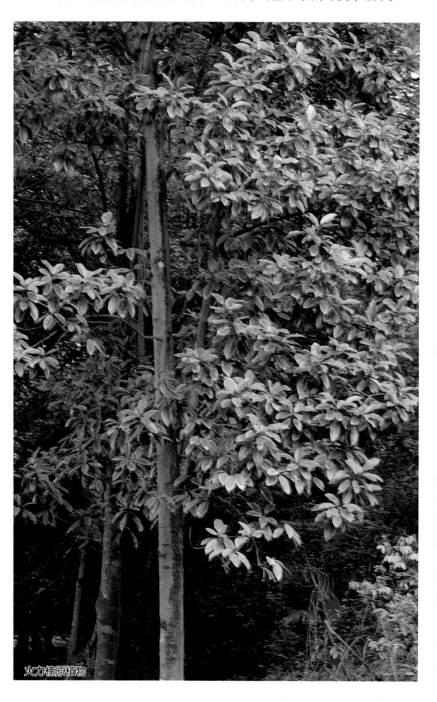

火力楠原植物

的生长，其抑制率呈浓度依赖关系[2]。

2. 抗肿瘤　在质量浓度 75μg/ml 下，醉香含笑树皮乙醇总提取物对体外人肝肿瘤细胞 HepG2 有抑制作用[3]。

【性味归经】味辛，性凉。归心、肝经。

【功效主治】活血化瘀，解毒消肿。主治跌打损伤，痈疮肿毒等证。

【用法用量】内服：煎汤，10 ~ 15g。

【使用注意】脾胃虚寒及孕妇慎用。

【附注】本品的树皮也可用于腹泻。

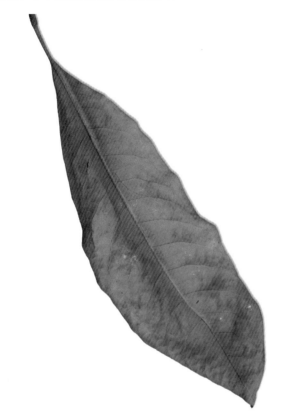

火力楠叶药材

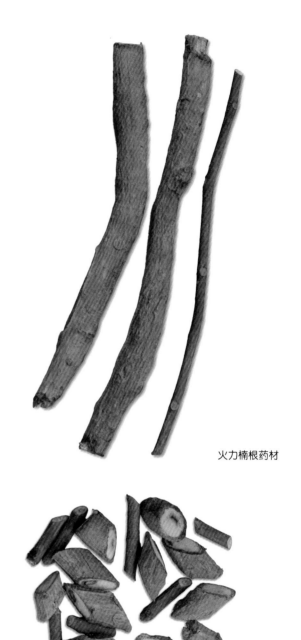

火力楠根药材

火力楠根饮片

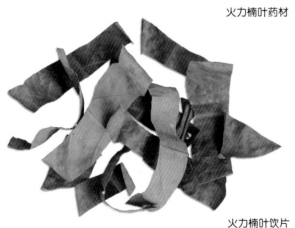

火力楠叶饮片

【参考文献】

[1] 黄儒珠，檀东飞，郑娅珊，等. 醉香含笑叶挥发油化学成分. 热带亚热带植物学报，2009,17(4):406.

[2] 宋晓凯，陆春良，胡堃，等. 醉香含笑树皮挥发性成分 GC-MS 分析及其对 HepG2 细胞体外生长抑制作用. 中草药，2011,42(11):2213.

[3] 宋晓凯. 醉香含笑根皮挥发性成分的 GC-MS 分析及对 NIH3T3 细胞体外生长抑制作用. 中国现代应用药学，2011,28(12):1122.

Huo yan lan

火焰兰

Renantherae Coccineae Herba
[英] Coccinea Renanthera Herb

【别名】红珊瑚、山观带、山裙带。

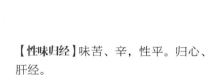

【来源】为兰科植物火焰兰 Renanthera coccinea Lour. 的全草。

【植物形态】附生植物。茎粗壮，攀缘树上。叶2列，革质；叶片长圆形，长约8cm，宽2~3cm，先端2圆裂。花葶粗壮，具数个分枝；总状花序疏生；花苞片极小，宽卵形；中萼片狭匙形，红色，带橘黄色斑点；花瓣与中萼片同色，但较短小；侧萼片长圆形，先端钝，基部狭窄，边缘波状，唇瓣小，黄白色带鲜红色条纹，侧裂片近圆形，直立，中裂片卵状长圆形，唇盘上面具2个半圆形的胼胝体；花粉块4个，成2对。蒴果椭圆形。

【分布】广西主要分布于扶绥、南宁、邕宁。

【采集加工】秋、冬季均可采收。除去气根，切段，晒干。

【药材性状】茎呈圆柱形，常较直，表面黄褐色。枝灰褐色，常弯曲，宿存草质鞘具纵沟，拨开叶鞘，茎黄褐色，光滑。断面皮厚，木质部呈纤维状。叶常已脱落，残存叶卷曲皱缩，黄褐色，长披针形，无柄。气微，味淡。

【品质评价】以身干、无烂叶、质坚实、色黄绿者为佳。

【性味归经】味苦、辛，性平。归心、肝经。

【功效主治】祛风湿，活血散瘀。主治风湿痹痛，骨折。

【用法用量】内服：煎汤，9~15g。外用：适量，捣敷。

【使用注意】孕妇慎用。

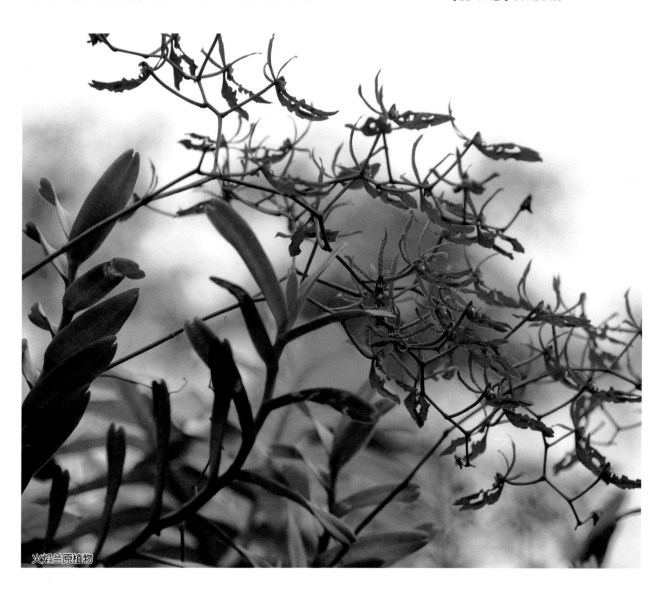

火焰兰原植物

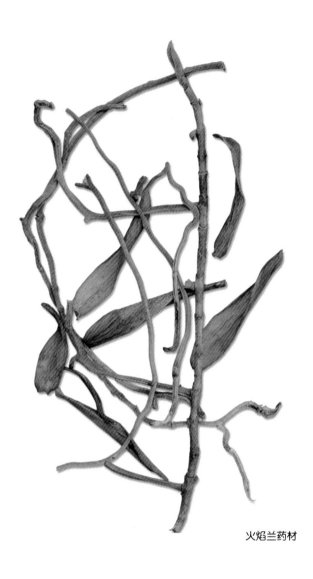

火焰兰药材

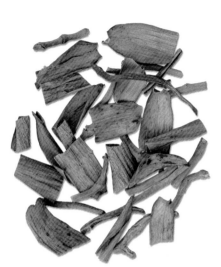

火焰兰饮片

Xin ye huang hua nian

心叶黄花稔

Sidae Cordifoliae Herba
[英] Cordileaf Sida Herb

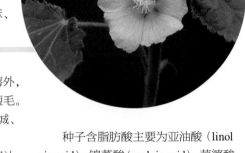

【别名】吸血草、白痴头婆、大黄花母、生毛英仔草、黄花少四味、倒地麻、大花黄花稔、心叶拔毒散。

【来源】为锦葵科植物心叶黄花稔 Sida cordifolia L. 的全草。

【植物形态】直立亚灌木。小枝密被星状柔毛并混生长柔毛。叶互生；叶柄密被星状柔毛和混生长柔毛；托叶线形，密被星状柔毛；叶卵形，长1.5～5cm，宽1～4cm，先端钝或圆，基部微心形或圆，边缘具钝齿，两面均密被星状柔毛，下面脉上混生长柔毛。花单生或簇生于叶腋或枝端，花梗长密被星状柔毛和混生长柔毛，上端具节，萼杯状，裂片5，三角形，密被星状柔毛并混生长柔毛；花黄色；花瓣长圆形；雄蕊柱被长硬毛。蒴果，分果片10，先端具2长芒，芒突出萼外，被倒生刚毛。种子长卵形，先端具短毛。

【分布】广西主要分布于百色、防城、陆川、玉林、北流、苍梧。

【采集加工】夏、秋季采收。洗去泥沙，除去杂质，切碎，鲜用或晒干。

【品质评价】以叶多、色黄绿、无杂质者为佳。

【化学成分】本品含有生物碱（alkaloids）、脂肪酸（fatty acids）和多糖（polysaccharides）[1] 等多种化学成分。

地上部分含 β-谷甾醇（β-sitosterol）、棕榈酸（palmitic acid）、硬脂酸（stearic acid）、二十六烷酸（hexacosoic acid）[2]。

种子含脂肪酸主要为亚油酸（linoleic acid）、锦葵酸（malvic acid）、苹婆酸（sterculic acid）[3]。

根含有麻黄碱（ephedrine）[4]、S-右旋-Nb-甲基-色氨酸甲酯 [S-（+）-Nb-methyl-tryptophane methyl ester]、胆碱（choline）、鸭嘴花酮碱（vasicinone）、φ-麻黄碱（φ-ephedrine）、下箴刺酮碱（hypaphorine）、鸭嘴花碱（vasicine）、鸭嘴花酚碱（vasicinol）、甜菜碱（betaine）[5]。

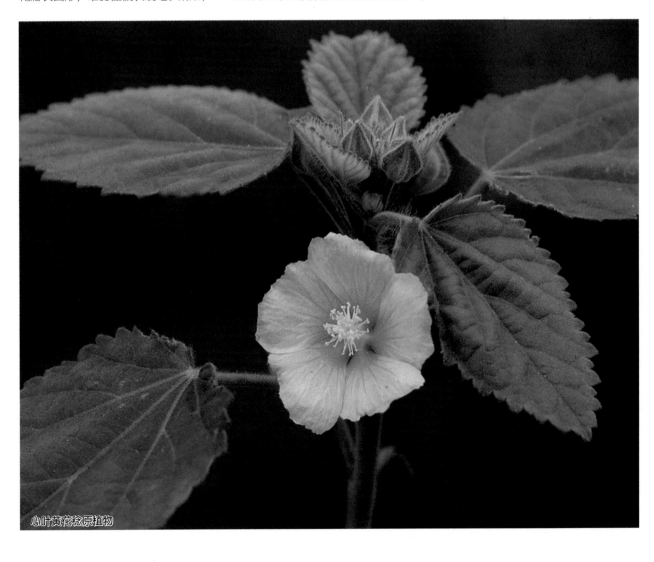

心叶黄花稔原植物

【性味归经】味甘、微辛，性平。归肝、肺、大肠经。

【功效主治】清热利湿，解毒消肿，止咳平喘。主治湿热黄疸，痢疾，泄泻，淋病，发热咳嗽，气喘，痈肿疮毒。

【用法用量】内服：煎汤，10～15g；鲜根30～60g；或研末。外用：适量，鲜叶捣烂敷。

【使用注意】内无湿热者慎用。

【经验方】

1.坐马痈　鲜吸血草叶适量，活蜗牛带壳6～7个。共捣烂敷患处，每日换1～2次。(《闽南民间草药》)

2.脓肿不易出脓作痛　鲜吸血草叶适量，洗净，捣烂敷。如疮较大者，可加三黄末或叶下红和捣涂患处。(《闽南民间草药》)

【参考文献】

[1] 赖红芳, 吴志鸿, 黄秀香. 心叶黄花稔多糖的微波提取工艺研究. 广东化工, 2009, 36(9): 140.

[2] Khan MW, Rashid MA, Huq E, et al. The nonpolar constituents of Sida cordifolia Linn. Journal of Bangladesh Academy of Sciences, 1989, 13(1): 5.

[3] Rao KS, Lakshminarayana G. Characteristics and composition of six malvaceae seeds and the oils. Jaocs J Am Oil Chem Soc, 1984, 61(8): 1345.

[4] Begerhotta A, Bannerjee NR. Polarographic studies on active constituents of Sida cordifolia. Current Science, 1985, 54(14): 690.

[5] Ghosal S, Ballav R, Chauhan PS, et al. Alkaloids of Sida cordifolia. Phytochemistry, 1975, 14(3): 830.

巴戟天

Ba ji tian

Morindae Officinalis Radix

[英] Morinda Root

【别名】大巴戟、巴戟、巴吉、鸡肠风。

【来源】为茜草科植物巴戟天 *Morinda officinalis* How 的根。

【植物形态】木质藤本。根肉质肥厚，外皮黄褐色，多少收缩成念珠状；幼枝初被短粗毛，后变粗糙。叶对生，长椭圆形，长 6 ~ 10cm，宽 3 ~ 6cm，先端急尖，基部阔楔形，上面初被糙伏毛，下面沿中脉被短粗毛，脉腋内具短束毛；托叶鞘状，膜质。花 2 ~ 10 朵排成伞形花序；萼筒半球形，裂片大小不等；花冠白色，4 深裂；雄蕊 4 枚，着生于花冠管基部。聚合果近球形，红色。

【分布】广西主要分布于防城、上思、横县、金秀。

【采集加工】野生巴戟天全年均可采收，以秋冬采收较好；栽培巴戟天一般生长 5 ~ 7 年后采收。挖取根部，除去细根，晒至六七成干，轻轻捶扁，将粗条者切成 6 ~ 10cm 长的段，晒干。

【药材性状】本品呈扁圆柱形，略弯曲，长度不等，直径 1 ~ 2cm。表面灰黄色，粗糙，具纵纹，外皮横向断裂而露出木部，形似连珠，质坚韧，断面不平坦，皮部淡紫色，木部黄棕色。无臭，味甘、微涩。

【品质评价】以条粗、外皮灰黄色、质韧者为佳。

【化学成分】本品含甲基异茜草素 -1- 甲醚（rubiadin-1-methylether）、甲基异茜草素（rubiadin）、2- 羟基 -3- 甲基蒽醌（2-hydroxy-3-methylanthraquinone）、2- 羟基 -1- 甲氧基蒽醌（2-hydroxy-1-methoxyanthraquione）、水晶兰苷（monotropein）、1- 羟基 -2- 羟甲基蒽醌（1-hydroxy-2-hydroxymethylan-thraquione）、邻苯二甲酸二乙基己酯（dimethylhexyl phthalate）、3β,19α- 二羟基 -12- 烯 -28- 乌苏酸（3β,19α-dihydroxyl-12-en-28-oic acid）[1]、2- 甲基蒽醌（2-me-thylanthraquinone）、24- 乙基胆甾醇（24-ethylcholesterol）[2]、大黄素甲醚（physcion）[3]、3- 羟基 -1,2- 二甲氧基蒽醌（3-hydroxy-1,2-dimethoxy-anthraquinone）、1,3- 二羟基 -2- 甲氧基蒽醌（1,3-dihydroxy-2-methoxy-anthra-quinone）、rubiasin A、rubiasin B、3- 羟基 -1- 甲氧基 -2- 甲基蒽醌（3-hydroxy-1-methoxy-2-methyl-anthraquinone）、1,3- 二羟基 -2- 甲基蒽醌（1,3-dihydroxy-2-methyl-anthraquinone）、2- 羟甲基蒽醌（2-hydroxymethyl-anthraquinone）、1,8- 二羟基 -3- 甲氧基 -6- 甲基蒽醌（1,8-dihydroxy-3-methoxy-6-methyl-anthraquinone）、苯乙醇 -O-β-D- 吡喃葡萄糖苷（2-phenylethyl-O-β-D-

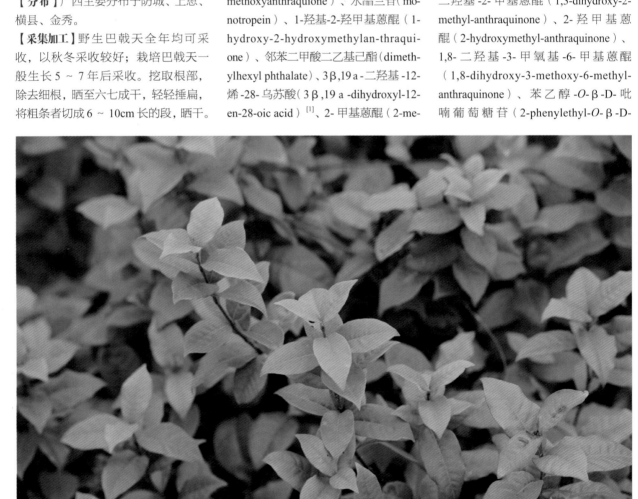

巴戟天原植物

glucopyranoside）、2- 丁 醇 -O- β -D- 吡喃葡萄糖苷（2-butyl-O- β -D-glucopyranoside）、3,4- 二羟基苯乙醇（3,4-dihydroxyphenylethanol）、3-（4- 羟基 - 苯基）-1,2- 丙二醇 [3-（4-hydroxyphenyl）-1,2-propandiol]，阿魏酸（ferulicacid）、熊果酸（ursolicacid）[4]、1- 甲基蒽醌（1-methyl anthraquinone）、1,8- 二羟基 -3- 甲基 -5- 羟甲基蒽醌（1,8-dihydroxy-3-methyl-5-hydroxymethyl anthraquinone）、1,8- 二羟基 -3- 羟甲基蒽醌（1,8-dihydroxy-3-hydroxymethyl anthraquinone）、1,2- 二甲氧基 -3- 羟基蒽醌（1,2-dimethoxy-3-hydroxy anthraquinone）、α -D- 葡萄糖（α -D- glucose）[5]、四乙酰车叶草苷（asperuloside tetraacetate）[6]、2- 甲氧甲酰基蒽醌（2-carbomethoxy anthraquinone）、异嗪皮啶（iso-fraxidin）、邻苯二甲酸 - 双（2- 乙基己基）酯 [di-（2-ethylhexyl）phthalate]、乌苏酸（ursolicacid）、2,5-bornanediol、ningpogenin[7]、3- 羟基 -2- 甲基蒽醌（3-hydroxy-2-methyl anthraquinone）、digiferruginol、1,3- 二羟基 -2- 羟甲基蒽醌（1,3-dihydroxy-2-hydroxymethyl anthraquinone）、光泽汀 - ω -乙醚（lucidin- ω -ethylether）、蒽醌 -2- 羧酸（anthra-quinone-2-carboxylic acid）、7- 羟基 -6- 甲氧基香豆素（7- hydroxy-6-methoxy-coumarin）、反式丁烯二酸（fumaric acid）、豆甾醇（stigmasterol）、胡萝卜苷（daucosterol）、1,2- 二氧乙烯蒽醌（1,2-dioxanevinyl anthraquinone）、1,3- 二羟基 -2- 丁酰基蒽醌（1,3-dihydroxy-2-butyryl anthraquinone）、1,2- 二羟基蒽醌（1,2-dihydroxy anthraquinone）、3 β ,20（R）- 丁基 -5-烯基 - 胆甾醇 [3 β ,20（R）-butyl-5-enyl-cholesteric]、3 β ,5-烯基螺旋甾（3 β ,5-alkenylspiralsteroidal）[1-11]。

　　本品挥发油中含有 L- 龙脑（L-borneol）、α - 姜烯（α -zingiberene）、1- 己醇（1-hexanol）、β - 倍半水芹烯（β -sesquiphellandrene）、2- 戊基呋喃（2-amylfuran）、正壬醛（n-nonanal）、樟脑（L-camphor）、β - 没药烯（β -bisabolene）、2- 庚酮（2-heptanone）、庚醛（heptanal）、α - 蒎烯（α -pinene）、（E）-2- 庚烯醛 [（E）-2-heptenal]、苯甲醛（benzaldehyde）、6- 甲基 -5- 庚烯 -2- 酮（6-methyl-5-hepten-2-one）、正辛醛（n-octanal）、对异丙基甲苯（p-cymene）、柠檬烯（limonene）、桉叶脑（1,8-cineole）、苯乙醛（toluadehyde）、2- 辛烯醛（2-octenal）、正辛醇（1-octanol）、L- 芳樟脑（L-linalool）、松油烯 -4- 醇（terpinene-4-ol）、（+）-α - 萜品醇（α -terpineol）、香菜醇（citronellol）、香叶醇（geraniol）、（-）- 冰片基乙酸酯 [（-）-bornyl acetate]、2- 十一酮（2-hendecanone）、α - 紫穗槐烯（α -amorphene）、橙花叔醇异构体（nerolidol isomer）、α - 雪松醇（α -cedrol）、6,10,14- 三甲基 - 十五烷基 -2- 酮（hexahydro-farnesylacetone phytone）[8]、己酸（hexanoic acid）、苯甲醇（benzyl alcohol）、3- 羟基苯基乙炔（3-hydroxyphenylacetylene）、苯乙醇（phenylethyl alcohol）、异佛尔酮（3,5,5-trimethyl-2-cyclohexen-1-one）、间甲基苯甲醛（3-methyl-benzaldehyde）、2- 甲基苯并呋喃（2-methyl benzofuran）、苯唑环丁烯 -7- 醇 [bicyclo（4.2.0）octa-1,3,5-trien-7-ol]、辛酸（octanoic acid）、α ,α ,4- 三甲基 -3- 环己烯 -1- 甲醇（α ,α ,4-trimethyl-3-cyclohexene-

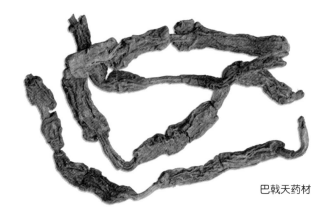

巴戟天药材

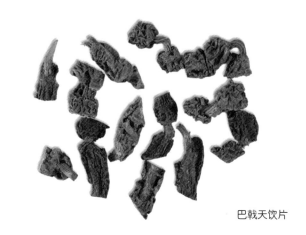

巴戟天饮片

1-methanol）、十二烷（dodecane）、1,3,3- 三甲基 -2- 氧杂二环 [2.2.2] 辛 -6- 醇（1,3,3-trimethyl-2-oxabicyclo[2.2.2]octan-6-ol）、苯丙醇（benzenepropanol）、壬酸（nonanoic acid）、吲哚（indole）、2- 十一烯醛（2-undecenal）、癸酸（N-decanoic acid）、十四烷（tetradecane）、2,6- 二叔丁基对甲基苯酚（butylated hydroxytoluene）、8- 羟基 -3- 甲基 -苯并二氢吡喃 -1- 酮（3,4-dihydro-8-hydroxy-3-methyl-1H-2-benzopyran-1-one）、十二酸（dodecanoic acid）、十六烷（hexadecane）、十八醛（octadecanal）、十七烷（heptadecane）、桃醛（tetradecanal）、菲（phenanthrene）、正十四碳酸（n-tetradecanoic acid）、十八烷（octadecane）、6,10,14-三甲基 -2- 十五烷酮（2-pentadecanone-6,10,14-trimethyl）、十五酸（pentadecanoic acid）、顺 -9- 十六碳醛（cis-9-hexadecenal）、邻苯二甲酸二丁酯（dibutyl phthalate）、正十六酸（n-hexadecanoic acid）、十八酸（octadecanoic acid）、顺 -13- 十八烯酮 [（Z）-13-octadecenal]、2- 甲基蒽醌（2-methylanthraquinone）、亚油酸（linoleic acid）、油酸（oleic acid）、1- 十九烯（1-nonadecone）、1- 羟基 -4-甲基蒽醌（1-hydroxy-4-methyl anthraquinone）、4,8,12,16-四甲基十七烷 -4- 交酯（4,8,12,16-tetramethylheptadecan-4-olide）、1,19- 二十烷二烯（1,19-eicosadiene）[9]。

　　此外，本品还含有 11 种游离氨基酸和 17 种水解氨基酸，其中 7 种为人体必需氨基酸。所含氨基酸有：谷氨酸（glutamate）、亮氨酸（leucine）、异亮氨酸（isoleucine）、苯丙氨酸（phenylalanine）、胱氨酸（cystine）、赖氨酸

（lysine）、丝氨酸（serine）、脯氨酸（proline）、γ - 氨基丁酸（γ-aminobutyric acid）、苏氨酸（threnine）、缬氨酸（valine）、酪氨酸（tyrosine）、谷氨酰胺（glutamine）、精氨酸（arginine）、蛋氨酸（methionine）、组氨酸（histidine）、半胱氨酸（cysteine）、天冬氨酸（aspartate）、丙氨酸（alanine）、甲硫氨酸（methionine）、甘氨酸（glycine）[12]。

本品还含琥珀糖（amber sugar）、耐斯糖（nystose）、1F-果呋喃糖基耐斯糖、六聚糖、七聚糖[13]、葡萄糖（glucose）、果糖、阿拉伯糖、木糖、半乳糖等多糖和单糖[14]。

本品还含有多种矿质元素：铬（Cr）、锰（Mn）、铁（Fe）、钴（Co）、镍（Ni）、铜（Cu）、锌（Zn）、砷（As）、硒（Se）、钼（Mo）、镉（Cd）、锡（Sn）、铅（Pb）等[15]。

【药理作用】

1. 抗衰老、抗疲劳　巴戟天水煎液对大鼠具有增重及抗疲劳作用[16]，能增加小白鼠体重，延长持续游泳时间，提高在吊网上的运动能力，降低在缺氧状态下的氧耗量，延长耐缺氧持续时间[17]。巴戟天可提高运动大鼠抗自由基氧化的功能，使大鼠运动能力增强[18]。巴戟天水煎剂可提高血清超氧化物歧化酶（SOD）和谷胱甘肽过氧化物酶（GSH-Px）活性，并降低血清丙二醛（MDA）含量[19]。巴戟素可提高衰老大鼠模型 SOD 和 GSH-Px 活性，同时观察到巴戟素可提高其脑组织中一氧化氮（NO）的含量，升高脑组织的葡萄糖水平，减少过氧化脂质和脂褐素的生成和积聚[20,21]。巴戟天水提液对羟自由基及超氧阴离子自由基均有良好的清除效果[22,23]。

2. 补肾壮阳　巴戟天水提物对活性氧所致人精子过氧化损伤具有干预作用，能保护精子运动功能[24,25]。巴戟天醇提物能增加衰老雄性大鼠附睾精子总数、活精子率，降低畸形精子率，并对抗普萘洛尔导致的活精子率降低及畸形精子率的升高[26,27]。巴戟多糖可以提高果蝇性活力，并提高果蝇新生幼虫的羽化率[28]。

3. 促进骨生长　巴戟天中锰元素含量高达 $559\mu g/g$，并含大量丰富钙、镁等对骨骼有特殊亲和力的第 2 主族（A）元素[29]。巴戟天多糖能促进体外培养成骨细胞（OB）增殖[30]，促进成骨细胞分泌碱性磷酸酶与骨钙素，促进成骨细胞转化生长因子 β1 mRNA 的表达[31]。巴戟天水提物、醇提物能促进 OB 分泌 ALP 和骨钙素，促进 OB 表达 TGFf-β1 mRNA，从而大量分泌 Ⅰ 型胶原，以利于钙盐沉积[32]。巴戟天水提物亦能诱导骨髓基质细胞（BMSCs）向成骨细胞分化[33]。

4. 免疫调节　巴戟天水提液可以促进刀豆蛋白 A（ConA）活化的人体淋巴细胞的增殖，促进 ConA 和细菌多糖（LPS）活化的小鼠淋巴细胞的增殖[34]，提高小鼠脾淋巴细胞产生白细胞介素 -2（IL-2）和干扰素的水平，在体外促进小鼠体液免疫[35,36]，增强单核吞噬细胞的廓清率及腹腔巨噬细胞的吞噬功能，提高机体的细胞免疫力[37]。巴戟天多糖对正常小鼠脾细胞增殖反应有促进作用，并能增加脾细胞抗体形成数目[35]，还能增加幼年小鼠胸腺重量，提高小鼠巨噬细胞吞噬百分率、免疫特异玫瑰花结形成细胞（RFC）的形成[38]。巴戟天低聚糖有促进细胞免疫的作用[39]。

5. 调节甲状腺功能　巴戟天水煎液能增加甲状腺功能低下小鼠的氧耗量，使甲低小鼠脑中的 M 受体最大结合容量恢复正常[16]。

6. 增强记忆　巴戟素对大鼠脑缺氧损伤有保护作用，并能增强大鼠的记忆功能[40,41]，也可改善衰老大鼠空间学习记忆力下降的症状[42]。巴戟天能改善脑血管性痴呆大鼠的行为学[43]。

7. 抗肿瘤　巴戟天所含的蒽醌类成分有抗致癌促进剂的作用，其氯仿提取物的粗结晶对 L1210 白血病细胞生长有抑制活性的作用[44]。巴戟天水提液可降低荷瘤小鼠的红细胞 C3b 受体花环率，升高红细胞免疫复合物花环率，提高荷瘤小鼠血清 IL-2，使外周血 T 淋巴细胞 CD^{4+} 下降、CD^{8+} 升高[45]。另外，巴戟天水提液可抑制小鼠 HepA 肝癌细胞的生长[46]。

8. 对造血功能的影响　巴戟天中铁元素含量高达 $595.75\mu g/g$[32]。巴戟天能提高大鼠、幼鼠血中的白细胞数，能拮抗小鼠血中白细胞下降[16]，可抵抗环磷酰胺（CTX）引起的小鼠造血抑制，缓冲 CTX 的毒副作用，促进造血干细胞的增殖和分化，升高血浆中红细胞和白细胞数目[33]，对粒系细胞的生长有促进作用[49]。巴戟天能促进造血干细胞增殖，且能诱导定向分化，具有类生长因子和协同生长因子的作用[47,48,50]。

【临床研究】

1. 骨质疏松症　药用二仙汤（巴戟天 15g，淫羊藿 15g，仙茅 10g，当归 12g，黄柏 12g，知母 10g），加减（出汗较多者加龙骨 30g，牡蛎 30g；久痛夹瘀者加丹参 20g，元胡 12g；四肢麻木者加蜈蚣 12g；小便清长、大便稀溏者，去黄柏、知母）。每日 1 剂，分 3 次服，4 周为 1 个疗程。结果：60 例中显效 42 例，有效 16 例，无效 2 例，总有效率为 96.67%[51]。

2. 弱精子症　采用自拟方（巴戟天 12g，紫河车 12g，熟地 20g，菟丝子 12g，淫羊藿 12g，山茱萸 12g，枸杞 12g，覆盆子 12g，党参 20g，黄芪 20g），加减（肾阳不足者加鹿角胶、肉桂；肾阴不足者加女贞子、旱莲草；有精索静脉曲张者加红花、桃仁、丹参）。早晚分服，1 个月为 1 个疗程，连服 3 ~ 6 个月。西药口服克罗米芬 25mg，每天 1 次，连服 25 天，停药 5 天，并口服维生素 E、葡萄糖酸锌。结果：92 例中治愈 38 例，显效 25 例，好转 17 例，无效 12 例，总有效率为 86.96%[52]。

3. 月经后期　药用苁蓉菟丝子加减方（巴戟天 15g，肉苁蓉 15g，菟丝子 15g，桑寄生 15g，当归 12g，干生地 12g，山药 15g，山茱萸 15g，覆盆子 15g，路路通 15g），加减（怕冷者加淫羊藿 15g，乌药 15g；月经血块多者加鸡血藤 30g 或益母草 15g；情绪急躁、压力较大者加用炒香附 15g 或合欢皮 15g；伴失眠多梦者加远志 12g 或酸枣仁 12g）。每 2 日 1 剂，水煎服，日 3 次。3 个月为 1 个疗程，至少 2 个疗程后做疗效评价。结果：50 例中治愈 13 例，好转 30 例，无效 7 例，总有效率为 86.0%[53]。

4. 崩漏　药用调肝止崩汤 [巴戟天 10g，当归 10g，炒白芍 15g，阿胶（蒲黄炒）10g，怀山药 30g，山萸肉 15 ~ 30g，炙甘草 6g，仙鹤草 51g，益母草 15g，川军炭 6g]，加减[气虚者加太子参 30g，炙黄芪 30g；血耗气脱者用独参汤另煎服（急救），加大山萸肉剂量至 30g；肾阴虚者加生地 12g，旱莲草 12g；脾肾阳虚者加熟附片 6g，菟丝子 12g；热甚者加黄芩 10g，丹皮 10g；瘀滞者加茜草 10g，桃仁、红花各 10g]。日服 1 剂，早晚各服 1 煎。结果：46 例中痊愈 17 例，占 36%；有效 26 例，占 57%；无效 3 例，占 7%；总有效率为 93%[54]。

5. 乳腺增生　治疗组药用自拟乳癖化消饮（巴戟天 12g，柴胡 15g，郁金 15g，延胡索 10g，淫羊藿 15g，鹿角 20g，丹参 30g，王不留行 15g，莪术 15g，制乳香 6g，制没药 6g，昆布 10g，海藻 10g），每日 1 剂，分 2 次服。对照组应用乳癖消片，每日 3 次，每次 5 片，两组均 30 天为 1 个疗程。结果：治疗组 40 例，总有效率 95%；对照组 40 例，总有效率 75%，治疗组总有效率明显优于对照组（$P < 0.05$）[55]。

6. 血管性痴呆　药用益智汤（巴戟天 15g，枸杞子 20g，菟丝子 15g，鹿角霜 15g，山萸肉 15g，仙灵脾 20g，天麻 20g，石菖蒲 15g，胆南星 12g，党参 20g，黄芪 20g，川芎 15g，当归 20g），加减（心悸梦扰、神疲纳呆、善悲欲哭者加龙眼肉、合欢皮、远志、酸枣仁、龙骨、牡蛎；耳鸣耳聋、腰膝酸软、舌红少苔者加龟板、熟地、桑椹子；纳少、腹胀、便溏者加白术、茯苓、藿香；胸膈痞满、痰多泛恶者加竹茹、制半夏；兴奋骚动、急躁易怒、舌红苔干者加黄连、竹叶、钩藤、玄参、生地；舌暗淡有瘀点者加丹参、赤芍）。每日 1 剂，水煎服 2 次，早晚分服。结果：38 例中显效 18 例，有效 11 例，无效 9 例。显效率 47%，总有效率 76%[56]。

7. 特发性水肿　药用消胀祛瘀汤（巴戟天 15g，郁金 10g，三棱 10g，莪术 10g，丹参 30g，大黄 6g，炒麦芽 30g，淫羊藿 15g），加减（胁肋胀满、烦躁易怒者加柴胡、枳壳之类；便秘腹胀者加大黄或大黄炭；脾胃虚寒、大便溏泄者去大黄加白术、茯苓；瘀肿较重者加泽泻、茯苓；心悸怔忡者加炒枣仁、炙远志；舌有瘀斑、行经腹痛、经下瘀血者加桃仁、红花、香附、牛膝；关节疼痛者加威灵仙；心烦者加淡竹叶）。水煎分 2 次温服，每日 1 剂，每周 6 剂，4 周为 1 个疗程。结果：45 例中治愈 28 例（62.2%），显效 12 例（26.7%），好转 3 例（6.7%），无效 2 例（4.4%）[57]。

8. 轻、中度抑郁症　将患者随机分配到三组：巴戟天寡糖胶囊高剂量组（400mg/d 或 800mg/d），巴戟天寡糖胶囊低剂量组（300mg/d 或 600mg/d），盐酸氟西汀片对照组（20mg/d 或 30mg/d），6 周为 1 个疗程。结果：巴戟天寡糖胶囊高、低剂量组和盐酸氟西汀片对照组的有效率分别为：70.34%、66.38%、68.91%，治疗终点 HAMD-17 评分与基线减分差值分别为 -11.6（4.6）、-11.8（4.0）和 -11.9（4.1），三组间比较差异无统计学意义（$P=0.82$），巴戟天寡糖胶囊高、低剂量组与盐酸氟西汀对照组的非劣效性检验合格（$P<0.05$）。不良事件发生率分别为：巴戟天寡糖胶囊高剂量组 29.41%，低剂量组 19.83%，对照组为 24.17%，差异无统计学意义（$P=0.22$）[58]。

9. 股骨头缺血性坏死　治疗组以复方巴戟天合剂（巴戟天 9g，丹参 9g，三七 3g，郁金 9g，枸杞 9g，骨碎补 9g，补骨脂 9g，淫羊藿 9g，川断 12g，木瓜 6g，党参 9g，黄芪 15g）治疗，每日 1 剂，水煎分 2 次服。对照组以复方丹参片治疗，每次 3 片，1 日 2 次。均连续治疗 30 天为 1 个疗程，连续 3 个疗程。结果：治疗前后疼痛积分变化有非常显著性差异（$P<0.01$）；治疗组总有效率为 97.7%，对照组为 81.8%，两组比较有显著性差异（$P<0.05$）；治疗前后血脂及血液流变学比较有非常显著性差异（$P<0.01$）。说明复方巴戟天合剂能有效地改善股骨头缺血性坏死的临床症状[59]。

【性味归经】味辛，性温。归肾、肝经。

【功效主治】补肾阳，强筋骨，祛风湿。主治阳痿遗精，宫冷不孕，月经不调，少腹冷痛，风湿痹痛，筋骨痿软。

【用法用量】内服：煎汤，6 ~ 15g；或入丸、散；亦可浸酒或熬膏。

【使用注意】阴虚火旺者忌服。

【经验方】

1. 腰腿疼痛　巴戟一两半，牛膝三两，羌活一两半，桂心一两半，五加皮一两半，杜仲二两，干姜一两半。上药捣罗为末，炼蜜和捣二三百杵，丸如梧桐子大。每于食前，以温酒饮下三十丸。（《太平圣惠方》）

2. 阳痿虚劳　巴戟天、生牛膝各三斤。以酒五斗浸之，去滓温服，常令酒气相及，勿至醉吐。（《千金方》）

3. 妇女宫冷，月经不调，赤白带下　巴戟天三两，高良姜六两，紫金藤十六两，青盐二两，肉桂、吴茱萸各四两。上为末，酒糊为丸。每服二十丸，暖盐酒送下，盐汤亦得。日午、夜卧各一服。（《太平惠民和剂局方》）

4. 小便不禁　益智仁、巴戟天（去心，二味以青盐、酒煮），桑螵蛸、菟丝子（酒蒸）各等份。为细末，酒煮糊为丸，如梧桐子大。每服二十丸，食前用盐酒或盐汤送下。（《奇效良方》）

5. 白浊　菟丝子（酒煮一日，焙干）、巴戟（去心，酒浸煮），破故纸（炒）、鹿茸、山药、赤石脂、五味子各一两。上为末，酒糊丸。空心盐汤下。（《普济方》）

【参考文献】

[1] 陈红，陈敏，黄泽豪，等.巴戟天的化学成分研究.中国实验方剂学杂志,2013,19(21):69-71.

[2] 李赛，欧阳强，谈宣中，等.巴戟天的化学成分研究.中国中药杂志,1991,16(11):675-676.

[3] 周发兴，文洁，马燕.巴戟天的化学成分研究.中药通报,1986,11(9):42-43.

[4] 李晨阳，高昊，焦伟华，等.巴戟天根皮中的醌类成分的分离与鉴定.沈阳药科大学学报,2011,28(1):30-36.

[5] 姜永粮.巴戟天化学成分及炮制工艺研究.沈阳：辽宁中医药大学,2011.

[6] 陈玉武，薛智.巴戟天化学成分研究.中药通报,1987,12(10):37.

[7] 李远彬.巴戟天化学成分研究.广州：广州中医药大学,2011.

[8] 刘文炜，高玉琼，刘建华，等.巴戟天挥发性成分研究.生物技术,2005,15(6):59-60.

[9] 洪祖灿，胡军，伊勇涛，等.不同生长年份巴戟天挥发性成分的比较.安徽农业科学,2009,37(9):4115-4117.

[10] 张海龙,张庆文,张晓琦,等.南药巴戟天的化学成分.中国天然药物,2010,8(3):192-195.

[11] 李竣,张华林,蒋林,等.南药巴戟天化学成分.中南民族大学学报(自然科学报),2010,29(4):53-56.

[12] 李赛.中药巴戟天化学成分的研究.中成药,1988,(10):33-34.

[13] 崔承彬,杨明,姚志伟,等.中药巴戟天中抗抑郁活性成分的研究.中国中药杂志,1995,20(1):36-28.

[14] 何传ança,陈玲,李琳,等.巴戟天多糖的分级纯化及结构分析.华南理工大学学报,2005,33(12):29-33.

[15] 罗盛旭,李金英,胡广林,等.巴戟天中微量元素的形态分析.时珍国医国药,2008,19(12):3016-3019.

[16] 乔智胜,吴焕,苏中武,等.巴戟天、鄂西巴戟天和川巴戟药理活性的比较.中西医结合杂志,1991,11(7):415.

[17] 徐超斗,张永祥,杨明,等.巴戟天寡糖的促免疫活性作用.解放军药学学报,2003,19(6):466.

[18] 潘新宇,牛岭.巴戟天对运动训练大鼠骨骼肌自由基代谢及运动能力的影响.中国临床康复,2005,9(48):162.

[19] 付嘉,熊彬,郑冰生.巴戟天对D-半乳糖致衰老小鼠抗氧化系统作用的实验研究.中国老年学杂志,2004,24:1206.

[20] 陈朝凤,谭宝璇,陈洁文,等.巴戟素对急性缺血性脑损伤保护作用的机制研究.广州中医药大学学报,2000,17(3):215.

[21] 谭宝璇,陈朝凤,陈洁文,等.巴戟素补肾抗衰老的作用机制研究.新中医,2000,32(11):36.

[22] 李斐菲,吴拥军,屈凌波.中药巴戟天抗自由基活性的研究.光谱实验室,2005,22(3):554.

[23] 吴拥军,石杰,屈凌波,等.流动注射化学发光法及光度法用于巴戟天提取液抗氧化活性的研究.光谱学与光谱分析,2006,26(9):1688.

[24] 颜志中,杨欣,张永华,等.巴戟天水提物对人精子运动功能氧化损伤的保护作用.中国康复理论与实践,2006,12(8):701.

[25] 杨欣,张永华,丁彩飞,等.巴戟天水提取物对人精子顶体氧化损伤的保护作用.中华中医药学刊,2007,25(7):1423.

[26] 于成军,邓志华,余书勤,等.巴戟天醇提物对大鼠精子的影响及抗自由基作用.山东医药工业,1994,13(4):11.

[27] 林健,姜瑞钗,陈冠敏,等.巴戟天对小鼠精子畸形的影响.海峡药学,1995,7(1):83.

[28] 林励,徐鸿华,邓沛峰.巴戟天多糖对果蝇性活力及羽化率的影响.广州中医药大学中药资源研究室•中药资源开发利用研究论文集.广州:广东科技出版社,1996:65.

[29] 李楠,王和鸣,林旭,等.巴戟天对成骨细胞生物学特性影响的实验研究.中国医药学报,2004,19(12):726.

[30] 李楠,王和鸣,郭素华.巴戟天多糖及其水提取物对体外培养成骨细胞活性的影响.中国组织工程研究与临床康复,2007,11(23):4570.

[31] 李楠,王和鸣,郭素华,等.巴戟天多糖对体外培养成骨细胞核心结合因子 almRNA 表达的影响.中华中医药杂志,2007,22(8):517.

[32] 王和鸣,王力,李楠.巴戟天对骨髓基质细胞向成骨细胞分化影响的实验研究.福建中医学院学报,2004,14(3):16.

[33] 赵辉,梁惠宾.巴戟天对人体及小鼠淋巴细胞增殖的影响.中医杂志,2002,43(1):57.

[34] 吕世静,黄槐莲.巴戟天对淋巴细胞增殖及产生细胞因子的调节作用.中医药研究,1998,13(5):46.

[35] 夏桂兰,赵宝东,赵春玉.巴戟天对小鼠抗疲劳的实验研究.中国病理生理杂志,1998,14(2):182.

[36] 陈忠,方代南,纪明慧.南药巴戟天水提液对小鼠免疫功能的影响.科技通报,2003,19(3):244.

[37] 陈小娟,李爱华,陈再智.巴戟多糖免疫药理研究.实用医学杂志,1995,11(5):348.

[38] 周金黄.中药免疫药理学.北京:人民军医出版社,1994:299.

[39] 陈洁文,王勇,谭宝璇,等.巴戟素补肾健脑作用的神经活动基础.广州中医药大学学报,1999,16(4):314.

[40] 陈洁文,王勇,谭宝璇,等.巴戟素对大鼠海马脑片 LTP 和缺氧状态下诱发 PS 变化的影响及其 NO 的关系.生理通讯,1998,18 增刊(1):25.

[41] 谭宝璇,苏文,陈洁文,等.巴戟素对衰老大鼠空间学习记忆力的改善作用.中药新药与临床药理,2000,11(2):95.

[42] 梁宏宇,吴伟,陈宏花.巴戟素对血管性痴呆大鼠的行为学影响及其机制的探讨.当代医药卫生,2005,2(5):8.

[43] 小山淳子.巴戟天中有效成分的抗致癌促进剂作用(EB 病毒活性抑制效果).国外医学•中医药分册,1993,15(4):43.

[44] 付嘉,熊彬.巴戟天对荷瘤小鼠抗肿瘤作用研究.中华实用中医杂志,2005,18(16):729.

[45] 冯昭明,肖柳英,张丹,等.巴戟天水提液对小鼠肝癌模型的作用.广州医药,1999,30(5):65.

[46] 刘亚明.九种补阳药微量元素的比较分析及机理探讨.山西中医,1989,(8):96.

[47] 陈忠,涂涛,方代南.南药巴戟天水提液对小鼠造血功能的影响.热带农业科学,2002,22(5):21.

[48] 麻柔.成对和单味中药对造血细胞的作用.中西医结合杂志,1984,4(9):533.

[49] 尹永英.巴戟天对脐血 CD34+ 细胞体外扩增的影响.现代预防医学,2006,33(8):1351.

[50] 沈定尹,蔡定芳,张玲娟,等.补肾和健脾对免疫系统不同方式的研究.中国中西医结合杂志,1997,17(6):351.

[51] 吴宁.二仙汤加减治疗骨质疏松症 60 例.云南中医中药杂志,2006,27(6):18.

[52] 高洪寿,郭秀琴,邓木英,等.中西药结合治疗弱精子症 92 例临床观察.中国性科学,2011,20(8):18.

[53] 萧伟玲,陈娟,吴克明.苁蓉菟丝子丸治疗月经后期 50 例临床疗效观察.中外妇儿健康,2011,19(9):221.

[54] 杨建友.调肝止崩汤治疗崩漏 46 例报告.中医临床与保健,1992,4(2):15.

[55] 刘玉珍.乳癖化消饮治疗乳腺增生病 40 例.河南中医学院学报,2006,21(3):58.

[56] 李清丽,张先茂.益智汤治疗血管性痴呆 38 例疗效观察.社区医学杂志,2009,7(8):67.

[57] 何明清.消胀祛瘀汤治疗特发性水肿 45 例.中国民间疗法,2008,(1):27.

[58] 王雪芹,张鸿燕,舒良.巴戟天寡糖胶囊治疗轻、中度抑郁症的疗效和安全性.中国新药杂志,2009,18(9):802.

[59] 李文顺,孙克民,王和鸣,等.复方巴戟天合剂治疗股骨头缺血性坏死的临床研究.中国中医骨伤科杂志,2006,14(2):48.

五画

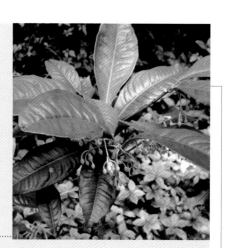

玉 帘

Yu lian

Zephyranthis Candidae Herba
[英] Autumn Zephyrlily Herb

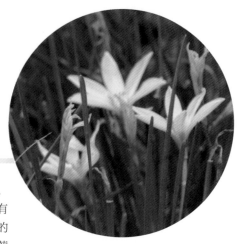

【别名】白花独蒜。

【来源】为石蒜科植物葱莲 Zephyranthes candida（Lindl.）Herb. 的全草。

【植物形态】草本。鳞茎卵形，具有明显的颈部。叶狭线形，肥厚，亮绿色。花茎中空；花单生于花茎顶端，下有带褐红色的佛焰苞状总苞，总苞片先端 2 裂；花白色，外面常带淡红色，几无花被管，花被片 6，近喉部常有很小的鳞片；雄蕊 6，长约为花被的 1/2；花柱细长，柱头不明显 3 裂。蒴果近球形，3 瓣开裂。种子黑色，扁平。

【分布】广西全区均有栽培。

【采集加工】全年均可采收。洗净，多为鲜用。

【药材性状】干燥全草呈黄褐色。叶片皱缩，展开后呈狭线形，全缘，无柄，长 8 ~ 23cm，宽 1 ~ 2mm。花皱缩，展开后，花被片 6。鳞茎呈卵形，长 2 ~ 3cm，直径 1.5 ~ 3cm，基部生白色须根。味甘，性平。

鳞茎广椭圆形，基部生多数白色须根；表面由 2 ~ 3 层黑棕色干枯膜质鳞片包被，上端叶细长，黑棕色或黄棕色。气特异，味苦。

【品质评价】以鳞茎大、叶肥厚、带花者为佳。

【化学成分】本品全草含化合物有（2S)-3c,7- 二羟基 -4c- 甲氧基黄烷 [(2S)-3c,7-dihydroxy-4c-methoxy flavan]、β - 谷甾醇（β-sitosterol）、$\Delta^{5,22}$- 豆甾烯醇（stigmasta-$\Delta^{5,22}$-dien-3 β -ol）、豆甾醇（stigmasterol）、β - 胡萝卜苷（β-daucosterin）、邻苯二甲酸丁酯异丁酯（butyl isobutyl phthalat ）、正二十七烷（heptacosane）和黄葵内酯（ambrettolide）[1]。

鳞茎含化合物有三球定（trisphaeridine）、对羟基苯甲醛（p-hydroxybenzaldehyde）、蔗糖（sucrose）、朱顶兰碱 [(−)-amarbellisine]、石蒜碱（lycorine）、网球花胺 [(+)-haemanthamine][2]。

【性味归经】味苦、甘，性平；有毒。归肝经。

【功效主治】息风止痉。主治小儿惊风，癫痫，破伤风。

【用法用量】内服：煎汤，3 ~ 4 株；或绞汁饮。外用：适量，捣敷。

【使用注意】本品有催吐作用，不宜多用，以防中毒。

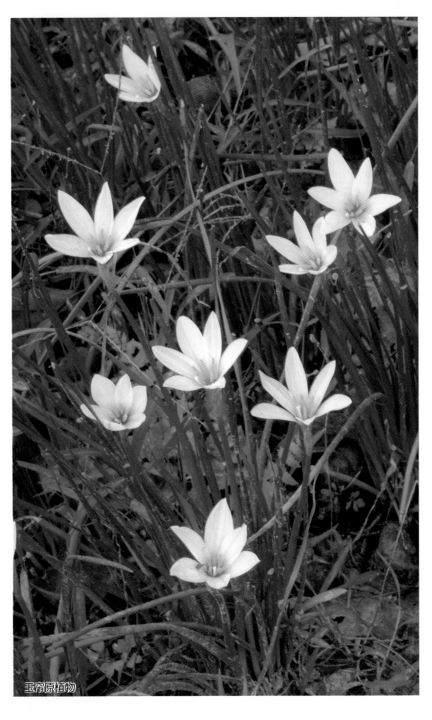

玉帘原植物

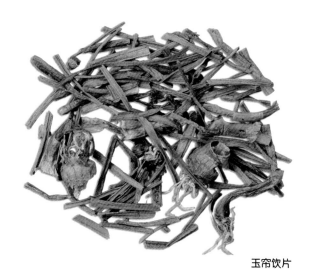

玉帘饮片

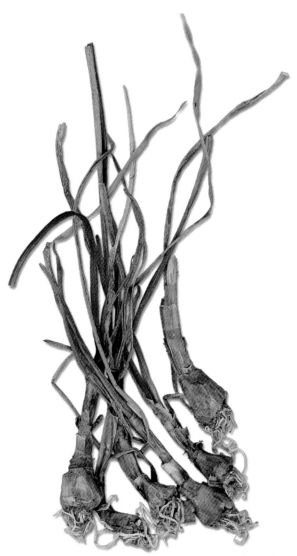

玉帘药材

【经验方】

1. 小儿急惊风　玉帘鲜全草3～4株，水煎调冰糖服。另用鲜全草3～4株，食盐3～6g，同捣烂，分为2丸，贴于左右额角（太阳穴），外用纱布覆盖固定。（《福建中草药》）

2. 小儿癫痫　玉帘鲜全草3株。水煎，调冰糖服。（《福建中草药》）

【参考文献】

[1] 吴志平, 陈雨, 王鸣, 等. 葱莲的化学成分研究. 中药材,2008,31(10): 1508.

[2] 杨简赛, 冯煦, 陈雨, 等. 葱莲鳞茎化学成分研究. 中药材,2010, 33(11): 1730.

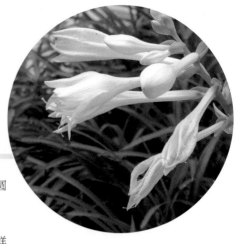

玉簪

Yu zan

Hostae Plantagineae Herba
[英]Fragrant Plantainlily Herb

【别名】白玉将、小芭蕉、金销草、化骨莲、棒玉簪、田螺七、玉香律。

【来源】为百合科植物玉簪 *Hosta plantaginea*（Lam.）Aschers 的全草及花。

【植物形态】草本。具粗根茎。叶基生；叶片卵形至心状卵形，长 15～25cm，宽 9～15.5cm。花葶于夏秋两季从叶丛中抽出。具 1 枚膜质的苞片状叶；总状花序，基部具苞片，花白色，芳香；花被筒下部细小，花被裂片 6，长椭圆形；雄蕊下部与花被筒贴生，与花被等长，或稍伸出花被外；子房长约 1.2cm；花柱常伸出花被外。蒴果圆柱形。

【分布】广西主要分布于南丹。

【采集加工】夏、秋季采收。洗净，鲜用或晾干。

【药材性状】具粗根茎，根具须毛，质软略脆。叶基生，叶柄长 10～20 cm，叶片略皱缩，易破碎，完整叶展开后呈卵形至心状卵形，长 12～25 cm，宽 9～14 cm，上表面浅黄色，下表面灰黄色，叶两面均光滑。

【品质评价】以干燥、叶多、色黄绿、完整者为佳。

【化学成分】本品含（25R）-5α-螺旋甾烷 -2α,3β-二醇 [（25R）-5α-spirostan-2α,3β-diol]、（25R）-2α,3β-二醇 -5α-螺旋甾烷 -12-酮[（25R）-2α,3β-diol-5α-spirostan-12-one]、胡萝卜苷(daucosterol)、吉脱皂苷元 -3-O-[O-β-D- 吡喃葡萄糖基 -（1→2）-O-β-D-吡喃葡萄糖基 -（1→4）-β-D- 吡喃半乳糖苷] {gitogen-3-O-[O-β-D-glucopyranosyl-（1→2）-O-β-D-glucopyranosyl-（1→4）-β-D-galactopyranoside]}、吉脱皂苷元 -3-O-{O-β-D-吡喃葡萄糖基 -（1→2）-O-[β-D- 吡喃木糖基（1→3）]-O-β-D- 吡喃葡萄糖基 -（1→4）-β-D- 吡喃半乳糖苷 }（ gitogen-3-O-{O-β-D-glucopyranosyl-（1→2）-O-[β-D-xylopyranosyl-（1→3）]-O-β-D-glucopyranosyl-（1→4）-β-D-galactopyranoside}）、吉脱皂苷元 -3-O-{O-β-D- 吡喃葡萄糖基 -（1→2）-O-[α-L-呋喃鼠李糖基 -（1→4）-β-D- 吡喃木糖基 -(1→3)]-O-β-D-吡喃葡萄糖 -（1→4）-β-D- 吡喃半乳糖苷 }（gitogen-3-O-{O-β-D-glucopyranosyl-（1→2）-O-[O-α-L-rhamnofuranosyl-（1→4）-β-D-xylopyranosyl-（1→3）]-O-β-D-glucopyranosyl-（1→4）-β-D-galactopyranoside}）[1]、正二十烷酸（n-eicosanic acid）、棕榈酸 -α- 单甘油酯（α-monopalmitin）、山柰酚（populnetin）、槲皮素（quercetin）、山柰酚 -3-O- 芸香糖苷（populnetin-3-O-rutinoside）、山柰酚 -7-O-β-D- 葡萄糖苷（populnetin-7-O-β-D-glucoside）[2]、吉托皂苷元 -3-O-β-D- 葡萄糖 -（1→4）-β-D- 半乳糖苷 [gitogen-3-O-β-D-glucose-

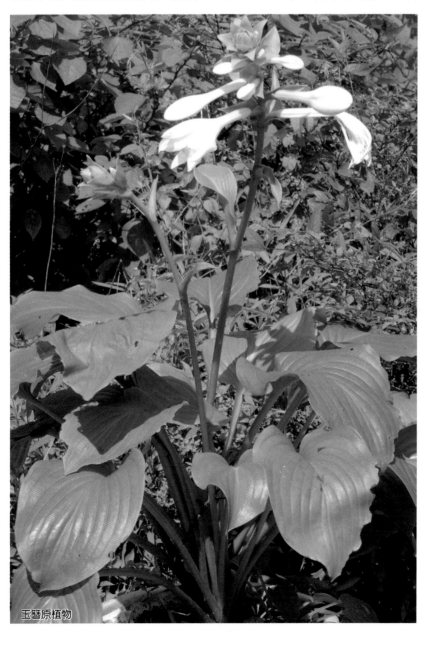

玉簪原植物

（1→4）-β-D-galactosyl]、吉托皂苷元 -3-O-{β-D- 木糖 -（1→4）-β-D- 葡萄糖 -（1→2）-[β-D- 木糖 -（1→3）]-O-β-D- 葡萄糖 -（1→4）-β-D- 半乳糖苷 }（gitogen-3-O-{β-D-xylosyl-（1→4）-β-D-glucosyl-（1→2）-[β-D-xylosyl-（1→3）]-O-β-D-glucosyl-（1→4）-β-D-galactosyl}）、吉托皂苷元（gitogenin）、吉托皂苷元 -3-O-β-D- 半乳糖苷（gitogen-3-O-β-D-galactoside）、吉托皂苷元 -3-O-α-L- 鼠李糖 -（1→2）-β-D- 半乳糖苷 [gitogen-3-O-α-L- rhamnosyl-（1→2）-β-D-galactoside]、吉托皂苷元 -3-O-β-D- 葡萄糖 -（1→2）-β-D- 葡萄糖 -（1→4）-β-D- 半乳糖苷 [gitogen-3-O-β-D-glucosyl-（1→2）-β-D-glucosyl-（1→4）-β-D-galactosyl]、吉托皂苷元 -3-O-β-D- 葡萄糖 -（1→4）-O-[α-L- 鼠李糖 -（1→2）]-β-D- 半乳糖苷 { gitogen-3-O-β-D-glucosyl-（1→4）-O-[α-L-rhamnosylv-（1→2）]-β-D-galactoside}、替告皂苷元 -3-O-β-D- 葡萄糖 -（1→4）-O-[α-L- 鼠李糖 -（1→2）]-β-D- 半乳糖苷 {（25R）-5α-spirostane-3β-ol（tigogenin）-3-O-β-D-glucosyl-（1→4）-O-[α-L-rhamnosyl-（1→2）]-β-D-galactoside}、吉托皂苷元 -3-O-{β-D- 葡萄糖 -（1→2）-O-[β-D- 木糖 -（1→3）]-O-β-D- 葡萄糖 -（1→4）-β-D- 半乳糖苷 }（gitogen-3-O{-β-D-glucosyl-（1→2）-O-[β-D-xylosyl-（1→3）]-O-β-D-glucosyl-（1→4）-β-D-galactoside}）、吉托皂苷元 -3-O-β-D- 葡萄糖 -（1→2）-O-[α-L- 鼠李糖 -（1→4）-β-D- 木糖 -（1→3）]-O-β-D- 葡萄糖 -（1→4）-β-D- 半乳糖苷 { gitogen-3-O-β-D-glucosyl-（1→2）-O-[α-L-rhamnosyl-（1→4）-β-D-xylosyl-（1→3）]-O-β-D-glucosyl-（1→4）-β-D-galactoside} [3]。又有 hostasine、8-demethoxyhostasine、8-demethoxy-10-O-methylhostasine、10-O-methylhostasine、9-O-demethyl-7-O-methyllycorenine[4]、hostasinine A[5]。

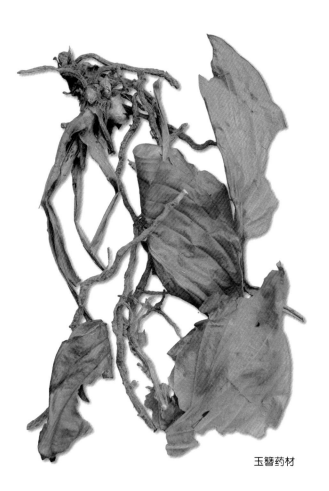

玉簪药材

【药理作用】

1. 抗肿瘤 玉簪根水提物对艾氏腹水癌细胞具有高度抗肿瘤活性，其活性成分为高分子化合物 [6]。玉簪醇浸膏 0.26g/kg 灌胃或腹腔注射，对小鼠白血病 L615 有抑制作用，抑制率为 28.5% [7]。从玉簪花中分离得的化合物吉托皂苷元 -3-O-β-D- 葡萄糖 -（1→2）-β-D- 葡萄糖 -（1→4）-β-D- 半乳糖苷、吉托皂苷元 -3-O-β-D- 葡萄糖 -（1→4）-O-[α-L- 鼠李糖 -（1→2）]-β-D- 半乳糖苷、吉托皂苷元 -3-O-{β-D- 葡萄糖 -（1→2）-O-[β-D- 木糖 -（1→3）]-O-β-D- 葡萄糖 -（1→4）-β-D- 半乳糖苷 }、吉托皂苷元 -3-O-β-D- 葡萄糖 -（1→2）-O-[α-L- 鼠李糖 -（1→4）-β-D- 木糖 -（1→3）]-O-β-D- 葡萄糖 -（1→4）-β-D- 半乳糖苷、吉托皂苷元 -3-O-{β-D- 木糖 -（1→4）-β-D- 葡萄糖 -（1→2）-[β-D- 木糖 -（1→3）]-O-β-D- 葡萄糖 -（1→4）-β-D- 半乳糖苷 } 对肝癌 HepG2、乳腺癌 MCF7 和胃癌 SGC7901 细胞的细胞毒活性较强 [3]。

2. 抗炎镇痛 玉簪提取物剂量为 6.6g/kg、13.2g/kg、26.4g/kg 时对二甲苯致小鼠耳郭肿胀、冰醋酸引起的毛细血管通透性增高均有抑制作用 [8]。玉簪醋酸乙酯部位能抑制小鼠腹腔毛细血管通透性增高及棉球肉芽肿的形成 [9]。玉簪花 50% 醇提液能提高小鼠的痛阈，减少扭体次数 [10]。

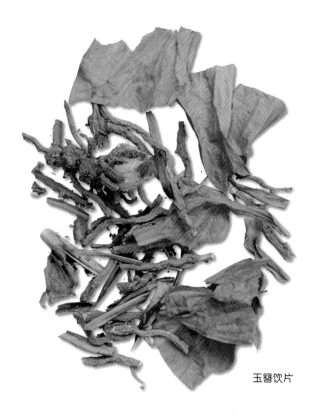

玉簪饮片

【性味归经】味苦、辛，性寒；有毒。归胃、肺、肝经。

【功效主治】清热解毒，散结消肿。主治乳痈，痈肿疮疡，瘰疬，毒蛇咬伤。

【用法用量】内服：煎汤，鲜品15～30g；或捣汁和酒服。外用：适量，捣敷；或捣汁涂。

【使用注意】脾胃虚寒者慎用。

【经验方】

1. 耳内流脓　玉簪鲜草洗净。捣汁滴耳。（《上海常用中草药》）

2. 瘰疬　取霜后的玉簪叶1560g。捣烂，置于瓶罐，以醋1500ml浸7天，滤出浸液熬成膏，取膏敷患处。（《福建药物志》）

3. 诸骨鲠喉　玉簪叶加些食盐捣烂捻成丸，含口中。（《福建药物志》）

4. 顽固性溃疡　鲜玉簪叶，洗净后用米汤或开水泡软，贴患处，日换2～3次。（《福建民间草药》）

5. 一切蛇虫伤毒　玉簪花叶，研汁酒和服，渣敷伤处。（《古今医统》）

6. 乳腺炎　玉簪全草30g，菠菜60g。煎服。（江西《草药手册》）

附：玉簪根

味苦、辛，性寒；有毒。归胃、心、肺经。功效清热解毒，下骨鲠。主治痈肿疮疡，乳痈，瘰疬，咽喉肿痛。骨鲠。内服：煎汤，9～15g；鲜品倍量，捣汁。外用：适量，捣敷。

经验方　①刮骨取牙：玉簪根（干者）一钱，白砒三分，白硇七分，蓬砂二分，威灵仙三分，草乌头一分五厘。为末，以少许点疼处，即自落也。（《余居士选奇方》）②乳痈初起：玉簪花根擂酒服，以渣敷之。（《海上方》）③下鱼骨鲠：玉簪花根、山里红果根。同捣自然汁，以竹筒灌入喉中，其骨自下，不可着牙齿。（《乾坤生意》）④诸骨鲠：用（玉簪花）根取汁，用好醋调汁灌吸，不可犯牙，犯之即落。（《寿世保元》）

玉簪花

味苦、甘，性凉；有小毒。归肺、肝、小肠经。功效清热解毒，利水，通经。主治咽喉肿痛，疮痈肿痛，小便不利，经闭。内服：煎汤，3～6g。外用：适量，捣敷。

经验方　①咽喉肿痛：玉簪花3g，板蓝根、玄参各15g。水煎服。（《山东中草药手册》）②牙痛、咽喉痛：玉簪花适量。水煎含漱。（《青岛中草药手册》）③雀斑：鲜玉簪花和紫茉莉种仁粉同蒸，去花，取粉涂患处。（《福建药物志》）④小便不通：玉簪花、蛇蜕各6g，丁香3g。共为末，每服3g，酒调送下。（《本草纲目拾遗》引《医学指南》玉龙散）⑤尿路感染：玉簪花3g，萹蓄12g，野菊花30g，车前草30g。水煎服。（《青岛中草药手册》）⑥一切经闭：玉簪花并叶、急性子、乳香、没药等分。上为末，以烧酒为丸，每服二钱，空心热酒下。（《丹台玉案》通经奇方）

【参考文献】

[1] 张金花，解红霞，薛培凤，等. 蒙药玉簪花中的甾体化合物. 中国药学杂志,2010,45(50): 335.

[2] 解红霞，张金花，张宏桂，等. 蒙药玉簪花的化学成分研究. 中国药学杂志,2009,44(10): 733.

[3] 刘接卿，王翠芳，邱明华，等. 玉簪花的抗肿瘤活性甾体皂苷成分研究. 中草药,2011,41(4): 520.

[4] Wang YH, Zhong KZ, Yang FM, et al. Benzylphenethylamine alkaloids from Hosta plantaginea with inhibitory activity against tobacco mosaic virus and acetylcholinesterase. J Nat Prod, 2007,70(9): 1458.

[5] Wang YH, Suo G, Yang FM, et al. Structure elucidation and biomimetic synthesis of hostasinine A, a new benzylphenethylamine alkaloid from Hosta plantaginea. Org Lett, 2007,9(25): 5279.

[6] 横田正富，等. 药学杂志（日）,1986,(5): 425.

[7] 中国医学科学院输血及血液研究所. 血液病研究动态,1972,(5): 4.

[8] 吕小满，彭芳，杨永寿，等. 玉簪抗炎作用的实验研究. 大理学院学报,2010,9(12): 15.

[9] 瞿江媛，王梦月，王春明，等. 玉簪抗炎活性部位及化学成分研究. 中草药,2011,42(2): 217.

[10] 解红霞，薛培凤，周静，等. 蒙药玉簪花镇痛作用的实验研究. 内蒙古医学院学报,2010,32(1): 36.

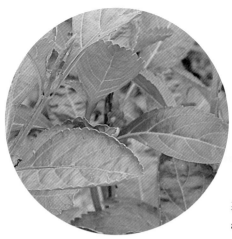

Yu long bian

玉龙鞭

Stachytarphetae Jamaicensis Herba
[英] Jamaica Falsevalerian Herb

【别名】玉郎鞭、假败酱、假马鞭。

（saturated aliphatic ketone）和不饱和羟基羧酸（unsaturated hydroxy carboxylic acid）[1]。

叶含胆碱（choline）、酚酸（phenolic acid）、环烯醚萜（iridoid）、绿原酸（chlorogenic acid）、儿茶鞣质（catechol tannin）、6-羟基木犀草醇-7-葡萄糖醛酸苷（6-hydroxyluteolol-7-glucuronide）等[2]。

【来源】为马鞭草科植物假马鞭 *Stachytarpheta jamaicensis*（Linn.）Vahl 的全草。

【植物形态】粗壮草本。茎、枝近四棱形。单叶对生；叶柄翅状；叶片厚纸质，椭圆形至卵状椭圆形，长4～8cm，宽2～4cm，基部楔形，边缘具粗锯齿，先端短锐尖，两面均散生短毛。穗状花序顶生，花单生于苞腋内，一半嵌生于花序轴的凹穴中，呈螺旋状着生；苞片边缘膜质，具纤毛，先端呈芒尖；花萼膜质，管状；花冠深蓝紫色，管微弯，内面上部有毛，先端5裂，裂片外展；雄蕊2，花丝短。果内藏于膜质的花萼内，成熟时裂成2分果。

【分布】广西主要分布于扶绥、北海。

【采集加工】全年均可采。鲜用，或全草切段，根切片晒干。

【药材性状】全草长50～100cm。根粗，灰白色。茎圆柱形，稍扁，基部木质化，表面淡棕色至棕褐色，有细密纵沟纹。叶对生，皱缩，易破碎，完整者展平后呈椭圆形或卵状椭圆形，长2～8cm，宽2～4cm，先端短尖或稍钝，基部楔形，边缘齿状，暗绿色或暗褐色；叶柄长约2cm。茎端每有穗状花序，长4～20cm，似鞭状，小花脱落后留有坑形凹穴。气微，味甘、苦。

【品质评价】全草以叶多、完整、带鞭状花序者为佳。

【化学成分】本品全草含正-二十九烷（*n*-nonacosane）、正-三十烷（*n*-triacontane）、正-三十一烷（*n*-hentriacontane）、正-三十二烷（*n*-dotriacontane）、正-三十三烷（*n*-tritriacontane）、正-三十四烷（*n*-tetratriacontanoic）、正-三十五烷（*n*-pentatriacontane）、α-菠菜甾醇（α-spinasterol）、饱和脂肪羧酸（saturated aliphatic carboxylic acid）、饱和脂肪酮

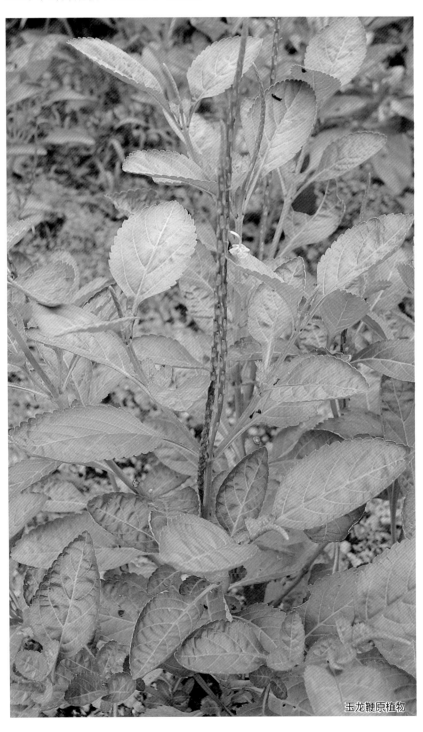

玉龙鞭原植物

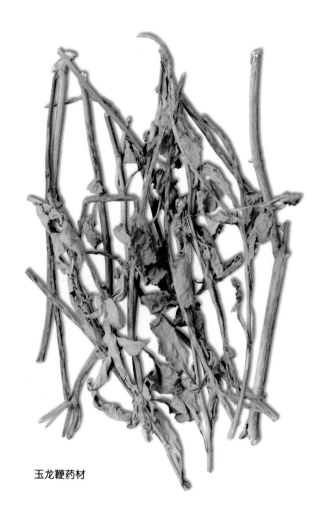

玉龙鞭药材

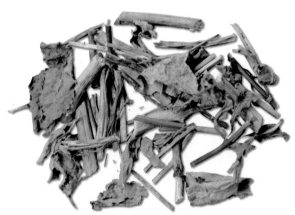

玉龙鞭饮片

【药理作用】

1. 对离体平滑肌影响　玉龙鞭茎叶煎剂对离体豚鼠回肠有兴奋作用，水提物（加乙醇除去沉淀）作用稍弱，两种提取物对离体兔十二指肠、大鼠子宫均无作用[3]。

2. 对心血管系统影响　玉龙鞭茎叶醇提物对离体兔心有较弱的兴奋作用，对大鼠后肢灌流有血管扩张作用[3]。

3. 毒性反应　麻醉犬静脉注射玉龙鞭茎叶煎剂、醇提物各0.1g（生药）/kg，对血压无影响，小鼠腹腔注射这两种制剂0.1g（生药）/kg，24小时内死亡[3]。

【性味归经】味甘、微苦，性寒。归肝、脾、膀胱经。

【功效主治】清热解毒，利水通淋，消肿止痛。主治急性结膜炎，咽喉肿痛，牙痛，胆囊炎，痈疖，痔疮，淋证，白浊，风湿筋骨痛，跌打肿痛。

【用法用量】内服：煎汤，15～30g，鲜品加倍。外用：适量，捣敷。

【使用注意】脾胃虚寒者慎用。

【经验方】

1. 眼热红肿　玉龙鞭叶、假芥蓝各30g，玉带藤15g，冰片少许。共捣烂，敷患处。（《广西民间常用草药手册》）

2. 大疮肿痛　玉龙鞭90g，土牛膝、雾水葛各60g。共捣烂，敷患处。已溃破流脓者，加红糖少许调敷。（《广西民间常用草药手册》）

3. 跌打肿痛　玉龙鞭、白花草、石仙桃各适量。共捣烂敷患处。（《广西民间常用草药手册》）

4. 喉炎　玉龙鞭鲜品捣烂加糖含服。（《常用中草药手册》）

5. 尿路结石，尿路感染　玉龙鞭全草15～30g。水煎服。（《广西本草选编》）

6. 白带过多　玉龙鞭鲜根30～60g。水煎服。（《广西本草选编》）

【参考文献】

[1]Lin SR, Chen AH. Phytochemical study on Stachytarpheta jamaicens. Zhongguo Nongye Huaxue Huizhi, 1976, 14(3): 151.

[2]Duret S, Jacquemin H, Paris RR. Malagasy plants.XIX.chemical composition of Stachytarpheta jamaicensis(L) Vahl(S.indica Vahl) Verbenaceae. Plantes Medicinales et Phytotherapie, 1976, 10(2): 96.

[3]Feng, P. C., et al. Pharmacological screening of some West Indian medicinal plants. J. Pharm. Pharmacol, 1962, 14(9): 556.

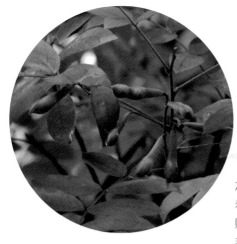

Yu lang san

玉郎伞

Millettiae LaxiorisRadix
[英] Laxior Millettia Root

【别名】木人参、小牛力、土甘草、大罗伞、土茯神、荔枝参、老秧叶。

【来源】为豆科植物疏叶崖豆 Millettia pulchra Kurz var.laxior（Dunn） Z.Wei 的根。

【植物形态】灌木或小乔木。树皮粗糙，散布小皮孔。枝、叶轴、花序均被灰黄色柔毛，后渐脱落。羽状复叶长 8 ~ 20cm，散布在枝上；叶轴上面具沟；托叶披针形，密被黄色柔毛；小叶 6 ~ 9 对，纸质，披针形或披针状椭圆形，长 3.5 ~ 10cm，宽 1.5 ~ 4cm，先端急尖，基部渐狭或钝，上面暗绿色，具稀疏细毛，下面浅绿色，被平伏柔毛，中脉隆起，侧脉 4 ~ 6 对，直达叶缘弧曲；小托叶刺毛状，被毛。总状圆锥花序散布在枝上，短于复叶，密被灰黄色柔毛，生花节短；花 3 ~ 4 朵着生节上；苞片小，披针形，小苞片小，贴萼生；花梗细，花萼钟状，密被柔毛，萼齿短，三角形，上方 2 齿全合生；花冠淡红色至紫红色，旗瓣长圆形，先端微凹，被线状细柔毛，基部截形，瓣柄短，翼瓣长圆形，具 1 耳，龙骨瓣长圆状镰形；雄蕊单体，对旗瓣的 1 枚基部分离；无花盘；子房线形，密被柔毛，花柱细，短于子房，向上弯曲，胚珠约 5 粒。荚果线形，扁平，初被灰黄色柔毛，后渐脱落，瓣裂，果瓣薄木质，有种子 1 ~ 4 粒；种子褐色，椭圆形。

【分布】广西主要分布于柳州、临桂、兴安、永福、东兰。

【采集加工】全年均可采收。洗净，切段晒干。

【药材性状】呈圆柱形，略弯曲，直径 1.5 ~ 5cm，表面淡黄色至棕黄色，具不规则的纵沟纹及横向略凸起的线状皮孔。体重质坚实，不易折断，折断面颗粒性。切面皮部淡黄色至棕色。木部类白色或浅黄白色，具粉性，有略凸起的棕黄色小点及细孔（纤维束及导管）散在，有的可见淡黄色至棕黄色树脂状分泌物。气微，味微甜。

【品质评价】以干燥、块大、条粗、无杂质者为佳。

【化学成分】本品含水黄皮素（karajin）、2′β - 二甲氧基 - 呋喃 -[4″,5″,3′,4′]- 二氢查尔酮（ovalitenin B）、2′- 甲氧基 - 呋喃 -[4″,5″,3′,4′]- 查尔酮（ovalitenin A）、呋喃 -[4″,5″,8,7]- 黄酮（lanceolatin B）、2″,2″- 二甲基 - 吡喃 -[5″,6″,8,7] 黄酮 {2″,2″-dimethyrano-[5″,6″,8,7] flavone}、2′- 甲氧基 - 呋喃 -[4″,5″,8,7]- 黄酮 {2′-methoxyfurano-[4″,5″,8,7]flavone}、

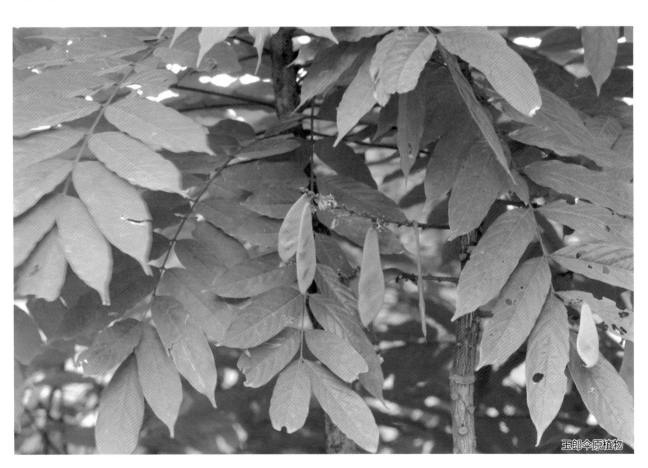

玉郎伞原植物

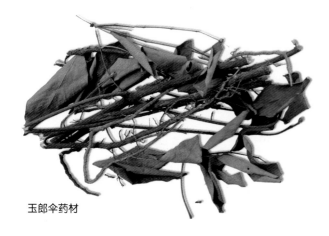

玉郎伞药材

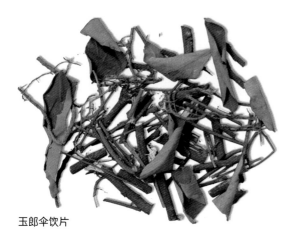

玉郎伞饮片

[2] 苯骈吡喃 [4,3-b]- 呋喃 [2,3-h][1] 苯并吡喃 -6（8H）- 酮 {[2] benzopyran[4,3-b]-furo[2,3-h][1]benzopyran-6（8H）-one}、6- 甲氧基 -2″,2″- 二甲基 - 吡喃 -[5″,6″,8,7] 黄酮 {6-methoxy-2″,2″-dimethyl-pytano-[5″,6″,8,7]flavone}、芒柄花素（formononetin）、5- 甲氧基 -2″,2″- 二甲基 - 吡喃 -[5″,6″,8,7] 黄酮 {5-methoxy-2″,2″-dimethyl-pytano-[5″,6″,8,7]flavone}、6- 羟 基 -2″,2″- 二甲 基 - 吡 喃 -（5″,6″,8,7）黄 酮 {6- hydroxy-2″,2″-dimthyl-pyrano-[5″,6″,8,7]flavone}、豆甾醇苷（stigmasterol-3-O-glucoside）、三 十 烷 醇（melissyl alcohol）、α - 槐糖（α -sophorose）[1]、cis-2,6-二甲氧基查耳酮（cis-2,6-dimethoxyl chalcone）、cis-17- 甲氧基 -7- 羟基 - 苯并呋喃查耳酮（cis-17-methyoxy-7-hydroxyl benzofuran chalcone）[2]、顺-6′- 甲氧基 - β - 羟基 - 苯 并 呋 喃 查 耳 酮（cis-6′-methoxyl- β -hydroxy-benzofuran chalcone）[3]、蔗糖（saccharose）[4]、精氨酸（arginine）、脯氨酸（proline）、丝氨酸（serine）、甘氨酸（glycocoll）、赖氨酸（lysine）、甲硫氨酸（methionine）、胱氨酸（cystinol）、亮氨酸（leucine）、缬氨酸（valine）、天门冬氨酸（asparticacid）、谷氨酸（glutamic acid）、鸟氨酸（ornithine）、苯丙氨酸（phenylalanine）、色氨酸（trptophan）、丙氨酸（alanine）、异亮氨酸（isoleucine）、γ - 氨基丁酸（γ -aminobutyric acd）、半胱氨酸（cysteine）[5]。

【药理作用】

1. 对心血管系统的影响 静脉注射玉郎伞提取物或灌胃给药，均能明显降低自发性高血压大鼠及正常大鼠的血压[6,7]。玉郎伞提取物能增加冠脉血流量，降低左室压最大上升速度和左心室收缩压，降低心肌的收缩振幅及减慢心率，还能降低心肌梗死范围，提高心肌组织中超氧化氢酶、谷胱甘肽过氧化物酶、超氧化物歧化酶的活性，降低心肌组织丙二醛含量和血清中肌酸磷酸激酶水平，表明玉郎伞具有抑制心肌收缩力、减慢心率和增加冠脉血流量作用，及对心肌缺血具有显著的保护作用[8,9]。玉郎伞两种查耳酮单体可抑制心肌细胞凋亡，降低 TNF- α 、MDA 含量，提高 T-SOD 活性，下调 TNF- κ Bp65 和 Bax 蛋白表达，上调 Bcl-2 蛋白表达，增加 Bcl-2/Bax 比值，具有抑制心肌细胞凋亡的作用[10,11]。

2. 对脑组织的影响 玉郎伞多糖（YLSP）能够改善大鼠的神经功能障碍，降低脑梗死体积和脑含水量，降低脑组织中的 IL-1β 和 TNF- α 含量，对大鼠急性脑缺血再灌注损伤具有保护作用[12,13]。YLSP 可改善 SAMP8 小鼠额叶和海马神经细胞的形态，抑制 caspase-3 蛋白表达及活性，降低 Tau 蛋白异常磷酸化，减少细胞凋亡，可用于抗老年痴呆症[14,15]。YLSP 可明显改善 D- 半乳糖引起的小鼠记忆减退，其益智、提高学习记忆能力的作用主要表现为提高记忆的识记和再认、再现的能力[16,17]。YLSP 可对 β 淀粉样蛋白（A β 25-35）诱导的 PC12 细胞损伤有较好的抗氧化保护作用[18,19]。YLSP 可提高小鼠脑中去甲肾上腺素（NE）、多巴胺（DA）、五羟色胺（5-HT）等单胺类神经递质的含量，缩短小鼠悬尾不动时间和小鼠强迫游泳不动时间，对"行为绝望"动物模型有明显的抗抑郁作用[20,21]。

3. 保肝 YLSP 对四氯化碳、过氧化氢诱导大鼠原代肝细胞损伤有直接保护作用[22-24]。YLSP 能降低小鼠血清转氨酶活性和三酰甘油含量，提高肝组织超氧化物歧化酶活性，减少肝细胞脂滴数量，从而减轻酒精性肝损伤小鼠肝细胞的脂肪变性[25]。YLSP 可提高 SOD 和 GSH-Px 的活性与 GSH 的含量，降低 MDA 的含量，抑制鸭乙型肝炎病毒（DHBV）复制及降低血清 DHBsAg 和 DHBeAg 的滴度，具有有效抑制 DHBV-DNA 和保护肝细胞的作用[26,27]。

4. 清除氧自由基 玉郎伞提取物、玉郎伞豆甾醇及玉郎伞黄酮单体可抑制·O2−，清除·OH[28-32]。

5. 化疗增敏 单用玉郎伞提取物几乎无抗癌活性，但与阿霉素及半托蒽醌联合用药则显示出较强的逆转抗药性的活性，极有希望作为一个化疗增敏剂而应用于临床[33]。

6. 其他 玉郎伞能有效促进机体的消化功能，增强食欲，提高机体免疫力，可用于治疗脾虚引起的症状[34]。玉郎伞提取物对小鼠免疫功能亦有较好的改善作用[35]。玉郎伞大鼠血清在体外能抑制 BEL-7404 细胞的生长，发挥抗肿瘤作用[36]。玉郎伞总黄酮与洛伐他汀合用对高脂血症大鼠脂质代谢紊乱有显著的减毒增效作用[37]。

【性味归经】味甘、苦、微辛，性平。归肝、脾经。

【功效主治】散瘀消肿，补虚宁神。主治跌打肿痛，风湿关节痛，痔血，疮疡肿毒，风疹，病后体虚，消化不良。

【用法用量】内服：煎汤，3 ~ 6g；或磨汁服。外用：适量，捣敷、研末调敷或煎水洗。

【使用注意】孕妇慎用。

【参考文献】

[1] 王明智 . 大罗伞化学成分的研究 . 北京 : 中国协和医科大学 ,2007.

[2] 简洁 , 张世军 , 邱莉 , 等 . 壮药玉郎伞查耳酮类成分的研究 . 中国医院药学杂志 ,2010,30(2): 1734.

[3] 简洁 . 玉郎伞黄酮成分的单体分离与药效研究 . 南宁 : 广西医科大学 , 2009.

[4] 戴向东 , 丘翠嫦 , 戴斌 , 等 . 玉郎伞的化学成分分析 . 中国民族民间医药 , 2009,(20): 9.

[5] 黄雪梅 , 范吕林 , 蒋伟哲 , 等 . 龙眼参提取物中氨基酸及微量元素的含量分析 . 广西医科大学学报 , 2000,17(4): 608.

[6] 黄仁彬 , 林兴 , 蒋伟哲 , 等 . 玉郎伞化学成分对自发性高血压大鼠血压的影响 . 中国医院药学杂志 ,2006,26(2): 130.

[7] 段小群 , 焦杨 , 黄仁彬 , 等 . 玉郎伞提取物对大鼠自发性高血压的影响 . 广西医科大学学报 ,2003,20(1): 18.

[8] 黄仁彬 , 焦杨 , 蒋伟哲 , 等 . 玉郎伞提取物对心脏血流动力学和冠脉 t 血流量的影响 . 中国医院药学杂志 ,2003,23(6): 321.

[9] 焦杨 , 段小群 , 孔晓龙 , 等 . 玉郎伞提取物对大鼠心肌缺血冉灌注所致损伤的保护作用 . 广西医科大学学报 ,2004,24(12): 726.

[10] 简洁 , 黄仁彬 . 玉郎伞 2,6- 二甲氧基查耳酮含药血清对心肌细胞氧化损伤的影响 . 中国现代医学杂志 ,2011,21(15): 1809.

[11] 简洁 , 黄建春 , 张士军 , 等 . 玉郎伞 2 种查耳酮单体对心肌细胞凋亡的抑制作用 . 中国新药与临床杂志 ,2010,29(3): 225.

[12] 孔晓龙 , 蒋伟哲 . 龙眼参提取物对脑缺血再灌注所致损伤的保护作用 . 广西医科大学学报 ,2004,21(3): 356.

[13] 陈健 , 林兴 , 焦杨 , 等 . 玉郎伞多糖对大鼠局灶性脑缺血再灌注损伤的保护作用及机制初探 . 中国新药杂志 ,2008,17(13): 1118.

[14] 陈晓宇 , 荣延平 , 郭又嘉 , 等 . 玉郎伞多糖对快速老化小鼠额叶、海马神经元丢失和 Tau 蛋白磷酸化的影响 . 中国实验方剂学杂志 , 2013,19(9): 181.

[15] 陈晓宇 , 黄仁彬 . 玉郎伞多糖对快速老化小鼠额叶和海马神经元 Caspase-3 表达及活性的影响 . 中国实验方剂学杂志 ,2013,19(13): 208.

[16] 黄忠仕 , 黄仁彬 , 李江 , 等 . 龙眼参多糖对不同模型拟痴呆小鼠的益智作用 . 右江民族医学院学报 ,2004,26(4): 463.

[17] 黄忠仕 , 林兴 , 李江 , 等 . 龙眼参多糖对 D- 半乳糖所致的痴呆小鼠脑组织 NO、SOD、MDA 的影响 . 中国老年学杂志 ,2005,25(2): 176.

[18] 陈晓宇 , 荣延平 , 焦杨 , 等 . 玉郎伞多糖对 β 淀粉样蛋白所致 PC12 细胞损伤的影响 . 时珍国医国药 ,2013,24(4): 776.

[19] 陈晓宇 , 荣延平 , 张士军 , 等 . 玉郎伞多糖对 Aβ 25-35 诱导 PC12 细胞凋亡的保护作用 . 中国医院药学杂志 ,2013,33(11): 837.

[20] 陈晓宇 , 荣延平 , 张士军 , 等 . 玉郎伞多糖对 Aβ 25-35 诱导 PC12 细胞损伤的保护作用研究 . 中国药房 ,2013,24(19): 1735.

[21] 梁霜 , 王乃平 , 黄仁彬 , 等 . 玉郎伞多糖抗抑郁作用研究 . 时珍国医国药 ,2010,21(1): 241.

[22] 段小群 , 林兴 , 焦杨 , 等 . 龙眼参多糖对四氯化碳诱导大鼠原代肝细胞损伤的保护作用 . 中国药房 ,2006,17(15): 1132.

[23] 段小群 , 焦杨 , 张士军 , 等 . 玉郎伞多糖对过氧化氢诱导大鼠原代肝细胞损伤的保护作用 . 时珍国医国药 ,2007,18(7): 1892.

[24] 焦杨 , 段小群 , 林兴 , 等 . 玉郎伞多糖对四氯化碳诱导大鼠原代肝细胞损伤的保护作用 . 中国医院药学杂志 ,2006,26(11): 1333.

[25] 付书婕 , 黄建春 , 王乃平 , 等 . 玉郎伞多糖对小鼠急性酒精性肝损伤保护作用的研究 . 中国药房 ,2009,20(6): 406.

[26] 左巧云 , 陶丽群 , 罗秀 , 等 . 玉郎伞多糖抗鸭乙型肝炎病毒及保护肝细胞作用 . 中国实验方剂学杂志 ,2013,19(22): 222.

[27] 黄仁彬 , 段小群 , 焦杨 , 等 . 玉郎伞提取物对小鼠急性化学性肝损伤的保护作用及其机制的研究 . 广西医科大学学报 ,2003,20(6): 874.

[28] 陈健 , 黄媛恒 , 王乃平 , 等 . 玉郎伞多糖和皂苷对氧自由基清除作用研究 . 中药药理与临床 ,2007,23(5): 100.

[29] 蒋伟哲 , 孔晓龙 , 段小群 , 等 . 龙眼参对机体氧自由基清除作用的研究 . 中国药房 ,2001,12(8): 453.

[30] 焦杨 , 段小群 , 黄仁彬 , 等 . 玉郎伞提取物对超氧阴离子自由基和羟自由基的抑制和清除作用 . 广西医科大学学报 ,2004,21(1): 22.

[31] 黄建春 , 卿丽娟 , 褐霏霏 , 等 . 玉郎伞豆甾醇的体外抗氧化活性研究 . 中国实验方剂学杂志 ,2014,20(5): 154.

[32] 简洁 , 李勇义 , 蒋伟哲 , 等 . 玉郎伞黄酮单体对自由基清除作用的实验研究 . 中国老年学杂志 ,2009,29(18): 2353.

[33] 孔晓龙 , 蒋伟哲 , 林自中 . 龙眼参提取物对耐药口腔上皮样癌细胞株 KB/MIT 及耐药乳腺癌细胞株 MCF-7/ADR 的逆转作用 . 广西医科大学学报 ,2003,20(4): 495.

[34] 蒋伟哲 , 黄雪梅 , 孔晓龙 , 等 . 龙眼参提取物治疗脾虚动物的实验研究 . 中国中医基础医学杂志 ,2002,8(5): 37.

[35] 孔晓龙 , 蒋伟哲 , 林自中 . 龙眼参提取物对环磷酰胺所致小鼠免疫功能低下的影响 . 中国药房 ,2004,15(6): 335.

[36] 欧灿纯 , 余术宜 , 黄建春 . 玉郎伞提取物的抗肝癌作用研究 . 中国药房 ,2009,20(27): 2087.

[37] 陈丽 , 黄仁彬 , 张绪东 , 等 . 玉郎伞总黄酮对洛伐他汀降血脂的增效作用研究 . 中成药 ,2013,35(2): 225.

艾叶

Ai ye

Artemisiae Argyi Folium
[英] Argy Wormwood Leaf

【别名】艾、陈艾、野艾、细叶艾、野艾叶。

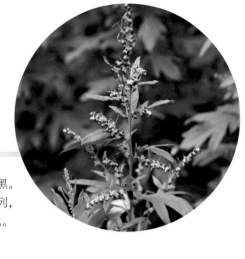

【来源】为菊科植物艾 *Artemisia argyi* levl. et Van. 或五月艾 *Artemisia indica* Willd. 的全草。

【植物形态】半灌木状草本。植株具浓烈的香气。茎纵棱明显。略被灰色细毛。叶互生，长 5 ~ 14cm，羽状分裂；裂片 2 ~ 4 对或更多，狭披针形，裂片有粗齿或再分为小裂片，基部裂片似托叶，叶面疏被灰白色细毛，干后变黑。夏季开花，头状花序多数，圆锥状排列，全为管状花，花小，到黄色或黄绿色。瘦果椭圆形。

【分布】广西全区均有分布。

【采集加工】5 ~ 6 月采收。洗净鲜用或晒干备用。

【药材性状】茎稍弯曲，淡绿色或黄绿色，被蛛丝状薄毛，下部常脱落，有斜生、扭曲的棱，易折断，断面黄白色，髓部宽广。叶多卷缩，破碎，完整者展开羽状深裂，侧裂片 2 对，裂片矩圆形，顶端急尖，边缘有齿或无齿，上面绿色或黄褐色，无毛，下面被灰白色茸毛；上部叶较小，有 3 裂或不裂，基部常有抱茎的假托叶。气清香，味苦。

【品质评价】以干燥、色黄绿、无杂质者为佳。

【化学成分】本品含挥发油 [1R-（1R*, 4Z,9S*）]-4,11,11- 三甲基 -8- 亚甲基 - 二环 [7.2.0]-4- 十一碳烯 {[1R-（1R*,4Z, 9S*）]-4,11,11-trimethyl-8-methylene-bicyclo[7.2.0]undec-4-ene}、大根香叶烯 D（germacrene D）、石竹烯氧化物（caryophyllene oxide）、龙脑（borneol）、石竹烯（caryophyllene）、斯巴醇（spathulenol）、桉油精（eucalyptol）、松油醇（terpineol）等 [1,2]。

【药理作用】

1. 对中枢神经系统作用 腹腔注射艾叶油使兔活动减少；灌胃能明显延长小鼠戊巴比妥钠睡眠时间，但对士的宁、戊四氮等所致小鼠惊厥和死亡均无保护作用，且具有加速士的宁的惊厥和致死作用 [3]。

2. 对心血管系统影响 艾叶油对离体蟾蜍心脏、离体兔心脏收缩力有抑制作用，对心率影响不大，对兔冠脉流量、兔主动脉几乎无影响，但能对抗肾上腺素和组胺引起的收缩。豚鼠吸入艾叶油对心电图波形无明显影响，极少动物出现 R 波电压降低 [3]。

3. 增强网状内皮细胞吞噬功能 豚鼠结核杆菌感染后以艾炷灸（背部中线第五腰椎棘突下方及右腹部肋缘下）治疗后，局部结节软化，炎性浸润吸收，

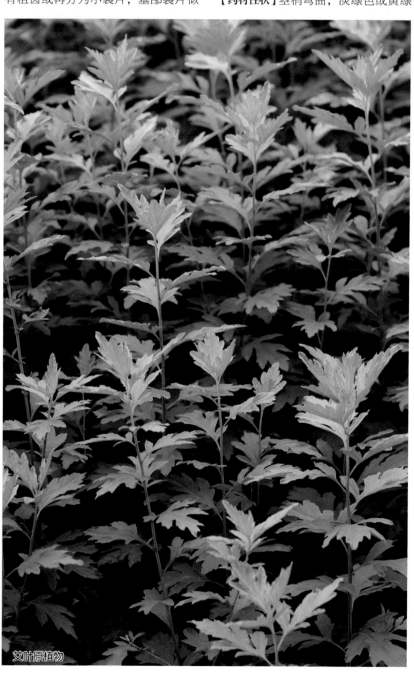

艾叶原植物

中心部浅溃疡结痂，鼠蹊部淋巴结较大，内脏剖验发现病变较轻，能明显提高大单核白血球已吞入细菌的细胞百分数。豚鼠腹腔注射死结核菌液，艾灸能使腹腔渗出液中成熟巨噬细胞增多，吞噬作用增强[4]。艾叶热水提取物中酸性多糖Ⅱb-2、Ⅱb-3 具有强抗补体活性作用[3]。

4. 镇咳、祛痰、平喘　艾叶油及 4- 松油烯醇灌胃对丙烯醛或柠檬酸引发的豚鼠咳嗽有镇咳作用；艾叶油、4- 松油烯醇灌胃和丁香烯腹腔注射对小鼠有明显祛痰作用[3]。艾叶油喷雾吸入、灌胃或肌内注射及 4- 松油烯醇、α- 松油醇灌胃对豚鼠吸入乙酰胆碱和组胺致喘息性抽搐有平喘作用[5]，对豚鼠离体气管平滑肌松弛作用的阈浓度分别为：α- 松油醇为 $2×10^{-5}$ml/ml，艾叶油则为 $2×10^{-4}$ml/ml。对豚鼠支气管灌流量 1：10 艾叶油乳剂能对抗组胺致支气管收缩，使流量增加；艾叶油 $2×10^{-4}$ml/ml 能拮抗组胺和氯化钡对豚鼠离体支气管的收缩作用；应用利血平使豚鼠儿茶酚胺耗竭或应用普萘洛尔阻断 β- 肾上腺素受体后，艾叶油对离体气管仍有松弛作用，表明其松弛气管平滑肌作用并非通过 $β_2$ 受体或促使肾上腺素能神经释放介质引起[6]。反式香苇醇也是平喘有效成分[7]。艾叶油在体外抑制以卵蛋白诱发变态反应豚鼠或兔肺组织的慢反应物质（SRS-A）释放；艾叶油可直接拮抗 SRS-A 致离体豚鼠回肠收缩；对致敏豚鼠支气管 SRS-A 释放也有抑制作用，但豚鼠灌胃后肺组织内 SRS-A 含量降低不明显[8]。艾叶提取物 α- 萜品烯醇具有平喘、止咳、祛痰作用，对组胺致豚鼠哮喘有保护作用，能延长豚鼠哮喘潜伏期，抑制枸橼酸致豚鼠咳嗽反应，并促进小鼠气道酚红排泄[9]。艾叶油能减少卵蛋白致哮喘小鼠支气管肺泡灌洗液（BALF）中白细胞总数和嗜酸性粒细胞（Eosinophil Eos）计数[10]。艾叶油灌胃或气雾吸入对组胺和乙酰胆碱致豚鼠哮喘有保护作用，明显延长哮喘潜伏期，并呈剂量依赖保护致敏豚鼠抗原攻击引起的呼吸频率、潮气量和气道流速改变，松弛静息豚鼠离体气管平滑肌，抑制枸橼酸引起的豚鼠咳嗽反应和促进小鼠气道酚红排泄[11]。

5. 抗过敏　艾叶油灌胃对卵蛋白致过敏性休克豚鼠有保护作用，潜伏期延长，死亡率降低；艾叶油在体外可抑制豚鼠肺组织释放组胺，但抑制 SRS-A 释放的作用更强[3]。艾叶还有促使与速发变态反应有关的嗜碱性粒细胞回升[12]。艾叶油能抑制致敏豚鼠气管 Schultz-Dale 反应，明显降低组胺或氨甲酰胆碱引起的豚鼠气管收缩，抑制大鼠被动皮肤过敏和 5- 羟色胺引起的大鼠皮肤毛细血管通透性增强，抑制豚鼠肺组织释放 SRS-A，拮抗 SRS-A 对豚鼠回肠的收缩[13]。

6. 对凝血和血小板影响　艾叶煎剂能使兔血浆高岭土部分凝血活酶时间（APTT）、凝血酶原时间（PT）及凝血酶时间（TT）延长或不凝，其抗凝血酶作用可被鱼精蛋白拮抗，抗凝血酶作用并非肝素样作用。艾叶煎剂有促进纤维蛋白原溶解和使纤维蛋白原消耗作用[14]。艾叶浸剂对活化部分凝血活酶时间（APTT）、PT 有抑制作用，能抑制纤维蛋白溶解酶，具有抗纤溶作用，高浓度时能抑制二磷酸腺苷（ADP）、胶原和肾上腺素所致血小板聚集[15]。艾叶醇提物对 ADP 诱导的血小板聚集有抑制作用，氯仿提取物次之，乙酸乙酯提取物最差，从艾叶提出的 β- 谷甾醇和 5,7- 二羟基 -6,3′,4′- 三甲氧基黄酮均对血小板聚集有抑制作用，β- 谷甾醇的作用较强[16,17]。生艾叶煎剂灌胃对小鼠凝血时间无影响，艾叶炒炭、醋艾炭或焖煅艾叶炭的煎剂则可缩短凝血时间，以焖煅艾叶炭作用最强[18]。艾叶炭可抑制脂多糖（LPS）诱导小鼠巨噬细胞 RAW 26417 中 NO 生成[19]。生艾叶、醋艾叶可使凝血时间延长，醋艾炭、艾叶炭、煅艾炭则可缩短凝血时间；醋艾叶、醋艾炭、煅艾炭、艾叶炭可使出血时间缩短；生艾叶、醋艾叶、醋艾炭、煅艾炭还可抑制实验性炎症[20]。艾叶 6 个组分凝血作用强弱顺序为鞣酸 > 艾焦油 >5- 叔丁基连苯三酚 > 艾炭 > 艾灰 > 艾叶挥发油[21]。

7. 镇痛　艾叶挥发油、水提组分在给药后 1、3、7 天可提高小鼠热板痛阈，延长扭体潜伏期，减少扭体次数，且水提组分镇痛效果优于挥发油[22]。艾叶水提组分和挥发油对小鼠血丙氨酸氨基转移酶（ALT）、天冬氨酸氨基转移酶（AST）、肌酐（Cr）、尿素氮（BUN）水平和肝体比值、肾体比值均有不同程度的升高作用，且挥发油毒副作用强于水提组分[23]。艾叶水提液、95% 醇提液、先水提后 95% 醇提混合液，对原发性痛经模型小鼠的镇痛作用是先水提后醇提混合液药效最强，醇提液次之，水提液最弱[24]。水提组分较挥发油对小鼠热刺激的反应更灵敏，治疗效果更佳，挥发油较水提组分安全范围较窄、安全性低，艾叶水提组分和挥发油镇痛作用的半数有效量（ED_{50}）分别为 2.0978g/（kg·d）、0.302g/（kg·d）。艾叶水提组分小鼠镇痛作用的治疗指数（TI）为 38.2、安全系数（SF）为 10.9，艾叶挥发油的 TI 为 5.53、SF 为 1.06[25]。醋艾炭对热板和醋酸所致小鼠疼痛反应有抑制作用，生艾叶未表现出明显镇痛效果[25,26]。广西五月艾生品、醋炙品、酒炙品对冰乙酸致小鼠扭体反应有抑制作用，能提高小鼠不同时段热板致痛的痛阈[27]。

8. 抗病原微生物　4- 松油烯醇能抑制肺炎链球菌、金黄色葡萄球菌（包括敏感菌及耐青霉素菌株）和白色葡萄球菌、甲型链球菌、奈瑟菌、大肠杆菌、伤寒杆菌、副伤寒杆菌、变形杆菌和福氏痢疾杆菌[3]。鲜北艾叶榨取液对金黄色葡萄球菌和铜绿假单胞菌有较弱的抗菌作用[6]。艾叶对金黄色葡萄球菌，芽孢菌有中等强度的抑菌效果[28]。艾叶提取液对耐药性金黄色葡萄球菌有良好的体外抑菌作用，且有一定的耐药逆转作用[29]。艾叶对白假丝酵母菌的抑菌作用较弱[30]。20 ～ 30m^2 大小的诊断室内以气溶胶喷雾作用 30min，对空气中自然菌平均消除率为 85.6%[31]。五月艾水煎液对致病性真菌有微弱的抑菌作用，对堇色毛癣菌、许兰毛癣菌、许兰毛癣菌蒙古变种、犬小芽孢菌、共心性毛癣菌、铁锈色毛癣菌、堇色毛癣菌、许兰黄癣菌、奥杜盎小芽孢菌、羊毛样小芽孢癣菌、星形奴卡菌呈抑制作用[32,33]。培养基经艾叶烟熏后接种各致病性真菌，除白假丝酵母菌外，许兰毛（发）癣菌、许兰毛（发）癣菌蒙古变种、共心性毛（发）癣菌、堇色毛（发）癣菌、红色毛癣菌、絮状表皮癣菌、铁锈色小芽胞菌、足趾毛癣菌、趾间毛癣菌、犬小芽孢菌、石膏样毛癣菌、申克孢子丝菌、裴氏酿母菌均未发育。接种真菌发育 5 天后，艾叶烟熏 5min 后除白假丝酵母菌外，其余

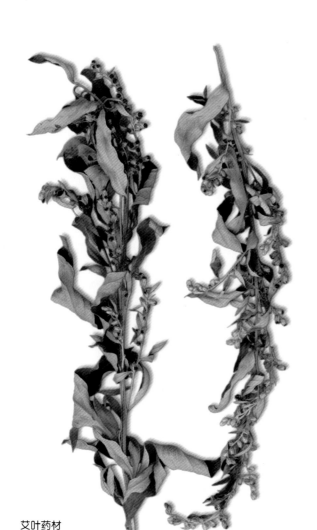

艾叶药材

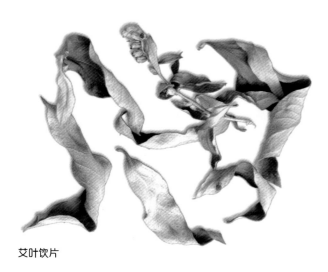

艾叶饮片

均呈抑制。接种真菌发育 10 天后，艾叶烟熏 10min 后始呈上述抑菌作用[34]。艾叶挥发油空气清新剂对金黄色葡萄球菌、大肠杆菌、伤寒杆菌、铜绿假单胞菌、土生克雷伯菌及肺炎克雷伯菌均有一定的抑制作用，尤其对金黄色葡萄球菌的抑菌效果最好[35]。艾叶总水提物与艾叶去多糖水提物对金黄色葡萄球菌有较强的抑制作用，柱色谱分离组中硅

胶无水乙醇:三乙胺 =103:1，洗脱物与活性炭石油醚洗脱物对金黄色葡萄球菌的抑菌率均达 90% 以上[36]。艾叶水提液对五种妇科常见致病菌均有抗菌作用；提取挥发油后的艾叶水提液对五种致病菌的最低抑菌浓度（MIC）与艾叶水提液没有明显差别；醇沉工艺使艾叶水煎液的抑菌作用有所降低[37]。艾叶浸提物对金黄色葡萄球菌、大肠杆菌及枯草芽孢杆菌均有明显的抑制作用，尤其对金黄色葡萄球菌的抑菌效果最好[38]。艾叶提取物对细菌的抑制效果明显，酵母次之，对霉菌效果一般[39]，还能杀灭眼部蠕形螨[40]。艾叶油对痤疮致病菌痤疮短棒菌苗（P.acne）、金黄色葡萄球菌（S.aureus）、表皮葡萄球菌（S.epidermidis）均有中等强度的抑制作用[41]。艾叶挥发油体外对金黄色葡萄球菌、大肠杆菌、铜绿假单胞菌具有抑菌作用，其抑菌作用优于或等同于红霉素；体内对金黄色葡萄球菌、大肠杆菌、铜绿假单胞菌感染小鼠具有较好的保护作用，艾叶挥发油对实验菌 MIC 90 值范围为 0.78 ~ 25μl/ml；对实验菌感染小鼠致死保护率为 40% ~ 50%[42]。艾叶超临界 CO_2 萃取物对细菌、酵母、霉菌都有一定的抑菌作用，在酸性环境和碱性环境下较为显著，对大多数细菌、酵母、霉菌的 MIC 不超过 0.78g/L，高温长时间处理对萃取物抑菌活性影响较大，但高温瞬时或低温处理对萃取物抑菌活性影响不大[43]。艾蒿提取物对大肠杆菌有很好的抑菌作用，浓度越高，抑菌作用越强[44]。用血琼脂培养基接种细菌后，用艾条烟熏不同时间后再孵育 24h，结果艾条烟熏 10min 后一般常见化脓性细菌如铜绿假单胞菌、大肠杆菌、金黄色葡萄球菌、产碱杆菌均呈显著抑制作用。烧伤患者创面经艾条烟熏后创面菌落减少率为 74.64%，用艾条烟熏消毒烧伤病房提高治愈率，艾叶烟熏法消毒作用并不比艾条烟熏法差[45]。艾绒烟剂灭菌对空气中溶血性链球菌具有一定效果，可用于某些污染区，如猩红热病房及病家消毒[46]。$6m^2$ 房间用 200g 艾叶烟熏 2h，对人型 H37RV 结核杆菌、金黄色葡萄球菌、大肠杆菌、枯草杆菌和铜绿假单胞菌有显著灭菌效果，与甲醛 $15ml/m^3$ 加热熏 12h 效果相似。且小鼠和大鼠经艾叶烟熏 2h，一般状况和重要脏器切片检查均未发现异常[47]。艾叶对幽门螺杆菌有较弱的抑制作用[48]。艾叶熏蒸对乙肝病毒有一定的灭活作用[49]，艾叶挥发油对呼吸道合胞病毒（RSV）有体外抑制作用，而对流感病毒（Ifv）没有抑制作用[50]。爱婴病房艾条熏蒸对乙肝病毒 HBsAg 和 HBeAg 均有一定的灭活效果，但不能达到对乙肝病毒完全灭活的目的，不可代替过氧乙酸等消毒剂对病毒的灭活作用，可用于爱婴病房的空气消毒[49]。艾叶精油对毛囊蠕形螨和皮脂蠕形螨均有很好的杀灭作用，浓度为 100% 的艾叶精油 1h 可杀灭全部蠕形螨，12.5% 艾叶精油是杀灭人体蠕形螨的最适有效浓度，对比观察发现艾叶精油对皮脂蠕形螨的杀灭率明显高于毛囊蠕形螨[51]。

9.抗肝癌 肝癌细胞对艾叶水提物和去多糖水提物极敏感，能导致细胞皱缩，阻止细胞增殖，最终诱导细胞死亡[52,53]，多糖组分能使肝癌细胞明显皱缩，抑制肝癌细胞增殖[52,54]。艾叶水提物处理肝癌 HepG2 细胞均使细胞严重皱缩，随作用时间延长，细胞持续皱缩，甚至死亡，其效果与药物浓度呈正相关；蕲艾提取液可下调免疫性肝纤维化大鼠肝组

织 B 细胞淋巴瘤 -2 基因（Bcl-2）表达，促进细胞凋亡，这可能是蕲艾提取液药物血清抗肝纤维化作用机制之一[55]。另外，蕲艾提取液能降低免疫性肝纤维化大鼠肝纤维化程度及 Ⅰ、Ⅲ 型胶原及 TIMP-1 表达[56]，使血清透明质酸（HA）、层粘连蛋白（LN）、Ⅲ 型前胶原（PC Ⅲ）和 Ⅳ 型前胶原（IV-C）表达水平降低，SOD 活性提高，MDA 含量降低[57]。

10. 抗氧化　艾叶中多糖类、黄酮类化合物有很强的抗氧化活性[58]。艾蒿黄酮能抑制 X 射线对机体白细胞及各主要器官的损伤和毒害作用[59]。艾烟可调节 Th1/Th2 细胞因子平衡，增加小鼠血清 IFN-γ 水平，降低白细胞介素 -4（IL-4）水平，提高机体抗氧化能力、减少自由基代谢产物而发挥抗衰老作用[60,61]。艾叶多糖对由 Fenton 体系产生的羟自由基（·OH）有清除作用，有剂量依赖关系[62]。蕲艾总鞣酸对·OH 和超氧阴离子自由基有清除作用，清除自由基能力均高于同等浓度的甘露醇，但低于同等浓度的抗坏血酸[63]。

11. 抗肿瘤　野艾叶、蕲艾正丁醇提取物和乙酸乙酯提取物有抑制人癌细胞株 SMMC-7721、SGC-7901、HeLa 细胞作用[64]。艾叶提取物都有抗血管生成作用，并可以抑制人脐带静脉内皮细胞（HUVEC）的增殖活性[65]。

12. 保肝、利胆　艾叶油混悬液十二指肠给药，可增加正常大、小鼠胆汁流量，对四氯化碳中毒大鼠有较弱利胆作用[66]。艾叶有降低转氨酶的作用，能促进肝功能恢复[67]。

13. 其他　艾叶煎剂可兴奋未孕家兔离体子宫，使收缩加强，甚至引起强直性收缩[68]。艾叶提取物 Exiguaflavones A 和 B 在体外有抗疟疾作用[69]。艾叶水煎液可减小口腔溃疡面积，降低血清 TNF-α 水平，减轻局部病理变化[70]。艾叶熏蒸对家兔体温、呼吸、心跳等指标无明显影响，血常规和部分生化指标无明显变化[71]。艾叶多糖能促进促红细胞生成素（EPO）对脾脏和肝脏作用[72]。艾叶多糖作用于巨噬细胞后，细胞体积明显变大，吞噬墨汁和金黄色葡萄球菌能力增强，酸性磷酸酶活性增强，与多糖浓度呈正相关[73]。艾叶挥发油可降低变应性鼻炎（AR）大鼠血清中白细胞介素 -4（IL-4）、白细胞介素 -5（IL-5）和免疫球蛋白 E（IgE）含量，减轻鼻黏膜变应性炎症[74]。蕲艾挥发油能提高小鼠免疫器官重量以及淋巴细胞增殖能力，使小鼠胸腺指数、脾脏指数上升，细胞增殖指数提高[75]。

14. 毒性反应　①急性毒性。艾叶煎剂小鼠腹腔注射半数致死量（LD$_{50}$）为 23g/kg；艾叶油灌胃 4.11ml/kg，腹腔注射为 1.12ml/kg；4- 松油烯醇灌胃为 1.237g/kg；丁香烯灌胃为 3.355g/kg。家兔腹腔注射艾叶油 2ml/kg 10min 后，由镇静转入翻正反射消失，呼吸减慢，但角膜反射始终存在，对体温、瞳孔大小均无明显影响，最后呼吸抑制致死[3]。艾叶水提组分、挥发油 LD$_{50}$ 分别为 80.2g/（kg·d）、1.67ml/（kg·d）。醇提组分最大耐受量（MTD）为 75.6g/（kg·d），全组分最大给药量（MLD）为 24.0g/（kg·d），艾叶不同组分对小鼠急性毒性强度为：挥发油 > 水提组分 > 醇提组分 > 全组分[76]。艾叶水提组分在 8.0g/kg、5.6g/kg、3.92g/kg、2.74g/kg、1.9g/kg、1.33g/kg 剂量范围内，艾叶挥发油组分在 0.34ml/kg、0.27ml/kg、0.23ml/kg、0.19ml/kg、0.15ml/kg、0.13ml/kg 剂量范围内，对肝组织产生明显损伤，且随剂量的增大，ALT、

AST 升高[77]。艾叶水提组分和挥发油组分可致血中和肝组织内丙二醛（MDA）含量增加，同时超氧化物歧化酶（SOD）活性下降；血和肝组织中一氧化氮（NO）含量增加，一氧化氮合酶（NOS）活性升高；血和肝组织中还原型谷胱甘肽（GSH）含量下降，谷胱甘肽过氧化物酶（GSH-Px）活性下降，上述变化趋势随剂量增加而加重[78]。艾烟对大鼠半数致死浓度（LC$_{50}$）为 11117mg/m^3，根据世界卫生组织（WHO）标准得出艾烟的毒性分级为微毒[79]。0.12g/L 浓度的艾烟冷凝物作用于细胞 12h 后可显著提高细胞存活率，艾烟冷凝物可引起细胞发生凋亡，且具有浓度依赖性，肺泡 Ⅱ 型上皮细胞（A549）随着艾烟冷凝物浓度和刺激时间增加而使细胞活力逐渐下降，表明有细胞毒性[80]。艾叶毒副作用主要表现为肝功、肾功和脏体比值，其中以肝脏毒副作用为甚，挥发油、水提组分产生肝脏毒副作用的剂量范围分别为 34.5 ～ 138g/kg、2.34 ～ 4.68g/kg，挥发油、水提组分对肾脏毒副作用的剂量范围分别为 69 ～ 138g/kg、2.34 ～ 4.68g/kg[27]。②长期毒性。兔每日灌服艾叶油 0.45ml/kg（分 2 次服）或每日上、下午各喷雾吸入 1 次，约每日 0.5ml/ 只，连续 10 或 20 天，动物一般情况无明显改变，体重有所减轻；用药后 30 天，吸入组兔血色素明显升高，而口服组无明显变化；对白细胞总数及分类、尿蛋白及镜检、碘溴酞钠（BSP）排泄实验、酚红排出量、心电图均无明显改变。兔灌服 4- 松油烯醇或丁香烯每天 0.3ml/ 只，分 2 次服，连服 20 天，前者体重比对照组稍有下降，血色素稍升高，二者对白细胞总数及分类、BPS 排泄、酚红排出量均无影响；4- 松油烯醇对心电图波形无改变，多数兔心率减慢 10% ～ 20%；丁香烯对心电图无影响[3]。连续 21 天给予不同剂量艾叶水提组分和挥发油组分样品均可导致大鼠体重下降，饮食、饮水不佳，血 ALT、AST、碱性磷酸酶（AKP）、TPC 增高，白蛋白（ALB）降低、A/G 比值降低，肝脏重量和肝体比值增大，病理检查可见肝脏病理组织损伤；对血常规、肾功能影响不明显；经过 20 天恢复期观察，上述部分病变不可逆[81]。③遗传毒性。艾叶油经小鼠口灌胃给药 LD$_{50}$ 为 4.11ml/kg；艾叶油灌胃剂量 2ml/kg 时，孕鼠和雄鼠诱发的胚胎肝微核率、骨髓微核率和精子畸形率均升高；艾叶油灌胃 1ml/kg 时，诱发胚胎肝微核率升高，骨髓微核率与精子畸形率无变化[82]。

【临床研究】

1. 消化系统疾病　①腹泻。艾叶 60g（切丝），干姜 60g（捣碎成粉末），拌匀用纱布包纳，敷于脐部及下腹部（关元），然后用远红外线或光热照射，每次 30min（亦可用热水袋热敷，每次 30 ～ 50min）。每日 2 次，5 天为 1 个疗程。结果：21 例患者中，1 个疗程治愈者 9 例，其余 12 例均在 2 个疗程之内治愈[83]。②肝炎、肝硬化。用艾叶注射液（为艾叶 2 次蒸馏液，含生药 1g/ml），每日肌注 1 次，每次 4ml。用药期间尚给予一般护肝西药及对症治疗，疗程 1 ～ 2 个月。结果：治疗迁延性肝炎、慢性肝炎和肝硬化 100 例，总有效率达 92%[84]。

2. 妇科疾病　①崩漏。用胶艾汤（艾叶、阿胶、川芎、当归、白芍、生地、甘草）为基本方治疗妇女下血症如崩漏、胎漏、产后恶露不尽、取环出血、人流后出血等 92 例，每日 1 剂，

煎2次，早晚分服。结果：本组92例中治愈87例，好转5例，总治愈率为94.58%，其中除崩漏3例好转，取环和人流后出血好转各1例外，余均治愈。疗程最短2天，最长8天[85]。②胎动不安。将艾叶每6g煮鸡蛋1个，共加水煮10min后，将鸡蛋去皮再煮5min，鸡蛋即成褐色。将煮好之热蛋作药用。用药剂量：根据孕月及症状轻重，孕3月内，每次2个；症状严重每天2次；症状好转每日1次；孕4月以上，症状严重可每次3个，每日2次；症状好转可每次2个，每日1次维持。结果：治疗胎动不安50例，总有效率为97%[86]。

3.哮喘型支气管炎 将42例患儿分为两组，常规治疗组（对照组）20例，给予抗感染、平喘止咳、抗过敏及激素应用等治疗。常规治疗加艾叶佐治组22例，取干燥艾叶20～30g，用炒锅文火炒干、除燥（约3～5min），再浇上约20g食用白酒，继续炒1～2min，用方帕包好（最好事先准备一个约手掌大小的布袋，将炒好的艾叶放入其中，并将口封好），放在手背上，以不烫手背为宜，然后再将其放在患儿胃脘部，扎好，24h后取出。次日再按上述方法重新操作，每日1次，至临床症状消失。结果：佐以艾叶治疗组的患儿，其临床症状的消退时间明显短于对照组，其住院天数也明显少于对照组，经统计学处理差异均有显著性（P<0.01）[87]。

4.外科疾病 ①新生儿硬肿症。78例皆予复温、合理喂养、补充热量、扩充血容量、纠正酸中毒、抗感染，个别患者给予激素及配合支持疗法等综合性措施。在此基础上，治疗组用艾叶浴快速复温法复温：将干艾叶500g加3000ml煎熬浓缩为1000ml，每次取用250ml加入温水浴盆中，保持水温39～40℃，每次浸泡15～20min，每日2～3次。结果：治疗组体温恢复正常最快时间为1h，最慢为20h，平均（7.2±5.1）h，硬肿症消退最短1.5天，最长10天，均值（5.78±2.36）天。对照组体温恢复正常平均（15.4±10.7）h，硬肿消退最短3天，最长13天，均值（7.8±3.25）天，经统计学处理有显著性差别（P<0.05）。治疗组48例，治愈40例（轻度20例、中度10例、重度10例），治愈率为83.3%，死亡8例，病死率为16.7%。对照组30例，治愈18例（轻度10例、中度7例、重度1例），治愈率为60%，死亡12例，病死率为40%[88]。②放射性皮肤溃疡。用三叶汤（艾叶、茶叶、女贞子叶及皂角各15g）外洗或湿敷患部，每日3次，疗程21天。结果：治疗12例，均痊愈，治愈率为100%[89]。

5.小儿阴缩症 艾叶100g酒炒热敷会阴、阴囊及耻骨处，加针刺三阴交救治本病25例，均1次取效，有效率达100%[90]。

【性味归经】味辛、苦，性温。归肝、脾、肾经。

【功效主治】温经止血，散寒止痛，调经安胎，祛湿止痒。主治吐血，衄血，咯血，便血，崩漏，月经不调，痛经，妊娠下血，胎动不安，心腹冷痛，泄泻痢疾，霍乱转筋，带下，湿疹，疥癣，痔疮，痈疡。

【用法用量】内服：煎汤，3～10g；或入丸、散；或捣汁。
外用：适量，捣绒作炷或制成艾条熏灸；或捣敷；或煎水熏洗；或炒热温熨。

【使用注意】阴虚血热者慎服。

【经验方】

1.眼赤肿痛 艾灰、黄连各半两。捣匀，煎汤一盏，入龙脑少许温洗。（《卫生易简方》）

2.咽喉不利，肿塞，气道不通 以生艾叶捣烂，敷肿上，随手即消。冬月以熟艾，和水捣汁敷之亦佳。（《太平圣惠方》）

3.癣 醋煎艾涂之。（《千金要方》）

4.白癞 干艾叶浓煮，以渍曲作酒如常法，饮之令熏。（《外台秘要》引张文仲方）

5.黄水疮 蕲艾一两。烧灰存性，为末，痒加枯矾五分，掺上即愈。（《外科启玄》）

6.痈疽不合 北艾煎汤洗白，白胶熏之。（《直指方》）

7.漏疮 艾叶、五倍子、白胶香、苦楝根。上件各等份为末，作香柱放在长桶内坐熏疮处。（《杏苑生春》艾叶散）

8.湿气两腿作痛 艾叶二两，葱头一根（捣烂），生姜一两五钱（捣烂）。上用布共为一包，蘸极热烧酒涂患处，以痛止为度。（《万病回春》立患丹）

9.腰膝疼 久年陈艾一斤。浓煎，将以深桶满盛。将脚搁其上，却以衣服敷之，令其汗出透，如汤可容下脚，则以膝脚放入浸之。（《普济方》）

10.膝风 陈艾、菊花。二味作护膝内，久自除患。（《万病回春》）

11.吐血不止 柏叶、干姜各三两，艾三把。上三味，以水五升，取马通汁一升合煮取一升。分温再服。（《金匮要略》柏叶汤）

12.转筋吐泻 艾叶、木瓜各半两，盐二钱。水盅半，煎一盅，待冷饮。（《卫生易简方》）

13.产后泻血不止 干艾叶半两（炙熟），老生姜半两。浓煎汤。一服便止。（《食疗本草》）

14.冷痢 干姜（末）、熟艾。上二味等份，作面馄饨，如酸枣大，煮熟，服四五十枚，日二服。腹胀者，炙厚朴煮汁服药。（《外台秘要》引张文仲方姜艾馄饨子）

15.妇人白带淋沥 艾叶（杵如棉，扬去尘末并梗，酒煮一周时）六两，白术、苍术各三两（俱米泔水浸，晒干炒），当归身（酒炒）二两，砂仁一两。共为末，每早服三钱，白汤调下。（《本草汇言》）

【参考文献】

[1] 韦志英,吴怀恩,梁海燕,等.广西产五月艾挥发油的气相色谱-质谱联用分析.中国民族民间医药,2009,18(1): 27.

[2] 吴怀恩,韦志英,李耀华,等.广西产五月艾挥发油成分分析.中国药房,2009,(9): 685.

[3] 防治慢性支气管炎艾叶油研究协作组.艾叶油.医药工业,1977,(11): 5.

[4] 江德杲.艾炷灸对动物实验性结核病的疗效及机体免疫反应性的影响.浙医学报,1959,(5): 388.

[5] 山田阳城.艾叶多糖成分的研究.国外医学,1987,9(2): 99.

[6] 阎桂华.药学通报,1960,8(2): 57.

[7] 浙江省平喘药研究协作组.中草药,1982,13(6): 241.

[8] 卜如濂.变态反应的慢反应物质（SRS-A）的提取和检定法及艾叶油的抗SRS-A作用的探索.浙江医科大学学报,1982,11(4): 185.

[9] 邵宏伟,朱婉萍.α-萜品烯醇止咳平喘作用的实验研究.中国药业,2006,15(9): 32.

[10] 魏国会，杜梅素，宋宁，等．艾叶油的平喘作用研究——小鼠卵蛋白复制法．时珍国医国药，2010,21(1): 86.

[11] 谢强敏，卞如濂，杨秋火，等．艾叶油的呼吸系统药理研究Ⅰ，支气管扩张、镇咳和祛痰作用 .1999,16(4): 16.

[12] 浙江省绍兴地区艾叶油治疗过敏性疾病协作组．中草药通讯，1975,6(1): 43.

[13] 谢强敏，唐法娣，王砚，等．艾叶油的呼吸系统药理研究-Ⅱ，抗过敏作用．中国现代应用药学杂志，1999,16(5): 3.

[14] 周伯通．湖南医学院学报，1981,6(1): 32.

[15] 樱川信易．国外医学，1984,6(3): 180.

[16] 温瑞兴．中国中药杂志，1987,17(7): 406.

[17] 钟裕容，崔淑莲．艾叶抑制血小板聚集有效成分的研究．中国中药杂志，1992,17(6): 353.

[18] 蒋纪泽．中药材，1987,(2): 30.

[19] 廖晖，LindaK Banbury,David N Leach.12 味止血中药对脂多糖诱导小鼠巨噬细胞产生一氧化氮的抑制作用．中国药房，2007,18(9)649.

[20] 杨长江，田继义，张传平，等．艾叶不同炮制品对实验性炎症及出血、凝血时间的影响．陕西中医学院学报，2004,27(4): 63.

[21] 张袁森，张琳，倪娜，等．艾叶的体外凝血作用实验研究．天津中医药，2010,27(2): 156.

[22] 王会，黄伟，迟雪洁，等．艾叶不同组分对小鼠镇痛及伴随毒副作用研究．中国药物警戒，2012,9(4): 193.

[23] 张来宾，阎玺庆，段金廒，等．艾叶不同提取物对小鼠原发性痛经的影响．中国实验方剂学杂志，2012,18(12): 205.

[24] 迟雪洁，王会，黄伟．艾叶不同组分发挥镇痛作用的安全范围研究．中国药物警戒，2012,9(6): 330.

[25] 瞿燕，秦旭华，潘晓丽．艾叶和醋艾叶炭止血、镇痛作用比较研究．中药药理与临床，2005,21(4): 46.

[26] 张学兰，吴美娟．炮制对艾叶主要成分及止血作用的影响．中药材，1992,15(2): 22.

[27] 覃文慧，黄宛南，黄慧学．不同炮制法对广西五月艾总黄酮含量及镇痛作用的影响．中国实验方剂学杂志，2012,18(12): 51.

[28] 郭爱莲，张毓红，李轶.15 种中药材抑菌效果及机制的研究．西北大学学报，1996,26(3): 243.

[29] 曹琰，游思湘，谭楛新，等．艾叶提取液体外抑菌及耐药抑制作用研究．中兽医医药杂志，2011,1: 8.

[30] 曾松荣，曾晓君，黄晓敏，等．十种中草药对白假丝酵母菌的药敏试验研究．山东医药，2005,45(23): 38.

[31] 冯晓晨．艾叶提取物杀灭微生物效果研究．医学动物防制，2010,26(10): 907.

[32] 孙逊．中华皮肤科杂志，1958,(3): 210.

[33] 曹仁烈．中华皮肤科杂志，1957,(4): 286.

[34] 孙逊．中华皮肤科杂志，1957,(4): 354.

[35] 鲁争．艾叶挥发油空气清新剂抑菌作用的研究．时珍国医国药，2011,22(9): 2179.

[36] 张倩，简锐．彭玲，等．艾叶水提物及分离组分对金黄色葡萄球菌的抑菌活性研究．黄石理工学院学报，2010,26(6): 56.

[37] 刘巍，刘萍．袁铭．艾叶水提液的体外抗菌实验．中国药师，2009,12(8): 1159.

[38] 赵宁，辛毅，张翠丽，等．艾叶提取物对细菌性皮肤致病菌的抑制作用．中药材，2008,31(1): 107.

[39] 卢学根．艾叶中抑菌物质的提取及抑菌作用研究．食品科技，2006(10): 98.

[40] 黄丽娟，高莹莹，许锻炼，等.30 种中草药提取物体外抑杀眼部蠕形螨的研究．中国中医眼科杂志，2007,17(4): 211.

[41] 章明美，杨小明，谢吉民，等.15 种生药提取物抑制痤疮致病菌的活性筛选．江苏大学学报，2004,14(3): 188.

[42] 刘先华，周安，刘碧山，等．艾叶挥发油体内外抑菌作用的实验研究．中国中医药信息杂志，2006,13(8): 25.

[43] 唐裕芳，张妙玲，叶进富．艾叶超临界 CO_2 萃取物的抑菌活性研究．天然产物研究与开发，2006(18): 269.

[44] 徐亚军，赵龙飞．野艾蒿浸提物对大肠杆菌的抑制作用．江苏农业科学，2012,40(4): 306.

[45] 李坡．中华外科杂志，1965,13(9): 787.

[46] 吕炳俊．山东医刊，1960,(4): 20.

[47] 郑志学．中华医学杂志，1963,49(7): 462.

[48] 缪稳苓．中药对幽门螺杆菌抑制作用的研究．天津医药，1997,25(12): 740.

[49] 赵红梅，李小敏，关丽婵，等．爱婴病房艾条熏蒸对 HBsAg 灭活效果的研究．中华护理杂志，2000,35(1): 11.

[50] 韩轶，戴璨，汤璐瑛．艾叶挥发油抗病毒作用的初步研究．氨基酸和生物资源，2005,27(2): 14.

[51] 赵亚娥，郭娜，穆鑫，等．艾叶精油对离体蠕形螨的杀灭作用与机制探讨．中国人兽共患病学报，2007,23(1): 19.

[52] 尹美珍，王静菁，陈敏钦，等．艾叶粗提物的分离提取及其抗肝癌活性组分筛选．黄石理工学院学报，2010,26(5): 56.

[53] 尹美珍，操凤，肖安菊，等．肝癌细胞对艾叶水提物的敏感性．时珍国医国药，2011,22(2): 339.

[54] 尹美珍，阮启刚，肖安菊，等．艾叶水提物的分离提取及其抗肝癌活性研究．时珍国医国药，2011,22(12): 2898.

[55] 熊振芳，胡慧，邢彩珍，等．蕲艾提取液对免疫性肝纤维化大鼠肝组织 Bcl-2 表达的影响．时珍国医国药，2011,22(6): 1433.

[56] 费新应，熊振芳，沈震，等．蕲艾提取液对免疫性肝纤维化大鼠Ⅰ、Ⅲ型胶原及基质金属蛋白酶抑制因子 -1 表达的影响．中西医结合肝病杂志，2009,19(4): 227.

[57] 费新应，余珊珊，韦媛，等．蕲艾提取液抑制免疫性肝损伤大鼠肝纤维化作用的观察．实用肝脏病杂志，2009,12(1): 11.

[58] 袁慧慧，殷日祥，陆冬英，等．艾叶提取工艺及抗氧化活性的研究．华东理工大学学报 (自然科学版),2005,31(6): 768.

[59] 孙锋，陈子海．艾蒿黄酮对低剂量 X 射线辐射损伤小鼠的防护作用．食品工业科技，2012,18(33): 341.

[60] 许焕芳，崔莹雪，黄茶熙，等．艾燃烧生成物对 SAMP8 小鼠血清 Th1/Th2 细胞因子的影响．中华中医药杂志，2012,27(5): 1387.

[61] 许焕芳，崔莹雪，黄茶熙，等．艾燃烧生成物对快速老化模型小鼠 SAMP8 血清抗氧化酶的影响．中国针灸，2012,32(1): 53.

[62] 谭冰，严焕宁，章锁义，等．艾叶多糖的提取、含量测定及对羟自由基清除作用的研究．中国执业药师，2012,19(3): 10.

[63] 洪宗国，易筠，王东．蕲艾总鞣酸对羟自由基和超氧阴离子自由基的清除作用．中南民族大学学报，2010,29(4): 50.

[64] 刘延庆，戴小军，高鹏，等．艾叶提取物抗肿瘤活性的体外实验研究．中药材，2006,29(11): 1213.

[65] 陈龙，刘英学，陈少鹏，等.48 种中药材的多种提取方法的提取物抑制内皮细胞和癌细胞增殖的活性研究．天然产物研究与开发，2010,(22): 692.

[66] 胡国胜．艾叶油利胆作用的实验研究．贵阳中医学院报，1988,(3): 52.

[67] 梅全喜．艾叶的药理作用研究概况．中草药，1996,27(5): 311.

[68] 孙智明．云南医学杂志，1961,3(2): 64.

[69]Chanphen R, Thebtaranonth Y, Wanauppathamkul S, Yuthavong Y,et al. J Nat Prod, 1998, 61(9): 1146.

[70] 汤佩佩，郭晓芳，苗明三，等．艾叶水煎液外用对豚鼠口腔溃疡模型的影响．中华中医药杂志，2012,27(5): 1286.

[71] 孟晨光，姜虹昌，耿超，等．艾叶熏蒸对家兔临床特征及部分血液生理指标的影响．北京农业，2011,(33): 11.

[72] 李仲娟，杨朝令，喻昕，等．艾叶多糖对促红细胞生成素体内作用的影响．国际检验医学杂志，2012,33(18): 2193.

[73] 尹美珍，阮启刚，余桂朋，等．艾叶多糖对体外培养巨噬细胞吞噬功

能的影响 . 时珍国医国药 ,2012,23(1): 162.

[74] 张枢 , 王宇 , 张宇 . 艾叶挥发油治疗大鼠变应性鼻炎的实验研究 . 中国免疫学杂志 ,2011,27(9): 787.

[75] 黄菁 , 陈友香 , 侯安继 , 等 . 蕲艾挥发油对小鼠的免疫调节作用 . 中药药理与临床 ,2005,21(2): 21.

[76] 孙蓉 , 王会 , 黄伟 , 等 . 艾叶不同组分对小鼠急性毒性实验比较研究 . 中国药物警戒 ,2010,7(7): 392.

[77] 黄伟 , 张亚囡 , 王会 , 等 . 艾叶不同组分单次给药对小鼠肝毒性"量 - 时 - 毒"关系研究 . 中国药物警戒 ,2011,8(7): 392.

[78] 龚彦胜 , 张亚囡 , 黄伟 , 等 . 艾叶不同组分致小鼠肝毒性氧化损伤机制研究 . 中国药物警戒 ,2011,8(7): 407.

[79] 兰蕾 , 常小荣 , 谭静 , 等 . 艾烟的急性毒理试验 . 光明中医 ,2011,26(10): 1992.

[80] 胡海 , 赵百孝 , 邬继红 , 等 . 艾烟冷凝物对肺泡 II 型上皮细胞 A549 活性及凋亡的影响 . 北京中医药大学学报 ,2012,35(6): 426.

[81] 龚彦胜 , 黄伟 , 钱晓路 , 等 . 艾叶不同组分对正常大鼠长期毒性实验

研究 . 中国药物警戒 ,2011,8(7): 401.

[82] 刘茂生 , 李啸红 , 兰美兵 , 等 . 艾叶油对小鼠的遗传毒理学研究 . 中药药理与临床 ,2012,28(2): 85.

[83] 胡斌清 . 艾叶 、干姜脐部热敷治疗顽固性腹泻 21 例 . 上海中医药杂志 ,2008,42(4): 39.

[84] 吉林吉林市第二人民医院内科 . 艾叶注射液治疗迁延性肝炎 、慢性肝炎和肝硬化 100 例临床观察 . 新医学 ,1974,5(2): 83.

[85] 徐陈如 , 许书亮 , 蔡之芬 , 等 .《金匮》胶艾汤治疗妇女下血症 92 例 . 福建中医药 ,1984,15(5): 23.

[86] 马秀卿 , 苏芳云 , 李玉珍 , 等 .B 超监测下艾叶蛋保胎 50 例疗效观察 . 中医药研究 ,1994,(2): 29.

[87] 林文龙 . 艾叶佐治哮喘型支气管炎 22 例疗效观察 . 安徽医学 ,2003,24(6): 55.

[88] 刘宗媛 . 艾叶浴复温治疗新生儿硬肿症 . 四川中医 ,1992,10(2): 26.

[89] 赵秉志 . 三叶汤外洗治疗放射性皮肤溃疡 12 例 . 广西中医药 ,1982,(4): 35.

[90] 李永进 . 酒炒艾叶热敷救治小儿阴缩症 . 新中医 ,1990,(3): 17.

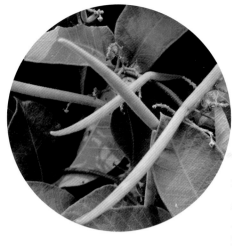

古羊藤

Gu yang teng

Streptocauli Griffithii Radix
[英] Griffithii Streptocaulon Root

【别名】马莲鞍、鱼藤、南苦参、红马莲鞍、藤苦参。

【来源】为萝藦科植物马莲鞍 Streptocaulon griffithii Hook.f. 的根。

【植物形态】木质藤本。具乳汁，茎褐色。有皮孔。老枝被毛渐脱落；枝条、叶、花梗、果实均密被棕黄色绒毛。根圆柱状，弯曲，根皮暗棕色，有瘤状突起和纵皱纹。叶对生，厚纸质；叶片倒卵形至阔椭圆形，长7～15cm，宽3～7cm，中部以上较宽，先端急尖或钝，基部浅心形，干后灰褐色；侧脉羽状平行。聚伞花序腋生，三歧，阔圆锥状；花序梗和花梗有许多苞片和小苞片；外面密被绒毛；花小，花冠外面黄绿色，内面黄红色，辐状，花冠裂片向右覆盖；副花冠裂片丝状；

花粉器内藏有许多四合花粉；子房被柔毛，由2枚离生心皮组成。蓇葖果叉生，张开成直线，圆柱状。种子先端具白色或淡黄色绢质种毛。

【分布】广西主要分布于桂南及桂西。

【采集加工】全年均可采收。洗净，切片晒干。

【药材性状】根长圆柱形，略弯，上部稍粗，下部渐细，商品多已切成扁椭圆形片状，直径0.5～2cm，厚2～5mm；较细的根切成长短不一的段。外皮棕色至暗棕色，有小瘤状突起和不规则的纵皱纹。质硬，不易折断，断面不平整，皮部类白色，稍带粉性。可与木部剥离，木部微黄色，具放射状纹理，导管显著，小孔状。气微，味苦。

【品质评价】以根外皮棕色至暗棕色、质硬、折断面稍带粉性者为佳。

【化学成分】本品根含有杠柳苷元（periplogenin）、杠柳苷元-3β-乙酸酯（periplogenin-3β-acetate）、杠柳苷3-O-β-D-葡萄糖苷（periplogenin 3-O-β-D-glucopyranoside）、乌沙苷元、α-香树脂醇乙酸酯、α-香树脂醇十三酸酯、乌苏酸、9,19-环阿尔廷-25-烯-3β，24R-二醇、9,19-环阿尔廷-25-烯-3β，24S-二醇、环桉烯醇、9,19-环阿尔廷-23E-烯-3β,25-二醇、25-甲氧基-9,19-环阿尔廷-23E-烯-3β-醇、12α-环氧-14-en-3β-醋酸（12α-epoxytaraxer-14-en-3β-acetate）、齐墩果酸、β-谷甾醇和β-胡萝卜苷等[1]；还含16-O-acetylperiplogenin、Δ^5-pregnene-3β,17α,20（S）-triol、pinoresinol、cleomiscosin A、chinensin、patriscabratine、digitoxogennin、16-O-acetylgitoxigenin、periplogenin、periplogenindigitoxoside、periplogenin-3-O-β-D-glucopyranosyl-（1→4）-O-

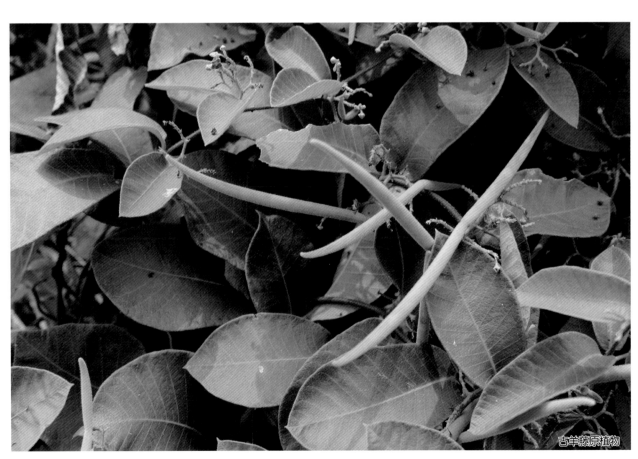

古羊藤原植物

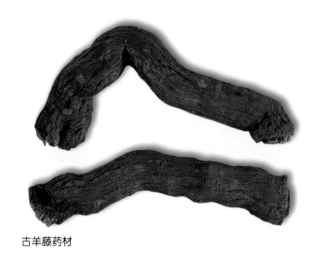

古羊藤药材

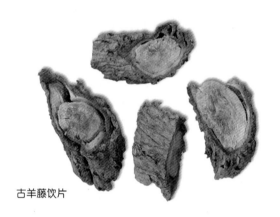

古羊藤饮片

β-D-digitoxopryanoside、periplogeninglucoside、11-ethoxyl-3-acetyl-12-ursene-3-ol、11-O-α-香树脂醇乙酸酯、羽扇豆醇、24-methylenecycloartanol、cycloart-23-ene-3β,25-diol[2-5]。

全草含有（24S）-24-ethylcholesta-3β,5α,6β-triol、7α-hydroxy sitosterol-3-O-β-glucoside、香草醛（iso-vanillin）、4-羟基-3,5-二甲氧基苯甲醛（4-hydroxy-3,5-dimethoxy benzaldehyde）、芳姜黄酮（ar-turmerone）[6]。

【药理作用】

抗肿瘤 从藤苦参中分离得到的藤苦参素对人的 4 种肿瘤细胞株（HL-60 人白血病细胞、PC-3 人前列腺癌细胞、Bel-7402 人肝癌细胞及 Eca-109 人食管癌肿瘤）的半数抑制浓度（IC_{50}）为 0.17 ~ 0.43μg/ml，体外细胞生长抑制率呈明显剂量依赖性。随着藤苦参素浓度的增加，PC-3 细胞凋亡率明显增加[7]。

【临床研究】

感冒 口服雅叫哈顿胶囊 [内管底（蔓荆子）15g、麻新哈布（马莲鞍）15g、麻巴闷烘（苦冬瓜）15g、几龙累（滇天冬）15g、娜罕（羊耳菊）15g]，每日 3 次，每次 4 ~ 8 粒，3 ~ 5 天为 1 个疗程。结果：45 例患者治愈 23 例，好转 21 例，无效 1 例，总有效率为 97.78%[8]。

【性味归经】味苦、微甘，性凉。归肺、胃经。

【功效主治】清热解毒，散瘀止痛。主治感冒发热，痢疾，胃痛，跌打肿痛，毒蛇咬伤。

【用法用量】内服：煎汤，3 ~ 6g；或研末，1.5 ~ 3g。外用：鲜品适量，捣敷。

【使用注意】脾胃虚寒者慎用。本品叶和种子有毒，误食叶可引起头晕、腹痛。

【经验方】

1.溃疡病 古羊藤、山暗册等量。晒干研粉，每次 1g，每日 3 ~ 4 次，内服。疗程 1 个月。（广西《中草药新医疗法处方集》）

2.急慢性肠炎，心胃气痛，外感寒热 古羊藤根，晒干研末。每服 1.5 ~ 3g，开水送下，日服 2 次。（《广西药用植物图志》）

3.红白痢疾 古羊藤根 30g，煎汤冲蜜糖 15g，每日 2 次分服。（《广西药用植物图志》）

【参考文献】

[1] 马春辉，黄田芳，戚华溢，等 . 马莲鞍的化学成分研究 . 应用与环境生物学报，2005,11(3): 265.

[2] 胡晶晶，王智皓，高国旗，等 . 马莲鞍的化学成分研究 . 中国医学创新，2013,10(26): 142.

[3] Zhou JS, Zhang TT, Chen JJ, et al. Chemical Constituents from the Roots of Streptocaulon Griffith Ⅱ .Chin J Nat Med, 2009, 7(2): 108.

[4] 张琳，徐丽珍，杨世林 . 藤苦参的化学成分研究（Ⅰ）. 中草药，2005,36(5): 669.

[5] 张琳，王叶飞，徐丽珍 . 藤苦参的化学成分研究 . 中国药学杂志，2007,42(6): 420.

[6] 席鹏洲，秦亚丽，王跃虎，等 . 马莲鞍的化学成分研究 . 西北农林科技大学学报，2011,39(8): 185.

[7] 栾连军，王叶飞，张琳，等 . 藤苦参素的体外抗肿瘤活性及其对癌细胞凋亡的作用 . 药学学报，2007,42(1): 104.

[8] 玉罕阶，苏洁，黄勇 . 傣药雅叫哈顿治疗感冒 45 例疗效观察 . 中国民族医药杂志，2008,14(10): 22.

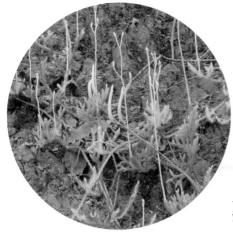

Shi song

石 松

Lycopodii Herba
[英] Common Clubmoss Herb

【别名】伸筋草、舒筋草、分筋草、过筋草、筋骨草、绿毛伸筋、小伸筋、宽筋草。

【来源】为石松科植物石松 *Lycopodium japonicum* Thunb. 的全草。

【植物形态】草本。匍匐茎蔓生，分枝有叶疏生。直立茎分枝；营养枝多回分叉，密生叶，叶针形，长 3 ~ 4mm，先端有易脱落的芒状长尾；孢子枝从第 2、第 3 年营养枝上长出，远高出营养枝，叶疏生。孢子囊穗有柄，通常 2 ~ 6 个生于孢子枝的上部；孢子叶卵状三角形，先端急尖而具尖尾，边缘有不规则的锯齿，孢子囊肾形，淡黄褐色，孢子同形。

【分布】广西主要分布于隆林、那坡、上林、桂平、恭城、灌阳、临桂、龙胜、资源。

【采集加工】夏季采收。连根拔起，去净泥土、杂质，晒干。

【药材性状】茎圆柱形，细长弯曲，长可达 2m，多断裂，直径 3 ~ 5mm，表面黄色或淡棕色，侧枝叶密生，直径约 6mm，表面淡棕黄色。匍匐茎下有多数黄白色不定根，二歧分叉。叶密生，线状披针形，常皱缩弯曲，长 3 ~ 4mm，宽 0.3 ~ 0.8mm，黄绿色或灰绿色，先端芒状，全缘或有微锯齿，叶脉不明显。枝端有时可见孢子囊穗，直立棒状，多断裂，长 2 ~ 5cm，直径约 5mm。质韧，不易折断，断面浅黄色，有白色木心。气微，味淡。

【品质评价】以色黄绿、无杂质者为佳。

【化学成分】本品主要含 3β,21β,24- 三羟基千层塔 -14- 烯 -16- 酮（3β,21β,24-trihydroxyserrat-14-en-16-one）、3α,21β,24-三羟基千层塔 -14- 烯 -16- 酮（3α,21β,24-trihydroxyserrat-14-en-16-one）、3β,21β,24-三羟基千层塔 -14- 烯（3β,21β,24-trihy-droxyserrat-14-en）、3α,21β,24- 三羟基千层塔 -14- 烯（3α,21β,24-trihy-droxyserrat-14-en）、onocerin、豆甾 -5- 烯 -3β,7α- 二醇（stigmasta-5-en-3β,7α-diol）、豆甾 -5- 烯 -3β,7β- 二醇（stigmasta-5-en-3β,7β-diol）、β- 谷甾醇（β-sitosterol）[1]、lycodoline、lucidioline、α-obscurine、lycopodine、lycoposerramine-L、lycoposerramine-M、11α-O-acetyl-lycopo-dine、des-N-methyl-α-obscurine、clavolonine[2]。

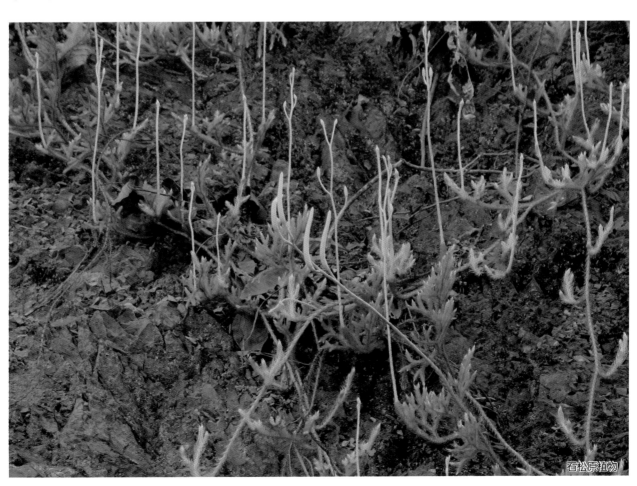

石松原植物

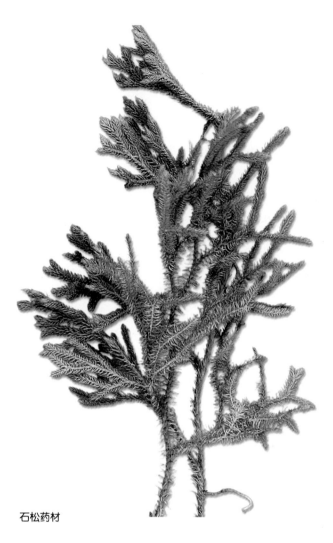

石松药材

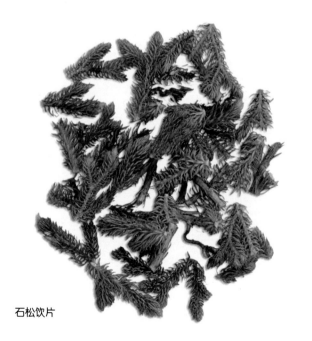

石松饮片

【药理作用】

1. 解热、镇痛　石松醇提取物（1g/ml）按 0.5ml/ 只灌胃，对醋酸及热所致小鼠疼痛均有镇痛作用[3]。

2. 抑制中枢神经　100% 伸筋草混悬液 0.5ml/ 只给小鼠灌胃，能延长戊巴比妥钠的睡眠时间，并增强小鼠对盐酸可卡因引起的步履歪斜、窜行、环行等毒性反应[4]。

3. 对实验性矽肺的影响　200% 伸筋草透析外液治疗大鼠实验性矽肺（麻醉大鼠气管内注入 SiO_2 混悬液）每次 2ml/ 只，每星期 3 次，共 9 星期，可使大鼠的血红蛋白下降，血清丙氨酸氨基转移酶（ALT）在正常范围，全肺干重、湿重及胶原含量接近正常值，肺部及肺门淋巴结病变减轻[5]。

4. 兴奋平滑肌　石松碱对大鼠、豚鼠和兔离体小肠有兴奋作用，亦有增强豚鼠和兔离体子宫收缩的作用[6]。

5. 毒性反应　石松生物碱 50～200mg/kg 注入蛙淋巴囊内可引起肌肉运动不协调、麻痹等[6]。

【性味归经】味苦、辛，性温。归肝、脾、肺经。

【功效主治】祛风散寒，除湿消肿，活血止痛，止咳，解毒。主治风寒湿痹，关节疼痛，四肢痿软，水肿臌胀，黄疸，咳嗽，劳伤吐血，痔疮便血，跌打损伤，肿毒，疮疡、疱疹，溃疡久不收口，水火烫伤。

【用法用量】内服：煎汤，9～15g。外用：适量。

【使用注意】孕妇慎用。

【经验方】

1. 带状疱疹　石松（焙）研粉，青油或麻油调成糊状，涂患处，一日数次。（《浙江民间常用草药》）

2. 关节酸痛　石松三钱，虎杖根五钱，大血藤三钱。水煎服。（《浙江民间常用草药》）

3. 关节酸痛，手足麻痹　石松一两，丝瓜络五钱，爬山虎五钱，大活血三钱。水、酒各半煎服。(江西《中草药学》)

4. 小儿麻痹后遗症　石松、南蛇藤根、松节、寻骨风各15g，威灵仙 9g，茜草 6g，杜蘅 3g。煎服。（江西《中草药学》）

5. 水肿　石松五分（研细末），糠瓢一钱五分（火煅存性），槟榔一钱。槟榔、糠瓢煨汤吃石松末，以泻为度。气实者用，虚者忌。（《滇南本草》）

6. 风痹筋骨不舒　石松，宽筋藤，每用三钱至一两。煎服。（《岭南采药录》）

【参考文献】

[1] 殷帅文，曾建国，王小夏，等. 石松非生物碱成分研究. 热带亚热带植物学报，2011,19(1): 79.

[2] 刘慧杰，汪冶. 石松生物碱化学成分的研究. 中国中药杂志，2012,37(4): 475.

[3] 张百舜，南继红. 伸筋草的镇痛作用. 中草药,1988,19(1): 24.

[4] 张百舜，南继红. 伸筋草对中枢神经系统药物作用的影响. 中药材,1991,14(11): 38.

[5] 于彤，李涌泉，曹新芳，等. 伸筋草对大白鼠实验性矽肺的疗效观察. 铁道医学,1986,14(3): 168.

[6]GuyMarier, et al. C A.1948,(42).

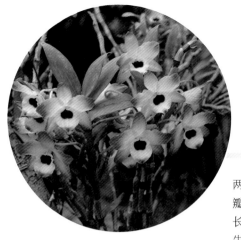

Shi hu
石 斛

Dendrob Ⅱ Herba
[英] Dendrobium

【别名】林兰、禁生、杜兰、石蓫、悬竹、千年竹。

【来源】为兰科植物金钗石斛 *Dendrobium nobile* Lindl.、铁皮石斛 *Dendrobium officinale* Kimura et Migo.、束花石斛 *Dendrobium chrysanthum* Wall.ex Lindl.、密花石斛 *Dendrobium densiflorum* Lindl.、美花石斛 *Dendrobium loddigesii* Rolfe 的茎。

【植物形态】

金钗石斛 附生草本。茎丛生，直立，黄绿色，稍扁。叶近革质，常 3 ~ 5 枚生于茎上端；叶片长圆形或长圆状披针形，长 6 ~ 12cm，宽 1.5 ~ 2.5cm，先端 2 圆裂，叶脉平行，通常 9 条，叶鞘紧抱于节间；无叶柄。总状花序自茎节生出，通常具 2 ~ 3 花；苞片卵形，小，膜质，花大，下垂；花萼及花瓣白色，末端呈淡红色；萼片 3，中萼片离生，

两侧萼片斜生于蕊柱足上，长圆形；花瓣卵状长圆形或椭圆形，与萼片几等长，唇瓣近圆卵形，生于蕊柱足的前方，先端圆，基部有短爪，下半部向上反卷包围蕊柱，两面被茸毛，近基部的中央有一块深紫色的斑点。

铁皮石斛 茎圆柱形，高 15 ~ 50cm，粗 4 ~ 8cm。叶鞘带肉质，矩圆状披针形，长 3 ~ 6.5cm，宽 0.8 ~ 2cm，顶端略钩。总状花序生于具叶或无叶茎的中部，有花 2 ~ 4 朵；花淡黄绿色，稍有香气；萼片长 1.2 ~ 2cm；花瓣短于萼片，唇瓣卵状披针形，长 1.3 ~ 1.6cm，宽 7 ~ 9cm，先端渐尖，近上部中间有圆形紫色斑块，近下部中间有黄色胼胝体。

【分布】广西主要分布于兴安、桂林、金秀、平南、武鸣、靖西、百色。

【采集加工】栽后 2 ~ 3 年即可采收，生长年限愈长，茎数愈多，单产愈高。

一年四季均可收割。新收之石斛，鲜用者，除去须根及杂质，另行保存。干用者，去根洗净，搓去薄膜状叶鞘，晒干或烘干；也可先将石斛置开水中略烫，再晒干或烘干，即为干石斛。此外，铁皮石斛等少数品种之嫩茎，还可进行特殊加工，即以长 8cm 左右的石斛茎洗净晾干，用文火均匀炒至柔软，搓去叶鞘，趁热将茎扭成螺旋状或弹簧状，反复数次，最后晒干，商品称为耳环石斛，又名枫斗。

【药材性状】

金钗石斛 茎中、下部扁圆柱形，向上稍 "之" 字形弯曲，长 18 ~ 42cm，中部直径 0.4 ~ 1cm，节间长 1.5 ~ 6cm。表面金黄色或绿黄色，有光泽，具深纵沟及纵纹，节稍膨大，棕色，常残留灰褐色叶鞘。质轻而脆，断面较疏松。气微，味苦。

铁皮石斛 茎圆柱形，长 15 ~ 30cm，

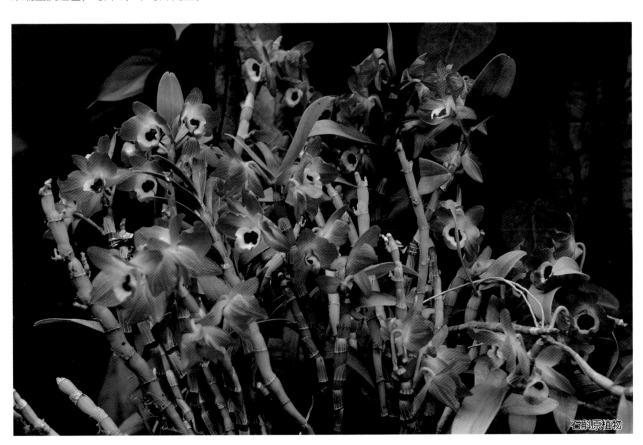

石斛原植物

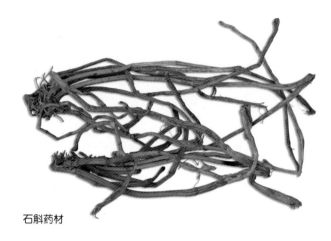

石斛药材

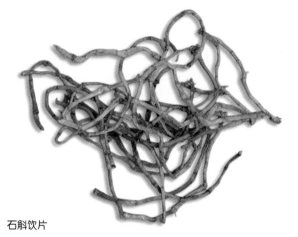

石斛饮片

直径 1.5～3cm，节间长 1～4cm。表面黄色，基部稍有光泽，具纵纹，节上有花序柄痕及残存叶鞘；叶鞘短于节间，常与节间上部留下环状间隙，褐色，鞘口张开。质硬而脆，易折断，断面纤维状。鲜品茎直径 3～6cm，表面黄绿色或黑绿色，叶鞘灰白色。气微，嚼之有黏性。

【品质评价】金钗石斛以色金黄、有光泽、质柔韧者为佳；鲜石斛以色黄绿、肥满多汁、嚼之发黏者为佳。铁皮石斛以条粗肥、旋纹少、有头吊、富粉质者为佳。

【化学成分】金钗石斛　本品主要含生物碱类（alkaloids）、倍半萜（sesquiterpenes）等多种化学成分。

生物碱类成分主要有石斛碱（dendrobine）、石斛酮碱（nobilonine）[1-5]、6- 羟基石斛碱（6-hydroxydendrobine），又名石斛胺（dendramine）[4,5]、石斛醚碱（dendroxine）、6- 羟基石斛醚碱（6-hydroxydendroxine）[6]、4- 羟基石斛醚碱（4-hydroxydendroxine）[7]、石斛酯碱（dendrine）[8]、3- 羟基 -2- 氧 - 石斛碱（3-hydroxy-2-O-dendrobine）[9] 等。此外还有 5 种季铵生物碱：N- 甲基石斛季铵碱（N-methyldendrobinium）、N- 异戊烯基石斛季铵醚碱（N-iso-pentenyldendrobinium）、石斛碱 N- 氧化物（dendrobine N-oxide）、N- 异戊烯基 -6- 羟基石斛醚季铵碱（N-iso-pentenyl-6-hydroxydendroxinium）[10]。

倍半萜类成分有金钗石斛素 J（dendronobilin J）、dendrobane A、dendrodensiflorol、bullatantirol、dendrobiumane A、6α,10,12-trihydroxypicrotoxane、10,12-dihydroxypicrotoxane、10β,13,14-trihydroxyalloaromadendrane[11]。

此外，本品尚含有亚甲基金钗石斛素（nobilomethylene）[7]、金钗石斛菲醌（denbinobin）、β- 谷甾醇（β-sitosterol）、胡萝卜苷（daucosterol）[12]、海松二烯（pimaradiene）、豆甾醇（stigmasterol）、对羟基顺式肉桂酸三十烷酯（n-triacontyl-cis-p-coumarate）[13]、反式对羟基肉桂酸三十烷酯（defuscin）、异甘草苷（iso-liquiritoside）、大黄素甲醚（physcion）、2-N-2′,3′-（dihydroxyhexacosanoyl）-hexadecane-1,3,4-triol[14]、moscatin、gigantol、batatasin、stigmasterol[15]。又含有香草醛（vanillin）、罗布麻宁（acetovanillone）、对羟基苯甲醛（p-hydroxybenzaldehyde）、丁香醛（syringaldehyde）、丁香酸（syringic acid）、丁香乙酮（syringylethanone）、α-羟基丁香丙酮（α-hydroxypropiosyringone）、松柏醛（coniferyl aldehyde）、二氢松柏醇（dihydroconiferyl alcohol）、2- 羟基苯丙醇（2-hydroxyphenylpropanol）、3- 羟基 -4- 甲氧基苯乙醇（3-hydroxy-4-methoxyphenylethanol）[16]。还含有 4,5- 二羟基 -3,3′- 二甲氧基联苯（4,5-dihydroxy-3,3′-dimethoxybibenzyl）、4- 羟基 -3,3′,5- 三甲氧基二苯（4-hydroxy-3,3′,5-trimethoxybibenzene）[17]、泪柏醇（manool）、紫罗兰酮（ionone）[18,19]。

铁皮石斛　本品含多糖类（polysaccharides）、菲类（phenanthrenes）、芪类（stilbenes）、酚类（phenols）、木脂素类（lignanoids）、黄酮类（flavonoids）、氨基酸类（amino acids）、挥发油（volatile oils）等多种化学成分。

多糖类主要有黑节草多糖 I、黑节草多糖 II、黑节草多糖 III[20]、DT2、DT3[21]、DCPP1a-1、DCPP3c-1[22,23]、2-O-乙酰葡萄糖甘露聚糖（2-O-acetylglucomannan）[24]。又有石斛多糖、甘露糖（mannose）等成分[25]。

菲类化合物有鼓槌菲（chrysotoxene）、毛兰素（erianin）[26]、金钗石斛菲醌（denbinobin）[8]。

芪类化合物有铁皮石斛素 A（dendrocandin A）、铁皮石斛素 B（dendrocandin B）、铁皮石斛素 C（dendrocandin C）、铁皮石斛素 D（dendrocandin D）、铁皮石斛素 E（dendrocandin E）、4,4′- 二羟基 -3,5- 二甲氧基联苄（4,4′-dihydroxy-3,5-dimethoxybibenzene）[27-29]。又有 3,4- 二甲氧基 -5,4′- 二羟基联苄（3,4-dihydroxy-5,4′-dimethoxybibenzyl）、3-O-（3-O-methylgigantol）、dendrophenol、石斛酚（gigantol）[28]。尚有铁皮石斛素 F（dendrocandin F）、铁皮石斛素 G（dendrocandin G）、铁皮石斛素 H（dendrocandin H）、铁皮石斛素 I（dendrocandin I）、铁皮石斛素 J（dendrocandin J）、铁皮石斛素 K（dendrocandin K）、铁皮石斛素 L（dendrocandin L）、铁皮石斛素 M（dendrocandin M）、铁皮石斛素 N（dendrocandin N）、铁皮石斛素 O（dendrocandin O）、铁皮石斛素 P（dendrocandin P）、铁皮石斛素 Q（dendrocandin Q）、3,4- 二羟基 -5,4′- 二甲氧基联苄（3,4-dihydroxy-5,4′-dimethoxybibenzene）、3′- 羟基 -3,4,5′- 三甲氧基联苄（3′-hydroxy-3,4,5′-trimethoxybibenzene）、4,4′- 二羟基 -3,3′,5- 三甲氧基联苄（4,4′-dihydroxy-3,3′,5-trimethoxybibenzene）、3,4′- 二羟基 -5- 甲氧基联苄（3,4′-dihydroxy-5-methoxybibenzene）、3′,4- 二羟基 -3,5′- 二甲氧基联苄（3′,4-dihydroxy-3,5′-dimethoxybibenzene）、二氢白藜芦醇（dihydro resveratrol）、dendromoniliside E、denbinobin、2,4,7- 三羟基 -9,10- 二

氢 菲（2,4,7-trihydroxy-9,10-dihydro-phenanthrene）[29]。还有 4',5- 二羟基 -3,3'- 二甲氧基联苄（4',5- dihydroxy-3,3'-dimethoxybibenzene）[30]。

酚类成分有对羟基苯丙酸（p-hydroxy-phenylpropionic acid）[29,30]、N-p- 香豆酰酪胺（N-p-coumaroyltyramine）、反 -N-（4- 羟基苯乙基）- 阿魏酸酰胺 [anti-N-（4-hydroxy phenethyl）-ferulamide]、二氢松柏醇二氢对羟基桂皮酸酯（dihydroconiferyl alcohol-dihydroxy-p-hydroxycinnamic acid ester）、二氢阿魏酸酪胺（dihydro-forulou-tyramin）、对羟基苯丙酰酪胺（p-hydroxybenzene-propionyl-tyramine）、丁香酸（caryophyllic acid）、丁香醛（syringa-aldehyde）、香草酸（vanillic acid）、对羟基桂皮酸（p-hydroxycinnamic acid）、阿魏酸（ferulaic acid）、对羟基苯甲酸（p-hydroxybenzoic acid）等[29]。

木脂素类成分主要有裂异落叶松脂醇（larch turpentine）[29,31]、（+）- 丁香脂素 -O- β -D- 吡喃葡萄糖苷 [（+）-syringaresinol-O- β -D-glucopyranoside]、icariolA2-4-O- β -D-glucopyranoside、（+）-lyoniresinol-3 α -O- β -D-glucopyranoside[29]。还有（E）- 对羟基桂皮酸 [（E）-p-hydroxycinnamic acid]、松柏醇（ciniferol）、香草醇（cephrol）、丁香脂素（syringaresinol）、4- 烯丙基 -2,6- 二甲氧基苯基葡萄糖苷（4-allyl-2,6-dimethoxyphenyl glucoside）[30]。尚有左旋丁香脂素（L-syringaresinol）、丁香脂素 -4,4'-O- 双 - β -D- 葡萄糖苷（syringaresinol-4,4'-O-di- β -D-glucoside）、（+）- 丁香脂素 -4-O- β -D- 吡喃葡萄糖苷 [（+）-syringaresinol-4-O- β -D- glucopyranoside] [31] 等成分。

黄酮类成分有柚皮素（naringenin）[29,30]、3',5,5',7- 四羟基二氢黄酮（3',5,5',7-tetrahydroxy-flavonone）[29]、芹菜素 -6-C- β -D- 葡萄糖 -8-C- β -D- 木糖苷（pelargidenon-6-C- β -D-glucose-8-C- β -D-xyloside）、异夏佛托苷（iso-schaftoside）、夏佛托苷（schaftoside）、芹菜素 -6,8- 二 -C- β -D- 吡喃葡萄糖苷（pelargidenon-6,8-di-C- β -D-glucopyranoside）、芹菜素 -6,8- 二 -C- α -L- 吡喃阿拉伯糖苷（pelargidenon-6,8-di-C- α -L-pyran-arabinoside）、芹菜素 -6-C- β -D- 木糖 -8-C- α -L- 阿拉伯糖苷（pelargidenon-6-C- β -D-xylose-8-C- α -L-arabinoside）、芹菜素 -6-C- α -L- 阿拉伯糖 -8-C- β -D- 木糖苷、芹菜素 -6-C- β -D- 木糖 -8-C- β -D- 葡萄糖苷（pelargidenon-6-C- β -D- xylose-8-C- β -D-glucoside）[30] 等成分。

氨基酸类主要有天冬氨酸（D-aspartic acid）、谷氨酸（glutamic acid）、甘氨酸（glycine）、缬氨酸（valine）、亮氨酸（leucine）[32]。

挥发性成分主要有反 -2- 辛烯醛（anti-2-octenal）、β - 紫罗兰酮（β -ionoionone）、芳樟醇（coriandrol）、壬醛（nonanal）、β - 环柠檬醛（β -cyclo-citral）、正癸醛（capraldehyde）[33]。又有亚油酸甲酯（methyl linoleate）、二十五烷（pentacosane）、22,23- 二氢豆甾醇（22,23-dihydrostigmasterol）、己二酸二辛酯（dioctyl adipate）等多种成分 [34]。

此外，本品尚含有铁皮石斛素 R（dendrocandin R）、erigeside Ⅱ、腺苷（adenosine）、尿苷（uracil riboside）、蔗糖（sucrose）、5- 羟甲基糠醛（5-hydroxymethyfural）、

koaburaside、反式阿魏酸二十八烷基酯（anti-ferulaic acid octacosyl ester）、对羟基反式肉桂酸三十烷基酯（p-hydroxy-trans-cinnamic acid myricyl ester）、对羟基顺式肉桂酸三十烷基酯（p-hydroxy-cis-cinnamic acid myricyl ester）、胡萝卜苷（daucosterol）、β - 谷甾醇（β -sitosterol）、十六烷酸（hexadecanoic）、十七烷（heptadecane）、三十一烷醇（hentriacontanol）、十七烷酸（daturic acid）[29]。又含有穆坪马兜铃酰胺（moupinamide）、顺式阿魏酸酰对羟基苯乙胺（cis-ferulaic acid-oyl-uteramin）、反式桂皮酸酰对羟苯基乙胺（trans-cinnamic acid-oyl-uteramin）[30]。还含有 2- 甲氧基苯基 -1-O- β -D- 芹糖 -（1→2）- β -D- 葡萄糖苷 [2-anisole-1-O- β -D-apiose-（1→2）- β -D-glucoside]、3,4,5- 三甲氧基苯基 -1-O- β -D- 芹糖 -（1→2）- β -D- 葡萄糖苷 [3,4,5-tri-anisole-1-O- β -D-apiose-（1→2）- β -D-glucoside]、（1'R）-1'-（4- 羟基 -3,5- 二甲氧基苯基）-1- 丙醇 -4-O- β -D- 葡萄糖苷 [（1'R）-1'-（4-hydroxy-3,5-dimethoxyphenyl）-1-propanol-4-O- β -D-glucoside]、leo-nuriside A、icariol A、2-4-O- β -D-glucopyranoside、（+）-lyoniresinol-3 α -O- β -D-glucopyranoside 等成分 [31]。

本品花中含挥发性成分，主要有壬醛（nonanal）、桉叶 -5,11- 二烯 -8,12- 交酯（eudesma-5,11-dien-8,12-olide）、反 -2- 癸烯醛 [（E）-2-decenal]、2,3- 脱氢 -1,8- 叶油素（2,3-dehydro-1,8-cineole）、正二十五烷（n-pentacosane）、α - 柏木醇（α -cedrol）、异土木香内酯（iso-alantolactone）、反式 -2- 庚醛 [（E）-2-heptenal]、E,E-2,4- 葵二烯醛（E,E-2,4-decadienal）、β - 佛尔酮（β -phorone）[35]。

本品根茎含有菲类成分 2,3,4,7- 四甲氧基菲（2,3,4,7-quadr-methoxyl phenanthrene）、1,5- 二羧基 -1,2,3,4- 四甲氧基菲（1,5-di-carboxy-1,2,3,4-quadr-methoxyl phenanthrene）、2,5- 二羟基 -3,4- 二甲氧基菲（2,5-di-hydroxy-3, 4-dimethoxyl phenanthrene）、2,7- 二羧基 -3,4,8- 三甲氧基菲（2,7-di-carboxy-3,4,8-tri-methoxyl phenanthrene）、2,5- 二羧基 -3,4- 二甲氧基菲（2,5-di-carboxy-3,4-di-methoxyl phenanthrene）、3,5- 二羧基 -2,4- 二甲氧基菲（3,5-di-carboxy-2,4-di-methoxyl phenanthrene）等成分 [36]。

本品原球茎含有 1-O-p- 阿魏酰基 - β -D- 吡喃葡萄糖苷（1-O-p-feruloyl- β -D-glucopyranoside）、arillatose B、4-（ β -D- 吡喃葡萄糖基）苄醇 [4-（ β -D- glucopyranoside）-benzyl alcohol]、4- 羟甲基 -2,6- 二甲氧基苯基 - β -D- 吡喃葡萄糖苷（4-hydroxymethyl-2,6-dimethoxyphenyl- β -D-glucopyranoside）、三十六烷酸（hexadecanoic acid）、二十七烷醇（heptacosanol）、β - 谷甾醇（β -sitosterol）、3 β ,25- 二羟基 -23- 烯 - 环菠萝蜜烷（cycloart-23-en-3 β ,25-diol）等成分 [37]。

【药理作用】

1. 免疫调节 金钗石斛水煎液对小鼠腹腔巨噬细胞的吞噬功能有促进作用，但不能改善大剂量氢化可的松造成的巨噬细胞功能低下 [38]。铁皮石斛的水溶性多糖为一类免疫增强剂，对提高小鼠外周白细胞和促进淋巴细胞产生移动因子具有明显的作用。在实验条件下，还可消除免疫抑制剂环磷酰胺的不良反应 [39]。铁皮石斛多糖具有提高 S180 荷瘤

小鼠的 T 淋巴细胞转化功能，对荷瘤小鼠巨噬细胞吞噬百分率及吞噬指数均有提高作用[40]。

2. 抗衰老　石斛水提液及石斛醇提液均具有抗衰老和延缓衰老的作用，石斛水提液的疗效略高于石斛醇提液[41]。

3. 抗肿瘤　金钗石斛乙醇提取液对人体肺癌细胞（A549）、人体卵巢腺癌细胞（SK-OV-3）和人体早幼粒细胞白血病（HL-60）细胞株具有显著的细胞毒性[42]。铁皮石斛含有鼓槌菲（chrysotoxene）和毛兰素（erianin），两种菲类化合物对肝癌和艾氏腹水癌细胞具有抑制活性[43]。铁皮石斛原球茎的多糖 DCPPla-150mg/kg 时对小鼠肝癌 H22 抑瘤作用最为显著，达到了 28.6 %[44]。

4 抗氧化　铁皮石斛多糖对碱性条件下邻苯三酚产生的超氧阴离子自由基和羟基自由基的清除作用和对烷基自由基引发的亚油酸氧化体系的抑制作用均有显著的效果，有抗氧化活性作用[45,46]。

5. 降血糖　铁皮石斛 0.25g/kg、0.5g/kg，灌胃给药，每天 1 次，连续 3 天，可使链脲佐菌素性糖尿病大鼠血糖值降低、血清胰岛素水平升高、胰高血糖素水平降低，有降血糖作用[47]。

6. 抗凝血　束花石斛乙酸乙酯提取物，灌胃给药，1 天 1 次，连续 3 天，对全血凝血时间和出血时间的延长作用最为显著，并能抑制大鼠颈总动脉 - 颈外静脉血流旁路实验性血栓的形成，但对凝血因子没有显著作用[48]。

7. 对平滑肌作用　束花石斛浸膏使肠管自发活动的紧张性明显降低，节律消失，肠管处于完全麻痹状态，并可拮抗乙酰胆碱[49]。

【临床研究】

1. 咽炎　石斛 6 ～ 10g，鱼腥草 10 ～ 15g，水泡代茶饮，每日 1 次，疗程 7 天，发热者适当加用抗生素。结果：共治疗 122 例，痊愈 86 例，有效 32 例，无效 4 例，总有效率为 96.7%[50]。

2. 复发性口腔溃疡　用自拟滋阴汤治疗：石斛、茯苓、泽泻、牡丹皮、栀子各 12g，百合 20g，生地、山药、山萸肉、沙参各 15g。舌苔黄厚腻者加黄连 10g、黄芩 15g；舌红绛少苔或无苔者加知母 12g、龟板 10g。每日 1 剂，水煎服，分 2 次服用，每次约 180ml。连用 1 个月为 1 个疗程。结果：共治疗 29 例，经 1 ～ 3 个疗程的治疗，治愈（溃疡创面愈合，疼痛消失，且停药后 3 个月内不复发）18 例；好转（溃疡创面基本愈合或面积缩小，复发明显减少）9 例；未愈（病情不改善）2 例，总有效率为 93.1%[51]。

3. 肺癌　将 80 例气阴两虚证肺癌患者随机入组，分为铁皮枫斗颗粒组 32 例，铁皮枫斗胶囊组 32 例，对照组 16 例，铁皮枫斗胶囊组 2 例患者因失访而脱落。铁皮枫斗颗粒组服用铁皮枫斗颗粒：3g/ 包，内含铁皮石斛生药 0.5g，西洋参生药 0.4g，颗粒外观呈棕黄色，2 包 / 次，3 次 / 日。铁皮枫斗胶囊组服用铁皮枫斗胶囊：0.39g/ 粒，内含铁皮石斛生药 0.25g，西洋参 0.2g，胶囊外观呈绿色，4 粒 / 次，3 次 / 日。对照组口服生脉胶囊：0.35g/ 粒，3 粒 / 次，3 次 / 日，均服药 30 日。结果：铁皮枫斗颗粒组与铁皮枫斗胶囊组气阴两虚证症状改善有效率分别为 81.2%、93.3%，显著高于对照组有效率（50%）（P<0.05）。铁皮枫斗颗粒组、铁皮枫斗

胶囊组治疗后，气阴两虚证症状积分下降幅度显著优于对照组（P<0.01）；铁皮枫斗胶囊组治疗后较治疗前中性粒细胞计数升高明显，淋巴细胞计数下降有改善[52]。

4. 慢性萎缩性胃炎　铁皮枫斗颗粒组 73 例：服用铁皮枫斗颗粒（内含铁皮石斛、西洋参），3g/ 包，2 包 / 次，3 次 / 日，用温开水冲服。铁皮枫斗胶囊组 76 例：服用铁皮枫斗胶囊（内含铁皮石斛、西洋参），0.3g/ 粒，4 粒 / 次，3 次 / 日，用温开水吞服。生脉胶囊对照组 36 例：服用生脉胶囊（内含人参、麦冬、五味子），0.35g/ 粒，3 粒 / 次，3 次 / 日，用温开水吞服。3 组均以 30 天为 1 个疗程。结果：铁皮枫斗颗粒组和铁皮枫斗胶囊组的慢性萎缩性胃炎气阴两虚证症候疗效显著优于对照组（P<0.01 和 P<0.05），铁皮枫斗颗粒组与铁皮枫斗胶囊组之间疗效无显著差异（P>0.05）[53]。

5. 鹤膝风　用自拟石斛利膝汤治疗：石斛 30g，熟地 15g，五味子 10g，川牛膝 30g，黄芪 15g，金银花 30g，茯苓 15g。若风盛者加钻地风 15g，老鹳草 30g；湿痰者加苍术 15g，草薢 30g；挟瘀者加丹参 15g，鸡血藤 30g；热盛者加忍冬藤 45g，败酱草 30g；痛盛者加炮山甲 10g，元胡 10g；脾胃虚者加白术 15g，薏苡仁 30g；肝肾亏虚者加独活 15g，桑寄生 30g。水煎服，每日 1 剂，分 2 次温服，连服 20 剂。共治疗 49 例，其中类风湿关节炎 20 例，强直性脊柱炎 15 例，膝关节滑膜炎 8 例，增生性膝关节病 6 例。结果：临床治愈 16 例；显效 24 例；有效 6 例，无效 3 例。总有效率为 93.9%[54]。

【性味归经】味甘，性微寒。归胃、肾经。

【功效主治】滋阴清热，益胃生津，明目强腰。主治阴伤津亏，口干烦渴，食少干呕，病后虚热，目暗不明，腰膝无力。

【用法用量】煎服，6 ～ 15g（鲜品加倍），宜久煎；或熬膏；或入丸、散。

【使用注意】热病早期阴未伤者，脾胃虚寒者忌用。

【经验方】

1. 雀目　石斛、仙灵脾各一两，苍术（米泔浸，切，焙）半两。上三味，捣罗为散，每服三钱匕，空心米饮调服，日再。（《圣济总录》石斛散）

2. 中消　鲜石斛五钱，熟石膏四钱，天花粉三钱，南沙参四钱，麦冬二钱，玉竹四钱，山药三钱，茯苓三钱，广皮一钱，半夏一钱五分。甘蔗三两，煎汤代水。（《医醇賸义》祛烦养胃汤）

3. 病后虚热口渴　鲜石斛（铁皮石斛）、麦冬、五味子各 9g。水煎代茶饮。（《浙江药用植物志》）

4. 肺热干咳　鲜石斛（铁皮石斛）、枇杷叶、瓜蒌皮各 9g，生甘草、桔梗各 3g。水煎服。（《浙江药用植物志》）

5. 阴气衰，腰背痛，两胫俱疼，小便多沥，失精，精自出，囊下湿痒　石斛、巴戟天、桑螵蛸、杜仲。等份合捣，下筛，蜜丸如梧子。酒服十丸，日二。（《医心方》引自《录验方》淮南王枕中丸）

【参考文献】

[1] Onaka T, Kamata S, Maeda T, et al. The structure of nobilonine. The second alkaloid from Dendrobium nobile. Chem Pham Bull, 1965, 13(6): 745.

[2] Onaka T, Kamata S, Maeda T, et al. The structure of dendrobine. Chem Pham Bull, 1964, 12: 506.

[3] 黄文魁. 石斛碱与新石斛碱的构型. 化学学报, 1965, 31(4): 333.

[4] Inubushi Y, Tsuda Y, Katarao E. The structure of dendramine. Chem Pham Bull, 1966, 14(6): 668.

[5] Inubushi Y, Ishii H, Yasui B, et al. Isolation and characterization of the Chinese drug "Chin-Shih-Hu." Chem Pham Bull, 1964, 12(10): 1175.

[6] Okamoto T, Natsume M, Onaka T, et al. The structure of dendroxine, the third alkaloid from Dendrobium nobile. Chem Pham Bull, 1966, 14(6): 672.

[7] Okamoto T, Natsume M, Onaka T, et al. Alkaloidal constituents of Dendrobium nobile (Orchidaceae). Structure determination of 4-hydroxydendroxine and nobilomethylene. Chem Pham Bull, 1972, 20(2): 418.

[8] Inubushi Y, Nakano J. Structure of dendrine. Tetra Lett, 1965, (31): 273.

[9] Wang X K, Zhao T F, Che C T. Dendrobine and 3-hydroxy-2-oxodendrobine from Dendrobium nobile. J Nat Prod, 1985, 48(5): 796.

[10] Hedman K, Leander K. Orchidaceae alkaloids. XXVII. Quaternary salts of the dendrobine type from Dendrobium nobile. Acta Chem Scand, 1972, 26(8): 3177.

[11] 张雪, 高昊, 韩慧英, 等. 金钗石斛中的倍半萜类化合物. 中草药, 2007, 38(12): 1771.

[12] Talapatra B, Mukhopadhyay P, Chaudhury P, et al. Denbinobin, a new phenanthraquinone from Dendrobium nobile Lindl (Orchidaceae). Indian J Chem Sect B, 1982, 21B(4): 386.

[13] 舒莹, 郭顺星, 陈晓梅, 等. 金钗石斛化学成分的研究. 中国药学杂志, 2004, 39(6): 421.

[14] 罗丹, 张朝凤, 林萍, 等. 金钗石斛化学成分的研究. 中草药, 2006, 37(1): 36.

[15] 李玉鹏, 蒋金和, 刘莹, 等. 金钗石斛化学成分的研究. 时珍国医国药, 2010, 21(1): 39.

[16] 张雪, 高昊, 王乃利, 等. 金钗石斛中的酚性成分. 中草药, 2006, 37(5): 624.

[17] Ye Q H, Zhao W M. New alloaromadendrane, cadinenen and cyclocopacamphane type sesquiterpene derivatives and bibenzyls from Dendrobium nobile. Planta Med, 2002, 68(8): 723.

[18] 肖培根. 新编中药志 (第 3 卷). 北京: 化学工业出版社, 2001: 42.

[19] 郑虎占, 董泽宏, 余靖. 中药现代研究与应用 (第 2 卷). 北京: 学苑出版社, 1997: 1377.

[20] 王世林, 郑光植, 何静波, 等. 黑节草多糖的研究. 云南植物研究, 1988, 10(4): 389.

[21] 杨虹, 王顺春, 王峥涛, 等. 铁皮石斛多糖的研究. 中国药学杂志, 2004, 39(4): 254.

[22] 何铁光, 杨丽涛, 李杨瑞, 等. 铁皮石斛原球茎多糖 DCPP1a-1 的理化性质及抗肿瘤活性. 天然产物研究与开发, 2007, 19(4): 578.

[23] 何铁光, 杨丽涛, 李杨瑞, 等. 铁皮石斛原球茎多糖 DCPP3c-1 的分离纯化及结构初步分析. 分析测试学报, 2008, 27(2): 143.

[24] Hua Y F, Zhang M, Fu C, et al. Stuctural characterization of 2-O-acetylglucomannan from dendrobium ocinale stem. Carbohyd Res, 2004, 38(2): 249.

[25] 王建方, 袁玉鲜, 王如伟, 等. 采收期内铁皮石斛多糖类成分含量比较. 中国药学杂志, 2013.

[26] 马国祥, 徐国钧, 徐珞珊, 等. 反相高效液相色谱法测定 18 种石斛类生药 chrysotoxene, erianin, chrysotoxine 的含量. 中国药科大学学报, 1994, 25(2): 103.

[27] 张光浓, 毕志明, 王峥涛, 等. 石斛属植物化学成分研究进展. 中草药, 2003, 34(6): 5.

[28] Li Y, Wang C L, Guo S X, et al. Three New Bibenzyl Derivatives from Dendrobium candidum. Chem Pharm Bull, 2009, 57(2): 218.

[29] 李燕. 铁皮石斛化学成分的研究. 北京: 中国协和医科大学, 2009.

[30] 管惠娟. 铁皮石斛的化学成分及指纹图谱研究. 沈阳: 沈阳药科大学, 2009.

[31] 王芳菲, 李燕, 董海玲, 等. 铁皮石斛中一个新化合物. 中国药学杂志, 2010, (12): 898.

[32] 黄民权, 阮金月. 铁皮石斛氨基酸组分分析. 中药材, 1997, 20(1): 32.

[33] 康联伟, 宋银, 张媛, 等. 铁皮石斛挥发油化学成分的 SPME-GC-MS 分析. 中华中医药杂志, 2011, (10): 2279.

[34] 杨柳, 刘守金, 胡江苗, 等. GC-MS 法检测铁皮石斛茎中挥发性成分. 中国现代中药, 2013, (5): 362.

[35] 霍昕, 周建华, 杨酒嘉, 等. 铁皮石斛花挥发性成分研究. 中华中医药杂志, 2008, 23(8): 735.

[36] 李榕生, 杨欣, 何平, 等. 铁皮石斛根茎中菲类化学成分分析. 中药材, 2009, 32(2): 220.

[37] 孟志霞, 舒莹, 王春兰, 等. 铁皮石斛原球茎的化学成分研究. 中国药学杂志, 2012, (12): 953.

[38] 施子棣, 何季芬, 张桂兰, 等. 金钗石斛水煎液对小白鼠腹腔巨噬细胞吞噬功能影响的实验观察, 1989, (2): 35-36.

[39] Huang M Q, Cai T Y, Liu Q L. Effects of polysaccharides from Dendrobium candidum on white blood cells and lymph cell moving inhibition factor of mice. Nat Prod Res Dev, 1996, 8(3): 39.

[40] 张红玉, 戴关海, 马翠, 等. 铁皮石斛多糖对 S180 肉瘤小鼠免疫功能的影响. 浙江中医杂志, 2009, 44(5): 380.

[41] 黄玲, 施红, 章小宛, 等. 水提和醇提的石斛口服液对衰老药效学指标的影响. 福建中医学院学报, 1996, 6(3): 271.

[42] Lee Y H, Park J D, Back N J. In vitro and in vivo antitumor phenanthrenes from the aerial parts of Dendrobium nobile. Planta Med, 1995, 61(3): 178.

[43] Chen X M, Guo S X. The research advance of chemical composition and pharmacological effect. Nat Prod Res Dev, 2000, 13(1): 70.

[44] 何铁光, 杨丽涛, 李杨瑞, 等. 铁皮石斛原球茎多糖 DCPPIa-1 对氧自由基和脂质过氧化的影响. 天然产物研究与开发, 2007, (19): 410.

[45] 查学强, 工军辉, 潘利华, 等. 石斛多糖体外抗氧化活性的研究. 食品科学, 2007, 28(10): 90.

[46] 何铁光, 杨丽涛, 李杨瑞, 等. 铁皮石斛原球茎多糖粗品与纯品的体外抗氧活性研究. 中成药, 2007, 29(9): 1265.

[47] 吴昊妹, 徐建华, 陈立钻, 等. 铁皮石斛降血糖作用及其机制的研究. 中国中药杂志, 2004, 29(2): 160.

[48] 林萍, 汤依群, 杨莉, 等. 束花石斛抗凝血作用的初步研究. 中国天然药物, 2005, 3(1): 44.

[49] 徐国钧, 杭秉茜, 李满飞. 11 种石斛对豚鼠离体肠管和小鼠胃肠道蠕动的影响. 中草药, 1988, 19(1): 21.

[50] 何欣, 陈远园. 鱼腥草、石斛治疗咽炎疗效观察. 浙江中西医结合杂志, 2006, 11(16): 696-697.

[51] 杨飞飞. 自拟滋阴汤方治疗复发性口腔溃疡 29 例. 内蒙古中医药, 2011, (10): 72.

[52] 陈晓萍, 张沂平, 朱娟如, 等. 铁皮枫斗颗粒 (胶囊) 治疗肺癌气阴两虚证的临床研究. 中国中西医结合杂志, 2006, (5): 394.

[53] 吴人照, 陈军贤, 夏亮, 等. 铁皮枫斗颗粒 (胶囊) 治疗慢性萎缩性胃炎气阴两虚证临床研究. 上海中医药杂志, 2004, 38(10): 28.

[54] 杨常青. 自拟石斛利膝汤治疗鹤膝风 49 例. 实用中医内科杂志, 2005, 2(19): 131.

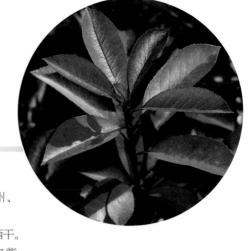

石 楠

Shi nan

Photiniae Serrulatae Folium
[英] Serrulate Photinia Leaf

【别名】扇骨木、千年红。

【来源】为蔷薇科植物石楠 *Photinia serrulata* Lindl. 的叶。

【植物形态】常绿灌木或小乔木。枝光滑。叶片革质，长椭圆形、长倒卵形、倒卵状椭圆形，长 8 ~ 22cm，宽 2.5 ~ 6.5cm，基部宽楔形或圆形，边缘疏生有腺细锯齿，近基部全缘，幼时自中脉至叶柄有绒毛，后脱落，两面无毛。复伞房花序多而密；花序梗和花柄无皮孔；花白色；花瓣近圆形，内面近基部无毛；子房顶端有毛，花柱 2 ~ 3 裂。梨果近球形，红色，后变紫褐色。

【分布】广西主要分布于桂林、柳州、玉林。

【采集加工】叶随用随采，或夏季采晒干。

【药材性状】叶上表面暗绿色至棕紫色，较平滑，下表面淡绿色到棕紫色，主脉突起，侧脉似羽状排列；常带有叶柄。革质而脆。气微，味苦、涩。

【品质评价】以干燥、完整、无杂质者为佳。

【化学成分】本品叶含鞣质（tannin）、樱花苷（sakuranin）及山梨醇（sorbitol）[1]。又含有正烷烃（*n*-alkane）、氢氰酸（hydrocyanic acid）及苯甲醛（benzaldehyde）[2] 等。还含有熊果酸（ursolic acid）和齐墩果酸（oleanolic acid）[3]。本品叶中挥发油的化学成分主要有芳樟醇（linalool）、冰片（borneol）、α-蒎烯（α-pinene）、莰烯（camphene）、β-月桂烯（β-myrcene）、罗勒烯（ocimene）、桉叶醇（eucalytpol）等[4,5]。

【药理作用】

1. 对心血管系统的作用　3.7% 煎剂对离体蛙心、100% 煎剂经淋巴囊给药对在体蛙心，或 75% 煎剂 10ml 静注对在体兔心均有兴奋作用[6]。70% 叶乙醇浸出液能抑制离体蛙心，收缩离体兔耳血管，降低麻醉犬血压[7]。

2. 其他　10% 叶浸剂在试管内可杀死日本血吸虫尾蚴，也能杀灭钉螺[8]，石楠叶石油醚提取物浓度达到 2mg/ml 时，对朱砂叶螨成螨杀螨活性较高[3]。石楠叶挥发油的主要成分之一冰片有改善血脑屏障（BBB）通透性，促进其他物质透过血脑屏障进入脑组织的作用[9]。

3. 毒性反应　对大鼠毒性较小，60mg/kg、100mg/kg 分别服药 1 个月，对生长无影响，肝及脂质代谢亦无改变[7]。

【临床研究】

血管神经性头痛　治疗组 50 例以石楠叶合剂治疗。处方：石楠叶 20g，川芎、白芷、白僵蚕、羌活、徐长卿各 15g，天麻、蔓荆子、石菖蒲各 10g，葛根、水牛角（先煎）各 30g，炙甘草 6g。加水 600ml，煎取 300ml，每日 1 剂，早晚 2 次分服。对照组 45 例口服氟桂利嗪片，5mg/ 次，每晚睡前服 1 次。两组治疗期间均停服其他药物，观察

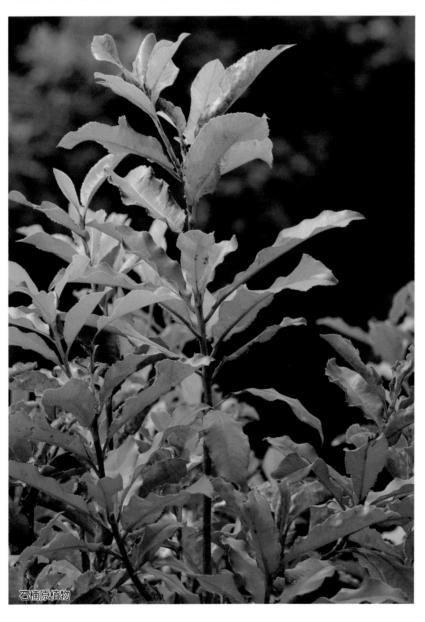

石楠原植物

并记录头痛及伴随症状的变化。疗程 3 周，随访半年。结果：治疗组有效率为 96.0%，对照组为 82.2%。两组比较差异有统计学意义（χ^2=4.77，$P<0.05$）[10]。

【性味归经】味辛、苦，性平；有小毒。归肝、肾经。

【功效主治】祛风湿，强筋骨，止痒，益肝肾。主治风湿痹痛，脚膝痿弱，头风头痛，风疹，肾虚腰痛，阳痿，遗精。

【用法用量】内服：煎汤，3～10g。或入丸、散。外用：适量，研末撒或吹鼻。

【使用注意】阴虚火旺者慎用。

【经验方】

1.腰膝酸痛　石楠叶、牛膝、络石藤各 9g，枸杞 6g，狗脊 12g。水煎服。（《青岛中草药手册》）

2.头风头痛　石楠叶、川芎、白芷各 4.5g。水煎服（《浙江药用植物志》）

3.偏头痛　石楠叶、蔓荆子、女贞子各 9g，白芷 6g，川芎 4.5g。煎服。（《安徽中草药》）

4.感冒咳嗽　石楠叶、桔梗、紫菀、桑白皮各 9g。煎服。（《安徽中草药》）

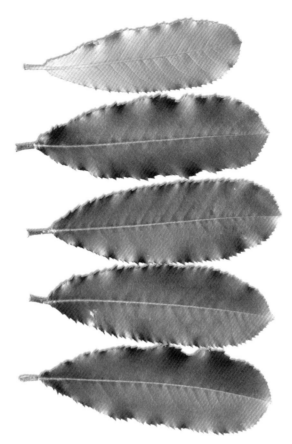

石楠药材

【参考文献】

[1] 江苏省植物研究所，等.新华本草纲要（第三册）.上海：上海科学技术出版社,1990: 106.

[2]Shropshire FM, Scora RW, Kumamoto J, et al. Phytochemical investigations in Photinia. Biochem Syst Ecol, 1976, 4(1): 25.

[3] 罗晓清，祝玮，钱苏生.RP-HPLC 法测定石楠叶中熊果酸和齐墩果酸的含量.现代中药研究与实践,2003,17(5): 14.

[4]Hou J, Sun T, Hu J, et al.Chemical composition, cytotoxic and antioxidant activity of the leaf essential oil of Photinia serrulata. Food Chemistry, 2007, 103(2): 355.

[5] 周玉，任孝敏，吴雨真，等.超临界 CO_2 流体萃取石楠叶挥发油化学成分的研究.农产品加工（学刊）,2011,247(6): 71.

[6] 南京药学院药材教研组.药学学报,1966,13(2): 94.

[7] 冈崎良明.日本药理学杂志,1964,60(6): 152.

[8] 段丹丹，王有年，杨爱，等.中草药提取物对朱砂叶螨生物活性的研究.中国农学通报,2009,25(21): 285.

[9] 施文甫，罗安明.冰片在脑部疾病中的应用.贵阳中医学院学报,2010,(1): 59.

[10] 胡春平，杨伟.石楠叶合剂治疗血管神经性头痛 50 例.中医药临床杂志,2010,22(12): 1051.

Shi shang feng

石上风

Asplen Ⅱ Prolongati Herba
[英] Prolongated Spleenwort Herb

【别名】倒生莲、倒水莲、盘龙莲、长生铁脚藤、仙人架桥、刷把草、长生铁角蕨。

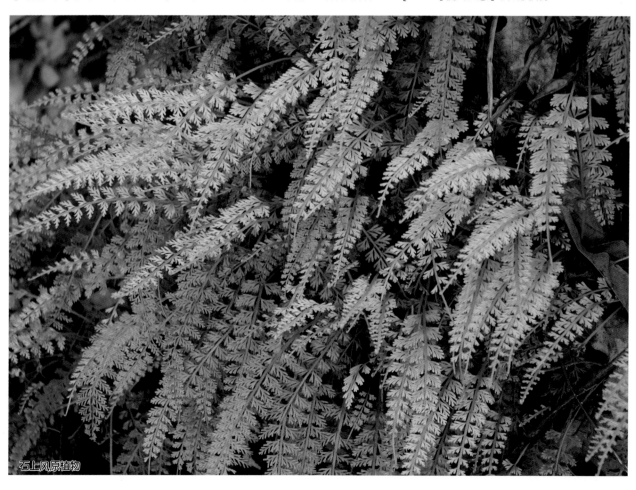

【来源】为铁角蕨科植物长叶铁角蕨 *Asplenium prolongatum* Hook. 的全草。

【植物形态】多年生草本。高 15～35cm。根状茎短，直立，被卵状披针形的粗筛孔状鳞片。叶丛生，叶柄长 8～15cm，无毛，淡绿色；二回羽状复叶，线形，长 10～20cm，宽约 3cm，先端突出 1 长尾；羽片多数，矩圆形，下部羽片稍缩短，基部不相等，有极短的柄，小羽片狭线形，先端钝，上具细脉 1 条，基部向上小羽片再分裂；草质，绿色。孢子囊群线形，每小羽片上 1 枚；囊群盖膜质，向上开口。

【分布】广西全区均有分布。

【采集加工】全年采收。除去杂质，洗净，晒干。

【药材性状】根状茎短而直立，直径 0.2～1.0cm；表面棕褐色，下端有多数须根，顶端有褐色披针形鳞片及丛生的叶。叶簇生，叶柄长 5～18cm；叶黄绿色至暗绿色，长 12～40cm，多卷曲，展平后呈线状披针形，二回羽状深裂；小羽片狭线形，顶端钝，全缘，每裂片有小脉 1 条，顶端有小囊，有的叶片顶端有不定根，长出新的株条，多株连在一起。孢子囊群沿叶脉上侧着生，囊群盖狭线形，膜质，棕褐色。气微，味涩、微苦。

【品质评价】以干燥、叶多、无杂质者为佳。

【化学成分】本品全草含 2- 氨基庚二酸（2-aminopimelic acid）、4- 羟基 -2- 氨基庚二酸（4-hydroxy-2-aminopimelic acid）[1]、山柰酚 -3- 鼠李糖苷 -7-O-[6-阿魏酰葡萄糖基（1→3）鼠李糖苷]{ kaempferol-3-rhamnoside-7-O-[6-feruloylglucosyl(1→3)rhamnoside] }[2]。

【性味归经】味辛、微苦，性凉。归肝、肺、膀胱经。

【功效主治】清热除湿，化瘀止血。主治咳嗽痰多，风湿痹痛，湿热泻痢，湿热淋证，乳痈，吐血，外伤出血，跌打损伤，烧烫伤。

【用法用量】内服：煎服，9～30g，或泡酒。外用：适量，捣敷；或研末撒。

【使用注意】孕妇慎用。

石上风原植物

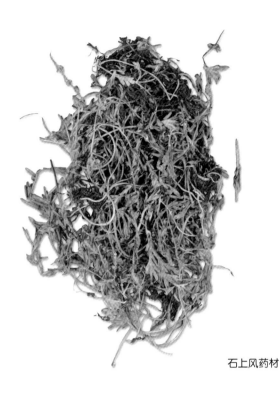

石上风药材

【经验方】

1. 火眼红肿　长生铁角蕨叶，散血草。捣烂，敷眼或取汁点眼。（《湖南药物志》）

2. 火伤　①长生铁角蕨叶捣烂，调麻油搽。②长生铁角蕨叶晒干，研末，调麻油搽。（《湖南药物志》）

3. 金创　长生铁角蕨叶 9g，钓竿草 9g，松香木 9g。捣烂敷。（《湖南药物志》）

4. 咳嗽痰多　仙人架桥 30g。煨水服。（《贵州草药》）

5. 吐血　仙人架桥 60g。煨水服。（《贵州草药》）

6. 风湿疼痛　仙人架桥 30g。泡酒服。（《贵州草药》）

【参考文献】

[1]Noriaki Murakami, Jun Furukawa, Shigenobu Okuda, et al. Stereochemistry of 2-aminopimelic acid and related amino acids in three species of asplenium. Phytochemistry, 1985, 24(10): 2291.

[2]Mizuo Mizuno, Yosuke Kyotani, Munekazu Ⅱ numa, et al. Kaempferol 3-rhamnoside-7- [6-feruloylglucosyl(1 → 3)rhamnoside] from Asplenium prolongatum. Phytochemistry, 1990, 29(8): 2742.

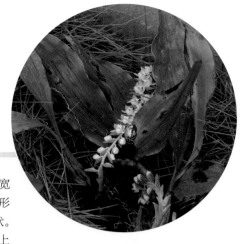

石仙桃

Shi xian tao

Pholidotae Chinensis Herba
[英] Chinese Pholidota Herb

【别名】石上莲、石橄榄、果上叶、浮石斛、上石仙桃、上石蒜。

【来源】为兰科植物石仙桃 *Pholidota chinensis* Lindl. 的全草。

【植物形态】草本。根状茎匍匐，具较密的节和较多的根；假鳞茎狭卵状长圆形，基部收狭成柄状。叶 2 枚，生于假鳞茎顶端，倒卵状椭圆形、倒披针状椭圆形至近长圆形，长 5 ~ 22cm，宽 2 ~ 6cm。花葶生于幼嫩假鳞茎顶端，发出时其基部连同幼叶均为鞘所包；总状花序常外弯；花苞片长圆形至宽卵形，常对折，宿存；花白色或带浅黄色；中萼片椭圆形或卵状椭圆形，凹陷成舟状，背面略有龙骨状突起；侧萼片卵状披针形，略狭于中萼片，具较明显的龙骨状突起；花瓣披针形，背面略有龙骨状突起；唇瓣轮廓近宽卵形，略 3 裂，下半部凹陷成半球形的囊；蕊柱中部以上具翅；蕊喙宽舌状。蒴果倒卵状椭圆形，有 6 棱，3 个棱上有狭翅。

【分布】广西全区均有分布。

【采集加工】全年均可采收。洗净，切段，晒干。

【药材性状】本品根茎粗壮，直径 5 ~ 10mm。下侧生灰黑色顶根，节明显。节上有干枯的膜质鳞叶，每隔 0.5 ~ 1.5cm 生 1 枚假鳞茎，肉质肥厚呈瓶状，卵形，长圆形，长 3 ~ 7.5cm，直径 1.5 ~ 2.5cm。表面碧绿色或黄绿色，具 5 ~ 7 条纵棱或光滑，基部收缩呈柄状，有的被鞘状鳞叶。顶端生叶 2 枚，多脱落而留有呈内外套叠的"V"形叶痕。叶片革质，较厚，椭圆形或披针形，先端渐尖，基部楔形，收缩成柄状，具数条平行叶脉，其中 3 条明显而突出于下表面。花序顶生，多已干枯。气微，味甘、淡。

【品质评价】以身干、无杂质、叶多、色黄绿者为佳。

【临床研究】

1. 老年口干　采用滋肾益胃汤治疗，药物组成：石仙桃 15g，枸杞 12g，山茱萸 12g，熟地 15g，玉竹 12g，麦冬 10g，知母（盐水炒）10g。每日 1 剂，水煎服，每日 2 次，5 剂为 1 个疗程。治疗时忌服辛辣油腻食品。治疗 50 例，有效 47 例，占 94%；无效 3 例，占 6%。用药时间最短者 1 个疗程，最长者 3 个疗程。平均服药 7 剂[1]。

2. 头痛　采用复方石橄榄汤治疗，方药组成：石橄榄（又名石仙桃）15g，延胡索 9g，防己 9g，防风 9g。加水 360ml，煎至 150ml，口服，每日 1 剂，5 天为 1 个疗程。一般可服 2 个疗程以巩固疗效。结果：治疗不同病因引起的头痛 298 例，按中医辨证分型及疗效为：肝阳上亢 179 例，痊愈 106 例，好转 50 例，无效 23 例；痰浊上扰型 15 例，好转 10 例，无效 5 例；瘀阻脑络型 55 例，痊愈 14 例，好转 21 例，无效 20 例；肝肾阴虚型 49 例，痊愈 28 例，好转 16 例，无效 5 例；总有效率为 82.2%[2]。

3. 脑外伤后综合征　用中药五圣丹：石仙桃 30g，天竺黄 10g，地鳖虫 10g，路路通 15g，紫丹参 15g。眩晕加双钩藤、甘菊花；失眠加酸枣仁、合欢皮；肝肾阴虚加熟地黄、甘枸杞；心悸加真琥珀、贡朱砂；呕恶加代赭石、淡竹茹；头痛甚加淡全蝎、广地龙。上药每日

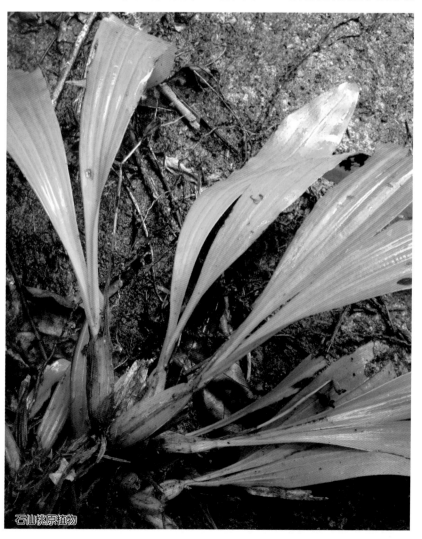

石仙桃原植物

1 剂，水煎，分 2 次服。同时加用点穴治疗：颅点、椎点、阳明点、咪点、内外眉点、垂点、天窗、百会等。一般用点按、点揉法，百会用三指点法。每次选用 3 ~ 4 个穴位，每穴施术 1min。结果：治疗 12 例患者，经 15 ~ 30 天，痊愈 9 例，显效 2 例，有效 1 例 [3]。

4. 中期引产术后合并症　采用宫术饮治疗，药物组成：石仙桃 15g，马齿苋 45g，益母草 15g，白芍 15g，一枝黄花 15g。根据疾病进行辨证加减，每疗程服药 3 天，治疗期为 1 ~ 8 个疗程。治疗 103 例中最短者 1 个疗程，最长者 8 个疗程，平均治疗期为 3 个疗程。经治疗月经不调 63 例，痊愈 24 例，显效 22 例，有效 14 例，无效 3 例，有效率为 95.2%；闭经 10 例，痊愈 3 例，显效 4 例，有效 2 例，无效 1 例，有效率为 90%；痛经 23 例，痊愈 10 例，显效 6 例，有效 6 例，无效 1 例，有效率为 95.7%；崩漏 103 例，痊愈 38 例，显效 34 例，有效 24 例，无效 7 例，有效率为 93.2% [4]。

5. 神经机能性头痛　治疗组单用头痛定糖浆（系由草药石仙桃全草的提取物制成），每次 15 ~ 20ml（含生药 60 ~ 80g），每日 3 次。连服 14 ~ 28 天。对照组以单纯糖浆治疗 46 例患者。结果：经治疗 180 例，基本治愈者 25 例，显效 55 例，有效 82 例，无效 18 例，总有效率为 90%；对照组的总有效率为 30%，经统计学处理有非常显著的差异（P<0.01）。本组病例病程 1 年内的 27 例中，获效者 25 例，有效率为 92.6%；1 ~ 10 年的 135 例中，获效者 115 例，有效率为 85.2%，10 年以上的 23 例中，获效者 22 例，有效率为 95.7%。说明无论病程长短，均有较好的效果。获效的 162 例中，有 140 例（86.42%）于服药后 1 周内见效，第 2 周见效者仅 21 例（12.96%）[5]。

【性味归经】味甘、微苦，性凉。归肺、肾、肝经。

【功效主治】养阴润肺，清热解毒，利湿化瘀。主治肺热咳嗽，咯血，吐血，眩晕，头痛，梦遗，咽喉肿痛，风湿疼痛，湿热浮肿，痢疾，带下，疳积，瘰疬，跌打损伤。

【用法用量】内服：煎汤，9 ~ 30g，鲜品加倍。外用：适量，鲜品捣敷。

【使用注意】脾胃虚寒者及孕妇慎用。

【经验方】

1. 外伤出血　果上叶干粉外敷，或鲜品捣敷。（《文山中草药》）

2. 跌打损伤　石仙桃鲜品捣烂，加酒外敷。（广州部队《常用中草药手册》）

3. 慢性骨髓炎　鲜石上莲全株，捣烂外敷患处，或用干品，用淡米酒浸软磨汁，调开水外搽患处。（《全展选编·外科》）

4. 肺热咳嗽，小便不利，湿热浮肿，小儿疳积　石橄榄 9 ~ 15g，煎汤内服。（《广西本草选编》）

5. 胃火牙痛，虚火喉痛　石仙桃鲜假鳞茎 30 ~ 60g，煎汤内服。（《福建中草药》）

6. 胃及十二指肠溃疡　石仙桃全草，15 ~ 30g，煎汤内服。（《湖南药物志》）

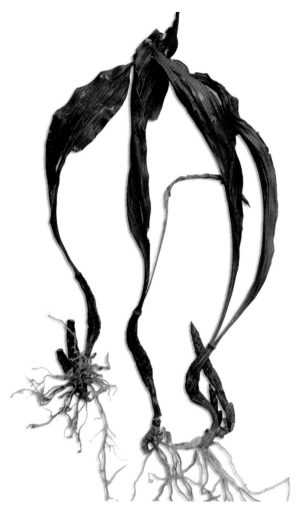

石仙桃药材

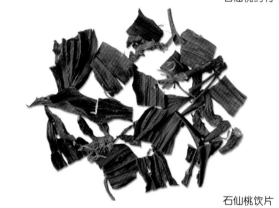

石仙桃饮片

【参考文献】

[1] 吴小园. 滋肾益胃汤治疗老年口干症 50 例. 现代中西医结合杂志,2000,9(21): 2151.

[2] 廖良图，方淑真，方琼. 复方石橄榄汤治疗头痛症 298 例报告. 福建中医药,1996,27(3): 15.

[3] 翁祺春. 通络疗法治疗脑外伤后综合征 12 例. 中国民间疗法,2004,12(2): 29.

[4] 吴熙. 宫术饮治中期引产术后并发症疗效观察. 中原医刊,1985,(2): 220.

[5] 福州头痛定糖浆临床研究协作组. 头痛定糖浆对神经机能性头痛的疗效观察. 福建医药杂志,1985,(6): 28.

石油菜

Pileae Validae Herba

[英] Validae Pileae Clearweed Herb

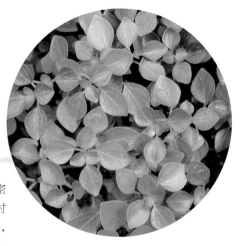

【别名】肥奴奴草、石西洋菜、石花菜、石苋菜、打不死、石凉草、厚脸皮。

【来源】为荨麻科植物石油菜 Pilea cavaleriei Lévl.Subsp.valida C.J.Chen 的全草。

【植物形态】多年生草本。茎肉质粗壮。叶对生；叶片宽卵形或近圆形，宽 1 ~ 1.8cm，先端钝或近圆形，基部宽楔形或圆形，全缘或稍呈波状，钟乳体密生；基生脉 3 条，上面略下陷，下面平坦。雌雄同株；雄花序的花密集，花被片 4，雄蕊 4；与花被裂片对生；雌花序无柄或柄极短，花被片约 3，1 枚较大，柱头画笔头状，白色，透明。瘦果卵形，扁，光滑。

【分布】广西主要分布于上林、马山、罗城、柳城、融水、龙胜、兴安、灵川、临桂、恭城、富川、北流。

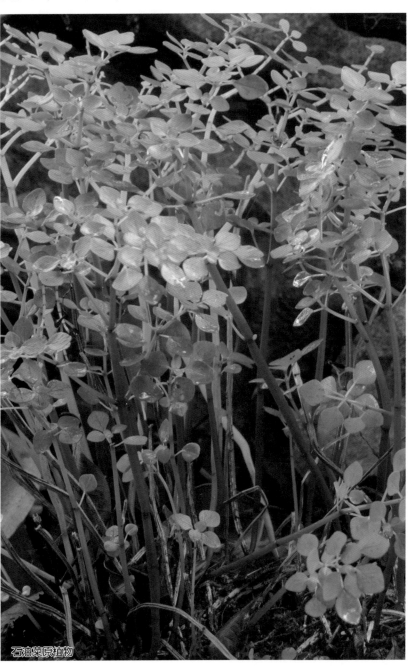

石油菜原植物

【采集加工】全年均可采收。洗净，用沸水略烫后，切段晒干备用。

【药材性状】主根圆锥形，直径 1 ~ 3mm。茎上节明显，上部扁四棱形。叶对生；叶片干后皱缩，展平后宽卵形或近圆形，宽 1 ~ 1.8cm，先端钝或近圆形，全缘或稍呈波状，基生脉 3 条，上面略下陷，下面平坦。

【品质评价】以身干、茎叶完整、无杂质者为佳。

【化学成分】本品含苯甲酸（benzoic acid）、对羟基苯甲醛（4-hydroxy benzaldehyde）、香豆酸（coumaric acid）、原儿茶酸（protocatechuic acid）、没食子酸（gallic acid）、对羟基苯甲酸（4-hydroxy benzoic acid）、3-吲哚甲醛（3-indole carboxaldehyde）、3-吲哚甲酸（3-indole carboxylic acid）、4-甲基-（1,2,3）-三唑［4-methyl-（1,2,3）-triazole］、尿嘧啶（uracil）、烟酰胺（nicotinamide）、（2S,E）-N-［2-羟基-2-（4-羟基苯）乙酯］阿魏酰胺｛（2S,E）-N-［2-hydroxy-2-（4-hydroxyphenyl）ethyl］ferulamide｝、（+）-去氢催吐萝芙本醇［（+）-dehydrovomifoliol］、正三十一烷（n-hentriacontane）、β-谷甾醇（β-sitosterol）、棕榈酸（palmitic acid）、胡萝卜苷（daucossterol）[1]。

本品挥发油（volatile oil）中主要含（1R）-（+）-α-蒎烯［（1R）-（+）-α-pinene]、α-石竹烯（α-caryophyllene）、杜松烯［（-）-gcadinene]、石竹烯（caryophyllene）、α-荜澄茄烯（α-cubebene）、古芸烯（α-gurjunene）、β-蒎烯（β-pinene）等[2]。

【性味归经】味微苦，性凉。归肺、肾、肝经。

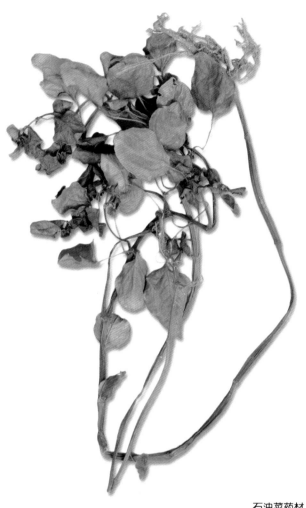

石油菜药材

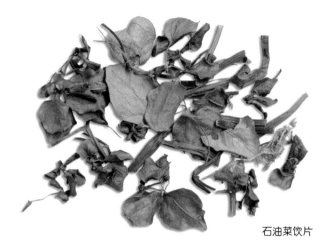

石油菜饮片

【经验方】

1. 跌打损伤，烫火伤，疮疖红肿　鲜石油菜适量，捣敷患处。（《广西中草药》）
2. 肺结核，肾炎水肿　用鲜石油菜 30～60g，炖猪骨服。（《广西本草选编》）
3. 急性肾炎　鲜石油菜 30～60g，海金沙、金钱草、薏米各 15g。水煎服。（《湖南药物志》）
4. 小儿疳积　石油菜15g，鹅不食草、饿蚂蟥、玉竹、莲肉、淮山药各 9g。水煎或炖猪瘦肉服。（《湖南药物志》）

【功效主治】清肺止咳，利水消肿，解毒止痛。主治肺热咳嗽，肺结核，肾炎水肿，烧烫伤，跌打损伤，疮疖肿毒。
【用法用量】内服：煎汤，15～30g，鲜品加倍。外用：适量，捣敷。
【使用注意】寒痰、湿痰咳嗽忌用。

【参考文献】

[1] 任恒春，覃日懂，张庆英，等.石油菜化学成分研究.中国中药杂志,2012,37(17): 2581.
[2] 廖彭莹，蔡少芳，陆盼芳，等.石油菜挥发油和超临界流体萃取物化学成分的 GC-MS 分析.天然产物研究与开发,2013,(25): 641.

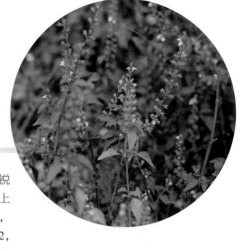

Shi ji ning
石荠苎

Scabrous Moslae Herba
[英]Scabrous Mosla Herb

【别名】小鱼仙草、香茹草、热痱草、白鹤草、土茵陈、紫花草。

【来源】为唇形科植物石荠苎 *Mosla scabra*（Thunb.）C.Y.Wu et H.W.Li 的全草。

【植物形态】草本。茎直立，四棱形，密被短柔毛。叶对生；叶柄被短柔毛；叶片卵形或卵状披针形，长1.5～3.5cm，宽0.9～1.7cm，先端急尖或钝，基部宽楔形，边缘具锯齿，近基部全缘，上面被柔毛，下面被疏短柔毛，密布凹陷腺点。轮伞花序2，花在主茎及侧枝上组成顶生的假总状花序；苞片卵形，先端尾状渐尖，被柔毛；花萼钟形，外面被疏柔毛，上唇3齿，卵状披针形，中齿略小，下唇2齿，线形，先端锐尖；花冠粉红色，外面被微柔毛，上唇先端微缺，下唇3裂，中裂片较大，边缘具齿；雄蕊4，后对能育，花药2，叉开，前对退化；子房4裂，花柱基生，柱头2，浅裂。小坚果黄褐色，球形，具突起的皱纹。

【分布】广西主要分布于柳州、富川、贺县、苍梧、平南、桂平、北流、博白、龙州。

【采集加工】7～8月采收全草。晒干或鲜用。

【药材性状】茎呈方柱形，多分枝，长20～60cm，表面有下曲的柔毛。叶多皱缩，展开后呈卵形或长椭圆形，长1～4cm，宽0.8～2cm，边缘有浅锯齿，叶面近无毛，面具黄褐色腺点。可见轮伞花序组成的顶生的假总状花序，花多脱落，花萼宿存。小坚果类球形，表皮黄褐色，有网状凸起的皱纹。气清香浓郁，味辛、凉。

【品质评价】以干燥、完整、无杂质者为佳。

【化学成分】本品含挥发油（volatileoil），其主要成分有桉叶油素（cineole）、乙酸香叶酯（geranylacetate）、β-蒎烯（β-pinene）、香荆芥酚（carvacrol）、甲基丁香酚（methyl eugenol）、β-石竹烯（β-caryophyllene）、肉豆蔻醚（myristicin）、芹菜脑（apiol）和β-荜澄茄油烯（β-cubebene）等[1-4]。

此外，还含铜（Cu）、铁（Fe）、锰（Mn）、锌（Zn）、钴（Co）等多种人体必需的元素[5]。

【药理作用】

1.抗氧化 石荠苎提取物具有抗氧化活性和清除自由基等作用，且自由基清除率与各提取物中总黄酮含量呈正相关[6]。

2.其他 石荠苎亦有抗菌和平喘止咳等作用[4,7]。

【性味归经】味辛、苦，性凉。归肺、大肠、心经。

【功效主治】疏风解表，清暑除湿，解毒止痒。主治感冒头痛，咳嗽，中暑，风疹，肠炎，痢疾，痔血，血崩，热痱，湿疹，脚癣，蛇虫咬伤。

【用法用量】内服：煎汤，5～15g。外用：适量，煎水洗；或捣敷；或烧存性，研末调敷。

【使用注意】表虚者忌用。

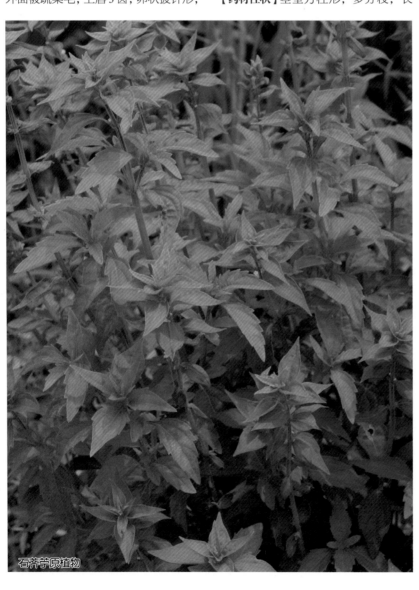

石荠苎原植物

【经验方】

1. 疟疾　紫花草，捻烂塞鼻孔，并煎汤于疟发前洗脸。（《江苏药材志》）

2. 鼻出血　狭叶石荠苧鲜叶，捣烂，塞鼻孔。（《成都中草药》）

3. 创伤出血　鲜石荠苧叶适量。捣烂如泥，敷于患处。（《成都中草药》）

4. 湿疹，脚癣　石荠苧全草一握。煎汤浴洗。（《福建民间草药》）

5. 痈疽（在未成脓阶段）　石荠苧叶，加红糖15g。共捣烂，遍贴患处，日换1～2次。（《成都中草药》）

6. 痱子　石荠苧全草，煎水洗，或嫩叶搓烂，揉擦患处。（《福建民间草药》）

7. 毒蛇咬伤　石荠苧干品60g。泡酒500ml，每次服10～15ml，每日2～3次。外用鲜品捣敷。（《红河中草药》）

8. 蜈蚣咬伤　石荠苧鲜叶擦患处，或烧存性研末加麻油调敷。（《浙江民间常用草药》）

9. 跌打损伤　石荠苧适量。洗净，和红糖共捣烂，取汁内服，药渣敷患处。（《全国中草药汇编》）

10. 感冒　石荠苧9～15g，白菊花9～15g。酌冲开水服。（《福建民间草药》）

11. 暑热　①石荠苧、苦蒿、水灯芯。煎水，加白糖服。（《四川中药志》1960年）②石荠苧60g，黄花蒿30g，竹叶心15g，白糖适量。水煎服。（南京部队《常用中草药》）

12. 痢疾里急后重　石荠苧45g。捣绞汁，调红糖服。（《泉州本草》）

13. 慢性支气管炎　鲜石荠苧90g，提取挥发油后加入鲜虎杖根、鲜鸭跖草根各45g，水煎，浓缩，加入淀粉及挥发油制成冲剂（1日量），分2次用温开水冲服，10天为1个疗程，每疗程间隔2天。（《浙江药物植物志》）

14. 大便秘结　石荠苧全草30g。水煎服。（南京部队《常用中草药》）

15. 痔瘘出血　鲜石荠苧45～60g。捣绞汁，调开水服。（《泉州本草》）

16. 疮疥瘙痒　石荠苧15g，猪瘦肉或猪大肠120g。加水同煮服。（《江西草药手册》）

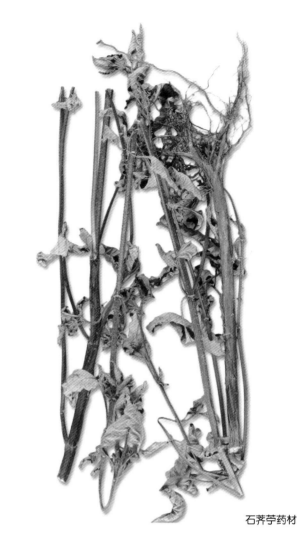

石荠苧药材

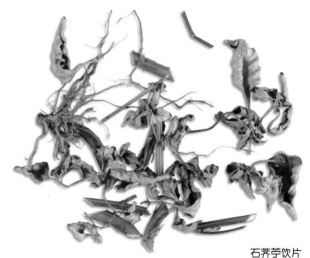

石荠苧饮片

【参考文献】

[1] 张少艾，徐炳声.长江三角洲石荠苧属植物的精油成分及其与系统发育的关系.云南植物研究,1989,11(2): 187.

[2] 林正奎，华映芳.石荠苧精油化学成分研究.植物学报,1989,31(4): 320.

[3] 朱甘培，刘晶，库尔班.石荠苧挥发油化学成分的研究.中成药,1992,14(7): 37.

[4] 吴翠萍，吴国欣，陈密玉，等.石荠苧精油的GC-MS分析及其抑菌活性的研究.植物资源与环境学报,2006,15(3): 26.

[5] 罗江燕，王筱寅，张蓓，等.石荠苧不同药用部位总黄酮及微量元素含量的测定.广东微量元素科学,2009,16(6): 37.

[6] 吕佩惠，余陈欢，俞冰，等.石荠苧属植物酚性物质组成及抗氧化活性研究.中华中医药学刊,2008,26(11): 2442.

[7] 吴国欣，吴翠萍，曾国芳，等.石荠苧(Mostapunctulata)不同器官的精油分布特征.福建师范大学学报（自然科学版）,2004,20(1): 70.

Shi nan teng

石南藤

Piperis Wallichii Caulis et Folium
[英]Wallichii Pepper Stem and Leaf

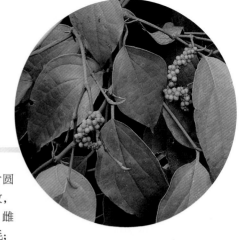

【别名】丁公寄、风藤、巴岩香、三角枫、石蒌藤、细叶青竹蛇。

【来源】为胡椒科植物石南藤 *Piper wallichii*（Miq.）Hand. Mazz. 的茎叶或全株。

【植物形态】常绿攀缘藤本。揉之有香气。茎深绿色，节膨大，生不定根。叶互生，叶片椭圆形或向下渐变为狭卵形或卵形，长7～14cm，宽4～6.5cm，先端渐尖，基部钝圆或阔楔形，下面被疏粗毛，叶脉5～7条，最上1对互生或近对生，离基1～2.5cm，从中脉发出，弧形上升。花单性异株，无

花被；穗状花序轴被毛；雄花苞片圆形，具被毛的短柄，雄蕊2，稀3枚，花药比花丝短；雌花序短于叶片；雌花苞片柄于果期延长。密被白色长毛；子房离生，柱头3～4，稀5。浆果球形，有疣状凸起。

【分布】广西全区均有分布。

【采集加工】8～10月割取带叶茎枝。晒干后，扎成小把。

【药材性状】干燥的茎枝呈扁圆柱形，长约30cm，直径约1～3mm。表面灰褐色或灰棕色，有纵纹，节膨大，上生不定根，节间长7～9cm。质轻而脆。横断面韧皮部窄，维管束与射线相间呈放射状排列，木部有许多小孔。中心有灰褐色的髓。干燥叶灰绿色，皱缩。气清香，味辛辣。

【品质评价】以枝条均匀、色灰褐、叶片完整者为佳。

【化学成分】本品含木脂素（lignans）、新木脂素（neolignans）、酰胺生物碱（amide alkaloids）、有机酸（organic acids）、甾醇类（sterols）、挥发油（volatile oils）等化学成分。

地上部分含木脂素和新木脂素类成分：异山蒟素 C（*iso*-haneinone C）、异细叶青蒌藤醌醇A(*iso*-futoquinol A)、eupomatenoid-7、7S,8S,1′R-Δ$^{8'}$-3,4,5′-三甲基 -1′,4′- 二氢 -4′- 氧 -7,0,2′,8,1′- 新木脂素（7S,8S,1′R-Δ$^{8'}$-3,4,5′-trimethy-1′,4′-dihyro-4′-O-7,0,2′,8,1′-cochinchin ）[1]、galgravin [1-5]、（＋）- 玉 兰 脂 B[（＋）-denudatin B]、山蒟素 D（hancinone D）、海 风 藤 酮 [（＋）-kadsurenone]、（＋）-burchellin、（＋）- licarin A、山蒟素 B（hancinone B）[1,2]、南藤素（wallichinine）、山蒟素 C（hancinone C）[1,2,5]。还含生物碱类成分二氢荜茇明宁碱（dihydropi-perlonguminine ）[1,5]、N- 异丁基 - 反 -2-反 -4- 癸 二 烯 酰 胺（N-*iso*-butyl deca-*trans*-2-*trans*-4-dienamide ）、荜茇明宁碱（piperlonguminine ）、风藤酰胺（futoamide ）和假荜茇酰胺 A（retrofractamide A）[1]、cepharan- one B、aristolactam A Ⅱ和 ari-stololatamA Ⅲ a[3]。尚含 4- 羟基 -3,5-二 甲 氧 基 - 苯 甲 酸（4-hydroxyl-3,5-dimethoxy-benzoic acid ）、β- 谷甾醇（β-sitosterol ）、胡萝卜苷（daucosterol ）[4]。另含巴豆环氧素（crotepoxide ）[5]。

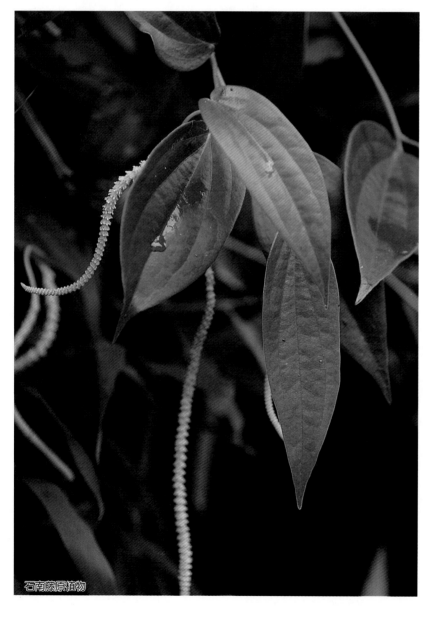

石南藤原植物

本品挥发油中主要有 α- 桉叶醇（α -eudesmol）、香桧烯（sabinene）、γ- 桉叶醇（γ -eudesmol）、Δ- 荜澄茄烯（Δ -cadinene）、β- 丁香烯（β -clovene）、4- 松油醇（4-terpineol）、二环大根香叶烯（dicyclogermacrene）、榧烯醇（torreyol）、β- 蒎烯（β -pinene）、γ- 松油烯（γ -terpinene）、α- 松油烯（α -terpinene）、橄榄醇（maali alcohol）、α- 蒎烯（α -pinene）、（−）-β- 榄香烯 [（−）-β -elemene] 等[6]。还有石竹烯（caryophyllene）、3,7- 二甲基 -1,6- 辛二烯 -3- 醇（3,7-dimethyl-1,6-octadien-3-ol）、柠檬烯（limonene）、古巴烯（copaene）、表蓝桉醇（epi-globulol）、环氧石竹烯（caryophyllene oxide）、环氧别香橙烯（epoxyalloaromadendrene）、α- 杜松醇（α -cadinol）[7]。

　　茎中含软毛青霉素 A（puberulin A）、软毛青霉素 B（puberulin B）和软毛青霉素 C（puberulin C）[8]。

【药理作用】

1. 对冠脉循环的影响　石南藤制剂 10g/kg 腹腔注射，能增加小鼠心肌营养性血流量；40g/kg 腹腔注射，可提高小鼠心肌对缺氧的耐力[9]。石南藤注射液 1g/kg 股静脉注射能降低心肌缺血区侧支血管阻力，增加侧支循环血流量[9]。石南藤黄酮B(一种黄酮粗品)能降低冠脉阻力、增加冠脉流量，且随剂量增加而增强，能延长停止灌流后的兔心跳持续时间，对心率和心肌收缩力无明显影响[10]。

2. 抗血小板聚集　从石南藤分离的活性成分具有抑制血小板活化因子（PAF）诱导的血小板聚集作用[11,12]。从石南藤中提取的二氯乙烷的终浓度为 $10\mu g/ml$ 时，对 PAF 诱导的兔血小板聚集抑制率大于 70%[13]。

【性味归经】味辛、甘，性温。归肝、肾、肺经。

【功效主治】祛风湿，强腰膝，补肾壮阳，止咳平喘，活血止痛。主治风寒湿痹，腰膝酸痛，阳痿，咳嗽气喘，痛经，跌打肿痛。

【用法用量】内服：煎汤 6 ～ 15g，或浸酒、酿酒、煮汁、熬膏。外用：适量，鲜品捣敷，捣烂炒热敷，浸酒外搽。

【使用注意】孕妇及阴虚火旺者慎服。

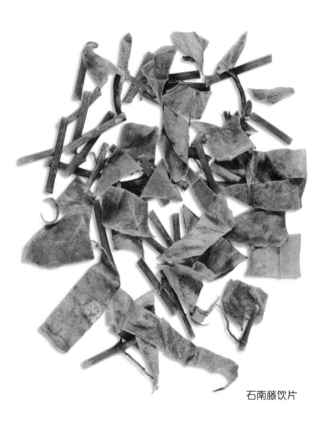

石南藤饮片

【经验方】

1. 风寒湿痹，腰膝冷痛　石南藤 30g，淫羊藿 30g，五加皮 30g，当归 12g，白芍 12g，川芎 9g。水煎，温服。（《四川中药志》）

2. 风湿腰膝痛　巴岩香、铁筷子、臭牡丹根、豨莶草各15g。水煎服，以酒为引，日 3 次。（《草木便方今释》）

3. 风虚，逐冷气，除痹痛，强腰膝　石南藤煎汁，同曲米酿酒饮。（《本草纲目》南藤酒）

4. 瘫痪　石南藤 15g，首乌、千斤拔各 30g。水煎服。（梧州《地区中草药》）

【参考文献】

[1] 段书涛 . 石南藤化学成分的研究 . 上海：复旦大学 ,2009.

[2] 段书涛 , 张鹏 , 俞培忠 . 石南藤中木脂素和新木脂素成分的研究 . 中国中药杂志 ,2010,35(2): 180.

[3] 赵云 , 阮金兰 , 蔡亚玲 . 石南藤中马兜铃内酰胺类化学成分研究 . 中药材 ,2005,28(3): 191.

[4] 赵云 , 阮金兰 . 石南藤化学成分研究 . 中国药学 ,2006,15(1): 21.

[5] 韩桂秋 , 魏丽华 , 李长龄 , 等 . 石南藤、山蒟活性成分的分离和结构鉴定 . 药学学报 ,1989,24(6): 438.

[6] 陈青 , 张前军 . 黔产石南藤挥发油化学成分的研究 . 信阳师范学院学报 ,2007,20(1): 35.

[7] 赫宇 . 广西石南藤挥发油化学成分的研究 . 医药前沿 ,2012,2(7): 60.

[8]Zhang SX, Chen K, Liu XJ.The isolation and structural elucidation of 3 new neolignans, puberulin-A, puberulin-B, and puberulin-C, as platelet-activating-factor receptor antagonists from Piper Puberulum. J Nat Prod, 1995, 58(4): 540.

[9] 第三军医大学药理教研室 . 重庆医药 ,1979,(1): 1.

[10] 李新芳 , 张敏 , 刘新 , 等 . 复方利胆灵的药理研究 . 中药通报 ,1986,10(6): 277.

[11] 韩秋萍 , 等 . 药学学报 ,1989,24(6): 438.

[12] 韩秋萍 , 等 . 北京医科大学学报 ,1987,19(4): 243.

[13] 李长玲 , 马建 , 王银叶 , 等 . 百余种中草药抗血小板活化因子作用的初步观察 . 中国药理学通报 ,1987,3(5): 29.

Shi gan zi

石柑子

Pothi Chinensis Herba
[英] Chinese Pothos Herb

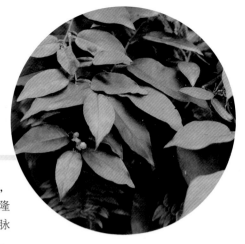

【别名】爬崖香、爬山蜈蚣、石葫芦、藤桔、石葫芦茶、葫芦钻。

【来源】为天南星科植物石柑子 Pothos Chinensis（Raf.）Merr. 的全株。

【植物形态】附生藤本。茎淡褐色，近圆柱形，具纵条纹，节上常束生气生根；分枝，枝下部常具鳞叶 1 枚；鳞叶线形，锐尖。叶片纸质，鲜时表面深绿色，背面淡绿色，干后表面黄绿色，背面淡黄色，椭圆形，披针状卵形至披针状长圆形，先端渐尖，常有芒状尖头，基部钝；中肋在表面稍下陷，背面隆起，侧脉 4 对，最下一对基出；细脉近平行；叶柄倒卵状长圆形或楔形。花序腋生，基部苞片卵形；佛焰苞卵状，绿色，锐尖；肉穗花序短，椭圆形至近圆球形，淡绿色、淡黄色。浆果黄绿色至红色，卵形或长圆形。

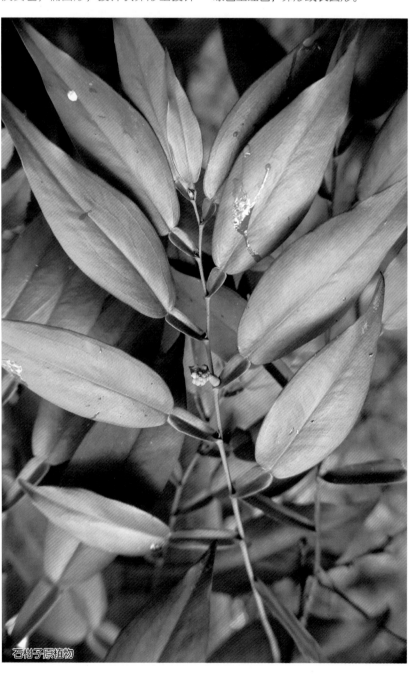

石柑子原植物

【分布】广西全区均有分布。

【采集加工】春、夏季采收。洗净，鲜用或切段晒干。

【药材性状】茎圆柱形，具纵条纹，表面淡褐色；完整叶展平后呈披针状卵形或椭圆形，表面黄绿色，背面淡黄色，长 6 ~ 13cm，宽 1.5 ~ 5.6cm，先端渐尖，常有芒状尖头，基部钝。味辛、苦。

【品质评价】以干燥、叶多、无杂质者为佳。

【化学成分】本品含苷类（glycosides）、生物碱（alkaloids）、黄酮（flavones）、蒽醌（anthraquinones）、香豆素（coumarins）、萜类内酯（terpeniclactones）、甾体（sterids）、三萜类（tripenes）、糖类（saccharides）、有机酸（organic acids）、氨基酸（amino acids）、蛋白质（protein）、挥发油（volatileoils）、油脂类（lipin）等多种化学成分 [1]。

【药理作用】

抗蛇毒 给小鼠皮下注射 100% 致死量的眼镜蛇毒后，立即灌服 60% 石柑子醇提取液 75g/kg，在 24h 内小鼠存活率为 68.3% [2]。

【性味归经】味辛、苦，性平；有小毒。归肝、胃经。

【功效主治】行气止痛，消积，祛风湿，散瘀解毒。主治心胃气痛，疝气，小儿疳积，食积胀满，血吸虫晚期肝脾肿大，风湿痹痛，脚气，跌打损伤，骨折，中耳炎，耳疮，鼻窦炎。

【用法用量】内服：煎汤，9 ~ 15g。外用：适量，研末捣敷或煎水洗。

【使用注意】孕妇禁服。

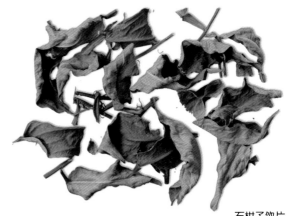

石柑子饮片

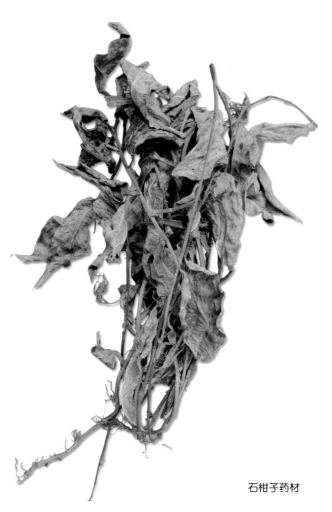

石柑子药材

【经验方】

1. 小儿疳积 （石柑子）全株 3 ~ 6g，蒸猪肝食；或水煎当茶饮。（《广西本草选编》）

2. 饮食停滞，脘腹胀满 石柑子 15g，鸡屎藤 30g，香通 12g。水煎服。（《四川中药志》1982 年）

3. 风湿疼痛 石柑子 15g，见血飞 15g，大血藤 15g，常春藤 15g。水煎服。（《四川中药志》1982 年）

4. 晚期血吸虫病肝脾肿大 石柑子 30g。水煎服，每日 1 剂，10 剂为 1 个疗程（《全国中草药汇编》）

【参考文献】

[1] 曾立, 杨林, 周效思, 等. 瑶药葫芦钻化学成分的初步研究. 江苏农业科学, 2012, 40(3): 287.

[2] 洪庚辛, 等. 中草药, 1983, 14(4): 26.

石斑木

Raphiolepis Indicae Folium
[英] Indian Raphiolepis Leaf

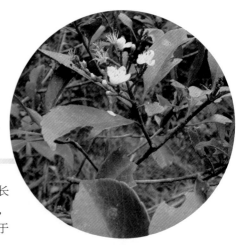

【别名】车轮梅、春花、凿角、雷公树、白杏花、山花木、石棠木。

【来源】为蔷薇科植物石斑木 *Rhaphiolepis indica*（L.）Lindl.ex Ker 的叶。

【植物形态】常绿灌木。幼枝初被褐色绒毛，以后逐渐脱落近于无毛。叶片集生于枝顶，多为卵形、长圆形，长 2 ~ 8cm，宽 1.5 ~ 4cm，先端圆钝、急尖、渐尖或长尾尖，基部渐狭连于叶柄，边缘具细钝锯齿，上面光亮，网脉明显；托叶钻形，脱落。顶生圆锥花序或总状花序，总花梗和花梗被锈色绒毛；苞片及小苞片狭披针形；萼筒筒状；萼片 5，三角披针形至线形；花瓣 5，白色或淡红色，倒卵形或披针形，先端圆钝，基部具柔毛；雄蕊 15，与花瓣等长或稍长。果实球形，紫黑色，果梗短粗。

【分布】广西主要分布于武鸣、邕宁、上思、防城、灵山、桂林、柳州、玉林。

【采集加工】叶随用随采，或夏季采，晒干。

【药材性状】叶上表面暗绿色至棕紫色，较平滑，下表面淡绿色到棕紫色，主脉突起，侧脉似羽状排列；常带有叶柄。革质而脆。气微，味苦、涩。

【品质评价】以干燥、完整、无杂质者为佳。

【性味归经】味辛、苦，性寒。

【功效主治】活血消肿，凉血解毒。主治跌打损伤，疮痈肿毒。

【用法用量】内服：煎汤，15 ~ 30g。

【使用注意】孕妇慎服。

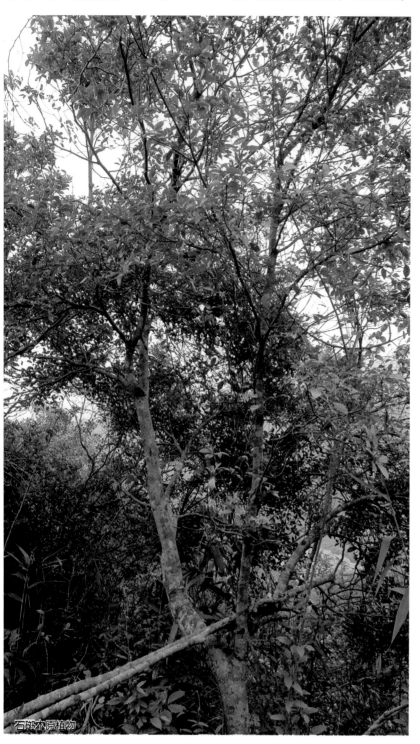

石斑木原植物

【经验方】

1. 跌打损伤 （石斑木）干根 9g。水煎服。（《天目山药用植物志》）

2. 足踝关节陈伤作痛 （石斑木）干根 1.5kg，切片，川牛膝 120g，用烧酒 5 坛，浸 1 个月后滤渣取酒，每日早晚饭前按酒量服。忌食酸、辣、芥菜、萝卜。（《天目山药用植物志》）

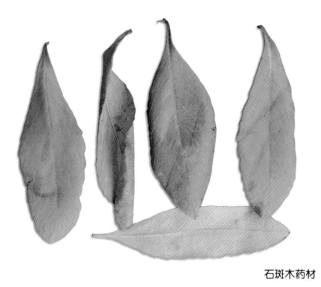

石斑木药材

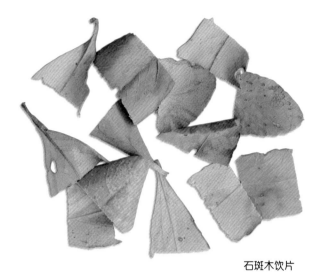

石斑木饮片

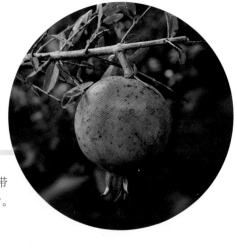

石榴皮
Shi liu pi

Granati Pericarpium
[英] Pomegranate Rind

【别名】石榴壳、安石榴、酸实壳、酸石榴皮、酸榴皮、西榴皮。

【来源】为石榴科植物石榴 Punica granatum L. 的果皮。

【植物形态】落叶灌木或乔木。枝顶常成尖锐尖长刺，幼枝有棱角，无毛，老枝近圆柱形。叶对生或簇生；叶片长圆状披针形，纸质，长 2 ~ 9cm，宽 1 ~ 1.8cm，先端尖或微凹，基部渐狭，全缘，上面光亮。花 1 ~ 5 朵生枝顶；萼筒钟状，通常红色或淡黄色，6 裂，裂片略外展，卵状三角形，外面近顶端有一黄绿色腺体，边缘有小乳突；花瓣 6，与萼片互生，倒卵形，先端圆钝；雄蕊多数，着生于萼管中部；雌蕊 1，子房下位，柱头头状。浆果近球形，通常淡黄褐色、淡黄绿色或带红色，果皮肥厚，先端有宿存花萼裂片。种子多数，钝角形。

【分布】广西全区均有栽培。

【采集加工】秋季果实厚熟，顶端开裂时采摘。除去种子及隔瓤，切瓣晒干，或微火烘干。

【药材性状】果皮半圆形或不规则块片，大小不一，厚 1.5 ~ 3mm。外表面黄棕色、暗红色或棕红色，稍具光泽，粗糙，有棕色小点，有的有突起的筒状宿萼或粗短果柄。内表面黄色或红棕色，有种子脱落后的凹窝，呈网状隆起。质硬而脆，断面黄色，略显颗粒状。气微，味苦涩。

【品质评价】以皮厚、棕红色者为佳。

【化学成分】本品主要含有鞣质(tannins)、黄酮（flavones）、生物碱（alkaloids）、有机酸（organic acids）等多种化学成分。

本品的果皮含有鞣质（tannins），鞣质成分主要有石榴皮亭 A（granatin A）、石榴皮亭 B（granatin B）[1]、(+)-儿茶素 [(+)-catechin]、鞣花酸（ellagic

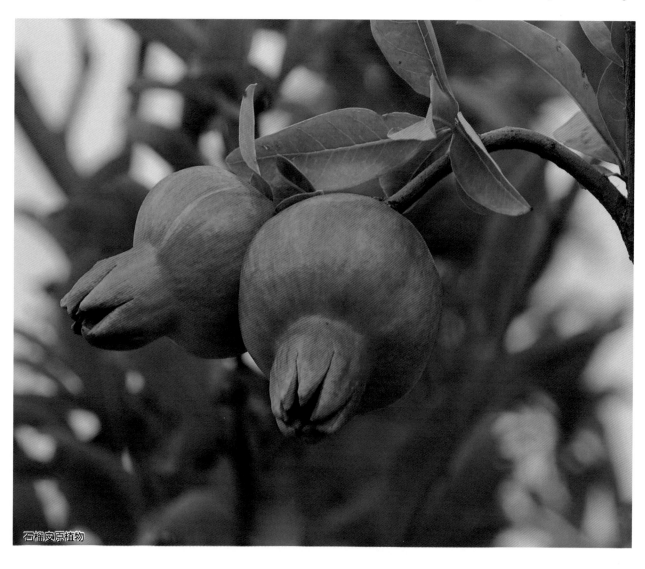

石榴皮原植物

acid）、没食子酸甲酯（methyl gallate）[2]、鞣花酸鼠李糖苷（ellagic acid rhamnoside）、5-O-galloyl punicacotein D、鞣云实精（corilagin）、安石榴苷（punicalgin）及其对应异构体、二鞣花酸鼠李糖基（1→4）吡喃葡萄糖苷 [diellagic acid rhamanopyranosyl（1→4）glucopyranoside][3]、特里马素Ⅰ（tellimagrandin Ⅰ）、木麻黄宁（casuarinin）、没食子酰双内酯（gallagyldilatone）、四聚没食子酸（tetrameric gallic acid）、pedunculagin、英国栎鞣花酸（pedunculagin）、2,3,4,6-bis-（S）-HHDP -G-glucose[4,5]、安石榴林（punicalin）[6]、石榴皮 A（granatin A）、石榴皮 B（granatin B）[7]。

石榴果皮中的黄酮类成分含有槲皮素（quercetin）、槲皮苷（quercitrin）[1]、异槲皮苷（iso-quercitrin）[2]、2,3-（S）-六羟基联苯二甲酰基 -D- 葡萄糖 [2,3-（S）-hexahydroxydiphenoyl-D-glucose][6]、苷矢车菊素 -3-O- 葡萄糖苷（cyanidin-3-O-glucoside）、矢车菊素 -3,5-O- 二葡萄糖苷（cyanindin-3,5-O-diglucoside）、蹄纹天竺素 -3,5-O- 二葡萄糖苷 pelargonidin-3,5-O-diglucoside）、蹄纹天竺素 -3-O- 葡萄糖苷（pelargonidin-3-O-glucoside）[8]、木犀草素（luteolin）、木犀草素 7-O- β - 吡喃葡萄糖苷（luteolin 7-O- β -glucopyranoside）、山柰酚 3-O- β - 吡喃葡萄糖苷（kaempferol3-O- β -glucopyranoside ）和山柰酚（kaempferol）[9]。

石榴果皮中的有机酸有没食子酸（galic acid）[1]、熊果酸（ursolic acid）、齐墩果酸（oleanolic acid）[2]、逆没食子酸（ellagic acid）[6]。

石榴果皮中的生物碱含有石榴皮碱（pelletierine）、N-甲基石榴皮碱（N-methyl pelletierine）、N- 乙酰石榴皮碱（N-acetyl pelletierine）、异石榴皮碱（iso-pelletierine）、2-（2′-羟丙基）- Δ¹- 哌啶碱 [2-（2′-hydroxypropyl）- Δ ¹-piperidine]、伪石榴皮碱（pseudo-pelletierine）[10,11]。

石榴果皮中还含有 D- 甘露醇（D-mannitol）、β - 谷甾醇（β -sitosterol）、胡萝卜苷（daucosterol）[2]、蛋白质包括天门冬氨酸（aspartic acid）、赖氨酸（lysine）、苏氨酸（threonine）、丝氨酸（serine）、谷氨酸（glutamic acid）、脯氨酸（proline）、甘氨酸（glycine）、亮氨酸（leucine）、丙氨酸（alanine）、缬氨酸（valine）、异亮氨酸（isoleucine）、苯丙氨酸（phenylalanine）、胱氨酸（cystine）、组氨酸（histidine）、酪氨酸（tyrosine）等[12]。

石榴种子是甾类激素（steroid hormone）丰富的资源，有雌甾酮（oestrone）、胆甾醇（cholesterol）、雌二醇（estradiol）、睾丸激素（testis hormone）、雌甾三醇（oestriol）、非甾类雌激素拟雌内酯（nonsteroids estrogen coumestrol）等；磷脂包括卵磷脂（lecithin）、磷脂酰肌醇（phosphatidylinositol）、磷脂酰乙醇胺（phosphatidylethanolamine）和溶血磷脂酰乙醇胺（lysophosphatidyl ethanolamine）等[13]。

石榴种子中富含脂肪酸类化合物，有石榴酸（punicic acid）、4- 甲基月桂酸（4-methylauric acid ）、磷脂酸（phosphatidic acid ）、油酸（oleic acid）、亚油酸（linoleic acid）、辛酸（caprylic acid）、13- 甲基硬脂酸（13-methyl stearic acid）、花生酸（arachidic acid）、棕榈酸（palmitic acid）、十九烷酸（nonadecanoic acid）、二十一烷酸（heneicosanoic

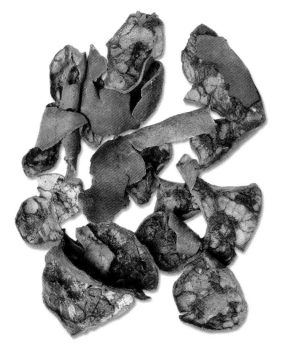

石榴皮药材

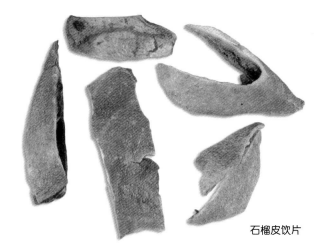

石榴皮饮片

acid）和二十三烷酸（tricosanic acid）[14,15]。

石榴种子中含有连翘脂素（phillygenol）、罗汉松脂素（matairesinol）[16]、罗汉松脂（matairesinoside）、2 α ,3 β - 二羟基-12- 烯 -28-乌索酸（2 α - hydroxyl-3 β -hydroxyurs-12-en-28-oic acid）、乌索酸（ursolic acid）、齐墩果酸（oleanolic acid）、没食子酸（gallic acid）、β - 谷甾醇（β -sitosterol）、胡萝卜苷（daucosterol）[17]、sinapy-9-O- [β -D-apiofuranosyl（1→6）]-O- β -D-glucoside、conifery-19-O-[β -D-apiofuranosyl（1→6）]-O- β -D- glucoside[18]。

石榴种子中含有谷氨酸（glutamic acid）、精氨酸（arginine）、天冬氨酸（aspartic acid）、甘氨酸（glycine）、亮氨酸（leucine）、丝氨酸（serine）、缬氨酸（valine）、丙氨酸（alanine）、苯丙氨酸（phenylalanine）、赖氨酸（lysine）、酪氨酸（tyrosine）、异亮氨酸（isoleucine）、组氨酸（histidine）、胱氨酸（cystine）、蛋氨酸（methionine）等，还含有钾（K）、镁（Mg）、钙（Ca）、锌（Zn）、钠（Na）等元素[19]。

【药理作用】

1.抗氧化 石榴皮具有很强的抗氧化功能[20,21]，其抗氧化活性跟其含有多酚及黄酮类化合物有关[22]。石榴果皮提取物具有很强的清除二苯代苦味酰基（DPPH·）自由基能力、抗油脂氧化的能力[20]，50mg/kg 石榴皮提取物对二苯代苦味酰基（DPPH·）自由基的清除率为81%，对亚油酸过氧化的抑制率为83%；石榴皮的丙酮、水、甲醇和醋酸乙酯提取物均具有抗油脂氧化作用，丙酮提取物的抗脂质过氧化作用最大，醋酸乙酯提取物最小[23]。100mg/kg 石榴皮提取物对低密度脂蛋白（LDL）氧化反应的抑制率达93.7%[24]。此外，将10mg/kg 石榴黄酮提取物给大鼠灌胃，45天后，可降低肝脏、心脏和肾脏中氢过氧化物和共轭二烯的含量，而肝脏和肾脏中抗氧化酶（过氧化氢酶、超氧化物歧化酶）的浓度和活性以及谷胱甘肽的含量均升高[25]。

2.对代谢的影响 石榴皮提取物可改善四氧嘧啶诱导的糖尿病模型鼠的血糖水平，降低 α-淀粉酶活性，降低水的摄入量以及肝脏脂质过氧化水平[26]。石榴皮提取物还可通过提高胰岛素的水平，促进胰岛 β 细胞的再生产生降血糖效果[27]。石榴皮的丙酮、甲醇和水提取物对醛糖还原酶（AR）活性均有抑制作用，该作用大小与其浓度呈明显的剂量-效应关系，对 AR 的半数抑制量（IC_{50}）分别为34.77g/ml、44.18g/ml、62.07g/ml[28]。

3.抗肿瘤 石榴皮提取物可以协同抑制前列腺癌细胞的增殖、入侵及磷脂酶A-2 的表达[29]。

4.抗病原微生物 石榴果皮提取物及石榴中含有的鞣花酸、没食子酸、石榴皮鞣素以及安石榴苷对大肠杆菌、假单胞菌、念珠菌、隐球酵母菌、耐甲氧西林药金黄色葡萄球菌、烟曲菌和分枝杆菌在体外均表现出抑制作用[30,31]。安石榴苷对白色念珠菌和近平滑假丝酵母的最低抑菌浓度（MIC）分别为3.9μg/ml 和1.9μg/ml，而且与氟康唑表现出较好的协同抗菌作用[32]。石榴中所含鞣花单宁类物质可在动物肠道内积累，抑制致病性梭状芽孢杆菌和金黄色葡萄球菌的生长，而对乳酸杆菌和双歧杆菌等益生菌的生长基本没有影响[33]。石榴皮乙醇提取物对16种沙门菌均表现出体外抑菌活性，MIC 为62.5～1000μg/ml，并能降低鼠伤寒沙门菌感染引起的小鼠死亡率，降低粪便中沙门菌的数量[34]。石榴凝胶萃取物可抑制口腔念珠菌生长[35]。安石榴苷可阻止病毒核糖核酸（RNA）的复制、抑制鸡红细胞被病毒凝集[36]。未成熟石榴皮的甲醇提取物对氯喹敏感的D10疟原虫以及对氯喹耐药的W2疟原虫的 IC_{50} 分别为4.5μg/ml 和2.8μg/ml[37]。石榴提取物在体外具有较好的抗滴虫活性[38]。

5.毒性反应 石榴皮含鞣质较多，石榴皮中提取的鞣质溶液刺激胃肠黏膜，对小白鼠有毒性，水溶性鞣花单宁对家畜有毒性，而给小鼠大剂量反复口服石榴鞣花单宁安石榴苷37 天没有显著毒性[39]。石榴皮总碱毒性约为石榴皮毒性的25 倍，可导致蛙、小鼠、豚鼠、兔及猫运动障碍及呼吸麻痹，石榴皮总碱对心脏有暂时性兴奋作用，使心搏数减少，对自主神经有烟碱样作用，1g/kg 引起脉搏变慢及血压上升，大剂量使脉搏显著加快，对骨骼肌有藜芦碱样作用[40]。生殖毒性试验没有发现其致突变作用和致畸现象，石榴皮栓

剂长期刺激也未见明显毒性反应[41]。

附：石榴籽药理作用

1.抗氧化 石榴果汁或果汁提取物具有很强的抗氧化功能，其抗氧化活性与其含有多酚及黄酮类化合物有关。石榴汁可将氧化过程减缓40%，提高老龄大鼠总抗氧化能力。10ml/kg、20ml/kg 石榴汁可以提高老龄小鼠血清和肝脏总抗氧化能力，升高超氧化物歧化酶（SOD）、谷胱甘肽过氧物酶（GSH-Px）的活性，降低丙二醛（MDA）含量。石榴籽提取物具有抗脂质过氧化和清除多种氧自由基的活性，且石榴籽提取物的活性远远低于石榴皮提取物。此外，将10mg/kg 石榴黄酮提取物给大鼠灌胃，45天后，可降低肝脏、心脏和肾脏中氢过氧化物和共轭二烯的含量，而肝脏和肾脏中抗氧化酶（过氧化氢酶、超氧化物歧化酶）的浓度和活性以及谷胱甘肽的含量均升高[41]。

2.对代谢的影响 石榴籽甲醇提取物能降低链脲佐菌素糖尿病大鼠的血糖水平，榴籽油则能增加胰岛素的敏感性，从而降低2型糖尿病的发病率。

3.抗肿瘤 石榴对前列腺癌、皮肤癌、结肠癌、乳腺癌、膀胱癌等具有不同程度的抑制作用。石榴果实提取物（PFE）体外可呈剂量依赖性的抑制人前列腺癌细胞的增殖；在体内，石榴汁提取物也可抑制前列腺癌细胞增殖，并能促进其凋亡。石榴汁和石榴籽提取物可以协同抑制前列腺癌细胞的增殖、入侵及磷脂酶A-2 的表达。体外试验中，对7,12-乙烷苯p蒽（DMBA）所诱导小鼠的乳腺器官癌前病变，石榴发酵的果汁抑制率为46%，冷压的石榴籽油为87%，两者均可有效地抑制雌激素敏感型乳腺癌细胞MCF-7新生血管内皮生长因子的活性，对脐静脉内皮细胞增殖和小管形成也有一定的抑制作用。在10μM 至160μM 的浓度范围内，从石榴籽油中提取的石榴酸能够抑制膀胱癌T24 细胞活力并呈现剂量依赖性，IC_{50} 为80μM；并能诱导膀胱癌T24 细胞的凋亡，凋亡率为24.4%。

4.抗病原微生物 石榴提取物对口腔疾病相关的细菌和真菌具有较强的抑制作用，石榴果实的提取物能使牙菌斑细菌的菌落形成单位减少84%；石榴凝胶萃取物可抑制口腔念珠菌生长。

5.其他 石榴籽石油醚提取物对切除卵巢的小鼠和大鼠有较强的雌激素活性，并能被黄体酮所拮抗。

【临床研究】

1.急性腹泻 ①治疗组34 例患者予石榴皮30g、缅桃叶30g 煎煮30 min，取汁400ml，二煎加水300ml，取汁200ml。两煎混匀，分3 次口服，每次200ml；对照组35 例给予蒙脱石散，首次6g（2 袋），以后每次3g（1袋），每天3 次。结果：治疗组和对照组24h 止泻率分别为76.5% 和77.1%，总有效率分别为88.2% 和88.6%，组间比较无统计学差异（P>0.05）[42]。②治疗组57 例用石榴皮30～50g，黄连6～10g，加水煎至60～100ml，分2 次保留灌肠，每疗程3 天，连用1～2 个疗程。对照组49 例

予口服思密达 1/2～1 包，每日 3 次，每个疗程 3 天，连用 1～2 个疗程。结果：治疗组有效率为 94.74%，对照组为 77.55%，治疗组优于对照组（P<0.05）[43]。

2. 慢性腹泻 ①石榴皮、山楂炭、白术、云苓各 15g，柴胡、诃子、木香、甘草各 10g，鸡内金、砂仁各 6g。久病阴虚者加知母、黄柏，阳虚者加吴茱萸、干姜、黄芪、防风、玄胡，气阴两虚者加党参、黄芪、当归、白芍、淮山、玄胡，中气不足内脏下垂者加升麻。每日 1 剂，每剂煎服 2 次。结果：治疗 60 例，痊愈 59 例，好转 1 例[44]。②石榴皮 30g 加水 500ml，煎汤口服；小儿用石榴皮 9g，水煎加红糖。每次 20ml，3 次／天，疗程 1～2 周。结果：治疗久泻患者 20 余例，均取得良好效果[45]。

3. 溃疡性结肠炎 ①干石榴皮 30g，白头翁 30g，黄柏 20g，加水 500ml 煎至 100ml。取药汤 30ml 口服 3 次／天，TMP 每次 200mg 口服 2 次／天。12～15 天为 1 个疗程。结果：治疗 112 例，近期治愈 72 例，有效 32 例，总有效率为 92.86%[46]。②石榴果皮 105g，广木香 84g，肉豆蔻 70g，川花椒 28g，香附 70g，乌梅 105g，吴茱萸 14g，黄连 46g，白及 84g，厚朴 70g，干姜 42g，黄芪 210g。热偏重者去干姜加黄柏，寒偏重者去黄连加肉桂，虚甚者加党参。将上述药共煎水 2 次浓缩成药液 1750～2100ml，分装 7 个盐水瓶中，高压消毒备用。每天 1 次，每次约 1 瓶药水保留灌肠后，卧床 2h。7 天为 1 个疗程。结果：治疗 13 例都通过纤维结肠镜检查确诊，属慢性复发型（轻型 11 例，重型 2 例），疗效显著[47]。

4. 溃疡性直肠炎 石榴皮 50g，乌梅、黄芩、黄连各 12g，黄柏 15g，白芍 30g，防风 6g，生甘草 9g。将上药入 500ml 清水煎至 100ml，待温度降至 32℃于每晚睡前灌肠，14 天为 1 个疗程；若症状仍存，停药 3 天，再行第 2 个疗程，以至痊愈。结果：治疗 58 例均取得良好效果，最少 8 剂，最多 90 剂，平均 49 剂，21～40 剂者最多[48]。

5. 小儿轮状病毒性肠炎 治疗组予石榴皮粉碎为粗末，年龄 2～6 个月者每日量 0.3～0.5g，6 个月～1 岁者 0.5～1g，1～2 岁者 1～2g。水煎沸后煮 5min，取汁 30～60ml，每次服 10～20ml，3 次／日，连用 5 天。对照组采用西药思密达和利巴韦林片口服治疗，连用 5 天。两组患儿均经相同常规方法治疗，按脱水程度及性质进行补液，治疗期间不用抗生素及其他止泻药物。结果：72h 后，治疗组 120 例显效 63 例（52.5%），有效 48 例（40%），无效 9 例。对照组 110 例显效 41 例（37.27%），有效 50 例（45.45%），无效 19 例。治疗组优于对照组（P<0.01）。轮状病毒转阴率：治疗组 73 例，转阴 59 例，转阴率为 80.82%；对照组 66 例，转阴 41 例，转阴率为 62.12%，治疗组优于对照组（P<0.05）[49]。

6. 肠易激综合征 取石榴皮、白术、陈皮、防风、木香等适量。湿热盛加黄连、马齿苋，纳呆腹胀加白豆蔻、砂仁、三仙，腹痛明显加酒白芍，便秘加生地、麦冬、麻仁，脾虚湿盛加苍术、厚朴。水煎服，每日 1 剂，3 周为 1 个疗程。结果：治疗 57 例，治愈 52 例，好转 3 例，无效 2 例，总有效率为 96.5%[50]。

7. 慢性体表性溃疡 石榴皮 30g，桂枝 30g，七叶莲 60g，泽兰 30g，宽筋藤 60g，水蛭 20g，苏木 30g，田基黄 30g，冰片 6g。将上药加清水 2000ml，煎沸待温度适宜后洗患处，每日 1～2 次，每次 30min。至溃疡愈合后每周仍需洗 2～3 个月预防复发。洗后用西药头孢氨苄粉或其他抗生素药粉与白糖混合外敷溃疡面。对照组按外科常规用药如口服或肌内注射抗生素，外敷 1% 雷佛奴尔或消炎膏等。结果：治疗组 25 例，痊愈率为 88%；对照组 25 例，痊愈率为 52%。两组痊愈率对比，治疗组优于对照组（P<0.01）[51]。

8. 烧伤 石榴皮 500g 加水 500ml，文火煎成 250ml，过滤后用药液浸湿的纱布多块贴于创面（纱布块之间留有 1mm 间隙），如无渗液不用换药，如有渗液可每日换药 1 次。结果：治疗 25 例均痊愈[52]。

9. 鸡眼 将蜂胶 20g 置冰箱内冷冻 24h，取出后用刀切碎加入 70% 乙醇 100ml 充分搅拌使之溶解，再将石榴皮 60g 粉碎，研成细末，过 60 目筛后与上述药物混合即得膏样物质。治疗时先用温水浸泡患处，刮去鸡眼表面部分角质层，再将蜂胶石榴皮膏外涂鸡眼表面，厚 2～3mm，然后覆盖一层塑料薄膜，并用胶布固定之，3 天换药 1 次。结果：治疗 126 例，鸡眼数 180 个。1 次用药治愈 38 例，2 次治愈 69 例，3 次治愈 16 例，治愈率为 97.6%[53]。

【性味归经】味酸、涩，性温；有小毒。归大肠经。

【功效主治】涩肠止泻，止血，驱虫，解毒。主治泄泻，痢疾，肠风下血，崩漏，带下，虫积腹痛，痈疮，疥癣，烫伤。

【用法用量】内服：煎汤，3～10g；或入丸、散。外用：适量，煎水熏洗，研末撒或调敷。

【使用注意】本品有小毒，用量不宜过大，以免中毒。

【经验方】

1. 臁疮 石榴皮煎取浓汁，稍冷拂疮上，冷如冰雪即成痂。（《世医得效方》）

2. 冻疮久烂不愈 石榴皮、冬瓜皮、甘蔗皮三味，烧灰存性，研末敷。（《本草汇言》）

3. 牛皮癣 石榴皮（炒炭），研细末 1 份，麻油 2 份，调成糊状，用时将药油摇匀，以毛笔蘸药汁涂患处，每日 2 次。（《全国中草药新医疗法展览会技术资料选编》）

4. 火烫伤 石榴皮末，加冰片、麻油调匀外敷。（《陕甘宁青中草药选》）

5. 脱肛 石榴皮、陈壁土，加白矾少许浓煎熏洗，再加五倍子炒研，敷托上之。（《医钞类编》）

6. 蛔去心痛，腹中刺痛不可忍，往往吐酸水 酸石榴皮三分，槟榔（炮，锉）一分，桃符一两半（碎锉，分为五度用），胡粉一分（微炒，别研）。上四味，先粗捣筛前二味，后以胡粉拌匀，分为五服煎。每服水一盏，入一分，酒半盏，同煎至七分，去渣，空心温服．至晚再服。（《太平圣惠方》石榴皮散）

7. 寸白虫 紫槟榔十个，向阳石榴皮十七片。上水煎，露一宿（服），以下虫为度。（《仁斋直指方》）

8. 暴泻不止及痢赤白 酸石榴皮，烧存性，不以多少，下为末。空心，米饮调下三钱。（《袖珍方》引《经验方》）

9.产后泻　酸石榴皮（米醋炒）、香附子。上二味，为末，每服二钱，米饮下。（《朱氏集验方》榴附散）

10.小儿冷热痢　酸石榴皮三分（炙令焦，锉），黄连三分（去顶，锉），赤石脂三分。上药捣粗罗为末。以水二升，煎至五合，去滓，纳蜡一两，更煎三五沸。不计时候，温服半合，量儿大小，以意加减（《太平圣惠方》石榴皮煎）

11.虚寒客于下焦，肠滑洞泄，困极欲死　酸石榴皮（微炒）、干姜（炮）各一两，黄柏（去粗皮，炙）、阿胶（炙令燥）各三分。上四味，粗捣筛，每服四钱匕，用水二盏，煎至四分，去渣，空心温服。或无黄柏，用黄连亦得。（《圣济总录》石榴皮汤）

12.久痢成疳，便下白色　石榴皮（焙，锉）二两，无食子四枚，厚朴（去粗皮，土姜汁炙）、干姜（炮）各一两半，枳实、附子（炮裂，去皮、脐）各二两。上六味，捣罗为末，米饭和丸如梧子大。每服三十丸。食前，生姜汤下，日再。（《圣济总录》石榴丸）

13.血痢日夜不止，腹中㽲痛，心神烦闷　酸石榴皮一两，枳壳一两（麸炒微黄，去瓤），当归三分（锉，微炒）。上件药，捣细罗为散。每服不计时候，以粥饮调下二钱。（《太平圣惠方》）

14.积年肠风下血不止　酸石榴皮二两（慢火焙令黄），侧柏叶二两（慢火煨令黄）。上件药，捣细罗为散。每于食前以木贼汤调下二钱。（《太平圣惠方》）

15.虚劳尿精　石榴皮、桑白皮（切）各五合。上二味，以酒五升，各取三升，分三服。（《千金要方》）

【参考文献】

[1]Mavlyanov SM, Yu S, Islambekov AK, et al. Polyphenolic of the fruit of some varieties of pomegranate growing in Uzbekistan. Chemistry of Natural Compounds, 1997, 33(1): 98.

[2]热娜卡斯木，帕丽达阿不力孜，张笑颖.新疆石榴皮化学成分研究.中药材,2009,32(3): 363.

[3]Seeram N, Lee R, Hardy M, et al. Rapid large scale purification of ellagitannins from pomegranate husk, a by-product of the commercial juice industry. Separation and Purification Technology, 2005, 41(1): 49.

[4]Stom IH, Umemura K, Uneno A, et al. Carbonic anhydrase inhibitors from the pericarps of Punica granatum L. Biological & Pharmaceutical Bulletin, 1993, 16(8): 787.

[5]Mahmoud A. M. Nawwar, Sahar A. M. Hussein, Irmgard Merfort, et al. NMR spectral analysis of Polyphenols from Punica granatum. Phytochemistry, 1994, 36(3): 793.

[6]刘延泽，李海霞.石榴皮中的鞣质及多元酚类成分.中草药,2007,38(4): 502.

[7]Tanaka T, Nonaka G, Nishioka I. Tannins and related compoundsC. Reaction of dehydro hexahydroxydiphenic acid ester with bases and application to the structure of determination of pomegranate tannins, granation A and B. Chem Pharm Bull, 1990, 38(9): 2424.

[8]Du CT, Wang PL, Francis FJ. Anthocyanins of pomegranate, Punica granatum. J Food Sci, 1995, 68(1): 77.

[9]Elswijk DA, Schobel UP, Lansky EP, et al. Rapid dereplication of estrogenic compounds in pomegranate(Punica granatum) using on-line biochemical detection coupled to mass spectrometry. Journal of Phytochemistry, 2004,(65): 233.

[10]NeuhoferH.石榴中石榴碱衍生物的存在.国外医药·植物药分册,1990,(5): 6041.

[11]Neuhofer H, Witte L, Gorunovic M, et al. Alkoids in the bark of Punica granatum L. (pomegranate) from Yugoslavia. Pharmazie, 1993, 48(5): 389.

[12]刘家富，周家齐，李晚谊，等.云南蒙自石榴主要成分分析.云南农业科技,1995,(6): 17.

[13]Moneam NM, Sharaky AS. Badreld in MM1 oestrogen content of pomegranate seeds. J Chromatogr, 1988, 438(2): 438.

[14]Schubert SY, Lansky EP, Neeman I. Antioxidant and eicosanoidenzyme inhibition properties of pomegranate seed oil and fermented juice flavonoids. J Ethnopharmacol, 1999, 66(1): 11.

[15]EI-Nemr SE, Ismai IA, Ragab M. Chemical composition of juice and seeds of pomegranate fruit. Nahrung, 1990, 34(7): 601.

[16]闵勇，刘卫，姚立华，等.石榴籽2个木脂素的分离与鉴定.安徽农业科学,2007,35(23): 7151.

[17]闵勇，张丽，郭俊明，等.石榴籽化学成分研究.安徽农业科学,2006,34(12): 2635.

[18]Wang RF, Xie WD, Zhang Z, et al.Bioactive compounds from the seeds of Punica granatum(pomegranate). J Nat Prod, 2004, 67(12): 2096.

[19]李志西，李彦萍，韩毅.石榴籽化学成分研究.中国野生植物资源,1994,(3): 11-14.

[20]张立华，张元湖，杨雪梅.石榴不同部位提取物抗油脂氧化及抑菌活性的比较.中国粮油学报,2010,25(4): 38.

[21]Li YF, Guo CJ, Yang JJ, et al. Evaluatiou of antioxidant properties of pomegranate peel exteact in comparison with pomegranate pulp, extract. Food Chemistry, 2006, 96(2): 254.

[22]姚立华，何国庆，陈启和.石榴生物活性成分研究进展.食品科技,2006,31(11): 248.

[23]Qian Zhang,Dongying Jia, Kai Yao. Antilperox idan tactivityofpam egranantepee lex tractson lard. Natural Product Research, 2007, 21(3): 211.

[24]李云峰，郭民江，杨继军，等.石榴皮抗氧化物质提取及其体外抗氧化作用研究.营养学报,2004,26(2): 144.

[25]S. Sudheesh NR. Vijayalakshmi. Flavonoids from Punica granatum-potential antiproxidative idative agents. Fitoterapia, 2005,(76): 181.

[26]Parmar HS, Kar A. Antidiabetic potential of Citrus sinensis and Punica ranatum peel extracts in alloxan treated male mice. Biofactors, 2007, 31(1): 17.

[27]Khalil EA. Antidiabetic effect of an aqueous extract of pomegranate (Punica granatum L.) peels in normal and alloxan diabeticrats. Egyption J Hosp Med, 2004,(16): 92.

[28]孙慧，贾冬英，姚开.石榴皮多酚提取物对醛糖还原酶的抑制作用.天然产物研究与开发,2008,20(3): 508.

[29]BragaLC.石榴提取物抑制金黄色葡萄球菌的生长及其肠毒素产生.国外医药·植物药分册,2006,21(1): 33.

[30]Reddy MK, Gupta SK, Jacob MR, et al. Antioxidant, antimalarial and antimicrobial activitiesof tannin-rich fractions, ellagitannins and phenolic acids from Punica granatum L. Planta Med, 2007, 73(5): 461.

[31]Kim M M, Kim S. Composition for improving oral hygiene containing Punia granatum L. extract. Korean Patent: KR 2002066042, 2002.

[32]Endo EH, Garcia Cortez DA, Ueda-Nakamura T, et al.Potent antifungal activity of extracts and pure compound isolated from pomegranate peels and synergism with fluconazole against Candida albicans. Res Microbiol, 2010, 161(7): 534.

[33]Bialonska D, Kasimsetty SG, Schrader KK, et al. The effect of pomegranate (Punica granatum L.) byproducts and ellagitannins on the growth of human gut bacteria. J Agric Food Chem, 2009, 57(18): 8344.

[34]Choi JG, Kang OH, Lee YS, et al. In vitro and In vivo Antibacterial Activity of Punica granatum Peel Ethanol Extract Against Salmonella. Evid Based Complement Alternat Med, http://dx.doi.org/10.1093/ecam/nep 105. 2009-07-08.

[35]Haidari M, Ali M, Ward Casscells S 3rd, et al.Pomegranate(Puaica granatum) purified polyphenol extract inhibits influenza virus and has a synergistic effect with oseltamivir. Phytomedicine, 2009, 16(12): 1127.

[36]Dell'Agli M, Galli GV, Corbett Y, et al. Antiplasmodial activity of Punica granatum L. fruit rind. J Ethnopharmacol, 2009, 125(2): 279.

[37]El-Sherbini GM, Ibrahim KM, El Sherbiny ET, et al. efficacy of Punica granatum extract on in-vtro and in-vivo control of Trichomonas vaginalis. J Egypt Soc Parasitol, 2010, 40(1): 229.

[38]姚敬明，张李俊，王娟平，等.中药石榴皮、五倍子对小白鼠的毒性试验.中兽医学杂志,2004,(6): 7.

[39]Cerda B, Ceron J, Tomas- Barberan F. Repeated OraL Administration of high doses of the pomegranate ellagitannin punicalagin to rats for 37days is not toxic. J Agric Food Chem, 2003, (51): 3493.

[40]医学中央杂志 (日).1921~1922, (19): 1715.

[41]惠李.石榴的综合开发与利用研究.现代农业科技,2008,(24): 15.

[42]段灵芳，何开仁.缅桃叶合石榴皮汤治疗急性腹泻 34 例.中国民间疗法,2011,19(6): 29.

[43]付敏，王新国，袁翠云.液体疗法与石榴皮、黄连煎剂灌肠治疗小儿腹泻 57 例.河南医药信息,2002,10(4): 12-13.

[44]李秉文.复方石榴皮汤治疗慢性腹泻 60 例.湖南中医杂志,1990,6(4): 45-46.

[45]姜淑君.石榴皮治疗慢性腹泻.护理研究,2005,19(23): 2108.

[46]梁贯洲，孙俐丽，曲明，等.自拟石榴皮汤加甲氧苄胺嘧啶治疗溃疡性结肠炎 112 例.实用医药杂志,2004,21(6): 550.

[47]郭显汶.复方石榴皮灌肠液治疗溃疡性结肠炎.江西中医药,1996,27(6): 57.

[48]石训义.石榴皮汤灌肠治疗溃疡性直肠炎 58 例.中国肛肠病杂志,2009,29(7): 108.

[49]林秀珍.石榴皮末治疗小儿轮状病毒性肠炎的临床观察.中国社区医师,2004,20(23): 35.

[50]周学文，柏树钢，李刚，等.复方石榴皮煎剂治疗肠易激综合征临床研究.中国中西医结合脾胃杂志,1994,2(4): 58.

[51]陈定雄，李玉林.自拟复方石榴皮煎剂外洗为主治疗慢性体表性溃疡——附 50 例对照分析.广西中医药,1994,71(4): 5-6.

[52]徐红伟，周光.石榴皮外用治疗烧伤方药应用.中国民间疗法,2010,18(11): 42.

[53]何宗战.蜂胶石榴皮膏治疗鸡眼.中国临床医生,2001,29(6): 23.

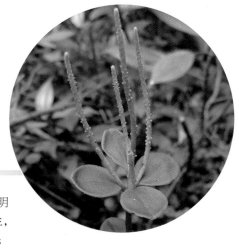

石蝉草

Shi chan cao

Peperomiae Dindygulensis Herba

[英]Dindygulen Peperomia Herb

【别名】火伤叶、胡椒草、石瓜子、三叶稔、石马菜、散血胆、散血丹、红豆瓣、豆瓣七。

【来源】为胡椒科植物石蝉草 *Peperomia dindygulensis* Miq. 的全草。

【植物形态】肉质草本。茎直立或基部匍匐状，分枝，被短柔毛，下部节上常生不定根。叶对生或 3 ~ 4 片轮生；叶柄被毛；叶椭圆形、倒卵形菱形，下部有时近圆形，长 2 ~ 4cm，宽 1 ~ 2cm，先端圆或钝，稀短尖，基部渐狭或楔形，两面被短柔毛；叶脉 5 条，基出，最外 1 对细弱面短或有时不明显；膜质或薄质。穗状花序腋生或顶生，单生或 2 ~ 3 丛生；总状梗被疏柔毛；花疏离；苞片圆形，盾状，有腺点；雄蕊与苞片同着生于子房基部，花药长椭圆形，有短花丝；子房倒卵形，先端钝，柱头顶生，被柔毛。浆果球形，先端稍尖。

【分布】广西主要分布于宁明、龙州、大新、天等、靖西、那坡、河池、罗城、隆安。

【采集加工】夏、秋季采收。晒干。

【药材性状】茎肉质，圆柱形，弯曲，多分枝，长短不一；表面紫黑色，有纵皱纹及细小皮孔，具短茸毛，节上有时可见不定根。叶对生或 3 ~ 4 叶轮生，具短柄；叶片多卷缩，展平后呈菱状椭圆形或倒卵形，全缘，长 1 ~ 3cm，宽 0.5 ~ 1.5cm，先端钝圆，膜质，有腺点，叶脉 5 条，两面有细茸毛。气微，味淡。

【品质评价】以干燥、完整、无杂质者为佳。

【化学成分】本品含阿拉波亭 -4',7- 二甲醚 -8-O- β -D- 葡萄糖苷（hypolacetin-4',7-dimethylether-8-O- β -D-glucopyrano-side）、异高黄芩素 -4'- 甲醚 -8-O- α -L- 阿拉伯糖基（1 → 4）- β -D- 葡萄糖苷 [*iso*-scutellarein-4'-methyl ether -8-O- α -L-arabinopyranosyl（1 → 4）- β -D-glucopyranoside]、异高黄芩素 -4',7- 二甲醚 -8-O- α -L- 阿拉伯糖基（1 → 4）- β -D- 葡萄糖苷 [*iso*-scutellarein-4',7-dimethyl ether-8-O- α -L- arabinopyranosyl（1 → 4）- β -D-glucopyranoside][1]。尚有二（2- 甲氧基 -4,5- 亚甲二氧基）- 苯基酮 [bis-（2-methoxy-4,5-methylenedioxy）-benzophenone]、草胡椒素 B（peperomin B）、草胡椒素 C（peperomin C）、5- 羟基 -4',7,8- 三甲氧基黄酮（5-hydroxy-4',7,8-trimethoxy flavone）、 5- 羟 基 -3',4',7,8- 四 甲 氧 基 黄 酮（5-hydroxy-3',4',7,8-tetramethoxy flavone）、5,3'- 二羟基 -4',7,8- 三甲氧基黄酮（5,3'-dihydroxy-4',7,8-trimethoxy flavone）、β - 谷甾醇（β - sitosterol）、正十六酸（*n*-hexadecanoic acid）[2] 和 2''-O- β -D- 半乳糖异当药

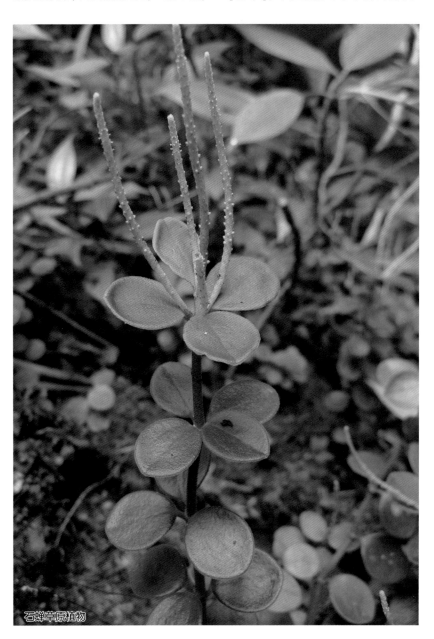

石蝉草原植物

素（2″-O-β-D-galactosylisoswertisin）[3]。又有 peperomin A、peperomin D、surinone C、proctorione C、cepharanone B、正十八酸（octadecanoic acid）和豆甾醇（stigmasterol）[4]。还有（4S）-1,4-二羟基 -2-（1′,13′-二酮基 - 十八碳 -14′ 反式 - 烯基）-1- 环己烯 -3- 酮 [（4S）-1,4-dihydroxy-2-（1′,13′-diketone-octadec-14′E-ene）-1-cyclohexen-3-one]、（4S）-1,4- 二羟基 -2-（1′,14′- 二酮基 - 十八碳 -12′ 反式 - 烯基）-1- 环己烯 -3- 酮 [（4S）-1,4-dihydroxy-2-（1′,14′-diketone-octadec-12′E-ene）-1-cyclohexen-3-one][5] 和 1,4β - 二羟基 -2-（1′,15′- 二氧代二十碳 -16′ 反式 - 烯基）-1- 环己烯 -3- 酮 [1,4β-dihydroxy-2-（1′,15′-dioxo-eicosane-16′E-ene）-1-cyclohexen-3-one]、1,4β - 二羟基 -2-（1′,16′- 二氧代二十碳 -14′ 反式 - 烯基）-1- 环己烯 -3- 酮 [1,4β-dihydroxy-2-（1′,16′-dioxo-eicosane-14′E-ene）-1-cyclohexen-3-one][6]。

【药理作用】

抗肿瘤　从石蝉草全草中分得 5 个新的四氢呋喃木脂素（1 ～ 5）及 4 个已知化合物，它们对恶性肺肿瘤细胞（VA-13）、人肝癌细胞（HepG2）的生长有抑制作用，可逆转多药耐药的（MDR）人卵巢癌 2780AD 细胞的 MDR 活性 [7]。

【性味归经】味辛，性凉。归肺、肝、膀胱经。

【功效主治】清热解毒，化瘀散结，利水消肿。主治肺热咳喘，麻疹，疮毒，肿瘤，烧烫伤，跌打损伤，肾炎水肿。

【用法用量】内服：煎汤，10 ～ 30g。鲜品加倍；或浸酒。外用：适量，鲜品捣敷或捣烂绞汁涂。

【使用注意】脾胃虚寒者慎用。

【经验方】

1. 烧烫伤　鲜石蝉草全草。捣烂绞汁，外涂。（《广西本草选编》）

2. 跌打肿痛　鲜石蝉草全草。捣烂，加酒调外敷。（《广西本草选编》）

3. 外伤出血　鲜石蝉草全草。捣烂，外敷。（《广西本草选编》）

4. 支气管炎、肺热咳嗽　散血丹、石仙桃各 15g，白及 9g，水煎服。（《云南思茅中草药选》）

【参考文献】

[1] 陈立, 周玉, 董俊兴 . 石蝉草中的三个新黄酮苷 . 药学学报 ,2007,42(2): 183.

[2] 陈立, 周玉, 董俊兴 . 石蝉草化学成分的研究 . 中草药 ,2007,38(4): 491.

[3] 陈立, 周玉, 周义龙, 等 . 石蝉草中一个新黄酮碳苷 . 中国中药杂志 , 2008,33(7): 772.

[4] 陈立, 周义龙, 周玉, 等 . 石蝉草的脂溶性成分 . 天然产物研究与开发 , 2008,(20): 275.

[5] 朱文君, 林梦感, 杨国红, 等 . 石蝉草中两个新的聚酮类化合物 . 中草药 ,2011,42(3): 420.

[6] 朱文君, 林梦感, 杨国红, 等 . 石蝉草醇提物中两个聚酮类同分异构体的结构鉴定 . 中国医药工业杂志 ,2011,42(7): 504.

[7] 贾晓东 . 从石蝉草中分得 5 个具有生物活性的四氢呋喃木脂素 . 国外医药·植物药分册 ,2006,21(5): 212.

Shi sheng huang jin

石生黄堇

Corydalis Saxicolae Herba
[英] Rockliving Corydalis Herb

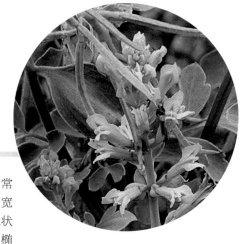

【别名】岩黄连、岩胡、岩连、菊花黄连、土黄连。

【来源】为罂粟科植物石生黄堇 *Corydalis saxicola* Bunting 的全草。

【植物形态】草本。主根发达。茎 1 ~ 3 条，丛生，软弱。枝条与叶对生，花葶状。叶片轮廓三角状卵形，二回羽状全裂，一回裂片 5 枚，具短柄，二回裂片常 3 枚，菱形或卵形，长 2 ~ 5cm，宽 1 ~ 3cm，先端尖，边缘具粗齿。总状花序顶生或与叶对生，多花；苞片椭圆形至披针形，全缘；花梗与苞片等长或略短；花冠金黄色，距短，仅及外轮上瓣全长的 1/4 ~ 1/3，末端微向下弯；萼片近三角形，全缘；雄蕊束披针形；柱头 2 裂，顶端有乳突。蒴果圆柱状，略弯曲。种子多数，圆形，种阜杯状，包住种子一半。

【分布】广西主要分布于上林、靖西、乐业、南丹、东兰、巴马、环江。

【采集加工】秋后采收。除去杂质和粗梗，洗净，切段，晒干。

【药材性状】根类圆柱形或圆锥形，稍扭曲，下部有分枝，直径 0.5 ~ 2cm。表面淡黄色至棕黄色，具纵裂纹或纵沟，栓皮发达易剥落；质松，断面不整齐，似朽木状，皮部与木部界限不明显。叶具长柄，柔软卷曲，长 10 ~ 15cm；叶片多皱缩破碎，淡黄色，完整者二回羽状分裂，一回裂片 5 枚，奇数对生，末回裂片菱形或卵形。气微，味苦涩。

【品质评价】以干燥、完整、无杂质者为佳。

【化学成分】本品主要含有生物碱类（alkaloids）成分。

生物碱类成分有（-）四氢非洲防己胺 [（-）tetrahydrocolumbamine] [1]、小檗碱（berberine）[1-7]、脱氢卡维丁（dehydrocavidine）[1,4]、卡维丁（cavidine）、白蓬叶碱 [（+）thalictrifoline] [1,5,7]、（-）13β-羟基刺罂粟碱 [（-）13β-hydroxystylopine]、（-）斯氏紫堇碱 [（-）scoulerine]、白屈菜红碱（chelerythrine）[1,5]、四氢巴马汀 [（+）tetrahydropalmatine] [1-2,4-7]、原阿片碱（protopine）[1,5-7]、刺檗碱（oxyacanthine）、去氢岩黄连碱（dehydrocavidine）[2]、巴马汀（palmatine）[2,4-7]、黄连碱（coptisine）[2-6]、别隐品碱（allocryptopine）[2,4,7]、β-羟基金罂粟碱（β-

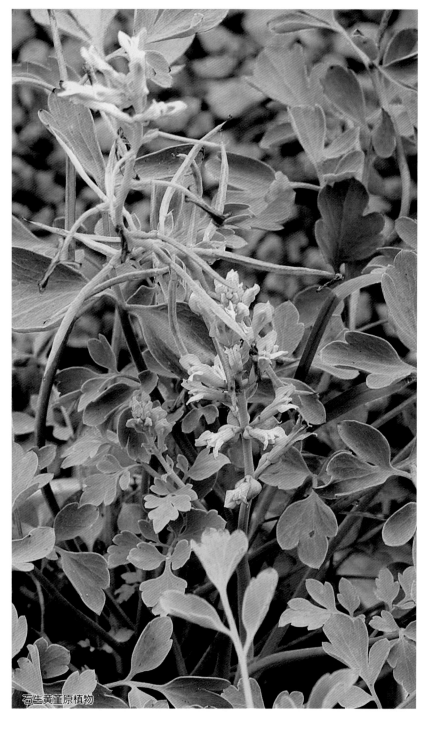

石生黄堇原植物

hydroxystylopine）、小檗红碱（berbrrubine）、岩黄连灵碱（cavidilinine）[4]、刺罂粟碱（stylopine）[4-7]、脱氢阿卟卡维丁（dehydroapocavidine）[5-7]、齐兰西夫林碱（cheilanthifoline）[5,7]、二氢血根碱（dihydrosanguinarine）[5,6]、硝基阿卟卡维丁（nitroapocavidine）、8-羟基-9-甲氧基-11-硝基-利瑞尼碱（8-hydroxy-9-methoxy-11-nitro-lirinidine）、脱氢异阿卟卡维丁（dehydroisoapocavidine）、阿卟卡维丁（apocavidine）、tetrahydropalmatrubine、thalictricavine、脱氢斯氏紫堇碱（tetradehydroscoulerine）、非洲防己碱（columbamine）、脱氢齐兰西夫林碱（dehydrocheilanthifoline）、脱氢刻叶紫堇明碱（mesotetrahydrocorysamine）、3-甲氧基-2,9,10-三羟基四氢原小檗碱（3-methoxy-2,9,10-trihydroxy-tetrahydroprotoberberine）、四氢表小檗碱（sinactine）、脱氢黄连碱（dehydrocoptisine）、非洲防己胺（isocorypalmine）、6-甲氧基二氢血根碱（6-methoxydihydrosanguinarine）、11-甲氧基白屈菜红碱（6-methoxychelerythrine）、异波尔定碱（isoboldine）、紫堇块茎碱（corytuberine）、bracteoline、liriotulipiferine、7-iso-quinolinol、异紫堇碱（iso-corydine）、suaveoline、5-甲氧-6-甲基吲哚-1-甲醛（5-methoxy-6-methylindoline-1-carbaldehyde）、2-羟基-5-甲氧-6-甲基吲哚-1-甲醛（2-hydroxy-5-methoxy-6-methylindoline-1-carbaldehyde）[5]、d-紫堇碱（d-corydaline）、6-丙酮基-5,6-二氢血根碱（6-acetonyl-5,6-dihydrosanguinarine）、二氢白屈菜红碱（dihydrochelerythrine）、紫罂粟次碱（adlumidine）、（−）-salutaridine、thalifaurine、木兰花碱（thalictrine）[6]、氢化小檗碱（canadine）、scowlerine、feruloylagmatine、去氢碎叶紫堇碱（dehydrocheilanthifoline）、去氢分离木瓣树胺（dehydrodiscretamine）、血根碱（sanguinarine）、白屈菜次碱（chelerythrine）、corypalline、异紫堇碱（isocorydine）、pallidine[7]。

此外本品尚含有白桦脂醇（betulin）、白桦脂酸（betulinic acid）、β-香树素（β-amyrin）[4]、β-香树脂醇乙酸酯（β-amyrin acetate）、环桉树醇（cycloeucalenol）、齐墩果酸（oleanolic acid）[2,4]、β-谷甾醇（β-sitosterol）、β-胡萝卜苷（β-daucosterol）[2,4-5]、胆甾醇（cholesterol）[3]、豆甾醇（stigmasterol）[5]。还含有14-氨基-二十七烷（14-amino-heptacosane）、14-氨基-二十八烷（14-amino-octacosane）、槲皮素-3-O-β-D-半乳糖苷（quercetin-3-O-β-D-galactoside）、5-hydroxy-3′,4′,6,7-tetramethoxyflavonel、尿嘧啶（uracil）[4]。

【药理作用】

1. 抗肿瘤　石生黄堇针剂，小鼠腹腔注射给药，对小鼠S180肉瘤、艾氏癌实体瘤抑瘤率均提高，平均抑癌率达到50%以上[8]。石生黄堇脱氢卡维丁（Tetradehydroscoulerine，YHL-1）对人舌鳞状细胞癌Tca8113细胞增殖有抑制作用[9]。

2. 抑制中枢系统　岩黄连总碱能明显抑制咖啡因诱发小鼠的兴奋活动；使猴和猫驯服，并使部分猴和猫产生"僵住症"；抑制由电刺激引起的小鼠"激怒"反应；阻断大鼠的条件反射，而对非条件反射几乎没有影响[10]。

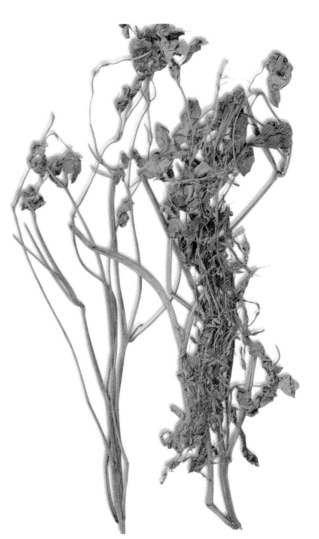

石生黄堇药材

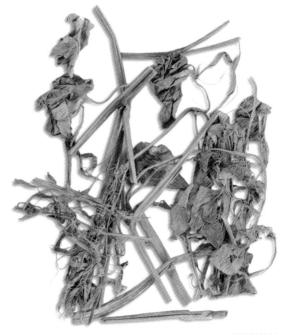

石生黄堇饮片

3.抗炎　石生黄堇能抑制二甲苯引起的小鼠耳郭肿胀，并可抑制由冰醋酸所诱导的血管通透性的增加。小鼠腹腔注射0.4375mg/kg，连续10天，可抑制小鼠棉球肉芽肿形成，减轻慢性炎症反应[11]。

4.抑菌、抗病毒　体外抗菌试验，YHL-1对革兰阳性菌株有抑制作用，最低浓度为0.078mg/ml；而对革兰阴性菌无抑制作用[12]。石生黄堇提取物有体内抗鸭乙型肝炎病毒（DHBV）作用[13]。岩黄连对甲、乙、丙肝炎病毒均有不同程度的抑制和杀灭作用，并能较快产生抗体，且岩黄连能有效稳定肝细胞膜、线粒体膜，起保肝护肝作用[14]。

5.毒性反应　YHL-1对小鼠肌内注射，LD_{50}（半数致死量）为（71.6±2.92）mg/kg，亚急性毒性实验中，YHL-1对小鼠肌注10mg/（kg·d），连续15天，小鼠外观及病理组织学检查均未见异常[15]。

【性味归经】味苦，性凉。归心、肝、大肠经。

【功效主治】清热解毒，利湿，止血，止痛。主治口舌糜烂，痢疾，目翳，痔疮出血，腹泻，腹痛。

【用法用量】内服：煎汤，3～15g。外用：适量，研末点患处。

【使用注意】脾胃虚寒者慎用。

【经验方】

痔疮出血及红痢　岩黄连15g，蒸酒60g服。（《贵州民间医药》）

【参考文献】

[1] 柯珉珉,张显德,吴练中,等.岩黄连有效成分的研究.植物学报,1982,24(3): 289.

[2] 王奇志,梁敬钰,原悦.岩黄连化学成分.中国天然药物,2007,5(1):31.

[3] 毛宇昂.岩黄连化学成分和活性的研究.南宁：广西医科大学,2006.

[4] Wang QZ, Liang JY, Feng X.A new alkaloid from the herb of Corydalis saxicola.Chin J Nat Med, 2009, 7(6): 414.

[5] 李慧梁.岩黄连活性成分系统研究及藜芦毒性成分研究.上海：第二军医大学,2006.

[6] 吴颖瑞,马云宝,赵友兴,等.岩黄连的抗乙肝病毒活性成分研究.中草药,2012,43(1): 32.

[7] 梁轩轩.岩黄连生物碱类化学成分及其抗肿瘤活性研究.广州：中山大学,2008.

[8] 谢沛珊,李爱媛,周芳.草药抗肿瘤筛选的实验研究.时珍国医国药,1996,7(1): 19.

[9] 雷琚,廖建兴.岩黄连脱氢卡维丁体外抑制Tca8113增殖及对端粒酶活性影响的研究.口腔颌面外科杂志,2008,18(3): 173.

[10] 黄燮南,刘国雄,张毅.岩黄连总生物碱的安定作用.中国药理学报,1981,2(3): 156.

[11] 李丽.岩黄连抗炎作用的实验研究.中国民族民间医药杂志,2009,18(23): 20.

[12] 叶琦莉,吴练中,李辉,等.岩黄连的主要成分脱氢卡维丁的抗菌实验.广西中医药,1984,7(3): 48.

[13] 王健,张士军,巫世红,等.岩黄连提取物体内抗乙型肝炎病毒作用研究.药物研究,2009,18(11): 7.

[14] 尹华.岩黄连与丹参注射液合用对慢性乙型肝炎肝纤维化的影响.实用医学杂志,2001,17(8): 782.

[15] 陈重阳,赵一.中药岩黄连主要成分脱氢卡维丁的药理研究.中药通报,1982,7(2): 311.

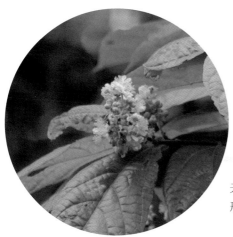

布渣叶

Bu zha ye

Microcis Paniculatae Folium
[英]Paniculate Microcos Leaf

【别名】薢宝叶、瓜布木叶。

【来源】为椴树科植物破布叶 *Microcos paniculata* L. 的叶。

【植物形态】灌木或小乔木。树皮粗糙，嫩枝有毛。单叶互生；叶柄被毛；托叶线状披针形；叶薄革质，卵状长圆形，长 8 ~ 18cm，宽 4 ~ 8cm，先端渐尖，基部圆形，两面初时有极稀疏星状柔毛，以后变秃净；三出脉的两侧脉从基部发出，向上行超过叶片中部，边缘有细钝齿。顶生圆锥花序，被星状柔毛；花柄短小；萼片长圆形，外面有毛；花瓣长圆形，下半部有毛；具腺体；雄蕊多数，比萼片短；子房球形，无毛，柱头锥形。核果近球形或倒卵形；果柄短。

【分布】广西主要分布于凌云、天等、龙州、武鸣、防城、北流、岑溪。

【采集加工】夏秋季采收带幼枝的叶。晒干。

【药材性状】叶多皱缩、破碎。完整者展平后至卵状长圆形或倒卵圆形，长 8 ~ 18cm，宽 4 ~ 8cm，黄绿色或黄棕色，先端渐尖，基部钝圆，边缘具细齿。基出脉 3 条，侧脉羽状，小脉网状。叶柄长 7 ~ 12mm。叶脉及叶柄有毛茸。气微，味淡、微涩。

【品质评价】以叶大、完整、色绿者为佳。

【化学成分】本品主要含有黄酮类（flavonoids）、生物碱类（alkaloids）、三萜类（triterpenes）和挥发油（volatile oil）等多种化学成分。

黄酮类成分主要有异鼠李黄素（iso-rhamnetin）、山柰黄素（kaempferol）、槲皮黄素（quercetin）、5,6,4′-三羟基-3′-甲氧基黄酮-7-*O*-鼠李糖基葡萄糖苷（5,6,4′-trihydroxy-3′-methoxylflavone-7-*O*-rhamnosylglucoside）和 5,6,8,4′-四羟基黄酮-7-*O*-鼠李糖苷（5,6,8,4′-tetrahydroxyflavone-7-*O*-rhamnoside）[1-3]。还有山柰酚-3-*O*-β-D-[3,6-二-（对羟基桂皮酰）]-葡萄糖苷 {kaempferol-3-*O*-β-D-[3,6-di-（*p*-hydroxy-cinnamayol）]-glucopyranoside}、山柰酚-3-*O*-β-D-葡萄糖苷（kaempferol-3-*O*-β-D-glucopyranoside）、异鼠李素-3-*O*-β-D-芸香糖苷（iso-rhamnetin-3-*O*-β-D-glucopyranoside）、牡荆苷（vitexin）、佛来心苷（violanthin）、异佛来心苷（iso-violanthin）、异牡荆苷

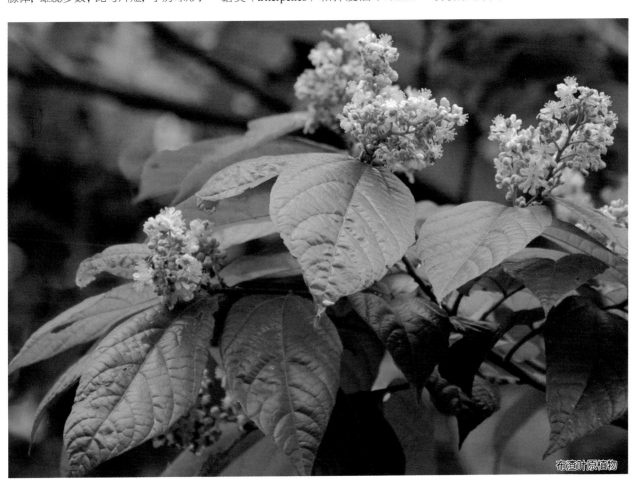

布渣叶原植物

（iso-vitexin）和水仙苷（narcissin）[2,3]。

生物碱类成分主要有 N- 甲基 -6α - 癸间三烯 [1',3',5']-2β - 甲基 -3β - 甲氧基哌啶 [N-methyl-6α-(deca-1',3',5'-trienyl)-2β-methoxy-3β-methylpiperidine]、6-癸间三烯 [1',3',5']-2-甲基 -3-甲氧基哌啶 {6-[deca-1',3',5'-trienyl]-3-methoxy-2-methylpiperidine}、N- 甲基 -6- 癸间三烯 [1',3',5']-2,3- 二甲基哌啶 {N-methyl-6-[deca-1',3',5'-trienyl]-2,3-dimethylpiperidine}、N- 甲基 -6- 癸间三烯 [1',3',5']-2- 甲基哌啶 {N-methyl-6-[deca-1',3',5'-trienyl]-2-methylpiperidine}[4]。

三萜类成分有无羁萜（friedelin）、阿江榄仁树葡萄糖苷Ⅱ（arjunglucoside Ⅱ）[2]。

挥发油主要成分有 2- 甲氧基 - 4- 乙烯基苯酚（2-methoxy-4-vinylphenol）、二十八烷（octacosane）、十六烷酸（n-hexadecanoic acid）、二十五烷（pentacosane）、二十七烷（heptacosane）、2,3- 二氢苯并呋喃（2,3-dihydro-benzo furan）、四十四烷（tetratetracontane）和三十六烷（hexatriacontane）等[5]。

此外，本品尚含有异香豆酸（iso-vanillic acid）、对香豆酸（p-coumaric acid）、阿魏酸（ferulic acid）、脱落酸（abscisic acid）和表儿茶素（epi-catechin）[3]。还含有为黑麦草内酯（loliolide）、去氢吐叶醇 [（+）-dehydrovomifoliol]、香草酸（vanillic acid）、丁香酸（syringicacid）、咖啡酸甲酯（methyl caffeate）、对羟基苯甲酸（p-hydroxybenzoic acid）、木栓醇（friedelinol）、豆甾醇（stigmasterol）、β - 谷甾醇（β -sitosterol）[6]。

【药理作用】

1. 退黄　布渣叶正丁醇部位和剩余水层部位能降低 α - 萘异硫氰酸萘酯所致黄疸模型小鼠血清中血清总胆红素（T-Bil）与直接胆红素（D-Bil）的含量，并能抑制碱性磷酸酶（ALP）、天冬氨酸转氨酶（AST）和丙氨酸转氨酶（ALT）的酶活性[7]。

2. 调节消化系统　布渣叶水提物、乙酸乙酯部位及剩余水层部位能减少小鼠胃内残留率，对小肠推进也有促进作用，而正丁醇部位及剩余水层部位能增加大鼠胃液量，乙酸乙酯、正丁醇及剩余水层能降低胃液 pH 值，同时各组中仅正丁醇部位能提高胃蛋白酶活性[8-10]。

3. 抗炎　布渣叶水提物对二甲苯引起的小鼠耳郭肿胀和醋酸引起的组织毛细血管的通透性增加有抑制作用[11]。

4. 保护心血管　布渣叶水提液有增加离体豚鼠的心冠脉血流量、提高小鼠耐缺氧能力、延长缺氧鼠的存活时间等作用，对垂体后叶素引起的大鼠急性心肌缺血亦有保护作用。布渣叶的水提液静注后能增加麻醉兔的脑血流量，降低血压与脑血管阻力，提示该药对脑血管有扩张作用，且该药对大鼠实验性血栓形成有一定的抑制作用[12]。

5. 镇痛　布渣叶水提物高剂量（23.4g/kg）、中剂量（11.7g/kg）、低剂量（5.85g/kg）对疼痛有抑制作用，均能抑制小鼠因热刺激所引起的疼痛反应；而高、低剂量亦能抑制小鼠因化学刺激所引起的疼痛反应[13]。

6. 解热　布渣叶水提物有较好的解热作用，并能使干酵母致大鼠体温波段变化维持在接近正常水平[14]。

7. 降血脂　通过给小鼠灌胃布渣叶水提液，能降低小肠对胆固醇的吸收[15]。

8. 抗衰老　以布渣叶提取物作为活性成分的成纤维细胞助长剂，可用于防止皮肤的老化[16]。

【临床研究】

1. 小儿急性呼吸道感染　药用自拟透卫清气汤 [布渣叶 10g，生石膏 12g，桑叶、冬瓜子各 8g，金银花、菊花、连翘、苦杏仁各 6g，桔梗 3g，薄荷（后下）2.5g，甘草 3g]。咽喉红肿者加板蓝根、岗梅根、牛蒡子；咳重者加枇杷叶、前胡；痰多者加川贝母；喘急者加麻黄；烦躁、夜睡不宁者加钩藤、蝉蜕、灯心草。以上为 3 岁小儿药量，小于或大于 3 岁者适量加减，每日 1 剂，分 2 ~ 4 次服。6 天 1 个疗程。结果：治疗 105 例，痊愈 90 例，好转 12 例，无效 3 例，总有效率为 97.1%[17]。

2. 小儿厌食症　①治疗组采用醒脾消食汤（布渣叶、太子参、陈皮、鸡内金、独脚金、枳实、砂仁、山楂各 3 ~ 6g，神曲、党参、麦芽各 5 ~ 10g）。此为 7 岁剂量。每天 1 剂，水煎服，早晚各 1 次，均为餐前半小时服用。对照组采用单纯葡萄糖酸锌口服液治疗，5 ~ 10ml/ 次，1 ~ 3 岁服前剂量，4 ~ 7 岁服后剂量，每天 2 次。两组均以 1 个月为 1 个疗程，服用 1 ~ 2 个疗程。结果：治疗组 60 例，总有效率为 90%；对照组 60 例，总有效率为 73.33%。两组疗效比较，差异具有显著性（P<0.05）[18]。②治疗组用二金启脾饮（布渣叶、独脚金 15g，柴胡、白芍、鸡内金、茯苓各 5g，党参、炒白术、山药、炒麦芽各 10g，陈皮、甘草各 3g），用清水 300ml，煎煮 25min，浓缩成 100ml，分早晚 2 次口服（0 ~ 3 岁每次 25ml，3 ~ 6 岁每次 45ml）。对照组予金双歧片，每次 2 片，每天 2 次。两组均以 2 周为 1 个疗程，共 2 个疗程。结果：治疗组 40 例，总有效率为 92.5%；对照组 40 例，总有效率为 65.0%，两组疗效比较，差异具有显著性（P<0.05）[19]。③药用参麦保和汤（布渣叶、麦冬、连翘各 8g，怀山药 12g，神曲、山楂、太子参各 10g，谷芽、麦芽各 15g，陈皮 2g，甘草 3g），同时配合针刺四缝、捏脊法、穴位注射进行治疗，10 天为 1 个疗程。结果：100 例中总有效率达 97%[20]。

3. 2 型糖尿病　治疗组用基本方（鸡内金、布渣叶各 12g，山药、茯苓、猪苓、泽泻、石榴皮、地骨皮、白术、金银花、益母草各 15g，白芍 15 ~ 40g，黄芪 15 ~ 30g，三七 5 ~ 10g，当归、皂角刺各 5g），加减（病程长或兼有肾气虚者，加女贞子、菟丝子、肉苁蓉、覆盆子、金樱子；眼矇者加谷精草、枸杞子；四肢麻木者加王不留行、路路通）治疗，每天 1 剂，水煎服。对照组消瘦型予达美康，每次 80mg，每天 2 次；肥胖型予以二甲双胍，每次 30mg，每天 3 次；餐后血糖偏高者予以拜糖平，每次 50mg，每天 3 次，均口服。治疗均以 1 个月为 1 个疗程，3 个疗程评定疗效。结果：治疗组 50 例，总有效率为 92%；对照组 50 例，总有效率为 90%。2 组疗效比较，差异无显著性意义（P>0.05）[21]。

4. 糖尿病肾病　治疗组予健脾舒肾汤（布渣叶、益母草、淫羊藿、黄芪各 30g，茯苓 20g，山茱萸、杜仲、怀牛膝、丹参各 15g）加减（兼湿热者加白花蛇舌草、蒲公英、黄连；水肿明显者加车前子、猪苓；兼痰浊者加制半夏、葶苈子、桑白皮；伴有血尿者加白茅根、仙鹤草）治疗。对照组用西医常规治疗（采用降血糖、降血压、降脂等综合疗法），1 个月为 1 个疗程，共 3 个疗程。结果：治疗组 30 例，总有效率为 86.7%；对照组 20 例，总有效率为 65.0%，差异有显著性意义（$P<0.05$）[22]。

【性味归经】味酸、淡，性平；无毒。归肺、脾经。

【功效主治】清热利湿，健胃消滞。主治感冒发热，黄疸，食欲不振，消化不良，脘腹胀痛，泄泻，疮疡，蜈蚣咬伤。

【用法用量】内服：煎汤，15～30g，鲜品30～60g。外用：适量，煎水洗；或捣敷。

【使用注意】无食积者不宜服。

【经验方】

1. 瓜藤疮　瓜布木叶、鸭脚木叶、茅瓜苺、食盐，各味适量。捣烂和牛尿炒热，乘稍凉敷患处，再用高粱粟梗煮凫鸭食之。（《岭南草药志》）

2. 蜈蚣咬伤　布渣叶15～30g。水煎服。（广州部队《常用中草药手册》）

3. 感冒，消化不良，腹胀　①布渣叶15～30g。水煎服。（广州部队《常用中草药手册》）②布渣叶、番石榴叶、辣蓼各18g。水煎服，每日2剂。（《香港中草药》）

4. 黄疸　①布渣叶60g，猪血60g。煎水服，每日1次，连服6天。（《岭南草药志》）②破布叶、田基黄、茵陈蒿各15～30g。水煎服。（《香港中草药》）

5. 热滞腹痛　布渣叶、鸭脚木皮、黄牛木叶、路兜簕根、岗梅根，各药等量。每用120～320g，水煎作茶饮。一般因湿热盛而身体不舒者也可服用。（《岭南草药志》）

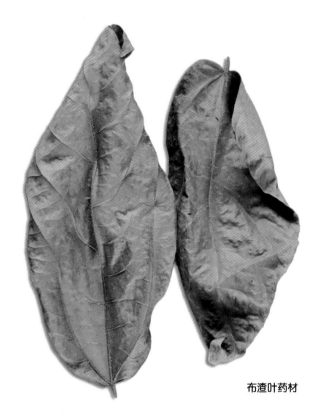
布渣叶药材

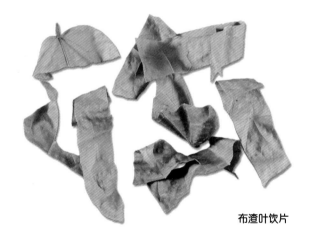
布渣叶饮片

【参考文献】

[1] 罗集鹏. 布渣叶黄酮类成分的研究（简报）. 中药材,1990,(3): 33.

[2] 冯世秀, 刘梅芳, 魏孝义, 等. 布渣叶中三萜和黄酮类成分的研究. 热带亚热带植物学报,2008,16(1): 51.

[3] 杨茵, 李硕果, 叶文才, 等. 布渣叶的化学成分研究. 时珍国医国药,2010,21(11): 2790.

[4] 罗集鹏, 张丽萍, 杨世林, 等. 布渣叶的生物碱类成分研究. 药学学报,2009,44(2): 150.

[5] 毕和平, 韩长日, 梁振益, 等. 破布叶叶片中挥发油的化学成分研究. 林产化学与工业,2007,27(3): 124.

[6] 胡婷, 李军, 屠鹏飞. 布渣叶的化学成分研究. 中草药,2012,43(5): 844.

[7] 戴卫波, 梅全喜, 曾聪彦, 等. 布渣叶不同提取部位降酶退黄试验. 中医药学报,2009,37(6): 24.

[8] 曾聪彦, 钟希文, 高玉桥, 等. 布渣叶水提物对小鼠及大鼠胃肠功能的影响. 今日药学,2009,19(8): 11.

[9] 曾聪彦, 戴卫波, 梅全喜. 布渣叶不同提取部位对胃肠运动的影响. 中医药临床杂志,2009,21(5): 447.

[10] 戴卫波, 梅全喜, 曾聪彦, 等. 布渣叶不同提取部位对大鼠胃液分泌功能的影响研究. 时珍国医国药,2010,21(3): 606.

[11] 梅全喜, 戴卫波, 曾聪彦, 等. 布渣叶水提物抗炎作用的实验研究. 国际中医中药杂志,2010,23(1): 16.

[12] 罗集鹏. 布渣叶黄酮类成分的研究（简报）. 中药材,1990,13(3): 33.

[13] 曾聪彦, 梅全喜, 高玉桥, 等. 布渣叶水提物镇痛药效学的实验研究. 中华中医药学刊,2009,27(8): 1757.

[14] 广东省食品药品监督管理局. 广东省中药材标准. 广州：广东科学技术出版社,2004: 66.

[15] 陈淑英, 余佩填, 练美莲, 等. 布渣叶对血脂影响的实验研究. 中药新药与临床药理,1991,2(3): 53.

[16] DOIK, N Ⅱ HO D, et al. Antioxidant for use in skin external preparation such as cosmetics e.g. milky lotion, contains extract from plant belonging to microcosm as active ingredient. JP2003128562-A; JP3806014-B2.

[17] 周思凉. 透卫清气汤治疗小儿急性呼吸道感染105例. 新中医,1998,30(6): 46.

[18] 李维军, 王健. 醒脾消食汤治疗小儿厌食症60例疗效观察. 新中医,2005,37(5): 42.

[19] 潘奔前, 周俊亮. 二金启脾饮治疗小儿厌食症（肝旺脾虚型)40例疗效观察. 新中医,2006,38(9): 49.

[20] 李蔷华. 综合治疗小儿厌食100例. 陕西中医,2001,22(12): 713.

[21] 侯刚, 倪佩卿, 叶安娜, 等. 健脾养阴清热活血法治疗2型糖尿病50例疗效观察. 新中医,2004,36(4): 34.

[22] 张志忠. 健脾舒肾汤治疗糖尿病肾病临床观察. 湖北中医杂志,2004, 26(6): 20.

Long　　yan

龙　眼

Longan Arillus
[英] Dried Longan Pulp

【别名】桂圆肉、比目、亚荔枝、圆眼肉、蜜脾、元眼肉。

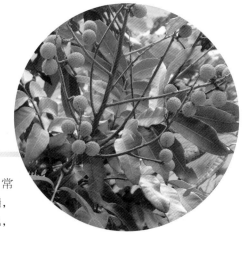

【来源】为无患子科植物龙眼 Dimocarpus longan Lour. 的假种皮。

【植物形态】乔木。小枝被微柔毛，散生苍白色皮孔。偶数羽状复叶，互生；小叶 4 ~ 5 对；叶片薄革质，长圆状椭圆形至长圆状披针形，两侧常不对称，长 6 ~ 15cm，宽 2.5 ~ 5cm，先端渐尖，有时稍钝头，上面深绿色，有光泽，下面粉绿色，两面无毛。花序密被星状毛；花梗短；萼片近革质，三角状卵形，两面均被黄褐色绒毛和成束的星状毛；萼片，花瓣各 5，花瓣乳白色，披针形，与萼片近等长；雄蕊 8。果近球形，核果状，不开裂，常黄褐色或有时灰黄色，外面稍粗糙，或少有微凸的小瘤体；种子茶褐色，光亮，全部被肉质的假种皮包裹。

【分布】广西全区均有栽培。

【采集加工】果实应在充分成熟后采收。晴天倒于晒席上，晒至半干后再用焙灶焙干，到 7 ~ 8 成干时剥取假种皮，继续晒干或烘干，干燥适度为宜。或将果实放开水中煮 10min，捞出摊放，使水分散失，再火烤一昼夜，剥取假种皮，晒干。

【药材性状】假种皮为不规则块片，常黏结成团，长 1 ~ 1.5cm，宽 1 ~ 3.85cm，厚约 1mm。黄棕色至棕色，半透明。外表面（近果皮的一面）皱缩不平；内表面（黏附种子的一面）光亮，有细纵皱纹。质柔润，有黏性。气微香，味甚甜。

【品质评价】以片大而厚、色黄棕、半透明、甜味浓者为佳。

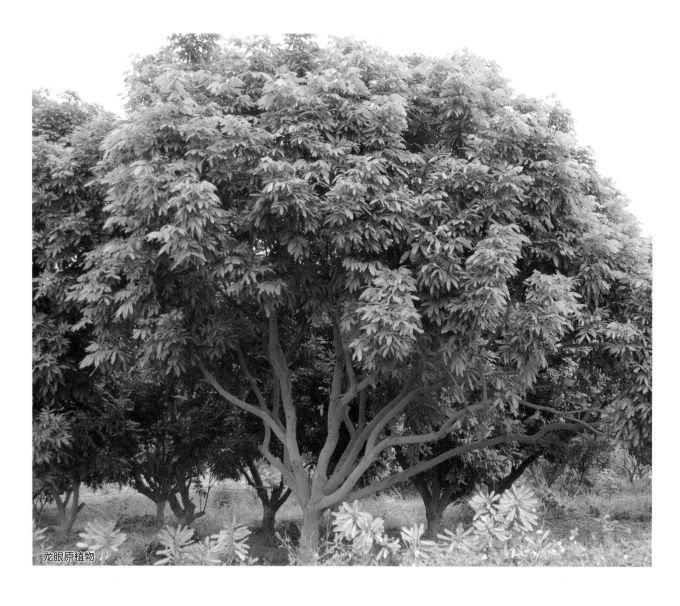

龙眼原植物

【化学成分】本品果皮含有木栓酮（friedelin）、木栓醇（friedelinol）、（24R）-豆甾-4-烯-3-酮 [（24R）-stigmast-4-en-3-one]、β-谷甾醇（β-sitosterol）、呋喃丙烯酸（furan acrylic acid）、异莨菪亭（iso-scopoletin）、β-胡萝卜苷（β-daucosterol）、没食子酸(galic acid）、柯里拉京(coriagin）、对羟基苯甲酸庚酯（PHBA hepta-ester）、没食子酸甲酯（gallicin）、4-O-α-L-鼠李糖基-鞣花酸（4-O-α-L-rhamnose-benzoaric acid）、鞣花酸(benzoaric acid）等成分[1]。

本品果肉含有二十四碳酸（selachoceric acid）、7,8-二甲基咯嗪（7,8-dimethyl-alloxazin）、（2S,3S,4R,10E）-2-[（2'R）-2'-羟基二十四酰胺]-10-十八烯-1,3,4-三醇 {（2S,3S,4R,10E）-2-[（2'R）-2'-hydroxy-tetracosan-amide]-10-octadecen-1,3,4-triol}、尿嘧啶（uracil）、丁二酸（succinic acid）、腺苷（adenosine）、甘露醇（manicol）、β-谷甾醇（β-sitosterol）和β-胡萝卜苷（β-daucosterol）等成分[2]。

本品果核含有β-谷甾醇（β-sitosterol）、苯乙醇（benzene alcohol）、2-甲基-1,10-十一烷二醇（2-methyl-1,10-undecane-diol）、（24R）-6β-羟基-24-乙基-胆固醇-4-烯-3-酮 [（24R）-6β-hydroxy-24-ethyl-cholest-4-en-3-one]、齐墩果酸（oleanolic acid）、松脂醇（pinoresinol）、烟酸（micotinamide）、对羟基苯甲酸（p-hydroxybenzoic acid）、β-胡萝卜苷（β-daucosterol）、1-O-甲基-D-肌醇（1-O-methyl-D-cyclohexanhexol）、尿嘧啶（uracil）、腺嘌呤核苷（adenine riboside）等成分[3]。

本品种子含有 longandiol[4]。

【药理作用】

1. 抗氧化　龙眼多糖对超氧阴离子自由基体系、羟自由基体系均有不同程度的清除作用，但对超氧阴离子自由基的清除作用不太明显，对羟自由基当多糖浓度大于 $100\mu g/ml$ 时清除能力与浓度有量效关系[5]。热水法提取的龙眼肉干品活性物质具有良好的抗氧化活性，其清除二苯代苦味酰肼自由基（DPPH·）IC_{50} 为 2.2g/L[6,7]。

2. 抗衰老　龙眼肉可以抑制体内的一种黄素蛋白酶-脑B型单胺氧化酶（MAO-B）的活性，这种酶和机体的衰老有密切的关系，即 MAO-B 的活性升高可加速机体的老化过程。该提取液在试管内可抑制小鼠肝匀浆过氧化脂质（LPO）的生成。龙眼肉提取液可选择性地对脑 MAO-B 活性有较强的抑制作用[8]。

3. 免疫调节　龙眼多糖口服液小鼠灌胃给药，连续30天，能使小鼠的胸腺指数升高，能使小鼠的抗体数明显升高，同时使动物的溶血空斑数明显增加，能明显增强小鼠迟发型变态反应，能明显增强细胞的吞噬率及吞噬指数[9]。

4. 抗应激　桂圆肉的提取液，对小鼠遭受低温、高温、缺氧刺激有明显的保护作用[10]。

【临床研究】

1. 妇女更年期综合征　用加减归脾汤治疗：龙眼肉 20g，白术 30g，茯苓 30g，黄芪 50g，人参 15g（包），炒枣仁 20g，木香 15g，远志 15g，当归 15g，炙甘草 15g。随证加减：心烦失眠者加黄连 5g，郁金 10g；烘热汗出者加龙骨 15g，五味子 15g，恶心呕吐者加半夏 10g，生姜 3 片；面赤潮红

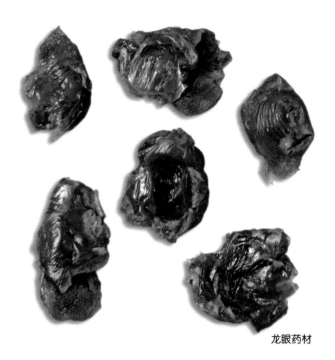

龙眼药材

者加地骨皮 15g，丹皮 15g；情绪易激动者加淮小麦 30g；四肢浮肿者加茯苓皮 15g。1 剂/天，2 周为 1 个疗程。结果：治疗 45 例，治疗 3 个疗程后，治愈 16 例，有效 26 例，无效 3 例，总有效率为 93.3%[11]。

2. 心脾两虚型不寐症　治疗组 60 例给予自拟益气养血安神汤治疗：黄芪、龙眼肉各 20g，党参、合欢皮、白术、茯神、灵芝各 15g，当归 12g，远志、木香、炙甘草各 10g，酸枣仁、夜交藤、丹参各 30g，大枣 5 枚，肉桂 6g，黄连 8g，朱砂 15g 冲服（睡前）。每日 1 剂，水煎分 2 次分别于中午及睡前 1h 温服。对照组 60 例予每晚睡前 30min 服用舒乐安定 1～2mg，维生素 E100mg，谷维素 20mg 每日 3 次。两组均 14 天为 1 个疗程，治疗 3 个疗程后停药 2 周再随访 1～2 个月。结果：治疗组总有效率为 86.67%，对照组为 58.33%，两组比较有显著性差异（$P<0.05$）[12]。

【性味归经】味甘，性温。归心、脾经。

【功效主治】补心脾，益气血，安心神。主治心脾两虚，气血不足所致的惊悸、怔忡、失眠、健忘，血虚萎黄，月经不调，崩漏。

【用法用量】内服：煎汤，10～15g，大剂量 30～60g，或熬膏，或浸酒，或入丸、散。

【使用注意】内有痰火及湿滞停饮者忌服。

【经验方】

1. 健忘怔忡　白术、茯苓、黄芪、龙眼肉、酸枣仁各一两，人参、木香各半两，甘草二钱半。上细切，每服四钱，水一盏半，生姜五片，枣一枚，煎至七分，去滓温服。（《济生方》归脾汤）

2. 脾虚泄泻　龙眼干十四粒，生姜三片。煎汤服。（《泉州本草》）

3. 妇人产后浮肿　龙眼干、生姜、大枣。水煎服。（《泉州本草》）

【参考文献】

[1] 郑公铭, 魏孝义, 徐良雄, 等. 龙眼果皮化学成分的研究. 中草药, 2011,42(8): 1485.

[2] 郑公铭, 徐良雄, 谢海辉, 等. 龙眼果肉化学成分的研究. 热带亚热带植物学报, 2010,18(1): 82.

[3] 魏孝义, 徐良雄, 谢海辉, 等. 龙眼果核化学成分的研究. 中草药, 2011,42(6): 1053.

[4] Zheng GM, Xu LX, Xie HH, et al. A New Diol from Dimocarpus longan Seeds. Chinese Herb Med, 2011, 3(1): 7.

[5] 苏东晓, 侯方丽, 张名位, 等. 龙眼肉干品中活性物质的提取工艺优化及抗氧化作用研究. 广东农业科学, 2009, (1): 68.

[6] 潘英明, 黄斯琴, 王恒山, 等. 龙眼果皮不同方法提取物对自由基的清除作用. 精细化工, 2006,23(6): 568.

[7] 吴华慧, 李雪华, 邱莉. 荔枝、龙眼果肉及荔枝、龙眼多糖清除活性氧自由基的研究. 食品科学, 2004,25(5): 166.

[8] 常敏毅. 龙眼肉、何首乌抗衰老功能的新说. 中国食品, 1987,(2): 4.

[9] 陈冠敏, 陈润, 张荣标. 龙眼多糖口服液增强免疫功能的研究. 毒理学杂志, 2005,19(3) 增刊: 283.

[10] 农兴旭, 李茂. 桂圆肉和蛤蚧提取液的药理作用. 中国中药杂志, 1989,14(6): 365.

[11] 朱冬梅. 加减归脾汤治疗妇女更年期综合征 45 例临床报告. 中国实用医药, 2009,4(12): 164.

[12] 郭岳. 益气养血安神汤治疗心脾两虚型不寐症 60 例. 陕西中医, 2010,31(6): 673-674.

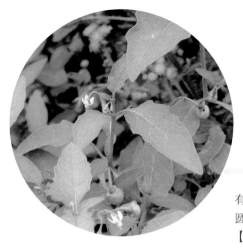

龙 葵
Long kui

Solani Nigri Herba
[英] Black Nightshade Herb

【别名】白花菜、野茄、天茄子、酸浆草、苦葵、天茄苗儿、天天茄、老鸦眼睛藤、山海椒。

【来源】为茄科植物龙葵 *Solanum nigrum* L. 的全草。

【植物形态】草本。叶互生；叶片卵形，先端短尖，基部楔形或宽楔形并下延至叶柄，全缘或具不规则波状粗锯齿，光滑或两面均被稀疏短柔毛。蝎尾状聚伞花序，花萼小，浅杯状，外疏被细毛，5浅裂；花冠白色，辐状，5深裂，裂片卵圆形；雄蕊5，着生于花冠筒口，花丝分离，花药黄色，顶孔向内；雌蕊1，球形，子房2室，花柱下半部密生白色柔毛，柱头圆形。浆果球形，有光泽，成熟时黑色。种子多数，扁圆形。

【分布】广西主要分布于贺州、钟山、昭平、金秀、融水、靖西、凌云、隆林。

【采集加工】夏、秋季采收。鲜用或晒干。

【药材性状】茎圆柱形，多分枝，长30～70cm，直径2～10mm，表面黄绿色，具纵皱纹。质硬而脆，断面黄白色，中空。叶皱缩或破碎，完整者呈卵形或椭圆形，长2～12cm，宽2～6cm，先端锐尖或钝，全缘或有不规则波状锯齿，暗绿色，两面光滑或疏被短柔毛；叶柄长0.3～2.2cm。花、果少见，聚伞花序蝎尾状，腋外生，花4～6朵，花萼棕褐色，花冠棕黄色。浆果球形，黑色或绿色，皱缩。种子多数，棕色。气微，味淡。

【品质评价】以茎叶色绿、带果者为佳。

【化学成分】本品全草含有6-甲氧基-7-羟基香豆素（6-methoxy-7-hydroxycoumarin）、丁香脂素-4-*O*-β-D-葡萄糖苷（syringaresinol-4-*O*-β-D-glucopyranoside）、松脂素-4-*O*-β-D-葡萄糖苷（pinoresinol-4-*O*-β-D-glucopyranoside）、3,4-二羟基苯甲酸（3,4-dihydroxybenzoic acid）、对羟基苯甲酸（*p*-hydroxybenzoic acid）、3-甲氧基4-羟基苯甲酸（3-methoxy-4-hydroxybenzoic acid）、腺苷（adenosine）[1]、uttroside B、uttroside A、22α,25*R*-26-*O*-β-D-吡喃葡萄糖基-22-羟基-呋甾-Δ⁵-3β,26-二醇-3-*O*-β-D-吡喃葡萄糖基-

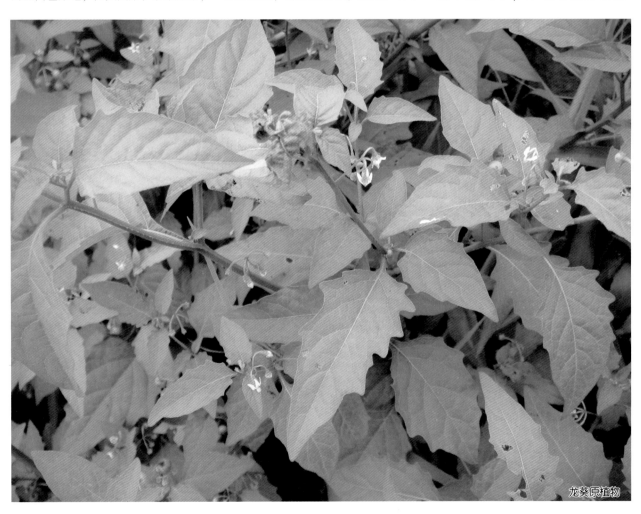

龙葵原植物

（1→2）-O-[β-D-吡喃木糖基-（1→3）]-O-β-D-吡喃葡萄糖基-（1→4）-O-β-D-吡喃半乳糖苷｛22α,25R-26-O-β-D-glucopyranosyl-22-hydroxy-furost-Δ^5-3β,26-diol-3-O-β-D-glucopyranosyl-（1→2）-O-[β-D-oxylopyranosyl-（1→3）-O-β-D-glucopyranosyl-（1→4）-O-β-D-glucopyranoside｝、22α,25R-26-O-β-D-吡喃葡萄糖基-22-甲氧基-呋甾-Δ^5-3β,26-二醇-3-O-β-D-吡喃葡萄糖基-（1→2）-O-[β-D-吡喃木糖基-（1→3）]-O-β-D-吡喃葡萄糖基-（1→4）-O-β-D-吡喃半乳糖苷｛22α,25R-26-O-β-D-glucopyranosyl-22-methoxy-furost-Δ^5-3β,26-diol-3-O-β-D-glucopyranosyl-（1→2）-O-[β-D-xylopyranosyl-（1→3）]-O-β-D-glucopyranosyl-（1→4）-O-β-D-galactopyranoside｝、5α,22α,25R-26-O-β-D-吡喃葡萄糖基-22-羟基-呋甾-3β,26-二醇-3-O-β-D-吡喃葡萄糖基-（1→2）-O-[β-D-吡喃葡萄糖基-（1→3）-O-β-D-吡喃葡萄糖基-（1→4）-O-β-D-吡喃半乳糖苷｛5α,22α,25R-26-O-β-D-glucopyranosyl-22-hydroxy-furost-3β,26-diol-3-O-β-D-glucopyranosyl-（1→2）-O-[β-D-glucopyranosyl-（1→3）]-O-β-D-glucopyranosyl-（1→4）-O-β-D-galactopyranoside｝、5α,22α,25R-26-O-β-D-吡喃葡萄糖基-22-甲氧基-呋甾-3β,26-二醇-3-O-β-D-吡喃葡萄糖基-（1→2）-O-[β-D-吡喃葡萄糖基-（1→3）]-O-β-D-吡喃葡萄糖基-（1→4）-O-β-D-吡喃半乳糖苷｛5α,22α,25R-26-O-β-D-glucopyranosyl-22-methoxy-furost-3β,26-diol-3-O-β-D-glucopyranosyl-（1→2）-O-[β-D-glucopyranosyl-（1→3）]-O-β-D-glucopyranosyl-（1→4）-O-β-D-galactopyranoside｝、灌木天冬苷（dumoside）、5α,20S-3β,16β-二醇-孕甾-22-羧酸-（22,16）-内酯-3-O-β-D-吡喃葡萄糖基-（1→2）-O-[β-D-吡喃木糖基-（1→3）]-O-β-D-吡喃葡萄糖基-（1→4）-O-β-D吡喃半乳糖苷｛5α,20S-3β,16β-dihydroxy-pregn-22-carboxylic acid（22,16）-lactone-3-O-β-D-glucopyranosyl-（1→2）-O-[β-D-xylopyranosyl-（1→3）]-O-β-D-glucopyranosyl-（1→4）-O-β-D-galactopyranoside｝[2]。此外，还含有23-O-乙酰基-12β-羟基澳洲茄胺（23-O-acetyl-12β-hydroxysolasodine）[3]。

地上部分含有澳洲茄碱（solasonine）、澳洲茄边碱（solamargine）、β-澳洲茄边碱（β-solamargine）[4]。

种子油中含有胆甾醇（cholesterol）[5]。

果实中含有α-胡萝卜素（α-carotene）[6]、植物凝集素（lectin）[7]、澳洲茄胺（solasodine）、N-甲基澳洲茄胺（N-methylsolasodine）、12β-羟基澳洲茄胺（12β-hydroxy-solasodine）、番茄烯胺（tomatidenol）、毛叶冬珊瑚碱（solanocapsine）、替告皂苷元（tigogenin）[8]、26-O-（β-D-吡喃葡萄糖基）-22-甲氧基-25d,5α-呋甾烷-3β,26-二醇-3-O-β-石蒜四糖苷[26-O-（β-D-glucopyranosyl-22-methoxy-25d,5α-furostan-3β,26-diol-3-O-β-lycoterraoside]、去半乳糖替告皂苷（desgalactotigonin）[9]、替告皂苷元四糖苷SN-4（tigogenin tetraoside SN-4）[9,10]、SN-a即澳洲茄胺、SN-b即澳洲茄醇胺（solanaviol）、SN-d即12β-羟基-26-去甲澳洲茄胺-26-羟酸（12β-hydroxy-26-norsolasodine-26-carboxylic acid）、SN-e即澳洲茄醇胺-3β-茄三糖苷（solanaviol-3β-solatrioside）、SN-f即12β,27-二羟基澳洲茄胺-3-β-马铃薯三糖苷（12β,27-dihydroxysolasodine-3-β-chacotrisoide）[10]。尚含有α-澳洲茄边碱（α-solamargine）、α-澳洲茄碱（α-solasonine）[11]、乙酰胆碱（acetylcholine）[12]、薯蓣皂苷元（diosgenin）、新克洛皂苷元（neochlorogenin）[13]、N-羟基澳洲茄边碱｛（25R）-3β-{O-α-L-rhamnopyranosyl-（1→2）-O-[α-L-rhamnopyranosyl-（1→4）]-β-D-glucopyranosyloxy}-22α-N-spirosol-5-en-N-ol｝[14]、澳洲茄明碱（solasondamine）、α-龙葵碱（α-solanigrine）、ε-龙葵碱（ε-solanigrine）、Δ-龙葵碱（Δ-solanigrine）、龙葵定碱（solanigridine）、阿托品等生物碱[15,16]。另含β-谷甾醇、胡萝卜苷和槲皮素[17]。

叶含有槲皮素-3-O-（2-Gal-α-鼠李糖基）-β-葡萄糖基β-半乳糖苷[quercetin-3-O-（2-Gal-α-rhamnosyl）-β-glucosyl-β-galactoside]、槲皮素-3-O-α-鼠李糖基-β-半乳糖苷（quercetin-3-O-α-rhamnosyl-β-galactoside）、槲皮素-3-β-葡萄糖基-β-半乳糖苷（quercetin-3-β-glucosyl-β-galactoside）、槲皮素-3-龙胆二糖苷（quercetin-3-gentiobioside）、槲皮素-3-半乳糖苷（quercetin-3-galactoside）、槲皮素-3-葡萄糖苷（quercetin-3-glucoside）、23-O-乙酰基-12β-羟基澳洲茄胺（23-O-acetyl-12β-hydroxysolasodine）[18]、5α,22α,25R-12-羰基-22-羟基-呋甾-26-羧基-3-O-β-D-吡喃葡萄糖基-（1→4）-O-β-D-吡喃葡萄糖基-（1→2）-O-β-D-吡喃葡萄糖基-（1→4）-O-β-D-吡喃半乳糖苷、槲皮素-3-O-α-L-鼠李糖基-（1→4）-O-β-D-葡萄糖基-（1→6）-O-β-D-葡萄糖苷、5α,25R-螺甾-3-O-β-D-吡喃木糖基-（1→3）-O-β-D-吡喃葡萄糖基-（1→2）-O-β-D-吡喃葡萄糖基-（1→4）-O-β-D-吡喃半乳糖苷[17]、维生素A、叶黄素、β-胡萝卜素[19]、维生素B$_1$、维生素B$_2$[20]、维生素C[21]、维生素D$_3$、糖基化态1,25-二羟维生素[22]、氨基酸[21]、多糖SNLWP-1、SNLWP-2、SNLAP-1、SNLAP-2[23]、多糖SNLBP[24]、多糖SNL-1、SNL-2、SNL-3、SNL-4[25]。

根茎中含有龙葵皂苷A（uttroside A）、龙葵皂苷B（uttroside B）、龙葵螺苷A（uttronin A）、龙葵螺苷B（uttronin B）[26]。

【药理作用】

1.抗肿瘤　龙葵中龙葵碱显著降低S180肉瘤和肝癌H22荷瘤小鼠细胞RNA/DNA值，使肿瘤细胞内DNA转录形成RNA的代谢受到抑制，细胞内基因产物——蛋白质的合成受阻[27]。龙葵碱可能是通过提高红细胞膜流动性及增强红细胞对肿瘤细胞免疫黏附作用，从而增强了红细胞的免疫功能，进一步激活了整个机体的免疫系统[28]。龙葵中龙葵糖蛋白可通过阻断核转录因子（NF-κB）抗凋亡通路、激活caspase级联反应及促进一氧化氮（NO）的释放来促进肿瘤细胞的凋亡[29]，并抑制羟自由基引起的NF-κB活性增强[30]。龙葵中的活性成分SNLglycoprotein可提高人结肠癌细胞HCT-116细胞内的半胱天冬氨活性及多聚ADP-核糖聚合酶的分解，引起肿瘤细胞凋亡[31]。从龙葵中分离得到的solamar-gine、degalactotigonin、solasonine对人肝癌细胞株FHCC298具有细胞增殖抑制作用[32]。龙葵可使鸡胚绒毛尿囊膜新生血管减少，其机制可能与龙葵导致血管内皮细胞凋亡和抑制内皮细胞增殖，从而抑制血管新生有关[33]。

2. 抗炎、抗休克、抗过敏　龙葵中澳洲茄碱有可的松样作用，可降低血管通透性及抑制透明质酸酶活性；对豚鼠过敏性、组胺性、小鼠烧伤性和胰岛素性休克均有保护作用，可使豚鼠及大鼠肾上腺中胆固醇和维生素 C 含量增加，肾上腺皮质功能下降[34]。

3. 保肝　龙葵对四氯化碳（CCl₄）诱导的肝损伤具有保护作用[35]。龙葵糖蛋白能够提高肝药酶的活性，同时抑制体内 3- 羟基 -3- 甲基戊二酰辅酶 A 还原酶活性，起到护肝作用[36]。

4. 祛痰镇咳　龙葵果浸膏、三氯甲烷提取物、石油醚提取物及水溶部分小鼠灌服，有祛痰作用，龙葵果 60% 乙醇提取物有镇咳作用[37]。

5. 抑菌、抗病毒　龙葵煎剂对金黄色葡萄球菌、伤寒杆菌、变形杆菌、大肠杆菌、绿脓杆菌和猪霍乱杆菌有抑制作用[37]。龙葵多糖具有抑制乙肝病毒和艾滋病病毒复制作用[38]。

6. 其他　龙葵 50% 醇提物对由庆大霉素诱导的肾细胞损伤有保护作用，对羟自由基具有清除能力[39]。龙葵醇提物具有镇静作用[38]。

7. 毒性反应　龙葵糖苷生物碱的致毒机制主要是通过抑制胆碱酯酶的活性而引起中毒反应。病理变化主要为急性脑水肿，其次是胃肠炎，肺、肝、心肌和肾脏皮质水肿[40]。龙葵碱可致雄性小鼠精子畸形，干扰雄性小鼠生精功能，对雄性小鼠睾丸有毒性作用[41]。龙葵叶、茎、未成熟果实及成熟果实提取物都有细胞毒性，未成熟果实的提取物毒性最大，且龙葵提取物不但没有诱变性还有很强的抗诱变性[42]。

【临床研究】

1. 甲沟炎　新鲜龙葵 1 棵，犁头草 3 ～ 5 棵，捣烂分 2 次用，或每次用料一半捣烂后外敷，每日更换 2 次，疗程 3 ～ 5 天或至痊愈。结果：共治疗甲沟炎 30 例，8 例 3 天愈，10 例 5 天愈，7 例 7 天愈，2 例 9 天愈。3 例分别在第 3 ～ 5 天配合抗生素（青霉素、庆大霉素肌注或红霉素口服）治疗[43]。

2. 口腔溃疡　治疗组 30 例，用龙葵散（以龙葵为主药）涂撒溃疡面，每日 3 次；对照组 30 例用冰硼散涂撒。5 天后观察两组患者疼痛程度和溃疡愈合情况。结果：在治疗后第 5 天，治疗组较对照组疼痛感觉减轻明显（P < 0.01）；治疗组治疗后溃疡直径显著小于对照组（P < 0.01）。说明龙葵散局部治疗口腔溃疡有良好的止痛和促愈合作用[44]。

3. 老年丹毒　龙葵鲜品 100 ～ 150g（干品 20 ～ 30g），将其洗净捣烂后外敷患处，每日 2 次；干品 20g（鲜品 200g）水煎浸泡患处，每日 3 次，每次浸泡 30min，持续湿敷。局部皮肤破溃者给予黄连粉或云南白药局部外撒（湿敷后用）。结果：3 ～ 5 天治愈 17 例，7 天治愈 3 例，好转 2 例，加用青霉素治疗 10 天治愈[45]。

4. 慢性腹泻　用鲜龙葵一小把（约 30 ～ 50g），热性腹泻加白糖，寒性腹泻加红糖，寒热并存者加红白糖，煎服。一般每日用鲜龙葵 40g 加红糖适量，煎水大半碗服，早晚各 1 次，21 天为 1 个疗程。结果：共治疗慢性腹泻 48 例，除 2 例中断治疗外，其余全部治愈[46]。

【性味归经】味苦，性寒。归肺、肾经。

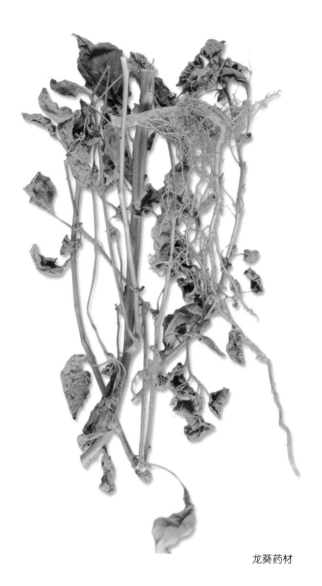

龙葵药材

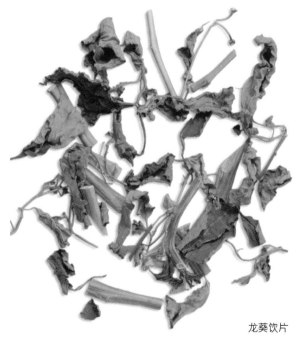

龙葵饮片

【功效主治】清热解毒，活血消肿。主治疔疮，痈肿，丹毒，跌打损伤，慢性气管炎，肾炎水肿。

【用法用量】内服：煎汤，15～30g。外用：适量，捣敷或煎水洗。

【使用注意】孕妇慎用。

【经验方】

1. 痈肿无头　捣龙葵敷之。（《本草纲目》引《经验方》）

2. 一切发背痈疽恶疮　用虾一个，同老鸦眼睛藤叶捣敷。（《本草纲目》引《袖珍方》）

3. 天疱湿疮　龙葵苗叶捣敷之。（《本草纲目》）

4. 毒蛇咬伤　龙葵、六月雪鲜叶各30g。捣烂取汁内服，药渣外敷，连用2天。（《全国中草药汇编》）

5. 跌打扭筋肿痛　鲜龙葵叶1握，连须葱白7个。切碎，加酒酿糟适量，同捣烂敷患处，每日换1～2次。（《江西民间草药》）

6. 疔肿　老鸦眼睛草，擂碎，酒服。（《普济方》）

7. 吐血不止　人参一分，天茄子苗半两。上二味，捣罗为散每服二钱匕，新水调下，不拘时。（《圣济总录》人参散）

8. 血崩不止　山海椒30g，佛指甲15g。煎水服。（《贵州草药》）

9. 痢疾　龙葵叶24～30g（鲜者用加倍量），白糖24g。水煎服。（《江西民间草药》）

10. 急性肾炎，浮肿，小便少　鲜龙葵、鲜芫花各15g，木通6g。水煎服。（《河北中药手册》）

11. 癌症胸腹水　鲜龙葵500g（或干品120g）。水煎服，每日1剂。（《全国中草药汇编》）

12. 白血细胞减少症　龙葵茎叶、女贞子各60g。煎服。（《安徽中草药》）

【参考文献】

[1] 王立业, 王乃利, 姚新生. 龙葵中的非皂苷类成分. 中药材, 2007,30(7): 792.

[2] 周新兰, 何祥久, 周光雄, 等. 龙葵全草皂苷类化学成分研究. 中草药, 2006,37(11): 8161.

[3] Doepke W, Duday S, Matos N. 23-O-acetyl-12β-hydroxysolasodine, a new alkaloid from Solanum nigrum L. Zeitschrift fuer Chemie, 1988, 28(5): 185.

[4] Aslanov SM, Novruzov EN. Study of glycoalkaloids of the deadly nightshade growing in Azerbaidzhan. Izvestiya Akadem Ⅱ Nauk Azerbaidzhanskoi SSR Seriya Biologicheskikh Nauk , 1978, (3): 15.

[5] Gastaldo P, Profumo P, Tiscornia E, et al. The presence of cholesterol in the sterolic fraction in the oil of the seeds of Solanum nigrum L. subsp nigrum and Solanum dulcamara L. Giornale Botanico Italiano, 1977, 111(6): 311.

[6] Dan MS, Dan SS, Mukhopadhayay P. Chemical examination of three indigenous plants. Journal of the Indian Chemical Society, 1982, 59(3): 419.

[7] Colceag, Junona. Purification and some properties of a lectin from Solanum nigrum(Solanaceae). Revue Roumaine de Biochimie ,1985, 22(2): 101.

[8] Doepke W, Duday S, Matos N. Alkaloids and sapogenins from Solanum nigrum. Zeitschrift fuer Chemie, 1987, 27(2): 64.

[9] Saijo R, Murakami K, Nohara T, et al. Studies on the constituents of Solanum plants. Ⅱ on the constituents of the immature berries of Solanum nigrum L. Yakugaku Zasshi, 1982, 102(3): 300.

[10] Yoshida K, Yahara S, Saijo R, et al. Changes caused by included enzymes in the constituents of Solanum nigrum berries. Chem Pharm Bull, 1987, 35(4): 1645.

[11] Ridout CL, Price KR, Coxon DT, et al. Glycoalkaloids from Solanum nigrum L., α-solamargine and α-solasonine. Pharmazie, 1989, 44(10): 732.

[12] Cesariode MA, Perec CJ, Rubio MC. Acetylcholine-like activity in the fruit of the black nightshade(Solanaceae). Acta Physiologica Latinoamericana, 1978, 28(4): 171.

[13] Chang MK, Kun HS, Sung HK, et al. Steroidal sapogenin contents in some domestic plants. Archives of Pharmacal Research, 1991,14(4): 305.

[14] Helmut R. Steroid alkaloid glycosides from Solanum robustum. Phytochemistry, 1995,39(6):1475.

[15] 季宇彬, 王胜惠, 高世勇, 等. 龙葵活性成分的研究. 哈尔滨商业大学学报 ,2004,20(6): 637.

[16] 卢汝梅,潭新武,周媛媛. 龙葵的研究进展.时珍国医国药,2009,20(7): 1820.

[17] 李学彩. 龙葵化学成分的研究. 长春：吉林大学 ,2010.

[18] Nawwar MAM, El-Mousallamy AMD, Barakat HH. Quercetin 3-glycosides from the leaves of Solanum nigrum. Phytochemistry, 1989, 28(6): 1755.

[19] Marisiddaiah R, Sadineni V, Rangaswamy L, et al. Carotenoid composition and vitam in a activity of medicinally in portant green leafy vegetables. Science direct, 2006, (101): 1598.

[20] 那顺孟和、杨秋林, 米拉, 等. 野生龙葵果中矿物质与维生素含量的分析研究. 内蒙古农业大学学报 ,2000,21(3): 35.

[21] 王丽君, 刘良, 王正铎, 等. 北方野生龙葵浓缩果汁营养成分的测定. 特产研究 ,1999,4(2): 21.

[22] Jpelt RB, Silvestro D, Smedsgaard J, et al. Quantification of vitamin D₃ and its hydroxylated metabolites in waxy leaf nightshade(Solanum glaucophyllum Desf), tomato (Solanum lycopersicumL.) and bell pepper (Capsicum annuum L). Food Chem, 2013, 138(23): 1206.

[23] 李冠业. 龙葵多糖分离纯化、结构鉴定及抗H22肿瘤活性研究. 南京：南京农业大学 ,2010.

[24] 刘艺. 龙葵碱溶性多糖的成分测定. 湖南轻工业高等专科学校学报 ,2003,15(4): 20.

[25] 肖桂武, 曾和平. 龙葵多糖的分离、纯化和鉴定（Ⅱ）.中草药 , 2000,31(3): 162.

[26] Sharma SC, Chand R, Sati OP, et al. Oligofurostanosides from Solanum nigrum. Phytochemistry, 1983, 22(5): 1241.

[27] 季宇彬, 王宏亮, 高世勇. 龙葵碱对荷瘤小鼠肿瘤细胞DNA和RNA的影响. 中草药 ,2005,36(8): 1200.

[28] 季宇彬, 万梅绪, 高世勇, 等. 龙葵碱对荷瘤小鼠红细胞免疫功能的影响. 中草药 ,2007,38(3): 412.

[29] Heo KS, Lee SJ, Ko JH, et al. Glycoprotein isolated from Solanum nigrum L. inhibits the DNA-binding activities of NF-kappaB and AP-1, and increases the production of nitric oxide in TPA-stimulated MCF-7 cells. Toxicol In Vitro, 2004, 18(6): 755.

[30] Heo KS, Lee SJ, Lim KT. Cytotoxic effect of glycoprotein isolated from Solanum nigrum L. through the inhibition of hydroxyl radical-induced DNA-binding activities of NF-kappaB in HT-29 cells. Environ Toxicol Pharmacol, 2004, 17(1): 45.

[31]Lee SJ, Lim KT. 150 kDa glycoprotein isolated from Solanum nigrum Linne stimulates caspase-3 activation and reduces inducible nitric oxide production in HCT-116 cells. Toxicol in Vitro, 2006, 20(7): 1088.

[32] 罗文娟, 王光辉, 周新兰, 等. 螺甾皂苷类化合物的体外抗人肝癌细胞增殖作用. 现代肿瘤医学,2007,15(3): 307.

[33] 许扬, 潘瑞乐, 常琪, 等. 龙葵抑制鸡胚绒毛尿囊膜血管新生的研究. 中国中药杂志,2008,33(5): 549.

[34]Фapmako л . и Токс и ko л . 1966, 29: 615.

[35]Raju K, Anbuganapathi G, Gokulakrishnan V, et al. Effect of dried fruits of Solanum nigrum LI NN against CCl4-induced hetapic damage in rats. Biol Pharm Bull, 2003,26(11):1618.

[36]Lee SJ, Ko JH, Lim K, et al. 150kDa glycoprotein isolated from Solanum nigrum Linne enhances activities of detoxicant enzymes and lowers plasmic cholesterol in mouse. Pharmalcol Res, 2005, 51(5): 399.

[37]《全国中草药汇编》编写组. 全国中草药汇编 (上册). 北京 : 人民卫生出版社 ,1975: 259.

[38]Perez R M, Perez JA, Garcia LM, et al. Neuropharmacological activity of Solanum nigrum fruit. J Ethnopharmacol, 1998, 62(1): 43.

[39]Prashanth KV, Shashidhara S, Kumar MM, et al. Cytoprotective role of Solanum nigrum against gentamicin-induced kidney cell(Vero cells) damage in vitro. Fitoterapia, 2001, 72(5): 481.

[40] 段光明, 冯彩萍. 马铃薯糖苷生物碱. 植物生理学通讯,1992,28(6): 457.

[41] 季宇彬, 王斌, 郎朗. 龙葵碱对雄性小鼠遗传毒性实验研究. 中国毒理学会生化与分子毒理专业委员会第六届全国学术会议,2008: 268.

[42]Yen GC, Chen HY, Peng HH. Evaluation of the cytotoxicity, mutagenicity and antimutagenicity of emerging edible plants. Food Chem Toxicol, 2001, 39(11): 1045.

[43] 李孔雀, 段永青. 龙葵犁头草外敷治疗甲沟炎 30 例. 福建中医药, 1999,30(6): 19.

[44] 谷群英. 龙葵散治疗口腔溃疡的临床研究. 中医学报,2012,27(164). 102-103.

[45] 冯淑梅, 张新庆. 龙葵外用治疗老年丹毒. 山东中医杂志,2001,20(2): 85.

[46] 戴明喜. 鲜龙葵治疗慢性腹泻 48 例. 中国民间疗法 ,2001,9(1): 45.

龙脷叶

Long li ye

Sauropi Folium
[英] Dragons Tongue Leaf

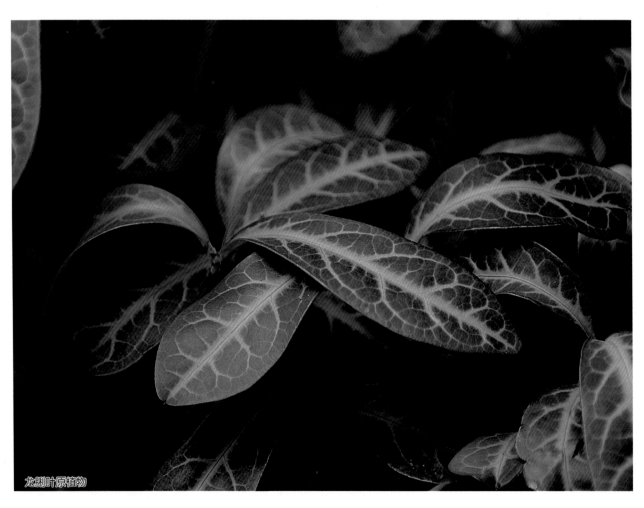

【别名】龙舌叶、龙味叶、牛耳叶、龙利叶。

【来源】为大戟科植物龙脷叶 *Sauropus spatulifolius* Beille 的叶。

【植物形态】常绿小灌木。茎粗糙；枝条圆柱状，蜿蜒状弯曲，多皱纹；节间短。叶通常聚生于小枝上部，常向下弯垂，叶片近肉质，匙形、倒卵状长圆形或卵形，顶端浑圆或钝，有小凸尖，上面深绿色，叶脉处呈灰白色；托叶三角状耳形，着生于叶柄基部两侧，宿存。花红色或紫红色，雌雄同株，2 ~ 5 朵簇生于落叶的枝条中部或下部，或茎花，有时组成短聚伞花序；花序梗短而粗壮，着生有许多披针形的苞片；雄花；花梗丝状；萼片 6，2 轮，近等大，倒卵形；花盘腺体 6，与萼片对生；雄蕊 3，花丝合生呈短柱状；雌花的萼片与雄花的相同；子房近圆球状。

【分布】广西全区均有栽培。

【采集加工】5 ~ 6 月开始，摘取青绿色老叶。晒干。通常每株每次可采叶 4 ~ 5 片，每隔 15 天左右采 1 次。

【药材性状】干燥叶呈卵状或倒卵状披针形，似舌状，先端钝或浑圆而有小尖，基部渐尖近圆形，全缘，枯黄色或黑绿色，叶背中脉突出，侧脉羽状，网脉于近边缘处合拢。纸质，较厚。气微，味淡。

【品质评价】以叶片大、完整者为佳。

【化学成分】本品还有挥发油，主要有棕榈酸（palmitic acid）、金合欢基丙酮（farnesyl acetone）、广藿香醇（patchouli alcohol）、正二十七烷（*n*-heptacosane）、3- 乙基 -5- 乙丁基正十八烷 [3-ethyl-5-（2-ethylbutyl）-octadecane] 等成分[1]。

还含 *N*- 羟基乙基 -2- 乙酰基吡咯（*N*-hydroxyethyl-2-acetylpyrrole）、*N*-（3- 羧基丙基）-2- 乙酰基吡咯 [*N*-（3-carboxypropyl）-2-acetylpyrrole]、sauropic acid 即 2-（4-hydroxy-2,2,6-trimethylcyclohexyl）acetic acid[2]。

【性味归经】味甘，性微寒。归肺经。

【功效主治】清热润肺，化痰止咳。主治肺热咳喘痰多，口干，便秘。

【用法用量】内服：煎汤，6 ~ 15g。

【使用注意】肺寒咳嗽不宜用。

龙脷叶原植物

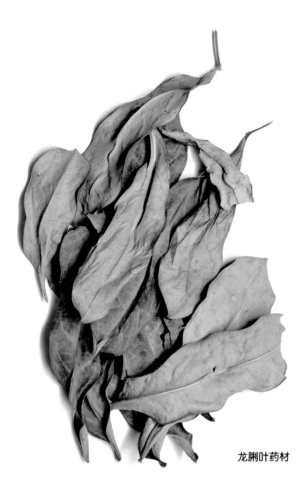

龙脷叶药材

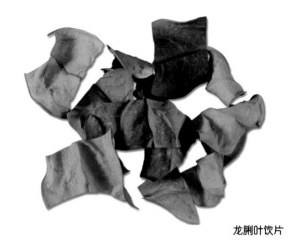

龙脷叶饮片

【经验方】

1.痰火咳嗽　以龙利叶和猪肉煎汤服之。(《岭南采药录》)
2.急性支气管炎、上呼吸道炎、支气管哮喘　龙舌叶6～12g（鲜者9～30g）。水煎服。（广州空军《常用中草药手册》）

【参考文献】

[1] 汪小根,邱蔚芬.龙脷叶挥发油的气质联用分析.食品与药品,2007,9(5): 19.

[2]Zou YS, Foubert K, Tuenter E, et al. Antiplasmodial and cytotoxic activities of Striga asiatica and Sauropus spatulifolius extracts, and their isolated constituents. Phytochem Lett, 2013, 6(1):53.

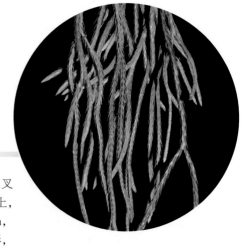

Long gu ma wei shan

龙骨马尾杉

Phlegmariuri Carinati Herba
[英] Carinata Phlegmariurus
Herb

【别名】大伸筋草、马尾千金草、覆叶石松、鹿角草、青蛇勒公、裤带藤。

【来源】为石杉科植物龙骨马尾杉 *Phlegmariurus carinatus*（Desv.）Ching 的全草。

【植物形态】中型附生蕨类。茎柔软下垂，附生，长 20 ~ 77cm，多回二叉分枝。叶螺旋状排列，直立，密覆枝上，披针形，长 5 ~ 8mm，宽约 2.5mm，先端渐尖略内弯，全缘，基部楔形，光滑；中脉不明显。孢子囊穗细长，直径 2.5mm，或更阔；孢子叶卵形，长约为 4mm，基部宽楔形，先端渐尖，质硬，稍贴生，宽度大于营养叶；孢子囊生于孢子叶腋，圆肾形，黄色。

【分布】广西主要分布于天等、龙州、防城港、玉林。

【采集加工】夏、秋季采收。去净泥土、杂质，晒干。

【药材性状】干燥全草青绿色，细长，多分枝，质柔软光滑，略有光亮，鳞叶排列紧密，不刺手，多无根部；如有根部残留，则可见黄白色或灰白色绵毛。

【品质评价】以干燥、色黄绿、无杂质者为佳。

【化学成分】本品含石松生物碱（lycopodium alkaloids）及萜类（terpenoids），如千层塔烯二醇（serratenediol）、千层塔三醇（tohogenol）、千层塔烯三醇（serratriol）及石松隐四醇（lycocryptol）等 [1]。

【性味归经】味辛，性温。归肝、肾经。

【功效主治】祛风除湿，舒筋活络，消肿止痛。主治跌打损伤，肌肉痉挛，筋骨疼痛，四肢乏力，风湿关节痛，肥大性脊柱炎，类风性关节炎。

【用法用量】内服：煎汤，3 ~ 6g。外用：适量。

【使用注意】阴虚津少者慎服。

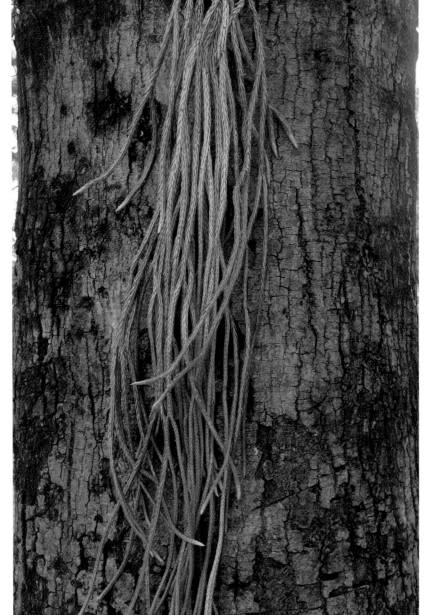

龙骨马尾杉原植物

【参考文献】

[1] 杨纯瑜.国产石杉科,石松科药用植物的分类、分布和药用价值.植物分类学报,1982,20(4):445.

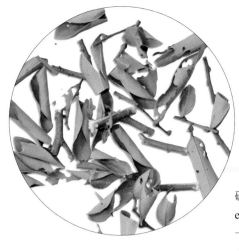

叶底珠

Ye di zhu

Flueggeae Suffruticosae Herba
[英] Suffrutescent Securinega Herb

【别名】小孩拳、叶下珠、八颗叶下珠、假金柑藤、大鲤鱼泻子、花扫条、丢了棒、一叶萩。

【来源】为大戟科植物一叶萩 *Flueggea suffruticosa*（Pall.）Baill. 的全株。

【植物形态】灌木。多分枝；小枝浅绿色，近圆柱形，有棱槽，有不明显的皮孔。叶片纸质，椭圆形或长椭圆形，稀倒卵形，长1.5～8cm，宽1～3cm，顶端急尖至钝，基部钝至楔形，全缘或有不整齐的波状齿或细锯齿，下面浅绿色；侧脉每边5～8条，两面凸起，网脉略明显；托叶卵状披针形，宿存。花小，雌雄异株，簇生于叶腋；雄花簇生；萼片通常5，椭圆形；雄蕊5；雌花萼片5，椭圆形至卵形，背部呈龙骨状凸起；花盘盘状，全缘或近全缘；子房卵圆形。蒴果三棱状扁球形，成熟时淡红褐色，有网纹，3片裂；果梗基部常有宿存的萼片。种子卵形而一侧扁压状，褐色而有小疣状凸起。

【分布】广西主要分布于桂林、临桂、北流。

【采集加工】全年均可采收。洗净，切段，晒干。

【品质评价】以身干、无杂质、叶多、色黄绿者为佳。

【化学成分】本品愈伤组织中含罗汉松烷型二萜类成分3β,12-dihydroxy-13-methyl-6,8,11,13-podocarpatetraen、3β,12-dihydroxy-13-methyl-5,8,11,13-podocarpatetraen-7-one、1-（7-hydroxy-2,6-dimethyl-1-naphthyl）-4-methyl-3-pentanone[1]。还含一叶萩型生物碱virosecurinine、viroallosecurinine、14,15-dihydrovirosecurinine、ent-phyllanthidine[2]。

枝叶中含生物碱类成分:（-）-15β-ethoxy-14,15-dihydroviroallosecurinine、一叶萩碱（securinine）、二氢一叶萩碱（14,15-dihydrosecurinine）、4-epiphyllanthine、一叶萩新碱（securitinine）、一叶萩醇A（securinol A）、secuamamine A、（+）-aquilegiolide、（+）-menisdaurilide[3]、叶下珠碱B（phyllanthidine B）和一叶萩醇D（securinol D）[4]、ent-phyllanthidine、右旋别一叶萩碱（viroallosecurinine）[3,5]、virosecurinine、l4,15-dihydroviros-ecurinine[5]。

枝条中含β-谷甾醇（β-sitosterol）、右旋一叶萩碱（virosecurinine）、柯里拉京（corilagin）、芦丁（rutin）、岩白菜内酯（bergenin）、邻苯二甲酸二丁酯（dibutyl phthalate）、胡萝卜苷（daucosterol）、没食子酸（gallic acid）[6]。

叶中含右旋一叶萩碱（virosecurinine）、槲皮素3-O-α-L-吡喃鼠李糖基-(1→6)-O-β-D-吡喃葡萄糖苷（quercetin-3-O-α-L-rhamnopyranosyl-（1→6）-O-β-D-glucopyranoside）、二十八烷（octacosane）、邻苯二甲酸二丁酯（dibutyl phthalate）、胡萝卜苷（daucosterol）、β-谷甾醇（β-sitosterol）[7]。还含一叶萩醇securinol A、securinol B、securinol C[8]。

叶和树皮中含一叶萩型生物碱suffruticosine[9]、2-episecurinol A、8-（diethylamino）-2-episecurinol A[10]。

根皮中含phyllantidin、一叶萩碱（securinine）、别一叶萩碱（allosecurinine）[11]。

种子含烃类（hydrocarbons）、三酰甘油类（triacylglycerols）、游离脂肪酸（free fatty acids）、甾醇（sterols）、二酰及羟基酰二酰甘油类（diacyl and hydroxyacyldiacylglycerols）、单酰甘油类（monnacylglycerols）、极性类脂类（polar lipids）。另含羟基脂肪酸（hydroxyfatty acid）类，主要有12-羟基十七烷酸（12-hydroxyheptadecanoic acid）、12-羟基二十烷酸（12-hydroxyeircosanoic acid）、羟基庚酸及羟基十八烷酸（12-hydroxyoctadecanoic acid）[12]。

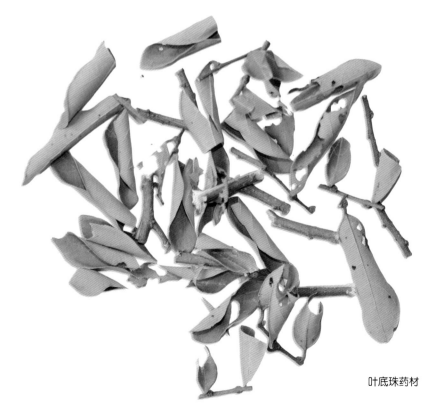

叶底珠药材

【**性味归经**】味苦、辛，性微温；有小毒。归脾、肾经。

【**功效主治**】祛风除湿，活血止痛。主治风湿痹痛，跌打损伤，水肿脚气，烧烫伤，外伤出血。

【**用法用量**】内服：煎汤或浸酒，9 ~ 18g，鲜品 15 ~ 30g。外用：适量，煎水洗；研末撒，或捣敷。

【**使用注意**】体虚者及孕妇忌用。

【经验方】

1. 小儿疳积　一叶萩根 15 ~ 18g，紫青藤（即鼠李科牯岭勾儿茶）、白马骨根（即茜草科六月雪）、野刚子根（即马钱科醉鱼草）、倒压刺根或茎（即豆科云实）各 15 ~ 18g，炒黑大豆（半生半熟）14 粒，红枣 5 粒。水煎，冲红糖，早、晚空腹各服 1 次。（《浙江天目山药植志》）

2. 阳痿　一叶萩根 15 ~ 18g。水煎服。（《湖南药物志》）

【参考文献】

[1]Yuan W, Lu ZM, Liu Y, et al. Three new podocarpane-type diterpenoids from callus of Securinega suffruticosa. Chemical & Pharmaceutical Bulletin, 2005, 53(12): 1610.

[2]Yuan W, Zhu P, Cheng KD, et al. Callus of Securinega suffruticosa, a cell line accumulates dextro Securinega alkaloids. Nat Prod Res, 2007, 21(3): 234.

[3]Wang Y, Li Q, Ye WC, et al. Chemical constituents of Securinega suffruticosa . Chinese Journal of Natural Medicines, 2006, 4(4): 260.

[4]王英,李茜,叶文才,等.一叶萩生物碱类成分研究.中草药,2007,38(2): 163.

[5]Wu Haiyan ,zhou Jinjun. Studies on chemical constituents from leaves of Securinega suffruticosa. China journal of Chinese materia medica, 2004, 29(6): 535.

[6]孙亮.叶底珠化学成分及抗氧化活性的研究.延边：延边大学,2012.

[7]陆小娟.叶底珠叶化学成分的研究.长春：吉林大学,2010.

[8]Zen-ichi Hor Ⅱ, Masazumi Ikeda, Yasumitsu Tamura, et al. Isolation of Securinol A, B, and C from Securinega suffruticosa REHD. and the Structures of Securinol A and B. Chem Pharm Bull, 1965, 13(11)1307.

[9]Qin S, Liang JY, Gu YC, et al. Suffruticosine, a novel octacyclic alkaloid with an unprecedented skeleton from Securinega suffruticosa(Pall.) Rehd. . Tetrahedron Lett, 2008, 49(49): 7066.

[10]Qin S, Liang JY , Guo YW. Two New Securinega Alkaloids from Securinega suffruticosa. Helvetica Chimica Acta, 2009, 92(2): 399.

[11]Z Hor Ⅱ, T Imanishi, M Yamauchi, et al. Structure of phyllantidine . Tetrahedron lett , 1972, 19: 1877.

[12]Yunusova SG, Gusakova SD, et al. Lipids of the seeds of Securinega suffruticosa. Chemistry of natural compounds, 1986, 22(3): 255.

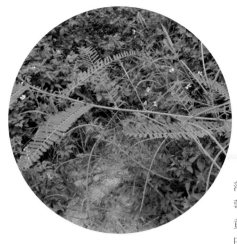

Tian jing

田 菁

Sesbaniae Cannabinae Herba seu Semen
[英] Common Sesbania Herb or seed

【别名】叶顶珠、铁精草、细叶木兰、向天蜈蚣。

【来源】为豆科植物田菁 *Sesbania cannabina*（Retz.）Poir. 的枝叶、种子。

【植物形态】亚灌木状草本。茎直立，分枝，近秃净，嫩枝被紧贴柔毛，枝及叶轴平滑有时有小凸点。偶数羽状复叶；小叶 20 ~ 40 对，叶片条状长圆形，先端钝，有细尖，基部圆形，上面无毛，背面被紧贴疏毛；托叶早落。总状花序腋生，疏散。花 3 ~ 8 朵；萼钟状，无毛，萼齿近三角形；花冠黄色，旗瓣扁圆形，长稍短于宽，有时具紫斑；雄蕊 10，二体；子房线形，花柱内弯。荚果圆柱状条形，直或稍弯，有尖喙。种子多数，长圆形，绿褐色。

【分布】广西全区均有栽培。

【采集加工】枝叶，夏季采收，鲜用或晒干。种子，秋季果实成熟时采收，打下种子，晒干。

【药材性状】小枝有棱，羽状复叶，小叶呈线状矩圆形，上面有褐色斑点，叶片条状长圆形，长 8 ~ 20mm，先端钝，有细尖，基部圆形；花黄色，多有紫色斑或点。味甘、微苦。

种子圆柱状，绿褐色或褐色，表面有蜡质光亮。

【品质评价】枝叶以叶多、色绿者为佳。种子以粒大充实、色绿褐色、无破碎者为佳。

【化学成分】本品种子含有氨基酸类(amino acids)[1]、矿物质（mineral substance）、粗纤维[2]、生物碱类（alkaloids）、皂苷类（saponins）、黄酮类（flavonoids）、

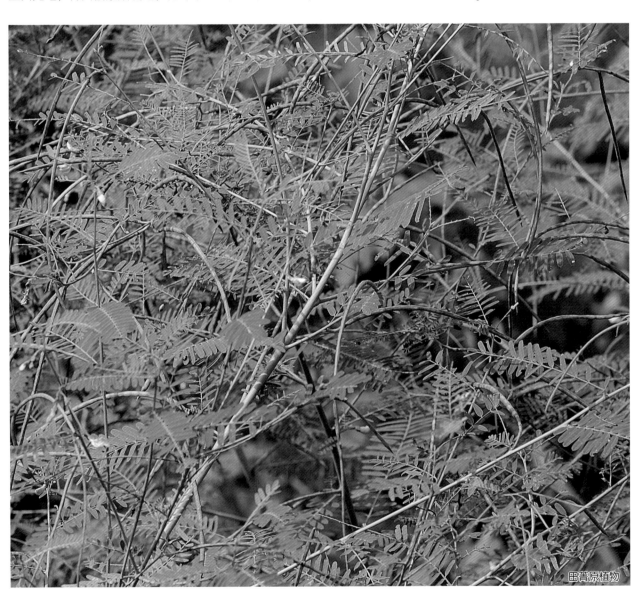

田菁原植物

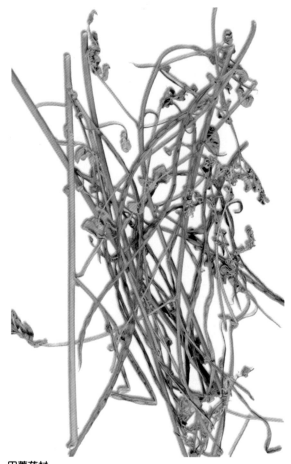

田菁药材

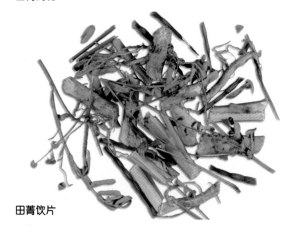

田菁饮片

酚类（phenols）、鞣质（tannins）、有机酸（organic acids）、香豆素（coumarins）、萜类内酯化合物（terpene lactones）、糖类（saccharides）等成分[3]。

氨基酸类成分主要有谷氨酸（Glu）、天冬氨酸（Asp）、亮氨酸（Lcu）、丙氨酸（Ala）、缬氨酸（Val）、脯氨酸（Pro）等[1]。

矿物质类成分主要有钙（Ca）、磷（P）、铁（Fe）、钾（K）等[4]。

此外，本品还含有 2-羟基-3-甲基-吡喃酮（2-hydroxy-3-methyl-γ-pyrone）、6-氨基-9-β-呋喃核糖嘌呤（6-amino-9-β-d-ribofuranosy purine）[5]、木素、多聚戊糖、综纤维素[6]。

【性味归经】味甘、微苦，性微寒。归肝、膀胱经。

【功效主治】清热解毒，凉血，利尿。主治发热，目赤肿痛，小便涩痛，尿血，毒蛇咬伤。

【用法用量】内服：煎汤，10～60g；或捣汁。外用：适量，捣敷。

【使用注意】脾胃虚寒者慎服。

【经验方】

1. 毒蛇咬伤　向天蜈蚣鲜叶60g，捣烂绞汁，入黄酒60g，炖服。渣敷患处。（《泉州本草》）

2. 尿道炎，尿血　向天蜈蚣鲜叶60～120g。洗净，捣烂绞汁，约1小杯，调冰糖少许炖服。（《泉州本草》）

【参考文献】

[1] 朱长生，蒋福兴，赵鸣．从田菁下脚粉中提取混合氨基酸．南京大学学报,1989,25(3): 185.

[2] 安瓦尔西安，穆士塔格阿默德．田菁．热带作物译丛,1966,(2): 62.

[3] 刘湘．田菁的开发与利用——田肉粉化学成分的研究（Ⅰ）．无锡轻工业学院学报,1992,11(3): 229.

[4] 蒋福兴，朱长生，赵鸣，等．田菁粉的脱毒及其利用的研究Ⅰ——田菁粉的脱毒及其营养成分．江苏农业科学,1988,(10): 41.

[5] 刘湘．田菁的开发与利用——田肉粉化学成分的研究（Ⅱ）．无锡轻工业学院学报,1993,12(1): 33.

[6] 潘志超，蒋贵林．黑龙江省地产田菁的化学成分及其纤维形态的分析研究．东北林业大学学报,1988,16(2): 41.

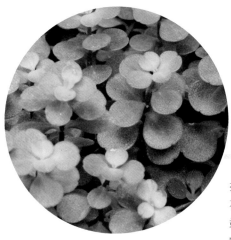

Ao ye jing tian

凹叶景天

Sedi Emarginati Herba
[英]Emarginate Stonecrop Herb

【别名】马牙支半莲、九月寒、打不死、石板还阳、石雀还阳、岩板菜。

【来源】为景天科植物凹叶景天 *Sedum emarginatum* Migo. 的全草。

【植物形态】肉质草本。全株无毛。根纤维状。茎细弱，下部平卧，节处生须根，上部直立，淡紫色，略呈四方形，棱钝，有梢，平滑。叶对生或互生；匙状倒卵形至宽卵形，长1.2～3cm，宽5～10mm，先端圆，微凹，基部渐狭，有短距，全缘，光滑。蝎尾状聚伞花序，顶生，花小，多数，稍疏生；无花梗；苞片叶状；萼片5，绿色，匙形或宽倒披针形；花瓣5，黄色，披针形或线状披针形，雄蕊10，2轮，均较花瓣短，花药紫色；鳞片5，长圆形，分离，先端突狭成花柱。基部稍合生。膏葖果，略叉开，腹面有浅囊状隆起种子细小，长圆形，褐色，疏具小乳头状突起。

【分布】广西主要分布于乐业、临桂、兴安、桂平。

【采集加工】全年均可采收。洗净，切段，晒干。

【药材性状】全草长5～15cm。茎细，直径约1mm。表面灰棕色，有细纵皱纹，节明显，有的节上生有须根。叶对生，多已皱缩碎落，叶展平后呈匙形。有的可见顶生聚伞花序，花黄褐色。气无，味淡。

【品质评价】以叶片多而完整、色绿者为佳。

【性味归经】味酸、苦，性凉。归心、肝、脾经。

【功效主治】清热解毒，凉血止血，利水渗湿。主治痈疖疔疮，带状疱疹，瘰疬，咯血，吐血，衄血，便血，痢疾，淋病，黄疸，崩漏，带下。

【用法用量】内服：煎汤，15～30g；或捣汁，鲜品50～100g。外用：适量，捣敷。

【使用注意】寒性出血及无湿热者不宜用。

【经验方】
1.疮毒热疖 凹叶景天鲜全草加食盐少许捣烂敷患处，每天换一次。（《浙江嵊县民间常用草药》）
2.吐血 凹叶景天鲜全草60～90g，配瘦猪肉炖服，连服几天。（《浙江嵊县民间常用草药》）
3.肝炎 凹叶景天鲜全草60～90g，水煎服，每日一剂，连服几天。（《浙江嵊县民间常用草药》）

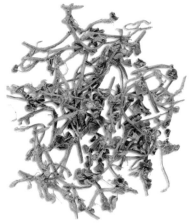

凹叶景天药材

凹叶景天饮片

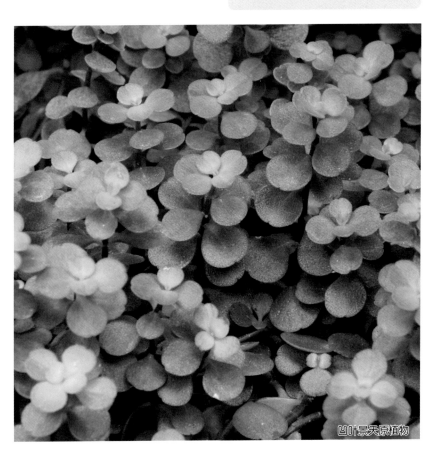

凹叶景天原植物

Ao mai zi jin niu

凹脉紫金牛

Ardisiae Brunnescentis Radix
[英] Brunnescent Ardisia Root

【别名】山脑根、棕紫金牛、石狮子。

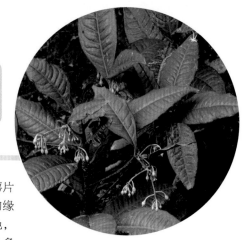

【来源】为紫金牛科植物凹脉紫金牛 *Ardisia brunnescens* Walker 的根。

【植物形态】灌木。小枝灰褐色，略肉质，具皱纹。叶片坚纸质，椭圆状卵形或椭圆形，顶端急尖或广渐尖，基部楔形，长 8 ~ 14cm，宽 3.5 ~ 6cm，全缘，两面无毛，叶面脉常下凹，背面中、侧脉明显，隆起。复伞形花序或圆锥状聚伞花序，着生于侧生特殊花枝顶端，花萼基部连合达 1/3，萼片广卵形，顶端钝，具腺点和极细的缘毛，有时被疏锈色鳞片；花瓣粉红色，仅基部连合，卵形，顶端急尖，具多或少的腺点，里面近基部具细乳头状突起；雄蕊较花瓣略短；雌蕊与花瓣等长，子房卵珠形。果球形，深红色，多少具不明显的腺点。

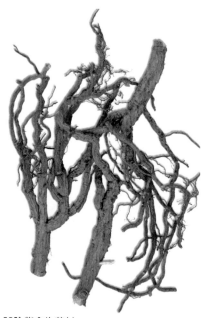

凹脉紫金牛药材

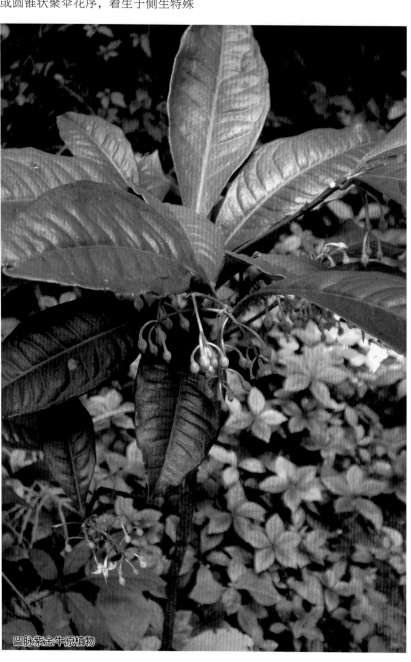

凹脉紫金牛原植物

【分布】广西主要分布于昭平、浦北、灵山、宁明、龙州、大新、隆安、河池。

【采集加工】全年均可采挖。洗净，切段，晒干。

【药材性状】圆锥形，有分枝，多弯曲，灰褐色或棕褐色，有明显的皱缩纵纹，小根有时有横环裂及纤维根。质坚硬，难折断，断面不平坦，木质部发达。气无，味微苦。

【品质评价】以干燥、无泥沙、色棕褐者为佳。

【性味归经】味苦，性凉。归肺经。

【功效主治】清热解毒。主治咽喉肿痛。

【用法用量】内服：煎汤，3 ~ 6g，或含咽。

【使用注意】脾胃虚弱者慎用。

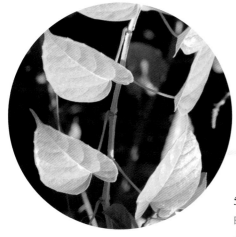

Si fang teng
四方藤

Cissi Pteroclade Caulis
[英] Treebine Stem

【别名】宽筋藤、红宽筋藤、春根藤、伸筋藤、方根藤、蚂蝗藤、软筋藤、风藤。

【来源】为葡萄科植物翼茎白粉藤 *Cissus Pteroclada* Hayata 的藤茎。

【植物形态】常绿草质藤本。茎粗壮，下部木质；上部草质，绿色或紫红色；枝苍白色或粉白色，有4狭翅，干时节上不收缩；卷须二叉状，与叶对生。单叶互生；叶片心状戟形，长6～12cm，宽4～8cm，先端急渐尖，有短尾状尖头，基部心形，近全缘有疏离的小锯齿，两面无毛。聚伞花序通常组成与叶对生、与叶柄等长或较长的伞形花序，在最顶部的有时呈短小的圆锥花序式排列；花萼杯状，先端截平，无毛；花瓣紫红色，卵状长圆形，无毛；雄蕊4；花盘浅波状；子房无毛。浆果椭圆状，成熟时紫黑色。

【分布】广西主要分布于南宁、隆安、龙州、防城、博白、贺州、岑溪。

【采集加工】秋季采收。切段，晒干。

【药材性状】本品呈四角形条状，长50～70cm，直径0.5～1.8cm，稍扭曲，节上有托叶和茎须的残基，节间长7～20cm，棱上略有翅，表面灰棕色至黑褐色，粗糙，具皮孔、皱纹。断面不整齐，皮部薄，木质部稍带红黄色，密具导管，木部射线极狭，髓部带紫色。

【品质评价】以身干、质坚韧、色灰棕色者为佳。

【性味归经】味辛、微苦，性平。归肺、肾经。

【功效主治】祛风除湿，活血通络。主治风湿痹痛，腰肌劳损，肢体麻痹，跌打损伤。

【用法用量】内服：煎汤，10～30g；或浸酒。外用：适量，捣烂敷；或泡酒搽。

【使用注意】孕妇慎用。

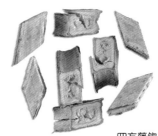

四方藤饮片

【经验方】

1. 风湿痹痛，关节胀痛，筋络拘急　四方藤15～30g，水煎服；或浸酒内服外搽。（《广西本草选编》）
2. 筋骨损伤　四方藤适量，捣烂敷患处。（《广西民族药简编》）
3. 产妇分娩无力　四方藤10～30g，水煎冲鸡蛋服。（《广西民族药简编》）

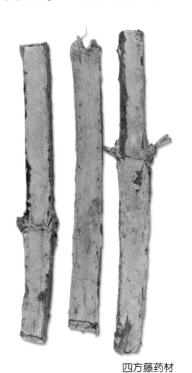

四方藤药材

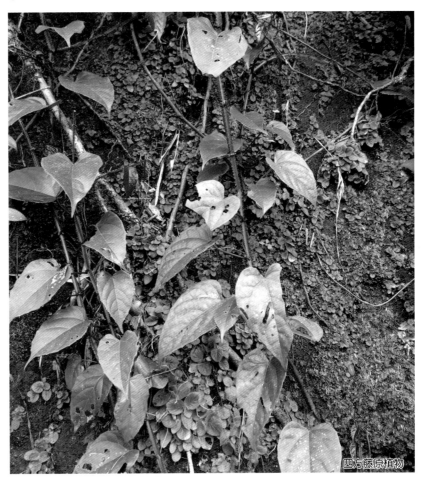

四方藤原植物

四块瓦

Si kuai wa

Chloranthi Henryi Radix
[英] Henryi Chloranthus Root

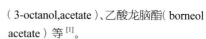

【别名】四叶对、四叶细辛、万根丹、灯笼花、分叶芹、四大天王。

【来源】为金粟兰科植物宽叶金粟兰 Chloranthus henryi Hemsl. 的根。

【植物形态】草本。主根粗短，须根发达，多而粗，近先端分枝。茎直立，光滑无毛，具 4 ~ 5 个节。单叶轮生于茎端，通常 4 枚，叶片倒广卵形或长卵圆形，长 10 ~ 17cm，宽约 8cm，先端渐尖，钝头，边缘具圆齿，齿端芒尖，基部渐狭，呈阔楔形，两面光滑，背面叶脉被有白色柔毛；无柄或近于无柄。穗状花序通常 2 枝，直出枝顶，花两性及单性，小形，白色；雄花无花被，雄蕊 3，倒卵圆形，合生成 1 片，3 裂。核果，卵球形或球形，先端具尖状突起，外果皮肉质。

【分布】广西主要分布于武鸣、上林、凌云、龙胜、恭城、平乐、贺州、昭平。

【采集加工】全年可采。晒干。

【药材性状】干燥根茎暗绿色。根须状，灰白色或土黄色，质脆易断，湿时坚韧，皮部发达，易与木部分离，木部如粉条状，黄白色。

【品质评价】以干燥、无泥沙、色黄棕者为佳。

【化学成分】本品含挥发油(volatile oils)，主要成分有呋喃二烯酮(furanodienone)、3,9-杜松二烯（cadina-3,9-diene）、1,3,5-杜松三烯（cadina-1,3,5-triene）、Δ-杜松烯（Δ-cadinene）、1（5）,7（10）-愈创木二烯[guaia-1（5）,7（10）-diene]、丁香烯-Ⅱ（caryophyllene-Ⅱ）、β-杜松烯（β-cadinene）、α-芹子烯（α-selinene）、吉马烯 D（germacrene D）、1（10）,3,8-杜松三烯[cadina-1（10）,3,8-triene]、银线草内酯 A（shizukanolide A）、α-莰烯（α-camphene）、α-水芹烯（α-phellandrene）、α-蒎烯（α-pinene）、3-乙酰辛醇（3-octanol,acetate）、乙酸龙脑酯（borneol acetate）等[1]。

本品尚含有苍术内酯Ⅱ（atractylenolide Ⅱ）、苍术内酯Ⅲ（atractylenolide Ⅲ）、1-α-hydroxy-8,12-epoxyeudesma-4,7,11-triene-6,9-dione、12,15-epoxy-5αH,9β-labda-8（17）,13-dien-19-oic、14-methoxy-15,16-dinor-5αH,9αH-labda-13（E）,8（17）-dien-12-one[2]、curcolonol、zedoarofuran、银线草内酯 E（shizukanolide E）、异秦皮啶-7-O-β-D-葡萄糖苷（isofraxidin-7-O-β-D-glucopyranoside）[3]。还含有宽叶金粟兰苷（chloracoumarin）、伞形花内酯苷（calucanthoside）、β-谷

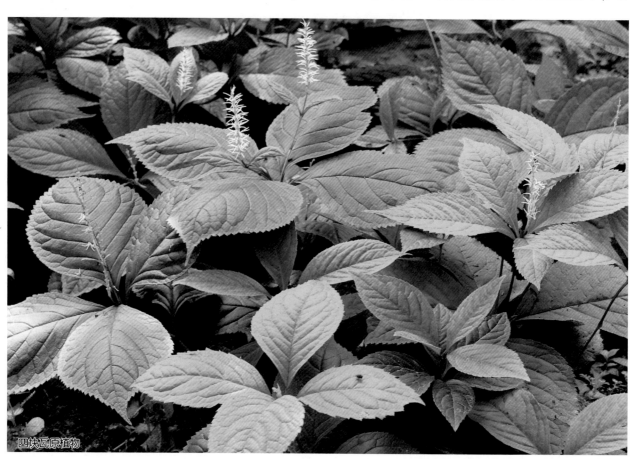

四块瓦原植物

甾醇（β-sitosterol）、胡萝卜苷（daucosterol）[3]。

【性味归经】味辛，性温；有毒。归肺、肝经。

【功效主治】祛风除湿，活血散瘀，解毒。主治风湿痹痛，肢体麻木，风寒咳嗽，跌打损伤，疮肿，毒蛇咬伤。

【用法用量】内服：煎汤，3～10g；或浸酒。外用：适量，捣敷。

【使用注意】孕妇慎用。

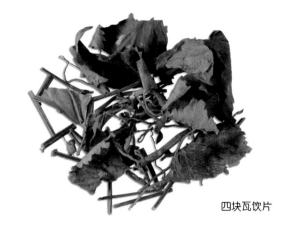

四块瓦饮片

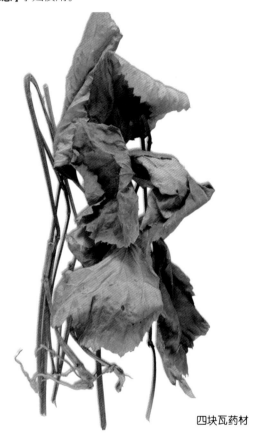

四块瓦药材

【经验方】

1.疮肿，毒蛇咬伤，马蜂刺伤　四大天王根10g，七叶一枝花15g。水煎服；并外用适量，捣烂敷局部。敷治毒蛇咬伤时，伤口要暴露，不能封口。（《四川中药志》1979年）

2.劳伤　（四大天王）配老虎姜、粉子头、钮子七、红毛七、土洋参共炖肉服。（《天目山药用植物志》1960年）

【参考文献】

[1] 匡蕾，罗永明，李创军，等. 宽叶金粟兰挥发油的化学成分研究. 江西中医学院学报,2007,19(5): 63.

[2] Wu B, He S, Wu XD, et al. Bioactive terpenes from the roots of Chloranthus henryi. Planta med, 2006, 72(14): 1334.

[3] 李创军，张东明，罗永明. 宽叶金粟兰化学成分的研究. 药学学报，2005,40(6): 525.

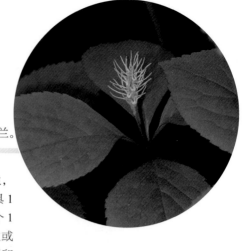

Si ji feng

四季风

Chloranthi Fortunei Herba
[英] Fortune Chloranthus Herb

【别名】水晶花、四大金刚、四大天王、四块瓦、四子莲、剪草、丝穗金粟兰。

【来源】为金粟兰科植物丝穗金粟兰 *Chloranthus fortunei*（A.Gray） Solms 的全株。

【植物形态】多年生草本。全株无毛，根状茎粗短，密生多数细长须根；茎直立，单生或数个丛生，下部节上对生2片鳞状叶。叶对生，通常4片生于茎上部，纸质，宽椭圆形、长椭圆形或倒卵形，长5～11cm，宽3～7cm，顶端短尖，基部宽楔形，边缘有圆锯齿或粗锯齿，齿尖有一腺体，近基部全缘，嫩叶背面密生细小腺点，但老叶不明显；侧脉4～6对，网脉明显；叶柄长1～1.5cm；鳞状叶三角形；托叶条裂成钻形。穗状花序单一，由茎顶抽出，连总花梗长4～6cm；苞片倒卵形，通常2～3齿裂；花白色，

有香气；雄蕊3枚，药隔基部合生，着生于子房上部外侧，中央药隔具1个2室的花药，两侧药隔各具1个1室的花药，药隔伸长成丝状，直立或斜上，药室在药隔的基部；子房倒卵形，无花柱。核果球形，淡黄绿色，有纵条纹，近无柄。

【分布】广西主要分布于武鸣、马山、柳州、桂林、临桂。

【采集加工】全年可采。晒干。

【药材性状】本品根茎结节状，直径24mm，长2～4cm，上面着生多数须根；须根呈圆柱形，略弯曲；表面灰黄褐色，直径1mm；折断处中间有黄色木心，断面黄白色。茎呈扁圆柱形，表面黄绿色或黄褐色，具纵棱，断面中空。叶卷曲，腹面暗绿色，背面绿

白色，展开后呈宽椭圆形至倒卵状椭圆形，长4～12cm，先端短尖或渐尖，基部广楔形，边缘有锯齿。质脆。气微香，味微苦。

【品质评价】以干燥、叶多、无杂质者为佳。

【化学成分】本品含萜类（terpenes）、挥发油类（volatile oils）、鞣质类（tannins）、黄酮类（flavonoids）、糖类（glycosides）、酚类（phenols）等化学成分。

全草含有己醛（hexanal）、1-醇

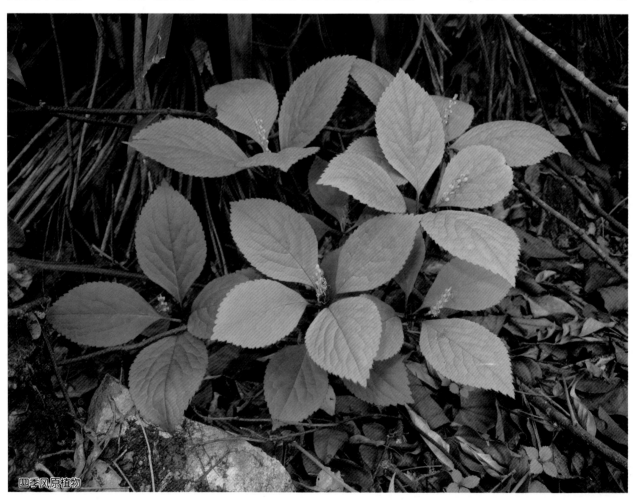

四季风原植物

（1-hexanol）、罗勒烯（ocimene）、β-蔚烯（β-fenehene）、6-甲基-庚-3-醇（6-methyl-heptan-3-ol）、柠檬烯（limonene）、异胡薄荷醇（isopulegol）、（E）-3,7-二甲基-1,3,6-辛三烯[（E）-3,7-dimethyl-1,3,6-oetatriene]、3,3-二甲基-1-己烯（3,3-dimethyl-1-hexene）、1,2,7,7-四甲基降龙脑-2-醇（1,2,7,7-tetramethylnorbore-2-ol）、异薄荷脑（isomenthol）、（E）-3,7-二甲基-2,6-辛二烯-1-醇[（E）-3,7-dimetyl-2,6-oetadiene-1-ol]、3,7-二甲基-1,3,6-辛三烯（3,7-dimethyl-1,3,6-oetatriene）、二氢葛缕醇乙酸酯（dihydrocarveol acetate）、驱蛔素（asoaridole）、γ-紫穗槐烯（γ-muurolene）、ε-缪洛烯（ε-muurolene）、β-榄香烯（β-elemene）、杜松油烯（cadinene）、β-金合欢烯（β-farnesene）、α-金合欢烯（α-farnesene）、萘,1,2,4a,5,6,8a-六氢-4,7-二甲-1-（1-甲基乙基）-（la,4a,8aα)-[naphalene,1,2,4a,5,6,8a-hexahydro-4,7-dimethyl)-1-（1-methylethyl)-8aα]、愈创木-7（11),9（10)-二烯（guai-7（11),9（10)-diene）、愈创木-11,9（10)-二烯（guai-11,9（10)-diene）、喇叭醇（ledol）、2-甲基丙酸-3,7-二甲基辛-2,6-二烯酯（2-methyl-propanoie acid-3,7-dimethyl-2,6-oetadienyl ester）、α-檀香脑（α-santalol）、愈创醇（guaiol）、1-萘醇,十氢-1,4a-二甲基-7-（1-甲基亚乙基）[1R-（1α,4aβ,8aα)][1-naphthalenol,decahydro-1,4a-dimehyl-7-（1-methylethylidene)-1R（-1α,4aβ,8aα)]、棕榈酸（palmstic acid)[1]、金粟兰甲素（chloranthaol A)、金粟兰乙素（chloranthaol B)、金粟兰丙素（chloranthaol C)、shizukaol B、shizukaol C[2]。

根中含有 α-小茴香乙酯（α-fenchyl acetate)、白菖烯（calarene)、2,4-二异丙烯基-1-甲乙烯基环己烷（2,4-disopropenyl-1-methyl-vinyl-cyclhexane）、壬基苯（nonyl-benzene)、吉马烯 B（germacrene B)、α-愈创木烯（α-guaiene)、双环 2-异丙基-5-甲基-9-甲烯基双环葵烯[bicycle（4.4.0)declene2-iso-propyl-5-methylene-（4.4.0)]、α-荜澄茄烯（α-cubebene)、蒜头素（sativene)、Δ-愈创木烯（Δ-guaiene)、榄香醇（elemol)、愈创木醇（guaiol)、β-桉叶油醇（β-eudesol)、呋喃二烯（furahodiene)、α-古芸香烯（α-gurjunene)、喇叭茶烯（ledene)[3]、5-甲氧基-4,2'-环氧-3-（4',5'-二羟基苯基）-吡喃香豆素 [5-methoxyl-4,2'-epoxy-3-（4',5'-dihydroxyphenyl)-linear pyranocoumarin]、3-乙酰基-3,5,4'-三羟基-7-甲氧基黄酮（3-acetyl-3,5,4'-trihydroxy-7-methoxylflavone)[4]、chlorafortulide、chloranthalactone C、cycloshizukaol A、henriol D、shizukaol B、shizukaol C、shizukaol D、shizukaol E、shizukaol G[5]、shizukaol K、shizukaol L、shizukaol M、shizukaol N、shizukaol O[6]、胡萝卜苷（daucosterol)、金粟兰内酯（chlorant halaetone C)、秦皮素啶-8-O-β-D-葡萄糖苷（fraxidin-8-O-β-D-glucoside)、蔗糖（sucrose)[7]。

【性味归经】味辛、苦，性平；有毒。归肝经。

【功效主治】祛风活血，解毒消肿。主治风湿痹痛，跌打损伤，疮疖疥癣，毒蛇咬伤。

【用法用量】内服：煎汤内服，根 3～6g。外用：鲜全草适量，捣敷。

【使用注意】本品有毒，内服不可过量，孕妇慎服。

【经验方】

1.疥疮 （剪草）全草煎水洗。（《天目山药用植物志》）

2.皮肤瘙痒 鲜丝穗金粟兰适量，水煎，熏洗患处。（《福建药物志》）

3.毒蛇咬伤 丝穗金粟兰鲜叶适量，雄黄少许。捣烂敷患处。（《福建药物志》）

4.疖肿 （剪草）鲜全草加醋捣烂，敷患处。（《浙江民间常用草药》）

5.瘰疬 每用（剪草）1斤，净洗为末。入生蜜二斤，和为膏，以器皿盛之，不得犯铁器，九蒸九曝，日一蒸一曝。病人五更起，面东坐，不得语，令匙抄药，如粥服之，每服四两。服已，良久用稀粟米饮压之。药冷，服粥饮亦不可太热，或吐或下皆不妨，如久病肺损咯血，只一服愈，寻常咳嗽，血妄行，每服一匙可也。（《本草拾遗》）

6.妇女干血痨 （剪草）鲜根15～18g，水煎，冲黄酒、红糖服。（《天目山药用植物志》）

7.胃痛及内伤疼痛 （剪草）干根0.9～1.2g，炒研细末吞服。（《天目山药用植物志》）

8.风湿关节痛 丝穗金粟兰45g，白酒500ml，红糖95g。浸7天后，每次服30～60ml。（《福建药物志》）

【参考文献】

[1] 陈于澎，赵数年，高诚伟.四块瓦精油化学成分的研究.云南大学学报，1986,8(8): 282.

[2] 罗永明，李石蓉，尹小英.金粟兰科植物的化学成分研究.2009 年全国中药学术研讨会论文集,2009: 259.

[3] 郭晓玲，梁汉明，冯毅凡.瑶药四大天王挥发性成分的GC-MS分析.广东药学院学报,2006,22(3): 255.

[4] Ya J, Zhang XQ, WangY, et al. Two new phenolic compounds from the roots of Ficus hirta. Natural Product Research, 2010, 24(7): 621.

[5] Zhang M, Wang JS, Oyama M, et al. Anti-inflammatory sesquiterpenes and sesquiterpene dimers from Chloranthus fortune. Journal of Asian Natural Products Research, 2012, 14(7): 708.

[6] Wang XC, Zhang YN, Wang LL, et al. Lindenane sesquiterpene dimers from Chloranthus fortune. Journal of Natural Products, 2008, 71(4): 674.

[7] 高诚伟，谢家敏，赵数年.四块瓦化学成分的研究.药学通报,1985,20(11): 698.

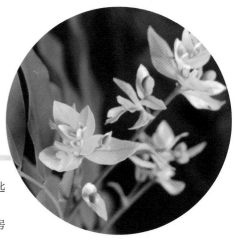

仪花

Yi hua

Lysidices Rhodostegiae Radix
[英] Rhodostegie Lysidice Root

【别名】单刀根、广檀木、铁罗伞、麻子木。

【来源】为豆科植物仪花 *Lysidice rhodostegia* Hance 的根。

【植物形态】小乔木。枝秃净，圆柱形。双数羽状复叶；小叶 4～6 对，长椭圆形，长 4～12cm。宽 2.5～5cm，先端渐尖或斜突尖，基部浑圆或钝；托叶小，钻状，早落。圆锥花序顶生；苞片椭圆形，长 1 cm，绯红色，被毛；花紫红色；萼管状，4 裂，裂片矩圆形，花后反曲；花瓣 5，上面 3 片发达，匙形，有长爪，下面 2 片退化而很细；发育雄蕊 2，余者退化为假雄蕊；子房具柄，柱头顶生。荚果长条形，扁平。种子间有隔膜。

【分布】广西主要分布于横县、南宁、宁明、龙州、平果、田东、隆林、乐业、天峨。

【采集加工】全年可采。洗净鲜用或切碎晒干。

【药材性状】根圆柱形，表面灰褐色，栓皮少量片状掉落，可见侧根痕。质硬，不易折断，断面纤维性，皮薄，木部淡黄色。气微，味淡。

【品质评价】以干燥、无泥沙、色灰褐者为佳。

【化学成分】本品根中含间苯三酚、二苯乙烯、木脂素、黄酮类、三萜类化合物。

间苯三酚类化合物有仪花苷 A（lysidiside A）、仪花苷 B（lysidiside B）、仪花苷 C（lysidiside C）、仪花苷 D（lysidiside D）[1-4]、仪花素 G（lysicidin G）、仪花素 H（lysicidin H）[5]；二苯乙烯类化合物有（*E*）-5,4′-二羟基-二苯乙烯 3-*O*-α-L-吡喃鼠李糖-（1→2）-β-D-吡喃木糖苷 [（*E*）-5,4′-dihydroxystilbene 3-*O*-α-L-rhamnopyranose-（1→2）-β-D-xylopyranoside]、（*Z*）-5,4′-二羟基-二苯乙烯 3-*O*-α-L-吡喃鼠李糖-（1→2）-β-D-吡喃木糖苷 [（*Z*）-5,4′-dihydroxystilbene 3-*O*-α-L-rhamnopyranose-（1→2）-β-D-xylopyranoside]、虎杖苷（polydatin）、白藜芦醇 3-*O*-β-L-吡喃木糖苷（resveratrol 3-*O*-β-L-xylopyranoside）、白藜芦醇（resveratrol）[1,4,6]；木脂素类化合物有（−）-5′-methoxyisolariciresinol 3α-*O*-β-D-glucopyranoside、（＋）-5′-methoxyisolariciresinol-3α-*O*-β-D-glucopyranoside、（−）-lyoniresinol 3α-*O*-β-D-glucopyranoside[6]；黄酮类化合物有 mopanolchin、7-*O*-mopanol-β-D-glucopyranoside、2*R*,3*R*-表儿茶素-3-（3,5-二甲氧基）-没食子酸酯 [2*R*,3*R*-epicatechin 3-（3,5-dimethoxy）-gallate]、（＋）-mopanol、（＋）-表儿茶素-3-*O*-

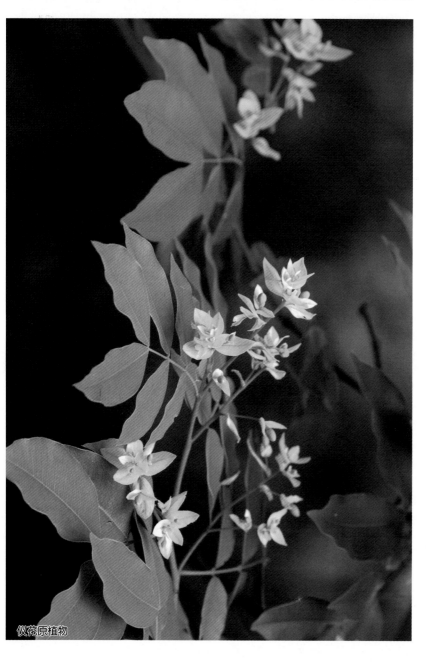

仪花原植物

没食子酸酯（epicatechin-3-O-gallate）、表儿茶素（epicatechin）、柚皮素（naringenin）、北美圣草素（eriodictyol）、木犀草素（luteolin）、7,3',4'-三羟基黄酮（7,3',4'-trihydroxyflavanone）、（−）-robinetinidol[3,7]；三萜类化合物有羽扇豆醇（lupeol）、2-羟基羽扇豆醇（2-hydroxy-lupeol）、白桦酸（betulinic acid）[6]。

　　本品根还含仪花素 I（lysicidin A）、仪花素 J（lysicidin B）、仪花素 K（lysicidin C）、（2S,3S,4S）-4-（3-异戊酰基 -4-O-β-D-吡喃葡萄糖 -2,6-二羟基苯基）-3,5,7,4'-四羟基黄烷[（2S,3S,4S）-4-（3-iso-visovaleryl-4-O-β-D-glucopyranosyl-2,6-dihydroxyphenyl）-3,5,7,4'-tetrahydroxyflavan]、（2S,3S,4S）-4-（3-异戊酰基 -4-O-β-D-吡喃葡萄糖 -2,6-二羟基苯基）-3,5,7,3',4'-五羟基黄烷[（2S,3S,4S）-4-（3-isovisovaleryl-4-O-β-D-glucopyranosyl-2,6-dihydroxyphenyl）-3,5,7,3',4'-pentahydroxyflavan]、4-（3-异戊酰基 -4-O-β-D-吡喃葡萄糖 -2,6-二羟基苯基）-2,3-环氧 -5,7,3',4'-四羟基黄烷 [4-（3-iso-visovaleryl-4-O-β-D-glucopyranosyl-2,3-epoxy-2,6-dihydroxyphenyl）-5,7,3',4'-tetrahydroxyflavan]、间苯三酚 I-异戊酰基 -2-O-（6-O-没食子酰基）-β-D-吡喃葡萄糖苷 [phloroglucinol I-iso-valeryl-2-O-（6-O-galloyl）-β-D-glucopyranoside]、间苯三酚 I-（2-甲基丁酰基）-2-O-β-D-吡喃葡萄糖苷 [phloroglucinol I-（2-methylbutyryl）-2-O-β-D-glucopyranoside]、（E）-5,4'-二羟基二苯乙烯 3-O-（6-O-没食子酰基）-β-D-吡喃葡萄糖苷 [（E）-5,4'-dihydroxystilbene 3-O-（6-O-galloyl）-β-D-glucopyranoside][8]。

【药理作用】

抗心律失常　仪花提取液水溶部分能降低氯仿（CHCl₃）诱发小鼠室颤的发生，对氯化钡（BaCl₂）诱发的大鼠心律失常有延长时间和缩短心律失常持续时间的作用，对哇巴因诱发豚鼠心律失常的也有影响[9]。

【性味归经】味苦、微辛，性温；有小毒。归肝经。

【功效主治】活血止痛，消肿止血。主治跌打损伤，骨折，风湿痹痛，外伤出血。

【用法用量】内服：煎汤，15～30g；或浸酒。外用：适量，捣敷。

【使用注意】阴虚火旺者慎用，孕妇忌用。

【经验方】

1.外伤出血　铁罗伞叶适量，捣烂（干的研末），敷伤处。（《广西民间常用草药手册》）

2.骨折　铁罗伞、大罗伞各90g，榕树须120g。共捣烂，敷患处。（《广西中草药》）

3.跌打损伤　铁罗伞15g，大力王根9g，透骨消9g。水、酒各半煎服。（《广西中草药》）

4.跌打内伤　铁罗伞、骨碎补、五加皮、当归尾各30g。用酒1000g浸1周。每日服2次，每次服15～30g。（《广西中草药》）

5.风湿骨痛　铁罗伞根250g。用双酒1500g浸。每日服3次，每次服30g。（《广西中草药》）

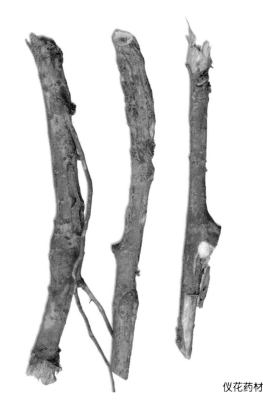

仪花药材

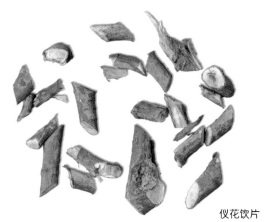

仪花饮片

【参考文献】

[1] 郜嵩 . 单刀活性成分的研究及菲骈吲哚里西啶类生物碱手性全合成的初步研究 . 北京 : 中国协和医科大学 ,2004.

[2] Gao S, Yu SS, Yu DQ. Two new phloroglucinol glycosides from Lysidice rhodostegia. Chin Chem Lett, 2004, 15(3): 313.

[3] Gao S, Feng N, Yu SS, et al. Vasodilator constituents from the roots of Lysidice rhodostegia. Planta Med, 2004, 70(12): 1128.

[4] Gao S, Liu J, Fu GM, et al. Resveratrol/Phloroglucinol glycosides from the roots of Lysidice rhodostegia. Planta Med, 2007, 73(2): 163.

[5] 吴先富 . 单刀根活性成分的研究 . 沈阳 : 沈阳药科大学 ,2006.

[6] 郜嵩 , 浮光苗 , 范丽华 , 等 . 单刀根化学成分的研究 . 中国天然药物 , 2005,3(3): 144.

[7] Gao S, Fu G M, Fan L H, et al. Flavonoids from Lysidice rhodostegia Hance. JIPB, 2005, 47(6): 759.

[8] 吴先富 . 仪花根、叶以及野八角果实化学成分的研究 . 北京 : 中国协和医科大学 ,2009.

[9] 张惠勤 , 徐庆 , 张勇 , 等 . 仪花抗心律失常作用的研究 . 中国中医药科技 ,2005,12(4): 229.

白及

Bai ji

Bletillae Rhizoma

[英] Common Bletilla Tuber

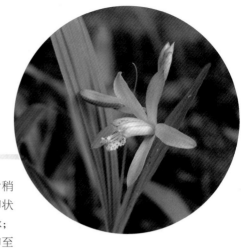

【别名】白根、白芨、地螺丝、白鸡儿、白鸡娃、连及草、羊角七。

【来源】为兰科植物白及 *Bletilla striata*（Thunb.ex A.Murray）Rchb.f. 的块茎。

【植物形态】草本。假鳞茎扁球形，上面具荸荠似的环带，富黏性。茎粗壮，劲直。叶4～6枚，狭长圆形或披针形，长8～29cm，宽1.5～4cm，先端渐尖，基部收狭成鞘并抱茎。花序具3～10朵花，常不分枝或极罕分枝；花序轴或多或少呈"之"字状曲折；花苞片长圆状披针形，开花时常凋落；花大，紫红色或粉红色；萼片和花瓣近等长，狭长圆形，先端急尖；花瓣较萼片稍宽；唇瓣较萼片和花瓣稍短，倒卵状椭圆形，白色带紫红色，具紫色脉；唇盘上面具5条纵褶片，从基部伸至中裂片近顶部，仅在中裂片上面为波状；蕊柱具狭翅，稍弓曲。

【分布】广西主要分布于融水、桂林、全州、永福、资源、玉林、那坡、凌云、乐业、隆林、环江。

【采集加工】夏、秋二季采挖。除去须根，洗净，置沸水中煮或蒸至无白心，晒至半干，除去外皮，晒干。

【药材性状】本品呈不规则扁圆形，多有2～3个爪状分枝，长1.5～5cm，厚0.5～1.5cm。表面灰白色或黄白色，有数圈同心环节和棕色点状须根痕，上面有突起的茎痕，下面有连接另一块茎的痕迹。质坚硬，不易折断，断面类白色，角质样。无臭，味苦，嚼之有黏性。

【品质评价】以干燥、个大、无杂质者为佳。

【化学成分】本品块茎含有菲类（phenanthrenes）、联苄类（bibenzyls）、葡萄糖苷类（glucosides）等多种化学成分。

菲类和联苄类化合物有4,7-二羟基-1-（对羟苄基）-2-甲氧基-9,10-二氢菲 [4,7-dihydroxy-1-（*p*-hydroxybenzoyl）-2-methoxy-9,10-dihydrophenanthrene]、3,3′-二羟基-2,6-二（对羟苄基）-5-甲氧基联苄 [3,3′-dihydroxy-2,6-bi（*p*-hydroxybenzyl）-5-methoxybibenzyl]、2,6-二（对羟苄基）-3′,5-二甲氧基-3-羟基联苄 [2,6-bi（*p*-hydroxybenzyl）-3′,5-dimethoxy-3-hydroxybenzyl]、3,3′-二羟基-5-甲氧基-2,5′,6-三（对羟苄基）联苄 [3,3′-dihydroxy-5-methoxy-2,5′,6-tri（*p*-hydroxybenzyl）bibenzyl]、4,7-二羟基-2-甲氧基-9,10-二氢菲（4,7-dihydroxy-2-methoxy-9,10-dihydrophenanthrene）[1]。尚有 blestriarenes A-C、batatasin Ⅲ、3′-*O*-methylbatatasin Ⅲ[2]、4,4′-二甲氧基-9,9′,10,10′-四氢-2,2′,7,7′-四羟基-1,1′-联菲 [4,4′-dimethoxy-9,9′,10,10′-tetrahydro-（1,1′-biphenanthrene）-2,2′,7,7′-tetraol]、4,4′-二甲氧基-9,10-二氢-2,2′,7,7′-四羟基-1,1′-联菲 [4,4′-dimethoxy-9,10-dihydro-（1,1′-biphenanthrene）-2,2′,7,7′-tetraol]、4,4′-二甲氧

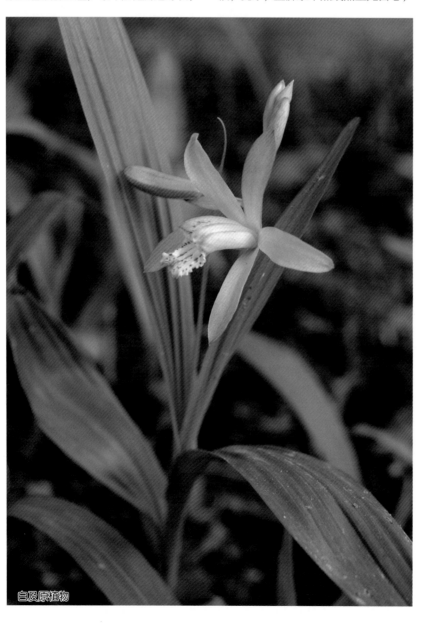

白及原植物

基 -2,2′,7,7′- 四 羟 基 -1,1′- 联 菲 [4,4′-dimethoxy-（1,1′-biphenanthrene）-2,2′,7,7′-tetraol] [3]、3-（4- 羟基苄基）-4- 甲氧基 -2,7- 二羟基 -9,10- 二氢菲 [3-（4-hydroxybenzyl）-4-methoxy-2,7-dihydroxy-9,10-dihydrophenanthrene]、1,6- 二（4- 羟基苄基）-4- 甲氧基 -2,7- 二羟基 -9,10- 二 氢 菲 [1,6-bi（4-hydroxybenzyl）-4-methoxy-2,7-dihydroxy-9,10-dihydrophenanthrene]、1-（4- 羟基苄基）-2,7- 二羟基 -4- 甲氧基菲 [1-（4-hydroxybenzyl）-2,7-dihydroxy-4-methoxyphenanthrene]、2- 甲氧基 -4,7- 二羟基 -9,10- 二氢菲（2-methoxy-4,7-dihydroxy-9,10-dihydrophenanthrene）、4- 甲氧基 -2,7- 二羟基 -9,10- 二氢菲（4-methoxy-2,7-dihydroxy-9,10-dihydrophenanthrene）、1-（4- 羟基苄基）-2- 甲氧基 -4,7- 二羟基 -9,10- 二氢菲 [1-（4-hydroxybenzyl）-2-methoxy-4,7-dihydroxy-9,10-dihydrophenanthrene]、1-（4- 羟基苄基）-4- 甲氧基 -9,10- 二氢菲 [1-（4-hydroxybenzyl）-4-methoxy-9,10-dihydrophenanthrene] [4]。又有 4,4′- 二甲氧基 -9,9′,10,10′- 四氢 -2′,2′,7,7′- 四羟基 -1′,3- 联菲 [4,4′-dimethoxy-9,9′,10,10′-tetrahydro-（1′,3-biphenanthrene）-2,2′,7,7′-tetraol]、4′,5- 二甲氧基 -8-（4- 羟基苄基）-9,9′,10,10′- 四氢 -2,2′,7,7′- 四羟基 -1′,3- 联菲 {4′,5-dimethoxy-8-（4-hydroxybenzyl）-9,9′,10,10′-tetrahydro-[1′,3-biphenanthrene]-2,2′,7,7′-tetraol}、4′,5- 二甲氧基 -8-（4- 羟基苄基）-9,10- 二氢 -2,2′,7,7′- 四羟基 -1′,3- 联菲 {4′,5-dimethoxy-8-（4-hydroxybenzyl）-9,10-dihydro-[1′,3-biphenanthrene] -2,2′,7,7′-tetraol}、1,8- 二（4- 羟基苄基）-2,7- 二羟基 -4- 甲氧基菲 [1,8-bi（4-hydroxybenzyl）-4-methoxy-phenanthrene-2,7-diol] [5]、3,3′- 二羟基 -4-（对羟苄基）-5- 甲 氧 基 联 苄 [3,3′-dihydroxy-4-（p-hydroxybenzyl）-5-methoxybibenzyl]、3,3′- 二羟基 -2-（对羟苄基）-5- 甲氧基联苄 [3,3′-dihydroxy-2-（p-hydroxybenzyl）-5-methoxybibenzyl]、3′,5- 二羟基 -2-（对羟苄基）-3- 甲氧基联苄 [3′,5-dihydroxy-2-（p-hydroxybenzyl）-3-methoxybibenzyl]、2,7- 二 羟 基 -1,3- 二（对羟苄基）-4- 甲氧基 -9,10- 二氢菲 [2,7-dihydroxy-1,3-bi（p-hydroxybenzyl）-4-methoxy-9,10-dihydrophenanthrene]、2,7- 二羟基 -1-（对羟基苄甲酰基）-4- 甲氧基 -9,10- 二氢菲 [2,7-dihydroxy-1-（p-hydroxybenzoyl）-4-methoxy-9,10-dihydrophenanthrene] [6]。还有 2,4,7- 三甲氧基 - 菲（2,4,7-trimethoxyphenanthrene）、2,4,7- 三 甲 氧 基 -9,10- 二 氢 菲（2,4,7-trimethoxy-9,10-dihydrophenanthrene）、2,3,4,7- 四甲氧基菲（2,3,4,7-tetramethoxyphenanthrene）、3.3′,5- 三甲氧基联苄（3,3′,5-trimethoxybibenzyl）、3,5- 二甲氧基联苄（3,5-dimethoxybibenzyl） [7]、blespirol [8]、blestrin C、blestrin D [9]、bletilols A、bletilols B、bletilols C [10]、2,7- 二羟基 -4- 甲氧基 -9,10- 二氢菲（2,7-dihydroxy-4-methoxy-9,10-dihydrophenanthrene）、2,7- 二羟基 -3,4- 二甲氧基菲（2,7-dihydroxy-3,4-dimethoxyphenanthrene）、3,7- 二羟基 -2,4- 二甲氧基菲（3,7-dihydroxy-2,4-dimethoxyphenanthrene）、3′,3- 二羟基 -5- 甲氧基联苄（3′,3- dihydroxy-5-methoxybibenzyl） [11]、5- 羟基 -4-（对羟基苄基）-3′,3- 二甲氧基联苄 [5-hydroxy-4-（p-hydroxybenzyl）-3′,3-dimethoxybibenzyl] [12] 和 blestritins A-C [13]。

葡萄糖苷类类化合物有 2,7- 二羟基 -4- 甲氧基菲 -2-O- 葡萄糖苷（2,7-dihydroxy-4-methoxyphenanthrene-2-O-glucoside）、2,7- 二羟基 -4- 甲氧基菲 -2,7-O- 葡萄糖二苷（2,7-dihydroxy-4-methoxyphenanthrene-2,7-O-diglucoside）、3,7- 二羟基 -2,4- 二甲氧基菲 -3-O- 葡萄糖苷（3,7-dihydroxy-2,4-dimethoxyphenanthrene-3-O-glucoside）、2,7- 二羟基 -1-（4′- 羟苄基）-4- 甲氧基 -9,10- 二氢菲 -4′-O- 葡萄糖苷 [2,7-dihydroxy-1-（4′-hydroxybenzyl）-4-methoxy-9,10-dihydrophenanthrene-4′-O-glucoside] [12]。还有 7- 羟基 -4- 甲氧基菲 -2-O-β-D- 葡萄糖苷（7-hydroxy-4-methoxyphenanthrene-2-O-β-D-glucoside）、4- 甲氧基菲 -2,7-O-β-D- 二葡萄糖苷（4-methoxyphenanthrene-2,7-O-β-D-diglucoside）、7- 羟基 -2,4- 二甲氧基菲 -3-O-β-D- 葡萄糖苷（7-hydroxy-2,4-dimethoxyphenanthrene-3-O-β-D-glucoside）、3′- 羟基 -5- 甲氧基联苄 -3-β-D- 吡喃葡萄糖苷（3′-hydroxy-5-methoxybibenzyl-3-O-β-D-glucopyranoside） [13]。

此外本品块茎还含有 β- 谷甾醇棕榈酸酯（β-sitosterol palmitate）、豆甾醇棕榈酸酯（stigamasterol palmitate）、24- 亚甲基 - 环阿屯醇棕榈酸酯（24-methylenecycloartanol palmitate）、cyclobalanone、cycloneolitsol、cyclomargenone、cyclomargenol [14]、胡萝卜苷（dancosterol）、丁香树脂酚（syringaresinol）、咖啡酸（caffeic acid） [15]、3-（4- 羟基 -3- 甲氧基苄）- 反式丙烯酸二十六醇酯 [hexacosanoic alcohol 3-（4-hydroxy-3-methoxybenzol）-trans-acryliceylenate]、大黄素甲醚（physcion）和环巴拉甾醇（cyclobalanol） [16]、militarine [13]、五味子素（schizandrin） [17] 和多糖类化合物 [18-21]。

本品花中含有花青素 -3,7,3′- 葡萄糖三苷（cyanidin-3,7,3′-triglucoside）、丙二酸（malonic acid）、p- 香豆酸（p-coumaric acid）、咖啡酸（caffeic acid）、葡萄糖苷肉桂酸（glucosyloxycinnamic acid） [22]。

【药理作用】

1. 止血　白及正丁醇部分和水部分具有止血作用，乙酸乙酯部分具有延长凝血、出血时间作用 [23]。白及正丁醇提取部位和水溶性部位可升高二磷酸腺苷（ADP）诱导家兔的最大血小板聚集率，其止血作用与其促进血小板聚集作用有关 [24]。静脉注射 2% 白及溶液 1.5ml/kg，可缩短家兔凝血时间，加速红细胞沉降率 [25]。

2. 对消化系统影响　100～400mg/kg 白及多糖对幽门结扎、乙酸烧灼、乙醇损伤大鼠消化性溃疡模型有抑制作用，可促进溃疡大鼠的溃疡愈合，并呈一定量效关系 [26]。大鼠灌胃 1% 白及煎剂 1.5ml/ 只，可使盐酸所致胃黏膜溃疡减轻，溃疡抑制率达到 94.3%。其对胃黏膜保护作用的机制可能是刺激胃黏膜合成和释放内源性前列腺素 [27]。白及胶可防治日本大耳白兔腹腔粘连，其机制可能与白及胶对日本大耳白兔胆管成纤维细胞形态的影响及对胆管成纤维细胞活性的抑制作用有关 [28]。

3. 抗肿瘤　白及注射液对二甲氨基偶氮苯（DAB）诱发大鼠肝癌有抑制作用 [29]，白及对 DAB 诱发的肝癌细胞核大、核膜弯曲凹陷有改善作用 [30]。白及黏液质对大鼠瓦克癌 W256、小鼠子宫颈癌 U14、小鼠艾氏腹水癌、肝癌、肉瘤 H180 均有抑制作用。100% 白及水浸出液可促进小鼠骨髓

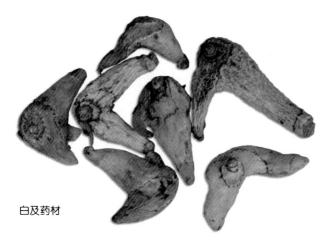

白及药材

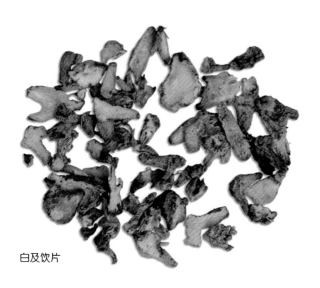

白及饮片

细胞增殖以及白细胞介素 -2（IL-2）分泌[31]。

4. 促进伤口愈合　白及可促进角质形成细胞游走[32]，还可使大鼠背部切割伤创面平均愈合时间提前，提高创面组织中羟脯氨酸、蛋白质含量及伤口巨噬细胞数量，这可能是其促愈合作用的重要机制之一[33]。将白及胶作为外源性重组人表皮生长因子载体，能促进创面表面细胞 DNA 的合成，提高细胞的增殖能力，缩短伤口愈合时间，加速伤口愈合[34]。

5. 促进血管内皮细胞黏附生长　60 ~ 120μg/ml 白及多糖有促进内皮细胞生长功能，80μg/ml 作用最显著[35]。

6. 抑菌　白及中含有甲氧基的化合物抗菌作用减弱，而含有对羟基苄的化合物抗菌活性增强[36]。

7. 毒性反应　小鼠、家兔、犬的急性、亚急性毒性试验表明白及安全无毒，无热源反应，体内可停留 8h 以上[37]。

【临床研究】

1. 鼻衄　采用无菌凡士林纱条（或碘仿纱条），将由高温高压消毒后的白及粉末均匀散在纱条上，把纱条直接填敷于出血处，48h 更换 1 次。应用抗生素预防感染。结果：治疗鼻衄 30 例，1 次成功 18 例，2 次成功 9 例，3 次成功 3 例，

1 周内全部痊愈[38]。

2. 十二指肠溃疡　85 名患者随机分成两组，治疗组采用白及大黄散（主要成分为大黄、白及）5g，每日三餐前温开水送服，并加奥美拉唑联合治疗，对照组采用雷尼替丁治疗。4 周后比较疗效。结果：治疗组疼痛消失率为 97.73%、溃疡愈合总有效率为 93.18%、6 个月及 1 年复发率分别为 4.54%、11.36%，而对照组分别为 46.34%、73.17%、29.26%、60.97%，治疗组在溃疡治疗的疼痛缓解情况、总有效率、复发率方面均明显优于对照组（$P< 0.01$）[39]。

3. 消化性溃疡　治疗组 60 例用白及粉（由白及、黄芩组成，分别打成细粉，过 60 目筛，按白及 3 份，黄芩 1 份的比例混匀，装袋，每袋 12g）治疗，每次服 1 袋，每日服 3 次，饭前温开水送服或冲服。对照组 40 例用雷尼替丁治疗，两组均在治疗 6 周后作胃镜检查，停药 1 年后再复查胃镜以了解溃疡的复发情况。结果：近期疗效，治疗组总有效率为 95%，对照组总有效率为 92.5%，两组疗效比较无显著差异（$P>0.05$）；溃疡复发情况，治疗组复发率为 9.52%，对照组复发率为 76.9%，两组溃疡复发情况比较具有显著差异性（$P<0.005$）[40]。

4. 胃十二指肠出血　药物制备：用白及生药去杂质、清洗后用 95% 乙醇浸泡 24h，去除部分色素，改善口感，滤出乙醇晾干后于 100℃烤箱中烘烤 4h，粉碎，过 100 目筛，分装、灭菌备用。研究组 45 例用白及散每次 5g 加生理盐水 50ml 调成糊状，经胃管迅速给药，每 4h/次，血止 24h 后改为口服，剂量不变，每日 3 次。对照组 41 例用凝血酶 1000U＋ 生理盐水 50ml 溶解后从胃管给药，每 4h / 次；血止后改为口服，每次 600U，每日 3 次。治疗时间为 24 ~ 72h。结果：止血率，研究组为 93.33%，对照组为 90.24%（$P >0.05$）；止血时间，研究组为（$26±16$）h，对照组为（$36±20$）h（$P<0.05$），但两组重度出血的止血时间比较差异无显著性（$P>0.05$）；研究组用药期间血小板计数（PLT）、出血时间（BT）、凝血时间（CT）、凝血酶原时间（PT）等与对照组比较均无明显变化（$P>0.05$）[41]。

5. 淋巴结结核窦道　所有入选患者共 32 例，随机分为白及粉组和利福平组，每组各 16 例。白及粉组常规消毒后，充分引流清除窦道内脓液（不搔刮或仅轻刮脓液和已脱落坏死组织，暴露坏死创面）后，窦道内填塞白及粉，置纱条引流，无菌纱布覆盖，每周一、三、五换药 3 次，4 周后减为每周一、四两次（如果脓液仍多可适当延长），至窦道关闭，伤口愈合。结果：白及粉组和利福平组比较治愈时间无统计学差异，白及粉组治疗耐受性更好[42]。

6. 胎漏　对照组 40 例口服安胎合剂，再根据病情加用黄体酮、HCG 针剂及维生素 E 胶丸，同时给予叶酸片。治疗组 40 例在对照组治疗基础上加服白及粉 5g，每日 1 次。结果：治疗组阴道出血 4 天内停止者 19 例，较之对照组 9 例有显著性差异；而总有效率为 90%，较之对照组为 72.50% 亦有显著差异。说明白及粉治疗胎漏，能较快地抑制阴道出血，而提高保胎成功率[43]。

【性味归经】味甘、苦、涩，性微寒。归肺、胃经。

【功效主治】收敛止血，消肿生肌。主治咯血，吐血，衄血，便血，外伤出血，痈疮肿毒，烧烫伤，手足皲裂，肛裂。

【用法用量】内服：煎汤，3～10g；研末，每次1.5～3g。外用：适量，研末撒或调涂。

【使用注意】外感及内热壅盛者禁用。反乌头。

【经验方】

1. 妇人子脏挺出数痛 乌头（炮）、白及各四分。上二味捣散。取方寸匕，以棉裹内阴中，令入三寸，腹内热即止，日一度著，明晨仍须更著，以止为度。（《外台秘要》引《广济方》）

2. 一切疮疖痈疽 白及、芙蓉叶、大黄、黄柏、五倍子。上为末，用水调搽四周。（《保婴撮要》铁箍散）

3. 瘰病 脓汁不干，白及、贝母、净黄连各半两，轻粉三十贴。前三味，锉焙为末，仍以轻粉乳钵内同杵匀，每用一钱至二钱，滴油调擦患处；用时先以槲皮散煮水候温，洗净拭干，方涂药。（《活幼心书》白及散）

4. 臁疮 白及、白蔹、黄柏、黄丹（另研）各等份。上为极细末，入轻粉些少研匀，以炼蜜和成剂，捏做饼子。贴疮上，深者填满，以帛片包扎，一日一换，疮渐干，或有裂处只需干掺，以瘥为度。（《证治准绳》臁疮方）

5. 诸疳疮 海螵蛸三分、白及、轻粉各一分，上为末，先用浆水洗拭，干敷。（《景岳全书》白粉散）

6. 疮口不敛 白及一钱，赤石脂（研）一钱，当归（去芦头）三钱，龙骨（研）少许。上为细末，干掺。（《百一选方》敛疮口方）

7. 汤火伤灼 白及末，抽调敷。（《济急仙方》）

8. 冬月手足皲裂 白及末，水调（塞）之，忌三五日不犯水。（《古今医统大全》引《经验秘方》）

9. 咯血 白及一两，枇杷叶（去毛，蜜炙）、藕节各五钱。上为细末，另以阿胶五钱，锉如豆大，蛤粉炒成珠，生地黄自然汁调之，火上炖化，入前药为丸，如龙眼大。每服一丸，嚼化。（《证治准绳》白及枇杷丸）

10. 支气管扩张咯血，肺结核咯血 白及、海螵蛸、三七各180g，共研细粉，每服9g，每日3次。（《全国中草药汇编》）

11. 肺叶萎败，喘咳夹红者 嫩白及四钱研末，陈阿胶二钱。冲汤调服。（《医醇賸义》白胶汤）

12. 胃肠出血 白及、地榆各等量。炒焦，研末。每服3g，温开水送服，每日2～3次。（《浙江民间常用草药》）

13. 肺痨 白及、百合各60g，红糖30g。药先煎，加入红糖熬成膏状。每日服1茶匙。（《湖南药物志》）

14. 矽肺，咳嗽少痰，胸痛 鲜白及根（去须根）60g（干的15～30g），加桔梗15～30g。水煎，冲白糖，早晚饭前各服1次。忌食酸辣、芥菜。（《浙江民间常用草药》）

15. 跌打骨折 酒调白及末二钱服。（《永类钤方》）

16. 鼻渊 白及末，酒糊丸。每服三钱，黄酒下，半月愈。（《外科大成》白及丸）

17. 产后肿伤，小便淋数不止 白及、凤凰衣、桑螵蛸等分。入猪脬内，煮烂食之。（《梅氏验方新编》）

【参考文献】

[1] Shuzo T, M asae Y, Keiko I. Antimicrobial agents from Bletilla striata. Phytochemistry, 1983, 22(4): 1011.

[2] Masae Y, Li B, Keiko I, et al. Biphenanthrenes from Bletilla striata. Phytochemistry, 1989, 28(12): 3503.

[3] Li B, Masae Y, Keiko I, et al. Blestrin A and B, bis(dihydrophenanthrene) ethers from Bletilla striata. Phytochemistry, 1990, 29(4): 1259.

[4] Masae Y, Li B, Keiko I, et al. Benzylphen anthr enes from Bletilla striata. Phytochemistry, 1990, 29(7): 2285.

[5] Li B, Tomoko K, Keiko I, et al. Blest rianol A, B and C, biphenanthrenes from Bletilla striata. Phytochemistry, 1991, 30(8): 2733.

[6] Li B, TomokoK, Keiko I, et al. Stilbenoids from Bletilla striata. Phytochemistry, 1993, 33(6): 1481-1483.

[7] Masae Y, Tomoko K, Li B, et al. Methylated stilbenoids from Bletilla striata. Phytochemistry, 1991, 30(8): 2759.

[8] Masae Y, Li B, Tomoko K, et al. Blespirol, a phenanthrene with a spirolactone ring from Bletilla striata. Phytochemistry, 1993, 33(6): 1497.

[9] Li B, Tomoko K, Keiko I, et al. Bisphenanthrene ethers from Bletilla striata. Phytochemistry, 1992, 31(11): 3985.

[10] Masae Y, Li B, Tomoko K, et al. Three dihydrophenanthropyrans from Bletilla striata. Phytochemistry, 1993, 32(2): 427.

[11] 韩广轩，王立新，张卫东，等．中药白及的化学成分研究（Ⅰ）．第二军医大学学报，2002,23(4):443.

[12] Masae Y, Tomoko K, Li B, et al. Phenanthrene glucosides from Bletilla striata. Phytochemistry, 1993, 34(2) : 535.

[13] 韩广轩，王立新，张卫东，等．中药白及的化学成分研究（Ⅱ）．第二军医大学学报，2002,23(9):1029.

[14] Masae Y, Chie H, Tomoko K, et al. The steroids and triterpenoids from Bletilla striata. Nat Med, 1997, 51(5): 493.

[15] 韩广轩，王立新，王麦莉，等．中药白及化学成分的研究．药学实践杂志，2001,19(6):360.

[16] 王立新，韩广轩，舒莹，等．中药白及化学成分的研究．中国中药杂志，2001,26(10):690.

[17] 韩广轩，王立新，顾正兵，等．中药白及中一新的联苄化合物．药学学报，2002,37(3):194.

[18] Jia QF, Ru JZ, Wei MZ. Novel bibenzyl derivatives from the tubers of Bletilla striata. Helvetica Chimica Acta, 2008, 91(3): 520.

[19] Wang C, Sun J, Luo Y, et al. A polysaccharide isolated from the medicinal herb Bletilla striata induces endothelial cells proliferation and vascular endothelial growth factor expression in vitro. Biotechnology Letters, 2006, 28(8): 539.

[20] Wu XG, Xin M, Chen H, et al. Novel mucoadhesive polysaccharide isolated from Bletilla striataimproves the intraocular penetration and efficacy of levofloxacin in the topical treatment of experimental bacterial keratitis. Journal of Pharmacy and Pharmacology. 2010, 62(9): 1152.

[21] 王博，徐沙，黄琳娟，等．白及多糖BSPI-A的分离纯化及结构研究．食品科学，2010,31(17): 120.

[22] Norio S, mintsu K, Fumi T, et al. Acylated cyanidin glycosides in the purple-red flowers of Bletilla striata. Phytochemistry, 1995, 40(5): 1523.

[23] 吴久健，孟岳良，邹俪华，等．白及不同提取部位对小鼠止血活性实验．药学实践杂志，2011,9(3): 206.

[24] 陆波，徐亚敏，张汉明，等．白及不同提取部位对家兔血小板聚集的影响．解放军药学学报，2005,21(5): 330.

[25] 黄文达，等．浙江中医杂志，1958,(10):445.

[26] 吕小波，黄春球，武正才，等．白及多糖对胃溃疡大鼠防治作用的实验研究．云南中医学院学报，2012,3(1): 30.

[27] 焦一鸣，王放.论白及的致瘀功用.时珍国医国药,2001,12(5):458.

[28] 王蒨，李东华，李继坤.白及胶对体外培养兔胆管成纤维细胞形态及活性的影响.河北中医,2007,29(8):752.

[29] 武汉医学院病理学教研室.白及对人工诱发大白鼠肝癌发生发展的影响(摘要).武汉医学院学报,1978,(2):116.

[30] 武忠弼，阮幼冰.白及对人工诱发大白鼠肝癌的影响的电子显微镜观察(摘要).武汉医学院学报,1978,(2):121.

[31] 邸大琳，陈蕾，李法庆.白及对小鼠骨髓细胞增殖和白细胞介素-2产生的影响.时珍国医国药,2006,17(12):2457.

[32] 陈德利，施伟民，徐倩，等.中药白及促进角质形成细胞的游走.中华皮肤科杂志,1999,32(3):15.

[33] 孙仁山，陈晓红，程天民，等.白及对大鼠创面愈合几个要素的影响.中国临床康复,2003,7(29):3927.

[34] 仇树林，王晓，李兵，等.白及胶再重组人表皮生长因子对创面表皮细胞DNA含量及周期的影响.中国组织工程研究与临床康复,2007,11(1):63.

[35] 孙剑涛，王春明，张峻峰.白及多糖对人脐静脉内皮细胞黏附生长的影响.中药材,2005,28(11):41.

[36] 戚宝凤.白及中的抗微生物成分.中药通报,1987,(4):47.

[37] 郑传胜，冯敢生，梁惠民.Bletila striata as a vascular embolizing agent in interventional treatment of primary hepatic carcin.Chinese Medical Journal, 1998, 111(12): 4.

[38] 金国松，黄孝明.白及纱条填塞法治疗鼻衄30例.浙江中西医结合杂志,2002,12(2):127.

[39] 徐春，林炎峰.白及大黄散加奥美拉唑治疗十二指肠溃疡疗效分析.齐齐哈尔医学院学报,2007,28(l4):1676.

[40] 吴宗德，刘汉君，孙颖媛.白及粉治疗消化性溃疡60例疗效观察.遵义医学院学报,2004,27(3):255.

[41] 黄玉娇，伍世绩，黄程辉.白及散治疗胃十二指肠出血临床分析.河北医药.2006,28(8):739.

[42] 梁博文，李华.白及粉治疗体表淋巴结结核窦道的疗效观察.中医临床研究.2011,3(17):77.

[43] 叶帼英.白及粉治疗胎漏临床观察及护理.中国中医急症,2006,l5(5):560.

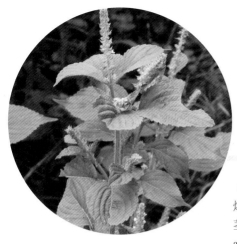

Bai　su

白　苏

Perpillae Folium
[英] Common Perilla Leaf

【别名】紫苏、荏叶、野苏麻、苏梗。

【来源】为唇形科植物白苏 Perilla frutescens (L.) Britt. Var. acuta (Thunb.) Kudo 的叶。

【植物形态】草本。茎直立，钝四棱形，具四槽，密被长柔毛。叶对生；基部圆形或阔楔形，边缘在基部以上有粗锯齿，两面绿色，或紫色，上面被疏柔毛。轮伞花序 2 花，密被长柔毛，总状花序偏向一侧顶生或腋生，苞片宽卵圆形或近圆形，外被红褐色腺点，边缘膜质；花梗密被柔毛；花萼钟形，下部被长柔毛，夹有黄色腺点，内面喉部有疏柔毛环，果实增大，萼为二唇形，上唇宽大，3 齿，中齿较小，下唇比上唇稍长，2 齿，齿披针形；花冠通常白色，冠筒短，冠檐近二唇形，上唇微缺，下唇 3 裂，中裂片较大；雄蕊 4，前对稍长，离生，插生喉部，花药 2 室；花柱先端 2 浅裂；花盘前方呈指状膨大。小坚果近球形，具网纹。

【分布】广西全区均有栽培。

【采集加工】夏、秋季采收。置通风处阴干。或连嫩茎采收，切成小段，晾干。

【药材性状】白苏叶片多皱缩卷曲、破碎，完整者展平后呈阔卵圆形。先端短尖，基部圆形或宽楔形，边缘具粗锯齿。两面灰绿色，疏生灰白色毛。叶柄长 3 ~ 5cm，被毛，质脆。带嫩枝者，被毛。气清香，味微辛。

【品质评价】以叶完整、无杂质、色黄绿者为佳。

【化学成分】本品叶含紫苏醛（perillaldehyde）、紫苏酮（perillaketone）、香薷酮（elsholtziaketone）、左旋柠檬烯（limonene）、蒎烯（pinene）、肉豆蔻醚（myristicine）、莳萝油脑（dillapiol）、异白苏烯酮（iso-egomaketone）、棕榈酸（hexadecanoic acid）、丁香烯（caryophyllene）、9,12,15- 十八烷三烯醛[1,2]、豆甾醇（stigmasterol）[3]。茎、叶、根中都含有齐墩果酸（oleanolic acid）和乌苏酸（ursolic acid）[4]。

本品种子挥发油含有左旋紫苏醛（perillaldehyde）、白苏烯酮（egomaketone）、松茸醇（matsutake alcohol）和左旋芳樟醇（linalool）[5,6]，还有羊脂酸、正己醛（n-hexanal）、天竺葵醛（nonanal）、(E,E)-3,5- 辛二烯 -2- 酮 [(E,E)-3,5-octadien-2-one][7]。

种子中的脂肪油主要为甘油三亚油酸酯（linolein）和甘油三棕榈酸酯（palmitin）[4]。此外，种子中还含有 α - 亚麻酸（α-linolenic acid）、亚油酸（linolic acid）、油酸（oleic acid）[8]。

【药理作用】

1. 抑制神经系统　小鼠灌服白苏叶甲醇提取物 2g/kg，可使环己巴比妥钠的睡眠时间延长 84%[9]。从白苏叶提取

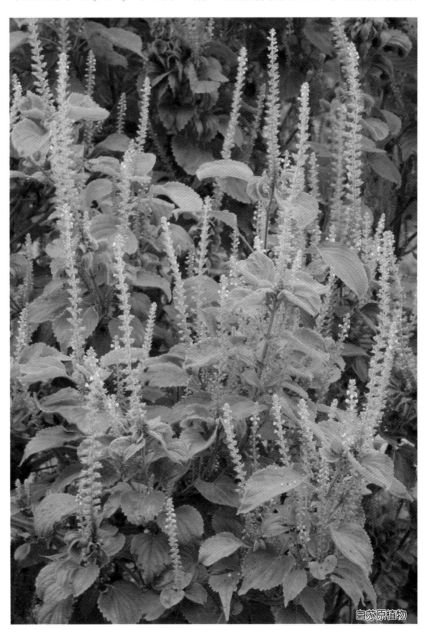

白苏原植物

物中分离得到的紫苏醛、左旋柠檬烯、紫苏酮、香薷酮、肉豆蔻醚和莳萝油脑化学类型化合物，各以相当于提取物2g/kg的量给小鼠灌胃，有延长戊巴比妥钠睡眠时间作用，其中含莳萝油脑和肉豆蔻醚化合物的叶提取物作用最强[10]。

2. 免疫调节 白苏叶汁给小鼠腹腔注射可使腹腔渗出液中中性粒细胞聚积，还可使降低的血清肿瘤坏死因子升高，在体外有直接抑制巨噬细胞产生肿瘤坏死因子（TNF）的能力，此外，白苏提取物还能抑制免疫球蛋白E（IgE）产生[11]。100μg/ml白苏水提物有很强的抗二硝基氟苯所致的过敏性皮炎活性，调节急剧下降的免疫反应，可致邻近表皮组织的嗜酸性粒细胞降低[12]，可降低卵清蛋白致敏小鼠血清中的组胺水平，可降低鼻黏膜、血清、肾脏中的IgE水平，及抑制鼻黏膜组织或脾脏白介素（IL）-1β、IL-6的mRNA表达，降低肿瘤坏死因子-α及蛋白质水平，减少肥大细胞及升高的嗜酸性粒细胞，还可抑制鼻黏膜组织环氧化酶-2蛋白表达及caspase-1的活性[13]。

3. 解热止呕、镇咳平喘 家兔灌服白苏水提浸膏25g/kg、12.5g/kg，白苏挥发油13.2g/kg，对伤寒、副伤寒菌苗致热家兔的体温有降低作用，白苏水提浸膏尤为明显。家鸽灌服白苏水提浸膏25g/kg及白苏挥发油13.2g/kg均有止呕作用，白苏挥发油比水提浸膏略差。小鼠灌服5g/kg和2.5g/kg白苏种子脂肪油可延长咳嗽潜伏期及减少咳嗽次数。小鼠腹腔注射5g/kg白苏种子脂肪油，可延长对喷雾组织胺和乙酰胆碱所致的支气管哮喘所出现喘息性抽搐的潜伏期[14]。

4. 抗氧化 白苏子提取物二苯代苦味酰基（DPPH·）自由基和超氧负离子自由基（O^{2-}·）有很强的清除作用，并呈量效关系，半数抑制率（IC_{50}）分别为0.1133g/L、0.0305g/L[15]。

5. 轻泻 灌胃含紫苏酮型物质（PK）的白苏叶提取物1g/kg，可促进小鼠小肠内容物推进，0.25g/kg剂量即有此作用，从PK类物质继续分离得到的紫苏酮19mg/kg促进小肠内容物推进率达138%，在3.8～15mg/kg剂量浓度依赖性试验中，灌胃15mg/kg时作用达峰值，灌胃给药半数有效量（ED_{50}）为11.0mg/kg[8]。将PK15mg/kg、60mg/kg注入十二指肠，也可使小肠内容物推进增加，在体外空肠纵行肌孵育液中加入10.6g/ml、10.5g/ml和10.4g/ml的PK，有剂量依赖性松弛作用，而10.5g/ml的PK可拮抗阿托品引起的环形肌松弛[16]。

6. 抑菌 白苏对真菌和细菌均有抑制和杀灭作用[17]。白苏叶挥发油对大肠杆菌、金黄色葡萄球菌、白色念珠菌和红色毛癣菌4种供试菌的最低抑菌浓度（MIC）分别为2.500μl/ml、2.500μl/ml、0.625μl/ml、0.100μl/ml，最低杀菌浓度（MBC）分别为5.000μl/ml、2.500μl/ml、1.250μl/ml、0.200μl/ml，白苏叶挥发油对红色毛癣菌的杀灭作用较强[18]。白苏子挥发油对金黄色葡萄球菌CMCC26112株和白色假丝酵母菌CMCC850216株的抑制和灭活作用更为显著[19]。12.5%白苏水煎液和乙醇提取液对白色念珠菌、新型隐球菌以及红色毛癣菌、石膏样小孢子癣菌、絮状表皮癣菌有较好的抑菌效果[17]。

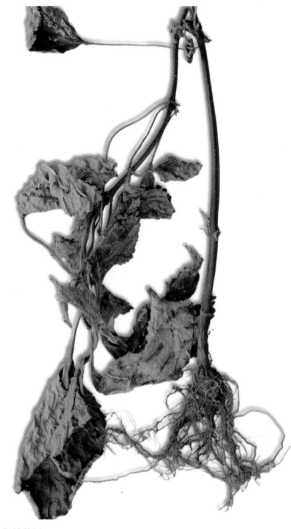

白苏药材

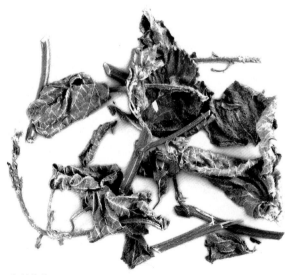

白苏饮片

7. 其他　白苏煎剂可抑制鼠耳被动皮肤过敏性（PCA）反应，500mg/kg 剂量时最大抑制率为 43%[20]。白苏子全草热水提取物 100μg/ml 对牛心磷酸二酯酶的抑制活性平均为 36.3%，其中三氯甲烷（CHCl₃）可溶性组分抑制活性为 62.6%[21]。白苏梗注射液小鼠腹腔注射分别以 0.1g（生药）/ 只，连续 4 天，能激发动物子宫内膜碳酸酐酶活性，且呈剂量依赖性，与黄体酮作用相似[22]。从白苏中得到的化合物有黄嘌呤氧化酶抑制作用，可治疗痛风[23]。

8. 毒性反应　白苏水提浸膏小鼠灌胃 162.5g/kg，观察 7 天，未见小鼠中毒死亡，小鼠腹腔注射白苏水提浸膏半数致死量（LD_{50}）为 16.26g/kg；小鼠腹腔注射白苏种子脂肪油 LD_{50} 为 94.4g/kg；白苏挥发油小鼠灌胃 LD_{50} 为 39.58g/kg[14]。白苏精油及脂溶性提取物中含有大量的紫苏酮可能会导致神经毒，对机体运动、呼吸及循环中枢可产生广泛抑制作用，具有一定的毒性[19]。紫苏酮给小鼠腹腔注射，雄性小鼠 LD_{50} 为 6mg/kg，雌性小鼠为 2.5mg/kg；给母牛静脉注射约 30mg 的紫苏酮 10h 后可引起呼吸系统症状，3 天后死亡；19mg/kg 剂量给绵羊静注，也会有呼吸系统不良反应，但 5 天后有所恢复[24]。紫苏酮给绵羊灌服 40m/kg，仍可存活，而小鼠腹腔注 10mg/kg，24h 内死亡，并可见广泛肺水肿和腹腔渗出物[25]。15mg/kg、20mg/kg、25mg/kg 的紫苏酮给在体羊肺血液灌流，可增加肺微血管渗透作用，使肺血管外分泌物增多，出现严重肺水肿[26]。

【性味归经】味辛，性温。归肺、脾经。

【功效主治】疏风宣肺，理气消食，解鱼蟹毒。主治风寒感冒，咳嗽气喘，脘腹胀闷，食积不化，吐泻，冷痢，鱼蟹中毒，男子阴肿，脚气肿毒，蛇虫咬伤。

【用法用量】内服：煎汤，5～10g；或研末。外用：适量，和醋捣敷。

【使用注意】阴虚者慎用。

【经验方】

1. 脚气肿胀　鲜白苏茎叶 30g，牡荆叶 21g，丝瓜络、老大蒜梗 15g、冬瓜皮 21g、橘皮 9g、生姜 9g。水煎，熏洗患处。（《福建民间草药》）

2. 感冒风寒　白苏 15g。水煎，加冰糖调服后睡取微汗。（江西《草药手册》）

3. 寒湿腹胀痛，鱼蟹中毒　干白苏全草 21g，生姜 9g。水煎，用炒食盐少许冲服。（《福建中草药》）

4. 冷痢　白苏茎叶 9～15g，红糖少许。酌加开水炖服。（《福建民间草药》）

附：白苏梗

味辛，性温。归胃、肺经。功效顺气消食，止痛，安胎。主治食滞不化，脘腹胀痛，风寒感冒，胎动不安。

内服：煎汤，5～10g。阴虚火旺者忌用。

【参考文献】

[1] Honda G, Koezuka Y, Tabata M. isolation of dillapiol from a chemotype of Perilla frutescencs as an active principle for prolonging hexobarbital-induced sleep. Chem Pharm Bull, 1988, 36(8): 3153.

[2] Koga K. Treatment of pseudomonas aeruginosa infection with therapeutic preparations containing caryophylli spica and/or Perillae frutescens extracts. Jpn Kokai Tokkyo Koho, 1991, JP 03066624 A 19910322.

[3] Honda G, Koezuka Y, Kamisako W, et al. Isolation of sedative principles from Perilla frutescens. Chem Pharm Bull, 1986, 34(4): 1672.

[4] 江苏省植物研究所，等. 新华本草纲要（第一册）. 上海：上海科学技术出版社, 1988:454.

[5] 曾虹燕，周朴华. 白苏叶挥发油成分的研究. 中国食品学报, 2003, 3(2):72.

[6] 邹盛勤，刘霞. 白苏不同部位中齐墩果酸和乌索酸的测定比较. 中国酿造, 2008,(17):66.

[7] 卢金清，梁欢，戴艺，等. 固相微萃取 - 气相色谱 - 质谱联用分析白苏子挥发性化学成分. 中国药业, 2013,22(1):9.

[8] 林文群，陈忠. 闽产白苏子化学成分的研究. 海峡药学, 2001,13(3):76.

[9] Honda G, Koezuka Y, Kamisako W, et al. Isolation of sedative principles from Perilla frutescens. Chem Pharm Bull, 1986, 34(4): 1672.

[10] Honda G, Koezuka Y, Tabata M. Isolation of dillapiol from a chemotype of Perilla frutescens as an active principle for prolonging hexobarbital-induced sleep. Chem Pharm Bull, 1988, 36(8): 3153.

[11] 杜德极. 日本对紫苏抗炎和抗过敏的研究. 中药材, 1994,17(12):37.

[12] Heo JC, Nam DY, Seo MS, et al. Alleviation of atopic dermatitis-related symptoms by Perilla frutescens Britton. Int J Mol Med, 2011, 28(5): 733.

[13] Oh HA, Park CS, Ahn HJ, et al. Effect of Perilla frutescens var. acuta Kudo and rosmarinic acid on allergic inflammatory reactions. Exp Biol Med(Maywood), 011, 236(1): 99.

[14] 王静珍，陶上乘，邢永春. 紫苏与白苏的药理作用研究. 中国中药杂志, 1997,22(1):50.

[15] 吕金顺，邱锡娇. 白苏子挥发性及半挥发性组分的化学成分及抗氧化活性. 精细化工, 2009,26(3):273.

[16] Koezuka Y, Donda G, Tabata M. Intestinal propulsion promoting substance from Perilla frutescens and its mechanism of action. Planeta Med, 1985,(6): 480.

[17] 刘小琴，万福珠，郑世玲. 紫苏、白苏的抑菌试验. 天然产物研究与开发, 1999,12(1):42.

[18] 姜红霞，聂永心，冀海伟，等. 泰山野生白苏叶挥发油成分 GC-MS 分析与抑菌活性研究. 中草药, 2011,42(10):1952.

[19] 曹恒，刘湘博，田光辉，等. 野生白苏子挥发油的研究. 中国实验方剂学杂志, 2010,16(11):60.

[20] 杨佳. 白苏及其成分对小鼠 I 型过敏症的作用. 国外医学·中医中药分册, 2002,24(3):168.

[21] Nikaido T, Ohmoto T, Noguchi H, et al. Inhibitors of cyclic AMP phosphodiesterase in medicinal plants. Planta Med, 1981, 43(1): 18.

[22] 王惠玲，肖明，冯立新. 紫苏梗、黄体酮对子宫内膜酶活性效应的比较试验. 西安医科大学学报, 1990,11(2):121.

[23] Wakasbiro M, et al. C A, 1991, 115: 287169p.

[24] Wilson B J, Garst JE, Linnabary RD, et al. Perilla ketone: a potent lung toxin from the mint plant, Perilla frutescens Britton. Science, 1977, 197(4303): 573.

[25] Wilson B J,et al. 国外医学·中医中药分册, 1980, 2(6): 43.

[26] Abernatby V J, et al. C A, 1992, 116.

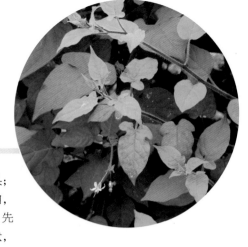

白 英

Solani Lyrati Herba

［英］Bittersweet Herb

【别名】千年不烂心、排风藤、白毛藤、蜀羊泉。

【来源】为茄科植物白英 *Solanum lyratum* Thunb. 的全草。

【植物形态】蔓状草本。茎及小枝均密被具节长柔毛。叶互生，多数为琴形，基部常 3 ~ 5 深裂，裂片全缘，侧裂片愈近基部的愈小，端钝，中裂片较大，通常卵形，先端渐尖，两面均被白色发亮的长柔毛；叶柄被有与茎枝相同的毛被。聚伞花序顶生或与叶对生，总花梗被具节的长柔毛，花梗无毛，顶端稍膨大，基部具关节；萼环状，萼齿 5 枚，圆形，顶端具短尖头；花冠蓝紫色或白色，花冠筒隐于萼内，冠檐 5 深裂，裂片椭圆状披针形，先端被微柔毛；子房卵形。浆果球状，成熟时红黑色。种子近盘状，扁平。

【分布】广西主要分布于全州、灌阳、恭城、贺州、岑溪、宁明、大新、凌云、田林。

【采集加工】夏、秋季采收全草。鲜用或晒干。

【药材性状】茎圆柱形，有分枝，长短不等，直径 2 ~ 7mm。表面黄绿色至棕绿色，密被灰白色柔毛，粗茎通常毛较少或无毛。叶互生，叶片皱缩卷曲，暗绿色，展平后戟形或琴形，被毛茸；叶柄长 1 ~ 3cm。有时附黄绿色，或暗红色的果实。茎质硬而脆，断面纤维性，髓部白色或中空；叶质脆易碎。气微，味苦。

【品质评价】以茎粗壮、叶绿、无果者为佳。

【化学成分】本品含有苷类（glycosides）、黄酮类（flavones）、有机酸类（organic acids）、倍半萜类（sesquiterpenes）、甾醇类（sterols）、香豆素类（coumarins）、多糖类（polysaccharides）等多种化学成分。

苷类主要有蜘蛛抱蛋苷（aspidistrin）、甲基原蜘蛛抱蛋苷（methylprotoaspidistrin）[1]、（22*R*）-3β,16β,22,26- 四羟基胆甾 -5- 烯 -3-*O*-α-L- 吡喃鼠李糖基（1→2）-β-D- 吡喃葡萄糖醛酸苷[（22*R*）-3β,16β,22,26-tetrahydroxycholest-5-ene-3-*O*-α-L-rhamnopyranosyl（1→2）-β-D-glucuronopyranoside][2]、26-*O*-β-D- 吡喃葡萄糖基 -（22ζ,25*R*）-3β,22,26- 三羟基 - 呋甾 -5- 烯 -3-*O*-α-L- 吡喃鼠葡萄糖基 -（1→2）-[β-D- 吡喃葡萄糖基（1→3）]-β-D- 吡喃葡萄糖醛酸苷 {26-*O*-β-D-glucopyranosyl-（22ζ,25*R*）-3β,22,26-trihydroxy-furost-5-*O*-α-L-rhamnopyranosyl（1→2）-[β-D-glucopyranosyl（1→3）]-β-D-glucuronopyranoside}、26-*O*-β-D- 吡喃葡萄糖基-（22ζ,25*R*）-3β,26- 二 羟基-22- 甲氧基呋甾 -5- 烯 -3-*O*-α-L- 吡喃鼠李糖基（1→2）-β-D- 吡喃葡萄糖醛酸苷[26-*O*-β-D-glucopyranosyl-（22ζ,25*R*）-3β,26-dihydroxy-

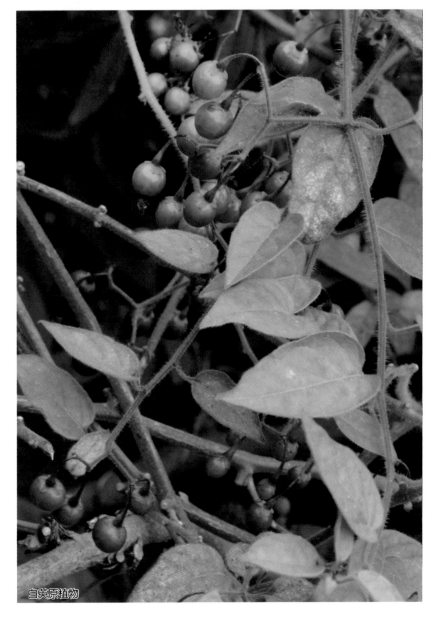

白英原植物

22-methoxy-furost-5-ene-3-O-α-L-rhamnopyranosyl（1→2）-β-D-glucuronopyranoside] 及其（22ζ,25S）异构体、3-O-α-L- 吡喃鼠李糖基（1→2）-β-D- 吡喃葡萄糖醛酸基 -3β- 羟基 -25R- 螺甾 -5- 烯 [3-O-α-L-rhamnopyranosyl（1→2）-β-D-glucuronopyranosyl-3β-hydroxy-25R-spirost-5-ene] 及其（25S）- 异构体 [3]。还含 SL-a（又名 SL-0）、SL-b（又名 SL-1）、SL-c、SL-d [4,5] 等混合物。SL-a 为（5α,25β）- 呋甾烷 -3,22,26- 三醇 [（5α,25β）-furostan-3,22,26-triol]、（5α,25α）- 呋甾烷 -3,22,26- 三醇 [（5α,25α）-furostan-3,22,26-triol]、（25β）- 呋甾 -5- 烯 -3,22,26- 三醇 [（25β）-furost-5-en-3,22,26-triol] 的 3-O-β-D- 吡喃葡萄糖基（1→2）-β-D- 吡喃葡萄糖苷 β-D- 吡喃半乳糖苷 -26-O-β-D- 吡喃葡萄糖苷 [3-O-β-D-glucopyranosyl-β-D-glucopyranosyl-β-D-galactopyranoside-26-O-β-D-glucopyranoside] 组成的混合物 [4]。SL-b 含 4 个成分，分别为替告皂苷元（tigogenin）、新替告皂苷元（neotigogenin）、薯蓣皂苷元（diosgenin）和雅姆皂苷元（yamogenin）的 3-O-β-D- 吡喃葡萄糖苷 -β-D- 吡喃葡萄糖基 -β-D- 吡喃半乳糖苷 [3-O-β-D-glucopyranosyl-β-D-glucopyranosyl（1→4）-β-D-galactopyranoside] [4]。SL-c 含 2 个成分，分别为（25ζ）- 茄甾 -3β,23β- 二醇 [（25ζ）-solanidan-3β,23β-diol] 和（25ζ）- 茄甾 -5- 烯 -3β,23β- 二醇] 的 3-O-β-D- 吡喃葡萄糖基（1→2）-β-D- 吡喃葡萄糖基 -β-D- 吡喃半乳糖苷 [3-O-β-D-glucopyanosyl-β-D-glucopyranosyl（1→4）-β-D-galactopyranoside] [5]。SL-d 也含有 2 个成分，分别为（25ζ）- 茄甾 -3β,23β- 二醇和（25ζ）- 茄甾 -5- 烯 -3β,23β- 二醇的 3-O-β-D- 吡喃葡萄糖基 [β-D- 吡喃木糖基]-β-D- 吡喃葡萄糖基 -β-D- 吡喃半乳糖苷 {3-O-β-D-glucopyranosyl（1→2）-[β-D-xylopyranosyl]-β-D-glucopyranosyl-β-D-galactopyranoside} [5]、白英素 A（solalyratine A）、白英素 B（solalyratine B）[6]。2- 羟基 -3- 甲氧基苯甲酸葡萄糖酯苷、[（3β,25R）- 螺 -3,5- 二烯]- 薯蓣皂苷 [7]、替告皂苷元 -3-O-β-D- 吡喃葡萄糖基 -（1→2）-β-D- 吡喃木糖基 -（1→3）-β-D- 吡喃葡萄糖基 -（1→4）-β-D- 吡喃半乳糖苷、[（25R）- 螺 -3,5 二烯]- 脱氧替告皂苷、[（3β,25R）- 螺 -3,5- 二烯]- 脱氧替告皂苷、白英素 C（solalyratine C）[8]。木兰苷（magnolioside）、1-O-β- 葡糖吡喃糖基 -（2S,3R,4E,8Z）-2-[（2- 羟基十六酰）酰胺]-4,8 十八碳二烯基 -1,3- 二醇（1-O-β-D-glucopyranosyl-（2S,3R,4E,8Z）-2-[（2-hydroxyhexa-decanoyl）amido]-4,8-octadecadiene-1,3-diol）、1-O-β-D- 葡糖吡喃糖基 -（2S,3R,4E,8E）-2-[（2- 羟基十六酰）酰胺]-4,8 十八碳二烯基 -1,3- 二醇（1-O-β-D-glucopyranosyl-（2S,3R,4E,8E）-2-[（2-hydroxyhexadecanoyl）amido]-4,8-octadecadiene-1,3-diol）、薯蓣皂苷元 -3-O-α-L- 鼠李吡喃糖基 -（1→2）-β-D- 葡萄糖苷酸糖醛酸甲酯（diosgenin-3-O-α-L-rhamno-pyarnosyl-（1→2）-β-D-glucuroniduronic acidmethyl ester）[9]、蒙花苷 [10]、芒柄花苷、染料木苷、5- 羟基芒柄花苷、大豆苷 [11]、16,23- 环氧 -22,26- 环亚胺 - 胆甾醇 -22（N）,23,25- 三烯 -3β- 醇 -3-O-β-D- 吡喃葡萄糖基 -

（1→2）-β-D- 吡喃葡萄糖基 -（1→6）-β-D- 吡喃半乳糖苷 [16,23-epoxy-22,26-epimino-cholest-22（N）,23,25-trien-3β-ol-3-O-β-D-glucopyranosyl-（1→2）-β-D-glucopyranosyl-（1→6）-β-D-galactopyranoside]、（25R）-26-O-β-D- 吡喃葡萄糖基 -5α-20（22）- 烯 - 呋甾 -3β,26- 二羟基 [26-O-β-D-glucopyranosyl-（25R）-5α-furost-3β,26-diol] [12]。

黄酮类主要有槲皮素（quercetin）、柚皮素（naringenin）、芦丁（rutin）[13]、β- 胡萝卜苷、N- 反式 - 对羟基苯乙基阿魏酰胺 [14]、芹菜素糖 -7-O-β-D- 芹糖 -（1→2）-β-D- 葡萄糖、芹菜素糖 -7-O-β-D- 芹糖 -（1→2）-β-D- 葡萄糖 [15]、4- 羟基异黄酮 [16]。

有机酸类主要有咖啡酸（caffeic acid）、香草酸（vanillic acid）[13]、3- 甲氧基 -4- 羟基苯甲酸 [17]、原儿茶酸（protocatechuic acid）[14]、β- 吲哚羧基酸（β-indole carboxylic acid）[9]、熊果酸（ursolic acid）、对羟基苯甲酸 [11]。

倍半萜类化合物主要有去氢假虎刺酮（dehydrocarissone）[18]。

甾醇类主要有过氧麦角甾醇（peroxyergosterin）、9,11- 去氢过氧麦角甾醇（9,11-peroxyergosterin）[18]、β- 谷甾醇（β-sitosterol）[14]。

香豆素类主要有 7- 羟基 -6- 甲氧基香豆素（7-hydroxy-6-methoxy-coumarin）[19]。

多糖类主要有 SLPS-1（含葡萄糖和木糖）、SLPS-2（含葡萄糖、阿拉伯糖和果糖）[20,21]。

甾体生物碱类主要有蜀羊泉碱（soladuleidine）、番茄烯胺（tomatidenol）、α- 苦茄碱（α-solamarine）、β- 苦茄碱（β-solamarine）、澳洲茄碱（solasonine）[22]、氢化勒帕茄次碱 [23]。

其他化学成分有 N- 顺式阿魏酰酪胺（N-cis-feruloyltyramine）、N- 反式阿魏酰酪胺（N-trans-feruloyltyramine）、N- 反式阿魏酰奥克巴胺（N-trans-feruloyloctopamine）、尿苷（uridine）、胸苷（thymidine）、尿嘧啶（uracil）[9]、腺苷、3- 甲氧基 -5-[（8'S）-3'- 甲氧基 -4'- 羟基 - 苯丙醇 -E- 苯丙烯醇 4-O-β-D- 葡萄糖苷 N-（4- 氨基正丁基）-3-（3- 羟基 -4- 甲氧基 - 苯基）-E- 丙烯酰胺 [15]、阿拉伯呋喃糖苷乙酯 [13]、东莨菪素 [19]、士的宁（strychnine）[24]。

【药理作用】

1. 抗肿瘤　白英乙醇提取物通过上调 fas 和 caspase-3 基因表达，诱导细胞凋亡，从而抑制 SPC-A-1 细胞增殖 [25]。白英提取液能够抑制 HeLa 细胞增殖，且细胞凋亡率随白英提取液浓度增加而升高；白英提取液使野生型 P53 蛋白表达上升，而 Bcl-2 蛋白表达下降 [26]。白英提取物具有诱导乳腺癌 MCF-7 细胞凋亡作用，其分子机制可能与上调 caspase-3 及下调 survivin 基因表达有关 [27]。白英提取液通过上调 fas 基因和下调 fas 基因表达，诱导细胞凋亡，从而抑制人肺癌 A549 细胞增殖 [28]。白英能阻断 G2 期细胞，且与药物剂量呈正相关，但白英对 M 期细胞无直接作用 [29]。白英水提取液在 1mg/L 及以上时对人急性早幼粒白血病 HL60 细胞生长有抑制作用，该作用既表现为短时间的细胞杀伤作用，也表现为药物持续作用后的繁殖抑制。白英对正常细胞无

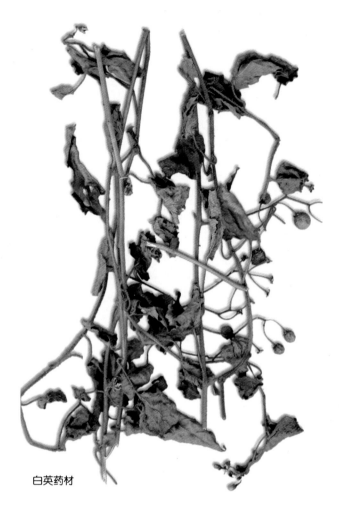

白英药材

影响或影响较少[30]。白英脂溶性提取物可使肝癌 Bel-7404 细胞发生形态学变化，出现凋亡小体和梯形 DNA[31]。

2. 抗过敏　白英水提液对化合物 48/80 导致的过敏性休克抑制率为 100%，还可抑制化合物 48/80 引起的腹腔肥大细胞组织胺过敏，腹膜肥大细胞组胺释放量与白英剂量成正比[32]。白英提取物可防治二硝基苯酚 IgE 诱导的皮肤细胞过度释放组胺，抑制 P 物质诱导组胺脱羧酶 mRNA 过度表达[33]。

3. 免疫调节　白英多糖 SL-1、SL-2 体外均可提高正常小鼠胸腺淋巴细胞免疫活性，其中 SL-2 的作用要强于 SL-1，且均与用药时间成正比[34]。

4. 护肝　白英中的蓇葖亭可抑制聚丙酮转氨酶和山梨醇脱氢酶的释放，抑制率分别达 53% 和 58%，10μmol 蓇葖亭能保留 50% 的谷胱肽物以及超氧化物歧化酶 36% 的活性，同时抑制丙二醛（MDA）的生成[35]。

5. 抑菌　白英中澳洲茄胺可抑制细胞膜上麦角醇的合成，与酮康唑、克霉唑的作用相似[36,37]。白英水提取液和酸性乙醇提取液对链球菌和葡萄球菌等多种细菌具有较强的抑菌作用，酸性乙醇提取液对大肠杆菌和沙门菌的抑菌能力较强[38,39]。

【临床研究】

白带　干白英、全当归按 10∶3 配合，煎煮两次，取汁、浓缩加入白糖，配制成 15% 的糖浆。每日早晚各服 1 次，每次 25ml（也可改作汤剂）。10 天为 1 个疗程。结果：37 例临床治愈，3 例显效。治疗时最短 1 个疗程，最长 6 个疗程[39]。

【性味归经】味苦、甘，性寒；有小毒。归肝、胆、肾经。

【功效主治】清热利湿，消肿解毒。主治湿热黄疸，胆囊炎，胆石症，肾炎水肿，风湿关节痛，妇女湿热带下，小儿高热惊厥，痈肿疮疡，湿疹瘙痒，带状疱疹。

【用法用量】内服：煎汤，15 ~ 30g，鲜者 30 ~ 60g；或浸酒。外用：适量，煎水洗、捣敷或捣汁涂。

【使用注意】本品有小毒，不宜过量服用，否则会出现咽喉灼热感及恶心、呕吐、眩晕、瞳孔散大等中毒反应。体虚无湿热者忌用。

【经验方】

1. 风火赤眼　白英鲜叶捣烂，调人乳外敷眼睑。（《福建中草药》）

2. 中耳化脓　蜀羊泉叶绞汁，滴耳中。（《湖南药物志》）

3. 疗疮肿毒　鲜白毛藤全草 120g，炖服。另以鲜叶捣烂敷患处。（《闽东本草》）

4. 阴囊湿疹，疮疖　白英 15g，田基黄 9g，松针 6g。煎水，外洗患处。（《湖北中草药志》）

5. 带状疱疹　鲜白英 150g，75% 乙醇 1ml，冷开水 30ml。白英洗净，捣烂，加冷开水摇匀，纱布包绞汁，加乙醇装瓶备用，用药棉蘸搽患处。每日 2 ~ 3 次，连搽 3 ~ 4 天。（《湖北中草药志》）

6. 咽喉肿痛，痈肿疮毒，淋巴结结核　白英、萝藦各 30g。水煎服。（《陕甘宁青中草药选》）

7. 肺癌　白英、狗牙半支（垂盆草）各 30g。水煎服，每日 1 剂。（《全国中草药汇编》）

8. 声带癌　白英、龙葵各 30g，蛇莓、石见穿、野荞麦根各 15g，麦冬、石韦各 12g。水煎服，每日 1 剂。（《全国中草药汇编》）

9. 黄疸初起　白毛藤、神仙对坐草、大茵陈、三白草、车前草各等份。白酒煎服。（《百草镜》）

10. 急性肝炎　白英 30g，栀子、白芍、茯苓各 9g，茵陈 24g。水煎服。（《福建药物志》）

11. 胆囊炎　白英 60g，栀子 24g，金钱草 30g。水煎服。（《福建药物志》）

12. 风湿关节痛　排风藤 30g，忍冬 30g，五加皮 30g，好酒 500g。泡服。（《贵阳民间药草》）

13. 白带异常　①白英 30g，木槿花 15g。水煎服。（《福建药物志》）②白英 25g，蒲公英 20g，三白草 20g，阳雀花根皮 30g。水煎服。（《四川中药志》1979 年）

14. 阴道炎，子宫颈糜烂　白英 9g。水煎服。（《青岛中草药手册》）

15. 小儿高热惊厥　白英 9g，蝉蜕 3 只，橄榄核 3 枚。炖服。（《福建药物志》）

【参考文献】

[1] Yanara S, Mutakami N, Yamasaki M, et al. A furostanol glucuronide from Solanum lytatum. Phytochemistry, 1985, 24(11): 2748.

[2] Yanara S, Ohtsuka M, Nakano K, et al. Studies on the constituents of Solanum plants ⅩⅢ . A new steroidal glucuronide from Chinese Solanum lytatum. Chem Pharm Bull, 1989, 37(7): 1802.

[3] Yanara S, Motooka M, Ikeda M, et al. Two new steroidal glucuronides from Solanum lytatum Ⅱ . Planta:Medica, 1986, 6(12): 496.

[4] Murakami K, Saijo R, Nohara T, et al. Studies on the constituents of Solanum plants Ⅰ . On the constituents of the stem parts of Solanum lytatum THUNB. Yakugaku Zasshi, 1981, 101(3): 275.

[5] Murakami K,Ezima H,Takaishi Y, et al.Studies on the constituents of Solanum Plants V. The constituents of Solanum lytatum THUNB II.Chem Pharm Bull, 1985, 33(1): 67.

[6] Lee YY, Hsu FL, Toshihiro N, et al. Two new soladulcidine glycosides from Solanum lyratum. Chem Pharm Bull, 1997,45(8): 1381.

[7] Kang SY, Sung SH, Park JH, et al. A phenolic glucoside and steroidal sapogenins of Solalum Lyratum. Yakhah Hoechi, 2000, 44(6): 534.

[8] Ye WC, Wang H, Zhao SX, et al. Steroidal glycoside and lycoalkaloid from Solanum lyratum. Biochem, 2001, (29): 421.

[9] 尹海龙 , 李建 , 董俊兴 . 白英的化学成分研究 (Ⅱ). 军事医学 ,2013, 37(4): 279.

[10] 杨红英 , 孙立新 , 孙长山 , 等 .RP-HPLC 法同时测定白英中芦丁和蒙花苷的含量 . 沈阳药科大学学报 ,2010,27(6): 463.

[11]尹海龙 , 李建 , 李箐晟 , 等.白英的化学成分研究.军事医学科学院刊 , 2010,34(1): 65.

[12] 吕佳 . 白英化学成分研究 . 长春 : 长春中医药大学 ,2012.

[13] 杨敬芝 , 郭贵明 , 周立新 , 等 . 白英化学成分的研究 . 中国中药杂志 , 2002,27(1): 42.

[14] 孙立新 , 李凤荣 , 王承军 , 等 . 白英化学成分的分离与鉴定 . 沈阳药科大学学报 ,2008, 25(5): 364.

[15] 李瑞玲 . 白英化学成分的提取、分离和结构鉴定 . 郑州 : 郑州大学 , 2006.

[16] De WZ, Gui HL, Qun YY, et al. New anti-inflammatory 4-hydroxyisoflavans from Solarium lyratum. Chem Pharm Bull, 2010, 58(6):840.

[17] Sun LX,Fu WW,Ren J. Cytotoxie constituents from Solanurn Lyralum. Areh Phann Res, 2008,29(2):135.

[18] Yu SM, Kim HJ, Woo ER, et al. Some sesquletprenoids and 5a,8a-eidioxy-estrols from Solanum lytatum. Arch Pharmacal Res, 1994, 17(1): 4.

[19] Kang SY, Sang H, Park JH, et al. Hepatproteetive activity fseopoletin, a constiutent of Solanum lytatum. Arch Pharmacal Res, 1998, 21(6): 718.

[20] 毛建山 , 吴亚林 , 黄静 , 等 . 白毛藤多糖的分离、纯化和鉴定 . 中草药 , 2005,36(5): 654.

[21] 吴亚林 , 黄静 , 潘远江 , 等 . 白毛藤多糖的分离和生物免疫活性研究 . 浙江大学学报 ,2004, 31(3): 319.

[22] 杨宇 . 白毛藤在民族民间医药中的应用初探 . 中国民族民间医药杂志 ,1999,(4): 275.

[23] 杨红英 , 孙长山 , 马龄 , 等 .RP-HPLC-ELSD 法同时测定白英中蜀羊泉次碱 、薯蓣皂苷元和氢化勒帕茄次碱 . 中草药 ,2010, 41(3): 481.

[24] 齐伟 . 抗肿瘤中药白英化学成分及药物动力学研究 . 沈阳 : 沈阳药科大学 ,2009.

[25] 韦星 , 涂硕 , 万福生 , 等 . 白英乙醇提取物诱导人肺癌 SPC-A-1 细胞凋亡的实验研究 . 中国药房 ,2008,19(4): 256.

[26] 韦星 , 李朝敢 , 农嵩 , 等 . 白英提取液对 Hela 细胞凋亡及 P53 和 bc-l2 蛋白表达的影响 . 右江民族医学院学报 ,2006,28(5): 714.

[27] 韦星 , 李朝敢 , 农嵩 . 白英提取物诱导乳腺癌 MCF-7 细胞凋亡及其对凋亡相关基因表达的影响 . 右江医学 ,2007,35(4): 357.

[28] 涂硕 , 韦星 , 赵小曼 , 等 . 白英提取液对人肺癌 A549 细胞凋亡及 Fas/Fas L 基因表达的影响 . 时珍国国药 ,2008,19(3): 603.

[29] 曹济远 , 谭湘陵 . 抗癌中药白毛藤对 CHO 细胞 G2-PC 染色体畸变的观察 . 现代应用药学 ,1988,5(6): 1.

[30] 施文荣 , 刘艳 . 白英对人急性早幼粒白血病 HL-60 细胞生长的影响 . 福建中医学院学报 ,2002,12(1): 36.

[31] 单长民 , 胡娟娟 , 杜冠华 . 白英提取物诱导人肝癌 BEL-7404 细胞凋亡作用 . 中国临床药理学与治疗学 ,2001,6(3): 200.

[32] Kang B, Lee E, Hong I, et al. Abolition of anaphylactic shock by Solanum lyratum Thunb. Int J Immunopharmacol, 1997, 19(11-12): 729.

[33] Kim HM, Lee EJ. Solanum lyratum inhibits anaphylactic reaction and suppresses the expression of L-histidine decarboxylase mRNA. Immunopharmacol Immunotoxicol, 1998,20(1):135.

[34] 吴亚林 , 黄静 , 潘远江 . 白毛藤多糖的分离和生物免疫活性研究 . 浙江大学学报 (理学版),2004,31(3): 319.

[35] Kang SY, Sung SH, Park JH, et al. Hepatoprotective activity of scopoletin, a constituent of Solanum lyratum. Arch Pharm Res, 1998,21(6):718.

[36] 张亮 , 张岩 , 周一鸣 , 等 . 用聚类法分析受抗菌物质处理后的酵母细胞全基因表达谱 . 生物化学与生物物理进展 ,2002,29(4): 538.

[37] 王理达 . 四种抗真菌生药活性成分的作用机理研究 . 北京 : 北京医科大学 ,1999.

[38] 孙志良 , 卢向阳 , 刘自逢 , 等 . 白毛藤提取液成分定性分析及抑菌效果 . 中兽医学杂志 ,2003,(2): 11.

[39] 杨必金 . 白英糖浆治疗白带 . 四川中医 ,1989,(2): 44.

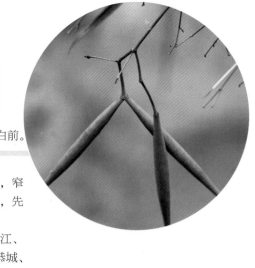

白 前

Bai qian

Cynanchi Stauntonii Rhizoma

[英] Willowleaf Swallowwort Rhizome

【别名】水杨柳、大鹤瓢、水柳、芫花叶白前、柳条白前、炒白前、鹅管白前。

【来源】为萝藦科植物柳叶白前 Cynanchum stauntonii（Decne.）Schltr.ex Levl. 的根及根茎。

【植物形态】直立半灌木。根茎横生或斜生，空如鹅管状，根多而细，呈须状，黄白色或略带红棕。茎圆柱形，表面灰绿色，有细棱。叶对生，具短柄；叶片纸质，披针形或线状披针形，长 3 ~ 12cm，宽 0.3 ~ 1.4cm，先端渐尖，基部渐窄，全缘，中脉在叶背明显，侧脉约 6 对。伞形聚伞花序腋生，小苞片多数；花萼 5 深裂，内面基部腺体不多；花冠辐状，5 深裂，裂片线形，紫红色，内面具长柔毛；副花冠裂征盾状，肥厚，较花药为短；雄蕊 5，与雌蕊合生成蕊柱，花药 2 室，每室具一淡黄色下垂的花粉块；柱头微突，包在花药的薄膜内。蓇葖果单生，窄长披针形。种子披针形，黄棕色，先端具白色丝状绢毛。

【分布】广西主要分布于融水、三江、灵川、全州、兴安、灌阳、平乐、恭城、藤县、桂平、贺州、昭平、金秀。

【采集加工】栽后第 2 年秋后挖取全株。将根及根茎采下，洗净，晒干或烘干。

【药材性状】根茎圆柱形，有分枝，长 4 ~ 14cm，直径 2 ~ 4mm；表面黄白色至黄棕色，具细纵皱纹，节明显，节间长 1.5 ~ 4cm，顶端有数个残茎；质脆易断，断面中空或有膜质髓。根纤细而弯曲，簇生于节处，长 3 ~ 10cm，直径不及 1mm，分枝成毛须状，常盘结成团；质脆，断面白色。气微，味苦。

【品质评价】以干燥、条大、无杂质、色黄棕者为佳。

【化学成分】本品根含 β - 谷甾醇（β-sitosterol）[1-3]、2,4- 二羟基苯乙酮（2,4-dihydroxyacetophenone）、间二苯酚（resorcino）、4- 羟基 -3- 甲氧基苯乙酮（4-hydroxy-3-methoxyphenylehanone）、4- 羟基苯乙酮(4-hydroxyphenylehanone)、齐墩果酸(oleanolic acid)、蔗糖(sucrose)[1]、华北白前醇（hancockinol）、脂肪酸(fatty acid)[2]、芫花叶白前苷元（glaucogenin）、熊果酸（ursolic acid）[3]。还含有 glaucogenin-C[4]、stauntosides L-N[5]、

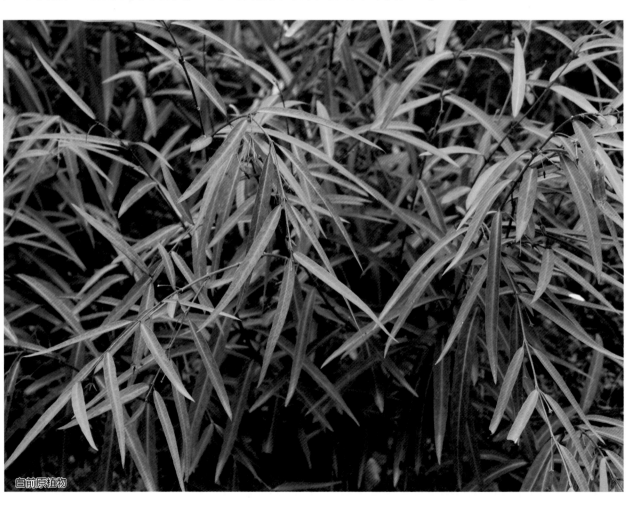

白前原植物

stauntosides C-K [6]、stauntosaponins A-B [7]、stauntonine 、anhydrohirundigenin、anhydrohirundigenin monothevetoside、glaucogenin-C-mono-D-thevetoside [8]。

此外，本品根还含挥发性成分，主要有（*E,E*）-2,4-癸二烯醛 [（*E,E*）-2,4-decadienal]、3-ethyl-4-methypentanol、5-戊基 -3h- 呋喃 -2- 酮（5-pentyl-3h-furan-2-one）、（*E,Z*）-2,4- 癸二烯醛 [（*E,Z*）-2,4-decadienal]、二氢 -5- 戊基 - 2（3h）- 呋喃酮 [dihydro-5-pentyl- 2（3h）-furanone][9]、己醛（hexanal）、2- 正戊基呋喃（2-pentyl-furan）、1- 壬烯 -3-醇（1-nonen-3-ol）、（*Z*）-2- 壬烯醛 [（*Z*）-2-nonenal]、1-石竹烯（1-caryophyllene）、樟脑 [（+）-camphor]、反 -2-辛烯醛 [（*E*）-2-octenal]、冰片（borneol）、2- 甲基 -5-（1-甲基乙基）- 苯酚 [2-methyl-5-（1-methylethyl）-phenol]、3-甲基 -4- 异丙基酚（3-methyl-4-isopropylphenol）、α - 古芸烯（α -gurjunene）[10] 等。

【药理作用】

1. 镇咳、祛痰　柳叶白前醇提物和醚提物小鼠灌胃给药，连续 5 天，有镇咳作用和祛痰作用 [11]。

2. 抗炎　柳叶白前水提物腹腔注射给药时对巴豆油致炎剂所致小鼠耳郭急性渗出炎症有抗炎作用 [11]。小鼠灌胃柳叶白前醇提物 5g/kg 和 15g/kg，连续 3 天，能抑制二甲苯、角叉菜胶引起的炎症 [12]。

3. 镇痛　柳叶白前醇提物 5g/kg 和 15g/kg 给小鼠灌胃，能延长热痛刺激甩尾反应的潜伏期，减少由乙酸引起的扭体次数，有镇痛作用 [12]。

4. 抗胃溃疡　柳叶白前 75% 醇提物 5g/kg 和 15g/kg，灌胃给药，能抑制小鼠水浸应激性溃疡、盐酸性溃疡及引哚美辛 -乙醇性胃溃疡的形成，有抗溃疡作用 [13]。

5. 毒性反应　柳叶白前醇提物灌胃给药 1 次，LD₅₀（半数致死量）为 19.56g/kg，LD₅₀ 的 95% 可信区间（18.01 ~ 21.25）g/kg；醚提物灌胃给药 1 次，剂量达 80g/kg，仅有 1 只小鼠死亡；柳叶白前水提物腹腔注射给药 1 次，LD₅₀ 为 7.9g/kg[11]。

【临床研究】

1. 小儿风寒咳喘证　白前、麻黄、荆芥、甘草各 10g。上药以沸水浸泡 20 ~ 30min，酌加白糖适量，不拘时频频呷服，每日 1 剂，2 ~ 4 剂为 1 个疗程。若痰稠或量多可加川贝、杏仁，咳甚加紫菀。结果: 共治疗小儿风寒咳喘证 78 例，治愈 58 例，占 74.4%；好转 16 例，占 20.5%；无效 4 例，占 5.1%[14]。

2. 外感咳嗽　白前、桔梗、紫菀、陈皮、百部各 10g，荆芥、甘草各 6g。风寒咳嗽加防风、苏叶；风热咳嗽加川贝、黄芩、芦根；燥邪咳嗽加南沙参、花粉、瓜蒌皮；风湿咳嗽加法半夏、厚朴、茯苓；肺气虚加玉屏风散；肺阴虚加天冬、麦冬。结果: 治疗 220 例，治愈 208 例，好转 7 例，无效 5 例。其中服药 3 剂者 102 例，4 ~ 6 剂者 106 例，6 剂以上者 12 例 [15]。

【性味归经】味辛、甘，微温。归肺、胃经。

【功效主治】祛痰止咳，泻肺降气，健胃调中。主治咳嗽，气喘，胃脘疼痛，小儿疳积。

【用法用量】内服: 煎汤，3 ~ 10g，或入丸、散。

【使用注意】咳喘属虚者不宜用；胃弱者慎用生品。

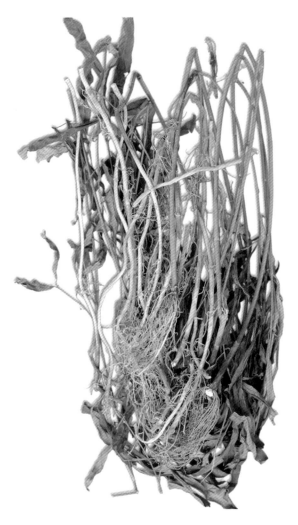

白前药材

【经验方】

1. 跌打损伤　白前根 15g，鸡蛋 1 粒或蛏干 30g，胁痛加香附子 9g，青皮 3g。水煎服。（《福建药物志》）

2. 麻疹　柳条白前、葛根各 15g。水煎服。（《福建药物志》）

3. 水肿　白前鲜根 30g，星宿菜根、地普根、灯心草各 15g。水煎，酌加红糖调服。（江西《草药手册》）

4. 久嗽兼唾血　白前三两，桑白皮、桔梗各二两，甘草一两（炙）。上四味切，以水二大升，煮取半大升，空腹顿服。若重者，十数剂。忌猪肉、海藻、菘菜。（《近效方》）

5. 疝母（脾肿大）　白前 15g。水煎服。（《福建中草药》）

6. 胃痛　白前根、威灵仙根各 15g，肖梵天花根 24g。水煎服。（《福建药物志》）

7. 小儿疳积　白前根、重阳木根、兖州卷柏各 9g。水煎服。（《福建药物志》）

8. 肝炎　白前鲜根 30g，白英 30g，阴行草 15g。水煎服。（江西《草药手册》）

【参考文献】

[1] 龚小见，朱海燕，杨小生，等 . 柳叶白前化学成分研究 . 天然产物研究与开发 ,2006,18(1): 50.

[2] 邱声祥 . 柳叶白前化学成分研究 . 中国中药杂志 ,1994,19(8): 488.

[3] Zhang M, Wang JS, Luo J, et al. Glaucogenin E,a new C(21) steroid from Cynanchum stauntonii. Nat Prod Res, 2012, 27(2): 176.

[4] 于金倩，张志辉，邓安珺，等 . 柳叶白前一个新甾体衍生物 . 中国化学会第 9 届天然有机化学学术会议论文集 ,2012: 273.

[5] Yu JQ, Zhang ZH, Deng AJ, et al. Three new steroidal glycosides from the roots of Cynanchum stauntonii. Biomed Res Int, 2013, Article ID: 816145.

[6] Yu JQ, Deng AJ, Qin HL. Nine new steroidal glycosides from the roots of Cynanchumstauntonii. Steroids, 2013, 78(1): 79.

[7] Makio Shibano, Ayaka Misaka, Kayoko Sugiyama, et al. Two secopregnane-type steroidal glycosides from Cynanchum stauntonii(Decne.) Schltr. ex Levl. Phytochem Lett, 2012, 5(2): 304.

[8] Wang P, Qin HL, Zhang L, et al. Steroids from the roots of Cynanchum stauntonii. Planta Med, 2004, 70(11): 1075.

[9] Yang ZC, Wang BC, Yang XS, et al. Chemical composition of the volatile oil from Cynanchum stauntoniiand its activities of anti-influenza virus. Colloids Surf B: Biointerfaces, 2005, 43(3-4): 198.

[10] 田效民，李凤，黄顺菊，等 . 柳叶白前挥发性成分的 GC-MS 分析 . 中国实验方剂学杂志 ,2013,19(5): 111.

[11] 梁爱华，薛宝云，杨庆，等 . 柳叶白前的镇咳、祛痰及抗炎作用 . 中国中药杂志 ,1996,21(3): 173.

[12] 沈雅琴，张明发，朱自平，等 . 白前的镇痛、抗炎和抗血栓形成作用 . 中国药房 ,2001,12(1): 15.

[13] 沈雅琴，张明发，朱自平，等 . 白前的消化系统药理研究 . 中药药理与临床 ,1996,12(6): 18.

[14] 熊丽娅 . 麻黄白前饮治疗小儿风寒咳喘证 78 例 . 湖北中医杂志 ,1993,15(102): 13.

[15] 余惠民 . 止嗽散治疗外感咳嗽 . 中成药研究 ,1987,(11): 46.

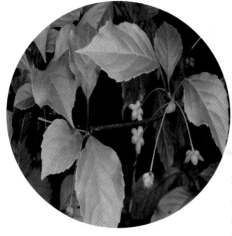

白 钻

Schisandrae Viridis Caulis

[英] Viridis Schisandra Stem

【别名】绿叶五味子、长蕊五味子。

【来源】为木兰科植物为长蕊五味子 Schisandra viridis A.C.Smith 的藤茎。

【植物形态】落叶木质藤本。小枝具稀疏细纵条纹，当年生枝紫褐色，短枝间疏离；二年生枝变灰褐色。叶纸质，卵状椭圆形，通常最宽处在中部以下，长 4 ~ 16cm，宽 2 ~ 7cm，先端渐尖，基部钝或阔楔形，中上部边缘有胼胝质齿尖的粗锯齿或波状疏齿，上面绿色，下面浅绿色，干时榄绿色，侧脉每边 3 ~ 6 条，网脉稀疏而明显。雄花花被片黄绿色或绿色，6 ~ 8 片，大小相似，阔椭圆形、倒卵形或近圆形，最内轮的较小。雄蕊群倒卵圆形或近球形，花托椭圆状圆柱形，顶端伸长具盾状附属物，雄蕊 10 ~ 20 枚，药隔棒状长圆形，稍长于药室，有微细腺点，上部雄蕊贴生于花托顶端附属物无花丝；雌花花被片与雄花的相似，雌蕊群近球形，心皮 15 ~ 25 枚，斜倒卵形或椭圆体形。聚合果成熟，心皮红色，排成两行，果皮具黄色腺点，顶端的花柱基部宿存，基部具短柄。种子肾形，种皮具皱纹或小瘤点。

【分布】广西主要分布于柳州、桂林、梧州。

【采集加工】全年均可采收。洗净，鲜用或切片晒干备用。

【药材性状】本品的枝条呈圆柱形，直径 0.5 ~ 1.5cm。表面暗紫红色至紫褐色，具纵皱纹及点状纵向皮孔，有枝痕和叶柄脱落痕。质硬脆，不易折断。断面皮部薄，紫褐色，纤维性，易剥落；木部淡黄色有密集细孔。髓部较大，银白色，松软或有裂隙。气无，味淡。

【品质评价】以干燥、块大、无杂质者为佳。

【化学成分】本品茎叶中含有 schizantherin B、tigloylgomisin P、gomisin G、gomisin M1、gomisin K3、epigomisin O、gomisin J、pregomisin[1]。

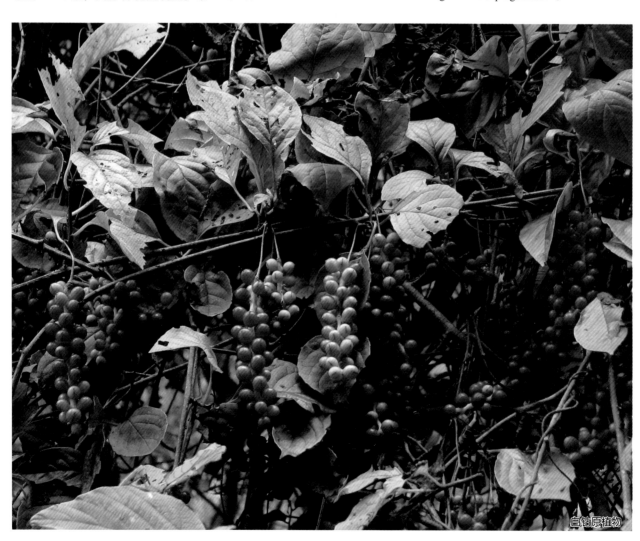

白钻原植物

【临床研究】

骨质增生　①黑钻骨汤：黑吹风 30g，白钻 21g。每日 1 剂，分早晚 2 次内服，10 天为 1 个疗程。②黑钻骨酒：黑吹风 150g，白钻 150g，战骨 100g。用米三花酒 2500ml，浸泡 15 天后，早晚服用，每次 25 ~ 50ml，或外擦患处，每日数次。结果：临床观察 100 例，临床治愈 38 例，占 38%；显效 35 例，占 35%[2]。

【性味归经】味辛，性温。归肝、胃经。

【功效主治】祛风除湿，散瘀消肿，理气止痛。主治风湿骨痛，胃痛，腹痛，跌打损伤，骨折，毒蛇咬伤。

【用法用量】内服：煎汤，9 ~ 15g；或浸酒服。

【使用注意】孕妇慎用。

【经验方】

毒蛇咬伤　白钻根、杠板归、枫香叶各适量，水煎洗。另用算盘子叶或根适量，捣烂，取汁与第 2 次洗米水调服。（《中国瑶药学》）

【参考文献】

[1] 杨黎彬, 黄胜雄, 普建新, 等. 东亚五味子的木脂素类化学成分研究. 中成药,2012,34(12):2365.

[2] 吴振东, 刘英鸿. 壮族草药治疗骨质增生病的疗效观察. 中国民族民间医药,1997,(4):14.

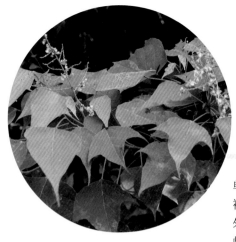

Bai qiu
白楸

Malloti Paniculati Radix
[英] Paniculate Mallotus Root

【别名】白帽顶、白叶、白叶子、黄背桐、力树帽顶、中帽顶、白背木。

【来源】为大戟科植物白楸 *Mallotus paniculatus* (Lam.) Muell.Arg. 的根。

【植物形态】乔木或灌木。小枝密被黄褐色星状茸毛。叶互生或上部轮生，卵形、三角形或菱形，长 5 ～ 13cm，宽 3 ～ 10cm，上部常 2 浅裂或仅一侧浅裂，基部有斑点状腺体 2，上面无毛，下面密被黄褐色或灰白色星状茸毛，基出脉 3 ～ 5 脉；叶柄密被褐色星状茸毛。花单性，雌雄同株；圆锥花序顶生或腋生，被黄褐色茸毛；雄花萼片 3 ～ 4，卵形，外被柔毛；雄蕊 50 ～ 60，花药 2 室；雌花花萼钟状，外被星状茸毛，具不等的 5 裂片；子房 3 室，密被星状茸毛。蒴果扁球状三棱形，被褐色黄色绒毛及粗厚的皮刺。

【分布】广西主要分布于岑溪、桂平、博白、防城、南宁、武鸣。

【采集加工】全年均可采收。洗净，切片，晒干。

【药材性状】根呈圆柱形稍弯曲，直径 0.2 ～ 1.5cm，表面棕褐色，有细纵皱纹及侧根。质硬，不易折断，断面木部黄褐色，皮部少，易与木部分离。气清香，味涩、微苦。

【品质评价】以粗大、坚实、洁净者为佳。

【化学成分】本品含类固醇类化合物（steroids）[1]，还可能含有挥发油、黄酮、皂苷、酚类等化合物[2]。

【性味归经】味微苦、涩，性平。归肝、胆、大肠经。

【功效主治】清热利湿，止痛，解毒。主治痢疾、子宫脱垂、中耳炎等。

【用法用量】内服：煎汤，10 ～ 15g。外用：适量，煎水洗患处。

【使用注意】本品有毒，内服宜慎，孕妇忌服。

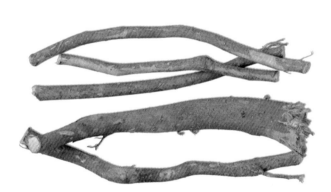

白楸药材

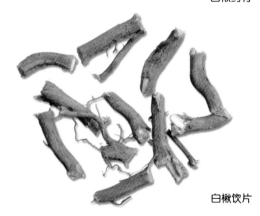

白楸饮片

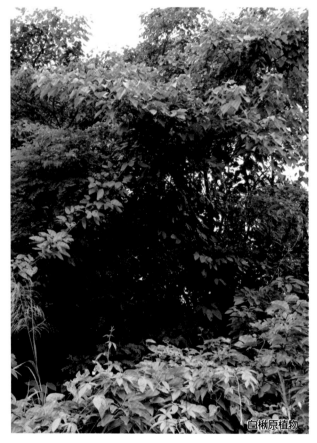

白楸原植物

【经验方】

1. 急性肠胃炎 白楸 15g，秦皮 10g，水煎服。（《实用瑶药学》）

2. 子宫脱垂、脱肛 白楸根 30g，红九牛 10g，金樱子 15g，与猪大肠炖服。（《实用瑶药学》）

【参考文献】

[1] Wang WJ, Jiang JH, Chen YG. Steroids from Mallotus Paniculatus. Chem Nat Compd, 2013, 49(3): 577.

[2] 唐维宏. 壮药白楸化学成分初步研究. 中国民族民间医药,2013,(15):21.

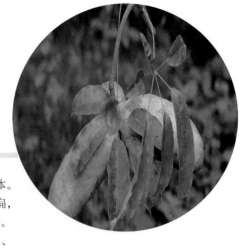

Bai jiu niu

白九牛

Stauntoniae Urophyllae Caulis
[英] Urophylla Stauntonia Stem

【别名】五指那藤、山木通、七叶木通。

【来源】为木通科植物尾叶那藤 *Stauntonia obovatifoliola* Hayata subsp. *urophylla*（Hand.-Mazz.）H.N.Qin 的藤茎。

【植物形态】木质藤本。茎、枝和叶柄具细线纹。掌状复叶有小叶 5 ~ 7 片；叶柄纤细；小叶革质，倒卵形或阔匙形，长 4 ~ 10cm，宽 2 ~ 4.5cm，基部 1 ~ 2 片小叶较小，先端猝然收缩为一狭而弯的长尾尖，尾尖长可达小叶长的 1/4，基部狭圆或阔楔形，侧脉每边 6 ~ 9 条，与网脉同于两面略凸起或有时在上面凹入。总状花序数个簇生于叶腋，每个花序有 3 ~ 5 朵淡黄绿色的花；雄花外轮萼片卵状披针形，内轮萼片披针形，无花瓣；雄蕊花丝合生为管状，

药室顶端具长约 1mm、锥尖的附属体。果长圆形或椭圆形。种子三角形，压扁，基部稍呈心形，种皮深褐色，有光泽。

【分布】广西主要分布于隆安、上林、融水、桂林、临桂、全州、兴安、永福、龙胜、上思、博白、贺州、昭平、罗城、金秀。

【采集加工】夏、秋二季采。切片，晒干。

【药材性状】本品呈圆柱形，常为斜切片，直径 0.5 ~ 3cm。表面灰黄色至灰褐色，粗糙，具不规则纵沟纹。皮部易剥离，剥离处呈黄棕色，具密集纵纹理。质硬，不易折断。切面皮部棕褐色，厚 1 ~ 5mm；木部灰黄色，有放射状纹理及密集小孔。髓部黄白色

或淡棕色。气微，味微苦。

【品质评价】以干燥、块大、无杂质者为佳。

【性味归经】味苦，性凉。归肝、心经。

【功效主治】清热解毒，强心镇痛，利水。主治风湿性关节痛，头痛，内脏疼痛，神经痛，热淋，疝气痛，外伤疼痛等。

【用法用量】内服：15 ~ 30g，水煎或浸酒服。

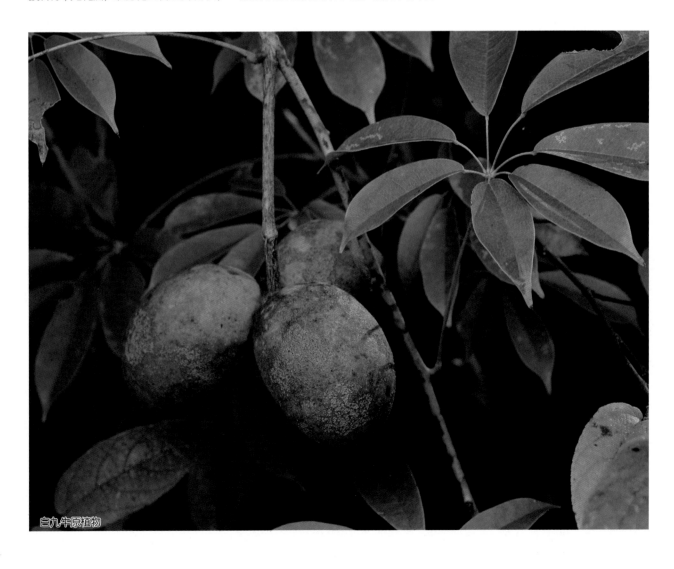

白九牛原植物

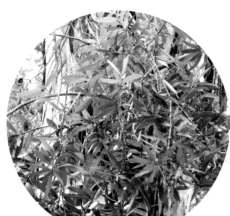

Bai qian ceng

白千层

Melaleucae Leucadendri Cortex

[英] Leucadendron Melaleuca Bark

【别名】王树、白树。

【性味归经】味淡，性平。归心、肝经。

【功效主治】安神，解毒。主治失眠，多梦，神志不安，创伤化脓。

【用法用量】内服：煎汤，3～9g。外用：适量，捣敷。

【使用注意】内服不宜过量。

【来源】为桃金娘科植物白千层 *Melaleuca leucadendron* L. 的树皮。

【植物形态】乔木。树皮灰白色，厚而松软，呈薄层状剥落。嫩枝灰白色。叶互生；叶柄极短；叶片革质，披针形或狭长圆形，长 4～10cm，宽 1～2cm，两端尖，全缘，油腺点多，香气浓郁；基出脉 3～7 条。花白色，密集于枝顶成穗状花序，花序轴常有短毛；萼管卵形，有毛或无毛，萼齿 5，圆形；花瓣 5，卵形；雄蕊多数，绿白色，常 5～8 枚成束，花药背部着生，药室平行，纵裂；子房下位，与萼管合生，先端突出，3 室，花柱线形，比雄蕊略长，柱头多少扩大。蒴果近球形，种子近三角形。

【分布】广西全区均有栽培。

【采集加工】全年可采。剥取树皮，切段晒干。

【药材性状】树皮呈不规则板片状，为多层膜质叠合而成，其间散有棕红色纤维状物，长宽不一，厚 1～3cm，外表面灰白或灰棕色，质韧，不易折断，但易剥离。气微，味清香。

【品质评价】以身干、无杂质、色灰棕者为佳。

【化学成分】本品枝叶含有挥发油（volatile oil），其主要成分有松油醇-4（terpine-4-ol）、γ-松油烯（γ-terpinene）和 α-松油烯（α-terpinene）等[1]。

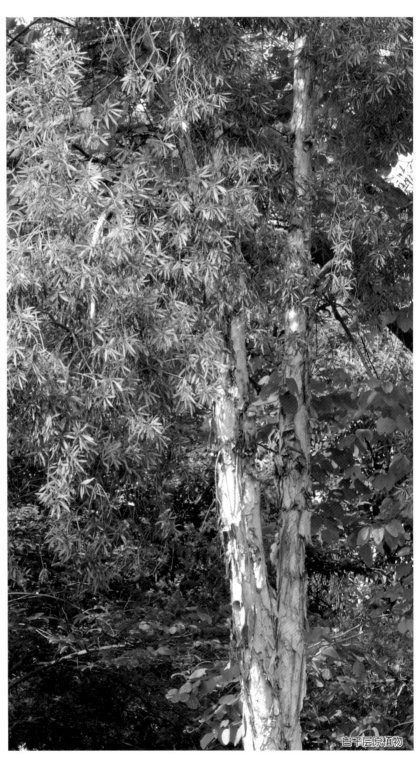

白千层原植物

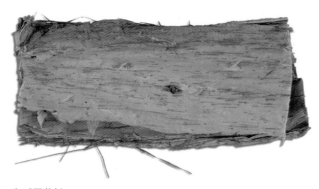

白千层药材

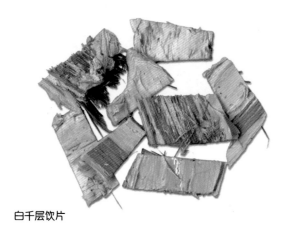

白千层饮片

【经验方】

神经衰弱，失眠　白千层皮6～9g。水煎服。（广州部队《常用中草药手册》）

附：白千层叶

　　味辛，性凉。归肺、脾经。功效祛风解表，利湿止痒。主治感冒发热，风湿骨痛，腹痛泄泻，风疹，湿疹。内服：煎汤，6～15g。外用：适量，煎汤洗。

经验方　①感冒发热：干白千层枝叶9～15g。水煎服。（《海南岛常用中草药手册》）②风湿骨痛，神经痛，肠炎腹泻：干白千层叶6～9g。水煎服。（广州部队《常用中草药手册》）③过敏性皮炎，湿疹：白千层叶鲜品，适量。煎汤洗。（广州部队《常用中草药手册》）

白千层油

　　味辛，性平。归肝、胃、心经。功效祛风通络，理气止痛，杀虫。主治风湿痹痛，拘挛麻木，脘腹胀痛，牙痛，头痛，疝气痛，跌打肿痛，疥疮。内服：每次1～3滴，不宜过量。外用：适量，涂擦。

经验方　①疝痛、霍乱：白千层油1～3滴，滴于糖上服。（《台湾药用植物志》）

【参考文献】

[1] 刘布鸣, 彭维. 白千层挥发油化学成分分析. 分析测试学报,1999, 18(6):70.

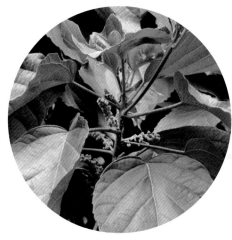

Bai tong shu

白桐树

Claoxyli Indici Herba
[英] Common Claoxylon Herb

【别名】咸鱼头、丢了棒。

【来源】为大戟科植物白桐树 *Claoxylon indicum*（Reinw.ex Bl.）Hassk. 的全株。

【植物形态】小乔木或灌木。嫩枝被灰色短绒毛，小枝粗壮，灰白色，具散生皮孔。叶纸质，干后有时淡紫色，通常卵形或卵圆形，长 10～22cm，宽 6～13cm，顶端钝或急尖，基部楔形或圆钝或稍偏斜，两面均被疏毛，边缘具不规则的小齿或锯齿；叶柄顶部具 2 枚小腺体。雌雄异株，花序各部均被绒毛，苞片三角形；雄花序雄花 3～7 朵簇生于苞腋；雌花序雌花通常 1 朵生于苞腋；雄花花萼裂片 3～4；雄蕊 15～25；雌花花萼裂片 3，近三角形，被绒毛；花盘 3 裂或边缘浅波状；子房被绒毛，花柱 3，具羽毛状突起。蒴果具 3 个分果爿，脊线突起，被灰色短绒毛。种子近球形，外种皮红色。

【分布】广西主要分布于平南、武鸣、邕宁、宁明、龙州、那坡。

【采集加工】全年可采。切片或切段，晒干。

【药材性状】茎圆柱形，嫩枝被短绒毛，小枝具散生皮孔。叶皱缩，灰绿色或有时淡紫色，展平常呈卵形或卵圆形，顶端钝或急尖，基部楔形或圆钝或稍偏斜，两面均被疏毛，边缘具不规则的小齿或锯齿；叶柄顶部具 2 枚小腺体。

【品质评价】根、茎以块大、无杂质、色黄白者为佳。叶以完整、色黄绿者为佳。

【性味归经】味苦、辛，性微温；有小毒。归肝经。

【功效主治】祛风除湿，散瘀止痛。主治风湿痹痛，跌打肿痛，脚气水肿，烧烫伤，外伤出血。

【用法用量】内服：煎汤或浸酒，9～18g，鲜品 15～30g。外用：煎水洗，研粉撒，或适量捣敷。

【使用注意】体弱者、孕妇忌用。

【经验方】

1. 烧伤 ①粉剂。丢了棒叶晒干研粉，备用。②水剂。丢了棒叶水煎 2 次，合并煎液浓缩至 1∶1，备用。先用水剂冲洗清洁创伤面，然后撒上药粉包扎，每日换药 1 次。（《全国中草药汇编》）

2. 外伤出血 丢了棒鲜叶捣烂外敷。（《广西本草选编》）

3. 水肿 丢了棒鲜叶与米擂烂，加糖煮糊食。（《广东中草药》）

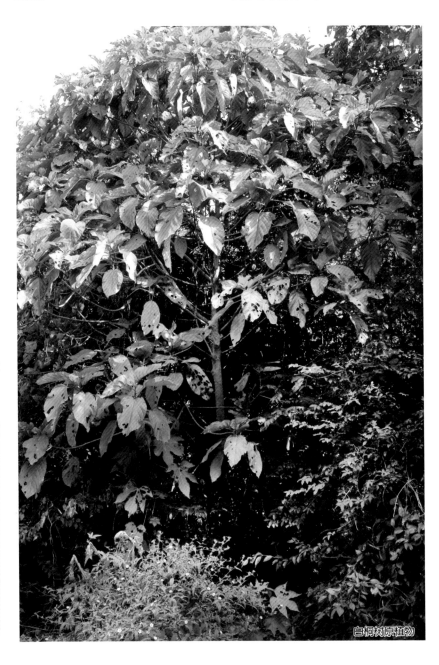

白桐树原植物

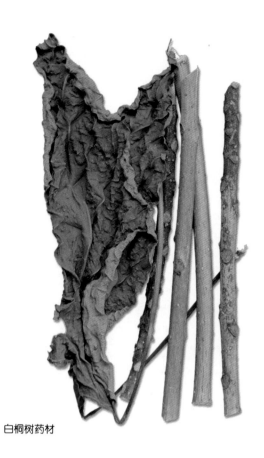

白桐树药材

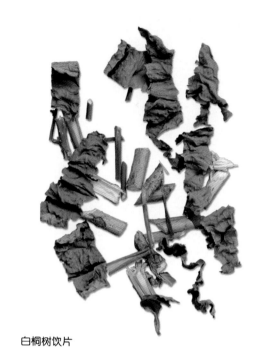

白桐树饮片

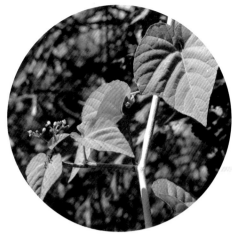

Bai fen teng
白粉藤

Cissi Repentis Radix
[英] Repent Cissus Root

【别名】山番薯、独脚乌扣、山葫芦、粉藤头、粉藤薯、块根山鸡蛋、
粉藤蛋。

【来源】为葡萄科植物白粉藤 *Cissus repens* Lam. 的块根。

【植物形态】草质藤本。卷须二叉状分枝，与叶对生；小枝通常被白粉，枝稍带肉质，绿色，横切面为钝四角形，有纵条纹，干时易在节上脱离。单叶互生；托叶斜菱形，基部楔形；叶片膜质，心状卵形或狭卵形，长 5 ~ 10cm，先端渐尖，边缘有疏锐小锯齿或有时仅 3 浅裂，上面绿色，平时表面灰绿色，下面浅绿色，两面无毛。花两性，聚伞花序与叶对生，被疏柔毛，少花，第 1 次分枝呈伞形状；花梗基部常有小苞片；花萼盘状，全缘，外有微柔毛及睫毛；花瓣 4，分离；雄蕊 4，与花瓣对生；花盘杯状，子房略短于雄蕊，花柱极短，近钻形。浆果肉质，倒卵形或球形，熟时紫色。种子 1 颗。

【分布】广西主要分布于武鸣、南宁、宁明、龙州。

【采集加工】秋、冬季采挖取块根。洗净，切片，晒干。

【药材性状】本品根椭圆形或扁圆形，直径 0.3 ~ 1.5cm。表面黑褐色或灰褐色，有棱状条纹。断面不平坦，皮部窄，木质部呈黄褐色，射线辐射状，导管的孔眼明显，木质部易纵向片状分离。气微，味淡，口尝有滑腻感。

【品质评价】以身干、粗大、无杂质、色黄白者为佳。

【化学成分】本品地上部分含葡萄糖苷类(glucosides)、木脂素类(lignanoids)、萜类(terpenoids)等多种化学成分。

葡萄糖苷类成分主要有反式 -3-*O*-甲基-白藜芦醇-2-C-β-葡萄糖苷(*trans*-3-*O*-methyl-resveratrol-2-C-β-glucoside)、顺式 -3-*O*-甲基-白藜芦醇-2-C-β-葡萄糖苷(*cis*-3-*O*-methyl-resveratrol-2-C-β-glucoside)、反式 -3-*O*-甲基-白藜芦醇 -2-(2-*p*-香豆酰)-C-β-葡萄糖苷(cissuside A)、反式 -3-*O*-甲基-白藜芦醇 -2-(3-*p*-香豆酰)-C-β-葡萄糖苷(cissuside B)、反式-白藜芦醇(*trans*-resveratrol)、反式-白藜芦醇-2-C-β-葡萄糖苷(*trans*-resveratrol-2-C-β-glucoside)、顺式-白藜芦醇 -2-C-β-葡萄糖苷(*cis*-resveratrol-2-C-β-glucoside)[1]。

木脂素类主要有(+)-异落叶松树脂醇 -9'-(2-对-香豆酰)-*O*-β-D-吡喃木糖苷[(+)-isolariciresinol-9'-(2-*p*-coumaric)-*O*-β-D-xylopyranoside]、(+)-异落叶松树脂醇 -9'-*O*-β-D-吡喃木糖苷 [(+)-isolariciresinol-9'-*O*-β-D-xylopyranoside]、(+)-刺五加苷 A[(+)-lyoniside]、(-)-开环异落叶松树脂醇 -9-*O*-β-D-吡喃木糖苷[(-)-secoisolariciresino-9-*O*-β-D-xylopyranoside]、(7',8')-4'-hydroxy-3',5-

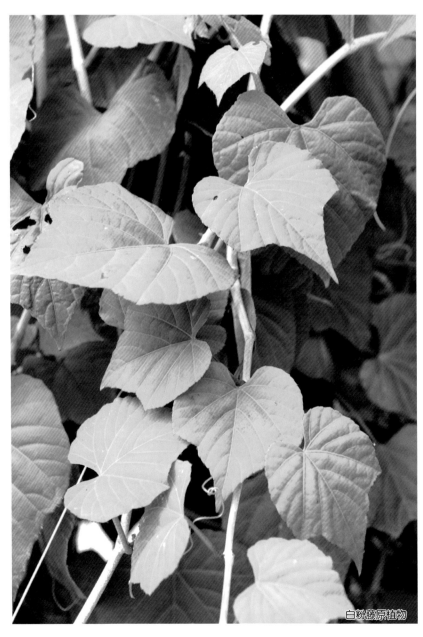

白粉藤原植物

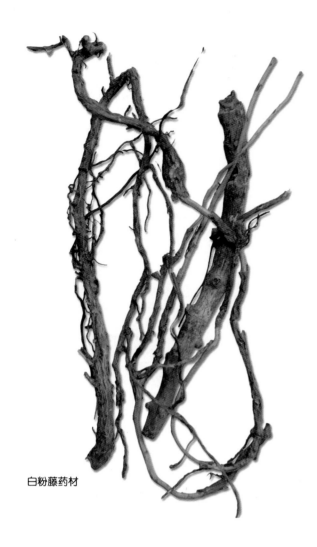

白粉藤药材

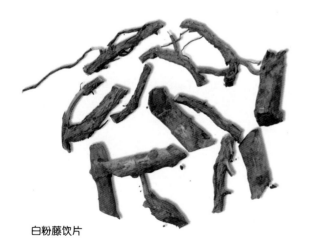

白粉藤饮片

dimethoxy-7',8'-dihydrobenzofuran-1-propanolneolignan-9'-*O*-β-D-xylopyranoside[2]。

萜类主要有木栓酮（friedelin）、表木栓醇（epifriedelanol）、蒲公英赛醇乙酸酯（taraxerol-3β-acetate）、熊果酸（ursolic acid）、2α-羟基乌索酸（2α-hydroxyursolic acid）、积雪草酸（asiatic acid）、niga-ichigoside F1、羽扇豆醇（lupeol）[2]。

【临床研究】

死胎引产　白粉藤一节（离根部4～5节以上），长8～10cm，按宫颈的松紧度选择直径为1～1.5cm粗大（不是粗大的可用2～3条扎在一起）的白粉藤，削去青皮，放在玻璃瓶内密盖高压消毒（不超过12h内应用）。常规外阴阴道及宫颈消毒后，将药插入宫颈管内，注意插药时药根不可碰到阴道壁，宫颈外口留白粉藤2cm，然后阴道及后穹隆处塞纱，防止药物滑脱，一般24～48h换药一次，直至死胎排出为止。结果：36例用药后死胎皆自然娩出，胎盘也随后娩出。另有一例做徒手剥离。死胎娩出时间，最快3h，最慢168h[3]。

【性味归经】味苦、微辛，性凉。归肝、心经。

【功效主治】活血通络，化痰散结，解毒消痈。主治跌打损伤，风湿痹痛，瘰疬痰核，痈肿疮毒，毒蛇咬伤。

【用法用量】内服：煎汤，10～15g；或入丸、散。外用：捣敷，适量。

【使用注意】孕妇忌用。

【经验方】

1. 痰火瘰疬，痈疮肿毒，毒蛇咬伤　白粉藤根9～15g，水煎服；并用鲜茎、叶捣烂外敷。（《广西本草选编》）

2. 久咳　白粉藤茎、百合各15g，水煎服。（《福建药物志》）

3. 产后乳汁稀少　白粉藤鲜藤适量，捣绞取汁，和米煮粥服。（《泉州本草》）

4. 赤白下痢　白粉藤根15～24g，煎汤。赤痢加白糖，白痢加红糖服。（《广西本草选编》）

【参考文献】

[1] Wang YH, Zhang ZK, He HP, et al. Stilbene C-glucosides from Cissus repens. J Asian Nat Prod Res, 2007, 9(7): 631.

[2] 王跃虎，张仲凯，何红平，等. 白粉藤的木脂素和三萜成分. 云南植物研究, 2006,28(4):433.

[3] 阳春市人民医院妇产科. 草药白粉藤用于死胎引产37例报告. 新中医,1973,(1):37.

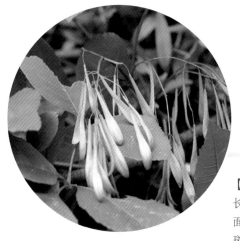

Bai la shu
白蜡树

Fraxini Cortex
[英] Ash Bark

【别名】小叶梣、白荆树、白斤木、白蜡条、秦皮。

【来源】为木犀科植物白蜡树 *Fraxinus chinensis* Roxb. 的树皮。

【植物形态】落叶乔木。树皮灰白色，小枝无毛；冬芽黑褐色。奇数羽状复叶对生，小叶 3 ~ 9，以 7 片为常见，椭圆形或椭圆状卵形，长 5 ~ 9cm，宽 1 ~ 5cm，顶端锐尖，基部宽楔形，不对称，边缘有锯齿，上面无毛，下面中脉和侧脉被短柔毛；叶柄有槽。圆锥花序顶生或侧生，大而疏松；花萼钟状，4 裂；无花瓣。翅果倒披针形，先端钝、短尖或微凹。

【分布】广西主要分布于凌云、天峨。

【采集加工】剥取树皮晒干。

【药材性状】枝皮。呈卷筒状或槽状，长 10 ~ 60cm，厚 1.5 ~ 3mm。外表面灰白色、灰棕色至黑棕色或相间呈斑状，平坦或稍粗糙，并有灰白色圆点状皮孔及细斜皱纹，有的具分枝痕。内表面黄白色或棕色，平滑。质硬而脆，断面纤维性，黄白色。无臭，味苦。干皮。为长条块片，厚 1.5 ~ 3mm。外表面灰棕色，具龟裂状沟纹及红棕色圆形或横长的皮孔。质坚硬，断面纤维性较强。

【品质评价】以条长、外皮薄而光滑者为佳。

【化学成分】本品含有 (+)- 松脂醇 [(+)-pinoresinol]、(+)- 乙酰松脂醇 [(+)-acetoxy pinoresinol]、(+)- 松脂醇 -l-D- 吡喃葡萄糖苷 [(+)-pinoresino-l-D-glucopyranoside]、(+) 丁香脂素 -4,4-O-bis-D- 吡喃葡萄糖苷 [(+)-syringaresinol-4,4-O-bis-D-glucopyranoside]、右旋环橄榄树脂素 [(+)-cycloolivil][1] 等化学成分。

【药理作用】

1. 对花生四烯酸代谢的影响 白蜡树中的马栗树皮素浓度在 10^{-7}mol/L 以上时可抑制脂氧酶活性；浓度在（10^{-7} ~ 10^{-4}）mol/L 之间时，增加血栓烷 B2（TXB2）的生成；浓度在 10^{-3}mol/L 时，脂氧酶和环氧酶都几乎完全被抑制。马栗树皮素特异性地抑制血小板脂氧酶是通过抗氧化作用或通过铁螯合作用以外的其他方式[2]。马栗树皮素能对抗抗原攻击引起的致敏豚鼠离体肠系膜灌流量减少，对过敏反应释放白三烯引起的血管收缩有保护作用[3]。

2. 抗痛风 白蜡树中的马栗树皮素、

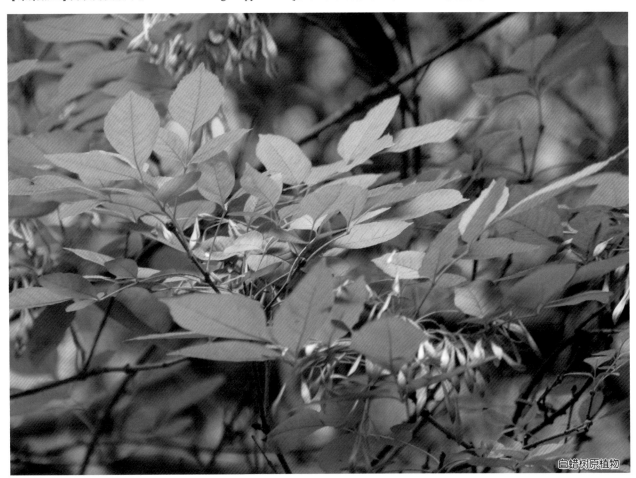

白蜡树原植物

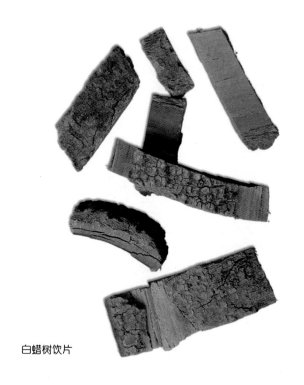

白蜡树饮片

马栗树皮苷、秦皮苷都有增加尿量和增加尿酸从组织中排出的作用[4]。白蜡树中的秦皮总香豆素对微晶型尿酸钠混悬液局部注射诱发的大鼠足爪肿胀以及家兔急性痛风性关节炎均有对抗作用，降低正常及高尿酸小鼠血尿酸[5]。

3.抗辐射 秦皮提取物可提高 ^{60}Co γ 辐射损伤小鼠肝脏的抗氧化能力，对亚慢性受照损伤小鼠有保护作用，其机制可能与抗氧化活性有关[6]。

4.抑菌 秦皮煎剂 1：50 对金黄色葡萄球菌、痢疾杆菌及 1：20 对大肠杆菌等有抑制作用[7]。秦皮对表皮葡萄球菌、卡他球菌、铜绿假单胞菌、猪霍乱杆菌、肠炎杆菌、伤寒杆菌、白喉杆菌、人型结核杆菌和牛型结核杆菌等有抑制作用。此外，秦皮对甲型流感病毒 57-4 株和钩端螺旋体也有抑制作用[8-11]。马栗树皮素和马栗树皮苷（50 ~ 100）μg/ml 对福氏、宋氏及史氏痢疾杆菌有抑制作用[12]。对金黄色葡萄球菌、乙型（B）溶血性链球菌、铜绿假单胞菌、大肠杆菌、沙门杆菌、表皮葡萄球菌、甲型（A）溶血性链球菌、肺炎克雷伯氏菌肺炎亚种、卡他球菌，白蜡树有较强的抑菌、杀菌作用，其所含的 5 种香豆素单体抑菌活性大小排序为秦皮素 > 秦皮乙素 > 秦皮苷 > 秦皮甲素 > 6,7- 二甲氧基 -8- 羟基香豆素，白蜡树的抑菌强弱与已知香豆素成分含量基本成正比，且其中苷元的抑菌作用优于苷[13]。

5.其他 马栗树皮素有止咳、祛痰、平喘作用[14]，还可减少血液凝固，促进血液循环的作用，现已用于临床[15]。马栗树皮素和马栗树皮苷注射液可使兔血管收缩、血压上升，但对离体兔肠呈抑制作用[16]。

【临床研究】

1.急性胃肠炎 秦皮 300g，黄芩 1000g，黄柏 1000g，葛根 1000g，白芍 1000g，槟榔 1000g，白头翁 1500g，马齿苋 3000g，木香 600g。将上药共置煎煮容器中，加入清水80000 ~ 100000ml，浸泡 1h，煎煮至 25000ml，去药渣，浓缩至 20000ml，再加入防腐剂（苯甲酸钠 60 ~ 100g），冷却后，分装于瓶内，每瓶 200ml，封藏备用。成人每次100ml，病情较轻者每日 2 次，较重者每日 3 次。恶心、呕吐较著者，改用少量多次饮服法，即每次 30 ~ 50ml，频频饮下，每日 6 ~ 10 次，亦可加入生姜汁数滴以止呕。儿童用量酌减。结果：治疗 192 例患者，显效 127 例，约占66%；有效 57 例，约占 30%；无效 8 例，约占 4%。总有效率为 96%。其中有 46 例患者脱水严重，配合补液；部分患者腹痛较著，加用针灸疗法（针刺内关、足三里、中脘，强刺激，留针 15 ~ 20min；仍不止痛者，加用电针仪）。未合并其他用药[17]。

2.溃疡性结肠炎 运用加味白头翁汤合桃花汤治疗。秦皮9g，白头翁 30g，赤石脂 20g，姜炭、粳米各 15g，黄连、黄柏、乳香、没药各 6g，甘草 3g。日一剂，煎三次，去渣混匀，分早晚两次温服，30 天为 1 个疗程。结果：67 例中，基本治愈 58 例，好转 7 例，无效 2 例。疗程最短 30 天，最长121 天，平均 75.5 天。经治后对 24 例进行 2 年以上随访，仅 1 例因出差、饮食不节而复发[18]。

3.急性菌痢 采用二清汤保留灌肠治疗。二清汤由银花、连翘、黄柏、秦皮各 30g 组成。将上药加水 50ml，煎至 30ml 后装入洁净的常用灌肠器内，待药液温度降至30 ~ 35℃时，在饭前 1h 嘱患者取俯卧位，两腿分开，将涂有液状石蜡的灌肠器肛管头插入肛门，深 7 ~ 10cm，在 2 ~ 3min 内灌毕。然后嘱患者双腿并拢，保持俯卧位15min 以上即可。1 日 3 次，3 天为 1 个疗程。30 例患者除2 例为慢性期急性发作型外，余均为急性期普通型。治疗期间全部患者均未用抗生素。结果：30 例患者经上法治疗 1个疗程后全部获愈，其中 2 例慢性期急性发作型患者愈后随访 3 月无复发[19]。

4.热痢 采用白头翁汤治疗（秦皮 9g，白头翁 12g，黄连9g，黄柏 9g），根据患者症状适当加入消导、健脾、行气、理气、凉血止血药物。凡大肠热毒盛、湿热盛者均可使用本方，每日 1 剂，5 天为 1 个疗程，一般服用 1 ~ 4 个疗程。结果：28 例中治愈 16 例（57.1%），好转 12 例（42.9%），总有效率为 100%[20]。

5.慢性直肠炎 治疗组予秦皮止泻汤（秦皮 20g，石榴皮20g，败酱草 30g，蒲公英 30g，金银花 30g，黄柏 15g，黄连 10g），先浸泡 0.5h，煎 20min，取汁 150 ~ 200ml，中药保留灌肠，每日 1 次；内服中药健脾消炎汤（党参 15g，白术 15g，黄芪 30g，淮山药 15g，茯苓 15g，炒扁豆 15g，莲子 10g，木香 6g，甘草 5g）加减治疗，每日 1 剂，分 3 次服。对照组予环丙沙星 0.2g/ 次，每日 3 次；庆大霉素 8 万单位 + 生理盐水 150ml。治疗 15 日为 1 个疗程，共 1 ~ 2个疗程。结果：治疗组 30 例，完全缓解 24 例，好转 5 例，无效 1 例，完全缓解率为 80%，总有效率为 97%；对照组20 例，完全缓解 9 例，好转 7 例，无效 4 例，完全缓解率为 45%，总有效率为 80%。治疗组疗效高于对照组，有显著性差异（P<0.01）[21]。

6.湿热型急性感染性腹泻 将 60 例患者随机分为治疗组和对照组各 30 例，治疗组服用九香止泻肠溶片（主要由秦皮、椿皮、木香等药物组成，湖南德康制药有限公司生产，批号20070108，规格0.36g/片），3片/次，3次/天；对照组口服肠康片（湖南湘泉制药有限公司生产，批号20070102，每片含盐酸小檗碱0.05g），3片/次，3次/天。两组均以3天为1个疗程，均观察1个疗程。结果：治疗组30例，痊愈11例，显效14例，有效3例，无效2例，显效率为83.3%，有效率为93.3%；对照组30例，痊愈6例，显效为12例，有效8例，无效4例，显效率为60.00%，有效率86.7%。两组间差异有显著性意义（P<0.05），治疗组疗效明显优于对照组[22]。

7. 寻常型银屑病　治疗组为中药消银擦剂局部涂擦，消银擦剂制作方法：取秦皮100g，黄柏100g，蛇床子100g，艾叶100g，当归100g，加水1500ml，水煎1h，过滤得800ml药液（A）；另取苦参100g，芦荟100g，加水300ml，水煎1h，过滤得150ml药液（B）；将药液A、B混合再加已经备好的硫黄粉50g，加水至1000ml摇匀分装10瓶，每瓶100ml即为消银擦剂。1次/d涂擦患处，8周为1个疗程。对照组应用天津制药厂生产的乐肤液，1次/d，局部涂擦，8周为1个疗程。结果：治疗组62例，治愈22例，好转30例，无效10例，总有效率为84.0%；对照组62例，治愈5例，好转15例，无效42例，总有效率为32.0%。治疗组有效率明显高于对照组（P<0.01）[23]。

8. 慢性结膜炎　治疗组用秦皮滴眼液滴眼（主要成分：秦皮、冰片，由上海中医药大学附属龙华医院制成，批号9506），每小时1次，每次2滴，每天不少于10次，病情控制后改为每天6次。对照组用0.5%林可霉素滴眼液滴眼[沪卫药准字（1995）第020034]，每小时1次，每次2滴，每天不少于10次，病情控制后改为每天6次。均以20天为1个疗程，治疗后第5天、第10天、第20天各随诊1次。结果：治疗组35例，临床痊愈4例，显效8例，有效19例，无效4例，显效率为34.29%，有效率为88.57%；对照组35例，临床痊愈1例，显效3例，有效9例，无效22例，显效率为11.43%，有效率为37.14%。两组间差异有显著性意义（P<0.05），治疗组疗效明显优于对照组[24]。

【性味归经】味辛，性温。归肝经。

【功效主治】活血调经，消肿散瘀。主治闭经，跌打损伤，外伤出血，痈疮溃烂。

【用法用量】内服：煎汤，9～15g；或研末冲服。外用：研末调敷。

【使用注意】月经过多者及孕妇慎用。

【经验方】

1. 跌打损伤，外伤出血，痈疮溃烂　研粉外敷。（《广西本草选编》）

2. 闭经　用叶或树皮研粉，每次一钱，用酒水各半冲服，早晚各一次，连服三天。（《广西本草选编》）

【参考文献】

[1] 张冬梅，胡立宏，叶文才，等.白蜡树的化学成分研究.中国天然药物，2003,1(2):79.

[2] 关谷敬三，等.国外医学·中医中药分册，1983,7(3):11.

[3] 吴文，芮耀诚.秦皮乙素对过敏豚鼠离体肠系膜血管的作用.中国药理学通报，1988,4(3):165.

[4] 渡边亲孝，等.日本药理学杂志，1947,43(2):35.

[5] 赵军宁，邓治文，戴瑛，等.秦皮总香豆素对实验性痛风性关节炎及尿酸代谢的影响.中国药学杂志，2009,44(10):751.

[6] 王波.秦皮提取物的抗辐射研究.陕西农业科学，2010,(4):40.

[7] 浙江人民卫生院.200种中草药体外抗菌作用初步观察.1970:10.

[8] 郭钧，等.中国防毒杂志，1964,5(3):81.

[9] 成都中医学院钩体病防治组.成都中医学院科研资料汇编，1972,(3):116.

[10] 赵宗越，等.微生物学报，1960,8(2):171.

[11] 李楚銮，等.福建中医药，1960,5(8):38.

[12] 刘国声，等.微生物学报，1960,8(2):164.

[13] 刘丽梅，王瑞海，陈琳，等.不同基原秦皮、香豆素单体抗菌作用对比研究.中国中医药信息杂志，2009,16(5):39.

[14] 中国人民解放军沈阳军区总医院.中草药通讯，1973,(6):13.

[15] Johanrus S. C A, 1970, 73: 91256j.

[16] 李拒，等.国立北京大学医学杂志，1943,5(3):180.

[17] 严永珍，王兴华.芩柏合剂治疗急性胃肠炎192例疗效分析.南京中医学院学报，1983,(2):19-20.

[18] 丁发权.加味白头翁汤合桃花汤治疗67例溃疡性结肠炎临床观察.新中医，1991,(10):26.

[19] 彭启琼，刘俊超.二清汤保留灌肠治疗细菌性痢疾30例.江西中医药，1991,22(6):55.

[20] 张阳坤.白头翁汤治疗热痢的临床体会.中国社区医师，2005,21(11):34.

[21] 刘红芸，唐民，谢牡丹.中药灌肠加内服治疗慢性直肠炎临床观察.四川中医，2010,28(7):60.

[22] 李为，滕久祥，彭芝配，等.九香止泻胶溶片治疗湿热型急性感染性腹泻临床研究.湖南中医药大学学报，2008,28(2):48.

[23] 高淑华，李光洁，李忠忠.中药消银擦剂外用治疗寻常型银屑病62例疗效观察.长治医学院学报，2004,18(2):138.

[24] 陆萍，李明飞.秦皮滴眼液治疗慢性结膜炎的临床观察.上海中医药杂志，2002,(9):29.

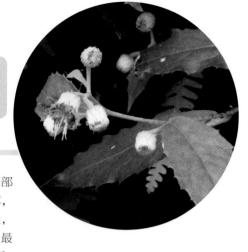

白花九里明

Blumeae Ripariae Herba
[英] Riparia Blumea Herb

【别名】白花、青羊藤、六月零、假东风草、管芽、东方草、滇桂艾纳香。

【来源】为菊科植物假东风草 *Blumea riparial*（Bl.）DC. 的全草。

【植物形态】草质藤本。茎圆柱形，多分枝，基部有明显的沟纹，被疏毛或后脱毛。下部和中部叶有长达 2～5mm 的柄，叶片卵形、卵状长圆形或长椭圆形，长 7～10cm，宽 2.5～4cm，基部圆形，顶端短尖，边缘有疏细齿或点状齿，上面被疏毛或后脱毛，有光泽，干时常变淡黑色，下面无毛或多少被疏毛，中脉在上面明显，在下面突起，侧脉 5～7 对，弧形上升，网状脉极明显；小枝上部的叶较小，椭圆形或卵状长圆形，长 2～5cm，宽 1～1.5cm，具短柄，边缘有细齿。头状花序疏散，在腋生小枝顶端排列成总状或近伞房状花序，再排成大型具叶的圆锥花序；总苞半球形，与花盘几等长；总苞片 5～6 层，外层厚质，卵形，顶端钝或有时具短尖头，基部常弯曲，背面被密毛，中层质稍薄，带干膜质，线状长圆形，顶端稍尖，背面脊处被毛，有缘毛，内层长于最外层的三倍；花托平，被白色密长柔毛。花黄色，雌花多数，细管状，檐部 2～4 齿裂，裂片顶端浑圆，被短柔毛；两性花花冠管状，被白色多细胞节毛，上部稍扩大，檐部 5 齿裂，裂片三角形，顶端钝。瘦果圆柱形，有 10 条棱，被疏毛，冠毛白色，糙毛状。

【分布】广西全区均有分布。

【采集加工】夏、秋季采收。鲜用或切段晒干。

【药材性状】茎表面浅棕色，近无毛。叶多皱缩破碎。完整叶片椭圆形或卵状椭圆形，顶端尖，基部楔形或圆形，浅棕褐色，上面粗糙，无毛，下面被微毛或近无毛，边缘具小齿，网脉极明显，叶柄被柔毛。有的残留有头状花序。气微，味微苦。

【品质评价】以干燥、叶完整者为佳。

【化学成分】本品全草含有艾纳香氧杂蒽（blumeaxanthene）、艾纳香炔 A（blumeacetylene A）、艾纳香炔 B（blumeacetylene B）、ichthyothereol、艾纳香愈创木烷酮 A（blumeaguaianone A）、艾纳香愈创木烷酮 B（blumeaguaianone B）、艾纳香愈创木烷酮 C（blumeaguaianone C）、1-当归酰基桉烷 -4,7- 二醇（1-angeloyloxy-eudesm-4,7-diol）、（+）1α,9β- 二羟基 -7α-H- 桉烷 -4- 烯 -6- 酮 [（+）1α,9β-

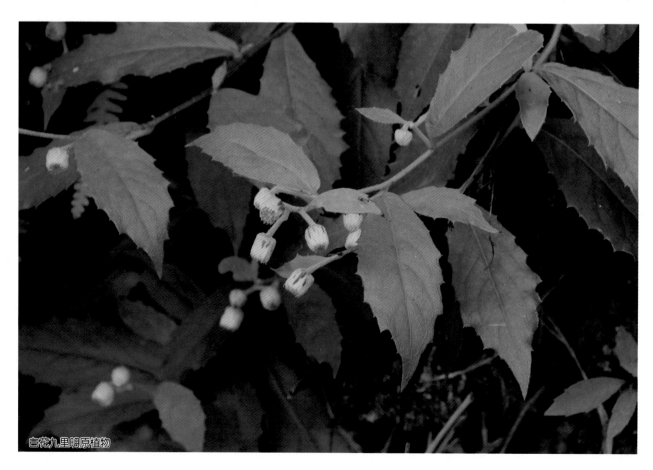

白花九里明原植物

dihydroxy-7α-H-eudesm-4-en-6-one]、cryptomeridiol、
（+）dehydrovomifoliol、（−）3β-hydroxy-5α,6α-epoxy-
7-megastigmen-9-one、（−）loliolide、austroinulin、β-谷
甾醇（β-sitosterol）、豆甾醇（stigmasterol）、（24S）
豆甾-4-烯-3-酮[（24S）stigmast-4-en-3-one]、（24S）
豆甾-4,22-二烯-3-酮[（24S）stigmast-4,22-dien-3-one]、
二氢槲皮素-4′-甲醚（taxifolin-4′-methyl ether）、圣草
素-7,4′-二甲醚（eriodictyol-7,4′-dimethyl ether）、圣草
素-7,3′-二甲醚（eriodictyol-7,3′-dimethyl ether）、圣草素-7-
甲醚（eriodictyol-7-methyl ether）、槲皮素-7,3′,4′-三甲醚
（quercetin-7,3′,4′-trimethyl ether）、槲皮素-3,7,4′-三甲醚
（quercetin-3,7,4′-trimethyl ether）、柽柳素（tamarixetin）、
鼠李柠檬素（rhamnocitrin）、山柰酚（kaempferol）、槲皮
素-7,4′-二甲醚（quercetin-7,4′-dimethyl ether）、槲皮素-7-
甲醚（quercetin-7-methyl ether）、槲皮素（quercetin）、
槲皮素-3,7,3′,4′-四甲醚（quercetin-3,7,3′,4′-tetramethyl
ether）、丁香脂素（syringaresinol）、对苯二酚（hydroquinone）、
原儿茶醛（protocatechuic aldehyde）、2-羟基-4,6-二甲氧基
苯乙酮（2-hydroxy-4,6-dimethoxy-acetophenone）、2,4-二羟
基-6-甲氧基苯乙酮（2,4-diydroxy-6-methoxy-acetophenone）、
对羟基苯甲醛（4-hydroxybenzaldehyde）、苯甲基-O-β-D-
葡萄糖苷（benzyl-O-β-D-glucopyranoside）、3,4-二甲氧
基苯丙酰胺[3-（3,4-dimethoxyphenyl）propanamide]、原儿
茶酸（protocatechuic acid）、咖啡酸（caffeic acid）、2,4-
二甲氧基-6-甲基苯甲酸（2,4-dimethoxy-6-methylbenzoic
acid）、丁香酸（syringic acid）、没食子酸（gallic acid）、
香草酸（vanillic acid）、呋喃甲酸（furoic acid）、水杨酸
（salicylic acid）和环（脯-亮）二肽[cyclo-（1-pro-1-leu）][1]。
尚含有多糖[2]、小麦黄素（tricin）、小麦黄素-7-O-β-D-
吡喃葡萄糖苷（tricin-7-O-β-D-glucopyranoside）、芹菜素
（apigenin）、芹菜素-7-O-β-D-吡喃葡萄糖苷（apigenin-
7-O-β-D-glucopyranoside）、木犀草素（luteolin）、
木犀草素-7-O-β-D-吡喃葡萄糖苷（luteolin-7-O-β-D-
glucopyranoside）、6-甲氧基木犀草素-7-O-β-D-吡喃葡
萄糖苷（nepitrin）、原儿茶酸甲酯（protocatechuic acid
methyl ester）、咖啡酸甲酯（caffeic acid methyl ester）和胡
萝卜苷（daucosterol）[3]。还含有挥发油，主要成分为大叶
香烯D（germacrene D）、香木兰烯（aromadendrene）、顺-α-
没药烯（cis-α-bisabolene）、β-荜澄茄油烯（β-cubebene）
和γ-依兰油烯（γ-muurolene）等[4]。

【药理作用】

1. 促进凝血　白花九里明提取液灌胃呈剂量依赖性缩短小
鼠出血时间（BT）和凝血时间（CT），提高BT缩短率、
CT缩短率[1,2]和血小板数量[5]。白花九里明水煎液灌胃能
明显缩短大鼠凝血酶原时间（PT）、活化部分凝血活酶时
间（APTT）、凝血酶时间（TT）、血浆复钙时间（PRT），
并明显降低谷丙转氨酶（ALT）、谷草转氨酶（AST）活性。
对血浆纤维蛋白原含量（FIB）、血小板计数（PLC）无明
显影响，表明白花九里明具有促凝血、止血作用，其作用
机制可能是通过激活内、外源性凝血系统而止血；同时，

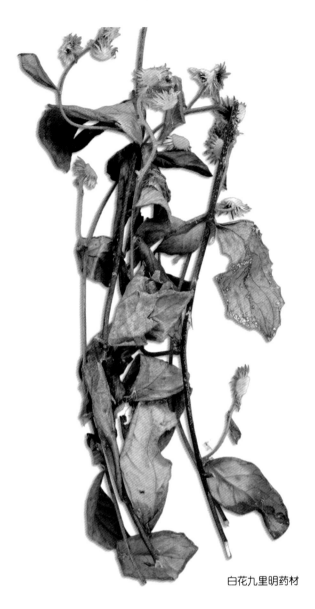

白花九里明药材

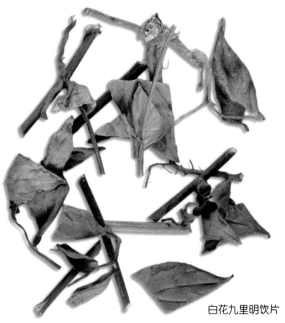

白花九里明饮片

对肝脏无明显损害[6]。

2. 对心肌影响　白花九里明提取液可降低蟾蜍离体心肌收缩力，但不影响心率[7]。

【性味归经】味微苦，性微温。归肝经。

【功效主治】祛风利湿，散瘀止血。主治风湿痹痛，血瘀崩漏，跌打肿痛，痈疖，疥疮。

【用法用量】内服：煎汤，15～30g。外用：捣敷，适量。

【使用注意】孕妇慎用。

【经验方】

1. 疮疖　鲜全草捣烂外敷。（《广西本草选编》）
2. 风湿骨痛，跌打肿痛，产后月经不调　全草15g～30g。水煎服。（《广西本草选编》）

【参考文献】

[1] 曹家庆. 滇桂艾纳香的化学成分研究. 辽宁：沈阳药科大学,2007.

[2] 黎贵卿. 几种竹叶和滇桂艾纳香化学成分、提取工艺及抗氧化活性的研究. 广西：广西大学,2007.

[3] 郑丹,张晓琦,王英,等. 滇桂艾纳香地上部分的化学成分. 中国天然药物,2007, 5(6): 421.

[4] 马芝玉,林翠梧,黄克健,等. 滇桂艾纳香茎和叶挥发油化学成分的HS-SPME-GC-MS分析. 中山大学学报(自然科学版),2009, 48(1): 46.

[5] 王杉,青桂玲,韦颖,等. 白花九里明提取液对小鼠出血时间、凝血时间和血小板数量的影响. 广东医学,2012,33(9):1228.

[6] 黄艳,宁小清,原鲜玲,等. 壮药白花九里明水煎液止血作用机制探讨. 世界科学技术－中医药现代化,2013,15(7):1552.

[7] 王杉,青桂玲,潘海涛,等. 白花九里明提取液对蟾蜍离体灌流蛙心收缩力和心率的影响. 中外医学研究,2012,10(4):3.

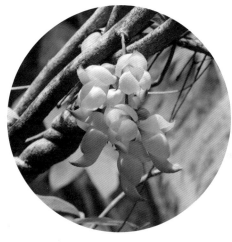

白花油麻藤

Bai hua you ma teng

Mucunae Birdwoodianae Caulis
[英] Birdwoodiane Mucuna Stem

【别名】血风、血藤、大血藤、血风藤、三叶鸡血藤、九层风。

【来源】为豆科植物白花油麻藤 *Mucuna birdwoodiana* Tutch. 的藤茎。

【植物形态】藤本。叶为羽状复叶；窄小叶3片，革质，长圆状椭圆形至卵状椭圆形，长8～16cm，宽2.5～7.5cm，先端渐尖，基部广楔形，两面均无毛或疏被毛。侧生小叶较小，基部斜形；叶柄无毛，小叶柄有疏长硬毛；托叶卵形，早落。总状花序腋生；具花20～30朵；萼钟状，萼齿5，上面2齿合生，有稀疏棕色长硬毛；花冠蝶形。灰白色，旗瓣卵状广椭圆形，长约为龙骨瓣的1/2；雄蕊为9+1两组，花药2型；子房密生锈色短柔毛，花柱丝状。荚果木质，长矩形，外被棕色短柔毛，两侧有狭翅，种子间有紧缩。种子10余枚，肾形，黑色。

【分布】广西全区均有分布。

【采集加工】全年可采。切片晒干。

【药材性状】干燥藤茎呈扁圆柱形，稍弯曲，长约40cm，长径约4.5cm，短径约3cm。表面灰棕色，栓皮剥落处现红棕色，有明显纵沟及横向皮孔，节处微突起，有时具分枝痕。横切面中央有偏心性的小髓，木质部淡红棕色，韧皮部呈赤褐色至棕黑色的圆环，韧皮部外方为木质部与韧皮部相间排列的同心半圆环。液汁干后凝成亮黑色胶丝状斑点。质坚，折断时片裂状。气微，味涩。

【品质评价】以条匀、切面赤褐色、有渗出物者为佳。

【化学成分】本品含2,6-二甲氧基苯酚（2,6-dimethoxyphenol）、丁香酚（syringic acid）、香草酸（vanillic acid）和 *N*-（反式-阿魏酰基）酪胺 [*N*-（*trans*-ferulosyl）-tyramine] [1]、3-*O*-（6-*O*-甲基-β-D-吡喃葡萄糖醛酸基）积雪草甲酯 [3-*O*-（6-*O*-methyl-β-D-glucuronopyranosyl）methyl asiatate]、3-*O*-[α-L-阿拉伯吡喃糖基（1→2）]-6-*O*-甲基-β-D-吡喃葡萄糖醛酸基马斯里酸甲酯 {3-*O*-[α-L-arabinopyranosyl（1→2）]-6-*O*-methyl-β-D-glucuronopyranosyl methyl maslinate}、3-*O*-[α-L-阿拉伯吡喃糖基（1→2）]-6-*O*-甲基-β-D-吡喃葡萄糖醛酸基积雪草甲酯 {3-*O*-[α-L-

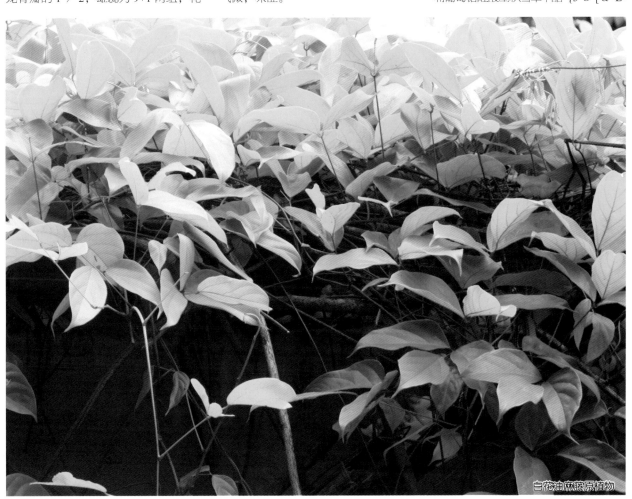

白花油麻藤原植物

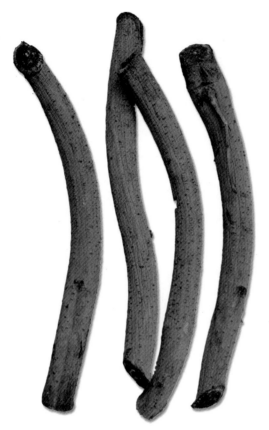

白花油麻藤药材

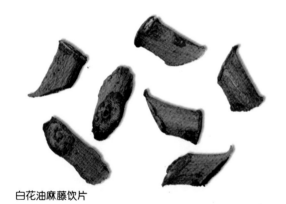

白花油麻藤饮片

arabinopyranosyl（1→2）] -6-O-methyl-β-D-glucuronopyranosyl methyl asiatate} 和 3-O-（6-O- 甲基 -β-D- 吡喃葡萄糖醛酸基）积雪草酸 -28-O-β-D- 吡喃葡萄糖苷 [3-O-（6-O-methyl-β-D-glucuronopyranosyl）asiatate acid-28-O-β-D-glucopyranoside] [2]。尚含有 3′-methoxycoumestrol、芒柄花素（formononetin）、染料木素（genistein）、8- 甲雷杜辛（8-O-methylretusin）、7,3′- 二羟基 -5′- 甲氧基异黄酮（7,3′-diydroxy-5′-methoxyisoflavone）、大黄酚（chrysophanol）、丁香脂素（syringaresinol）、表木栓醇（epifriedelanol）、羽扇豆醇（lupeol）[3]。本品种子含 L- 多巴（L-dopa）[4]。

【药理作用】

对血象的影响　白花油麻藤水提取物能提高失血性贫血小鼠红细胞（RBC）数量和血红蛋白（HGB）含量，对抗环磷酰胺引起的小鼠 HGB 值、RBC 值降低和白细胞（WBC）数减少 [5]。白花油麻藤 50% 乙醇提取物的 95% 洗脱部分和水洗脱部分可明显促进辐射所致骨髓抑制小鼠外周血 RBC、WBC、HGB、血小板（PLT）的恢复 [6]。

【性味归经】味苦、甘，性平。归肝、脾经。

【功效主治】补血活血，通经活络。主治贫血，白细胞减少症，月经不调，麻木瘫痪，腰腿酸痛。

【用法用量】内服：煎汤，9～30g；或浸酒。

【使用注意】孕妇慎用。

【参考文献】

[1] Yukihiro G. Inhibitors of prostaglandin biosynthesis form Mucuna birdwoodiana. Chem Pharm Bull, 1987, 35(7): 2675.

[2] Yi D, Junei K, Chong-ren Y, et al. Triterpenes form Mucuna birdwoodiana. Phytochemistry, 1991, 30(11): 3703.

[3] 巩婷, 王东晓, 刘屏, 等. 白花油麻藤化学成分研究. 中国中药杂志, 2010,35(13):1720.

[4] 蔡军, 朱兆仪. 黎豆属药用植物中左旋多巴资源的研究. 中草药, 1990,21(3):103.

[5] 田洪, 陈子渊, 潘善庆. 白花油麻藤水提取物补血作用的实验研究. 中医药导报, 2008,14(11):83-84.

[6] 王东晓, 陈若芸, 刘屏. 白花油麻藤不同极性部位对 60Coγ 射线辐射小鼠外周血象的保护作用. 解放军药学学报, 2008,24(2):103-106.

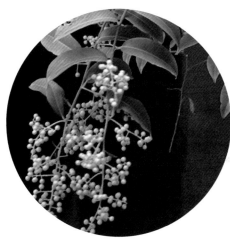

Bai hua suan teng guo

白花酸藤果

Emboliae Ribis Fructus
[英] Ribes Embolia Fruit

【别名】大叶十八症、大鸡母酸、大叶酸藤子。

【来源】为紫金牛科植物白花酸藤果 *Embelia ribes* Burm.f. 的果实。

【植物形态】攀缘灌木或藤本。枝条多少具瘤或皮孔。叶互生，叶片革质或坚纸质，倒卵形或倒卵状椭圆形，长5～10cm，宽3.5cm，先端急尖或突然渐尖，基部楔形，全缘，具腺点，并从中脉与侧脉平行向两侧放射，背面中脉隆起，侧脉很多。总状花序，着生于去年无叶小枝叶痕上，幼时被微柔毛，基部具苞片；花梗多少被微柔毛；小苞片狭披针形或倒戟形，具疏缘毛；花4；萼片卵形至三角形，稀广卵形；花瓣淡绿色或白色，分离，卵形或长圆状卵形，里面密被微柔毛，具缘毛，多少具腺点；雄蕊在雄花中超出花瓣，花药背部具腺点，雌蕊在雄花中退化。果扁球形，红色或深红色，具密腺点，具纵肋，宿存萼反卷。

【分布】广西主要分布于龙州、大新、隆林。

【采集加工】秋季采收成熟的果实。除去杂质，晒干。

【药材性状】果实球形，直径约3～4cm，深红色，具密腺点及纵肋，宿存萼反卷。干后显棕绿色。气微，味酸、甜。

【品质评价】以果大、干燥、无杂者为佳。

【性味归经】味甘、酸，性平。归小肠经。

【功效主治】驱虫。主治蛔虫病。

【用法用量】内服：煎汤，6～9g，或研末送服。

【使用注意】体弱者慎服。

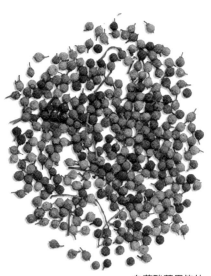

白花酸藤果饮片

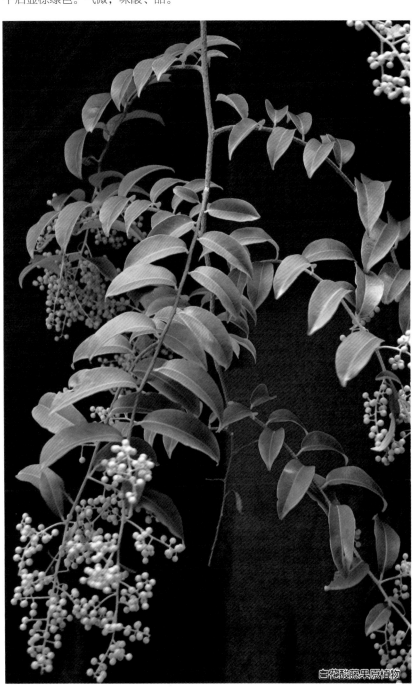

白花酸藤果原植物

兰香草

Lan xiang cao

Caryopteritis Incanae Herba
[英] Common Bluebeard Herb

【别名】石将军、莸、九层楼、野薄荷、茵陈草、节节花、小六月寒、九层塔。

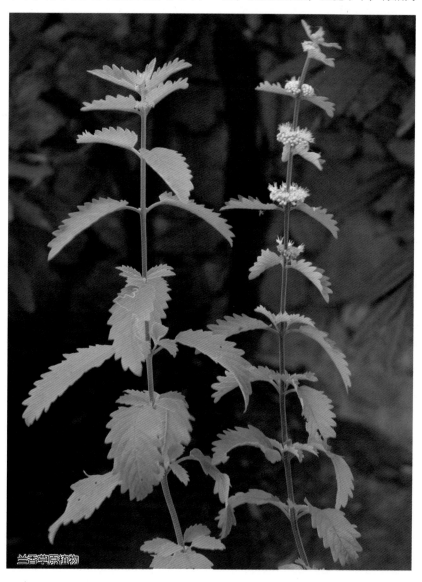

【来源】为马鞭草科植物兰香草 Caryopteris incana（Thunb.）Miq. 的全草。

【植物形态】小灌木。枝圆柱形，幼时略带紫色，被灰色柔毛，老枝毛渐脱落。单叶对生，具短柄；叶片厚纸质，长圆形、披针形或卵形，长 2 ~ 9cm，宽 1 ~ 4cm，先端钝或尖，基部楔形、近圆形或平截，边缘具粗齿，稀近全缘，被短毛，两面均有黄色腺点。聚伞花序腋生及顶生，花密集；花萼 5 裂，杯状，宿存；花冠紫色或淡蓝色，二唇形，外面具短毛，花冠管喉部有毛环，花冠 5 裂，下唇中裂片较大，边缘流苏状；雄蕊 4，开花时与花柱均伸出花冠管外；子房先端被短毛。蒴果被粗毛，倒卵状球形，果瓣具宽翅。

【分布】广西主要分布于龙州、南宁、宁明、邕宁、武鸣、宾阳、上思、玉林、容县、桂平、藤县、岑溪、苍梧、贺县、钟山、恭城、柳江。

【采集加工】夏、秋季采收洗净。切段晒干或鲜用。

【药材性状】根呈圆柱形，直径 0.3 ~ 0.8 cm，表面黄棕色，粗糙不平，有纵向裂纹和皱纹。枝略呈钝方形，表面灰褐色或棕紫色，密被毛茸。叶对生，多皱缩，完整者展平后呈卵形或卵状披针形，长 2 ~ 9cm，宽 1 ~ 4cm，先端钝，基部圆边缘具粗锯齿，上面碳褐至黑褐色，下面灰黄色并有黄色腺点，两面密生短柔毛；纸质，易碎。有时可见皱缩成团的花序或球形蒴果。有特异香气，味苦。

【品质评价】以身干、色绿、叶多者为佳。

【化学成分】本品全草含挥发油（volatile oils），主要成分有 α- 侧柏烯（α-thujene）、α- 蒎烯（α-pinene）、莰烯（camphene）、对伞花烃（p-cymene）、β- 罗勒烯（β-ocimene）、α- 柏木烯（α-cedrene）、β- 甜没药烯（β-bisabolene）、δ- 杜松烯（δ-cadinene）、香桧烯（sabinene）、β- 蒎烯（β-pinene）、β- 月桂烯（β-myrcene）、α- 异松油烯（α-tepinolene）、α- 荜澄茄油烯（α-cubebene）、α- 古巴烯（α-copacene）、β- 石竹烯（β-caryophyllene）、γ- 杜松烯（γ-cadinene）、L- 香橙烯（L-aromadendrene）、α- 葎草烯（α-humulene）[1]、芳樟醇（linalool）、紫苏醇（perillalcohol）、香芹酮（carvone）、莳萝烯（orthodene）、4- 甲基 -6- 庚烯 -3- 酮（4-methyl-6-hepten-3-one）、葎草烯（humulene）、马鞭草烯酮（verbenone）、左旋松香芹酮 [（-）-pinocarvone]、2- 壬烯 -4- 炔 [（Z,E）-2-nonen-4-yne][2]。

【药理作用】

1. 止咳　兰香草煎剂 20g/kg 灌胃给予小鼠，对氨水刺激引起的慢性气管炎咳嗽有止咳作用[3]。

2. 抑菌　体外实验，兰香草素钠对金黄色葡萄球菌和白喉杆菌有抑菌作用；高浓度为杀菌，低浓度为抑菌。体内

兰香草原植物

实验,兰香草素钠对感染金黄色葡萄球菌小鼠有治疗作用[4]。

3. 其他 兰香草粉末、提取物及涂膜剂能明显缩短猪、犬等动物的切口出血时间。涂膜剂对猪、犬、兔、鸡切口损伤有治疗作用[5]。

4. 毒性反应 小鼠皮下注射兰香兰草素钠 4.0g/kg、4.5g/kg 和 5.0g/kg,3 天内死亡 1 只,余者无异常表现;静注 2.5g/kg、2.25g/kg、2.0g/kg 和 1.75g/kg,每组 5 只,死亡率分别为 4/5、3/5、3/5 及 0/5,中毒症状为无力、呼吸困难,死于呼吸麻痹。家兔静注 1.0g/kg 或 0.5g/kg 未见异常,给药后排出的尿液,体外试验有抗菌作用 [3,5]。

【临床研究】

急慢性肝炎 兰香草糖浆(每 100ml 含生药 63g)每次 20ml,每日服 3 次,14 天为 1 个疗程,连服 1 ~ 2 个疗程,肝功能恢复正常后再服 1 个疗程。结果:共治疗 285 例,其中急性黄疸型肝炎 174 例,显效 125 例,好转 20 例,无效 29 例;慢性迁延性肝炎 106 例,显效 34 例,好转 37 例,无效 35 例;毛细胆管型肝炎 5 例,显效 3 例,无效 2 例。临床有效率分别为 83.3 %、67.0 %和 60.0 %。125 例疗效显著的急性黄疸型肝炎患者,治疗前丙氨酸氨基转移酶平均为 254.5U,最高者达 400U 以上,经过 2 ~ 4 周治疗后均降至 400U 以下。其黄疸消退时间 7 ~ 15 天,平均 9.5 天。本品对急性黄疸型肝炎降酶速度快,退黄时间短,对慢性迁延型肝炎也有一定疗效[6]。

【性味归经】味辛,性温。归肺、肝经。

【功效主治】疏风解表,祛寒除湿,散瘀止痛。主治风寒感冒,头痛、咳嗽,脘腹冷痛,伤食吐泻,寒瘀痛经,产后瘀滞腹痛,风寒湿痹,跌打瘀肿,阴疽不消,湿疹,蛇伤。

【用法用量】内服:煎汤,10 ~ 15g;或浸酒。外用:适量,捣烂敷;或绞汁涂;或煎水熏洗。

【使用注意】风热感冒不宜用,孕妇慎用。

【经验方】

1. 跌打肿痛 鲜兰香草捣敷患处。(《广西中草药》)

2. 上感,支气管炎 兰香草全草 12 ~ 18g,车前草 12g,甘草 6g。水煎服。(《食物中药与便方》)

3. 百日咳 兰香草全草 1 ~ 3 岁 30g,3 ~ 5 岁 45g,5 岁以上递增。水煎服。(《全国中草药新医疗法展览会技术资料选编》)

4. 产后瘀血腹痛 ①兰香草全草 15 ~ 45g。水煎服。(《广西本草选编》) ②兰香草、黑老虎。煎汤或浸酒服。(《广东中药》)

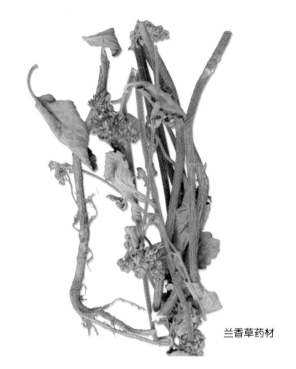

兰香草药材

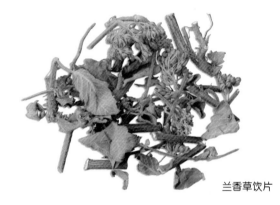

兰香草饮片

【参考文献】

[1] 蒲自莲,时铱,杨玉成,等.中国莸属植物挥发油化学成分的研究 I .兰香草、毛球莸、灰毛莸和小叶灰毛莸烯烃部分的气质分析.化学学报,1984,42(10):1103.

[2] 孙凌峰,陈红梅,叶文峰.兰香草挥发油化学成分的研究.香料香精化妆品,2004,(6):4.

[3] 江西医大附属医院草药实验小组.新医实践,1971,(2):17.

[4] 江西医大附属医院草药实验小组.新医实践,1971,(1):32.

[5] 余传隆,黄泰康,丁志遵,等.中药辞海(第一卷).北京:中国医药科技出版社,1993:1817.

[6] 上海延安制药厂.兰香草糖浆(肝炎六号)的临床疗效观察.医药工业,1974,(6):4.

半夏

Ban xia

Pinelliae Rhizoma
[英] Pinellia Tuber

【别名】野半夏、三叶半夏。

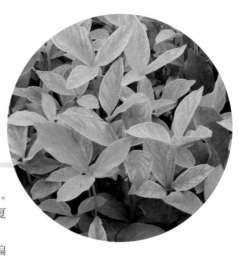

【来源】为天南星科半夏 *Pinellia ternata* （Thunb.） Breit. 的块茎。

【植物形态】宿根草本。块茎圆球状，具须根。叶 2 ~ 5 枚，幼时 1 枚；叶柄基部具鞘，鞘内、鞘部以上或叶片基部有珠芽；幼苗叶片卵状心形至戟形，为全缘单叶；老株叶片 3 全裂，裂片绿色，长圆状椭圆形或披针形，两头锐尖，中裂片较侧裂片稍长。花序柄长于叶柄；佛焰苞绿色或绿白色，管部狭圆柱形；檐部长圆形，绿色，有时边缘青紫色；肉穗花序，雌花序长 2cm，雄花序长 5 ~ 7mm；附属器绿色变青紫色，直立，有时"S"形弯曲。浆果卵圆形，黄绿色，先端渐狭为明显的花柱。

【分布】广西主要分布于资源、全州、灌阳、南丹、天峨、乐业、罗城、临桂、桂林、昭平。

【采集加工】种子繁殖培育 3 年；珠芽繁殖培育在第 2 年，块茎繁殖春栽当年 9 月下旬至 11 月收获。挖取块茎，

筛去泥土，按大、中、小分开，放筐内。于流水下用棍棒捣脱皮，也可用半夏脱皮机去皮，洗净，晒干或烘干。

【药材性状】块茎呈类球形，有的稍偏斜，直径 0.8 ~ 2cm。表面白色或浅黄色，顶端中心茎痕，周围密布棕色凹点状的根痕；下端钝圆，较光滑。质坚实，断面白色，富粉性。气微，味辛辣、麻舌而刺喉。

【品质评价】以块大、质坚实、色白、粉性足者为佳。

【化学成分】本品含挥发油（volatile oil），其主要成分有 3- 乙酰氨基 -5- 甲基异噁唑（3-acetamido-5-methylisooxazole）、丁基乙烯基醚（butyl-ethylene ether）、3-甲基二十烷（3-methyleicosane）、十六碳烯二酸（hexadecylendioic acid）、2- 氯丙烯酸甲酯（methyl-2-chloropropenoate）、茴香脑（anethole）、苯甲醛（benzaldehyde）、1,5- 戊二醇（1,5-pentanediol）、2- 甲基吡嗪（2-methylpyrazine）、柠檬醛（citral）、1- 辛烯（1-octene）、β- 榄香烯（β-elemene）、

2- 十一烷酮（2-undecanone）、9- 十七烷醇（9-heptadecanol）、棕榈酸乙酯（ethylpalmitate）、戊醛肟（valeraldehyde oxime）等 60 多种成分[1]。又含有左旋麻黄碱（ephedrine）[2]、胆碱（choline）、β- 谷甾醇（β-sitosterol）、胡萝卜苷（daucosterol）[3,4]、尿黑酸（homogentisic acid）、原儿茶醛（protocatechualdehyde）[5]。尚含有以 α- 及 β- 氨基丁酸（aminobutyric acid）、天冬氨酸（aspartic acid）为主成分的氨基酸[6-8]和以钙（Ca）、钾（K）、铁（Fe）、铝（Al）、镁（Mg）、锰（Mn）、铊（Tl）、磷（P）等为主的矿质元素[8]。又含有多糖[9]、直链淀粉[10]、半夏蛋白（系 1 种植物凝集素）和胰蛋白酶抑制剂[11-13]。还含有琥珀酸（succinic acid）、4- 氨基丁酸（4-aminobutyric acid）、棕榈酸（palmitic acid）、棕榈

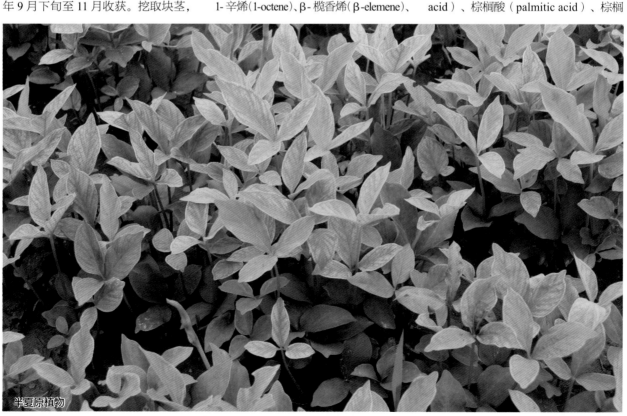

半夏原植物

酰胺（palmitic amide）[14]和核苷类成分（nucleosides composition）[15]。尚含有豆甾 -4- 烯 -3- 酮（stigmast-4-en-3-one）、环阿尔廷醇（cycloartenol）、5α,8α - 桥二氧麦角甾 -6,22- 双 烯 -3- 醇（5α,8α -epidioxyergosta-6,22-dien-3-ol）、β - 谷甾醇 -3-O- β -D- 葡萄糖苷 -6'-O- 二十烷酸酯（β -sitosterol-3-O- β -D-glucoside-6'-O-eicosanate）[16]。又含有大黄酚（1,8-dihydroxy-3-methyl-anthraquinone）、正十六碳酸 -1- 甘油酯（heptadecanoic acid 2,3-dihydroxy-propyl ester）、octadeca-9,12-dienoic acid ethyl ester、monogalactosyldiacy glycerol、3-O-（6'-O- 棕榈酰基 - β -D- 吡喃葡萄糖基）豆甾 -5- 烯 [3-O-（6'-O-hexadecanoyl- β -D-glucopyranoside）stigmast-5-en]、1,6:2,3-dianhydro- β -D-allosep、邻 二 羟 基 苯 酚（benzene-1,2-diol）[17]。还含有十八碳 -9,12- 二烯酸（9,12-octadecadienoic acid）、1- 吡咯烷 -1- 氧代 - 十六碳 -7,10- 二烯酯 [pyrrolidine-1-（1-oxo-7,10-hexadecadienyl）]、α - 棕榈精（α -palmitin）、十九碳 -1,3,12- 三烯烷（1,3,12-nonade-catriene）、芸苔甾醇（campesterol）、3- 羟基 -5,22- 二烯 - 豆甾醇（stigmasta-5,22-dien-3-ol）、3- 羟基 -5,24- 二烯 - 豆甾醇（stigmasta-5,24-dien-3-ol）[18]。还含有环 -（苯丙氨酸 - 酪氨酸）[cyclo-（Phe-Tyr）]、环 -（亮氨酸 - 酪氨酸）[cyclo-（Leu-Tyr）]、尿嘧啶脱氧核苷（2'-deoxyuridine）、（+）异落叶松脂醇 9-O- β -D- 葡萄糖苷 [（+）isolariciresinol 9-O- β -D-glucopyranoside]、没食子酸（gallic acid）、环 -（缬氨酸 - 酪氨酸）[cyclo-（Val-Tyr）][19]。

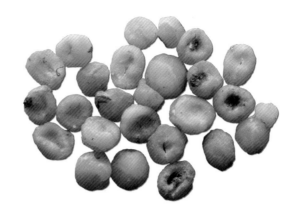

半夏药材

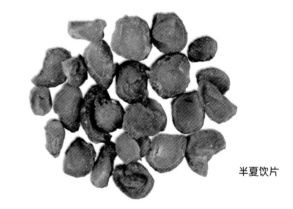

半夏饮片

【药理作用】

1. 对中枢神经系统的作用 半夏醇提取物对大鼠运动皮层定位注射青霉素诱发的惊厥及痫性放电有抑制作用[18]，36.4g/kg 半夏醇提取物可抑制痫性行为和痫性放电，延长痫性行为发作潜伏期和痫性放电的潜伏期，但对痫波发放频率及最高波幅无明显影响[1]。半夏凝集素 PTL100μg/ml 可易化小鼠膈神经肌肉接头神经末梢乙酰胆碱自发和诱发的量子释放，提高终板电位发放频率和终板电位的量子含量，使肌细胞膜产生轻度去极化，但终板电位振幅仍有增大，此 PTL 的接头前作用可为其专一结合糖甘露聚糖 1mg/ml 所拮抗[19]。掌叶半夏超临界 CO_2 乙醇萃取物灌胃 15g/kg、30g/kg，可延长癫痫发作的潜伏期，缩小发作范围，延长癫痫样放电的潜伏期，减少大脑皮层与海马回最高波的频率和振幅，甚至升高海马回 γ - 氨基丁酸（GABA）含量；同时掌叶半夏醇提液 12g（生药）/kg 可增加戊巴比妥钠阈下催眠剂量的入睡动物数，能延长戊巴比妥钠小鼠睡眠时间，强度与安定（0.5mg/kg）相当[20]。

2. 抗心律失常 10% 半夏水浸剂 2.0 ～ 3.0ml/kg 给犬静注，能使氯化钡性室性早搏迅速消失及肾上腺素性心动过速转为窦性心律，有效率分别为 97.59%、96%，完全转变消失的时间分别为 30.10s、27.50s。半夏提取物 0.56 ～ 0.88mg/kg 醇溶液给犬静注，对氯化钡引起的室性心律失常有对抗作用[21]。

3. 镇吐、催吐 狗、猫、鸽等动物实验均证明，制半夏有镇吐作用[22-28]。生半夏则有催吐作用[24,29]，但是半夏粉在 120℃焙 2～3h，即可除去催吐成分，而不影响其镇吐作用[24]。半夏对阿扑吗啡、硫酸铜引起的呕吐均有抑制作用，因两者致吐机制不同，由此推测半夏镇吐可能与抑制呕吐中枢

有关。半夏可延长硫酸铜致犬呕吐的潜伏期或不发生呕吐[30]，能拮抗皮下注射盐酸阿扑吗啡犬的呕吐[31]。但也有研究表明，2.83mg/g 半夏生物碱对顺铂、阿扑吗啡致水貂呕吐均有抑制作用，对硫酸铜及运动致水貂呕吐却无效[32]。此外，半夏混悬液具有眼结膜黏膜刺激作用，经炮制后其刺激性降低，故其催吐与黏膜刺激作用是有关的[29]。

4. 镇咳、祛痰 半夏中生物碱能抑制咳嗽中枢，产生镇咳作用[33]。生半夏、姜半夏、明矾半夏的煎剂灌胃，对电刺激猫喉上神经或胸腔注入碘液所致的咳嗽都有抑制作用，0.6g/kg 已有作用，可维持 5h 以上，其镇咳作用与可待因 1mg/kg 相似，但较弱[34]。生半夏和清半夏混悬液分别给小鼠灌胃，对氨熏所致的咳嗽均有抑制作用，使小鼠咳嗽次数减少，止咳率分别为 60% 和 53%[35]。大鼠腹腔注射半夏水煎剂可抑制毛果芸香碱对唾液的促分泌作用。以生半夏和清半夏的醇提物给小鼠灌胃，清半夏的醇提取物有一定的祛痰作用，而生半夏未见明显作用[36]，且半夏贮存时间越长，祛痰作用越强[37]，并且其祛痰作用因不同的炮制法而强弱不同[25]。

5. 抗实验性胃溃疡 200% 半夏水煎醇沉液大鼠灌服 5ml/kg 或 10ml/kg，肌肉注射 2.5ml/kg 或 5ml/kg，对吲哚美辛型、幽门结扎型、慢性醋酸型胃溃疡有预防或治疗作用，对水浸应激性溃疡也有一定的抑制作用，并具有减少胃液量、降低游离酸和总酸度、抑制胃蛋白酶活性的作用，对急性损伤有保护和促进黏膜修复作用[38,39]。半夏泻心汤可使溃疡性结肠炎 CD4T 淋巴细胞升高，CD8T 淋巴细胞降低，CD2/CD8 升高[40]。

6. 抗肿瘤 半夏的稀醇或水浸出液对动物实验性肿瘤小鼠肝

癌（HCA）、小鼠肉瘤（S180）和人宫颈癌（Hela）都具有抑制作用[33]。同时，半夏多糖具有多形核白细胞（PMN）活化作用和抗肿瘤作用[41]。半夏各炮制品总生物碱对慢性髓性白血病（K562）细胞的生长均有抑制作用。姜浸半夏、姜煮半夏、矾半夏、姜矾半夏的总生物碱的 IC$_{50}$ 皆小于 100μg/ml，而以矾半夏抗 K562 肿瘤细胞生长作用最强[42]。半夏的抗人宫颈癌 Hela 细胞活性作用较强，抗肿瘤活性主要集中在总有机酸提取物或醋酸乙酯提取部位，抗肿瘤作用与抑制 s 期细胞增殖和激活半胱氨酸天冬氨酸酶（Caspase）家族诱导细胞凋亡有很大的关系[43]。掌叶半夏有较强的抗肿瘤作用，尤其对宫颈癌的应用较多[44]。掌叶半夏有效提取物对人宫颈癌 Hela 细胞、人宫颈癌 Caski 细胞的生长均表现出抑制作用，掌叶半夏有效提取物可诱导 Hela 细胞凋亡，且随着作用时间的延长，增加凋亡细胞的比例[45,46]。掌叶半夏蛋白可抑制卵巢癌细胞 SKOV3 的增殖并促进其凋亡[47]。1% 掌叶半夏总蛋白液给小鼠每天腹腔注射 0.1ml/ 只，对小鼠肉瘤 S180 瘤株的抑制率为 50.1%～67.0%，病理切片观察 S180 瘤块细胞在细胞坏死数、核分裂数和细胞变性均有差异[48]。

7. 抗生育、抗早孕 半夏蛋白 30mg/kg 皮下注射，对小鼠有抗早孕作用，抗早孕率可达 100%。半夏蛋白可抑制卵巢黄体黄体酮的分泌，使血浆黄体酮水平下降，子宫内膜变薄，使蜕膜反应逐渐消失，胚胎失去蜕膜支持而流产[49-51]，半夏蛋白结合在子宫内膜腺管的上皮细胞膜上[52,53]。

8. 其他 姜半夏制剂腹腔或肌内注射，对大鼠实验性矽肺的发展有抑制作用，肺干重或湿重较低，全肺胶原蛋白含量减少，病理改变较轻，预防给药效果最好，发病后给药也有一定疗效，但肺组织中的二氧化硅（SiO$_2$）的含量无明显变化[54,55]。半夏蛋白也是一种植物凝集素，它与兔红细胞有专一的血凝活力，浓度低至 2μg/ml 仍有凝集作用[49]，其凝集作用不仅具有动物种属专一性，并存在细胞类别专一性。半夏蛋白的促细胞分裂作用也有动物种属专一性，它能促进兔外周血淋巴细胞转化，但不促使人外周血淋巴细胞分裂[13]。半夏抑制剂只抑制胰蛋白酶对酰胺、酯、血红蛋白和酪蛋白的水解，不能抑制胰凝乳蛋白酶、舒缓激肽释放酶、枯草杆菌蛋白酶和木瓜蛋白酶对各自底物的水解[56]。5% 半夏水浸液有抗皮肤真菌的作用[57]，从不同产地的半夏根、茎、叶分离得到的生物碱类物质内生细菌，有 3 株对金黄色葡萄球菌有体外抑菌活性[58]。半夏毒针晶混悬液可使小鼠腹腔毛细血管通透性增加，腹腔渗出液中炎症介质前列腺素 E$_2$（PGE$_2$）、一氧化氮（NO）、丙二醛（MDA）的量增加，亦可引起大鼠足跖肿胀，并在一定剂量范围内表现为典型的量 - 效关系，还可使大鼠致炎足跖中炎症介质 PGE、环氧化酶 -2（COX-2）的量增加[59]，其致炎作用与其含有的凝集素类蛋白有关[60]。半夏总生物碱部位对多种炎症模型均有对抗作用，对二甲苯致小鼠耳郭肿胀、醋酸致小鼠毛细血管通透性的增加以及大鼠棉球肉芽肿的形成均有抑制作用，并降低渗出液中 PGE$_2$ 含量[61]。

9. 毒性反应 半夏浸膏小鼠腹腔注射半数致死量（LD$_{50}$）为 325mg（生药）/kg，家兔每天 0.5g/ 只灌胃，连续 40 天，一般情况良好，体重增加，但剂量加倍时则引起腹泻，有半数动物死亡，病检见其肠壁颜色较深[25,54]。生半夏 2.25～9g/kg（相当于 1/20-1/5 LD$_{50}$）灌胃，连续 3 星期，即可抑制小鼠体重增长，随时间和剂量的增加而作用更为显著，且肾脏代偿性地增大，但病理切片未见明显变化[62]。生半夏粉 9g/kg 灌胃，对妊娠大鼠和胚胎均有明显的毒性，制半夏汤剂 30g/kg（相当于临床常用量的 150 倍）则能引起孕鼠阴道出血、胚胎早期死亡数增加、胎儿体重降低，生半夏汤剂 30g/kg 对大鼠妊娠和胚胎的毒性与制半夏汤剂无差异[63]。制半夏和生半夏汤剂在对妊娠家兔母体无影响的情况下，能够引起死胎增加，胎儿体重下降，胎儿之间的大小差异突出。半夏汤剂的胚胎毒性不因炮制而有所降低[64]。有报道认为半夏对小鼠骨髓细胞姐妹染色体交换（SCE）和染色体畸变无明显促进作用[65]。但也有报道认为大剂量粉剂或汤剂可使姐妹染色体交换和微核（PCE）增加[66]。生半夏和姜半夏注射剂分别给小鼠腹腔注射 10g（生药）/kg，连续用药 10 天，两种半夏注射剂诱发致病突变频率升高，与致突变剂丝裂霉素 C 相近[67]。半夏全组分的最大给药量（MLD）为 34.8g/kg，水提组分的 MLD 为 300.0g/kg，醇提组分的最大耐受量（MTD）为 99.2g/kg，分别相当于临床 70kg 人每公斤体重日用量的 270.7 倍、2333.3 倍和 771.6 倍[68]。

【临床研究】

1. 小儿癫痫 取秋季采挖鲜半夏若干，浸入清水中半个月，每日换水 1 次，去除上浮之泡沫，然后置砂锅内煮沸，立即取出以冷水冲洗淘净，连续煮沸 3 次，晒干研末后装入胶囊备用，每粒胶囊约含半夏粉 1g。服法：按患儿的病情及年龄酌情考虑，每日 2～3 次，每次 1～2 粒，连续服用 1～2 年。结果：58 例中，痊愈 10 例（17.2%），好转 41 例（70.7%），无效 7 例（12.1%）[69]。

2. 放化疗呕吐 208 例肿瘤中有 103 例为放疗患者，随机分为治疗 A 组（n=52）和对照 A 组（n=51）；有 105 例为化疗患者，随机分为治疗 B 组（n=53）和对照 B 组（n=52）。治疗 A 组在放疗后出现恶心反应时给予半夏口服液（取姜半夏以 8 倍量水浸泡 1h，高温加压煎煮提取 1.5h，过滤，药渣加 6 倍量水，重复煎煮 40min 提取过滤，合并再过滤浓缩，加 95% 乙醇调整使含醇量达 60%。静置 24h 后滤过，滤液减压回收乙醇至无醇味，加水调整至浓度为 1g/ml 的半夏药液）20ml/ 次口服，2 次 / 天，至放疗结束；对照 A 组不给予任何止呕药。治疗 B 组、对照 B 组均在每日化疗前 30min 给予恩丹西酮 8mg 静滴，于化疗结束后第 3 天停止给药。治疗 B 组在化疗前 1 天开始加服半夏口服液 20ml/ 次，2 次 / 天，至化疗后 3 天停止给药。结果：治疗 A 组、对照 A 组总有效率分别为 96.15%（50/52）、72.55%（37/51），两组比较有统计学差异（P<0.01）；治疗 B 组、对照 B 组分别为 96.23%（51/52）、75.00%（39/52），两组比较有统计学差异（P<0.01）[70]。

3. 失眠症 半夏、夏枯草各 15g，每日 1 剂水煎服，分 2 次服，服药期间停用其他中西药。结果：治疗 113 例，服药 3～6 剂，治愈 78 例，显效 28 例，好转 5 例，无效 2 例[71]。

4. 软组织损伤 先把制半夏适当干燥，研末过筛 80 目，袋装备用。也可以用生半夏适量捣烂成泥糊状，与适量酸醋面粉或米粉搅匀湿敷患处，亦可以现配现用（制半夏：面粉或米粉=3：1），用敷料胶布固定，每天换药1次。结果：治疗42例，总有效率为95.24%[72]。

5. 男性乳腺发育症　取生半夏一枚，陈醋少许，干净细磨石一块，用生半夏蘸取陈醋于细磨石上摩擦。用摩擦液涂于患侧乳房，每日早晚各1次，每次涂搽前将患侧乳房洗净擦干。治疗时忌挤压乳房。结果：本组12例病人中，治疗后2周内肿块消化，按之不痛者3例；治疗三周后肿块消失，压之不痛者6例；有3例病人用药4周后肿块缩小，压之不痛，有效率为100%[73]。

6. 产后尿潴留　将生半夏15g左右及大蒜2瓣，加水少许，共捣烂为糊状，敷于脐中及关元穴，上面覆盖胶布，用热水袋热敷其上方，觉热气入腹，即有便意。如有灼痛，可先将热水袋去掉。一般1～2h即可见效，小便自解之后，可继续保留1h左右，以巩固疗效。结果：本组病例11例，经用本法治疗，结果均获治愈，其中治疗1次痊愈者7例[74]。

7. 宫颈糜烂　生半夏粉撒于带线棉球上敷塞子宫颈，24h后由病人自行取出，月经后上药，隔日1次，4次为1个疗程，3个疗程后判断疗效。重者辅以内服中药当归芍药散等治疗。结果：本组60例病人，痊愈28人，显效16人，好转12人，无效4人，有效率为93.3%[75]。

8. 子宫颈癌　口服掌叶半夏片剂（提取物水溶性部分），每天3次，总量约含生药60g；外用栓剂及棒剂（提取物脂溶性部分），每栓约含生药50g，每棒约含生药5～7.5g，栓剂贴敷宫颈，棒剂塞入颈管，每天1次。治疗247例，治疗期均在2个月以上。结果：近期治愈63例，显效84例，有效44例，无效56例，总有效率为77.33%，其中I期有效率96.67%，II期74.66%，III期74.24%。对I期病员全部用掌叶半夏进行治疗，III期病员则加用体外放射，故III期有效率和II期相似[76]。

【性味归经】味辛，性温；有毒。归肺、脾、胃经。

【功效主治】燥湿化痰，降逆止呕，消痞散结。主治咳喘痰多，呕吐反胃，胸脘痞满，头痛眩晕，夜卧不安，瘿瘤痰核，痈疽肿毒。

【用法用量】内服：煎汤，3～9g；或入丸、散。外用：生品研末，水调敷，或用酒、醋调敷，适量。

【使用注意】阴虚燥咳、津伤口渴、血证及燥痰者禁服，孕妇慎服。半夏使用不当可引起中毒，表现为口舌咽喉痒痛麻木，声音嘶哑，言语不清，流涎，味觉消失，恶心呕吐，胸闷，腹痛腹泻，严重者可出现喉头痉挛，呼吸困难，四肢麻痹，血压下降，肝肾功能损害等，最后可因呼吸中枢麻痹而死亡。

【经验方】

1. 肺气不调，咳嗽喘满，痰涎壅塞，心下坚满，短气烦闷，及风壅痰实，头目昏眩，咽膈不利，呕吐恶心，神思昏愦，心忪而热，涕唾稠黏　白矾（枯过）十五两，半夏（汤洗去滑，姜汁置一宿）三斤。上捣为细末，生姜自然汁为丸，如梧桐子大。每服二十丸，加至三十丸，食后、临卧时生姜汤下。（《太平惠民和剂局方》半夏丸）

2. 湿痰，咳嗽，脉缓，面黄，肢体沉重，嗜卧不收，腹胀而食不消化　南星、半夏（俱汤洗）各一两，白术一两半。上为细末，糊为丸，如桐子大。每服五七十丸，生姜汤下。（《素问病机气宜保命集》白术丸）

3. 湿痰喘急，止心痛　半夏不拘多少，香油炒，为末，粥丸梧子大。每服三五十丸，姜汤下。（《丹溪心法》）

4. 痰饮咳嗽　大半夏一斤，汤泡七次，晒干，为细末，用生绢袋盛贮，于瓷盆内用净水洗，出去粗，将洗出半夏末，就于盆内日晒夜露，每日换新水，七日七夜了，澄去水，晒干。每半夏粉一两，入飞过细朱砂末一钱，用生姜汁糊为丸，如梧桐子大。每服七十丸，用淡生姜汤下，食后服。（《袖珍方》辰砂半夏丸）

5. 诸呕吐，谷不得下者　半夏一升，生姜半斤。上二味，以水七升，煮取一升半，分温再服。（《金匮要略》小半夏汤）

6. 卒呕吐，心下痞，膈间有水，眩悸　半夏一升，生姜半斤，茯苓三两。上三味，以水七升，煮取一升五合，分温再服。（《金匮要略》小半夏加茯苓汤）

7. 胃反呕吐　半夏二升（洗完用），人参三两，白蜜一升。上三味，以水一斗二升。和蜜扬之二百四十遍，煮药，取二升半，温服一升，余分再服。（《金匮要略》大半夏汤）

【参考文献】

[1] 王锐，倪京满，马蓉．中药半夏挥发油成分的研究．中国药学杂志，1995,3(8):457.

[2] Haruji O, Makoto T, Matsuoka M. Isolation of l-ephedrine from 'pinelliae tuber'. Chem Pharm Bull, 1978, 26(7): 2096.

[3] Ozeki S. Studies on the ingredients of Pinellia ternata breitenbach.III. steryl glucoside of Pinellia ternata breitenbach. Yakugaku Zasshi, 1962, (82): 766.

[4] 赵岚，苏新，胡兴娣．半夏培养物与人工栽培半夏生物碱类成分对比分析．中国中药杂志，1990,15(3):146.

[5] Suzuki M. Study on the irritating substance of Pinellia ternate breitenbach (araceae). Arzneimittel-Forschung, 1969, 19(8): 1307.

[6] Murakami T, Nagasawa M, Itokawa H, et al. Studies on the water-soluble consitituents of crude drugs. I. on the free amino acids isolated from tuber of Pinellia ternata breitenbach and Arisaema ringens Schott. Yakugaku Zasshi, 1965, 85(9): 832.

[7] 余世春，刘晓龙，李俊，等．鹞落坪半夏与半夏化学成分比较．中药材，1991,14(12):28.

[8] 李先端，胡世林，杨连菊．半夏不同加工品的微量元素分析．中国中药杂志，1991,16(5):279.

[9] Maki T, Takahashi K, Shibata S. An anti-emetic principle of pinellia ternata tuber. Planta Med, 1987, 53(5): 410.

[10] Zhang DY, Mori M, Hall IH. et al. Anti-inflammatory agents. V. amylose from Pinellia ternata. Pharmaceutical Biology, 1991, 29(1): 29.

[11] 吴克佐，陶宗晋．从半夏中提取的胰蛋白酶抑制剂及其特征．生物化学与生物物理学报，1981,13(3):267.

[12] 陶宗晋，徐琴钰，吴克佐，等．半夏蛋白的分离、结晶、生物活力和一些化学性质．生物化学与生物物理学报，1981,13(1):77.

[13] 孙册,徐继华,翟世康,等.半夏蛋白的若干生物学性质.生物化学与生物物理学报,1983,15(4):333.

[14] 陈凤凰,唐文明,孟娜,等.安顺产半夏化学成分的研究.贵州科学,2006,24(4):34.

[15] 戴小斌,谈献和,吴皓,等.不同居属地半夏核苷类有效成分的比较研究.中国医药导报,2010,7(31):23.

[16] 何萍,李帅,王素娟,等.半夏化学成分的研究.中国中药杂志,2005,30(9):671.

[17] 杨虹,桂新,王峥涛,等.半夏的化学成分研究.中国药学杂志,2007,42(2):99.

[18] 徐宁,王莉,牛争平,等.半夏、钩藤乙醇提取物4:1配伍对青霉素诱发惊厥大鼠痫性放电的影响.中西医结合心脑血管病杂志,2010,8(3):322.

[19] 施玉梁,郭锰.半夏凝集素对神经末梢乙酰胆碱量子释放的易化.中国药理学报,1992,13(6):513.

[20] 詹爱萍,王平,陈科力.半夏、掌叶半夏和水半夏对小鼠镇静催眠作用的比较研究.中药材,2006,29(9):964.

[21] 滕守志,等.哈尔滨医科大学学报,1985,19(3):75.

[22] 铃木达.医学中央杂志(日),1931,(33):546.

[23] 经利彬.Coantr Inst Physiol NatAcad Peiping,1935,(2):189.

[24] 林兆濮,等.中华医学杂志,1958,44(7):653.

[25] 河南医学院药理教研组.河南医学院学报,1959,(5):23.

[26] 周济桂,傅定一,何洁虹,等.中药镇吐作用的初步探讨.天津医学杂志,1960,2(2):131.

[27] 上海医药工业研究所药物制剂研究室.药学通报,1960,8(5):264.

[28] 中医研究院中药研究所.中草药,1985,16(4):165.

[29] 中医研究院中药研究所药理室.新医药学杂志,1977(7):326.

[30] 邹积隆,丁国明,张少华,等."六陈"的实验研究-贮存时间对半夏药理作用的影响.山东中医学院学报,1992,16(1):54.

[31] 薛建海,肖统海,土晓华,等.半夏的药理作用.时珍国药研究,1991,2(4):153.

[32] 王蕾,赵永娟,张媛媛,等.半夏生物碱含量测定及止呕研究.2005,21(7):864.

[33] 李贻奎.中药药理学.北京:中国中医药出版社,1992:157-158.

[34] 黄庆彰.中药的镇咳作用半夏与贝母.中华医学杂志,1954,40(5):325.

[35] 刘原.半夏炮制前后药效的比较.中草药,1985,16(4):21.

[36] 李玉先,刘晓东,朱照静.半夏药理作用的研究述要.辽宁中医学院学报,2004,6(6):459.

[37] 邹积隆,丁国明,张少华,等."六陈"的实验研究——贮存时间对半夏药理作用的影响.山东中医学院学报,1992,16(1):54.

[38] 刘守义,尤春来,王义明.半夏抗溃疡作用的实验研究.中药药理与临床,1993,9(3):27.

[39] 刘守义,尤春来,王义明.半夏抗溃疡作用机理的实验研究.辽宁中医杂志,1992,19(10):42.

[40] 宋小莉.半夏泻心汤对溃疡性结肠炎大鼠T细胞亚群CD4、CD8的影响.微循环学杂志,2011,21(2):97.

[41] 森川馨.国外医学·中医中药分册,1988,10(1):44.

[42] 陆跃鸣,吴皓,王耿.半夏各炮制品总生物碱对慢性髓性白血病细胞(K562)的生长抑制作用.南京中医药大学学报,1995,11(2):84.

[43] 李娟,陈科力,黄必胜,等.半夏类药材提取物抗Hela细胞活性研究.中国医院药学杂志,2010,30(2):146.

[44] Chen JJ,Yang R,Wang MZ,et al.Anticonvulsive action of Pirzellia Pedatisecta Schott extract prepared by ethanol modified supercritical CO$_2$ extraction.Chin J Pharmacol Toxicol,2007,21(6):449.

[45] 李桂玲,归绥琪,朱德厚,等.掌叶半夏有效提取物单独或与顺铂联合对体外培养宫颈癌HeLa细胞的作用.复旦学报(医学版),2007,34(6):869.

[46] 李桂玲,归绥琪,陈松华.掌叶半夏提取物的有效部位对体外培养宫颈癌细胞的促凋亡作用.中华中医药杂志,2008,23(5):447.

[47] 谷杭芝,郑飞云,周莉.掌叶半夏总蛋白诱导人卵巢癌SKOV3细胞凋亡的实验研究.浙江省妇产科学学术年会,2008:184.

[48] 孙光星,丁声颂,钱瑶君.掌叶半夏总蛋白的提取、化学分析和对小鼠S180瘤株的抑制作用.上海医科大学学报,1992,19(1):17.

[49] 夏林纳,李超荆.半夏蛋白对小鼠的抗生育作用及抗早孕的机理探讨.上海第一医学院学报,1985,12(3):193.

[50] 陶宗晋,徐琴钰,吴克佐,等.半夏蛋白的分离、结晶、生物活力和一些化学性质.生物化学与生物物理学报,1981,13(1):77.

[51] 徐琴钰,孙德,陶宗晋.结晶半夏蛋白在6M盐酸胍中的可逆变性.生物化学与生物物理学报,1981,13(2):153.

[52] 陈惠玲,宋锦芬,陶宗晋.半夏蛋白的抗兔胚泡着床作用.生理学报,1984,36(4):388.

[53] 滕守志,等.中华心血管病杂志,1983,11(2):103.

[54] 中国医学科学院情报组.医学研究通讯,1973,(2):14.

[55] 后字236部队四所.卫生研究,1972,(3):18.

[56] 吴克佐,陶宗晋.从半夏提取的胰蛋白酶抑制剂及其特征.生物化学与生物物理学报,1981,13(3):267.

[57] 赵晓洋,田家琦,阎哈一,等.五味子、半夏等几种中药抗真菌作用的初步观察.哈尔滨医科大学学报,1991,25(2):118.

[58] 刘建玲,陈宝宝,雷毅,等.半夏产生物碱内生菌的分离及其抑菌活性的初步研究.西北植物学报,2010,30(4):645.

[59] 朱法根,史闰均,郁红礼,等.半夏毒针晶的致炎作用研究.中草药,2012,43(4):739.

[60] 郁红礼,朱法根,吴皓.半夏及掌叶半夏毒针晶中共性毒蛋白的研究.中华中医药杂志,2011,26(5):1037.

[61] 周倩,吴皓,王倩如,等.半夏药材中总生物碱部位抗炎作用的研究.南京中医药大学学报,2006,22(2):86.

[62] 杨守业,叶文华,吴子伦,等.半夏炮制前后对小白鼠急性、亚急性和蓄积性毒性的研究.中成药研究,1988,(7):18.

[63] 杨守业,何民,王来苏,等.半夏对大白鼠妊娠和胚胎的毒性研究.中西医结合杂志,1989,9(8):481.

[64] 杨守业,何民,王来苏,等.半夏对妊娠家兔和胚胎的毒性研究.中西医结合杂志,1989,4(6):27.

[65] 王华江,孙萌,王真真,等.半夏对孕鼠及胎鼠姐妹染色单体交换和染色体畸变的影响.中医药学报,1987,(5):4.

[66] 杨守业,何民,钟永,等.半夏对小鼠骨髓嗜多染红细胞微核及人体外周血培养淋巴细胞SCE频率的影响.中西医结合杂志,1990,10(6):356.

[67] 熊素芳,杨益寿.两种不同炮制半夏诱发小白鼠骨髓细胞染色体畸变的研究.湖北医科大学学报,1993,14(3):225.

[68] 陆永辉,王丽,黄幼异,等.半夏不同组分小鼠急性毒性的比较研究.中国药物警戒,2010,7(11):646.

[69] 曾莲英,李文炜.半夏胶囊治疗小儿癫痫58例.齐齐哈尔医学院学报,2004,25(4):408.

[70] 张向农,胡小燕,史凤磊,等.半夏口服液治疗放化疗呕吐的临床研究.中国乡村医生杂志,山东医药,2008,48(27):68.

[71] 林文谋,余家娃.半夏、夏枯草治疗失眠症113例临床观察.海峡药学,1995,7(3):109.

[72] 杨兴云,邓程国.醋制半夏外用治疗软组织损伤42例.现代中医药,2008,28(5):64.

[73] 周爱智.生半夏醋磨外搽治疗乳房肥大症12例.中医外治杂志,1996,(6):9.

[74] 杨文山.半夏外用治疗产后尿潴留.中医杂志,2001,42(2):75.

[75] 张翠英.生半夏粉治疗宫颈糜烂60例.河南中医,2001,21(4):52.

[76] 上海第一医学院妇产科医院.掌叶半夏治疗子宫颈癌的研究.中国药学杂志,1978,(1):48.

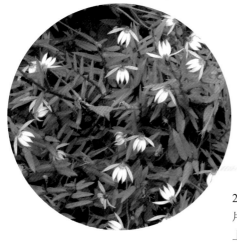

半边莲

Lobeliae Chinensis Herba

[英] Chinese Lobelia Herb

【别名】急解索、蛇利草、细米草、半边花、小莲花草、吹血草、半边菊、长虫草。

【来源】为桔梗科植物半边莲的 *Lobelia chinensis* Lour. 的全草。

【植物形态】矮小草本。茎细长，多匍匐地面，在节上生根，分枝直立，无毛，折断有白色乳液渗出。叶互生；无柄或近无柄；叶片狭披针形或条形，长 8 ~ 25mm，先端急尖，全缘或有波状疏浅锯齿，无毛。花两性，通常 1 朵，生分枝的上部叶腋；花萼筒倒长锥状，基部渐细与花梗无明显区分，无毛，裂片 5，狭三角形；花冠粉红色或白色，背面裂至基部，喉部以下具白色柔毛，裂片 5，全部平展于下方，呈一个平面，2 个侧裂片披针形，较长，中间 3 枚裂片椭圆状披针形，较短；雄蕊 5，花丝上部与花药合生，花药位于下方的 2 个有毛，上方的 3 个无毛，花丝下半部分离；雌蕊 1，子房下位，2 个有毛，上方的 3 个无毛，花丝下半部分离；雌蕊 1，子房下位，2 室。蒴果倒锥状，种子椭圆状，稍扁平，近肉色。

【分布】广西全区均有分布。

【采集加工】夏季采收。带根拔起，洗净，晒干或阴干。

【药材性状】本品全体长 15 ~ 35cm，常缠结成团。根细小，侧生纤细须根。根茎细长圆柱形，直径 1 ~ 2mm；表面淡黄色或黄棕色，具细纵纹。茎细长，有分枝，灰绿色，节明显。叶互生，无柄，叶片多皱缩，绿褐色，展平后叶片呈狭披针形或长小，单生于叶腋；花冠基部连合，上部 5 裂，偏向一边。气微，味微甘而辛。

【品质评价】以茎叶色绿、根黄、无杂质者为佳。

【化学成分】本品全草主要含生物碱类（alkaloids）、黄酮类（flavonoids）、香豆素类（coumarins）和木脂素（lignanoid）等化学成分。

生物碱主要为山梗菜碱（lobeline）、山梗菜酮碱（lobelanine）、山梗菜醇碱（lobelanidine）和去甲山梗菜酮碱（norlobelanine）[1]。尚有 8 个哌啶类生物碱（piperidine alkaloid）-*cis*-2-（2-butanone）-6-（2-hydroxybutyl）-piperidine、（2*R*,4*R*,6*R*,2″*S*）-*N*-methyl-4-hydroxyl-2-（2-butanone）-6-

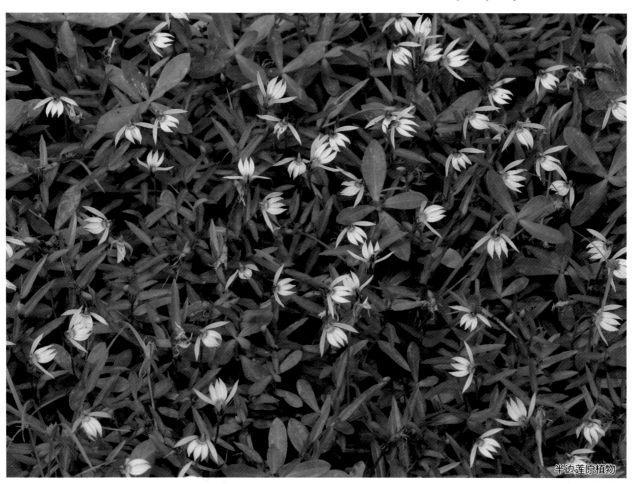

半边莲原植物

（2-hydroxybutyl）-piperidine、rel-（2R,4R,6S）-N-methyl-4-hydroxyl-2-（2-butanone）-6-（2-hydroxybutyl）-piperidine、cis-N-methyl-2-（2-hydroxybutyl）-6-{ 2-[（1,3）-dioxolan-4-yl-methanol] -propyl } -piperidine、trans-N-methyl-2,6-bis（2-hydroxybutyl）-Δ³-piperideine、trans-8,10-diethyl-lobelidiol、trans-10-ethyl-8-methyl-lobelidiol、trans-8,10-diethyl-lobelionol [2]、N-methyl-2-（2-oxybutyl）-6-（2-hydroxybutyl）-Δ³-piperidine、N-methyl-4-hydroxyl-2-（2-butanone）-6-（2-hydroxyamyl）-piperidine、2-（2-hydroxybutyl）-6-（2-hydroxybutyl）-piperidine、N-methyl-2-（2-hydroxypropyl）-6-（2-hydroxybutyl）-Δ³-piperidine、N-methyl-2-（2-hydroxypropyl）-6-（2-hydroxybutyl）-piperidine [3]。还有吡咯烷类生物碱（pyrrolidine alkaloid），radicamines A 和 radicamines B [4]。

黄酮类化合物有山柰酚（kaempferol）、3′- 羟基芫花素（3′-hydroxygenkwanin）、木犀草素 -3′,4′- 二甲氧基 -7-O-β -D- 葡萄糖苷（luteolin-3′, 4′-dimethylether-7-O-β -D-glucoside）[2]、槲皮素（quercetin）[2,5]、木犀草素（luteolin）、芹菜素（apigenin）[2,6,7]、橙皮苷（hesperidin）[5,6,8]、芦丁（rutin）、槲皮素 -3-O-α -L- 鼠李糖苷（quercetin-3-O-α -L-rhamnoside）、槲皮素 -7-O-α -L- 鼠李糖（quercetin-7-O-α -L-rhamnoside）、槲皮素 -3-O-β -D- 葡萄糖苷（quercetin-3- O-β -D-glucoside）、穗花杉双黄酮（amentoflavone）、柚皮素（naringenin）、橙皮素（hesperetin）、泽兰黄酮（eupafolin）[5]。尚有香叶木素（diosmetin）、白杨黄酮（chrysoerio）、木犀草素 -7-O-β -D- 葡萄糖苷（luteolin-7-O-β -D-glucoside）、芹菜素 -7-O-β -D- 葡萄糖苷（apigenin-7-O-β -D-glucoside）、香叶木苷（diosmi）[6,8]、蒙花苷（linari）[2,6,8]。还有 5- 羟基 -4′- 甲氧基黄酮 -7-O- 芸香糖苷（5-hydroxy-4′-methoxyflavone-7-O-rutinoside）[7]。

香豆素类（coumarins）化合物有异东莨菪素（iso-scopoletin）、蒿属香豆素（scoparone）[4]、5,7- 二甲氧基香豆素（5,7-dimethoxy-coumarin）[5,7]、6,7- 二甲氧基香豆素（6,7-dimethoxy-coumarin）、6- 羟基 -5,7- 二甲氧基香豆素（6-hydroxy-5,7-dimethoxycoumarin）、5- 羟基 -7- 甲氧基香豆素（5-hydroxy-7-methoxycoumarin）、5- 羟基 -6,7- 二甲氧基香豆素（5-hydroxy-6,7-dimethoxycou-marin）[2]，还有 6- 羟基 -7- 甲氧基香豆精（6-hydroxy-7-methoxycoumarin）[7]、柠檬油素（citropten）、5,7- 二甲氧基 -8- 羟基香豆素（5,7-dimethoxy-8-hydroxycoumarin）[8]。

木脂素（lignanoid）和新木脂素（neolignan）类化合物有（+）-（2R,3S）-2,3-dihydro2-（4-hydroxy-3-methoxy phenyl）-3-hydroxy-methyl-7-methoxy-5-benzofuran propanoic acid ethyl ester、（-）-（2S,3R）-2,3-dihydro-2-（4-hydroxy-3-methoxy phenyl）-3-hydroxy- methyl-7-methoxy-5-benzofuran propanoic acid ethyl ester、（+）-（2R,3S）-2,3-dihydro-2-（4-hydroxy-3-methoxy-phenyl）-3-hydroxymethyl-7-methoxy-5-benzofuran propanol acetate、（-）-（2S,3R）-2,3-dihydro-2-（4-hydroxy-3-methoxyphenyl）-3-hydroxymethyl-7-methoxy- 5-benzofuran propanol acetate、（+）-pinoresinol、（+）-epipinoresinol、

（+）-medioresinol、（-）-syringaresinol、（-）-episyringaresinol [2]。尚有（7S,8R）-4,9,9′-trihydroxy-3,4′-dimethoxy-8-O-3′-neolignan、（7R, 8S）-4,9,9′-trihydroxy-3,4′-dimethoxy-8-O-3′-neolignan、（7S,8R）-4,9,9′-trihydroxy-3,3′-dimethoxy-8-O-4′-neolignan、（7R, 8S）-4,9,9′-trihydroxy-3,3′-dimethoxy-8-O-4′-neolignan [3]。

尚含萜类化合物环桉烯醇（cycloeucalenol）、24- 亚甲基环木菠萝醇（24-methylenecycloartanol）、植物醇（phytol）、植物烯醛（phytenal）、β - 香树脂醇（β -amyrin）[9]，苯丙素类化合物有异阿魏酸（iso-ferulicacid）、迷迭香酸乙酯（ethylrosmarinate）和长链多羟基酯类化合物 2,3,10- 三羟基 -4,9- 二甲基 -6（E）- 十二烯二酸二乙酯 [2]。

还有多炔类化合物 lobetyol [2,3]、（2Z,10E)-tetradecadien-4,6-diyne-8,9,14-triol [3]。

还含有正丁基 -O-β -D- 吡喃果糖苷（N-butyl-O-β -D-fructopyranoside）、cirsiumaldehyde、5-hydroxymethyl-2-furancarboxaldehyde[7]、棕榈酸（palmitic acid）、正三十二烷酸（N-lacceroic acid）、硬脂酸（stearic acid）[8]、β - 谷甾醇（β -sitosterol）、β - 胡萝卜苷（β -daucosterol）[3,8]、3- 甲氧基 -4- 羟基苯甲酸（3-methoxy-4-hydroxy-benzoic acid）、4- 乙基 -2- 羟基琥珀酸酯（4-ethyl-2-hydroxy-succinate）、lobechinenoid A-D [3]、腺苷（adenosine）、正丁基 -β -D- 呋喃果糖苷（N-butyl-β -D-fructofuranoside）、正丁基 -α -D- 呋喃果糖苷（N-butyl-α -D-fructofuranoside）、水杨苷（salicin）、5- 羟甲基糠醛（5-hydroxymethyl furalde hyde）[9]。

【药理作用】

1. 抗肿瘤　半边莲煎剂对小鼠肝癌 H22 细胞的生长抑制率为 33.98%，可使 C-erbB-2 及 Survivin 表达减弱，P53 及 P27 表达升高。半边莲煎剂对小鼠 H22 型肝癌有明显的抑制作用，其机制可能与肿瘤细胞内 C-erbB-2、P53、P27 和 Survivin 表达蛋白表达有关 [10,11]。半边莲生物碱能抑制骨髓瘤细胞 U266 的体外增殖，其作用机制可能是通过促进细胞发生凋亡 [12]。半边莲生物碱对胃癌细胞 BG-38 有一定的抑制作用，随着生物碱浓度的升高，抑制作用加强；当药液浓度为 300mg/L 时，对胃癌细胞的抑制率最高，达 85.6%。随着作用时间的延长，总体趋势是抑制作用也加强，当作用时间达 16h 时，达到最大值（90.3%），但时间再延长抑制率反而略有下降 [13]。半边莲可通过提高人肝癌细胞 HepG2 胞内游离钙离子浓度诱导癌细胞凋亡 [14]。

2. 对血管内皮细胞的调节作用　内皮素能够使人血管内皮细胞释放 PAI-1 增加，半边莲生物碱通过抑制该效应而起到保护血管内皮细胞的作用 [15]。半边莲生物碱能抑制肾性高血压大鼠内皮素基因的转录、蛋白合成及翻译半边莲生物碱能抑制肾性高血压大鼠胶原的表达、降低肾素活性，对防治肾性高血压所致的血管病变和逆转血管重塑有一定作用 [16]。100mg/L、200mg/L 和 400mg/L 半边莲生物碱可抑制内皮素 -1（ET-1）所诱导的 VSMC 增殖，明显降低人脐动脉平滑肌细胞（VSMC）的细胞数目、[³h]-TdR 掺入量、S 期和 G_2/M 期的数目百分比，增加 G_0/G_1 期的数目百分比；减弱细胞内增殖细胞核抗原（PCNA）的表达强度和 Ca^{2+} 荧光强度；半边莲生物碱的抑制作用存在明显的剂量

依赖关系，但对 VSMC 存活率和 LDH 释放量均没有影响[17]。半边莲生物总碱可以有效抑制血管紧张素 II 诱导的人脐动脉平滑肌细胞增殖作用，并呈剂量依赖性；半边莲生物总碱的有效浓度范围为 5 ～ 300mg/L[18]。

3. 镇痛抗炎　半边莲水提取物可抑制醋酸所致小鼠扭体反应；半边莲水提取物和醇提取物可使小鼠热板痛阈值提高；半边莲提取物能抑制二甲苯所致小鼠耳郭肿胀，在致炎后 0.5h、1h、2h、4h，能抑制 10% 蛋清所致小鼠足趾肿胀[19]。

4. 利胆抑菌　半边莲可增加胆汁流量，有显著的抗胆汁黏滞作用，对胆汁成分及 Oddi 氏括约肌的影响不明显，对金黄色葡萄球菌、大肠杆菌有较好的抑菌作用[20]。

【临床研究】

1. 蝮蛇咬伤　用药方（半边莲 30g，青木香 10g，菊花 10g，白芷 10g，金银花 15g，法夏 10g，赤芍 15g，大黄 10g，甘草 3g）入院急煎 1 ～ 2 剂，分两次服，第二天起每日 1 剂，至痊愈为止。共治疗 31 例。结果：31 例全部治愈，平均治愈时间为 8 天，治愈率达 100%[21]。

2. 急性蜂窝织炎　鲜半边莲全草洗净，捣绒外敷，敷于疮口周围组织肿胀处，3 ～ 4h 换药一次，共治疗 25 例（合并淋巴管炎 9 例）。结果：用药 1 ～ 2 次后，有效 22 例，占 88%；用药 1 ～ 2 天后，显效 3 例，占 12%；总有效率为 100%[22]。

3. 隐翅虫皮炎　浸洗或湿敷（半边莲干品 60 ～ 100g，加水 1000ml 煎水，半边莲粉加花生油外涂）每日 2 ～ 3 次，共治疗 35 例，治愈时间 2 ～ 3 天，严重者 4 ～ 7 天，治愈 34 例，占 97%，无效 1 例，约占 3%[23]。

4. 带状疱疹　用半边莲干品 60 ～ 100g，加水 1000ml，煎煮半小时浸洗患处或用以湿敷，病损范围小的则用半边莲粉加花生油适量调成糊状外涂，每日 2 ～ 3 次，严重者两者兼用（一般不并用内服药物）。每日换药 1 ～ 2 次，共治疗 23 例，轻者 2 ～ 3 天，重者 7 天，有效率为 100%[24]。

5. 急性肾小球肾炎　用药（鲜半边莲全草水煎服，3 ～ 12 岁每日量 50 ～ 150g；12 岁以上每日量 100 ～ 250g）水煎加白糖适量，不拘时服。服药 3 ～ 15 天，共治疗 150 例，治愈 97 例，占 65%；好转 27 例，占 18%；无效 26 例，占 17%；总有效率为 83%[25]。

6. 甲沟炎　新鲜半边莲加少许食盐捣烂外敷患处，每日 2 次，用药 3 ～ 5 日。共治疗 30 例，有效率达 88%[26]。

7. 外伤感染　采用鲜半边莲 100g（干品减半）加水 200ml 煎至 150ml，每次 50ml，用白酒冲服，共治疗 58 例，显效 51 例，好转 7 例，有效率为 100%[27]。

8. 小儿夏季热　用药方（半边莲散剂 50g）代茶饮，用药 7 天，共治疗 1000 例，有效病例 966 例，有效率为 97%[28]。

9. 小儿高热　用药方（半边莲 30 ～ 40g，淘米水 200 ～ 300ml 浸泡）频服，1h 后热退，1.5h 后体温降至正常，共治疗 86 例，效果满意[29]。

10. 小儿急性呼吸道感染　治疗组在常规治疗基础上加用复方半边莲注射液（半边莲、半枝莲、白花蛇舌草），每支 2ml，按照 1 岁 0.5 支，2 岁 1 支，3 岁 2 支，4 岁 3 支。对照组予常规治疗，如抗生素、抗病毒药及止咳、化痰药物等。每组各 49 例。结果：治疗组治愈 30 例，显效 11 例，好转 6 例，

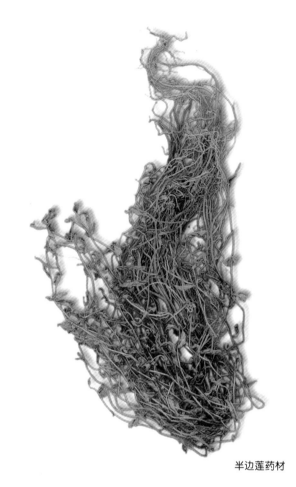

半边莲药材

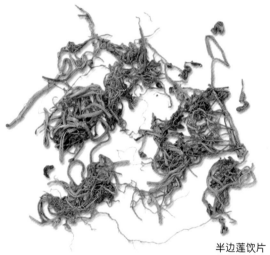

半边莲饮片

无效 2 例，总有效率达 95.9%；对照组治愈 12 例，显效 10 例，好转 5 例，无效 22 例，总有效率为 55.1%，治疗组疗效显著优于对照组（$P<0.05$）[30]。

【性味归经】味甘，性平。归心、肺、小肠经。

【功效主治】清热解毒，利水消肿。主治毒蛇咬伤，痈肿疔疮，咽喉肿痛，湿疹，脚癣，跌打损伤，湿热黄疸，肠痈，湿热泻痢，水肿，臌胀，肿瘤。

【用法用量】内服：煎汤，15 ～ 30g，或捣汁服。外用：捣敷，适量，或捣汁调涂。

【使用注意】虚证水肿禁服。

【经验方】

1. 毒蛇咬伤 ①半边莲捣汁饮，以滓围涂之。(《本草纲目》)②半边莲15g,鸡冠花蕊30g。用米酒适量捣烂过滤，将药汁内服，药渣外敷伤口。(《岭南草药志》)

2. 小儿多发性疖肿 半边莲30g,紫花地丁15g,野菊花9g,金银花6g。水煎服，取第3次煎汁洗患处。(《全国中草药汇编》)

3. 疔疮，一切阳性肿毒 鲜半边莲适量。加食盐数粒同捣烂，敷患处，有黄水渗出，渐愈。(《江西民间草药验方》)

4. 喉蛾 鲜半边莲如鸡蛋大一团，放在瓷碗内，加好烧酒90g,同捣极烂，绞取药汁，分3次口含，每次含10~20min吐出。(《江西民间草药验方》)

5. 急性中耳炎 半边莲捣烂绞汁，和酒少许滴耳。(《岭南草药志》)

6. 时行赤眼或起星翳 ①鲜半边莲，洗净，揉碎做一小丸，塞入鼻腔，患左眼塞右鼻，患右眼塞左鼻。3~4h换1次。③鲜半边莲适量，捣烂，敷眼皮上，用纱布盖护，每日换药两次。(《江西民间草药验方》)

7. 腮腺炎 鲜半边莲适量。捣烂敷患处。(《福建中草药》)

8. 漆疮 半边莲全草捣汁搽。(《湖南药物志》)

9. 湿疹(包括香港脚) 半边莲、蛇总管、蛇退步、秋苦瓜各等份。共研细末，用茶油或白醋调搽患处。(《岭南草药志》)

【参考文献】

[1] 南京药学院中草药学编写组.中草药学(下册).南京:江苏科学技术出版社,1980:1114.

[2] 陈建新.半边莲的活性成分研究.广州:暨南大学,2010.

[3] 杨爽.半边莲化学成分及生物活性研究.济南:山东大学,2012.

[4] Makio S, Daisuke T, Atsuko M, et al. Two new pyrrolidine alkaloids, radicamines A and B, as inhibitors of aglucosidase from Lobelia chanensis Lour. Chem Pharm Bull, 2001, 49(10): 1362.

[5] 王培培,罗俊,杨鸣华,等.半边莲的化学成分研究.中草药,2013,44(7):794.

[6] 姜艳艳,石任兵,刘斌,等.半边莲中黄酮类化学成分研究.北京中医药大学学报,2009,32(1):59.

[7] 韩景兰,张凤岭,李志宏,等.半边莲化学成分的研究.中国中药杂志,2009,34(17):2200.

[8] 姜艳艳,石任兵,刘斌,等.半边莲药效物质基础研究.中国中药杂志,2009,34(3):294.

[9] 邓可众,熊英,高文远.半边莲的化学成分研究.中草药,2009,40(8):1198.

[10] 邵金华,张红.半边莲煎剂对小鼠H22肝癌荷瘤细胞系C-erbB-2和P53表达的影响.中国临床药学杂志,2010,19(6):372.

[11] 刘晓宇,张红.半边莲煎剂对肝癌H22荷瘤小鼠的抑制作用及对p27和Survivin表达的影响.中国药物与临床,2009,9(10):944.

[12] 何珊,吴国欣.半边莲生物碱粗提物对骨髓瘤细胞U266的影响.海峡医学,2012,24(9):237.

[13] 粟君,谭兴,李劲涛,等.半边莲生物碱的提取及其对胃癌细胞的抑制作用.西华师范大学学报(自然科学版),2007,28(4):311.

[14] 高冬,刘如玉,张振林.半边莲通过钙信号诱导肝癌细胞凋亡的实验研究.福建中医学院学报,2006,16(6):32.

[15] 范秀珍,王婧婧,任冬梅,等.半边莲生物碱对内皮素诱导损伤的人血管内皮细胞纤溶系统的影响.山东大学学报(医学版),2005,43(10):898.

[16] 张晓玲.半边莲生物碱对肾性高血压大鼠内皮素和血管和重塑影响的实验研究.济南:山东大学,2007.

[17] 王婧婧,范秀珍,刘尚明,等.半边莲生物碱抑制内皮素-1诱导的人脐动脉平滑肌细胞增殖.中国病理生理杂志,2006,22(1):26.

[18] 范秀珍,王婧婧,陈融等.半边莲生物总碱对人脐动脉平滑肌细胞增殖的作用.中国病理生理杂志,2004,20(13):2448.

[19] 黄礼德,郭立强,潘廷啟,等.半边莲不同提取物镇痛抗炎作用.医药导报,2012,31(8):982.

[20] 刘恕,刘浔阳,汤辉焕,等.半边莲利胆作用的实验研究与临床观察.中国现代医学杂志,1995,5(3):1.

[21] 刘丽芳.半边莲汤加减治疗蝮蛇咬伤31例.湖南中医学院学报,1989,9(2):97.

[22] 刘慧年.半边莲外用治疗急性蜂窝组织炎.四川医学,1983,4(3):176.

[23] 岑桂芹.半边莲外用治疗隐翅虫皮炎.新医学,1987,18(2):72.

[24] 郑溪布.半边莲治带状疱疹.中医杂志,1983,24(3):54.

[25] 江怀筹.半边莲治疗急性肾小球肾炎.中国民族民间医药杂志,1999,(39):211.

[26] 郭建辉,赖应庭.半边莲治疗甲沟炎.中国民间疗法,2001,9(2):63-64.

[27] 尤树培.半边莲治疗外伤感染(58例).中国乡村医生杂志,1990,(3):44.

[28] 彭喧.半边莲治小儿夏季热1000例经验.江西中医药,1995,26(1):62.

[29] 杨昌英.单味半边莲治疗小儿高热.中国民族民间医药杂志,1998,(33):21.

[30] 吕辉文,许培玲.复方半边莲注射液治疗小儿急性呼吸道感染疗效观察.福建医药杂志,2011,33(5):123.

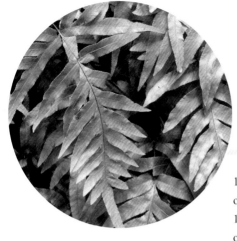

Ban bian qi
半边旗

Pteridis Semipinnatae Herba
[英] Semi-pinnated Brake Herb

【别名】半边双、刺齿凤尾蕨。

【来源】为凤尾蕨科植物半边旗 *Pteris dispar* semipinnatal L. 的全草。

【植物形态】根状茎长而横走，先端及叶柄基部被褐色鳞片。叶簇生，近一型；叶柄长 15 ~ 55cm，连同叶轴均栗红有光泽，光滑；叶片长圆披针形，长 15 ~ 60cm，宽 6 ~ 18cm，二回半边深裂；顶生羽片阔披针形至长三角形，先端尾状，篦齿状，深羽裂几达叶轴，裂片 6 ~ 12 对，对生，镰刀状阔披针形，向上渐短，先端短渐尖，基部下侧呈倒三角形的阔翅沿叶轴下延达下一对裂片；侧生羽片 4 ~ 7 对，对生或近对生，半三角形而略呈镰刀状，先端长尾头，基部偏斜，上侧仅有一条阔翅，下侧篦齿状深羽裂几达羽轴，裂片 3 ~ 6 片或较多，镰刀状披针形；不育裂片的叶有尖锯齿，能育裂片仅顶端有一尖刺或具 2 ~ 3 个尖锯齿；侧脉明显，斜上，小脉通常伸达锯齿的基部；叶干后草质，灰绿色，无毛。

【分布】广西全区均有分布。

【采集加工】全年可采。抖去泥土，晒干或烘干。

【药材性状】叶柄长 40 ~ 70cm，四棱形，红褐色，光滑无毛，有光泽，断面梯形；叶长圆形至长圆状披针形，浅黄色至黄绿色，二回半边羽裂，羽片半角形，先端长尾状，上侧全缘，下侧羽裂几达羽轴，基部的裂片最长，向上渐短，叶脉羽状。孢子囊群线形，生于叶裂片的边缘，囊群盖黄棕色。气微，味苦、辛。

【品质评价】以叶多、无杂质、色黄绿者为佳。

【化学成分】本品含二萜（diterpenes）及其苷类，主要成分有 11β-hydroxy-15-oxo-ent-haur-16-en-19-oic-acid、11β-hydroxy-15-oxo-ent-haur-16-en-19-oic-acid-19-*O*-β-D-glycoside、（16*R*）-11β-hydroxy-15-oxo-ent-kauran-19-oic acid、（16*R*）-11β-hydroxy-15-oxo-ent-kauran-19-oic acid-19-*O*-β-D-glycoside、（16*S*）-11β-hydroxy-15-oxo-ent-kauran-19-oic acid、（16*R*）-7β,9-dihydroxy-15-oxo-ent-kauran-19,6β-olide、7β,9-dihydroxy-15-oxo-ent-kauran-16-en-19,6β-olide[1,2]。

【药理作用】

1. 抗肿瘤　半边旗提取物对非小细胞肺癌（NCI-H460）细胞生长有抑制作用，其效果与时间和浓度相关，24h、48h、72h 的半数抑制浓度（IC_{50}）分别为 21.40μg/ml、4.52μg/ml、1.02μg/ml，

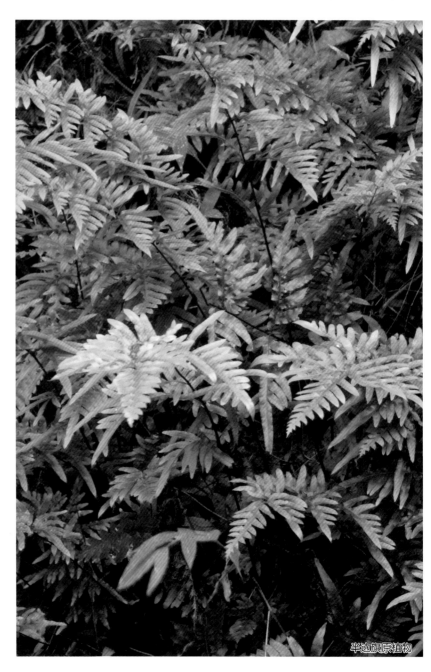

半边旗原植物

6h 后能引起 Survivin Mrna B 表达降低，24h 后开始增加，p65 和 bcl-2 mRNA 表达在作用 3h 后就开始减少[3]。半边旗提取物可抑制肝癌细胞株 Hep3B 的增殖[4]。

半边旗提取物体外可促进胰腺细胞凋亡，并抑制其生长，其诱导凋亡与上调细胞凋亡调控因子（PUMA）有关[5]。半边旗有效成分 5F 注射液对人肺腺癌细胞系（SPCA-1），白血病（K562）瘤株在体外有抗肿瘤作用，对荷瘤小鼠肝癌 HepA，纤维肉瘤 S180 在体内也有抗肿瘤活性，5F 注射液的半数致死量（LD_{50}）为 414.4mg/kg[6]。半边旗提取物对 SPCA-1 瘤株有抑瘤作用，能干扰肿瘤细胞的周期，并对肿瘤细胞的脱氧核糖核酸（DNA）及核糖核苷酸（RNA）的合成有抑制作用[7]。半边旗提取物对 K562 细胞的抑制作用随着时间的延长、剂量的增加逐渐加强；不同浓度的提取物注射液对 HepA 肝癌、荷瘤鼠 S180 纤维肉瘤的抑瘤率不同，呈正相关系[8]。不同浓度的提取物通过影响人高转移卵巢癌（HO-8910PM）细胞周期、下调 NF-kB（P65）表达及促进 AFK 的表达来抑制细胞生长[9]。

2. 抑菌　半边旗的水提液和醇提液分别对金黄色葡萄球菌、八叠球菌、大肠杆菌、变形杆菌、枯草杆菌、酵母菌均具有抑菌活性[10]。100% 半边旗煎剂可抑制金黄色葡萄球菌[11]。

3. 其他　半边旗提取物可抑制凝血酶诱导的血小板聚集，随着提取物浓度的增大，对血小板聚集的抑制率也增加[12]。半边旗提取物对成纤维细胞的增殖及瘢痕成纤维细胞的增殖具有抑制作用且能够诱导其发生凋亡[13]。半边旗提取物可以抑制瘢痕动物模型组织的生长[14]。半边旗提取物可抑制兔耳增生性瘢痕组织的增生[15]，也可诱导瘢痕疙瘩成纤维细胞凋亡，促进 Fas 蛋白的表达[16]。

【临床研究】

跟骨、髌骨骨折　取生半边旗、鹅不食草、田基黄、小罗伞、大罗伞适量，加红花 5g，儿茶 10g，血竭 15g，当归 9g，共研末。再加生虾 50g，生鸡仔 1 只（200～250g，去内脏不去毛），共捣烂，放入 500ml 米酒中浸泡 1h，取汁约 300ml，分两天内服，每天服用 3 次，并以药渣外敷患处。连用 5～10 剂。结果：治疗 28 例，均治愈，X 线片骨折面完全愈合，骨折线消失[17]。

【性味归经】味苦、涩，性凉。归肝、大肠经。

【功效主治】清热解毒，凉血祛瘀。主治痈疮肿毒，痄腮，毒蛇咬伤，痢疾，泄泻，风湿痹痛，跌打损伤。

【用法用量】内服：煎汤，9～15g。外用：捣敷，适量。

【使用注意】不宜生食、久食，脾胃虚寒及生疥疮者慎服。

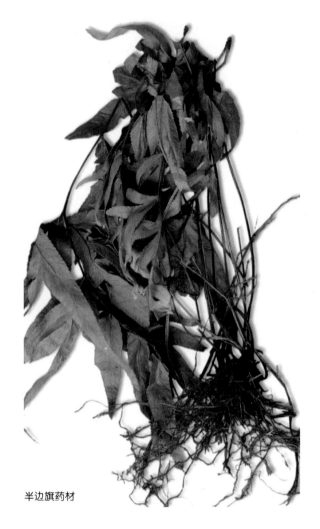

半边旗药材

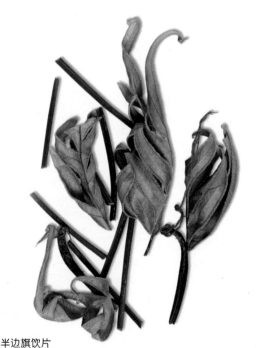

半边旗饮片

【经验方】

1. 跌打损伤　刺齿凤尾蕨 30g。煎服；另取适量捣敷患处。（《中国药用孢子植物》）

2. 流行性腮腺炎　刺齿凤尾蕨 15g，大青叶 15g。煎服。（《中国药用孢子植物》）

3. 痢疾，肠炎，黄疸型肝炎，结膜炎　半边旗全草 30g。水煎服。（《广西本草选编》）

[1] Murakami T, Tanaka N, Hata M, et al. Chemical and chemotaxonomic studies on the genus Pteris and ralated genera(Pteridaceae). XI .Chemical studies on the consituents of Pteris dispar Kunze. Chem Pharm Bull, 1976, 24(3): 549.

[2] Aoyama K, Tanaka N, Suzuki, N, et al. Chemical and ehemotaxonomic studies on the genus Pteris and related genera(Pteridaceae). XVI .New pterosin derivatives from Pteris wallichiana Agardh.and P.semipinnata L. Chem Pharm Bull, 1977, 25(9): 2461.

[3] 刘义，梁年慈,George G, 等 .5F 对非小细胞肺癌 NCI-H460 细胞 survivin、p65 和 bcl-2mRNA 的影响 . 牡丹江医学院学报 ,2009,30(4):1.

[4] 叶华，郑学宝，吕应年，等 .5F 对肝癌细胞毒性、细胞凋亡及细胞周期的影响 . 时珍国医国药 ,2012,23(6):1342.

[5] 张克君，张萧 .5F 对胰腺癌细胞生长的影响及机制 . 海南医学院学报 , 2009,15(9):999.

[6] 戴滨，崔燎，吴铁，等 . 半边旗有效成分 5F 注射液体内外抗肿瘤药理作用研究 . 中国药理学通报 ,2003,19(5):508.

[7] 戴滨，崔燎，吴铁，等 . 半边旗提取物 5F SPCA-1 细胞周期及 DNA、RNA 合成的影响 . 中国临床药理学与治疗学 ,2006,11(4):402.

[8] 戴滨，崔燎，吴铁，等 . 半边旗提取物 5F 抗肿瘤作用的实验研究 . 四川中医 ,2006,24(2):10.

[9] 何太平，严卫红 . 半边旗提取物 5F 对人高转移卵巢癌细胞 HO-8910PM 细胞增殖的影响其作用机制 . 海南医学院学报 ,2006,12(1):20.

[10] 蔡建秀，吴文杰，葛清秀 .20 种药用蕨类植物提取液抑菌试验研究 . 亚热带植物科学 ,2004,33(1):22.

[11] 浙江人民卫生实验院药物研究所 .200 余种中草药对几种细菌的体外抑菌试验 .1971:10.

[12] 刘文，覃燕梅，梁念慈，等 . 半边旗中二萜类化合物 5F 对凝血酶诱导兔血小板聚集的影响 . 广东医学院学报 ,2000,18(1):09.

[13] 张培华，罗少，汤少明，等 . 半边旗 5F 对瘢痕成纤维细胞增殖和凋亡的影响 . 广东医学 ,2005,26(6):773.

[14] 张云松，何井华，罗少军，等 . 半边旗 5F 对人病理性斑痕动物模型生物性状的影响 . 南方医科大学学报 ,2007,27(11):1677.

[15] 陈萍，吴志远，罗少军，等 .5F 对兔耳增生性瘢痕组织的影响 . 广东医学院学报 ,2006,24(2):112.

[16] 蔡康荣，唐旭东，周克元，等 . 半边旗二萜类化合物 5F 对瘢痕疙瘩成纤维细胞凋亡及 Fas 蛋白表达的影响 . 华中科技大学学报 ,2004,33(4):416.

[17] 文泽兴，黄世铮 . 中草药治疗跟骨、髌骨骨折 28 例 . 广西中医药 ,1991,14(4):189.

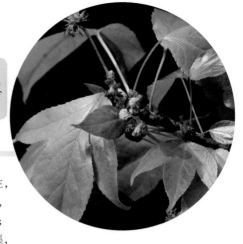

Ban feng he
半枫荷

Semiliquidambaris Cathayensis Radix seu Folium
[英] Cathayensis Semiliquidambar Root or Leaf

【别名】金缕半枫荷。

【来源】为金缕梅科植物半枫荷 Semili-quidambar cathayensis Chang 的根、叶。

【植物形态】常绿或半常绿乔木。树皮灰色。叶互生，簇生于枝顶；托叶线形，早落；叶多型，不分裂，掌状 3 裂或 1 侧裂，常为卵状椭圆形，长 4～13cm，宽 4～6cm，先端渐尖，基部阔楔形，边缘有具腺锯齿，具基出脉 3 条。花多密集成圆头状花序，雌雄同株，雌花序单生；雌花单被，萼筒与子房合生，萼齿短；子房半下位，2 室，花柱 2，胚珠多数；雄花序排成总状；无花被；雄蕊多数，花丝极短。蒴果多数，密集，长椭圆形，熟时顶孔开裂。种子形扁，具翅，黑褐色。

【分布】广西主要分布于桂北、桂东北地区。

【采集加工】春、夏、秋季叶生长茂盛时采收。晒干或鲜用。

【药材性状】叶片多卷折，叶有 2 型一种卵状长圆形，不分裂；一种单侧叉状分裂或掌状 3 裂。不裂叶长 8～13cm，宽 3～6cm，先端尾尖，叶脉网状；掌状 3 裂叶的中央裂片长 3～5cm，两侧裂片较小，有掌状脉 3 条。上表面浅绿色，有光泽，下表面浅棕黄色，脉序明显突起；叶缘有具腺锯齿；叶柄较粗壮，上部有槽。革质而脆，易折断。揉之有香气，味淡。

【化学成分】本品根含齐墩果酸（oleanolic acid）、3- 羰基齐墩果酸（3-oxo-olean-12-en-28-oic acid）、2α,3β- 二羟基齐墩果酸（2α,3β-dihydroxyolean-12-en-28-oic- acid）、2α,3β,23- 三羟基齐墩果酸（2α,3β,23-trihydroxyolean-12-en-28-oic- acid）、鞣酸 -3,3′,4- 三甲醚（ellagic acid-3,3′,4-tri methylether）、鞣酸 -3,3′- 二甲醚（ellagic acid-3,3′-dimethylether）、鞣酸 -3,3′- 二甲醚 -4-O-β-D- 木糖苷（ellagic acid-4-O-β-D-xylopyranoside-3,3′-dimethylether）、β- 谷甾醇（β-sitosterol）、硬脂酸（octadecylic acid）[1]。

【药理作用】
抗炎镇痛　半枫荷醇提物对小鼠热板法引起的疼痛反应有轻微的镇痛作用，可抑制醋酸引起的毛细血管通透性增高及蛋清所致大鼠足趾肿[1,2]。

【临床研究】
膝关节骨性关节炎　治疗组 50 例以半枫荷散（由半枫荷根、荆芥、防风、乳香、胡椒根组成，将诸药制成散剂，加白酒和陈醋浸泡 1 周后备用）治疗，使用时以 20cm×20cm 的纱布浸入药液后取出敷于患膝，加 YSHD-I 型红外线治疗灯（上海跃进医药光学器械厂生产）照射 30min 后取下纱布，每

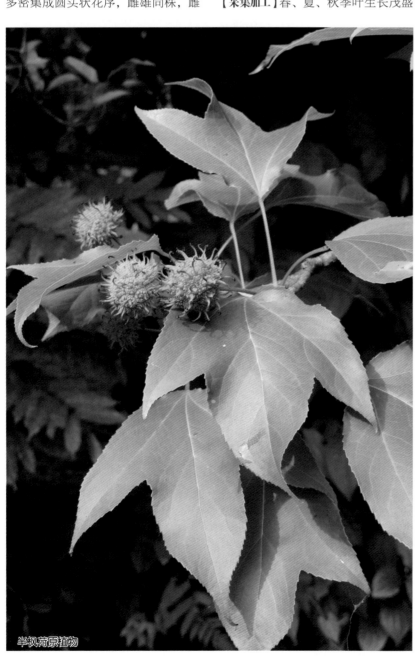
半枫荷原植物

天 1 次，10 次为 1 个疗程；扶他林膏组 50 例以扶他林膏治疗；复方南星止痛膏组 50 例以复方南星止痛膏治疗；理疗组 50 例以 YSHD-I 型红外线治疗灯治疗。结果：治疗组愈显率、总有效率治疗组分别为 68%、90%，复方南星止痛膏组分别为 44%、82%，扶他林膏组分别为 42%、70%，理疗组分别为 38%、78%。半枫荷散组与复方南星止痛膏组、理疗组比较，差异均有显著性意义（$P<0.05$）；与扶他林膏组比较，差异有非常显著性意义（$P<0.01$）[3]。

【性味归经】味涩，微苦，性温。归肝经。

【功效主治】祛风除湿，通络止痛。主治风湿痹痛，脚气，腰腿痛，偏头痛，半身不遂，跌打损伤。

【用法用量】内服：煎汤，10 ~ 30g；或浸酒。外用：适量，煎汤熏洗。

【使用注意】孕妇慎用。

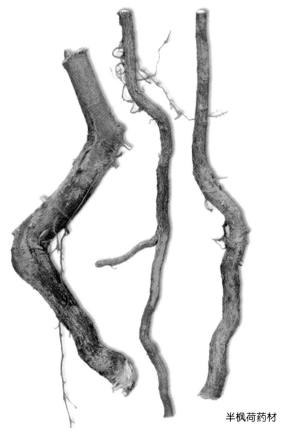

半枫荷药材

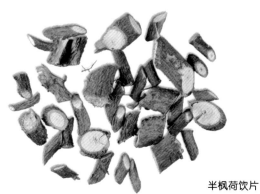

半枫荷饮片

【经验方】

1.外伤出血　鲜叶捣烂外敷；或用叶研粉撒患处。（《广西本草选编》）

2.风湿骨痛，手足麻痹，产后风瘫，跌打肿痛　（半枫荷）根五钱至一两，水煎服或浸酒服。（《广西本草选编》）

【参考文献】

[1] 周光雄，杨永春，石建功，等．金缕半枫荷化学成分研究．中草药，2002,33(7):589.

[2] 杨武亮，姚振生，罗小泉，等．金缕半枫荷的镇痛和抗炎作用．江西科学，1999,17(3):176.

[3] 李云燕，张玉娥，徐毅，等．半枫荷散治疗膝关节骨性关节炎 50 例疗效观察．新中医，2005,37(7):17.

Jia na da yi zhi huang hua

加拿大一枝黄花

Solidagintis
Canadensis Herba
[英] Canadian
Solidago Herb

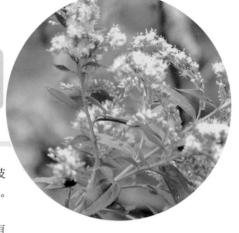

【别名】黄莺、麒麟草。

【来源】为菊科植物加拿大一枝黄花 *Solidago canadensis* Linn. 的全草。

【植物形态】草本。有长根状茎。茎直立，基部略带棕褐色，高达 2.5m。叶披针形或线状披针形。长 5 ~ 12cm，宽 2 ~ 4cm。头状花序很小，在花序分枝上单面着生，多数弯曲的花序分枝与单面着生的头状花序，形成开展的圆锥状花序；总苞片线状披针形。边缘舌状花很短。瘦果有白色冠毛。

【分布】广西全区均有栽培。

【采集加工】在开花盛期，割取地上部分，或挖取根部，洗净，鲜用或晒干。

【药材性状】根状茎很发达，离基三出脉，正面很粗糙，头状花序排列成圆锥状花序，头状花序着生于花序分枝的一侧，呈蝎尾状，瘦果全部具细柔毛。

【品质评价】以叶多、色黄绿者为佳。

【化学成分】本品含精油，主要成分有异大香叶烯 -D（*iso*-germaerene-D）、柠檬烯（limonene）[1]、（+）- 大拢牛儿烯 d [(+)-germacrene d]、α- 蒎烯（α-pinene）、β - 侧柏烯（β-thujene）、β - 水芹烯（β-phellandrene）、乙酸冰片酯（borneol acetate）、α - 松油醇（α-terpineol）和 β - 榄烯（β-elemene）[2]、β- 蒎烯（β-pinene）、β - 杜松烯（β-cadinene）、τ - 依兰醇（tau-muurolol）等 [3]，还含多种矿质元素，其中钙（Ca）、铬（Cr）、锰（Mn）、铅（Pb）、锌（Zn）、镍（Ni）含量最高[4]。

【药理作用】

1. 抗肿瘤　加拿大一枝黄花花序的酸性成分可抑制多株人肿瘤细胞株生长的作用，并呈量效关系。乙酸乙酯提取物中的酸性成分对小鼠移植性肿瘤 S180 和艾氏腹水瘤的生长有抑制作用，并和剂量正相关 [5]。加拿大一枝黄花中的当归酰氧基克拉文酸和巴豆酰氧基克拉文酸对结肠癌细胞 SW620 半数抑制浓度（IC_{50}）小于 5μg/ml，对肝癌 SMMC7721、乳

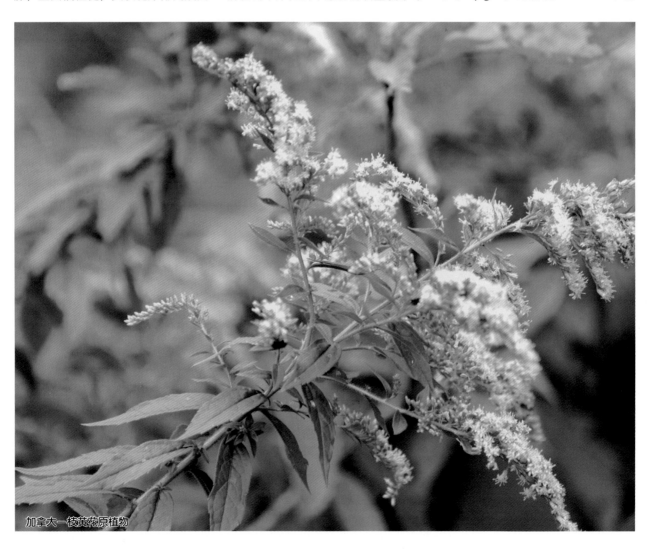

加拿大一枝黄花原植物

腺癌 Bcpa37 和白血病 K562 的 $IC_{50}<10\mu g/ml$。当归酰氧基和巴豆酰氧基克拉文酸 $20\mu g/ml$ 时，80% 的肿瘤细胞被杀死，而约 90% 正常人单个核细胞仍然存活，具有高活性低毒性[6]。加拿大一枝黄花花序石油醚、乙酸乙酯浸膏对人肝癌 SMMC7721、红白血病 K562、乳腺癌 Bcap37 和肺腺癌 SPCA-I 细胞的 $IC_{50}<50\mu g/ml$。乙酸乙酯浸膏中的 6β - 当归酰克拉文酸和 6β - 巴豆酰克拉文酸对以上 4 株肿瘤细胞株 IC_{50} 为（7 ~ 12）$\mu g/ml$[7]。

2. 抑制裂解酶活性　加拿大一枝黄花中的化合物 XIV、XV、XVI、XVII、蛇麻脂醇及其乙酸酯、α - 香树脂醇乙酸酯、乌索酸、环阿尔廷醇及其棕榈酸酯和豆甾醇均具有抑制 B-DNA 聚合酶的裂解酶活性[8]。

3. 抗炎镇痛　加拿大一枝黄花能延长小鼠的痛阈时间，且有抗炎作用[9]。加拿大一枝黄花提取物能延长醋酸致小鼠扭体潜伏期及减少扭体次数，但未提高热板法实验小鼠的痛阈值[10]。

4. 祛痰镇咳　加拿大一枝黄花提取物可抑制氨水所致小鼠咳嗽潜伏期和减少咳嗽次数，还可增加小鼠气管的酚红排泌量[10]。

5. 抗氧化　加拿大一枝黄花中的黄酮类成分具有较强的抗氧化和自由基清除活性，其活性强弱与分子结构中 C-3 位羟基的取代与否相关，取代基越大，活性越低[8]。

6. 抑菌　加拿大一枝黄花挥发油对大肠杆菌、枯草芽孢杆菌具有抑制作用，大香叶烯 D 是其主要抗菌活性成分[11]。加拿大一枝黄花种子的植物油对金黄色葡萄球菌与大肠杆菌都有抑菌效果，干根的异黄酮浸膏对金黄色葡萄球菌有较好的抑菌效果，但对大肠杆菌无抑菌效果[12]。加拿大一枝黄花叶提取物对大肠杆菌、枯草芽孢杆菌、金黄色葡萄球菌、黑曲霉、米根霉和酿酒酵母都有一定抑制作用，抑制活性大小顺序为枯草芽孢杆菌 > 大肠杆菌 > 酿酒酵母 > 黑曲霉 > 米根霉 > 金黄色葡萄球菌，对供试菌的最低抑菌浓度都在 2.5mg/ml 以下[13]。

7. 毒性反应　加拿大一枝黄花提取物无毒性，既不引起小鼠死亡也不影响小鼠体重正常增加[10]。

【性味归经】味苦、辛，性凉。归肺、肝、胆经。

【功效主治】疏风散热，解毒消肿。主治风热感冒，头痛，黄疸，咽喉肿痛，跌打损伤，痈疽肿毒，毒蛇咬伤等。

【用法用量】内服：煎汤，9 ~ 15g；鲜品 50 ~ 100g。外用：鲜品捣敷，适量；或煎汁搽。

【使用注意】风寒感冒不宜用。

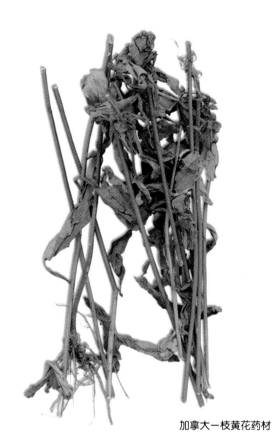

加拿大一枝黄花药材

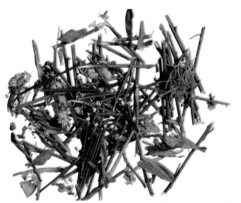

加拿大一枝黄花饮片

【经验方】

1. 咽喉肿毒　一枝黄花七钱。水煎，加蜂蜜一两调敷。（《江西民间草药》）

2. 发背、乳痈、腹股沟淋巴结肿　一枝黄花21g ~ 30g。捣烂，酒煎服，渣捣烂敷患处。（《江西民间草药》）

3. 痈肿溃后腐肉不脱　一枝黄花 60g，野菊根 30g。醋煎熏疮口。（《江西民间草药》）

4. 一切肿毒初起　一枝黄花 60g。煎水淋洗，或用毛巾浸药汁温敷患处。（《江西民间草药》）

5. 毒蛇咬伤　一枝黄花 30g。水煎，加蜂蜜 30g 调服。外用全草同酒糟杵烂敷。（《江西民间草药》）

6. 鹅掌风、灰指甲、脚癣　一枝黄花，每天用 30 ~ 60g，煎取浓汁，浸洗患部，每次半小时，每天 1 ~ 2 次，7 天为 1 个疗程。（《上海常用中草药》）

7. 感冒，咽喉肿痛，扁桃体炎　一枝黄花 9 ~ 30g。煎服。（《上海常用中草药》）

8. 头风　一枝黄花根 9g。水煎服。（《湖南药物志》）

9. 黄疸　一枝黄花 45g，水丁香 15g。水煎，1 次服。（《闽东本草》）

10. 小儿急惊风　鲜一枝黄花 30g，生姜 1 片。同捣烂取汁，开水冲服。（《闽东本草》）

11. 跌打损伤　一枝黄花根 9 ~ 15g。水煎，2 次分服。（《江西民间草药》）

【参考文献】

[1] 夏文孝，何伟，文光裕．加拿大一枝黄花的精油成分．植物学通报，1999,16(2):178.

[2] 王开金，李宁，陈列忠，等．加拿大一枝黄花精油的化学成分及其抗菌活性．植物资源与环境学报，2006,15(1):34.

[3] 竺锡武，徐朋，曹跃芬，等．两种一枝黄花叶的挥发油化学成分和抑菌活性．林业科学，2009,45(4):168.

[4] 杨立业，王斌，于春光，等．ICP-MS测定两种一枝黄花中12种微量元素．质谱学报，2010,31(2):95.

[5] 朱宏科，刘晓月，吴世华，等．加拿大一枝黄花中酸性成分抗肿瘤活性初探．浙江大学学报（理学版），2007,34(4):451.

[6] 刘晓月．四十种植物体外抗肿瘤活性筛选及加拿大一枝黄花活性成分研究．杭州：浙江大学，2006.

[7] 刘晓月，朱宏科，吴世华，等．加拿大一枝黄花二萜成分的抗肿瘤活性．浙江大学学报（理学版），2007,34(6):661.

[8] 王开金，陈列忠，李宁，等．加拿大一枝黄花黄酮类成分及抗氧化与自由基消除活性的研究．中国药学杂志，2006,41(7):493.

[9] 康亚平，许金国，赵晓莉，等．加拿大一枝黄花的解热镇痛及抗炎作用研究．中国民族民间医药，2010,19(19):43.

[10] 聂玉晓，王梦月，鞠培俊，等．国产加拿大一枝黄花的药理作用研究．时珍国医国药，2008,19(4):818.

[11] 张劲松，李博，陈家宽，等．加拿大一枝黄花挥发油成分及其抗菌活性．复旦学报（自然科学版），2006,45(3):412.

[12] 竺传松，竺锡武，陈海敏，等．加拿大一枝黄花提取物抑菌作用初步研究．湖南农业科学，2006,(4):76.

[13] 李军红，田胜尼，魏兆军，等．加拿大一枝黄花的抑菌性研究．安徽农业科学，2007,35(34):10975.

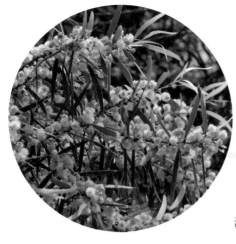

台湾相思

Tai wan xiang si

Acaciae confusae laulis et Folium.
[英] Confusa Acacia Seem and Leaf

【别名】相思树、台湾柳、相思仔。

【性味归经】味甘，性凉。归肺、肝经。

【功效主治】去腐生肌，活血疗伤。主治疮疡腐烂，跌打损伤。

【用法用量】内服：嫩芽适量，绞汁，酒水和服。外用：鲜品煎水洗，适量；或捣烂敷。

【使用注意】孕妇者慎用。

【来源】为豆科植物台湾相思 *Acacia confusa* Merr. 的枝、叶。

【植物形态】木本。常绿乔木，无毛；枝灰色或褐色，无刺，小枝纤细。苗期第一片真叶为羽状复叶，长大后小叶退化，叶柄变为叶状柄，叶状柄革质，披针形，长6～10cm，宽5～13mm，直或微呈弯镰状，两端渐狭，先端略钝，两面无毛，有明显的纵脉3～5条。头状花序球形，单生或2～3个簇生于叶腋；总花梗纤弱；花金黄色，有微香；花萼长约为花冠之半；花瓣淡绿色；雄蕊多数，明显超出花冠之外；子房被黄褐色柔毛。荚果扁平，干时深褐色，有光泽，于种子间微缢缩，顶端钝而有突头，基部楔形。种子2～8颗，椭圆形，压扁。

【分布】广西全区均有栽培。

【采集加工】全年可采。晒干。

【药材性状】茎圆柱形，表面土灰色，具不规则细纵皱纹。叶稍卷曲，灰绿色，展平呈披针形，直或微呈弯镰状，两端渐狭，先端略钝，两面无毛，有明显的纵脉3～8条。

【品质评价】以干燥、叶色绿者为佳。

【化学成分】本品含 N-甲基色胺（N-methyltryptamine）和 N,N-二甲基色胺（N,N-dimethyltryptamine）[1]。

【药理作用】

抗氧化 树枝中杨梅素 -3-O-（2-O-没食子酰基）-α-吡喃鼠李糖苷对 1,1-二苯基 -2-三硝基苯肼自由基（DPPH·）清除能力最高，其半数抑制量（IC_{50}）比槲皮素低 2.8 倍；儿茶素有抗氧化活性；木犀草素抑制黄嘌呤氧化酶（XOD）的 IC_{50} 为 11.6μm[2]。

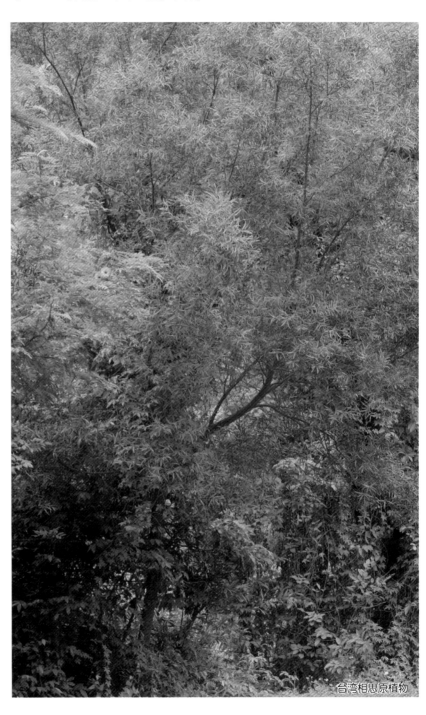

台湾相思原植物

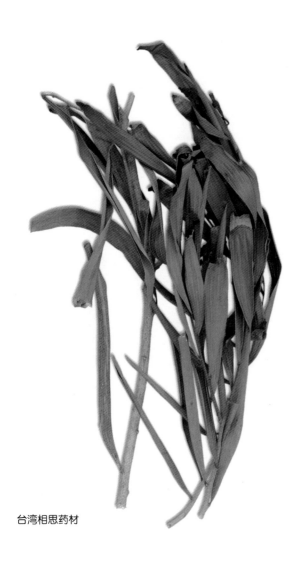

台湾相思药材

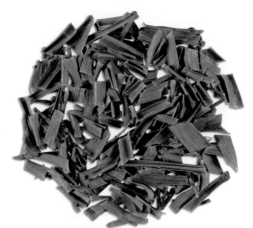

台湾相思饮片

【经验方】

跌打损伤　台湾相思嫩芽绞汁，和以热酒一半，并加井水三分之一服之。（《台湾药用植物志》）

【参考文献】

[1] Liu KC, Chou CJ, Lin JH. Studies on the constituents of the cortex radicis of Acacia confusa. Huaxue, 1977,(1): 15.

[2] Hsieh CY, Chang ST. Antioxidant activities and xanthine oxidase inhibitory effects of phenolic phytochemicals from Acacia confua twigs and branches. Agric Food Chem, 2010, 58(3): 1578.

六画

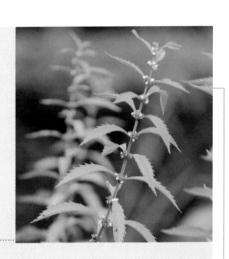

老虎刺

Lao hu ci

Pterolobii Punctati Herba
[英] Punctate Pterolobium Herb

【别名】倒爪刺、石龙花、倒钩藤、崖婆勒、蚰蛇利、老鹰刺。

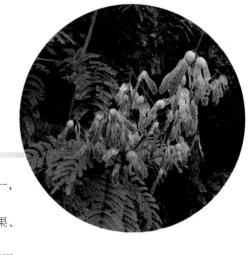

【来源】为豆科植物老虎刺 *Pterolobium punctatum* Hemsl. 的全株。

【植物形态】木本。木质藤本或攀缘性灌木；小枝具棱，于叶柄基部具成对的黑色、下弯的短钩刺。叶轴有成对黑色托叶刺；羽片狭长；小叶片对生，狭长圆形，长9～10mm，宽2～2.5mm，顶端圆钝具突尖或微凹，基部微偏斜，两面被黄色毛；小叶柄具关节。总状花序被短柔毛，腋上生或于枝顶排列成圆锥状；苞片刺毛状；萼片5；花瓣相等，稍长于萼，倒卵形，顶端稍呈啮蚀状；雄蕊10枚，等长，伸出。荚果发育部分菱形，翅一边直，另一边弯曲，颈部具宿存的花柱。种子单一，椭圆形。

【分布】广西主要分布于防城、平果、东兰、上林、天峨、桂林、全州。

【采集加工】全年可采。洗净，晒干用。

【药材性状】茎枝稍皱缩，具棱，于叶柄基部成对的黑色、下弯的短钩刺。羽状复叶，叶轴有成对黑色托叶刺；羽片稍卷曲，展平呈狭长圆形，顶端圆钝具突尖或微凹，基部微偏斜，两面被毛，灰绿色；小叶柄具关节。

【品质评价】以干燥、色黄绿、无杂质者为佳。

【性味归经】味苦、涩，性凉。归肺、肝经。

【功效主治】清热解毒，祛风除湿，消肿止痛。主治肺热咳嗽，咽喉肿痛，牙痛，风疹瘙痒，疮疖，风湿痹痛，跌打损伤。

【用法用量】内服：煎汤，9～30g。外用：煎汤洗，适量。

【使用注意】脾胃虚寒者慎服。

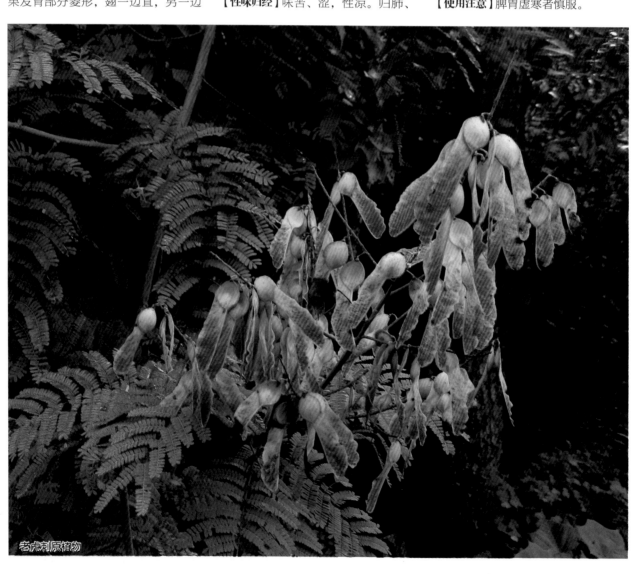

老虎刺原植物

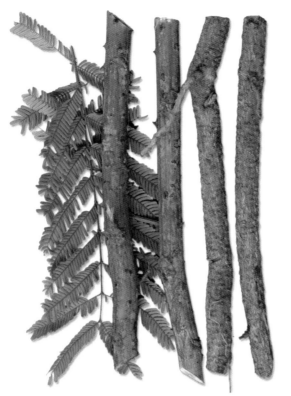

老虎刺药材

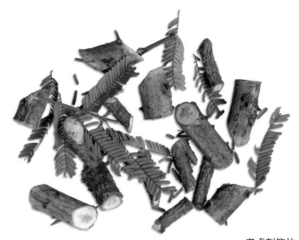

老虎刺饮片

【经验方】

1.皮肤痒疹,风疹,荨麻疹　(老鹰刺)叶适量。煎水外洗。
(《云南中草药》)

2.支气管炎,咽炎,喉炎　(老鹰刺)根9g。水煎服。(《云
南中草药》)

地 蚕

Di   can

Stachydis Geobombycis Rhizoma
[英] Earthsilkworm Betony Tuber

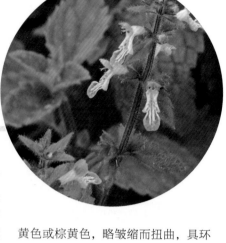

【别名】土冬虫草、甘露子。

【来源】为唇形科植物地蚕 Stachya geobombycis C.Y.Wu 的块茎。

【植物形态】草本。根茎横走，肉质，肥大，在节上生出纤维状须根。茎四棱形，具四槽，疏被刚毛。茎叶长圆状卵圆形，先端钝，基部浅心形或圆形，边缘有整齐的粗大圆锯齿，两面被刚毛。轮伞花序腋生，组成穗状花序；苞片少数，线状钻形，微小，早落；花梗被微柔毛；花萼倒圆锥形，细小，外面密被微柔毛，内面无毛，萼齿5，正三角形，等大，边缘有具腺微柔毛，先端具胼胝尖头；花冠淡紫至紫蓝色，冠筒圆柱形，外面被微柔毛，内面有柔毛环，冠檐二唇形，上唇直伸，长圆状卵圆形，下唇水平开展，轮廓卵圆形，3裂；雄蕊4，花丝中部以下被微柔毛；花盘杯状；子房黑褐色。

【分布】广西主要分布于苍梧、桂平、陆川、武鸣、罗城。

【采集加工】秋季采收根茎。洗净，鲜用或蒸熟晒干备用。

【药材性状】块茎呈纺锤形，两头尖，长 2 ~ 5cm，直径 3 ~ 8mm。表面淡黄色或棕黄色，略皱缩而扭曲，具节 4 ~ 15 个，节上有点状芽痕和须根痕。质脆，易折断，断面略平坦，类白色，颗粒状，可见棕色形成层环。气微，味甜，有黏性。本品放水中浸泡时易膨胀，结节状明显。

【品质评价】以质脆、断面类白色者为佳。

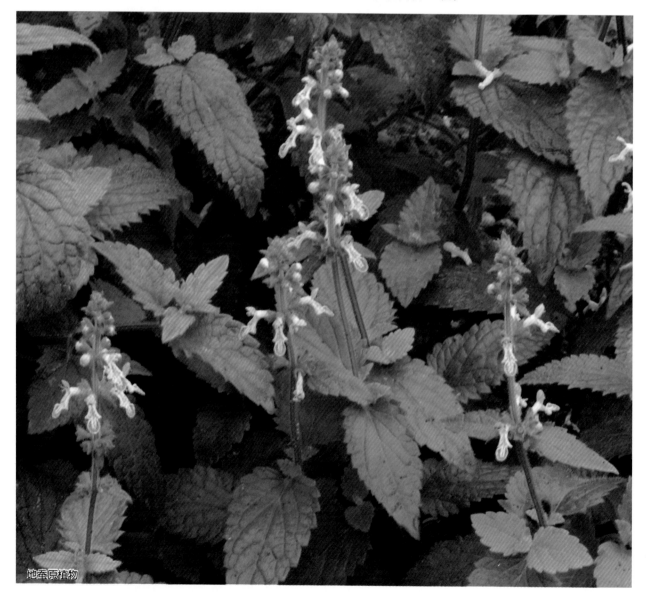

地蚕原植物

【化学成分】本品块茎中含水苏苷 A（stachysoside A）、水苏苷 B（stachysoside B）、水苏苷 C（stachysoside C）[1]。

全草含水苏碱（stachydrine）、胆碱（choline）、水苏糖（stachyose）[2]。

地上部分含异高山黄芩素 -4'- 甲基醚 -7-*O*-β-（6''-*O*- 乙酰基 -2'- 阿洛糖基）葡萄糖苷 [isoscutellarein-4'-methylether-7-*O*-β-（6''-*O*-acetyl-2'-allosyl）glucoside]、异高山黄芩素 -7-*O*-β-（6''-*O*- 乙酰基 -2''- 阿洛糖基）葡萄糖苷 [isoscutellarein-7-*O*-β-（6''-*O*-acetyl-2''-allosyl）glucoside]、洋丁香酚苷（acteoside）[3]。

叶中含薰衣草叶水苏碱（lavandulifolioside）即水苏苷 B（stachysoside B）、水苏苷 C（stachysoside C）、水苏苷 D（stachysoside D）[2]。

【药理作用】

抗肿瘤　从地蚕中分离得到的芹菜素 -7-*O*-（6''- 反式 - 对香豆酰）-β-D- 半乳糖苷对肝癌细胞 HepG2 和结肠癌细胞 HCT-116 的半数抑制率分别为 10.50μmol/L 和 8.47μmol/L[4]。

【性味归经】味甘，性平。归肾、肺、脾经。

【功效主治】益肾润肺，滋阴补血，消疳积。主治肺痨，肺虚喘嗽，吐血，盗汗，血虚体弱，小儿疳积。

【用法用量】内服：煎汤，9 ~ 15g。外用：适量，研末调敷。

【使用注意】脾虚便溏者慎用。

【经验方】

1. 烫伤　地蚕叶研粉，调茶油涂敷。（《香港中草药》）
2. 哮喘　地蚕 30g，辣椒根 15g。水煎服，每日 1 剂。（《全国中草药汇编》）
3. 虚劳久咳　地蚕、冰糖各 30g。水煎服，每日 1 剂。（《全国中草药汇编》）
4. 肺结核　①地蚕、小蓟各 30g。水煎服，3 天服 1 剂。（《全国中草药汇编》）②鲜品（地蚕）15 ~ 30g。水煎服或煲猪瘦肉服。（《香港中草药》）

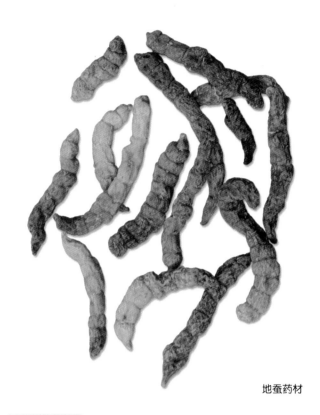

地蚕药材

【参考文献】

[1]Miyase T, Ueno A, Kitani T, et al .Studies on Stachys sieboldii Miq. Ⅰ .isolation and structures of new glycosides. Yakugaku Zasshi, 1990, 110(9): 652.

[2]Nishimura H, Sasaki H, Inagaki N, et al. Nine phenethyl alcohol glycosides from Stachys sieboldii. Phytochemistry, 1991, 30(3): 965.

[3]Takeda Y, Fujita T, Satoh T, et al. On the glycosidic constituents of Stachys sieboldii Miq.and their effects on hyarulonidase activity. Yakugaku Zasshi, 1985, 105(10): 955.

[4] 金晶 , 李红琴 , 濮存海 . 地蚕中抗肿瘤成分的研究 . 中国药科大学学报 ,2010,41(5):424.

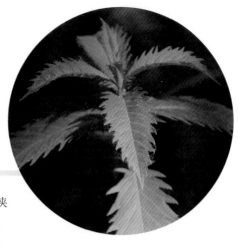

地笋

Di sun

Lycopi Hirti Herba

[英] Hiraute Shiny Bugleweek Herb

【别名】虎兰、小泽兰、地瓜儿苗、蛇王菊、捕斗蛇草、地环秧、矮地瓜儿苗、野麻花。

【来源】为唇形科植物毛叶地笋 Lycopus lucidus Turcz. var. hirtus Regel 的地上部分。

【植物形态】草本。具多节的圆柱状地下横走根茎,其节上有鳞片和须根。茎直立,不分枝,四棱形,茎棱上被白色向上小硬毛,节上密集硬毛。叶交互对生;叶披针形,长 5～10cm,宽 1.5～4cm,先端渐尖,暗绿色,上面密被细刚毛状硬毛,下面主要在肋及脉上被刚毛状硬毛,边缘具锐齿。轮伞花序;小苞片卵状披针形,先端刺尖;花萼钟形,4～6 裂,裂片狭三角形,先端芒刺状;花冠钟形白色,有黄色发亮的腺点,上、下唇近等长,上唇先端微凹,下唇 3 裂,中裂片较大,近圆形;前对能育雄蕊 2,超出于花冠,后对雄蕊退化,有时 4 枚雄蕊全部退化;子房长圆形,4 深裂,着生于花盘上,花柱伸出于花冠外,无毛,柱头 2 裂不均等,扁平。小坚果扁平,倒卵状三棱形,暗褐色。

【分布】广西主要分布于隆林、融水、全州、富川、昭平。

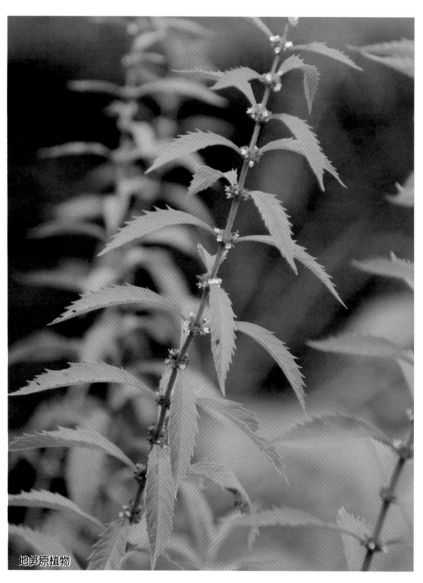

地笋原植物

【采集加工】根茎繁殖当年,种子繁殖第 2 年的夏、秋季节,茎叶生长茂盛时采收。割取地上部切段,晒干。

【药材性状】茎呈方形,四面均有浅纵沟,长 50～100cm,直径 2～5mm,表面黄绿色或稍带紫色,节明显,茎节及叶面上密被硬毛,节间长 2～11cm;质脆,易折断,髓部中空。叶对生,多皱缩,展平后呈披针形或长圆形,边缘有锯齿,上表面黑绿色,下表面灰绿色,有棕色腺点。花簇生于叶腋成轮状,花冠多脱落,苞片及花萼宿存。气微,味淡。

【品质评价】以质嫩、叶多、色绿者为佳。

【化学成分】本品全草含熊果酸(ursolic acid)、齐墩果酸(oleanolic acid)、白桦脂酸(betulinic acid)[1] 等有机酸类成分及极其丰富的氨基酸(amino acid)、维生素(vitamin)、微量元素(trace element)[2] 等营养成分。

　　本品还含挥发油,主要成分为酯,包括芳香酸酯、不饱和酸酯及饱和酸酯等,其中邻苯二甲酸二丁酯(dibutyl phthalate)、亚油酸乙酯(linoleic acid ethyl ester)[3] 含量较高。

【药理作用】

1. 抗氧化　地笋乙酸乙酯部位和正丁醇部位具有较强的清除超氧阴离子自由基、抑制脂质过氧化和还原 Fe^{3+} 作用[4]。

2. 抗凝　泽兰水煎剂能明显延长凝血时间、RT 及 TT,而体内抗凝血酶(AT)活性升高,也为抗凝作用的一个重要方面[5]。

3. 改善血液流变性　以兔头低位悬吊制成血瘀模型,发现泽兰 4g/kg 口服 6 天,能明显降低血液黏度、纤维蛋白原含量和红细胞聚集指数的异常升高[6];进一步对泽兰的 4 个提取部分进行实验，结果 L.F04（用 CH2C12 分配后的中间层）、L.F02（乙醇提取物水溶性部分）水提部分均有不同程度降低大鼠全血表观黏度的作用。其中，L.F04 部分效果最好，且其对红细胞聚集指数、血沉、血沉方程 K 值皆有显著降低作用；并可以改善高分子右旋糖酐静脉推注所造成的血瘀模型大鼠的红细胞变形性，抑制红细胞聚集，对红细胞膜流动性也有增加的趋势，给家兔注射泽兰水煎剂后测定的全血比黏度、血浆比黏度、全血还原黏度、血细胞比容均比用药前显著降低，红细胞电泳时间明显缩短[7]。

4. 抑制血小板聚集和抗血栓形成 泽兰 L.F04 高、低剂量组给药对血瘀证大鼠 ADP 诱导的血小板聚集皆有显著的抑制作用，且呈剂量依赖关系。L.F04 能有效地减轻大鼠体外血栓湿、干质量及抑制大鼠体内血栓形成[8]。泽兰 L.F04 不仅可以抑制血小板聚集，还通过抑制凝血系统功能、减少血纤维蛋白原含量来抑制血栓形成[9]。

5. 改善微循环 泽兰腹腔注射，可使血瘀证家兔耳郭微循环明显改善，能扩张血管管径，使血流速度明显加快，从粒摆、粒缓流变为粒线流、粒流，血中红细胞团块变小、变少；对正常家兔球结膜微循环，泽兰腹腔给药可增加功能毛细血管的开放数目；对高分子右旋糖苷 + 兔脑粉制备的病理模型，可明显改善微血流流态，粒线流、断线流和絮状流明显减少，功能毛细血管中，无论是交点记数，还是全视野都明显增加[10-11]。

6. 降血脂 每日灌服泽兰 1g/kg，连续 4 天，能明显降低正常家兔血清总胆固醇和三酰甘油水平；对实验性高血脂大鼠升高的血清三酰甘油，也有降低作用[12]。

7. 防治肝硬化 泽兰灌胃给药能显著地对抗四氯化碳所致小鼠肝硬化的形成，降低 sGOT 和血清甘油三酯，升高血清甘油白蛋白，抑制肝脏胶原纤维增生、降低四氯化碳中毒大鼠 sGOT 和有效地对抗肝损伤、肝纤维化及肝硬化，并可纠正肝损伤过程中肝脏出现的多种异常病变和肝功能异常[13-15]。

8. 镇痛和镇静 泽兰对醋酸引起的小鼠扭体反应、热板引起的后足痛及自发活动有抑制作用，以 5.0～10.0g/kg 尤为显著[15]。

9. 增强子宫平滑肌收缩 泽兰的两个品种均可增强小鼠离体子宫平滑肌的活动力[16]。

10. 利胆 泽兰对大鼠有显著的利胆作用，并使给药后胆汁中的胆固醇、胆红素的排出总量增加[17]。

11. 防治肾衰竭 泽兰能有效抑制单侧输尿管结扎（UUO）大鼠肾间质中核转录因子（NF-κB）的过度表达，促进血管内皮生长因子（VEGF）的表达，从而改善肾间质纤维化，延缓慢性肾脏病进展[18]。

12. 其他 泽兰还具有利尿作用及对血管平滑肌具有松弛作用[17]。

【性味归经】味甘、辛，性温。归肝、肾、脾经。

【功效主治】化瘀止血，利水消肿，益气养血。主治衄血、吐血，金疮，痈肿，月经不调，产后瘀阻腹痛，黄疸，头身浮肿，带下，气虚乏力。

【用法用量】内服：煎汤，4～9g。外用：适量。

【使用注意】孕妇慎用。

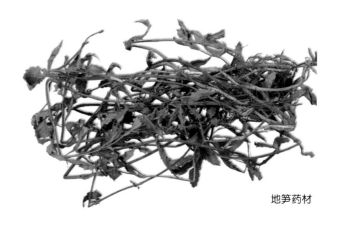
地笋药材

【经验方】

1. 痈疽发背 地笋适量水煎服，调冬蜜捣烂敷贴。（《中草药原植物鉴别图集》）
2. 经闭腹痛 地笋、铁刺菱、马鞭草、益母草、土牛膝、适量。水煎服。（《中草药原植物鉴别图集》）

【参考文献】

[1] 周宁娜、赵荣华、罗天浩，等. 地参的化学成分研究. 中草药，1999（增刊）:64.

[2] 许泳吉、钟惠民、杨波，等. 野生植物地参中营养成分的测定. 光谱实验室，2003,20(4):528.

[3] 聂波、刘勇、徐青，等. 地笋中挥发油化学成分的气相色谱 - 质谱分析. 精细化工，2007,24(7):653.

[4] 聂波、何国荣、刘勇，等. 地笋抗氧化活性的研究. 中国实验方剂学杂志，2010,16(8):176.

[5] 胡慧娟. 泽兰水煎剂的抗凝血作用. 中药药理与临床，1995,(6):28-30.

[6] 石宏志. 泽兰对血液流变学影响的研究与进展. 中国临床康复，2004,8(34):7776-7777.

[7] 高南南. 泽兰有效成分活血化瘀药理学的研究·泽兰 4 个提取部分对大鼠血液流变学的影响. 中草药，1996,27(6):352-355.

[8] 石宏志. 泽兰有效部分对血小板聚集和血栓形成的影响. 中草药，2003,34(10):923-926.

[9] 田泽. 泽兰两个化学部位对凝血功能的影响. 中药材，2001,24(7):507-508.

[10] 张义军. 泽兰对家兔血液流变性及球结膜微循环的影响. 微循环学杂志，1996,6(2):31-32.

[11] 石宏志. 泽兰有效部分 L.F04 对红细胞流变学的影响. 航天医学与医学工程，2002,15(5):331-334.

[12] 张义军. 泽兰的降血脂作用研究. 潍坊医学院学报，1993,15(1):16-17,33.

[13] 张小丽. 泽兰抗四氯化碳中毒小鼠肝纤维化作用. 西北药学杂志，1997,12(4)（增刊）:35.

[14] 谢人明. 泽兰防治肝硬化的实验研究. 中国药房，1999,10(4):151-152.

[15] 冯英菊. 泽兰镇痛、镇静及对实验性肝再生作用研究. 陕西中医，1999,20(2):86-87.

[16] 高南南. 泽兰的两个品种对小鼠离体子宫平滑肌的作用. 基层中药杂志，1995,9(3):34-35.

[17] 谢人明. 泽兰保肝利胆作用的药理研究. 陕西中医，2004,25(1):66-67.

[18] 李芳梅、宋恩峰. 泽兰对 UUO 大鼠肾脏核转录因子及血管内皮生长因子的影响. 湖北中医学院学报，2010,12(3):3-6.

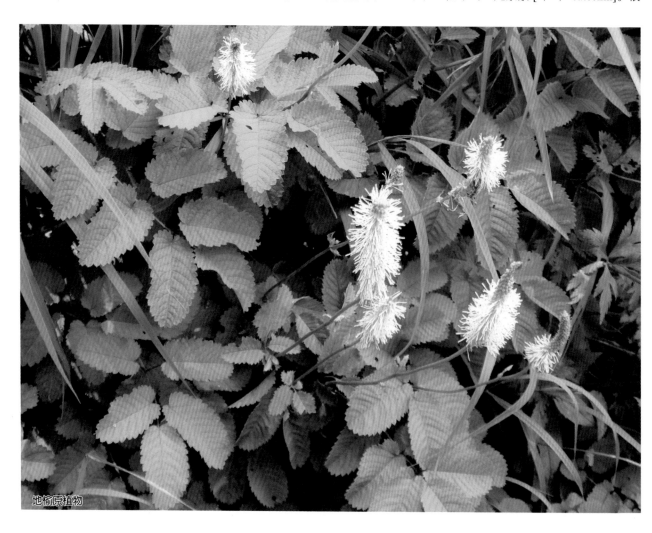

Di yu

地 榆

Sanguisorbae Radix
[英] Garden Burnet Root

【别名】马连鞍、血箭草、白地榆。

【来源】为蔷薇科地榆 Sanguisorba officinalis L. 的根。

【植物形态】草本。根粗壮，多呈纺锤形或圆柱形，表面棕褐色或紫褐色，横切面黄白或紫红色。茎直立，有棱。基生叶为羽状复叶，小叶 4～6 对，卵形或长圆状卵形，托叶膜质，褐色；茎生叶较少，小叶片长圆形至长圆披针形，托叶大，草质，半卵形，外侧边缘有尖锐锯齿。穗状花序，从花序顶端向下开放；苞片膜质，披针形；萼片 4 枚，紫红色，椭圆形至宽卵形；雄蕊 4 枚；柱头顶端扩大，盘形，边缘具流苏状乳头。果实包藏在宿存萼筒内，外面有 4 棱。

【分布】广西主要分布于武鸣、昭平、灌阳、临桂、贵港。

【采集加工】播种后的第 2、3 年春、秋季均可采收。于春季发芽前，秋季枯萎前后挖出，除去地上茎叶，洗净晒干，或趁鲜切片干燥。

【药材性状】根圆柱形，略扭曲状弯曲，长 18～22cm，直径 0.5～2cm。有时可见侧生支根或支根痕。表面棕褐色，具明显纵皱。顶端有圆柱状根茎或其残基。质坚，稍脆，折断面平整，略具粉质。横断面形成层环明显，皮部淡黄色，木部棕黄色或带粉红色，呈显著放射状排列。气微，味微苦涩。

【品质评价】以条粗、质坚、断面粉红色者为佳。

【化学成分】本品含有黄酮类（flavones）、萜类（terpenes）、皂苷类（saponins）、鞣质（tannins）、糖类（saccharides）、甾醇类（sterols）、苯丙素类（phenylpropanes）等化学成分。

根中含黄酮类成分有山柰素 -3,7- 二鼠李糖苷（kaempferide-3,7-O-dirhamnoside）、槲皮素 -3- 半乳糖 -7- 葡萄糖（quercetin-3-galactoside-7-glucoside）[1]、矢车菊苷（centauri）、花色素苷（anthocyanin）[2]、非瑟酮醇 -（4α-8）- 儿茶素 [fisetinidol-（4α-8）-catechin] 和（+）- 儿茶素 [（+）-catechin]。根

地榆原植物

中还含三萜及皂苷类成分坡模酸（pomolic acid）[1]、地榆皂苷Ⅰ（sanguisorbin Ⅰ）、地榆皂苷Ⅱ（sanguisorbin Ⅱ）[3]、3β-O-阿拉伯糖基-乌索-12,19-二烯-28-β-D-葡萄糖基酯[3]、2-oxo-3β,19α-dihydroxyolean-12-en-28-oic acid-β-D-glucopyranosyl、2α,19α-dihydroxy-3-oxo-12-ursen-28-oic acid-β-D-glucopyranosyl[4]、octanordammar-1,11,13（17）-trien-17-trien-17-ol-3,16-dione、lup-12-en-15α,19β-diol-3,11-dioxo-28-oic acid[5]、3β-[（α-L-arabinopyranosyl）oxy]-19β-hydroxyurs-12,20（30）-dien-28-oic acid、3β-[（α-L-arabinopyranosyl）oxy]-urs-11,13（18）-dien-28-oic acid-β-D-glucopy-ranosyl ester、2α,3α,2β-trihydroxyurs-12-en-24,28-dioic acid 28-β-D-glucopyranosyl ester[6]、3β-[（α-L-arabinopyranosyl）oxy]-urs-12,19（20）-dien-28-oic acid、3β-[（α-L-arabinopyranosyl）oxy]-urs-12,19（29）-dien-28-oic acid]、β-[（α-L-arabinopyranosyl）oxy]-19α-hydroxyolean-12-en-28-oic acid、2α,3β-dihydroxy-28-norurs-12,17,19（20）,21-tetraen-23-oic acid、3β-[（α-L-arabinopyranosyl）oxy]-19α-hydroxyolean-12-en-28-oic acid、3β-[（α-L-arabinopyranosyl）oxy]urs-12,19（29）-dien-28-oic acid 28-β-D-glucopyranosyl ester、3β-[（α-L-arabinopyranosyl）oxy]urs-12,18-dien-28-oic acid、3β-[（α-L-arabinopyranosyl）oxy]-19ahydroxyurs-12-en-28-oic acid、28-（6-O-galloyl-β-D-glucopyranosyl）ester[7]、3β-[（α-L-arabinopyranosyl）oxy]urs-12,18-dien-28-oic acid-β-D-glucopyranosyl ester、nigaichigoside、3β-[（α-L-arabinopyranosyl）oxy]-29-hydroxyolean-12-en-28-oic acid-β-D-glucopyranosyl ester[8]、3,11-dioxo-19α-hydroxyurs-12-en-28-oic acid、28-O-β-D-glucopyranosyl-pomolic acid ester[9]、3β-O-α-L-阿拉伯糖基-19α-羟基-齐墩果-12-烯-28-酸-β-D-吡喃葡萄糖基酯、3β,19α-二羟基-齐墩果-12-烯-28-酸-β-D-吡喃葡萄糖基酯、3β,19α-二羟基-乌苏-12-烯-28-酸-β-D-吡喃葡萄糖基酯[10]。尚含有citronellol-1-O-α-L-arabinofuranosyl-（1→6）-β-D-glucopyranoside、geraniol-1-O-α-L-arabinofuranosyl-（1→6）-β-D-glucopyranoside、geraniol-1-O-α-L-arabinopyranosyl-（1→6）-β-D-glucopyranoside、3β-[（α-L-arabinopyranosyl）oxy]-19α-hydroxyolean-12-en-28-oic acid28-β-D-glucopyranoside、3β-[（α-L-arabinopyranosyl）oxy]-19α-hydroxyurs-12-en-28-oic acid28-β-D-glucopyranoside（ziyu-glycoside Ⅰ）、3β,19α-hydroxyolean-12-en-28-oic acid 28-β-D-glucopyranoside、3β,19α-dihydroxyurs-12-en-28-oic acid28-β-D-glucopyranoside[11]、sanguisoside A[12]、sanguidioside A, B, C, D、sanguidiogenin[13]。

根中含鞣质类成分有没食子酸（gallic acid）[3,14]、3-O-甲基没食子酸甲酯（3-O-methyl gallate）、4,5-O-二甲基没食子酸甲酯-3-O-α-D-葡萄糖苷（4,5-O-dimethyl gallic acid methyl ester-3-O-α-D-glucosidase）、3,4'-O-二甲基逆没食子酸（3,4'-O-dimethyl inverse gallic acid）、3,3',4'-O-三甲基逆没食子酸（3,3',4'-trimethyl inverse gallic acid）、3,3',4'-O-三甲基逆没食子酸-O-β-D-木糖苷（3,3',4'-O-trimethyl

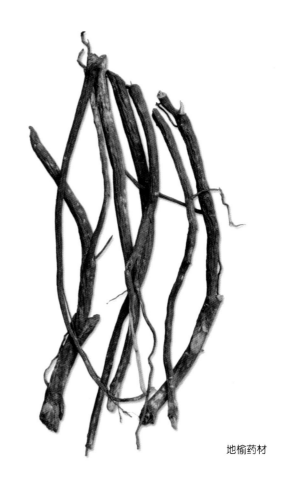

地榆药材

inverse gallic acid-O-β-D-xylosides）、3,4'-O-二甲基逆没食子酸-4-O-β-D-木糖苷（3,4'-O-dimethyl-inverse gallic acid-4-O-β-D-xylosidase）、3,3',4'-O-三甲基逆没食子酸-4-O-α-D-葡萄糖苷（3,3',4'-O-methyl-inverse gallic acid-O-α-D-glucoside）[14]。还含有6-O-没食子酰甲基-β-D-吡喃葡萄糖苷（methyl-6-O-galloyl-β-D-glucopyranoside）、6-O-双没食子酰甲基-β-D-吡喃葡萄糖苷（methyl-6-O-digalloyl-β-D-glucopyranoside）、4,6-O-双没食子酰甲基-β-D-吡喃葡萄糖苷（methyl-4,6-di-O-galloyl-β-D-glucopyranoside）、2,3,6-O-三没食子酰甲基-β-D-吡喃葡萄糖苷（methyl-2,3,6-tri-O-galloyl-β-D-glucopyranoside）、3,4,6-O-三没食子酰甲基-β-D-吡喃葡萄糖苷（methyl 3,4,6-tri-O-galloyl-β-D-glucopyranoside）、2,3,4,6-O-四没食子酰甲基-β-D-吡喃葡萄糖苷（methyl-2,3,4,6-tetra-O-galloyl-β-D-glucopyranoside）、没食子酸-3-O-β-D（6'-O-没食子酰基）吡喃葡萄糖苷[gallic acid-3-O-β-D-（6'-O-galloyl）glucopyranoside][15]、5,2'-双-O-没食子酰基-D-呋喃金缕梅糖（5, 2'-di-O-galloyl-D-furanohamamelose）、3,5,2'-三-O-没食子酰基-D-呋喃金缕梅糖（3,5,2'-tri-O-galloyl-D-furanohamamelose）[16]。尚含有sanguisorbic acid dilactone、地榆素H-1、H-2、H-3（sanguiin H-1、H-2、H-3）[17]、地榆素H-5、H-6（sanguiin H-5、H-6）[18]、地榆素H-7、H-8、H-9、H-10、H-11（sanguiin H-7, H-8, H-9, H-10, H-11）以及H-2的四聚体H-11,3,3',4-三-甲氧基鞣花酸（3,3',4-3-methoxy-ellagic acid）[19]。

根中含葡萄糖（glucose）、阿拉伯糖（arabinose）、果糖（fructose）、半乳糖（galactose）、鼠李糖（rhamnose）、乳糖（lactose）[20]等单糖和二糖 5-O-α-D-（3-C-hydroxymethyl）lyxofuranosyl-β-D-（2-C-hydroxymethyl）arabinofuranose[21]。

根中的单萜苷类成分有香茅醇-1-O-α-L-呋喃阿拉伯糖基-（1→6）-β-D-吡喃葡萄糖苷Ⅰ、香叶醇-1-O-α-L-呋喃阿拉伯糖基-（1→6）-β-D-吡喃葡萄糖苷Ⅱ、香叶醇-1-O-α-L-吡喃阿拉伯糖基-（1→6）-β-D-吡喃葡萄糖苷Ⅲ[22]。

根中另含阿魏酸（ferulic acid）[1]、β-谷甾醇（β-sitosterol）[1,3,23]、β-胡萝卜苷（β-daucosterol）[3,23]、suavissimoside F1[23]、methyl 4-O-β-D-glucopyranosy-5-hydroxy-3-methoxybenzoate、3,3',4'-tri-O-methylellagic acid[24]。

根中尚含苯丙素苷类成分 9-O-[6-O-acetyl-β-D-glucopyranosyl]-4-hydroxycinnamic acid 和 8-O-β-D-glucopyranosyl-（R）-（+）-3,4,8-trihydroxy methylphenyl propionate[25]，以及新木脂素类成分（7S, 8R）-4,9,5',9'-tetrahydroxy-3,3'-dimethoxy-8-O-4'-neolignan-7-O-α-L-rhamnopyranoside、（7S, 8R）-4,9,9'-trihydroxy-3,30,50-trimethoxy-8-O-40-neolignan-7-O-α-L-rhamnopyranoside、（7S, 8R）-4,7,9,90-tetrahydroxy-3,3'-dimethoxy-8-O-4'-neolignan[26]。

根和根茎中含丁香英（eugeniin）、7-O-galloyl-（+）-catechin、3-O-galloylprocyanidin B-3、gambiriins A-1、gambiriins B-3、1,2,6-三-O-没食子酰基葡萄糖（1,2,6-tri-O-galloylglucose）、1,2,3,6-四-O-没食子酰基葡萄糖（1,2,3,6-tetra-O-galloylglucose）、2,3,4,6-四-O-没食子酰基葡萄糖（2,3,4,6-tetra-O-galloyl glucose）1,2,3,4,6-5-O-没食子酰基葡萄糖（1,2,3,4,6-5-O-galloyl glucose）[27]。

地榆炭中含 3β-羟基-28-去甲乌索-12,17-二烯-22-酮（3β-hydroxy-28-norurs-12,17-dien-22-one）、3β,19α-二羟基-齐墩果-12-烯-28-β-D-葡萄吡喃糖苷（3β,19α-dihydroxy-olean-12-en-28-β-D-glucopyranoside）、3β-O-α-L-阿拉伯糖基-乌索-12,19（29）-二烯-28-酸[3β-O-（α-L-arabinopyranosyl）urs-12,19（29）-dien-28-acid]、3β-O-α-L-阿拉伯糖基-乌索-12,18-二烯-28-酸[3β-O-（α-L-arabinopyranosyl）urs-12,18-dien-28-acid]、3β-羟基-乌索-12,19-二烯-28-β-D-葡萄吡喃糖苷（3β-hydroxyurs-12,19-dien-28-β-D-glucopyranoside）、3β-羟基-乌索-12,18-二烯-28-β-D-葡萄吡喃糖苷（3β-hydroxyurs-12,18-dien-28-β-D-glucopyranoside）、3β-O-α-L-阿拉伯糖基-乌索-12,19（29）-二烯-28-β-D-葡萄吡喃糖苷[3β-O-（α-L-arabinopyranosyl）urs-12,19（29）-dien-28-β-D-glucopyranoside]、3β-O-α-L-阿拉伯糖基-乌索-12,19-二烯-28-β-D-葡萄吡喃糖苷[3β-O-（α-L-arabinopyranosyl）urs-12,19-dien-28-β-D-glucopyranoside]、3β-O-α-L-阿拉伯糖基-乌索-12,18-二烯-28-β-D-葡萄吡喃糖苷[3β-O-（α-L-arabinopyranosyl）urs-12,18-dien-28-β-D-glucopyranoisde]、3,4'-二甲基逆没食子酸（3,4'-O-dimethylellagic acid）、没食子酸（gallic acid）[28]。

【药理作用】

1. 镇吐　以地榆水煎剂 3g/kg 给鸽灌胃，每天 2 次，连用 2 天，可抑制洋地黄引起的催吐作用，其镇吐效果与肌注 0.25mg/kg 氯丙嗪相仿，但不能抑制阿扑吗啡引起的犬呕吐反应[29]。

2. 促凝血　以地榆粉或炒炭地榆粉 5g/kg 给小鼠灌胃，出血时间分别缩短 31.9% 和 45.5%[30]。给家兔以地榆粉或炒炭地榆粉 2g/kg 灌胃，凝血时间均缩短 25%[30]。由于炒炭可使地榆缩合鞣质几乎完全破坏，故其止血作用并非完全由鞣质所致，但也有报告认为地榆煎剂小鼠灌胃给药也可使断尾出血、凝血时间缩短，而去除鞣质后该作用消失，故认为其止血作用与鞣质有关[31]。另外，地榆中的鞣质及其多元酚对纤维蛋白溶酶有强的抑制作用[32]。地榆成分 3, 3', 4-三-O-甲基并没食子酸有止血作用[33]。

3. 抗炎　腹腔注射地榆水提取剂 400mg/kg 或醇提取剂 650mg/kg，对大鼠甲醛性足跖肿胀均有抑制作用，腹腔注射水提取剂 500mg/kg 能抑制巴豆油合剂对小鼠耳郭致肿作用，800mg/kg 腹腔注射对前列腺素 E_1 引起的大鼠皮肤微血管通透性增加呈抑制作用，水提取剂 750mg/kg 及醇提取剂 800mg/kg 对大鼠棉球肉芽肿有抑制作用[34,35]。在小鼠耳郭涂抹地榆鞣质 4mg，能抑制巴豆油诱发的耳郭肿胀，连续 4 天灌胃地榆鞣质 1g/（kg·d），也能有效抑制巴豆油诱发的耳郭肿胀[34]。

4. 促进伤口愈合　给大鼠造成背部皮肤伤口用 10% 地榆水提取剂每天涂抹伤口可促进伤口早期愈合作用[35]。以 85~95℃热水造成犬或家兔皮肤Ⅰ-Ⅲ度烫伤，外用炒地榆粉有显著疗效，可使渗出减少、组织水肿减轻，感染与死亡率降低，并使恢复加速[36,37]。地榆在去神经组织上对烧伤的疗效比没有去神经组织上的疗效差些[33]。

5. 抑菌　体外试验表明地榆对大肠杆菌、宋内痢疾杆菌、变形杆菌、伤寒杆菌、副伤寒杆菌、铜绿假单胞菌、霍乱弧菌、结核杆菌、脑膜炎双球菌等有抑制作用[38-40]。地榆的乙醇浸液，在试管内对大肠杆菌、枯草杆菌和金黄色葡萄球菌有抑制作用[41]。曾发现地榆有抗噬菌体作用，能灭活噬菌体且抑制噬菌体在菌体内繁殖，但并不阻止噬菌体与细菌吸附[42]。

6. 其他　体外实验地榆对人子宫颈癌 JTG-26 株有抑制作用[43]。地榆升白片对环磷酰胺致骨髓抑制有改善和恢复作用[44]。地榆升白片组按 100mg/kg 灌胃 10 天，可增加环磷酰胺模型小鼠的外周血细胞数、骨髓有核细胞数及骨髓中 DNA 含量，恢复骨髓中各期细胞百分比[44]。雌性小鼠或豚鼠口服地榆饲料，可致性周期延长，这一作用与脑垂体促性腺激素无明显关系[45]。小鼠口服地榆鞣质 20mg/kg 可对抗氨基匹林合并亚硝酸钠（$NaNO_2$）引起的急性肝损伤，25μg/ml 可抑制 O^{2-} 负离子的产生，60μg/ml 可对抗过氧化氢（H_2O_2）诱发的溶血，160μg/ml 对自由基（OH•）有清除作用[36]。

【临床研究】

1. 咯血　将地榆制成汤剂或片剂备用。汤剂取干地榆 3000g 加水煎煮，过滤两次，浓缩至 12000ml。成人每次 30ml（相当于生药 7.5g），一日 4 次。儿童酌减。片剂取地榆水煎制成浸膏压片，每片含地榆生药 1.5g。成人每次 5 片，一日 4 次，待咯血停止，继用2～3天，以巩固疗效。因地榆含有鞣酸，服时不要同服蛋白类饮食（如牛奶、鸡蛋等），以免影响有效成分的吸收。结果：服地榆汤者74例，服后咯血量明显减少，最后停止咯血定为有效者72例（97.3%），无效2例；服片剂者62例，有效60例（96.8%），无效4例。无效4例中，2例因服药后恶心呕吐而停药，2例因大咯血不止改用他药。在有效的132例中，于1～3天咯血停止者67例，4～7天者45例，7天以上20例，平均止血天数4.2天。临床观察到地榆亦有镇咳祛痰作用[46]。

2. 烫伤　烫伤早期用地榆炭粉或地榆膏（地榆炭粉加入适量冰片，以灭菌凡士林搅拌而成）适量涂布创面。其中有渗出液的创面涂以地榆炭粉，无渗出液的创面涂以地榆膏，然后以纱布覆盖。两周内每天查看创面，如部分创面地榆炭粉或地榆膏脱落，用同样方法补涂。两周后进行清创，未愈合的创面用10%水合氯醛溶液湿敷。对湿敷三周、部分皮肤缺损较大的创面进行植皮。烫伤后24h内常规肌内注射T.A.T 1500u，以防破伤风。结果：治疗浅Ⅱ烫伤55例，平均16天创面愈合或痂下愈合，无一例创面感染。深Ⅱ烫伤6例，2周内创面无感染，绝大部分创面已愈合或痂下愈合。其中3例以10%水合氯醛溶液湿敷1周后，所剩创面愈合，1例2周后愈合，另2例所剩创面植皮愈合[47]。

3. 痈证　把新鲜地榆根皮洗净晾干，刮去粗皮，取白皮切碎，加桐油适量捶细，地榆根白皮每次以50～100g为宜，用单层纱布包裹压扁敷患处，外包塑料薄膜，然后用胶布固定。每天换药1次，直至痊愈。结果：共治疗痈证初起29例，治愈27例，无效2例，治愈率93.1%[48]。

4. 压疮　方法：将95例Ⅱ、Ⅲ期的压疮患者随机分成两组，对照组采用常规治疗和护理；观察组则采用中药地榆粉外用治疗，具体方法是用碘伏消毒擦洗压疮创面后，将地榆粉外用于疮面，至疮面全部覆盖一层即可，暴露疮面，无须包扎，如怕污染床单，可在疮面盖上清洁的纱布或棉质隔垫即可，每天1～2次，至疮面愈合。如果是Ⅱ期压疮，用注射器抽出液体后外用地榆粉3～4天即可治愈[49]。治疗中如发现疮面结痂过于干燥，可加用金霉素眼膏起湿润作用。结果：观察组50例Ⅲ期压疮14天内治愈46例，显效4例。在治疗过程中病人无不适，每个病人每天压疮局部护理时间为2～4min；对照组41例，14天内治愈30例，显效5例，好转6例，两组在疗效及护理效果上差异有显著意义（P<0.05）[49]。

【性味归经】味苦、酸，性微寒。归肝、胃、大肠经。

【功效主治】凉血止血，清热解毒，消肿敛疮。主治吐血、咯血、衄血、尿血、便血、痔血、血痢、崩漏、赤白带下、疮疡肿痛，湿疹，阴痒，水火烫伤，蛇虫咬伤。

【用法用量】内服：煎汤，6～15g；鲜品30～120g，或入丸、散，亦可绞汁内服。外用：适量煎水或捣汁外涂；也可研末外搽或捣烂外敷。

【使用注意】脾胃虚寒、中气下陷、冷痢泄泻、血虚有瘀者均应慎服。大面积烧烫伤，不宜外涂本品，以防其所含的鞣质被大量吸收而引起中毒性肝炎。

【经验方】

1. 指头炎（蛇头疔）　地榆、垂盆草各适量，煎汁，将患指放入药汁中泡两小时，再以地榆叶、鲜垂盆草各适量，捣烂敷患处，干则更换。（《安徽中草药》）

2. 热疮　生地榆根二斤。上以水煎取五升，去滓。适冷暖，以洗浴，日三度。（《刘涓子鬼遗方》）

3. 烫火伤　急用地榆磨油如面，麻油调敷，其痛立止。如已起泡，则将泡挑破放出毒水，然后敷之，再加干末撒上，破损者亦然。（《外科证治全书》）

4. 阴囊下湿痒、搔破出水，干即皮剥起　地榆、黄柏、蛇床子各二两，槐白皮（切）一升。水七升，煎取三升，暖以洗疮，日三四次。（《医心方》）

5. 骨折，软组织挫伤　生地榆120g，放麻油500g中熬，待地榆呈焦黄色，去渣，另用地榆炭120g，冰片6g，研粉和上油调成膏状敷患处。（《南京地区常用中草药》）

6. 蛇毒　地榆根，捣绞取汁饮，并以渍疮。（《肘后备急方》）

7. 外伤出血　地榆炭研细末，外敷患处。或配茜草、白及、黄芩，研末外用。（《陕甘宁青中草药选》）

8. 结阴便血不止，渐而极多者　地榆四钱，砂仁七枚，生甘草一钱半，炙甘草一钱，水煎温服。（《医学入门》）

9. 妇人漏下赤色不止，令人黄瘦虚渴　地榆二两（细锉），以醋一升，煮十余沸，去渣，食前稍热服一合。亦治呕血。（《太平圣惠方》）

10. 下血不止二十年者　地榆、鼠尾草各二两，水二升，煮一升，顿服。（《肘后备急方》）

11. 红白痢，噤口痢　白地榆二钱，乌梅（炒）五枚，山楂一钱，水煎服。红痢红糖为引，白痢白糖为引。（《滇南本草》）

12. 原发性血小板减少性紫癜　生地榆、太子参各30g，或加怀牛膝30g。水煎服，连服2个月。（《全国中草药新医疗法资料展览会选编》）

13. 胃溃疡出血　生地榆9g，乌贼骨15g，木香6g。水煎服。（《宁夏中草药》）

14. 赤白带下　地榆二两，米醋一升，煮十余沸去滓，食前热服一合。（《卫生易简方》）

15. 大小肠痈　地榆一斤，水十碗，煎三碗，再用生甘草二两，金银花一两，同煎一碗，服一剂，服完则消，不须两服也，俱神效。（《洞天奥旨》三真汤）

【参考文献】

[1] 程东亮,曹小平,邹佩秀,等.中药地榆黄酮等成分的分离及鉴定.中草药,1995,26(11):570.

[2] 孙文基,绳金房.天然活性成分简明手册.北京:中国医药科技出版社,1998:580.

[3] 曹爱民,张东方,沙明,等.地榆中皂苷类化合物的分离、鉴定及其含量测定.中草药,2003,34(5):397.

[4] Hai XK,Hong WL, Qiu HQ, et al. Triterpenoids from the roots of Sanguisorba officinalis L. J Integr Plant Biol, 2005, 47(2): 251.

[5] Zhang F, Fu TJ, Peng SL. Two new triterpenoids from the roots of Sanguisorba officinalis L. J Integr Plant Biol, 2005, 47(2).

[6] Liu X, Cui Y, Yu Q, et al. Triterpenoids from the roots of Sanguisorba officinalis L. Phytochemistry, 2005, 66(14): 1671.

[7] Mimaki Y, Fukushima M, Yokosuka A, et al. Triterpene glycosides from the roots of Sanguisorba officinalis. Phytochemistry, 2001,57(5): 773.

[8] 罗艳, 王寒, 原忠. 地榆中三萜皂苷类成分及其抗炎活性研究. 中国药物化学杂志,2008,18(2):138.

[9] Cheng DL, Cao XP.Pomolic acid derivatives from the root of Sanguisorba officinalis L.Phytochemistry, 1992, 31(4): 1317.

[10] 王哲. 地榆中皂苷类成分的研究. 长春: 吉林大学,2012.

[11] Sun W, Zhang ZL, Liu X, et al. Terpene glycosides from the roots of Sanguisorba officinalis L. and Their Hemostatic Activities. Molecules, 2012, 17(7): 7629.

[12] Zhang PY, Qin SH, Zhao HX,et al. A new triterpenoid saponin from Sanguisorba officinalis. J Asian Nat Prod Res, 2012, 14(6): 607.

[13] Liu X, Shi BF, Yu B. Four new dimeric triterpene glucosides from Sanguisorba officinalis. Tetrahedron, 2004, 60(50): 11647.

[14] 张帆, 彭树林, 白冰如, 等. 地榆总提取物的串联质谱分析. 分析测试学报,2005,24(5):76.

[15] Tanaka T, Nonaka G. Tannins and related compounds.XVⅠ substances in herbs classified as hemostatics in Chinese medicine. Ⅰ Ⅱ .On the antihemorrhagic principle in Sanguisorba officinalis L. Chem Pharm Bull,1984,32(11):447.

[16] Nonaka G, Ishimaru K, Tanaka T. Galloyhamameloes from Catanea crenata L and Sanguisorba officinalis L. Chem Pharm Bull, 1984, 32(2): 483.

[17] Nonaka G, Tanaka T, Nishioka I. Tannins and related compounds.Part 3.A new phenolic acid,sanguisorbic acid dilactone, and three new ellagitannins, sanguiins H-1, H-2, and H-3, from Sanguisorba officinalis L. J Chem Soc Pekin Trans l, 1982, 4: 1067.

[18] Nonaka G, Tnanaka T, Nita M, et al. Adimeric hydrolysable tannin, sanguiin H-6 from Sanguisorba officinalis L. Chem Pharm Bull, 1982, 30(6): 2255 .

[19] Tanaka T, Nonaka G, Nishioka Ⅰ. Tannins and related compounds.XXVⅢ: Revision of the structures of sanguiins H-6, H-2.and H-3,and isolation and charactization of sanguiin H-11, a novel tetrameric hydrolysable tannin, and seven related tannins, from Sanguisorba officinalis. J chem. Res, 1985,(6): 176.

[20] 徐耀, 郁建平. 长叶地榆多糖提取工艺的研究. 食品科学,2008, 29(3):181.

[21] Park KH, Koh D, Kim K, et al. Antiallergic activity of a disaccharide isolated from Sanguisorba officinalis. Phytotherapy Research,2004, 18(8): 658.

[22] 张子龙. 地榆中单萜苷类成分的研究. 长春: 吉林大学,2013.

[23] 姜云梅, 杨五嬉, 吴立军, 等. 中药地榆化学成分的研究. 西北药学杂志,1993,8(1):17.

[24] Zhang S, Liu X, Zhang ZL. Isolation and identification of the phenolic compounds from the roots of Sanguisorba officinalis L.and Their Antioxidant Activities. Molecules, 2012, 17(12): 13917.

[25] Hu J, Shi XD,Mao X, et al. Two new phenylpropanoid glycosides from Sanguisorba officinalis. Chinese Chemical Letters, 2012, 23(11): 1243.

[26] Hu J, Shi XD, Chen JG, et al. Two new rhamnopyranosides of neolignans from Sanguisorba officinalis. J Asian Nat Prod Res, 2012, 14(2): 171.

[27] Tanaka T, Nonaka G, Nishioka I. 7-O-galloyl-(+)-catechin and 3-O-galloylprocyanidin B-3 from Sanguisorba officinalis. Phytochemistry, 1983, 22: 2575.

[28] 夏红昱, 仲英, 孙敬勇, 等. 地榆炭化学成分研究. 中草药,2010, 41(7):1048.

[29] 周济佳, 等. 天津医学杂志.1960,2(2):131.

[30] 山东省中药研究所药理组. 药学通报,1965,11(12):562.

[31] 南云生, 孔祥德, 牛序莉. 地榆炮制初探. 中成药,1990,12(4):15.

[32] 奥田拓男, 等. 国外医学·中医中药分册,1984,6(2):84.

[33] Kosuge Takuo, et al. C A, 1985,(102): 75721.

[34] 叶聚荣, 林大杰, 张丽华. 地榆的抗炎作用. 中药药理与临床,1985,(创刊号):153.

[35] 叶聚荣, 林大杰, 张丽华. 地榆抗炎作用的药理研究. 福建医药杂志, 1985,(6):34.

[36] 傅乃武, 刘朝阳, 刘福成, 等. 地榆和虎杖鞣质抑制体内亚硝胺生成对抗巴豆油对皮肤的炎症反应和抗氧化作用的研究. 中药药理与临床,1994,10(2):13.

[37] 戴保民, 等. 四川医学院学报,1959,(2):98.

[38] 刘国声, 等.Chin Med J.1950,68(9-10):307.

[39] 重庆医学院第一附属医院内科中医中药研究组. 微生物学报,1960, 8(1)52.

[40] 王凤莲, 等.Chin Med J,1950,68(5-6):169.

[41] 王狱, 等. 植物学报,1954,3(2):121.

[42] 童典顺, 等. 中华医学杂志,1962,48(4):240.

[43] 佐藤昭彦, 等. 汉方研究(日),1978,(11):427.

[44] 贾亮亮, 奚炜, 金桂兰. 地榆升白片对环磷酰胺致小鼠骨髓抑制的拮抗作用. 中国实验方剂学杂志,2012,18(18):251.

[45] East J J Endocrmology.1955, 12(4):273.

[46] 禹纯璞, 杨王英. 地榆治疗咯血 136 例. 中医杂志,1984,(8):33.

[47] 林家祥. 地榆炭治疗小面积烫伤. 江苏中医,1998,19(4):44.

[48] 陈玉祥, 王敬志. 地榆根皮外敷治疗痈症初起 29 例. 中医外治杂志,2001,10(4):48.

[49] 顾爱英, 孟凡霞, 徐敏, 等. 单味地榆治疗压疮的疗效观察. 护士进修杂志,2011,26(11):1028.

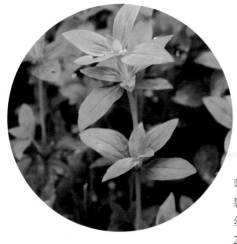

Er cao

耳草

Hedyotidis Auriculariae Herba
[英] Auricularie Hedyotis Herb

【别名】节节花、仙人对坐草、翻石草、布筋草。

【来源】为茜草科植物耳草 *Hedyotis auricularia* L 的全草。

【植物形态】草本。小枝密被有短粗毛，幼时近四棱形，老时圆柱形，常在节上生根。叶对生，披针形或椭圆形，长 3～8cm，急尖或渐，基部楔形或下延，上面无毛，下面常有粉末状短毛，侧脉 4～6 对；托叶被毛，合生成一短鞘，顶裂成 5～7 刚毛状刺。聚伞花序腋生，无总花梗；花 4 数，近无梗，萼筒被毛，裂片披针形，花冠白色，裂片广展；雄蕊着生于花冠喉部，花丝短；子房 2 室，花柱丝状，柱头棒状，2 裂。蒴果球形，熟时不裂。

【分布】广西全区均有分布。

【采集加工】春、夏季采收。洗净，晒干。

【药材性状】全体被短粗毛。茎细，稍扭曲，表面黄绿色或绿褐色，有明显纵沟纹；节上有残留须根；质脆，易折断。叶对生，叶片多向外卷曲，完整者展平后呈卵形或椭圆状披针形，长 3～6cm，全缘，上面绿褐色，下面黄绿色；托叶短，合生；叶柄短。蒴果球形，被疏毛，直径约 2mm。气微，味苦。

【品质评价】以干燥、色黄绿、无杂质者为佳。

【化学成分】本品含有 β - 谷甾醇（β - sitosterol）、烃类化合物（hydrocarbon）[1]、耳草碱（auricularine）[2]。

【性味归经】味苦，性凉。归肺、肝、大肠经。

【功效主治】清热解毒，凉血消肿。主治感冒发热，肺热咳嗽，咽喉肿痛，疮疡肿毒，急性结膜炎，肠炎，痢疾，痔疮出血，崩漏，毒蛇咬伤，乳腺炎，湿疹，跌打损伤。

【用法用量】内服：煎汤 10～15g。外用：捣敷，适量；或煎水洗。

【使用注意】脾虚者慎服，孕妇慎用。

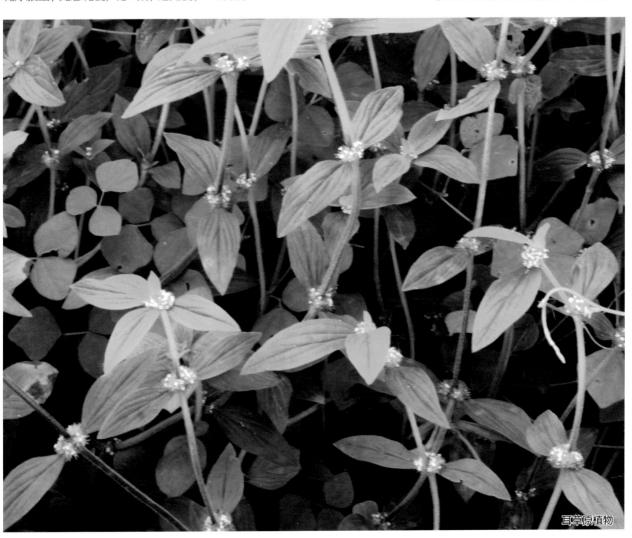

耳草原植物

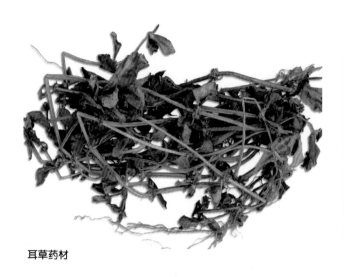

耳草药材

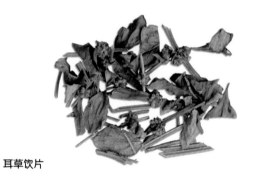

耳草饮片

【经验方】

1. 毒蛇咬伤 耳草1握，胡椒目3g。加水捣烂，外敷，每日换1次。（《福建民间草药》）
2. 大便下血 耳草30g，白米30g。捣烂，开水炖服。（《福建民间草药》）
3. 蜈蚣咬伤 耳草30g，绿豆60g。加水煎服。（《福建民间草药》）
4. 中痧呕吐 耳草30g。加开水炖服。（《福建民间草药》）
5. 走马牙疳 耳草30g。水煎，另加米醋1盏漱口，每日3～5次。（《福建民间草药》）

【参考文献】

[1] Bhakuni DS, Gupta NC, Satish S, et al. Chemical constituents of actinodaphne augustifolia, croton sparsiflorus, duabanga sonneratiodes, glycosmis mauritiana, Hedyntis auricularia, lyoniaovalifolia, micromelum pubescens, pyrus pashia and rhododendron niveum. Phytochemistry, 1971, 10(9): 2247.
[2] Purushothaman KK, Sarada A. Structure of auricularine, a bis-indole alkaloid from Hedyotis auricularia. Phytochemistry, 1981, 20(2): 351.

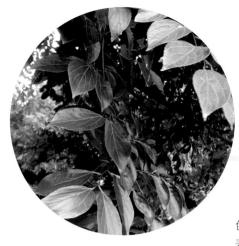

Po　　shu

朴　树

Celtidis Sinensis Radix Cortex
[英] Chinese Celtis Root Bark

【别名】石朴、昆明朴、西藏朴、凤庆朴。

【来源】为榆科植物朴树 *Celtis sinensis* Pers. 的根皮。

【植物形态】落叶乔木。树皮灰色，平滑；幼枝被密毛，后渐脱落。叶互生；叶片革质，通常卵形或卵状椭圆形，长 3 ～ 10cm，宽 1.5 ～ 4cm，先端急尖至渐尖，基部圆形或阔楔形，偏斜，中部以上边缘有浅锯齿，上面无毛，下面沿脉及脉腋疏被毛；基出 3 脉。花杂性，同株，1 ～ 3 朵，生于当年枝的叶腋，黄绿色，花被片 4，被毛，雄蕊 4；柱头 2。核果单生或 2 个并生，近球形，熟时红褐色；果柄与叶柄近等长；果核有凹陷和棱脊。

【分布】广西主要分布于融安、金秀、来宾。

【采集加工】全年可采。晒干。

【药材性状】根皮呈板块状，表面棕灰色，粗糙而不开裂，有多数横纹；内表面棕褐色。气微，味淡。

【品质评价】以身干、无杂质、色黄白者为佳。

【性味归经】味辛、苦，性平。归肺、胃经。

【功效主治】祛风透疹，消食化滞，清热利咽。主治麻疹透发不畅，食积不化，感冒咳嗽音哑。

【用法用量】内服：煎汤，15 ～ 60g（皮）；3 ～ 6g（果）。

【使用注意】体虚及孕妇慎服。

【经验方】

麻疹，消化不良　朴树皮 15 ～ 30g。水煎服。（《浙江药用植物志》）

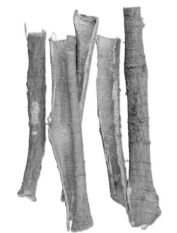

朴树药材

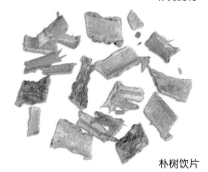

朴树饮片

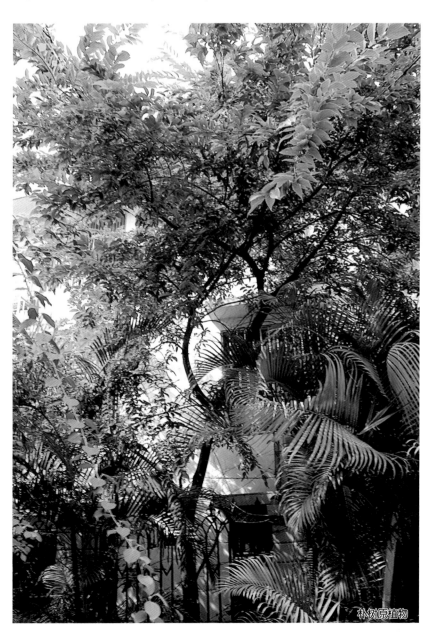

朴树原植物

过山风

Guo shan feng

Celastri Aculeati Caulis
[英] Aculeata Celastrus Stem

【别名】过山枫、黄绳儿、丛花南蛇藤、短梗南蛇藤。

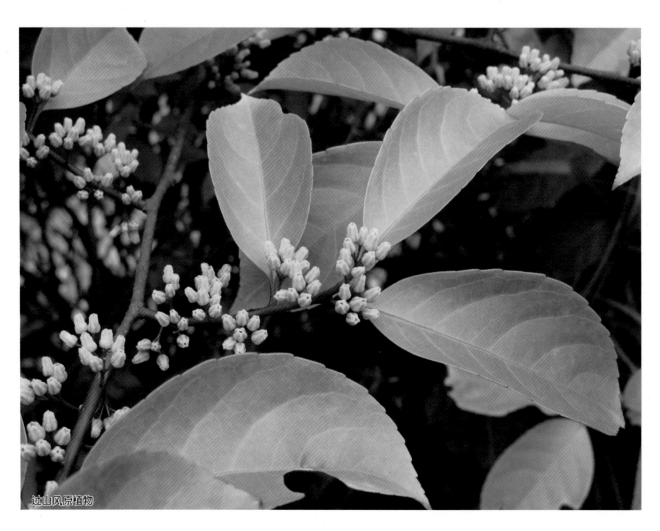

【来源】为卫矛科植物过山枫 *Celastrus aculeatus* Merr. 的藤茎。

【植物形态】藤状灌木。小枝幼时被棕褐色短毛；冬芽圆锥状，基部芽鳞宿存，有时坚硬成刺状。叶多椭圆形或长方形，长 5 ~ 10cm，宽 3 ~ 6cm，先端渐尖或窄急尖，基部阔楔稀近圆形，边缘上部具疏浅细锯齿，下部多为全缘，侧脉多为 5 对，干时叶背常呈淡棕色，两面光滑无毛，或脉上被有棕色短毛。聚伞花序短，腋生或侧生，通常 3 花，花梗被棕色短毛，关节在上部；萼片三角卵形；花瓣长方披针形，花盘稍肉质，全缘；雄蕊具细长花丝，长 3 ~ 4mm，具乳突，在雌花中退化长仅1.5mm，子房球状，在雄花中退化，长 2mm 以下。蒴果近球状，宿萼明显增大；种子新月状或弯成半环状，表面密布小疣点。

【分布】广西全区均有分布。

【采集加工】全年均可采收。除去杂质，晒干。

【药材性状】本品呈圆柱形，直径 0.5 ~ 3.5cm，长 0.5 ~ 6cm，表面灰褐色或灰绿色，有白色圆点状皮孔，粗糙，具丛皱纹。质坚硬，不易折断，断面纤维性，皮部灰褐色，木部灰白色，可见同心性环纹及密集的小孔，髓部明显。气微，味微辛。

【品质评价】以干燥、块大、无杂质者为佳。

【化学成分】本品根含 1β - 乙酰氧基 - 2β,8β,9α - 三苯甲酰氧基 -4α,6α - 二羟基 - β - 二氢沉香呋喃（1β -acetoxy-2β,8β,9α -tribenzoyloxy-4α,6α -dihydroxy-β -dihydroagaro-furan）、1β - 乙酰氧基 -8β,9α - 二苯甲酰氧基 -2β - （呋喃 - β - 甲酰氧基）-4α,6α - 二羟基 - β - 二氢沉香呋喃 [1β -acetoxy-8β,9α -dibenzoyloxy-2β （furan- β -carbonyloxy）-4α,6α -dihydroxy-β -dihydroaga-rofuran][1]、卫矛醇（dulcitol）[2]。

本品茎中含 β - 香树脂醇（β -amyrin）、齐墩果酸（oleanolic acid）、

过山风原植物

12- 齐墩果烯 -3- 酮（12-oleanen- 3-one）、12- 齐墩果烯 -3 β，11 β - 二醇（12- oleanene-3 β ,11 β -diol）、羽扇豆醇（lupeol）、20（29）- 羽扇豆烯 -3- 酮 [20（29）-lupen-3-one]、20（30）]- 羽扇豆烯 -3 β ,29- 二醇 [20（30）-lupene-3 β , 29-diol]、29- 羟基 -20（30）- 羽扇豆烯 -3- 酮 [29-hydroxy-20（30）-lupen-3-one]、羽扇豆醇棕榈酸酯（lupeol palmitate）[3]。

　　本品挥发油主要含油酸（oleic acid）、13- 十八碳烯（13-octadecenal）、棕榈酸（palmitic acid）[4]。

【性味归经】味微辛，性温。归肝、脾经。

【功效主治】散瘀通经，祛风除湿，强筋壮骨。主治风湿骨痛，腰腿痛，关节痛，四肢麻木，头晕，头痛，牙痛，痢疾，脱肛，闭经。

【用法用量】内服：煎汤，10 ～ 15g；或浸酒服。

【使用注意】孕妇慎用。

【经验方】

风湿疼痛　过山风 10g，异形南五味子 60g，八角枫 30g，鸡血藤 30g，米双酒 750ml 浸泡，每服 15 ～ 30ml，每天 3 次。（《中国瑶药学》）

【参考文献】

[1] Tu Y Q, et al. C A, 1991(114): 182101m.

[2] 江苏省植物研究所 , 等 . 新华本草纲要 (第一册). 上海 : 上海科学技术出版社 ,1988:306.

[3] 张磊 , 姚蔚 , 祝俊儒 , 等 . 宽叶短梗南蛇藤的三萜类化学成分的研究 . 林产化学与工业 ,2012,32(3):77-80.

[4] 霍昕 , 丁丽娜 , 刘建华 , 等 . 短柄南蛇藤茎普通粉与超微粉的挥发性成分的对比研究 . 时珍国医国药 ,2009,20(8):1943-1944.

过节风

Guo jie feng

Tupistrae Chinensis Rhizoma
[英] ChineseTupistra Rhizome

【别名】竹根七、开口箭、万年攀、牛尾七、竹根参、小万年青、开喉剑、心不干。

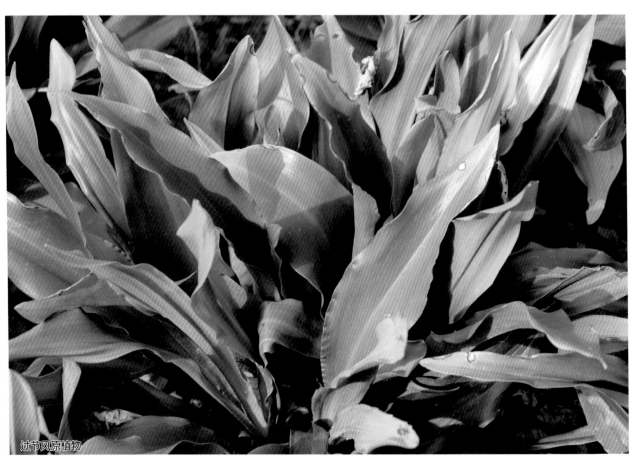

【来源】为百合科植物开口箭 *Tupistra chinensis* Baker. 的根茎。

【植物形态】草本。根茎长圆柱形，直径1～1.5cm，多节，绿色至黄色。叶基生，4～8枚；叶片倒披针形、条状披针形、条形，长15～65cm，宽1.5～9.5cm，先端渐尖，基部渐狭；鞘叶2枚。穗状花序侧生，直立，密生多花；苞片卵状披针形至被针形，有几枚无花苞片簇生花序顶端；花被短钟状，裂片6，卵形，黄色或黄绿色，肉质；雄蕊6，花丝基部扩大，有的彼此联合，上部分离，内弯，花药卵形；子房球形，3室，花柱不明显，柱头钝三棱形，先端3裂。浆果球形，熟时紫红色，具1～3颗种子。

【分布】广西主要分布于那坡、百色、隆林、金秀、融水、资源、全州、灌阳。

【采集加工】全年可采。鲜用或干燥使用。

【药材性状】本品呈扁圆柱形，略扭曲。长10～15cm，直径约1cm。外表面黄棕色至黄褐色，有皱纹。节明显，略膨大，节处有膜质鳞片状叶及圆点状凹下的须根痕，节间短。切面黄白色，细颗粒状。气特异，味苦涩。

【品质评价】以干燥、条大、无杂质者为佳。

【化学成分】本品全草含甾体类化合物，如1β,2β,3β,4β,5β-五羟基-螺甾-Δ25(27)-烯-5-O-β-D-吡喃葡萄糖苷[1β,2β,3β,4β,5β-pentahydroxyspirost-Δ25(27)-ene-5-O-β-D-glucopyranoside]、1β,3β-二羟基-5β-孕甾-Δ16(17)-烯-20-酮-3-O-β-D-吡喃葡萄糖苷[1β,3β-dihydroxy-5β-pregna-Δ16(17)-en-20-one-3-O-β-D-glucopyranoside]、1β,2β,3β,4β,5β,6β,7α-七羟基-5β-呋甾-Δ25(27)-烯[spirost-Δ25(27)-ene-1β,2β,3β,4β,5β,6β,7α-heptol][1]、3-O-β-D-吡喃葡萄糖基-(25S)-1β,3β,5β,26-四羟基-5β-呋甾-Δ20(22)-烯-26-O-β-D-吡喃葡萄糖苷、3-O-β-D-吡喃葡萄糖基-(25S)-1β,3β,5β,22α,26-五羟基-5β-呋甾-26-O-β-D-吡喃葡萄糖苷、3-O-β-D-吡喃葡萄糖基-(25S)-1β,3β,26-三羟基-5β-呋甾-26-O-β-D-吡喃葡萄糖苷、3-O-β-D-吡喃葡萄糖基-(25R)-1β,3α,26-三羟基-Δ5(6)-烯-5β-呋甾-26-O-β-D-吡喃葡萄糖苷[2]、5β-furost-Δ25(27)-en-1β,2β,3β,

过节风原植物

4β,5β,7α,22ζ,26-octaol-6-one-26-O-β-D-glucopyranoside、5β-furost-$\Delta^{25(27)}$-en-1β,2β,3β,4β,5β,7α,22ζ,26-nonaol-6-one-26-O-β-D-glucopyranoside[3]。

本品还含有挥发性成分，如正二十烷酸、亚油酸、反-油酸、顺-油酸、正十八烷酸、9,10,12-三甲氧基-十八烷酸、8,10-二甲氧基-十八烷酸、正二十二烷酸[4,5]等。

【性味归经】味苦、辛，性寒；有毒。归肝、胃经。

【功效主治】清热解毒，祛风除湿，散瘀止痛。主治白喉，咽喉肿痛，风湿痹痛，跌打损伤，胃痛，痈肿疮毒，毒蛇咬伤。

【用法用量】内服：煎服，1.5～3g，研末0.6～0.9g。外用：捣敷，适量。

【使用注意】孕妇禁服。

【经验方】

1. 疮疖肿毒，毒蛇咬伤　开口箭鲜根状茎捣烂敷或磨酒涂，蛇伤敷伤口周围。（《湖南药物志》）

2. 风湿关节痛，跌打损伤　开口箭根状茎磨酒涂。亦可研末酒送服，每次0.6～0.9g，不能过量。（《湖南药物志》）

3. 胃痛、咽喉肿痛、扁桃体炎　开口箭鲜根状茎5g，捣烂加温开水擂汁，在1天内分多次含咽。（《湖南药物志》）

4. 流感，感冒，支气管炎，咳嗽　心不干根9g，煎服或研末，每服0.6g，开水送服，日服3次。（《红河中草药》）

5. 胃痛、胆绞痛　心不干鲜根3g，生嚼吃。或干根9g，枳实6g。共研末，分3次开水送服。（《红河中草药》）

6. 肝硬化腹水　开口箭根状茎3g，田基黄、马鞭草各30g。水煎服。（《湖南药物志》）

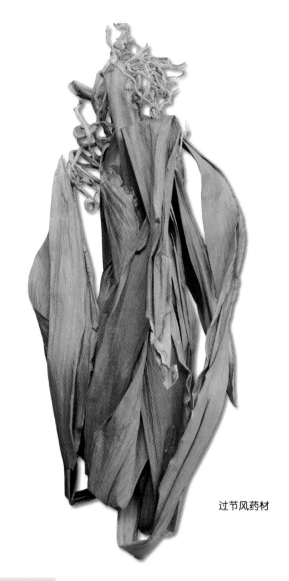

过节风药材

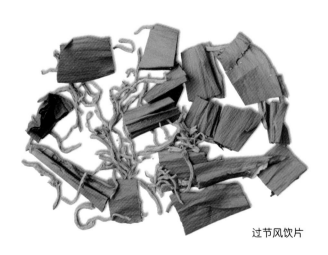

过节风饮片

【参考文献】

[1] 吴光旭, 刘爱媛, 魏孝义, 等. 开口箭甾体皂苷元的分离鉴定及其抗荔枝霜疫霉菌活性. 武汉植物学研究, 2007, 25(1):89.

[2] 邹昊洋, 王倩, 刘呈雄, 等. 开口箭根茎中甾体类化合物的研究. 三峡大学学报（自然科学版）, 2012, 34(1):85.

[3] Xu Lanlan, Zhou Kun, Wang Junzhi, et al. New polyhydroxylated furostanol saponins with inhibitory action against NO production from Tupistra chinensis rhizomes. Molecules, 2007, 12: 2029.

[4] 杨春艳, 邹坤, 潘家荣. 开口箭挥发油成分的分析. 三峡大学学报（自然科学版）, 2006, 28(4):360.

[5] 王慧娜, 赵桦. 开口箭脂肪酸成分气相色谱-质谱分析. 中国实验方剂学杂志, 2011, 17(8):85.

过塘蛇

Ludwigiae Adscendentis Herba
[英] Water Primrose Herb

【别名】水盖菜、崩草、草里银钗、白玉钗草、玉钗草、水瓮菜、过江龙、水芥菜。

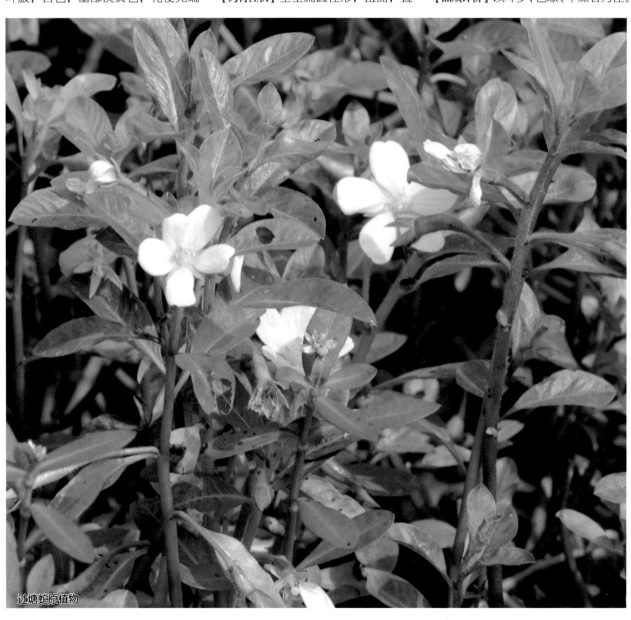

【来源】为柳叶菜科植物水龙 *Ludwigia adscendens*（L.）Hara 的全草。

【植物形态】水生草本。茎匍匐或上升。根茎甚长，横走泥中，具白色囊状呼吸根，节上有须根；植物体通常无毛，但在陆地上的分枝幼时密被长柔毛。叶互生；叶片倒披针形或椭圆形，长1.5～5cm，宽0.5～2.5cm，先端钝或浑圆，基部渐窄成柄，全缘，上面绿色，下面紫红色。花两性，单生于叶腋，白色，基部淡黄色，花梗先端常有鳞片状小苞片2；花萼裂片5，披针形，外面疏被长柔毛，萼筒与子房贴生；花瓣5，乳白色，基部黄色，倒卵形；雄蕊10，不等长；子房下位，外面疏被长柔毛，柱头头状，膨大，5浅裂。蒴果细长圆柱形，有时散生长柔毛，具多数种子。

【分布】广西全区均有分布。

【采集加工】全年均可采收。洗净，切段，晒干。

【药材性状】茎呈扁圆柱形，扭曲，直径0.2～0.3cm；表面灰绿色，具纵棱数条，节上有须根，不易折断；叶互生，叶片卷折皱缩，展平后呈倒披针形或椭圆形，长1.5～5cm，宽0.5～2.5cm，先端钝或浑圆，基部渐狭成柄，全缘。

【品质评价】以叶多、色绿、干燥者为佳。

过塘蛇原植物

【性味归经】味苦、微甘，性寒。归肺、心、肾经。

【功效主治】清热，利尿，解毒。主治感冒发热，燥热咳嗽，高热烦渴，淋证，水肿，咽喉红肿疼痛，口舌生疮，风火牙痛，疮痈疔肿，烫火伤，跌打损伤，毒蛇，狂犬咬伤。

【用法用量】内服：煎服，10～30g，或捣汁。外用：捣敷或烧灰调敷，适量；或煎汤洗。

【使用注意】脾胃虚寒者慎服。

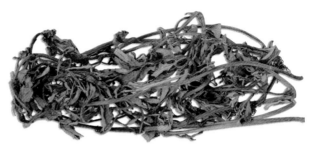

过塘蛇药材

【经验方】

1. 痈疮，跌打　鲜过塘蛇捣烂敷。（广州部队《常用中草药手册》）

2. 小儿脓疱疮　过塘蛇煎水洗，另用鲜草捣烂敷。（《实用壮药学》）

3. 乳痈　过塘蛇捣烂敷。（《实用壮药学》）

4. 风火牙痛　过塘蛇60g，水煎服。（《实用壮药学》）

5. 酒疸　鲜过塘蛇一握。捣烂绞自然汁，和冬蜜等量调服。（《福建民间草药》）

6. 水肿　过塘蛇、水茴香、水皂角、甘草、茯苓。水煎服。（《四川中药志》）

7. 实热口渴便秘　鲜过塘蛇捣汁60～120g，调冬蜜炖温服。（《广西中草药》）

8. 麻疹透后高热不退　鲜过塘蛇30～60g，捣汁，水炖服。（《广西中草药》）

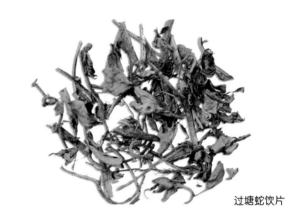

过塘蛇饮片

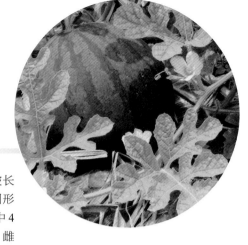

Xi gua

西 瓜

Citrulli Lanati Pericaipium
[英] Watermelon Peel

【别名】夏瓜、寒瓜、天生白虎汤。

【来源】为葫芦科植物西瓜 Citrullus lanatus（Thunb.）Matsum.et Nakai 的果瓤或外层果皮。

【植物形态】蔓生草本。茎细弱，匍匐，有明显的棱沟。卷须 2 歧；叶片三角状卵形、广卵形，长 8 ~ 20cm，宽 5 ~ 18cm，3 深裂或近 3 全裂，中间裂片较长，两侧裂片较短，裂片再作不规则羽状分裂，两面均为淡绿色，边缘波状或具疏齿。雌雄同株，雄花，雌花均单生于叶腋，雄花花梗细，被长柔毛；花萼合生成广钟形，被长毛，先端5裂，裂征窄披针形或线状披针形，花冠合生成漏斗状，外面绿色，被长柔毛，上部 5 深裂，裂片卵状椭圆形或广椭圆形，先端钝，雄蕊 5，其中 4 枚成对合生，1 枚分离，花丝粗短；雌花较雄花大；子房下位，卵形，外面多少被短柔毛，花柱短，柱头 5 浅裂，瓠果近圆形或长椭圆形，表面绿色、渚绿色，多具深浅相间的条纹。种子多数，扁形，略呈卵形，黑色、红色、白色或黄色、或有斑纹，两面平滑，基部卵圆，边缘稍拱起。

【分布】广西全区均有栽培。

【采集加工】夏季采收成熟果实，一般鲜用。果皮于夏季收瓜后，削去内层柔软部分，用清水洗净，晒干即得。

【药材性状】鲜果瓤肉质多汁。外果皮薄，绿色，中果皮与内果皮及胎座肉质多汁，外果皮内约 1cm 厚为白色，以内部分均为红色，其间有黑色种子散布。

【品质评价】以皮薄、果瓤色红者为佳。

【化学成分】本 品 含 反，反 -3,6- 壬二烯 -1- 戊唑醇（trans,trans-3,6-nonadien-1-tebuconazole）[1]、己醛（hexanal）、反式 -2- 对苯二酚单乙醚（trans-2-heptenal）、反式 -2- 辛烯醛（trans-2-octenal）、壬醛（nonanal）、反式 -2-壬醛（trans-2-nonenal）、反，顺 -2,6-壬二烯醛（trans,cis-2,6-nonadienal）、1- 壬醇（nonan-1-ol）、反式 -2- 壬烯 -1-醇（trans-2-nonen-1-ol）、顺式 -3- 壬烯 -1- 醇（cis-3-nonen-1-ol）、反，顺 -2,6-壬二烯醇（trans,cis-2,6-nonadien-1-ol）、反式 -2- 癸烯醛（trans-2-decenal）、反 -2- 十一烯醛（trans-2-undecenal）、柠檬醛（geranial）、β - 紫罗兰酮（β-ionone）[2]。

【临床研究】

1.体表溃疡 将西瓜表皮用刀削去，然后去瓤，隔陶瓦置炉上文火烤干，研面，过 120 目筛，装瓶备用。先将疮面清创处理后，将本散剂均匀撒于疮面上，厚度为 0.5mm，外用消毒纱布包扎，如为下肢溃疡可用弹力绷带加压包扎，每日换药 1 次，10 天为 1个疗程。结果：治疗 17 例，1 个疗程治愈 4 例，2 个疗程治愈 6 例，3 ~ 6个疗程治愈 6 例，1 例无效 [3]。

2.腹水 方药组成：西瓜1个（重2.5 ~ 3.5kg），砂仁 200g，大蒜瓣250g（剥去皮）。制法：先将西瓜开一小盖，挖去瓜瓤，保留瓜皮（连皮白约一寸

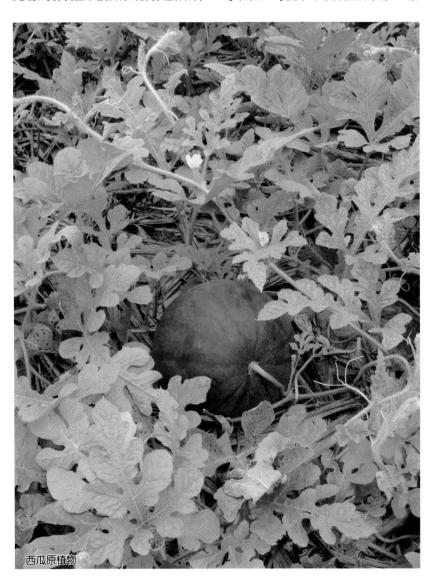

西瓜原植物

厚），再把砂仁、大蒜放入。用黄泥浆涂西瓜如泥球，在日光下晒干，置木柴火炉（忌用煤炭）上，徐徐烘干，待西瓜烘干后，去泥，碾成细末，装入瓶内，以防泄气影响疗效。服法：每日服细末 3g，早、晚各服 1.5g，温开水送下。禁忌：腹水消失后，必须严格忌食咸物。病愈后，勿食西瓜。共治疗 4 例，3 例腹水完全消失，1 例基本消失[4]。

3. 急性肾炎　西瓜 1 个（重 3 ~ 4kg），去皮紫皮大蒜 250g。制法：先将西瓜开一三角形切口，把大蒜放入瓜内，再用切下的瓜皮盖好，然后削去西瓜硬皮，将瓜放进锅内蒸熟后，将瓜和大蒜一起 1 日内分次服完，可以久服，无明显副作用。结果：共治疗 21 例，治愈 14 例，好转 5 例，无效 2 例[5]。

【性味归经】味甘，性寒。归心、胃、膀胱经。

【功效主治】清热除烦，解暑生津，利尿，解酒毒。主治暑热烦渴，热盛津伤，小便不利，喉痹，口疮，酒醉。

【用法用量】内服：取汁饮，适量；或作水果食。

【使用注意】中寒湿盛者禁服。

【经验方】

1. 兽咬肿痛　西瓜瓤、南瓜瓤，调水敷患处。（《湖南药物志》）

2. 阳明热甚，舌燥，烦渴者，或神情昏冒、不寐、语言懒出者　好红瓤西瓜剖开，用汁一碗，徐徐饮之。（《本草汇言》）

3. 心烦口渴，胃热苔糙　西瓜汁、鲜生地汁各适量，饮用。（《安徽中草药》）

4. 中暑，小便不利　西瓜汁适量，冲莲子心汤服。（《安徽中草药》）

附：西瓜皮

又称西瓜青，"西瓜翠衣"，西瓜翠，为葫芦科植物西瓜 *Citrullus lanatus* (Thunb.) Matsum.et Nakai 的外层果皮。含有酚类 (phenols)、氨基酸 (amino acids)、微量元素 (microelements) 等化学成分。甘，凉，无毒。归脾、胃二经。清暑解热，止渴，利小便。主治暑热烦渴，小便短少，水肿，口舌生疮。也可用于治疗肾炎水肿、糖尿病、黄疸及解酒毒等。内服：煎汤，15 ~ 50g；外用：烧灰存性，研末撒于患处。使用注意：凡中寒湿盛者忌用。

经验方　①牙痛：经霜西瓜皮烧灰，敷患处牙缝内。（《本草汇言》）②闪挫腰疼，不能屈伸者：西瓜青为片，阴干为细末，以盐酒调，空心服。（《摄生众妙方》）③肾脏炎，水肿：西瓜皮（以连髓之厚皮晒干入药为佳）干者一两三钱，白茅根鲜者二两。水煎，一日三回分服。（《现代实用中药》）

西瓜霜

为葫芦科植物西瓜 *Citrullus lanatus* (Thunb.) Matsum.et Nakai 的成熟果实与芒硝经加工而成的白色结晶粉末。咸，寒。归肺、胃、大肠经。清热泻火，消肿止痛。主治咽喉肿痛，喉痹，口疮。内服 0.5 ~ 1.5g。

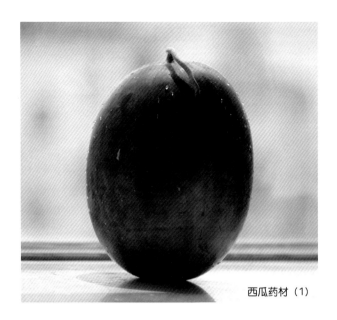

西瓜药材（1）

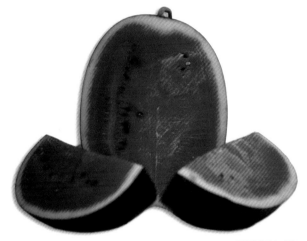

西瓜药材（2）

外用适量，研末吹敷患处。使用注意：虚寒者忌用。

经验方　①喉证，肿痛白腐，退炎消肿：西瓜霜五钱，西月石五钱，飞朱砂六分，僵蚕五分，冰片五分。研极细末，吹患处。阴虚白喉忌用。（《喉痧症治概要》玉钥匙）②白喉：西瓜霜二两，人中白一钱（煅），辰砂二钱，雄精二分，冰片一钱。共研细末，再乳无声，如非白喉，减去雄精。（《治喉捷要》瓜霜散）

【参考文献】

[1]Thomas RK, Dean EK, Leonard PS. 3,6-nonadien-1-ol from Citrullus vulgaris and Cucumis melo. Phytochemistry, 1974, 13(7): 1167.

[2]Kemp TR. Identification of some volatile compounds from Citrullus vulgaris. Phytochemistry, 1975, 14(12): 2637.

[3] 白桦，白桂香. 自拟西瓜皮散治疗体表溃疡 17 例. 中医外治杂志，2001, 2(10):51.

[4] 朱月桥. 西瓜散治疗腹水的经验介绍. 江苏中医，1959,(12):10.

[5] 张学安. 大蒜配西瓜治疗急性肾炎. 湖北中医杂志，1986,(2):51.

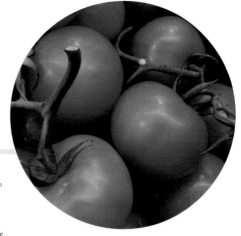

西红柿

Xi hong shi

Lycopersici Esculenti Fructus

[英] Tomatoes

【别名】番茄、小金瓜、喜报三元、番李子、金橘、洋柿子、番柿。

【来源】为茄科植物番茄 *Lycopersicum esculentum* Mill. 的果实。

【植物形态】草本。全株被黏质腺毛。茎直立易倒伏，触地则生根。奇数羽状复叶或羽状深裂，互生；小叶极不规则，大小不等，常 5 ～ 9 枚，卵形或长圆形，长 5 ～ 7cm，先端渐尖，边缘有不规则锯齿或裂片，基部歪斜。聚伞花序侧生；花萼 5 ～ 7 裂，果时宿存；花冠黄色，5 ～ 7 裂；雄蕊 5 ～ 7，着生于筒部，花丝短，花药半聚合状，或呈一锥体绕于雌蕊；子房 2 室至多室，柱头头状。浆果扁球状或近球状，肉质而多汁，橘黄色或鲜红色，光滑。种子黄色。

【分布】广西全区均有栽培。

【采集加工】夏、秋季果实成熟后采摘。

【药材性状】多鲜用。浆果扁球状或近球状，肉质多汁液，橘黄色或鲜红色，光滑反光，多有宿存花萼。气微，味酸甜。

【品质评价】以色鲜红，果肉肥厚者为佳。

【化学成分】本品叶中含有蛋白质（protein）、糖（sacchariae）、有机酸（organic acid）、皂苷（saponin）、黄酮类（flavonoids）、酚类（phenols）、生物碱（alkaloid）[1] 等化学成分。

本品果实含多酚氧化酶 [2]、番茄红素 [3] 等化学成分。

【药理作用】

1. 抗炎 西红柿中的番茄碱给大鼠肌内注射 1 ～ 10mg/kg 或灌服 15 ～ 30mg/kg，能减轻角叉菜胶引起的足肿胀，切除肾上腺后作用更显著；皮下注射 5 ～ 10mg/kg，连续 7 天，可抑制肉芽组织的形成；给小鼠皮下注射 10mg/kg，可降低毛细血管通透性 [4]；给豚鼠腹腔注射 3 ～ 20mg/kg，番茄碱能降低由组胺引起的毛细血管通透性升高，对组胺喷雾引起的反应亦有部分拮抗作用 [5]。

2. 抗肿瘤 实验表明番茄皂苷 A（esculeoside A）和 α-tomatine 都具有细胞毒作用，通过皮肤外用番茄皂苷 A（esculeoside A）还有抑制疱疹和皮肤癌活性 [6]。此外，研究发现 α-tomatine 具有抗人乳腺癌细胞活性，能有效地抑制（胸腺、结肠、肝脏和胃）癌细胞的生长 [7,8]。

3. 降血脂、抗动脉粥样硬化 发现番茄碱能够从小鼠小肠黏膜细胞中释放出胆固醇，影响胆固醇的吸收和脂类代谢。同时还发现番茄碱能够诱导大鼠肝脏中胆固醇的合成，使胃肠之间的胆固醇与番茄碱形成复杂的化合物，降低由肠内转移到肝脏的胆固醇 [9]。给大鼠喂食含有 0.2g/100g 番茄碱的高脂饮食，3 周后发现低密度胆固醇降低到 41% [10]。将一定量的番茄碱添加到含有黄油的正己烷溶液中，发现溶液中的胆固醇被去除，可见番茄可以降低饮食中和体内自身的胆固醇 [11]。

4. 抗病原微生物 番茄碱糖苷（α-tomatine）能抑制细菌、病毒、真菌等微生物的生长 [12]。

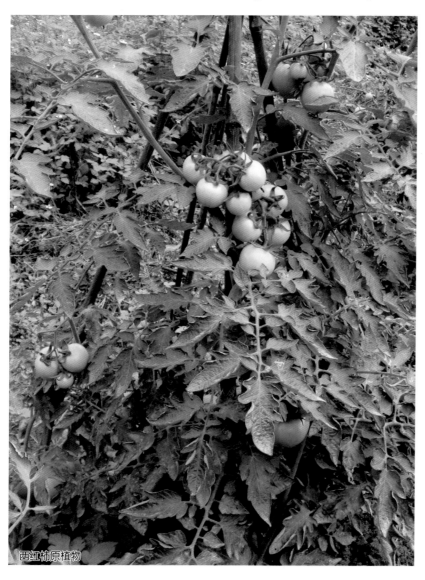

西红柿原植物

5. 抗微核突变　西红柿汁对亚硝酸钠和 N-甲基苄胺诱发小鼠骨髓嗜多染红细胞微核（MN）升高有抑制作用[13]。

6. 免疫调节　比较番茄碱、糖苷、脂质和一个聚合体的免疫沉淀反应，发现番茄碱诱导细胞分裂素的水平高于其他三种由佐剂诱导产生的细胞分裂素[14]。番茄碱可以调节小鼠的免疫功能，提高对疟疾等传染病的抵抗[15]。

7. 抑制乙酰胆碱酯酶　随着番茄碱浓度的增加，对小鼠乙酰胆碱酯酶的抑制作用增强，对假性胆碱酯酶也有可逆性的抑制作用[16]。

8. 影响心血管　番茄碱对离体蛙心有强心作用，其强度小于毒毛旋花子糖苷，而大于 α-卡茄碱和 α-茄碱，给大鼠注射 1.5 ~ 2mg/kg，可使血压骤降，但可迅速恢复，对心率无影响[17]。体内和体外试验均可引起溶血[5]。

9. 抗利尿　通过给老鼠注射一定量的番茄碱，发现尿量降低，同时老鼠的皮质甾醇类和中性粒细胞明显增加，血清中的 Na/K 比增加[18]。

10. 毒性反应　番茄碱毒性很小，皮下注射可引起局部坏死，治真菌病的油膏涂于皮肤无刺激性，对黏膜则可能有刺激。给大鼠或兔静脉注射，可引起急骤、短暂的血压下降。体内外试验均可引起溶血[4]。含 4% 番茄种子的食物给小鼠喂饲，可引起血清丙氨酸转氨酶（ALT）升高[19]。

【性味归经】味酸、甘，性微寒。归胃、肺经。

【功效主治】生津止渴，健胃消食，凉血。主治口渴津伤，脘腹胀满，食欲不振。

【用法用量】内服：煎汤，或生食；外用：适量。

【使用注意】急性肠炎、菌痢及溃疡活动期病人不宜食用。

【经验方】

1. 蜈蚣咬伤　鲜番茄果或叶适量，捣烂，将伤口污血挤出后敷上药。（《广西民族医药验方汇编》）

2. 骨髓炎　西红柿叶、天青地红、芭蕉心各适量，冰片 2g，捣烂外敷患处。（《广西民族医药验方汇编》）

【参考文献】

[1] 梁臣艳，邓家刚，冯旭，等.番茄叶化学成分的初步研究.中国民族民间医药,2013,22(4): 26.

[2] 孙静，沈瑾，曹冬冬，等.红熟番茄果实多酚氧化酶学特性.农业工程学报,2011,27(增刊2): 253.

[3] 李记锁.番茄中番茄红素含量影响因素及遗传的初步研究.北京:中国农业大学,2003.

[4] Filderman, R. B. , Kovacs, B. A. Antiinflammatory activity of the steroid alkaloid glycoside, tomatine. Br. J. Pharmacol, 1969,(37): 748-755.

[5] 江苏新医学院.中药大辞典（下册）.上海:上海科学技术出版社,1977:2407.

[6] Tran Q, et al. New spirostanol steroids and steroidal saponins from roots and rhizomes of dracaera angustifolia and their antiproliferactive activity. Nat Prod, 2001,(64): 1127-1132.

[7] Yukio, S, Tsuyoshi I. Cytotoxic major saponin from tomato fruits. Chem Pham Bull, 2003,(51): 234-235.

[8] Mendel F, et al. Tomatine-containing green tomato extracts inhibit growth of human breast, colon, liver, and stomach cancer cells. Agric Food Chem, 2009,(57): 5727-5733.

[9] Blumer A, Watt S M. Homeostasis of mucosal cholesterol in the small intestine of the rat. Lipids,1984,(19): 721-727.

[10] Friedman M, Fitch T E. Feeding tomatoes to hamsters reduces their plasma low-density lipoprotein cholesterol and triglycerides. J. Food Sci, 2000,(65): 897-900.

[11] Tukalo E A, Okorokov A N. Determination of blood serum cholesterol ester levels in patients with chronic liver diseases using tomatine. Lab. Delo, 1980: 295-297.

[12] 王彦章，朱璇，卞生珍.番茄成熟过程中番茄碱含量的变化及其抑菌作用.新疆农业大学学报,2000,23(2):35-37.

[13] 曾鼎昌，洪振丰，高碧珍.青椒和西红柿的抗微核突变作用研究.海峡药学,2000,12(1):32-33.

[14] Rajananthanan P, Attard G S. Novel aggregate structure adjuvants modulate lymphocyte proliferation and Th1 and Th2 cytokine profiles in ovalbumin immunized mice. Vaccine, 1999,(1): 140-152.

[15] Heal K G, Sheikh N A, et al. Potentiation by a novel alkaloid glycoside adjuvant of a protective cytotoxic T cell immune response specific for a preerythrocytic malaria vaccine candidate antigen. Vaccine, 2001,(19): 4153-4161.

[16] Zhu K Y, Clark J M. Comparisons of kinetic properties of acetylcholinesterase purified from azinphosmethyl-susceptible and -resistant strains of Colorado potato beetle. Pestic. Biochem. Physiol, 1995(51): 57-67.

[17] Csiky I, Hansson L. High performance liquid affinity chromatography (HPLAC) of sterols with tomatine chemically bonded to microparticulate silica. J. Liq. Chromatogr, 1986,(9): 875-886.

[18] Kovalenko V S. Antidiuretic effect of the glycoalkaloid α-tomatine. Aktual. Vopr. Teor. Klin. Med. , Mater. Ob'edin. Nauchn. Stud. Konf. MedVuzoV BSSR Pribalt, 1977: 61.

[19] Friedtman M. C A, 1992,(117): 89064d.

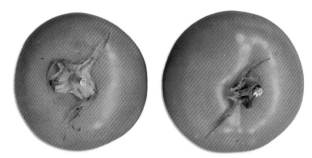

西红柿药材(1)

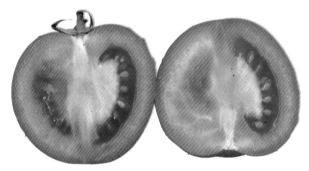

西红柿药材(2)

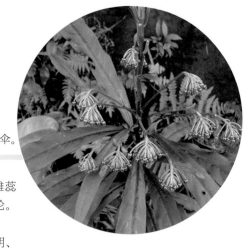

Bai liang jin

百两金

Ardisiae Crispae Radix

[英] Crispateleaf Ardisia Root

【别名】八爪龙、山豆根、地杨梅、开喉箭、叶下藏珠、状元红、铁雨伞、真珠凉伞。

【来源】为紫金牛科植物百两金 Ardisia crispa（Thunb.）DC. 的根及根茎。

【植物形态】灌木。具匍匐根茎，直立茎除侧生特殊花枝外，无分枝。叶片膜质或近坚纸质，椭圆状披针形或狭长圆状披针形，顶端长渐尖，基部楔形，长 7 ~ 12cm，宽 1.5 ~ 3cm，全缘或略波状，具明显的边缘腺点，背面多少具细鳞片，无腺点或具极疏的腺点，侧脉约 8 对，边缘脉不明显。亚伞形花序，着生于侧生特殊花枝顶端，花枝通常无叶；萼片长圆状卵形或披针形，多少具腺点，无毛；花瓣白色或粉红色，卵形，里面多少被细微柔毛，具腺点；雄蕊较花瓣略短，花药狭长圆状披针形，背部无腺点或有；雌蕊与花瓣等长或略长，胚珠 5 枚，1 轮。果球形，鲜红色，具腺点。

【分布】广西主要分布于富川、阳朔、临桂、全州、资源、龙胜、融水、罗城、柳江、金秀、蒙山、平南、那坡、凌云、凤山、乐业。

【采集加工】秋、冬季采挖。洗净，鲜用或晒干。

【药材性状】根茎略膨大。根圆柱形，略弯曲，长 5 ~ 20cm，直径 2 ~ 10mm，表面灰棕色或暗褐色，具纵皱纹及横向环状断裂痕，木部与皮部易分离。质坚脆，断面皮部厚，类白色或浅棕色，木部灰黄色。气微，味微苦、辛。

【品质评价】以根粗壮、皮厚者为佳。

【化学成分】本品含岩白菜素（bergenin）、紫金牛酸（ardisic acid）[1]、百两金皂苷 A 和 B（ardisiacrspin A and B）[2]、（+）- 安五脂素 [（+）anwulignan]、内消旋二氢愈创木酸（meso-dihydroguaiaretic acid）、6- 羟基戊酸（6-hydroxyvaleric acid）、岩白菜素（bergenin）、正十四烷（n-tetradecane）、β - 谷甾醇（β -sitosterol）、百两金皂苷 C（ardisiacrispin C）即

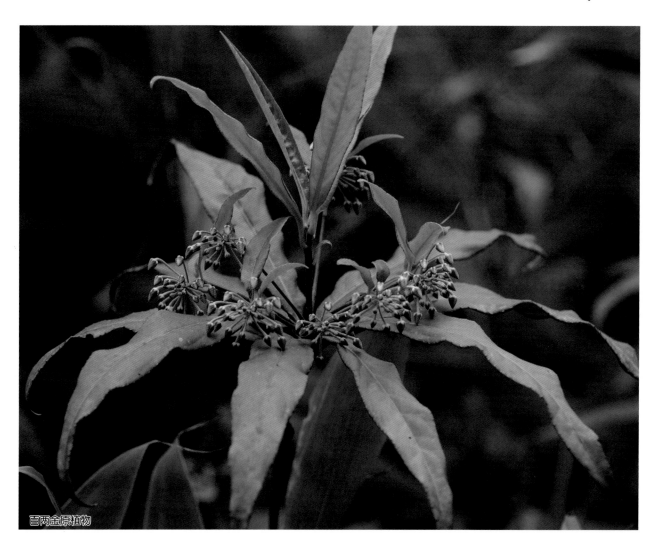

百两金原植物

3β,16α,28- 三羟基 -13β,28- 齐墩果 -12 烯 -30- 酸 -3β-O-
{α-D- 吡喃鼠李糖基 -（1→2）-β-D- 吡喃葡萄糖基 -
（1→4）-[β-D- 吡喃葡萄糖基 -（1→2）- α-L- 吡喃阿拉
伯糖基 }-30-O-[3′α- 吡喃葡萄糖醛酸 - 甘油（1′→30）]- 酯
苷 {3β-O-{α-L-rhamnopyranosyl-（1→2）-β-D-glucopy-
ranosyl-（1→4）-[β-D-glucopyranosyl-（1→2）]-α-L-
arabinopyranosyl}-3β,16α,28-trihydroxy-olean-12en-30-oic
acid 30-O-[3′α-D-glucopyranuronate-glycerol（1′→30）]
ester}[3]、汉黄芩素（wogonin）、千层纸素 A（oroxylin
A）、汉黄芩苷（wogonoside）、黄芩苷（baicalin）[4]、
（7S,7′R）- 双（3,4- 亚甲二氧苯基）-rel-（8R,8′R）- 二甲
基 四 氢 呋 喃 [rel-（8R,8′R）-dimethyl-（7S,7′R）-bis（3,4-
methy-lenedioxyphenyl）tetrahydrofuran]、（-）- 襄五脂素
[（-）-chicanine]、（7S,8S,7′R,8′R）-3,4- 亚甲二氧基 -3′,
4′- 二 甲 氧 基 -7,7′- 环 氧 脂 素 [（7S,8S,7′R,8′R）-3′,4′-
dimethoxy-3,4-methylenedioxy-7,7′-epoxylignan]、异安五脂
素（isowulignan）、α- 菠甾醇（α-spinasterol）、26- 羟基
二十六烷酸甘油酸酯（26-hydroxyhexacosanoyl-glycerol）[5]。

【药理作用】

1. 抗炎　百两金醇提取物对炎症早期毛细管通透性亢进、
渗出和水肿有抑制作用[6]。外涂对巴豆油混合致炎液诱发
小鼠耳郭炎症和蛋清致大鼠足趾肿胀均有抑制作用；灌胃
给药可抑制蛋清致小鼠皮肤毛细血管通透性增高；腹腔注
射对大鼠肩部植纸片诱发肉芽肿增生有抑制作用。

2. 抗肿瘤　百两金皂苷 C（ardisicrispin C）和现汉黄芩苷有
抑制肝癌细胞（Bel-7402）增殖作用[3]，在一定浓度范围内
现汉黄芩苷抑制作用比 5-FU 强[4]。百两金正己烷提取物可
减少二甲基苯并蒽（DMBA）诱导小鼠皮肤癌发生率、肿
瘤负担和肿瘤体积，延迟肿瘤形成潜伏期[7,8]。苯醌类化合
物 AC7-1（2-methoxy-6-tridecyl-1,4-benzoquinone）能阻止
B16-F10 黑色素瘤细胞黏附到细胞外基质（ECM）及瘤细
胞侵袭，还能抑制肺转移瘤和体内肿瘤生长[9]。

3. 镇痛　百两金中岩白菜素通过选择性磺酰化和曼尼希反
应所得的产物可抑制冰醋酸致痛小鼠扭动次数[10]。

4. 解热　百两金 0.3% 醇提物腹腔注射，对霍乱、伤寒等混
合菌苗所致家兔发热有退热作用[6]。

5. 其他　百两金对 1 型单纯疱疹病毒（HSV-1）有抑制作用[11]。
百两金中皂苷 A（Ardisiacrispin A）和皂苷 B（Ardisiacrispin
B）可兴奋子宫[11,12]。

6. 毒性反应　急性毒性，小鼠灌胃、腹腔注射百两金醇提
取物的半数致死量（LD$_{50}$）分别为 2.345g/kg、18.16g/kg，
小鼠灌胃百两金皂苷 A 的 LD$_{50}$ 为 1.44 g/kg；亚急性毒性，
灌服百两金皂苷 A 200 mg/kg 可引起大鼠体重、血常规和血
液生化指标明显变化以及轻微肝损伤[6,13]。

【临床研究】

痈肿暑疖　内服：百两金 150g，按药剂学汤剂制备方法，
制备成药液。取少量药液清洗疮口疮面，余药内服，每
日 2 次。外敷：将百两金用清水冲洗干净，捣烂成糊状，
根据痈疖红肿范围大小外敷于患处。外敷面积以大于红

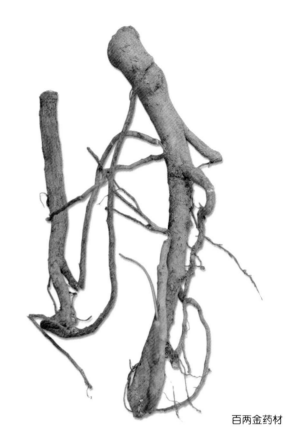

百两金药材

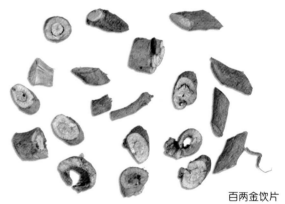

百两金饮片

肿线 1cm 为宜。每 24h 换药 1 次。用药以后，局部即有
清凉舒适感觉，疼痛明显减轻，一般用药 3 次，初期患者，
局部红肿热痛明显减轻；成脓期患者，局部溃脓，均可
继续外敷，结合内服治疗，可用于疮疡的全过程。结果：
共治疗痈肿 68 例，2 ~ 4 日愈 38 例，5 ~ 7 日愈 26 例，
8 ~ 10 日愈 4 例；暑疖 144 例中，2 ~ 3 日愈 66 例，4 ~ 5
日愈 73 例，6 ~ 7 日愈 5 例，治愈率达 100%[14]。

【性味归经】味苦、辛，性凉。归肺、肝、膀胱经。

【功效主治】清热解毒，祛痰利湿，活血化瘀。主治咽喉
肿痛，无名肿毒，毒蛇咬伤，咳嗽有痰，湿热黄疸，小
便淋痛，风湿痹痛，跌打损伤。

【用法用量】内服：煎汤，9 ~ 15g；或煎水含咽。外用：
适量，鲜品捣敷。

【使用注意】脾胃虚弱者及孕妇慎用。

【经验方】

1. 秃疮，疥癣　干百两金根皮为末，调茶油抹患处；或加水浓煎，洗患处。(《福建中草药》)

2. 烫伤　百两金根研末，油调敷。(《湖南药物志》)

3. 蛇咬　百两金根以酒磨，涂患处。(《湖南药物志》)

4. 齿痛　百两金根15g。水煎，频频含咽。(江西《草药手册》)

5. 喉蛾 (扁桃体炎)　鲜百两金30g，水煎服；或鲜百两金根30g。水煎加醋少许，漱喉或频频咽下。或干百两金根或叶，放新瓦上焙干为末，吹喉，每日数次。(《福建中草药》)

6. 喉头溃烂　百两金根9g。水煎，用猪肝汤兑服。(江西《草药手册》)

7. 肺病咳嗽，痰出不畅　百两金根15g。炖猪肺服。(江西《中草药学》)

8. 胃气痛　百两金根9g。研末，开水冲服，每日2～3次。(江西《草药手册》)

9. 肾炎水肿　鲜百两金根30g，童子鸡1只 (去头、足、翼、内脏) 水炖食鸡服汤。(江西《草药手册》)

10. 陈旧性腰痛　百两金根9g，雪见草15g。水煎，甜酒调服。(江西《草药手册》)

11. 湿热黄疸、白浊　鲜百两金30～60g。水煎服。(《福建中草药》)

12. 痢疾　鲜百两金根60g，水煎服。(《福建中草药》)

13. 睾丸肿大坠痛　百两金根30～60g，荔枝核14枚。酒水煎服。(《福建中草药》)

14. 筋骨酸痛，腰痛　百两金15g，鲜菝葜根、鲜虎杖各30g。煎水，服时兑酒少许。(《安徽中草药》)

【参考文献】

[1] 中国医学科学院药物研究所. 中草药有效成分的研究 (第一分册). 北京: 人民卫生出版社,1972:426.

[2] Jansakul C, Baumann H, Kenne L, et al. Ardisiacrispin A and B, two utero-contracting saponins from Ardisia crispa. lanta Med, 1987, 53(5): 405.

[3] 黄伟, 徐康平, 李福双, 等. 百两金根中的一个新皂苷. 有机化学, 2009, 29(10):1564.

[4] 黄伟, 谭桂山, 徐康平, 等. 百两金细胞毒活性成分研究. 天然产物研究与开发,2010,22(6):949.

[5] 张嫩玲, 胡江苗, 周俊, 等. 百两金的化学成分. 天然产物研究与开发,2010,22(4):587.

[6] 刘文江, 段青宏. 中药百两金的药理作用研究. 中草药,1986,17(9):21.

[7] Sulaiman H, Hamid RA, Ting YL, et al. Anti-tumor effect of Ardisia crispa hexane fraction on 7,12-dimethylbenz[α] anthracene-induced mouse skin papillomagenesis.JCancer Res Ther,2012,8(3):404.

[8] Roslida A, Fezah O, Yeong LT.Suppression of DMBA/croton oil-induced mouse skin tumor promotion by Ardisia Crispa root hexane extract.Asian Pac J Cancer Prev,2011,12(3):665.

[9] Kang YH, Kim WH, Park MK, et al. Antimetastatic and antitumor effects of benzoquinonoid AC7-1 from Ardisia crispa.Int J Cancer, 2001, 93(5):736.

[10] 张韶湘, 赵永娜, 赵庆, 等. 岩白菜素两个衍生物的合成及镇痛活性研究. 天然产物研究与开发,2008,(20): 527.

[11] 傅骐, 郑民实. 497种中草药抗 I 型单纯疱疹病毒 (HSV-1) 的实验研究. 广东医药学院学报,1994,10(3):155.

[12] 张清华. 紫金牛属植物化学成分研究概况. 华西药学杂志,1994, 9(22):99.

[14] 蔡佳仲, 张艳平, 刘抗伦, 等. 百两金皂苷 A 的急性与亚急性毒性实验. 毒理学杂志,2012,26(1):70.

[15] 刘荣珍. 草药百两金内服外敷治痈肿暑疖212例小结. 江西中医药,1995, 26(7):23.

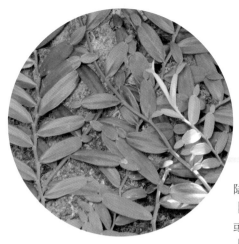

百足藤
Bai zu teng

Pothis Repentis Herba
[英] Creeping Pothos Herb

【别名】神仙对坐草、石上蜈蚣、飞天蜈蚣、百足草、石蜈蚣、下山蜈蚣。

【来源】为天南星科植物百足藤 *Pothos repens*（Lour.）Druce 的全草。

【植物形态】附生藤本。营养枝具棱，常曲折，节上气生根，贴附于树上；花枝圆柱形，具纵条纹，一般没有气生根，多披散或下垂。叶柄长楔形，先端微凹；叶片披针形，向上渐狭，长 3 ~ 4cm，宽 5 ~ 7mm，与叶柄皆具平行纵脉，细脉网结，但极不明显；幼枝上叶片较小。苞片 3 ~ 5，披针形，覆瓦状排列或较远离；花序柄细长，基部有一线形小苞片；佛焰苞绿色，线状披针形，具长尖头；肉穗花序黄绿色，雄蕊黄色，雌蕊淡绿，细圆柱形，果时伸长；花密，花被片 6，黄绿色雄蕊和柱头稍超出花被，花药黄色。浆时成熟时焰红色，卵形。

【分布】广西主要分布于武鸣、玉林、陆川、博白、宁明、龙州。

【采集加工】全年均可采。洗净，鲜用或切段晒干。

【药材性状】茎圆柱形，具细条纹，老枝节上常有气生根。叶皱缩，纸质，表面绿色，展平叶形多变，常披针形至线状披针形，基部钝圆，先端渐尖；叶柄楔形，先端截平或微下凹，多少具耳。

【品质评价】以干燥、全株完整、无杂草泥沙者为佳。

【化学成分】本品含有皂苷类(saponins)、香豆素(coumarin)及其苷类、有机酸类(organic acids)等成分[1]。

【性味归经】味苦、辛，性温。归心、肝、肾经。

【功效主治】活血散瘀，接骨，祛风湿，止痛。主治跌打损伤，骨折，风湿痹痛，腰腿痛。

【用法用量】内服：煎汤，9 ~ 15g；或浸酒。外用：适量，捣敷或酒炒敷。

【使用注意】孕妇慎用。

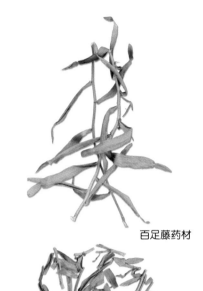

百足藤药材

百足藤饮片

【参考文献】

[1] 杨树德，李慧明，台海川，等. 螳螂跌打的生药学研究. 中国民族民间医药，2010, 12(3):12.

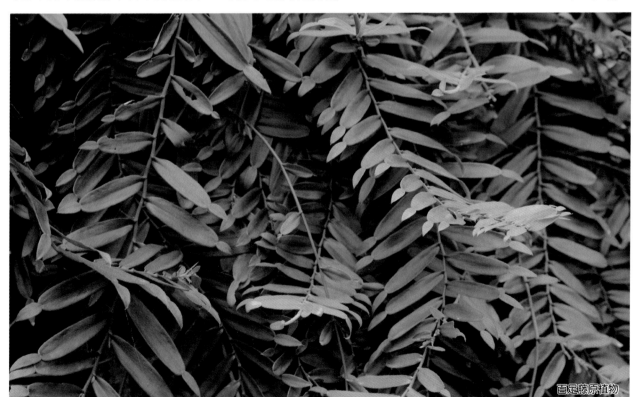

百足藤原植物

百解藤

Bai jie teng

Cycleae Hypoglaucae Herba
[英] Glaucousleaf Cyclea Herb

【别名】粉叶轮环藤、金钱风、凉粉藤、寄山龙、山豆根、青藤仔、蛤仔藤、金锁匙。

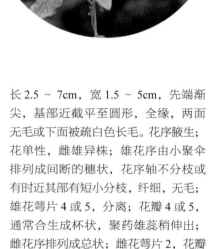

【来源】为防己科植物粉叶轮环藤 *Cyclea hypoglauca*（Schauer）Diels 的全草。

【植物形态】缠绕藤本。根粗壮，圆柱状弯曲，外皮灰褐色。老茎具纵向扭曲的粗条纹，小枝纤细，除叶腋或分枝有簇毛外，余均无毛。单叶互生；叶片薄纸质，阔卵状三角形至卵形，长 2.5 ~ 7cm，宽 1.5 ~ 5cm，先端渐尖，基部近截平至圆形，全缘，两面无毛或下面被疏白色长毛。花序腋生；花单性，雌雄异株；雄花序由小聚伞排列成间断的穗状，花序轴不分枝或有时近其部有短小分枝，纤细，无毛；雄花萼片 4 或 5，分离；花瓣 4 或 5，通常合生成杯状，聚药雄蕊稍伸出；雌花序排列成总状；雌花萼片 2，花瓣 2，微小，贴生在萼片基部。核果近球形，熟时黄色。

【分布】广西主要分布于天峨、都安、罗城、全州、恭城、富川、贺县、岑溪、玉林、防城、宁明、龙州、天等、隆安、武鸣、邕宁。

【采集加工】全年均可采收。去须根或枝叶，洗净，切段，晒干。

【药材性状】根呈圆柱形，直径 0.5 ~ 3cm。表面暗褐色，凹凸不平，有弯曲的纵沟、横裂纹和少数支根痕。质硬，断面灰白色，有放射状纹理和小孔。气微，味苦。

【品质评价】以根粗、断面灰白色、无泥土杂质者为佳。

【化学成分】本品含 d-栎醇（d-quercitol）、轮环藤宁（cycleanine）、l-箭毒碱（l-curine）、轮环藤酚碱（cyclanoline）、β-谷甾醇（β-sitosterol）[1]。

【性味归经】味苦，性寒。归膀胱、肺、大肠、肝经。

【功效主治】利水通淋，清热解毒，祛风止痛。主治淋证，风热咳嗽，咽喉肿痛，白喉，风火牙痛，肠炎，痢疾，风湿痹痛，疮疡肿毒，毒蛇咬伤。

【用法用量】内服：煎汤，10 ~ 30g。

【使用注意】肾虚尿频者不宜用。

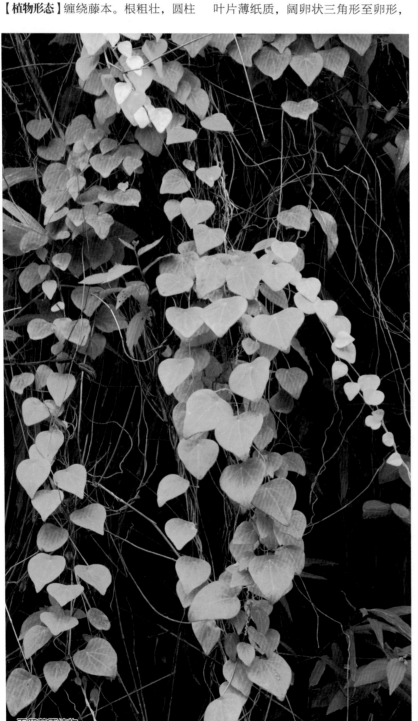

百解藤原植物

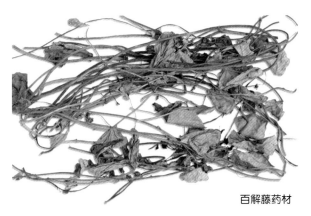

百解藤药材

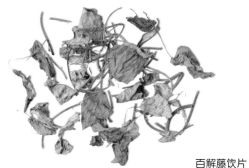

百解藤饮片

【经验方】

1. 蛇咬伤　百解藤根适量，米酒浸过药面泡7天。内服10～20ml，每日3次，并用药酒从上而下外搽伤肿处，忌搽伤口。（《广西本草选编》）

2. 慢性支气管炎　凉粉藤、百部各15g，穿心莲12g。水煎2次。每次煎沸后，放置4h以上，过滤，两次滤液浓缩至30～60ml，每日1次顿服，10天为1个疗程。（《全国中草药汇编》）

3. 痢疾　凉粉藤、凤尾草各15g，水煎服。（《全国中草药汇编》）

【参考文献】

[1] 朱兆仪，冯毓秀，何丽一，等．中国防己科轮环藤属药用植物资源利用研究．药学学报，1983,18(7):535.

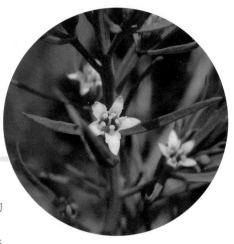

百蕊草

Thesii Chinenses Herba
[英] Chinese Thesium Herb

【别名】百乳草、地石榴、草檀、积药草、珍珠草。

【来源】为檀香科植物百蕊草 Thesium chinense Turcz. 的全草。

【植物形态】柔弱草本。全株多少被白粉，无毛；茎细长，簇生，基部以上疏分枝，斜升，有纵沟。叶线形，长 1.5 ~ 3.5cm，宽 0.5 ~ 1.5mm，顶端急尖或渐尖，具单脉。花单一，5 数，腋生；花梗短或很短；苞片 1 枚，线状披针形；小苞片 2 枚，线形，边缘粗糙；花被绿白色，花被管呈管状，花被裂片，顶端锐尖，内弯，内面的微毛不明显；雄蕊不外伸；子房无柄，花柱很短。坚果椭圆状或近球形，淡绿色，表面有明显、隆起的网脉，顶端的宿存花被近球形。

【分布】广西主要分布于全州、资源、永福、三江、金秀、来宾、都安、南丹。

【采集加工】全年可采。洗净晒干备用。

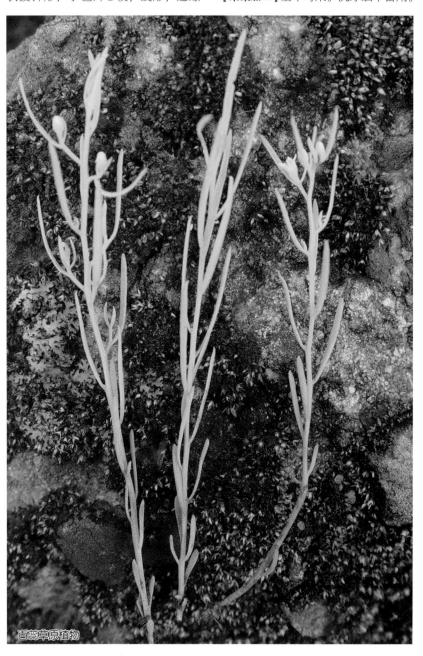

百蕊草原植物

【药材性状】全草细长，茎簇生，直径 2 ~ 5mm，质脆，易折断，断面平坦，黄绿色；木质部占大部分，中心有髓。叶片多卷缩、破碎；完整叶展开后呈叶线形，顶端急尖或渐尖，花单一，5 数，腋生；偶有果实，椭圆状或近球形，淡绿色，表面有明显、隆起的网脉，顶端的宿存花被近球形。气清香，味微苦。

【品质评价】以干燥、无杂质、色黄绿者为佳。

【化学成分】本品含有黄酮类（flavones）、生物碱类（alkaloids）、有机酸（organic acids）、甾醇（sterols）、矿质元素（mineral element）等多种化学成分。

黄酮类化合物有百蕊草素 I，即山奈酚 -3- 葡萄糖 - 鼠李糖苷（kaempferol-3-glucosyl-rhamnoside）[1]、山奈素 -3-O- 葡萄糖苷（kaempferol-3-O-glucoside）、柚皮素 -4-O- 葡萄糖苷（naringenin-4-O-glucoside）、芹菜素 -7-O- 葡萄糖苷（apigenin-7-O-glucoside）、木犀草素 7-O- 葡萄糖苷（luteolin-7-O-glucoside）、芦丁糖苷（rutinoside）[1-5]、山奈酚（kaempferol）、芦丁、山奈素 [6-8]。

生物碱成分有 N- 甲基司巴丁（N-methylcytisine）、白金雀儿碱（lupanine）、槐果碱（sophocarpine）[2]。苷类有 3,5,7,4′- 四羟基黄酮 -3- 葡萄糖 - 鼠李糖苷（3,5,7,4′-tetrahydroxyflavone-3-glucosyl-rhamnoside）、紫云英苷（astragalin）、琥珀酸（succinic acid）、芦丁、木樨草素 -7-O- 葡萄糖苷、5- 甲基山奈酚、芹菜素 -5-O- 葡萄糖 - 鼠李糖苷 [3,4]。

矿质元素含铁（Fe）、锌（Zn）、铜（Cu）等 17 种 [9]。全草中还含对羟基苯甲酸（p-hydroxy benzoic acid）[10]。

【药理作用】

抑菌、抗病毒　百蕊草对金黄色葡萄球菌、痢疾杆菌、伤寒杆菌均有抑制作用。百蕊草总黄酮、有机酸和生物碱都有一定的抗菌活性，百蕊草中的百蕊草素（对羟基苯甲酸）具抗真菌作用，百蕊草有抗乙肝病毒作用[11]。百蕊草提取物对金黄色葡萄球菌、枯草芽孢杆菌、藤黄八叠球菌、蜡状芽孢杆菌、嗜水气单胞菌和铜绿假单胞菌都具有一定的抑菌作用，特别是金黄色葡萄球菌和嗜水气单胞菌对百蕊草高度敏感，但大肠埃希菌耐药[12]。

【临床研究】

1. 急性化脓性中耳炎　用百蕊草全草水煎服，每日1剂，每日洗3～5次，2～5岁每剂6g，6～10岁10g，11～17岁15g，18岁以上20g。结果：57例服4～14剂均治愈。其中服4～6剂治愈12例，7～9剂治愈39例，10～14剂治愈6例[13]。

2. 慢性咽喉炎　治疗组102例予以百蕊片（从百蕊草中提取的有效成分制成的浓缩糖衣片）1.6g，1日3次，共20天，辅以雾化吸入（南京道芬电子有限公司S-888E型超声波雾化器）和微波理疗（上海电子物理研究MTC-2型微波凝固治疗仪），1日2次，共10次。对照组78例予以喉疾灵0.5g，1日3次，共20天，同样辅以上述雾化吸入和微波理疗，1日2次，共10次。结果：治疗组总有效率为80.4%，对照组为51.2%（χ^2=64.116，$P<0.01$）；两组症状与体征的治疗前后有效率比较差异有统计学意义（均$P<0.05$）；无1例毒副反应发生[14]。

【性味归经】味辛、微苦、涩，性寒。归肺、肝、肾经。

【功效主治】清热解毒，祛风利湿，行气活血。主治风热感冒，中暑，肺痛，风湿痹痛，瘰疬，乳痈，疔肿，淋证，黄疸，腰痛，遗精，滑精。

【用法用量】内服：煎汤，9～30g；研末或浸酒。外用：适量，研末调敷。

【使用注意】脾胃虚寒者慎服；孕妇慎用。

【经验方】

1. 乳痈　百蕊草9g，干樟树皮15g，雄黄3g。研末，调敷胸部。（《湖南药物志》）

2. 毒蛇咬伤　①鲜百蕊草、龙芽草各30g。水煎服。②百蕊草、徐长卿、隔山香、娃儿藤根各9g，黄毛耳草30g。水煎服，渣敷伤口周围。（江西《草药手册》）

3. 头晕　百蕊草12～15g。水煎取汁，同鸡蛋2个煮服。（《安徽中草药》）

4. 感冒　百蕊草15～30g。开水泡当茶饮。（《安徽中草药》）

5. 小儿发热　百蕊草9g，柴胡、黄芩各4.5g。煎服。（《安徽中草药》）

6. 支气管肺炎，大叶性肺炎，肺脓肿　百蕊草30～60g。开水泡，当茶饮，或煎服。（《安徽中草药》）

7. 慢性气管炎　百蕊草60g，筋骨草45g。水煎，每日分3次服。（《浙南本草新编》）

8. 急性扁桃体炎，急性乳腺炎，多发性疖肿　百蕊草全草15～60g。文火煎汁服（不可久煎），每日1剂。（《浙南本草新编》）

9. 暑天发痧　百蕊草15～18g，醉鱼草根、马鞭草各15～18g。水煎服，早、晚饭前各服1次。忌食油、荤、酸、辣及芥菜等。（江西《草药手册》）

10. 肾虚腰痛　百蕊草15g。用瘦肉120g煮汤，用肉汤煎药，去渣，兑黄酒服。（江西《草药手册》）

11. 跌挫内伤　百蕊草15g，隔水煎汁，以白糖少许冲服；若不省人事，针刺人中或涌泉穴，同时灌服。（《浙南本草新编》）

12. 急性肾炎，急性扁桃体炎　百蕊草、鸭跖草、白茅根各30g。开水泡当茶饮。（《安徽中草药》）

13. 急性胆囊炎，肠炎　百蕊草、茵陈各30g。开水泡当茶饮。（《安徽中草药》）

14. 血崩腹痛　百蕊草6g，荔枝壳60g。水煎服。（《湖南药物志》）

【参考文献】

[1] 周正华，杜安全，王先荣，等. 百蕊草总黄酮的含量测定. 安徽医药，2002, 6(1):63.

[2] 王峥，李纲顺. 百蕊草生物碱成分的分离与鉴定. 中国药物化学杂志，2006, 16(5):306.

[3] 安徽省医学科学研究所植化室百蕊草组. 百蕊草有效成分的化学研究. 中草药通讯, 1976, (9):393.

[4] 刘德贵. 长白山珍贵药用动植物介绍（六）. 吉林中医药, 1985, (5):30.

[5] 鲁云霞，汪俊松. 百蕊草的化学成分研究. 中草药, 2004,35(5):491.

[6] 徐国兵，黄万著，王德群，等. 百蕊草药材中山柰酚和总黄酮的含量测定. 中医药学报, 2008,36(1):39.

[7] 王峥，李细顼. 百蕊草药材及其制剂中总黄酮的含量测定研究. 中成药, 2007,29(1):138.

[8] 袁艺，吴松涛，刘莉华，等. 百蕊草野生苗与组培苗山柰素含量的研究. 激光生物学报, 2002,11(6):431.

[9] 王峥，李云森，李绍顺. 苯酚-硫酸法测定百蕊草中多糖的含量. 中国现代应用药学, 2006,23(6):483.

[10] 王先荣，王兆全，杜安全. 百蕊草有效成分的化学研究 II 百蕊草素 VI 的提取、分离和鉴定. 现代应用药学, 1994,11(4):15.

[11] 徐燕萍，郑民实，李文. 酶联免疫吸附检测技术筛选300种中草药抗乙型肝炎病毒表面抗原的实验研究. 江西中医学院学报, 1995, 7(1):20.

[12] 刘永松，潘玲，祁克宗，等. 百蕊草有效提取成分对七种细菌的敏感性试验. 贵州医药, 2006,30(6):564.

[13] 应利安，张爱莲. 百蕊草治疗急性化脓性中耳炎57例疗效观察. 听力学及言语疾病杂志, 1997,5(3):155.

[14] 钱备. 百蕊片治疗慢性咽喉炎102例体会. 安徽医药, 2009, 19(3): 1110.

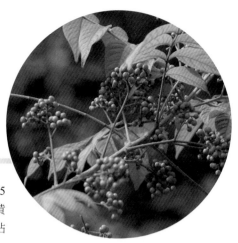

Hui mao jiang guo lian

灰毛浆果楝

Cipadessae Cinerascentis Folium
[英] Cinerascens Cipadessa Leaf

【别名】大苦木、假吴萸、鱼胆木、串黄皮、假茶辣、鱼苦胆、山黄皮。

【来源】为楝科植物灰毛浆果楝 Cipadessa cinerascens（Pell.）Hand. Mazz. 的叶。

【植物形态】灌木或小乔木。小枝被绒毛。奇数羽状复叶互生；小叶9～11，对生或近对生，纸质，卵形至卵状长圆形，长5～10cm，宽3～5cm，先端渐尖或突尖，基部偏斜，全缘或有齿，两面被紧贴的灰黄色柔毛，下面尤密。花两性，圆锥花序腋生；花萼5裂，外面被柔毛；花瓣5，白色至淡黄色，狭长圆形，先端略尖，外面紧贴疏柔毛；雄蕊10，花丝合生成短筒；子房球形，无毛。核果球形，略带肉质，熟时深红色至紫黑色，干后有5棱。

【分布】广西全区均有分布。

【采集加工】叶全年均可采。洗净，鲜用或晒干。

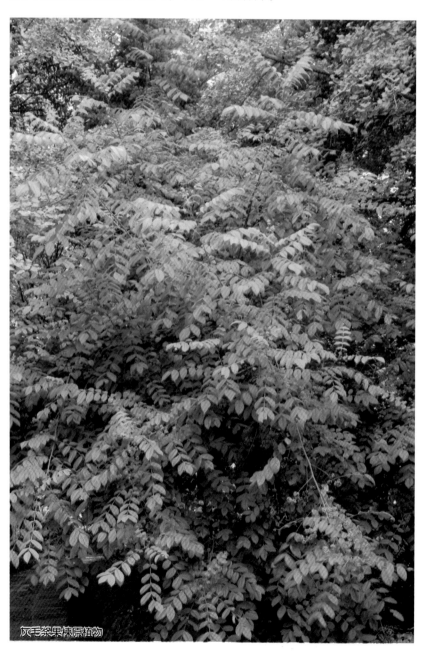

灰毛浆果楝原植物

【药材性状】干燥叶长20～30cm，绿色，叶轴及叶柄密被淡黄色柔毛，具小叶9～11片；小叶对生，小叶片常皱缩或破碎，平展完整者为纸质，卵形至卵状长圆形，长5～11cm，宽3～5cm，先端渐尖或突尖，基部圆形或楔形，边缘中部以上具锯齿，两面被紧贴柔毛，具小叶柄。气微，味苦。

【品质评价】以干燥、叶绿色、完整者为佳。

【化学成分】本品叶中含黄酮类（flavonoids）、萜类（terpenoids）等多种化学成分。

黄酮类成分主要有三叶豆苷（trifolin）、异槲皮苷（isoquercitrin）[1]、山奈酚-3-O-β-D-（6″-O-对酰基桂皮酰）半乳吡喃糖苷 [kaempferol-3-O-β-D-（6″-O-p-coumaroyl）galactopyranoside] [2]、山奈酚-3-O-β-D-（6‴-O-α-L-鼠李糖基）葡萄糖苷 [kaempferol-3-O-β-D-（6‴-O-α-L-rhamnosyl）glucoside] [3]。

萜类成分主要有灰毛浆果楝A（cipadesin A）、灰毛浆果楝B（cipadesin B）、灰毛浆果楝C（cipadesin C）、灰毛浆果楝D（cipadesin D）、灰毛浆果楝E（cipadesin E）和灰毛浆果楝F（cipadesin F）[4]。还含有灰毛浆果楝G（cipadesin G）、灰毛浆果楝H（cipadesin H）、灰毛浆果楝I（cipadesin I）[5]、cipadonoids B-G[6]。

本品叶中尚含有 β-谷甾醇（β-sitosterol）、β-胡萝卜苷（β-daucosterol）和 8,15-dihydroxy-13E-labdane[4]。

本品茎中含 annuionone D、去氢催吐萝芙木醇（dehydrovomifoliol）、alangionoside L、儿茶素（catechin）、东莨菪内酯（scopoletin）、2-hydrox-

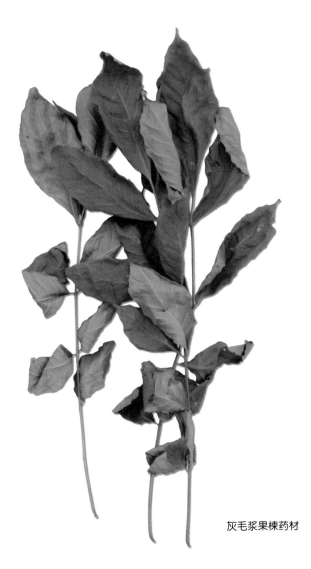

灰毛浆果楝药材

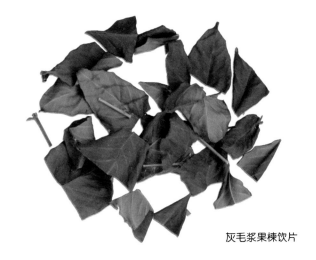

灰毛浆果楝饮片

1.外伤出血　灰毛浆果楝鲜叶适量，捣烂敷患处。(《云南中草药》)

2.小儿皮炎，皮肤瘙痒　假茶辣叶、桃叶各适量。煎水洗患处。(《全国中草药汇编》)

3.疟疾　灰毛浆果楝皮9～15g。煎服。(《云南中草药》)

【参考文献】

[1] 梁龙,肖倬殷.傣药"亚洛轻"化学成分的研究(Ⅰ).中草药,1990, 21(11):2.

[2] 梁龙,肖倬殷.傣药"亚洛轻"化学成分的研究(Ⅱ).中草药,1991, 22(1):6.

[3] 梁龙,肖倬殷.傣药"亚洛轻"化学成分的研究(Ⅲ).中草药,1994, 25(5):236.

[4] 袁小红.火焰花、唐古特瑞香和灰毛浆果楝化学成分及其生物学活性研究.中国科学院研究生院,2005.

[5] Zhang ZG, Yao K, Hu GL, et al.Three New Limonoids from the Leaves of Cipadessa cinerascens.Helvetica Chimica Acta, 2010, 93(4): 698-703.

[6] FangX, Zhang Q, Tan CJ, et al.Cipadonoids B-G, six new limonoids from Cipadessa cinerascens. Tetrahedron, 2009, 65(36): 7408.

[7] 任艳丽,唐前瑞,邸迎彤,等.灰毛浆果楝的化学成分研究.中草药, 2008, 39(9):1302.

yandrosta-1,4-dien-3,16-dione、β - 谷甾醇（β -sitosterol）[7]。

【性味归经】味辛、苦，性微温。归肺、肝经。

【功效主治】祛风化湿，行气止痛。主治感冒发热，疟疾，痢疾，脘腹绞痛，风湿痹痛，跌打损伤，烫伤，皮炎，外伤出血。

【用法用量】内服：煎汤，9～15g，鲜品30g。外用：适量，煎水洗；或捣烂敷。

【使用注意】孕妇慎服。

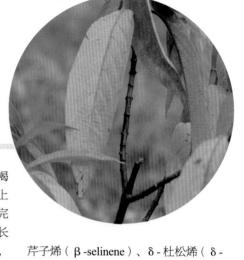

Jian wei feng

尖尾枫

Callicarpae Longissimae Caulis et Folium
[英] Longissime Callicarpa Stem and Leaf

【别名】尖尾峰、黑节风、握手风、穿骨风、大风叶、廉鱼风、雪突、牛舌癀。

【来源】为马鞭草科植物尖尾枫 *Callicarpa longissima*（Hemsl.） Merr. 的茎、叶。

【植物形态】灌木或小乔木。小枝四棱形，紫褐色，幼时稍有多细胞的单毛，节上具毛环。单叶对生；叶柄长1～1.5cm；叶片披针形至狭椭圆形，长14～25cm，宽2～7cm，先端锐尖，基部楔形，边缘具不明显小齿或全缘，表面主脉及侧脉有多细胞的单毛，背面无毛，有细小黄色腺点，干时下陷有蜂窝状小洼点；侧脉12～20对。聚伞花序腋生；花萼有腺点，杯状或截头状，冠的2倍；子房无毛。果实扁球形，白色，具细小腺点。

【分布】广西全区均有分布。

【采集加工】夏、秋季采收。晒干或鲜用。

【药材性状】茎枝呈柱形，表面棕褐色，有点状突起的灰白色皮孔，节上有一圈黄棕色柔毛。叶皱缩破碎，完整者展平后呈披针形至椭圆形，长10～20cm，宽2～5cm，先端锐尖，基部楔形，全缘或有不明显小数点齿，上面暗绿色，下面暗黄绿色，有细小的黄色腺点；叶柄长1～1.5cm。叶腋有残留小花。揉搓后有芳香气，味微辛、辣。

【品质评价】以干燥、色黄绿、无杂质者为佳。

【化学成分】本品含古巴烯（copaene）、石竹烯（caryophyllene）、香树烯（alloaromadendrene）、菖蒲烯（calamenene）、1,1,4,7-四甲基-1a,2,3,4,4a,5,6,7b-八氢-1h-环丙烯并[e]薁（α-gurgunene）、α-律草烯（α-caryophyllene）、β-芹子烯（β-selinene）、δ-杜松烯（δ-cadinene）、二十四烷（tetracosane）、9-辛基-十七烷（9-octyl-heptadecane）、角鲨烯（squalene）、2-乙基己醇（2-ethylhexanol）、邻苯二甲酸（pathalic acid）、石竹素（epoxycaryophyllene）、红没药醇（α-bisabolol）、肉豆蔻酸（myristic acid）、棕榈酸（palmitic acid）、亚油酸（linoleic acid）、亚麻酸（linolenic acid）、油酸（oleic acid）、叶绿醇（phytol）、硬脂酸（stearic acid）、二十酸（eicosanoic acid）、10,11-（4′,5′二甲基苯并）[1-3] 二聚二甲苯 [10,11-（4′,5′dimethylbenzo）[2,3]para-

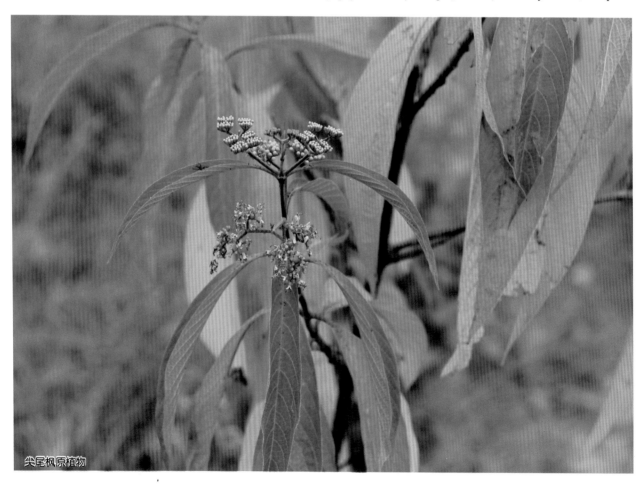

尖尾枫原植物

cyclophane]、二十一碳酸（heneicosanoic acid）、二十二烷酸（docosanoic acid）、邻苯二甲酸单乙基己基酯（phthalic acid mono-2-ethylhexyl ester）、二十三碳酸（tricosanoic acid）、木脂素酸（lignoceric acid）[1]。还含有乌苏酸（ursolic acid）、齐墩果酸（oleanolic acid）、seco-hinokiol、乌发醇（uvaol）、高根二醇（erythrodiol）、野鸦椿酸（euscaphic acid）、山楂酸（maslinic acid）、金合欢素（acacetin）、β-谷甾醇（β-sitosterol）、胡萝卜苷（daucosterol）[2]。

【药理作用】

抗肿瘤、抗炎　尖尾枫提取出的单体对人前列腺肿瘤株（PC3）有细胞毒性，另尚有一定的抗炎活性[3]。

【性味归经】味辛、微苦，性温。归肺、肝经。

【功效主治】祛风散寒，散瘀止血，解毒消肿。主治风寒咳嗽，寒积腹痛，风湿痹痛，跌打损伤，内外伤出血，无名肿毒。

【用法用量】内服：煎汤，10～15g，鲜品加倍；或捣汁饮。外用：适量，捣敷；或研末敷。

【使用注意】阴虚津少者慎用。

【经验方】

1. 外伤出血　尖尾枫叶研粉撒布伤处。（《广西本草选编》）

2. 跌打损伤　尖尾枫鲜叶捣烂，调黄酒外敷。（《福建中草药》）

3. 风寒咳嗽　尖尾枫鲜叶24g（刷去茸毛），冰糖15g。水煎服。（《福建中草药》）

4. 咯血，吐血，衄血，便血　尖尾枫全株15～30g，水煎服；或研粉，每服1.5～3g，开水送服。（《广西本草选编》）

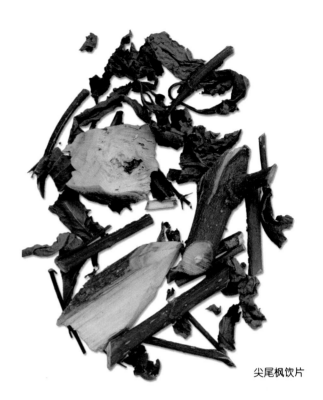

尖尾枫饮片

【参考文献】

[1] 高微,刘布鸣,冯军,等.尖尾枫脂溶性成分分析.广西科学,2012,19(2):147.

[2] 高微,刘布鸣,黄艳,等.尖尾枫化学成分研究.中国实验方剂学杂志,2013,19(19):153.

[3] Liu YW, Cheng YB, Liaw CC, et al. Bioactive diterpenes from Callicarpa longissima. J Nat Prod, 2012,75(4):689.

Jian bao zhong ye

尖苞柊叶

【别名】小花柊叶、柊叶、粽叶。

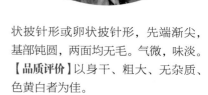

Phrynii Placentarii Rhizoma

[英] Placentarie Phrynium Rhizome

【来源】为竹芋科植物尖苞柊叶 *Phrynium placentarium*（Lour.）Merr. 的根茎、叶。

【植物形态】草本。叶基生；叶柄长约30cm；叶片长圆状披针形或卵状披针形，长30～55cm，宽12～20cm，先端渐尖，基部钝圆，两面均无毛。头状花序无总花梗，自叶鞘生出，近球形，稠密，由4～5或更多之小穗组成；外面的苞片淡黄色，长圆形，先端有硬尖头，内藏小花1对；花白色；萼片披针形，无毛；花冠裂片椭圆形；外轮退化雄蕊倒卵形，内轮的较短；子房无毛或先端被小柔毛，仅1室发育，另2室的胚珠退化。果长圆形，外果皮薄，内有种子1颗。种子椭圆形，被红色假种皮。

【分布】广西主要分布于岑溪、防城、邕宁、田东。

【采集加工】夏、秋季采收，鲜用或切片晒干。

【药材性状】根茎常皱缩，结节状，灰棕色，表面具多数细长须根。质硬，不易折断。气微，味淡。叶基生；叶柄长，皱缩；叶片皱缩，卷曲，背面常缩呈横槽纹，灰绿色，展开呈长圆状披针形或卵状披针形，先端渐尖，基部钝圆，两面均无毛。气微，味淡。

【品质评价】以身干、粗大、无杂质、色黄白者为佳。

【性味归经】味甘、淡，性微寒。归肺、肝、大肠、膀胱经。

【功效主治】清热解毒，凉血止血。主治感冒发热，肝炎，痢疾，小便赤痛，口腔溃烂，吐血，血崩。

【用法用量】内服：煎汤，6～15g。

【使用注意】寒性出血者慎用。

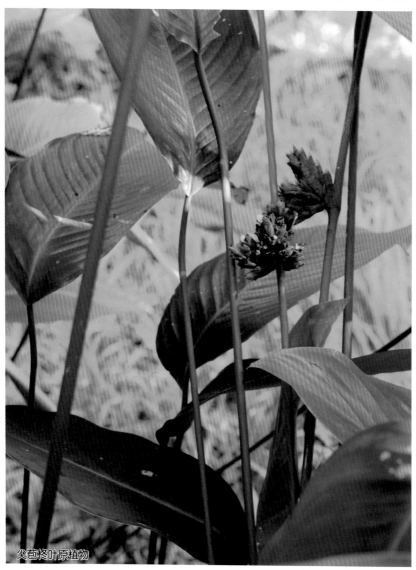

尖苞柊叶原植物

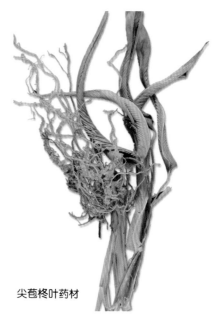

尖苞柊叶药材

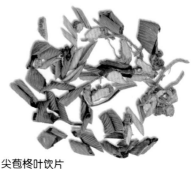

尖苞柊叶饮片

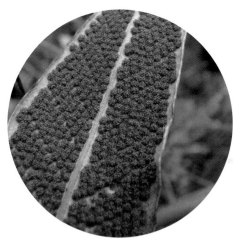

光石韦

Pyrrosiae Calvatae Herba
[英] Balt Pyrrosia Herb

【别名】石韦、一包针、石莲姜、牛皮凤尾草、大石韦、铁牛皮、牛舌条。

【来源】为水龙骨科植物光石韦 Pyrrosia calvata (Bak.) Ching 的全草。

【植物形态】草本。植株根茎粗短，横生或斜生，顶部密被披针鳞片，长渐尖头，边缘有锯齿。叶簇生；叶柄长4～10cm，以关节着生于根状茎；叶片革质，披针形，长20～50cm，宽2～4cm，渐尖头，向基部变狭成楔形下延；叶片上面偶有星状毛及小凹点，下面幼时有白色细长星状毛，最后完全脱落并为绿色；侧脉略可见。孢子囊群在叶片背面中部以上散生；无囊群盖。

【分布】广西主要分布于南宁、武鸣、阳朔、临桂、永福、德保、靖西、那坡、凌云、乐业、隆林、贺州、河池、天峨、都安、龙州、天等。

【采集加工】全年均可采收。除去杂质，洗净，鲜用或晒干。

【药材性状】叶多卷成压扁的管状或平展，革质，一型。叶片长披针形，先端渐尖，基部渐狭而不下延，全缘，长20～50cm，宽约3cm。上表面黄绿色或黄棕色，有小凹点；用扩大镜观察，可见叶下表面有星状毛或细绒毛，孢子囊群密布于叶下表面的中部以上。叶柄有纵棱。气微，味淡。

【品质评价】以干燥、色黄绿、无杂质者为佳。

【化学成分】本品含里白烯（diploptene）、正三十一烷（hentriacontane）、棕榈酸二十八烷酯（octacosyl palmitate）、二十二烷酸二十烷酯（eicosyl behenate）、杧果苷（mangiferin）、β-谷甾醇（β-sitosterol）、胡萝卜苷（daucosterol）、蔗糖（sucrose）[1]、豆甾醇（stigmasterol）、齐墩果酸（oleanolic acid）[2]、异杧果苷（isomengiferin）[3]。

【药理作用】

1. 镇咳祛痰　在治疗气管炎生药选择上，以庐山石韦、光石韦、中间石韦为首选，尤以光石韦最佳。其中含有的异杧果苷和杧果苷是镇咳祛痰的主要有效成分[4,5]。

2. 降血糖　石韦多糖对正常小鼠的血糖水平无明显影响，其降血糖作用不是通过刺激胰岛素分泌实现的；石韦多糖对四氧嘧啶糖尿病小鼠有明显降糖作用；石韦多糖同时能增强糖尿病小鼠的负荷糖耐量，明显降低糖尿病小鼠血液及胰腺组织中过高的 MDA 含量，表明其降血糖作用与其抗氧化损伤胰岛细胞有密切关系[6]。

3. 肾保护作用　单味中药石韦给大鼠灌胃，4 周后与模型组、枸橼酸钾组进行对比，石韦组大鼠肾损伤情况（肾充血、炎细胞浸润、肾小管扩张）轻于模型组（$P < 0.05$），与枸橼酸钾组相当，表明石韦对大鼠肾结石有良好的肾保护作用，其作用机理可能为促进尿中草酸钙结晶排泄，减少草酸钙结晶在肾内堆积[7,8]。

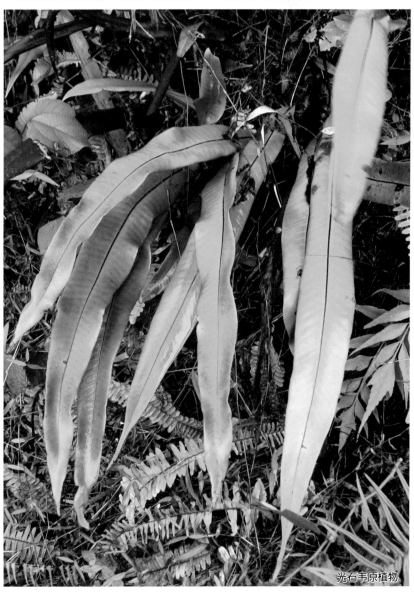

光石韦原植物

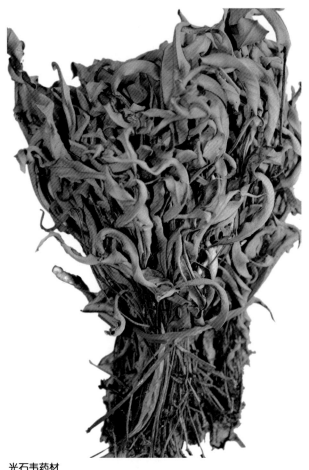

光石韦药材

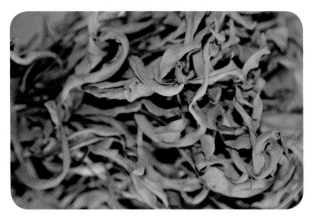

光石韦饮片

4. 抗病毒 异杠果苷单体治疗给药途径的最低有效剂量为 $50\mu g/ml$，石韦水提物有高效抗 Ⅰ 型单纯疱疹病毒（HSV-1）作用，病毒抑制对数 > 4.00[9]。

5. 免疫调节 不同剂量复方石韦片对大鼠分别有促进利尿作用，能提高试验小鼠的脾指数，能增强小鼠腹腔巨噬细胞吞噬功能，提高自然杀伤细胞对 L929 细胞的杀伤作用和脾 T 细胞的增殖，表明复方石韦片对机体有免疫增强作用[10]。石韦大枣合剂能显著对抗环磷酰胺所致的粒系 - 巨系造血祖

细胞集落（CFU-GM）和白细胞减少，并促进 CFU-GM 恢复，增强单核 - 巨噬细胞系统功能，提高机体免疫能力[11]。

6. 升白细胞 将小鼠随机分成环磷酰胺组、环磷酰胺加石韦大枣小剂量组、环磷酰胺加石韦大枣中剂量组、环磷酰胺加石韦大枣大剂量组，分别用生理盐水和石韦大枣合剂不同剂量连续灌胃，观察石韦大枣合剂防治化疗和放疗所致骨髓粒系造血抑制的疗效，结果显示，环磷酰胺加石韦大枣合剂大剂量、中剂量组白细胞下降程度明显低于单纯环磷酰胺组（$P < 0.05$）。表明石韦大枣合剂对环磷酰胺所致的外周血白细胞下降具有明显对抗作用[11]。

7. 抑菌 对石韦地上部分醇提物的石油醚、醋酸乙酯、正丁醇和水 4 个极性部位进行对大肠杆菌、普通变形杆菌、金黄色葡萄球菌、枯草芽孢杆菌、藤黄八叠球菌、黄曲霉、青霉、黑曲霉等 8 种常见菌抑制作用的试验表明，醋酸乙酯、正丁醇和水相萃取物对供试细菌均有不同程度的抑制作用，其中正丁醇相萃取物和水溶解部分的抑菌效果较好[12]。此外，0.5g/ml 复方石韦片对几种常见的引起泌尿系统感染的细菌均有不同程度的抑菌作用；体内抗菌试验表明，15.00g/kg 复方石韦片对小鼠体内大肠埃希菌 O111B4 和变形杆菌致死感染有一定的保护作用[13]。

8. 抗炎利尿 1.00g/kg 复方石韦片可抑制角叉菜胶所致大鼠足肿胀和棉球肉芽肿增生，对大鼠有利尿作用[13]。

9. 抑制血小板聚集 石韦不溶于甲醇的水溶解部分能抑制二磷酸腺苷（ADP）和胶原诱导的兔血小板聚集；其甲醇和水均溶解的部分对 ADP 诱导的兔血小板聚集有较好的抑制活性，而对胶原诱导的兔血小板聚集无活性[14]。

10. 抗氧化 石韦 40% 乙醇加压提取物具有强的抗氧化活性[15,16]。

11. 抑制基质金属蛋白酶 石韦根对基质金属蛋白酶 MMP-1 的表达有抑制作用，其活性稍低于表没食子儿茶素没食子酸酯（EGCG）[17]。

【性味归经】味苦，酸，性凉。归肺、膀胱经。

【功效主治】清热利尿，止咳，止血。主治小便不利，热淋，砂淋，肺热咳嗽，痰中带血，痰核瘰疬，烧烫伤，外伤出血。

【用法用量】内服：煎汤，15 ~ 30g。外用：适量，研末或调敷。

【使用注意】脾胃虚寒者慎服。

【经验方】

1. 外伤出血 光石韦晒干，研末外敷。（《全国中草药汇编》）

2. 泌尿系感染及结石 牛皮凤尾草 30g，银花藤 30g，土牛膝 15g。水煎服。（《四川中药志》）

3. 颈淋巴结结核 光石韦 30g，蛇莓果 15g，泡酒 500g。每服 10ml，每日 3 次。（《中国药用孢子植物》）

【参考文献】

[1] 张奇龙, 徐红, 何康. 光石韦化学成分研究. 中国实验方剂学杂志, 2014, 20(3):49.

[2] 郑兴, 余麟, 廖端芳, 等. 光石韦化学成分的研究. 中草药, 1999, 30(4):253.

[3] 包文芳, 席晓红, 李斌. 光石韦的吡酮类化合物. 西北药学杂志, 1989, 4(1):16.

[4] 包文芳, 孟宪纾, 周荣汉. 中国石韦属化学成分与分类学的研究. 沈阳药科大学学报, 1982,(15):62-71.

[5] 上海第一医学院, 等. 石韦治疗慢性支气管炎的有效成分研究. 医药工业, 1973,(6):1-13.

[6] 王兵, 黄传贵. 石韦多糖降血糖作用的实验研究. 亚太传统医药, 2008,4(8):33-34.

[7] 邵绍丰, 张爱鸣, 刘耀, 等. 单味中药金钱草、石韦、车前子对大鼠肾结石肾保护作用的实验研究. 浙江中西医结合杂志,2009,19(6):342-344.

[8] 邵绍丰, 翁志梁, 李澄棣, 等. 单味中药金钱草、石韦、车前子对肾结石模型大鼠的预防作用. 中国中西医结合肾病杂志, 2009, 10(10):874-876.

[9] 郑民实. 472种中草药抗单纯疱疹病毒的实验研究. 中西医结合杂志,

1990,10(1):29-41.

[10] 吴金英, 贾占红, 孙建宁, 等. 复方石韦片主要药效的实验研究. 浙江实用医学,2005,10(5):311-313.

[11] 梅志洁, 李文海, 邓常青. 石韦大枣合剂治疗环磷酰胺所致小鼠白细胞减少症的实验研究. 湖南中医学院学报,2002,22(2):32-34.

[12] 李雁群, 黎桦, 陈超君, 等. 石韦醇提物抑菌活性的初步研究. 时珍国医国药,2010,21(1):142-143.

[13] 吴金英, 孙建宁. 复方石韦片主要药效学实验研究. 中草药, 2000, 22(6):428-431.

[14] SAWABE Y, IWAGAMI S, SUZUKI S, et al. Inhibitory effect of Pyrrosia lingua on platelet aggregation. Yakuji Shido-hen, 1991, 25(1): 3940.

[15] HSU C Y.Antioxidant activity of Pyrrosia petiolosa.Fitoterapia, 2008, 79(1): 64-66.

[16] KIM M B, PARK J S, LIM S B.Antioxidant activity and cell toxicity of pressurised liquid extracts from 20 selected plant species in Jeju, Korea. Food Chem, 2010, 122(3): 546-552.

[17] LEE Y L, LEE M H, CHANG H J, et al. Taiwanese native plants inhibit matrix met alloproteinase-9 activity after ultraviolet B irradiation.Molecules, 2009, 14(3): 1062-1071.

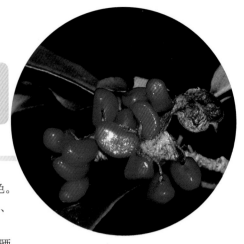

光叶海桐

Pittospori Glabrati Folium
[英] Glabrousleaf Pittosporum Leaf

【别名】一朵云叶、山枝、山栀茶、白桐叶。

【来源】为海桐花科植物光叶海桐 *Pittosporum glabratum* Lindl. 的叶。

【植物形态】常绿灌木。上部枝条有时轮生，全株无毛。单叶互生；叶片薄革质，倒卵状椭圆形或倒披针形，长6～10cm，宽1～3.5cm，先端短尖或渐尖，基部呈楔形，上面绿色，下面淡绿色，边缘略呈波状；中脉突出明显。伞形花序1～4枝，生于小枝顶端，通常具花6～13朵；花黄色；花萼基部联合，5裂，裂片广卵形，光滑，边缘有毛；花瓣5，分离，倒披针形；雄蕊5，与花瓣互生；子房长卵形，无毛，花柱柱头略增大。蒴果卵形或椭圆形，3瓣裂，每瓣有种子约6颗，果皮薄，革质。种子大，近圆形，红色。

【分布】广西主要分布于博白、陆川、玉林、苍梧、全州。

【采集加工】全年均可采收。鲜用或晒干研粉用。

【药材性状】叶稍卷缩，展平呈倒卵状椭圆形或倒披针形，先端短尖或渐尖，基部呈楔形，灰绿色，边缘略呈波状；中脉突出明显。气微，味淡。

【品质评价】以干燥、色黄绿、无杂质者为佳。

【化学成分】本品种子中含有 R- 玉蕊醇（*R*-barrigenol）、槲皮素 -3-*O*-β -D- 葡萄吡喃糖苷（quercetin-3-*O*-β -D-gluco-pyranoside）[1]。

根中含 pittogoside A、pittogoside B、（+）- 南烛木树脂酚 -3α-*O*-β -D- 葡萄糖苷 [（+）-lyoniresinol-3α-*O*-β -D-glucopyranoside]、（+）- 南烛木树脂酚 -3α-*O*-（6″-3,5- 二甲氧基 -4- 羟基 - 苯甲酰基）-β -D- 葡萄糖苷 [（+）-lyoniresinol-3α-*O*-（6″-3, 5-dimethoxy-4-hydroxybenzoyl）-β -D-glucopyrano-side]、（+）- 南烛木树脂酚 -3α-*O*-（6″-3- 甲氧基 -4- 羟基 - 苯甲酰基）-β -D- 葡萄糖苷 [（+）-lyoniresinol-3α-*O*-

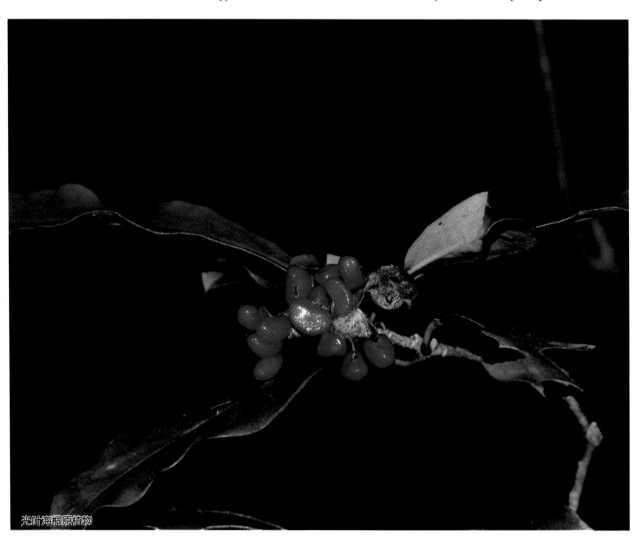

光叶海桐原植物

（6″-3-methoxy-4-hydroxybenzoyl）-β -D-glucopyranoside]、
（ − ）-4-*epi*- 南烛木树脂酚 -3 α -*O*- β -D- 葡萄糖苷 [（ − ）-
4-*epi*-lyoniresinol-3 α -*O*- β -D- glucopyranoside]、（ ＋ ）- 丁
香脂素 -4,4′-*O*- 双 - β -D- 葡萄糖苷 [（ ＋ ）-syringaresinol-4,
4′-bis-*O*- β -D-glucopyranoside]、6 α - 羟基 - 京尼平苷（6 α -
hydroxygeniposide ）、10-*O*- 咖啡酰基 - 脱乙酰基 - 交让木
苷（10-*O*-caffeoyl deacetyl daphylloside ）、3,6,19,21,24-pentahy-
droxy-12-en-28-oleanolic acid、3-*O*- β -D-glucuronopyranosyl-
28-*O*- β -D-glucopyranosyl siaresinolic acid、1-*O*-[6-*O*-
（ 5-*O*-syringoyl- β -D-apiofuranosyl ）- β -D-glucopyranosyl]-3,
4,5-trimethoxy-benzene、3,4,5-trimethoxyphenol-1-*O*- β -D-
apiofuranosyl-（ 1 → 2 ）- β -D-glucopyranoside[2]。

【药理作用】

镇痛 光叶海桐茎叶醇提取物具有镇痛作用且毒性低，腹腔注射 77mg/kg（ 灌胃给药 180mg/kg ）时，能提高热板法及电刺激法小鼠的痛阈，抑制醋酸引起的扭体反应 [3]。

【性味归经】味苦、辛，性微温。归肺、心、肝经。

【功效主治】消肿解毒，止血。主治毒蛇咬伤，痈肿疮疔，水火烫伤，外伤出血。

【用法用量】外用：适量，鲜品捣敷；或煎水洗；或干品研末撒。

【使用注意】孕妇及大便秘结者忌用；用药期间忌酸冷食物和发物。

【经验方】

1. 毒蛇咬伤，疮疖肿毒，过敏性皮炎 鲜一朵云叶捣烂外敷或煎水外洗。（广州部队《常用中草药手册》）
2. 梅毒 光叶海桐叶研末涂。（《湖南药物志》）
3. 外伤出血 一朵云叶研粉外撒。（广州部队《常用中草药手册》）

附：山枝仁

为海桐花科植物光叶海桐的种子。味苦、涩，性平。归肺、心、脾经。清热利咽，止泻。主治虚热心烦，口渴，咽痛，泄泻，痢疾。内服：煎汤，9 ~ 15g；研末，1.5 ~ 3g。

经验方 ①腹泻，咽喉痛：光叶海桐种子 3 ~ 6g，水煎服。（《广西本草选编》）②腹鸣水泻：山枝仁、茯苓、泽泻、厚朴、陈皮、猪苓，水煎服。（《四川中药志》）③下痢后重：山枝仁、藿香、厚朴、葛根、苍术、陈皮、白芍，水煎服。（《四川中药志》）

光叶海桐根

味甘、苦、辛，性微温。归肝、肺、肾经。祛风除湿，活血通络，止咳，涩精。主治风湿痹痛，腰腿疼痛，跌打骨折，头晕失眠，虚劳咳喘，遗精。内服：煎汤，9 ~ 15g，或浸酒。外用：适量，捣敷；或研末敷；或煎水洗；或浸酒搽。使用注意：孕妇禁服。

经验方 ①风湿骨痛，产后风瘫，胃痛，牙痛：光叶海桐根 9 ~ 15g。水煎服。（《广西中草药》）②风湿性关节炎：山栀茶根 60g，枫荷梨 30g，泡酒 500ml，每服酒 15ml，早晚服。（贵州《中草药资料》）③虚劳咳嗽：山枝根皮、白花菜根各 15g，瑞香 6g。水煎。每日 3 次分服。（《常用中草药配方》）

【参考文献】

[1] 甘茉蓉，李韬 . 光叶海桐种子化学成分的研究 . 天然产物研究与开发 ,1999,11(2):41.
[2] 聂田田 . 光叶海桐根化学成分研究 . 济南 : 济南大学 ,2011.
[3] 杨华中，周玉英，肖永新，等 . 光叶海桐茎叶镇痛作用实验研究 . 中国现代医学杂志 ,1996,6(3):14.

光萼猪屎豆

Guang e zhu shi dou

Crotalariae Zanzibaricae Herba
[英] Zanzibarica Crotalaria Herb

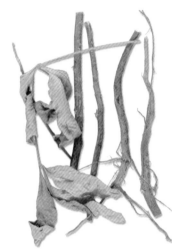

【别名】光萼野百合、南美猪屎豆。

【来源】为豆科植物光萼猪屎豆 Crotalaria zanzibarica Benth. 的全草。

【植物形态】草本或亚灌木。茎枝圆柱形，具小沟纹，被短柔毛。托叶极细小；叶三出，小叶长椭圆形，两端渐尖，长6～10 cm，宽1～3 cm，先端具短尖，上面绿色，光滑无毛，下面青灰色，被短柔毛。总状花序顶生，苞片线形，小苞片与苞片同形，稍短小，生花梗中部以上；花梗在花蕾时挺直向上，开花时屈曲向下，结果时下垂；花萼近钟形，五裂，萼齿三角形，约与萼筒等长，无毛；花冠黄色，伸出萼外，旗瓣圆形，基部具胼胝体二枚，先端具芒尖，翼瓣长圆形，约与旗瓣等长，龙骨瓣最长，稍弯曲，中部以上变狭，形成长喙，基部边缘具微柔毛；子房无柄。荚果长圆柱形，幼时被毛，成熟后脱落，果皮常呈黑色，基部残存宿存花丝及花萼；种子肾形，成熟时朱红色。

【分布】广西主要分布于南宁、武鸣、邕宁。

【采集加工】全年均可采。鲜用或晒干。

【药材性状】根圆柱形，表面土黄色，具侧根或侧根痕。茎圆柱形，黄绿色，质硬，可折断，断面髓部明显。叶皱缩，上表面黄绿色，下表面灰白色，展平小叶长椭圆形，两端渐尖，先端具短尖；叶柄长3～5cm。气微，味稍苦。

【品质评价】以干燥、叶多、完整、黄绿色者为佳。

【性味归经】味微苦、辛，性平；有毒。归脾、胃、肝经。

【功效主治】清热利湿，解毒散结。主治湿热腹泻，小便淋沥，小儿疳积，乳痈。

【用法用量】内服：煎汤，6～15g。外用：适量，捣敷。

【使用注意】脾胃虚寒者慎服。

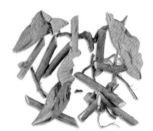
光萼猪屎豆药材

光萼猪屎豆饮片

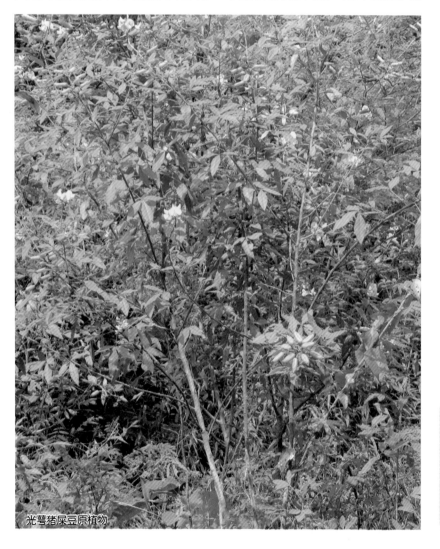
光萼猪屎豆原植物

【经验方】

1. 高血压，遗精早泄，小便频数，遗尿　用种子6～9g，水煎服。(《广西本草选编》)

2. 痢疾，湿热腹泻　用茎、叶6～18g，水煎服。(《广西本草选编》)

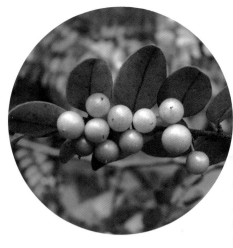

Dang gui teng

当归藤

Embeliae Parviflorae Radix seu Caulis
[英] Smallflower Embelia Root or Stem

【别名】小花酸藤子、藤当归、大力王、土当归、保妇蔃、土丹桂、虎尾草。

【来源】为紫金牛科植物当归藤 *Embelia parviflora* Wall. 的根或藤。

【植物形态】攀缘灌木或藤本。小枝通常2列，密被锈色长柔毛，略具腺点或星状毛。叶2列，互生；叶柄被长柔毛；叶片坚纸质，卵形，长1～2cm，宽0.6～1cm，先端钝或圆形，基部近圆形，稀截形，全缘，叶面仅中脉被柔毛，背面被锈色长柔毛或鳞片，近顶端具疏腺点。亚伞形花序或聚伞花序，腋生，被锈色长柔毛，有花2～4朵；花梗被锈色长柔毛；小苞片披针形至钻形；花5数，萼片卵形或近三角形，具缘毛；花瓣白色或粉红色，分离，先端微凹，近先端具腺点，边缘和里面密被微柔毛；雄蕊在雌花中退化，在雄花中长超出或与花瓣等长，着生于花瓣的1/3处，花药背部具腺点；柱头扁平或微裂，稀盾状。果球形，直径5mm或略小，暗红色，无毛，宿存萼反卷。

【分布】广西主要分布于德保、那坡、凌云。

【采集加工】全年可采。洗净，切片，晒干。

【药材性状】本品根呈圆柱形或类圆形，稍扭曲，侧根较少，直径0.5～2.8cm；表皮呈红棕色，易脱落，皮层内面有纵纹且密集；质硬，不易折断；木质部棕黄色，射线白色，木质部与射线相间排列，呈"菊花"状。茎圆柱形，直径0.2～1.5cm；老茎有的扭曲，嫩茎分枝较多，节间距长短不一；表皮灰褐色，具白色点状皮孔，密被纵纹和锈色柔毛，具腺点或星状点皮孔，易剥离；质硬，不易折断，断面纤维性；髓部明显，红褐色。气微，味微苦。

【品质评价】以干燥、条粗、无杂质者为佳。

【化学成分】本品藤茎含有棕榈酸（palmitic acid）、亚油酸（linoleic acid）、（1*S-cis*）-1,2,3,4-四氢-1,6-二甲基-4-（1-亚甲基）萘 [（1*S-cis*）-1,2,3,4-tetrahydro-1,6-dimethy-4-(1-methylene)-naphthalene]、油酸（oleic acid）、1,2,4a,5,6,8a-六氢-4,7-二甲基-1-（1-亚甲基）萘 [1,2,4a,5,6,8a-hexahydro-4,7-dimethy-4-(1-methylene)-naphthalene] 等成分[1]。

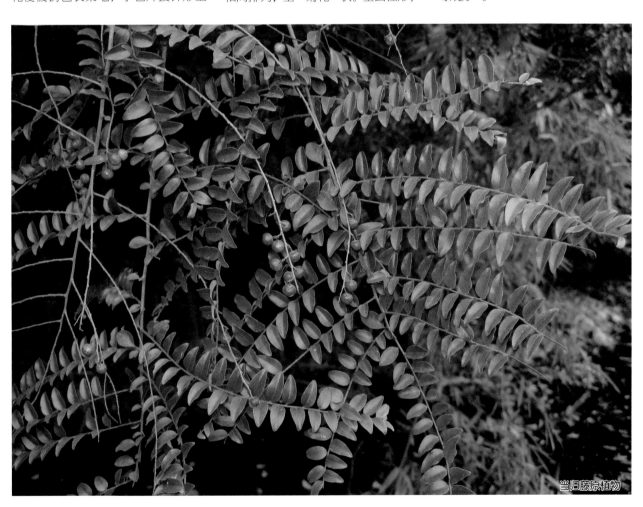

当归藤原植物

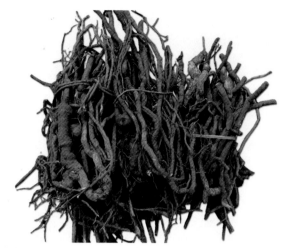

当归藤药材

本品叶含有 10S,11S-himaehala-3（12）-4-diene、β - 石竹烯（β -caryophyllene）、棕榈酸（palmitic acid）[1]等成分。

本品根含有亚油酸（linoleic acid）、棕榈酸（palmitic acid）、油酸（oleic acid）[1]、正三十烷酸乙酯（n-triacontanoic acid ethyl）、正三十烷酸（n-triacontanoic acid）、α - 菠甾醇（α -spinasterol）[2]、儿茶素（catechin）[3]、红色素（red pigment）[4]等成分。

【性味归经】味苦、涩，性平。归心、肝、脾经。

【功效主治】补血调经，强腰固膝。主治血虚萎黄，头晕神疲，闭经，月经不调，带下，腰膝痛。

【用法用量】内服：煎汤，15 ~ 30g。外用：适量，鲜品捣烂敷患处。

【使用注意】孕妇慎用。

【经验方】

骨折　虎尾草、车前草、锅铲叶、细黑心。捣烂敷患部，隔日换药一次。（《云南思茅中草药选》）

【参考文献】

[1] 卢森华, 李耀华, 陈勇, 等. 当归藤不同部位挥发油成分 GC-MS 分析. 安徽农业科学, 2012,40(2):733.

[2] 陈家源, 卢文杰, 王雪芬, 等. 小花酸藤子化学成分的研究. 华西药学杂志, 1998,13(2):95.

[3] 管海波, 银小玲, 覃江克, 等. 紫外分光光度法测定当归藤中儿茶素含量. 安徽农业科学, 2011,39(18):10854-10855.

[4] 管海波, 黄忠京, 银小玲, 等. 当归藤红色素稳定性研究. 食品研究与开发, 2012,33(10):232.

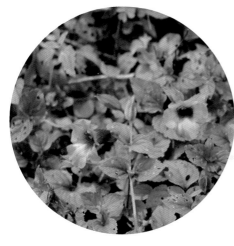

同色蓝猪耳

Tong se lan zhu er

Toreniae Concoloris Herba
[英] Samecolor Torenia Herb

【别名】倒胆草、蚌壳草、散胆草、老蛇药、蝴蝶花、灯笼草。

【来源】为玄参科植物单色蝴蝶草 *Torenia concolor* Lindl. 的全草。

【植物形态】匍匐草本。茎具四棱，节上生根，分枝上升或直立。叶片三角状卵形或长卵形，稀卵圆形，长1～4cm，宽0.8～2.5cm，先端钝或急尖，基部宽楔形，边缘具锯齿，或带短尖的齿，无毛或疏被柔毛。花单朵或顶生，稀排成伞形花序；花梗果期延长；萼果期延长，具5枚宽翅，基部下延，萼齿2，长三角形，果实成熟时裂成5枚小齿；花冠蓝色或蓝紫色，花冠筒状，5裂，二唇形，上唇直立，先端微2裂，下唇3裂；雄蕊4，后方2枚内藏，前方2枚着生于喉部，花丝长而弓曲；子房被短粗毛。蒴果长圆形，包于突萼内；种子多数，具蜂窝状皱纹。

【分布】广西主要分布于全州、三江、乐业、田林、隆林、那坡、百色、田东、隆安、武鸣、南宁、龙州、桂平。

【采集加工】夏、秋季采收。晒干。

【药材性状】须根细而卷曲，表面棕灰色。茎稍皱缩，有纵纹，灰绿色或黄绿色。叶多皱缩卷曲，展平呈三角状卵形或长卵形，边缘具锯齿。质脆。气微，味苦。

【品质评价】以干燥、色黄绿、无杂质者为佳。

【性味归经】味苦，性凉。归肺、胃、肝经。

【功效主治】清热解毒，和胃止呕，止咳，止泻，活血化瘀。主治黄疸，血淋，发痧呕吐，腹泻，肺热咳嗽，蛇伤，疔疮，跌打损伤。

【用法用量】内服：煎汤，6～9g。外用：鲜品适量，捣敷。

【使用注意】孕妇慎用。

【经验方】

1. 蛇咬伤、疔毒　倒胆草适量。捣烂敷患处。（《贵州草药》）

2. 跌打损伤　倒胆草60g。泡酒服。（《贵州草药》）

3. 风热咳嗽　倒胆草60g。水煎服。（《贵州草药》）

4. 血淋　倒胆草15g，车前草根7个。捣烂加白糖，兑开水服。（《贵州草药》）

5. 黄疸　倒胆草15g，栀子3个。水煎服。（《贵州草药》）

6. 腹泻　倒胆草30g。水煎服。（《贵州草药》）

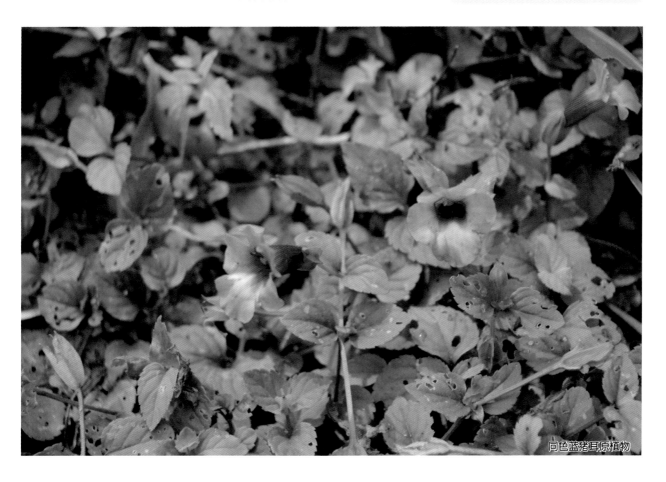

同色蓝猪耳原植物

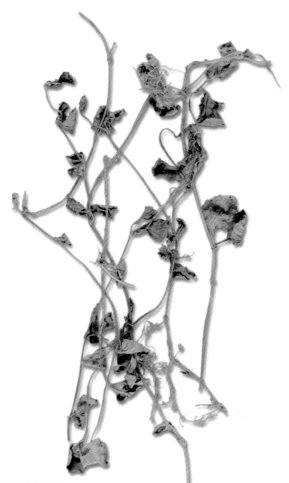

同色蓝猪耳药材

同色蓝猪耳饮片

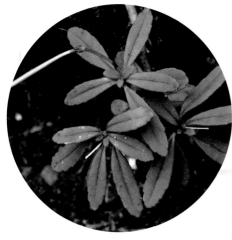

Diao shi ju tai

吊石苣苔

Lysionoti Pauciflori Herba
[英] Fewflower Lysionotus Herb

【别名】石豇豆、石吊兰、石泽兰、岩豇豆、岩石茶、岩泽兰、岩石兰、石花、岩头三七。

【来源】为苦苣苔科植物石吊兰 *Lysionotus pauciflorus* Maxim. 的全草。

【植物形态】常绿小灌木。有匍匐茎，常攀附于岩石上，不分枝或少分枝，幼枝常具短毛。叶对生或 3 ~ 5 叶轮生；叶片革质，形状变化较大，线形、线状披针形、狭长圆形或倒卵状长圆形，长 1.5 ~ 5.8cm，宽 0.4 ~ 1.5cm，先端急尖或钝，基部钝，宽楔形或圆形。花单生 2 ~ 4 朵集生成聚伞花序状；花序梗纤细；苞片小，披镖形；花萼 5 深裂，裂片线状三角形；花冠白色或淡红以或带淡紫色条纹，檐部二唇形，上唇 2 裂，下唇 3 裂；能育雄蕊 2，退化雄蕊 2；花盘杯状，4 裂；雌蕊内藏；子房线形，花柱短，柱头弯。蒴果线形。种子纺锤形，先端具长毛。

【分布】广西全区均有分布。

【采集加工】8 ~ 9 月采收。鲜用或晒干。

【药材性状】茎呈圆柱形，长短不一，直径 2 ~ 5mm，表面灰褐色或灰黄，有粗皱纹，节略膨大，节间长短不一，有叶痕及不定根，质脆易折，断面不整齐，黄绿色。叶轮生或对生，多已胶落，完整叶片展平后呈长圆形至条形，长 12 ~ 15mm，宽 3 ~ 16mm，先端钝尖，叶上半部有疏锯齿，边缘反卷，厚革质；叶面草绿色，叶背黄绿色，主脉下陷，背面突起。气微，味苦。

【品质评价】以干燥、色黄绿、无杂质者为佳。

【化学成分】本品含黄酮类（flavonoids）、挥发油（volatile oil）及甾醇类（sterols）等多种化学成分。

黄酮类成分主要有石吊兰素（nevadensin）[1-4]。还有 5,7- 二羟基 -6，8，4′- 三甲氧基黄酮（5,7-dihydroxyl-6,8,4′-trimethoxyl flavone）、5,7- 二羟基 -6,8,4′- 三甲氧基黄酮醇（5,7-dihydroxyl-6,8, 4′-trimethoxyl flavonol）、7- 羟基 -6,8,4′- 三甲氧基 -5-*O*-β-D- 葡萄糖黄酮苷 [7-hydroxyl-6,8,4′-trimethoxyl-5-*O*-β-D-glucopyranosyl flavone]、7- 羟基 -6,8,4′- 三甲氧基 -5-*O*-[β-D- 葡萄糖 -（1 → 6）]-β-D- 葡萄糖黄酮苷 {7-hydroxyl-6,8,4′-trimethoxyl-5-*O*-[β-D-glu-（1 → 6）]-β-D-glucopyranosyl flavone}、4′,5- 二羟基 -7- 甲氧基 -6-C-β-D- 葡萄糖黄酮苷（4′,5-dihydroxy-7-methoxy-6-C-β-D-glucopyranosyl flavone）、4′,5- 二羟基 -6,7- 二甲氧基 -8-C-β-D- 葡萄糖黄酮苷（4′,5-dihydroxy-6,7-dimethoxy-8-C-β-D-glucopyranosyl flavone）[5,6]。

本品所含挥发油的主要成分有

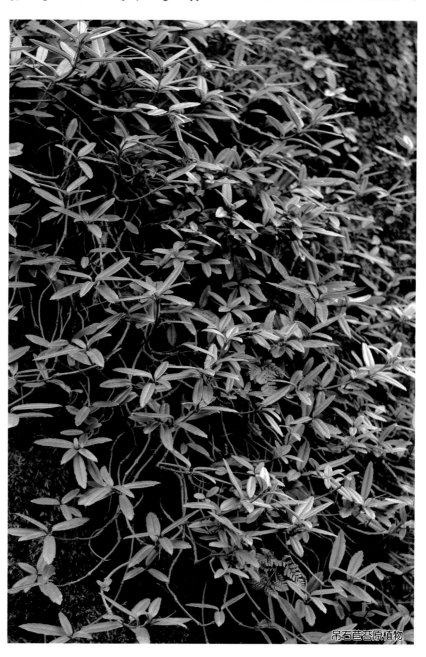

吊石苣苔原植物

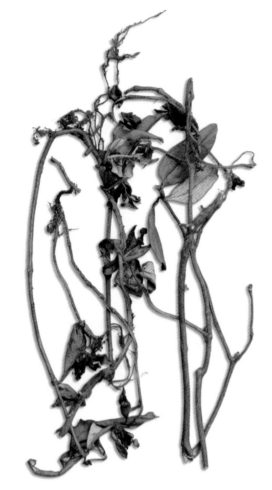

吊石苣苔药材

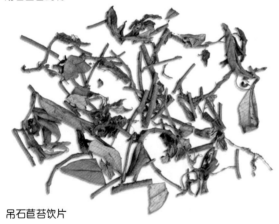

吊石苣苔饮片

芳樟醇（linalool）、1-辛烯-3-醇（1-octen-3-ol）、己醛（hexanal）、苯乙醛（benzeneacet aldehyde）、2-羟基苯甲酸甲基酯（2-hydroxy benzoic acid phenyl methyl ester）、3-辛醇（3-octanol）等[7]。

　　此外，本品尚含有二十九烷醇-15（nonacosan-15-ol）、正三十烷醇（n-triacontanol）、β-谷甾醇（β-sitosterol）、熊果酸（ursolic acid）[4]。又含有 D-（+）-棉子糖 [D-（+）-raffinose）、阿魏酸（ferulic acid）、3-甲氧基-4-羟基苯乙酮（apocynin）、邻苯二甲酸二异丁酯（di-isobutyl phthalate）[5]。还含有丁香酸（syringic acid）、邻苯二甲酸-

双-（2-乙基己基）酯 [bis（2-ethylhexyl）phthalate][6]。

【药理作用】

1. 抗炎　石吊兰中的石吊兰素对琼脂、甲醛、5-羟色胺、高岭土所致大鼠实验性关节炎有抑制作用；石吊兰素 50mg/kg 灌胃给药，每日 1 次，连续 5 天，对大鼠棉球肉芽肿也有非常的抑制作用；50mg/kg、100mg/kg 给药，每日 1 次，连续 3 天，可使幼小白鼠胸腺萎缩，此外对正常及去肾上腺大鼠甲醛所致关节炎均有相同的抑制作用[8]。

2. 抗结核　石吊兰素（200μg/ml）在体内外均有抗结核杆菌作用[1]。石吊兰素为非水溶性化合物，临床使用的石吊兰素甲氨基葡萄糖盐可以克服临床使用针剂时患者疼痛难忍，且疗效更显著[9]。

3. 降压　给麻醉犬、猫肌内注射或静脉注射石吊兰素均可使血压降低，猫椎动脉注射石吊兰素可降低脊髓猫血压[10,11]，其中枢降压机制可能为同时激动 α_2 受体及 β 受体产生的效应，但更倾向作用于 α_2 受体，但仍不排除其他受体的作用[12]。

4. 强心　石吊兰素对豚鼠、家兔和蟾蜍的心脏停搏以及用氯化钾致心脏停搏均有使心脏复搏的作用。离体家兔心脏停搏后，心内注入 2% 的石吊兰素 0.2～0.4ml 有肾上腺素样的起搏作用。氯化钾心内注射致蟾蜍心脏停搏后 5～15min，给予石吊兰素 1mg，能使心脏复搏并恢复至用药前频率[13]。

5. 抗肿瘤　石吊兰醇提取液 4g/kg 对小鼠肿瘤组织有抑制作用，能提高荷瘤小鼠胸腺指数、脾指数[14]。

【性味归经】味苦、辛，性平。归肺、肝经。

【功效主治】祛风除湿，化痰止咳，活血通经。主治风湿痹痛，咳喘痰多，月经不调，痛经，跌打损伤。

【用法用量】内服：煎汤，9～15g；或浸酒服。外用：适量，捣敷；或煎水外洗。

【使用注意】孕妇慎用。

【经验方】

1. 乳腺炎　石吊兰 30g（鲜草 60g 更好），与酒糟同捣烂外敷。另用石吊兰 30g，紫花地丁 60g。酒水各半煎服。（《浙南本草新编》）

2. 跌打损伤　石吊兰 15g。外用：捣烂敷伤处。水煎，兑酒服。（《湖南药物志》）

3. 神经性头痛　石吊兰、水龙骨各 30g。水煎，冲黄酒服。（《浙江民间常用草药》）

4. 腰痛、四肢痛　石吊兰、杜仲各 9g。水煎服。（《湖南药物志》）

5. 风寒咳嗽　石吊兰 15g，前胡 6g，生姜 3 片。煎服。（《安徽中草药》）

6. 热咳　岩豇豆（石吊兰）、青鱼胆草、岩白菜各 15g。水煎服。（《贵阳民间药草》）

7. 肺脓肿　石吊兰 30g，天花粉、野豇豆根各 15g，七叶一枝花 9g。米泔水煎服。（《浙南本草新编》）

8. 钩端螺旋体病　石吊兰 60g，金钱草 15g。水煎服。（《全国中草药汇编》）

【参考文献】

[1] 徐垠,胡之璧,冯胜初,等.石吊兰抗结核有效成分的研究.药学学报,1979,14(7):447.

[2] 何修泽,罗桂英,王卓娜,等.石吊兰素的抗炎作用研究.中药通报,1985,10(11):516.

[3] 王绍云,周光明,王成,等.反相高效液相色谱法测定吊石苣苔中石吊兰素的含量.药物分析杂志,2006,26(11):1617.

[4] 杨付梅,杨小生,罗波,等.苗药岩豇豆化学成分的研究.天然产物研究与开发,2003,15(6):508.

[5] 冯卫生,李倩,郑晓珂.吊石苣苔的化学成分研究.中国药学杂志,2007,42(5):337.

[6] 冯卫生,李倩,郑晓珂,等.吊石苣苔中的化学成分.天然产物研究与开发,2006,18(4):617.

[7] 李计龙,刘建华,高玉琼,等.石吊兰挥发油成分的研究.中国药房,2011,22(27):2560.

[8] 何修泽,罗桂英,王卓娜,等.石吊兰素的抗炎作用研究.中药通报,1985,10(11):36.

[9] 唐才芳,奚国良,顾坤健,等.石吊兰素类似物的合成及其抗结核活性.药学学报,1981,16(10):787.

[10] 韩国柱,苏成业,张毅.石吊兰素在大鼠体内的吸收分布和消除以及血浆药物浓度与降压效应的关系.药学学报,1982,17(8):572.

[11] 宋杰云,何修泽,陈秀芬,等.石吊兰素的降压作用.中国药理学报,1985,6(2):99.

[12] 廖伟锋,王振昌,李桂华,等.石吊兰素降压效应及其机制的实验研究.临床医学工程,2012,19(12):2120.

[13] 宋杰云,刘亚平,胡菊英,等.石吊兰素对心脏的作用.贵州医药,1985,9(6):30.

[14] 胡晓,黄贤华,谭晓彬,等.石吊兰醇提取液抗S180实体瘤作用和对荷瘤小鼠免疫功能的影响.中国组织工程研究与临床康复,2007,4(16):3097.

Diao deng fu sang

吊灯扶桑

Hibisci Schizopet ali Folium
[英] Schizopet alus Hibiscus Leaf

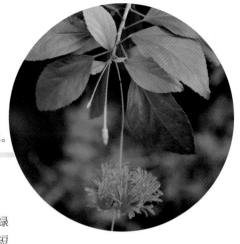

【别名】裂瓣朱槿、裂瓣槿、风铃佛桑花、五凤花、吐丝红、红花、南洋红花。

【来源】为锦葵科植物吊灯扶桑 *Hibiscus schizopetalus*（Masters）Hook.f. 的叶。

【植物形态】常绿直立灌木。小枝细瘦，常下垂，平滑无毛。叶互生；叶柄，上面被星状柔毛；托叶钻形，常早落；叶片椭圆形或长圆形，长 4 ~ 7cm，宽 1.5 ~ 4cm，先端短尖或短渐尖，基部钝或宽楔形，边缘具齿缺，两面均无毛。花单生于枝端叶腋间，花梗细瘦，下垂，平滑无毛或具纤毛，中部具节；小苞片 5，极小，披针形，被纤毛；花萼管状，疏被细毛，具 5 浅齿裂，常一边开裂；花瓣 5，红色，深细裂作流苏状，向上反曲；雄蕊柱长而突出，下垂；花柱 5，无毛。蒴果长圆柱形。

【分布】广西全区均有栽培。

【采集加工】秋后或冬季采摘。晒干。

【药材性状】叶多皱缩，破碎，灰绿色或黄绿色。叶柄长约 2cm，被短毛。叶片展开呈椭圆形或长圆形，长 4 ~ 6cm，宽 1.5 ~ 3cm，先端短尖，叶基多呈宽楔形，边缘具齿，两面均无毛。花柄细长，中部具节，表面常具短毛。花萼管状，长约 1.5cm，黄绿色，被短毛，常一边开裂。花瓣淡红色，多细分裂，皱缩。雄蕊柱细长，褐黄色，花柱 5 分枝。气香，味淡。

【品质评价】以身干、色绿、完整者为佳。

【性味归经】味辛，性凉。归脾、肝经。

【功效主治】拔毒生肌。主治腋疮，肿毒。

【用法用量】外用：适量，鲜品捣敷；或干品研末调敷。

【使用注意】本品仅供外用，不作内服。

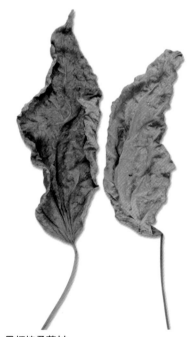

吊灯扶桑药材

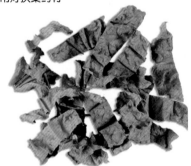

吊灯扶桑饮片

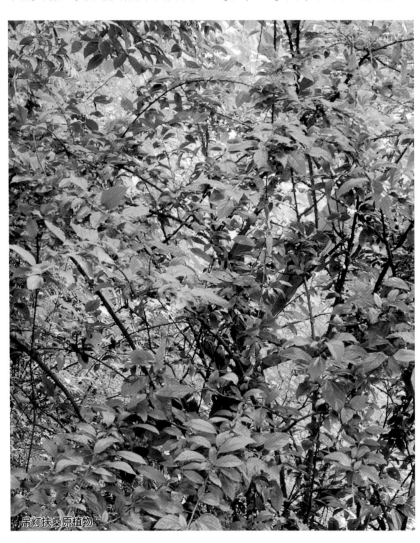

吊灯扶桑原植物

附：吊灯花
味辛，性凉。归胃经。功效消食行滞。主治食积。内服：煎汤，5 ~ 15g。

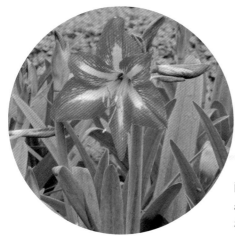

Zhu ding lan

朱顶兰

Amaryllis Vittatae Bulbus
[英] Vittate Amaryllis Bulb

【别名】朱顶红、百枝莲、绕带蒜。

【来源】为石蒜科植物朱顶兰 *Hippeastrum vittatum*（L'Herit.）Herb. 的鳞茎。

【植物形态】草本。鳞茎大，球形。叶 6 ~ 8 枚，通常花后抽出，带形，鲜绿色，长 30 ~ 40cm，宽 2 ~ 6cm。花茎中空；花序伞形，常有花 3 ~ 6 朵，大形，长 12 ~ 18cm；佛焰苞状总苞片 2 枚，披针形；花梗与总苞片近等长；花被漏斗状，红色，中心及边缘有白色条纹；花被管喉部有小型不显著的鳞片，花被裂片 6，倒卵形至长圆形，先端急尖；雄蕊 6，着生于花被管喉部，短于花被裂片，花丝丝状，花药线形或线状长圆形，丁字形着生；子房下位，3 室。花柱与花被等长或稍长，柱头深 3 裂。蒴果球形，3 瓣开裂；种子扁平。

【分布】广西全区均有栽培。

【采集加工】秋季采挖鳞茎。洗去泥沙，鲜用或切片晒干。

【药材性状】肉质鳞片脱落散在，皱缩，具黄白色边缘，中间褐黄色至黑色，有时基部呈少许红色。鳞茎盘短缩，黄白色，其上留有鳞片着生痕。气微，味辛。

【品质评价】以干燥、块大、无杂质、色灰棕色为佳。

【化学成分】本品主要含生物碱（alkaloids）、脂肪酸类（fatty acids）等化学成分。

生物碱类成分有石蒜碱（lycorine）、小星蒜碱（hippeastrine）、多花水仙碱（tazettine）、条纹碱（vittatine）、网球花胺（haemanthamine）、朱顶红星碱（hippacine）、朱顶红定碱（hippadine）、朱顶红芬碱（hippafine）、朱顶红精碱（hippagine）即滨生全能花星碱（pancracine）、布蕃星碱（buphanisine）[1-5]。

脂肪酸类成分有癸酸（capric acid）、月桂酸（lauric acid）、肉豆蔻酸（myristic acid）、异月桂酸（isolauric acid）、棕榈酸（palmitic acid）、异棕榈酸（isopalmitic acid）、硬脂酸（stearic acid）、油酸（oleic acid）、亚油酸（linoleic acid）[5]。

糖类成分有葡萄糖（glucose）、阿拉伯糖（arabinose）、半乳糖（galactose）、半乳糖醛酸（galacturonic acid）[5]。

其他成分有 4- 羟基 -7- 甲氧基黄烷（4-hydroxy-7-methoxy-flavane）[5]。

地上部分含山奈酚 -3-*O*- 木糖苷（kaempferol-3-*O*-xyloside）[6]。

【药理作用】

1. 抗肿瘤　新鲜朱顶兰二氯甲烷和正丁醇提取物体外对 HT29、H460、RXF393、MCF7 和 OVCAR3 肿瘤细胞增殖均有抑制作用；从二氯甲烷提取部位分得 3 种生物碱 lycorine、vittatine 和 montanine，其中后两种对肿瘤细胞有明显的细胞毒作用[7]。

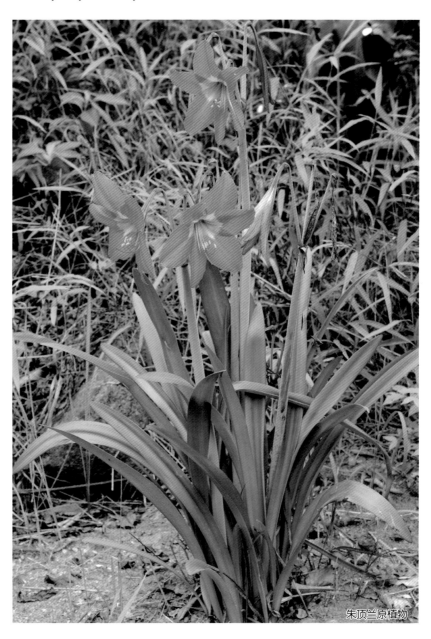

朱顶兰原植物

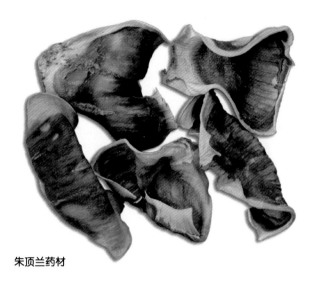

朱顶兰药材

2. 对精神行为的影响 腹腔注射 montanine 呈剂量依赖性缩短戊巴比妥钠诱导的睡眠，对抗戊四氮诱导的抽搐，增加大鼠在高架十字迷宫开放臂次数和时间，延长被迫游泳挣扎时间。抑制逃避训练后马上给予 montanine 则不影响大鼠逃避记忆的保持[8]。

3. 毒性反应 朱顶兰成分 montanine 对雌雄小鼠的半数致死量分别为 67.6mg/kg 和 64.7mg/kg[8]。

【性味归经】味甘、辛，性温；有毒。归肝、肺经。

【功效主治】活血散瘀，解毒消肿。主治无名肿毒，跌打损伤，瘀血红肿疼痛等。

【用法用量】外用：研末，水调为膏涂敷患处。

【使用注意】本品有毒，仅供外用，禁内服。

【参考文献】

[1]El Mohgazi AM, Ali AA, Mesbah MK. Phytochemical investigation of Hippeastrum vittatum growing in Egypt. Part II. Isolation and identification of new alkaloids. Planta Med, 1975, 28(4): 336.

[2]El Moghazi AM, Ali AA. Investigation of the alkaloidal constituents of Crinum bulbispermum. Part II. Isolation and identification of crinamine, and other three alkaloids. Planta Med, 1976, 29(2): 156.

[3]Ali AA, Mesbah MK, Frahm AW. Phytochemical investigation of Hippeastrum vittatum growing in Egypt. Part III: Structural elucidation of hippadine. Planta Med, 1981, 43(4): 407.

[4]Ali AA, Mesbah MK, Frahm AW. Phytochemical investigation of Hippeastrum vittatum. Part IV: stereochemistry of pancracine, the first 5,11-methanomorphanthridine alkaloid from Hippeastrum- structure of hippagine. Planta Med, 1984, 50(2): 188.

[5]Mesbab MK, Abd El-Hafiz MA, Ali AA. Contribution to the investigation of the constituents of Hippeastrum vittatum L. Her. growing in Egypt. Egypt J Pharm Sci, 1985, 26(1-4): 173.

[6]Ali AA, El-Moghazy AM, Ross SA, et al. Phytochemical studies on some Amaryllidaceae cultivated in Egypt. Fitoterapia, 1981, 52(5): 209.

[7]Silva AF, de Andrade JP, Machado KR, et al.Screening for cytotoxic activity of extracts and isolated alkaloids from bulbs of Hippeastrum vittatum. Phytomedicine, 2008, 15(10):882.

[8]Silva AF, Andrade JP, Bevilaqua LR, et al. Anxiolytic, antidepressant and anticonvulsant-like effects of the alkaloid montanine isolated from Hippeastrum vittatum. Pharmacol Biochem Behav, 2006, 85(1):148.

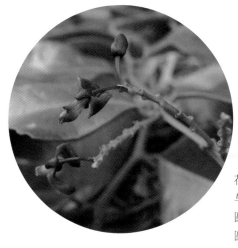

Diu le bang

丢了棒

Securidacae Inappendiculatae Radix
[英] Milkwort Root

【别名】蝉翼藤、五味藤、一摩消、五马巡城、刁了棒、象皮藤。

【来源】为远志科蝉翼藤 *Securidaca inappendiculata* Hassk. 的根。

【植物形态】攀缘灌木。根丛生，横走。小枝梢披紧贴的柔毛；单叶互生；薄革质或纸质；叶片椭圆形或倒卵状长圆形，长 7 ~ 12cm，宽 2.5 ~ 5cm，先端急尖，基部近圆形，全缘，两面均无毛，或稍被紧贴的柔毛，侧脉每边 10 ~ 12 条。圆锥花序；花玫瑰红色；花梗比花长，花后更长；萼片 5，外面 3 片近相等，卵形，内面 2 片椭圆形；

花瓣 3 片，侧面 2 片倒三角形，基部与龙骨瓣合生，顶端截平，龙骨瓣近圆形，在顶部具鸡冠状突起；子房近圆形；花柱偏于一侧，弯曲。翅果，果成熟时扁球形。种子卵形。

【分布】广西主要分布于北流、防城、天等、百色、那坡等地。

【采集加工】全年均可采收。洗净，切段，晒干备用。

【药材性状】根表面灰白色或土黄色，有瘤状突起；断面皮部厚，木心淡黄色，有众多气孔。

【品质评价】以身干、粗大、无杂质、色黄白者为佳。

【化学成分】本品含有机酸、𠮿酮、皂苷、甾醇。

根皮中含甲基阿魏酸（methyl ferulic acid）、苯丙酸衍生物（derivants of phenylpropyl acids）[1]。根含𠮿酮类 1,2,5- 三羟基 -6,8- 二甲氧基 - 𠮿酮（1,2,5-trihydroxyl-6,8-dimethoxy-lxanthone）、1,5- 二羟基 -2,6,8- 三甲氧基 - 𠮿酮（1,5-dihydroxyl-2,6,8-trimethoxyxanthone）、3,8- 二羟基 -1,4- 二甲氧基 -𠮿酮（3,8-dihydroxyl-1,4-dimethoxylxanthone）、4,6- 二羟基 -1,5,7- 三甲氧基 - 𠮿酮（4,6-dihydroxyl-1,5,7-trimethoxyxanthone）、7- 羟基 -1,2,3,8- 四甲氧基 - 𠮿 酮（7-hydroxy-1,2,3,8-tetramethoxyxanthone）、4- 羟 基 -3,7- 二甲氧基 - 𠮿酮（4-hydroxyl-3,7-dimethoxylxanthone）、欧花楸素（aucuparin）[2]、

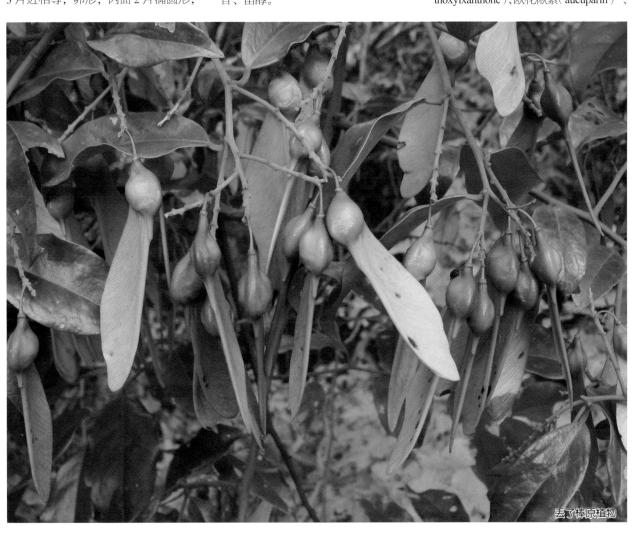

丢了棒原植物

1,7- 二羟基 - 山酮（1,7-dihydroxylxanthone）[2]、3-hydroxy-1,2,5,8-tetramethoxyxanthone、1,3,8-trihydroxy-2-methoxyxanthone，1,3,8-trihydroxy-4-methoxyxanthone 和1,3,6-trihydroxy-2,7-dimethoxyxanthone[3]、1,7-dimethoxyxanthone、1,1,7-dihydroxy-2-methoxyxanthone[4]、蝉翼藤山酮（securixanthones E）、蝉翼藤山酮F（securixanthones F）、蝉翼藤山酮G（securixanthones G）[5]。还含甾醇类24（R）-stigmast-7,22（E）-dien-3α-ol[4]、securisteroside、菠菜甾醇（spinasterol）、3-O-β-D-吡喃葡糖基-菠菜甾醇（3-O-β-D-glucopyranosyl-spinasterol）[6]。另含 2- 甲氧基 -3,4- 亚甲二氧基二苯酮[2-methoxy-3,4-(methylenedioxy)benzophenone]、4-羟基-2,3-二甲氧基二苯酮（4-hydroxy-2,3-dimethoxybenzophenone）、3-hydroxy-4,6-dimethoxy-9h-xanthen-9-one[7]、securiphenone A 即 2,3-methylenedioxy-4-methoxybenzophenone[8]。

茎中含阿魏酸（ferulic acid）、苯甲酸（benzoic acid）、肉桂酸（cinnamic acid）、棕榈酸（palmitic acid）、水杨酸（salicylic acid）[9]。尚有 β -D-（3,4-O-disinapoyl）fructofuranosyl- α -D-（6-O-sinapoyl）glucopyranoside、β -D-（3-O-feruloyl）fructofuranosyl- α -D-（6-O-sinapoyl）glucopyranoside 和蝉翼藤糖酯 A（securoside A）即 β -D-（3-O-feruloyl）fructofuranosyl- α -D-（6-O-feruloyl）glucopyranoside[10]。另含 4,4'- 二甲基 -1, 7- 庚二酸、肌醇（inositol）、豆甾醇（stigmasterol）、维太菊苷（vittadinoside）、鼠李糖（L-rhamnose）、蔗糖（sucrose）[11]。还含多种山酮类成分：蝉翼藤山酮C（securixanthone C）、蝉翼藤山酮 D（securixanthone D）[12]、securixanside B、securixanside C[13,14]、securixanside A、securixanthone A（1,3,7-trihydroxy-2,8-dimethoxyxanthone）、securixanthone B（3,7-dimethoxy-4-hydroxyxanthone）[15]。

根茎中含有机酸类成分，主要有正廿六烷酸（cerotic acid）、花生酸（arachidic acid）、苯甲酸（benzoic acid）[16]。皂苷类成分有蝉翼藤皂苷 A（securioside A）、蝉翼藤皂苷 B（securioside B）、蝉翼藤皂苷 C（securioside C）、蝉翼藤皂苷 D（securioside D）、蝉翼藤皂苷 E（securioside E）、蝉翼藤皂苷 F（securioside F）、蝉翼藤皂苷 G（securioside G）、远志皂苷（tenuifoin）、远志皂苷 XLIV（polygalasaponin XLIV）、远志皂苷 XLV（polygalasaponin XLV）、远志皂苷 XLVI（polygalasaponin XLVI）、desacylsenegasaponin B、desacylsenegasaponin C。二苯酮类成分有 4- 羟基 -2,6- 二甲氧基二苯酮（4-hydroxy-2,6-dimethoxybenzophenone）、蝉翼藤二苯酮 B（securibenzophenone B）。甾醇类成分有 α- 菠菜甾醇（spinasterol）、α - 菠菜甾醇 -3-O- β -D- 葡萄糖苷（3-O- β -D-glucopyranosyl spinasterol）、α - 波甾醇葡萄糖苷 -6'-O- 棕榈酸酯[3-O- β -D-（6-hexadecanoyl）glucopyranosyl spinasterol]。木脂素类成分有鹅掌楸素（liriodendrin）、（ + ）- 丁香树脂醇 -4-O- β -D- 葡糖 -（1→4）-β -D- 葡糖 -4'-O- β -D- 葡萄糖苷 [（ + ）syringaresionl-4-O-

β -D-glucopyranosyl-（1→4）- β -D-glucopyranosyl-4'-O- β -D-glucopyranoside]、（ + ）- 丁香树脂醇 -4-O- β -D- 葡糖 -（1→4)-葡糖 -4'-O- β -D- 葡糖（1→4)- β -D- 葡萄糖苷 [（ + ）syringaresionl 4-O- β -D-glucopyranosyl-（1→4）- β -D-glucopyranosyl-4'-O- β -D-glucopyranosyl-（1→4）- β -D-glucopyanoside]。山酮类成分有 1,3,8- 三羟基 -4- 甲氧基山酮（1,3,8-trihydroxy-4methoxyxanthone）、2- 羟基 -1, 7- 二甲氧山酮（2-hydroxy-1,7-dimethoxyanthone）、1,3,6- 三羟基 -2,7- 二甲氧基山酮（1,3,6-trihydroxy-2,7-dimethoxyxanthone）、1,3,7- 三羟基 -3,4- 二甲氧基山酮（1,3,7-trihydroxy-3,4-dimethoxyxanthone）、3,8- 二羟基 -1,4- 二甲基山酮（3, 8-dihydroxy-1,4-dimethoxyxanthone）、1,7- 二羟基 -3,4- 二甲氧基山酮（1,7-dihydroxy-3,4-dimethoxyxanthone）、1,3,7- 三羟基山酮（1,3,7-trihydroxyxanthone）、1,7- 二羟基 -3,4- 二甲基山酮（1,7-dihydroxy-3,4-dimethoxyxanthone）、1,3,7- 三羟基 -2- 甲氧基山酮 -3-O- β -D- 葡萄糖苷（securixanside B）、优山酮（euxanthone）、蝉翼藤山酮E（securixanthone E）、蝉翼藤山酮 F（securixanthone F）、蝉翼藤山酮 G（securixanthone G）[17]、7- 羟基 -1,2,3,8- 四甲氧基山酮（7-hydroxy-1,2,3,8-tetramethoxyxanthone）、1,3,8- 三羟基 -2- 甲氧基山酮（1,3,8-trimethoxyl-2-methoxyxanthone）[8]。酚类成分有 3,4- 二羟基苯甲酸（3,4-dihydroxylbenzoic acid）、3- 羟基 -4- 甲氧基苯甲酸（3-hydroxyl-4-methoxybenzoic acid）、4- 羟基 -3- 甲氧基 -1- 烯丙醛基苯（4-hydroxy-3-methoxy-1-acrolein divinyl benzene）[18]。其他还含蝉翼藤萜酸苷、远志醇（polygalitol）、黄花远志素 A（arillanin A）[17]。

【性味归经】味苦、辛，性微温；有小毒。归脾、肾经。

【功效主治】祛风除湿，活血止痛。主治风湿痹痛，跌打损伤，水肿脚气，烧烫伤，外伤出血。

【用法用量】内服：煎汤或浸酒，9～18g，鲜品 15～30g。外用：适量，煎水洗；研末撒，或捣敷。

【使用注意】体虚者及孕妇忌用。

【经验方】

1. 伤寒头痛壮热，鼻衄不止　丢了棒、桑根白皮（锉）、马牙硝各一两，栀子仁、甘草（炙）各三分，大黄（锉、炒）、黄芩（去黑心）各一两半。上七味，粗捣筛。每服三钱匕，水一盏，竹叶三片，煎至六分，去滓，下生地黄汁一合，搅匀，食后温服。（《圣济总录》）

2. 面神经麻痹　丢了棒二两，鲜何首乌藤四两。水煎服。（《浙江民间常用草药》）

3. 全身麻木　丢了棒、黑芝麻、紫苏各七钱。煨水服，一日三次。（《贵州草药》）

4. 半边风　丢了棒、荆芥各四钱，排风藤一两。煨水服，一日三次。（《贵州草药》）

【参考文献】

[1] 陆敏仪, 谢培德, 庾石山, 等. 五味藤化学成分研究. 中药材, 2002, 25(4):258.

[2] 康文艺, 李彩芳, 宋艳丽. 蝉翼藤抗氧化叫酮成分研究. 中国中药杂志, 2008,33(16):1982.

[3] Kang WY, Ji ZQ, Wang JM. A new xanthone from the roots of Securidaca inappendiculata. Chemical Papers, 2009, 63(1): 102.

[4] Kang WY, Xu XJ. Structure of a new xanthone from Securidaca inappendiculata. Chem Nat Compd, 2008, 44(4): 432.

[5] Zhang LJ, Yang XD, Xu LZ. Three new xanthones from the roots of Securidaca inappendiculata. Heterocycles, 2005, 65(7): 1685.

[6] Zhang LJ, Yang XD, Xu LZ. A new sterol glycoside from Securidaca inappendiculata. J Asian Nat Prod Res, 2005, 7(4): 649.

[7] Kang WY, Wang ZM, Li ZQ, et al. Three new compounds from Securidaca inappendiculata. Helvetica Chimica Acta, 2005, 88(10): 2771.

[8] Yang XD, Xu LZ, Yang SL. A new benzophenone from Securidaca inappendiculata. Chinese Chemical Letters, 2003, 14(9): 930.

[9] 杨学东, 徐丽珍, 杨世林, 等. 蝉翼藤茎中有机酸成分的研究. 中国中药杂志, 2001,26(4):258.

[10] 杨学东, 刘江云, 许莉, 等. 蝉翼藤茎中蔗糖酯成分研究. 高等学校化学学报, 2003,24(1):61.

[11] 杨学东, 徐丽珍, 杨世林. 蝉翼藤茎化学成分研究 (Ⅱ). 中草药, 2002,33(10):872.

[12] Yang XD, Xu LZ, Yang SL. Two new xanthones from the stems of Securidaca inappendiculata. Acta Botanica Sinica, 2003, 45(3): 365.

[13] Yang XD, Xu LZ, Yang SL. Two new xanthone glycosides from Securidaca inappendiculata. Chinese Chemical Letters, 2002, 13(6): 539.

[14] Yang XD, An NG, Xu LZ, et al. New xanthone glycosides from Securidaca inappendiculata. J Asian Nat Prod Res, 2002, 4(2): 141.

[15] Yang XD, Xu UZ, Yang SL. Xanthones from the stems of Securidaca inappendiculata. Phytochemistry, 2001, 58(8): 1245.

[16] 陈家源, 卢文杰, 王雪芬. 蝉翼藤化学成分的研究. 华西药学杂志, 1992,7(4):216.

[17] 张丽杰. 蝉翼藤根及茎化学成分研究. 北京: 中国协和医科大学, 2005.

[18] 石磊, 康文艺. 蝉翼藤根茎化学成分研究. 中国中药杂志,2008, 33(7):780.

Zhu ru

竹 茹

Bambusae in Taeniam Caulis
[英]Bamboo Shavings

【别名】竹皮、青竹茹、淡竹茹、麻巴、竹二青。

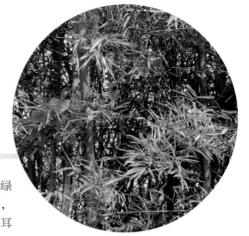

【来源】为禾本科植物撑篙竹 *Bambusa pervariabilis* McClure、坭簕竹 *Bambusa dissimulator* McClure、麻竹 *Dendrocalamus latiflorus* Munro 等的茎秆去外皮刮出的中间层。

【植物形态】木本。尾梢近直立，下部挺直；竿壁厚，节处稍有隆起，竿基部数节于箨环之上下方各环生一圈灰白色绢毛；箨鞘早落，薄革质，背面无毛或有时被糙硬毛，新鲜时具黄绿色纵条纹；箨耳不相等，具波状皱褶，大耳倒卵状长圆形至倒披针形，小耳近圆形或椭圆形。叶片线状披针形，通常长 10 ~ 15cm，宽 1 ~ 1.5cm，先端渐尖具粗糙的钻状尖头，基部近圆形或宽楔形。假小穗以数枚簇生于花枝各节，线形；小穗含小花 5 ~ 10 朵，基部具芽苞片 2 或 3 片；颖仅 1 片，

长圆形；外稃长圆状披针形；内稃与其外稃近等长或稍短，具 2 脊；鳞被 3，不相等，子房长圆形。颖果幼时宽卵球状，顶端被短硬毛，并有残留花柱和柱头。

【分布】广西各地均有分布。

【采集加工】除去杂质，切揉成小团，将竹茹中的碎末过粗箩，收集粗粉。

【药材性状】本品为卷曲成团的不规则丝条或呈长条形薄片状。宽窄厚薄不等，浅绿色或黄绿色。体轻松，质柔韧，有弹性。气微，味淡。

【品质评价】以身干、无杂质、色黄者为佳。

【化学成分】本品叶中含 7,8- 二羟基 -3-（3- 羟基 -4-*O*-4h- 吡喃 -2- 烷）-2h- 色烯 -2- 酮 [7,8-dihydroxy-3-（3-hydroxy-4-*O*-4h-pyran-2-yl）-2h-chromen-2-one]、东莨菪亭（scopoletin）、东莨菪苷（scopolin）[1]。

【药理作用】

抗肿瘤 从撑篙竹竹叶中提取的 3 种黄酮类化合物即芹菜素 -6-*C*- 葡萄糖苷、木犀草素 -6-*C*- 葡萄糖苷和木犀草素 -6-*C*- 阿拉伯糖苷对肺癌（A-549）肿瘤细胞有一定的抑制作用，抑制效果最好的为木犀草素 -6-*C*- 阿拉伯糖苷，在样品浓度为 50mg/L 时，抑制率达到 61.79%，且呈浓度依赖性。抑制肺癌（A-549）肿瘤细胞的半数抑制率（IC_{50}）值为 20.74mg/L[2]。

【临床研究】

1. 皮肤及口腔黏膜溃疡 溃疡局部常规消毒，将竹茹粉直接撒在溃疡面上，厚约 2 ~ 3mm，略大于疮面，如为皮肤溃疡，药后可上盖消毒纱布，并用胶布固定。每日或隔日换药 1 次。结果：治疗皮肤溃疡 8 例，口腔黏膜溃疡 8 例，均治愈，疗程短，一般 2 ~ 5 天即愈，

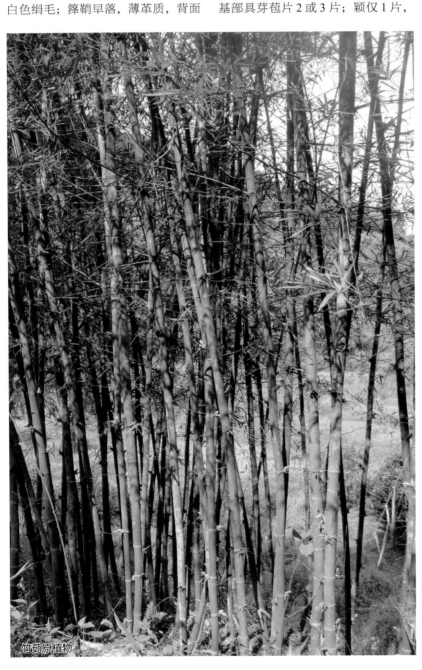

竹茹原植物

且无不良反应 [3]。

2. 妊娠恶阻　取制半夏 15g，清水浸泡，每 10min 换水一次直至口尝无异味，加竹茹 10g 及水 300ml 煎煮，得煎液 200ml；第二、三煎分别加水 250ml，煎出 200ml。将 3 次所得煎液混合加面粉 50g，烧成稀糊，多次少量分服，每日服 1 剂。待恶心呕吐减轻后，减为每隔日服 1 剂，直至痊愈。治疗中最好不要让患者知道所用的粥内有药物。结果：治疗 88 例，痊愈 56 例，好转 29 例，无效 3 例，总有效率为 97%。多数患者食糊后 3 ~ 5 天恶心呕吐明显减轻，7 ~ 20 天痊愈 [4]。

3. 胆汁反流性胃炎　治疗组 36 例予橘皮竹茹汤治疗（橘皮、竹茹各 20g，党参、生姜各 15g，甘草 10g，大枣 5 枚。水煎，日服 2 次）。对照组 35 例予甲氧氯普胺 10mg，3 次 / 日，口服。雷尼替丁 150mg，每日口服 2 次。结果：2 周后复查胃镜，两组治愈率无明显差别，治疗组为 38.8%，对照组为 34.2%，好转率治疗组为 47.2%，明显好于对照组的 31.4%，治疗组总有效率为 88%，明显高于对照组的 65.6% [5]。

【性味归经】味甘、微苦，性凉。归心、胃、肝经。

【功效主治】清热除烦，清胃止呕，止血。主治热病烦渴，呕吐，小儿惊厥，吐血，衄血。

【用法用量】内服：煎汤，6 ~ 15g。

【使用注意】脾胃虚寒者慎用。

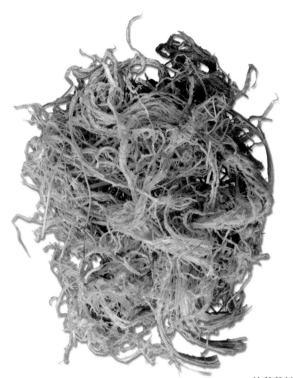

竹茹药材

【经验方】

1. 黄泡热疮　真麻油二两，青木香二两、青竹茹一小团，杏仁二十粒（去皮、尖）。上药入麻油内，慢火煎，令杏仁黄色，去滓，入松脂（研）半两，熬成膏，每用少许擦疮上。（《济生方》竹茹膏）

2. 肺热痰咳　竹茹、枇杷叶、杏仁各 9g，黄芩 4.5g，桑白皮 12g。煎服。（《安徽中草药》）

3. 百日咳　竹茹 9g，蜂蜜 100g。竹茹煎水，兑入蜂蜜再煮沸服。每日 1 剂，连服 3 剂。（《湖北中草药志》）

4. 虚烦不可攻　青竹茹二升。上一味，以水四升，煎至一升，去滓，分温五服，徐徐服之。（《外台秘要》引《张文仲方》）

5. 产后虚烦头痛　短气欲绝，心中闷乱不解，生淡竹茹一升，麦门冬五合，甘草一两，小麦五合。生姜三两，大枣十四枚，上六味咀嚼，以水一斗，煮竹茹、小麦，取八升，去滓。纳诸药，煮取一升，去滓，分二服，羸人作三服。（《千金要方》淡竹茹汤）

6. 妇人乳中虚，烦乱呕逆，安中益气　生竹茹二分，石膏二分，桂枝一分，甘草七分，白薇一分。上五味末之，枣肉和丸，弹子大。以饮服一丸，日三夜二。有热者倍白薇，烦喘者加柏实二分。（《金匮要略》竹皮大丸）

7. 伤暑烦渴不止　竹茹一合（新竹者），甘草一分（锉），乌梅两枚（捶破）。上三味，同用水一盏半，煎取八分，去滓，时时细呷。（《圣济总录》竹茹汤）

8. 天行五日，头痛壮热，食则呕者　竹茹二两，生姜三两，黄芩二两，栀子仁二两。上四味切，以水五升。煮取一升六合，去滓，分温三服。忌蒜、热面等五日。（《外台秘要》引《延年秘录》竹茹饮）

9. 呕逆　橘皮二斤，竹茹二升，大枣三十枚，生姜半斤，甘草五两，人参一两。上六味，以水一斗，煮取三升，温服一升，日二服。（《金匮要略》橘皮竹茹汤）

10. 妊娠恶阻呕吐，不下食　青竹茹、橘皮各十八铢，茯苓、生姜各一两，半夏三十铢。上五味咀嚼，以水六升，煮取二升半，分三服。不瘥，频作。（《备急千金要方》）

11. 妊娠烦躁口干及胎不安　淡竹茹一两。以水一大盏，煎至六分，去滓。不计时候，徐徐温服。（《太平圣惠方》）

12. 妊娠心痛　青竹茹一升，羊脂八两，白蜜三两。上三味合煎，食顷服如枣核大三枚，日三。（《千金要方》）

13. 妇人病未平复，因有所动，致热气上行胸，手足拘急抽掣，如中风状　栝楼根二两，淡竹茹半升。上以水一升半，煮取一升二合，去滓，分作二三服。（《活人书》青竹茹汤）

14. 疗痢，少老增减　竹茹一握，衣中白鱼七头。上二味，以酒一升，煎取二合，顿服。（《外台秘要》引《救急方》）

15. 小儿痫　青竹茹三两。醋三升，煎一升，去滓，服一合，兼治小儿口噤体热病。（《子母秘录》）

16. 伤寒鼻衄不止　青竹茹鸡子大一块，生地黄半两（拍碎），上二味，以水一盏半，煎至八分，去滓，食后温服。（《圣济总录》竹茹汤）

17. 齿龈间津液，血出不止　生竹茹二两。醋煮含之。（《千金要方》）

18. 小便出血　竹茹一大块。水煎服。（《世医得效方》）

19. 经水不止　青竹茹，炙，为末。每服三钱，水一盏，煎服。（《鲆溪单方选》）

20. 交接劳复，卵肿，腹中绞痛，便欲死　刮竹皮一升。以水三升，煮五沸，绞去滓，顿服。（《伤寒类要》）
21. 饮醉头痛　刮生竹皮五两。水八升，煮取五升，去滓。然后合纳鸡子五枚，搅稠，更煮再沸，二三升，服尽。（《肘后备急方》）
22. 兵杖所加，木石所伤，血在胸背及腹胁中痛，气息出入有妨　青竹茹鸡子大二枚（炒令焦），乱发鸡子大二枚（烧灰）。上件药，捣细箩为散，以酒一中盏，煮二味（三沸），放温，和滓服，日三服（《太平圣惠方》）

【参考文献】

[1] Sun J, Yue YD, Tang F, et al. Coumarins from the leaves of Bambusa pervariabilis McClure. J Asian Nat Prod Res, 2010, 12(3): 248.
[2] 孙椴 . 撑篙竹（ Bambusapervariabilis McClure ）竹叶化学成分及其生物活性的研究 . 北京 : 中国林业科学研究院 ,2010.
[3] 中国人民解放军第三二四医院门诊部 . 竹茹粉治疗皮肤及口腔黏膜溃疡 . 新医药学杂志 ,1978(6):272.
[4] 赵成春 , 杜凤敏 , 赵全兰 , 等 . 半夏竹茹糊治疗妊娠恶阻 88 例 . 中国民间疗法 ,2002,8(7):44.
[5] 李少华 , 郝英华 . 橘皮竹茹汤治疗碱性反流性胃炎 . 中医药学报 , 1990(2):20.

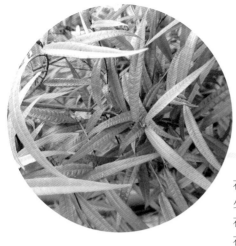

Zhu ye rong

竹叶榕

Fici Stenophyllae Radix
[英] Stenophylla Ficus Root

【别名】狭叶榕、水稻清、竹叶牛奶树。

【来源】为桑科植物竹叶榕 *Ficus stenophylla* Hemsl 的根。

【植物形态】直立小灌木。小枝初时被毛，干后呈红褐色，粗糙，节间短。叶互生；托叶披针形，红色；叶片纸质，线状披针形，长 5～13cm，宽 8～16mm，先端渐尖，基部渐狭或圆形，上面略有光泽，下面有小突点，干后通常红褐色，全缘；侧脉纤细，网脉下面明显。花序托卵球形，表面稍具棱纹，成熟时呈深红色，顶部脐状突起，基生苞片三角形，宿存；雄花和瘿花着生于同一花序托内壁，雄花着生近口部，花被片 3～4，雄蕊 2，少有 3；瘿花花被片 3～4，子房退化，花柱极短，侧生；雌花生于另一植株花序托中，花被片 4，少有 5 枚，条形，先端钝。子房倒卵形，花柱侧生。瘦果近球形，先端具棱。

【分布】广西主要分布于永福、龙胜、防城、上思。

【采集加工】全年可采。切片晒干。

【药材性状】干燥根呈木质细条状，具分枝，表面红褐色，外皮多纵裂，具圆点状或椭圆状皮孔。质韧，皮部不易折断，断面木部棕色。气微，味苦、涩。

【品质评价】以身干、条细、红褐色者为佳。

【化学成分】本品含有 3,4-二氢补骨脂素（3,4-dihydropsoralen）、7-羟基香豆素（7-hydroxycoumarin）、香柠檬内酯（bergapten）、补骨脂素（psoralen）、（+）-儿茶素（catechin）、芹菜素（apigenin）、蔗糖（sucrose）、香草酸（vanillic acid）、胡萝卜苷（daucosterol）和豆甾醇（stigmasterol）[1]。还含有竹叶榕素 [methyl3-（6-hydroxy-4-methoxybenzo-furan-5-yl）propanoate]、山柰酚（kaempferol）、山柰酚 3-*O*-β-D-葡萄糖苷（kaempferol-3-*O*-β-D-glucoside）、槲皮素（quercetin）及小麦黄酮（tricin）[2]。

【性味归经】味甘、苦，性温。归肺、肝、肾经。

【功效主治】祛痰止咳，活血行气，祛风除湿。主治咳嗽，胸痛，跌打肿痛，肾炎，风湿骨痛，乳少。

【用法用量】内服：煎汤，1～6g。

【使用注意】孕妇慎用。

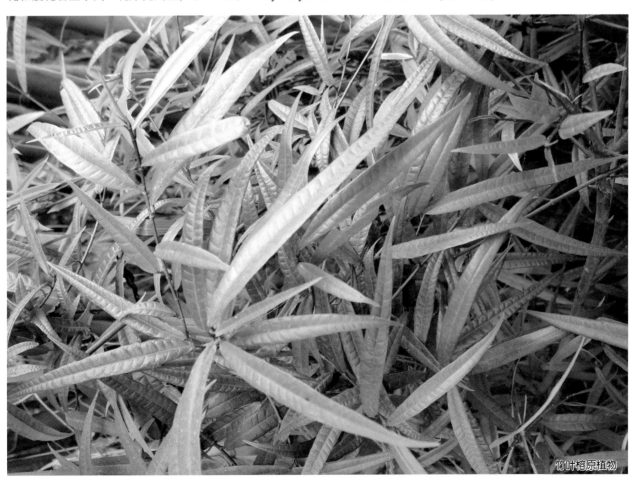

竹叶榕原植物

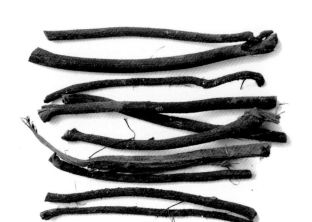

竹叶榕药材

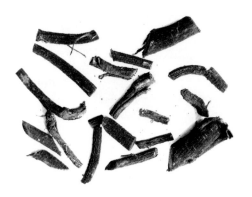

竹叶榕饮片

【经验方】

脉管炎　毛冬青根 30g，竹叶榕根 30g，大通筋茎 30g。水煎服。（《草药偏方治百病》）

【参考文献】

[1] 姜薇薇, 张晓琦, 李茜, 等. 竹叶榕根的化学成分研究. 天然产物研究与开发,2007,19(4):588.

[2] 张晓琦, 姜薇薇, 王英, 等. 竹叶榕根中的一个新苯丙酸酯. 药学学报,2008,43(3):281.

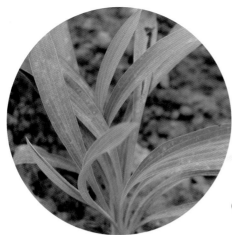

Zhu ye chai hu

竹叶柴胡

Bupleuri Marginati Herba seu Radix
[英] Bambooleaf Bupleurum Herb
or Root

【别名】紫柴胡、竹叶防风、柴胡。

【来源】为伞形科植物竹叶柴胡 *Bupleurum marginatum* Wall.ex DC. 的全草。

【植物形态】草本。根木质化，直根发达。茎绿色，硬挺，基部常木质化，带紫棕色，茎上有淡绿色的粗条纹，实心。叶鲜绿色，背面绿白色，革质或近革质，长披针形或线形，长10～16cm，宽6～14mm，顶端有硬尖头，基部微收缩抱茎。复伞形花序；总苞片2～5，不等大，披针形或小如鳞片；小总苞片5，披针形，小伞形花序有花8～10；花瓣浅黄色，顶端反折处较平而不突起，小舌片较大，方形；花柄较粗，花柱基厚盘状。果长圆形，棕褐色，棱狭翼状，每棱槽中油管3，合生面4。

【分布】广西主要分布于马山、武鸣、武宣、象州、桂林、全州、富川、钟山。

【采集加工】除去杂质，洗净，根切片，地上部分切段，干燥，筛去灰屑。

【药材性状】主根细长圆锥形或纺锤形，顶端常有一段木质化地下茎。表面红棕色或黄棕色，有细纵皱纹及稀疏的小横突起。质较硬。茎上有淡绿色的粗条纹，实心。叶灰绿色，近革质，长披针形或线形，顶端有硬尖头，基部微收缩抱茎。

【品质评价】以干燥、色黄绿、无杂质者为佳。

【化学成分】本品含挥发油（volatile oils），主要有 2- 甲基环戊酮（2- methylcyclopentanone）、柠檬烯（limonene）、桃金娘醇（myrtenol）、反式香苇醇（*trans*-carveol）、α - 松油醇（α - terpineol）、正十一烷（*n*-undecane）、5- 甲基 -5- 己基癸烷（5- methyl-5-ethyldecane）、（*E*)- 牻牛儿基丙酮[（*E*)-geranyl acetone]、α - 荜澄茄油烯（α -cubebene）、δ - 荜澄茄烯（δ -cadinene）、

α - 古巴烯（α -copaene）、葎草烯（humulene）、反式 - β - 金合欢烯（*trans*-β -farnesene）、顺式石竹烯（*cis*-caryophyllene）、β - 榄香烯（β -elemene）、4,8- 二甲基十三烷（4,8-dimethyltridecane）、豆蔻酸（tetradecanoic acid）、棕榈酸（hexadecanoic acid）、六氢金合欢基丙酮（hexahydrofarnesyl acetone）[1]。又含柴胡皂苷（saikosaponin）a、c、d3、e 及 6″-O- 己酰基柴胡皂苷（6″-O-acetylsaikosaponin）a、前柴胡皂苷元（prosaidogenin)F、大叶柴胡皂苷（chikusaikoside）Ⅱ、柴胡皂苷（saikosaponin）d、3-O- β -D- 吡喃岩藻糖基柴胡皂苷元 F（3-O- β -D-fucopyranosylsai-

kongin F）即去葡萄糖基柴胡皂苷（desglucosaikosaponina）、6″-O- 乙酰基柴胡皂苷（6″-O- acetylsaikosaponin）b3、11 α - 甲氧基柴胡皂苷 f（11 α -methoxaikosaponin f）[2,3]。还含（+）-anomalin、白花前胡丙素 [（+)-praeruptorin A]、（+）3′-angeloyloxy-4′-keto-3′,4′-dihydroseselin、木糖醇（xyhtol）、柴胡色原酮A（saikoehromone A）、6″-O- 乙酰基柴胡皂苷 d（6″-O-acetylsaikosaponin d）、柴胡皂苷 b4（saikosaponin b4）、柴胡皂苷 b2（saikosaponin b2）[4]。本品还含有槲皮素（quercetin）、$\Delta^{7,25}$- 豆甾烯醇（stigmasta-7,25-dien-3-ol）、7- 豆甾烯 -3 β - 醇（7-stigmasten-3 β -ol）、胆甾 -7-

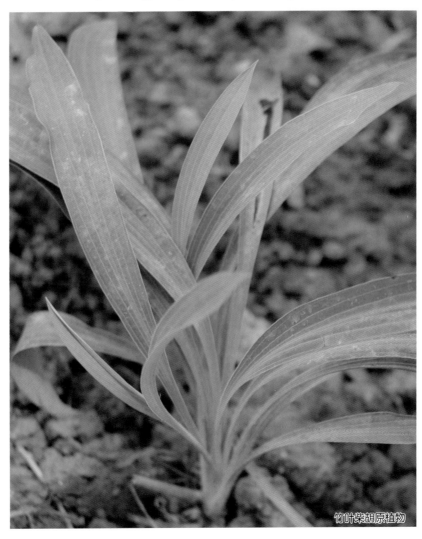

竹叶柴胡原植物

烯 -3β- 醇（cholest-7-en-3β-ol）、α- 菠菜甾醇（α-spina-sterol）、二十八碳脂肪酸（octacosanoic acid）、β- 谷甾醇（β-sitosterol）、胡萝卜苷（daucosterol）、异鼠李素（isorhamnetin）、槲皮素 -3-O-β-D- 吡喃葡萄糖苷（quercetin-3-O-β-D-glucoside）、芦丁（rutin）、柴胡色原酮 A（saikochromone A）、福寿草醇（adonitol）[5]。

【药理作用】

1. 抗肿瘤　竹叶柴胡中的柴胡皂苷 d 腹腔注射或口服对小鼠移植肉瘤 S180[6]、小鼠淋巴细胞白血病 P388 及艾氏腹水癌细胞均有抑制作用，且能延长动物的存活时间[7]。竹叶柴胡可升高腹水癌细胞腺苷酸环化酶活性，且呈浓度依赖关系[6]。

2. 对中枢神经系统影响　①解热：皮下注射柴胡醇浸膏水溶液对大肠杆菌致热家兔有解热作用[8]。柴胡水煎剂对过期伤寒混合菌苗所致家兔发热也有解热作用[9]。口服柴胡皂苷可使正常体温的大鼠、伤寒和副伤寒混合菌苗致热大鼠体温下降[10]。腹腔注射柴胡总挥发油可降低干酵母所致大鼠体温升高和降低内毒素所致家兔体温升高[11]。②镇静及抗惊厥：口服柴胡粗皂苷能使小鼠出现镇静作用，抑制小鼠攀登和大鼠条件性回避反应，表现运动抑制和安定作用。小鼠口服总皂苷能延长环己巴比妥钠引起的睡眠时间[12]。柴胡皂苷在蜗牛神经节细胞上有抗戊四氮作用[13]，柴胡浸膏任氏溶液对离体蛙的坐骨神经有麻醉作用[14]。③镇痛：口服柴胡皂苷对小鼠压尾和醋酸致痛有镇痛作用[15,16]，柴胡皂苷还能提高电击小鼠痛阈[6]。④镇咳：豚鼠腹腔注射总皂苷有镇咳作用[16]。

3. 保肝利胆　醋炙柴胡和醋拌柴胡能降低四氯化碳（CCl₄）中毒小鼠的血清丙氨酸转氨酶（ALT），有轻度减轻肝脏损伤的作用[17]。柴胡对伤寒菌苗、乙醇、CCl₄、D- 半乳糖胺等所致的肝损伤有抗损伤和促进胆汁分泌作用[18]。柴胡皂苷能抑制 D- 半乳糖胺、CCl₄ 及 α- 萘硫氰酸酯所致的实验性肝损伤[19]，腹腔注射能抑制 D- 半乳糖胺引起的大鼠肝损害，降低血清天冬氨酸转氨酶（AST）、ALT 活性[20]。北柴胡醇提物及北柴胡水提物能降低对乙酰氨基酚所致急性肝损伤小鼠血清中的 AST、ALT、血清碱性磷酸酶、肿瘤坏死因子（TNF-α）含量[21]。北柴胡能降低二甲基亚硝胺致慢性肝纤维化大鼠死亡率，其作用机制与抗肝细胞凋亡有关[22]。

4. 对胃肠道的影响　灌服柴胡热水提取物中分离精制的酸性多糖，对小鼠乙醇溃疡、捆束水浸应激性溃疡及大鼠幽门结扎溃疡、盐酸 - 乙醇溃疡均有抑制作用[23,24]。柴胡皂苷能够抑制幽门结扎所致十二指肠溃疡大鼠的胃酸分泌，对大鼠胃壁注射稀醋酸引起的溃疡也有辅助治疗作用[25]。柴胡粗皂苷能增强离体豚鼠小肠乙酰胆碱收缩作用，推测其可能有抗胆碱酯酶作用[20]。

5. 免疫调节　小鼠腹腔注射柴胡多糖可增加脾系数、腹腔巨噬细胞吞噬百分数及吞噬指数和流感病毒血清中和抗体滴度，能完全及部分恢复环磷酰胺或流感病毒对小鼠迟发超敏反应的抑制，还能提高小鼠体液及白细胞免疫功能，并使免疫抑制状态有一定程度的恢复[26]。柴胡皂苷能延长 NZB/MF 雌性小鼠（自身免疫病模型）生存期[26]。北柴胡提取物能增强淋巴细胞转化作用，对 ConA 诱导的小鼠脾细胞的增殖反应[27] 及 TNF-α 的产生均有增强作用[28]。

6. 对心血管系统和血脂影响　柴胡皂苷能降低兔血压，抑制离体蛙心和豚鼠心脏，犬静脉注射柴胡皂苷可出现短期的降压反应和心律减慢[29,30]。柴胡粗皂苷有溶血作用[27]。柴胡皂苷能降低高脂血症动物血清胆固醇，肌内注射能降低大鼠由于喂饲胆固醇而升高的血浆胆固醇、三酰甘油和磷脂水平，加速腹腔注射的胆固醇 -¹⁴C 和其代谢产物的粪便排泄[29,31]。

7. 抗病原微生物　乳鼠腹腔注射柴胡注射液可抑制流行性出血病毒[26]。柴胡皂苷 a 和 d 体外对流感病毒有抑制作用[19]。对结核杆菌、流感病毒、牛痘病毒及钩端螺旋体均有抑制作用，水煎剂能抑制疟原虫的生长发育[32]。北柴胡茎叶总黄酮（TFB）对乙型流感病毒（B/ 京防 98-76）感染小鼠有保护作用，降低其感染的小鼠肺指数，减轻肺病变[33]。

8. 抗炎　腹腔注射柴胡皂苷和柴胡挥发油对角叉菜胶所致大鼠足肿有抑制作用[34]。还能抑制右旋糖酐、5- 羟色胺、巴豆油或醋酸引起的鼠足肿。柴胡皂苷 a 和 d 具有抗渗出和抗肉芽肿作用[35]。大鼠肌注柴胡皂苷水溶液能抑制由右旋糖酐引起的足浮肿。柴胡皂苷对许多炎症过程包括渗出、毛细血管通透性、致炎症介质的释放、白细胞游走和结缔组织增生等都有影响[29]。大鼠去两侧肾上腺后仍能抑制醋酸致小鼠腹腔液渗出，认为其抗炎作用除与垂体 - 肾上腺轴系有一定关系外，可能还有其他方面的作用[30]。腹腔注射小柴胡汤可升高血清皮质酮和血浆促皮质激素（ACTH）水平，脑垂体和肾上腺的环磷酸腺苷（cAMP），而下丘脑无变化，说明其抗炎作用机制，除直接作用炎症部位外，还解除皮质酮对 ACTH 分泌的抑制和激活脑垂体 - 肾上腺系统[29]。柴胡皂苷可增强类固醇的抗肉芽肿作用[36]。北柴胡可抑制二甲苯致小鼠耳郭肿胀，降低酵母致大鼠发热的温度[37]。

9. 对代谢的影响　柴胡皂苷 a、c、d 混合物连续肌注 4 天，能增加大鼠肝切片的蛋白质生物合成，增加亮氨酸[38,39]，还可促进禁食 18h 大鼠血糖升高、肝糖原增加[30]。柴胡皂苷 a、d、f 能增高正常或麻醉大鼠的血糖[25,40]。

10. 其他　抗辐射损伤作用，提高机体防卫功能[41]。对胰蛋白酶有较强的抑制作用[42]。对血浆乙酰胆碱酯酶具有竞争 - 非竞争型混合抑制作用，减少乙酰胆碱水解，发挥其对肠胃、免疫、中枢神经、骨骼肌和平滑肌等生理调控功能[43]。柴胡皂苷及其衍生物能直接影响水盐和能量代谢的变化[44]。

11. 毒性反应　鼹鼠皮下注射柴胡醇浸膏的最小致死量（MLD）为 100mg/kg 体重[45]。柴胡皂苷和挥发油中毒表现为中枢抑制，动物活动减少，甚至匍匐不动，可因抑制加深而死亡[6]。

【性味归经】味苦、辛，性微寒。归肝、胆经。

【功效主治】解表退热，疏肝解郁，升举阳气。主治外感发热，寒热往来，疟疾，胁痛乳胀，头痛目眩，月经不调，气虚下陷之脱肛、子宫脱垂、胃下垂。

【用法用量】内服：煎汤，3 ~ 10g；或入丸、散。外用：适量，煎水洗；或研末调敷。解热生用，用量宜大；疏肝醋炒，宜用中量；升阳生用，宜用小量。

【使用注意】真阴亏损、肝阳上亢及肝风内动者禁服。

【经验方】

1. 大人小儿口疮　柴胡、吴茱萸各等份。上为细末。每用一钱，好酒调敷脚心。(《普济方》)

2. 口糜生疮　柴胡(去苗)、地骨皮各一两。上二味粗捣筛、每服三钱匕。水一大盏，煎至六分，去滓。细细含咽之。(《圣济总录》柴胡汤)

3. 胁肋疼痛，寒热往来　柴胡二钱，川芎、枳壳(麸炒)、芍药各一钱半，甘草(炙)五分，香附一钱半。水一盏半。煎八分食前服。(《景岳全书》柴胡疏肝散)

4. 黄疸　柴胡一两(去苗)，甘草一分。上都细锉作一剂，以水一碗，白茅根一握，同煎至七分。绞去滓。任意时时服，一日尽。(《孙尚药方》)

5. 肝黄，面色青，四肢拘急，口舌干燥，言语謇涩，爪甲青色　柴胡一两(去苗)，甘草半两(炙微赤，锉)，决明子半两，车前子半两，羚羊角屑半两。上件药，捣罗为散。每服三钱，以水一中盏。煎至五分，去滓。不计时候温服。(《太平圣惠方》柴胡散)

6. 积热下痢不止　柴胡、黄芩各四钱。水煎服。(《太平圣惠方》)

7. 疟疾，寒多热少，腹胀　柴胡、半夏、厚朴、陈皮各二钱。水二碗，煎八分。不拘时候服。(《本草汇言》)

【参考文献】

[1] 郭济贤，潘胜利，李颖，等．中国柴胡属19种植物挥发油化学成分的研究．上海医科大学学报，1990,17(4):278.

[2] 贾琦，张如意．柴胡属植物中皂苷化学研究进展．药学学报，1989,24(12):961.

[3] Ding J K, Fujino H, Kasai R, et al. Chemical evaluation of Bupleurum species collected in Yunnan, China.Chem Pharm Bull, 1986, 34(3): 1158.

[4] 梁之桃，秦民坚，王峥涛．竹叶柴胡化学成分的研究．中国药科大学学报，2003,34(4):305.

[5] 汪琼，徐增莱，王年鹤，等．竹叶柴胡地上部分的化学成分．植物资源与环境学报，2007,16(4):71.

[6] 宋景贵，肖正明，李师鹏，等．柴胡提取物对人肝癌细胞和小鼠S180肉瘤的抑制作用．山东中医药大学学报，2001,25(4):299.

[7] 魏涌，杨燕敏．以柴胡、当归替代BCG制备TNF与抗癌效应的研究．铁道医学，1990,18(3):144.

[8] 朱颜．中药的药理与应用．北京：人民卫生出版社，1958:34.

[9] 孙世锡．中华医药杂志，1956,(10):964.

[10] 高木敬次郎．药学杂志(日),1969,89(5):712.

[11] 谢东浩，贾晓斌，蔡宝昌，等．北柴胡及春柴胡挥发油的解热作用比较．中国医院药学杂志，2007,27(4):502.

[12] 柴田丸．药学杂志(日),1973,93(12):1660.

[13] 吴银生．柴胡方剂药理学研究进展．中成药研究，1986,9(1):39.

[14] 管谷爱子，等．国外医学·中国中药分册,1981,30.

[15] 王浴生．中药药理与应用．北京：人民卫生出版社，1983:886.

[16] 高木敬次郎，等．国外医学·药学分册,1975,(1):34.

[17] 陈青莲，郑祥银，黄新平．柴胡炮制品对小白鼠实验性肝损伤的影响．中成药，1994,16(3):22.

[18] 张本．柴胡属植物的药理作用研究概况．吉林中医药，1983,(1):39.

[19] 李廷利，都晓伟，赵景和，等．南北柴胡药理作用的比较研究．中医药学报，1992,(3):34.

[20] 李长格．柴胡皂苷的作用机制．国外医药·植物药分册,1981,2(6):12.

[21] 王占一，南极星．北柴胡对乙酰氨基酚所致小鼠急性肝损伤的保护作用．中国药师，2008,11(7):747.

[22] 谢东浩，袁东平，蔡宝昌，等．春柴胡及北柴胡对二甲基亚硝胺所致大鼠肝纤维化的保护作用比较．中国医院药学杂志，2008,28(23):2006.

[23] 柴田丸．代谢(临时增刊号"和汗药"),1973,10(5):687.

[24] 山田阳城，等．国外医学·中国中药分册,1991,6:39.

[25] 孙晓波．柴胡多糖对实验性胃黏膜损伤的保护作用．吉林中医药，1991,(3):33.

[26] 张兴汉，陈鸿珊．柴胡多糖的免疫药理作用．中国药理学与毒理学杂志，1989,3(1):30.

[27] Roitt IM.Essential Immunology .London:Blackwell Scientific Publications,1991:56.

[28] 郭明雄，孙桂鸿，张文仁，等．柴胡提取物对小鼠的体外免疫效应．氨基酸和生物资源，2002,24(4):59.

[29] 加藤正秀，等．药学杂志(日),1984,104:516.

[30] 王本祥，周重楚，王桂芝，等．柴胡皂苷的抗变态反应性炎症作用．生理科学，1983,3(3):47.

[31] 于庆海，万立萍．柴胡皂苷抗炎作用机制初探．沈阳药学院学报，1986,3(1):14.

[32] 金顺姬．柴胡的药理作用及临床应用．现代医药卫生，2009,25(7):1074.

[33] 冯煦，王鸣，赵友谊，等．北柴胡茎叶总黄酮抗流感病毒的作用．植物资源与环境学报，2002,11(4):15.

[34] 周重楚，等．药学通报，1979,14(6):252.

[35] 高木敬次郎，等．药学杂志(日),1969,89(10):1367.

[36] 阿部博子，等．日本药理学杂志，1982,80:155.

[37] 杨敏，陈勇，张延模，等．膜缘柴胡与柴胡(北柴胡)抗炎、解热作用的比较．四川中医，2010,28(10):50.

[38] 山本昌弘．代谢(临时增刊号"和汗药"),1973,10(5):695.

[39] 张以明．中草药通讯，1976,(8):47.

[40] 尹惠贤．国外医药·植物药分册,1981,2(5):46-47.

[41] 吕宝璋，吴忠忱，单京瑞，等．柴胡和猪苓多糖的生化作用及抗辐射损伤原理的研究．解放军医学杂志，1984,9(1):9.

[42] 杨同成．柴胡皂苷提取物对胰蛋白酶抑制作用．福建中医药，1990,21(6):44.

[43] 张泽林，张德平．柴胡皂苷和黄酮对血浆乙酰胆碱酶抑制作用的动力学研究．华西药学杂志，1989,4(1):48.

[44] 李杰芬．甘草、柴胡、人参中的皂苷及其衍生物对酶活性影响的研究．中药新药与临床药理，1994,5(4):55.

[45] 刹米达夫．和汉药用植物(日),1940:130.

延叶珍珠菜

Yan ye zhen zhu cai

Lysimachiae Decurreis Herba

[英] Decurrent Lysimachia Herb

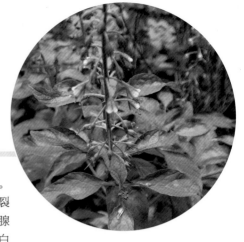

【别名】马兰花、狮子草、白当归、黑疔草、下延叶排草。

【来源】为报春花科植物延叶珍珠菜 *Lysimachia decurrens* Forst.f. 的全草。

【植物形态】草本。全体无毛。茎直立，粗壮，有棱角，上部分枝，基部常木质化。叶互生，有时近对生，叶片披针形或椭圆状披针形，长 6 ~ 13cm，宽 1.5 ~ 4cm，先端锐尖或渐尖，基部楔形，下延至叶柄成狭翅，干时膜质，上面绿色，下面淡绿色，两面均有不规则的黑色腺点；叶柄基部沿茎下延。总状花序顶生；苞片钻形；花萼分裂近达基部，裂片狭披针形，边缘有腺状缘毛，背面具黑色短腺条；花冠白色或带淡紫色，基部合生，裂片匙状长圆形，先端圆钝，裂片间弯缺近圆形；雄蕊明显伸出花冠外，花丝密被小腺体；子房球形。蒴果球形或略扁。

【分布】广西主要分布于灵山、邕宁、崇左、宁明、大新、天等、那坡、隆林、乐业、天峨、东兰、都安、罗城、金秀、融水、昭平、永福、临桂。

【采集加工】夏季采收。洗净，晒干备用。

【药材性状】茎稍皱缩，有棱角，上部分枝。叶卷缩，展开呈披针形或椭圆状披针形，先端锐尖或渐尖，基部楔形，下延至叶柄成狭翅，上面灰绿色，下面色稍淡，两面均有不规则的黑色腺点，稍膜质；叶柄基部沿茎下延。常可见顶生的总状花序。

【品质评价】以干燥、色黄绿、无杂质者为佳。

【性味归经】味苦、辛，性平。归肝、脾经。

【功效主治】清热解毒，活血散结。主治瘰疬，喉痹，水肿胀满，疔疮肿毒，月经不调，跌打损伤。

【用法用量】内服：煎汤，9 ~ 15g。外用：适量，鲜品捣敷。

【使用注意】孕妇慎用。

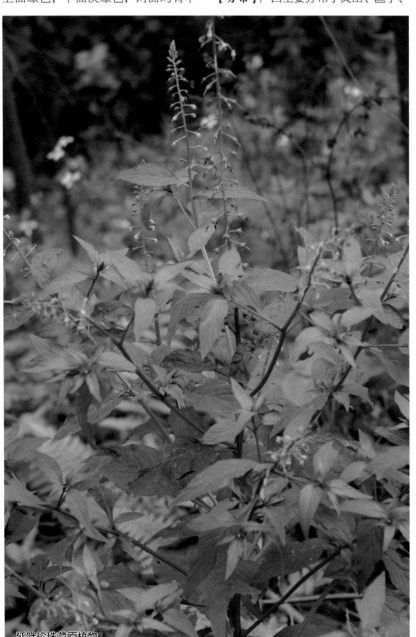

延叶珍珠菜原植物

【经验方】

1. 瘰疬，疔疮肿毒 下延叶排草鲜全草适量，加酸糟少许。捣烂外敷。（《广西本草选编》）

2. 月经不调 下延叶排草12 ~ 15g。水煎服。（《广西本草选编》）

3. 跌打骨折 下延叶排草鲜全草捣烂，调酒炒热外敷。（《广西本草选编》）

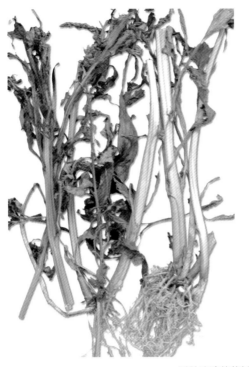

延叶珍珠菜药材

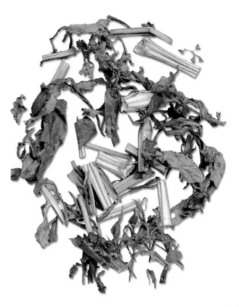

延叶珍珠菜饮片

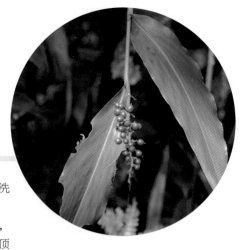

Hua shan jiang

华山姜

Alpiniae Chinensis Rhizoma
[英] Chinese Galangal Rhizome

【别名】姜汇、箭杆风、山姜、小良姜、姜叶淫羊藿、九连姜。

【来源】为姜科植物华山姜 *Alpinia chinensis*（Retz.）Rosc. 的根茎。

【植物形态】草本。根茎匍匐，肉质。叶互生；叶柄鞘状抱茎；叶舌膜质，2裂，具缘毛；叶片披针形或卵状披针形，长 20 ~ 30cm，宽 3 ~ 10cm，先端渐尖或尾状渐尖，基部渐狭，两面均无毛。总状圆锥花序顶生，分枝短，其上有花 2 ~ 4 朵；小苞片开花时脱落；花白色，萼管状，先端具 3 齿；花冠管略超出，花冠裂片长圆形，后方的一枚较大，兜状；唇瓣卵形，先端微凹，侧生退化雄蕊 2，钻状，子房无毛。果球形。

【分布】广西全区均有分布。

【采集加工】秋季采挖。除去茎叶，洗净，切段晒干。

【药材性状】根茎呈圆柱形或块状，长 7 ~ 10cm，直径 0.3 ~ 1cm，顶端渐尖细，多数有分枝。表面灰黄色或棕黄色，有明显的环节，节上有鳞片样的叶柄残基及须根痕，节间距 0.3 ~ 1cm，有较顺直的纵皱纹。质硬而韧，不易折断，断面淡黄色，纤维性。气微香，味稍辛辣。

【品质评价】以质坚实、粗壮、断面色淡黄、气香烈者为佳。

【化学成分】本品根状茎中含有挥发油，主要成分有 β-caryophyllene、α-humulene、γ-selinene、valencene、β-bisabolene、caryophyllene oxide[1]。

本品花含有挥发油，主要成分有（E,E）-α-farnesene、α-humulene、β-bisabolene、β-caryophyllene[2]。

本品叶中含有挥发油，主要成分有 β-bisabolene[2]。

【药理作用】

1. 对离体肠平滑肌的影响　小剂量华山姜煎剂使小鼠、豚鼠小肠收缩加强，大剂量则呈抑制作用，出现肌张力降

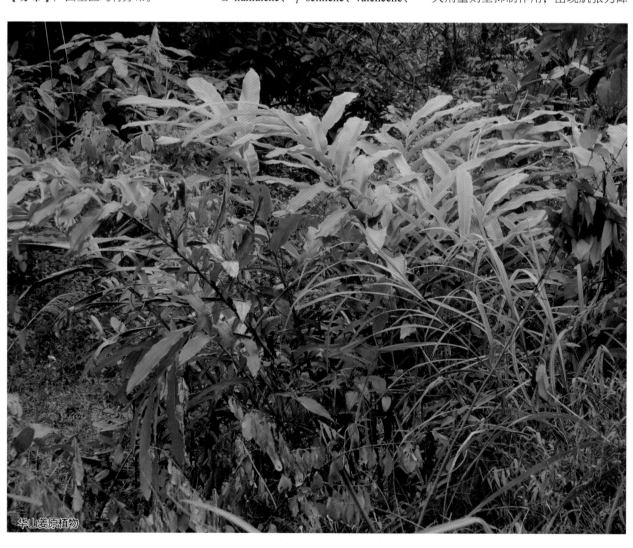

华山姜原植物

低，振幅减少，能部分拮抗乙酰胆碱或氯化钡致肠管紧张性及强直性收缩。华山姜非挥发性成分使兔小肠活动略增强，挥发性成分使肠管轻度兴奋，随后转入明显抑制，张力降低，收缩频率减慢，振幅减小，并随着浓度改变部分或完全拮抗乙酰胆碱、氯化钡致肠管兴奋或痉挛。

2. 对肠道推进运动影响　华山姜煎液能加快小鼠肠道推进运动。

3. 抑菌　华山姜地上或地下部分的不同极性提取物对白色念珠球菌、铜绿假单胞菌、金黄色葡萄球菌和痢疾杆菌有抑制作用，其中地下部分乙酸乙酯提取物显示出较好的抗金黄色葡萄球菌和铜绿假单胞菌作用[3]。

【性味归经】味辛，性温。归肺、胃、大肠经。

【功效主治】温中消食，散寒止痛，活血，止咳平喘。主治胃寒冷痛，腹痛泄泻，消化不良，风湿关节冷痛，跌打损伤，风寒咳喘。

【用法用量】内服：煎汤，6 ~ 15g；浸酒。外用：适量，捣敷。

【使用注意】胃热者慎用。

【经验方】

1. 喘咳　华山姜适量，泡童便3天，取出晒干，用30g泡酒250g。每日早晚各服15g。（《贵州草药》）

2. 肺痨咳嗽　华山姜、核桃仁各15g，蜂蜜30g。蒸服。（《贵州草药》）

3. 胃气疼痛　华山姜30g。煨水服。（《贵州草药》）

4. 风湿关节冷痛　华山姜、石南藤、香樟根、红禾麻各30g。煨水服，每日3次。（《贵州草药》）

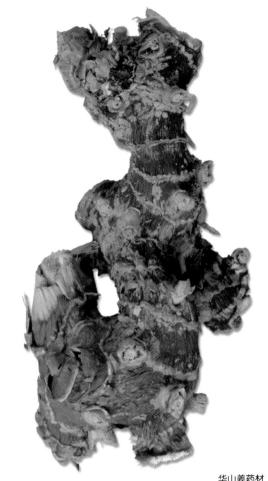

华山姜药材

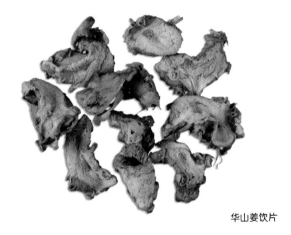

华山姜饮片

【参考文献】

[1] Piet AL, Nguyen XD, Trinh DC, et al. Composition of the root oil of Alpinia chinensis Rosc. from Vietnam. J Essent Oil Res, 1994, 6(4): 401.

[2] Nguyen XD, Trinh DC, Do DR, et al.Chemical composition of the flower oil of Alpinia chinensis Rosc. from Vietnam. J Essent Oil Res, 1994, 6(6): 637.

[3] 危莉，蔡醒，王佳佳，等. 苗药哪哈坳提取物体外抗菌活性研究. 中国民族医药杂志,2012,(7):50.

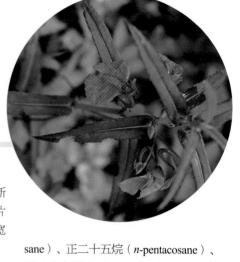

华凤仙

Hua feng xian

Impatientis Chinensis Herba
[英] Chinese Snapweed Herb

【别名】水凤仙、水指甲花、象鼻花。

【来源】为凤仙花科植物华凤仙 Impatiens chinensis L. 的全草。

【植物形态】草本。茎下部匍匐，节生不定根，上部直立。单叶对生，条形至倒卵形，长 2 ~ 10cm，宽 0.5 ~ 1cm，顶端急尖或钝，基部圆形或近心形，边缘疏生小锯齿；无柄或近无柄。花单生于叶腋，少有 2 ~ 3 个聚生；萼片 2，条状；花粉红色或白色，旗瓣圆形，先端具小突尖，翼瓣宽斧形，2 裂，唇瓣舟状，基部延长成内弯或旋卷的长距。蒴果椭圆形，中部膨大。

【分布】广西主要分布于灵川、贺州、昭平、岑溪、陆川、北流、来宾、上林、武鸣、田东、靖西。

【采集加工】全年可采。

【药材性状】本品茎呈圆柱形，稍扁，黄色，直径 1 ~ 3mm，具纵沟，断面白色。叶对生，卷曲，展开后叶片呈条形或狭倒卵形，长 2 ~ 8cm，宽 0.5 ~ 1cm，正面绿色，背面灰白色，两面粗糙，无毛，近无柄。茎稍韧，叶脆易碎。气微，味微苦、辛。

【品质评价】以茎黄、叶绿者为佳。

【化学成分】本品全草含挥发油，其主要成分有 4,7- 二甲基十一烷（4,7-dimethylundecane）、正十五烷（n-pentadecane）、1,3,5- 三甲基苯（1,3,5- trimethylbenzene）、α - 松油烯（α -terpinene）、苯乙酮（phenyl methyl ketone）、正十七烷（n-heptadecane）、正十八烷（n-octadecane）、正二十二烷（n-docosane）、正二十五烷（n-pentacosane）、正二十六烷（n-hexacosane）、α - 石竹烯（α -caryopyllene）、甲酸辛酯（octyl formate）、2,6,6- 三甲基 - 环己烯 -1，4- 二酮、（＋）- α - 松油醇 [（＋）- α - terpineol]、十五醛（pentadecanal）、十四烷酸乙酯（ethyl myristate）、二十烷酸（arachic acid）、二十二烷酸（behenic acid）、1,4- 二 甲 基 -4- 乙酰基 -1- 环己烯、正棕榈酸乙酯（hexadecanoic acid ethyl ester）、 菲（phenanthrene）、β - 环柠檬醛（β -

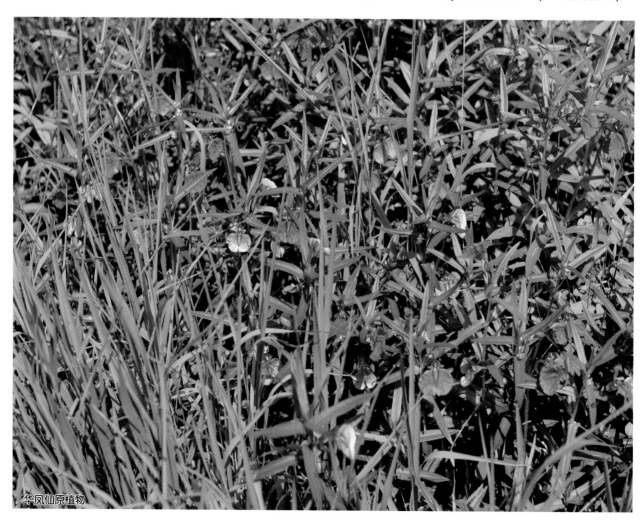

华凤仙原植物

cyclocitral）、5- 甲基 -2- 异丙基 -2- 环己烯 -1- 酮（5-methyl-2-isopropyl-2-cyclohexen-1-one）、邻苯二甲酸二异丁酯（diisobutyl phthalate）、11- 癸基二十四烷（11-decyl tetracosane）、二十六酸甲酯（methyl hexacosanoate）、正三十四烷（n-tetratriacontane）[1]。

【性味归经】 味苦、辛，性凉。归肺、心经。

【功效主治】 清热解毒，活血散瘀，消肿排脓。主治咽喉肿痛，热痢，蛇头疔，痈疮肿毒，肺痈。

【用法用量】 内服：煎汤，15 ～ 30g。外用：适量，鲜品捣敷。

【使用注意】 孕妇慎用。

【经验方】

1. 蛇头指疮，痈疮肿毒　华凤仙鲜草捣烂，敷患处。(《广西中草药》)

2. 肺结核　华凤仙鲜草 30 ～ 60g。同瘦猪肉或猪骨炖服。(《广西中草药》)

【参考文献】

[1] 宋伟峰, 罗淑媛, 钟鸣. 超临界 CO_2 流体萃取华凤仙挥发油成分分析研究. 中国医药导报, 2012,9(17):142.

Hua ze lan

华泽兰

Eupatorii Chinenses Radix
[英] Chinese Eupatorium Root

【别名】广东土牛膝、多须公、六月霜、六月雪、飞机草、白花姜、大泽兰、野升麻、泽兰。

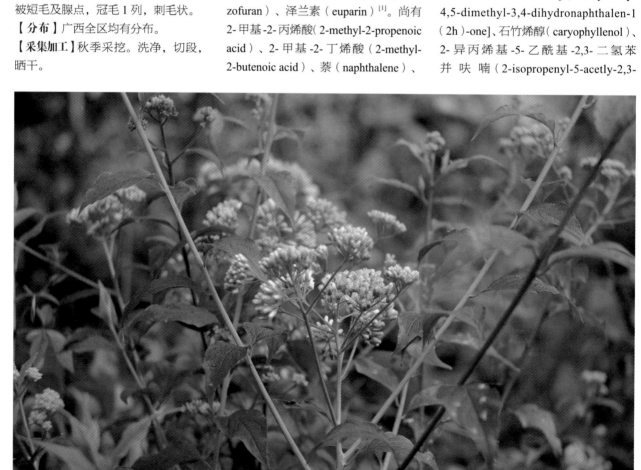

【来源】为菊科植物华泽兰 *Eupatorium chinense* L. 的根。

【植物形态】多年生草本或半灌木。根多数,细长圆柱形,根茎粗壮。茎上部或花序分枝被细柔毛。单叶对生;有短叶柄;叶片卵形、长卵形或宽卵形,长 3.5 ~ 10cm,宽 2 ~ 5cm,先端急尖、短尖或长渐尖,基部圆形或截形,边缘有不规则的圆锯齿,上面无毛,下面被柔毛及腺点。头状花序多数,在茎顶或分枝顶端排成伞房或复伞房花序;总苞狭钟状;总苞片 3 层,先端钝或稍圆;头状花序含 5 ~ 6 小花,花两性,筒状,白色,有时粉红色;花冠长 5mm。瘦果圆柱形,有 5 纵肋,被短毛及腺点,冠毛 1 列,刺毛状。

【分布】广西全区均有分布。

【采集加工】秋季采挖。洗净,切段,晒干。

【药材性状】根呈须状圆柱形,长 10 ~ 35cm,最长可达 50cm,直径 0.2 ~ 0.4cm,外表黄棕色。质坚硬而脆,易折断,断面白色。略有甘草气,味淡。

【品质评价】以干燥、块大、无杂质者为佳。

【化学成分】本品根含 12,13- 二羟基泽兰素（12,13-dihydroxyeuparin）、2- 异丙烯基 -5- 乙酰基 -2,3- 二氢苯并呋喃（5-acetyl-2-isopropenyl-2,3-dihydro-benzofuran）、2,3- 二氰基 -5- 甲基 -7- 苯基 -1,4,6h- 二氮杂卓（2,3-dicyano-5-methyhl-7-phenyl-1,4,6h-diazepine）、2- 异丙基 -5- 乙酰基 -6- 羟基苯并呋喃（5-acetyl-2-isopropyl-6-hydroxyben-zofuran）、泽兰素（euparin）[1]。尚有 2- 甲基 -2- 丙烯酸（2-methyl-2-propenoic acid）、2- 甲基 -2- 丁烯酸（2-methyl-2-butenoic acid）、萘（naphthalene）、4,7- 二甲基 -2,3 氢 -1h- 茚（2,3-dihydro-4,7-dimethyl-1h-indene）、1- 甲基萘（1-methylnaphthalene）、长叶松烯（longipinene）、1- 乙基萘（1-ethylnaphthalene）、2,7- 二甲基萘（2,7-dimethylnaphthalene）、1,7- 二甲基萘（1,7-dimethylnaphthalene）、1,4- 二甲基萘（1,4-dimethylnaphthalene）、莰烯（camphene）、α- 愈创木烯（α-guaiene）、石竹烯氧化物（caryophyllene oxide）、7,8- 二羟基 -4,5- 二甲基 -3,4- 二 氢 萘 -1（2h）- 酮 [7,8-dihydroxy-4,5-dimethyl-3,4-dihydronaphthalen-1（2h）-one]、石竹烯醇（caryophyllenol）、2- 异丙烯基 -5- 乙酰基 -2,3- 二氢苯并呋喃（2-isopropenyl-5-acetly-2,3-

华泽兰原植物

dihydrobenzofuran）、邻苯二甲酸二异丁酯（diisobutyl phthalate）、5,5,9- 三甲基三环 [7.2.2.01,6] -6,10- 十三碳二烯 {5,5,9-trimethyltricyclo [7.2.2.01,6]:trideca-6,10-diene}、邻苯二甲酸二丁酯（dibutyl phthalate）、2,3- 二氰基 -5- 甲基 -7- 苯基 -1,4,6h- 二氮杂草（2,3-dicyano-5-methyl-7-phenyl-1,4,6h-diazepine）、棕榈酸（palmitic acid）、亚油酸乙酯（ethyllinoleate）、硬脂酸（stearic acid）、硬脂酸乙酯（ethylstearate）、5- 羟基 -6- 甲氧基 -2- 甲基 -3- 苯基苯并呋喃（5-hydroxy-6-methoxy-2-methyl-3-phenylbenzofuran）、α- 檀香醇（α-santalol）、3- 十五烷基苯酚（phenol,3-pentadecyl）、邻苯二甲酸二（2-乙基己基）酯[di-（2-ethylhexyl）phthalate]、马兜铃酮（aristolone）[2]。

本品根及根茎中还含有腺苷[3]，另外根茎中还有铝（Al）、钙（Ca）、铁（Fe）、镁（Mg）、磷（P）、锰（Mn）等矿质元素[4]。

【性味归经】味苦、甘，性凉；有毒。归肝、脾经。

【功效主治】清热利咽，凉血散瘀，解毒消肿。主治咽喉肿痛，白喉，吐血，血淋，赤白下痢，跌打损伤，痈疮肿毒，毒蛇咬伤，水火烫伤。

【用法用量】内服：煎汤，10 ~ 20g，鲜品 30 ~ 60g。外用：适量，捣敷或煎水洗。

【使用注意】孕妇禁服。

【经验方】

1. 蛇缠指头　六月雪鲜根 30g，斑蝥虫 10 只，米酒 90g，水 1 碗。同煮成浓汁，待温，浸患指，冷则换温液，至痛止为止。（《岭南草药志》）

2. 汤火伤　六月雪煎取浓汁。冷敷患处。（《岭南草药志》）

3. 毒蛇咬伤　六月雪根酒浸液，外涂红肿处；另用六月雪、山芝麻、金锁匙、走马风各 9g，水酒各半，煎服。（《岭南草药志》）

4. 黄疸　泽兰根 30g，赤小豆 30 ~ 60g。水煎，代茶饮。（《江西草药》）

5. 血淋　六月雪 60g，加少量米酒，水煎服。（《广西中草药》）

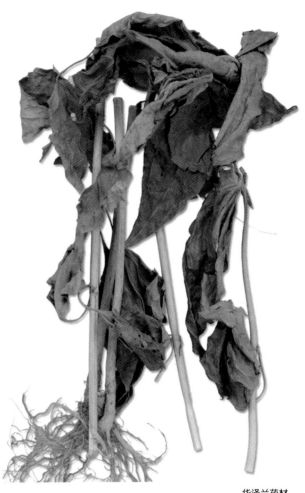

华泽兰药材

【参考文献】

[1] 谢晓玲，徐新军，陈孝，等．广东土牛膝色谱指纹图谱研究．中药材，2010,33(7):1068.

[2] 李小玲，宋粉云．广东土牛膝超临界流体萃取物的 GC-MS 分析．分析测试学报,2001,20(4):85.

[3] 卢绮雯，李坚，萧鹏，等．HPLC 法测定广东土牛膝中腺苷的含量．广东药学院学报,2007,23(2):131.

[4] 张现涛，张雷红，赵珍东，等．广东土牛膝中微量元素的分析．广东微量元素科学,2009,16(7):43.

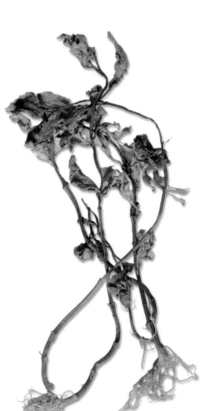

华石龙尾

Hua shi long wei

Limnophilae Chinensis Herba
[英] Sessile Marshweed Herb

【别名】蛤胆草、过塘蛇、风肿草。

【来源】为玄参科植物中华石龙尾 *Limnophila chinensis*(Osbeck)Merr.的全草。

【植物形态】草本。除叶和花冠外全株密被多细胞柔毛。根状茎长，下部匍匐而节上生根，茎上部单一或自茎部分枝。叶对生，偶有3～4枚轮生；无柄；叶片卵状披针形至条状披针形，稀为匙形，长5～53mm，宽2～15mm，先端钝，基部抱茎，边缘具锯齿，背面有小腺点。花腋生或顶生；花梗直挺，花萼钟状，5裂，裂片三角状钻形；花冠紫红色、蓝色，稀为白色，上唇浅2裂，下唇3裂；雄蕊4，药室稍分离。蒴果宽椭圆形，两侧扁，浅褐色。

【分布】广西主要分布于平果、南宁、邕宁、防城、博白、北流、平南、岑溪。

【采集加工】全年可采。洗净，切碎，鲜用或晒干。

【药材性状】干燥全草长15～20cm。茎黄棕色，节膨大，略呈四方形，质脆，易折断。叶多皱缩卷曲，灰绿色或灰棕色，对光视之有多数透明腺点。气微，味微苦。

【品质评价】以干燥、色绿、叶多者为佳。

【性味归经】味甘、苦，性凉。归肺、肝经。

【功效主治】清热利尿，凉血解毒。主治水肿，结膜炎，风疹，天疱疮，蛇虫咬伤。

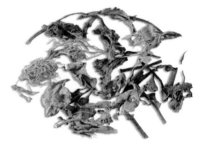

华石龙尾药材

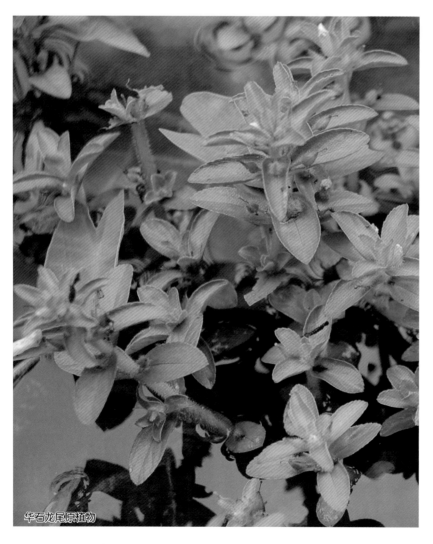

华石龙尾原植物

华石龙尾饮片

【用法用量】内服：煎汤，5～10g，鲜品30～60g。外用：鲜全草捣烂外敷。

【使用注意】水肿属虚者不宜用。

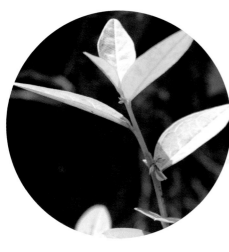

华南远志

Hua nan yuan zhi

Herba Polygalae Glomeratae
[英] Chinese Milkwort Herb

【别名】大金牛草、厚皮柑、金不换、金牛草、大金草、紫背金牛。

【性味归经】味辛、甘，性平。归肺、脾、肝经。

【功效主治】祛痰，消积，活血散瘀，解毒。主治咳嗽咽痛，瘰疬，小儿疳积，跌打损伤，痈肿，毒蛇咬伤。

【用法用量】内服：煎汤，15～30g。外用：适量，捣敷；或研末调敷。

【使用注意】孕妇慎服。

【来源】为远志科植物华南远志 Polygala glomerata Lour.、小花远志 Polygala arvensis Willd. 的带根全草。

【植物形态】草本。根粗壮，橘黄色。茎基部木质化，被卷曲短柔毛。单叶互生，被柔毛；叶纸质，倒卵形、椭圆形至披针形，长 2.6～7cm，宽 1～1.5cm，先端钝，基部楔形，全缘，微反卷。花两性，总状花序腋生；萼片 5，宿存，外面 3 枚小，卵状披针形，里面 2 枚大，镰刀形，花瓣 3，淡黄色或白色带淡红，基部合生，龙骨瓣顶端背部具 2 束条裂的鸡冠状附属物；雄蕊 8，下部合生成鞘；子房扁圆形，具缘毛，花柱先端马蹄状弯曲，柱头嵌入其内。蒴果圆形，具狭翅，具缘毛。种子稍扁，长圆形，黑色，密被白色柔毛。

【分布】广西全区均有分布。

【采集加工】春、夏、秋季采挖。除去泥沙，晒干。

【药材性状】全草长 6～10cm，茎被柔毛，多数有分枝。叶片皱缩，完整叶呈椭圆形、长圆状披针形或卵圆形，灰绿色或褐色，叶端常有一小突尖，叶柄短，有柔毛。蒴果顶端内凹，具缘毛，萼片宿存。种子基部有 3 短裂的种阜。气无，味淡。

【品质评价】以全株完整、连根、干燥、无杂草泥沙者为佳。

【化学成分】本品含 glomeratide A、glomeratide B、glomeratide C、glomeratide D、glomeratide E、glomeratide F、glomerxanthone A、glomerxanthone B、glomerxanthone C、6-O-阿魏酰远志糖醇（6-O-feruloyl-polygalytol）等成分[1]。

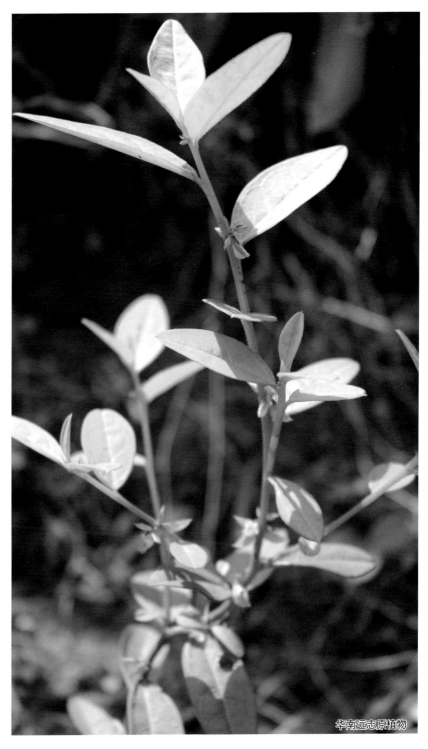

华南远志原植物

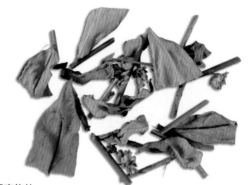

华南远志饮片

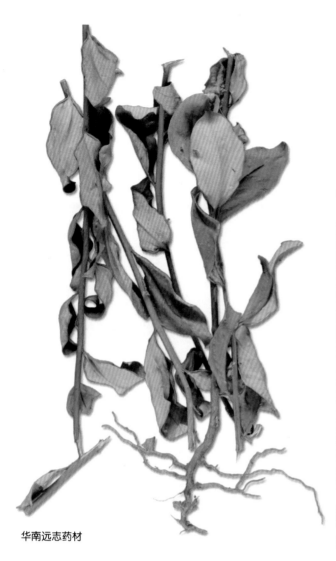

华南远志药材

【经验方】

1. 跌打损伤，毒蛇咬伤　紫背金牛9～15g。水煎服。并用鲜全草捣烂外敷，蛇伤敷伤口周围。(《广西本草选编》)

2. 结膜炎，角膜云翳，角膜溃疡　紫背金牛15～30g。水煎服，或炖猪骨服。(《广西本草选编》)

3. 风热咳嗽　大金牛草、牛大力、红芩根、白茅根。煎服。(《广东中药》)

4. 癫痫　金不换60～125g。捣烂绞汁，加人乳或牛乳1小盏，炖服。(《福建药物志》)

5. 小儿疳积　紫背金牛，研粉。每用3g，调热粥或蒸猪肝服。(《广西本草选编》)

6. 产后瘀血痛　金不换9g。水煎，加酒1汤匙服。(《福建药物志》)

【参考文献】

[1] 李创军. 远志和华南远志的化学成分及其生物活性研究. 北京：中国协和医科大学,2008.

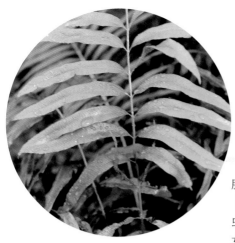

Hua nan zi qi

华南紫萁

Osmundae Vachelliiv Rhizoma
[英] Vachell's Interrupted Fern Rhizome

【别名】贯众、大凤尾蕨马肋巴、中肋巴、鲁萁、牛利草。

【来源】为紫萁科植物华南紫萁 *Osmunda Vachellii* Hook. 的根茎及叶柄残基。

【植物形态】陆生蕨类。具粗壮而直立的圆柱形根茎，有时高出地面。叶簇生，具二型羽片；叶柄长40～70cm，腹面扁平，有浅纵沟；叶片狭长，椭圆形，革质，光滑，幼时有棕色绵毛，长40～120cm，宽12～36cm，一回羽状；羽片14～34对，线形或线状披针形，先端渐尖，全缘，基部楔形，中羽片较大，近对生而略向上；叶脉羽状，侧脉二叉分枝。孢子叶羽片位于叶下部，紧缩成线形，深羽裂，裂片排列于羽轴两侧，两面沿叶脉密生孢子囊，并形成圆形小穗。

【分布】广西主要分布于南宁、上林、金秀、融安、兴安、昭平。

【采集加工】全年均可采收。去须根、绒毛，晒干或鲜用。

【药材性状】根茎呈圆柱形，一端钝圆，另一端较尖，稍弯曲。外表黄棕色，其上密被叶柄残基及须根，无鳞片。气微，味微苦、涩。

【品质评价】以身干、粗大、无杂质、色黄白者为佳。

【化学成分】本品含少量间苯三酚（phloroglucinol）衍生物[1]。

【药理作用】

1. 抗寄生虫　100% 华南紫萁药液有较强抗蛔作用，24h 内杀蛔虫有效率为100%[2]。

2. 缩短凝血酶原时间　给家兔华南紫萁药液 11.1g/kg 口服，每日1次，连续4天可缩短凝血酶原时间[2]。

3. 抗病毒　华南紫萁水提取液对腺病毒Ⅲ型和单纯疱疹病毒Ⅰ型有较弱的抗病毒作用[2]。

【性味归经】味微苦、涩，性平。归肺、肝、小肠经。

【功效主治】清热解毒，祛湿舒筋，驱虫。主治流感，痄腮，痈肿疮疖，妇女带下，筋脉拘挛，胃痛，肠道寄生虫病。

【用法用量】内服：煎服，30～60g。外用：适量，捣敷；或研末敷。

【使用注意】体虚者慎服。

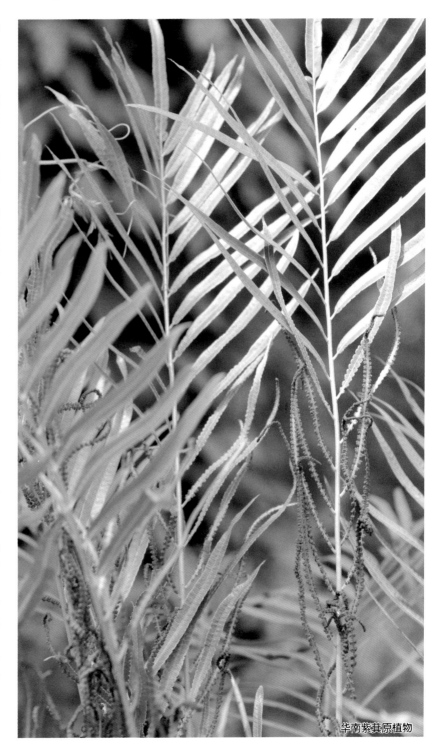

华南紫萁原植物

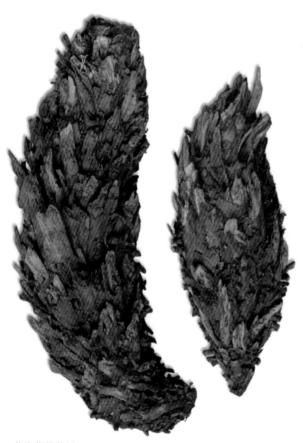

华南紫萁药材

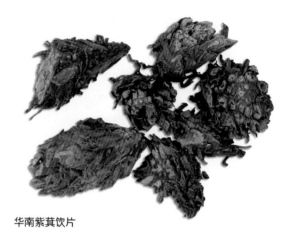

华南紫萁饮片

【经验方】

1. 筋脉挛痹 华南紫萁 30g，牛筋竹根、老松节各 15g，青蛙 1 只（去肠杂）。水煎兑酒服。（《中国药用孢子植物》）
2. 胃病 华南紫萁 60g。水煎服。（《中国药用孢子植物》）
3. 白带 华南紫萁 60g，白背叶根、金樱根各 15g。水煎服。（《中国药用孢子植物》）

【参考文献】

[1] 楼之岑,秦波.常用中药材品种整理和质量研究（北方编第二册）.北京：北京医科大学、中国协和医科大学联合出版社,1995:63.
[2] 楼之岑,秦波.常用中药材品种整理和质量研究（北方编第二册）.北京：北京医科大学、中国协和医科大学联合出版社,1995:102.

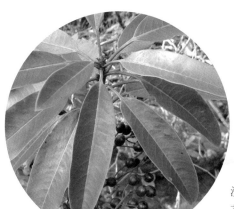

Jiao rang mu

交让木

Daphniphylli Macropdoi Folium et Semen
[英] Macropdous Daphniphyllum leaf or seed

【别名】山黄树、豆腐头、枸邑子、画眉珠、虎皮楠。

【来源】为虎皮楠科植物交让木 *Daphniphyllum macropodum* Miq. 的叶及种子。

【植物形态】常绿乔木。树皮灰白色，平滑，枝粗壮，小枝灰绿色，无毛，疏生椭圆形皮孔。叶簇生于枝端，常于新叶开放时老叶全部凋落，故有"交让木"之称；叶柄红色，粗壮，长 3 ~ 4cm；叶厚革质，叶片长圆形，长 15 ~ 20cm，宽 3 ~ 3.5cm，两端均较尖窄，全缘，中脉带红色，下面蓝白色。短总状花序；雌雄异株；花小，淡绿色；雄花有长梗，雄蕊 8 ~ 10，花丝短；雌花有花被，子房 2 室，柱头上密生深红色柔毛，花后变黑色。核果长椭圆形，黑色，外果皮肉质，内果皮坚硬。

【分布】广西主要分布于桂林。

【采集加工】叶夏、秋季采收。晒干或鲜用。

【药材性状】干燥叶稍卷缩，革质，展平后叶片呈长圆形，两端均较尖窄，全缘，中脉带褐色，下表面灰白色；叶柄褐红色。

【品质评价】叶以干燥、色黄绿、无杂质者为佳。

【化学成分】本品叶含 daphmacromines K-O[1]、daphmacromines A-J[2]、macropodumines D-E[3]、pordamacrines A-B[4]、单萜葡萄糖苷（monoterpene glucoside）、交让木苷（daphylloside）[5]、交让木胺（yuzurimine）[6,7]、交让木碱（daphniphylline）、新交让木碱（neodaphniphylline）[7]、共交让木碱（codaphniphylline）、新长柄交让木定碱（neoyuzurimine）[8]、环烯醚萜苷（iridoidglycoside）、都桷子苷酸（geniposidic acid）[9]。

本品茎含 daphmacromines K-O[1]、daphmacromines A-J[2]、macropodumines D-E[3]、交让木胺（yuzurimine）[6,10]、macropodumines A-C[11]、daphnicyclidin L、daphnicyclidin D、daphnicyclidin H、deoxyyuzurimine[10]、macropodumines J-K[12]、4,21-deacetyl-deoxyyuzurimine、macropodumine L[13]。

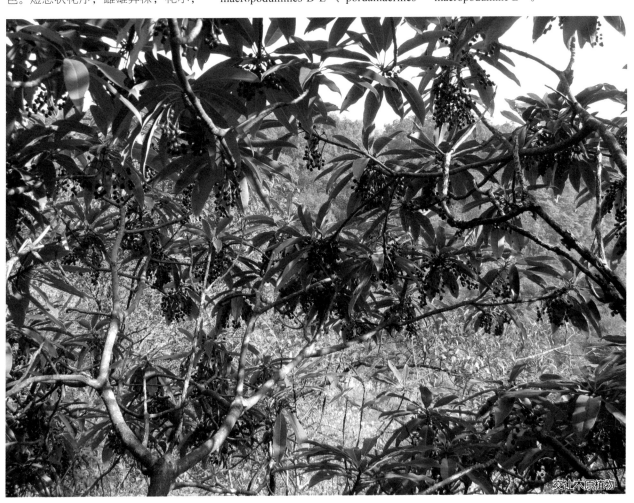

交让木原植物

本品果实含 deoxycalyciphylline B[14]、daphnilactone、methyl homosecodaphniphyllate[15]、daphnigraciline[15,16]、daphnicyclidin B、longistylumphylline A、daphnicyclidin H[14,16]、paxdaphnine A、paxdaphnine B[15,16]、daphgracine、交让木胺（yuzurimine）、deoxycalyciphylline[16]、daphnimacropodines A-D[17]、daphniacetal A[18]、飞燕草素 -3- 木糖葡萄糖苷（delphinidin-3-xyloglucoside）[19]、断交让木碱（secodaphniphylline）、高断交让木酸甲酯（methylhomosecodaphniphyllate）[20]、长柄交让木定碱、长柄交让木定碱 -A[21]、交让木内酯 A（daphnilactone A）[22,23]、交让木碱（daphniphylline）[21]、长柄交让木克林碱氢溴酸盐（daphmacrine hydrobromide）[24]。还含有 1,1- 二乙氧基乙烷（1,1-diethoxy-ethane）、十六酸甲酯（methyl hexadecanoate）、邻苯二甲酸丁基辛基酯（phthalic acid butyl octyl ester）、十六酸乙酯（ethyl hexadecanoate）、9,12- 十八碳二烯酸甲酯（9,12-octadecadienoic acid methyl ester）、9-十八碳烯酸甲酯（9-octadecenoic acid methyl ester）、9,12-十八碳二烯酸（9,12-octadecadienoic acid）、9,12- 十八碳二烯酸乙酯（9,12-octadecadienoic acid ethyl ester）、11- 十六碳烯酸乙酯（11-hexadecenoic acid ethyl ester）、δ - 愈创木烯（δ -guaiene）、三十二烷（dotriacontane）[25]。

【性味归经】味苦，性凉。归心经。

【功效主治】清解热毒。主治疮痈肿毒。

【用法用量】外用：适量，捣烂外敷。

【使用注意】阴证疮疡忌用。

【经验方】

1. 疖毒、疮痈红肿疼痛未成脓者 （交让木）叶捣烂，外敷。（江西《中草药学》）
2. 疔毒红肿 （交让木）种子或叶，加食盐捣烂敷患处。（《天目山药用植物志》）

【参考文献】

[[1]Cao MM, Wang L, Zhang Y, et al. Daphmacromines K-O, alkaloids from Daphniphyllum macropodum. Fitoterapia, 2013,(89):205.

[2]Cao MM, Zhang Y, He H, et al.Daphmacromines A-J, alkaloids from Daphniphyllum macropodum. J Nat Prod, 2012, 75(6):1076.

[3]Li ZY, Chen P, Xu HG, et al.Macropodumines D and E, two new alkaloids with unusual skeletons from Daphniphyllum macropodum Miq. Org Lett, 2007, 9(3):477.

[4]Matsuno Y, Okamoto M, Hirasawa Y, et al.Pordamacrines A and B, alkaloids from Daphniphyllum macropodum. J Nat Prod, 2007,70(9):1516.

[5]Inoue H, Ueda S, Hirabayashi M, et al.Studies on the monoterpene glucosides. IV. Monoterpene glucosides of Daphniphyllum macropodum MIQ. Yakugaku Zasshi, 1966, 86(10):943.

[6]Cheng Y, He XJ. Yuzurimine from of Daphniphyllum macropodum Miq. Acta Crystallogr Sect E Struct Rep Online, 2010, 31(11):3013.

[7]Sakabe N, Irikawa H, Sakurai H, et al.Isolation of three new alkaloids from Daphniphyllum macropodum. Tetra Lett, 1966,(9):963.

[8]Irikawa H, Sakurai H, Sakabe N, et al.Isolation of two new alkaloids from Daphniphyllum macropodum. Tetra Lett, 1966,(44):5363.

[9]Komai K, Harima S. Iridoid glycosides as hair dye compositions. Eur Pat Appl, 1991:EP 440494.

[10]Gan XW, Bai HY, Chen QG, et al.A zwitterionic alkaloid, containing a rare cyclopentadienyl anion unit, from the stem barks of Daphniphyllum macropodum Miq. Chem Biodivers, 2006, 3(11):1255.

[11]Zhang W, Guo YW, Krohn K. Macropodumines A-C: novel pentacyclic alkaloids with an unusual skeleton or zwitterion moiety from Daphniphyllum macropodum Miq. Chemistry, 2006, 12(19):5122.

[12]Li ZY, Gu YC, Irwin D, et al. Further Daphniphyllum alkaloids with insecticidal activity from the bark of Daphniphyllum macropodum M(IQ). Chem Biodivers, 2009, 6(10):1744.

[13]Li ZY, Xu HG, Zhao ZZ, et al. Two new Daphniphyllum alkaloids from Daphniphyllum macropodum Miq. J Asian Nat Prod Res, 2009, 11(2): 153.

[14]贺秀丽，王松华，赵延国 . 传统中药交让木 Daphniphyllum macropodum 生物碱成分的分离鉴别 . 中国中药杂志 ,2011,36(22):3134.

[15]金海龙，穆淑珍，郝小江 . 交让木中生物碱成分及其生物活性研究 . 山地农业生物学报 ,2012,31(1):40.

[16]向轶波，何红平，孔宁川，等 . 交让木果实的化学成分研究 . 时珍国医国药 ,2008,19(2):451.

[17]Kong NC, He HP, Wang YH, et al. Daphnimacropodines A-D, alkaloids from Daphniphyllum macropodum. J Nat Prod, 2007, 70(8):1348.

[18]Kong NC , Zhang Y , Gao S. Structural elucidation of daphniacetal A, a new oxa-cage compound isolated from Daphniphyllum macropodum Miq. Tetra Lett, 2009, 50(8):957.

[19]Shibata M, Ishikura N. Daphniphyllin, a new anthocyanin isolated from the pericarp of Daphniphyllum macropodum. Shokubutsugaku Zasshi, 1964, 77(8):277.

[20]Toda M, Yamamura S, Hirata Y, et al.Isolation and the structure of methyl homodaphniphyllate, a plausible intermediate between daphniphylline and yuzurimine. Tetra Lett, 1969,(30):2585.

[21]Irikawa H, Toda M, Yamamura S, et al.Formation of methyl homodaphniphyllate, a plausible intermediate between daphniphylline and yuzurimine, and isolation of two new alkaloids. Tetra Lett, 1969,(23):1821.

[22]Sasaki K, Hirata Y. Structure of a new Daphniphyllum alkaloid, daphnilactone B. Tetra Lett, 1972,(19):1891.

[23]Sasaki K, Hirata Y. X-ray crystal structure determination of a new alkaloid, daphnilactone A. J Chem Soc Perkin II, 1972,(10): 1411.

[24]Nakano T, Saeki Y, et al. Daphniphyllum alkaloids. II(1). The isolation and the structures of the alkaloids from Daphniphyllum macropodum miquel. Tetra Lett, 1967, (48):4791.

[25]向轶波，孔宁川，穆淑珍，等 . 交让木果实中低极性化学成分研究 . 时珍国医国药 ,2008,19(4):985.

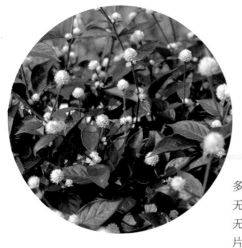

Xue xian

血 苋

Iresines Herbstii Herba
[英] Herbstii Iresine Herb

【别名】红叶苋、红洋苋。

【来源】为苋科植物血苋 Iresine herbstii Hook.f. 的全草。

【植物形态】草本。茎粗壮，常带红色，有分枝，初有柔毛，后除节部外几无毛，具纵棱及沟。叶片宽卵形至近圆形，直径2～6cm，顶端凹缺或2浅裂，基部近截形，全缘，两面有贴生毛，紫红色，具淡色中脉，如为绿色或淡绿色，则有黄色叶脉；叶柄有贴生毛或近无毛。雌雄异株，圆锥花序，由多数穗状花序形成，初有柔毛，后几无毛；苞片及小苞片卵形，宿存，无毛，无脉；花微小，有极短花梗；雌花被片矩圆形，绿白色或黄白色，外面基部疏生白色柔毛；不育雄蕊微小；子房球形，侧扁，花柱极短。雄花及果实未见。

【分布】广西全区均有栽培。

【采集加工】春、夏季均可采收。晾干备用。

【药材性状】茎圆柱形，基部可见棕黄色根，上部表面黑褐色。叶皱缩，展平后呈长椭圆形，基部楔形，端部渐尖，全缘，表面紫红色。质脆，易碎。气微，味淡。

【品质评价】以叶多、色绿褐者为佳。

【化学成分】本品全草含植物甾醇（phytosterol）、β-香树脂素乙酸酯（β-amyrin acetate）、环木菠萝烯醇（cycloartenol）、计曼尼醇(germanicol)、计曼尼醇乙酸酯(germanicol acetate)[1]。茎叶含5,7-二甲氧基香豆素（5,7-dimethoxycoumarin）、β-谷甾醇（β-sitosterol）、邻苯二甲酸双-（2-乙基）己醇酯 [1,2-benzenedicarboxylic acid bis（2-ethylhexyl）ester]、正十八烷酸（octadecylic acid）、丁香酸（syringic acid）、阿魏酸（ferulic acid）、胡萝卜苷（daucosterol）、芦丁（rutin）[2]。

【性味归经】味微苦，性凉。归肝、胃经。

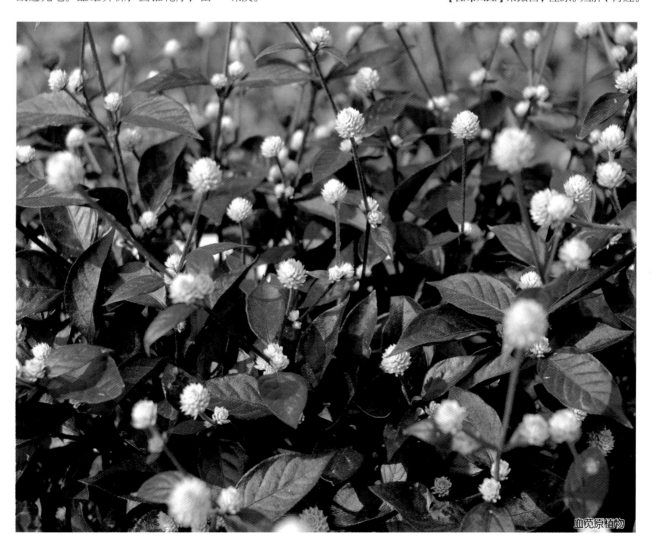

血苋原植物

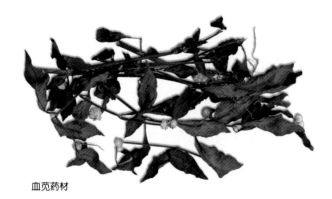

血苋药材

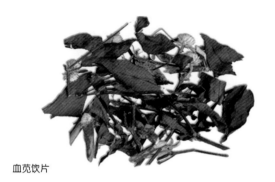

血苋饮片

【功效主治】清热解毒，调经止血。主治细菌性痢疾，痛经，月经不调，血崩，吐血，衄血，便血。

【用法用量】内服：煎服，15～30g。外用：适量。

【使用注意】脾胃虚寒者慎服。

【经验方】

1.麻疹透发不畅　血苋叶、小红豆叶各适量。煎汤，外洗全身。（《西双版纳傣药志》）

2.荨麻疹　血苋鲜叶适量。捣烂，取汁，外擦。（《西双版纳傣药志》）

3.月经不调，痛经　血苋、臭灵丹根各15g，香附20g，红花5g。煎汤，内服。（《西双版纳傣药志》）

4.各种出血症　血苋、大血藤各15g，使君子根20g，赪桐根、朱槿根各30g。煎汤，内服。（《西双版纳傣药志》）

【参考文献】

[1] 江苏省植物研究所，等.新华本草纲要（第二册）.上海：上海科学技术出版社,1991:221.

[2] 孔令义,闵知大.一品红茎叶化学成分的研究.中草药,1996,27(8):453.

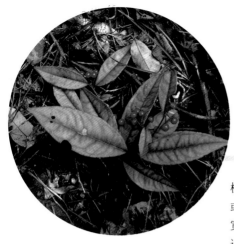

血 党

Ardisiae Brevicaulis Herba
[英]Brevicaulis Ardisia Herb

【别名】血猴爪、金边罗伞、矮凉伞子、小罗伞、团叶八爪金龙、活血胎。

【来源】为紫金牛科植物九管血 *Ardisia brevicaulis* Diels 的全株。

【植物形态】矮小灌木。具匍匐生根的根茎;直立茎幼嫩时被微柔毛,除侧生特殊花枝外,无分枝。叶片坚纸质,狭卵形或卵状披针形,或椭圆形至近长圆形,顶端急尖且钝,或渐尖,基部楔形或近圆形,长 7 ~ 18cm,宽 2.5 ~ 6cm,近全缘,具不明显的边缘腺点,叶面无毛,背面被细微柔毛,尤以中脉为多,具疏腺点,侧脉 7 ~ 13 对,与中脉几成直角,至近边缘上弯,连成远离边缘的不规则的边缘脉;叶柄被细微柔毛。伞形花序,着生于侧生特殊花枝顶端,除近顶端(即花序基部)有 1 ~ 2 片叶外,其余无叶或全部无叶;花萼基部连合达 1/3,萼片披针形或卵形,里面无毛,具腺点;花瓣粉红色,卵形,顶端急尖,外面无毛,里面被疏细微柔毛,具腺点;雄蕊较花瓣短,花药披针形,背部具腺点;雌蕊与花瓣等长,无毛,具腺点;胚珠 6 枚,1 轮。果球形,鲜红色,具腺点,宿存萼与果梗通常为紫红色。

【分布】广西主要分布于融水、阳朔、临桂、全州、兴安、龙胜、恭城、平南、贺州、昭平、金秀。

【采集加工】全年均可采收。除去泥沙,晒干。

【药材性状】本品根簇生于略膨大的根茎上,根多数,呈圆柱形,略弯曲,直径 0.2 ~ 0.6cm,表面棕红或棕褐色,具细皱纹及横裂纹,质脆易折断,皮与木部易分离,断面皮部厚,类白色,有紫褐色斑点散在。茎呈圆柱形,略弯曲,直径 0.2 ~ 1.0cm,表面灰棕色或棕褐色,质硬而脆,易折断,断面类白色,皮部菲薄,具髓部。单叶互生,有短柄;叶片多皱缩,灰绿色或棕黄色;完整者展平后叶片呈狭卵形,或椭圆形至近长圆形,长 3 ~ 16cm,宽 1 ~ 4.5cm,顶端急尖,基部楔形或近圆形,近全缘,边缘有腺点。气微香,味淡。

【品质评价】以干燥、块大、条粗、无杂质者为佳。

【化学成分】本品主要含有酚类、酚醚类、三萜类、甾体类、苯醌类、脂肪类等多种化学成分。

酚类成分主要有紫金牛酚 A(ardisiphenolA)、5- 十五烷基 -1,3- 间苯二酚(5-pentadecyl-1,3-benzenediol)、3- 羟基 -5- 十三烷基 -1- 苯甲醚(3-hydroxy-5-tridecyl-1-methyl phenylether)、大叶紫金牛酚(gigantifolinol)、5- 十三烷基 -6-*O*- 乙酰基 -3- 羟基 -1- 苯甲醚(5-tridecyl-6-*O*-acetate-3-hydroxyl-1-methyl phenyl ether)、4- 十三烷基 -3,5-*O*- 乙酰基 -1- 苯甲醚(4-tridecyl-3,5-*O*-acetate-1-methyl phenyl ether)[1],(*Z*)2-methyl-5-[14"-(l',3'-dihydro-xyphenyl)tetradec-8"-enyl]resorcinol、3-methoxy-2-methyl-5-pentylphenol[2]。

酚醚类成分主要有双酚 -A- 二环氧甘油醚(bisphenol-A-diglycidyl ether)、2-[4-(3-chloro-1-hydroxyisopropoxy)

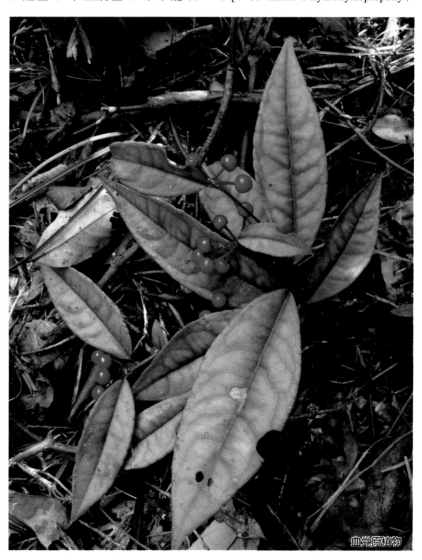

血党原植物

phenyl]-2-[4-（2,3-epoxypropoxy）phenyl] propane[1]。

三萜类成分主要有百两金皂苷（ardisicrispin）、鲍尔烯醇（bauerenol）[1]、cyclamiritin A-3 β -O- α -L-rhamnopyranosyl-（1 → 2）- β -D-glucopyranosyl-（1 → 4）-[β -D-glucopyranosyl-（1 → 2）]- α -L-arabinopyranoside、3 β -O-{ α -L-rhamnopyranosyl-（1 → 2）- β -D-glucopyranosyl -（1 → 4）-[β -D-glucopyranosyl-（1 → 2）]- α -L-arabinopyranosyl}-3 β ,16 α ,28-tri-hydroxy-12-oleanene、3 β -O-{ α -L-rham-nopyranosyl-（1 → 2）- β -D-glucopyranosyl-（1 → 4）-[β -D-glucopyranosyl-（1 → 2）]- α -L-arabinopyranos-yl}-3 β [2]。

甾体类成分主要有 α - 菠甾醇（ α - spinasterol）、 α - 菠甾醇 -3-O- β - 葡萄糖苷（ α - spinasterol-3- O- β - glucosyl）[1]。

苯醌类成分主要有 2- 甲氧基 -6- 十五烷基 -1,4- 苯醌（2- methoxy-6-tridecyl-1,4-benzoqulnon）、2- 十五烷基 -6- 甲氧基 -3-[2′- 甲基 - 5′-（14′,15′- 十五烯基）-4′,6′- 间苯二酚 基]-1,4- 苯 醌 {2-petadecyl-6-methoxy-3-[2′-menthyl-5′-（14′,15′-pentadecenyl）-4′,6′-resorcinol]-1,4-benzoquin -one}[1]。

脂肪类成分主要有正二十三烷（tricosane）、二十八烷酸（octacosanic acid）、1-O- β -D- 吡喃葡萄基 -（2S,3S,4R,8Z）-2-[（2′R）-2′- 羟基二十二碳酰胺基]-8- 十八烯 -1,3,4- 三 醇 {1-O- β -D-glucopyranosyl-（2S,3S,4R,8Z）-2-[（2′R）-2′-hydroxy docosylamino] -8-octadecene-1,3,4-triol}[1]。

其他成分主要有异落叶松脂醇 [（+）-iso-lariciresinol][2]、环己酮（cyclohexanone）、2, 5- 己二酮（2,5- cyclohexanone）、7 α - 杜松烯（7 α -cadinene）等挥发性成分 [3]。

【临床研究】

跌打损伤 小罗伞粉 20 份，大黄粉 1 份，加适量面粉（增强黏性）捣匀，然后倒入正骨水或白酒，捣成泥状，敷于患处，外用菜叶或树叶盖上，绷带包扎，每日换药 1 次。治疗各种跌打损伤 20 多例，疗效较好 [4]。

【性味归经】味苦、辛，性平。归肝、脾经。

【功效主治】祛风除湿，活血调经，消肿止痛。主治风湿痹痛，痛经，经闭，跌打损伤，咽喉肿痛，无名肿痛。

【用法用量】内服：煎汤，9 ~ 15g。外用：适量，鲜品捣敷。

【参考文献】

[1] 朱芸 . 辛芩颗粒氢核磁共振 - 模式识别研究，九管血地下部分化学成分的研究 . 成都：四川大学,2007.

[2] 海文利 . 九管血和粗齿铁线莲的活性成分研究 . 西安：中国人民解放军第四军医大学,2012.

[3] 蒲兰香，袁小红，唐天君 . 九管血挥发油化学成分研究 . 中药材，2009, 32(11):1694.

[4] 林浩清 . 小罗伞粉等外敷治疗跌打损伤 . 广西赤脚医生,1976,(Z1):41.

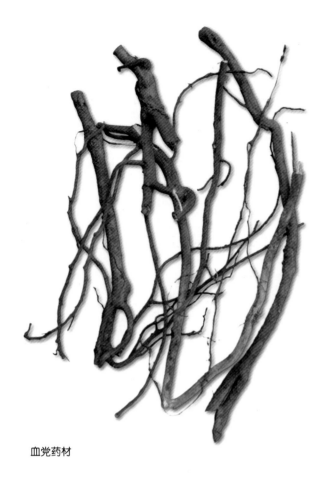

血党药材

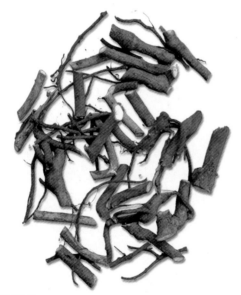

血党饮片

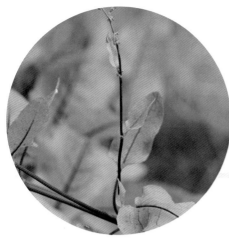

Xue si da huang

血丝大黄

Rumcis Obtusifolii Radix
[英] Nepal Dock Root

【别名】吐血草、红筋大黄、止血草、牛大黄、土三七、血当归、血三七、癣药、叶铜黄。

【来源】为蓼科植物土大黄 *Rumex obtusifolius* L. 的根。

【植物形态】草本。根肥厚且大，黄色。茎粗壮直立。根生叶大，有长柄；托叶膜质；叶片卵形或卵状长椭圆形；茎生叶互生，卵状披针形或卵状长椭圆形，茎上部叶渐小，变为苞叶圆锥花序，花小，紫绿色至绿色，两性，轮生而作疏总状排列；花被片 6，淡绿色，2 轮，宿存，外轮 3 片披针形，内轮 3 片，随果增大为果被，背中肋上有瘤状突起；雄蕊 6；子房 1 室，具棱，花柱 3，柱头毛状。瘦果卵形，具 3 棱，茶褐色。种子 1 粒。

【分布】广西全区均有栽培。

【采集加工】9 ~ 10 月采挖根。除去泥土及杂质，洗净切片，晾干或鲜用。

【药材性状】根茎粗短，直径约 3cm，有少数分枝，顶端有茎基与叶基残余呈棕色鳞片状及须毛纤维状，有的具侧芽及须状根，并有少数横纹。根粗长，圆锥形，长约 17cm，直径达 1.8cm，表面棕色至棕褐色，上段具横纹，其下具多数纵皱纹，散有横长皮孔样瘢痕及点状须根痕。质硬，断面黄色，可见放射状纹理。气微，味稍苦。

【品质评价】以干燥、无杂质、色黄棕者为佳。

【性味归经】味苦、辛，性凉。归肺、胃、肝经。

【功效主治】清热解毒，散瘀止痛，止血生肌，通便，杀虫。主治肺痈，肺痨咯血，衄血，吐血，咽喉肿痛，便秘，消化不良，急慢性肝炎，皮肤溃疡，湿疹、疥疮、皮癣，跌打损伤，无名肿痛，毒蛇咬伤。

【用法用量】内服：煎汤，9 ~ 15g。外用：适量捣敷，或研末水调敷。

【使用注意】脾胃虚寒者及孕妇慎用。

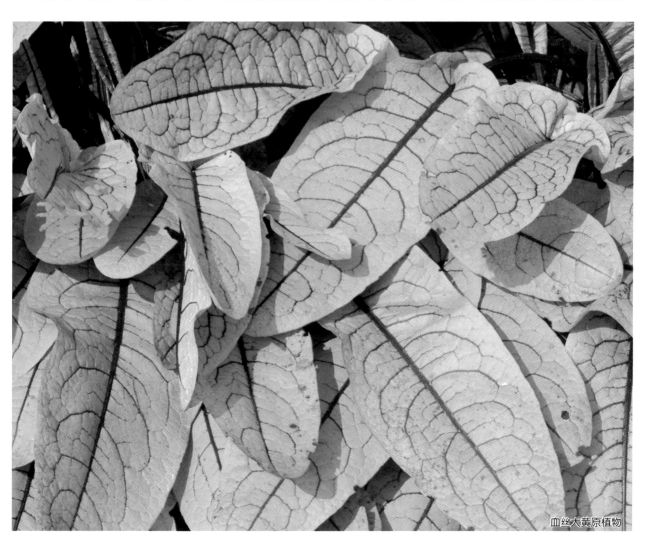

血丝大黄原植物

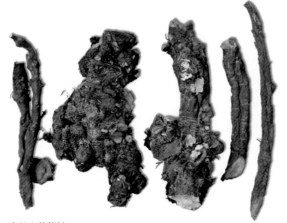

血丝大黄药材

【经验方】

1.顽癣　叶铜黄适量。捣烂调醋敷患处。(《中国瑶药学》)

2.消化不良腹胀　叶铜黄、成泪端（田基黄）、九龙钻（九龙藤）各15g，（皮硝）粉3g。水煎服。(《中国瑶药学》)

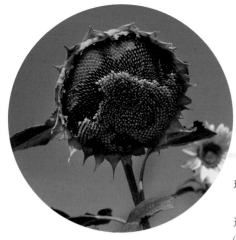

Xiang ri kui

向日葵

Helianthi Annui Semen
[英]Sunflower Seed

【别名】天葵子、葵子、葵花籽。

【来源】为菊科植物向日葵 *Helianthus annuus* L. 的种子、根。

【植物形态】草本。茎直立，粗壮，中心髓部发达，被粗硬刚毛。叶互生；有长柄；叶片宽卵形或心状卵形，长 10～30cm 或更长，宽 8～25cm，先端渐尖或急尖，基部心形或截形，边缘具粗锯齿，两面被糙毛，具 3 脉。头状花序单生于茎端；总苞片卵圆形或卵状披针形，先端尾状渐尖，被长硬刚毛；雌花舌状，金黄色，不结实；两性花筒状，花冠棕色或紫色，结实；花托平，托片膜质。瘦果倒卵形或卵状长圆形，稍扁，浅灰色或黑色；冠毛具 2 鳞片，呈芒状，脱落。

【分布】广西各地均有栽培。

【采集加工】秋季果实成熟时连果序一齐割下。晒半干，打出种子再晒干备用。

【品质评价】种子以干燥、饱满、完整者为佳。

【化学成分】本品种子、叶中含有枸橼酸（citric acid）[1,2]。种子、茎、叶、根中含有绿原酸（chlorogenic acid）[1-4]。种子壳、茎含纤维素（cellulose）、木质素（lignin）[5-7]。茎、叶中含有新绿原酸（neochlorogenic acid）[2,3]。茎叶、根中含有 4-*O*- 咖啡酰奎宁酸（4-*O*-caffeoylquinic acid）[3,8]。花、叶中含有 4,5- 二氢白色向日葵素（4,5-dihydro-niveusin）A、绢毛向日葵素 A（argophyllin A）、绢毛向日葵素 B（argophyllin B）、15- 羟基 -3- 去氢去氧灌木肿柄菊素（15-hydroxy-3-dehydrodesoxytifruticin）、1,2- 脱水白色向日葵素（1,2-anhydrido-niveusin）A、白色向日葵素（niveusin）B[9,10]。茎、根中含粗糙裂片酸（trachy-loban-19-oic acid）、贝壳杉烯酸（kaur-16-en-19-oic acid）[11]、多糖（polysaccharides）[2,12]。叶、根中含有向日葵环氧内酯（annuithrin）[4,13]。

种子主要含亚油酸（linolic acid）[5,14]。还含酒石酸（tartaric acid）、奎宁酸（quinic acid）、咖啡酸（caffeic acid）[1,15]、顺 -5, 顺 -9- 十八碳二烯酸（*cis*-5,*cis*-9-octadecadinoic acid）、顺 -5, 顺 -9, 顺 -12- 十八碳三烯酸（*cis*-5,*cis*-9,*cis*-12-octadecatrienoic acid）[16]。还含有黄曲霉毒素（aflatoxin）[17]、氟乐灵（treflan）[18]、多酚氧化酶（polyphenoloxidase）[19]。

花含三萜皂苷（triterpenoid saponin）、向日葵皂苷 A（helianthoside A）、向日葵皂苷 B（helianthoside B）、向日葵皂苷 C（helianthoside C），其苷元为齐墩果酸（oleanolic acid）和刺囊酸（echinocystic acid）[20-23]、对映 - 贝壳杉烯酸侧柏醇酯（thujanol ester of ent-kaur-16-en-19-oic acid）、对映 - 粗糙裂片酸侧柏醇酯（thujanol ester of enttrachyloban-19-oic acid）、对映 - 贝壳杉烯

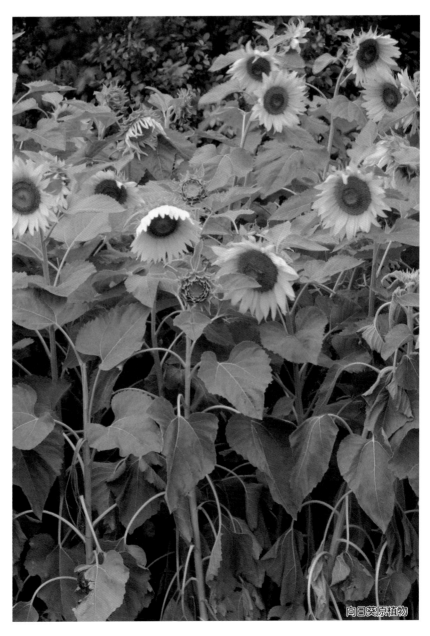

向日葵原植物

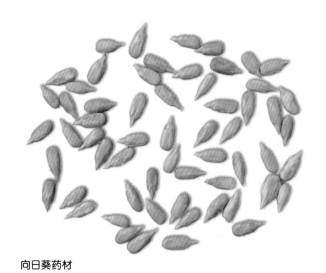

向日葵药材

醛（ent-kaur-16-en-19-al）、对映 - 粗糙裂片醛（ent-trachyloban-19-al）、对映 - 贝壳杉 -16β- 醇（ent-kauran-16β-ol）、对映 - 阿替烷 -16α- 醇（ent-atisan-16α-ol）、对映 - 阿替烷 -16β- 醇（ent-atisan-16β-ol）、黑麦草内酯（loliolide）[24]。此外，花还含果胶（pectin），为多聚半乳糖醛酸形式，其中半乳糖醛酸（galacturonic acid）[25-28] 含量较高。花粉含甾醇（sterol），主要为 β- 谷甾醇（β-sitosterol）[2]。

茎含东莨菪苷（scopolin）[3]，还含有 α- 纤维素（α-cellulose）[7]。茎的芳香性成分含 α- 蒎烯（α-pinene）、β- 蒎烯（β-pinene）、乙酸丁酯（butyl acetate）[29]。其他成分有莰烯（camphene）、乙酸（acetic acid）、癸醛（decanal）、β- 石竹烯（β-caryophyllene）[20]等。

秋叶中含叶黄素（lutein）、棕榈酸（palmitic acid）和亚麻酸酯[30]。还有大花沼兰酸（grandifloric acid）、17- 羟基 - 对映 - 异贝壳杉 -15（16）- 烯 -19- 酸 [17-hydroxy-ent-iso-kaur-15（16）-en-19-oic acid][31]。叶和叶表皮头状腺毛含 15- 羟基 -3- 去氢去氧灌木石蚕素（15-hydroxy-3-dehydrodesoxyfruticin）[32]。尚有（－）-kaur- 16-en-19-oic acid、（6R,10R）-6、10、14- 三甲基 - 十五烷 -2- 酮、维生素 E（vitamin E）、去氢木香内酯（dehydrocostus lactone）、（－）-α-tocospirone、angeloygrandifloric acid、trans-phytol、3（20）-phytene-1,2-diol[33]。叶的非头状腺毛含向日葵腺毛酮 A（glandulne A）、向日葵腺毛酮 B（glandulne B）、向日葵腺毛酮 C（glandulne C）[34]。叶表皮头状腺毛含白色向日葵素 C、绢毛向日葵素 B、1- 甲氧基 -4,5- 二氢白色向日葵素（1-methoxy-4,5-dihydroniveusin）A、1,2- 脱水 -4,5- 二氢白色向日葵素（1,2-anthyrido-4,5-dihydroniveusin）A[35]。

根含异绿原酸（isochlorogenic acid）、东莨菪苷（scopolin）[8]。又含 2S,3S,4R-1-O-β-D- 吡喃葡萄糖苷 -2-N-[R-2′- 羟基 - 十六碳酰基]-1,3,4- 三醇 -2- 氨基十八烷和 2S,3S,4R-1-O-β-D- 吡喃葡萄糖苷 -2-N-[R-2′- 羟基 - 二十四碳酰基]-1,3,4- 三醇 -2- 氨基 -16- 甲基十七烷[36]。

【药理作用】

1. 抗肿瘤　葵花子仁对二乙基亚硝胺（DEN）和 2- 乙酰氨基芴（2-AAF）诱发的大鼠肝癌前结节有预防作用[37]。向日葵盘黄酮可抑制人前列腺癌细胞株 DU145 的生长，能使细胞凋亡增加，G_1/M 期细胞百分数升高，并能引起细胞凋亡相关基因表达改变[38]。向日葵茎芯多糖体内能促进小鼠脾细胞白细胞介素 -2（IL-2）分泌，增加自然杀伤细胞的活性和比重；体外能协同刀豆蛋白 A 促进淋巴细胞转化和诱导 IL-2 分泌，高浓度时反而起抑制作用[39,40]。向日葵茎芯煎剂对小白鼠移植性肉瘤 S180 有抑制作用，抑瘤率达 52% ~ 81%，对宫颈癌 U14 也有一定的抑制作用[41,42]。

2. 抗氧化　向日葵籽具有抗氧化作用，并对老龄小鼠细胞表面电荷有保护作用[43]。向日葵子可降低大鼠血浆和肝中丙二醛（MDA）的含量，并抑制硒谷胱甘肽过氧化酶活性[44]。向日葵黄色素对 1,1- 二苯基 -2- 三硝基苯肼（DPPH•）、超氧阴离子自由基（$O^{2-}•$）、羟自由基（•OH）、过氧化氢（H_2O_2）都具有较强清除作用，作用随加入量的增大而增大[45]。

3. 对肝脏及脂质代谢的影响　以葵仁粉饲料（含葵仁粉 12.75% 和 21.00%）喂养大鼠，肝脂变形成率为 78% ~ 100%。肝硬化在喂养 100 天以前形成者甚少，但超过 100 天以上则有 76% ~ 94% 的动物形成肝硬化[46]。种子的总磷脂部分对大鼠的急性高脂血症及慢性高胆固醇血症有预防作用[47]。

4. 抗炎　向日葵花托可以减轻慢性非细菌性前列腺炎模型大鼠前列腺的炎症程度，减轻炎症过程中的氧化应激，减轻炎症疼痛，对前列腺组织有保护作用[48]。

5. 抑菌　向日葵籽壳绿原酸类物质提取液对大肠杆菌、金黄色葡萄球菌、枯草杆菌都有一定抑菌作用，最低抑菌浓度分别为 2.6%、2.0% 和 1.2%（ml/100ml）[49]。

6. 其他　在饲料中加入向日葵油，可增强兔的免疫反应[50]。以干燥全草煎剂蒸干后的粉末做成油膏，局部应用可以加速伤口的愈合[51]。

7. 毒性反应　向日葵油经 110 ~ 300℃处理后喂大鼠、兔，可引起大鼠肝的退行性变[52]，加强兔肝的纤维化[53]，还能增强某些致癌物质对大鼠的致癌作用[54]。

【临床研究】

1. 前列腺炎　给予鲜向日葵根连其茎髓 60g（亦可用其干品 30g），水煎数沸（不要久煎），每日作茶饮。30 天为 1 个疗程。病程短、病情轻者，连服 1 ~ 3 个疗程；病程长、病情重者，连服 6 个月至 1 年，甚至长期服用。结果：98 例中，显效 81 例，有效 17 例，总有效率为 100%[55]。

2. 尿潴留　取秋季收获的向日葵盘或茎晒干切碎，用时取 100 ~ 150g，加水 300 ~ 350ml 煎至 150 ~ 200ml，1 次服完，服药后 2h 无效可再服 1 剂。结果：186 例尿潴留患者（产后尿潴留，时间均在 8h 以上；其余各类尿潴留时间不等，最长为 24h），一般服药后 30min 至 1h 可排尿，最快者 15min 即自行排尿[56]。

【性味归经】味苦，性凉。归肝、心经。

【功效主治】平抑肝阳，截疟，清热解毒。主治肝阳上亢，头晕目眩，疟疾，痈疮疔疮。

【用法用量】内服：煎汤，25 ~ 30g，鲜者加量。外用：适量，捣敷。

【使用注意】脾虚者慎服。

【经验方】

1. 疗疮 向日葵鲜叶榨取白汁（乳状白汁）滴涂患处。（《泉州本草》）

2. 高血压 向日葵叶、土牛膝各31g。水煎服。（南药《中草药学》）

3. 疟疾 向日葵叶30g。煨水服（每次发疟前1h服用），并取葵花叶垫枕头睡。（《贵州草药》）

附：向日葵子

味甘，性平。归肺、肾经。功效透疹，止痢，透脓。主治疹发不透，血痢，慢性骨髓炎。内服：15～30g，捣碎或开水炖。外用：适量，捣敷或榨油涂。

经验方 ①慢性骨髓炎：向日葵子生熟各半，研粉调蜂蜜外敷。（《浙江药用植物志》）②虚弱头痛：黑色葵花子（去壳）30g，蒸猪脑髓吃。（《贵州草药》）③小儿麻疹不透：向日葵种子1小酒杯，捣碎，开水冲服。（《浙江药用植物志》）④血痢：向日葵子30g，开水炖1h，加冰糖服。（《福建民间草药》）

向日葵花

味微甘，性平。归肝、脾、肾经。功效祛风，平肝，利湿。主治头晕，耳鸣，小便淋沥。内服：煎汤，15～30g。

经验方 ①一切疮：葵花、栀子、黄连、黄柏各等份，为末，冷水调，贴痛处。（《赤水玄珠》葵花散）②肝肾虚头晕：鲜向日葵花30g，炖鸡服。（《宁夏中草药手册》）③小便淋沥：葵花1握，水煎五七沸饮之。（《急救良方》）

【参考文献】

[1] Milic B, Stojanovic S, Vucurevic N, et al. Chlorogenic and quinic acids in sunflower meal. J Sci Food Agric, 1968, 19(2): 108.

[2] Devys M, Barbier M, Pollen sterols. Comptes rendus des séances de l'Académie des sciences, série D, sciences naturelles. Académie des sciences, 1967, 264(3): 504.

[3] 江苏新医学院. 中药大辞典（上册）. 上海：上海科学技术出版社, 1977:932.

[4] Mitscher LA. Isolation and identification of trachyloban-19-oic and(-)-kaur-16-en-19-oic acids as antimicrobial agents from the prairie sunflower, Helianthus annuus. J Nat prod, 1983, 46(5): 745.

[5] Earle FR, VanEtten CH, Clark TF, et al.Compositional data on sunflower seed. J Am Oil Chem Soc, 1968, 45(12): 876.

[6] Cancalon P. Chemical composition of sunflower seed hulls. J Am Oil Chem Soc, 1971, 48(10): 629.

[7] Martin Martin A, Jimenez AL, Ferrer HJL. Physical and chemical characterization of sunflower stems. Afinidad, 1987, 44(408): 133.

[8] Lehman RH, Rice EL. Effect of deficiencies of nitrogen, potassium, and sulfur on chlorogenic acids and scopolin in sunflower. American Midland Naturalist, 1972, 87(1): 71.

[9] Chou JC, Mullin CA. Phenologic and tissue distribution of sesquiterpene lactones in cultivated sunflower(Helianthus annuus L). J Plant Physiol, 1993, 142(6): 657.

[10] Spring O, Alberta K, Hagera A. Three biologically active heliangolides from Helianthus annuus. Phytochemistry, 1982, 21(10): 2551.

[11] Nakano M, Fukushima M, Azuma H. Isolation and chemical characterization of antimicrobial compounds from sunflower. Shokuhin Eiseigaku Zasshi, 1995, 36(1): 22.

[12] Dusterboft EM, Posthumus MA, Voragen AGJ. Non-starch polysaccharides from sunflower(Helianthus annuus) meal and palm-kernel(elaeis guineensis) meal-investigation of the structure of major polysaccharides. J Sci Food Agric, 1992, 59(2): 151.

[13] Spring O, Alberta K, Gradmannb W. Annuithrin, a new biologically active germacranolide from Helianthus annuus. Phytochemistry, 1981, 20(8): 1883.

[14] Pinto MAC. Composition of oil extracted from three varieties of rapeseed and three varieties of sunflower seed cultivated in chile. Anales de la Facultad de Quimica y Farmacia(Universidad de Chile), 1969, 21: 16.

[15] Brummett BJ, Burns EE. Pigment and chromogen characteristics of sunflower seed, Helianthus annuus . J Food Sci, 1972, 37(1): 1.

[16] Rutar V, Kovac M, Lahajnar G. Nondestructive study of liquids in single fir seeds using nuclear magnetic resonance and magic angle sample spinning. J Am Oil Chem Soc, 1989, 66(7): 961.

[17] Dawar S, Ghaffar A. Detection of aflatoxin in sunflower seed. Pakistan Journal of Botany, 1991, 23(1): 123.

[18] Babicheva A F. Gas chromatographic method of determination of treflan in water, soil, and food. Gig Sanit, 1991, (4): 75.

[19] Raymond J, Rakariyatham N, Azanza JL. Purification and some properties of polyphenoloxidase from sunflower seeds. Phytochemistry, 1993, 34(4): 927.

[20] Kasprzyk Z, Wojciechowski Z, Kuczewska-Jankowska I, et al. Glycosides of triterpenic acids from Helianthus annuus flowers. Bull Acad Pol Sci Biol, 1966, 14(11-12): 747.

[21] Wojciechowski Z, Anysz-Loos L, Szybek P, et al. Structure of glycosides of triterpenic acids from the flowers of Helianthus annuus. Bull Acad Pol Sci Biol, 1971, 19(3): 179.

[22] Wojciechowski Z, Kasprzyk Z. Characterization of oligosaccharides bound to the carboxyl group of triterpenoid acid isolated from the flowers of Helianthus annuus. Bull Acad Pol Sci Biol, 1972, 20(2): 87.

[23] Cheban PL, Chirva VY. Structure of helianthoside C-A saponin from the sunflower. Khimiya Prirodnykh Soedinenii, 1969, 5(2): 129.

[24] Pyrek JS. Neutral Diterpenoids of Helianthus annuus. Jouranal. Nature product, 1984, 47(5): 822.

[25] Alarcaoe SML. Characterization of a pectin from sunflower heads residues. Acta Alimentaria, 1990, 19(1): 19.

[26] Chang KC, Miyamoto A. Gelling characteristics of pectin from sunflower head residues. J Food Sci, 1992, 57(6): 1435.

[27] Chang KC, Miyamoto A. Extraction and physicochemical characterization of pectin from sunflower head residues. J Food Sci, 1992, 57(6): 1439.

[28] 于绍津. 果胶类基本化学结构的探讨. 中草药,1989,20(8):39.

[29] Buchbauer G, Jirovetz L, Wasicky M, et al. Head-space analysis of aroma constituents of sunflower stems. Fresenius J Anal Chem, 1993, 347(10-11): 465.

[30] Egger K, Schwenker U. The fatty acid esters of lutein in autumn leaves. Z Pflanzenphysiol Z Bot, 1966, 54(5): 407.

[31] Kelek FR, Gage DA, Gershenzon J, et al. Sesquiterpene lactone and diterpene constituents of Helianthus annuus. Phytachemistry, 1985, 24(7): 1537.

[32] Spring O, Bienert U. Capitate glandular hairs from sunflower leaves: development,distribution and sesquiterpene lactone content. J Plant Physiol, 1987, 130(4-5): 441.

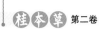

[33] 高原 . 向日葵叶化学成分研究 . 杨凌 : 西北农林科技大学 , 2007.

[34] Spring O, Francisco UR, Macias A. Sesquiterpenes from noncapitate glandular trichomes of Helianthus annuus. Phytochemistry, 1992, 31(5): 1541.

[35] Sprinig O, Benz T, Ilg M. Sesquiterpene lactones of the capitate glandular trichomes of Helianthus annuus. Phytochemistry, 1989, 28(3): 745.

[36] 王秀军 . 向日葵根化学成分研究（Ⅱ）. 杨凌 : 西北农林科技大学 , 2006.

[37] 谭润生 , 费青 , 周春霞 , 等 . 葵花子对亚硝胺诱发大鼠肝癌前病变的抑制及其生化机制 . 中国医学科学院学报 ,1991,13(1):67.

[38] 李先佳 , 赵喜兰 , 任丽平 . 向日葵盘黄酮对前列腺癌 DU145 细胞的抑制作用 . 中国老年学杂志 ,2010,30(18):2647.

[39] 张尚明 , 户万秘 , 王秋菊 . 向日葵茎芯多糖对小鼠免疫功能的增强作用 . 中国免疫学杂志 ,1993,9(6):383.

[40] 张尚明 , 陈春林 , 罗玲 , 等 . 向日葵茎芯多糖的免疫药理作用 . 中国药理学通报 ,1994,10(3):238.

[41] 李梅 , 苏树芸 , 刘增华 . 向日葵茎芯煎剂对小白鼠移植性肉瘤 180 作用的初步观察 . 解剖学通报 ,1985,5(1-2):5.

[42] 李梅 , 苏树芸 , 刘裕 , 等 . 向日葵茎芯煎剂对小鼠移植性肿瘤 S180 及 U14 影响的初步观察 . 肿瘤临床 ,1984,11(3):176.

[43] 冯彪 , 邓伟国 , 李楠 , 等 . 向日葵籽对 C57 小鼠组织中过氧化脂质及细胞表面电荷的影响 . 白求恩医科大学学报 ,1994,20(4):363.

[44] 周玫 , 陈瑗 , 齐凤菊 , 等 . 向日葵籽对大鼠血液和肝脏丙二醛含量和谷胱甘肽过氧化酶活性的影响 . 老年学杂志 ,1986,4(2):26.

[45] 丛建民 , 陈凤清 , 江海龙 , 等 . 向日葵黄色素抗氧化活性及清除自由基活性能力的初探 . 食品工业科技 ,2010,31(11):315.

[46] 鲍启坤 , 等 . 中华医学杂志 ,1964,50(6):369.

[47] C A, 1972,(76):149509z.

[48] 李文玉 , 张晨 , 宋国宏 , 等 . 向日葵花托治疗慢性非细菌性前列腺炎的实验研究 . 新疆医学 ,2010,40:14.

[49] 段林东 , 王秀群 . 向日葵籽壳氯原酸的提取及其抑菌效果的研究 . 西南农业大学学报（自然科学版）,2006,28(1):124.

[50] C A,1971,(75): 18986j.

[51] Ind. J. Med. Res, 1965, 53(6): 539.

[52] C A, 1971,(75): 48186s.

[53] C A, 1971,(75): 85962m.

[54] C A, 1971,(74): 138359h.

[55] 刘金钟 , 魏艳君 . 向日葵根治疗前列腺炎 98 例 . 江苏中医药 ,2008,40(4):51.

[56] 杨绍信 , 温继安 , 王素芬 . 向日葵盘治疗尿潴留 . 河南中医 ,1994,14(2):76.

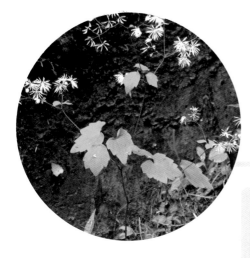

Duo zhi tang song cao

多枝唐松草

Thalictri Samosi Herba
[英] Manybranch Meadowrue Herb

【别名】软水黄连、软杆子、水黄连。

【来源】为毛茛科植物多枝唐松草 *Thalictrum ramosum* Boivin 的全草。

【植物形态】草本。全株无毛。茎直立，基部以上有分枝。叶直生；叶柄基部有膜质短鞘；基生叶与茎下部叶为二至三回三出复叶；小叶草质，宽卵形、近圆形或倒卵形，长 0.7 ~ 2cm，宽 0.5 ~ 1.5cm，先端钝有短尖，基部圆或浅心形，不明显 3 浅裂，边缘有疏钝齿，叶上面脉平，下面稍隆起，网脉明显。复单歧聚伞花序圆锥状；花两性，花梗丝状；萼片 4，花瓣状，卵形，淡黄色或白色，早落；花瓣无；雄蕊 16 ~ 24，花丝丝状，上部比花药稍窄，花药长圆形；心皮 6 ~ 16，花柱向外弯，柱头生腹面。瘦果狭卵形或纺锤形，无柄，有 8 条纵肋。

【分布】广西主要分布于凤山。

【采集加工】夏季采收。洗净，晒干，扎把。

【药材性状】根状茎极短。细根数十条生于根茎下，长 6 ~ 10cm，直径 1 ~ 3mm；表面灰褐色；质脆，易折断，断面可见浅黄色木心。茎多分枝，纤细柔软。叶质薄，边缘具圆齿。

【品质评价】以干燥、色黄绿、无杂质者为佳。

【性味归经】味苦，性寒。归肝、大肠经。

【功效主治】清热燥湿，泻火解毒。主治痢疾，黄疸，目赤肿痛，急性结膜炎，疮疖肿毒。

【用法用量】内服：煎汤，9 ~ 15g。外用：适量，捣敷；或煎水熏洗。

【使用注意】脾胃虚寒者慎服。

【经验方】

1. 无名肿毒　软水黄连、七叶一枝花、生半夏、生南星各 15g。捣烂外敷患处。（《四川中药志》1979 年）

2. 目赤肿痛　软水黄连、夏枯草、桑叶、菊花、三颗针各适量。水煎熏洗或内服。（《四川中药志》1979 年）

3. 急性黄疸型传染性肝炎　软水黄连、虎杖各 15g，金钱草 30g，黄荆子 10g，瓜子金 6g。水煎服。（《四川中药志》1979 年）

4. 湿热泻痢　软水黄连、马齿苋、鱼腥草、马鞭草、陆英、通花根各 10 ~ 15g。水煎服。（《四川中药志》1979 年）

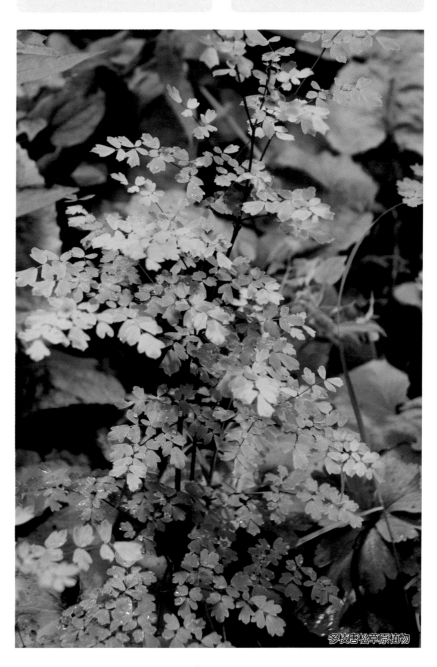

多枝唐松草原植物

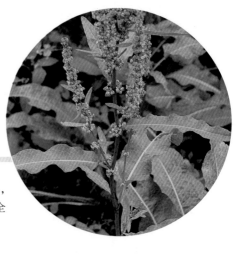

Yang ti

羊蹄

Rumicis Japonici Radix
[英] Japanese Dock Root

【别名】土大黄、水大黄、牛舌菜。

【来源】为蓼科植物羊蹄 *Rumex japonicus* Houtt. 的根。

【植物形态】草本。茎直立，上部分枝，具沟槽。基生叶长圆形或披针状长圆形，顶端急尖，基部圆形或心形，边缘微波状，下面沿叶脉具小突起；茎上部叶狭长圆形；托叶鞘膜质，易破裂。花序圆锥状，花两性，多花轮生；花梗细长，中下部具关节；花被片6，淡绿色，外花被片椭圆形，内花被片果时增大，宽心形，顶端渐尖，基部心形，网脉明显，边缘具不整齐的小齿，全部具小瘤，小瘤长卵形。瘦果宽卵形，具3锐棱，两端尖，暗褐色，有光泽。

【分布】广西主要分布于龙胜、贺州、玉林、博白。

【采集加工】栽种两年后，秋季，当地上叶变黄时，挖出根部，洗净鲜用或切片晒干。全草，夏、秋季采收，洗净，鲜用或晒干。

【药材性状】根类圆锥形，长6～18cm，直径0.8～1.8cm。根头部有残留茎基及支根痕。根表面棕灰色，具纵皱纹及横向突起的皮孔样疤痕。质硬易折断，断面灰黄色颗粒状。气特殊，味微苦涩。

【品质评价】根以条粗、质坚、断面灰黄色颗粒状者为佳。

【化学成分】羊蹄根主要含有蒽醌类（anthraquinone derivatives）、萘类衍生物（naphthaline derivatives）、黄酮类（flavonoids）、有机酸类（organic acids）等化合物。

蒽醌类成分主要有大黄素甲醚（physcion）、大黄素（emodin）、大黄酚8-*O*-β-D-吡喃葡萄糖苷（chrysophanol-8-*O*-β-D-glucopyranoside）、大黄素甲醚8-*O*-β-D-吡喃葡萄糖苷（physcion-8-*O*-β-D-glucopyranoside）、大黄素8-*O*-β-D-吡喃葡萄糖苷（emodin-8-*O*-β-D-glucopyranoside）[1]、1-羟甲基-3,6-二甲氧基-2,8-二羟基蒽醌（1-hydroxymethyl-3,6-dimethoxy-2,8-dihydroxyanthraquinone）、大黄酚（chrysophanol）[2]、1,6,7-三羟基-3-甲氧基蒽醌（1,6,7-trihydroxy-3-methoxyanthraquinone）[3]、rumejaposide A、rumejaposide B、rumejaposide C、rumejaposide D、rumejaposide E[4]、6-羟基芦荟大黄素（citreorosein）[5]。

萘类衍生物（naphthaline derivatives）主要有酸模素（nepodin）[1]、2-甲氧基-6-乙酰基-7-甲基胡桃醌（2-methoxy-6-acetyl-7-methyl juglone）、3-乙酰基-2-甲基-1,4,5-三羟基-2,3-环氧萘醌醇（3-acetyl-2-methyl-1,4,5-trihydroxy-2,3-epoxynaphthoquinol）[6]。

黄酮类（flavonoid）成分主要有槲

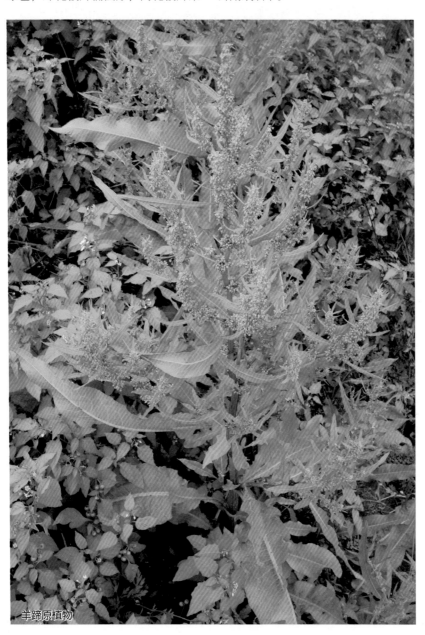

羊蹄原植物

皮素（quercetin）[2]、芦丁（rutin）[7]。

有机酸类（organic acid）成分主要有 2,6- 二羟基苯甲酸（2,6-dihydroxy benzoic acid）、4- 羟基 -3- 甲氧基苯甲酸（4-hydroxy-3-methoxy benzoic acid）、2,6- 二羟基苯甲酸 -4- 羟基苯甲酸（2,6-dimethoxy-4-hydroxy benzoic acid）[4]、没食子酸（galic acid）[6]。

其他成分有 β - 谷甾醇（β-sitosterol）[1]、5,7- 二羟基 -3h- 苯并吡喃 -2,4- 二酮（5,7-dihydroxy-3h-chromene-2,4-dione）[4]、白藜芦醇（reveratrol）[5]、壬酸十五醇酯（pentadecane pelargonate）、β - 胡萝卜苷、5- 甲氧基 -7- 羟基 -1（3h）- 苯骈呋喃酮 [5- methoxy-7-hydroxy-1（3h）-benzofuranone][6]。

【药理作用】

1. 抗炎　羊蹄总皂苷对角叉菜胶性足肿胀具有抗炎作用[8]。

2. 抑制睾酮 -5α- 还原酶　酸模素可抑制睾酮 -5α - 还原酶，从而抑制了睾酮还原为 -5α - 双氧睾酮，酸模素浓度为 10^{-4}mol/L 时，体外对睾酮 -5α - 还原酶的抑制率为 65%[9]。

3. 抗氧化　羊蹄中的酸模素具有较强的抗氧化性，可作为抗氧化剂添加到食物以及化妆品中[10,11]。

4. 止血　能改善血尿现象[12]。促进血小板再生，加速止血过程。羊蹄中的大黄素和大黄酚类物质对苯肾上腺素及组胺等激动剂诱导的主动脉血管收缩有抑制作用[13]，大黄素作用强于大黄酚[13]。

5. 抗病原微生物　羊蹄根的水煎液体外对金黄色葡萄球菌、炭疽杆菌、乙型溶血性链球菌和白喉杆菌等有不同程度抑制作用[14]。羊蹄根的二氯甲烷提取物经过纯化处理后所得到的酸模素具有抑菌作用，对白色假丝酵母、深红色发癣菌、藤黄八叠球菌、枯草芽孢杆菌等的最低抑菌浓度分别为 100μg/ml、50μg/ml、100μg/ml 和 25μg/ml[15,16]。从羊蹄根提取的有抗真菌作用的有效成分对顽癣、汗疱状白癣的病原菌有抑制作用。酸模素对白色假丝酵母、深红色发癣菌的最低抑菌浓度分别为 0.1g/L、0.05g/L[17,18]。它不仅能抑制细菌还能较强地抑制真菌[19]。

6. 抗肿瘤　羊蹄根煎剂浓缩后酒精提取物对急性单核细胞白血病及急性淋巴细胞白血病和急性粒细胞白血病患者血细胞脱氢酶都有抑制作用[19]。

7. 毒性反应　羊蹄含草酸，大剂量应用时会有毒[20]。

【临床研究】

手癣　观察组先将新鲜羊蹄根洗净，取 50～100g 捣成汁，加适量食醋调匀，涂于患处。对照组用克霉唑软膏涂抹患处，每日 2 次。两组疗程均为 7 天。结果：治疗组 45 例，痊愈 35 例，显效 7 例，有效 3 例，无效 0 例；对照组 42 例，痊愈 10 例，显效 12 例，有效 11 例，无效 9 例。治疗组优于对照组（$P<0.05$）[21]。

【性味归经】味苦、辛，性寒；有小毒。归肺、胃经。

【功效主治】凉血解毒，杀虫止痒。主治肺痨咯血，胃出血，便血，出血性紫癜，烧烫伤，跌打损伤，癣，汗斑。

【用法用量】内服：煎汤，6～9g。外用：适量，鲜品捣敷。

【使用注意】不宜大量使用，服用过多会引起腹泻、呕吐。

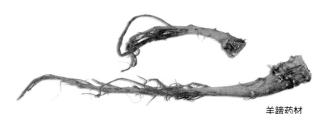
羊蹄药材

【经验方】

1. 烧烫伤，跌打损伤　用鲜根捣烂取汁外涂或捣烂外敷。（《广西本草选编》）

2. 癣，汗斑　用鲜根捣烂浸醋外涂。（《广西本草选编》）

3. 肺结核咯血，胃出血，便血，出血性紫癜　用根 6～9g。水煎服。（《广西本草选编》）

【参考文献】

[1] 郑水庆，陈万生，陶朝阳，等. 中药羊蹄化学成分的研究（Ⅰ）. 第二军医大学学报,2000,21(10):910.

[2] 陈铭祥，王定勇，冯玉静，等. 羊蹄根中的一个新的蒽醌类化合物. 中国中药杂志,2009,34(17):2194.

[3] 邱小梅，邹剑成，王定勇. 羊蹄根的化学成分研究. 中国药房,2009,20(9):681.

[4] 蒋利利. 羊蹄和枇杷叶水溶性成分的研究. 北京：中国科学院研究生院,2005.

[5] 秦春梅，梁恒兴. 中药羊蹄的化学成分研究. 中国现代药物应用,2013,7(1):1.

[6] 吴琪，黄璐，茹梦，等. 羊蹄化学成分及其抗肿瘤活性研究. 药学与临床研究,2013,21(3):227.

[7] 周雄，宣利江，张书伟. 中药羊蹄的化学成分研究. 中药材,2005,28(2):104.

[8] 刘力丰，王尚. 羊蹄总皂苷的提取及抗炎作用研究. 长春中医药大学学报,2010,26(5):777.

[9] Ikrda Takashi, et al. C A, 1989, (11f1): 71850c.

[10] Miyaxawa Mitsuo, et al. C A, 1991, (115): 27896b.

[11] Kamloka Hiroshi, et al. C A, 1986, (105): 778111.

[12] 刘振汉. 羊蹄治愈 4 例血尿经验介绍. 中国兽医杂志,1980,6(10):26-27.

[13] 孙晓如，周新新，朱荔，等. 中药羊蹄抑制激动剂诱导血管收缩活性成分的分离及药理活性研究. 南京医科大学学报,1999,19(6):488.

[14] 零陵地区卫生防疫站. 湖南医药杂志,1974,1(5):49.

[15]Kubo Michinori.C A, 1978,(89): 117792p.

[16]Odam Txniomu, et al.C A, 1978,(88): 148946a.

[17]Kubo Michinori. Extracts of Rumex japonicas as fungicidal agents. Japan, Kokai, JP53056310, 1978.

[18]Odani Tsutomu, Shin Hideyoshi, Kubo Michinori. Studies on the antifungal suhstance of crude drubs.The root of Rumex japonicus Houtt. Shoyakugaku Zassh i, 1977, 31(2): 151.

[19]Nishina A tsuyoshi, Kubota Kohji, Osawa Toshihiko. Antimicrobial componets:trachtysone and 2-methoxys-typandrone in Rumex japonicus Houtt. J.Agri.Food Chem, 1993, 41(10): 1772.

[20] 江苏新医学院. 上海：上海科学技术出版社,1997:964.

[21] 李玉芬，李玉芹. 羊蹄根联合食醋治疗手癣 45 例. 中国民间疗法,2012, 20(10):23.

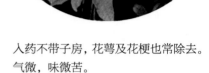

Yang zhi zhu

羊踯躅

Rhododendri Mollis Flos
[英] Chinese Azalea Flower

【别名】黄杜鹃、闹羊花、三钱三、毛老虎、羊不食草、踯躅。

【来源】为杜鹃花科植物羊踯躅 Rhodod-endron molle（Blume）G.Don 的花。

【植物形态】落叶灌木。枝条直立，幼时密被灰白色柔毛及疏刚毛。叶纸质，长圆形至长圆状披针形，先端钝，具短尖头，基部楔形，边缘具睫毛，幼时上面被微柔毛，下面密被灰白色柔毛，沿中脉被黄褐色刚毛。总状伞形花序顶生，花多达 13 朵，先花后叶或花叶同放；花梗被微柔毛及疏刚毛；花萼裂片小，圆齿状，被微柔毛和刚毛状睫毛；花冠阔漏斗形，黄色或金黄色，内有深红色斑点，花冠管向基部渐狭，圆筒状，外面被微柔毛，裂片 5，椭圆形或卵状长圆形，外面被微柔毛；雄蕊 5，不等长，长不超过花冠；子房圆锥状，密被灰白色柔毛及疏刚毛。蒴果圆锥状长圆形，具 5 条纵肋，被微柔毛和疏刚毛。

【分布】广西主要分布于灌阳、凌云、罗城、临桂、全州、钟山。

【采集加工】移栽 1～2 年后，每年 4～5 月开花。除留种者外，可在开花盛期采摘。

【药材性状】花多皱缩。花梗灰白色，长短不等。花萼 5 裂，边缘有较长的细毛。花冠钟状，长至 3cm，5 裂，顶端卷折，表面疏生短柔毛，灰黄色至黄褐色。雄蕊较花冠为长，弯曲，露出花冠外，花药棕黄色，2 室，孔裂。

入药不带子房，花萼及花梗也常除去。气微，味微苦。

【品质评价】以花灰黄色、不霉、无其他混杂物者为佳。

【化学成分】羊踯躅根含有闹羊花素Ⅲ（rhodojaponin Ⅲ）、蒲公英赛醇（tara-xerol）、β - 谷甾醇（β -sitosterol）[1]、羊踯躅花中含有闹羊花毒素（androme-dotoxin）[2]、羊踯躅素Ⅲ（rhodomollein Ⅲ）、闹羊花素Ⅲ（rhodojaponin Ⅲ）[3]、木藜芦毒素（grayanotoxin Ⅲ）、山月

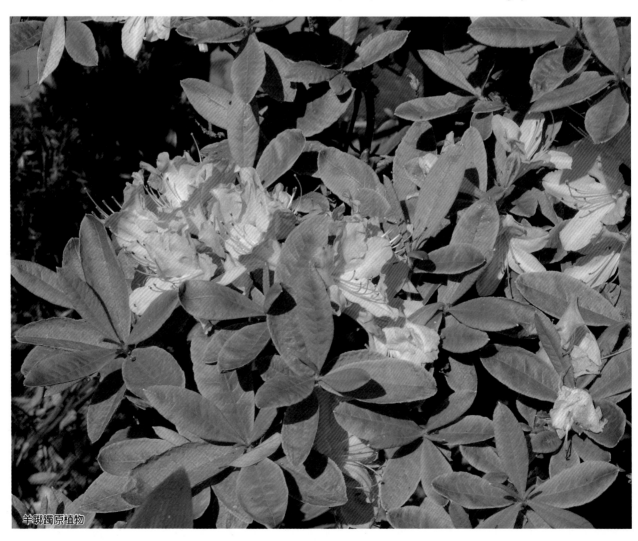

羊踯躅原植物

桂萜醇（kalmanol）[4]、2α,10α-epoxy-3β,5β,6β,14β,16α-hexahydroxy-grayanane、2,6-二羟基苯甲酸-6-O-α-L-鼠李糖-（1→3）-β-D-吡喃葡萄糖苷[benzyl-2,6-dihydroxybenzoate-6-O-α-L-rhamnopyranosyl-（1→3）-β-D-glucopyranoside][5]、闹羊花素Ⅵ（rhodojaponin Ⅵ）[6]。

【药理作用】

1. 镇痛，镇静　闹羊花煎剂灌胃对热刺激、电击小鼠所致的疼痛均有抑制作用，但其治疗指数低，安全范围较窄[7]。闹羊花粉混悬剂 0.5g/kg 灌胃对电刺激鼠尾的镇痛百分率为 35%[8]；木藜芦毒素Ⅰ（GTX-Ⅰ）镇痛作用的最小有效量为 0.5mg/kg，皮下注射 15min 达作用高峰，给药后 1h 作用消失[9]。热板法、电刺激法、K$^+$透入致痛测痛实验均证明，从闹羊花中提取的单体 Rd-Ⅱ虽未报道其化学性质和结构，但也有较强的镇痛作用，其安全范围较宽，也具有较强的镇静作用，抑制率为 70.3%，同时它与阈下剂量的戊巴比妥钠也有协同作用。Rd-Ⅱ与氯丙嗪、东莨菪碱对狗的中麻均有协同，平均麻醉持续时间与哌替啶相近似[10]。羊踯躅根乙酸乙酯提取物灌胃给药的半数致死量（LD$_{50}$）为 1258.5mg/kg；对小鼠耳郭发炎肿胀无显著抗炎作用，对浅表性物理刺激（如热板刺激）抑制较强，而对腹腔注射醋酸引起的大面积且较持久的疼痛抑制作用不佳[11]。

2. 对心血管系统的作用　静脉注射或侧脑室注射闹羊花醇提取物（AELRM）对麻醉兔有显著降血压作用，静注不引起降压的小剂量改为侧脑室给药后也有降压效应，表明其降压作用可能与中枢有关[12]；其降压作用能被侧脑室注入 α$_1$ 受体阻断药哌唑嗪对抗，被 α$_2$ 受体阻断剂育亨宾完全取消[13]。AELRM 50～100μg/kg 静脉注射，能对抗氯化钡（BaCl$_2$）诱发的大鼠心律失常，而对氯化钙（CaCl$_2$）和氯仿诱发的心律失常无效。AELRM 在 3μg/ml 浓度时灌流豚鼠离体心脏，对心肌收缩幅度、心率和冠脉流量均无明显影响[14]。木藜芦毒素Ⅰ（GTX-Ⅰ）10～40μg/kg 静脉注射，可使麻醉猫血压下降和交感神经中枢兴奋[15]。可乐定可加强 GTX-Ⅰ的降压作用，但拮抗其兴奋交感神经的作用[16]。GTX-Ⅰ在 0.1mmol/L 浓度时对 Na$^+$-K$^+$-ATP 酶的活性无明显影响，而在 0.1~1μmol/L 浓度时对电驱动豚鼠离体左心房有正性肌力作用，高浓度时则可引起心律失常[17]。GTX-Ⅰ在 1×10^{-5}mol/L 时可使处于兴奋状态的犬和豚鼠心室肌去极化[17]。GTX-Ⅰ对心脏的上述作用机制是促进 Na$^+$ 内流，河豚毒素能对抗 GTX-Ⅰ对心脏的上述作用[18,19]。从闹羊花中提取的单体 Rd-Ⅰ（未报道其化学性质和结构）100μg/kg、200μg/kg、500μg/kg 静脉注射对麻醉猫有降压作用，血压分别下降 10.9%、23.8% 和 39.3%。5～100μg/kg 静脉注射 Rd-Ⅰ，使麻醉兔血压下降 3.2%～29.9%；100～700μg/kg 静脉注射，使大鼠血压下降 16.2%～51.7%，降压同时伴有心率和呼吸减慢，Rd-Ⅰ的降压作用与 ACH 有明显协同作用[19]。给小白鼠静脉注射 Rd-Ⅰ的 LD$_{50}$ 为 4742μg/kg[20]。

3. 其他　闹羊花煎剂在体外对金黄色葡萄球菌、白喉杆菌、炭疽杆菌和乙型链球菌有较强的抗菌作用[21]。GTX-Ⅰ对横纹肌有先兴奋后麻痹作用，对高级神经中枢有麻醉作用，但对脊髓无明显影响。GTX-Ⅰ对迷走神经末梢也有先兴奋

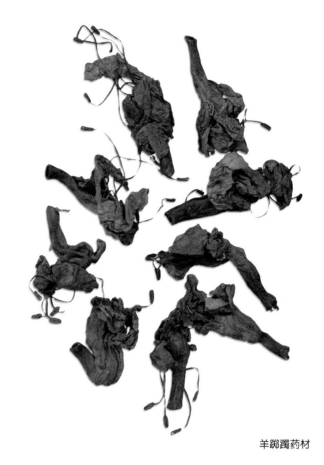

羊踯躅药材

后麻痹作用，并能兴奋兔支气管和肠平滑肌，此外尚有中枢性催吐作用[22,23]。GTX-Ⅰ对枪乌贼轴突膜有去极化作用，其机制是促进轴突膜静息期的 Na$^+$ 内流，河豚毒素（TTX）能非竞争性地阻断此作用[24]。不同浓度水提取物和乙醇提取物对钉螺有较强的杀灭作用，以 70% 乙醇提取液效果最佳，其半数致死浓度为 381.2mg/L[25]。

4. 毒性反应　以闹羊花浸剂和酊剂给小鼠灌胃的 LD$_{50}$ 分别为 5.85g/kg 和 5.13g/kg；以闹羊花混悬剂给小鼠灌胃的最小致死量（MLD）为 3.4g/kg[21]。Rd-Ⅰ小鼠静脉注射的 LD$_{50}$ 为 4.742μg/kg[10]。Rd-Ⅱ小鼠腹腔注射的 LD$_{50}$ 为 0.25mg/kg[25]。GTX-Ⅰ小鼠皮下注射的 LD$_{50}$ 为 4.36mg/kg[26]，小鼠腹腔注射的 LD$_{50}$ 为 1.5mg/kg[27]，小鼠口服的 LD$_{50}$ 为 5.1mg/kg[28]。在闹羊花中尚含一种与 GTX-Ⅰ相似的结晶物，毒性也很大，0.15mg 注射蛙体内，蛙 15min 内死亡。闹羊花制剂和 GTX-Ⅰ的急性中毒症状相似，主要有嗜睡、出汗、唾液分泌、恶心、呕吐、腹泻、心率减慢、血压下降、动态失调、轻瘫，严重者有呼吸困难、进行性麻痹、心律失调、惊厥，常死于室颤或呼吸停止[29]。连续给予小鼠或大鼠灌服 GTX-Ⅰ12 个星期，其一般表现、死亡率、各器官重量、血液学和血液生化、大体和显微解剖等方法无明显差异，但体重和肝重普遍下降，有的脾重下降，谷草转氨酶（AST）和谷丙转氨酶（ALT）升高。GTX-Ⅰ小鼠腹腔注射 1.5mg/（kg·d）连续 3 天，可致器官损害及死亡，但无胚胎毒性和致畸作用，0.1~1.0μg 注入鸡胚，也未见胚胎毒性或致畸作用，但注入 10μg 有致死作用[30]。

【性味归经】味辛，性温；有大毒。归肝经。

【功效主治】祛风除湿，定痛，杀虫。主治风湿痹痛，偏正头痛，跌仆肿痛，龋齿疼痛，皮肤顽癣，疥疮。

【用法用量】内服：研末，0.3～0.6g；煎汤，0.3～0.6g；或入丸、散；或浸酒。外用：适量，研末调敷，或鲜品捣敷。

【使用注意】本品有大毒，不宜多服、久服。孕妇及气血虚弱者禁服。

【经验方】

1.癞痢头　鲜闹羊花擦患处；或晒干研粉调麻油涂患处。（《浙江民间常用草药》）

2.风虫牙痛　羊踯躅一钱，草乌头二钱半。为末，化蜡丸豆大。绵包一丸，咬之。追涎。（《海上仙方》）

3.神经性头痛，偏头痛　鲜闹羊花捣烂，外敷后脑或痛处2～3h。（《浙江民间常用草药》）

4.皮肤顽癣及瘙痒　鲜闹羊花15g。捣烂敷患处。（《闽东本草》）

5.跌打损伤　三钱三6g，小驳骨30g，泽兰60g。共捣烂，用酒炒热，敷患处。（《广西中草药》）

6.头痛，不论偏正新久，但夏月欲重绵包裹者并效　闹羊花（净末）一钱，槿树花（净末）一钱，大风子（白肉去油）五分。共研，每服六分，葱、酒调服，洗浴发汗自愈。（《外科正宗》三圣散）

7.左瘫右痪　生干地黄、蔓荆子（去白）、白僵蚕（炒，去丝）各一两，五灵脂（去皮）半两，踯躅花（炒）、天南星、白胶香、草乌头（炮）各一两。上为细末，酒煮半夏末为糊，丸如龙眼大。每服一丸，分作四服，酒吞下，日进二服。（《太平惠民合剂局方》伏虎丹）

8.风湿痹，身体手足收摄不遂，肢节疼痛，言语謇涩　踯躅花不限多少，酒拌蒸一炊久，取出晒干，捣罗为末。用牛乳一合，暖令热，调下一钱。（《太平圣惠方》）

【参考文献】

[1] Xiang YN, Zhang CG, Zheng YJ. Studies on the chemical constituents of roots of Rhododendron molle G.Don. Journal of Huazhong University of Science and Technology[Med Sci], 2004, 24(2): 202.

[2] 蔡定国，缪振春.中药闹羊花活性成分的结构鉴定.军事医学科学院院刊,1987,11(3):211.

[3] 刘助国，潘心富，陈常英，等.中国羊踯躅花化学成分研究.药学学报,1990, 25(11): 830.

[4] 胡美英，赵善欢.黄杜鹃花杀虫活性成分及其对害虫毒杀作用的研究.华南农业大学学报,1992,13(3):9.

[5] Chen SN, Bao GH, Wang LQ, et al.Two new compounds from the flowers of Rhododendron molle. Chinese Journal of Natural Medicines, 2013, 11(5): 0525.

[6] 张枝润，周成，娄志华，等.HPLC-ELSD 法测定闹羊花中 Rhodojaponin-Ⅲ和 Rhodojaponin-Ⅵ含量.天然产物研究与开发, 2013, (25):1234.

[7] 赵一，等.军事医学杂志,1958,1(1):25.

[8] 赵国举，等.药学学报,1958,6(6):337.

[9] 张草沐，等.生理学报,1958,22(2):98.

[10] KlockeJ A, et al. Phytochemistry, 1991, 30(6): 1797.

[11] 张长弓，向彦妮，邓冬青，等.羊踯躅根乙酸乙酯提取物的药理作用.医药导报,2004,23(12):893.

[12] 陈兴坚，余传林.闹羊花醇提物降压作用的研究.第一军医大学学报,1985,5(3):194.

[13] 陈兴坚，姚育法.闹羊花醇提物降压作用与中枢肾上腺素 α 受体的关系.第一军医大学学报,1986,6(4):304.

[14] 樊红鹰，陈兴坚，余传林，等.闹羊花醇提物对心脏的作用.第一军医大学学报,1989,9(4):326.

[15] Tauberger G, et al. C A, 1978,(89): 99976V.

[16] Tauberger G, et al. C A, 1979,(91): 204363j.

[17] 陈锦明，张继方，张延彬，等.羊踯躅降压成分的研究.中国药理学通报,1987,3(5):286.

[18] Akera T,et al. C A, 1976,(85): 171605k.

[19] Ito K,et al. C A, 1985,(103): 13679lm.

[20] 零陵地区卫生防疫站.湖南医药杂志,1974,(5):49.

[21] Hardikar S W. J Pharmaco1, 1922,(20): 17.

[22] 王浴生，邓文龙，薛春生.中药药理与应用.北京：人民卫生出版社,1983:1001.

[23] Seyama I, Narahashi T. Mechanism of blockade of neuromuscular transmission by pentobarbital. J Pharmacol Exp Ther C A, 1975,(82): 39271g.

[24] 杜小华，赵红梅.中药羊踯躅对钉螺浸杀作用及其机理研究.中兽医医药杂志,2012,(2):44.

[25] 秦延年，陈锦明，舒伟，等.羊踯躅镇痛有效成分的研究Ⅲ、Rd-Ⅱ镇痛等的实验研究.徐州医学院学报,1981,(1):6.

[26] 赵承棍.科学通报,1952,3(4):224.

[27] Fukuda H, Kudo Y, Ono H,et al. Structure-activity relationship of lyoniol-A and related compounds in association with the excitatory effect on muscle spindle afferents. Chem Pharm Bull, 1974, 22(4): 884.

[28] Hikino H, Taguchi T, Taguchi F, et al. Antiinflammatory principles of Atractylodes rhizomes.Chem Pharm Buli, 1979, 27(4):874.

[29]《全国中草药汇编》编写组.全国中草药汇编（上册）.北京：人民卫生出版社,1976:472.

[30] Kobayashi T, et al. Toxicol Sci, 1990, 15(4): 227.

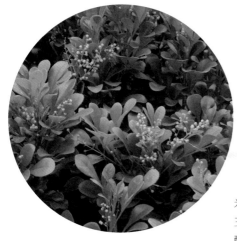

Mi zi lan
米仔兰

Aglaiae Odoratae Ramulus et Folium
[英] Chu-lan Tree Twig and Leaf

【别名】树兰、鱼子兰、千里香、兰花米、珠兰、木珠兰、碎米兰。

【来源】为楝科植物米仔兰 Aglaia odorata Lour. 的枝叶。

【植物形态】常绿灌木或小乔木。茎多分枝，幼嫩部分常被星状锈色鳞片。奇数羽状复叶互生，长 5 ~ 12cm，叶轴有狭翅，有小叶 3 ~ 5 片；小叶对生，基部楔形，全缘，无毛，侧脉每边约 8 条。圆锥花序腋生；花杂性，雌雄异株；花萼 5 裂，裂片圆形；花瓣 5，黄色，极香；雄蕊 5，花丝合生成筒，筒较花瓣略短，先端全缘；花药 5，卵形，内藏；子房卵形，密被黄色粗毛，花柱极短，柱头有散生的星状鳞片。浆果卵形或近球形，幼时被散生的星状毛，后变无毛。种子有肉质假种皮。

【分布】广西主要分布于阳朔、梧州、平南、玉林、钦州、宁明、龙州、扶绥、南宁、武鸣、上林、来宾、平果、田阳、靖西、百色、巴马、凌云、乐业。

【采集加工】全年均可采。洗净，鲜用或晒干。

【药材性状】细枝灰白色至绿色，直径 2 ~ 5mm，外表有浅沟纹，并有突起的枝痕、叶痕及多数细小的疣状突起。干燥的小叶片长椭圆形，长 2 ~ 6cm，先端钝，基部楔形而下延；上面有浅显的网脉，下面羽脉明显，叶缘稍反卷。厚纸质，稍柔韧。

【品质评价】以干燥、叶片完整、无杂质者为佳。

【化学成分】本品含木脂素类（lignanoids）、三萜类（triterpenes）、生物碱类、黄酮类（flavonoids）等多种化学成分。

木脂素类成分有 aglacins A-D[1]、aglacins E-H[2]、aglacins I-K[3]、roeaglamide、aglaroxin E、3″-hydroxyrocaglafolin、3″-hydroxyaglamide、rocaglaol、cyclorocaglamide[4]。

三萜类成分有米仔兰醇（aglaiol）、米仔兰酮二醇（aglaiondiol）、米仔兰三醇（aglaitriol）及其异构体和米仔兰酮（aglaione）[5-7]。

生物碱有 bisamides [5]、米仔兰碱（odorine）、米仔兰酸碱（odorinol）[8,9]、洛克米兰酰胺（rocaglamide）、去甲基洛克米兰酰胺（desmethylrocaglamide）、洛克米兰酸甲酯（methyl rocaglate）[10,11]，另含 1 种嘧啶酮类化合物米仔兰啶（aglaidin）[10]、8-methoxymarikarin、7- 羟基 -6- 甲氧基 - 香豆素、3-hydroxy-methy1rocg1ate、3-hydroxy-rocaglamide、marikarin[11]。

黄酮类成分有 5- 羟基 -4,7- 二甲氧基 - 双氢黄酮（5-hydroxy-4,7-dimethoxydihydroflavone）、2- 羟基 -4,4,6′-三甲氧基查耳酮（2′-hydroxy-4,4,6′-trimethoxy-chalcone）[12]。

其他成分含谷甾醇（β-sitosterol）

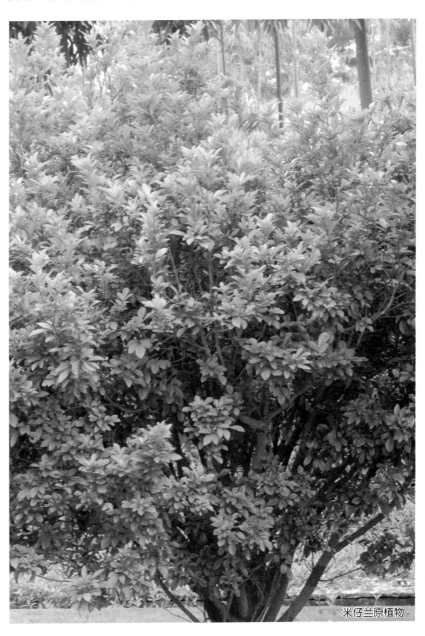

米仔兰原植物

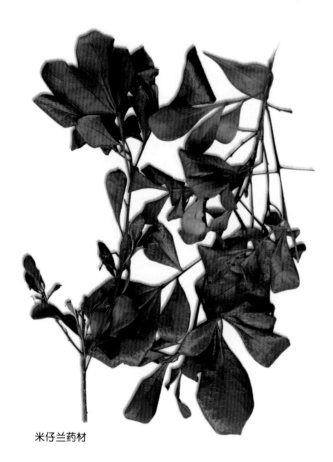

米仔兰药材

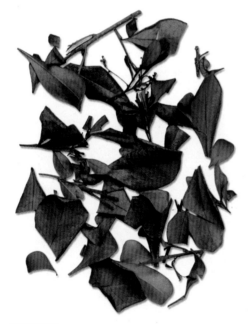

米仔兰饮片

和 3- 羟基胆甾 -5- 烯 -24- 酮（3-hydroxycholest-5-en-24-one）[11]。

本品叶精油成分主要含有芳樟醇（linalool）、正十一烷（*n*-undecane）、α- 古巴烯（α-copaene）、β- 榄香烯（β-elemene）、β- 石竹烯（β-caryophyllene）、α- 葎草烯（α-humulene）、香橙烯（aromadendrene）、γ- 杜松烯（γ-cadinene）、α- 雪松烯（α-himachalene）、δ- 杜松烯（δ-cadinene）、β- 愈创木烯（β-guaiene）、γ- 古芸烯（γ-gurjunene）、γ- 榄香烯（γ-elemene）、葎草烯环氧物Ⅰ（humulene epoxide Ⅰ）、葎草烯环氧物Ⅱ（humulene epoxide Ⅱ）、β- 榄香烯 -9β- 醇（β-elemene-9β-ol）、β- 葎草烯 -7- 醇（β-humulene-7-ol）、橙花叔醇（nerolidol）、石竹烯醇 -1（caryophyllenol-1）、金合欢醇（farnesol）、β- 檀香醇（β-santalol）、榄香醇（elemol）[13]。

本品花精油成分主要含有正十一烷（*n*-undecane）、1- 芳樟醇（1-linalool）、癸醛（decyl aldehyde）、胡椒烯（copaene）、β- 丁香烯（β-caryophyllene）、α- 蛇麻烯（α-humulene）、β- 榄香烯（β-elemene）、β- 芹子烯（β-selinene）、蛇麻二烯酮（humuladienone）、蛇麻烯环氧物Ⅰ（humulene epoxide Ⅰ）、十三酸甲酯（mytridecylic acid methyl ester）、β- 蛇麻烯 -7- 醇（β-humulene-7-ol）、β- 蛇麻烯 -7- 醇乙酸酯（β-humulene-7-ol acetate）、杜松脑（juniper camphor）、正十七烷（*n*-heptadecane）、深谷醇乙酸醋（ksusol acetate）、正十八烷（*n*-octadecane）、正十九烷（*n*-nonadecane）、正二十烷（*n*-eicosane）、正二十一烷（*n*-heneicosane）、正二十二烷（*n*-docosane）[14]；还有大根香叶烯 -D（germacrene-D）、古巴烯（copaene）和石竹烯（caryophyllene）等[15]；羧酸酯类物质主要为亚麻酸乙酯（ethyl linoleate）、茉莉酮酸甲酯（methyl jasmonate）、β- 蛇麻烯 -7- 醇（β-humulene-7-ol）、棕榈酸乙酯（ethyl palmitate）等[15]。

【药理作用】

抗肿瘤　米仔兰碱和米仔兰碱醇能在小鼠皮肤癌的启动和促进阶段产生抗肿瘤作用[16]。米仔兰的呋喃类化合物显示强的体外细胞毒活性，半数效应量（ED_{50}）为 0.001 ~ 0.8μg/ml[17]。从米仔兰枝叶中分离得到包含环戊烷并苯呋喃结构的化合物 rocaglamide、aglaroxin E、3′-Hydroxyrocaglafolin、3′-Hydroxyaglamide、rocaglaol 对肿瘤细胞株 A-539 和 MCF-7 显示出细胞毒活性[4]。

【性味归经】味辛，性微温。归心、肺经。

【功效主治】祛风湿，散瘀肿。主治风湿痹痛，跌打损伤，痈疽肿毒。

【用法用量】内服：煎汤，6 ~ 12g。外用：适量，捣敷；或熬膏涂。

【使用注意】孕妇慎用。

【经验方】

跌打骨折，痈疮　米仔兰枝叶 9 ~ 12g。水煎服。并用鲜叶捣烂，调酒，炒热外敷。（《广西本草选编》）

【参考文献】

[1]Wang BG, Ebel R, Nugroho B W, et a1. Aglacins A-D, first representatives of a new class of aryltetralin cyclic ether lignans from Aglaia cordata. J Nat Prod, 2001, 64(12): 1521.

[2]Wang BG, Ebel R, Wang CY, et a1. New methoxylated aryhetrahydronaphthalene lignans and a norlignan from Aglaia cordata. Tetrahedron Lett, 2002, 43(33): 5783.

[3]Wang BG, Ebel R, Wang CY, et a1. Aglacins I-K three highly methoxylated lignans from Aglaia cordatan. J Nat Prod, 2004, 67(4): 682.

[4]谢兵，蔡小华，冯育军．米仔兰中环戊烷并苯呋喃化学成分及细胞毒活性研究．安徽农业科学,2013,41(10):4331.

[5]Shiengtbong D, Verasarn A, NaNonggai-Suwanrath P, et al. Constituents of Thai medicinal plants. I. Aglaiol. Tetrahedron, 1965, 21(4): 917.

[6]Shiengtbong D, Kokpol U, Karntiang P, et al. Triterpenoid constituents of Thai medicinal plants. II. Isomeric aglaitriols and aglaiondiol. Tetrahedron, 1974,30(14): 2211.

[7]Boar R B, Damps K. Triterpenoids of Aglaia odorata. Configuration of trisubstituted epoxides. J Chern Soc Perkin Trans l: Organic and Bio-Organic Chemistry, 1977,(5): 510.

[8]Shiengthong D, Ungphakorn A, Lewis D E, et al. Constituents of Thai medicinal plants. IV. New nitrogenous compounds-odorine and odorinol.

Tetrahedron Lett, 1979,(24): 2247.

[9]Ishibashi F, Satasook C, Isman MB, et al.Insecticidal 1h-cyclopentatetrahydro[b] benzofurans from Aglaia odorata. Phytochemistry, 1993, 32(2): 307.

[10]Kokpol U, Venaskulchai , Simpson J, et al. Isolation and x-ray structure determination of a novel pyrimidinone from Aglaia odorata. J Chem Soc Chem Commun, 1994,(6): 773.

[11]杨四海，曾水云，郑烈生．米仔兰枝条中杀虫活性成分研究．中草药,2004,35(11):1207.

[12]李晓明，刘健美，张翼，等．米仔兰化学成分研究．中草药,2007,38(3):356.

[13]林正奎，华映芳，谷豫红．树兰叶精油化学成分的研究．植物学报,1984,26(1):76.

[14]林正奎，华映芳，谷豫红．树兰花精油化学成分的研究．植物学报,1981,23(3):208.

[15]张峻松，姚二民，王建民，等．树兰花挥发性成分的提取及鉴定．色谱,2007,25(3):422.

[16]严怡雯．米仔兰中的米仔兰碱和米仔兰碱醇的化学防癌作用．国外医药·植物药分册,2002,17(6):254.

[17]陈帅．米仔兰属植物 Aglaia edulis 中具细胞毒活性的 flavaglines 类和双酰胺类化合物．国外医药·植物药分册,2007,22(5):211.

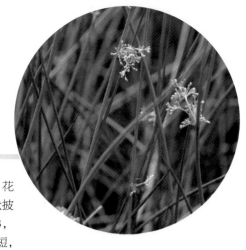

Deng xin cao

灯心草

Junci Herba
[英]Common Rush Herb

【别名】灯草、水灯心、虎须草。

【来源】为灯心草科植物灯心草 Juncus effusus L. 的全草。

【植物形态】草本。根状茎横走，密生须根；茎簇生，具乳白色髓心。基出叶，鞘状，紫红色或淡黄色，叶片退化为刺芒状。聚伞状花序假侧生，多花；总苞片似茎的延伸，长 5 ～ 20cm；花淡绿色；花被片 6，排成二轮，条状披针形，外轮稍长，边缘膜质；雄蕊 3，短于花被；子房上位，3 室，花柱极短，柱头 3。蒴果矩圆状，顶端钝或微凹。种子多数，卵状长圆形，褐色。

【分布】广西主要分布于宾阳、那坡、罗城、南丹、金秀、玉林。

【采集加工】秋季采收，晒干。

【药材性状】全草细圆柱形，长可达90cm，直径 0.1 ～ 0.3cm。表面白色或淡黄白色，有细纵纹。体轻，质软，略有弹性，易拉断，断面白色。气微，无味。

【品质评价】以色白、条长、粗细均匀、有弹性者为佳。

【化学成分】本品茎髓含多种菲类衍生物，主要有灯心草二酚（effusos）[1-3]、6- 甲基灯心草二酚 [2,3]、灯心草酚（juncunol）、2,6- 二羟基 -1,7- 二甲基 -5- 乙烯基 -9,10- 二氢菲（2, 6-dihydroxy-1,7-dimethyl-5-ethenyl-9, 10-dihydrophenanthrene）、2,7- 二羟基 -1, 8- 二甲基 -5- 乙烯基 -9,10- 二氢菲（2,7-dihydroxy-1,8-dimethyl-5-ethenyl-9,10-dihydrophenanthrene）[3]、2,8- 二羟基 -1, 6- 二甲基 -5- 乙烯基 -9,10- 二氢菲（2, 8-dihydroxy-1,6-dimethyl-5-ethenyl-9, 10-dihydrophenanthrene）、8- 羟基 -2- 甲氧基 -1,6- 二甲基 -5- 乙烯基 9,10- 二氢菲（8-hydroxy-2-methoxy-1,6-dimethyl-5-ethenyl-9,10-dihydrophenanthrene）、2- 羟基 -7- 羧基 -1- 甲基 -5- 乙烯基 -9, 10- 二氢菲（2-hydroxy-7-carboxy-1-methyl-5-ethenyl-9,10-dihydrophenanthrene）、2- 羟基 -8- 羧基 -1- 甲基 -5- 乙烯基 -9,10- 二氢菲（2-hydroxy-8-carboxy-1-methyl-5-ethenyl-9,10-dihydrophenanthrene）、2,3- 二羟基 -1,7- 二甲基 -5- 乙烯基 -9,10- 二氢菲（2, 3-dihydroxy-1,7-dimethyl-5-ethenyl-9, 10-dihydrophenanthrene）、灯心草酮（juncunone）、5- 甲酰基 -2- 羟基 -1, 8- 二甲基 -7- 甲氧基 -9,10- 二氢菲（5-formyl-2-hydroxy-1,8-dimethyl-7-

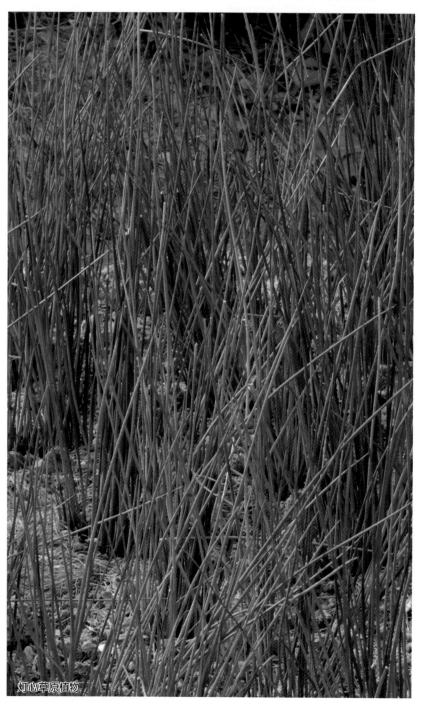

灯心草原植物

methoxy-9,10-dihydrophenanthrene）、5- 甲酰基 -2,6- 羟基 -1,7- 二甲基 -9,10- 二氢菲（5-formyl-2,6-dihydroxy-1,7-dimethyl-9,10-dihydrophenanthrene）、5-（1- 羟乙基）-2,6- 二羟基 -1,7- 二甲基 -9,10- 二氢菲 [5-（1-hydroxyethyl）-2,6-dihydroxy-1,7-dimethyl-9,10-dihydrophenanthrene]、5-（1- 甲氧基乙基）-2,6- 二羟基 -1,7- 二甲基 9,10- 二氢菲 [5-（1-methoxyethyl）-2,6-dihydroxy-1,7-dimethyl-9,10-dihydrophenanthrene]、5-（1- 羟乙基）-2,8- 二羟基 -1,7- 二甲基 -9,10- 二氢菲 [5-（1-hydroxyethyl）-2,8-dihydroxy-1,7-dimethyl-9,10-dihydrophenanthrene]、2,6- 二羟基 -1,7- 二甲基 -9,10- 二氢菲（2,6-dihydroxy-1,7-dimethyl-9,10-dihydrophenanthrene）[4]。还含有氨基酸及肽类成分，如苯丙氨酸（phenylalanine）、正缬氨酸（norvaline）、蛋氨酸（methionine）、色氨酸（tryptophane）、β - 丙氨酸（β-alanine）[5] 和由二分子谷氨酸（glutamic acid）与一分子缬氨酸（valine）组成的三肽（tripeptide）[6]，并含 β - 谷甾醇葡萄糖苷（β -sitosterolglucoside）[2]、葡萄糖（glucose）、半乳糖（galactose）[6]、阿拉伯聚糖（araban）、木聚糖（xylan）、甲基戊聚糖（methylpentosan）[7]、木犀草素 -7-O- β -D- 葡萄糖苷（luteolin-7-O- β -D-glucoside）、木犀草素 -7- 葡萄糖苷（luteolin-7-glucoside）[8]。此外还含有 β - 谷甾醇（β -sitosterol）、过氧化麦角甾醇（3 β -hydroxy-5a,8a-epidiocyergosta-6E,22E-diene）、7 - 氧代 - β - 谷甾醇（7-oxo- β -sitosterol）、胡萝卜苷（daucosterol）、3- 羟基 -2, 5- 己二酮（3-hydorxy-2,5-hexadione）[9]、豆甾 -4- 烯 -6 β - 醇 -3- 酮（stigmast-4-en-6 β -ol-3-one）、（24R）- 豆甾 -4- 烯 -3- 酮 [（24R）-stigmast-4-ene-3-one] [10]、3',4',5,7- 四羟基二氢黄酮（3',4',5,7-tetrahydroxyflavone）、2',5',5,7- 四羟基黄酮（2',5',5,7-tetrahydroxyflavone）、对羟基苯甲酸甲酯（methyl 4-hydroxybenzoate）、香草酸（4-hydroxy-3-methoxybenzoic acid）、棕榈酸（palmitic acid）、正十四烷（n-tetradecane）[11]、去氢灯心草二酚（dehydroeffusol）、去氢灯心草醛（dehydroeffusal）、去氢 -6- 甲基灯心草二酚（dehydrojuncusol）、α - 单 - 对 - 香豆酸甘油酯（mono-p-coumaroyl glyceride）、木犀草素（luteolin）[12]、2,8- 二羟基 -1,7- 二甲基 -5- 乙烯基 -10,11- 二氢二苯并 [b,f]- 氧杂庚烷 {2,8-dihydroxy-1,7-dimethyl-5-ethenyl-10,11-dihydrodibenz[b,f] -oxepin}[13]。

【药理作用】

1. 抗氧化和抗微生物　灯心草的乙酸乙酯提取物抗氧化和抗微生物作用最强 [14]，从该部位分离出的化合物 2,7-dihydroxy-1-methyl-5-（hydroxymethyl）-phenanthrene 有抗氧化活性 [15]。

2. 镇静、催眠　灯心草 95% 乙醇提取物有镇静和催眠作用，其乙酸乙酯部分的镇静作用最为确切 [16]。

3. 抑菌　灯心草乙酸乙酯提取物中分离到的 dehydroeffusol 对所测试的 4 种革兰阳性菌和白色念珠菌显示一定的抗菌活性 [17]。

【临床研究】

1. 口疮　将灯心草干品放入小生铁平锅内，放在火上烧，直至黄焦为止，然后取出研末，涂抹于患处即可。以溃疡面消失，不疼痛，进食正常为痊愈，结果：62 例全部治愈，

其中涂抹 1 次痊愈者 58 人，涂抹 2 次痊愈者 4 人 [18]。

2. 流行性腮腺炎　以灯心草的一端蘸芝麻油（或花生油），点燃后迅速灸同侧常规消毒耳尖发际处的角孙穴，至出现"啪"的声音为止。隔日 1 次，治疗 4 次为 1 个疗程。结果：治疗 200 例，治愈 170 例，好转 26 例，无效 4 例，总有效率为 98%，未发现任何不良反应 [19]。

3. 甲状腺功能亢进　①治疗组 30 例采用灯心草灸。取穴：甲状腺突点及周围 4 点、百会、廉泉、曲池、内关、足三里、天柱、攒竹、鱼腰、水突、膻中、合谷、大椎。突眼加丝竹空、睛明、风池、四白；心悸配神门；易饥、消瘦、多汗加三阴交。操作：将灯心草浸茶油后点燃，将点燃的灯心草慢慢向穴位移动，并稍停瞬间，待火焰略变大，则立即垂直点触于穴位上，刺激性较强，灸后皮肤表面有水疱，约 12h 左右自行消失。瓦楞子 15g，青葙子、五味子、栀子各 10g，石上柏、黄花倒水莲、叶下珠、急性子各 20g，岩黄连 6g，水煎服，日 1 剂，分 3 次服。对照组 28 例采用甲巯咪唑治疗。1 个月为 1 个疗程。结果：2 组临床疗效无显著性差异（P>0.05），但 2 组治愈时间比较有显著性差异（P<0.05）；治疗组在改善症状，减慢心率，降低基础代谢率（BMR）及三碘甲状腺原氨酸（TT₃）、总甲状腺素（TT₄）等方面均优于对照组（P<0.01），且不良反应发生率明显低于对照组 [20]。②观察组 100 例采用壮医灯心草灸疗法治疗。组穴原则：以壮医"梅花穴"为主穴，再视具体病情取相应的配穴。梅花穴，即在疼痛或肿胀或麻木最明显的部位取穴，然后以此穴为中心上下左右旁开 1.5 寸各取一穴。取穴：甲状腺突点及周围 4 点、百会、廉泉、曲池、内关、足三里、天柱、攒竹、鱼腰、水突、膻中、合谷、大椎。灯心草，秋初割下全草，顺茎划开皮部，剥出髓心，捆扎成把，晒干备用，除去杂质，切段选用长 2 ~ 3cm 不等的灯心草干燥茎髓，茎髓呈细圆柱形段状，表面白色或淡黄白色，有细纵纹。灯心草灸疗法是先将灯心草浸茶油后点燃，并慢慢向穴位移动，并稍停瞬间，待火焰略变大，则立即垂直点触于穴位上或部位上，随之发出清脆的"啪"响爆碎声，火亦随之熄灭。灸后部分皮肤表面有水疱，约 12h 自行消失。一般 1 次 1 ~ 15 壮。每 2 天灸 1 次，15 次为 1 疗程，治疗 4 个疗程。对照组 100 例采用口服甲巯咪唑治疗，按常规用量服用甲巯咪唑，10mg/ 次，3 次 / 天，4 周为 1 个疗程，共进行 4 个疗程治疗。结果：两组总有效率（治疗组 91.0%、对照组 79.0%）比较有显著性差异（P < 0.05）。治疗组在降低血液黏度方面优于对照组（P < 0.05）[21]。

4. 带状疱疹　①患者端坐，挺胸平视，用稻草从双眉弓上的 1cm 经双上耳郭绕至枕骨粗隆为连线，并剪平稻草，然后从第三颈椎（喉结水平处）量至"身柱穴"（胸椎三、四棘间），用灯心草先蘸上食油，点燃后轻触"身柱穴"，可听见"啪"的一声响，说明已点到所要穴位，一般需要点灸 1 ~ 2 次见效。结果：起病 7 天内的 6 例，经 1 ~ 3 次治疗均痊愈；病程超过 7 天的患者 5 例，经 4 ~ 5 次治疗，有 3 例痊愈，2 例无效。痊愈率达到 81.8%[22]。②找出最早出现的疱疹 3 ~ 4 颗，取一根灯心草，蘸取香油少许，点燃灯心草的一端，对准疱疹快速灸之，听到"啪"的一声

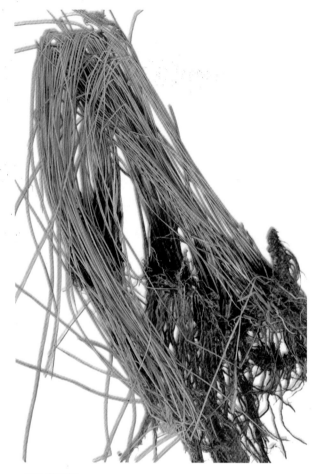

灯心草药材

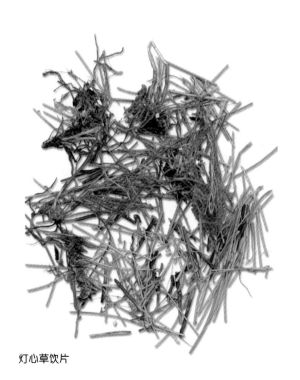

灯心草饮片

即可。连灸3~4颗，一般灸一次即愈，若不愈，第二天再灸一次，直至痊愈。结果：35例经1~3天治疗，全部痊愈，疼痛消失，全部皮损干涸、结痂，无后遗神经痛[23]。

5.胃肠型感冒 选胸背反应点，其形如丘疹样，稍突出皮肤表面，多为暗红、浅红、灰暗色，压之不褪色。常规消毒后，用针柄压丘疹上，使之凹陷，并将灯心草浸油（香油或豆油）点燃；迅速点血脉上随即离开，点处有粟米状伤痕。治疗期间嘱患者不要洗浴，注意清洁，以防感染。结果：症状体征完全消失评为治愈者147例，治后症状体征无明显改变评为无效者3例，治愈者中，经治疗1次治愈135例，两次者12例[24]。

6.小儿顽固呕吐 以灯心草一段（长约5cm），一端蘸麻油点燃，对准穴位[取穴：主穴为内关（双）、隐白（双）；纳差配中脘，便稀配足三里（双），腹胀腹痛配天枢（双）]。迅速按下，爆响后立即离去。灸后要保持疮面清洁，一般5~8天灸疮即可自行退去，无须特殊处理。一般先灸内关，再灸隐白，后灸配穴。以灸后呕吐症状消失，追访5月未复发为治愈标准。结果：灸后3日内呕吐消除者19例；4日至灸疮退去后呕吐消失者11例；复发2例。治愈率为93.75%，总有效率为100%[25]。

【性味归经】味甘、淡，性微寒。归心、肺、小肠经。

【功效主治】清心除烦，利尿通淋。主治心烦失眠，水肿，尿少涩痛，咽喉疼痛，口舌生疮，烦躁，小儿高热咳嗽，夜啼。

【用法用量】内服：煎汤，1~3g。

【使用注意】肾虚多尿、遗尿者慎用。

【经验方】

1.急性咽炎，咽部生颗粒或舌炎，口疮 灯心草一钱，麦门冬三钱，水煎服；亦可用灯心炭一钱，加冰片一分，同研，吹喉。（《河北中药手册》）

2.小儿心烦夜啼 灯心草五钱。煎服。（江西《中草药学》）

3.小儿高热 灯心草、卷柏各12g，水煎服。（《实用中草药原色图谱》）

4.失眠 用灯心草煎水代茶喝。（《现代实用中药》）

5.五淋癃闭 灯心草50g，麦门冬、甘草各25g。浓煎饮。（《方脉正宗》）

6.热淋 鲜灯心草、车前草、凤尾草各一两。淘米水煎服。（《河南中草药手册》）

【参考文献】

[1]Bhattacharyya J. Structure of effusol: A new phenolic constituent from Juncus effuses.Experientia, 1980, 36(1): 27.

[2]Mody NV, Mahmoud II, Moore JF. et al. Constituents of Juncus effuses: the X-ray analysis of effusol diacetate. J Nat Prod, 1982, 45(6): 733.

[3]Greca MD, Fiorentino A , Mangoni L, et al. 9, 10-dihydrophenanthrene metabolites fromJuncus effusesL. Tetrahedron Lett, 1992, 33(36): 5257.

[4]Greca MD, Antonio F, Lorenzo M, et al. Cytotoxic 9, 10-dihydrophenanthrenes from Juncus effuses L. Tetrahedron Lett, 1993, 49(16): 3425.

[5]Nikolaeva AG, Nikolaev VG, Bilan OA. Amino acid and carbohydrate composition of Juncus effusus. Khimiya Prirodnykh Soedinenii, 1975, 11(1): 110.

[6]Virtanen AI, Ettala T. A new γ-glutamyltripeptide in Juncu. Acta Chem Scand, 1958, (12): 787.

[7] 平尾子之吉 . 日本植物成分总览（Ⅲ）. 东京 : 佐佐木图书出版株式会社 ,1956:430.

[8] 有沢宗久 , 石割吉雄 , 中冲太七郎 , 等 .Studies on Unutilized Resources. Ⅲ .Components of Juncus Genus Plants(Juncaceae),the Leaves of Aesculus turbinate Blume(Hippocastanaceae) and the Pet als of Crysanthemum morifolium Ramatuelle(Compositae), J Nat Med-Tokyo, 1969, 23(2): 49.

[9] 李红霞 , 陈玉 , 梅之南 , 等 . 灯心草化学成分研究 . 中药材 ,2006, 29(11):1186.

[10] 田学军 , 李红霞 , 陈玉 , 等 . 灯心草化学成分的研究（Ⅱ）. 时珍国医国药 , 2007, 18(9):2121.

[11] 单承莺 , 叶永浩 , 姜洪芳 , 等 . 灯心草化学成分研究 . 中药材 , 2008, 31(3):374.

[12]Katsuhito Shima, Masao Toyota, Yoshinori Asakawa. Phenanthrene derivatives from the medullae of Juncus effuses. Phytochemistry, 1991, 30(9): 3149.

[13]Greca M D, Antonio Fiorentino, Antonio Molinaro, et al. a bioactive dihydrodibenzoxepin from Juncus effuses. Phytochemistry, 1993, 34(4): 182.

[14]Oyaizu M, et al. C A, 1991, 115: 68497r.

[15] 陆风 , 沈建玲 . 灯心草抗氧化活性成分研究 . 中国民族民间医药 , 2008,(8):28.

[16] 王衍龙 , 黄建梅 , 张硕峰 , 等 . 灯心草镇静作用活性部位的研究 . 北京中医药大学学报 ,2006,29(3):181.

[17] 李红霞 , 钟芳芳 , 陈玉 , 等 . 灯心草抗菌活性成分的研究 . 华中师范大学学报（自然科学版）,2006,40(2):205.

[18] 朱遵贤 . 单味灯心草治疗口疮 . 上海中医药杂志 ,1985,(3):34.

[19] 高维水 . 灯心草灸角孙穴治疗流行性腮腺炎 200 例 . 山西中医 , 1999,(1):54.

[20] 朱红梅 . 灯心草灸配合壮药治疗甲状腺功能亢进症 30 例临床观察 . 河北中医 ,2001,23(9):653.

[21] 朱红梅 , 黄鑫 , 柏春晖 . 壮医灯心草灸治疗甲亢的规范临床应用研究 . 中国民族医药杂志 , 2012,(6):33.

[22] 郑世贞 , 王金凤 , 刘金波 . 灯心草点灸治疗带状疱疹 11 例 . 中国乡村医药杂志 ,2002,9(7):31.

[23] 金妙青 . 灯心草灸治疗带状疱疹 . 中国民间疗法 ,1996,(6):34.

[24] 张玉璞 . 灯心草点治法治疗胃肠型感冒 150 例 . 中医杂志 ,1988,(6):51.

[25] 党建卫 . 赵清珍 . 灯心草灸治疗小儿顽固呕吐 32 例 . 山西中医 , 1996,(1):42.

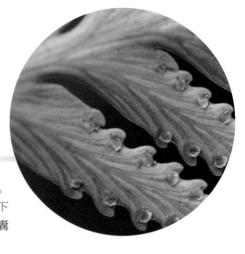

Yin shi jue

阴石蕨

Humatae Repenis Rhizoma
[英]Repent Humata Rhizome

【别名】红毛蛇、平卧阴石蕨、石蚕、石龙笔、石祈蛇、石蚯蚓。

【来源】为骨碎补科植物阴石蕨 Humatarepens（L.f.）Diels 的根茎。

【植物形态】草本。根状茎长而横走，密被鳞片；鳞片披针形，红棕色，伏生，盾状着生。叶远生；棕色或棕禾秆色，疏被鳞片，老则近光滑；叶片三角状卵形，长 5 ~ 10cm，基部宽 3 ~ 5cm，二回羽状深裂；羽片 6 ~ 10 对，无柄，以狭翅相连，基部一对最大，近三角形或三角状披针形，钝头，基部楔形，两侧不对称，下延，常略向上弯弓，上部常为钝齿牙状，下部深裂，裂片 3 ~ 5 对，基部下侧一片最长，椭圆形，圆钝头，略斜向下，全缘或浅裂；从

第二对羽片向上渐缩短，椭圆披针形。叶革质，干后褐色，两面均光滑或下面沿叶轴偶有少数棕色鳞片。孢子囊群沿叶缘着生。

【分布】广西主要分布于武鸣、融水、临桂、永福、龙胜、上思、平南、金秀。

【采集加工】全年均可采收。洗净，切段，晒干。

【药材性状】根状茎圆柱形，细长，直径约 2mm，表面密被披针形鳞片；鳞片长约 5mm，宽约 1mm，红棕色，盾状着生。质硬。气微，味淡。

【品质评价】以身干、条大、无杂质、色黄棕者为佳。

【性味归经】味甘、淡，性平。归肝、胃、小肠经。

【功效主治】活血止血，清热利湿，续筋接骨。主治风湿痹痛，腰肌劳损，跌打损伤，牙痛，吐血，便血，尿路感染，痈疮肿痛。

【用法用量】内服：煎汤，30 ~ 60g。外用：适量，鲜品捣敷。

【使用注意】孕妇慎用。

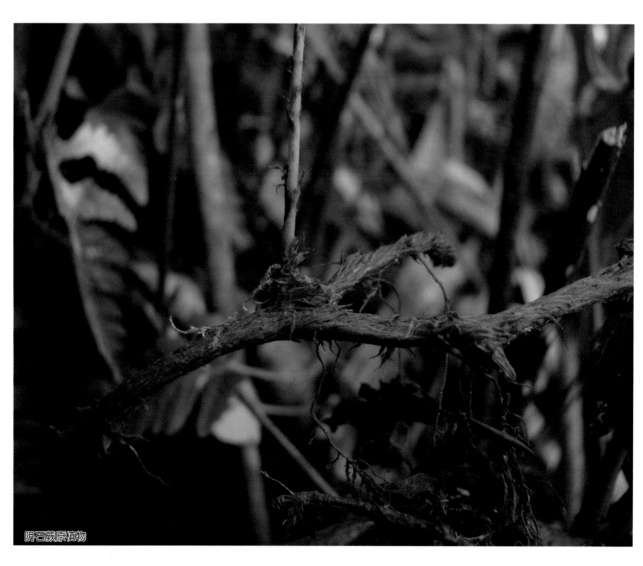

阴石蕨原植物

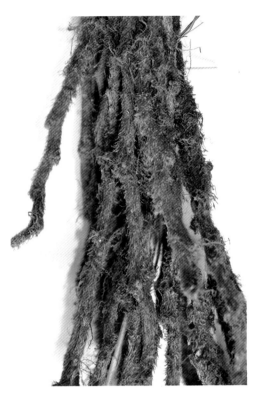

阴石蕨药材

【经验方】

1. 内外痔　阴石蕨、金边龙舌兰、荔枝草各60g。水煎，熏洗局部，早晚各1次，连用数天。(《浙南本草新编》)

2. 牙痛　阴石蕨、白英各15g。水煎服，连服2～3次。(《浙南本草新编》)

3. 关节炎，扭挫伤　阴石蕨60g，抱石莲30g。水煎服或冲黄酒服，连服5～6次。(《浙南本草新编》)

4. 妇女白带　阴石蕨根茎15g，锦鸡儿、紫钟星宿菜各15～30g。共煎水，用煎汁和1个鸡蛋同炒，白糖为引服。(江西药科学校《草药手册》)

5. 小儿急惊风　阴石蕨鲜根茎30g，布包，金首饰1具，水煮服。(江西药科学校《草药手册》)

6. 腰痛　阴石蕨根茎、马兰各30g。煎出水煮鸡蛋，服汤及蛋。(江西药科学校《草药手册》)

7. 黄疸　阴石蕨根茎30g，猪瘦肉60g。加水同煮，服肉及汤。(江西药科学校《草药手册》)

8. 慢性风湿性关节炎，腰腿痛　阴石蕨、千斤拔、虎刺全草、白马骨根、五加根、白英、地榆各21g，甜酒适量。加水煮2次，去渣，装水瓶内，随时取饮，1日量。(江西药科学校《草药手册》)

9. 关节痛，手脚拘挛　阴石蕨鲜根茎、猪蹄筋各60g。加水煮烂服。(江西药科学校《草药手册》)

Yin yang feng

阴阳风

Dendropanacis Dentigeris Caulis
[英]Dentiger Dendropanax Stem

【别名】枫荷桂、半枫荷、木五加、枫荷梨、小荷枫。

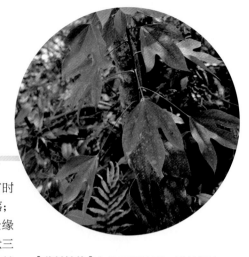

【来源】为五加科植物树参 *Dendropanax dentiger*（Harms）Merr. 的茎枝。

【植物形态】乔木或灌木。叶片厚纸质或革质，密生粗大半透明红棕色腺点，叶形变异很大，不分裂叶片通常为椭圆形、稀长圆状椭圆形、椭圆状披针形、披针形或线状披针形，长 7～10cm，宽 1.5～4.5cm，有时更大，先端渐尖，基部钝形或楔形，分裂叶片呈倒三角形，掌状 2～3 深裂或浅裂，稀 5 裂，两面均无毛，边缘全缘，或近先端处有不明显细齿一至数个，或有明显疏离的牙齿，基脉三出，侧脉 4～6 对，网脉两面显著且隆起；叶柄无毛。伞形花序顶生，单生或 2～5 个聚生成复伞形花序，有时花 20 朵以上，有时较少；总花梗粗壮；苞片卵形，早落；小苞片三角形，宿存；萼边缘近全缘或有 5 小齿；花瓣 5，三角形或卵状三角形；雄蕊 5；子房 5 室；花柱 5，基部合生，顶端离生。果实长圆状球形，稀近球形，有 5 棱，每棱又各有纵脊 3 条；宿存花柱在上部 1/2、1/3 或 2/3 处离生，反曲。

【分布】广西主要分布于武鸣、马山、上林、融水、临桂、兴安、灌阳、资源、凌云、乐业、田林、贺州、昭平、罗城、金秀、宁明。

【采集加工】全年可采收。切成 20～40cm 的段，晒干。

【药材性状】本品呈圆柱形。嫩枝褐色，皮孔及叶痕明显；茎外表面灰白色或灰褐色，具细纵纹。质硬。切面皮部稍薄，棕黄色，易剥落，木部淡黄色，具同心性环纹，有细小密集的放射性纹理，横向断裂，层纹明显；髓部小，白色，稍松软，有的中空。气微，味甘、淡。

【品质评价】以干燥、块大、无杂质者为佳。

【化学成分】本品枝茎中含无羁萜-3-木栓酮（friedelan-3-one）、十六碳酸

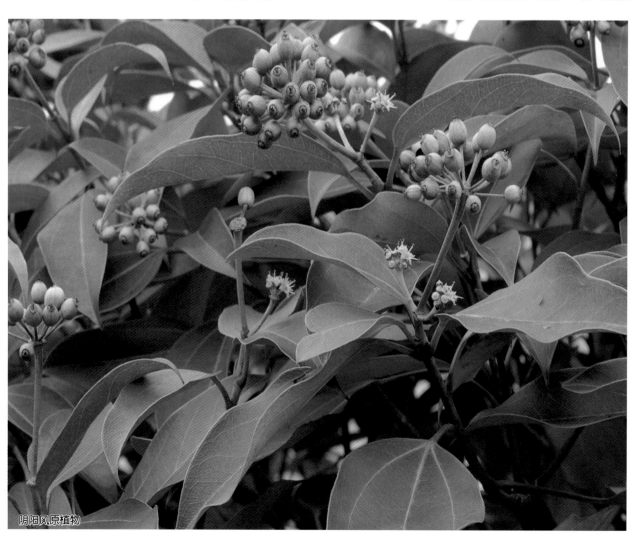

阴阳风原植物

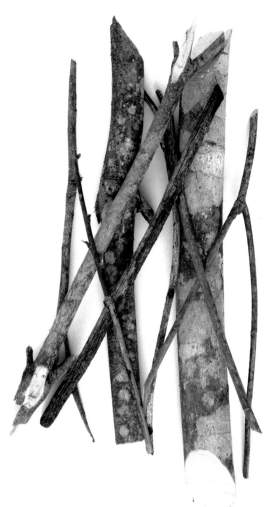

阴阳风药材

（hexadecanoic acid）、β-谷甾醇（β-sitosterol）、单油酸甘油酯（glycerol monooleate）、二十二碳酸（behenic acid）、正三十烷醇（1-triacontanol）、硬脂酸（stearic acid）、丁香醛（syringaldehyde）、阿魏醛（coniferyladehyde）、β-胡萝卜苷（β-daucosterol）、莨菪亭（scopoletin）、芥子醛（sinapaldehyde）、槲皮素（quercetin）、木樨草素（luteolin）、芥子醛苷（sinapaldehyde glucoside）、丁香苷（syrigin）、阿魏酸（ferulic acid）、（E）-桂皮酸 [（E）-cinnamic acid]、（E）-对羟基桂皮酸 [（E）-4-hydroxylcinnamic acid]、杜仲树脂醇双吡喃葡萄糖苷 [（+）-medioresinol di-O-p-D-glucoside]、丁香树脂醇双葡萄糖苷 [（+）-syringaresinol di-O-p-D-glucoside]、丁香酚芸香糖苷（eugenol rutinoside）、咖啡酸（caffeic acid）、淫羊藿苷 E5（icariside E5）[1]。

【性味归经】味甘，性温。归肝、脾经。

【功效主治】祛风除湿，舒筋活血，调经。主治风湿痹痛，半身不遂，偏头痛，月经不调。

【用法用量】内服：水煎或浸酒服，15～60g。

【使用注意】月经过多者不宜服用，孕妇慎用。

【经验方】

半身不遂　阴阳风、半枫荷、尖尾风、小叶买麻藤、接骨金粟兰、海金子、白株树、四方藤、异形南五味子、南五味子各15g。水煎或浸酒服，并用上药煎水洗。（《中国瑶药学》）

【参考文献】

[1] 郑莉萍 . 树参化学成分的提取分离及抗氧化活性的研究 . 福州：福建中医药大学 ,2011.

Hong yao

红药

Chiritae HongyainisHerba
[英]Hongyao Chirita Herb

【别名】弄岗唇柱苣苔、红接骨草。

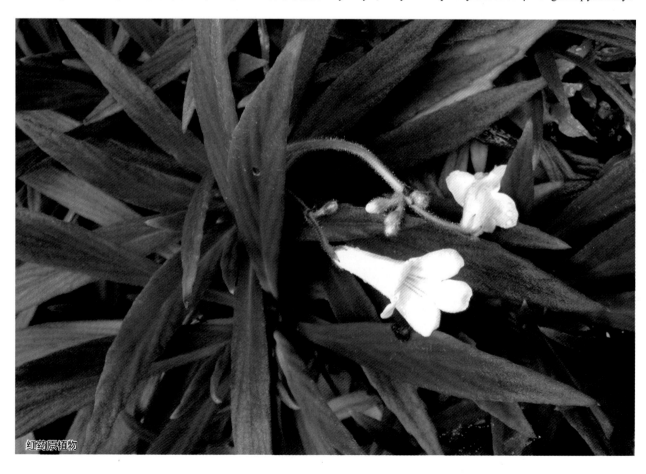

【来源】为苦苣苔科植物红药 *Chirita longgangensis* W.T.Wang var. *hongyao* S.Z.Huang 的全草。

【植物形态】草本。根状茎长，圆柱形，分枝顶端被贴伏短柔毛。叶密集于根状茎顶端，3～4个轮生，干时坚纸质或革质，长圆状线形，长9～16cm，宽1.5～2.9cm，顶端微钝，基部渐狭，边缘全缘，两面密被贴伏短柔毛，侧脉每侧3～6条，上面平，下面隆起。聚伞花序腋生，2～3回分枝；花序梗被开展短柔毛；苞片条形，密被贴伏短柔毛；花梗密被短腺毛。花萼5裂达基部，裂片狭披针状线形，或钻形，外面被短柔毛并疏被短腺毛。花冠淡紫红色，外面被短柔毛，内面无毛；上唇2裂，下唇3裂至中部，裂片圆卵形。雄蕊的花丝着生于距花冠基部11mm处，被短柔毛，上部变狭，无毛，在近中部膝状弯曲，两端被白色髯毛；退化雄蕊3，着生于距花冠基部10mm处，无毛，侧生的细钻形，顶端头状；花盘环形；子房线形，密被白色短腺毛，花柱被短柔毛，2裂至中部，裂片狭卵形。

【分布】广西主要分布于龙州、天等。

【采集加工】夏、秋季采收。洗净，鲜用或晒干。

【药材性状】具长根状茎，淡黄色，干后皱缩，顶端常留叶痕，无柄或具柄，柄扁，长达2cm，叶片干后革质，常脱落，展平后呈长圆状披针形，长6.5～10cm，宽0.9～2.4cm，常镰刀状弯曲，两端渐狭，边缘全缘，两面密被伏贴灰黄色绒毛。

【品质评价】以身干、叶多、质嫩、完整者为佳。

【化学成分】本品含 7-hydroxy-2,3-dihydro-2,3,3-trimethylnaphtho[2,3-b] furan-4,9-dione、1,4-dihydroxy-2-naphthalene-carboxylic acid methyl ester-4-*O*-β-L-rhamnopyranosyl-（1→6）-β-D-glucopyranoside、2（*R*）-eriodictyol-8-C-β-D-glucopyranoside、2（*S*）-eriodictyol-8-C-β-D-glucopyranoside、3,4-dihydroxyphenyl alcohol-β-D-glucopyranosyl-（1→3）-6-*O*-feruloyl-β-D-glucopyranoside、3,4-dihydroxyphenyl alcohol-β-D-glucopyranoside、木通苯乙醇苷 B（calceola-rioside B）、车前草苷 D（plantainoside D）、3,4-dihydroxy-phenylalcohol-β-D-glucopyranosyl-

红药原植物

（1 → 3）-4-*O*-caffeoyl-β-D-glucopyranoside、3',4',9,9'-tetrahydroxy-4,5-dimethoxy-2,7'-cyclolignan、2-hydroxy-7-methyl-9,10-anthraquinone、 2-methyl-9,10-anthraquinone、乌苏酸（ursolic acid）、β - 谷甾醇（β -sitosterol）、胡萝卜苷（daucosterol）、β - 谷甾醇 -D- 葡萄糖苷 -6'- 棕榈酸酯（β -sitosteryl-D-glucoside-6'-palmitate）、香草酸（vanillic acid）、丁香酸（syringic acid）、咖啡酸（caffeic acid）、阿魏酸(ferulaic acid)、没食子酸(gallic acid)、丁二酸(succinic acid)、正三十烷（triacontane）、正三十烷酸（*n*-triaconatanoic acid）、 正 三 十 四 烷 酸（gheddic acid）、D- 甘 露 醇（D-mannitol）[1]。 还含有 1,4-dihydroxy- 2-naphthalenecarboxylicacid methylester-4-*O*-α -L-rhamnopyrano-syl-（1 → 6）-β -D-glucopyranoside、isotaxiresinol 4-*O*-methyl ether、（*R*）-7-hydroxy-α -dunnione [（*R*）-7- 羟基 -α - 盾尼醌][2]。

【药理作用】

1. 免疫调节　10%、50%、100% 浓度的红药提取物均能够明显增加胸腺重量和脾脏重量，具有对抗环磷酰胺（CP）所致白细胞数量减少的作用，能显著增强小鼠的迟发型变态反应，50%、100% 浓度的红药提取物还能增加巨噬细胞吞噬功能和促进溶血素的生成，对小鼠的非特异性和特异性免疫功能均有明显的增强作用[3]。

2. 镇痛　红药的乙醇提取物和红药的乙醇提取物的正丁醇部位可明显提高热板实验中小鼠的痛阈，并且对腹腔注射醋酸引起的疼痛反应有显著的抑制作用，使小鼠扭体反应次数明显减少[4]。

3. 抗氧化　红药提取物随着总酚含量的增加，其抗氧化活性明显增强[5]。

【性味归经】味苦、微涩，性凉。归肺、大肠、肝经。

【功效主治】清热解毒，凉血活血，利尿通淋。主治风热感冒，咽喉肿痛，泄泻，痢疾，小便淋沥涩痛，多种出血，跌打损伤，月经不调，风湿痹痛，热毒疮疡，烧烫伤。

【用法用量】内服：煎汤，3 ~ 5g；研粉，1 ~ 2g。外用：适量，研粉敷。

【使用注意】脾胃虚寒者慎服，孕妇慎用。

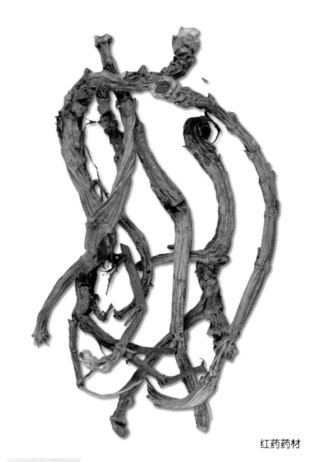

红药药材

【参考文献】

[1] 王满元 . 红药化学成分和生物活性初步研究 . 北京 : 中国中医科学研究院中药研究所 ,2005.

[2] 王满元 , 龚慕辛 , 张东 , 等 . 红药中一个新的 β - 萘甲酸双糖苷类化合物 . 药学学报 ,2011,46(2):179.

[3] 覃筱燕 , 黎荣昌 , 唐丽 , 等 . 红药提取物对小鼠免疫功能的调节作用 . 辽宁中医杂志 ,2008,35(6):931.

[4] 覃筱燕 , 唐丽 , 云妙英 , 等 . 红药提取物对小鼠镇痛作用的研究 . 中国医院药学杂志 ,2008,28(13):1051.

[5] 王晶 , 李丽 , 刘春明 , 等 . 不同红药提取物中总酚的测定及抗氧化活性的 DPPH 法评价研究 . 辽宁中医杂志 ,2011,38(3):513.

Hong sang

红 桑

Acalypha Wilkesianae Folum
[英]Wilkesiane Acalypha Leaf

【别名】红叶桑、金边桑、威氏铁苋、红边铁苋、铜叶铁苋。

【来源】为大戟科植物红桑 *Acalypha wilkesiana* Muell.-Arg. 的叶。

【植物形态】灌木。嫩枝被短毛。叶纸质，阔卵形，古铜绿色或浅红色，常有不规则的红色或紫色斑块，长 10 ~ 18cm，宽 6 ~ 12cm，顶端渐尖，基部圆钝，边缘具粗圆锯齿，下面沿叶脉具疏毛；基出脉 3 ~ 5 条；托叶狭三角形。雌雄同株，通常雌雄花异序，雄花序各部均被微柔毛，苞片卵形，苞腋具雄花 9 ~ 17 朵，排成团伞花序；雌花序梗长约2cm，雌花苞片阔卵形，苞腋具雌花 1 ~ 2 朵；雄花花萼长卵形；雄蕊 8 枚；雌花萼片长卵形或三角状卵形；子房密生毛。蒴果具 3 个分果爿，疏生具基的长毛。种子球形。

【分布】广西全区均有栽培。

【采集加工】全年可采。洗净，晒干用。

【药材性状】干燥叶常皱缩，表面灰绿色或浅红色，展平呈阔卵形，上表面常有不规则的淡红色或淡紫色斑块，顶端渐尖，基部圆钝，边缘具粗圆锯齿，下面沿叶脉具疏毛；基出脉 3 ~ 5 条。质脆，易碎。

【品质评价】以干燥、色黄绿、无杂质者为佳。

【药理作用】

1. 抗肿瘤　水提取部分、醇提取可溶部分、醇提取未除叶绿素部分腹腔给药均有抗肿瘤作用，其中对小鼠宫颈癌 U14 最佳，对肉瘤 S180 实体型肿瘤次之，对 EAC 和 L615 白血病小鼠无效[1]。

2. 降血糖　叶提取物能降低血糖，维持造血系统完整性，对糖尿病大鼠肝脏和肾脏功能有保护作用。改善血脂的同时对红细胞形态无任何不良影响[2]。

3. 抑菌　对蜡状芽孢杆菌、枯草芽孢杆菌、大肠埃希杆菌、肺炎杆菌、金黄色葡萄球菌 MCIB8588 等均有抑制作用[3]。

【性味归经】味辛、苦，性凉。归肝、心经。

【功效主治】清热消肿，止血，活血。主治跌打损伤，烧烫伤，痈肿疮毒，月经不调，崩漏，咯血，衄血，尿血。

【用法用量】内服：15 ~ 30g，水煎服。外用：研末油调外敷；或用煎液湿敷伤口。

【使用注意】孕妇慎用。

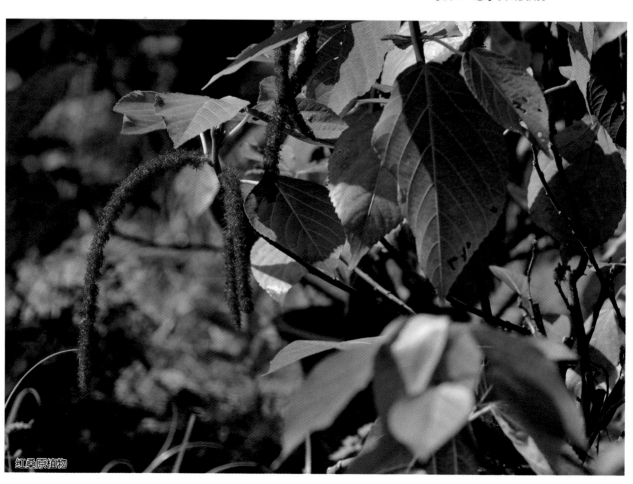

红桑原植物

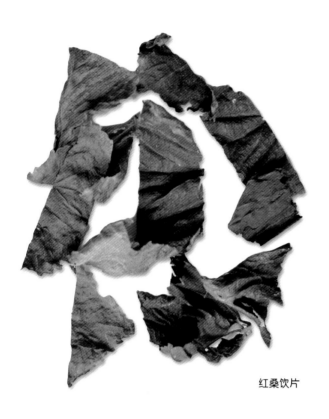

红桑饮片

【经验方】

1.疮痈肿毒，蛇虫咬伤　鲜红桑适量，捣烂外敷。(《内蒙古中草药》)

2.月经不调　红桑全草。熬膏，每次服一至二钱，早晚服。(《内蒙古中草药》)

3.月经不调　鲜红桑二两。水煎服。(《青海常用中草药手册》)

4.崩漏　红桑、蒲黄炭各三钱，藕节炭五钱。水煎服。(《青海常用中草药手册》)

5.血淋　鲜红桑一两，蒲黄炭、小蓟、木通各三钱。水煎服。(《青海常用中草药手册》)

【参考文献】

[1] 王永泉, 等. 金边桑提取物抗肿瘤作用的实验观察. 中国医学科学院学报,1991,13(5):371.

[2] Ikewuchi JC, Onyeike EN, Uwakwe AA, et al. Effect of aqueous extract of the leaves of Acalypha wilkesiana 'Godseffiana' Muell Arg (Euphorbiaceae) on the hematology, plasma biochemistry and ocular indices of oxidative stress in alloxan induced diabetic rats. J Ethnopharmacol,2011,137(3): 1415.

[3] Adesina S. Koia, et al. CA, 1993: 91907k.

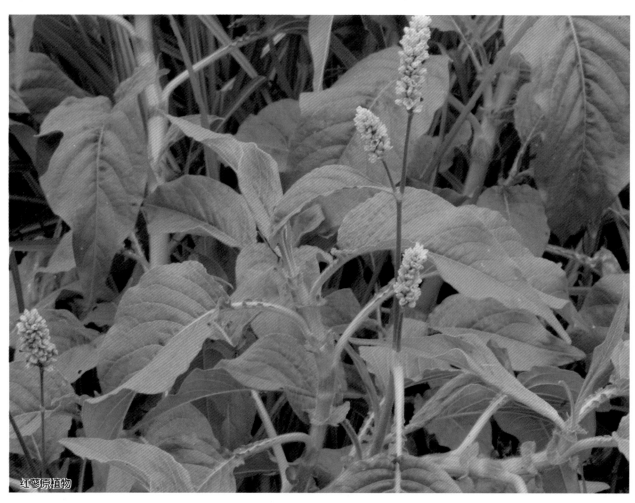

Hong liao

红蓼

Polygoni Orientalis Fructus seu Herba
[英] Orientale Polygonum Fruit or Herb

【别名】水荭子、荭草、河蓼子、川蓼子、水红花草、水红花子、东方蓼、天蓼、陈大蓼。

【来源】为蓼科植物红蓼 Polygonum orientale L. 的果实、全草。

【植物形态】草本。茎直立，中空，多分枝，密生长毛。叶互生；托叶鞘筒状，下部膜质，褐色，上部草质，被长毛，上部常展开成环状翅；叶片卵形或宽卵形，长 10 ~ 20cm，宽 6 ~ 12cm，先端渐尖，基部近圆形，全缘，两面疏生软毛。总状花序由多数小花穗组成，顶生或腋生；苞片宽卵形；花淡红色或白色；花被 5 深裂，裂片椭圆形；雄蕊通常 7，长于花被；子房上位，花柱 2。瘦果近圆形，扁平，黑色，有光泽。

【分布】广西主要分布于邕宁、隆林、南丹、河池、都安、金秀、藤县、阳朔、全州。

【采集加工】秋季果实成熟时，采收果穗，晒干，打下果实，除杂质。

【药材性状】瘦果扁圆形，直径 3 ~ 4mm，厚约 1mm。表面棕黑色、棕色或红棕色，平滑，有光泽，两面微凹陷，中部略有纵向隆起，先端有突起的柱基，基部有黄色点状果柄痕，有的残留灰白色膜质花被。质坚硬。除去果皮，可见一粒扁圆形种子，外面包被有浅棕色膜质种皮，先端有浅棕色突起的珠孔，基部有一圆形种脐，胚乳白色，粉质，胚细小，弯曲，位于胚乳的周围。气微，味微辛。茎圆柱形，因皱缩有棱槽，表面灰棕色或灰绿色，密被黄色长硬毛，节膨大，具圆筒状疏弛包茎的托叶鞘。叶皱缩，灰绿色，展开呈卵形或宽卵形，全缘，被毛。质脆，易碎。气微，味辛。

【品质评价】果实以粒大、饱满、色棕黑色者为佳。全草以干燥、色黄绿、无杂质者为佳。

【化学成分】全草中含槲皮素 -3-O-α-L-鼠李糖苷（quercetin-3-O-α-L-rhamnoside）、槲皮素 -3-O-β-D- 吡喃葡萄糖苷（quercetin-3-O-β-D-glucopyranoside）、芦丁（rutin）、槲皮素 -7-O-α-L- 鼠李糖苷（quercetin-7-O-α-L-rhamnoside）、异鼠李素（iso-rhamnetin）[1]。

果实中含 3,5,7- 三羟基色原酮

红蓼原植物

（3,5,7-trihydroxychromone）、山柰酚（kaempferol）、5,7,4′-三羟基二氢黄酮醇（5,7,4′-trihydroxy dihydroflavonol）、二氢槲皮素（dihydroquercetin）、槲皮素（quercetin）、阿魏酸-对羟基苯乙醇酯（p-hydroxyphenyle-thanol ferulate）、对香豆酸-对羟基苯乙醇酯（p-hydroxyphenylethanol-p-coumaric）[2]。又含 3,3′-二甲基鞣花酸-4′-O-β-D-葡萄糖苷（3,3′-di-O-methylellagic acid-4′-O-β-D-glucopyranoside）、花旗松素（taxifolin）[3]。尚含 β-谷甾醇（β-sitosterol）、花旗松素（taxifolin）[4]。还含挥发油，主要为萜烯类化合物和酮类化合物：异长叶烯（iso-longifolene）、α-石竹萜烯（α-caryophyllene）、α-蒎烯（α-pinene）、石竹烯氧化物（caryophyllene oxide）和香叶基丙酮（geranyl acetone）[5]。

【药理作用】

1. 对心血管的作用　荭草注射液 40g（生药）/kg 腹腔注射，对垂体后叶素引起急性心肌缺血的小鼠，能增加小鼠心肌摄 86Rb 的摄取率，作用强度与双嘧达莫（100mg/kg）相似[1]。20g（生药）/kg 荭草注射液腹腔注射，使正常小鼠心肌摄 86Rb 量增加，但其作用强度弱于异丙肾上腺素[1]。以荭草注射液进行离体豚鼠心脏和离体蛙心灌流，可使其心肌收缩力减弱，心率减慢。静脉注射荭草液 0.8～1g（生药）/只可使大鼠下肢血管扩张，血压轻度下降[1]。以红蓼为主药能治疗胸痹心痛的复方红蓼冻干粉针剂可增加结扎麻醉犬的左冠状动脉前降支所导致的急性心肌梗死的心肌有氧量，减轻心肌缺血的程度及范围，降低血清肌酸激酶活性，具有抗脑垂体叶素引起的心电图 T 波、P-R 的周期和 Q-T 间期的变化的作用，剂量依赖性地减轻离体兔心脏缺血，减少再灌注所致的乳酸脱氢心肌酶的漏出，增加冠脉流量，改善缺血再灌注损伤的病理组织[6]。

2. 利尿　水红花子煎剂或流浸膏 10g（生药）/kg 灌胃，对大白鼠有利尿作用，此利尿作用不伴随钠、钾排泄量的增加，但伴随着红细胞容积的减少及尿中肌酐含量增加，并能使垂体后叶素的抗利尿作用减弱[7]。

3. 抗氧化　红蓼果实醇提取物能不同程度抑制 Fe^{2+} 抗坏血酸诱导大鼠心、肝、肾的脂质过氧化物丙二醛（MDA）的生成，能在不同程度上抑制酵母多糖 A 刺激中性粒细胞生成 O_2^-，抑制过氧化氢（H_2O_2）诱发的红细胞氧化溶血，进一步说明了红蓼果实乙醇提取物通过清除氢氧根（OH^-）、氧离子（O_2^-）及 H_2O_2 而发挥抗氧化活性[8]。水红花子水提物和醇提物能使 D-半乳糖（D-gal）所致衰老模型的小鼠血清、肝、肾组织中 MDA 及脑组织中脂褐素（LF）下降，能使血清、肝、肾组织中超氧化物歧化酶（SOD）及谷胱甘肽过氧化物酶（GSH-PX）活力提高，提示水红花子水提物和醇提物均有清除氧自由基、活性氧及抗脂质过氧化作用[9,10]。

4. 抗肿瘤　红蓼的花、叶茎和果实的乙酸乙酯提取部位显示出较强的抗肿瘤效果，随着浓度的增加抗肿瘤作用增强。在药用浓度为 50μg/ml 时，红蓼花、叶茎和果实的乙酸乙酯提取部位对人结肠癌上皮细胞（Caco-2 细胞）的抑制率分别为 57.56%、30.05% 和 66.87%；在药用浓度为 100μg/ml 时，它们的抑制率分别达到 69.74%、44.80% 和

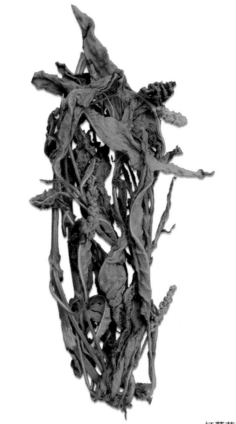

红蓼药材

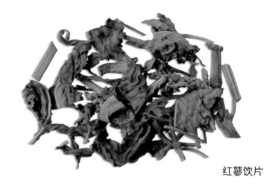

红蓼饮片

76.79%，表现出明显的个体差异[11]。对于石油醚部位提取物在用药质量浓度为 100μg/ml 时，对肺癌细胞（SPA-C1）、SGC7901 细胞、宫颈癌细胞随着提取物质量浓度的增加，抑制逐渐增加，其中对 SGC7901、宫颈癌细胞的抑制率达到 60.09%、77.44%；对于神经胶质瘤细胞及人口腔表皮样癌细胞，抑制率相对较低，抑制率仅为 27.87%、20.74%[12]。水红花子生品乙酸乙酯提取物对人宫颈癌细胞 Hela、人胃癌细胞 MGC、人肝癌细胞 HepG-2 和人盲肠癌细胞 Hce-8693 等 4 个瘤株均有较好的抑制作用，从红蓼成熟果实中分离出来的 3,3′-二甲氧基鞣花酸-4-O-β-D-吡喃葡萄糖苷和花旗松素均能抑制 4 种肿瘤细胞的生长，并且同等条件下花旗松素抑制作用较强[13,14]。花旗松素能够抑制人宫颈癌 Hela 细胞的增殖，此抑制呈剂量依赖关系，花旗松素可使 P53 和 P21 的 mRNA 表达量增加，花旗松素可诱导 Hela 细胞凋亡，与细胞 DNA 损伤和细胞周期的抑制有关[15,16]。

红蓼所含牡荆素有一定程度抗肿瘤活性，红蓼能减少血液中脂质，并能提高肝脏的新陈代谢功能，取红蓼果实煎剂、酊剂或石油醚提取物1g，连续10天，对艾氏腹水癌和肉瘤S180有一定的抑制作用，但其效果不稳定，须进一步证实[17]。

5.抑菌　红蓼煎剂在试管内对金黄色葡萄球菌、炭疽杆菌和白喉杆菌有抑制作用，对乙型链球菌、伤寒杆菌和铜绿假单胞菌有较弱的抗菌作用，100%红蓼煎剂对痢疾杆菌有抑制作用[18]。

6.免疫调节　红蓼的水煎剂及其主要的有效成分为牡荆素、槲皮素，二者都能提高吞噬细胞的吞噬作用，能提高机体免疫力[19]。

7.对平滑肌的作用　荭草液能拮抗组胺所致豚鼠支气管痉挛，舒张支气管平滑肌，改善肺通气功能[6]。荭草注射液40g（生药）/kg腹腔注射，可延长小鼠常压缺氧的存活时间，同时能减慢小鼠的耗氧速度和提高机体在低氧状态下的用氧能力[6]。

8.毒性反应　水红花子20g/（kg·d）使卡介苗/脂多糖（BCG/LPS）所致免疫性肝损伤模型小鼠的肝脏病理损伤明显，血清谷丙转氨酶（ALT）、谷草转氨酶（AST）均升高，肝组织SOD值下降，MDA升高，提示具有肝毒性，其肝损伤的作用环节可能与诱导肝脏自由基的生成，降低自由基清除酶的功能，破坏自由基代谢的动态平衡有关[13]。

【临床研究】

慢性风湿性关节炎　将红蓼全草加工粉碎成面后，加蜂蜜适量制成蜜丸，每丸约6g。每次服1丸，每日2～3次，用白开水送服。小儿酌减。疗程10天～2个月。结果：治疗44例，痊愈（指症状及体征完全消失）27例，好转13例，疗效不显著4例。有效率达91%以上[20]。

【性味归经】味辛，性平；有小毒。归肝、脾经。

【功效主治】祛风，燥湿，清热解毒，活血，截疟。主治风湿痹痛，痢疾，腹泻，吐泻转筋，水肿，脚气，痈疮疔疖，蛇虫咬伤，小儿疳积，跌打损伤，疟疾。

【用法用量】内服：煎汤，15～30g，浸酒或研末。外用：适量，研末或捣敷；或煎汁洗。

【使用注意】内服用量不宜过大，孕妇禁服。

【经验方】

1.疮肿　水红花叶为细末，先将水红花根锉碎，煎汤洗净，再将叶末撒疮上。每日洗一次，撒一次。（《外科集验方》生肌散）

2.小儿脓疱疮　红蓼全草适量。煎水外洗。（《广西本草选编》）

3.外伤骨折　荭草6g，石胡荽9g。水煎服。（《湖南药物志》）

4.霍乱转筋　陈大蓼一把，水三升，煮取二升，趁热熏洗，仍饮半盏。凡用蓼须家园种者。（《世医得效方》）

5.大风疾　天蓼、天麻、何首乌、王不留行。上药，捣细罗为散，每服不计时候，以热浆水调下二钱。（《太平圣惠方》天蓼散）

6.风湿关节炎　①鲜荭草60g，鲜鹅不食草15g。水煎服。（《全国中草药汇编》）②荭草12g，鸡蛋1～2枚。水煎服，或炖猪脚食。（《湖南药物志》）

7.小儿疳积　水红花草3g，麦芽30g。水煎，早晚饭前2次分服，连用数月。（《山西中草药》）

8.水肿　鲜荭草30～60g，地胆草、樧木各9g，紫苏、樟柴各6g。水煎服。（《福建药物志》）

【参考文献】

[1] 郑尚珍，王定勇，刘武霞，等.荭草中的黄酮类化合物.西北师范大学学报（自然科学版），1999,35(4):37-41.

[2] 谢周涛，胡进.水红花子乙酸乙酯部位化学成分研究.中药材，2009,32(9):1397.

[3] 郝宁，康廷国，窦德强，等.水红花子的化学成分研究.时珍国医国药，2009,20(2):369.

[4] 杨国勋，宋蕾，李奎莲，等.红蓼果实化学成分的研究.中国药学杂志，2003,38(5):18.

[5] 蔡玲，李爱阳.水红花子挥发油的提取及GC-MS分析.质谱学报，2008,29(3):157.

[6] 郑兴中.荭草对心血管作用的研究.福建医药杂志，1984,6(6):28.

[7] 陈方良.水红花子药用机制研究.中医杂志，1979,(11):27.

[8] 葛斌，张振明，许爱霞.水红花子醇提物抑制人鼠组织脂质过氧化反应的体外作用研究.第三军医大学学报，2007,29(6):516.

[9] 雷晓燕，许爱霞，高湘，等.水红花子水提物的抗氧化活性.第一军医大学学报，2005,25(7):820.

[10] 张振明，雷晓燕，许爱霞，等.水红花子醇提物的抗脂质过氧化作用.中国药学杂志，2005,40(13):991.

[11] 宋青.红蓼对肿瘤细胞的作用研究.中国药师，2009,12(10):1341.

[12] 苏峰平，楼一层，章杜前，等.红蓼石油醚部位抗肿瘤化学成分研究.中成药，2012,34(5):940.

[13] 程飞.水红花子药效学及毒性实验研究.沈阳：辽宁中医药大学，2011.

[14] 翟延君，佟苗苗，程飞，等.花旗松素和3,3'-二甲氧基鞣花酸-4-O-β-D-吡喃葡萄糖苷对肿瘤细胞的增殖抑制作用.中成药，2012,34(2):217.

[15] 翟延君，程飞，王添敏，等.花旗松素对人宫颈癌Hela细胞的体外抗肿瘤活性及其机理研究.中成药，2011,33(12):2052.

[16] 程飞，翟延君，初正云，等.花旗松素对人宫颈癌Hela细胞形态及DNA片段的影响.2011,34(3):441.

[17] 江苏省医学科学院资料选编，1961:262.

[18] 郭晓庄.有毒中草药大辞典.天津：天津科技翻译出版公司，1992:366.

[19] 秦瑀，来颖.红蓼对小鼠腹腔巨噬细胞吞噬鸡红细胞能力的影响.通化师范学院学报，2003,24(4):62.

[20] 姜喜德.红蓼丸治疗慢性风湿性关节炎疗效观察.赤脚医生杂志，1977,(8):20.

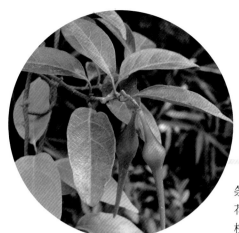

Hong jiu niu

红九牛

Parabarii Cortex
[英]Parabarium Bark

【别名】藤杜仲、红杜仲、引汁藤、毛杜仲、银花藤、鸡头藤、力酱梗、续断。

【来源】为夹竹桃科植物杜仲藤 Parabarium micranthun（A.DC.）Pierre、红杜仲藤 Parabarium chunianum Tsiang、毛杜仲藤 Parabarium huaitingii Chun et Tsiang 的树皮。

【植物形态】杜仲藤 攀缘灌木。枝有不明显的皮孔。叶椭圆形或卵圆状椭圆形，长 5 ~ 8cm，宽 1.5 ~ 3cm，顶端渐尖，基部锐尖；叶柄有微毛，长 1 ~ 1.5cm。聚伞花序总状，密集，长 9cm；花小，水红色；花萼 5 深裂，内面基部腺体不多或缺，裂片披针形，顶端锐尖；花冠坛状，近钟形，裂片在花蕾中内褶，长 2mm；雄蕊着生于花冠筒的基部，花丝长约 0.5mm；花盘环状；子房具疏柔毛，花柱短，柱头圆锥状。蓇葖基部膨大，向顶端渐狭尖。种子长 2cm，种毛长 4cm。

红杜仲藤 攀缘灌木。幼枝有纵长细条纹，老时光滑，圆柱形；幼枝、总花梗、花梗及花萼外面具长硬毛，老枝无毛，有皮孔。叶腋间及腋内腺体线形，锐尖。叶纸质，椭圆形或卵圆状长圆形，短渐尖，基部楔形，下延至叶柄，长 4.5 ~ 7cm，宽 2.2 ~ 3cm，幼时叶背具白霜，具散生黑色乳头状圆点；叶柄上面具槽。聚伞花序；苞片长圆状披针形，锐尖；花萼 5 深裂，裂片覆瓦状排列，卵圆状或长圆状，顶端钝，外面具有蜡质点，内面基部有腺体，腺体顶端齿状；花冠近坛状，花冠裂片卵圆形，花开后向右覆盖；雄蕊着生于花冠筒的基部，花药箭头状；花盘短，肉质；子房具 2 个心皮，被长柔毛，半埋于花盘中。蓇葖双生或有时 1 个不发育，线状披针形，中间略大。种子长圆形，种毛白色绢质。

毛杜仲藤 藤状灌木。具乳汁。除花冠裂片外，都具有灰色或红色短绒毛。枝与小枝圆柱状，粗壮，具不规律的纵长细条纹，有皮孔；叶腋间及腋内腺体众多，易落，黑色，线状钻形。叶薄纸质或老叶略厚，两面被柔毛，卵圆状或长圆状椭圆形，长 2.5 ~ 7.5cm，宽 1.5 ~ 3.5cm，边缘略向下卷，顶端锐尖或短渐尖，基部狭圆形或宽楔形；叶柄有绒毛。花序伞房状，多花，苞片叶状；花有香味；花萼近钟状，外面有绒毛，双盖覆瓦状排列，花萼内面腺体 5 枚，腺体极小；花冠黄色，坛状辐形，花冠筒喉部胀大，基部缩小，裂片向右覆盖而向左旋转，在花蕾内顶端钝头而内褶，开花后开展，镊合状排列；雄蕊着生于花冠筒的基部，花丝极短，花药披针状箭头形；花盘 5 裂；子房有心皮 2 枚，具疏柔毛，花柱极短，花柱头陀螺状，顶端不明显 2 裂。蓇葖双生或 1 个不发育，卵圆状披针形，基部胀大，外果皮基部多皱纹，中部以上有细条纹。种子线状长圆形，暗黄色，有柔毛，基部锐尖，顶端近截形；种毛白色绢质，轮生。

【分布】广西主要分布于上思、博白、贺州、昭平、罗城、金秀、融水、岑溪、防城、马山、德保、靖西、那坡、百色。

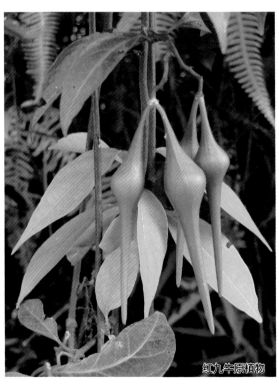
红九牛原植物

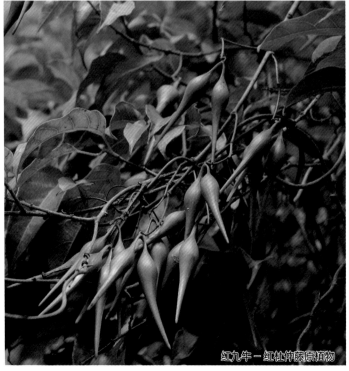
红九牛－红杜仲藤原植物

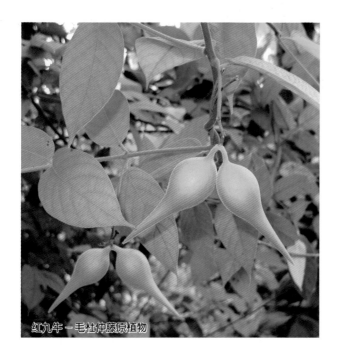

红九牛－毛杜仲藤原植物

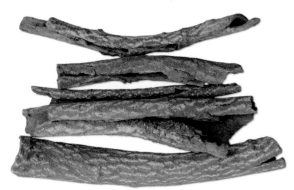

红九牛药材

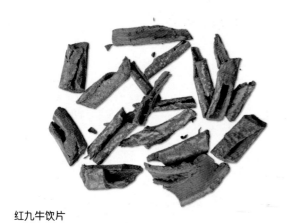

红九牛饮片

【采集加工】全年均可采收采。剥取树皮，洗净，切段，晒干。

【药材性状】杜仲藤树皮呈不规则的卷筒状或块状，皮厚1～3mm，外表面紫褐色或黑褐色，粗糙，皮孔稀疏，呈点状，有皱纹及横向细裂纹，刮去栓皮呈紫红色或红褐色，内表面紫红褐色，具细密纵纹。质脆易折，断面有密集的白色胶丝相连，富弹性。气微，味涩。

红杜仲藤树皮呈不规则卷筒状或槽状，厚1～3mm。外表面紫褐色或黑褐色，有皱纹及横向裂纹，皮孔稀疏，呈点状，刮去栓皮呈紫红色或红褐色，内表面紫红褐色，具细密纵纹。折断面有白色胶丝相连，稍有弹性。

毛杜仲藤树皮呈卷筒状或槽状，厚约2.5mm。外表面灰棕色，稍粗糙，无横向裂纹，皮孔稀疏细小，灰白色，刮去栓皮呈棕红色，内表面浅棕色或棕色。折断面有白色胶丝相连，稍有弹性。气微，味淡。

【品质评价】以干燥、块大、无杂质者为佳。红杜仲藤兼具色黄棕者为佳。

【性味归经】味苦、微辛，性平；有小毒。归肝、肾经。

【功效主治】祛风活络，强筋壮骨。主治风湿痹痛，腰膝酸软，肾虚腰痛，产后风，子宫脱垂，脱肛，跌打损伤，外伤出血。

【用法用量】内服：9～15g，水煎或配方浸酒服。外用：茎皮适量，研粉撒敷。

【使用注意】本品有小毒，不可过量使用。内服过量有头晕、呕吐等中毒症状。解毒可用甘草60g，水煎服；或用红糖60g，生姜15g，水煎服。孕妇忌用。

【经验方】

1.扭、挫伤，骨折 毛杜仲老藤皮15～30g。水煎服；并用毛杜仲鲜根皮捣烂外敷。(《广西本草选编》)

2.外伤出血 毛杜仲根皮适量。研粉撒敷。(《广西本草选编》)

3.风湿关节痛 毛杜仲藤根皮9～15g。水煎服。(《湖南药物志》)

附：红杜仲藤叶

味苦、涩，性平。归肝经。功效接骨，止血。主治跌打骨折，外伤出血。外用：适量，捣敷或研末撒。

经验方 ①骨折：藤杜仲叶适量，捣烂敷患处。(《广西民族药简编》) ②外伤出血：藤杜仲叶适量，研粉敷患处。(《广西民族药简编》)

【附注】红杜仲藤另有别名：土杜仲、鸡腿藤、牛腿子藤、白皮胶藤、假杜仲、红及藤。

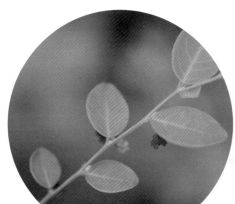

Hong zi zai

红子仔

Breyniae Vitis-idaeae Herba
[英]Vitis-idaea Breynia Herb

【别名】节节红花、小黑面叶、小叶青凡木、一叶一枝花、巩粉妹。

【来源】为大戟科植物小叶黑面神 *Breynia vitis-idaea*（ Burm.f. ）C.E.C.Fisher 的全株。

【植物形态】灌木。多分枝，全株无毛。小枝圆柱形。单叶互生；托叶卵状三角形，着生在叶柄基部的一侧；叶片膜质，卵圆形、阔卵形或长椭圆形，长 2 ~ 3.5cm，宽 0.8 ~ 2cm，先端钝至圆形，基部钝，上面绿色，下面粉绿色或苍白色，全缘，中脉和侧脉在下面突起，侧脉 3 ~ 5 对。花单性，单朵腋生或数朵组成总状花序；雄花花梗纤细，萼片 6；雄蕊 3，合生成柱状；雌花萼片 6，果期不增大。蒴果卵圆形，顶端压扁，萼宿存。

【分布】广西全区均有分布。

【采集加工】全年均可采收。洗净，晒干。

【药材性状】根多呈圆锥形，长 10 ~ 20cm，直径 2 ~ 7mm；棕褐色，木部发达。茎不绕曲，长 15 ~ 30cm，直径 0.5 ~ 5mm；表面灰棕至浅棕色，小枝具棱，无色，单叶互生，叶片卵形或椭圆形，先端钝，上面棕褐色，下面浅棕色，两面均无毛，侧脉每边 2 ~ 4 条，网脉不明显；叶片多已脱落，托叶极小，叶柄长 1 ~ 2mm。气微，味微涩。

【品质评价】以根茎粗大、棕色，叶多且完整、无霉味者为佳。

【性味归经】味苦，性寒。归肺、大肠经。

【功效主治】清热燥湿，解毒消肿。主治外感发热，咳喘，泄泻，风湿骨痛，蛇伤。

【用法用量】内服：煎汤，15 ~ 30g。外用：适量，鲜根捣烂，酒炒敷。

【使用注意】脾胃虚寒者慎用。

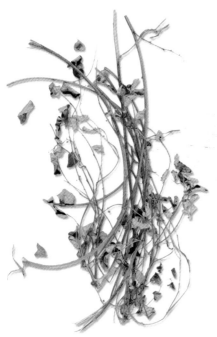

红子仔药材

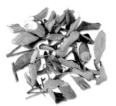

红子仔饮片

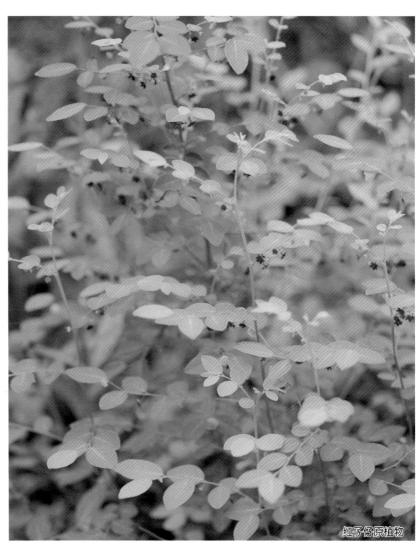

红子仔原植物

红毛毡

Hong mao zhan

Ardisiae Mamillatae Herba
[英]Mamillate Ardisia Herb

【别名】红毛走马胎、毛青杠、红胆、红毛针、毛罗伞、老虎舌、铺地毡、红毡草。

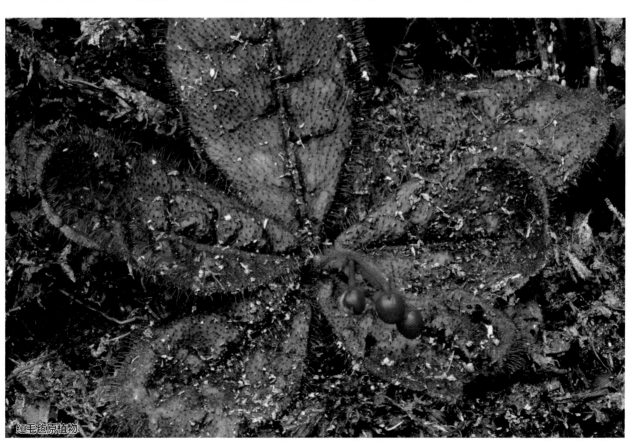

【来源】为紫金牛科植物虎舌红 *Ardisia mamillata* Hance 的全株。

【植物形态】矮小灌木。具匍匐的木质根茎，幼时密被锈色卷曲长柔毛。叶互生或簇生于顶端；叶片坚纸质，倒卵形至长圆状倒披针形，长 7～14cm，宽 3～4cm，先端急尖或钝，基部楔形，边缘具不明显的疏圆齿，边缘腺点藏于毛中，两面绿色或暗紫红色，被锈色或有时为紫红色糙伏毛，毛基部隆起如小瘤，具腺点，以背面尤为明显。伞形花序，单 1，着生于侧生特殊花枝顶端，近顶端常有叶 1～2 片；萼片披针形或狭长圆状披针形，与花瓣等长或略短，具腺点，两面被长柔毛或里面近无毛；花瓣粉红色，稀近白色，卵形，具腺点；花药披针形，背部通常具腺点；子房球形，有毛或几无毛。果球形，鲜红色，多少具腺点，几无毛或被柔毛。

【分布】广西主要分布于永福、阳朔、平乐、荔浦、贺州、昭平、蒙山、梧州、苍梧、藤县、岑溪、平南、北流、玉林、陆川、博白、桂平、上思、南宁、上林、马山。

【采集加工】夏、秋季采收。洗净，切碎，晒干。

【药材性状】根茎直径约 3mm，褐红色，木质。幼枝被锈色长柔毛，老枝几无毛。叶多生于茎中上部，近簇状，叶片展平后呈椭圆形或倒卵形，上下两面有黑色腺点和褐色长柔毛，边缘稍具圆齿；叶柄密被毛。有时具花序或球形果实。枝质稍韧，叶纸质。气弱，味淡，略苦、涩。

【品质评价】以植株完整、无杂质者为佳。

【化学成分】本品含去氢飞廉碱（acan-thoine ruscopeine）[1]、ardisimamilloside A 即 3-*O*-{α-L-rhamnopyranosyl-（1→2）-β-D-glucopyranosyl-（1→4）-[β-D-glucopyranosyl-（1→2）]-α-L-arabinopyranosyl}-3β,16α,28α-trihydroxy-13β,28-epoxy-oleanan-30-al、ardisimamilloside B 即 3-*O*-{α-L-rhamnopyranosyl-（1→2）-β-D-glucopyranosyl-（1→4）-[β-D-glucopyranosyl-（1→2）]-α-L-arabinopyranosyl}-3β-hydroxy-13β,28-epoxy-oleanan-16-oxo-30-al[2]、ardisimamilloside C 即 3-*O*-{α-L-rhamnopyranosyl-（1→2）-β-D-glucopyranosyl-（1→4）-[β-D-glucopyranosyl-（1→2）]-α-L-

红毛毡原植物

arabinopyranosyl}-3β,16α,28,30-tetrahydroxy-olean-12-en、ardisimamilloside D 即 3-*O*-inverted question markalpha-L-rhamnopyranosyl-（1→2）-β-D-glucopyranosyl-（1→4）-[β-D-glucopyranosyl-（1→2）]-α-L-arabinopyranosyl-3β,15α,28,30-tetrahydroxy-olean-12-en、ardisimamilloside E 即 3-*O*-{α-L-rhamnopyranosyl-（1→2）-β-D-glucopyranosyl-（1→4）-[β-D-glucopyranosyl-（1→2）]-α-L-arabinopyranosl}-13β,28-epoxy-3β,16α,29-oleananetriol、ardisimamilloside F 即 3-*O*-{α-L-rhamnopyranosyl-（1→2）-β-D-glucopyranosyl-（1→4）-[β-D-glucopyranosyl-（1→2）]-α-L-arabinopyranosyl}3β,16α-dihydroxy-13β,28-epoxy-oleanan-30-oic acid[3]、ardisimamilloside G 即 3-*O*-{α-L-rhamnopyranosyl-（1→2）-β-D-glucopyranosyl-（1→4）-[β-D-glucopyranosyl-（1→2）]-α-L-arabinopyranosyl}-13β,28-epoxy-16-oxo-oleanan-3β,30-diol、ardisimamilloside H 即 3-*O*-[α-L-rhamnopyranosyl-（1→2）-β-D-glucopyranosyl-（1→4）-α-L-arabinopyranosyl]-3β-hydroxy-13β,28-epoxy-16-oxo-oleanan-30-al[4]。还含有一个新的五环三萜皂苷类化合物[5]。

【药理作用】

抗肿瘤　红毛毡提取物体外有广谱抗肿瘤活性，对急性 T 细胞白血病细胞（Jurkat）、人肾癌细胞（OS-RC-2）、人慢性髓质白血病细胞 K562、人肺癌细胞（A549）和人乳腺导管癌细胞（MDA-MB-435S）作用较强，对人食管癌细胞（Ecar-109）、人胰腺癌细胞（PANC-1）、人黑色素瘤细胞（A375）、人肝癌细胞（QGY-7703）和人胃癌细胞（SGC-7901）有抑制作用[6]。

【性味归经】味苦、辛，性凉。归肝、肺经。

【功效主治】祛除风湿，清解热毒，活血止血。主治风湿痹痛，黄疸，跌打损伤，乳痛，痢疾，咯血，吐血，便血，产后恶露不尽。

【用法用量】内服：煎汤，9～15g；或泡酒。外用：适量，捣敷。

【使用注意】脾胃虚弱者及孕妇慎用。

【经验方】

1. 产后心悸，虚弱　红胆、玉竹各15g。炖肉吃。（《贵州民间药物》）

2. 虚劳咳嗽　红胆、淫羊藿各15g。水煎服。（《贵州民间药物》）

3. 风寒湿痹，关节疼痛　红毛走马胎、石风丹、猴骨、灵仙根各30g，枳椇子、大风藤各15g，红活麻9g，红牛膝12g。用酒泡服，每日晚间服半杯。（《民间常用草药汇编》）

4. 风湿麻木　红胆、阎王刺根各15g。水煎服。（《贵州草药》）

5. 肠风下血，血崩　红胆30～60g，水煎服。（《贵州草药》）

6. 外伤出血，跌打劳伤　红毛毡30g。泡酒500m1，7天后服，每次10m1，日服3次。（《云南中草药选》）

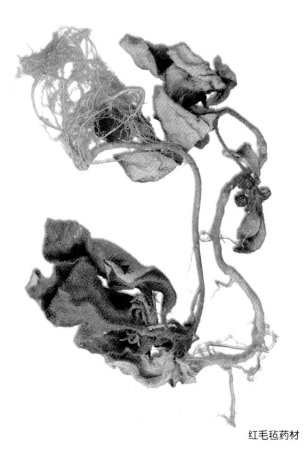

红毛毡药材

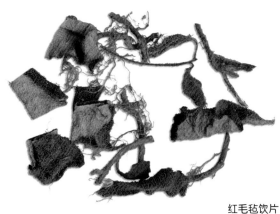

红毛毡饮片

【参考文献】

[1] 凌育赵，曾满枝. 虎舌红生物碱类成分的提取分离与结构鉴定. 精细化工,2007,24(7):667.

[2] Huang J, Ogihara Y, Zhang H, et al.Triterpenoid saponins from Ardisia mamillata. Phytochemistry, 2000, 54(8): 817.

[3] Huang J, Ogihara Y, Zhang H, et al.Ardisimamillosides C-F, four new triterpenoid saponins from Ardisia mamillata. Chem Pharm Bull, 2000, 48(10): 1413.

[4] Huang J, Zhang H, Shimizu N, et al. Ardisimamillosides G and H, two new triterpenoid saponins from Ardisia mamillata. Chem Pharm Bull, 2003, 51(7): 875.

[5] 韩笑，侯海燕，董华进，等. 红毛根中五环三萜类新皂苷. 军事医学，2011,35(6):480.

[6] 黄秀华，张丹，邓国兵，等. 红毛毡提取物体外抗肿瘤的实验研究. 四川生理科学杂志,2009,31(4):149.

Hong jie feng

红节风

Medinillae Septentrionalis Herba
[英]Septentrionalis Medinilla Herb

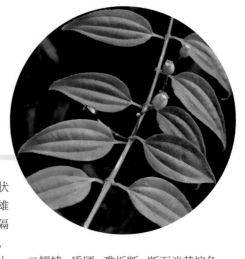

【别名】黄稔根、木夕、北美丁花、蓝美丁花。

【来源】为野牡丹科植物北酸脚杆 *Medinilla septentrionalis*（W.W.Smith）H.L.Li 的全株。

【植物形态】灌木或小乔木。有时呈攀缘状灌木。多分枝，小枝圆柱形，无毛。叶对生；叶片纸质或坚纸质，披针形、卵状披针形至宽卵形，长 7 ~ 8.5cm，宽 2 ~ 3.5cm，先端尾状渐尖，基部钝或近圆形，表面无毛，背面多少具糠秕，边缘在中部以上具疏细锯齿；基脉 5，表面下凹，背面隆起，细脉网状。聚伞花序，腋生，通常有花 3 朵；苞片早落；花萼钟形，具极疏的腺毛，密布小突起，具钝棱，裂片不明显；花瓣粉红色、浅紫色或紫红色，三角状卵形，顶端钝急尖，下部略偏斜；雄蕊 4 长 4 短，花药基部具小瘤，药隔基部微伸长呈短距；子房下位，卵形，先端具 4 波状齿。浆果坛形，密被小突起。

【分布】广西主要分布于武鸣、隆安、马山、上林、上思、平南、桂平、百色、金秀、扶绥、宁明、龙州、大新。

【采集加工】全年可采收。除去杂质，干燥。

【药材性状】本品茎圆柱形，直径 0.2 ~ 1cm，表面灰绿色、黄绿色至棕绿色，有细纵纹及细小点状皮孔，稍平滑，节处膨大，常具分枝，小枝具二翅棱，质硬，难折断。断面淡黄棕色，皮部极薄，木部有致密细孔，髓部较大，中空。叶纸质或坚纸质，易碎，完整者披针形、卵状披针形至宽卵形，顶端尾状渐尖，基部钝或近圆形，边缘中部以上具疏细锯齿，叶面无毛，5 基出脉，基出脉下陷。叶柄长 0.2 ~ 0.4cm。气微，味淡。

【品质评价】以干燥、块大、无杂质者为佳。

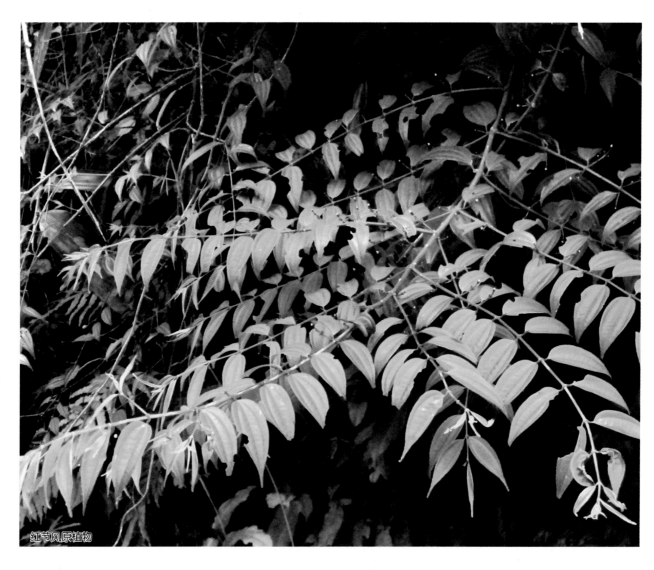

红节风原植物

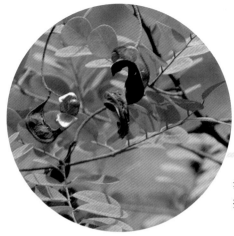

红豆树

Hong dou shu

Ormosis Hosiei Semen
[英]Hosie Ormosia Seed

【别名】鄂西红豆树、江阴红豆树。

【来源】为豆科植物红豆树 *Ormosia hosiei* Hemsl. et Wils. 的种子。

【植物形态】乔木。树皮灰绿色，平滑；小枝绿色，幼时有黄褐色细毛；冬芽有褐黄色细毛。奇数羽状复叶，小叶 1 ~ 4 对，薄革质，卵形或卵状椭圆形，长 3 ~ 10.5cm，宽 1.5 ~ 5cm。先端急尖或渐尖，基部圆形或阔楔形，上面深绿色，下面淡绿色，全缘。圆锥花序顶生或腋生，下垂；花疏，有香气；花萼钟形，浅裂，萼齿三角形，紫绿色，密被褐色短柔毛；花冠白色或淡紫色，旗瓣倒卵形，翼瓣与龙骨瓣均为长椭圆形；雄蕊 10，花药黄色；子房无毛，内有胚珠 5 ~ 6，花柱紫色，线状，弯曲，柱头斜生。荚果扁平，先端有短喙。种子近圆形，红色。

【分布】广西主要分布于隆林、田阳、天峨、桂林。

【采集加工】在栽后 15 ~ 20 年开花结果。在 10 ~ 11 月，种子成熟时，打下果实，晒到果荚开裂后，筛出种子，再晒至全干。

【药材性状】种子椭圆形，或近圆形，长 1.3 ~ 1.8cm，表面鲜红色或暗红色，有光泽，侧面有条状种脐，长约 8mm。种皮坚脆。子叶发达，富油性。气微。

【品质评价】以身干、无杂质、色鲜红、富油性者为佳。

【化学成分】本品含有 N- 甲基金雀花碱（*N*-methyl-cytisine）、N- 甲基四氢金雀花碱（*N*-methyltetrahydrocytisine）、红豆裂碱（ormosanine）、18- 表红豆裂碱（18-epiormosanine）和外消旋黄花木碱（racemic piptanthine）[1]。

【性味归经】味苦、涩，性凉；有小毒。归肝、心、胃经。

【功效主治】清热解毒，消肿止痛。主

治急性肝炎，急性热病，跌打损伤，痈疮肿痛，风火牙痛，烧烫伤。

【用法用量】内服：煎汤，6 ~ 9g。外用：适量，鲜叶捣敷，或根熬膏涂。

【使用注意】本品有小毒，不宜过量服用。

【参考文献】

[1] Meleam S, Lau PK, Murray DG. Alkaloids of certain oriental ormosia species. Can J Chem, 1971, 49(11): 1976.

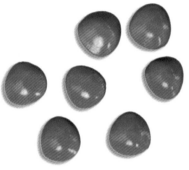

红豆树药材

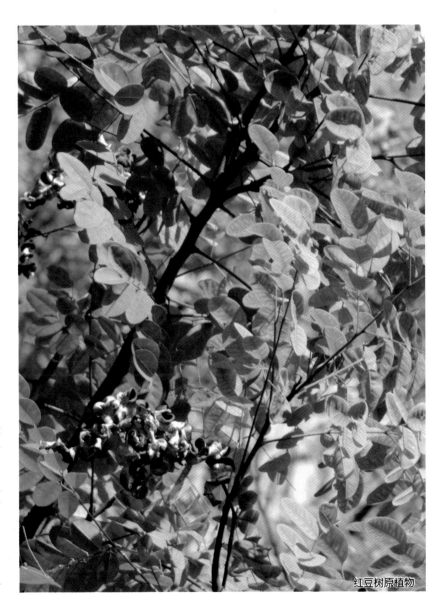

红豆树原植物

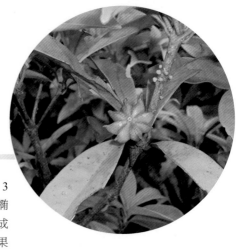

Hong hui xiang

红茴香

Illicii Henryi Radix et Cortex
[英]Henryi Illicium Root or Bark

【别名】红毒茴、狭叶茴香、山木蟹、木蟹、山桂花、大茴。

【来源】为八角科植物红茴香 *Illicium henryi* Diels 的根及根皮。

【植物形态】常绿灌木或小乔木。树皮灰白色，幼枝褐色。单叶互生；叶柄近轴面有纵沟，上部有不明显的窄翅；叶片革质，长披针形、倒披针形或倒卵状椭圆形，长 10～16cm，宽 2～4cm，先端长渐尖，基部楔形，全缘，边缘稍反卷；上表面深绿色，有光泽及透明油点，下表面淡绿色。花红色，腋生或近顶生，单生或 2～3 朵集生；花被片 10～14，最大一片椭圆形或宽椭圆形；雄蕊 11～14，排成一轮；心皮 7～8，花柱钻形。聚合果径 1.5～3cm，蓇葖果 7～8，果先端长尖，略弯曲，呈鸟喙状。种子扁卵形，棕黄色，平滑有光泽。

【分布】广西主要分布于融水、龙胜、贺州。

【采集加工】全年可采。洗净，晒干用。或切成小段，晒至半干，剖开皮部，去木部，取根皮用，晒干。

【药材性状】根圆柱形，常不规则弯曲，直径通常 2～3cm，表面粗糙，棕褐色，具明显的横向裂纹和因干缩所致的纵皱，少数栓皮易剥落现出棕色皮部。质坚硬，不易折断。断面淡棕色，外圈红棕色，木质部占根的大部分，并可见同心环（年轮）。气香，味辛、涩。

【品质评价】以身干、无杂质、色棕黄者为佳。

【化学成分】本品根茎中含花旗松素（taxifolin）[1]、蛇菰脂醛素（balanophonin）、萹蓄苷（aviculin）、rubriflosides A、1,2-bis（4-hydroxy-3-methoxyphenyl）-1,3-propanediol、jasopyran、山柰酚（kaempferol）、槲皮素（quercetin）、（2R,3R）-3,5,7,3',5'- 五羟基黄烷 [（2R,3R）-3,5,7,3',5'-pentahydroxyflavane]、3,4,5- 三甲氧基苯基 -1-O-β-D- 吡喃葡萄糖苷（3,4,5-trimethoxyphenyl-1-O-β-D-glucopyranoside）、3,4- 二甲氧基苯基 -1-O-β-D- 吡喃葡萄糖苷（3,4-dimethoxyphenyl-1-O-β-D-glucopyranoside）、松柏醛（coniferyl aldehyde）、芥子醛（sinapaldehyde）[2]、（7R,8R）-3- 甲氧基 -9-O-β-D- 吡喃木糖基 -4':7,5':8- 二环氧新木脂素 -4,9'- 二醇 [（7R,8R）-3-methoxy-9-O-β-D-xylopyranosyl-4':7, 5':8-diepoxyneolignan-4,9'-diol]、（7R,8S）-3',9,9'- 三甲基 -3- 甲氧基 -4-O- 丙三醇 -7,8- 二氢苯并呋喃 -1'- 丙醇基新木脂素 [（7R,8S）-3',9,9'-trimethyl-3-methoxy-4-O-glycerol-7,8-dihydrobenzofuran-1'-propanolneoligan] [3]。叶中含 Z- 呋喃甲醛即糠醛（furfural）、α- 蒎烯（α-pinene）、莰烯（camphene）、β- 蒎烯（β-pinene）、β- 月桂烯（β-myrcene）、

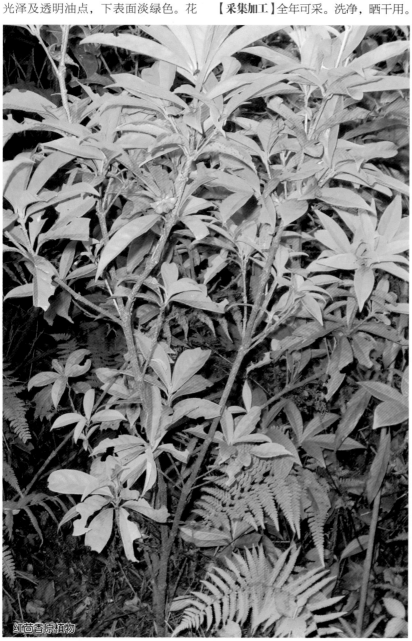

红茴香原植物

α- 水芹烯（α-phellandrene）、α- 松油烯（α-terpinene）、*m*- 伞花烃（*m*-cymene）、1,8- 桉叶油素（1,8-cineole）、Δ²- 蒈烯 [（+）-2-carene]、Δ⁴- 蒈烯 [（+）-4-carene]、芳樟醇（linalool）、樟脑（camphor）、（*R*）-4- 香芹烯醇 [（*R*）-4-carvenol]、桃金娘烯醛 [（−）-myrtenal]、α- 松油醇（α-terpineol）、桃金娘烯醇（myrtenol）、黄樟油素（safrole）、乙酸龙脑酯（bornyl acetate）、葎草烯（humulene）、γ2- 杜松烯（γ2-cadinene）、香树素烯（β-amyrin）、α- 金合欢烯（α-farnesene）、β- 古芸烯（β-gurjunene）、α- 广藿香烯（α-patchoulene）、α- 杜松烯（α-cadinene）、β- 杜松烯（β-cadinene）、卡达烯（cadalene）、（*E,E*）金合欢醇 [（*E,E*）-farnesol]、β- 愈创木烯（β-guaiene）、α- 榄香烯（α-elemene）、α- 杜松醇（4α）[α-cadinol（4α）]、s- 愈创木烯（s-guaiene）、橙花叔醇（nerolidol）[4]。另外还含有 10-hydroxycoronene、1β- 异丙基 -4β- 甲基 -9β- 羟基螺癸 -6- 烯 -8- 酮（1β-isopropyl-4β-methyl-9β-hydroxy spirodec-6-en-8-one）[5]。

果实中含莽草毒素（anisatin）、伪莽草毒素（pseudoanisatin）、6- 去氧伪莽草毒素（6-deoxypseudoanisatin）[6]、对 - 伞花烃（*p*-cymene）、莰烯（camphene）、δ -3- 蒈烯（δ -3-carene）、柠檬烯（limonene）、β- 水芹烯（β-phelladrene）、α- 蒎烯（α-pinene）、β- 蒎烯（β-pinene）、桧烯（sabinene）、α- 萜品油烯（α-terpinolene）、香芹酮（carvone）、桃金娘烯醛（myrtenal）、顺式香苇醇（*cis*-carveol）、1,4- 对 - 薄荷二烯 -7- 醇（1,4-*p*-menchodien-7-ol）、胡椒酮（piperitone）、桃金娘醇（myrtenol）、反式香苇醇（*trans*-carveol）、反式松香苇醇（*trans*-pinocarveol）、1,8- 桉叶油醇（1,8-cineol）、芳樟醇（linalool）、α- 松油醇（α-terpineol）、萜品烯醇（terpinen-4-ol）、黄樟醚（safrole）、甲基丁香酚（methyleugenol）、细辛醚（asarone）、肉豆蔻醚（myristicin）、乙酸龙脑酯（bornylacetate）、乙酸松油醇酯（terpinylacetate）、菖蒲烯（calamenene）、花侧柏烯（cuparene）、δ - 杜松烯（δ-cadinene）、胡椒烯（copaene）、β- 喜马卡烯（β-himachalene）、反式丁香烯（*trans*-caryophyllene）、δ - 杜松醇（δ-cadinol）[7]。

【药理作用】

1. 抑制脂氧化酶　红茴香根皮中的花旗松素对脂氧化酶有较强抑制作用，浓度为 1mol/L 时抑制率为 84%[8]。

2. 抑菌　花旗松素对金黄色葡萄球菌、大肠杆菌、痢疾杆菌和伤寒杆菌有较强的抑菌作用 [9]。

3. 毒性反应　红茴香根皮提取物具有明显的中枢兴奋性和外周毒蕈碱样作用，如使用不当或剂量过大常可致中毒，患者开始出现恶心、呕吐，继而出现严重呼吸困难、发绀，最后可惊厥致死 [10-12]。用红茴香给家兔灌胃，半数致死量（LD₅₀）为 1941mg/kg，中毒动物的潜伏期为 50min，中毒死亡动物的潜伏期为 28min[13]。

【临床研究】

1. 风湿性关节炎　取红茴香根皮，乙醇法提取，提取物为红色灭菌水溶液。每支 1ml，相当于原生药 50mg。用法：穴位注射，每次每穴 1ml，隔日 1 次，5 ~ 10 次为 1 个疗程。用 4 或 5 号针头在选定穴位按肌注法进针，使局部有酸、

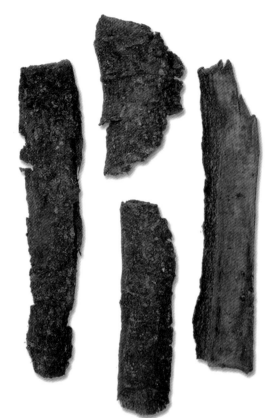

红茴香药材

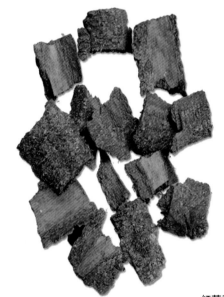

红茴香饮片

麻、胀或传电感。穴位：上肢为外关、曲池、肩髃、手三里；下肢为足三里、双膝眼、阳陵泉、血海、风市、环跳、条口、昆仑；腰部为肾俞、命门、至阳。每次选穴不宜过多，交替选用。结果：共观察治疗 30 例，均痊愈 [14]。

2. 风湿伤痛　使用 5% 的红茴香注射液，在患处的痛点直接注入或按经络疗法穴位注射，每处（穴）每次注 0.5 ~ 1.0ml，隔日注射 1 次，一般 3 ~ 5 次为 1 个疗程。结果：随访 80 例，痊愈及显著好转者占 80%，好转者占 15%，有效率达 95%[15]。

【性味归经】 味辛，性温；有大毒。归肝、肾经。

【功效主治】活血止痛，祛风除湿。主治跌打损伤，风寒湿痹，腰腿疼痛。

【用法用量】内服：煎汤，根 3 ~ 6g，根皮 1.5 ~ 4.5g；或研末 0.6 ~ 0.9g。外用：适量，研末调敷。

【使用注意】不宜久服或过量服用，否则易引起中毒；鲜品毒性较大，禁服。孕妇忌服。中毒表现：轻者头痛，眩晕，恶心，呕吐，腹痛；重者抽搐，角弓反张，神志昏迷，休克，惊厥，终因循环、呼吸中枢衰竭而死亡。有报道因肝、肾损害而死亡者。

【经验方】

1. 痈疮肿毒　红茴香根皮适量研细末，糯米饭捣烂，共调和敷患处，干则更换。（《安徽中草药》）

2. 跌打损伤疼痛，风湿痛　红茴香根皮研细末，每次 0.6 ~ 1.5g，早晚用黄酒适量冲服。（《安徽中草药》）

3. 内伤腰痛　红茴香根皮研细末，早晚各服 0.9g，黄酒冲服。（《安徽中草药》）

4. 腰肌劳损　红毒茴根皮 6g，金毛狗脊 30g。水煎服。（《全国中草药汇编》）

5. 髋关节痛，挫伤　红毒茴根 6g，牛膝 15g。水煎服。（《全国中草药汇编》）

6. 风湿性关节炎　红毒茴根皮 6g，常春藤 30g。水煎服。（《四川中药志》1979 年）

【参考文献】

[1] 黄建梅，杨春澍.八角科植物化学成分和药理研究概况.中国药学杂志,1990,21(10):151.

[2] 柳继锋，张雪梅，施瑶，等.红茴香根茎的化学成分研究.中国中药杂志,2010,35(17):2281.

[3] Xiang WJ, Ma L, Hu LH. Neolignans and flavonoids from the root bark of Illicium henryi. Fitoterapia, 2010, 81(8): 1228.

[4] 靳凤云，武孔云，张连富，等.红茴香叶精油化学成分的研究.中草药,2002,33(5):403.

[5] Song TF, Zhang WD, Xia XH. Two new acorane sesquiterpenes from Illicium henryi. Arch Pharmacal Res, 2009, 32(9): 1233.

[6] 刘嘉森，周倩如.红茴香毒性成分和 6-deoxypseudoanisatin 的结构研究.药学学报,1988,23(3):2211.

[7] 刘慧，杨春澍.七种八角果实挥发油成分分析.植物分类学报,1989,27(4):317.

[8] 梁克军.中草药,1986,17(2):84.

[9] 国家医药管理局中草药情报中心站.植物药有效成分手册.北京：人民卫生出版社,1986:1022.

[10] 吴新伟.红茴香严重中毒致癫痫样发作 4 例报告.新医学,1984,15(12):637.

[11] 李昌吉.药学通报,1988,23(6):367.

[12] 许重阳.中国中药杂志,1989,14(6):376.

[13] 王春山，方书敬，贾明雪，等.红茴香致二起中毒情况及喂饲家兔的毒力实验.河南预防医学杂志,1985,(1):65.

[14] 朴光男.红茴香注射液治疗风湿性关节炎.辽宁中级医刊,1978,(6):55.

[15] 浙江省衢州化工厂建德石矿革委会医务所.靠毛主席光辉哲学思想用红茴香治好风湿伤痛.新医学,1971,(4):17.

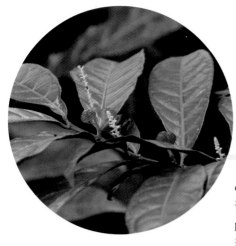

Hong bei gui

红背桂

Excoecariae Cochinchinensis Herba
[英]Indo-China Excoecaria Herb

【别名】金锁玉、箭毒木、叶背红、天青地红。

【来源】为大戟科植物红背桂花 *Excoecaria cochinchinensis* Lour. 的全株。

【植物形态】灌木。小枝具皮孔，光滑无毛。叶对生，稀3枚轮生，稀互生；托叶小，近三角形，边缘具稍显著撕裂小齿；叶片薄，长圆形或倒披针状长圆形，长5～13cm，宽1.5～4cm，先端渐尖，基部钝或楔形，边缘疏生浅细锯齿，上面深绿色，下面紫红色。花单性异株；雄花序苞片卵形，比花梗长，基部两侧各具1枚腺体，小苞片2枚，线形，基部具2枚腺体；萼片3，披针形，边缘具撕裂状小齿，花丝分离；雌花序极短；苞片卵形，比花梗短；小苞片与雄花同；雌花萼片3，阔卵形，边缘具小齿，子房球形，花柱3，分离，基部多少连合，外弯而先端卷曲，紧贴于子房上。蒴果球形，顶部凹陷，基部截平，红色，带肉质。种子卵形，光滑。

【分布】广西全区均有栽培。

【采集加工】全年均可采。洗净，晒干或鲜用。

【药材性状】茎光滑无毛，黄褐色，质硬，不易折断，断面不平坦，浅黄色，可见有细小的髓。叶对生，稀互生，长圆形或倒披针状长圆形，长5～13cm，宽1.5～4cm，边缘疏生浅细锯齿，叶面黄褐色，叶背紫红色。质脆，易碎。气微，味辛、微苦。

【品质评价】以身干、茎粗壮、叶多、叶下面紫红色、完整者为佳。

【化学成分】本品花中含有山柰酚 -3-*O*-β-D- 半乳糖苷（kaempferol-3-*O*-β-D-galactopyranoside）、山柰酚 -3-*O*-β-D- 吡喃葡萄糖苷（kaempferol 3-*O*-β-D-glucopyranoside）、扁轴木素 A（parkinsonin A）、山柰酚 -3-α-L- 阿拉伯糖苷（kaempferol-3-α-L-arabin-opyranoside）、槲皮素 -3-*O*-β-D- 吡喃葡萄糖苷（quercertin-3-*O*-β-D-glucopyranoside）、山柰酚 -3-*O*-α-L- 鼠李糖基（1→6）-β-D- 吡喃葡糖糖苷 [kaempferol-3-*O*-α-L-rhamnosopy-ranosyl（1→6）-β-D-glucopyranoside]、5,4′- 二烃基 -7- 甲氧基黄酮 -3-*O*-β-D- 吡喃葡萄糖苷（5, 4′-dihydroxy-7-meth-oxyflavone-3-*O*-β-D-glucopyranside）、quercertin-3-*O*-β-D-galactopyrano-

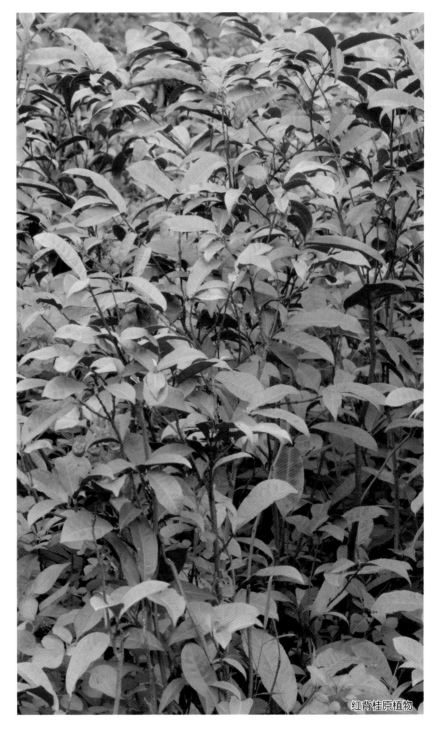

红背桂原植物

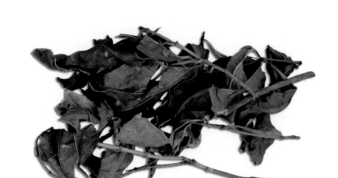

红背桂药材

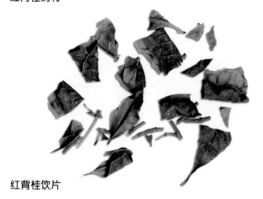

红背桂饮片

side[1,2]。还含有桦木酸（betulinic acid）、没食子酸（gallic acid）、对烃基苯甲醛（*p*-hydroxybenzaldehyde）、β-谷甾醇（β-sitosterol）、胡萝卜苷（daucosterol）、豆甾醇（stigmasterol）、棕榈酸（palmitic acid）、6-羟基豆甾醇（stigmastane-3,6-diol）[3]。

【性味归经】味辛、微苦，性平；有毒。归肝经。

【功效主治】祛风湿，通经络，活血止痛。主治风湿痹痛，腰肌劳损，跌打损伤。

【用法用量】内服：煎汤，3～6g。外用：适量，鲜品捣敷。

【使用注意】孕妇慎用。

【参考文献】

[1] 杨靖华,李子燕,赵静峰,等.红背桂花黄酮类化学成分研究.有机化学,2004,24:137.

[2] 李子燕,杨靖华,汪云松,等.红背桂花化学成分研究.中草药,2006,37(6):826.

[3] 汪云松,黄荣,张洪彬.红背桂花化学成分研究.热带亚热带植物学报,2009,17(2):156.

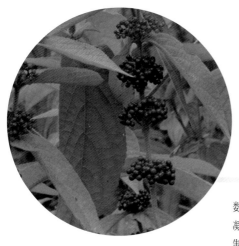

红紫珠

Callicarpae Rubellae Folium
[英] Reddish Beautyberry Leaf

【别名】小红米果、白金子风、山霸王、野蓝靛、紫珠草、空壳树、对节树、复生药。

【来源】为马鞭草科植物红紫珠 *Callicarpa rubella* Lindl. 的叶及嫩枝。

【植物形态】灌木。小枝被黄褐色星状毛及多细胞腺毛。单叶对生；近无柄；叶片倒卵形或倒卵状椭圆形，长10～20cm，宽3～10cm，先端尾尖或渐尖，基部心形、近耳形或偏斜，边缘具细腺毛及黄色腺点；侧脉6～10对。聚伞花序腋生，4～6次分歧，被毛与小枝同；苞片细小，卵圆形；花萼杯状，萼齿不显著或钝三角形，被星状毛或腺毛及黄色腺点；花冠紫红色、黄绿色或白色，先端4裂，裂片钝圆，被腺毛及黄色腺点；雄蕊4，长为花冠的2倍；子房有毛。果实紫红色。

【分布】广西主要分布于全州、罗城、灵川、昭平、梧州、陆川、防城、平果、田林、凌云、环江。

【采集加工】夏、秋季采收。晒干或鲜用。

【药材性状】嫩枝呈圆柱形，直径0.4～0.9cm，表面灰褐色，被黄褐色星状毛及多细胞腺毛，质脆，易折断，断面髓部明显。叶多卷曲皱缩，完整者展平后呈倒卵形或卵状椭圆形，长8～20cm，宽3～9cm；先端较尖，基部略呈心形，边缘有三角状锯齿，上表面暗棕色，下表面有黄色腺点，两面均有柔毛；叶柄极短，长仅约0.3cm。气微，味微苦、涩。

【品质评价】以枝干、叶完整者为佳。

【药理作用】

1. 抗氧化　紫珠草水提液可明显抑制大鼠肝、心、肾、脑脂质过氧化及由过氧化氢引发的小鼠红细胞脂质过氧化及溶血过程；小鼠给药灌胃水提液1g/kg，连续6天，可提高全血谷胱甘肽过氧化物酶活力[1,2]。

2. 促凝血　紫珠草升高人、兔血小板数量，使出血时间、血块收缩时间和凝血酶原时间缩短。对纤溶系统有抑制作用[3]。紫珠草注射液明显减轻弥散性血管内凝血（DIC）家兔脏器病变程度[4-6]。

3. 毒性反应　家兔腹腔注射紫珠草溶液200mg（生药）/kg，未见异常改变。紫珠水溶液小鼠静脉注射的半数致死量（LD_{50}）为237.5mg/kg。

【临床研究】

蛇伤　红紫珠鲜叶，夜明砂，半边莲。将上药捣烂，调以适量烧酒，敷于前囟门（须将该处头发剪去，范围约杯口大小），每日敷1剂，重者每日敷2剂，不内服药，创口一般不加处理。结果：共治疗300例，未发现死亡和后遗症，效果满意[7]。

【性味归经】味微苦，性凉。归心、脾经。

【功效主治】凉血止血，解毒消肿。主治衄血，吐血，咯血，痔血，跌打损伤，外伤出血，痈肿疮毒。

【用法用量】内服：煎汤，15～30g。外用：适量，捣敷；或研末撒。

【使用注意】脾胃虚弱慎服。

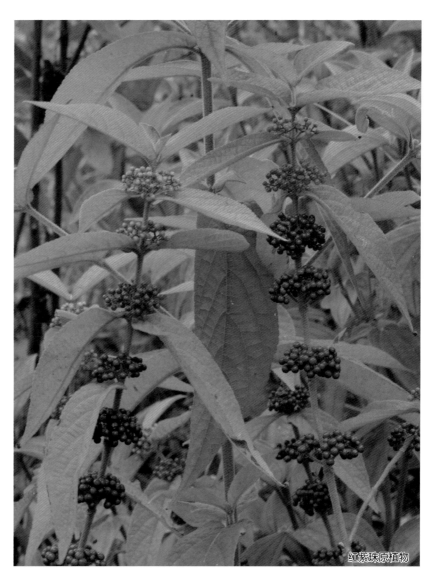

红紫珠原植物

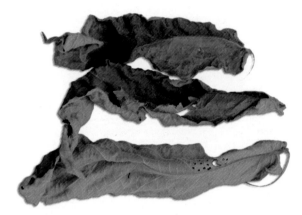

红紫珠药材

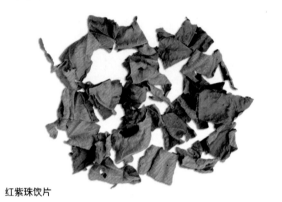

红紫珠饮片

【经验方】

1.外伤出血　小红米果叶研末，撒敷患处。(《云南中草药》)

2.疮疖肿毒，跌打肿痛　红紫珠鲜叶捣烂敷。(《湖南药物志》)

3.吐血，衄血，咯血，痔血　红紫珠叶30g，侧柏叶60g。水煎服。(《湖南药物志》)

【参考文献】

[1] 黄夏琴,蒋惠娣,徐庆,等.紫珠草抗脂质过氧化作用的实验研究.中草药,1998,29(4):246.

[2] 宁德生,李典鹏,黄胜,等.七种紫珠属植物水提取物中总黄酮、总酚酸及其抗氧化活性的测定.广西植物,2012,32(6):845.

[3] 杭州市第一医院中药推广组.紫珠草临床应用及止血作用的机理探讨.1971:3.

[4] 湖南医学院附一院外科血液研究室.医学研究资料,1976,(3):8.

[5] 樊亚巍.紫珠草注射液对弥散性血管内凝血家兔解剖结构的影响.中国中医急症,2003,12(3):259.

[6] 刘明达.紫珠草止血之临床观察.江西中医药,1960,(4):34.

[7] 李明生,李平佑,许星珂,等.民间蛇医治疗蛇伤经验.福建中医药,1981,(4):27.

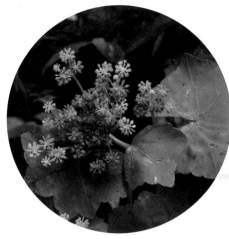

Hong ma ti cao

红马蹄草

Hydrocotyles Nepalensis Herba
[英]Nepal Pennywort Herb

【别名】马蹄肺筋草、大雷公根、大叶止血莲、红石胡荽、大雷公藤、铜钱草、大马蹄草。

【来源】为伞形科植物红马蹄草 *Hydrocotyle nepalensis* Hook. 的全草。

【植物形态】草本。茎匍匐，斜上分枝，节上生根。单叶互生；托叶膜质，先端钝圆或有浅裂；叶片膜质，肾形，长 2 ~ 5cm，宽 3.5 ~ 6cm，边缘 5 ~ 9 浅裂，裂片三角形，有钝锯齿，基部心形，疏生短硬毛。伞形花序数个簇生于茎端叶腋，花序梗有柔毛；小伞形花序常密集成球形的头状花序；花柄极短；小总苞片倒卵形；无萼齿；花瓣卵形；白色，有时有紫红色斑点。双悬果近圆形，基部心形，两侧扁压，常有紫色斑点，成熟后常呈黄褐色或紫黑色，中棱和背棱显著。

【分布】广西全区均有分布。

【采集加工】夏、秋季采收。洗净，鲜用或晒干。

【药材性状】叶多皱缩成团，茎纤细柔软而弯曲，有分枝，被疏毛，节上生根。单叶互生，叶柄基部有叶鞘，被毛；完整叶呈圆肾形，5 ~ 9 掌状浅裂，裂片先端钝，基部心形，边缘有缺齿，具掌状叶脉，两面被紫色短硬毛。质脆。气微，味淡。

【品质评价】以干燥、色黄绿、无杂质者为佳。

【性味归经】味苦，性寒。归肺、大肠、肝经。

【功效主治】清热利湿，化瘀止血，解毒。主治感冒，咳嗽，痰中带血，痢疾，泄泻，痛经，月经不调，跌打伤肿，外伤出血，痈疮肿毒。

【用法用量】内服：煎汤，6 ~ 15g；或泡酒。外用：适量，捣敷；或煎汤洗。

【使用注意】脾胃虚寒者及孕妇慎用。

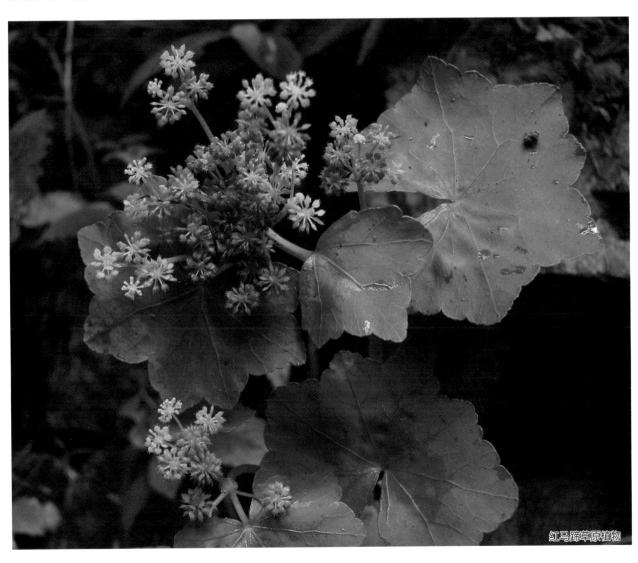

红马蹄草原植物

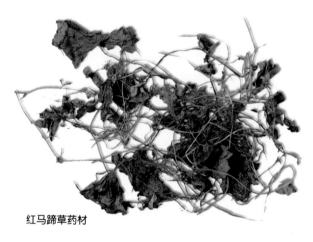

红马蹄草药材

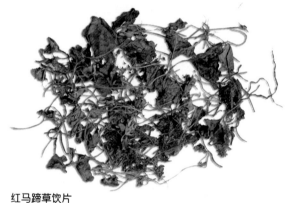

红马蹄草饮片

【经验方】

1.无名肿毒　鲜红马蹄草适量,加白糖捣烂。外敷患处。(《浙江民间常用草药》)

2.骨髓炎　鲜红马蹄草适量,加酒少许捣烂。外敷患处。(《浙江民间常用草药》)

3.骨折　红马蹄草、酸酸草、赶山鞭各适量。捣烂外包。(《万县中草药》)

4.湿疹　红马蹄草适量。煎水外洗。(《万县中草药》)

5.铜钱癣,痔疮　鲜红马蹄草加食盐捣烂。取汁外搽患处。(《浙江民间常用草药》)

6.皮肤丹毒,带状疱疹　(红马蹄草)鲜草适量。捣烂兑水、醋外搽,每日5～6次。(《湖南药物志》)

7.风热感冒咳嗽　红马蹄草15g,桑叶、杏仁、菊花、蝉蜕、薄荷、肺经草各9g。水煎服。(《万县中草药》)

8.肺热咳嗽,痰中带血　红马蹄草、猪须草各15g,吉祥草、女贞叶各10g,黄芩12g。水煎服。(《四川中药志》1979年)

9.月经不调,痛经　红马蹄草、益母草各30g,对月草15g。水煎服。(《四川中药志》1979年)

10.小便不利　红马蹄草、木通、车前草各15g。水煎服。(《西昌中草药》)

11.尿路感染　红马蹄草、木通、车前草各15g。水煎服。(《万县中草药》)

12.跌打肿痛　红马蹄草、牛尾七、地胡椒各15g。水煎服。(《万县中草药》)

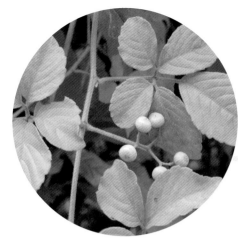

Hong mu zhu teng
红母猪藤

Cayratiae Pubifoliae Herba
[英]Sharpleaf Cayratia Stem and Leaf

【别名】毛叶乌蔹莓、五爪龙、五龙草、五叶藤、车索藤、妙母妹。

【来源】为葡萄科植物车索藤 *Cayratia japonica*（Thunb.）*Gagnep.var. pubifolia* Merr.et Chun 的全草或根。

【植物形态】草质藤本。茎有纵条纹；卷须纤细，分枝；幼嫩部分、小枝均被灰色或浅灰色短柔毛。鸟足状复叶，有 5 小叶；具长柄，叶柄被灰色或浅灰色短柔毛；叶片膜质，披针形至倒卵状长圆形，长 2.5 ~ 7cm，先端急尖或钝，边缘有锐锯齿，叶背面密被灰色或浅灰色短柔毛；小叶柄中间的最长，侧生的较短。花两性，聚伞花序腋生或假腋生，具长的总花梗；花小，黄绿色，具短柄；花萼杯状；花冠不开展，花瓣 4；雄蕊 4，与花瓣对生，花药近圆形。浆果球形，绿色，熟时黑色，有光泽。种子 2 ~ 4 颗，卵状三角形，背面有深沟 2 条。

【分布】广西主要分布于乐业、那坡、德保、平果、隆安、马山、武鸣、凭祥、桂平。

【采集加工】夏、秋季割取藤茎或挖出根部。除去杂质，洗净，切段，晒干或鲜用。

【药材性状】茎圆柱形，扭曲，有纵棱，多分枝，带暗红色，全株被灰色或浅灰色短柔毛；卷须纤细，分枝，与叶对生。叶皱缩；展平后鸟足状复叶，小叶 5，具长柄，叶片披针形至倒卵状长圆形，长 2.5 ~ 7cm，先端急尖或钝，边缘有锐锯齿，小叶柄中间的最长，侧生的较短。气微，味苦。

【品质评价】全草以身干、色暗红、叶多者为佳。

【性味归经】味苦，性寒。归肝、肺经。

【功效主治】清肝明目，凉血消痈，散瘀止痛。主治目赤肿痛，肺痈，尿血，跌打损伤，水火烫伤。

【用法用量】内服：煎汤，15 ~ 30g，鲜品倍量。外用：适量，捣烂或研末调敷。

【使用注意】体虚者及孕妇慎服。

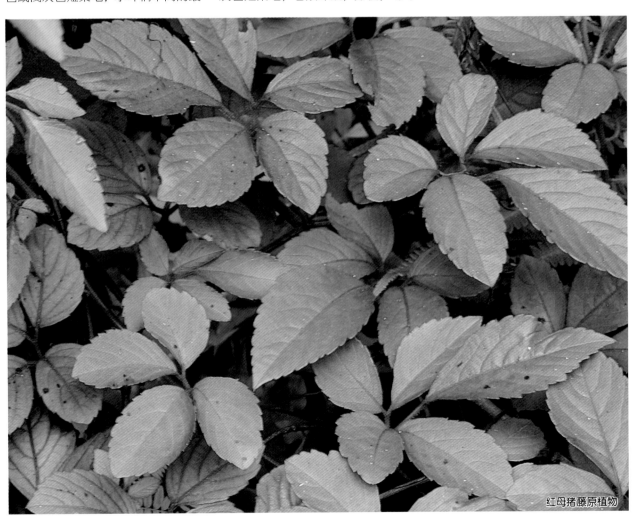

红母猪藤原植物

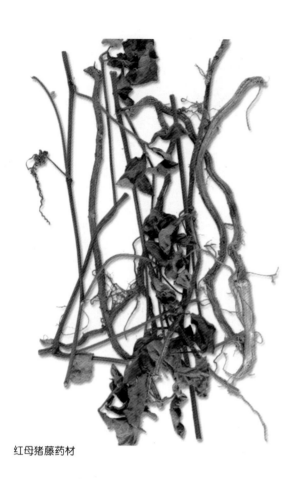

红母猪藤药材

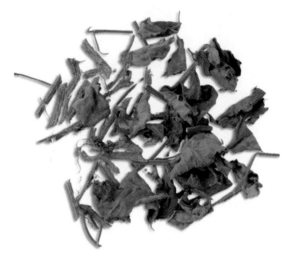

红母猪藤饮片

【经验方】

烧烫伤 车索藤 30g，水煎服；兼用叶研粉，调茶油涂患处。(《广西民族药简编》)

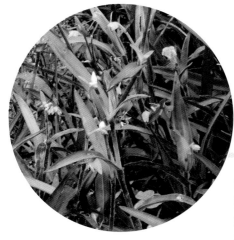

Hong zhu qiao cai

红竹壳菜

Murdanniae Nudifloae Herba
[英] Nakedflower Murdannia Herb

【别名】红毛草、地兰花、节节烂、桃簪草、山海带。

【来源】为鸭跖草科植物裸花水竹草 *Murdannia nudiflora* （Linn.） Brenan 的全草。

【植物形态】草本。茎丛生，横卧，肉质，微带紫色，多分枝，节处生根。叶互生，肉质；叶鞘被长睫毛；叶片线状披针形，长 2 ~ 10 cm，宽 5 ~ 10 cm，上面深绿色，下面两侧有时具紫色斑点，全缘，边缘带紫色。聚伞花序有花数朵，排成顶生圆锥花序；总苞片早落；花梗细而挺直；萼片 3 枚；花瓣 3 枚，紫色，能育雄蕊 2，不育雄蕊 2 ~ 4。蒴果卵圆状三角形。种子褐色，有皱纹。

【分布】广西主要分布于融水、平南、隆安、宁明。

【采集加工】夏季采全草。除去杂质，晒干或鲜用。

【药材性状】全草卷曲。基部茎节上有须根，上部茎多被叶鞘包被。叶鞘及叶片均被毛。

【品质评价】以干燥、色紫棕者为佳。

【性味归经】味甘、淡，性凉。归肺、肝经。

【功效主治】清肺止咳，凉血解毒。主治肺热咳嗽，咯血，吐血，咽喉肿痛，目赤肿痛，疮痈肿痛。

【用法用量】内服：煎汤，15 ~ 30g，大剂量可以用至 60g；或绞汁。外用：适量，鲜品捣敷。

【使用注意】脾胃虚寒者慎用。

【经验方】

1. 小儿阴茎水肿 红竹壳菜捣烂，浸洗米水，搽患处。（《广西民族药简编》）

2. 痢疾 红竹壳菜全草6g，旱莲草全草60g，车前草全草30g。每日1剂，水煎，分2次服。（《壮族民间用药选编》）

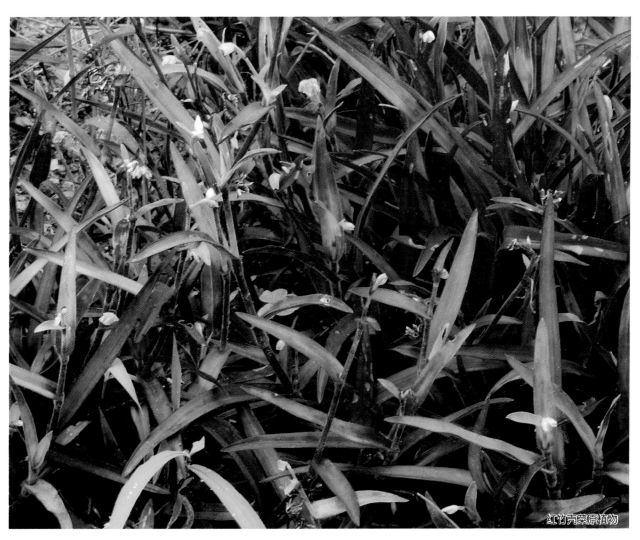

红竹壳菜原植物

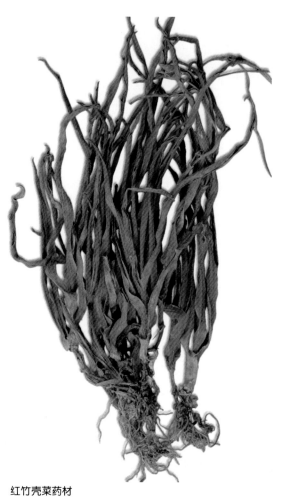

红竹壳菜药材

红竹壳菜饮片

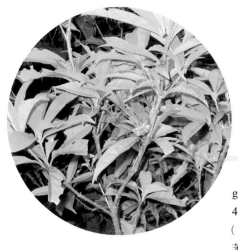

红花八角

Hong hua ba jiao

Illicii Dunniani Radix et Cortex
[英]Dunniane Illicium Root or Bark

【别名】野八角、石莽草。

【来源】为八角科植物红花八角 Illicium dunnianum Tutch. 的根、树皮。

【植物形态】常绿灌木。根粗壮，红褐色，有樟木香气。小枝纤细，棕褐色，具皱纹，老枝灰白色。单叶互生，常 3 ~ 8 片集生于枝顶；革质或薄革质，狭长披针形或狭长倒披针形，长 4 ~ 10cm，宽 0.8 ~ 2cm，先端尾状渐尖或急尖，基部窄楔形，全缘，干后稍后卷。花单生或 2 ~ 3 朵簇生于叶腋或近枝顶，花梗纤细；花被片 12 ~ 20，粉红色或红色，最大一片椭圆形或近圆形；雄蕊通常 24；心皮 8 ~ 13。聚合果直径 2 ~ 2.5cm，蓇葖果 8 ~ 11，木质，有明显钻形尖头，稍反曲。种子亮褐色，有光泽。

【分布】广西主要分布于上思、金秀、融水、龙胜、全州、兴安。

【采集加工】全年可采根。洗净，切片，晒干。秋季剥皮，晒干。

【化学成分】本品嫩枝及叶含 α - 侧柏烯（α -thujene）、α - 蒎烯（α -pinene）、樟烯（camphene）、香桧烯（sabinene）、β - 蒎烯（β -pinene）、月桂烯（myrcene）、α - 水芹烯（α -phellandrene）、α - 松油烯（α -terpinene）、对聚散素（p-cymene）、柠檬烯（limonene）、罗勒烯（ocimene）、长松针烯（carene）、异松油醇（terpinolene）、芳樟醇（linalool）、茴香醇（fenchyl alcohol）、1,2- 二甲基 -3- 异丙烯基环戊醇（1,2-dimethyl-3-isopropenylcyclopentanol）、樟脑（camphor）、2- 甲基 -6- 亚甲基 - 辛烯 -7- 醇 -2（2-methyl-6-methylene-octen-7-ol-2）、[3-cycloexen-1-ol,4-methyl-1-（1-methylethyl）]、α - 松油醇（α -terpineol）、香桃木烯醇（myrtenol）、牻牛儿醇（geraniol）、二氢葛缕醇（dihydrocarveol）、反 - 牻牛儿醇（E-

geraniol）、龙脑（borneol）、tricyclo 4,4,4,0,0 dec-3-ene,1,3-dimethyl-8-（1-methyl）、顺 -（2- 甲氧基乙烯基）-苯 [（Z）2-methoxyethenyl-benzene]、1- 甲基 -1- 乙烯基 -2,4- 二异丙烯基环己烷 [1-ethenyl-1-methyl-2,4-bis（1-methylethenyl）]、麝子油醇（farnesol）、β - 麝子油烯（β -farnesene）、香木兰烯（4a α）[aromadendcene（4a α）]、（Z,E）麝子油烯 [（Z,E）-farnesene]、香木兰烯（4a β）[aromadendcene（4a β）]、α - 麝子油烯（α - farnesene）、杜松

烷（cadinane）、喇叭烯（ledene）、7- 甲基 -4- 甲烯基 -1- 异丙基 - 萘烯 -7、1,4- 二甲基 -7- 异丙烯基 - 薁（1,4-dimethyl-7-isopropenyl-azulene）、1,1,4,7- 四甲基 -1,8- 环丙基薁烯 -7、7-甲基 -4- 甲烯基 -1- 异丙基 - 萘烯 -7、4,7-二甲基 -1- 异丙基 - 萘 -4,7- 二烯、异荜澄茄烯（isocadinene）、4,7- 二甲基 -1-异丙基 - 萘 -3,7- 二烯、3,7,11- 三甲基 -1,6,10- 三烯十二醇 -3、1,1,4,7- 四甲基 -4- 羟基 -1,8- 环丙基薁、（E,E）-3,7,11-三甲基 -2,6,10- 三烯碳十二醇 -1、

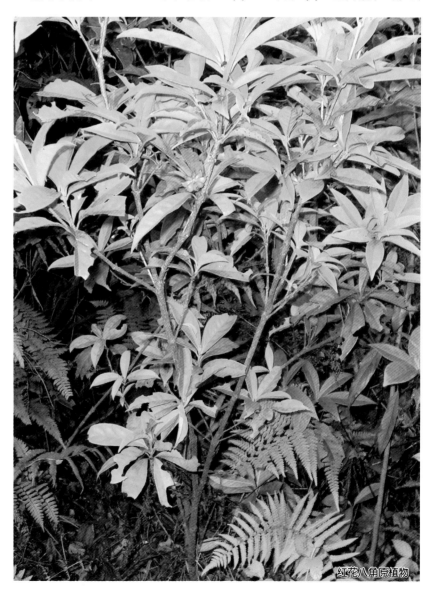

红花八角原植物

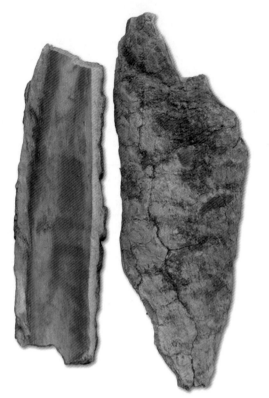

红花八角树皮药材

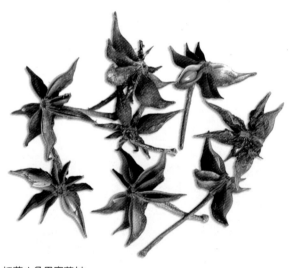

红花八角果实药材

愈创醇（guaiol）、4,7- 二甲基 -4α- 羟基 -1- 异丙基 - 萘 -7- 烯、4,7- 二甲基 -4β- 羟基 -1- 异丙基 - 萘 -7- 烯、1,4- 二甲基 -7- 烯异丙基 - 萘酚 -1、十六碳炔（1-hexadecyne）、3,7,11- 三甲基 -2,6,10- 三烯碳十二醇 -1、（Z,E）-3,7,11- 三甲基 -2,6,10- 三烯碳十二醇 -1[1]。

茎叶含 β- 谷甾醇（β-sitosterol）、三十烷醇 -1（1-triacontanol）、槲皮素 -3-O- 鼠李糖苷（quercetin-3-O-rhamnoside）、莽草酸（shikimic acid）[2]。

【药理作用】

1. 抗炎镇痛 从红花八角中分离提取的毒八角酸具有镇痛作用，镇痛作用为中枢性且无成瘾性[3]。红花八角中的莽草酸具有较强的镇痛作用，为其镇痛有效成分[2]。红花八角醇提物也具有较强的镇痛作用，而且对 5- 羟色胺（5-HT）等致炎有抑制作用[3]。

2. 免疫调节 红花八角醇提液对处于低下状态的免疫功能有一定的促进和保护作用，使免疫功能部分或全部恢复[4]。

3. 抗抑郁 红花八角中的 macranthol 可以通过血清素和神经内分泌系统来介导产生抗抑郁的作用[5]。

【性味归经】味苦、辛，性温；有毒。归肝经。

【功效主治】祛风除湿，散瘀消肿，止痛。主治风湿痹痛，跌打损伤，筋伤骨折。

【用法用量】外用：适量，研粉，酒调敷；或浸酒搽。

【使用注意】孕妇慎用。

【经验方】

风湿跌打 根、茎浸酒搽患处。（《桂药编》）

【参考文献】

[1] 张俊巍，张连富，张水国 . 红花八角精油化学成分的研究 . 贵阳中医学院学报 ,1988,(4):57.

[2] 张俊巍 . 红花八角茎叶化学成分的研究 . 中国中药杂志 ,1989,14(1):36.

[3] 方玉珍，宋杰云，岑燕飞，等 . 毒八角酸的镇痛作用研究 . 贵阳中医学院学报 ,1989,(1):59.

[4] 曾万玲，宋杰云，岑燕飞，等 . 红花八角醇提液对小鼠免疫功能的影响 . 贵阳中医学院学报 ,1992,14(2):60.

[5] Li J, Geng D, Xu J, et al.Antidepressant-like effect of macranthol isolated from Illicium dunnianum tutch in mice. Eur J Pharmacol, 2013, 707(1-3): 112.

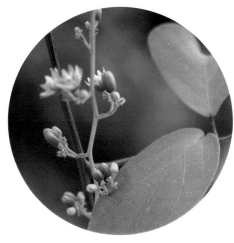

Hong hua qing teng

红花青藤

Illigerae Rhodanthae Herba

[英]Rhodantha Illigera Herb

【别名】三姐藤、三姐妹藤、毛青藤、三叶青藤。

【来源】为莲叶桐科植物红花青藤 *Illigera rhodantha* Hance 的根、茎。

【植物形态】藤本。茎具沟棱，幼枝被金黄褐色绒毛，指状复叶互生，小叶3；叶柄密被金黄褐色绒毛。小叶纸质，卵形至倒卵状椭圆形或卵状椭圆形，长6～11cm，宽3～7cm，先端钝，基部圆形或近心形，全缘，上面中脉被短柔毛，下面中脉稍被毛或无毛，侧脉约4对，两面显著，网脉在下面显著。聚伞花序组成的圆锥花序腋生，狭长，较叶柄长，密被金黄褐色绒毛，萼片紫红色，长圆形，外面稍被短柔毛；花瓣与萼片同形，稍短，玫瑰红色；雄蕊5，被毛；附属物花瓣状，膜质，先端齿状，背部张口状，具柄；子房下部，花柱被黄色绒毛，柱头波状扩大成鸡冠状；花盘上腺体5，小。果具4翅，翅较大的为舌形或近圆形。

【分布】广西全区均有分布。

【采集加工】夏、秋季采收。洗净，切段晒干。

【药材性状】茎藤圆柱形，有少数分枝，直径3～7mm。表面灰棕色至棕褐色，具明显的纵向沟纹，幼枝被金黄褐色绒毛，老枝无毛。质硬，断面不整齐，外皮薄，棕褐色，木心淡黄棕色。

【品质评价】以干燥、洁净、色均者为佳。

【化学成分】本品地上部分含挥发油，主要成分有苯甲醛（benzaldehyde）、2,4,5-三甲基噻唑（2,4,5-trimethyl-thiazole）、苯甲醇（benzyl alcohol）、1-环丙基戊烷（1-cyclopropylpentane）、顺-A,A-5-三甲基-5-乙烯基四氢化呋喃-2-甲醇、芳樟醇（linalool）、氰化苄（benzyl cyanide）、反-1-甲基-4-(1-丙烯基)-2-环己烯-1-醇 [（E)-1-methyl-4-(1-propenyl)-2-cyclohexene-1-ol]、7-(1-甲基亚乙基)-双环[4,1,0]庚烷 {7-(1-methylethylidene)-dicyclo[4,1,0]:heptane}、（-）-4-萜品醇 [（-）-terpinen-4-ol]、α-松油醇（α-terpineol）、β-环柠檬醛（β-cyclocitral）、环己烯（cyclohex-ene）、1,5,5-三甲基-6-亚甲环己烯（1,5,5-trimethyl-6-

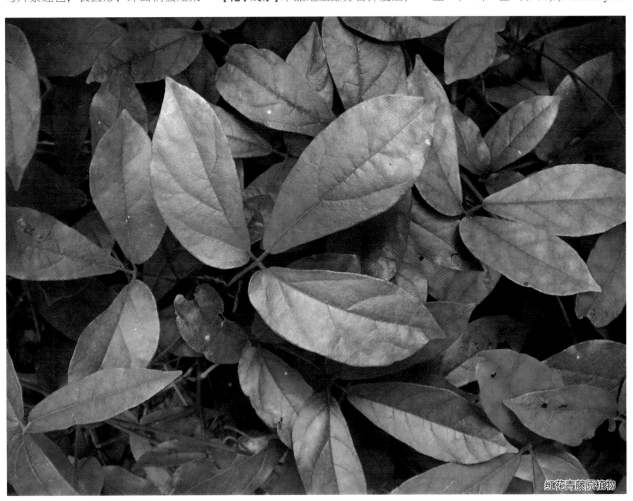

红花青藤原植物

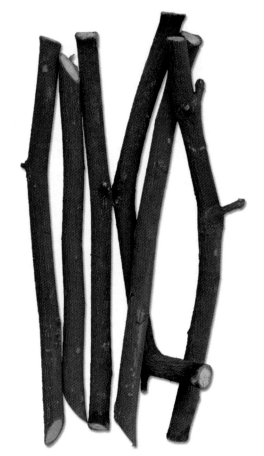

红花青藤药材

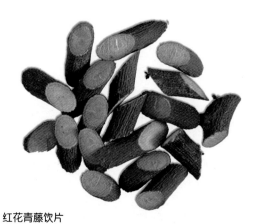

红花青藤饮片

（epoxycaryophyllene）、绿叶烯（patchoulene）、1,2- 环氧十八烷（1,2-epoxyoctadecane）、正二十七烷（heptacosane）、3,7,11- 三甲基 -1- 十二烷醇（3,7,11-trimethyl-1-dodecanol）、二十五烷（pentacosane）、邻苯二甲酸单丁酯（monobutyl phthalate）、6,10,14- 三甲基 - 十五烷 -2- 酮（6,10,14-trimethyl-pentadecan-2-one）、四十四烷（tetratetracontane）、棕榈酸（palmitic acid）、正三十烷（n-triacontane）、正三十二烷（dotriacontane）、金合欢醇乙酸酯（farnesyl acetate）、正二十一烷（n-heneicosane）、十四醛（undecan-4-olide）、正二十三烷（tricosane）、正三十四烷（tetratriacontane）、3- 乙基 -5-（2- 乙基丁基）- 十八烷 [3-ethyl-5-（2-ethylbutyl）-octadecane][1] 等。

【药理作用】

1. 抗炎　三叶青藤醇提物能减轻小鼠耳肿胀和大鼠足趾肿胀反应，减少大鼠角叉菜胶性炎症渗出液中前列腺素 E2（PGE2）含量，其机制可能与抑制 PGE2 的合成有关 [2,3]。

2. 毒性反应　小鼠对三叶青藤醇提物的最大耐受量为3063mg/kg，此剂量给药 1 次后观察 14 天，小鼠全部健存，其外观、食欲、行为活动、排泄等均未见异常；处死后进行解剖，各器官未见异常 [3]。

【临床研究】

急性软组织损伤　红花青藤、透骨消、白毛三七各 50g，土牛膝 40g，马鞭草、骨碎补、络石藤、冬青叶、接骨木、栀子、威灵仙各 30g，穿破石、路路通各 20g，冰片 6g。将上药研成细末，贮瓶备用。排除骨折或关节脱位，根据损伤部位面积大小，取适量药末，加温开水调成糊状，均匀摊在纱布上，厚约 0.8cm，敷于患处，绷带包扎固定，2 天换药 1 次。结果：治疗 100 例，痊愈 80 例，好转 20 例。消肿止痛有效时间最短 2 天，最长 6 天，一般敷药 2 ~ 5 天见效 [4]。

【性味归经】味甘、辛，性温。归肝、肾经。

【功效主治】祛风止痛，散瘀消肿。主治风湿性关节疼痛，跌打肿痛，蛇虫咬伤，小儿麻痹后遗症。

【用法用量】内服：煎汤，9 ~ 15g；或浸酒。外用：适量，浸酒擦。

【使用注意】孕妇慎用。

【经验方】

风湿性关节炎，跌打肿痛　红花青藤全株 9 ~ 15g。水煎冲酒服；或浸酒内服，并用药酒外擦。（《广西本草选编》）

methylenecyclohexene）、（R）-3,7- 二甲基 -1,6- 辛二烯 -3- 醇、中氮茚（indolizine）、1- 甲基 -3-（1- 异丙烯基）- 环己烯[1-methyl-3-（1-isopropenyl）-cyclohexene]、茴香脑(anethole)、大马士酮(β -damas-cenone)、大根香叶烯 D(germacrene D)、α - 紫罗酮（α -ionone）、反式石竹烯（β -caryophyllene）、香叶基丙酮（geranyl acetone）、α - 葎草烯（α -humulene）、β - 紫罗酮（β -ionone）、二十二烷（docosane）、杜松烯（cadinene）、反式 - 橙花叔醇（trans-nerolidol）、石竹素

【参考文献】

[1] 刘兰军，宋伟峰 . 三叶青藤挥发油成分的 GC-MS 分析 . 临床医学工程 ,2011,18(12):1857.

[2] 李江，邓航，付翔，等 . 三叶青藤醇提物的镇痛抗炎作用 . 中国医院药学杂志 ,2011,31(10):821.

[3] 李江，邓航，付翔，等 . 三叶青藤醇提物的急性毒性及抗炎作用研究 . 时珍国医国药 ,2011,22(2):312.

[4] 肖来富 . 骨伤散治疗急性软组织损伤 100 例 . 广西中医药 ,2002,25(5):5.

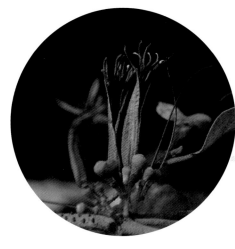

Hong hua ji sheng

红花寄生

Scurrulae Parasiticae Herba
[英]Parasitic Scurrula Herb

【别名】红花寄、柏寄生、桃树寄生、红花桑寄生、寄脏匡、寄居花童。

【来源】为桑寄生科植物红花寄生 *Scurrula parasitica* L. 的带叶茎枝。

【植物形态】灌木。嫩枝、叶密被锈色星状毛，稍后毛全脱落变无毛；小枝灰褐色，具皮孔。叶对生或近对生，厚纸质；叶片卵形至长卵形，长 5 ~ 8cm，宽 2 ~ 4cm，先端钝，基部阔楔形；侧脉 5 ~ 6 对，两面均明显。总状花序，各部分均被褐色毛，具花 3 ~ 5 朵，花红色，密集；苞片三角形；花托陀螺状；副萼环状，全缘；花冠花蕾时管状，稍弯，下半部膨胀，顶部椭圆状，开花时顶部 4 裂，裂片披针形，反折；花柱线状，柱头头状。浆果梨形，下半部骤狭呈长柄状，红黄色，果皮平滑。

【分布】广西主要分布于龙州、邕宁、南宁、武鸣、靖西、那坡、田阳、凌云、凤山、南丹、都安、罗城、桂林、阳朔、平乐、蒙山、苍梧、北流、博白、上思。

【采集加工】全年均可采收。切片，晒干。

【药材性状】茎枝圆柱形，多分枝，长 3 ~ 5cm，直径约 1cm，细枝和枝梢直径 2 ~ 3mm。表面粗糙，老枝红褐色或深褐色；小枝及枝梢赭红色，幼枝有的有棕褐色星状毛；表面有众多点状和黄褐色或灰褐色横向皮孔，以及不规则、粗而密的纵纹。质坚脆，易折断，断面不平坦，皮部菲薄，赭褐色，易与木部分离，木部宽阔，淡黄色或土黄色，有放射状纹理，髓部深黄色。叶对生或近对生，易脱落；叶片多破碎，卷缩；完整者为卵形至长卵形，长 5 ~ 8cm，宽 2 ~ 4cm，黄褐色或茶褐色，侧脉明显，两面均光滑无毛，全缘，厚纸质而脆，嫩叶有的有棕褐色星状毛；叶柄长约 5mm，有的有未

脱落的花果，花蕾管状，顶部长圆形，可见雄蕊 4 枚及花柱。果梨形，顶端钝圆，下半部渐狭呈长柄状。气清香，味微涩而苦。

【品质评价】以干燥、色黄绿、无杂质者为佳。

【化学成分】茎叶中含槲皮素（quercetin）、没食子酸乙酯（ethylgallate）、槲皮素 -3-阿拉伯糖苷（quercetin-3-arabinoside）[1]。

【药理作用】

1. 强心 红花寄生对离体衰竭蛙心具有强心作用[2]。

2. 抗肿瘤 红花寄生多糖可抑制小鼠 S180 生长，抑制率为 54%[3]。红花寄生提取液对人慢性粒细胞白血病 K562 细胞和急性髓细胞白血病 HL-60 细胞增殖均具有抑制作用，剂量为 100mg/kg 时抑制效果较好。红花寄生 80% 醇提取液体外也具有抑制 HL-60 细胞增殖的作用，并呈剂量依赖性，IC_{50} 为 0.60mg/L，并能诱导细胞的凋亡，将细胞周期阻滞在 G_0-G_1 期[4]。

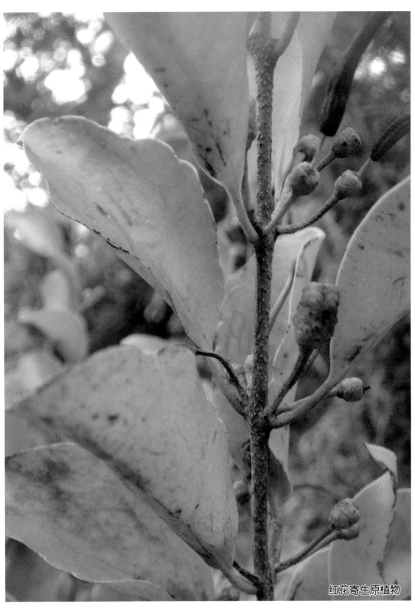

红花寄生原植物

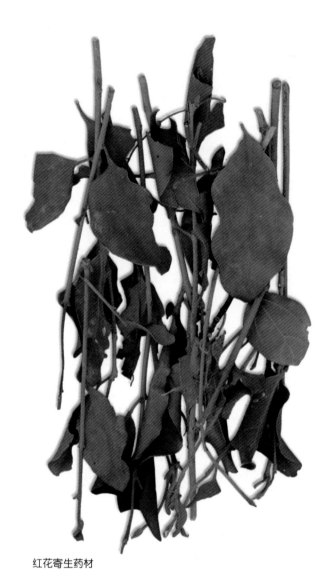

红花寄生药材

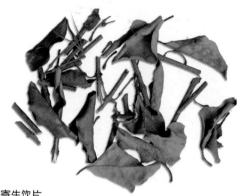

红花寄生饮片

【性味归经】味苦、辛，性平。归肝、胃经。

【功效主治】祛风除湿，强壮筋骨，活血化瘀，清热解毒。主治风湿痹痛，腰膝酸痛，跌打损伤，疮疡肿毒，胃痛，产后乳少。

【用法用量】内服：煎汤，30 ~ 60g。外用：嫩枝叶适量，捣敷。

【使用注意】孕妇慎用。

【参考文献】

[1] 隋长惠，苏世文，许春泉，等. 红花寄生的生药学研究. 沈阳药学院学报,1988,5(4):296.

[2] 周芳,李爱媛,廖月葵,等.桑寄生与红花寄生强心作用的比较研究.时珍国医国药,2008,19(9):2236.

[3] Xiao Y, Fan Y, Chen B, et al. Polysaccharides from Scurrula parasitica L.inhibit sarcoma S180 growth in mice. Zhongguo Zhong Yao Za Zhi, 2010, 35(3): 381.

[4] Xiao YJ, Chen YZ, Chen BH, et al. Study on cytotoxic activities on human leukemia cell line HL-60 by flavonoids extracts of Scurrula parasitica from four different host trees. Zhongguo Zhong Yao Za Zhi, 2008, 33(4): 427.

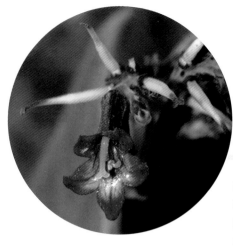

Hong jie gu cao

红接骨草

Scurrulae Parasiticae Herba
[英]Parasitic Scurrula Herb

【别名】矮脚甘松、石上莲。

【来源】为苦苣苔科植物耳草长蒴苣苔 *Didymocarpus hedyotideus* Chun 的全草。

【植物形态】草本。具长根状茎。叶基生；无柄或具柄，柄扁；叶片干时革质，长圆状披针形，长 6.5 ～ 10cm，宽 0.9 ～ 2.4cm，常镰刀状弯曲，两端渐狭，边缘全缘，两面密被伏贴灰黄色绒毛。花序 2 ～ 3 条，每花序有多花；苞片对生，狭椭圆形，被柔毛；花萼钟状，外面被极短柔毛，5 裂至中部，裂片三角形；花冠白色至淡红色，内面有紫红色斑纹，外面被短柔毛，花冠下部细管状，冠檐上唇 2 裂，下唇 3 裂；雄蕊 4, 2 枚发育，花丝基部具柔毛，退化雄蕊 2；花盘杯状；子房密被短柔毛，花柱被短柔毛，柱头 2 裂。蒴果线形，密被短柔毛。种子小，椭圆形，平滑。

【分布】广西主要分布于宁明、龙州、邕宁、武鸣。

【采集加工】夏、秋季采收。洗净，鲜用或晒干。

【药材性状】具长根状茎，淡黄色，干后皱缩，顶端常留叶痕，无柄或具柄，柄扁，长达 2 cm，宽 3 ～ 6mm，叶片干后革质，常脱落，展平后呈长圆状披针形，长 6.5 ～ 10cm，宽 0.9 ～ 2.4cm，常镰刀状弯曲，两端渐狭，边缘全缘，两面密被伏贴灰黄色绒毛。

【品质评价】以身干、叶多、质嫩、完整者为佳。

【临床研究】

湿热型痢疾及泄泻　红接骨草 30g（鲜品 60g ）。每日 1 剂，日服 2 次。每次均加水 2 小碗，煎取 1 小碗，顿服。小儿用量减半。5 天为 1 个疗程。结果：治疗湿热型痢疾 65 例，痊愈 61 例，好转 2 例，无效 2 例；治疗泄泻 29 例，全部治愈。痊愈患者用药最短 1 日，最长 5 日。用药过程未见不良反应 [1]。

【性味归经】味微苦、微辛，性平。归肝经。

【功效主治】活血化瘀，消肿止痛。主治跌打损伤，痈疮疔肿。

【用法用量】内服：煎汤，9 ～ 30g，或浸酒服。外用：适量，捣敷，或浸酒擦。

【使用注意】孕妇及月经过多者慎用。

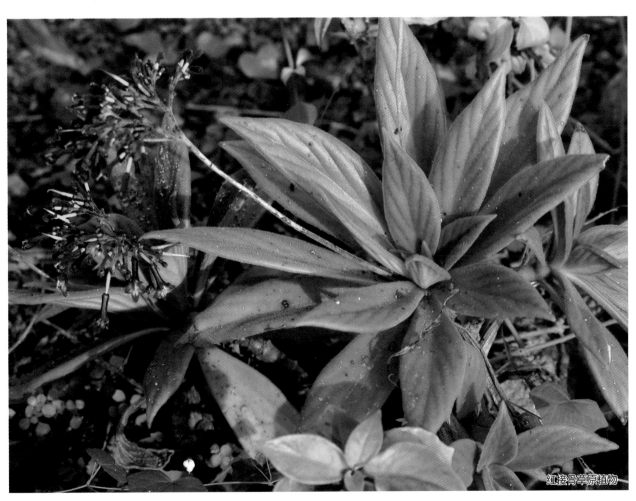

红接骨草原植物

【经验方】

1.跌打损伤，骨折　鲜全草捣烂用酒炒外敷，或用全草浸酒内服外搽。（《全国中草药汇编》）

2.痈疮疖肿　鲜全草捣烂调红糖外敷。（《全国中草药汇编》）

3.劳伤咳嗽　全草0.3～1两，水煎服。（《全国中草药汇编》）

【参考文献】

[1] 龙绍孙.红接骨草治疗湿热型痢疾及泄泻的疗效观察.广西中医药,1991,14(5):207.

七画

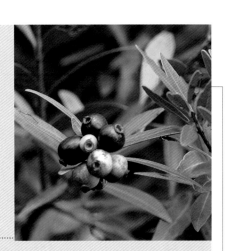

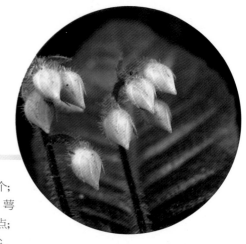

走马风
Zou ma feng

Ardisiai Maclurei Herba
[英]Maclurei Ardisia Herb

【别名】红云草、心叶紫金牛。

【来源】为紫金牛科植物心叶紫金牛 *Ardisia maclurei* Merr. 的全株。

【植物形态】近草质亚灌木或小灌木。具匍匐茎；直立茎幼时密被锈色长柔毛，以后无毛。叶互生，稀近轮生，叶片坚纸质，长圆状椭圆形或椭圆状倒卵形，顶端急尖或钝，基部心形，长 4 ~ 6cm，宽 2.5 ~ 4cm，边缘具不整齐的粗锯齿及缘毛，两面均被疏柔毛，尤以中脉为多，侧脉约 6 对，尾端直达齿尖；叶柄被锈色疏柔毛。亚伞形花序，近顶生，被锈色长柔毛，有花 3 ~ 6 朵，每植株有花序 1 ~ 2 个；花萼仅基部连合，被锈色长柔毛，萼片披针形，顶端渐尖，具缘毛，无腺点；花瓣淡紫色或红色，卵形，顶端渐尖，无毛，无腺点；雄蕊较花瓣略短，花药卵形，顶端急尖，基部箭形，背部无腺点；雌蕊与花瓣几等长，子房球形，无毛；胚珠 8 ~ 10 枚，2 轮。果球形，暗红色。

【分布】广西主要分布于武鸣、马山、上林、苍梧、藤县、蒙山、河池、凤山、金秀。

【采集加工】全年可采。洗净，晒干。

【药材性状】本品根茎呈圆柱形，疏生须根，表面红棕色或棕褐色，直径 1 ~ 2mm。茎类圆柱形，纤细，棕褐色，密被锈色长柔毛。叶片灰绿色或灰黄色，略卷曲，完整者长圆状卵形或椭圆状倒卵形，边缘具粗锯齿，有腺点，两面被疏柔毛。气微，味淡。

【品质评价】以干燥、全绿、无杂质者为佳。

【化学成分】本品含有岩白菜素（bergenin）等成分[1]。

【性味归经】味辛、苦，性微温。归肺、肝、脾经。

【功效主治】祛风除湿，通络止痛。主治伤风感冒，头风头痛，风寒湿痹，关节酸痛，跌打损伤，痈肿疮疖，湿疹，毒蛇咬伤。

【用法用量】内服：煎汤，30 ~ 60g。外用：适量，捣敷；或煎水洗。

【使用注意】风热感冒者慎服。

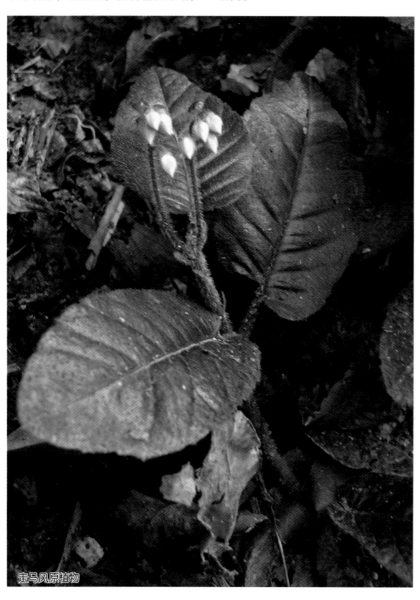

走马风原植物

【经验方】

不孕症 走马风、结香、红背菜、地榆、假木通、韭菜根、月季花、天冬各 15g。水煎服。月经不调者，配鸡肉，月经来潮时服，每天 1 剂，服至月经停止为止。（《中国瑶药学》）

【参考文献】

[1] 刘元，宋志钊.HPLC 法测定心叶紫金牛中岩白菜素的含量.中国民族民间医药，2013，22(14):22.

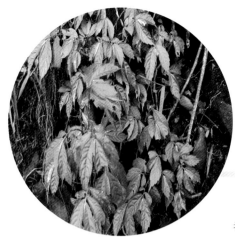

Chi che

赤 车

Pellioniae Herba
[英] Pellionia Herb

【别名】小锦枝、天门草、猴接骨、岩下青、拔血红、风湿草、半边山、见血青。

【来源】为荨麻科植物赤车 *Pellionia radicans*（Sieb.et Zucc）Wedd. 的全草。

【植物形态】草本。茎肉质，上部渐升，下部铺地生不定根，无毛或疏生微柔毛。叶具短柄或无柄，不对称；叶片狭卵形或卵形，长 1.4 ~ 4.5cm，宽 0.7 ~ 2cm，先端短渐尖至长渐尖，基部在较狭一侧楔形，在较宽一侧耳形，边缘在基部或中部以上疏生浅牙齿，下面无毛或沿脉疏生微柔毛。雌雄异株；雄花序分枝稀疏，花被片 5，倒卵形，具角，雄蕊 5；雌花序无柄或具短柄，近球形，具多数密集的花。瘦果卵形，有小疣点。

【分布】广西主要分布于防城、宁明、南宁、武鸣、罗城、融水、龙胜、兴安、灵川、临桂、平乐、桂平。

【采集加工】夏、秋季拔起全草，或除去地上部分。洗净，鲜用或晒干。

【药材性状】根茎呈圆柱形，细长，长短不一，表面棕褐色。叶互生，皱缩卷曲多破碎，完整叶展平后呈狭卵形或卵形，基部不对称，上表面绿色，下表面灰绿色，质脆易碎。有的可见小花序。气微，味微苦、涩。

【品质评价】以干燥、色黄绿、无杂质者为佳。

【性味归经】味辛、苦，性温；有小毒。归肝、肾经。

【功效主治】祛风胜湿，活血祛瘀，解毒止痛。主治风湿骨痛，跌打肿痛，骨折，疮疖，牙痛，骨髓炎，毒蛇咬伤，烧烫伤，丝虫病引起的淋巴管炎，肝炎，支气管炎。

【用法用量】内服：煎汤，15 ~ 30g。外用：适量，鲜品捣敷或研末调敷。

【使用注意】孕妇忌用。

【经验方】

1. 跌打损伤，骨折　鲜赤车适量，生枝子 12 ~ 15g，糯米饭、米酒各少许。同捣烂后加热敷患处。（《福建药物志》）

2. 急性关节炎　赤车 15g，勾儿茶 60g。水煎服。（《福建药物志》）

3. 风湿骨痛　风湿草 30g。与猪脚煨汤，去药渣。汤肉同服。（《湖北中草药志》）

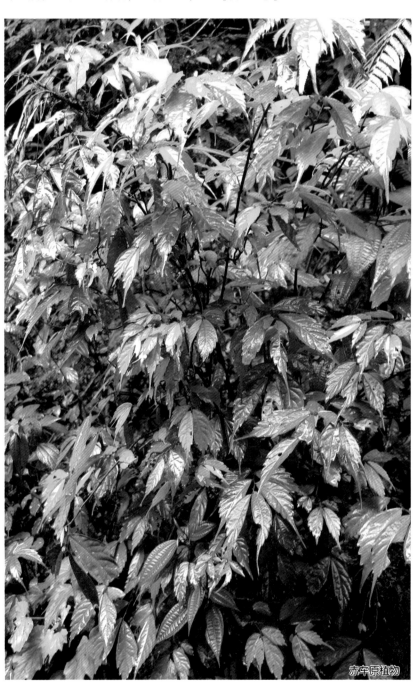

赤车原植物

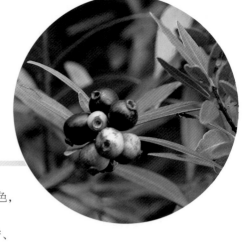

Chi nan

赤 楠

Syzygii Buxifolii Caulis et Folium
[英] Buxileaf Syzygium Stem and Leaf

【别名】叫耳蒙、鱼鳞木、山石榴、瓜子柴、山乌珠、赤楠蒲桃、瓜子木、假黄杨。

【来源】为桃金娘科植物赤楠 Syzygium buxifolium Hook.et Arn. 的根、枝叶。

【植物形态】灌木。茎多分枝；树皮茶褐色；小枝四方形。叶革质，对生，偶有 3 片轮生，倒卵形或阔卵形，长 1 ~ 3cm，宽 0.5 ~ 3cm，先端钝，基部楔形，全缘，羽状侧脉细小，下面隆起，无毛，具散生腺点，叶具短柄。聚伞花序顶生或腋生；花白色；萼倒圆锥形，裂片 4，短而钝；花瓣 4，分离；雄蕊多数。浆果卵圆形，成熟时紫黑色，顶端冠以宿存萼檐；内有种子 1 颗。

【分布】广西主要分布于钦州、南宁、河池、柳州、梧州。

【采集加工】夏、秋季采挖。洗净，切片，晒干。根皮，在挖取根部时，及时剥割，切碎，晒干。

【药材性状】老茎圆柱形，红褐色或黑褐色，有纵裂纹；嫩枝有棱，黑褐色。叶片革质，稍皱缩，上表面灰绿色，下表面色浅。气微香，味淡。

【品质评价】以干燥、色黄绿、无杂质者为佳。

【化学成分】本品根、茎含有木栓酮（friedelin）、β - 谷甾醇（β -sitosterol）、乌苏酸（ursolic acid）、19α - 羟基乌苏酸（pomolic acid）、齐墩果酸（oleanolic acid）及胡萝卜苷（β -daucosterol）[1]。

果实、茎、叶中含有黄酮类物质 [2]。

叶中含有挥发油，主要成分为石竹烯（caryophyllene）、α - 瑟林烯（α -selinene）、β - 瑟林烯（β -selinene）、柯巴烯（copaene）等 [3]。

【药理作用】

抑菌　赤楠醇提物对金黄色葡萄球菌、枯草芽孢杆菌、大肠杆菌、普通变形杆菌、八叠球菌等有较强抗菌活性，总黄酮是醇提物中有效的抗菌成分 [4]。赤楠黄酮类化合物对藤黄八叠球菌、金黄色葡萄球菌、白菜软腐菌与普通变形杆菌有抗菌作用 [5]。

附：赤楠种子药理作用
抗菌　赤楠种子醇提物对金黄色葡萄球菌、枯草芽孢杆菌、大肠杆菌、普通变形杆菌、八叠球菌等有较强抗菌活性 [6]。

【性味归经】味甘、微苦，性凉。归肺、肾、肝经。

【功效主治】平喘止咳，活血消肿，祛风除湿，清热解毒。主治喘咳，水肿，淋浊，石淋，黄疸，肝炎，子宫下垂，风湿痹痛，疝气，睾丸炎，痔疮肿痛，痈肿，水火烫伤，跌打肿痛，解江河蟹毒。

【用法用量】内服：煎汤，15 ~ 30g。外用：适量，捣敷或研末撒。

【使用注意】孕妇慎用。

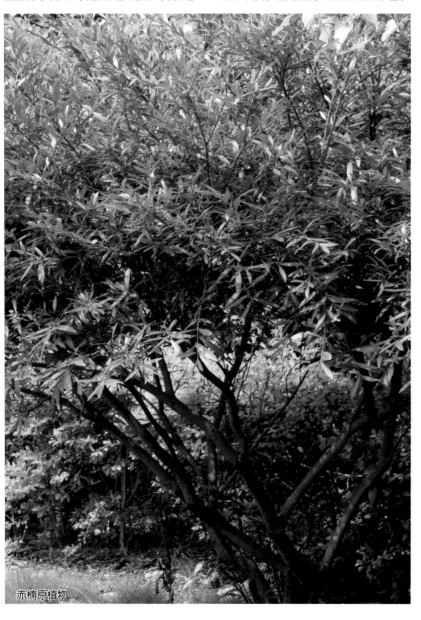

赤楠原植物

【经验方】

1. 背花疮 赤楠根、葵花盘、猪婆藤（各等份）研末。先将蜂蜜涂患处，再撒上药末。（《湖南药物志》）

2. 腰痛 赤楠根 9～15g。水煎服。（《湖南药物志》）

3. 筋骨痛 赤楠根 15～30g。煮猪脚兑酒服。（《湖南药物志》）

4. 五淋虫 赤楠根 15～30g。水煎服。（《湖南药物志》）

5. 解江蟹毒 赤楠根 120～250g。水煎服。（《浙江药用植物志》）

6. 疝气 赤楠根 30g，荔枝 4 枚。水煎冲黄酒、红糖服。（《浙江药用植物志》）

7. 子宫下垂 赤楠根、金樱子根各 120g，或加枳壳 30g。水煎服。（《浙江药用植物志》）

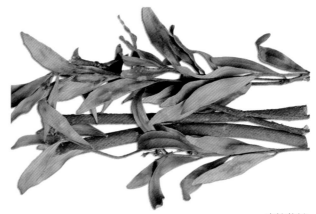

赤楠药材

【参考文献】

[1] 周法兴, 梁培瑜, 周琦, 等. 赤楠化学成分的研究. 中国中药杂志, 1998, 23(3): 164.

[2] 黄晓冬, 刘剑秋, 陈炳华. 赤楠茎叶果总黄酮提取与含量测定. 泉州师范学院学报, 2003, 21(7): 72.

[3] 黄晓冬, 刘剑秋. 赤楠叶精油的化学成分及其抗菌活性. 热带亚热带植物学报, 2004, 12(3): 233.

[4] 黄晓冬. 赤楠叶醇提物抗菌活性及成分总黄酮的研究. 泉州师范学院学报, 2007, 25(4): 98.

[5] 黄晓昆, 黄晓冬. 赤楠叶黄酮类化合物的提取及其体外抗菌活性研究. 安徽农业科学, 2008, 36(13): 5257.

[6] 黄晓冬. 赤楠种子醇提液抑菌活性及其总黄酮含量测定. 泉州师范学院学报, 2005, 23(4): 111.

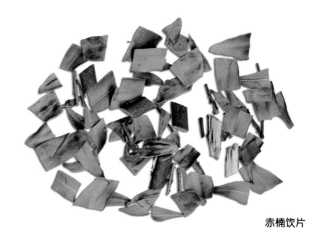

赤楠饮片

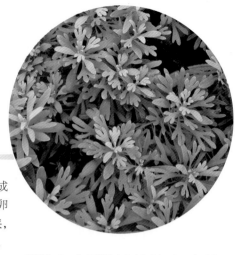

Fu rong ju
芙蓉菊

Crossostephii Chinense Folium
[英] Chinese Crossostepium Leaf

【别名】蕲艾、玉芙蓉、香菊、白艾、白香菊、白芙蓉、海芙蓉、岩头白。

【来源】为菊科植物芙蓉菊 Crossostephium chinense（L.）Makino ex Cham.et Schltr. 的叶。

【植物形态】半灌木。茎直立，多分枝，枝、叶具密生的白色细绒毛而呈灰绿色。叶互生；叶片狭匙形或狭倒卵形，长 2 ~ 3cm，宽 5 ~ 8mm，先端 3 ~ 5 齿裂或分裂，基部渐狭，边缘无锯齿，两面密被灰白色短柔毛。头状花序黄绿色，盘状，有梗，生枝端的叶腋，多数头状花序在枝端排成总状；总苞片 2 ~ 3 层，花冠先端 2 ~ 3 齿裂，中央的花两性，花冠先端 5 短裂。瘦果有 5 棱角，先端有撕裂状的鳞片。

【分布】广西全区均有栽培。

【采集加工】全年均可采。洗净，鲜用或晒干。

【药材性状】茎圆柱形，多分枝，下部枝上叶常脱落，灰褐色。叶多皱缩成团，灰白色，展开呈狭匙形或狭倒卵形，先端 3 ~ 5 齿裂或分裂，基部渐狭，两面密被灰白色短柔毛。质脆。气微，味苦。

【品质评价】以干燥、色灰白、无杂质者为佳。

【化学成分】本品全草含有挥发油（volatile oils）、黄酮类（flavonoids）、三萜类（triterpenes）等多种化学成分。

挥发油成分主要有异石竹烯（iso-caryophyllene）、石竹烯氧化物（caryophyllene oxide）、石竹烯（caryophyllene）、（E）- 长蒎烷 [（E）-longipinane]、α - 杜松醇（α -cadinol）、古巴烯（copaene）、棕榈酸（palmitic acid）、（−）- 斯巴醇 [（−）-spathulenol]、6,10,14- 三甲基 -2- 十五酮（6,10,14-trimethyl-2-pentadecanone）、（Z,Z）-9,12- 十八碳二烯酸 [（Z,Z）-9,12-octadecadienoic acid]、十八烷酸（octadecanoic acid）、二十七烷（heptacosane）、二十九烷（nonacosane）[1] 等。

黄酮类成分有 5,7- 二羟基 -3',4',5'- 三甲氧基黄酮（5,7-dihydroxy-3',4',5'-trimethoxy flavone）、粗毛豚草素（hispidulin）、3',4'- 二甲氧基 -5',5,7- 三羟基黄酮（3',4'-dimethoxy-5',5,7-trihydroxyflavone）、万寿菊黄素 -3,6,7- 三甲醚（marigold flavin-3,6,7-trimethy-

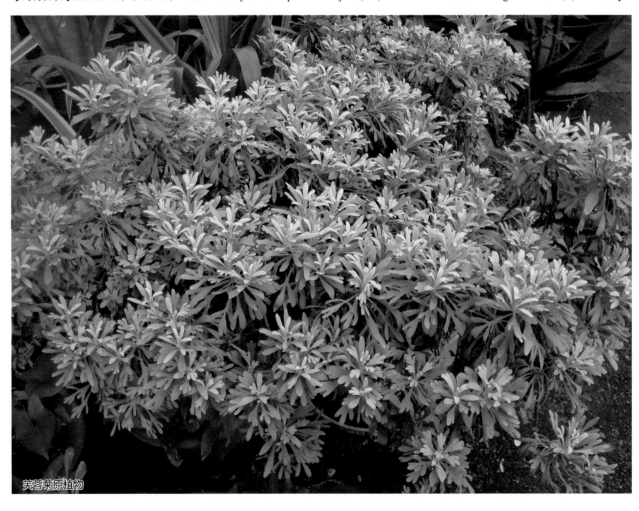

芙蓉菊原植物

lether）、石杉黄素（huperzia flavin）、槲皮素 -7-*O*-β -D-
葡萄糖苷（quercetin-7-*O*-β -D-glucoside）[2]。

三萜类成分有蒲公英赛醇乙酯（taraxeryl acetate）、
蒲公英赛醇（taraxerol）、α - 香树脂醇乙酯（α -amyrenol
acetate）、β - 香树脂醇乙酯（β -amyrenol acetate）、3 β - 乙
酰氧基 -12- 乌苏烯 -11- 酮（3 β -acetoxy-12-ursen-11-one）[3]。

此外，本品还含有艾菊素（tanacetin）、莨菪亭（scopo-
letin）、东莨菪苷（scopolin）[4]、β - 谷甾醇（β -sitosterol）、
尿嘧啶（uracil）、5-*O*- 甲基 -myo- 肌醇（5-*O*-methyl-myo-
inositol）[3]。

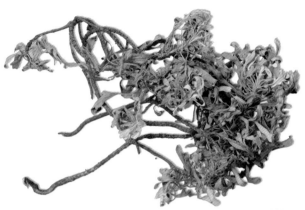

芙蓉菊药材

【药理作用】

1.抗氧化　用1,1- 二苯基苦基苯肼自由基(DPPH)、还原力、
超氧阴离子、羟自由基 4 种体外抗氧化模型研究芙蓉菊多
糖的抗氧化活性，芙蓉菊多糖具有良好的体外抗氧化活性[5]。

2.其他　芙蓉菊化学成分艾菊素、万寿菊黄素 -3,6,7- 三甲
醚用于体外培养大鼠胰岛，有促进胰岛素分泌的作用[6]。

【临床研究】

腹式输卵管结扎术切口硬结　鲜芙蓉叶、野菊花叶各 30g
（如无野菊花叶可用盆栽菊花叶）及葱用冷开水洗净晾干，
加盐及新鲜饭粒少许，共捣为泥，如膏药状敷于患处，视
硬结大小，每日换药 1 ~ 2 次，药物以新鲜配制为好。结果：
共治疗 24 例，用药 1 周，19 例痊愈，5 例好转 [7]。

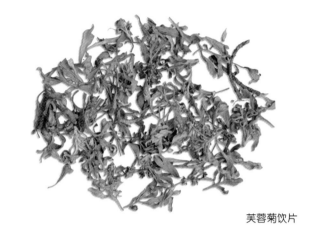

芙蓉菊饮片

【性味归经】味辛、苦，性微温。归肺、肝、脾经。

【功效主治】祛风除湿，化痰止咳，解毒消肿。主治外感表证，
麻疹，风湿痹痛，百日咳，淋证，带下，痈疽疔疖。

【用法用量】内服：煎汤，干品 10 ~ 15g，鲜品 15 ~ 24g。
外用：适量，鲜品捣敷。

【使用注意】阴虚火旺者慎用。

【参考文献】

[1] 邹磊，傅德贤，杨秀伟，等 . 芙蓉菊挥发油的成分分析 . 天然产物研
究与开发 , 2007, 19(2): 251.

[2] 傅德贤，邹磊，杨秀伟 . 芙蓉菊中黄酮类化学成分的研究 . 天然产物
研究与开发 , 2008, 20: 265.

[3] 杨秀伟，邹磊，吴琦，等 . 芙蓉菊化学成分研究 . 中国中药杂志 ,
2008, 33(8): 905.

[4] Wu Q, Zou L, Yang XW, et al. Novel sesquiterpene and coumarin
constituents from the whole herbs of Crossostephium chinense. J Asian
Nat Prod Res,2009,11(1): 85.

[5] 孟雪，曲有乐，高欣，等 . 芙蓉菊多糖体外抗氧化活性研究 . 现代药
物与临床 , 2012, 27(6): 573.

[6] 邹磊，吴琦，杨秀伟，等 . 芙蓉菊化学成分对体外培养大鼠胰岛分泌
胰岛素作用的研究 . 中国中药杂志 , 2009, 34(11): 1401.

[7] 叶秀东，镜玲荣 . 芙蓉菊花贴外敷治疗女扎切口硬结 . 海峡药学 ,
1995,(7): 43.

【经验方】

1.痈疽初起　芙蓉菊鲜叶适量，红糖少许。捣烂外敷
患处。（《福建药物志》）

2.疔疮　芙蓉菊叶、野菊花叶。捣烂调蜜敷患处。（《福
建中草药》）

3.风寒感冒　芙蓉菊干叶15 ~ 18g。水煎冲冰糖服。（《福
建中草药》）

4.遗精，白浊　芙蓉菊鲜叶15g，猪腰 2 只。炖服，连
服数次。（《浙江药用植物志》）

Yun xiang cao
芸香草

Cymbopogi Distantis Herba
[英] Distant Cymbopogon Herb

【别名】韭叶芸香草、诸葛草、香茅筋骨草、香茅草、筋骨草、黄柏草。

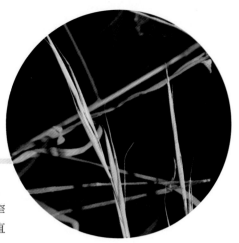

【来源】为禾本科植物芸香草 *Cymbopogon distans*（Nees）A.Camus 的全草。

【植物形态】草本。具短根状茎，秆直立丛生，较细瘦，带紫色。叶鞘无毛；叶舌边缘下延；叶片狭线形，上部渐尖成丝形，扁平或折叠，粉白色，无毛，基部狭窄，边缘微粗糙。伪圆锥花序狭窄；佛焰苞狭；总状花序具 4 ~ 6 节，腋间具黑色被毛的枕块，成熟后叉开并向下反折。无柄小穗狭披针形；第一颖背部扁平，上部无翼至具极窄的翼，边缘微粗糙，脊间具自基部直达顶端的脉，下部稍浅凹或有横皱褶，顶端长渐尖，具 2 齿裂；第二外稃顶端裂齿间伸出芒；花药紫堇色；柱头帚刷状，近小穗顶端伸出，有柄小穗上部脊粗糙。

【分布】广西主要分布于南宁、凭祥。

【采集加工】夏、秋季采收。除去杂质，洗净，切段，晒干。

【药材性状】基部具短根状茎。秆较细，淡紫色。叶舌边缘下延；叶片细长，稍卷缩，展开呈狭线形，上部渐尖成丝形，无毛，基部狭窄，边缘微粗糙。

【品质评价】以干燥、色黄绿、无杂质者为佳。

【化学成分】本品含挥发油（volatile oils）类成分，主要有橙花醇（nerol）、杜松醇（cadinol）、喇叭茶碱（palustroside）[1]、α - 松油烯（α -terpinene）、胡椒酮（piperitone）、臭根醇（intermedeol）、乙酸香叶酯（geranyl acetate）[2]、反式 - 香叶醇（*trans*-geraniol）、（*R*）- 香茅醛 [（*R*）-citronellal]、（＋）- 香茅醇 [（＋）-citronellol]、α - 榄香醇（α -elemol）、β - 桉叶醇（β -eudesmol）、（＋）- 柠檬烯 [（＋）-limonene][3]、2*R*-（ 2α ,4aβ ,8α ,8aα ）- 十氢 -8α - 羟基 - α , α ,4a,8- 四甲基 -2- 萘甲醇 [2*R*-（ 2α ,4aβ ,8α ,8aα)-decahydro-8α -hydroxy-α,α,4a,8-tetramethyl-2-naphthalenemethanol][4]。

此外，本品还含有 β - 谷甾醇（β -sitosterol）、齐墩果酸（oleanic acid）、尿囊素（alantan）[5]。

【药理作用】

1. 平喘　芸香草挥发油（芸香油）及油中的主要成分胡椒酮（芸香油 2.4ml/kg，胡椒酮 1.2ml/kg）肌注时对组胺喷雾所致的豚鼠支气管痉挛有保护作用，不致发生呼吸困难和惊厥[6]。

2. 镇咳　肌内注射芸香油 2.4ml/kg 和胡椒酮 1.4ml/kg，对电刺激豚鼠喉上神经所致咳嗽反射均有抑制作用[6]。

3. 其他　芸香油和胡椒酮对兔离体肠管有抑制作用，并能对抗氯化钡所致的兴奋作用。

4. 毒性反应　芸香油灌胃，雌、雄性

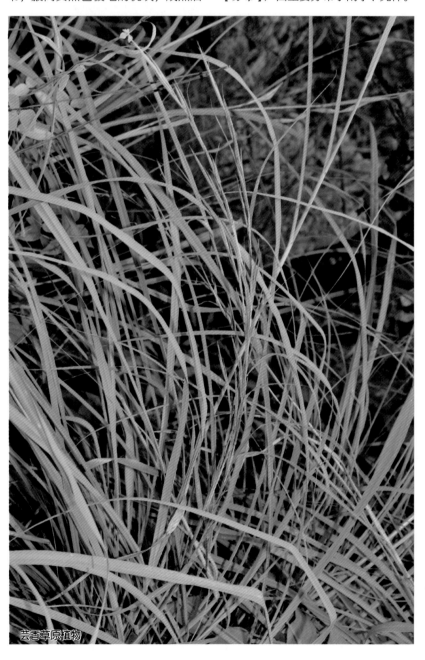

芸香草原植物

小鼠的半数致死量（LD$_{50}$）分别为5.7ml/kg和6.75ml/kg；皮下注射小鼠的LD$_{50}$为3.2ml/kg。100%芸香油给小鼠腹腔注射的LD$_{50}$为1.1ml/kg。小鼠灌胃给予胡椒酮的LD$_{50}$为4.32ml/kg。

【临床研究】

滴虫性阴道炎　单味芸香草（鲜）250g，加1500ml清水，煎后放盆内，先用其蒸气熏洗外阴，待水温稍凉时，再擦洗外阴和阴道。因旅行或外出不方便熏洗者，可将本药研细过筛，用纱布包成如枇杷果大，用冷开水浸湿后塞入阴道深处，每夜临睡前塞一颗。结果：共治疗41例，均愈，一般3～4次见效[7]。

【性味归经】味辛、微苦，性温。归肺、胃、肝、肾经。

【功效主治】止咳平喘，解表，利湿。主治咳嗽气喘，风寒感冒，伤暑，吐泻腹痛，小便淋痛，风湿痹痛。

【用法用量】内服：煎汤，9～15g（大剂量30～60g）；或浸酒。外用：适量，捣敷或煎水熏洗。

【使用注意】阴虚火旺者慎用。

【经验方】

1. 伤暑霍乱，呕吐，水泻，肚腹疼痛，头痛，发热怕寒，或中烟瘴，不服水土　韭叶芸香草一钱，木瓜五分，苍术一钱，陈皮一钱，厚朴一钱，甘草五分，生姜一片。水煎服。（《滇南本草》）

2. 风寒咳喘　黄柏草、紫苏、霜桑叶、五匹风各9g，倒挂牛根15g。水煎服。（《秦岭巴山天然药物志》）

3. 鹤膝风　香茅筋骨草、牛舌头根、松节、石岩姜等泡酒服。（《四川中药志》1960年）

4. 膝骱风（膝盖骨痛）　香茅草、石菖蒲、红牛膝各250g，箭杆风120g。煎水，内服、外洗。（《重庆草药》）

5. 风湿性关节炎　黄柏草、牛膝、伸筋草各9g。水煎服。（《秦岭巴山天然药物志》）

【参考文献】

[1] 陈玲，鲁汉兰.湖北产芸香草挥发油化学成分气相色谱-质谱分析.中国医院药学杂志，2009,(15): 1290.

[2] 薛敦渊，宋茂森，陈宁，等.芸香草精油化学成分的研究.高等学校化学学报，1992,(12): 1551.

[3] Zhang JS, Zhao NN, Liu QZ, et al. Repellent constituents of essential oil of Cymbopogon distans aerial parts against two stored-product insects. J Agric Food Chem, 2011, 59(18): 9910.

[4] Mathela CS, Melkani AB, Pant A, et al. A eudesmanediol from Cymbopogon distans. Phytochemistry, 1989, 28(3): 936.

[5] 杜清，宋培浪，陈琳，等.芸香草的化学成分研究.海峡药学，2006,18(6): 65.

[6] 重庆医学院老慢支科研小组药理组.胡椒酮平喘作用的进一步观察.重庆医药，1975, (5).

[7] 龙锦炟，张国宁.单味芸香草治疗滴虫性阴道炎41例.江苏中医，1991, 1(17): 17.

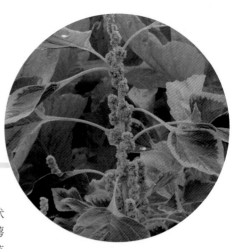

Xian

苋

Amaranthi Tricoloris Folium
[英]Three-coloured Amaranth Leaf

【别名】苋菜、红人苋、雁来红、老来少、三色苋、青香苋、老来变。

【来源】为苋科植物苋 Amaranthus tricolor L. 的茎叶。

【植物形态】草本。茎直立，粗壮，绿色或红色，分枝较少。叶互生；叶柄绿色或红色；叶片卵形、菱状卵形或披针形，长 4 ~ 12cm，宽 3 ~ 7cm，绿色或常成红色、紫色或黄色，或部分绿色夹杂其他颜色，钝头或微凹，基部广楔形，全缘或波状，无毛。花簇腋生，球形，花序在下部者呈球形，上部呈稍断续的穗状花序，花黄绿色，单性，雌雄同株；苞片及小苞片卵状披针形，先端芒状，膜质，透明；萼片 3，披针形，膜质，先端芒状；雄蕊 3；雌蕊 1，柱头 3 裂。胞果卵状长圆形，长于果实，熟时环状开裂，上半部成盖状脱落，包干宿存花被片内。种子黑褐色，近于扁圆形，两面突，平滑有光泽，边缘钝。

【分布】广西全区均有栽培。

【采集加工】春、夏季采收。洗净，鲜用或晒干。

【药材性状】茎长 80 ~ 150cm，绿色或红色，常分枝。叶互生，叶片皱缩，展平后呈菱状卵形至披针形，长 4 ~ 10cm，宽 2 ~ 7cm，先端钝或尖凹，具突尖，绿色或红色、紫色、黄色，或绿色带有彩斑；叶柄长 2 ~ 6cm。穗状花序。胞果卵状矩圆形，盖裂。气微，味淡。

【品质评价】以干燥、色黄绿、无杂质者为佳。

【化学成分】本品全草含有胆碱单氧酶（choline monooxygenase）[1]、氢化过氧化物裂解酶（hydroperoxide lyase）[2]、甜菜碱（betaine）[3]、甜菜碱乙醛脱氢酶（betaine aldehyde dehydrogenase）[3] 和苋菜红色素 [4]。

【药理作用】

1.抗病毒　从苋菜干燥叶中分离得到的蛋白在约 30μg/ml 浓度时对 sunnhemp rosette virus（SRV）抑制率达 98%[5]。

2.保肝　苋菜根水提物通过降低血清中谷丙转氨酶、谷草转氨酶、碱性磷酸酶和总胆红素水平，减轻肝脏病理学改变而呈剂量依赖性保护过量对乙酰氨基酚诱导的大鼠肝损伤 [6]。苋菜叶乙醇提取物可降低四氯化碳诱导肝损伤大鼠血清中谷草转氨酶（AST）、谷丙转氨酶（ALT）、谷氨酰转肽酶（GGT）、碱性磷酸酶（ALP）、胆红素（BIL）、胆固醇（Ch）、低密度脂蛋白（LDL）、极低密度脂蛋白（VLDL）、三酰甘油（TG）和丙二醛（MDA）水平，增加大鼠肝组织非蛋白巯基（NP-SH）和肝功能总蛋白（TP）活性，减轻肝脏病理学改变 [7]。缩短戊巴比妥诱导的小鼠睡眠时间 [7]。

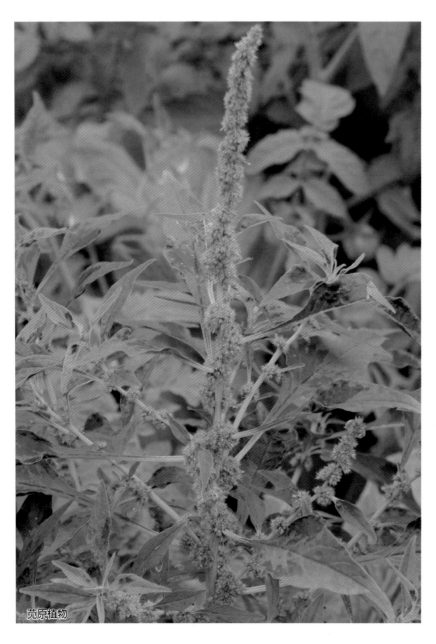

苋原植物

3. 降血糖、镇痛　苋菜全株甲醇提取物对葡萄糖诱导的高血糖小鼠有降血糖作用；可抑制冰醋酸致痛小鼠扭体反应；降血糖和镇痛作用强度均具有剂量依赖性，且以400mg/kg作用最明显[8]。

4. 抗溃疡　苋菜叶不同提取物对醋酸、幽门结扎、乙醇、吲哚美辛和缺血再灌注诱导的胃溃疡有保护作用，其中口服乙醇和乙酸乙酯提取物200mg/kg可促进醋酸诱导的慢性胃溃疡愈合，抑制幽门结扎大鼠胃液分泌，保护乙醇和吲哚美辛诱导胃溃疡动物的胃壁细胞；但石油醚和氯仿提取物无抗胃溃疡作用[9]；以苋菜叶为主的复方对吲哚美辛、乙醇及缺血再灌注引起的胃溃疡有保护作用，这与抗氧化活性相关[10]。

5. 抗炎、抗肿瘤　从苋菜叶和茎中提取得到的3种galactosyldiacylglycerols对环氧化酶1（COX-1）抑制率分别为78%、63%和93%，对环氧化酶2（COX-2）抑制率分别为87%、74%和95%；化合物1抑制人胃癌（AGS）、人神经癌细胞（SF-268）、人结肠癌细胞（HCT-116）、人肺癌细胞（NCI-H460）和人乳腺癌细胞（MCF-7）增殖的半数有效量（IC$_{50}$）分别为49.1µg/ml、71.8µg/ml、42.8µg/ml、62.5µg/ml和39.2 µg/ml。化合物2和3抑制AGS、HCT-116和MCF-7肿瘤细胞生长的IC$_{50}$分别为74.3µg/ml、71.3µg/ml、58.7µg/ml和83.4µg/ml、73.1µg/ml、85.4 µg/ml[11]。

6. 毒性反应　苋菜叶乙醇提取物无明显的急性毒性反应[7]。

【性味归经】味甘，性微寒。归大肠、小肠经。

【功效主治】清热解毒，通利二便。主治痢疾，疮毒，蛇虫咬伤，便秘，癃闭。

【用法用量】内服：煎汤，30 ~ 60g；或煮粥。外用：适量，捣敷或煎液熏洗。

【使用注意】素体虚寒者慎用。

【经验方】

1. 对口疮　苋菜、鲫鱼共捣烂。敷患处。（江西《草药手册》）

2. 走马牙疳　苋菜茎叶适量，红枣1个。共烧灰存性，用竹管吹于牙龈处。（江西《草药手册》）

3. 产前后赤白痢　苋菜（细切）一握，粳米三合。上以水先煎苋菜取汁，去渣，下米煮粥，空心食之立瘥。（《普济方》紫苋粥方）

【参考文献】

[1]Ling MY, Wang YM, Zhang DB, et al. Isolation of a choline monooxygenase cDNA clone from Amaranthus tricolor and its expressions under stress conditions. Cell Research, 2011, 11(3): 187.

[2] 龙祯. 苋菜氢过氧化物裂解酶的纯化及性质研究. 无锡：江南大学，2011.

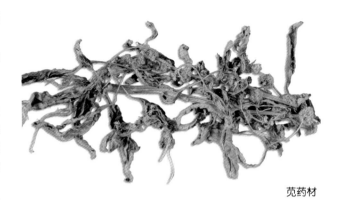

苋药材

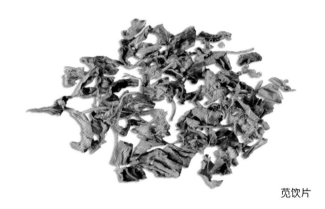

苋饮片

[3]Wang YM, Meng YL, Nii N.Changes in glycine betaine and related enzyme contents in Amaranthus tricolor under salt strss.Cell Research, 2001.

[4] 木尼热•阿不都克热木. 野生血苋菜红色素提取及其稳定性研究. 喀什师范学院学报，2002, 23(3): 58.

[5]Roy S, Sadhana P, Begum M, et al. Purification, characterization and cloning of antiviral/ribosome inactivating protein from Amaranthus tricolor leaves. Phytochemistry, 2006, 67(17):1865.

[6]Aneja S, Vats M, Aggarwal S, et al. Phytochemistry and hepatoprotective activity of aqueous extract of Amaranthus tricolor Linn. roots. J Ayurveda Integr Med, 2013 Oct, 4(4):211.

[7]Al-Dosari MS. The effectiveness of ethanolic extract of Amaranthus tricolor L.: A natural hepatoprotective agent. Am J Chin Med, 2010, 38(6).

[8]Rahmatullah M, Hosain M, Rahman S, et al. Antihyperglycaemic and antinociceptive activity evaluation of methanolic extract of whole plant of Amaranthustricolour L. (Amaranthaceae). Afr J Tradit Complement Altern Med, 2013 Aug, 10(5).

[9]Devaraj VC, Krishna BG. Gastric antisecretory and cytoprotective effects of leaf extracts of Amaranthus tricolor Linn. in rats .Zhong Xi Yi Jie He XueBao, 2011 Sep, 9(9).

[10] Devaraj VC, Krishna BG. Antiulcer activity of a polyherbal formulation (PHF) from Indian medicinal plants. Chin J Nat Med, 2013 Mar, 11(2):145-8. doi: 10.1016/S1875-5364(13).

[11]Jayaprakasam B, Zhang Y, Nair MG. Tumor cell proliferation and cyclooxygenase enzyme inhibitory compounds in Amaranthus tricolor. J Agric Food Chem, 2004 Nov , 52(23).

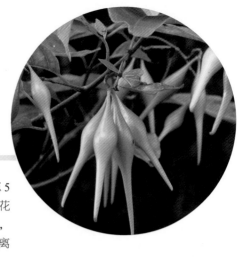

Hua pi jiao teng

花皮胶藤

Ecdysantherae Utilis Cortex
[英]UtilisEcdysanthera Bark

【别名】花九牛、花杜仲藤、喉崩癫、花喉崩、头钳模、眼角蓝、刺耳南。

【来源】为夹竹桃科花皮胶藤 *Ecdysan-thera utilis* Hayata et Kaw 的茎皮。

【植物形态】高攀木质大藤本。茎皮红褐色，粗糙，密被皮孔，老藤皮有纵裂条纹，切面淡红色，无毛。叶椭圆形或卵状椭圆形，长 5 ~ 10cm，宽 2 ~ 6cm，顶端短渐尖，基部阔楔形，叶背淡绿色，两面均无毛；侧脉 3 ~ 4 对。聚伞花序顶生兼腋生，三歧，被微柔毛；花细小，淡黄色；花萼 5 深裂，外面被微毛，内面基部具有 5 个小腺体，花萼裂片卵圆形，顶端钝；花冠近坛状，花冠筒喉部无副花冠，花冠裂片长圆状披针形，基部向右覆盖；雄蕊 5 枚，着生于花冠筒基部，花丝短，花药披针状箭头形，顶端到达花冠喉部，基部具耳；花盘 5 裂；子房由 2 枚离生心皮组成，花柱短，柱头顶端 2 裂。蓇葖 2 个叉开近一直线，圆筒状，外果皮无明显斑点；种子压扁状，淡褐色，顶端具白色绢质种毛，种毛长约 4cm。

【分布】广西主要分布于上思、金秀、苍梧、博白。

【采集加工】树皮全年可采。环剥成块状，晒干备用。

【药材性状】本品树皮厚 1 ~ 3mm，外表面紫褐色或棕褐色，粗糙，皮孔白色，密而明显，刮去栓皮显棕黄色，内表面淡红褐色，具细纵纹。折断面有稀疏白色胶丝相连，弹性差。气微，味微涩。

【品质评价】以干燥、无杂质、块厚、色黄棕者为佳。

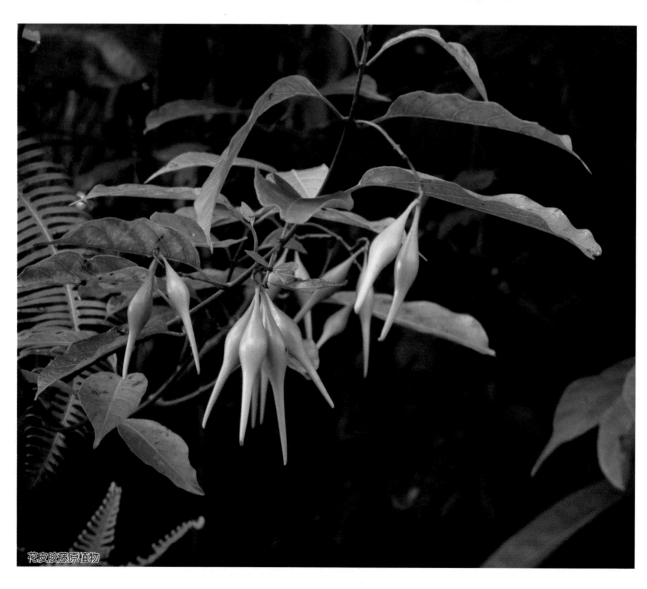

花皮胶藤原植物

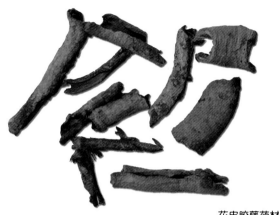

花皮胶藤药材

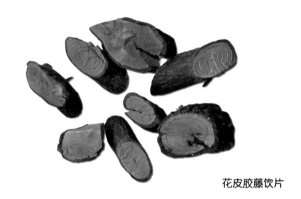

花皮胶藤饮片

【化学成分】本品根、茎皮可能含有糖类、苷类、皂苷、鞣质、有机酸、蒽醌类、酚类、香豆素、强心苷、甾体及三萜类等化学成分[1]。

【性味归经】味微苦，性平；有小毒。归肺、脾、肝经。

【功效主治】活血消肿，通络止痛，清热解毒。主治小儿白疱疮，小儿麻痹后遗症，风湿骨痛，跌打损伤，疮痈肿毒。

【用法用量】内服：煎汤，6～9g。外用：适量，捣敷或研末撒。

【使用注意】本品不宜过量服用，否则易产生头晕、呕吐等反应。孕妇慎用。

【经验方】

小儿白疱疮　花皮胶藤、盐肤木、金银花藤各适量。水煎外洗。（《中国瑶药学》）

【参考文献】

[1] 袁经权，周小雷，王硕，等. 瑶药花九牛的化学成分预试验. 中国民族民间医药，2010，(23): 7.

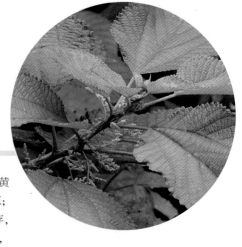

Zhu ma

苎 麻

Boehmeriae Niveae Herba
[英] Ramie Herb

【别名】苎根、野苎根、苎麻根。

【来源】为荨麻科植物苎麻 *Boehmeria nivea*（L.）Gaud. 的全草。

【植物形态】半灌木。茎直立，圆柱形，多分枝，青褐色，密生粗长毛。叶互生；托叶 2，分离，早落；叶片宽卵形或卵形，长 7 ~ 15cm，宽 6 ~ 12cm，先端渐尖或近尾状，基部宽楔形或截形，边缘密生齿牙，上面绿色，粗糙，并散生疏毛，下面密生交织的白色柔毛，基出脉 3 条。花单性，雌雄通常同株；花序呈圆锥状，腋生，雄花序通常位于雌花序之下；雄花小，无花梗，黄白色，花被片 4，雄蕊 4，有退化雌蕊；雌花淡绿色，簇球形，花被管状，宿存，花柱 1。瘦果小，椭圆形，密生短毛，为宿存花被包裹，内有种子 1 颗。

【分布】广西全区均有栽培。

【采集加工】冬、春季采挖。除去地上茎和泥土，晒干。一般选择手指粗细的根，太粗者不易切片，药效亦不佳。

【药材性状】根茎呈不规则圆柱形，稍弯曲；表面灰棕色，有纵纹及多数皮孔，并有多数疣状突起及残留须根；质坚硬，不易折断，折断面纤维性，皮部棕色，木部淡棕色，有的中间有数个同心环纹，中央有髓或中空。根略呈纺锤形，长约 10cm，直径 1 ~ 1.3cm；表面灰棕色，有纵皱纹及横长皮孔；断面粉性。气微，味淡，有黏性。

【品质评价】以色灰棕、无空心者为佳。

【化学成分】本品含芸香苷（rutin）[1]、野漆树苷（rhoifolin）[2]、叶黄素（xanthophyl）、α-胡萝卜素（α-carotene）、β-胡萝卜素（β-carotene）[3]、谷氨酸（L-glutamic acid）[4]、绿原酸（chlorogenic acid）[5]。尚含有委陵菜酸（tormentic acid）、常春藤皂苷元（hederagenin）、马斯里酸（maslinic acid）、2α-羟基乌苏酸（2α-hydroxyursolic acid）、反式对羟基桂皮酸（*trans-p*-hydroxycinamic acid）、2,4,4′-三羟基查耳酮（2,4,4′-trihydroxychalcone）、芦丁（rutin）[6]。又含有胡萝卜苷-10,13-二十碳二烯酸酯（daucosterol-10,13-eicosdienoate）、三油酸甘油酯（glyceryl trioleate）、白桦脂酸（betulinic acid）、齐墩果酸（oleanolic acid）[7]、大黄素（emodin）、大黄素-8-*O*-β-D-吡喃葡萄糖苷（emodin-8-*O*-β-D-glucopyranoside）、大黄素甲醚（physcion）、白藜芦醇苷（polydatin）、儿茶素（catechin）、表儿茶素（epicatechin）、硝酸钾（KNO_3）[8]。还含有 kiwiionoside、eugenyl-β-rutinoside、尿嘧啶（uracil）、胡萝卜苷（daucosterol）、3-羟基-4-甲氧基苯甲酸（3-hydroxy-4-methoxy-benzoic acid）、胆甾醇（cholesterol）、α-香树脂醇（α-amyrin）[9]。

【药理作用】

1. 止血 苎麻叶对断尾小鼠有止血效果，可缩短凝血时间[10]。苎麻中咖啡

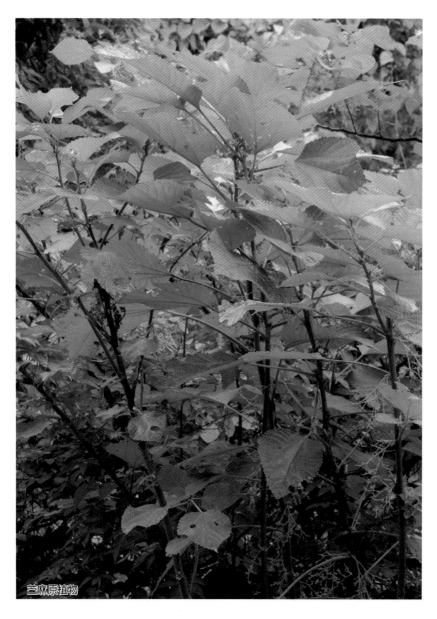

苎麻原植物

酸是止血活性成分，家兔静脉注射或小鼠腹腔注射人工合成"血凝酸胺（咖啡酸二乙胺盐）"可缩短出血时间及凝血时间，"血凝酸胺"在体外无抗纤维蛋白溶解作用，但能增加 $^{60}Co\gamma$ 射线照射小鼠的白细胞及血小板数量[11]。

2. 抗糖苷酶与抗胆碱酯酶　苎麻正丁醇萃取部位有 α - 葡萄糖苷酶抑制作用，乙酸乙酯层有 β - 葡萄糖苷酶抑制作用，叶提取物有 β - 半乳糖苷酶抑制作用，但对 α - 半乳糖苷酶无抑制作用。整株植物提取物对丁酰胆碱酯酶有抑制作用，对乙酰胆碱酯酶有中等抑制作用[12]。

3. 影响子宫平滑肌　苎麻根黄酮苷对离体怀孕子宫有抑制作用，对未怀孕子宫的功能活动有兴奋性，可升高孕兔尿中孕二醇葡萄糖醛酸钠含量，但对未孕兔无明显影响[13]。

4. 抗 HBV　苎麻根萃取物体外可抑制人肝癌细胞 2.2.15 和乙肝病毒血症鼠乙肝病毒的产生[14,15]。

5. 抑菌　苎麻根中有机酸、生物碱对革兰阳性菌和阴性菌均有抑制作用，苎麻根有机酸盐对小鼠和家兔人工感染肺炎球菌致病有较好的治疗效果[16]，同时有抗真菌活性[17]。

6. 抗氧化　苎麻根醋酸乙酯相萃取物抗氧化活性强，对·OH 自由基和 O_2· 自由基有较高的清除率，与抗氧化剂 2,6- 二叔丁基对甲苯酚作用相当，比维生素 C 稍差[18]。

7. 抗炎　苎麻叶乙酸乙酯萃取部位的抗炎活性强，其活性成分主要是酚酸组分[19]。其作用机制主要是降低磷脂酶 A2 的表达，减少白介素 -1、前列腺素 E2 等炎性介质释放[20]。

8. 抗镉毒　生长期的苎麻对镉的忍耐阈值为 80mg/kg 左右，在此浓度范围内时，苎麻叶绿素、类胡萝卜素和可溶性蛋白质含量均有不同程度的增加，且抗坏血酸 - 谷胱甘肽循环中四个关键指标值：还原型抗坏血酸和还原型谷胱甘肽含量、抗坏血酸过氧化物酶和谷胱甘肽还原酶活性都有上升，苎麻通过加速该循环清除活性氧[11]。

9. 毒性反应　"血凝酸胺"毒性极低，小鼠腹腔注射的半数致死量（LD_{50}）为 (1583 ± 80) mg/kg。家兔静脉注射"血凝酸胺"对血压、呼吸无明显影响，连续静脉注射 10 天对心电图及肝、肾功能也均无改变[21]。

【临床研究】

1. 上消化道出血　85 例分为两组进行治疗，观察组：23 例口服苎麻根液 60 ～ 90ml/d，分 3 次口服，至大便潜血试验转阴后一天停药；10 例用苎麻根液 30 ～ 60ml 在胃镜直视下喷射到出血病灶处；22 例用喷射加口服法治疗。对照组：用酚磺乙胺 750mg 加入 5% 葡萄糖生理盐水 200 ～ 500ml 静脉滴注，每日 1 次，另加用卡巴克络 10mg 肌注，每日 2 次，大便潜血试验转阴后一天停药。结果：观察组除 3 例无效外，其余 52 例均治愈，占 94.54%，治疗后 1 ～ 3 天大便潜血转阴占 84.62%，平均经 2.48 天阴转，其中喷射加口服法为 1.73 天阴转，口服法 2.18 天阴转，喷射法 3.36 天阴转；对照组 30 例中有 7 例无效，治愈率为 76.67%，治疗后 1 ～ 3 天大便潜血阴转仅占 13.04%，平均为 4.3 天阴转，两组结果有显著性差异（$P<0.05$）[22]。

2. 急性荨麻疹　鲜苎麻叶 50g，鲜海金沙藤叶 30g，防风 10g，苦参、地肤子、青天葵各 15g，甘草 8g。用法：苎麻叶、海金沙藤叶捣烂取汁，其余几味药水煎 2 次，取汁 400ml，

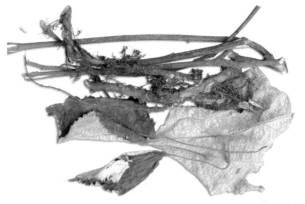
苎麻药材

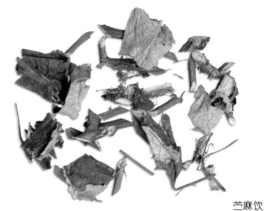
苎麻饮片

每次 200ml，然后将上 2 味药汁分 2 次冲入，早晚分服，每日 1 剂，7 天为 1 个疗程，小儿量酌减。结果：显效（皮肤风团消退，瘙痒消失，半年内无复发）27 例，好转（皮肤风团及瘙痒均有明显减轻）10 例，无效（症状无变化或仍有新风团出现）5 例[23]。

3. 习惯性流产　苎麻（去皮）25g，莲子（去心）15 g，糯米 20 g，黄糖适量。将苎麻（扎成团）、莲子、糯米洗净，放入砂锅中，加水 1000ml，用武火煮沸后，改用文火久煎，至莲子熟透为度，然后去苎麻，加入适量的黄糖，再煮沸约 5min，候冷顿服或分 2 次服，每日 1 剂。一般是于孕后第 2 个月开始服，服至怀孕 3 个月为止，以后每周服 1 剂。如有腰胀腹痛、阴道流血者，每天加服 1 剂。嘱患者要卧床休息，切忌房事。结果：19 例中，痊愈 18 例（服药后，能安胎止血，足月顺产），无效 1 例（服药后仍流产）[24]。

4. 花斑癣　采集清晨带有露水的新鲜野苎麻叶适量。先用两手掌将药搓一搓，而后以其反复摩擦病损部位，按病损范围大小，每次擦 10 ～ 30min，每日 1 次，持续用药 7 天，未愈者再进行第 2 个疗程。治疗期间忌辛辣，忌饮酒，勤换内衣，停用任何药物和化妆品，避免暴晒太阳。结果：共治疗 75 例，治愈 65 例，占 86.7%；显效 10 例，占 13.3%[25]。

【性味归经】味甘，性寒。归肝、心、膀胱经。

【功效主治】凉血止血，清热安胎，利尿，解毒。主治血热妄行所致的咯血、吐血、衄血、血淋、便血、崩漏、紫癜，

胎动不安，胎漏下血，小便淋沥，痈疮肿毒，虫蛇咬伤。

【用法用量】内服：煎汤，5～30g。外用：适量，鲜品捣敷或煎汤熏洗。

【使用注意】虚寒性出血慎用。

【经验方】

1.咯血　苎麻根、白茅根各30g。水煎服。(《四川中药志》1979年)

2.胎动不安　苎麻根15～30g，莲子30g，白葡萄干、冰糖各15g。水煎服。(《福建药物志》)

3.淋证，尿血，小便不利　苎麻根、小蓟各9～15g，生蒲黄4.5～9g。水煎服。(《浙江药用植物志》)

【参考文献】

[1]Watt J M. Medicinal and Poisonous. Plants of Southern and Eastern Africa. 2 Ed, 1962: 474.

[2]Tashichiro N, Naokata M, Yasushi Y. Components of Boehmeria Plants(Urticaceae) in Japan. (1). Flavonoids of the Leaves of Boehmeria nivea Gaud. , B. japonica Miq. , B. holoserisea Blume. , and B. biloba Wedd. Yakugaku Zasshi, 1957, 77(1): 112.

[3]Santos MC. Bobbio PA, Rodriguez-Amaya D. B. Carotenoid composition and vitamin A value of rami(Bohemeria nivea) leaves. Acta Aliment, 1988, 17(1): 33.

[4]Manzanilla EB, Carangal Apolinario RJ. The glutamic acid content of some agricultural products, by-products, and wastes. Philippine Agriculturist, 1961, 44: 403.

[5]南京药学院.江苏药材志.南京：江苏人民出版社，1965: 130.

[6]许琼明，陈国庆，范金胤，等.苎麻根化学成分研究.中国中药杂志，2009, 34(20): 2610.

[7]陈国庆，刘艳丽，谢茜，等.苎麻根化学成分研究.中草药，2009, 40(5): 683.

[8]邵立军，王建农.苎麻根化学成分研究.中药材，2010, 33(7): 1091.

[9]刘闯，邹坤，郭志勇，等.苎麻叶化学成分研究.中国中药杂志，2010, 35(11): 1432.

[10]盛忠梅.苎麻叶的止血成分及其止血作用研究.中国兽医杂志，1987, 7(10): 16.

[11]王欣，刘云国，艾比布·努扎艾提，等.苎麻对镉毒害的生理耐性机制及外源精胺的缓解效应.农业环境科学学报，2007, 26(2): 487.

[12]Sancheti S, Seo SY. Evaluation of antiglycosidase and anticholinesterase activities of Boehmeria nivea. Pak J PharmSci, 2010, 23(2): 236.

[13]盛忠梅，朱天倬，卿上田，等.苎麻根黄酮苷对子宫肌作用的研究.中国兽医科技，1988, (11): 10.

[14]Huang KL, Yiu Kay Lai, Chih Chien Lin, et al.Inhibition of hepatitis B virus production by Boehmeria nivea root extract in HepG2 2. 2. 15cell. IS, 2006, 12(35): 5721.

[15]Chang JM, Huang KL, Thomas Ta Tung Yuan, et al. The Antihepatitis B Virus Activity of Boehmeria nivea Extract in HBV-viremia SCID Mice. Original Article, 2008, 1(7): 1.

[16]盛忠梅，朱天倬，倪淑春，等.苎麻根化学成分及抗菌作用研究.中国兽医杂志，1984, 10(5): 38.

[17]Xu QM, Liu YL, Li XR, et al. There new fatty acids from the roots of Boehmeria nivea Gaudich and their antifungal actiwities. Nat Prod Res, 2011, 25(6): 640.

[18]张贤，陈悟，周文聪，等.苎麻根抗氧化活性部位研究.时珍国医国药，2011, 22(4): 896.

[19]张宏岐，邹坤，汪鋆植，等.苎麻叶抗炎活性部位研究.中国民族医药杂志，2009, 15(4): 37.

[20]张宏岐，邹坤，汪鋆植，等.苎麻叶酚酸组分抗炎作用及其机理研究.中国民族医药杂志，2009, 15(5): 29.

[21]南京药学院.药学资料，1971, (4): 5.

[22]李良胜，王冠庭，胡永立.苎麻根液治疗上消化道出血疗效观察.中西医结合杂志，1986, 6(8): 463.

[23]禹健捷，江红涛.苎麻金沙汤治疗急性荨麻疹42例.新中医，1997, 29(增刊): 91.

[24]邓辛贵.以苎麻为主治疗习惯性流产19例.广西中医药，1981,(6): 49.

[25]夏道恒，郭月莲.新鲜野苎麻叶摩擦法治疗花斑癣.中国乡村医药，1999, (3): 29.

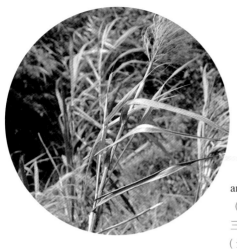

芦 竹

Lu zhu

Arundinis Donacis Rhizoma
[英] Giantreed Rhizome

【别名】芦荻头。

【来源】为禾本科植物芦竹 Arundo donax L. 的根茎。

【植物形态】草本。具根茎，须根粗壮。秆直立，常具分枝。叶鞘较节间为长，无毛或其颈部具长柔毛，叶舌膜质，截平，先端具短细毛；叶片扁平，长 30 ~ 60cm，宽 2 ~ 5cm，嫩时表面及边缘微粗糙。圆锥花序较紧密，分枝稠密，斜向上升，小穗含 2 ~ 4 花；颖披针形，具 3 ~ 5 脉；外稃亦具 3 ~ 5 脉，中脉延伸成长短芒，背面中部以下密被略短于稃体的白柔毛，基盘长约 0.5mm，内稃长约为外稃的一半。

【分布】广西主要分布于南宁、邕宁、武鸣、金秀、永福、梧州、藤县。

【采集加工】夏季拔取全株，砍取根茎。洗净，剔除须根，切片或整条晒干。

【药材性状】根茎呈弯曲扁圆条形，长 10 ~ 18cm，粗 2 ~ 2.5cm，黄棕色，有纵皱纹，一端稍粗大，有大小不等的笋子芽胞突起，基部周围有须根断痕；有节，节上有淡黄色的叶鞘残痕，或全为叶鞘包裹。质坚硬，不易折断。

【品质评价】以质嫩、干燥、茎秆短者为佳。

【化学成分】本品根茎含芦竹辛（donasine）[1]、异羟肟酸（hydroxamic acid）[2]、5- 甲氧基 -N- 甲基色胺（5-methoxy-N-methyl-tryptamine）、N,N - 甲基色胺（N,N-dimethyl-tryptamine）、蟾蜍色胺（bufotenine）、去氢蟾蜍色胺（dehydrobufotenine）及蟾毒季铵（bufotenldine）[3]。

本品花含 N,N - 二甲基色胺甲氢氧化物（N,N -dimethyltryptamine methohydroxide）、3,3'- 双（吲哚甲基）二甲铵氢氧化物 [3,3'-bis（indolymethyl）dimethylammonium hydroxide]、禾草碱（gramine）及胡颓子碱（elaeagnine）[4]。

本品叶含 α- 香树脂醇乙酸酯（α-amyrin acetate）、β - 香树脂醇乙酸酯（β -amyrin acetate）、三十烷（triacontane）、三十烷醇（triacontanol）、无羁萜（friedelin）、菜油甾醇（compesterol）、豆甾醇（stigmasterol）及 β - 谷甾醇（β -sitosterol）[5]。

【药理作用】

1. 抑制噬菌体　芦竹茎对噬菌体 T4 和 f2 的半效应浓度（EC_{50}）均为 16mg/L，能抑制噬菌体生长，具有抗病毒的作用 [6]。

2. 解热抗炎　芦竹根中芦竹胺和芦竹辛对 2, 4- 二硝基酚致热大鼠有退热作用，能减轻角叉菜胶致炎大鼠足跖肿胀程度 [7]。

3. 其他　根茎脱脂乙醇提取物有降压及解痉作用，能拮抗组胺、5- 羟色胺、乙酰胆碱引起的痉挛；根茎中提出的蟾毒季铵具有抗乙酰胆碱作用，在骨骼肌中抗乙酰胆碱的作用较在平滑肌强。

【性味归经】味苦、甘，性寒。归肺、胃经。

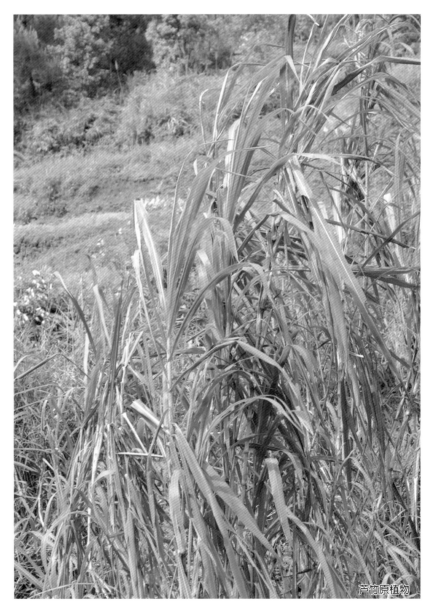

芦竹原植物

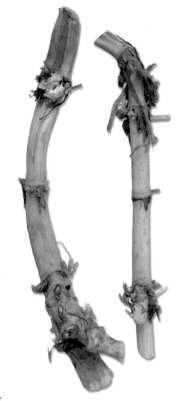

芦竹药材

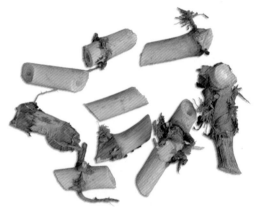

芦竹饮片

【功效主治】清热生津，泻火除烦，利尿。主治热病烦渴，虚劳骨蒸，吐血，风火牙痛，小便不利，热淋。

【用法用量】内服：煎汤，15 ~ 30g；或熬膏。外用：适量，捣敷。

【使用注意】体虚无热者慎服。

附：芦竹笋

　　味苦，性寒。归肺、胃经。功效清热泻火。主治肺热吐血，骨蒸潮热，头晕，热淋，聤耳，牙痛。内服：煎汤，鲜品15 ~ 60g；或捣汁；或熬膏。外用：适量，捣汁滴耳。

经验方　①肺热吐血：芦竹笋500g，捣取汁，加白糖服。（《重庆草药》）②热毒灌耳心（中耳炎）：芦竹笋500g，捣取汁加冰片滴耳。（《重庆草药》）③青壮年用脑过度，精神失常：芦竹笋捣汁熬膏加白糖服，每服1茶匙。（《重庆草药》）

【参考文献】

[1]Jia AL, Ding XQ, Chen DL, et al. A new indole alkaloid from Arundo donax L. J Asian Nat Prod Res, 2008, 10(1-2): 105-109.

[2]Zuniga GE, Argandona VH, Niemeyer HM, et al. Hyroxamic content in wild and cultivated Gramineae. Phytochemistry, 1983, 22(12): 2665.

[3]Ghosal S, Dutta SK, Sanyal AK, et al. Arundo donax. Phytochemical and pharmacological evaluation. J Med Chem, 1969, 12(3): 480.

[4]Ghosal S, Karchesy JJ. Chemical constituents of Matricaria matricarioides. Phytochemistry, 1971, 10(11): 2825.

[5]Chaudbui RK, Ghosal S. Triterpenes and sterols of the leaves of Arundo donax. Phytochemistry, 1970, 9(8): 1895.

[6] 张男男，王震宇，李锋民，等 . 水生植物提取液对噬菌体的化感作用 . 中国给水排水，2009, 25(13): 31.

[7] 黎秀丽，杨柳，晁若冰 . 芦竹根中双吲哚生物碱的分离鉴定及药效研究 . 华西药学杂志，2007, 22(5): 522.

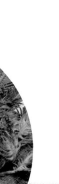

Su tie

苏 铁

Cycdis Folium
[英] Cycas Leaf

【别名】凤尾蕉花、铁树花、梭罗花、铁树。

【来源】为苏铁科植物苏铁 Cycas revoluta Thunb. 的叶。

【植物形态】常绿木本。不分枝。密被宿存的叶基和叶痕，羽状叶从茎的顶部生出，基部两侧有刺，羽片达100对以上，条形，厚革质，长9～18cm，先端锐尖，边缘显著向下卷曲，基部狭，两侧不对称，上面深绿色，有光泽，中央微凹，下面浅绿色，中脉显著隆起。雌雄异株，雄球花圆柱形；小孢子叶长方状楔形，有急尖头，下面中肋及先端密生褐色或灰黄色长绒毛；大孢子叶扁平，密生淡黄色或淡灰黄色绒毛，上部顶片宽卵形，边缘羽状分裂，其下方两侧着生数枚近球形的胚珠。

种子卵圆形，微扁，顶凹，熟时朱红色。

【分布】广西全区均有栽培。

【采集加工】夏季采摘。鲜用或阴干备用。

【药材性状】羽状叶基部有刺，羽片条形，厚革质，长9～16cm，先端锐尖，边缘显著向下反卷，基部狭，两侧不对称，叶上面中央微凹，下面显著隆起。气微，味淡。

【品质评价】以干燥、色黄绿、无杂质者为佳。

【化学成分】本品主要含有苷类（glucosides）、黄酮类（flavonoids）成分。

苷类成分主要有苏铁苷（cycasin）、新苏铁苷A（neocycasin A）、新苏铁苷B（neocycasin B）、新苏铁苷B$_2$（neocycasin B$_2$）、新苏铁苷C（neocycasin C）、新苏铁苷D（neocycasin D）、新苏铁苷E（neocycasin E）、新苏铁苷F（neocycasin F）、新苏铁苷G（neocycasin G）[1,2]。

黄酮类成分主要有穗花双黄酮（amentoflavone）[3,4]、苏铁双黄酮（sotetsuflavone）、扁柏双黄酮（hinokiflavone）、2,3-二氢扁柏双黄酮（2,3-dihydrohinokiflavone）、2,3-二氢穗花杉双黄酮（2,3-dihydroamentoflavone）[3]、2-丁酮-3-O-β-芸香糖苷（butan-2-one-3-O-β-rutinoside）[4]。

此外本品尚含有大泽明素（macrozamin）[5]、甲基氧化偶氮甲醇（methyl azoxymethanol）、甲醛（methanal）[6]、2-氨基-3-甲氨基丙酸[2-amino-3-(methylamino)-propanoic acid][7]、胆碱（choline）、葫芦巴碱（trigonelline）、玉米黄质（zeaxanthin）[8]、（3R,3'R）-玉米黍黄质[（3R,3'R）-zeaxanthin]、（3R,3'S）-内消旋-玉米黍黄质[（3R,3'S）-mesozeaxanthin]、（3S,3'S）-玉米黍黄质

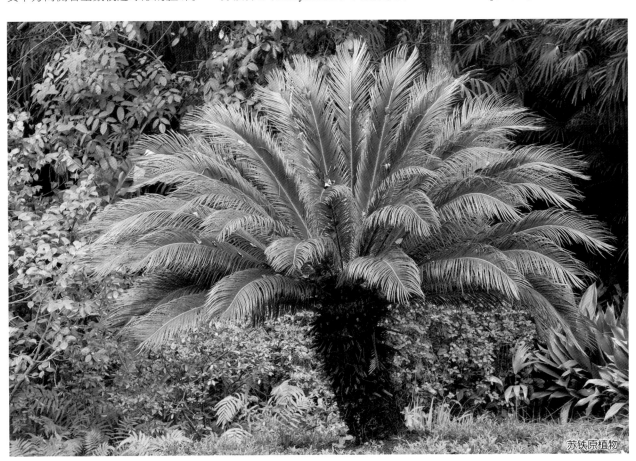

苏铁原植物

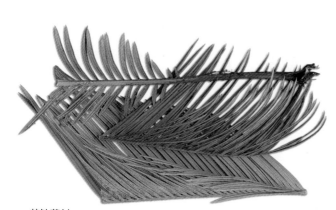

苏铁药材

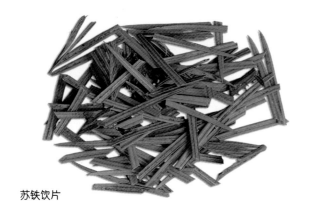

苏铁饮片

[（3S,3'S）-zeaxanthin][9]。还含有棕榈酸（palmitic acid）、β-谷甾醇-棕榈酸酯（β-sitosterol-palmitate）、β-油酸甘油酯（β-monoolein）、β-硬脂酸甘油酯（β-monostearin）、15-二十九烷醇（nonacosanol-15）、15-二十九烷酮（nonacosanone-15）、正十六烷醇（n-hexadecanol）、伪蒲公英甾醇（pseudo taraxasterol）、β-谷甾醇（β-sitosterol）、1-羟基-3-乙基蒽醌（cordifoliol）、松脂醇（pinoresinol）、hydrangeifolin Ⅰ [4]。

【药理作用】

毒性反应 苏铁所含的氧化偶氮类苷-苏铁苷（cycasin）长期或1次喂饲或灌肠，可使大鼠发生乳癌、肝癌、肾癌和肠癌，使小鼠发生肺腺瘤，也能使豚鼠、田鼠发生肿瘤[10,11]。牛食铁树果种子，可引起麻痹，且常发生肌萎缩性脊髓侧索硬化；薄束及脊小脑背束产生髓鞘脱失，并有嗜酸物质沉积[12]。小鼠大剂量口服后无立即中毒现象。灌胃给予小鼠苏铁苷的LD_{50}（半数致死量）为1.67g/kg，豚鼠为1.0g/kg，大鼠腹腔注射的最小致死量（MLD）为44mg/kg[13]。

【临床研究】

消化性溃疡出血 用苏铁叶鲜品60g，或干品30g，切细，水煎，日3服。治疗消化性溃疡10例，其中胃溃疡出血者8例，十二指肠溃疡出血者2例。出血时间最短者2天，最长者13天。结果：10例中，1至2天止血者6例，3至4天止血者4例。其中有3例服此药后发生便秘，均未予处理，停用此药1至2日后，便秘即可消失[14]。

【性味归经】味甘、淡，性平；有小毒。归肝、胃经。

【功效主治】理气止痛，化瘀止血，消肿解毒。主治肝胃气滞疼痛，经闭，便血，吐血，外伤出血，跌打损伤，疮痈肿毒。

【用法用量】内服：煎汤，9～15g。外用：适量，烧灰或煅存性，研末敷。

【使用注意】孕妇慎用。

【经验方】

1. 肿毒 铁树叶适量。烧灰，麻油调敷。（《江西本草》）
2. 跌打肿痛 铁树叶同原酒糟敷。（《本草求原》）
3. 刀伤 铁树叶烧黑研末，撒于患处。（《江西本草》）
4. 吐血 铁树叶、紫金牛各15g，糯米饭草12g，青石蚕9g。水煎服。（《浙江民间常用中草药》）
5. 胃病 铁树叶15g。水煎服。（《浙江民间常用中草药》）
6. 小儿消化不良 （苏铁）叶1张。水煎服。（《广西本草选编》）
7. 经闭 苏铁叶（晒干，烧存性，研末），每次6g。用红酒送下，日服1次。（《福建民间草药》）
8. 子宫出血 铁树叶、棕榈炭、荷叶炭各15g。水煎服。（《青岛中草药手册》）

【参考文献】

[1] 南京药学院《中草药学》编写组．中草药学（中册）．南京：江苏人民出版社，1976：65.

[2] Yagi F, Tadera K. A new azoxyglycoside containing isomaltose: neocycasin B α. Agtric Biol Chem, 1985, 49(5): 1531.

[3] Geiger H, De Groot Pfleiderer W. 2,3-Dihydrobiflavones in Cycas revoluta [cycad]. Phytochemistry, 1971, 10(8): 1936.

[4] 潘韬文．苏铁的化学成分和龙胆苦苷的结构修饰研究．昆明：云南中医学院，2012.

[5] Numata T, Nagahama T, Nishida K. Some new azoxyglycosides of Cycas revoluta.IV.Azoxyglycosides found in the male strobil. Mem.Fac.Agr., Kagoshima Univ., 1960, (4): 5.

[6] Yagi F, Tadera K, Kobayashi A. Simultaneous determination of cycasin, methylazoxymethanol and formaldehyde by high performance liquid chromatography. Agtric Biol Chem, 1980, 44(6): 1423.

[7] Duncan MW, Kopin I J, Crowley JS, et al. Quantification of the putative neurotoxin 2-amino-3-(methylamino)propanoic acid(BMAA) in cycadales: analysis of the seeds of some members of the family Cycadaceae. J Anal Toxicol, 1989, 13(4): Suppl A-G.

[8] Bouchez MP, Arpin N, Deruaz D, et al.Chemotaxonomy of vascular plants.XX.Chemical study of Cycas revoluta, seed pigments. Plantes Medicinales et Phytotherapie, 1970, 4(2): 117.

[9] Maoka T, Arai A, Shimizu M, et al.The first isolation of enantiomeric and meso-zeaxanthin in nature. Comp Biochem Physiol, B: Comp Biochem, 1986, 83B(1): 121.

[10] 姜廷良．关于某些中草药的动物致癌性．中草药．1980, 11(9): 426.

[11] 雄野岩．国外医药·植物药分册，1981, 2(1): 23.

[12] 郭晓庄．有毒中草药大辞典．天津：天津科技翻译出版公司，1992: 261.

[13] 柯铭清．中草药有效成分理化与药理特性（修订本）．长沙：湖南科学技术出版社，1982: 368.

[14] 陈国华．苏铁叶治疗吐血便血十例．成都中医学院学报，1983, (2): 47.

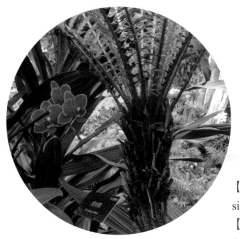

Su tie jue
苏铁蕨

Braineae Insignidis Rhizoma
[英] Insignis Brainea Rhizome

【别名】贯众、假桫椤。

【来源】为乌毛蕨科植物苏铁蕨 *Brainea insignis* (Hook.) J.Smith 的根茎。

【植物形态】木本。根茎木质、粗短、直立；有圆柱状主轴；密被红棕色、长钻形鳞片。叶簇生于主轴顶端；叶柄棕禾秆色，基部密被鳞片，向上近光滑；叶片革质，长圆状披针形至卵状披针形，长 60 ~ 100cm，先端短渐尖，基部略缩狭，两面光滑，一回羽状；羽片多数，线状披针形，互生或近对生，平展，中部的较长，顶端长渐尖，基部为不对称的心形，下侧耳片较大，边缘有细密锯齿，常向下反卷，下部羽片逐渐缩短或略缩短，有时有浅裂或呈波状；叶脉羽状，上面稍下凹，下面隆起，中脉两侧各有一行斜上的三角形网眼，网眼外的小脉分离，单一或分叉。孢子囊群幼时沿网脉生长，以后向外满布叶脉；无囊群盖。

【分布】广西主要分布于平南、梧州、藤县。

【采集加工】全年均可采收。洗净，晒干或鲜用。

【药材性状】根茎呈圆柱形，有时稍弯曲，多纵切成两半或横切、斜切成厚片。根茎粗壮，直径 3 ~ 5cm，密被极短的叶柄残基及须根和少量褐色鳞片，或叶柄残基全被削除；质坚硬。横切面圆形，灰棕色至红棕色，密布黑色小点，边缘呈不规则圆齿形，外皮黑褐色；皮内散布多数黄色点状维管束，中柱维管束 10 余个，多呈 "U" "V" 字形或短线形，排成一圆圈，形成花纹。叶柄基部横切面近圆形，直径 5 ~ 8mm，密布小黑点，维管束 6 ~ 10 个，环列。气微弱，味涩。

【品质评价】以干燥、色黄棕、无杂质者为佳。

【化学成分】本品含东北贯众素（dryocrassin）[1]、styryl-2-pymne glucosid[2]。

【药理作用】

1. 抗腺病毒（Ad₃） 用维持液将苏铁蕨水提液稀释到无毒限量浓度，对 100T CID₅₀ 的 Ad₃ 攻击 Hela 单层细胞有较强的保护作用[3]。

2. 促凝血 苏铁蕨 13.3g/kg 灌胃略有缩短家兔凝血酶原时间的作用[4]。

3. 抑菌 苏铁蕨根状茎的提取液对表皮葡萄球菌、枯草芽孢杆菌、金黄色葡萄球菌及李斯特菌 4 种革兰阳性菌有抑制作用，对表皮葡萄球菌的抑制作用尤为明显，且醇提液的抑菌效果优于水提液，对大肠埃希菌等革兰阴性菌则无抑制作用。苏铁蕨对革兰阳性菌的抑制活性最强[5]。

4. 抗炎镇痛 苏铁蕨含有的东北贯众素对小鼠热板致痛、二甲苯所致的小鼠耳肿胀及甲醛致小鼠足跖肿胀均有一定的抑制作用[6]。

【性味归经】味微涩，性凉。归肺、肝、小肠经。

【功效主治】清热解毒，活血止血，驱

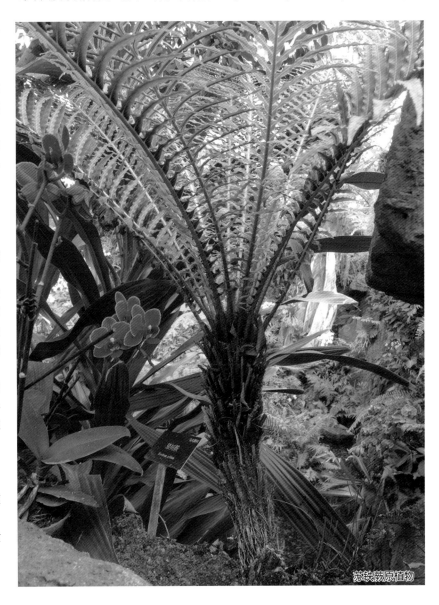

苏铁蕨原植物

虫。主治感冒，烧伤，外伤出血，蛔虫病。

【用法用量】内服：煎汤，6～15g。外用：适量，捣敷。

【使用注意】孕妇慎用。

【经验方】

1.外伤出血　苏铁蕨（晒干），研末，敷患处。（《中国药用孢子植物》）

2.感冒　苏铁蕨、板蓝根各15g，金银花9g。水煎服。（《中国药用孢子植物》）

3.驱蛔虫　苏铁蕨12g，苦楝皮9g。煎服。（《中国药用孢子植物》）

【参考文献】

[1] 吕归宝，方谨，黄乔书.薄层光密度法测定贯众中东北贯众素的含量.药物分析杂志，1988, 8(1): 17.

[2] 方云山，杨亚滨，杨明惠，等.苏铁蕨的化学成分（英文）.云南植物研究，2008, 30(6): 725.

[3] 楼之岑，秦波.常用中药材品种整理和质量研究（北方编第二册）.北京：北京医科大学、中国协和医科大学联合出版社，1995: 102.

[4] 楼之岑，秦波.常用中药材品种整理和质量研究（北方编第二册）.北京：北京医科大学、中国协和医科大学联合出版社，1995: 104.

[5] 陶文琴，雷晓燕，麦旭峰，等.4种中药贯众原植物提取物的体外抗菌活性研究.武汉植物研究所，2009, 27(4): 412.

[6] 付海燕，张丽霞，曾伟民，等.东北贯众抗炎镇痛作用有效部位研究.黑龙江医药，2011, 24(3): 365.

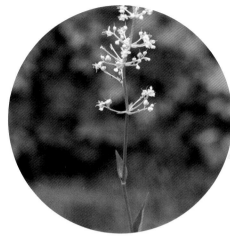

Du　ruo

杜 若

Polliae Japonicae Herba
[英] Japanese Pollia Herb

【别名】水芭蕉、山竹壳菜、竹叶莲。

【性味归经】味微苦，性凉。归肾、膀胱经。

【功效主治】清热利尿，解毒消肿。主治小便黄赤，热淋，疔痛疖肿，蛇虫咬伤。

【用法用量】内服：煎汤，6～12g。外用：适量，捣敷。

【使用注意】脾胃虚寒者慎服。

【来源】为鸭跖草科植物杜若 *Pollia japonica* Thunb. 的全草。

【植物形态】草本。根状茎长而横走。茎直立或上升，粗壮，不分枝，被短柔毛。叶鞘无毛；叶无柄或叶基渐狭，而延成带翅的柄，叶片长椭圆形，基部楔形，顶端长渐尖，近无毛，上面粗糙。蝎尾状聚伞花序，常多个成轮排列；花序总梗远远长于上部叶子，各级花序轴和花梗被密钩状毛；总苞片披针形；萼片3枚，无毛，宿存；花瓣白色，倒卵状匙形；雄蕊6枚全育，近相等，或有时3枚略小些，偶有1～2枚不育的。果球状，果皮黑色，每室有种子数颗。种子灰色带紫色。

【分布】广西主要分布于武鸣、那坡、凌云、临桂、阳朔、上林。

【采集加工】夏、秋季采收。洗净，鲜用或晒干。

【药材性状】全草长达80cm，黄绿色，老茎略呈方形，被短柔毛。叶互生；叶柄抱茎，质薄脆，易碎；完整叶片展平后呈长椭圆形，长9～25cm，宽2～6cm，基部楔形，顶端长渐尖。聚伞花序或圆锥花序，总苞片卵状披针形。气微，味微苦。

【品质评价】以色黄绿、无杂质者为佳。

【经验方】

1.虫蛇咬伤　竹叶莲（杜若）全草捣烂敷患处。（《湖南药物志》）
2.腰痛　竹叶莲（杜若）根9g。煮猪肉吃。（《湖南药物志》）
3.小便赤黄　竹叶莲（杜若）全草6g。水煎服。（《青岛中草药手册》）

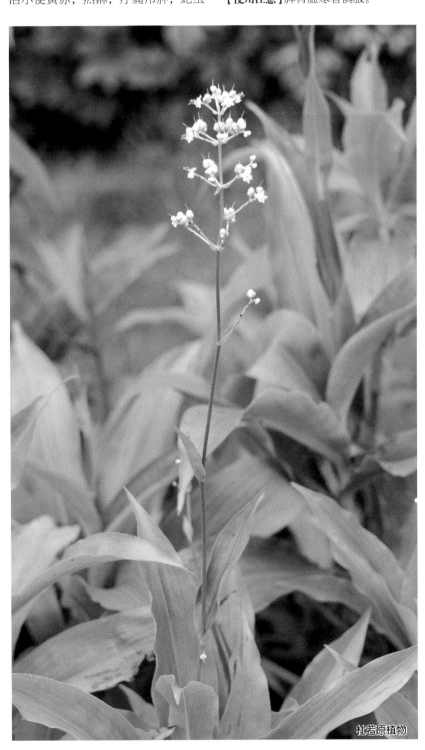

杜若原植物

Yang mei

杨 梅

Myricae Rubrae Cortex
[英] Chinese Waxmyrtle Bark

【别名】山杨梅、火杨梅。

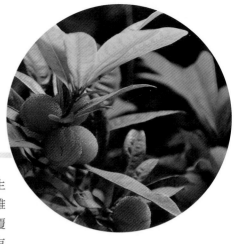

【来源】为杨梅科植物杨梅 *Myrica rubra*（Lour）S.et Zucc. 的树皮。

【植物形态】常绿乔木。树皮灰褐色，纵浅裂；小枝粗壮，近于无毛，皮孔少，不显著。单叶互生，革质，倒卵形或卵状披针形，长 5 ~ 15cm，宽 1 ~ 4cm，先端钝或微尖，基部渐狭，叶面深绿色，有光泽，叶背浅绿色。花单性异株；雄花序穗状，单生或数条丛生叶腋；小苞片半圆形，雄蕊 4 ~ 6；雌花序单生叶腋，密生覆瓦状苞片，每苞片有 1 雌花，雌花有小苞片 4；子房卵形。核果球形，有乳头状突起，熟时深红或紫红色，味甜酸。

【分布】广西主要分布于隆林、北流、南丹、天峨、博白、梧州、藤县、防城。

【采集加工】春初采收。剥取树皮，晒干备用。

【药材性状】树皮呈卷曲筒状或槽状，长 3 ~ 6cm，厚 3 ~ 5mm，边缘稍整齐。外表面粗糙，灰褐色或褐绿色，有疣状突起，具不规则裂纹，干后易剥落；内表皮棕红色，可见圆形或椭圆形皮孔痕。质稍硬，可折断，断面淡黄色。气微香，味苦、微甘。

【品质评价】以皮厚、色棕红者为佳。

【化学成分】本品含杨梅素（myricetin）、3-*O*-（3″-*O*-galloyl）-α-L-rhamnopyranoside、myricetin 3-*O*-（2″-*O*-galloyl）-β-D-galactopyranoside、杨梅苷（myricitrin）、myricetin 3-*O*-（2″-*O*-galloyl）-α-L-rhamnopyranoside[1]、杨梅醇（myricanol）[2,3]、原花青素（procyanidin）[4]。尚有 myricanone、没食子酸（gallic acid）、ethyl-β-D-glucopyranoside、异香草醛（*iso*-vanillin）、β-扶桑甾醇（β-rosasterol）、β-谷甾醇（β-sitosterol）、胡萝卜苷（daucosterol）[5]。还有蒲公英赛醇（taraxerol）、芦荟苷（barbaloin）[3]。本品叶中含挥发油，其主要成分有橙花叔醇（nerolidol）、α-蒎烯（α-pinene）、α-芹子烯（α-selinene）、β-石竹烯（β-caryophyllene）、β-芹子烯（β-selinene）、α-石竹烯（α-caryophyllene）、α-杜松醇（α-cadinol）、芳樟醇（linalool）[6]。

【药理作用】

1. 抗过敏　杨梅素能抑制小鼠同种、异种被动皮肤过敏反应（PCA）和右旋糖酐引起的瘙痒反应，并能抑制2,4-二硝基氯苯（DNCB）诱导的小鼠耳郭皮肤迟发型超敏反应（DTH）[7]。

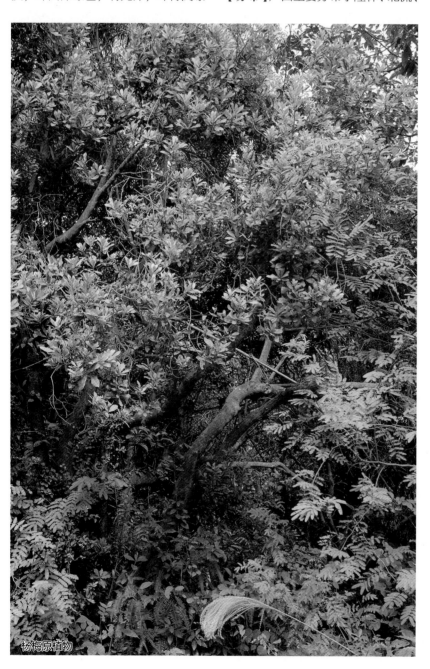

杨梅原植物

2. 抗肿瘤活性　杨梅树皮提取物及其大孔吸附树脂洗脱物、杨梅素单体化合物在体外对 HeLa 细胞、人黑色素瘤 A375-S2 细胞、人乳腺癌 MCF-7 细胞和人肝癌 HepG2 细胞均具有明显的细胞毒作用。杨梅素能明显抑制 HeLa 细胞的增殖，诱导 HeLa 细胞凋亡[8]。杨梅新醇浓度依赖性地抑制肿瘤细胞体外生长活性，随着杨梅新醇浓度的升高，对人肺癌细胞 A549 的杀伤率也随着升高[9]。

3. 降低神经毒素　杨梅素调节 N- 甲基 -D- 天冬氨酸受体（NMDAR）磷酸化，降低谷氨酸引起的胞内 Ca^{2+} 过载，抑制谷氨酸引起的活性氧簇（ROS）的产生，阻止 caspase-3 激活，杨梅素还通过 3 氢键直接与 caspase-3 活性位点结合抑制其活性，阻止由谷氨酸引起的神经毒性[10]。

4. 影响淋巴细胞活化及增殖　杨梅素能抑制 T 细胞早期活化标志 CD_{69} 的表达，并能抑制淋巴细胞增殖反应，同时对淋巴细胞活化后白细胞介素 -2（IL-2）mRNA 的表达及 γ 干扰素（IFN-γ）的分泌有抑制作用[11]。

5. 拮抗血小板活化因子（PAF）　杨梅素体外呈浓度依赖性地抑制 PAF 诱发的血小板聚集及 5- 羟色胺（5-HT）释放，50% 抑制浓度（IC_{50}）分别为 1715μmol/L 和 6411μmol/L，同时杨梅素能抑制 PAF 引起的血小板内游离钙增高，具有抗 PAF 作用[12]。

6. 降血糖　杨梅素对四氧嘧啶所致糖尿病小鼠和肾上腺素、葡萄糖引起的高血糖小鼠均有明显的降血糖作用，治疗效果良好，但对正常小鼠血糖无明显影响[13]。

7. 抗氧化活性　从杨梅果核中提取分离到的杨梅素是油脂的优良抗氧化剂，作用明显强于合成抗氧化剂 BHT（3,5- 二叔丁基 -4- 羟基甲基苯）[14]。杨梅素通过构象变化作用减少神经毒物质 β- 淀粉酶的产生和毒性，减少氧化应激，可抗老年痴呆[15]。杨梅枝各分级相提取物的总酚含量与其清除 DPPH 和 ABTS 能力呈显著正相关性，总酚含量越高，清除自由基能力越强[16]。

8. 保肝　杨梅素能明显降低四氯化碳、D- 半乳糖胺和异硫氰酸萘酯致小鼠急性肝损伤模型血清中谷丙转氨酶（ALT）、谷草转氨酶（AST）和血清总胆红素（T-BIL）含量，减轻肝组织的变性和坏死；并能提高单核巨噬细胞吞噬功能和溶血素含量，这说明杨梅素能保肝降酶退黄，增强小鼠非特异免疫功能和免疫功能低下小鼠体液免疫功能，因而起到保肝作用[17]。

9. 解除乙醇中毒　从 H.dulcis 中提取的杨梅素具有解除酒精中毒的效果，其原理主要是保护肝脏，减轻乙醇对肝脏的损伤[18]。

10. 对核辐射损伤的血细胞与造血组织有保护作用　杨梅多酚能提高 $^{60}Co-γ$ 射线致小白鼠外周血的有形血细胞（即红细胞、白细胞、血小板等）计数，并使骨髓有核细胞核分裂指数活跃[19]。

【性味归经】味涩，性平。归脾、胃、大肠经。

【功效主治】涩肠止泻，止血，止痛。主治泄泻，痢疾，

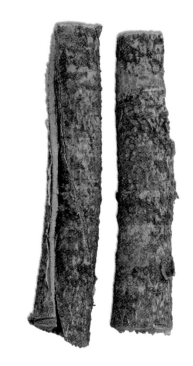

杨梅药材

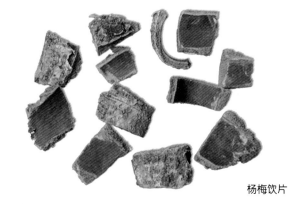

杨梅饮片

崩漏，胃痛。

【用法用量】内服：煎汤，9～15g。

【使用注意】湿热泻痢者不宜用。

【经验方】

1. 休息痢，泄泻日久不止　杨梅树皮 15～22g。水煎，分作 3 次，每次加白糖 9g 调服，每日 1 剂。（《江西民间草药验方》）

2. 菌痢　鲜杨梅树皮、叶共 30g，鲜南天竹 15g，橘子皮 5g。将上药切碎，共放入砂锅内，加水 400ml，煎至 200ml，滤取药液，在药渣中再加水 300ml，煎至 100ml，合并 2 次药液为一日量。每次服 100ml，每天服 3 次。亦可将 1 日量浓缩为 60ml，每次服 20ml。（《全展选编·传染病》）

【参考文献】

[1] Sun DW, Zhao ZCH. Flavonols from Myrica esculenta bark.Chem Ind(london). Fore Prod, 1991, 11(4): 251.

[2] 翟青，郭祀远，吴亚梅.HPLC 法测定毛杨梅树皮中杨梅醇的研究.现代食品科技, 2008, 24(6): 606.

[3] 陈健，韦丁.毛杨梅树皮化学成分研究.食品工业科技, 2010, 31(11): 98.

[4] 王建基，李汝雄.国外对寡聚原花色素的研究与应用.现代化工, 2002, 22(增刊): 91.

[5] 杨薇，唐长明，李显，等.毛杨梅化学成分的研究.云南大学学报 (自然科学版), 2011, 33(4): 453.

[6] 马惠芬，闫争亮，泽桑梓，等.毛杨梅叶挥发性化学成分的 GC- MS 分析.广东农业科学, 2011, (16): 88.

[7] 佟岩，王淑君，周晓棉，等.杨梅素对小鼠被动皮肤过敏反应的影响.沈阳药科大学学报, 2009, 26(10): 822.

[8] 张莉静，刘志国，孟大利，等.杨梅树皮提取物及杨梅素抗肿瘤活性.沈阳药科大学学报, 2009, 26(4): 307.

[9] 陈铭祥，王定勇，刘恩桂.杨梅中一个新化合物的抗肿瘤活性的初步研究.中国现代药物应用, 2009, 3(9): 119.

[10] Shinm yo Y, Kihara T,Akaike A, et al.Three distinct neuroprotective functions of myricetin gainst glutamate-induced neuronal cell deathnvolvement of direct inhibition of caspase-3. Neurosci Res, 2008, 86(8): 1836.

[11] 俞瑜，曾耀英，刘良，等.杨梅素对淋巴细胞活化及增殖的影响.中国药理学通报, 2006, 22(1): 63.

[12] 陈文梅.红花黄酮成分抑制血小板激活因子介导的血小板活化作用.药学学报, 2001, 36(12): 881.

[13] 钟正贤.广西藤茶中杨梅树皮素降血糖的实验研究.中国现代药学应用杂志, 2003, 20(6): 466.

[14] 邹耀洪.杨梅果核中油脂抗氧化成分的研究.林产化学与工业, 1995, 15(2): 13.

[15] Shimm yo Y, Kihara T, AkaikeA, et al. Multifunction of myricetin on A beta:neuroprotection via a conformational change of Abeta and reduction of A beta via the interference of secretases. Neurosci Res, 2008, 86(2): 368.

[16] 傅燕玲，吴晓琴.杨梅枝多酚抗氧化活性研究.中国粮油学报, 2009, 24(11): 78-82.

[17] 钟正贤.广西藤茶中杨梅树皮素的保肝作用研究.中药药理与临床, 2001, 17(5): 11.

[18] Hase K,Ohsugi M,XiongQB. Hepatoprotective effect of Hoven iadulcis Thunb on experimental liver injuriesinduces by carbon tetrachloride or D-galactosamine/lipopolysaccharide. Biol and pharma bulletin, 1997, 20(4): 381-385.

[19] 迟文，徐静，郭凌燕，等.杨梅多酚对核辐射损伤的血细胞与造血组织的保护作用.解放军药学学报, 2003, 19(3): 168.

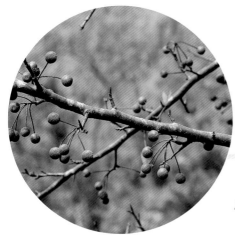

Dou　li

豆 梨

Pyri Calleryanae Fructus seu Radix
[英] Calleryane Pyrus Fruit or Root

【别名】野梨、鹿梨、棠梨、鸟梨、铁梨树、棠梨树。

【品质评价】根以干燥、色黄棕、无杂质者为佳。

【性味归经】味涩、微甘，性凉。归肺经。

【功效主治】润肺止咳，清热解毒。主治肺燥咳嗽，疮疡肿痛。

【用法用量】内服：煎汤，9 ～ 15g。外用：适量，捣敷。

【使用注意】寒性咳嗽者不宜服。

【来源】为蔷薇科植物豆梨 *Pyrus calleryana* Decne. 的根、果实。

【植物形态】木本。小枝幼时有绒毛，后脱落。叶片宽卵形或卵形，少数长椭圆状卵形，长 4 ～ 8cm，宽 3 ～ 6cm，顶端渐尖，基部宽楔形至近圆形，边缘有细钝锯齿，两面无毛。花先于叶开放，花成伞形总状花序，白色花瓣5，卵形、基部具短爪，雄蕊 20，稍短于花瓣。花序梗、花柄无毛；花白色；萼筒无毛，萼片外面无毛，内有绒毛；花柱 2，少数 3，无毛。梨果较小，近球形，褐色，有斑点，萼片脱落。

【分布】广西主要分布于乐业、隆林、大新、龙州、宁明、邕宁、隆安、马山、宾阳、北流、贺州。

【采集加工】根全年均可采收。除去杂质，洗净，切段，晒干。果实成熟时采收，切片，晒干。

【药材性状】根圆柱形，表面灰褐色，具不规则细纵皱纹，有侧根或侧根痕。质硬，不易折断，切断面皮部褐色，较薄，木部黄白色。气微，味淡。

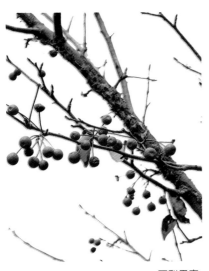

豆梨果实

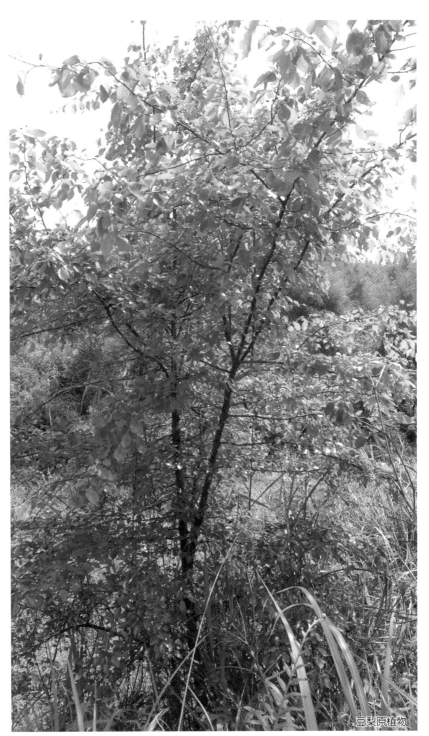

豆梨原植物

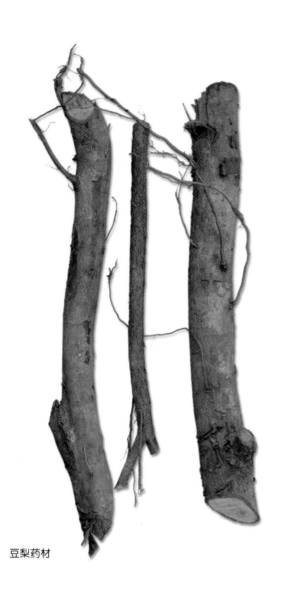

豆梨药材

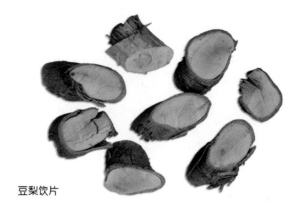

豆梨饮片

【经验方】

1.一切疮　鹿梨根、蛇床子各半斤，真剪草四两，硫黄三钱，轻粉一钱。为末，麻油调敷之。小儿，涂于绢衣上着之，七日不解，自愈。（《本草纲目》引《仁存堂经验方》鹿梨散）

2.水肿（脸色发黑）　（豆梨）根、山木香（小果蔷薇）、山梅根、白栎根各60g。水煎，分2次服。另以加倍量煎水洗。（《湖南药物志》）

3.肠炎，痢疾　（豆梨）根30g。水煎服。（《湖南药物志》）

附：豆梨果

　　味酸、甘、涩，性凉。归脾、胃、大肠经。功效健脾消食，涩肠止泻。主治饮食积滞，泻痢。内服：煎汤，15～30g。

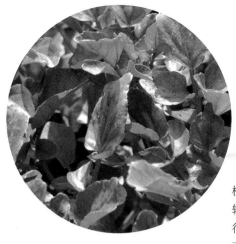

Dou ban cai

豆瓣菜

Nasturtii Officinalis Herba
[英] Watercress Herb

【别名】无心菜、西洋菜、水排菜、水生菜。

【来源】为十字花科植物豆瓣菜 *Nasturtium officinale* R.Br. 的全草。

【植物形态】水生草本。全株光滑无毛。茎匍匐或浮水生，多分枝，节上生不定根。奇数羽状复叶；小叶片 3～9 枚，宽卵形、长圆形或近圆形，先端 1 片较大；长 2～3cm，宽 1.5～2.5cm，先端有钝头或微凹，近全缘或呈浅波状，基部截平，小叶柄细而扁；侧生小叶与顶生的相似，基部不对称，叶柄基部成耳状，略抱茎。总状花序顶生，花多数；萼片 4，边缘膜质，基部略成囊状；花瓣白色，倒卵形或宽匙形，具脉纹，先端圆，基部渐狭成细爪；雄蕊 6，4 长 2 短；雌蕊 1，子房近圆柱形。长角果圆柱形而扁；果梗在果轴上开展着生或向上微弯。种子每室 2 行，扁圆形或近椭圆形，红褐色，表面具稀疏而大的凹陷网纹。

【分布】广西全区均有栽培。

【采集加工】春、冬季采收。晒干。

【药材性状】匍匐茎细长缠绕成团，节上有多数纤细的不定根，易断。叶多皱缩，奇数羽状复叶，小叶 1～4 对，小叶片宽卵形或长椭圆形，先端 1 枚较大，长 2～3cm，全缘或波状，基部宽楔形；侧生小叶基部不对称；叶柄基部下延成耳状，略抱茎。长角果圆柱形而扁，长 0.8～2cm，宽 1.5～2mm，先端有宿存的短花柱。种子扁圆形或近椭圆形，红褐色，有网状纹理。气微，味苦、辛。

【品质评价】以干燥、色黄绿、无杂质者为佳。

【化学成分】本品全草含葡萄糖豆瓣菜素（gluconasturtiin）及维生素 A、维生素 B、维生素 C[1]、蛋白质（protein）、脂肪（fat）、糖类及有机酸（organic acids)[2]。尚含苯丙腈(phenylpropionitrile)、8- 甲硫基辛腈（8-methylthiooctanenitrile）、9- 甲硫基壬腈（9-methylthiononanenitrile）、3- 丁烯腈（3-butenenitrile）、7- 甲硫基庚腈（7-methylthioheptanenitrile）、苯乙腈（phenylacetonitrile）[3]。还有 4- 氧 -β- 离子 β- 呋喃葡萄糖苷、(6R,9R)- 3- 氧 -α- 离子 β- 呋喃葡萄糖苷、(6S,9R)- 6- 羟基 -3- 氧 -α- 离子 -β- 呋喃葡萄糖苷 [(6S,9R)- 玫瑰糖苷]、五羟黄酮 -3- 槐糖苷 -5- 葡萄糖苷等化合物 [4]。

本品含挥发油（volatile oil），其主要成分有软脂酸（palmitic acid）、石竹烯环氧化合物(caryophyllene oxide)、β- 榄香烯（β-elemene）、莳草环氧

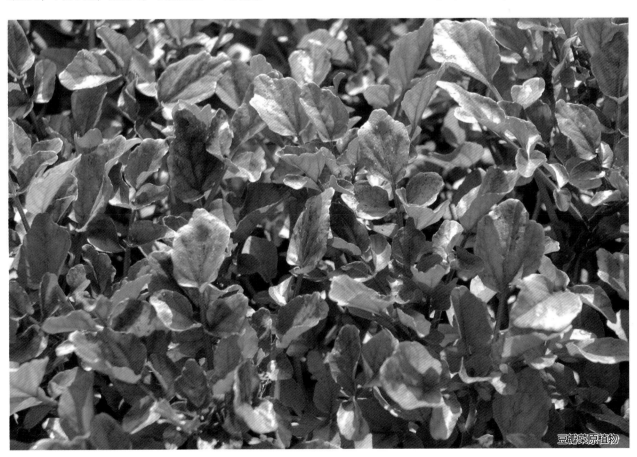

豆瓣菜原植物

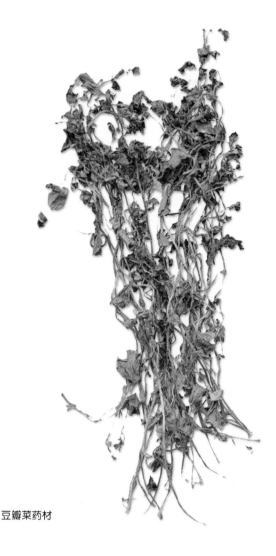

豆瓣菜药材

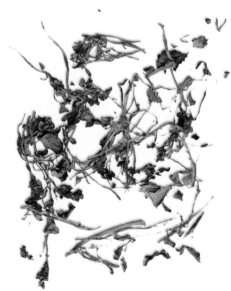

豆瓣菜饮片

化合物（humulene epoxide）、α-檀香萜（α-santalene）等[5]。矿质元素中主要有钙（Ca）、镁（Mg）、铁（Fe）、锌（Zn）、锰（Mn）等[6]。

本品种子含芥酸(erucic acid)、芥子油苷(glucosinolate)[7]。

【药理作用】

1.抗凝　豆瓣菜的 50% 乙醇和水提物均有抗凝血作用，且不同的溶剂提取物呈不同的抗凝活性和抗凝方式。乙醇提取物对大的和中度血小板聚集有影响，但该作用随着提取物浓度的减小而减弱[8]。

2.抑菌　豆瓣菜水提取液能抑制大肠杆菌的生长，压榨的汁液可对抗兔、犬的烟碱中毒[9]。

3.其他　豆瓣菜的茎、根中含有一种能分解核黄素（riboflavine）的耐热因子，这种因子加热至 100℃，30min，也不失去分解核黄素的活性[10]。这种分子分解核黄素的最佳 pH 值为 7.0 ~ 7.2，温度为 25℃，其分解核黄素的能力不被酶抑制剂（cyanate 和 monoiodoac-etate）所抑制，因此设想核黄素分解因子是一种酶[11]。

【性味归经】味甘、淡，性凉。归肺、膀胱经。

【功效主治】清肺止咳，清热凉血，利水通淋，解毒。主治肺热燥咳，坏血病，泌尿系炎症，疔毒痈肿，皮肤瘙痒。

【用法用量】内服：煎汤，10 ~ 15g；或煮食。外用：适量，捣敷。

【使用注意】脾胃虚寒者慎服。

【参考文献】

[1] Heinz August Hoppe. Drogenkunde. America: Cram, de Gruyter, 1958: 789.

[2] Wills RBH, Wong AWK, Scriven FM, et al. Nutrient composition of Chinese vegetables. J.Agric.Food Chem, 1984, 32(3): 413.

[3] Kameoka H, Hashimoto S. Volatile flavor components from wild Wasabia japonica Matsum.(wasabi) and Nasturitium officinale R.Br. (orandagarashi). Nippon Nogei Kagaku Kaishi, 1982, 56(6): 441.

[4] 中村高敏 . 豆瓣菜中的抗变态反应活性成分 (2). 国外医学·中医中药分册 , 1999, 21(5): 57.

[5] 康文艺, 穆淑珍, 赵超, 等 . 西洋菜挥发油化学成分的研究 . 食品科学 , 2002, 23(6): 125.

[6] 陈志红, 揭新明, 王秀季, 等 . 西洋菜微量元素的测定分析 . 广东微量元素科学 , 2005, 12(3): 54.

[7] Khan SA, Salma, Sabir AW, et al. Development of erucic acid and glucosinolate-free rapeseeds(crucifers) in Pakistan.Part IV.The instance of erucic acid and glucosinolate occurrence in some wild crucifers of Pakistan. Pakistan J.Sci.Ind.Res, 1984, 27(4): 225.

[8] 季艳艳 . 豆瓣菜和水茄提取物的抗血小板聚集作用 . 国外医学·中医中药分册 , 2004, 26(4): 133.

[9] 江苏新医学院 . 中药大辞典 (上册). 上海 : 上海科学技术出版社 , 1977: 852.

[10] Takignehi K, et al. Vitamin,1958, 38(4): 239(Japan).

[11] Takignehi K, et al. Vitamin,1968, 34(4): 243(Japan).

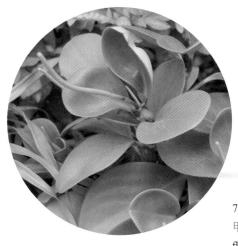

Dou ban lü
豆瓣绿

Peperomiae Tetraphyllae Herba
[英] Fourleaf Peperomia Herb

【别名】豆瓣鹿衔草、豆瓣如意草、岩豆瓣、豆瓣草、圆叶瓜子菜、石还魂、岩花。

【来源】为胡椒科植物豆瓣绿 *Peperomia tetraphylla*（Forst.f.）Hook.et Arn 的全草。

【植物形态】簇生草本。茎肉质，基部匍匐，多分枝，下部数节常生不定根，节间有粗纵棱。叶密集，3～4 片轮生，大小近相等；叶柄无毛或被短柔毛；叶片椭圆形或近圆形，长 9～12mm，宽 5～9mm，两端钝或圆，无毛或幼叶被疏柔毛，叶脉 3 条，细弱，通常不明显；叶带肉质，有透明腺点，干时变淡黄色，并显皱纹。穗状花序单生、顶生或腋生；总花梗稍较花序轴短细，被疏毛或近无毛，而花序轴密被毛；苞片近圆形，有短柄，盾状；花小，两性，无花被，与苞片同生于花序轴凹陷处；雄蕊 2，花丝短，花药近椭圆形；子房卵形，1 室，柱头顶生，近头状，被短柔毛。浆果卵状球形，先端尖。

【分布】广西主要分布于乐业、隆林、西林、那坡、桂平。

【采集加工】夏、秋季采收。洗净，晒干或鲜用。

【药材性状】茎表面具粗纵棱，下部节上有不定根。叶肉质，干时皱缩，展平后呈阔椭圆形或近圆形，形似豆瓣，长 8～12mm，宽 4～8mm，表面淡黄色，有透明腺点，叶脉不甚明显；叶柄甚短。枝顶或叶腋常有穗状花序，花序轴密被毛茸。气微，味淡。

【品质评价】以干燥、色黄绿、无杂质者为佳。

【化学成分】本品含马兜铃内酰胺 A Ⅱ（aristololactam A Ⅱ）、马兜铃内酰胺 B Ⅱ（aristololactam B Ⅱ）、*N-trans*-阿魏酰酪胺（*N-trans*-feruloyltyramine）、*N-trans*-sinapoyltyramine、*N-trans*-feruloyl-methoxytyramine、*N-p*-coumaroyltyramine[1]。尚含有 α- 细辛脑（α-asarone）、5,4'- 二羟基 -7,3'- 二甲氧基黄酮（5,4'-dihydroxy-7,3'-dimethoxy-flavone）、5,4'- 二羟基 -7- 甲氧基黄酮（5,4'-dihydroxy-7-methoxy-flavone）、豆甾醇 -3-*O*-β-D- 吡喃葡萄糖苷（stigmasterol-3-*O*-β-D-glucopyrano-side）、豆甾醇（stigmasterol）、对羟基苯甲酸（*p*-hydroxybenzoic acid）、藜芦酸（veratric acid）、香草酸（vanillic acid）、2,4,5- 三甲氧基苯甲醛（2,4,5-trimethoxybenzalde-hyde）[2]。还含有 4- 羟基 -2-（13- 顺式 - 十八烯酰）-1,3- 环己二酮 [4-hydroxy-2-（octadec-13-Z-enoyl-cyclohexane）-1,3-dione]、4- 羟基 -2-（15- 顺式 - 二十烯酰）-1,3- 环己二酮 [4-hydroxy-2-（eicos-15-Z-enoyl-cyclohexane）-1,3-dione]、2- 甲烯基 -3-[（3',4',5'- 三甲氧基苯基）（5″- 甲氧基 -3″,4″- 亚甲二

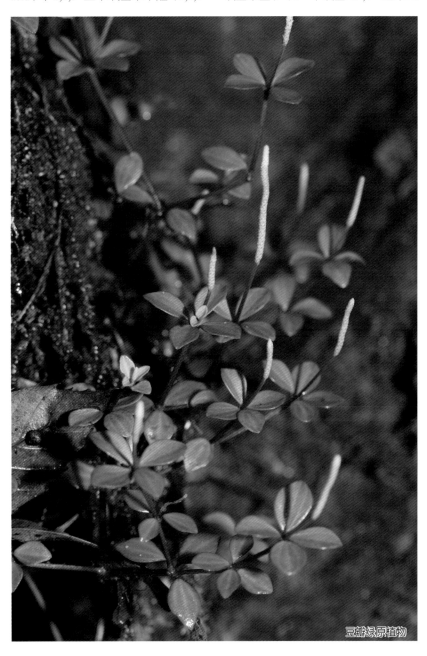

豆瓣绿原植物

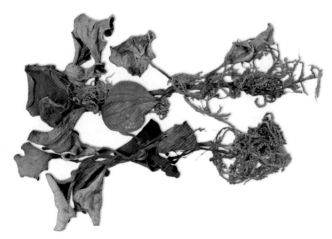

豆瓣绿药材

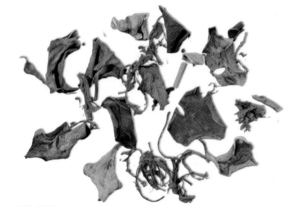

豆瓣绿饮片

氧基苯基）甲基] 丁内酯 {2-methylene-3-[（3′,4′,5′-trime-thoxyphenyl）（5″-methoxy-3″,4″-methylenedioxyphenyl）methyl]butyrolactone}、2- 甲基 -3-[（3′- 羟基 -4′,5′- 二甲氧基苯基）（5″- 甲氧基 -3″,4″- 亚甲二氧基苯基）甲基] 丁内酯 {2-methyl-3-[（3′-hydroxyl-4′,5′-dimethoxyphenyl）（5″-methoxy-3″,4″-methlenedioxyphenyl）methyl]butyrolactone}、peperomins A、peperomins B、peperomins C、peperomins E、peperomins F、2- 甲烯基 -3-[（5′- 甲氧基 -3′,4′- 亚甲二氧基苯基）（4″- 羟基 -3″,5″- 二甲氧基苯基）甲基] 丁内酯 {2-methylene-3-[（5′-methoxy-3′,4′-methylenedioxyphenyl）（4″-hydroxy-3″,5″-dimethoxyphenyl）methyl]butyrolactone }、2- 甲基 -3-[（3′, 4′, 5′- 三甲氧基苯基）（4″- 羟基 -3″,5″- 二甲氧

基苯基 ）甲基] 丁内酯 { 2-methyl-3-[（3′,4′,5′-trimethoxyphenyl）（3″-hydroxyl-4″,5″-dimethoxyphenyl)methyl]butyrolactone}、5- 羟基 -7,8,3′,4′- 四甲氧基黄酮（5-hydroxy-7,8,3′,4′-tetrame-thoxyflavone）、5- 羟基 -7,3′,4′- 三甲氧基黄酮（5-hydroxy-7,3′,4′-trimethoxyflavone）、5- 羟基 -7,8,4′- 三甲氧基黄酮（5-hydroxy-7,8,4′-trimethoxyflavone）、β - 谷甾醇（β -sitosterol）和去甲猪毛菜碱（salsolinol）[3]。挥发油类成分主要有 g- 桉叶醇（g-eudesmol）、（+）- γ - 古芸烯 [（+）-γ -gurjunene]、δ - 杜松烯 [δ -cadinene]、（－）- 愈创醇 [（－）-guaiol] 等 [4]。

【性味归经】味辛、苦，性微温。归肝、脾、肺经。

【功效主治】舒筋活血，祛风除湿，化痰止咳。主治风湿筋骨痛，跌打损伤，疮疖肿毒，咽喉炎，口腔炎，痢疾，水泻，宿食不消，小儿疳积，劳伤咳嗽，哮喘，百日咳。

【用法用量】内服：煎汤，10 ~ 15g；浸酒或入丸、散。外用：适量，鲜品捣敷或绞汁涂，亦可煎汤熏洗。

【使用注意】孕妇慎用。

【经验方】

1. 疮疖肿毒，无名肿毒　鲜豆瓣绿捣烂，调食盐少许外敷。（《广西本草选编》）
2. 黄水疮　豆瓣绿 12g，大野蒜 9g。生用，共捣烂，包患部。（《曲靖专区中草药手册》）
3. 中耳炎　鲜豆瓣如意全草捣汁滴耳。（《云南中草药》）
4. 跌打肿痛骨折　①用鲜豆瓣绿草捣烂外敷。（《广西本草选编》）②用豆瓣如意 9g。水煎或泡酒服。（《云南中草药》）
5. 风湿筋骨疼痛　豆瓣如意根 15g。泡酒服。（《云南中草药》）

【参考文献】

[1] 李云志，宫铮，马超，等 . 豆瓣绿的酰胺类化学成分 . 中国中药杂志，2010, 35(4): 468.

[2] 李云志，黄静 . 豆瓣绿非酰胺类化学成分研究 . 中草药，2011, 42(9): 1699.

[3] 徐苏 . 草胡椒和毛叶豆瓣绿化学成分与药理活性研究 . 北京：中国科学院研究生院，2006.

[4] 孙琦，杨晓虹，吕博群，等 . 豆瓣绿挥发油成分 GC-MS 分析 . 特产研究，2013, (2): 51.

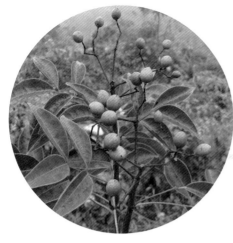

豆叶九里香

Murrayae Euchrestifoliae Folium
[英] Euchret aleaf Jasminorange Branchlet and Leaf

【别名】山黄皮、穿花针。

【来源】为芸香科豆叶九里香 *Murraya euchrestifolia* Hayata 带嫩枝的叶。

【植物形态】小乔木。各部通常无毛，但嫩叶叶轴腹面、花序轴及花梗被纤细微柔毛。叶有小叶5～9片，小叶卵形，稀兼有披针形，长5～8cm，宽2～4cm，顶部短尖至渐尖，叶面深绿色，有光泽，近革质，全缘，侧脉及支脉颇明显，干后微突起或平坦，两侧稍不对称。近于平顶的伞房状聚伞花序；花梗比花短，很少近于等长；萼片及花瓣均4片，很少兼有5片；萼片淡黄绿色，卵形；花瓣倒卵状椭圆形，散生油点；雄蕊8枚，稀有10枚，花丝由顶至基部逐渐增宽，长短相间，花丝线状，花药近球形，干后褐黑色，花柱比子房长1倍或更长，子房淡黄绿色，柱头略增大或几与花柱等粗。果圆球形，鲜红或暗红色，有1～2个种子。

【分布】广西主要分布于柳州、百色、凌云、乐业。

【采集加工】除去杂质及老梗，洗净，切碎，阴干。

【药材性状】单数羽状复叶，叶轴被微柔毛或几无毛；小叶片长圆形或长圆状披针形，常偏斜而不对称，长2～8.5cm，宽1～3.5cm，先端渐尖至长渐尖，基部楔形，暗褐色或黑褐色，无毛或下面中脉有时被微柔毛，边缘微波状或全缘，有多数棕黄色油点，叶脉于下面稍隆起，革质，叶柄和叶轴均被微柔毛或近无毛；小叶柄无毛。嫩枝圆柱形，表面棕褐色或褐色，具纵皱纹和白色点状皮孔。气清香，味辛、凉。

【品质评价】以干燥、色绿、无杂质者为佳。

【化学成分】本品含挥发油，主要成分有：柠檬烯酸（limonene）、紫苏醛（perillaldehyde）、α-蒎烯（α-pinene）、β-蒎烯（β-pinene）、葫薄荷酮（pulegone）、乙酸双氢香苇脂（dihydrocarveyl acetate）、顺式乙酸香苇脂（cis-carveylacetate）、樟烯（carnphene）、

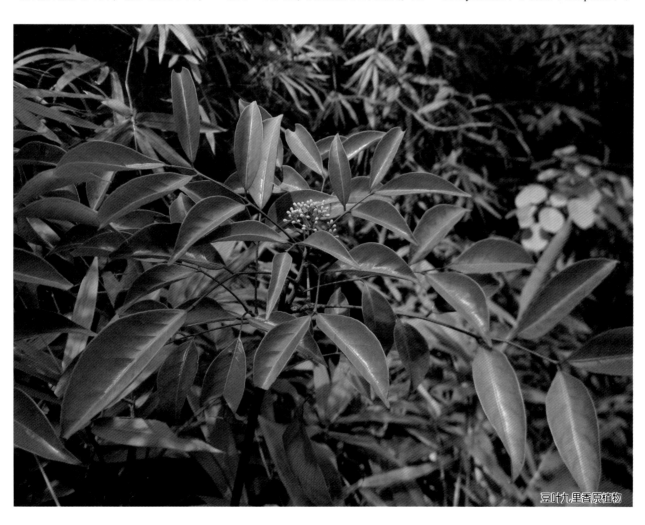

豆叶九里香原植物

丙基苯（n- propylben-zene）、1- 环庚烷基 -1- 甲基 -1- 乙醇（1-cycloheptyl-1-methyl-1-ethanol）、榄香醇（elemol）、1-酮基 -4- 羟基 - 萘烷（1-keto-4-hydroxydecalin）、桃金娘烯醛（myrtenal）、正十三烷（n-eicosane）、香橙烯（aromadendrene）、紫苏醇（perillyl alcoho）、紫苏醛（perillaldehyde）[1]。

叶含卡巴唑生物碱（carbazole alkaloids）、马汉九里香宾碱（mahanimbine）、吉九里香碱（girimbine）、九里香胺 A（murrayamine A）、九里香胺 B（murrayamine B）、九里香胺 C（murrayamine C）、右旋马汉丁碱（mahanine）[2]、九里香叶甲碱、九里香碱[3]、双 -7- 羟基吉九里香碱 A（bis-7-hydroxy-girinmbine A）[4]、双 -7- 羟基吉九里香碱 B（bis-7-hydroxy-girinmbine B）[4]、无羁萜（friedelin）和 β - 胡萝卜素（β -carotene）、对羟醌（p-hydroquinone）[2]。

茎皮中含九里香林碱 B（murrayaline B）、九里香林碱 C（murrayaline C）、九里香林碱 D（murrayaline D）、满山香碱 A（euchrestine A）、满山香碱 B（euchrestine B）、满山香碱 C（euchrestine C）、满山香碱 D（euchrestine D）、满山香碱 E（euchrestine E）、吡喃满上香福林 B（pyrayafoline B）、吡喃满上香福林 C（pyrayafoline C）、吡喃满上香福林 D（pyrayafoline D）、吡喃满上香福林 E（pyrayafoline E）、九里香醌 E（murrayaquinone E）、双 - 九里香福林 C（bis-murrayafoline C）、双 - 九里香福林 D（bis-murrayafoline D）[5, 6]。

【药理作用】

1. 抑菌　1% 豆叶九里香挥发油稀释液对不同浓度甲型病毒均有抑制作用，有较强的广谱抗菌作用，对流感杆菌、枯草杆菌、肺炎链球菌等 11 种菌株有明显抑制作用[1]，其中对流感杆菌（1∶1600）抑制作用最强。

2. 抗肿瘤　其根和茎乙醇提取物中 murrayapuinone A（1）和 murrayafoline A（3）有明显的细胞毒性，对肿瘤细胞（K-MEL-5）、结肠癌细胞（Colo-205）、回肠癌细胞（HCT-8）以及肺癌细胞（A-549）均表现出良好的抗性，$LD_{50} < 20 \mu g/ml$[7]。

3. 强心　从豆叶九里香中分离到九里香醌 A（murrayapuinone A）对离体豚鼠心室肌收缩力产生特有的三相作用[8]。

4. 急性毒性反应　急性毒性试验，小鼠腹腔给药半数致死量（LD_{50}）为（339.4±48.44）mg/kg；口服给药 LD_{50} 为（885.9±22.82）mg/kg，说明毒性不大，亚急性毒性试验表明，用药期间动物无异常反应，肺、心、肝、肾、脾等脏器经病理切片检查未发现病理变化[8]。

5. 其他　豆叶九里香挥发油有防治感冒的作用，其功效可能与其含有的柠檬烯和紫苏醛有关[9,10]。

【临床研究】

预防感冒　豆叶九里香油膏（由豆叶九里香提取挥发油制成）外擦人中、迎香、风池、大椎等穴位。结果：感冒疾病 314 例，总有效率为 65%，对改善鼻塞、喷嚏、流涕、头痛、发热等感冒症状优于银翘片[10]。

【性味归经】味辛、微苦，性微温。归肺、胃、肝经。

【功效主治】祛风解表，行气止痛，活血化瘀。主治恶寒发热，咳嗽，哮喘，风湿痹痛，四肢麻木，跌打损伤，胃脘痛，皮肤瘙痒，湿疹。

【用法用量】内服：煎汤，5 ~ 15g。外用：适量。

【使用注意】孕妇慎用。

【参考文献】

[1] 纪晓多，濮全龙、杨桂芝 . 豆香九里香挥发油成分的研究 . 药学学报，1983, 8(8): 626.

[2] Wu T S.Phytochemistry, 1991, 30(3): 1048.

[3] Furukawa H, Wu TS, Ohto T, et al.Chem Pharm Bull, 1985, 33(10): 4132.

[4] Wu T S, et al.Phytochemistry, 1991, 30(3): 1052.

[5] Ito C, et al.Chem Pharm Bull, 1991, 39(10): 2525.

[6] Ito C, et al.Chem Pharm Bull, 1991, 39(7): 1668.

[7] Masataka Itoigawa, Yoshiki Kashiwada. Antitumor Agents.203.Carbazole Alk aloid Murraya quinone A and Related Synthetic Carbazolequinones as CytotoxicAgents. Journal of Natural Products, 2000, 63(7): 893-897.

[8] Itoigawa M. Planta med, 1991, 57(4): 317-319.

[9] 纪晓多，濮全龙、杨桂芝 . 豆叶九里香挥发油成分的研究 . 药学通报，1982, 17(5): 46.

[10] 陈秀香，黄初贵 . 防治感冒新药——豆叶九里香简报 . 中药材科技，1988, (2): 27-28.

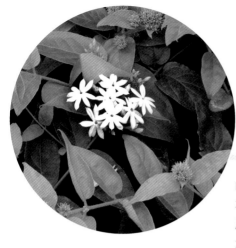

Niu du teng

扭肚藤

Jasmini Elongatumi Ramulus et Folium
[英] Elongate Jasminum Branch and Leaf

【别名】断骨草、白花茶、毛毛茶。

【来源】为木犀科植物扭肚藤 *Jasminum elongatum*（Bergius）wiud. 的茎叶。

【植物形态】常绿藤状灌木。幼枝节明显，圆柱形，被黄色柔毛。单叶对生，卵状披针形，长 2 ～ 6cm，宽 1 ～ 3cm，先端短尖，基部圆形或微心形，全缘，不平展，常呈波浪状，两面微被柔毛；叶柄极短。聚伞花序顶生，有花 3 ～ 9；花白色，芳香；萼片 8，线形；花冠高脚碟状，裂片 8 枚。果长圆形，熟时紫蓝色。

【分布】广西全区均有分布。

【采集加工】夏、秋季采收嫩枝叶。切段晒干。

【药材性状】本品茎呈圆柱形，黄绿色，直径 3 ～ 5mm，密被黄色柔毛；幼枝结明显；质稍韧，断面淡黄色，具髓心。单叶对生，黄绿色，两面密被短柔毛，边缘稍反卷，展开后完整叶呈卵状披针形，长 2 ～ 5cm，宽 1 ～ 3cm，顶端短长，基部微心形。气微香，味微甘。

【品质评价】以叶大、色黄者为佳。

【化学成分】本品茎叶含扭肚藤苷 A（jasamplexoside A）、扭肚藤苷 B（jasamplexoside B）、扭肚藤苷 C(jasamplexoside C)、10- 羟基 - 女贞苷（10-hydroxyligustroside）、素馨属苷（jasminoside）等裂环烯醚萜苷类化合物[1]，还含东莨菪素（seopoletin）[2]。

【性味归经】味微苦，性微寒。归大肠、肝经。

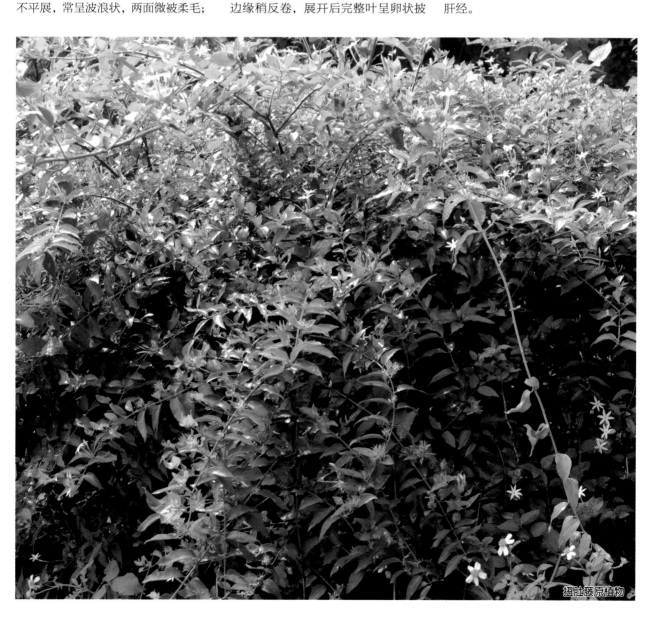

扭肚藤原植物

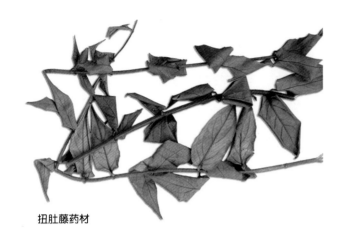

扭肚藤药材

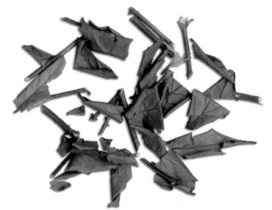

扭肚藤饮片

【功效主治】清热解毒，利湿止泻，收敛止血。主治湿热腹痛，痢疾，风湿热痹，四肢麻痹肿痛，疥疮，出血。

【用法用量】内服：煎汤，15～30g，鲜品30～60g。外用：适量，捣敷或煎水洗。

【使用注意】脾胃虚寒者慎服。

【经验方】

1. 流血不止　扭肚藤晒干研末密封，适量内服或外用。（《岭南草药志》）

2. 急性扁桃体炎　扭肚藤、地胆头、崩大碗各15g（均为干品）。每日1剂，水煎，分2次服。（《北海民间常用中草药手册》）

3. 湿热腹痛　扭肚藤30g。水煎服，连服1～2次。（《常用中草药鉴别与应用彩色图谱》）

4. 四肢麻痹肿痛　扭肚藤30g，与猪蹄煎汤服。（《常用中草药鉴别与应用彩色图谱》）

【参考文献】

[1] Takao T, Atsuko S, Naotaka N, et al. Jasamplexosides A, B and C: novel dimeric and trimeric secoiridoid glucosides from Jasminum amplexicaule. Planta Med, 1992, 58(6): 552.

[2] 彭维，王小锐，王永刚，等.HPLC法测定扭肚藤药材中东莨菪素的含量. 中药材，2007, 30(5): 562.

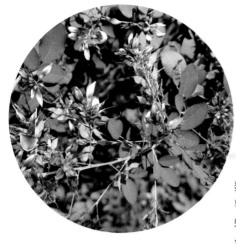

Ba tian men

把天门

Lespedezae Formosae Herba seu Radix
[英]Formosa Lespedeza Herb or Root

【别名】三妹木、假蓝根、碎蓝本、沙牛木、夜关门、鸡丢枝、三必根。

【来源】为豆科植物美丽胡枝子 *Lespedeza formosa*（Vogel）Koehne 的茎叶或根。

【植物形态】灌木。小枝幼时密被短柔毛。三出复叶，互生；顶生小叶较大，侧生小叶近于无柄；叶片卵形、卵状椭圆形或椭圆状披针形，长 1.5 ~ 9cm，宽 1 ~ 5cm，先端圆钝，有短尖，基部楔形，全缘，上面绿色无毛，下面被生短柔毛。总状花序腋生、单生或数个集成圆锥花序，被生短柔毛；花萼钟状，5 齿，萼齿与萼管近等长或较长，被生短柔毛；花冠蝶形，紫红色，翼瓣和旗瓣通常比龙骨瓣短；雄蕊 10，二体；子房有 1 个胚珠。荚果卵形、椭圆形、倒卵形或披针形，稍偏斜，有短尖及锈色短柔毛。

【分布】广西全区均有分布。

【采集加工】全年均可采收。洗净，切段，晒干。

【药材性状】须根多，长圆柱形，棕色；栓皮具大量纵裂纹，易脱落；质坚，不易折断，断面黄白色，皮部棕红色。茎呈圆柱形，棕色至棕褐色，小枝常有纵沟，幼枝密被短柔毛。复叶 3 小叶，多皱缩，小叶展平后呈卵形、卵状椭圆形或椭圆状披针形；叶端急尖，圆钝或微凹，有小尖，叶基楔形；上面绿色至棕绿色，下面灰绿色，密生短柔毛。气微清香，味淡。

【品质评价】以根粗、体干、叶多色绿者为佳。

【化学成分】本品根含 6,3′-di-γ,γ-dimethylallyl-8-methyl-4′-methoxy-5,7-dihydroxy-（2s）-flavanone、8,3′-di-γ,γ-dimethylallyl-6-methyl-4′-methoxy-5,7-dihydroxy-（2s）-flavanone[1]。

【性味归经】味苦、微涩，性平。归肺、肝、肾经。

【功效主治】清热利水，祛风除湿，散

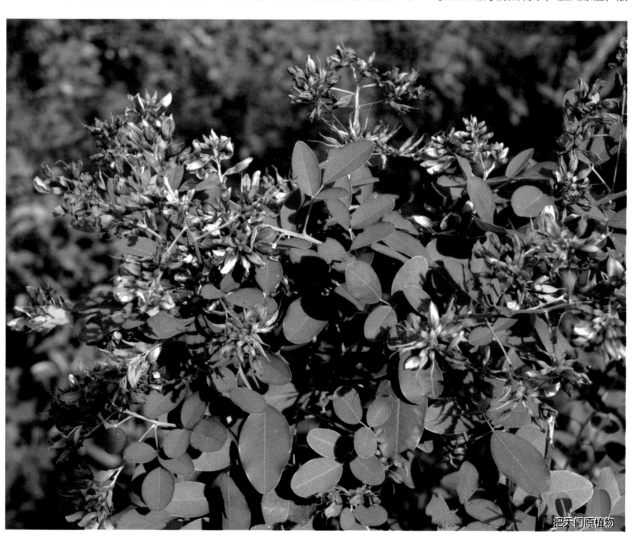

把天门原植物

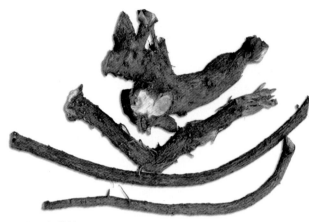

把天门药材

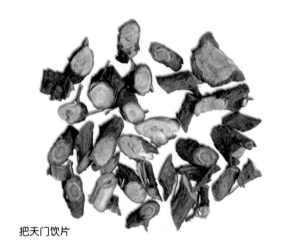

把天门饮片

瘀消肿。主治肺痈，风湿疼痛，小便不利，水肿，骨折，扭伤，跌打损伤，痈疮肿毒，乳痈。

【用法用量】内服：煎汤，15～30g，鲜品加倍。外用：适量，鲜根和酒糟捣烂敷患处。

【使用注意】水肿属虚者不宜用，孕妇慎用。

【经验方】

1. 跌打肿痛　把天门、丹参各30g。水煎，与酒兑服，药渣捣烂外敷。（《中国壮药学》）

2. 乳痈，疔肿　把天门根30g，牛蒡子9g。水煎口服，另用鲜把天门根药渣捣烂外敷患处。（《中国壮药学》）

3. 肺痈　干品根30g。调白砂糖水煎服。（《中国壮药学》）

4. 风湿疼痛　把天门、寻骨风、薏苡仁、牛膝各15g。水煎，与黄酒兑服。（《中国壮药学》）

5. 小便不利，水肿　本品鲜品30～60g，鲜金丝草30g。水煎服，每日1剂。（《中国壮药学》）

【参考文献】

[1]Li J, Yuan H, Wang M. Two flavanones from the root bark of Lespedeza formosa. Phytochemistry, 1992, 31(10): 3664.

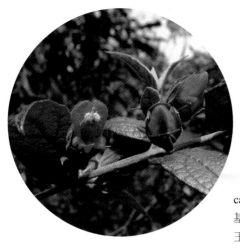

Lai jiang teng

来江藤

Brandisiae Hancei Herba
[英] Hancei Brandisia Herb

【别名】猫花、蜂糖花、蜂糖罐、蜜桶花、野连翘、叶上花、蜂蜜果、蜜桶花。

【来源】为玄参科植物来江藤 Brandisia hancei Hook.f. 的全株。

【植物形态】灌木。全株密被锈黄色星状绒毛，枝及叶上面逐渐变无毛。叶柄短，有锈色绒毛；叶片革质，长卵形，长 3 ~ 10cm，宽 3.5cm，先端锐尖头，基部近心形，全缘。花单生于叶腋；中上部有 1 对披针形小苞片，均有毛；花萼宽钟状，内密生绢毛，萼齿宽卵状三角形，先端突起或短锐尖；花冠橙红色，外被星状绒毛，上唇宽大，2 裂，裂片三角形，下唇较短，3 裂，裂片舌状；雄蕊与上唇等长；子房卵圆形，与花柱均被星毛。蒴果卵圆形，略扁平，有短喙，具星状毛。

【分布】广西主要分布于隆林、凌云、天峨、南丹、都安。

【采集加工】全年均可采收。切段，晒干或鲜用。

【药材性状】茎被锈黄色星状绒毛。叶稍皱缩，展平呈长卵形，先端锐尖头，基部近心形，全缘，革质；叶柄短，有锈色绒毛。

【品质评价】以干燥、色黄绿、无杂质者为佳。

【化学成分】本品全草含洋丁香酚苷（acteoside）、2'- 乙酰基洋丁香酚苷（2'-acetylacteoside）、金石蚕苷（poliumoside）、甘露醇（mannitol）、卫矛醇（dulcitol）[1]、3,4- 二羟基苯乙醇基 -O- α -L- 鼠李吡喃糖基 -（1→3）- β -D-（4-O- 咖啡酰基）- 半乳吡喃糖苷 [3,4-dihydroxyphenethoxy-O- α -L-rhamnopyranosyl-（1→3）-β -D-(4-O-caffeoyl)-galactopyranoside]，3,4- 二羟基苯乙醇基 -O- α -L- 鼠李吡喃糖基 -（1→3）- β -D-（2-O- 乙酰基 -4-O- 咖啡酰基）- 半乳吡喃糖苷 [3,4-dihydroxyphenethoxy-O- α -L-rhamnopyranosyl-（1 → 3）- β -D-（2-O-acetyl-4-O-

caffeoyl）-galactopyranoside]、2'- 乙酰基金石蚕苷（2'-acetylpoliumoside）、玉叶金花苷酸甲酯（mussaenoside）、木犀草素 -7-O- β -D- 葡萄糖苷（luteolin-7-O- β -D-glucoside）、木犀草素（luteolin）[2]。

【药理作用】

1. 抗 VSV 病毒　来江藤全草中苯丙素苷 echinacteoside 在小鼠 L-929 型细胞中有抗 VSV 病毒活性 [3]。

2. 对性行为影响　苯丙素苷 acteoside、cistanoside a、cistanoside c 和 echinacoside 对紧张小鼠的性行为下降有改善作用 [4]。

来江藤全草分离得到的一种苯丙素苷类成分洋丁香酚苷能改善性功能障碍 [1,5]。

3. 抑菌、抗炎　苯丙素苷 acteoside、campenoside Ⅰ、suspensaside、forsythoside a、plantamajoside 对金黄色葡萄球菌等有抑制作用 [6,7]。

4. 对花生四烯酸代谢的影响　forsythoside a、suspensaside、acteoside、campenoside Ⅱ 选择性抑制 5- 氧化酯酶活性，抑制花生酸转化为花生四烯酸 [8]。

5. 抗糖尿病血管病变　从来江藤茎叶 80% 乙醇提取物分离得到的单

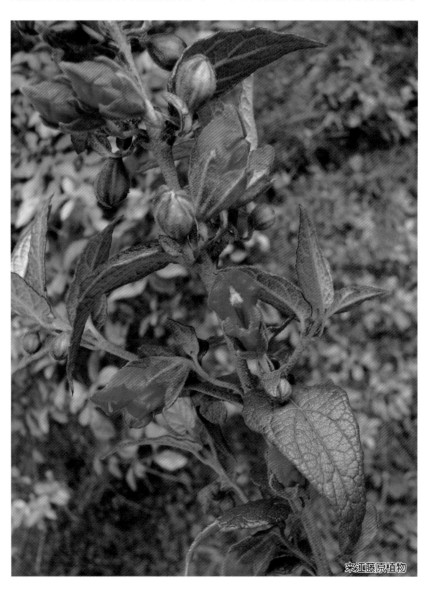

来江藤原植物

体 acteoside、*iso*-acteoside、poliumoside、brandioside 和 pheliposide 对蛋白质糖化终末产物的半数抑制浓度（IC$_{50}$）范围为 4.6 ~ 25.7μM。对大鼠眼球晶体醛糖还原酶抑制研究表明 acteoside、*iso*-acteoside 和 poliumoside 的 IC$_{50}$ 分别为 0.83μM、0.83μM 和 0.85μM，另外，10μM、20μM 浓度的 acteoside 对斑马鱼幼鱼高糖诱导遮断视网膜血管的直径减少率分别为 63%、81%[9]。

6. 抑制细胞分裂　来江藤的单体成分 acteoside、2′-acetylacteoside、poliumoside 和 brandioside 对大鼠主动脉平滑肌细胞 A7r5 增殖有浓度依赖性抑制作用，作用强度顺序为 brandioside ≥ poliumoside>2′-acetylacteoside ≥ acteoside[10]。

7. 抗氧化　来江藤单体成分 acteoside、2′-acetylacteoside、poliumoside 和 brandioside 体外可抑制自由基诱导的红细胞溶解，且 brandioside 和 poliumoside 抗氧化作用强于 acteoside、2′-acetylacteoside[11]。

8. 抗痛风　从来江藤枝叶水提物分离得到的 luteolin 和 *iso*-acteoside 对黄嘌呤氧化酶的半数抑制浓度（IC$_{50}$）分别为 7.83μM 和 45.48μM，*iso*-acteoside 通过竞争性抑制黄嘌呤氧化酶活性来减少尿酸形成（Ki 值为 10.08μM）[12]。

9. 其他　苯丙素苷 myricoside 对昆虫有拒食作用[1,13]。来江藤中洋丁香酚苷，有神经兴奋作用和降脂作用，并对健忘症等有治疗作用[1,5]。

【性味归经】味微苦，性凉。归肾、肝经。

【功效主治】祛风湿，清热，解毒。主治风湿筋骨痛，水肿，泻痢，黄疸，痨伤吐血，骨髓炎，骨膜炎，疮疖。

【用法用量】内服：煎汤，10 ~ 20g，或泡酒。外用：鲜品适量，捣敷或煎水洗。

【使用注意】脾胃虚寒者慎用。

【经验方】

1. 风湿，一身水肿　蜂糖罐、白菖蒲、石菖蒲、艾各等份。煎水洗。（《贵州草药》）
2. 感冒发热　蜜桶花 3 ~ 9g。煎服。（《云南中草药选》）
3. 劳伤咳嗽吐血　鲜蜂糖罐花 30g。煎服。（《贵州民间药物》）
4. 黄疸型肝炎　蜜桶花 30g。红糖为引，水煎服。（《云南中草药》）
5. 泻痢　蜂糖罐根煎水服用。（《贵州民间药物》）
6. 骨髓炎　蜂糖罐根 120g。用白酒 500g，浸泡 3 天。每服 15 ~ 20ml，早晚各服 1 次，小儿酌减。外用牛皮胶抽丝，填满瘘管为度，用纱布覆盖固定。每日或隔日换药 1 次。（《全国中草药汇编》）
7. 化脓性骨髓炎　蜜桶花根 30g，浸酒 500g。日服 2 ~ 3 次，每次 10ml。（《云南中草药》）
8. 骨内膜炎，破伤风，风湿，跌打　蜜桶花 15 ~ 30g。水煎服。（《云南中草药》）

【参考文献】

[1] 贺震旦，王德祖，杨崇仁. 来江藤的苯丙素类配糖体成分. 云南植物研究，1990, 12(4): 439.
[2] 周凌云，华燕，倪伟，等. 来江藤的苯丙素类配糖体成分. 云南植物研究，2004, 26(3): 249.
[3] Cheminat A, Zawatzky R, Becker H, et al. Phytochemistry, 1988, 27(9): 2787.
[4] Sato T, Kozima S, Kobayahi K, et al. 1985, 105(12): 1131.
[5] 贺震旦，王德祖，杨崇仁，等. 天然产物研究与开发. 云南植物研究，1989, 1(2): 29.
[6] Kiagawa S, Hishibe S, Baba H, et al. 1987, 107(4): 274.
[7] Ravn H, Brimer L. Phytochemistry, 1988, 27(11): 3433.
[8] Kimura Y, Okuda H, Nishibe S, et al. Planta Medica, 1987, 53: 148.
[9] Yu SY, Lee IS, Jung SH, et al. Caffeoylated phenylpropanoid glycosides from Brandisia hancei inhibit advanced glycation end product formation and aldose reductase in vitro and vessel dilation in larval zebrafish in vivo. Planta Med, 2013, 79(18): 1705.
[10] He ZD, Huang Y, Yao X, et al. Purification of phenylethanoids from Brandisia hancei and the antiproliferative effects on aortic smooth muscle. Planta Med, 2001, 67(6): 520.
[11] He ZD, Lau KM, Xu HX, et al. Antioxidant activity of phenylethanoid glycosides from Brandisia hancei. J Ethnopharmacol, 2000, 71(3): 483.
[12] Kong LD, Wolfender JL, Cheng CH, et al. Xanthine oxidase inhibitors from Brandisia hancei. Planta Med, 1999, 65(8): 744.
[13] Cooper R, Solomon P H, Kubo I, et al. J Am Chem Soc, 1980, 102: 7953.

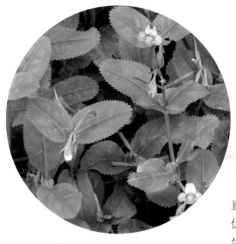

Han tian cao

旱田草

Linderniae Rullioides Herba
[英] Dry Falsepimpernel Herb

【别名】锯齿草、地下茶、剪席草、短果泥花草。

【来源】为玄参科植物旱田草 *Lindernia ruellioides*（Colsm.）Pennell 的全草。

【植物形态】草本。茎基部常伏地，节上生不定根。叶对生，倒卵状矩圆形，长 1 ~ 3cm，宽 0.5 ~ 2cm，先端钝，基部阔楔形，下延边缘有整齐的细锯齿。总状花序顶生；苞片钻形；花萼裂片几乎完全分生，钻状，果时增长；花冠紫红色，上唇直立，下唇开展，3 裂；雄蕊前面 2 枚不育。蒴果披针形；种子有格状瘤突。

【分布】广西全区均有分布。

【采集加工】全年可采。洗净，晒干备用。

【药材性状】茎呈圆柱形或近四棱形，直径 1 ~ 1.5mm，无毛，多分枝，伏地节常生不定根。叶黄绿色，对生，展开后叶片呈倒卵状矩圆形，长 1 ~ 2.5cm，宽 0.5 ~ 1.5cm，两面无毛，边缘有整齐的细锯齿。蒴果披针形。质轻，稍脆。气微，味稍甘。

【品质评价】以色黄绿、叶多者为佳。

【性味归经】味甘、淡，性平；有小毒。归肝、胃经。

【功效主治】理气活血，解毒消肿。主治月经不调，痛经，闭经，胃痛，乳痈，瘰疬，跌打损伤，痈肿疼痛，毒蛇咬伤，狂犬咬伤。

【用法用量】内服：煎汤，15 ~ 30g。外用：适量，捣敷。

【使用注意】本品有小毒，用量不宜过大。孕妇慎用。

【经验方】

1. 乳痈，背痛 鲜旱田草 30 ~ 60g。酒、水煎服；渣调冷饭或红糖捣烂外敷。（《中国壮药学》）

2. 经期提前、推后或痛经 鲜旱田草 30 ~ 60g。水煎服。（《中国壮药学》）

3. 闭经 旱田草 30 ~ 60g。酒、水炖服；或加四物汤同煎服。（《中国壮药学》）

4. 瘰疬 鲜旱田草 30 ~ 60g。水煎服。（《中国壮药学》）

5. 跌打肿痛 鲜旱田草 60 ~ 90g。酒炖服。（《中国壮药学》）

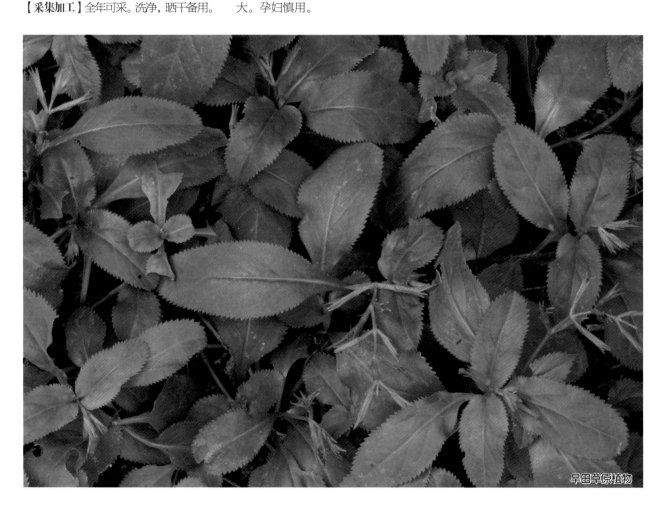

旱田草原植物

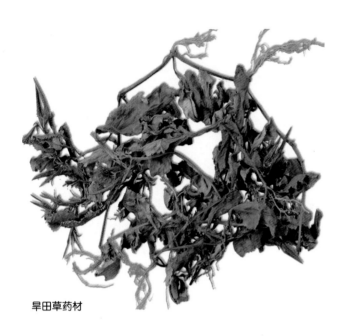

旱田草药材

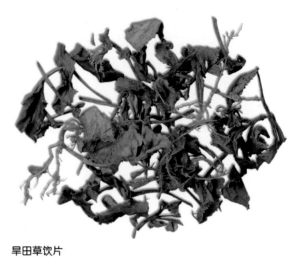

旱田草饮片

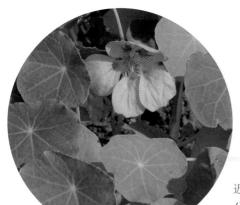

Han jin lian

旱金莲

Tropaeoli Maji Herba
[英] Common Nasturtium Herb

【别名】金莲花、吐血丹。

【来源】为旱金莲科植物旱金莲 *Tropaeolum majus* L. 的全草。

【植物形态】肉质草本。蔓生。叶互生；叶柄向上扭曲，盾状，着生于叶片的近中心处；叶片圆形，有主脉 9 条，由叶柄着生处向四面放射，边缘为波浪形的浅缺刻，背面通常被疏毛或有乳突点。单花腋生，花柄长，花黄色，花托杯状；萼片 5，长椭圆状披针形，基部合生，边缘膜质，其中一片延长成一长距；花瓣 5，通常圆形，边缘有缺刻，上部 2 片通常全缘，着生在距的开口处，下部 3 片基部狭窄成爪，近爪处边缘具睫毛；雄蕊 8，长短互间，分离；子房 3 室，花柱 1 枚，柱头 3 裂，线形。瘦果，扁球形。

【分布】广西全区均有栽培。

【采集加工】生长盛期，割取全草。鲜用或晒干。

【药材性状】干燥全株光滑无毛。叶多皱缩或破碎，完整叶展平后呈盾状近圆形，宽 5 ~ 10cm，边缘有波状钝角，下面通常被毛或有乳突点。花为金黄色，花瓣 5。果扁球形。

【品质评价】以干燥、无泥沙者为佳。

【化学成分】全草含木质素（lignin）[1]，并含一种旱金莲硫代葡萄糖苷[2]。种子含旱金莲素（tropaeolin）[3]。花含挥发油，主要成分有亚油酸（linoleic acid）、棕榈酸（palmitic acid）、肉豆蔻酸（myristic acid）、月桂酸（lauric acid）、羊脂酸（capric acid）、二十三烷（tricosane）、二十八烷（octacosane）、邻苯二甲酸（2-乙基己基）酯 [phthalandione（2-ethyl hexyl）ester）]、二氢猕猴桃内酯（dihydroactinidiolide）和芳樟醇（linalool）等[4]。又含山柰酚葡萄糖苷（kaempferol glucoside）[5]。茎叶含异槲皮苷（isoquercitroside）、槲皮素 -3- 三葡萄糖苷（quercetin-3-triglucoside）、绿原酸（chlorogenic acid）[5]。

【药理作用】

1. 美白　旱金莲提取物对鼠 B16 黑色素瘤细胞酪氨酸酶活性呈浓度依赖性抑制，可抑制黑色素生成[6]。

2. 抑菌　旱金莲中挥发性成分对革兰阴性或阳性菌在体外的有效浓度为

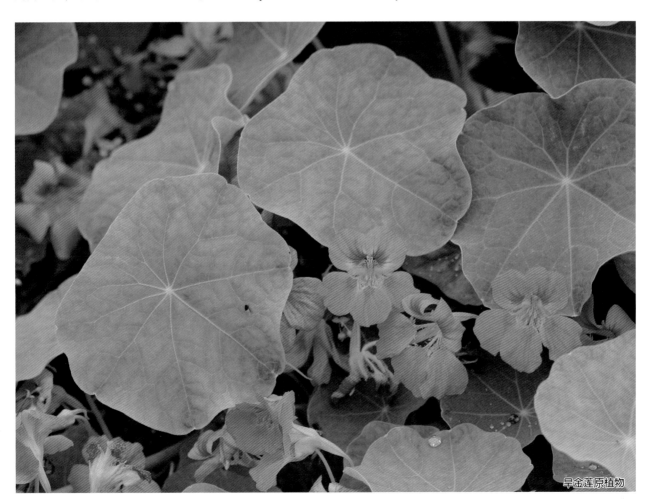

旱金莲原植物

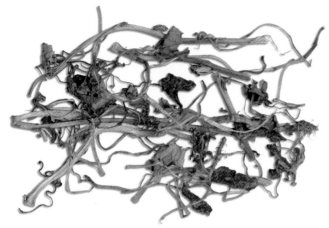

旱金莲药材

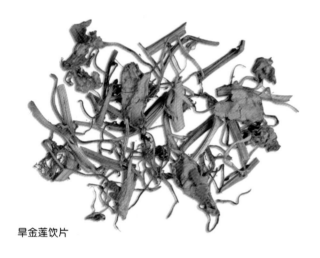

旱金莲饮片

1:1000000 ～ 1：3000000，对金黄色葡萄球菌、链球菌、大肠杆菌、伤寒杆菌、副伤寒杆菌、痢疾杆菌、炭疽杆菌、枯草杆菌、抗酸杆菌以及某些真菌均有抑制作用，对多数能形成芽孢的细菌和眼科感染中的微生物亦有良好抑制作用，还能增加氯霉素抗菌效力，尤其以幼嫩植物为好，茎略次，根无效，水蒸气蒸馏所得部分效果不好[7]。

3. 体内过程　旱金莲中异硫氰酸苄酯易经胃、十二指肠吸收，排泄的主要途径为肾，呼吸道及口腔黏膜也有排泄，口服 1 ～ 3 小时后即排出，成人在服后 4 ～ 6 小时尿中浓度最高[2]。

4. 毒性反应　异硫氰酸苄酯给豚鼠服用 3 个半月对排泄器官并未出现刺激症状，内脏的组织学检查也无病变，血象除大淋巴细胞数有增加外，余均正常。豚鼠的嗜伊红细胞不增多，亦无气喘，故未发生过敏现象，但服后 2 ～ 3 周颈背皮肤有溃烂，不引起腹泻，亦不扰乱肠菌丛[7]。

【性味归经】味辛、酸，性凉。归肝、肺经。

【功效主治】清热解毒，凉血止血。主治目赤肿痛，结膜炎，支气管炎，疮疖，吐血，咯血。

【用法用量】内服：煎汤，鲜品 15 ～ 30g。外用：适量，捣烂敷；或煎水洗。

【使用注意】虚寒性出血不宜用。

【经验方】

1. 目赤肿痛　金莲花、野菊花适量。共捣烂，敷眼眶。（《广西民间常用中草药手册》）

2. 恶毒大疮　金莲花、雾水葛、木芙蓉各适量。共捣烂，敷患处。（《广西民间常用中草药手册》）

3. 吐血，咯血　（金莲花）鲜全草 15 ～ 30g。水煎服。（《广西本草选编》）

【参考文献】

[1] Alaniz JR. Lignin content and its phenolic compounds in Tropaeolum majus plants dwarfed by light. Revista de la Facultad de Agronomia, Universidad Nacional de La Plata, 1973, 49(1): 81.

[2] Cumpa SCN, Guerra AMI, Bejar CV, et al. Advances in the study of the antibacterial and antifungal activity of Tropaeolum thioglycosides. Boletin de la Sociedad Quimica del Peru, 1991, 57(4): 235.

[3] 国家医药管理局中草药情报中心站. 植物药有效成分手册. 北京：人民卫生出版社, 1986: 1083.

[4] 姬小明, 李冰洁, 于建军, 等. 旱金莲花挥发油的提取及卷烟加香. 湖南农业大学学报 (自然科学版), 2011, 37(3): 342.

[5] Dalaveav P. Nasturtium, Tropaeolum majus, flavonoids. Physiologie Vegetale, 1967, 5(4): 357.

[6] 马晶波, 黄岚, 冯淑芳, 等. 旱金莲提取物祛斑作用的实验研究. 上海中医药杂志, 2003, 37(5): 56.

[7] Kleinwachter M, Schnug E, Selmer D. The glucosinolate-myrosinase system in nasturtium(Tropaeolum majus L.): variability of biochemical parameters and screening for clones feasible for pharmaceutical utilization. J Agric Food Chem, 2008, 56(23): 11165.

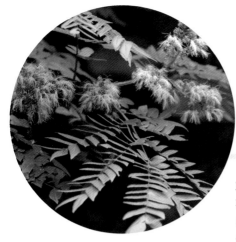

Wei xian shu

围涎树

Pithecellobii Clypeariae Folium et Ramulus
[英] Common Apes Ear-ring Branch or Leaf

【别名】蛟龙木、木耳木、鸡心树、洗头树、猴耳环。

【来源】为豆科植物围涎树 *Pithecellobium clypearia*（Jack）Benth. 的枝、叶。

【植物形态】乔木。小枝无刺，有明显的棱角，密被黄褐色柔毛。二回羽状复叶，羽片 4 ~ 6 对；叶柄中部以下具 1 个突出腺体，在叶轴上每对羽片之间具有 1 个突出的腺体；小叶轴上面通常在 3 ~ 5 对小叶间具 1 腺体；小叶 6 ~ 16 对，对生，叶片近不等的四边形，长 1.3 ~ 8.5cm，宽 7 ~ 32mm，先端渐尖或急尖，基部近楔形，偏斜，上面光亮，两面被短硬毛，背面毛较密，近无柄。头状花序排列成聚伞状或圆锥状；苞片披针形；花萼钟状，萼 5 齿裂，基部合生；白色或淡黄色，中部以下合生，裂片披针形，先端急尖；雄蕊基部合生；子房有毛和柄，基部无花盘。荚果条形，旋卷呈杯状。种子椭圆形，黑色。种柄丝状，种子皱缩。

【分布】广西主要分布于上思、邕宁、南宁、宁明、龙州、那坡、罗城。

【采集加工】夏、秋季采收。除去杂质，洗净，切段，晒干。

【药材性状】嫩枝有纵棱，略呈方柱形，直径 0.5 ~ 2cm，棕色至棕褐色。完整叶，二回羽状复叶，羽片 4 ~ 6 对，有的可达 11 对；小叶常卷缩或破碎，易脱落，展平后呈菱形，顶生小叶最大，长 2 ~ 6cm，上面深绿色至棕黄色，微有光泽，下面色较浅。气微，味微涩。

【品质评价】以茎枝幼嫩、叶片多者为佳。

【化学成分】本品含联苯三酚(pyrogallol)、槲皮苷（quercitrin）[1]、β - 谷甾醇（β - sitosterol）、正三十三烷(*n*-tritriacontane)、5- 羟基 -3,7,3',4'- 四甲氧基黄酮(5-hydroxy-3,7,3',4'-tetramethoxyflavone)、齐墩果酸（oleanic acid）、5,4'- 二羟基 -3,7,3'- 三甲氧基黄酮（5,4'-dihydroxy-3,7,3'-trimethoxyflavone）、α - 香树脂醇（α - amyrin）、木犀草素（luteolin）、熊果酸(ursolic acid)、木犀草苷(luteoloside)[2]、特利色黄烷(catechin hydratetricetiflavan)、杨梅苷(myricitrin)、槲皮素（quercetin）、没食子酸甲酯（methylgallate）、7- 没食子酰基特利色黄烷(7 -gallyoltriceti-flavan)、7- 没食子酰基表没食子儿茶

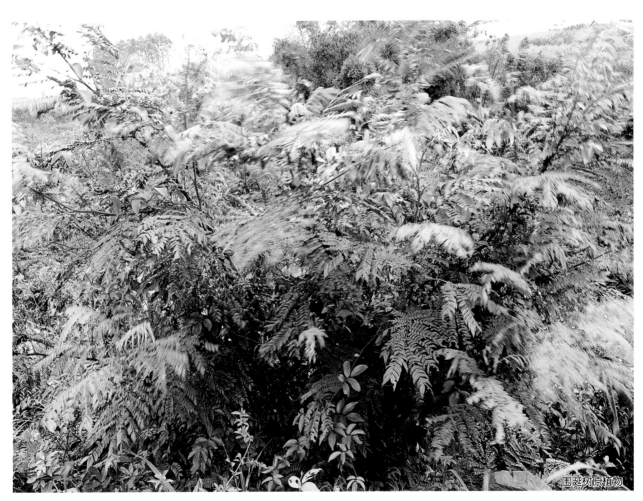

围涎树原植物

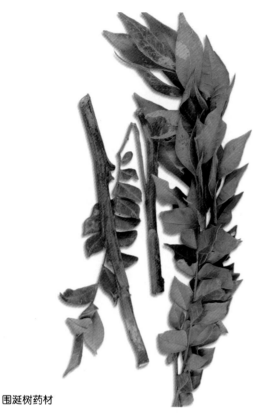

围涎树药材

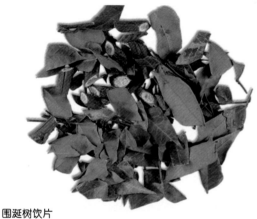

围涎树饮片

素 [（－）-epigalbcatechin-7-gallate]、7,3′- 二没食子酰基特利色黄烷（7,3′-digallate tricetiflavan）和 7,4′- 二没食子酰基特利色黄烷（7,4′-digallate tricetiflavan）[3]。枝叶中含（－）-表没食子儿茶素 [（－）-epigallocatechin]、五羟基黄烷 [（－）-5,7,3′,4′,5′-pentahydroxyflavan]、（－）- 表没食子儿茶素 -7-没食子酸酯 [（－）-epigallocatechin-7-gallate]、（－）-5,3′,4′,5′-四羟基黄烷 -7- 没食子酸酯 [（－）-5,3′,4′,5′-tetrahydroxyflavan-7-gallate]、槲皮素 -3-O- α -L- 吡喃鼠李糖苷（quercetin-3-O-α -L-rhamnopyranoside）、杨梅树皮素 -3-O- α -L- 吡喃鼠李糖苷（myricetin-3-O- α -L- rhamnopyranoside）、没食子酸（gallic acid）、没食子酸乙酯（ethylgallate）[4]。

【性味归经】味微苦、涩，性凉；有小毒。归大肠、心经。

【功效主治】清热解毒，凉血消肿。主治肠风下血，痔疮，疮痈疖肿，烧烫伤，湿疹。

【用法用量】内服：煎汤，9 ～ 15g。外用：适量，干品研粉，油调涂，或鲜品捣敷。

【使用注意】脾胃虚寒者慎用。

【经验方】

烧烫伤，疮痈疖肿　蛟龙木干品研粉调茶油涂患处，或鲜叶捣烂敷患处。（《全国中草药汇编》）

【参考文献】

[1] 王永刚，淡墨，李咏华，等 . 猴耳环化学成分的研究 . 中药材，2005，28(9): 774.

[2] 谢春英，林乐伟 . 猴耳环化学成分研究 . 中药材，2011, 34(7): 1060.

[3] 苏妙贤 . 小紫金牛和猴耳环的化学成分和生物活性研究 . 广州：暨南大学，2006.

[4] 郭晓宇，王乃利，宝丽，等 . 猴耳环的化学成分及其对 T 淋巴细胞增殖的影响 . 中国药学，2007, (16): 208.

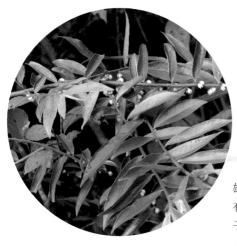

岗 枪

Euryae Groffii Folium
[英] Groffii Eurya Leaf

【别名】米碎木、蚂蚁木。

【来源】为山茶科植物岗枪 *Eurya groffzi* Merr. 的叶。

【植物形态】灌木或小乔木。嫩枝圆柱形，有黄褐色长丝毛。单叶互生；叶片薄革质，披针形，长4.5～10cm，宽1.2～2.2cm，先端渐尖，基部宽楔形或近圆形，边缘有细锯齿，下面有长毛，侧脉常不凹陷。花单性，雌雄异株，常簇生于叶腋；花白色、绿色或黄色；萼片卵圆形，宿存，有短柔毛；雄花花瓣倒卵形，雄蕊20，退化子房有或无；雌花花瓣披针形，无雄蕊，子房无毛，花柱先端3深裂。浆果圆球形。

【分布】广西全区均有分布。

【采集加工】全年均可采收。鲜用或晒干。

【药材性状】叶呈披针形，长4～10cm，宽1～2cm；先端渐尖，基部楔形，边缘有细锯齿；表面灰绿或绿褐色，下面可见毛茸。叶柄极短。薄革质而脆，易破碎。气微，味微苦、涩。

【品质评价】以干燥、色黄绿、无杂质者为佳。

【性味归经】味苦，性平。归肺、肝经。

【功效主治】祛痰止咳，解毒消肿。主治肺痨咳嗽，无名肿毒，脓疱疮，跌打损伤，骨折。

【用法用量】内服：煎汤，10～15g。外用：适量，鲜品捣敷或煎汤洗。

【使用注意】干咳无痰者不宜用。

【经验方】

1. 跌打肿痛 用鲜叶捣烂酒炒外敷。（《广西本草选编》）
2. 肺结核咳嗽 用岗枪叶10～15g。水煎服。（《广西本草选编》）

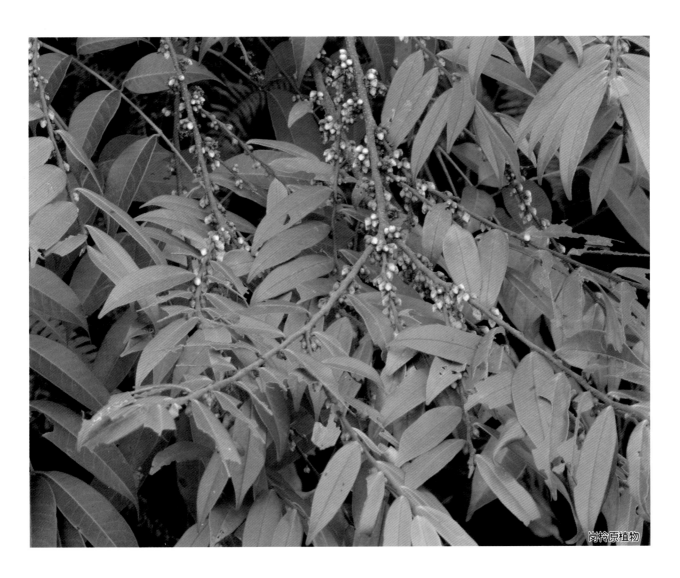

岗枪原植物

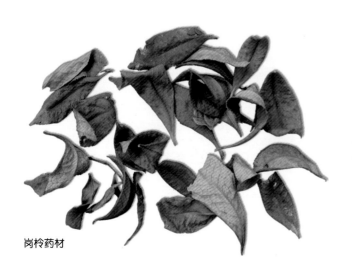

岗柃药材

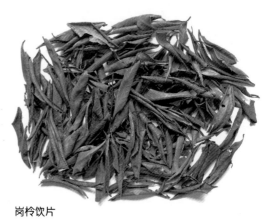

岗柃饮片

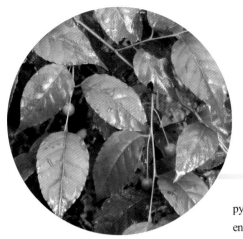

Gang mei gen

岗梅根

Ilicis Asprellae Radix
[英] Roughhaired Holly Root

【别名】楼星、金包银、点秤根、秤星树根、天星根、七星薹、山梅根、乌皮柴。

【来源】为冬青科植物梅叶冬青 Ilex asprella（Hook.f.et Arn.）Champ. ex Benth. 的根。

【植物形态】落叶灌木。小枝无毛，绿色，干后褐色，长枝纤细，均是明显的白色皮孔。叶互生；叶片膜质，卵形或卵状椭圆形，长 3 ~ 7cm，宽 1.5 ~ 3cm，先端渐尖成尾状，基部宽楔形，边缘具钝锯齿，中脉上面稍凹下，侧脉 6 ~ 8 对，网脉不明显，上面或仅脉上有微毛，下面无毛。花白色，雌雄异株；雄花 2 ~ 3 朵簇生或单生叶腋，花萼无毛，裂片阔三角形或圆形，基部结合；雌花单生叶，花萼无毛，花瓣基部结合，子房球状卵形，花柱明显，柱头盘状。果球形，熟时黑紫色。

【分布】广西全区均有分布。

【采集加工】秋季采挖根部。洗去泥土，晒干。

【药材性状】根略呈圆柱形，稍弯曲，有分枝；长 30 ~ 50cm，直径 1.5 ~ 3cm。表面灰黄色至灰褐色，有纵皱纹及须根痕。质坚硬，不易折断。成品为近圆形片或段，皮部较薄，木部较宽广，浅黄色，可见放射状纹理及多数不规则环纹。气微，味先苦后甜。

【品质评价】以身干、条大、无杂质、色黄棕色者为佳。

【化学成分】本品含乌苏烷型三萜类化合物：ilexasoside A[（3β）-19-hydroxy-28-oxours-12-en-3-yl-β-D-glucopyranosiduronic acid methyl ester]、ilexasoside B[（3β）-19-hydroxy-28-oxours-12-en-3-yl-3-O-sulfo-β-D-glucopyranosid-uronic acid methyl ester]、ilexasoside C[（3β）-28-（β-D-glucopyranosyloxy）-19-hydroxy-28-oxours-12-en-3-yl-β-D-glucopyranosiduronic acid methyl ester]、ilexasoside D[（3β）-28-（β-D-gluco-pyranosyloxy）-19-hydroxy-28-oxours-12-en-3-yl-3-O-sulfo-β-D-glucopyranosiduronic acid methyl ester]、ilexasoside E[（3β）-28-（β-D-glucopyranosyloxy）-28-oxours-12,18-dien-3-yl-β-D-glucopyranosiduronic acid methyl ester]、ilexasoside F[（3β,20β）-28-（β-D-glucopyranosyloxy）-28-oxours-12,18-dien-3-yl-β-D-glucopyranosiduronic acid methyl ester]、ilexasoside G[（3β）-28-（β-D-glucopyranosyloxy）-28-oxours-12,19-dien-3-yl-β-D-glucopyranosiduronic acid methyl ester]、ilexasoside H[（3β）-28-（β-D-glucopyranosyloxy）-28-oxours-12,19（29）-dien-3-yl-β-D-glucopyranosiduronic acid methyl ester][1]。

【药理作用】

抗心肌缺血 以乙醇、硫酸氢钠处理制成的岗梅根注射液对离体豚鼠心脏灌流有扩张冠状血管、增加冠脉流量和加强心收缩力的作用。对垂体后叶

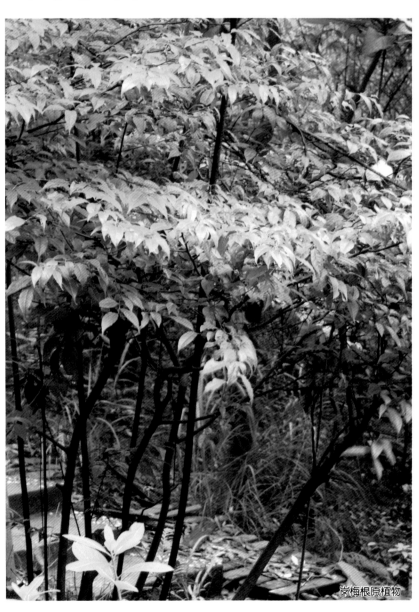

岗梅根原植物

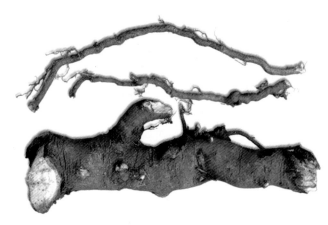

岗梅根药材

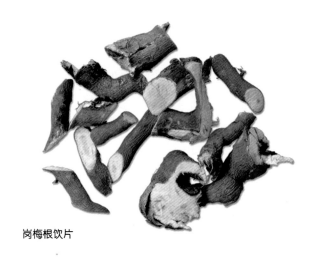

岗梅根饮片

各9g；扁桃体化脓者加银花、连翘、筋骨草各10g。小儿酌减用量。治疗期间忌食辛辣、烟酒及甜腻之品，以半流质、清淡易消化饮食为宜。结果：治疗128例，2天痊愈者28例，占21.87%；3天痊愈者81例，占63.28%；4天痊愈者11例，占8.59%；配合西药治愈者8例，占6.25%[4]。

【**性味归经**】味苦、甘，性寒。归肺、胃经。

【**功效主治**】清热解毒，生津止渴，散瘀消肿。主治感冒，头痛，眩晕，热病烦渴，痧气，热泻，肺痈，百日咳，咽喉肿痛，痔血，淋病，疔疮肿毒，跌打损伤。

【**用法用量**】内服：煎汤，30～60g。外用：适量，捣敷。

【**使用注意**】脾胃虚寒者及孕妇慎服。

【经验方】

1.感冒　秤星树根、卤地菊各30g，生姜3g。水煎服。（《福建药物志》）

2.小儿感冒，高热不退　秤星树根、地胆草、丁葵草各9g，积雪草15g。水煎服。（《福建药物志》）

3.扁桃体炎，咽喉炎　鲜秤星树根、蜂蜜各适量。捣烂，口内含咽。（《福建药物志》）

4.偏正头痛　岗梅鲜根90g，鸡矢藤60g，鸭蛋2个。水煎，服蛋和汤。（《草药手册》）

5.头目眩晕　岗梅鲜根60g，臭牡丹根30g。水煎服。（《草药手册》）

6.小儿百日咳　岗梅根、白茅根各30g。水煎，酌加蜂蜜兑服。（《草药手册》）

7.肺痈　岗梅根250～500g。水煎。连服数次。（《岭南草药志》）

8.痔疮出血　岗梅根240g。去皮切碎，煮猪肉食。（《岭南草药志》）

9.双单喉蛾　岗梅根30g，竹蜂4只，陈皮6g，细辛3g。水煎服。（《岭南草药志》）

素所致急性心肌缺血家兔，给予岗梅根注射液后心电图显示对T波高耸有保护作用，对S-T段偏移及心律失常亦有效[2]。

【临床研究】

1.咽喉炎症　选择临床患者520例，随机分为治疗组与对照组各260例。治疗组口服岗梅根清喉颗粒（由岗梅根、板蓝根、甘草、薄荷、冰片等中药组成，辅料为蔗糖粉、甘露醇、乳糖），每天3次，每次15g，1周为1个疗程；对照组含服草珊瑚含片，1周为1个疗程。结果：两者对急、慢性咽炎，扁桃体炎，喉炎，咽异感症以及感冒发热引起的咽喉肿痛等疾病均具有显著治疗作用，治疗组总有效率为89.2%，对照组为90.0%，治疗组与对照组比较差异无显著意义（P>0.05），但岗梅根清喉颗粒对因吸烟、饮酒、辛辣、疲劳等引起的咽干口燥、口臭、声音嘶哑也具有较好的治疗作用[3]。

2.急性扁桃体炎　基本方（成人量）：岗梅根30g，土牛膝12g，卤地菊15g，马兰25g，板蓝根12g。每日1剂，水煎2次口服。若发热恶寒较著者，加荆芥、防风各9g；肺热较明显者加鱼腥草15g，石膏20～30g，黄芩9g；兼有便秘者加制大黄10g（后下）；淋巴结肿大者再加银花、连翘、蒲公英各10g；吞咽疼痛显著者加射干、夏枯草、玄参

附：岗梅叶

味苦、甘，性凉。归肺、肝经。功效：发表清热，消肿解毒。主治：感冒，跌打损伤，痈肿疔疮。内服：煎汤，鲜品30～60g。外用：适量，捣敷。

经验方　①痈毒：秤星树叶和米糟或鸡蛋，共捣匀敷患处。（《岭南草药志》）②过敏性皮炎：秤星树叶、食盐各适量，揉烂后擦患处。（《福建药物志》）

【参考文献】

[1]Wang L, Cai Y, Zhang XQ. New triterpenoid glycosides from the roots of Ilex asprella. Carbohydr Res, 2012, 349: 39.

[2] 湖南医学院. 医学研究资料, 1973, (1): 26.

[3] 杨宏图, 董淳, 宁德俄, 等. 岗梅根清喉颗粒的制备及临床疗效观察. 中国基层医药, 2005, 12(2): 137-138.

[4] 张开根, 张伟娟, 陈庆辉. 梅卤汤治疗急性扁桃体炎128例. 福建中医药, 1995, 26(5): 19.

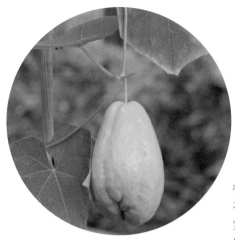

Fo shou gua

佛手瓜

Sechii Fructus
[英]Chayote

【别名】梨瓜、洋丝瓜、拳头瓜、合掌瓜、福寿瓜、隼人瓜、菜肴梨。

【来源】为葫芦科植物佛手瓜 Sechium edule（Jacq.）Swartz 的果。

【植物形态】草质藤本。根块状。茎攀缘。卷须粗壮，分 3～5 叉。叶片膜质，近圆形，中间的裂片较大，基部弯缺较深，上面粗糙，下面有短柔毛，全缘或有小齿。雌雄同株；雄花生于总花梗的上部成总状花序，雌花单生或双生；花托短；花冠辐状，裂片卵状披针形，有 5 脉；雄蕊 3，花丝合生，花药分离，药室 "S" 形折曲；子房 1 室，仅具 1 枚下垂胚珠。果实淡绿色，倒卵形，有 5 条纵沟，具 1 枚种子，种子大型，卵形，压扁状。

【分布】广西全区均有栽培。

【采集加工】秋季果实成熟时采摘。切片晒干备用，或鲜用。

【药材性状】果实极度皱缩，表面呈红黑色，基部小，端部大，有韧性，不易折断，切片中央白色。

【品质评价】以色纯、洁净、无异味者为佳。

【化学成分】佛手瓜（白皮和绿皮）含钾（K）、钙（Ca）、铁（Fe）和磷（P）等矿质元素，β-胡萝卜素等[1]。

果实含没食子酸（gallic acid）[2]，还含烟草胺（nicotianamine）[3]。

根、叶、茎、果实中含黄酮类成分，为芹菜素（apigenin）或木犀草素（luteolin）的葡萄糖、芹菜糖或鼠李糖苷[4]。

【性味归经】味甘、性平。归脾、胃经。

【功效主治】健脾消食，行气止痛。主治胃脘痛，食滞不化。

【用法用量】内服：煎汤，10～20g（鲜品 100～200g）。

【使用注意】消谷善饥者不宜服。

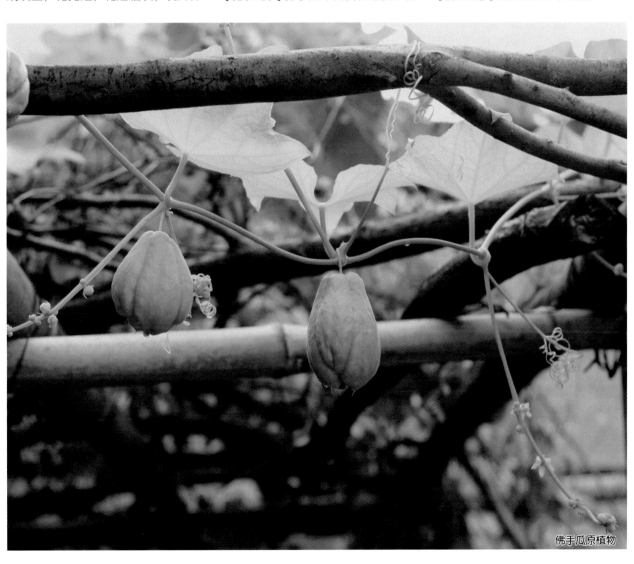

佛手瓜原植物

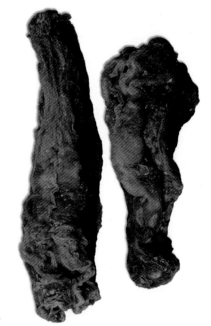

佛手瓜药材

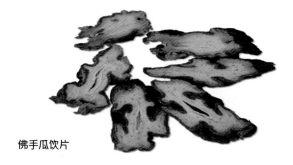

佛手瓜饮片

【经验方】

1.湿痰咳嗽　佛手、姜半夏各6g，砂糖少许。水煎服。（《全国中草药汇编》）

2.肝胃气痛　鲜佛手12～15g，开水冲泡，代茶饮；或佛手、延胡索各6g，水煎服。（《全国中草药汇编》）

3.食欲不振　佛手、枳壳、生姜各3g，黄连0.9g。水煎服，每日1剂。（《全国中草药汇编》）

4.臌胀发肿　佛手四两，人中白三两。共为末。空腹白汤下。（《岭南采药录》）

【参考文献】

[1] 杜先锋. 佛手瓜营养成分的分析研究. 食品科技, 2002, (2): 72.

[2]Suaiman SF, Ooi KL, Supriatno. Antioxidant and alpha-glucosidase Iihibitory activities of cucurbit fruit vegetables and identification of active and major constituents from phenolic-rich extracts of Lagenaria siceraria and Sechium edule. J Agri Food Chem, 2013, 61(42): 10080.

[3]Hayashi A, Nakayama T, Aoyagi Y, et al. Purification of nicotianamine from Hayatouri(Sechium edule) and estimation of quantitative determination method. Journal of the Japanese Society for Food Science and Technology, 2005, 52(4): 154.

[4]Siciliano T, De Tommasi N, Morelli I, et al. Study of flavonoids of Sechium edule(Jacq) swartz (Cucurbitaceae) different edible organs by liquid chromatography photodiode array mass spectrometry. J Agri Food Chem, 2004, 52(21): 6510.

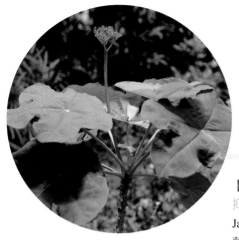

Fo du shu

佛肚树

Jatrophae Podagricae Herba
[英] Podagrica Jatropha Herb

【别名】独脚莲、惠阳独脚莲。

【来源】为大戟科植物佛杜树 *Jatropha podagrica* Hook. 的全株。

【植物形态】直立灌木。不分枝或少分枝，茎基部或下部通常膨大呈瓶状；枝条粗短，肉质，具散生突起皮孔，叶痕大且明显。叶盾状着生，轮廓近圆形至阔椭圆形，长 8～18cm，宽 6～16cm，顶端圆钝，基部截形或钝圆，全缘或 2～6 浅裂，上面亮绿色，下面灰绿色，两面无毛；掌状脉 6～8，其中上部 3 条直达叶缘；托叶分裂呈刺状，宿存。花序顶生，具长总梗，分枝短，红色，花萼裂片近圆形；花瓣倒卵状长圆形，红色；雄花雄蕊 6～8 枚，基部合生，花药与花丝近等长；雌花子房无毛，花柱 3 枚，基部合生，顶端 2 裂。蒴果椭圆状，具 3 纵沟。种平滑。

【分布】广西全区均有栽培。

【采集加工】全年均可采收。切段，晒干备用。

【药材性状】茎枝具散生突起皮孔，叶痕大且明显。叶皱缩，多破碎，展开呈近圆形至阔椭圆形，顶端圆钝，基部截形或钝圆，全缘或 2～6 浅裂，两面灰绿色，下面颜色稍淡，无毛；掌状脉 6～8；叶柄长；可见分裂呈刺状宿存托叶。

【品质评价】以干燥、无杂质、色黄棕者为佳。

【化学成分】本品根中含 japodic acid[1]、japodagrin、japodagrone[2]。

茎皮中含秦皮定（fraxidin）、秦皮亭（fraxetin）、蒿属香豆素（scoparone）、3-乙酰紫桐油酸（3-acetylaleuritolic acid）、β-谷甾醇（β-sitosterol）、谷甾烯酮（sitosterone）[3]。

【药理作用】

抑菌　从佛肚树中提取的化合物 Japodagrin 和 Japodagrone 对革兰阳性菌有抗菌活性[2]。佛肚树茎的甲醇提取物对革兰阳性菌有抗菌活性[4]，其正己烷、己烷及甲醇提取物对酵母菌、白色念珠菌亦有抗菌作用[5]。

【性味归经】味苦、涩，性寒；有毒。归脾、膀胱经。

【功效主治】清热解毒，消肿止痛。主治毒蛇咬伤，喉痹，胸痛，腹痛腹泻，赤白下痢，小便热涩疼痛，尿路结石尿痛，尿血，面黄肌瘦，不思饮食。

【用法用量】内服：煎汤，5～15g。外用：适量，捣烂敷或研末调敷。

【使用注意】孕妇忌服。

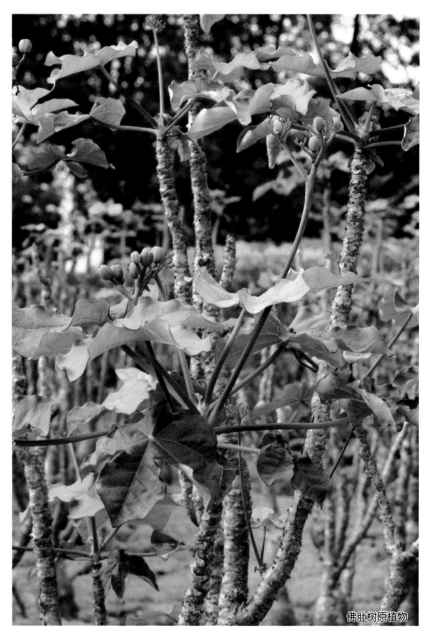

佛肚树原植物

【经验方】

1. 毒蛇咬伤 佛肚树叶、七叶一枝花各15g。捣烂，冲酒取汁服，药渣敷伤口周围。(《实用中草药原色图谱》)

2. 急性痧证 佛肚树根15g，鲜南蛇勒嫩枝叶60g。水煎凉服。(《实用中草药原色图谱》)

3. 面黄肌瘦，疲乏无力 佛肚树根15g，黄花倒水莲30g，瘦猪肉60g。煮熟吃肉喝汤。(《实用中草药原色图谱》)

4. 尿急，尿痛 佛肚树根10g，榕树须15g，磨盘草30g。水煎服。(《实用中草药原色图谱》)

5. 血尿 佛肚树根10g，广金钱草、车前草、粪箕笃各30g。水煎服。(《实用中草药原色图谱》)

【参考文献】

[1] Olapeju OA, James BG. Japodic acid, a novel aliphatic acid from Jatropha podagrica Hook. Rec. Nat. Prod. 2008, 2(4): 100.

[2] Aiyelaagbe OO, Adesogan K, Ekundayo O, et al. Antibacterial diterpenoids from Jatropha podagrica Hook. Phytochemistry, 2007, 68(19): 2420.

[3] Nowshin N, Rumzhum MD, Hossain S ohrab, et al. Secondary metabolites from Jatropha podagrica Hook. J Phys Sci, 2012, 23(1): 29.

[4] 郑才成. 佛肚树茎的抗菌成分. 海南卫生, 1981,(1): 65.

[5] Aiyelaagbe OO, Adesogan K, Ekundayo O, et al. The antimicrobial activity of roots of Jatropha podagrica(Hook). Phytother Res, 2000, 14(1): 60.

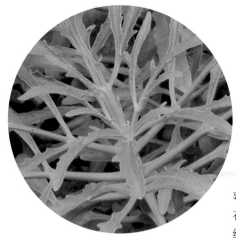

Qie lan cai

伽蓝菜

Kalanchoes Laciniatae Herba
[英] Laciniate Kalanchoe Herb

【别名】青背天葵、鸡爪三七、五爪三七、假川连、五爪田七、高凉菜、土三七。

【来源】为景天科植物伽蓝菜 Kalanchoe laciniata（L.）DC. 的全草。

【植物形态】肉质草本。粗壮，少分枝，全株蓝绿，老枝变红，无毛。叶对生；叶片三角状卵形或长圆状倒卵形，长 8 ~ 15cm；中部叶羽状深裂，叶片条形或条状披针形，边缘有浅锯齿或浅裂；顶生叶较小，披针形。聚伞花序圆锥状或伞房状，顶生；苞片线形；萼片 4 深裂，线状披针形；花冠高脚碟状，黄色或橙红色，花冠管伸出花萼外，膜质，裂片急尖；雄蕊 8，2 轮，花丝短，着生在花冠管喉部；鳞片 4，线形；心皮 4，披针形。蓇葖果，长圆形。种子多数。

【分布】广西全区均有栽培。

【采集加工】全年均可采。多鲜用。

【药材性状】干燥全草常卷曲成团状，暗棕色或紫棕色。基部具根数条。茎圆柱形，有纵棱，质脆，易折断。叶对生，叶片皱缩，展平多呈条形或条状披针形。质脆，易碎。气微，味微苦。

【品质评价】以干燥、色黄绿、无杂质者为佳。

【临床研究】

小儿肌注部位硬肿 将新鲜伽蓝菜叶适量洗净捣烂，敷在局部皮肤硬肿处，其上用保鲜膜覆盖，胶布粘贴固定。每天换药 2 次，连用 3 ~ 4 天。结果：24 例患儿全部治愈，局部无感染及不良反应 [1]。

【性味归经】味甘、苦，性寒。归心、肝、肺经。

【功效主治】散瘀止血，清热解毒。主治跌打损伤，扭伤，外伤出血，咽喉疼痛，烧烫伤，湿疹，痈疮肿毒，毒蛇咬伤。

【用法用量】内服：煎汤，10 ~ 15g。外用：适量，捣敷或捣汁涂。

【使用注意】孕妇慎用。

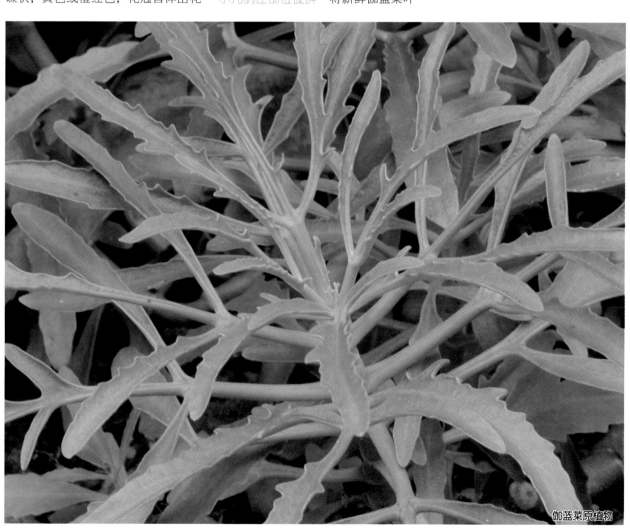

伽蓝菜原植物

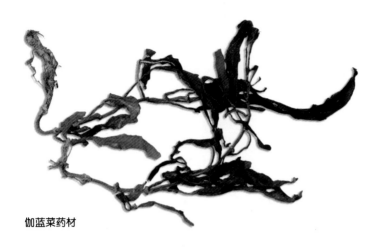

伽蓝菜药材

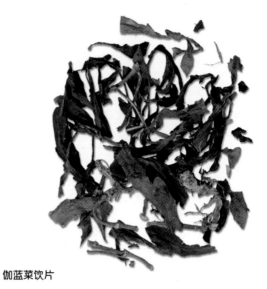

伽蓝菜饮片

【经验方】

1.痛肿初起　伽蓝菜、椰榆叶各等量,捣烂敷患处。(《常用中草药鉴别与应用彩色图谱》)

2.毒蛇咬伤　伽蓝菜鲜叶50g,捣烂取汁冲酒服,外敷伤口周围。(《常用中草药鉴别与应用彩色图谱》)

3.跌打损伤,扭伤　伽蓝菜绞汁30ml,黄酒等量冲服;另取鲜草揉烂蘸酒擦伤部。(《常用中草药鉴别与应用彩色图谱》)

【参考文献】

[1] 韦君.伽蓝菜外敷治疗小儿肌注部位硬肿24例.中国民间疗法,2005, 13(5): 23.

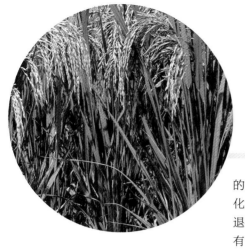

Gu　ya

谷 芽

Oryzae Satibae Semen
[英] Rice

【别名】稻芽、蘖米、谷蘖、稻蘖、稻谷、谷子、硬米。

【来源】为禾本科植物稻 Oryza sativa L. 发芽的果实。

【植物形态】草本。杆直立，丛生，高约 1m。叶鞘无毛，下部长于节间；叶舌膜质而较硬，披针形，基部两侧下延与叶鞘边缘相结合，幼时具明显的叶耳；叶片扁平，披针形至条状披针形，长 30 ~ 60cm，宽 6 ~ 15mm。圆锥花序疏松，成熟时向下弯曲，分枝具角棱，常粗糙；小穗长圆形，两侧压扁，含 3 小花，下方两小花退化仅存极小的外稃而位于两性小花之下；颖极退化，在小穗柄之顶端呈半月形的痕迹；退化外稃长 3 ~ 4mm，两性小花外稃，有 5 脉，常具细毛，有芒或无芒，内稃 3 脉，亦被细毛；鳞被 2，卵圆形；雄蕊 6；花柱 2 枚，筒短，柱头帚刷状，自小花两侧伸出。颖果平滑。

【分布】广西全区均有栽培。

【采集加工】夏、冬二季连小穗一起采收。碾去稃片，晒干。

【药材性状】呈扁椭圆形，长 3 ~ 4mm，宽 2 ~ 3mm。一端圆钝；另端有胚脱落而稍歪斜。表面浅白色，半透明，光滑。质坚硬，断面粉性。气微，味甘。

【品质评价】以色白、完整、无杂质、无砂粒者为佳。

【化学成分】本品含蛋白质、脂肪油、淀粉、淀粉酶、麦芽糖（maltose）、腺嘌呤（adenine）、胆碱（choline）[1]；还含天冬氨酸（aspartic acid）、γ - 氨基丁酸（γ-aminobutyric acid）等 18 种氨基酸[2]。

【药理作用】

抗过敏　谷芽甲醇提取物禾胺（OS-DJ）能依赖性地抑制复合物 48/80 诱发的或抗 -DNP IgE 介导的组胺释放[3]。

【临床研究】

1. 小儿腹泻　炒谷芽 9g，木香 6g，诃子肉、葛根各 5g，通草 2g。挟热加白芍、黄芩；体虚加沙参、白术；溢

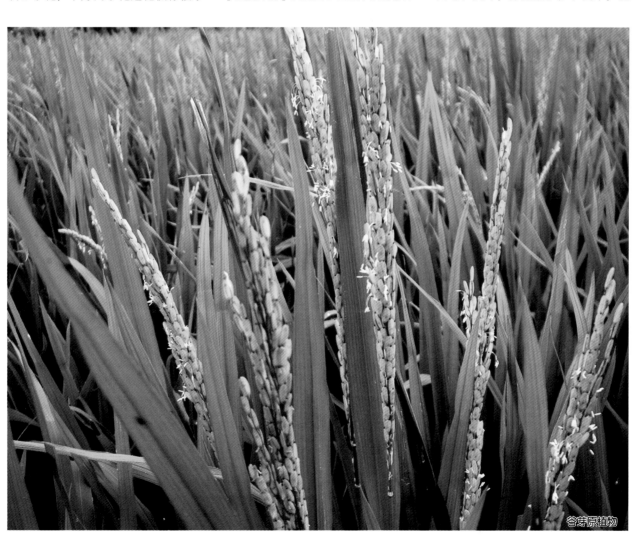

谷芽原植物

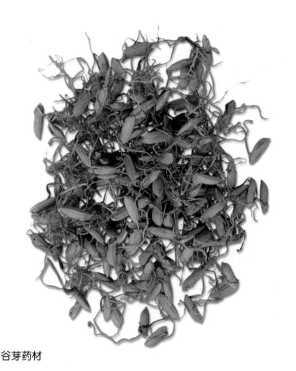

谷芽药材

奶或吐清水加丁香、柿蒂；积滞重，区别伤于何食，随症佐以鸡内金、山楂、神曲。中药每日1剂，水煎，每日分2次服用。治疗小儿腹泻86例，年龄2个月至3岁。结果：治愈65例，好转18例，无效3例。全用本方者62例，加味者24例[4]。

2. 神经痛　用二藤谷芽合剂（鸡血藤75g，宽筋藤25g，谷芽50g，煎服）治疗182例各种原因引起的神经痛，有效率达91.2%[5]。

【性味归经】味甘，性平。归脾、胃经。

【功效主治】消食化积，健脾开胃。主治食积停滞，胀满泄泻，脾虚少食，脚气水肿。

【用法用量】内服：煎汤，10～15g，大剂量30g；或研末。

【经验方】

1. 饮食停滞，胸闷胀痛　谷芽12g，山楂、红曲各6g，陈皮9g。水煎服。（《青岛中草药手册》）

2. 病后脾土不健　谷芽蒸露，用以代茶。（《中国医学大辞典》谷芽露）

3. 启脾进食　谷蘗四两，为末，入姜汁、盐少许，和作饼，焙干；入炙甘草、砂仁、白术（麸炒）各一两。为末，白汤点服之，或丸服。（《澹寮方》谷神丸）

附：谷芽与稻芽、粟芽

谷芽，有两种来源，一为粟芽，又名谷芽、粟谷芽，为禾本科一年生植物粟 Setaria italica (L.) Beauv. 的成熟果实经发芽处理而得，多在北方产销；一为稻芽，又名谷芽、稻谷芽，为禾本科植物稻 Oryza sativa L. 成熟果实发芽干燥品，多在南方产销。粟芽的性能、功效、应用、用法及用量均与稻芽相似。有资料提示：胃下垂者忌用。（《四川中药志》1960年）

【参考文献】

[1] 平尾子之吉. 日本植物成分总览（Ⅲ），1956: 537.

[2] Gopalakrishnan S, et al. Indian J Agric Sic, 1974, 43(11): 1012.

[3] 余文海. 谷芽对大鼠的抗过敏作用的评价. 国外医学·中医中药分册，2000, 22(5): 297.

[4] 苏积有. 复方谷芽合剂治疗小儿腹泻. 中国社区医师，1995, (5): 43.

[5] 惠来县新医门诊. 中草药"二藤谷芽合剂"治疗神经痛疗效简介. 新医学，1971, (3): 19.

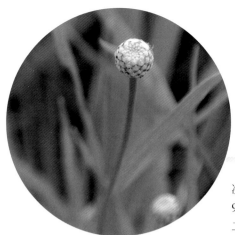

Gu jing cao

谷精草

Eriocauli Flos
[英] Pipewort Flower

【别名】耳朵刷子、挖耳朵草、珍珠草、鼓槌草、衣钮草、谷精珠。

【来源】为谷精草科植物谷精草 *Eriocaulon buergerianum* Koern. 的带花茎的头状花序。

【植物形态】草本。叶簇生，线状披针形，长 8 ～ 18cm，中部宽 3 ～ 4mm，先端稍钝，无毛。花茎多数，簇生，上部斜裂；头状花序半球形，总苞片倒卵形，苞片膜质，楔形，于背面的上部及边缘密生白色棍状短毛；花单性，生于苞片腋内，雌雄花生于同一花序上，有短花梗；雄花少数，生于花序中央，萼片愈合成佛焰苞状，倒卵形，侧方开裂；先端 3 浅裂，边缘有短毛；花瓣连合成倒圆锥形的管，先端 3 裂，裂片卵形，上方有黑色腺体 1 枚，雄蕊 6，花药圆形，黑色；雌花多数，生于花序周围，几无花梗，花瓣 3，离生，匙状倒披针形，上方的内面有黑色腺体 1 枚，质厚；子房 3 室，各室具 1 胚珠，柱头 3 裂。蒴果 3 裂。

【分布】广西主要分布于资源、阳朔、岑溪。

【采集加工】秋季采收。将花序连同花茎拔出，晒干。

【药材性状】头状花序呈半球形，直径 4 ～ 5mm；底部有苞片层层紧密排列，苞片淡黄绿色，有光泽，上部边缘密生白色短毛；花序顶部灰白色。揉碎花序，可见多数黑色花药及细小黄绿色未成熟的果实。花茎纤细，长短不一，直径不及 1mm，淡黄绿色，有数条扭曲的棱线。质柔软。无臭，味淡。

【品质评价】以珠大而紧、灰白色、花茎短、黄绿色、无根叶及杂质者为佳。

【化学成分】本品主要有黄酮(flavonoids)及其苷类、挥发油（volatile oils）等多种化学成分。

黄酮及其苷类成分主要有万寿菊素（patuletin）、高车前素（dinatin）、决明内酯 -9-*O*-β-D- 葡萄糖苷(toralactone-9-*O*-β-D-glucoside）、5,4′- 二羟基 -6,3′-二甲基黄酮 -7-*O*-β-D- 吡喃葡萄糖苷（5,4′-dihydroxy-6,3′-dimethylflavone-7-*O*-β-D-glucopyranoside）、7,3′- 二羟基 -5,4′,5′- 三甲氧基异黄酮（7,3′-dihydroxy-5,4′,5′-trimethoxy-*iso*-flavone）、5,7,3′-三羟基 -6,4′,5′- 三甲氧基异黄酮（5,7,3′-trihydroxy-6,4′,5′-trimethoxy-*iso*-flavone）[1,2]。又有粗毛豚草素（hispidulin）、粗毛豚草素 -7-*O*- 糖苷(hispidulin-7-*O*-glucoside)、亚甲基二氧基黄烷(2*S*-3′,4′-methylenedioxy-5,7-dimethoxyflavane）、γ - 醋酸生育酚（γ-tocopheryl acetate）[3]，还有槲皮素（quercetin）、槲皮万寿菊素（quercetagetin）等 [4]。

挥发油化合物有十六烷酸（*n*-hexadecanoic acid）、9- 十八碳烯酸（9-octadecanoic acid）、6,10,14- 三甲基 -2- 十五烷酮(6,10,14-trimethyl-2-pentadecanone）。又有十四烷酸（tetradecanoic acid）、十五烷酸（pentadecanoic acid）、二十八烷酸（octacosanoic acid）、邻苯二甲酸二丁酯（dibutylphthalate）[5]。还有（*Z,Z*）-9,12- 十八烷二烯酸 [（*Z,Z*）-9,12-octadecadienoic aid]、（*Z,Z,Z*)-9,12,15-十八烷三烯酸甲酯 [（*Z,Z,Z*）-9,12,15-octadecatrienoic acid methyl ester]、3,7,11-三甲基 -2,6,10,- 十二碳三烯酸甲酯(3,7,11-trimethyl-2,6,10-dodecatrienoic acid methyl ester）[5]。

此外，本品还含有香草酸（vanillic

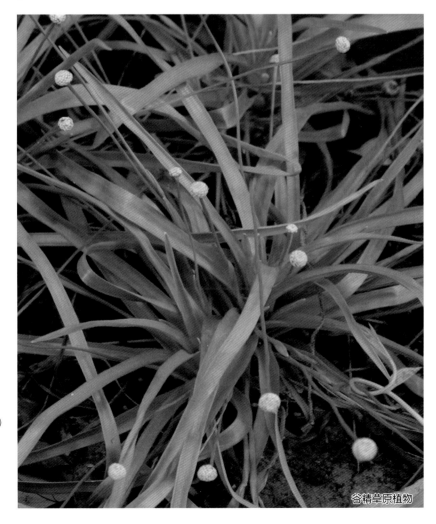

谷精草原植物

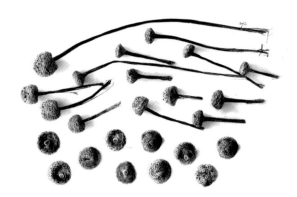

谷精草药材

acid）、阿魏酸（ferulaic acid）、原儿茶酸（protocatechuic acid）、大黄素（emodin）、1,3,6- 三羟基 -2,5,7- 三甲氧基呫吨酮（1,3,6-trihydroxy-2,5,7-trimethoxyxanthenone）、2,6-dioxopiperi-din-3-yl acetate、（R）-semixanthomegnin、gerontoisoflavone A[1] 及黄嘌呤酮（xanthineketone）[2] 等化合物。

【药理作用】

1. 保护神经损伤　谷精草醇提物对6- 羟多巴胺（6-OHDA）诱导的 PC12 神经细胞损伤具有保护作用，可减少 6-OHDA 引起的细胞凋亡，并可抑制 6-OHDA 在斑马鱼上引起的多巴胺神经元减少，其机制可能与降低一氧化氮（NO）的产生和一氧化氮合酶（NOS）的表达水平有关[6]。

2. 抗氧化　谷精草中含有丰富的黄酮，其黄酮具有清除羟自由基（•OH）的作用，且随着黄酮浓度的增加，清除作用增强[7]。

3. 抑菌　1:6 谷精草水浸剂在试管内对奥杜益小芽孢癣菌、铁锈色小芽孢癣菌等皮肤真菌均有不同程度的抑制作用[8]。谷精草煎剂对铜绿假单胞菌作用较强，有效浓度为 1:320，对肺炎球菌和大肠杆菌作用弱[9]。谷精草洗剂有抗合轴马拉色菌和抗糠秕马拉色菌的作用，其最低抑菌浓度为 3.13%[10]。

4. 毒性反应　谷精草煎剂对家兔的行为活动、皮毛光泽度、饮食均无影响，对家兔体重的增长差异无统计学意义；对豚鼠的皮肤无致敏性。谷精草中药煎剂对皮肤无刺激性和致敏性，外用安全可靠[11]。

【临床研究】

1. 高血压　用钩藤泽泻汤治疗，基本方：谷精草、泽泻、生石决、生牡蛎各 30g，天麻 10g，益母草 20g，钩藤、生白芍、何首乌、桑寄生各 15g。兼见耳鸣目糊、腰膝酸软为肝肾不足，加女贞子、旱莲草、生地、甘杞子等；见胸闷痰多、肢体麻木为痰湿壅盛，加白术、茯苓、半夏等；见口苦烦怒、面色潮红为肝火过盛，加山栀或龙胆草等；若血压升高，有出血倾向，加槐花、蚕沙、黄芩等。水煎 2 次，日 1 剂。结果：服药最多 90 剂，最少 14 剂。结果显效 24 例，好转 9 例，无效 3 例[12]。

2. 头风　①偏头痛，用草决细辛汤治疗，基本方：谷精草、草决明、葛根各 15g，细辛 5g，白芷、川芎、蔓荆子、沙参、菊花各 10g。大便干、前额痛加石膏 30g；巅顶痛加藁本 10g；顽固性头痛加全虫 6g；失眠加炒枣仁 15g。水煎 2 次，日 1 剂，服药 5 天为 1 个疗程。共治疗 50 例，痊愈 34 例，占 68%，显

效 12 例，占 24%，好转 2 例，占 4%，无效 2 例，占 4%。随访半年，个别病例有复发，继服上药，症状消失[13]。②采用清肝疏风汤治疗，基本方：谷精草、草决明、菊花各 10g，生石膏 20 ~ 40g，徐长卿 10 ~ 30g，川芎 6g，蔓荆子 15g，甘草 5g。取上药装入砂锅加清水适量，浸泡 30min，文火煎煮 2 次，取汁 300ml，分早晚服用。每日 1 剂，服药时间 3 ~ 20 日。共治疗 43 例，结果：治愈 22 例，占 51.16%；好转 17 例，占 39.53%；无效 4 例，占 9.30%，总有效率为 90.7%[14]。

3. 鼻渊　用谷精辛夷汤治疗。方药：谷精草 18g，辛夷 5g，蔓荆子、白芍各 15g，白芷、防风、蝉蜕各 6g，草决明、菊花、青葙子、密蒙花、夜明砂、钩藤、木贼各 10g。每日 1 剂，水煎服。配合麻氯素滴鼻液，每次 2 滴，日 3 次，一般不超过 4 天。共治疗 50 例，结果：治愈 32 例，显效 10 例，好转 8 例[15]。

4. 糖尿病性视网膜病变　治疗组用方：丹参 25g，谷精草、密蒙花、白蒺藜各 20g，菊花、决明子、夏枯草各 15g。水煎至 200ml，每日 2 次，每次 100ml 口服，4 周为 1 个疗程，间隔 1 周后，行下 1 个疗程，共 2 个疗程；同时给予降糖药物治疗。对照组在调节饮食的基础上，予降糖药物（西药）控制血糖在理想水平，服用导生明 2 片，每日 2 次，口服，4 周为 1 个疗程，间隔 1 周后，行下 1 个疗程治疗，共 2 个疗程。结果：治疗组 31 例，显效 11 例，有效 16 例，无效 4 例，恶化 0 例，总有效率 87.10%；对照组 30 例，显效 4 例，有效 15 例，无效 8 例，恶化 3 例，总有效率 63.3%[16]。

5. 小儿习惯性眨眼　用健脾熄风颗粒药方治疗，方药：谷精草、钩藤、磁石、紫贝齿各 30g，白蒺藜 15g，山楂、鸡内金、麦芽各 12g，党参 10g，白术、茯苓、天麻、全蝎、甘草各 6g。每次 1 袋，早晚各 1 次口服，4 周为 1 个疗程，连服 2 个疗程。年龄 8 岁以上者酌情增量。共治疗 260 例，临床治愈 210 例，有效 42 例，无效 8 例，总有效率为 96.9%[17]。

6. 单疱病毒性角膜炎　用清热解毒汤治疗，基本方：谷精草、连翘、金银花、栀子、黄柏、黄芩、木通、天花粉各 10g，白芷 5g，黄连 4g，板蓝根 30g。发热、咽痛、舌苔黄腻、脉浮数者，加防风、桔梗、山豆根；湿热偏重，反复发作，缠绵不愈，头重胸闷、口黏、舌红苔黄腻、脉濡者，加藿香、半夏、通草；泪多者，加菊花、夏枯草；失眠多梦者，加夜交藤、远志；发热头痛者，加蔓荆子；大便干结者，加生大黄；腰酸梦遗、舌红苔光剥者，加龟板、鳖甲。水煎，分 2 次服，每日 1 剂，小儿剂量酌减。每日加用 3% 无环鸟苷眼膏和疱疹净眼药水交替点眼。结果：共治疗 48 例，治愈 31 例；好转 15 例；无效 2 例。总有效率为 95.83%[18]。

7. 外伤性白内障　用自拟化瘀明目汤治疗。基本方：谷精草、青葙子、枸杞子各 15g，决明子、海藻各 20g，茺蔚子、桃仁、当归各 12g，蝉衣、菊花、川芎、大黄、红花各 10g，水蛭 6g。身体虚弱者加黄芪 30g；合并炎症者加金银花、蒲公英各 20g，龙胆草 15g。水煎服，日 1 剂，分 2 次服。结果：共治疗 32 例，痊愈 24 例，占 75%；好转 6 例，占 18.75%，无效 2 例，占 6.25%；总有效率为 93.75%，平均服药 65 剂[19]。

【性味归经】味辛、甘，性凉。归肺、肝经。

【功效主治】发散风热，明目退翳。主治目翳，雀盲，头痛，齿痛，喉痹，鼻衄。

【用法用量】内服：煎汤，15 ~ 20g，或入丸、散。外用：适量，烧存性研末撒。

【使用注意】风寒者慎用。

【经验方】

1. 偏正头痛　谷精草一两。为末，用白面调摊纸花子上，贴痛处。（《姚僧垣集验方》）

2. 脑风头痛　谷精草（末）、铜绿（研）各一钱、消石半钱（研）。上三味，捣研和匀，每用一字，吹入鼻内，或偏头痛随病左右吹鼻中。（《圣济总录》）

3. 风热目翳，或夜晚视物不清　谷精草 50 ~ 100g，鸭肝 1 ~ 2 具（如无鸭肝用白豆腐）。酌加开水炖 1h，饭后服，日 1 次。（《福建民间草药》）

4. 牙齿风疳，齿龈宣露　谷精草一分（烧灰），白矾灰一分，蟾酥一片（炙），麝香少许。上药，同研为散，每取少许，敷于患处。（《太平圣惠方》）

5. 目中翳膜　谷精草、防风等份。为末，米饮服之。（《本草纲目》）

6. 小儿痘疹眼中生翳　谷精草 50g，生蛤粉 2.5g，黑豆皮 10g，加白芍 15g（酒微炒）。上为细末，用猪肝 1 叶，以竹刀批作片子，掺药末在内，以草绳缚定，瓷器内慢火煮熟，令儿食之，不拘时，连汁服。（《摄生众妙方》）

7. 目赤翳障，头风牙痛　谷精草、龙胆草、生地、赤芍、红花、牛蒡子、茯苓、荆芥、木通、甘草。煎汤服。（《证治准绳》）

8. 鼻衄，终日不止，心神烦闷　谷精草，捣为末，以热面汤，调下二钱。（《太平圣惠方》）

9. 小儿肝热，手足掌心热　谷精草全草 60 ~ 90g，猪肝 60g。加开水炖 1h 服，日 1 ~ 2 次。（《福建民间草药》）

【参考文献】

[1] 朱海燕，叶冠.谷精草抑制 α-2 葡萄糖苷酶活性成分研究.天然产物研究与开发，2010，22(1): 60.

[2] Fang JJ, Ye G, Liang WC, et al.Antibacterial phenolic components from Eriocaulon buergerianum. Phytochemistry, 2008, 69(5): 1279.

[3] Ho JC, Chen CM. Flavonoids from the aquatic plant Eriocaulon buergerianum. Phytochemistry, 2002, 61(4): 405.

[4] 周文丽，颜晓波，严洲萍.谷精草研究.医学信息，2011，24(4): 2490.

[5] 邱燕，范明，单萍.谷精草中挥发油的气质联用分析.福建中医药，2006，37(1): 46.

[6] 王美微，张在军，林志秀，等.谷精草提取物对 6-OHDA 所致 PC12 细胞及斑马鱼神经损伤模型的保护作用.中药新药与临床药理，2010，21(4): 341.

[7] 袁建梅，尚学芳，汪应灵，等.谷精草总黄酮提取及对羟自由基清除作用研究.时珍国医国药，2010，21(4): 894.

[8] 曹仁烈，等.中华皮肤科杂志，1957，(4): 286.

[9] 肖崇厚.中药化学.上海：上海科学技术出版社，2004: 495.

[10] 严洲平，王清玲，颜晓波，等.中药谷精草对合轴马拉色菌和糠秕马拉色菌的敏感性检测研究.中国中西医结合皮肤性病学杂志，2011，10(1): 28.

[11] 周岩，丁月芳，严洲平，等.谷精草中药煎剂的皮肤毒理学试验研究.山西中医，2010，26(10): 45.

[12] 汤炳南.钩藤泽泻汤加味治疗高血压 36 例.上海中医药杂志，1995，(8): 21.

[13] 王凤菊，吕士君.草决细辛汤治疗偏头痛 50 例.河北中西医结合杂志，1999，8(5): 777.

[14] 尹艳芬.清肝疏风汤治疗头风 43 例.现代中西医结合杂志，2002，11(9): 840-841.

[15] 苏意铨，苏晓燕.谷精辛夷汤治疗鼻渊 50 例.山东中医药大学学报，1997，21(4): 293.

[16] 李有田，高影，齐柏，等.活血化瘀、通络明目法治疗糖尿病性视网膜病变的临床观察.吉林中医药，2005，25(12): 18.

[17] 宋丽云.健脾熄风颗粒治疗小儿目眨.山西中医，2010，26(9): 7.

[18] 严玲.清热解毒汤治疗单疱病毒性角膜炎.湖北中医杂志，2005，27(12): 34.

[19] 闫琳.自拟化瘀明目汤治疗外伤性白内障 32 例体会.职业与健康，2004，20(9): 106.

Han　xiao

含 笑

Micheliae Figinis Flos
[英]Michelia Flower

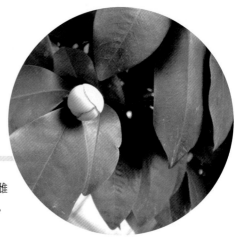

【别名】茶连木、香蕉花、含笑梅、笑梅。

【来源】为木兰科植物含笑 *Michelia figo*（Lour.）Spreng. 的花蕾。

【植物形态】常绿灌木。树皮灰褐色，分枝很密。芽、幼枝、花梗和叶柄均密生黄褐色绒毛。叶革质，狭椭圆形或倒卵状椭圆形，长 4～10cm，宽 1.8～4cm，先端渐尖或尾状渐尖，基部楔形，全缘，上面有光泽，无毛，下面中脉上有黄褐色毛，托叶痕长达叶柄顶端。花单生于叶腋，淡黄色而边缘红色或紫色，芳香；花被片 6，长椭圆形；雄蕊药隔顶端急尖；聚合果蓇葖状卵圆形或圆形，顶端有短喙。

【分布】广西主要分布于融水、全州。

【采集加工】春季花尚未开放时采摘。晾干。

【药材性状】本品呈椭圆形。基部常具短梗，密被黄褐色绒毛。苞片外表面密被灰白色或灰褐色茸毛。雄蕊和雌蕊多数，螺旋状排列。体轻，质脆。气芳香，味稍苦。

【品质评价】以身干、个大、色黄棕、香气浓者为佳。

【化学成分】本品叶和花中均含挥发油（volatile oil）。叶的挥发油主要成分有 β- 榄香烯（β-elemene）、石竹烯（caryophyllene）、甘香烯（elixene）、γ- 榄香烯（γ- elemene）、（Z）-5,11,14,17-二十碳四烯酸甲酯 [（Z）-5,11,14,17 -eicosatetraenoate]。花的挥发油主要成分有 β- 榄香烯（β-elemene）、（Z）-5,11,14,17- 二十碳四烯酸甲酯 [（Z）-5,11,14,17 -eicosatetraenoate]、石竹烯（caryophyllene）、甘香烯（elixene）、大根香叶烯 D（germacrene D）[1]。

【药理作用】

抑菌　含笑花精油对枯草芽孢杆菌、大肠杆菌和总状毛霉抑制效果较佳，抑菌率分别达 70.36%、60.24% 和 65.52%；对金黄色葡萄球菌、黄曲霉具有一定的抑制作用，对米根霉无抑制效果 [2]。

【性味归经】味辛，甘，性凉。归肺、肝经。

【功效主治】活血祛瘀，通鼻窍，行气止痛。主治头痛，鼻塞，胃腹胀痛，月经不调。

【用法用量】内服：煎汤，5～10g。

【使用注意】孕妇慎用。

附：含笑根、含笑叶
　　根，用于心胃气痛，风湿骨痛。
叶，外用治跌打肿痛。

【参考文献】

[1] 郑怀舟，汪滢，黄儒珠. 含笑叶、花挥发油成分的 GC-MS 分析. 福建林业科技，2011，38(1): 53.

[2] 杨波华，马英姿，杨蕾，等. 含笑花精油的抑菌活性及其化学成分分析. 湖南农业大学学报（自然科学版），2011，37(3): 337-341.

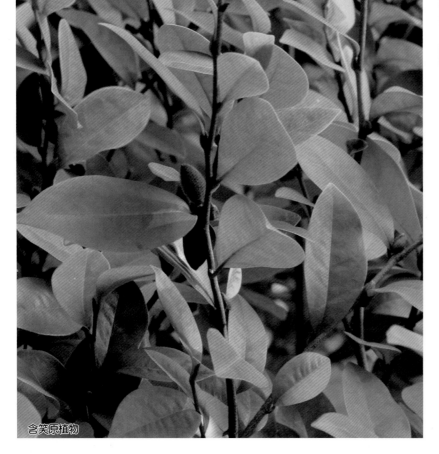

含笑原植物

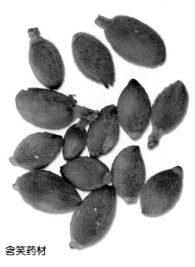

含笑药材

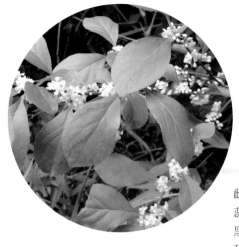

Dong lü

冻 绿

Rhamni Utilis Radix
[英] Utilis Rhamnus Root

【别名】红冻、狗李、黑狗丹、绿皮刺、冻木树、冻绿树、冻绿柴、牛李、鼠李。

【来源】为鼠李科植物冻绿 *Rhamnus utilis* Decne. 的根株。

【植物形态】灌木或小乔木。小枝褐色或紫红色，枝端常具针刺；腋芽有数个鳞片。叶纸质，对生或近对生，或在短枝上簇生，椭圆形，长4～15cm，宽2～6.5cm，边缘具锯齿，沿脉或脉腋有金黄色柔毛，侧脉两面均突起，具明显的网脉；托叶披针形，宿存。花单性，雌雄异株，4基数，具花瓣；雄花数个簇生于叶腋，有退化的雌蕊；

雌花簇生于叶腋或小枝下部；退化雄蕊小。核果圆球形或近球形，成熟时黑色，具2分核，基部有宿存的萼筒；种子背侧基部有短沟。

【分布】广西主要分布于贵港、隆林、上林、乐业、天峨、南丹、都安、河池、罗城、全州。

【采集加工】全年可采。洗净，晒干备用。

【药材性状】根圆柱形，表面灰黄色，具皱缩状纵条纹，可见侧根痕。质硬，不易折断，切断面皮部薄，大部分为木质部，木部淡黄色。气微，味淡。

【品质评价】以干燥、无杂质、色黄棕者为佳。

【性味归经】味苦、甘，性凉。归肝、肾经。

【功效主治】利水消肿，消积通便。主治水肿腹胀，疝瘕，瘰疬，疮疡，便秘。

【用法用量】内服：煎汤，6～12g；或研末；或熬膏。外用：适量，研末油调敷。

【使用注意】尿频便溏腹泻者禁服。

【经验方】

1. 诸疮寒热，毒痹 鼠李生捣敷之。（《太平圣惠方》）

2. 痘疮倒靥黑陷 牛李子杵汁，石器内密封。每服皂子大，煎杏胶汤化下。（《小儿药证直诀》牛李膏，一名必胜膏）

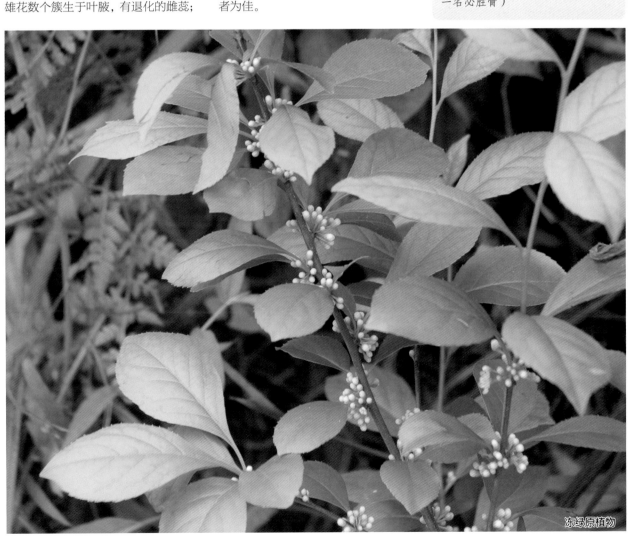

冻绿原植物

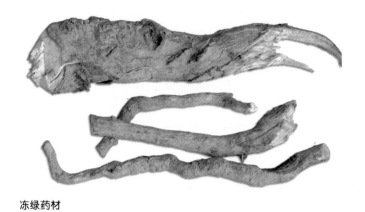

冻绿药材

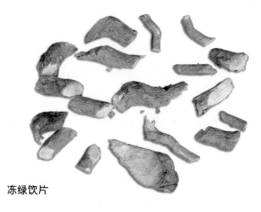

冻绿饮片

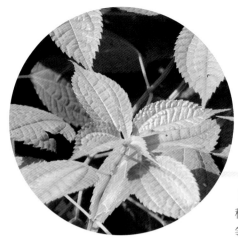

Leng shui hua

冷水花

Pileae Notatae Herba
[英] Notate Pilea Herb

【别名】接骨风、透明草、花叶荨麻、白雪覃、铝叶草、土甘草、水麻叶。

【来源】为荨麻科植物冷水花 *Pilea notata* C.H.Wright 的全草。

【植物形态】亚灌木状草本。茎圆柱形，光滑无毛，绿色稍带紫色，节明显。叶交互对生，长卵形，边全缘，长 10～15cm，宽 4～6cm，先端尾尖，基部浅心形，两面无毛，叶背有很多圆形小窝点和瘤状钟乳体，基出脉 3 条；叶柄肉质，绿紫色。腋生聚伞花序，花小，红色。

【分布】广西主要分布于龙州、大新、上林、都安、宜州、柳城。

【采集加工】全年均可采收。洗净，切段，晒干。

【药材性状】茎灰褐色，有纵棱，节部稍膨大。叶对生，多皱缩，两枚稍不等大，狭卵形或卵形，先端渐尖或长渐尖，基出脉 3 条，叶脉下凹，3 条主脉之间有灰白或银白色的斑纹。气微，味淡。

【品质评价】以干燥、色绿、叶多者为佳。

【化学成分】本品含有 α - 香树脂醇乙酸酯（α -amyrin acetate）、亚麻油酸乙酯（ethyl linolenate）、十六酸乙酯（ethyl-hexadecanoate）、咖啡酸乙酯（ethyl-caffeate）、α - 香树脂醇（α -amyrin）、β - 谷甾醇（β -sitosterol）、槲皮素（quercetin）、β - 胡萝卜苷（β -daucosterol）[1]。

【药理作用】

1. 抗炎镇痛　冷水花全草 95% 醇提物，乙酸乙酯提取部位具有较强的抗炎和镇痛活性，能减轻二甲苯所致的小鼠急性耳郭肿胀、小鼠棉球肉芽肿及热刺激、冰醋酸所致的小鼠疼痛[2]。

2. 抑菌　乙酸乙酯提取部位对金黄色葡萄球菌、大肠杆菌、多杀性巴氏杆菌、枯草芽孢杆菌和黑曲霉、串珠状镰刀菌均具有抑菌活性，特别是对大肠杆菌的抑制效果最显著，其抑菌圈直径、最低抑菌浓度（MIC）分别为 11.04mm 和 6.25mg/ml，而石油醚、水溶性部位除对金黄色葡萄球菌、多杀性巴氏杆菌有较弱抑制作用外，对其他菌株均无抑制作用[3]。

【性味归经】味淡、微苦，性凉。归肝、脾、膀胱经。

【功效主治】清热利湿，退黄，消肿散结，健脾和胃。主治湿热黄疸，赤白带下，淋浊，尿血，小儿夏季热，疟母，消化不良，跌打损伤，外伤感染。

【用法用量】内服：煎汤，15～30g；或浸酒。外用：适量，捣敷。

【使用注意】孕妇慎服。

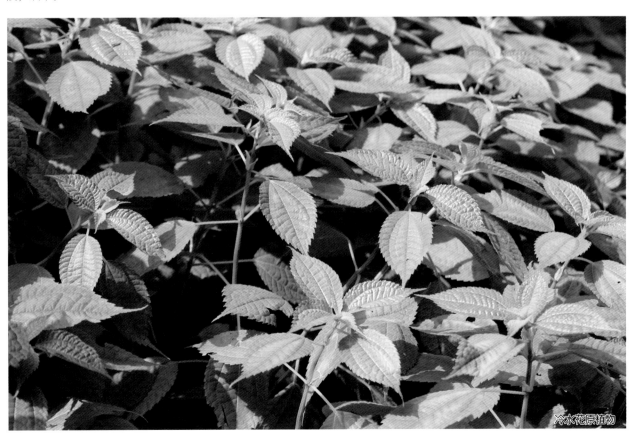

冷水花原植物

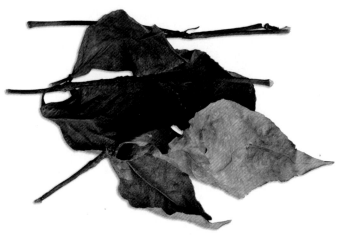

冷水花药材

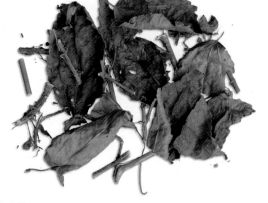

冷水花饮片

【参考文献】

[1] 甘秀海，梁志远，杨小生，等.冷水花化学成分研究.中成药，2012，34(4): 689.

[2] 孙春龙，郑庆霞，李洪庆，等.苗药冷水花提取物抗炎镇痛活性的研究.贵州大学学报(自然科学版)，2009，26(6): 67.

[3] 孙春龙，杜文，李洪庆，等.苗药冷水花提取物的抑菌作用.山地农业生物学报，2009，28(5): 468.

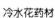

【经验方】

1.急性黄疸型肝炎　冷水花全草、田基黄、黄毛耳草各30g。水煎服。（《湖南药物志》）

2.肺痨　水麻叶30g。泡酒服。（《贵州草药》）

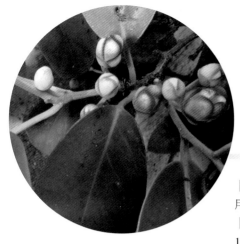

Leng fan tuan

冷饭团

Kadsurae Coccineae Radix
[英] Scarlet Kadsura Root

【别名】大钻、黑老虎、臭饭团、过山龙藤。

【来源】为木兰科植物冷饭团 *Kadsura coccinea*（Lem.）A.C.Smith 的根。

【植物形态】常绿攀缘灌木。叶互生，长椭圆形至卵状披针形，长 8 ~ 17cm，宽 3 ~ 8cm，先端尖，基部楔形至钝形，全缘，革质，近无毛，侧脉每边 6 ~ 7 条。花红色或黄色带红色，单性，雌雄同株，单生于叶腋；雄花花被 10 ~ 16 片，最外的最小，卵形，最大的长椭圆形至卵状椭圆形，雄蕊 14 ~ 48，2 ~ 5 轮排列；雌花花被与雄花相似，雌蕊群卵形至近球形，心皮 50 ~ 80，5 ~ 7 轮排列。聚合果近球形，熟时红色或黑紫色。

【分布】广西全区均有分布。

【采集加工】全年可采。洗净，晒干备用。

【药材性状】根圆柱形，略扭曲，直径 1 ~ 4cm。表面深棕色至灰黑色，有多数纵皱纹及横裂纹，弯曲处裂成横沟。质坚韧，不易折断，断面粗纤维性，栓皮深棕黑色，皮部宽厚，棕色，易剥离，嚼之有生番石榴味，渣滓很少。木质部浅棕色，质硬，密布导管小孔。气微香，味微甘、后微辛。

【品质评价】以大小均匀、皮厚色黑、气味浓者为佳。

【化学成分】本品根和茎中含有多种木脂素（lignanoids）、三萜类（triterpenes）、和甾体（steroids）等化学成分。

茎中含新南五味子木脂宁（neokadsuranin）、乙酰基日本南五味子木脂素 A（acetylbi-nankadsurin A）[1]、丙酰基氧代南五味子烷（propionyl ox-okadsurane）、乙酰基氧代南五味子烷（acetoxyl oxokadsurane）、苯甲酰氧代南五味子烷（benzoyl oxokadsurane）、异戊酰氧代南五味子醇（*iso*-valeroyl oxokadsuranol）[2]。

根茎中含 24- 亚甲基环木菠萝烯酮（24-methylene cycloartenone）、南五味子酸（kadsuric acid）、黑老虎酸（coccinic acid）[3]、异南五味子木脂宁（*iso*-kadsuranin）、冷饭团素（kadsutherin）、去氧五味子素（deoxyschisandrin）、*R*-五味子丙素（*R*-wuweizisu C）、戈米辛 J（gomisin J）、戈米辛 D（gomisin D）、戈米辛 E（gomisin E）、苯甲酰异戈米辛 O（benzoyl-*iso*-gomisin O）、南五味子木脂宁（kadsuranin）[4]、南五味子素 O（kadsurin O）、kadsuracoccinic acid A、kadsuracoccinic acid F、南五味子素 N（kadsurin N）、kadsurene A

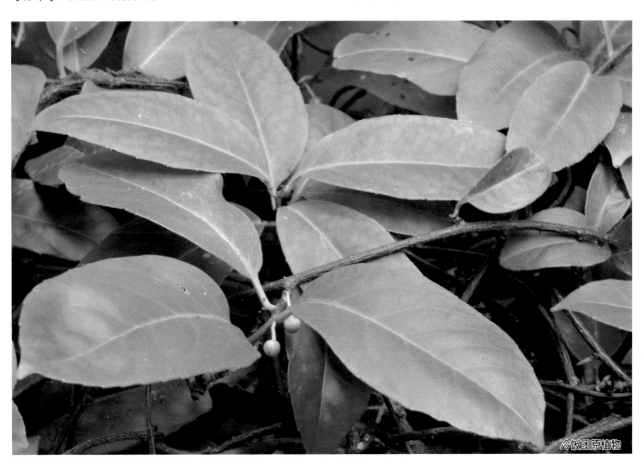

冷饭团原植物

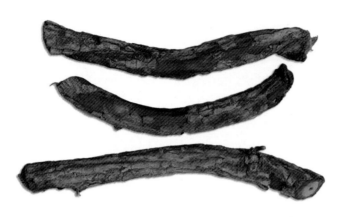

冷饭团药材

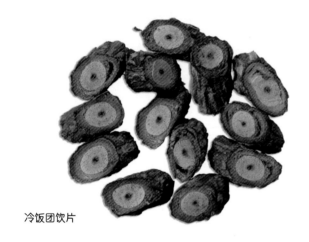

冷饭团饮片

methyl ester、原儿茶酸(protocatechuic acid)、丁香酸(syringic acid)、胡萝卜苷（daucosterol）[5]。

根中含 3- 甲氧基 -4- 羟基 -3′,4′- 亚甲二氧基木脂素（3-methoxy-4-hydroxy-3′,4′-methylenedioxylignan）[6]、24ξ -n- 丙基 - 胆甾 -3- 酮（24ξ -n-propyl-cholestan-3-one）、豆甾 -5- 烯 -7- 羰基 -3β - 醇（stigmast-5-en-7-oxo-3β -ol）、豆甾 -5- 烯 -3β ,7α - 二醇（stigmast-5-en-3β ,7α -diol）、草夹竹桃苷（androsin）、正丁基 -β -D- 吡喃果糖苷（n-buty-β -D-fructopyranoside）、香草酸（vanillic acid）、香草醛（vanillin）、莽草酸（shikimic acid）、β - 谷甾醇（β -sitosterol）、胡萝卜苷（daucosterol）、clovane-2β ,9α -diol[7]、isovaleroyl-binankadsurin A、kadsuralignan J、acetyl-binankadsurin A、五味子甲素（deoxyschizandrin）、去氢二异丁香酚（dehydrodi-iso-eugenol）、内消旋二氢愈创木脂酸（meso-dihydroguaiaretic acid）、豆甾 -4- 烯 -3- 酮（stigmast-4-en-3-one）、没食子酸（gallic acid）、水杨酸（salicylic acid）、2- 甲氧基苯甲酸（2-methoxybenzoic acid）、邻苯二甲酸丁二脂（dibutylphthalate）、5- 羟甲基糠醛（5-hydromethyl furaldehyde）、天师酸（tianshic acid）、α - 棕榈酸甘油酯（α -glyceryl palmitate）[8]。还含多种羊毛脂烷型三萜类化

合物：seco-coccinic acid A [23-oxo-3,4-seco-9β H-lanost-4（28）,7-dien-3-oic acid]、seco-coccinic acid B [23-oxo-3,4-seco-9β H-lanost-4（28）,7,24-trien-3-oic acid]、seco-coccinic acid C [25-hydroxy-23-oxo-3,4-seco-9β H-lanost-4（28）,7-dien-3-oic acid]、seco-coccinic acid D [25-hydroxy-3,4-seco-9β H-lanost-4（28）,7,23-trien-3-oic acid]、seco-coccinic acid E [24R-hydroxy-3,4-seco-9β H-lanost-4（28）,7,25（26）-trien-3-oic acid]、seco-coccinic acid F [24(E)-3,4-seco-8β H-lanost-4（28）,9（11）,24-trien-3,26-dioic acid]、coccinilactone A [23-oxo-8β H-lanost-9（11）-ene-3,4-olide][9]。

种子中含南五味子木脂素 L（kadsulignans L）、南五味子木脂素 M（kadsulignans M）、南五味子木脂素 N（kadsulignans N）[10]、五味子酯 L（schisantherin L）、五味子酯 M（schisantherin M）、五味子酯 N（schisantherin N）、五味子酯 O（schisantherin O）、乙酰五味子酯 L（acetylschisantherin L）等多种木脂素成分 [11]。

【药理作用】

1. 保肝　冷饭团对四氯化碳（CCl_4）和高脂低蛋白等复合因素诱导的实验性肝纤维化大鼠有较好的抗肝纤维化作用，对 CCl_4 诱导的大鼠慢性肝损伤可降低血清谷丙转氨酶（ALT）和谷草转氨酶（AST）活性，降低肝组织丙二醛（MDA）含量，提高肝组织及血清超氧化物歧化酶（SOD）水平，其抗肝纤维化和保肝降酶作用与其抗氧化作用有关 [12-15]。从冷饭团根中提取的化合物 acetylepigomisin R、isovaleroylbinankadsurin A 和 binankadsurin A 对过氧化叔丁基所致的原代大鼠肝细胞损伤具有保护作用 [16]。

2. 抗炎镇痛　从冷饭团子根醇提物中得到的 3- 甲氧基 -4- 羟基 -3, 4- 亚甲二氧基木脂素具有一定的镇痛和抗炎作用 [6]。

【性味归经】味辛、微苦，性温。归胃、肝、肾经。

【功效主治】行气止痛，散瘀通络，利湿消肿，舒筋活血。主治胃痛，风湿麻木，尿路感染，泌尿系结石，肾炎水肿，跌打损伤，痛经，产后瘀血腹痛，疝气，痢疾，霍乱抽筋。

【用法用量】内服：煎汤，9 ~ 15g。外用：适量。

【使用注意】孕妇禁用。

【经验方】

1. 跌打损伤，风湿性关节痛　冷饭团根、铁箍散各 15g，水煎服。外用鲜藤捣烂，酒炒敷。（《常用中草药鉴别与应用彩色图谱》）

2. 慢性胃炎，胃溃疡　冷饭团、救必应、海螵蛸各 30g。共研末服，每日 3 次，每次 6g。（《常用中草药鉴别与应用彩色图谱》）

3. 胃、十二指肠溃疡，慢性胃炎　冷饭团根 15g。水煎服。（《常用中草药鉴别与应用彩色图谱》）

4. 痛经　冷饭团、南五味子根各 15g，凤尾草 30g，乌药 30g。水煎服。（《常用中草药鉴别与应用彩色图谱》）

【参考文献】

[1]Li LN, Qi XJ, Ge DL. Neokadsuranin, a tetrahydrofuranoid dibenzocyclooctadiene lignan from stems of Kadsura coccinea. Planta Med, 1988, 54(1): 45.

[2]Li LN, Xue H. Dibenzocyclooctadiene lignans possessing a spirobenzofuranoid skeleton from Kadsura coccinea. Phytochemisty, 1990, 29(8): 2730.

[3]Li LN, Xue H. Triterpenoids from roots and stems of Kadsura coccinea. Planta Med, 1986, 52(6): 492.

[4]Li LN, Xue H, Tan R. Dibenzocyclooctadiene lignans from roots and stems of Kadsura coccinea. Planta Med, 1985, 51(4): 297.

[5]舒永志，成亮，曹瀞喆，等．黑老虎的化学成分研究．中草药，2012, 43(3): 428.

[6]刘锡钧，王宝奎．冷饭团晶Ⅰ的分离鉴定．中草药，1989, 20(6): 2.

[7]王楠，李占林，华会明．黑老虎根化学成分的研究．中草药，2010, 41(2): 195.

[8]王楠，李占林，刘晓秋，等．黑老虎根化学成分的研究（Ⅱ）．中国药物化学杂志，2012, 22(4): 30.

[9]王楠，李占林，华会明．黑老虎的化学成分研究．2008年中国药学会学术年会暨第八届中国药师周论文集，2008: 519.

[10]Liu JS, Li L. Kadsulignans L-N, three dibenzocyclooctadiene lignans from Kadsura coccinea. Phytochemistry, 1995, 38(1): 241.

[11]Liu JS, Li L. The International journal of plant biochemistry schisantherins L-O and acetylschisantherin L from Kadsura coccinea. Phytochemistry, 1993, 32(5): 1293.

[12]李文胜，陈骏，文家萍．冷饭团对实验性肝纤维化的防治作用及其机制．中国实验方剂学杂志，2010, 16(6): 199.

[13]屈克义，董艳萍，李守华，等．冷饭团在实验性肝纤维化中抗氧化作用的实验研究．中国中医药科技，2004, 11(4): 222.

[14]朱树凡．中药冷饭团对四氯化碳致大鼠实验性肝损伤的保护作用观察．中国现代医生，2007, 45(10): 7.

[15]屈克义，黄继海，李文胜，等．冷饭团抗肝纤维化的实验研究．中国中西医结合消化杂志，2001, 9(2): 86.

[16]Ban NK, Thanh BV, Kiem pv, et al. Dibenzocyclooctadiene lignans and lanostane derivatives from the roots of Kadsura coccinea and their protective effects on primary rat hepatocyte injury induced by t-butyl hydroperoxide. Planta Med, 2009, 75(11): 1253.

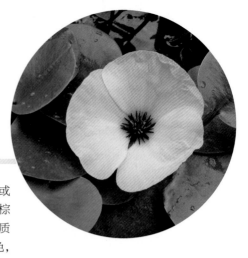

Leng gu feng

冷骨风

Nupharis Pumili Rhizoma
[英] Pumile Nuphar Rhizome

【别名】黄金莲、萍蓬莲、萍蓬草、矮萍蓬、水栗草。

【来源】为睡莲科植物萍蓬草 *Nuphar pumilum*（Hoffm.）DC. 的根茎。

【植物形态】多年生水生草本。根茎肥大，横卧。叶漂浮，阔卵状，长6～17cm，宽6～12cm，先端圆钝，基部弯缺呈深心状，上面光亮，绿色，下面紫红色，密生柔毛，侧脉羽状；叶柄长20～50cm；有柔毛。花梗长40～50cm；花单生梗端，漂浮水面；萼片5，黄色，革质，长圆形或椭圆形；花瓣小窄楔形，先端微凹，背面有蜜腺；雄蕊多数；子房上位，柱头盘状，通常具8～10条辐射状线，淡黄色，或带红色。浆果卵形，长约3cm，基部狭窄，具宿存萼片和柱头；种子多数矩圆形，长5mm，褐色，革质，假种皮肉质。

【分布】广西主要分布于龙胜、桂林、阳朔。

【采集加工】全年可采。除去须根及叶，洗净，晒干。

【药材性状】本品呈长条状类圆柱形或不规则形。外表黄白色至棕黄色或棕黑色，具多数突起的根痕及叶痕。质轻、脆，易折断。断面黄白色至淡棕色，密布圆孔，有筋脉点散在。气微香，味淡。

【品质评价】以干燥、条大、无杂质者为佳。

【性味归经】味甘，性平。归脾、肺、肝经。

【功效主治】健脾益肺，活血调经。主治食积证，阴虚咳嗽，盗汗，月经不调，痛经，跌打损伤。

【用法用量】内服：煎汤，9～15g。

【使用注意】孕妇慎服。

附：萍蓬草子

味甘，性平。归脾、胃、肝经。功效健脾养胃，活血调经。主治脾虚食少，月经不调。内服：煎汤，9～15g。

【经验方】

1. 急性乳腺炎，疔疮，外伤出血　萍蓬草鲜根茎捣烂敷。（《湖南药物志》）

2. 肺结核　矮萍蓬根茎、白及、白前各9g，水煎服。（江西《草药手册》）

3. 湿热带下，经闭潮热，痛经，衄血，血淋，热性关节痛　萍蓬草根状茎30～60g，水煎服。（《湖南药物志》）

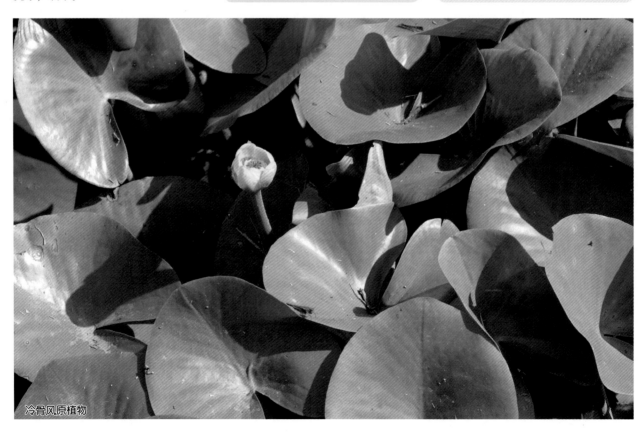

冷骨风原植物

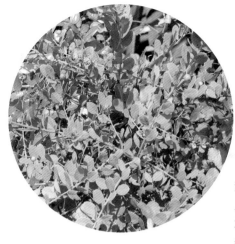

Sha   zhen

沙 针

Osyridis Wightianae Radix
[英] Wight Osyris Root

【别名】小青皮、山苏木、土檀香、干檀香根。

【来源】为檀香科植物沙针 Osyris wightiana Wall.ex Wight 的根。

【植物形态】灌木或小乔木。枝细长，嫩时呈三棱形。叶片薄革质，灰绿色，椭圆状披针形或椭圆状倒卵形，长 2.5 ~ 6cm，宽 0.6 ~ 2cm，先端尖，有短尖头，基部渐狭，下延而成短柄。花小；雄花 2 ~ 4 朵集成小聚伞花序；花被裂片 3；花盘肉质，弯缺；雄蕊 3，花丝很短，不育子房呈微小的突起，位于花盘中央；雌花单生，偶 4 或 3 朵聚生；苞片 2 枚；花梗顶部膨大；花盘、雄蕊如同雌花，但雄蕊不育；两性花外形似雌花，但具发育的雄蕊；胚珠通常 3 枚，柱头 3 裂。核果近球形，先端有圆形花盘残痕，成熟时橙黄色至红色，干后浅黑色。

【分布】广西主要分布于南宁、邕宁、隆安、武鸣、上林、马山。

【采集加工】根全年均可采挖。洗净，切片晒干。

【药材性状】根圆柱形，有的略弯曲。表面灰黄色，可见纵向皱缩和横向裂纹。有时可见整块皮脱落，露出木质部表面为黄色。横切面木质部淡黄色，木质部外为棕褐色，质硬，易折断。气清香，味微苦。

【品质评价】以体重、质坚、无杂质者为佳。

【化学成分】本品根含有挥发油（volatile oil），主要成分为 6,9- 十八碳二烯酸甲酯（6,9-octadecadienoic acid methyl ester）、蒿素（artemisin）、9- 十八烯醛（9-octadecanal）、α - 檀香醇（α -santalol）和 β - 檀香醇（β -santalol）等[1]。

本品地上部分含有（+）- 儿茶素 [（+）-catechin]、（+）-afzelechin-3- 氧 -L- 鼠李糖[（+）-afzelechin-3-O- α -L-rhamnopyranoside]、afzelechin-（4 α -8）- 儿茶素 [afzelechin-（4 α -8）-catechin]、（+）- 儿茶素 -3- 氧 -L- 鼠李糖 [（+）-catechin-3-O- α -L-rhamnopyranoside]、二氢山柰酚 -3- 氧 -L- 鼠李糖、反式 - 植醇 [trans-phytol-（2-phyten-1-ol）]、24- 乙基胆甾烷 -5,22- 二烯 -3 β - 醇 - 棕榈酸酯（24-ethycholesta-5,22-dien-3 β -ol-palmitic acid ester）、2- 十八烯酸（2-octadecenoic acid）、芒柄花甾醇(onocerin)、3 β - 谷甾醇（3 β -sitosterol）、胡萝卜苷（daucosterol）[2]。

【性味归经】味辛、微苦，性凉。归肺、胃、肝经。

【功效主治】清热解毒，消肿止痛，安胎，止血，接骨。主治咳嗽，胃痛，胎动不安，外伤出血，骨折，疥疮，疮痈肿毒。

【用法用量】内服：煎汤，9 ~ 15g。外用：适量，煎水洗或捣敷。

【使用注意】脾胃虚寒者慎用。

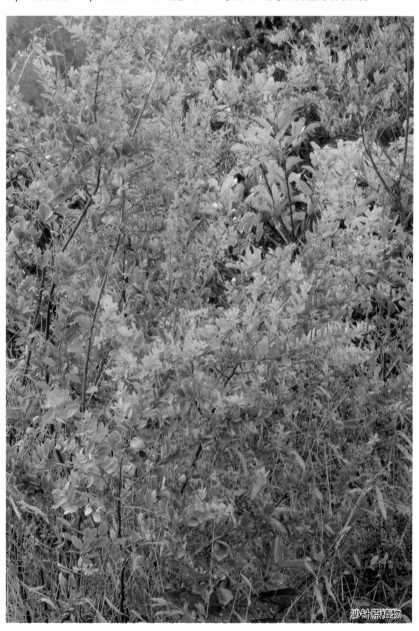

沙针原植物

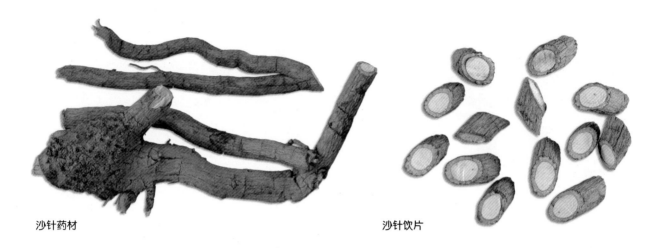

沙针药材   沙针饮片

【经验方】

1.痈疮红肿,疥癣,刀伤,骨折　用鲜根或鲜叶捣烂外敷。
(《广西本草选编》)

2.感冒,咳嗽　干檀香全株9～15g。煎水服。(《云南思茅中草药选》)

3.阴虚咳嗽　用根10～15g。水煎服。(《广西本草选编》)

【参考文献】

[1] 温远影, 王蜀秀, 王雷, 等. 沙针精油成分的初步分析 (简报). 植物学通报, 1991, 8(1): 49.

[2] 朱向东, 徐波, 王飞. 沙针 (Osyris wightiana) 的化学成分研究. 天然产物研究与开发, 2009, 21(6): 956.

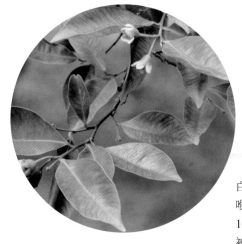

Chen　xiang

沉 香

Aquilariae Resinatrm Lignum
[英] Chinese Eaglewood Wood

【别名】土沉香、白木香、芫香、六麻树、女儿香、芽香树。

【来源】为瑞香科植物白木香 *Aquilaria sinensis*（Lour.）Gilg. 含树脂的心材。

【植物形态】常绿乔木。根和茎有香气。树皮及枝灰褐色，外皮质薄而致密，易剥落，小枝被柔毛。单叶互生；叶片椭圆形或卵形，长 6 ～ 9cm，宽 2.5 ～ 4.5cm，先端短渐尖，基部窄楔形，下延，全缘，下面及叶柄被伏贴绒毛，长成渐无毛。春末夏初开黄绿色花，数朵排成顶生或腋生伞形花序，被灰白色毛；花被管状，有毛，先端 5 裂，喉部有鳞片 10 片，与雄蕊互生；雄蕊 10，成 2 轮着生花被管上；子房瓶状，被毛，无花柱，柱头扁圆。蒴果木质，扁倒卵形，密被灰色绒毛，基部有宿存略为木质的花被。

【分布】广西主要分布于玉林、钦州、南宁。

【采集加工】全年可采收。种植 10 年以上，树高 10m、胸径 15cm 以上者取香质量较好。结香的方法：在树干上，凿一至多个宽 2cm、长 5 ～ 10cm、深 5 ～ 10cm 的长方形或圆形洞，用泥土封闭，让其结香；在树干的同一侧，从上到下每隔 40 ～ 50cm 开一宽为 1cm、长和深度均为树干径 1/2 的洞，用特别的菌种塞满小洞后，用塑料薄膜包扎封口。当上下伤口都结香而相连接时，整株砍下采香。将采下的香，用刀剔除无脂及腐烂部分，阴干。

【药材性状】为片状或不规则的长条状，大小不一，一面多具纵沟，由棕黑色的含树脂部分与淡黄色木质部交错形成花纹，微有光亮；另一面（人工伤面或虫伤面）多为黄褐色腐朽的木质，表面凹凸不平。气芳香，味苦，燃烧时发浓烟，并有强烈的愉快香气及黑色油状物浸出。

【品质评价】以色黑质重、树脂显著、入水下沉者为佳。

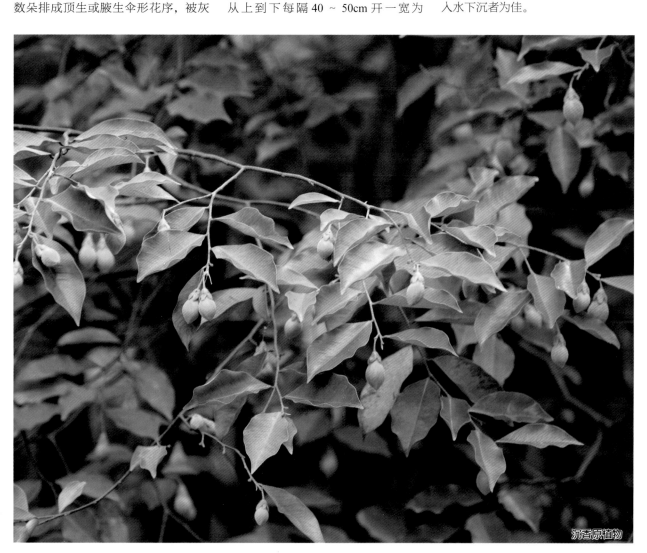

沉香原植物

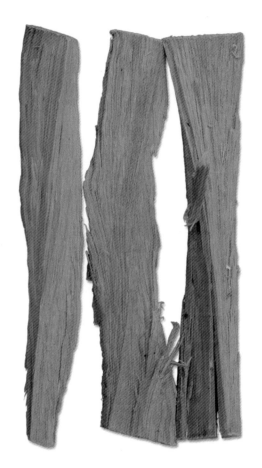

沉香药材

【化学成分】本品含有黄酮类(flavonoids)、木脂素(lignanoids)、萜类（terpenoids）和挥发油（volatile oils）等化学成分。

黄酮类化合物有 6- 羟基 -2-[2-（4'- 甲氧基苯）乙基] 色酮 {6-hydroxy-2-[2-（4'-methoxyphenyl）ethyl]chromone}、2-（2- 苯乙基) 色酮 [2-（2-phenylethyl) chromone]、6- 甲氧基 -2[2-（3'- 甲氧基苯）乙基] 色酮 {6-methoxy-2[2-（3'-methoxyphenyl）ethyl]chromone}[1]。又有 5,8- 二羟基 -2-（2- 苯乙基）色酮 [5,8-dihydroxy-2-（2-phenylethyl）-chromone]、5,8- 二羟基 -2-（2- 对甲氧基苯乙基）色酮 [5,8-dihydroxy-2-（2-p-methoxyphenylethyl）chromone][2]。尚有 5- 羟基 -6- 甲氧基 -2-（2- 苯乙基）色酮 [5-hydroxy-6-methoxy-2-（2-phenylethyl）chromone]、8- 氯 -2-（2- 苯乙基）-5,6,7- 三羟基 -5,6,7,8- 四氢色酮 [8-chloro-2-（2-phenylethyl）-5,6,7-trihydroxy-5,6,7,8-tetrahydrochromone]、6,7- 二羟基 -2-（2- 苯乙基）-5,6,7,8- 四氢色酮 [6,7-dihydroxy-2-（2-phenylethyl）-5,6,7,8-tetrahydro-chromone][3]。还有 5,6,7,8-tetrahydroxy-2-（3-hydroxy-4-methoxyphenethyl）-5,6,7,8-tetrahydro-4H-chromen-4-one[4]、[5S*,6R*,7S*]-5,6,7-trihydroxy-2-（3-hydroxy-4-methoxyphenethyl）-5,6,7,8-tetrahydro-4H-chromen-4-one[5]。尚有 lethedioside A、7,4'- 二甲氧基洋芹素 -5-O- 木糖葡萄糖苷（ 7,4'-dimetho-xyapigenin-5-O-xylosylglucoside）、7-羟基-4'-甲氧基 -5-O- 葡萄糖黄酮苷（7-hydroxy-4'-methoxy-5-O-glucoside-flavonoid）、7,3'- 二甲氧基 -4'- 羟基 -5-O- 葡萄糖黄酮苷（7,3'-dimethoxy-4'-hydroxy-5-O-glucosideflavonoide）、7,4'- 二甲氧基 -5-O- 葡萄糖黄酮苷（7,4'-dimethoxy-5-O-glucosideflavonoide）、 木犀草素 -7,3',4'- 三甲醚（luteolin-7,3',4'-trimethylether ）、羟基芫花素（hydroxygenkwanin）、金 合 欢 素（5,7-dihydroxy-4'-methoxyflavone）、芒柄花素（formononetin）[6]、洋芹素 -7,4'- 二 甲 醚（apigenin-7,4'-dimethylether ）[6,7]、5- 羟 基 -7,3',4'- 三 甲 氧 基 黄 酮（5-hydroxy-7,3',4'-trimethoxyflavone ）、木犀草素 -7,4'- 二甲醚（7,4'-dimethylether-luteolin）、芫花素（genkwanin）、4',5-二羟基 -3',7- 二甲氧基黄酮（4',5-dihydroxy-3',7-dimethoxy-flavone ）[7]。还含有 6- 羟基 -2-（2- 苯乙基）色酮 [6-hydroxy-2-（2-phenylethyl）chromone][1,8]、6- 羟 基 -2-（2- 羟 基 -2- 苯 乙 基） 色 酮 [6-hydroxy-2-（2-hydroxy-2-phenylethyl）chromone][3,8]、guaiacylacetone、6- 羟 基 -2-（4'- 羟 基 -2- 苯 乙 基） 色 酮 [6-hydroxy-2-（4'-hydroxy-2-phenylethyl）chromone]、5α,6β,7α,8β- 四羟基 -2-（4'- 甲氧基 -2- 苯乙基）-5,6,7,8- 四氢色酮 [5α,6β,7α,8β-tetra hydroxy-2-（4'-methoxy-2-phenylethyl）-5,6,7,8-tetrahydroxychromone][8]、6,7-二甲氧基 -2-（2- 苯乙基）色酮 [6,7-dimethoxy-2-（2-phenylethyl）chromone]、6- 甲 氧 基 -2-（2- 苯 乙 基） 色 酮 [6-methoxy-2-（2-phenylethyl）chromone][1,9]、6,7- 二甲氧基 -2-（2- 对甲氧基苯乙基）色酮 [6,7-dimethoxy-2-（2-p-methoxyphenylethyl）chromone][2,9]、6- 甲 氧 基 -2-[2-（4'- 甲 氧 基 苯） 乙 基] 色 酮 { 6-methoxy-2-[2-（4'-methoxyphenyl）ethyl]chromone }[9]。

木脂素类化学成分有 threo-buddlenol C、thero-ficusesquilignan A、erythro-buddlenol C、（±）-buddlenol D、（−）- 杜仲树脂酚 [（−）-medioresinol]、（−）- 松脂素 [（−）-pinoresinol]、5'- 甲氧基落叶松脂醇（5'-methoxy lariciresinol ）、 erythro-guaiacylglycerol-β-coniferyl ether、threo-guaiacylglycerol-β-coniferyl ether、herpetin、curuilignan [10]。尚有爵床脂素 A（justicidin A）、justidin F、丁香脂双葡萄糖苷（syringaresinol-4,4'-di-O-13-D-glucopyranoside）、无梗五加苷 B（syringaresinol-4''-O-β-D-glucopyranoside ）、curuilignan D、丁香素（syringin）[11]、（+）- 丁香树脂酚 [（+）-syringaresinol]、刺五加酮（ciwujiatone）[10,11]。

萜类成分有羟基何帕酮（hydroxyhopane）[9]、长松叶烯（longifolene）、3,3,7-trimethyltricycloundecan-8-one、norlongilactone、石竹烯醇 - Ⅱ（caryophyllenol- Ⅱ）、葎草烯二氧化物 A (humulene diepoxide A)、考布松（kobusone）、（−）-bornyl ferulate[9]。

其他类成分有 aquilarin A、balanophonin、（+）- 落叶松脂素 [（+）-lariciresinol][6]、松柏醇（coniferyl alcohol ）、3,4,5- 三甲氧基苯酚(3,4,5-trimetoxy phenol)、雪胆甲素(cucurbitacin)[7]、3,3'-（3-hydroxypropane-1,2-yl）-diphenol[8]、aquilarin B[12]。尚有 4- 羟基 -3,5- 二甲氧基酚苷（koaburaside）、3,4,5- 三甲氧苯 -1-O-β-D- 吡喃葡萄糖苷（3,4,5-trimethoxyphenyl-l-O-β-D-glucopyranoside ）、3,4,5- 三甲氧苯基 -1-O-β-D- 呋

喃芹糖 -(1″→6′)-β-D- 吡喃葡萄糖苷 [3,4,5-trimethoxyphenyl-l-O-β-D-apiofuranosyl-（1″→6′)-β-D-glucopyranoside]、7-ketositosterol、7-oxo-5,6-dihydrostigmasterol[13]。还有沉香螺旋醇（agarospirol）、二氢卡拉酮（dihydrokarnone）、kusunol[14]、（24R)-24-ethylcholesta-4,22-dien-3-one、（24R)-24-3-ono-4-en-sitosterone[12]。

挥发油含白木香酸（baimuxinic acid）、白木香醛（baimuxinal）、沉香螺旋醇（agarospirol）[11,15]。又有白木香醇（baimuxinal）、去氢白木香醇（dehydrobaimuxinol）[9,16]。尚有异白木香醇（iso-baimuxinol）、茴香酸（anisic acid）[17]、苄基丙酮（benzylacetone）、对甲氧基苄基丙酮（p-methoxy-benzylacetone）、β-沉香呋喃（β-agarofuran）[11,17]。

本品果实含有 3-吲哚甲酸（indolyl-3-carboxylic acid）、6-羟基-2-［2-（4-羟基苯基）乙基］色原酮 {6-hydroxy-2-［2-（4-hydroxyphenyl）ethyl］chromone}、4′,5-二羟基 -3′,7-二甲氧基黄酮（4′,5-dihydroxy-3′,7-dimethoxyflavone）、洋芹素 -7,4′-二甲醚（apigenin-7,4′-dimethylethers）、β-谷甾醇（β-sitosterol）和胡萝卜苷（daucosterol）[18]。尚有杧果苷（mangiferin）、南荛素（wikstroemin）、芫花素 -5-O-β-D-樱草糖苷（genkwanin-5-O-β-D-primeveroside）、芫花素 -5-O-β-D-葡萄糖苷（genkwanin-5-O-β-D-glucopyranoside）[19]、芫花素（genkwanin）[18,19]。还有葫芦苦素 I（hexanorcucurbitacin I）、葫芦素 I（cucurbitacin I）、葫芦素 D（cucurbitacin D）、异葫芦素 D（iso-cucurbitacin D）、新葫芦素 B（neocucurbitacin B）[20]。

本品果皮中的化学成分有 iso-rhamnetin 3-O-[6″-O-（Z)-p-coumaroyl]-β-D-glucopyranoside、buddlenoid A、7-甲氧基-4′-羟基异黄酮（7-methoxy-4′-hydroxyisoflavone）、木犀草素（luteolin）、反式对香豆酸乙酯（trans-p-coumaric acid ethyl eater）、木香烃内酯（costunolide）、表木栓醇（epi-friedelanol）、豆甾醇（stigmasterol）、对羟基苯甲酸甲酯（p-hydroxybenzoate）、邻苯二酚（pyrocatechol）[21]。果皮中挥发性主要成分有白木香醛（baimuxinal）、邻苯二甲酸二丁酯（dibutylphthalate）、木香烯内酯（costunolide）、2-（2-苯乙基）色酮 [2-（2-phenethyl）chromone]、8-甲氧基-2-（2-苯乙基）色酮 [8-methoxy-2-（2-phenethyl）chromone][22]。

本品叶中含有 5-羟基-7,4′-二甲氧基黄酮（5-hydroxy-7,4′-dimethoxyflavone）、金合欢素（acacetin）、木犀草素（luteolin）、腺苷（adenosine）、芫花素 -5-O-β-D-吡喃葡萄糖苷（genkwanin-5-O-β-D-glucopyranoside）、高次衣草素 -7-O-β-D-吡喃葡萄糖苷（hypolaetin-7-O-β-D-glucopyranoside）、次黄嘌呤（hypoxanthine）、尿嘧啶（uracil）、8-C-β-D-半乳糖基异牡荆素（8-C-β-D-galactopyranosylisovitexin）、4-（1,2,3-三羟基丙基）-2,6-二甲氧基苯 -1-O-β-D- 葡萄糖苷 [4-（1,2,3-trihydroxypropyl）-2,6-dimethoxyphenyl-1-O-β-D-glucopyranoside][23]。尚含 7-羟基-5,4′-二甲氧基黄酮（7-hydroxy-5,4′-dimethoxy flavone）、洋芹素 -7,4′-二甲醚（apigenin-7,4′-dimethylether）、异紫堇啡碱（iso-corydine）、对羟基苯甲酸（4-hydroxy-benzoic acid）、正三十二醇（n-

dotriacontanol）、正三十一烷（n-hentriacontane）、α-豆甾醇（α-stigmasterol）、表木栓醇（epifriedelinol）、木栓烷（friedelane）、木栓酮（friedelin）、5,4′-二羟基 -7,3′-二甲氧基黄酮（5,4′-dihydroxy-7,3′-dimethoxyflavone）[24]。还含有 5-羟基 -7,3′,4′-三甲氧基黄酮（5-hydroxy-7,3′,4′-trimethoxy-flavone）[25]、β-谷甾醇（β-sitosterol）、二十六烷酸（hexacosoic acid）、隐丹参酮（cryptotanshinone）、2α-羟基熊果烷（2α-hydroxyursane）、二氢丹参酮 I（dihydrotanshinone I）、丹参酮 I（tanshinone I）、丹参酮 II A（tanshinone II A）、2α-羟基熊果酸（2α-hydroxyursolic acid）[26]、2-O-α-L-鼠李糖 -4,6,4′-三羟基二苯甲酮（2-O-α-L-rhamnopyranosyl-4,6,4′-trihydroxybenzophenone）、7α-羟基 -β-谷甾醇（7α-hydroxy-β-sitosterol）[27]、洋芹素 -7,4′-二甲醚（apigenin-7,4′-dimethylether）[24,25,27]、木犀草素 -7,3′,4′-三甲醚（7,3′,4′-trimethylether-luteolin）[24,27]、木犀草素（luteolin）、木犀草素 -7,4′-二甲醚（7,4′-trimethylether-luteolin）、羟基芫花素（hydroxygenkwanin）[25,27]、芫花素（genkwanin）[23-25,27]、对羟基苯甲酸（p-hydroxybenzoic acid）、对羟基苯酚（hydroquinone）、胡萝卜苷（daucosterol）[26,27]。

本品叶挥发油成分主要有 9-二十六烯（9-hexacosene）、N′-羟基 -4-（三氟甲基）吡啶 -3-甲酰胺 [N′-hydroxy-4-（trifluoromethyl）pyridine-3-formamide]、二十八烷（octacosane）、二十四烷（teracosane）、二十二烷（docosane）、1-碘十六烷（1-iodo-hexadcane）、4,6-二甲基十二烷（4,6-dimethyl dodecane）和 1-溴二十二烷（1-bromodocosane）[28]。

本品种子挥发油主要成分为棕榈酸（palmitic acid）、壬二酸双 -1-甲基丙酯 [bi（-1-methylpropyl）nonandioate]、9-氧代 -壬酸丁酯（butyl 9-oxo-nonanoate）、亚油酸乙酯（ethyl linoleate）、油酸（oleic acid）、亚油酸丁酯（butyl oleate）[29]。

【药理作用】

1. 抗肿瘤 白木香内生真菌发酵液和菌丝体提取物可抑制肿瘤细胞 SF-268 和 NCI-H460 增殖[30,31]。内生真菌对 YNAS06、YNAS08，HNAS06、293-T 和 SKVO3 细胞均有抑制作用[32]。

2. 抑菌 白木香内生真菌 A14 的挥发油成分对金黄色葡萄球菌、耐甲氧西林金黄色葡萄球菌（MRSA）以及白色念珠菌有抑制作用[33]。内生真菌化学成分对羟基苯乙酸、对羟基苯乙醇、3,4-二羟基苯甲酸、对甲基苯酚、氮 -（6-羟己基）-乙酰胺、5-羟甲基糠醛有抗 MRSA 活性[34]。内生真菌发酵液提取物对金黄色葡萄球菌、白色念珠菌、黑曲霉菌、大肠杆菌、烟曲霉和枯草芽孢杆菌均有抑菌活性[30,33,34]。

【临床研究】

1. 呃逆 ①将沉香粉 3g 用纸卷成香烟状（无沉香粉可用刀片把沉香木削成木屑卷好），点燃后将未燃烧的一头放入口中深吸后以咽食的方式将烟咽入，每次吸咽 3 口，1 次无效，间隔 30min 重复 1 次，直至呃逆症状消失。结果：治疗 18 例呃逆患者，症状消失 17 例，其中吸 1 次症状即消失者 10 例，2 次 5 例，3 次 1 例，4 次 1 例；无效 1 例（吸咽 6 次无效，患者拒绝再吸咽）。症状消失者住院期间未复发者 12 例；24h 后复发者 5 例，以同样的方法吸入，症状均消失，治愈率为94.4%[35]。②治疗术后呃逆。将手术后出现呃逆的患者126例随机分为两组，对照组61例采用阿托品0.2mg、甲氧氯普胺5mg加生理盐水4ml穴位注射治疗；观察组65例将沉香粉3g用纸卷成香烟状，点燃后吸入。结果：观察组有效率为96.92%，对照组有效率为81.97%，两组疗效有显著性差异（P<0.01），沉香粉吸入组有效率高于穴位注射组[36]。

2. 胃痛　沉香20g，金银花、鸡内金、当归、浙贝母、茯苓、大腹皮、香附、乳香、没药、白芍、拳参各15g，延胡索、乌贼骨各30g。每日服1剂，分2次服。服汤剂1周，然后服丸剂或胶囊剂。制法：诸药共研细末，以枣泥为丸，每丸4g，成人每服3~4丸白水送下。慢性胃炎以10~15天为1个疗程，胃溃疡、萎缩性胃炎以1个月为1个疗程。结果：治疗1个疗程后，103例中，症状全部消失的有80例，显效23例，有效率为100%（随访半年，未复发）[37]。

3. 功能性消化不良　口服沉香化气胶囊（由沉香、木香、广藿香、香附、砂仁、陈皮、莪术、六神曲、炒麦芽、甘草组成），每次3粒，每天2次，共4周。结果：治疗25例患者，患者腹部症状评分较治疗前均有明显的下降，治疗后腹痛症状积分为（0.96±0.54）分，较治疗前（1.92±0.81）分有明显下降（P<0.05），治疗后腹胀症状积分为（0.88±0.73）分，与治疗前（1.72±0.89）分比较有明显下降（P<0.05）[38]。

【性味归经】味辛、苦，性温。归脾、胃、肾经。

【功效主治】行气止痛，温中降逆，纳气平喘。主治脘腹冷痛，气逆喘息，胃寒呕吐呃逆，腰膝虚冷，大便秘结，小便短赤。

【用法用量】内服：煎汤，2~5g，后下；研末，0.5~1g；或磨汁服。

【使用注意】阴虚火旺、气虚下陷者慎服。

【经验方】

1. 腹胀气喘，坐卧不安　白木香、木香、枳壳各五钱，萝卜子炒一两，每服五钱，姜三片，水煎服。（《赤水玄珠》沉香汤）

2. 哮证　白木香二两，莱菔子（淘净，蒸熟，晒干）五两。上为细末，生姜汁为细丸。每服八分，白滚汤送下。（《圣济总录》沉香汤）

3. 心痛　白木香（锉）、鸡舌香各一两，熏陆香半两（研），麝香一分（研，去筋膜）。上四味，捣为细末。每服三钱匕，水一中盏，煎至七分，去渣，食后温服。（《澹寮集验方》冷香汤）

4. 冷痰虚热，诸劳寒热　白木香、附子（炮）。上咬咀，煎露一宿，空心服。（《丹台玉案》二仙丹）

【参考文献】

[1] 杨峻山，王玉兰，苏亚伦.国产沉香化学成分研究Ⅳ.2-(2-苯乙基)色酮类化合物的分离与鉴定.药学学报，1989, 24(9): 678.
[2] 杨峻山，王玉兰，苏亚伦.国产沉香化学成分的研究Ⅴ.三个2-(2-苯乙基)色酮衍生物的分离和鉴定.药学学报，1990, 25(3): 186.
[3] Yagura T, Ito M, Kiuchi F, et al.Four new 2-(2-phenylethyl)chromone derivatives from withered wood of Aquilaria sinensis. Chem Pharm Bull(Tokyo), 2003, 51(5): 560.
[4] Dai HF, Liu J, Zeng YB, et al. A new 2-(2-phenylethyl)chromone from Chinese eaglewood. Molecules, 2009, 14(12): 5165.
[5] Dai HF, Liu J, Han Z, et al.Two new 2-(2-phenylethyl)chromones from Chinese eaglewood. J Asian Nat Prod Res, 2010, 12(2): 134.
[6] 陈东，毕丹，宋月林，等.白木香中的黄酮类成分.中国天然药物，2012, 10(4): 287.
[7] 彭可，梅文莉，吴娇，等.白木香树干中的黄酮类成分.热带亚热带植物学报，2010, 18(1): 97.
[8] 梅文莉，刘俊，李小娜，等.海南国产沉香的化学成分研究.热带亚热带植物学报，2010, 18(5): 573.
[9] 林立东，戚树源.国产沉香中的三萜成分.中草药，2000, 31(2): 89.
[10] 李薇，梅文莉，王昊，等.白木香树干的化学成分研究.中国中药杂志，2013, 38(17): 2826.
[11] 陈东，宋月林，聂春晓，等.白木香化学成分研究.中国药学：英文版，2012, 21(1): 88.
[12] 杨林，乔立瑞，谢丹，等.国产沉香中的倍半萜类和单萜类化学成分.中国中药杂志，2012, 37(13): 1973.
[13] Wang QH, Peng K, Tan LH, et al.Aquilarin A, a new benzenoid derivative from the fresh stem of Aquilaria sinensis. Molecules, 2010, 15(6): 4011.
[14] Peng K, Mei WL, Zhao YX, et al. A novel degraded sesquiterpene from the fresh stem of Aquilaria sinensis. J Asian Nat Prod Res, 2011, 13(10): 951.
[15] 杨峻山，陈玉武.国产沉香化学成分的研究Ⅰ.白木香酸和白木香醛的分离和结构测定.药学学报，1983, 18(3): 191.
[16] 杨峻山，陈玉武.国产沉香化学成分的研究Ⅱ.白木香醇和去氢白木香醇的分离和结构测定.药学学报，1986, 21(7): 516.
[17] 杨峻山，王玉兰，苏亚伦，等.国产沉香化学成分的研究Ⅲ.异白木香醇的结构测定和低沸点成分的分离与鉴定.药学学报，1989, 24(4): 264.
[18] 林峰，梅文莉，左文健.白木香果化学成分研究.热带亚热带植物学报，2012, 20(1): 89.
[19] 梁鑫，曹则平，钟惠民.白木香果实中的黄酮类成分.青岛科技大学学报(自然科学版)，2012, 33(6): 584.
[20] 梅文莉，林峰，左文健，等.白木香果实中的葫芦素.中国天然药物，2012, 10(3): 234.
[21] 张兴，陶美华，陈玉婵，等.白木香果皮化学成分及其生物活性研究.中草药，2013, 44(10): 1248.
[22] 徐维娜，高晓霞，郭晓玲，等.白木香果皮挥发性成分及抗肿瘤活性的研究.中药材，2010, 33(11): 1736.
[23] 冯洁，杨秀伟.白木香叶化学成分的研究.中国中药杂志，2012, 37(2): 230.
[24] 聂春晓，宋月林，陈东，等.白木香叶化学成分的研究.中国中药杂志，2009, 34(7): 858.

[25] 路晶晶，戚进，朱丹妮，等．白木香叶中黄酮类成分结构与抗氧化功能的相关性研究．中国天然药物，2008, 6(6): 456.

[26] 冯洁，杨秀伟．白木香叶脂溶性化学成分研究．中国中药杂志，2011, 36(15): 2092.

[27] 王红刚，周敏华，路晶晶，等．沉香叶抗肿瘤活性化学成分研究．林产化学与工业，2008, 28(2): 1.

[28] 张伟，倪斌．白木香叶挥发油化学成分的 GC-MS 分析．安徽农业科学，2011, 39(26): 15948.

[29] 刘俊，梅文莉，崔海滨，等．白木香种子挥发油的化学成分及抗菌活性研究．中药材，2008, 31(3): 340.

[30] 李冬利．白木香内生真菌抗肿瘤抗菌活性的筛选研究．微生物学杂志，2009, 19(5): 26.

[31] Wu Z C, Chen Y C, Li D L, et al. Study on Cytotoxic Activity of Extracts of an Endophytic Fungus Nodulisporium sp A4 Isolated from Aquilaria sinensis(Lour.) Gilg. International conference of natural product and traditional medicine, 2009, 2(1): 1.

[32] Cui JL, Guo SX, Xiao PG. Antitumor and antimicrobial activities of endophytic fungi from medicinal parts of Aquilaria sinensis. J Zhejiang Univ Sci B, 2011, 12(5): 385.

[33] 彭可，梅文莉，吴娇，等．白木香内生真菌 A spergillus sp.A14 的挥发性成分及其抗菌活性．天然产物研究与开发，2011, (23): 85.

[34] 魏景，戴好富，郁蕾，等．白木香内生真菌 R7 抗菌活性代谢产物．中国抗生素杂志，2011, 36(8): 576.

[35] 钟桂香．沉香粉吸入治疗呃逆的临床观察．护理学杂志，2001, 16(8): 497-498.

[36] 张永艺．沉香粉治疗手术后呃逆的临床观察．南方护理学报，2003, 10(4): 69-70.

[37] 陈松石，关宸．沉香止痛散治疗胃痛 103 例．吉林中医药，2001, (6): 37.

[38] 蔡振寨，王建嶂，曹曙光，等．沉香化气胶囊对功能性消化不良患者肠道气体的治疗作用．实用医学杂志，2010, 26(6): 1306-1307.

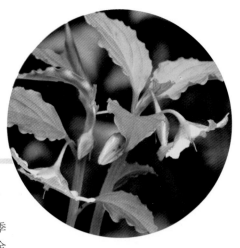

Ling xiang cao
灵香草

Lysimachiis Foenum-graeci Herba
[英] Foenum-graece Lysimachin Herb

【别名】蒙州零陵香、排草、香草、零陵香、广零陵香、驱蛔虫草。

【来源】为报春花科植物灵香草 *Lysimachia foenum-graecum* Hance 的全草。

【植物形态】草本。全株平滑无毛，干后有浓烈香气。具棱，棱边有时呈狭翅状，绿色。叶互生，位于茎端的通常较下部的大 1 ～ 2 倍；叶柄具狭翅；叶片广卵形至椭圆形，长 4 ～ 11cm，宽 2 ～ 6cm，先端锐尖或稍钝，具短骤尖头，基部渐狭或为阔楔形，边缘微皱呈波状，草质，干时两面密布极不明显的下陷小点和稀疏的褐色无柄腺。花单出腋生；花梗纤细；花萼淡绿色，5 深裂，裂片卵状披针形或披针形，先端渐尖，有时呈钻状，两面多少被褐色无柄腺体；花冠黄色，5 深裂，裂片长圆形，先端圆钝；雄蕊 5，花丝基部与花冠合生；子房上位，1 室，胚珠多数。蒴果近球形。种子细小，多数，黑褐色，有棱角。

【分布】广西主要分布于龙胜、临桂、富川、金秀、德保、那坡、凌云。

【采集加工】一年四季可收，但以冬季采收为好，其产量多，质量好。将全株拔起，去净泥沙，烘干或阴干。要注意防火。为了继续生产，只采收地上部分，从根部 4 ～ 5cm 处割收，不除掉根，以利再生。

【药材性状】根须状，棕褐色，茎呈类圆柱形，表面灰绿色或暗绿色，直径约 3mm，有纵纹及棱翅，棱边多向内卷，茎下部节上生有细根；质脆，易折断，断面类圆形，黄白色。叶互生，叶片多皱缩，展平后呈卵形、椭圆形，长 5 ～ 10cm，宽 2 ～ 5cm，先端微尖，基部楔形具翼，有柄。叶腋有时可见球形蒴果，类白色，果柄细长，具宿萼，果皮薄，内藏多数细小的棕色种子，呈三角形。气浓香，味微辛、苦。

【品质评价】以茎叶嫩细、色灰绿、气香浓者为佳。

【化学成分】本品全草含挥发油（volatile oil），其主要成分有十六酸（hexadecanoic acid）、十七酸（heptadecanoic acid）、六氢金合欢烯酰丙酮（hexahydrofarnesy-lacetone）、β-蛇床子烯（β-selinene）、β-蒎烯（β-pinene）、癸烯酸甲酯（methyl decenoate）、香橙烯（aromad-endrene）、11,14,17-二十碳三烯酸甲酯（11,14,17-eicosatrienoic acid methyl ester）等 [1-4]。

此外，本品还含有二十九烷（nonaco-sane）、三十一烷（hentriacontane）、豆甾醇（stigmasterol）、豆甾醇-3-*O*-

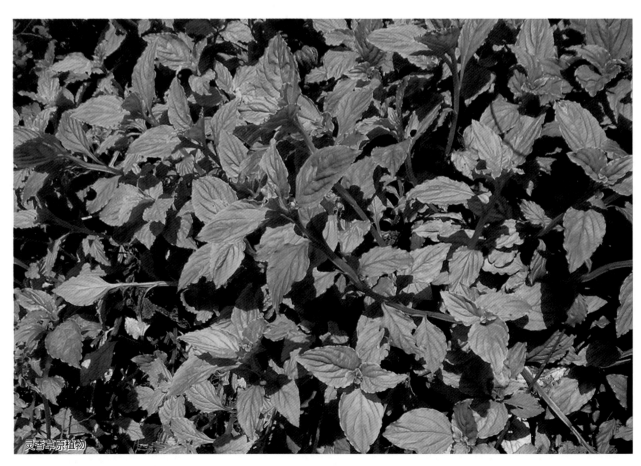

灵香草原植物

β-D-葡萄糖苷（stigmasterol-3-O-β-D-glucoside）、α-菠菜醇（α-spinasterol）、12-甲基十三烷酸（12-methyl tridecoic acid）、二十二烷酸（docosanoic acid）、16-甲基十七烷酸甲酯（16-methyl heptadecanoic acid methyl ester）[5]、零陵香黄酮 A { [kaempferol-7-O-（ 4″-E-p-coumaroyl-）-α-L-rhmanopyranosyl] -3-O-β-D-glucopyranosyl（1 → 4）-α-L-rhmanopyranosyl（1 → 2）-β-D- glucopyranoside } [6]。

【药理作用】

1.抑制生殖　灵香草乙醇浸出物能抑制大鼠和家兔的排卵，总苷有抑制小鼠受精卵着床作用[7]。

2.灭虫　灵香草对黑毛皮蠹、花斑皮蠹下一代害虫生长发育、存活率有滞育作用，能够造成对它们的繁殖不利的生存环境[8]。

3.抗病毒　水煎剂（75%）在鸡胚内有抑制及灭活流感病毒的作用[7]。

【临床研究】

抗组织胺药引起的脑力活动低下　用灵香草醒脑提神液（本品由灵香草油、透骨草、石油醚及乙醇提取物与薰衣草油、薄荷油、柠檬油、冰片等配成，为气压喷雾剂）治疗。使用部位：人中、迎香和太阳穴。临床观察 122 例，均为服用1种或2种以上抗组织胺药后出现脑力活动低下，表现为头昏、嗜睡、思维能力低下的复诊患者。使用本品时，须连续使用 2 ~ 5 天，总次数 20 次以上。结果：122 例中，自评有效者 116 例（95%）；复杂信号动作反应时间、瞬时记忆、记忆广度三项神经心理学测验治疗前后对比差异均非常显著（P<0.01）；6 例治疗后 30min 测脑电图均正常，全部病例未发现全身及皮肤局部不良反应[9]。

【性味归经】味辛、甘，性平。归肺、胃、小肠经。

【功效主治】祛风解表，行气止痛，驱蛔虫。主治感冒头痛，咽喉肿痛，牙痛，胸腹胀满，蛔虫病。

【用法用量】内服：煎汤，9 ~ 15g；或煎水含漱。

【使用注意】表虚自汗者慎用。

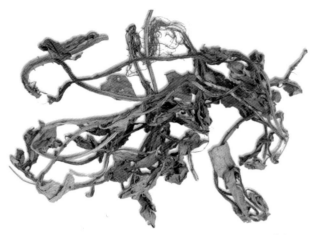

灵香草药材

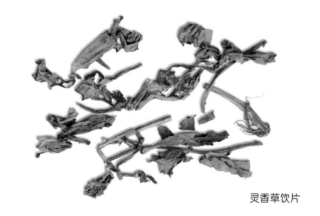

灵香草饮片

【经验方】

1.牙痛　灵香草茎、叶水煎含漱，或加升麻、细辛。（《湖南药物志》）

2.感冒头痛，胸腹胀满　灵香草茎、叶 9 ~ 15g。水煎服。（《湖南药物志》）

3.头风眩晕，痰逆恶心，懒食　灵香草茎、叶，配藿香、香附，各等份研末。每次茶送服 6g，每日 3 次。（《湖南药物志》）

4.蛔虫病　驱蛔虫草 9 ~ 15g。水煎，于睡前 1 次口服；亦可用 15 ~ 130g 鲜叶，或鲜嫩枝尖切细，炖鸡蛋 1 次服。小儿用量减半。（《云南中草药选》）

【参考文献】

[1] 刘国声，方洪锯，李乃文，等.零陵香挥发油成分研究.植物学报，1985, 27(3): 295.

[2] 周银珍，罗萌，刘胜利，等.灵香草挥发油成分研究.广东化工，1985, (4): 333.

[3] 朱凯，王庆六，聂昕.灵香草精油化学成分研究.林产化学与工业，1995, 15(1): 73.

[4] 莫彬彬，余德顺，李典鹏.广西灵香草提取物的化学成分研究及香气评价.香料香精化妆品，2003, (1): 5.

[5] 楼凤昌，马琴玉，杜方麓.灵香草化学成分的研究 I.中国药科大学学报，1989, 20(1): 37.

[6] 李向山，李志猛，杜树山，等.零陵香中发现一种新的黄酮苷类化合物.药学学报，2007, 42(7): 747.

[7] 中国医学科学院药物研究所.中药志（第4册）.北京：人民卫生出版社，1988: 714.

[8] 王宜欣.灵香草对档案害虫黑毛皮蠹、花斑皮蠹的滞育作用.档案学研究，1999, (2): 58.

[9] 曹煜，曹晟，周先宝，等.灵香草醒脑提神液治疗抗组织胺药引起的脑力活动低下 122 例临床及初步实验研究.中国实验方剂学杂志，1995, 20(2): 48.

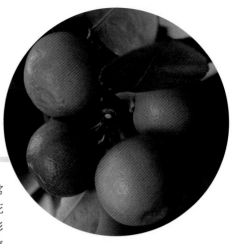

陈 皮

Chen pi

Citri Reticulatae Pericarpium
[英] Dried Tangerine peel

【别名】茶枝柑、柑橘、宽皮橘、蜜橘、黄橘。

【来源】为芸香科植物柑橘 Citrus reticulata Blanco 的果皮。

【植物形态】小乔木。分枝多，枝扩展或略下垂，刺较少。单身复叶，翼叶通常狭窄，或仅有痕迹，叶片披针形、椭圆形或阔卵形，大小变异较大，顶端常有凹口，中脉由基部至凹口附近成叉状分枝，叶缘至少上半段通常有钝或圆裂齿，很少全缘。花单生或 2 ~ 3 朵簇生；花萼不规则浅裂；花瓣通常长 1.5cm 以内；雄蕊 20 ~ 25 枚，花柱细长，柱头头状。果形通常扁圆形至近圆球形，果皮甚薄而光滑，或厚而粗糙，淡黄色、朱红色或深红色，甚易或稍易剥离，橘络甚多或较少，呈网状，易分离，通常柔嫩，中心柱大而常空，囊壁薄或略厚，柔嫩或颇韧，汁胞通常纺锤形，短而膨大，稀细长。种子数或多或少，稀无籽，通常卵形。

【分布】广西全区均有栽培。

【采集加工】采摘成熟果实。剥取果皮，晒干或低温干燥。

【药材性状】果皮边缘略向内卷曲，外表面黄绿色至棕黄色，有时呈微金黄色，极粗糙，有多数凹下的圆点及突起的油点，内表面白色，稍软而有弹性，呈棉絮状。质柔软。气香，味辛、苦。

【品质评价】以干燥、皮厚、无杂质、色棕黄者为佳。

【化学成分】本品果皮含有黄酮类化合物（flavonoids），如橘皮素（tangeretin）、川陈皮素（nobiletin）和橙皮苷（hesperidin）等 [1-3]。本品尚含有多糖类化合物（polysaccharides）[4,5]。本品还含有挥发油，主要成分有柠檬烯（limonene）、松油烯（terpinen）、月桂烯（myrcene）、α-蒎烯（α-pinene）、4-异丙基甲苯（1-iso-propy-4-methylbenzene）和芳樟醇（linalool）等 [6]。

本品果肉含有植物性内源激素，如玉米素（zeatin）、赤霉素（gibberellin）、吲哚乙酸（indole acetic acid）和脱落酸（abscisic acid）等 [7]。

【药理作用】

1. 对胃肠平滑肌的作用　陈皮提取物对大鼠离体胃各部位肌条有抑制作用 [8]。不同浓度陈皮水煎剂均能显著抑制家兔离体十二指肠的自发活动，使收缩力降低。陈皮对乙酰胆碱、氯化钡（$BaCl_2$）、5-羟色胺（5-HT）引起的回肠收缩加强均有拮抗作用 [9]。陈皮水煎剂有促进胃排空作用 [10]。

2. 强心、升压　陈皮煎剂、醇提取物及橙皮苷均能兴奋离体及在位蛙心，使收缩力增强，对心率影响不大 [11]。陈皮水溶性生物碱可显著升高大鼠的血压。陈皮注射液静脉注射后可使猫

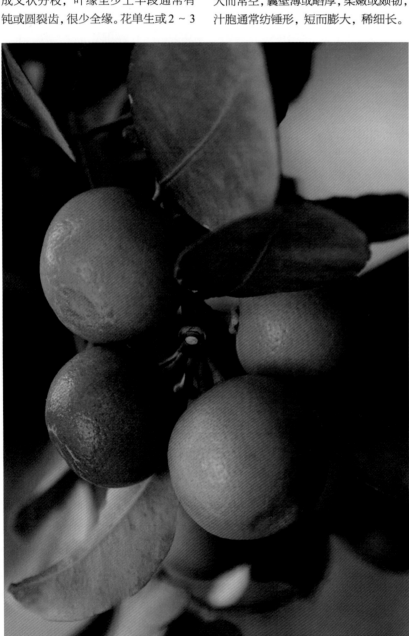

陈皮原植物

血压迅速上升，脉压差增大，心输出量和收缩幅度增加[12]。陈皮可使兔主动脉平滑肌收缩，此作用可能与激活平滑肌细胞膜上肾上腺素能 α 受体、胆碱能 M 受体及异搏定对 Ca^{2+} 通道敏感有关[13]。

3. 抗血小板聚集　陈皮在体外具有抗人血小板聚集作用，其作用与阿司匹林相当[14]。

4. 抗病原微生物　陈皮水提物有抗真菌作用[15]。陈皮也有抗霉菌活性[16]。

5. 祛痰、平喘　陈皮所含挥发油有刺激性祛痰作用[17]。陈皮醇提物对豚鼠离体气管有较强的松弛作用，可拮抗组胺所致豚鼠离体气管条的收缩[18]。

6. 抗衰老、抗氧化　陈皮提取液能延长果蝇寿命和增强其飞翔能力，提高果蝇头部超氧化物歧化酶（SOD）活性，并降低氧化脂质含量[19]。陈皮提取物具有抗氧化作用，可清除次黄嘌呤 - 黄嘌呤氧化酶系统产生的超氧阴离子，并能抑制氧自由基发生系统（FRGS）诱导的小鼠心肌匀浆组织脂质过氧化作用[20]。

7. 毒性反应　小鼠静脉注射甲基陈皮苷纯品，半数致死量（LD_{50}）为 850mg/kg[21]。50% 鲜橘皮煎剂 3ml/kg，或 50% 干品煎剂静脉给犬注射 1ml/kg 多次，均未见急性中毒[11,22]。

【临床研究】

1. 人体疥螨　应用橘皮提取物治疗（橘皮提取物系解放军兽医大学研究所及中国医学科学院药用植物开发利用研究所协作研制）。Ⅰ 号灭螨灵为橘皮的粗提物；Ⅱ 号灭螨灵为橘皮粗提物经过理化分析合成的化学成分。涂药前用温水、肥皂水清洗全身，并晾晒被褥、烫洗衣裤。轻型用 5% Ⅰ 号灭螨灵治疗；中型用 10% Ⅰ 号灭螨灵和 0.5% Ⅱ 号灭螨灵治疗；重型与混合型均用 1% Ⅱ 号灭螨灵治疗。用药前摇匀药液，用脱脂棉球蘸取药液涂擦患部（扩涂到周围的健康皮肤），每日 1 次，必要时晚上加涂 1 次，到痊愈为止，对伴有感染的患者，应予抗菌及抗过敏治疗。结果：治疗 164 例人体疥螨，中、轻型者治 7 次，中型者治 9 次，重型及混合型者治 10 次，均获痊愈，总有效率为 100%[23]。

2. 慢性气管炎　取鲜橘皮 1 ~ 2 个放入带盖杯中，倒入开水，待 5 ~ 10min 后饮用。饮后将杯盖盖好，以免有效成分挥发而降低疗效，以后可随时饮用。鲜橘皮每日更换一次，如有发热咳浓痰者，可配合抗生素治疗。结果：20 例患者中单用本品的 12 人，配合抗生素的 8 人，轻者当日见效，重者 3 日见效，一周后痊愈的 8 人，有 9 人咳嗽症状减轻，痰量减少，3 人无效[24]。

3. 回乳　陈皮 30g，甘草 15g。水煎服，每日 1 剂。结果：共治疗 48 例，痊愈 39 例，有效 6 例，无效 3 例。总有效率 93.75%。痊愈者中服药最少的 1 剂，最多的 4 剂[25]。

4. 乳腺炎　用纱布缝制成长约 20cm 的布袋，装满橘皮（鲜橘皮或干橘皮均可）后封口，加水（以浸没布袋为宜）煮沸，待冷却至不烫手时（温度 45℃左右），即可敷于乳腺炎局部，每次 30 ~ 60min，每日 2 次。结果：治疗 50 例患者，多数敷后 24 ~ 72h 乳房肿痛消失，局部硬块消散，无压痛，无自觉症状，此法比以往的硫酸镁湿热敷效果好[26]。

5. 冻疮　新鲜橘子皮 3 个或 4 个，生姜 30g。加水约 2000ml，

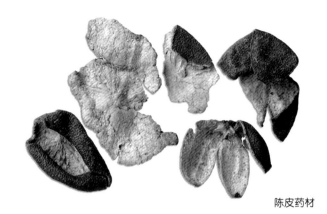

陈皮药材

煎煮 30min 后连渣取出，待水温与皮肤接触能耐受为止，浸泡并用药渣敷盖患处，每晚一次，每次 30min，一般用药 2 ~ 4 次即可，如果冻疮发生在耳郭或鼻尖时，可用毛巾浸药汤热敷患处，如有破溃应涂以消炎膏以保护疮面，促进愈合。结果治疗 30 例均获良效[27]。

6. 新生儿硬肿症　干橘皮 200g 或鲜橘皮 300g 加水 5000ml，煮沸 15 ~ 20min，煎成水剂，水温在 40 ~ 42℃时使用。先将患儿双下肢浸入药液，再依次放下躯干、上肢，使患儿仰卧在药液中，头颈部露出水面。助手托住患儿后脑勺，大拇指分别向上压住患儿耳郭阻塞耳道，以防药液流入。患儿脐部敷无菌小纱布，再以圆形乳胶膜固定，预防感染。医生一手托患儿腰骶部，另一手轻撩药液于硬肿部，并用手指的指腹在硬肿处轻轻地按摩。尽量保持患儿躯干、四肢均浸泡在药液中。一般浸泡 15min，每日泡浴 2 次。浴后快速擦干，置于预热的保温箱中，保温箱温度按不同胎龄、体重、病情作调整。新生儿体重在 1000g 以下者，保温箱温度保持 34 ~ 36℃；1001 ~ 1500g 者保持 32 ~ 34℃；1501 ~ 2000 g 者保持 30 ~ 32℃；2000 g 以上者保持 28 ~ 30℃。胎龄小者温度适当调 1 ~ 2℃。湿度保持在 55% ~ 65% 之间。室温保持在 22 ~ 24℃。此外，在中度以上的新生儿硬肿症治疗中，还应采取综合措施：早期母乳喂养，如吸吮力差者，可给予鼻饲；静脉补液，给予 ATP、辅酶 A 等能量合剂；应用抗生素防止肺部感染；必要时输少量新鲜血浆。结果：治疗的轻度硬肿 9 例全部痊愈；中度硬肿 38 例全部有效（其中痊愈 32 例）；重度硬肿 10 例中，有效 6 例（其中痊愈 4 例），死亡 4 例[28]。

【性味归经】味辛、微苦，性温。归脾、肺经。

【功效主治】理气调中，燥湿化痰。主治脾胃气滞，脘腹胀满，湿痰、寒痰咳嗽。

【用法用量】内服：煎汤，5 ~ 10g。

【使用注意】阴津亏损、内有实热者慎用。

【经验方】

烫伤　烂橘子（适量）放在有色玻璃瓶里，密封贮藏，越陈越好，搽涂患处。（《食物中药与便方》）

【参考文献】

[1] 吴宏伟, 雷海民, 李强, 等. 高效液相色谱法测定陈皮多甲氧基黄酮部位中 3 种黄酮的含量. 药物分析杂志, 2007, 27(12): 1895.

[2] 林林, 林子夏, 莫云燕, 等. 不同年份新会陈皮总黄酮及橙皮苷含量动态分析. 时珍国医国药, 2008, 19 (6): 1432.

[3] 杨宜婷, 罗琥捷, 叶勇树, 等. 不同储存年限广陈皮的多甲氧基黄酮提取研究. 食品工业科技, 2011, 32(9): 258.

[4] Chen S, Huang QH, You MX, et al. Analysis of polysaccharides compositions in ripe peel of Citrus reticulate "Chachi". Medicinal Plant, 2012, 3(2): 26.

[5] 甘伟发, 周林, 黄庆华, 等. 茶枝柑皮提取物中多糖的分子质量分布及抗氧化活性. 食品科学, 2013, 34(15): 81.

[6] 胡黎明, 申建梅, 宾淑英, 等. 红橘精油对橘小实蝇产卵量的影响及化学成分分析. 果树学报, 2012, 29(4): 630.

[7] 蒋艳芳, 黄岛平, 陈秋红, 等. 超高效液相色谱法测定柑橘果肉中四种植物性内源激素的含量. 湖北农业科学, 2012, 51(1): 165.

[8] 李伟, 郑天珍, 瞿颂义, 等. 陈皮对大鼠胃平滑肌条收缩活动的作用及机制的探讨. 中国中西医结合杂志, 2000, 20(特集):49.

[9] 官福兰, 王如俊, 王建华, 等. 陈皮及橙皮苷对离体肠管运动的影响. 时珍国医国药, 2002, 13(2):65.

[10] 黄志华, 熊小琴, 李良东, 等. 陈皮对鼠胃排空及胃肠推进运动的影响. 赣南医学院学报, 2002, 22(5):472.

[11] 王筠默, 等. 橘皮和柑皮的药理研究. 上海中医药杂志, 1957,(9):428.

[12] 明勤, 叶其正, 常复蓉, 等. 陈皮注射剂对猫心脏血液动力学的影响. 中药材, 1996, 19(10):517.

[13] 李红芳, 李丹明, 瞿颂义, 等. 枳实和陈皮对兔离体主动脉平滑肌条作用机理探讨. 中成药, 2001, 23(9) : 658.

[14] 吉中强, 宋鲁卿, 牛其昌.15 种理气中药体外对人血小板聚集的影响. 中草药, 2001, 32(5): 428.

[15] 方玉复, 魏玉平, 于香安, 等. 陈皮对浅部真菌的试管内抑菌实验及临床疗效观察. 中国皮肤性病学杂志, 1997, 11(5): 275.

[16] 孙红祥. 一些中药及其挥发性成分抗霉菌活性研究. 中国中药杂志, 2001, 26(2): 99.

[17] Sheppard E P, et al. C A, 1970, 73: 75460r.

[18] 王浴生, 等. 中药药理与应用. 北京: 人民卫生出版社, 1983:567.

[19] 苏丹, 鲁心安, 秦德安, 等. 陈皮提取液抗衰老作用的实验研究. 上海铁道大学学报 (医学版), 1999, 20(9): 18.

[20] 王姝梅, 何春梅. 陈皮提取物清除氧自由基和抗脂质过氧化作用. 中国药科大学学报, 1998, 29(6): 462.

[21] 横谷肇. 日本药理学杂志, 1960, 56(6): 1369.

[22] 朱思明. 苏医学报, 1957, (3): 148.

[23] 苏文韬, 刘晓刚, 刘俊华. 橘皮提取物对 164 例人体疥螨的治疗. 吉林中医药, 1991, (3): 27.

[24] 杨风琴. 鲜橘皮沏水代茶饮治疗慢性气管炎. 黑龙江中医药, 1990, (6): 37.

[25] 刘昭坤, 刘同珍. 陈皮甘草汤回乳. 山东中医杂志, 1992, 11(5): 47.

[26] 魏灵芳. 橘皮外敷可治疗乳腺炎. 中华护理杂志, 1997, 32(2): 95.

[27] 卢德perc, 桔皮生姜汤治疗冻疮. 福建中医药, 1986, (1): 62.

[28] 项双卫, 林清. 桔皮汤浴治疗新生儿硬肿症. 福建中医药, 1997, 28(3): 33.

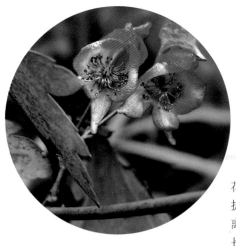

Fu zi

附 子

Aconiti Lateralis Preparata Radix
[英] Prepared Common Monkshood
Daughter Root

【别名】乌头、侧子。

【来源】为毛茛科植物乌头 Aconitum carmichaeli Debx. 的子根。

【植物形态】草本。块根通常2个连生，纺锤形至倒卵形，外皮黑褐色。茎直立或稍倾斜，下部光滑无毛，上部散生贴伏柔毛。叶互生，革质，有柄；叶片卵圆形，宽5～12cm，3裂几达基部，两侧裂片再2裂，中央裂片菱状楔形，先端再3浅裂，裂片边缘有粗齿或缺刻。总状圆锥花序，花序轴有贴伏的柔毛；萼片5，蓝紫色，外被微柔毛，上萼片盔形，侧萼片近圆形；花瓣2，无毛；雄蕊多数，花丝下半部扩张成宽线形的翅；心皮3～5个，离生，密被灰黄色的短绒毛。蓇葖果长圆形，具横脉，花柱宿存，芒尖状。

【分布】广西主要分布于凌云、乐业、南丹、三江、资源、全州。

【采集加工】6月下旬至7月上旬挖出全株。抖去泥沙，摘取子根（附子），去掉须根，即是泥附子，需立即加工。

【药材性状】盐附子圆锥形，长4～7cm，直径3～5cm。表面灰黑色，被盐霜，顶端有凹陷的芽痕，周围有瘤状突起的支根或支根痕。体重。气微，味咸而麻，刺舌。

【品质评价】以个大、质坚实、灰黑色、表面光滑者为佳。

【化学成分】本品主要含有生物碱类（alkaloids）成分。

生物碱类成分主要含有次乌头碱（hypaconitine）、10-羟基乌头碱（aconifine）、新乌头碱（mesaconitine）[1-7]、乌头原碱（aconine）[1]、乌头碱（aconitine）、塔拉地萨敏（talatisa-mine）[2,4]、川乌碱甲（chuan-wu A）、川乌碱乙（chuan-wu B）[2]、杰斯乌头碱（jisaconitine）、异翠雀花碱（isodel-phinine）[8]、氯化棍掌碱即氯化甲基多巴胺（coryneine）[9]、宋果灵（songorine）、尼奥灵（neoline）[10,11]、附子灵（fuzi-line，即 senbusine C）、生附子碱A（senbusine A）、生附子碱C（senbusine C）、脂乌头碱（8-lipoaeo-nitine）、脂海帕乌头碱（8-lipohypac-

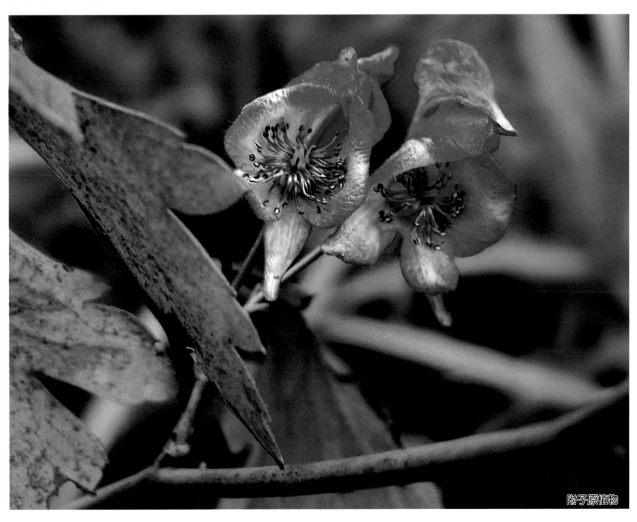

附子原植物

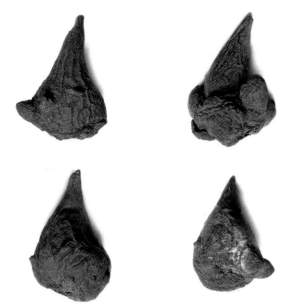

附子药材

onitine）、脂美沙乌头碱（8-lip-omesaconitine）[12]、生附子碱 B（senbusine B）[4,12]、苯甲酸乌头原碱（picraconitine，即 14-benzoy1aconine）、苯甲酰美沙乌头原碱（benzoylmesaconitine）、苯甲酰海帕乌头原碱（benzoylhypaconitine）[4,13]、新乌宁碱（neoline）、北乌碱（beiwutine）、新江油乌头碱（neojiangyouaconitine）[11]、多根乌头碱（karacoline）[3-5,10,11]、宋宾灵盐酸盐（sonsorinehuarochloride）[14]、附子亭（fuzitine）[15]、消旋去甲乌药碱（nige-namine，即 dl-demethylcoclaurine）、去甲猪毛菜碱（salsolino1）[16]、海替生（hetisine）、8-乙氧基-14-苯甲酰基中乌头原碱（8-ethoxy-14-benzoylmesaconine）、北草乌碱（beiwu-tine）[3]、展花乌头宁（chasmanine）、异塔拉乌头定（isotalatizidine）、16β-羟基心瓣翠雀碱（16β-hydroxycardiopet aline）、哥伦乌头碱（columbianine）[4]、去氢松果灵（songora-mine）[6]、欧乌碱（napelline）[7]。

其他类成分有 β-谷甾醇（β-sitosterol）[1,5]、β-胡萝卜苷（β-daucosterol）、麦芽酚（maltol）[17]、尿嘧啶（uracil）[8,18,19]、苯甲酸（benzoic acid）、6-hydroxymethyl-3-pyridinol[4]、单棕榈酸甘油酯（glyceryl monopalmitate）[6]、烟酰胺（nicotinamide）、次黄嘌呤（hypoxanthine）、腺苷（adenosine）、尿苷（uridine）、5-羟甲基-吡咯-2-甲醛（5-hydroxymethyl-pyrrole-2-carbaldehyde）、马齿苋酰胺 E（oleracein E）、顺-对香豆酸-4-O-β-D-葡萄糖苷（cis-p-coumaric acid 4-O-β-D-glucoside）、顺-阿魏酸-4-β-葡萄糖苷（cis-feruloyl-4-β-glucoside）、反-阿魏酸-4-β-葡萄糖苷（trans-feruloyl-4-β-glucoside）、异麦芽酚-葡萄糖苷（iso-mahol-glucoside）、2,4,6-三苯基-1-己烯（2,4,6-triphenylhex-l-ene）[19]。

【药理作用】

1. 对心血管系统影响

（1）强心。附子久煎煎剂、水溶性部分对正常状态或衰竭状态的蛙、蟾蜍及温血动物心脏均有强心作用[20-23]。附子煎剂的强心作用不因煎煮时间延长而减弱，而其致心律失常作用则因久煎而减弱或消失。附子对心脏的作用是直接兴奋心脏和激动 β-受体、释放儿茶酚胺的间接作用[22,24,25]。附子发挥强心作用的主要成分有消旋去甲乌药碱[26]、棍掌碱氯化物[27]、去甲猪毛菜碱[28] 等。消旋去甲乌药碱在附子中含量少，活性强，对兔、豚鼠、犬等温血动物心脏有强心作用；静注 0.5mg/kg 使兔心收缩力增加 51.6%，麻醉犬和豚鼠 2μg/（kg·min）静注，左心室内压（LVP）分别增加 12% 和 58%，左心室内压最大上升速率分别增加 73% 和 26%[29]。对于心力衰竭心脏，消旋去甲乌药碱强心作用更明显，0.1μg/（kg·min）灌流 5min 或快速注入均可使氮气（N_2）饱和灌流液灌流所致离体豚鼠衰竭心脏收缩幅度恢复至正常；2μg/（kg·min）静注，使戊巴比妥致心衰犬和猫的左心室内压和左心室内压最大上升速率恢复至正常[30]；能改善内毒素致休克犬降低的每搏搏出量、心输出量和心脏指数；体外可增强心肌细胞收缩幅度，加快收缩频率[31,32]。棍掌碱氯化物有 α 受体激动、强心及升压作用[33]。去甲猪毛菜碱为弱的 β 肾上腺素受体激动剂[34]。

附子可改善血流动力学和心脏收缩功能，抑制循环肾素-血管紧张素-醛固酮系统（RAAS）[35]，高剂量附子使心衰大鼠血流动力学和神经内分泌水平恶化，心室重构加重，升高左室重量指数，低剂量则与卡托普利类似，能改善神经内分泌紊乱[35, 36]。次乌头碱（HA）可增加心肌细胞搏动频率，浓度达 120μmol/L 可立即导致心肌细胞停搏，不同浓度的 HA 随着作用时间延长，使乳酸脱氢酶漏出率有不同程度增加[37]。次乌头碱能促进心肌细胞内 Ca^{2+} 增高，进而导致细胞 Cx_{43} 表达降低，增加心肌细胞发生心律失常的易感性[38]。乌头碱有强心作用，但安全范围小，对心脏有毒性。经股静脉缓慢恒速推注乌头碱对尼莫地平心衰模型大鼠，以心率、左心室内压最大上升速率和率压积为指标计算乌头碱 50% 最大效应量（ED_{50}），以室性早搏（PVC）、停搏（CA）为指标计算乌头碱半数中毒量（TD_{50}）、半数致死量（LD_{50}），乌头碱治疗指数（TI，按率压积计算）分别为 1.84、17.22，TI（按左心室内压最大上升速率计算）分别为 1.23、11.54[39]。

（2）对心脏节律影响。乌头碱、中乌头碱、北草乌碱和次乌头碱均有强的致心律失常作用，给小鼠静注致心律失常的剂量分别为 19μg/kg、16μg/kg、30μg/kg 和 72μg/kg[40]。乌头碱达一定剂量均可引起多种温血动物心律失常，随剂量增大，先后出现心动过缓、心动过速、室性期外收缩、室性心动过速、室颤，直至心跳停止。乌头碱心脏毒性机制包括直接作用及中枢作用，直接作用是使心肌细胞 Na^+ 通道开放，加速 Na^+ 内流，促使细胞膜去极化；中枢机制则表现为切断迷走神经可抑制乌头碱致心率变慢和传导阻滞[41,42]。去甲乌药碱能增加小鼠心肌 cAMP 水平[43]。附子注射液可拮抗垂体后叶素所致大鼠心律失常[44]，不含乌头碱的附子水溶性部分灌服或静注均可对抗乌头碱致大鼠心律失常，并迅速扭转已发生的心律失常[45]。去甲乌药碱对多种实验性过缓心律失常均有防治效果，包括使麻醉剂所致过缓心率加快，使维拉帕米所致心动过缓或房室传导阻滞恢复正常，阻止烟碱所致缓慢型心律失常的恶化和死亡等[46]。消旋去甲乌药碱静滴使心率减慢等病理模型家兔心率加快，恢复窦性心律，S-T 及 T 波恢复正常[47]，其抗缓慢型心律失常作用机制与直接作用于心肌细胞、激动心肌细胞 β 受体有关[34]。

（3）抗心肌缺血缺氧。附子注射液可提高小鼠耐缺氧能力，拮抗垂体后叶素所致大鼠心肌缺血缺氧及心律失常，减少麻醉开胸犬急性心肌缺血性损伤，这与其能降低心肌耗氧量，改善缺血心肌供血供氧有关[44]。

（4）对血压和血管影响。有关附子对血压影响的报道不一，此可能与试验样品制备方法及动物模型不同有关。附子可升高二肾一夹型高血压大鼠血压，附桂汤能降低肾上腺皮质再生型高血压大鼠血压，并改善胸主动脉内膜高血压性损害[48,49]，对前一模型附桂汤可增加心肌羟脯氨酸和24h 尿中醛固酮总量，减少脑组织脑啡肽含量，提示对该模型呈恶化作用，而对后一模型则降低尿醛固酮，升高脑啡肽[50]。消旋去甲乌药碱 2μg/（kg·min）静注，可降低麻醉大鼠血压，加快心率，但不影响肾性高血压犬的收缩压，并呈量效性降低舒张压；对心力衰竭动物血压则先短暂下降，后持续升高。对于血管平滑肌，消旋去甲乌药碱是 β 肾上腺素受体部分激动剂，可降低血管阻力，增加血流量，尤以冠状动脉血流量增加为显著，脑和肢体血流量轻度增加或无明显改变[22,27]。消旋去甲乌药碱还能增强火鸡红细胞膜腺苷酸环化酶活性，但内在活性较异丙肾上腺素弱[51]。此外，消旋去甲乌药碱对 α1 受体有阻断作用，对 α2 受体有激动作用，但以 α1 受体的阻断作用为主[52]。静脉注射盐酸去甲乌药碱后，患者心率和心肌耗氧量明显增加，舒张压轻度降低，收缩压无明显变化[53]。附子水煎剂对兔主动脉的舒张作用是内皮依赖性的，且与内皮释放的 NO 有关[54]。

（5）抗休克。附子对多种休克有明显防治效果，附子水溶性部分可减慢内毒素性休克猫的血压降低、心率减慢、心收缩力减弱等变化，改善血压、左心室收缩压力（LVP）及左心室压力上升最大速率的下降程度，并延长休克动物生存时间[55,56]。消旋去甲乌药碱有抗休克效果，改善内毒素休克犬心输出量及心脏指数，降低外周阻力，并能使减慢的心率变快[31]；能改善冠脉阻塞所致心源性休克犬的心功能[57]。

2. 对血液系统的影响 附子体外及静注均可促进血小板聚集，促进血凝，但附子煎剂灌服能明显延长凝血酶原消耗时间、白陶土部分凝血活酶时间，使血栓形成时间延长，这表明附子有抑制凝血功能和抗血栓形成作用[58]。附子多糖在对脂肪细胞毒副作用较小的基础上可促进 3T3-L1 脂肪细胞消耗葡萄糖，促进胰岛素抵抗模型脂肪细胞摄取 ³H- 葡萄糖[59]。附子对微循环障碍状态下的毛细血管有扩张作用，改善血液流态，并加快血流速度，改善毛细血管充盈状况，促使微循环障碍逐渐消除和功能恢复[60]。附子炮制前后均能明显改善急性心衰大鼠血流动力学并呈一定的量效、时效关系[61]。

3. 抗炎镇痛 附子能抑制蛋清、角叉菜胶、甲醛等所致大鼠足趾肿胀，抑制醋酸所致毛细血管通透性亢进、肉芽肿形成及佐剂性关节炎[62-66]。抗炎作用机制有学者认为与兴奋肾上腺皮质有关，也有学者认为不依赖肾上腺皮质[62,63]。

乌头碱小剂量即有显著抗炎效果，对巴豆油所致小鼠耳肿胀半数抑制量（ID50）为 0.07mg/kg，较吲哚美辛强，0.05mg/kg 腹腔注射显著减轻蛋清、角叉菜胶、甲醛等所致大鼠足趾肿胀[67]。此外，消旋去甲乌头碱也有抗炎活性[68]。制附子总碱能明显改善鼻痒、喷嚏、流清涕等过敏性鼻炎症状及鼻黏膜炎程度，降低血液组胺含量[69]。附子明显降低佐剂性关节炎大鼠足趾肿胀程度，改善滑膜组织病理结构，使血清 NO、IL-1β 水平显著降低，用药 4 周后，接近正常水平，提示制附子可通过降低血清 NO、IL-1β 水平、调控相关细胞因子表达而发挥抗炎和消除关节肿胀、改善滑膜组织病理学的作用[70]。黑附片具有镇痛抗炎作用，盐附子仅镇痛作用效果明显，白附片、附子水煎醇沉液镇痛抗炎作用效果均不明显[71,72]。附子对冰醋酸致痛小鼠有明显镇痛作用，且在 0.75～6g/kg 剂量范围内呈明显剂量依赖性[72]。附子可延长热致痛动物的痛敏潜伏期（PWL），升高机械性痛敏压力阈值（PWPT），同时减少脊髓细胞因子表达；附子通过 κ- 阿片受体介导，对神经病理性疼痛大鼠产生镇痛作用[73,74]。中乌头碱和乌头碱对腹腔注射醋酸所致小鼠疼痛及电流刺激鼠尾部致大鼠疼痛有镇痛作用，这是通过多巴胺或去甲肾上腺素系统发挥的中枢性镇痛作用[75,76]。此外，3-乙酰乌头碱也有镇痛作用[77]。

4. 对中枢神经系统的影响 生附子、乌头碱有中枢镇静作用，可减少小鼠自发活动，延长环己巴比妥钠所致麻醉时间[78]。附子可使脑 M 受体数量降低[79]，去甲乌药碱能调整脑 M 受体代谢，使其最大结合位点数（RT 值）在一个较低水平上达到新的稳态[80]。腹腔注射附子提取液可减少癫痫发作次数、缩短发作持续时间及延长发作间隔时间[81]。

5. 对外周神经的影响 乌头碱、3- 乙酰乌头碱等有局部麻醉作用[82]。去甲乌药碱是 β 受体部分激动剂、α1 受体阻断剂、α2 受体激动剂[51,52]。灌服附子可使大鼠尿中儿茶酚胺含量升高，活化多巴胺 β 羟化酶，增加甲亢及皮质醇过多型阴虚模型 β 受体数量及增高环磷酸腺苷（cAMP）对异丙肾上腺素的反应性，抑制甲减性阳虚模型 M 受体增多及 cAMP 反应性增强[83-85]。

6. 对免疫功能的影响 附子注射液皮下注射可促进绵羊红细胞致小鼠脾脏抗体形成细胞数增加及血清抗体生成，提高豚鼠血清补体含量，使玫瑰花结形成细胞数及 T 淋巴细胞转化率增加[86-88]。附子水溶性提取物可增强羟基脲所致"阳虚"小鼠的体液免疫，降低死亡率[89]。附子多糖可提高小鼠淋巴细胞转化率和 NK 细胞活性[90]。乌头碱对胸腺重量无明显影响，但可减少空斑形成细胞（PFC）数量，对溶血素有抑制作用[91]。

7. 抗肿瘤

（1）诱导肿瘤细胞凋亡。附子粗多糖和酸性多糖可提高荷瘤小鼠的肿瘤细胞凋亡率，对肿瘤细胞的增殖指数无影响[90]。附子多糖体外使 B 淋巴瘤 Raji 细胞凋亡，4mg/ml 附子提取物作用 48h 后，细胞凋亡率达 25.3%，细胞被阻止于 G1 期，G1/G0 期细胞明显增多，并随着药物浓度增大和作用时间延长，呈现出剂量时间依赖效应[92]。

（2）诱导细胞分化。附子多糖使 HL-60 分叶核与杆状核细胞及晚幼粒细胞增多，硝基四唑氮蓝还原能力增强，增强细胞内髓过氧化物酶（MPO）活性，对碱性磷酸酶无影响，细胞膜分化抗原CD_{11b}上升，CD_{33}下降，这提示附子多糖可诱导HL-60细胞向粒细胞方向分化[93]。

（3）促进抑癌基因表达。附子多糖可通过增高肿瘤组织抑癌基因p53和Fas表达发挥抗肿瘤效应[90]，明显延长荷瘤小鼠存活时间，提高NK细胞杀伤活性和淋巴细胞转化率，联合作用使脾细胞中IL-2 mRNA和IL-12 mRNA表达较单一化疗增强，协同诱导肿瘤细胞凋亡，激活并促进T细胞转化和NK细胞杀伤活性，增强机体免疫功能[94,95]。附子总生物碱可改善对二甲基苯蒽诱导的乳腺癌出现的畏寒喜暖、蜷缩少动、体温下降、外耳微循环受阻等状况，阻止肿瘤生长，同时升高血中雌二醇和黄体酮水平，降低红细胞ATP酶活性，增高全血黏度及红细胞聚集指数等[96]。附子提取物BC-1能抑制肺癌细胞株（LLC-9R）[97]，有研究推测BC-1抗肿瘤作用机制是抑制新生血管再生[98]。乌头碱能增加耐药性人口腔鳞状上皮癌细胞（KB_{V200}细胞）对长春新碱的敏感性，表明乌头碱能增强化疗药物敏感性[99]。随乌头碱浓度增加，KB_{V200}的Pgp蛋白表达呈下降趋势[100]。乌头碱能降低KB_{V200}细胞Pgp蛋白高表达，部分逆转KB_{V200}细胞耐药性[101]。附子对四氢吡啶离子（MPP^+）诱导的SH-SY5Y细胞凋亡有保护作用，降低凋亡率[102]。二萜类化合物能抑制HepG2细胞株生长[103]。次乌头碱对H_2O_2所致心肌细胞凋亡有改善作用，这与其降低凋亡蛋白表达、增强细胞增殖活力相关[104]。

8. 对能量物质代谢的影响　附子能增强虚寒模型大鼠能量代谢，改善大鼠虚寒状态，增加虚寒模型大鼠肝乳酸（LD）含量，增强乳酸脱氢酶（LDH）、Na^+-K^+-ATP酶、Ca^{2+}-Mg^{2+}-ATP酶、琥珀酸脱氢酶（SDH）活力[105]。附子可升高大鼠趾温、单位体重摄入能、单位体重消化能和单位体重可代谢能，增强Na^+-K^+-ATP酶、Ca^{2+}-Mg^{2+}-ATP酶和SDH活力。基因芯片结果显示附子组与空白组比较有592条基因差异表达，按Gene Ontology（GO）分类标准进行基因功能分类注释，代谢过程基因功能为最显著性基因功能（lgP =-15.5897），提示附子对大鼠物质和能量代谢有促进作用，其机制是通过调控相关基因表达，影响糖、脂类和氨基酸代谢过程，这可能是附子发挥温热效应的主要分子机制[106]。附子可通过促进肝糖原分解、增强SDH活性而产生更多ATP，通过增强Na^+-K^+-ATP酶和Ca^{2+}-Mg^{2+}-ATP酶活性而增加ATP消耗，从而调节肝脏能量代谢[107]。附子可使寒性体质大鼠体温趋于平缓[108]。附子有提升常压耐缺氧能力，但除去生物碱后，常压耐缺氧作用减弱，甚至消失，提示附子醚溶性毒性成分双酯型二萜生物碱是主要有效成分[109]。制附子水提液可延长小鼠游泳时间和耐缺氧时间[110]。乌头原碱能通过调节甘油三酯（TG）、总胆固醇（TC）代谢，降低血清瘦素水平，改善胰岛素抵抗状态，降低肝脏脂肪性变[111]。

9. 对CYP3A影响　附子水提物增强正常人肝脏细胞L02细胞药物代谢酶细胞色素P4503A（CytochromeP4503A，CYP3A）PKA、PXR表达，增强CYP3A活性，调控cAMP-PKA信号通路是其药性表达机制之一[112]。附子粗提物对CYP3A有诱导作用，在浓度为0.25mg/ml、0.5mg/ml时，其诱导作用有显著性差异；次乌头碱在2.5μg/ml时诱导作用最强，在25μg/ml又呈现一定抑制作用；中乌头碱对CYP3A诱导作用随浓度增加而增强[113]；附子使大鼠肝微粒体CYP3A和谷草转氨酶活性显著升高，而小肠微粒体CYP3A活性变化不明显，血浆谷草转氨酶活性有下降趋势[114]。

10. 对肾脏保护　附子能降低肾病模型小鼠血清尿素氮、乳酸含量、乳酸脱氢酶活性及左肾系数，提高精子数及肾脏蛋白含量；降低关木通模型小鼠肝脏、肾脏乳酸含量和乳酸脱氢酶活性，增加肾脏蛋白含量；增加腺嘌呤模型小鼠肾脏、睾丸乳酸含量，提高肝脏、睾丸乳酸脱氢酶活性，降低肾脏乳酸脱氢酶活性及睾丸蛋白含量。附子对关木通致慢性马兜铃酸肾病的肾脏酸中毒纠正情况最明显，而对腺嘌呤致慢性肾衰模型，虽血清乳酸含量升高，但肝、肾、睾丸中均未出现乳酸蓄积，相反，肾脏、睾丸中乳酸含量有所降低，肝、肾乳酸含量和乳酸脱氢酶活性趋于正常，提示附子温阳、肾脏保护作用与调节乳酸代谢有关[115]。附子能降低阿霉素肾病大鼠血清TNF-α产生，改善肾脏血液灌注[116]。

11. 对肠道平滑肌的影响　附子具有胆碱样、组胺样及抗肾上腺素作用，能使离体肠管自发性收缩，但抑制胃排空[117-119]。乌头碱可增强离体回肠收缩[120]。中乌头碱在低浓度时能使胆碱能神经末梢释放乙酰胆碱而使肠管收缩[121]。

12. 其他　附子煎剂对冷冻所致小鸡及大鼠体温下降有保护作用，能延缓冷冻所致死亡时间[122]。去甲乌药碱具有平喘作用，皮下注射或喷雾可对抗5-羟色胺（5-HT）所致小鼠肺支气管平滑肌痉挛及组胺所致豚鼠喘息及呼吸道阻力增高[123]。

13. 药代动力学　腹腔注射附子煎剂的药动学符合二室模型，分布相半衰期为1.15h，消除相半衰期为17h，血药浓度-时间曲线下面积（AUC）为142.7g/（kg•h）[124,125]。乌头碱在大鼠体内的过程符合二室模型，主要药动学参数为：AUC=（18581.8±469.6）（ng/ml）•min，清除率（CL）=（0.001816±0.00078）ml/min，α相半衰期（$t_{1/2}α$）=（0.432±1.28）min，β相半衰期（$t_{1/2}β$）=（403.32±90.48）min，表观分布容积（Vc）=（0.086901±0.0018）（μg/kg）/（ng/ml）[126]。

14. 毒性反应　附子毒性受多种原因影响而有很大差异，如产地、采集加工、炮制、煎煮时间等，凡影响附子乌头碱类生物碱含量的因素均可影响其毒性。室温、配伍、实验动物品系等也均影响其毒性大小[125,127,128]。熟附片煎剂灌服对小鼠的半数致死量（LD_{50}）为17.4g/kg，静注为3.52g/kg[127]。小鼠腹腔注射120℃处理40min的附子26.3g/kg[124]，其毒性仅为生附子的1/350～1/5，灌服的LD_{50}在100g/kg以上。生附片水提液、醇提液的LD_{50}分别为22.4g/kg、13.2g/kg；白附片、黑附片、炮附片醇提液的LD_{50}分别为131.7g/kg、44.8g/kg、254.3g/kg；附子脂溶性生物碱的LD_{50}为0.5mg/kg；白附片、黑附片、炮附片的最大耐受量分别为533g、666g、266g；附子水溶性生物碱和附子多糖的最大耐受量分别为161g、

533g[129]。小鼠灌服、皮下注射、腹腔注射或静注乌头碱的 LD_{50} 分别为 1.8mg/kg、0.295mg/kg、$0.3 \sim 0.38$mg/kg、$0.12 \sim 0.27$mg/kg，大鼠静注的最小致死量为 0.102mg/kg，蛙、兔、豚鼠的 LD_{50} 分别为 $0.075 \sim 1.65$mg/kg、$0.04 \sim 0.05$mg/kg、$0.06 \sim 0.12$mg/kg。小鼠灌服、皮下注射、腹腔注射和静注中乌头碱的 LD_{50} 分别为 1.9mg/kg、$0.2 \sim 0.26$mg/kg、$0.21 \sim 0.30$mg/kg、$0.1 \sim 0.13$mg/kg，次乌头碱分别为 5.8mg/kg、1.19mg/kg、1.10mg/kg 和 0.47mg/kg。其他成分腹腔注射和静注测定小鼠的 LD_{50}：苯甲酰乌头胺分别为 70mg/kg 及 $10 \sim 23$mg/kg，苯甲酰中乌头胺分别为 240mg/kg 及 21mg/kg，苯甲酰次乌头胺分别为 120mg/kg 及 23mg/kg。小鼠静注乌头原碱的 LD_{50} 为 $116.5 \sim 120$mg/kg，为乌头碱的 $1/430 \sim 1/1000$。小鼠腹腔注射为（300 ± 9）mg/kg，静注的 LD_{50} 为（58.9 ± 2.3）mg/kg；每日腹腔注射 30mg/kg，连续 1 个月，无明显毒性；连续 14 日静注 $10\mu g/$（kg•d）对犬也无明显毒性[129,130,131]。此外，附子水煎醇沉液的 LD_{50} 为 31.24g/kg[70]。附子对阳虚动物模型有正性干预作用，能纠正其阳虚的情况而对动物的毒性作用小于治疗作用；反之，附子对阴虚动物模型有负性干预作用，加重阴虚症状，毒性作用大于治疗作用[132]。制附子总碱的 LD_{50} 为 56.3g/kg[71]。5mg/L 乌头碱作用 24h 未引起斑马鱼胚胎心脏中毒，而 10mg/L、30mg/L、60mg/L 乌头碱均导致胚胎心脏中毒，出现心膜出血、血细胞在心区堆积、心包囊水肿等现象；处理 12h 后心率随着浓度的升高而加快，且随着时间的延长心率下降；乌头碱作用 24h 引起斑马鱼胚胎心脏毒性的半数显效量（EC_{50}）约为 14.49mg/L[133]。盐附子在 $7.68 \sim 1.92$g/kg 范围对小鼠神经系统无急性毒性作用[134]。毒代动力学研究，乌头碱分别在 $2.7 \sim 27$ng/ml 和 $27 \sim 81$ng/ml 范围内成良好线性关系。最低检测限为 1.35ng/ml，S/N =6；定量限为 2.7g/ml，S/N =10，样品的回收率在 $93\% \sim 97\%$。另有，肝药酶诱导剂可降低生附子毒性，小鼠给予生附子水煎液的 LD_{50} 值为 7.15g/kg，95% 可信限为 $6.19 \sim 8.29$g/（kg•d），苯巴比妥钠诱导后，小鼠给予生附子水煎液的 LD_{50} > 12.08g/（kg•d）；与单用生附子水煎液相比，苯巴比妥钠诱导后可显著减少生附子水煎液致大鼠室性早搏的发生率，延长出现时间，缩短持续时间[135]。

【临床研究】

1. 慢性鼻炎　用麻黄附子细辛汤加味治疗。用药：制附片、苍耳子各 9g，炙麻黄、细辛各 6g，辛夷 12g。加减：气虚加人参、黄芪；湿盛加白术、茯苓、薏苡仁；肺有郁热，附片减量，加黄芩；病程长者加川芎、赤芍；表虚自汗者合玉屏风散。每日 1 剂，水煎服。20 天为 1 个疗程，3 个疗程后观察效果。结果：100 例中治愈 67 例（单纯性鼻炎 50 例，萎缩性鼻炎 10 例，肥厚性鼻炎 7 例），好转 23 例（单纯性鼻炎 5 例，萎缩性鼻炎 2 例，肥厚性鼻炎 16 例），无效 10 例（单纯性鼻炎 1 例，萎缩性鼻炎 2 例，肥厚性鼻炎 7 例），总有效率为 90%[136]。

2. 顽固性口腔溃疡　附子理中汤加减治疗（制附子、炙甘草各 10g，党参、白术各 12g，干姜、吴茱萸各 6g，土茯苓 30g，五倍子 3g）。每日 1 剂，水煎，日服 $2 \sim 4$ 次。治疗期间忌服辛辣食物。结果：治疗 30 例，治愈 20 例，好转 10 例，无效 0 例，总有效率为 100%。服药 10 剂治愈 6 例，服药 20 剂治愈 12 例，服药 30 剂治愈 2 例，好转 10 例[137]。

3. 膝骨关节炎　附子汤治疗。方药：熟附子 6g，白术 12g，党参、茯苓、白芍各 9g。每日服 1 剂，饭后 1h 服用，连服 2 周。对照组内服莫比可片，每次 75mg，饭后 1h 服用，连服 2 周。2 组均以 2 周为 1 个疗程，1 个疗程后作疗效评定。治疗期间所有患者避免负重，尽量休息。结果：治疗组的治愈、显效、有效、无效的例数分别为 11、39、23、7，总有效率为 91.25%；对照组的治愈、显效、有效、无效的例数分别为 16、44、15、5，总有效率为 93.75%。两组疗效相当（$P>0.05$），而在临床毒副作用方面治疗组明显低于对照组[138]。

4. 慢性结肠炎　取附子末 10g，葱白头（连须）2 寸，捣泥外敷脐部，先以塑料纸覆盖，再外敷纱布，胶布固定。每日换药 1 次，7 天为 1 个疗程，治疗 $1 \sim 3$ 个疗程。结果：治疗 86 例，治愈 46 例，好转 38 例，无效 2 例，总有效率为 97.7%[139]。

5. 小儿遗尿症　炮附子 6g，干姜、补骨脂各 10g，共为细末，醋和为膏填脐，每日 1 换。结果：治疗 24 例，痊愈 22 例，好转 2 例，疗效甚佳[140]。

6. 病毒性感冒　治疗组将艾绒捏成底面直径为 2cm、高为 2.5cm 锥状艾炷，放在附子饼上灸膻中穴，待艾炷燃及一半时点燃另一炷备用，每次灸 3 壮，每日 1 次，每个疗程 $1 \sim 5$ 天。对照组服用各种中西抗感冒药（如感冒清、感冒通、康泰克、帕尔克等），均按常规剂量服用。结果：治疗组 38 例中，痊愈 30 例，好转 5 例，无效 3 例，总有效率为 92.1%；对照组 38 例中，痊愈 12 例，好转 19 例，无效 7 例，总有效率为 81.6%。治疗组与对照组总有效率相比，经统计学处理有显著性差异（$P<0.01$）[141]。

7. 冻疮　先在小杯中倒入白酒 50g，加入附子 10g，附子全部浸入酒中，先浸半小时，然后文火慢煎，煎沸 3min 后趁热用棉球蘸酒涂于患处。每晚睡前涂搽 5 次，且每晚用后再向杯中加入少许白酒以备来晚再用。疗程：Ⅰ型患者以 1 周为 1 个疗程，Ⅰ、Ⅱ型患者以 2 周为 1 个疗程。治疗期间注意防寒保暖。结果：20 例痊愈，其中Ⅰ型 15 例，Ⅱ型 4 例，Ⅲ型 1 例；10 例好转，其中Ⅱ型 7 例，Ⅲ型 3 例；2 例无效者均为Ⅰ型患者[142]。

8. 痛经　治疗组将艾绒 2g 做成底座直径为 2cm、高 2.5cm 的锥体状，置于附子饼上施灸，每穴（关元、气海、十七椎、次髎）灸 5 壮，以皮肤发红为度，每天 1 次，以 1 个月经周期为 1 个疗程，月经期间停止治疗，治疗 3 个疗程。对照组予上述穴位常规针刺，疗程同治疗组。结果：治疗组 35 例，治愈 17 例，显效 6 例，有效 7 例，无效 5 例，总有效率为 85.71%；对照组 35 例，治愈 14 例，显效 3 例，有效 5 例，无效 13 例，总有效率为 62.86%。经统计学处理，两组疗效有差异（$P<0.05$）[143]。

【性味归经】味辛、甘，性热；有毒。归心、肾、脾经。

【功效主治】回阳救逆，补火助阳，散寒除湿。主治亡阳欲脱，肢冷脉微，阳痿宫冷，心腹冷痛，虚寒吐泻久痢，水肿，阳虚外感，风寒湿痹，阴疽疮疡。

【用法用量】内服：煎汤，3～9g（炮制品），回阳救逆可用 18～30g，宜先煎、久煎；或入丸、散。外用：多用生品，适量，研末调敷，或切成薄片盖在患处或穴位上，用艾炷灸之。

【使用注意】阴虚火旺、真热假寒者及孕妇均禁用。服药期间不宜饮酒，不宜以白酒为引。反半夏、瓜蒌、白蔹、白及、贝母。本品用之不当，可引起中毒。

♪　【经验方】

1.吐利汗出，恶寒发热，四肢拘急，手足厥冷　甘草二两（炙），干姜一两半，附子一枚（生用，去皮，破八片）。上三味，以水三升，煮取一升二合，去渣。分温再服。强人可大附子一枚，干姜三两。（《伤寒论》四逆汤）

2.阴毒伤寒，面青，四肢厥逆，腹痛身冷，一切冷气　大附子三枚（炮制，去皮，脐），为末。每服三钱，姜汁半盏，冷酒半盏，调服。良久脐下如火暖为度。（《济生方》回阳散）

3.漏风汗不止　附子一两半（炮裂，去皮，脐），蜀椒（去目并闭口，炒出汗）半两，杏仁（去皮、尖，双仁，炒出汗）半两，白术二两。上四味，锉如麻豆，以水五升，煮至二升，去渣，分温四服，日三夜一。（《圣济总录》附子汤）

4.关格脉沉，手足厥冷　熟附子(童便浸)、人参各一钱，麝香少许。上末，糊丸桐子大，麝香为衣。每服七丸，灯心汤下。（《医门法律》麝济丸）

5.中风厥冷　生附子一分，木香半分。上锉细，每服半钱，姜二片，煎服。（《普济方》）

6.小儿吐泻不定，滑泄注水，小便少　附子（炮）半两，白石脂（煅）、白龙骨（煅）各一分。上为末，白糊丸小豆大。三岁三十丸，米饮下，食前。（《普济方》）

【参考文献】

[1] 杨黎彬，赵宁，王军芳，等.附子地上部分化学成分研究.安徽医药，2011, 15(9): 1068.

[2] 陈炼，朱元龙，朱任生.中国乌头的研究——IV 川乌、附子中的生物碱.药学学报，1965, 12(7): 435.

[3] 张思佳，刘敏卓，刘静涵，等.附子的化学成分研究.药学与临床研究，2010, 18(3): 262.

[4] 雷崎方，孙桂波，沈寿茂，等.附子的化学成分研究.中草药，2013, 44(6): 655.

[5] 郭大乐，邓赟，李秀茹，等.生附片的化学成分研究.时珍国医国药，2013, 24(9): F0003.

[6] 吴克红，唐力英，王祝举.附子的化学成分研究.中国实验方剂学杂志，2013, 19(8): 91.

[7] 陈靖.附子的化学成分研究.现代中药研究与实践，2013, 27(2): 33.

[8] 李家实.中药鉴定学.上海：上海科学技术出版社，1996: 76.

[9] 赵纳.炮制加工对附子有效成分的影响研究.绵阳：西南科技大学，2011.

[10] 陈泗英，刘玉青，王济承.云南栽培川乌的生物碱成分.云南植物研究，1982, 4(1): 73.

[11] 张卫东，韩公羽，梁华清，等.四川江油附子生物碱成分的研究.药学学报，1992, 17(9): 6.

[12] Konno C, Shiruasaka M, Hikion H. Struature of senbusine A, B, C, Ditepenic alkaloids of Aconitum carmichaeli roots from China. J Nat Prod, 1982, 45(2): 128.

[13] 周远鹏.附子及其主要成分的药理作用和毒性.药学学报，1983, 18(5): 394.

[14] 陈昌霞.川附子茎叶总生物碱含量测定及运用研究.雅安：四川农业大学，2006.

[15] 杨华元，张兰桐.附子注射液的含量测定.中成药研究，1984, 5: 12.

[16] 陈迪华，李慧颖，宋维良.中药附子成分研究——II 白附片的化学成分.中草药，1982, 3(11): 481.

[17] Kosuge T, Yokota M. Studies on the cardiac principle of aconite root. Chem Pharm Bull. 1976, 24(1): 176.

[18] 王桂玲，徐雅娟，房建强.附子非生物碱类成分的研究.泰山医学院学报，2007, 28(3): 179.

[19] 李小红，何成军，周勤梅，等.附子化学成分研究.中国实验方剂学杂志，2013, 19(19): 86.

[20] 周远鹏，刘文化.附子对心血管系统作用和毒性的比较.中西医结合杂志，1984, 01: 48.

[21] 饶曼人.关于"乌头、附子"强心作用的研究.药学学报，1966,(3).

[22] 顾科民，左箕，杨友才，等.中药附子的研究——VI 川附子制剂及提取物"801"对猫心乳头肌的影响.第二军医大学学报，1983, 4(1): 12.

[23] 石山，等.中医杂志，1981, (12): 59.

[24] 能惠，等.中国药理学报，1980, (1): 34.

[25] 左箕，顾科民，杨友才，等.中药附子的研究——V 附子对"脉微欲绝"病理模型的影响.第二军医大学学报，1982, (1): 19.

[26] 吕兰薰.强心中药的动态研究.陕西中医，1988, (3).

[27] Konno C, Shirasaka M, Hildno H. Cardictive principle of Aconitum cannichaeli roots. Planta Med, 1979, 35(2): 150.

[28] 陈迪华，梁晓天.中药附子成分研究——I 去甲猪毛菜碱(salsolinol)的分离及其结构测定.药学学报，1982, 17(10): 792.

[29] 周远鹏，范理礼，张丽英，等.附子药理作用的研究.中华医学杂志，1978, 58(11): 664.

[30] 刘文化，周远鹏，曾贵云.去甲乌药碱对实验性心力衰竭的治疗作用.药学学报，1988, 23(2): 81.

[31] 黄变南，等.中国药理学报，1985, 6(4): 263.

[32] 韩慧婉，王家珍，孙福立，等.去甲乌药碱对培养心肌细胞搏动的影响.中国药理学报，1981, 2(2): 111.

[33] Cuthbert MF. Relative actions of quaternary methyl derivatives of tyramine, dopamine and noradrenaline. Br J Pharmacol Chemother, 1964, 23: 55.

[34] Feller DR, Venkatraman R, Miller DD. Comparative actions of the trimetoquinol, tetrahydropapaveroline and salsolinol isomers in beta-adrenoceptor systems. Biochem Pharmacol, 1975, 24: 1357.

[35] 王胜林，董耀荣.附子水煎液对心梗后心力衰竭大鼠血流动力学的影响.陕西中医，2007, 28(6): 745.

[36] 吴美平，董耀荣，熊旭东，等.不同剂量附子对心衰大鼠心室重构作用的研究.中国实验方剂学杂志，2012, 18(16): 187.

[37] 李志勇，孙建宁，张硕峰.次乌头碱对乳大鼠原代培养心肌细胞的毒性作用.中国药理学与毒理学杂志，2010, 24(4): 261.

[38] 李志勇，谭鹏，孙建宁，等.次乌头碱对乳大鼠原代培养心肌细胞 Ca^{2+} 及 Cx43 表达的影响.时珍国医国药，2011, 22(11): 2689.

[39] 张硕峰，吴金英，贾占红，等.附子中乌头碱对大鼠心功能效-毒剂量关系测定.中国实验方剂学杂志，2012, 18(19): 222.

[40] 董月丽，陈维洲，丁光生，等.乌头碱及其同系物诱发心律失常作用

的比较.中国药理学报, 1981, 2(3): 173.

[41]CarteralI W A. J Biol Chem, 1977, 252: 8669.

[42]Riichie M. Review A pharmacological approach to the structure of sodium channels in myelinated axons. Ann Rev Neurosci, 1979, 2: 41.

[43]冯亦璞, 张远, 战洪生, 等. 去甲乌药碱对小鼠血浆 cAMP 的影响. 中国药理学报, 1981, 2(2): 114.

[44]石山, 田德真, 李增晞. 中药附子对动物耐缺氧和急性心肌缺血的保护作用. 中医杂志, 1980, 21(9): 707.

[45]邵陆, 周远鹏. 附子水溶部分对心律失常的影响. 中药通报, 1988, (6): 42.

[46]高天礼, 庄宏. 附子Ⅰ号对抗小鼠实验性缓慢型心律失常的作用. 中医杂志, 1980, 21(10): 791.

[47]西苑医院药理组. 中医医药研究参与, 1979, (1): 11.

[48]邝安堃, 顾德官, 顾天华, 等. 中医阴阳的实验性研究(Ⅰ)附子、肉桂和六味地黄对实验性高血压大鼠血压的影响. 中西医结合杂志, 1984, 4(12): 742.

[49]邝安堃, 顾德官, 宋代军, 等. 中医阴阳的实验性研究(Ⅴ)附子、肉桂对肾上腺再生高血压大鼠的作用. 中西医结合杂志, 1986, 6(6): 353.

[50]顾德官, 邝安堃, 顾天华, 等. 附桂八味丸拆方的药理研究. 中药药理与临床, 1986, 2(1): 11.

[51]冯亦璞, 贾宏钧, 张丽英, 等. 去甲乌药碱对火鸡红细胞膜 β 受体及腺苷环化酶活性的影响. 药学学报, 1982, 17(9): 641.

[52]冯亦璞, 高红, 曾贵云. Spegatrine 及其双聚体 Dispegatrine 对 α-肾上腺素受体的影响. 中国药理学报, 1986, 7(3): 208.

[53]曹艳, 王自正, 王峰, 等. 盐酸去甲乌药碱心肌负荷试验对心率、血压、心肌耗氧量的影响. 中国医院药学杂志, 2012, 32(17): 1353.

[54]牛彩琴, 张团笑, 徐厚谦. 附子水煎剂对家兔离体主动脉血管舒张作用的研究. 中药药理与临床, 2004, 20(4): 23.

[55]张明发. 附子温里药理的研究. 陕西中医, 1994, (2):88.

[56]周远鹏, 刘文化. 附子水溶部分对内毒素休克的治疗作用. 中药药理与临床, 1985: 129.

[57]陈立峰, 等. 中草药, 1985, 16(10): 456.

[58]许青媛, 于利森, 张小利, 等. 附子、吴茱萸对实验性血栓形成及凝血系统的影响. 西北药学杂志, 1990, (2): 9.

[59]于乐, 吴伟康. 附子多糖对胰岛素抵抗脂肪细胞模型葡萄糖摄取的影响. 亚太传统医药, 2009, 5(7): 11.

[60]韩涛, 程小丽, 刘晓东, 等. 制附子及其不同配伍对小鼠实验性微循环障碍的影响. 中药药理与临床, 2007, 23(2): 40.

[61]王立岩, 张志仁. 附子炮制前后对急性心衰大鼠血流动力学的影响. 时珍国医国药, 2009, 20(6): 1327.

[62]杨煜荣, 耿慕筠, 张福全, 等. 附子的消炎作用及其与肾上腺皮质的关系. 药学学报, 1966, 13(8): 573.

[63]李德兴, 王幼林, 高长忠. 中国乌头及附子对垂体-肾上腺皮质系统作用的研究. 药学学报, 1966, 13(2): 101.

[64]Hikino H, et al. J Pharm-Dynamics, 1980, 3: 514.

[65]久保道德. 药学杂志, 1990, 110(1): 16.

[66]席瑜钦. 乌头汤抗炎机制研究. 广州: 中山大学.

[67]北川勋, 等. 药学杂志(日), 1984.

[68]张家俊, 陈文为. 去甲乌药碱对关节液的保护作用. 药学学报, 1985, 20(6): 423.

[69]梁少谦, 谭晓梅, 高婕, 等. 制附子总碱的急性毒性及对过敏性鼻炎豚鼠鼻黏膜和组胺的影响. 中华中医药杂志, 2011, 26(12): 2986.

[70]刘建磊, 李宝丽. 制附子对类风湿关节炎抗炎作用的实验研究. 中国实验方剂学杂志, 2011, 17(17): 184.

[71]邵峰, 李赛雷, 刘荣华, 等. 附子不同炮制品镇痛抗炎作用研究. 时珍国医国药, 2011, 22(10): 2329.

[72]邓家刚, 范丽丽, 杨柯, 等. 附子镇痛作用量效关系的实验研究. 中华中医药学刊, 2009, 27(11): 2249.

[73]徐红萌, 姜慧卿. 附子对神经病理性疼痛大鼠的镇痛作用. 中华麻醉学杂志, 2005, 25(5): 381.

[74]王铁东, 刘姣, 曲雷鸣. 附子对神经病理性疼痛大鼠的影响. 中华中医药学刊, 2010, 28(5): 1083.

[75]Hikino H, et al. 国外医学·中医中药分册, 1981,(3): 56.

[76]郑平, 等. 中国药理学报, 1980, 9(6): 481.

[77]常贵桃, 刘玉卿, 孙晓军. 3-乙酰乌头碱的半合成及其镇痛作用. 兰州医学院学报, 1986,(4): 29.

[78]Hikino H, et al. 国外医学·中医中药分册, 1980,2(1):10.

[79]胡雅儿, 何路明, 费彩云, 等. 附子肉桂对甲状腺机能减退时脑 M 受体代谢动力学的影响. 中药药理与临床, 1992, 8(l): 18.

[80]易宁育, 胡雅儿, 何路明, 等. 去甲乌药碱对脑 M 受体的调节作用. 中药药理与临床, 1992, 8(5): 18.

[81]吴萍, 陈红, 钱小奇, 等. 附子对谷氨酸钠致癫痫大鼠脑电图的影响. 中西医结合心脑血管病杂志, 2004, 2(5): 273.

[82]唐希灿, 等. 3-乙酰乌头碱溴酸盐的镇痛和局部麻醉作用. 中国药学报, 1981, 2(2): 82.

[83]易宁育, 冯国平, 余逸明, 等. 一些补益药对细胞水平调节机制的影响. 中药药理与临床, 1986, (1): 20.

[84]易宁育, 胡雅儿, 卞以洁, 等. 附子肉桂对 M-受体-cGMP 系统的调节作用. 中药药理与临床, 1987, (4): 5.

[85]赵胜利, 林育忠, 杨晴. 一些滋阴和助阳药对氢考模型 β AR-cAMP 系统的影响. 中药药理与临床, 1990, (1): 12.

[86]金治萃, 田德真, 杨煜荣, 等. 附子注射液对免疫影响的初步研究. 内蒙古医学杂志, 1982, 2(2): 357.

[87]金治萃, 田德真, 杨煜荣, 等. 附子注射液对体液免疫影响的初步研究. 内蒙古医学杂志, 1983, 14(9): 413.

[88]金治萃, 韩子英, 常江, 等. 中药附子浸出液抑菌试验的初步观察. 中草药, 1987, 18(8): 366.

[89]丁光霞, 胡定华, 李菊仙, 等. 川附子水溶性提取物对"阳虚"小鼠免疫功能的影响. 陕西中医, 1985, 6(7): 299.

[90]董兰凤, 刘京生, 苗智慧, 等. 附子多糖 H22 及 S180 荷瘤小鼠的抗肿瘤作用研究. 中国中医基础医学杂志, 2003, 9(9): 14.

[91]王雅贤, 贾宽, 张德山, 等. 乌头碱对小鼠免疫功能影响的实验研究. 中医药信息, 1989, (5): 40.

[92]陈佩珏, 曾升平. 附子提取物诱导 B 淋巴细胞凋亡的实验研究. 中国中医基础医学杂志, 2007, 13(6): 454.

[93]彭文珍, 吴雄志, 曾升平, 等. 附子多糖诱导人早幼粒白血病细胞分化研究. 职业卫生与病伤, 2003, 18(2): 123.

[94]董兰凤, 张英俊, 刘京生. 附子多糖与阿霉素长循环热敏脂质体的抗肿瘤作用及其机制探讨. 细胞与分子免疫学杂志, 2006, 22(4): 458.

[95]董兰凤, 刘京生, 宋淑霞, 等. 附子多糖与阿霉蛋白磁微球靶向治疗的抗肿瘤协同作用. 中国药科大学学报, 2003, 34(6): 549.

[96]张亚丹, 杜钢军, 孙婷, 等. 附子总生物碱对乳腺癌小鼠的抗肿瘤作用. 中草药, 2012, 43(10): 1986.

[97]Solyanik GI, Pyaskovskaya ON, Garmanchuk LV. Cisplatin-resistant Lewis lung carcinoma cells possess increased level of VEGF secretion . Exp Oncol, 2003, 25: 260.

[98]Dasyukevich OI, Solyanik GI. Comparative study of anticancer efficacy of aconitine-containing BC1 againstascite and solid forms of Ehrlich's carcinoma. ExOncol, 2007, 29(4): 317.

[99]李峨, 陈信义. 乌头碱抗耐药性人口腔鳞状上皮癌细胞作用的体外研究. 中国中医药信息杂志, 2004, 11(2): 103.

[100]刘雪强, 陈信义, 王玉芝, 等. 乌头碱对 KB_{V200} 细胞 Pgp 蛋白表达影响的研究. 中医药学刊, 2005, 23(1): 70.

[101]田劭丹, 刘雪强, 王笑民, 等. 乌头碱影响 KB_{V200} 细胞 Pgp 蛋白表达的组化实验. 中医药学刊, 2006, 24(1): 55.

[102]邱连建, 周红祖, 余惠旻, 等. 附子、黄芩和穿心莲水提物对 MPP[+]

诱导的 SH-SY5Y 细胞凋亡的药性学比较研究 . 中国药房 , 2012, 23(31): 2888.

[103] Gao F, Li YY, Wang D, et al. Diterpenoid alkaloids from the Chinese traditional herbal "Fuzi" and their cytotoxic activity. Molecules. 2012, 7(5): 5187.

[104] 方堃 , 李志会 , 李国辉 , 等 . 次乌头碱对 H₂O₂ 致大鼠心肌细胞凋亡的保护作用 . 中国中医药科技 , 2010, 17(4): 315.

[105] 赵俭 , 韩冰冰 , 高娜 , 等 . 附子对虚寒模型大鼠肝组织糖原、LD 含量、LDH 活力及肝 SDH、ATP 酶活力的影响 . 辽宁中医杂志 , 2011, 38(7): 1455.

[106] 于华芸 , 季旭明 , 吴智春 , 等 . 附子对大鼠能量代谢及相关基因表达的影响 . 中国中药杂志 , 2011, 36(18): 2535.

[107] 黄丽萍 , 彭淑红 , 张甦 , 等 . 热性中药对大鼠肝脏能量代谢相关因子的影响 . 中国中药杂志 , 2010, 35(11): 1470.

[108] 白筱璐 , 李兴平 , 胡竟一 , 等 . 附子、黄连对寒热体质大鼠正常体温的影响 . 中药药理与临床 , 2011, 27(2): 98.

[109] 徐楚江 , 杨明 , 沈映君 . 附子毒效关系的实验研究 . 广西中医药 , 1997, 20(3): 43.

[110] 杨正腾 , 韩邦志 , 霍宇 . 制附子对阳虚小鼠抗疲劳和耐常压缺氧作用的实验研究 . 广西中医药 , 2010, 33(4): 54.

[111] 寿折星 , 范恒 . 乌头原碱对非酒精性脂肪肝大鼠瘦素胰岛素抵抗的实验研究 . 山东中医药大学学报 , 2008, 32(2): 166.

[112] 李敏 , 张冰 , 刘小青 . 基于 L02 细胞 CYP3A 变化的辛热药附子、仙茅药性表达研究 . 中华中医药杂志 , 2010, 25(12): 2351.

[113] 来硕 , 王春梅 , 刘华凤 . 黄柏和附子及其单体成分对 CYP3A 活性的影响 . 时珍国医国药 , 2012, 23(6): 1404.

[114] 薛春苗 , 张冰 , 刘小青 , 等 . 附子、肉桂、仙茅对正常大鼠药物代谢酶 CYP3A 和 GST 活性的影响 . 中华中医药杂志 , 2011, 26(12): 2823.

[115] 范建萍 , 杨金招 , 王友群 . 附子对两种不同慢性肾病小鼠乳酸代谢的影响 . 药学进展 , 2011, 35(7): 323.

[116] 李林运 , 王长松 , 杨金风 . 附子对阿霉素肾病大鼠血清 TNF-α 的影响 . 中国社区医师·医学专业 , 2012, (30): 5.

[117] 张明发 , 范荣培 , 郭惠玲 , 等 . 温里药对小白鼠胃排空及离体兔小肠活动的影响 . 中医杂志 , 1984, (12): 63.

[118] 张明发 , 范荣培 , 郭春玲 , 等 . 温里药抗脘腹冷痛作用研究简报 . 中西医结合杂志 , 1987, 7(12): 741.

[119] 张明发 , 范荣培 , 郭惠玲 , 等 . 温里药兴奋离体肠管作用机理探讨 . 中药药理与临床 , 1990, (3): 15.

[120] Sato H, et al. Tohoku J Exp Med, 1979, 128: 175.

[121] 石军 . 国外医学·中医中药分册 , 1982, (4): 21.

[122] 矢树圭堂 . 日本东洋医学杂志 , 1965, (2): 76.

[123] 黄变南 , 等 . 中国药理通讯 , 1984, 1: 303.

[124] 陈长勋 , 金若敏 , 李仪奎 , 等 . 附子和四逆汤表观药动学参数的测定 . 中药药理与临床 , 1989, (2): 8.

[125] 陈长勋 , 金若敏 , 李仪奎 , 等 . 附子、川乌、四逆汤表观药动学参数的测定 . 中国医院医学杂志 , 1990, 10(11): 487.

[126] 陶长戈 , 李文军 , 彭成 . 乌头碱在大鼠体内的毒代动力学研究 . 湖北中医药大学学报 , 2011, 13(3): 21.

[127] 张银锑 , 等 . 药学学报 , 1966, 13(5): 350.

[128] 矢数道明 . 东京医大药理 . のワコニット根 (乌头、附子) の研究 . 日本东洋医学杂志 , 1968, 19(2): 83.

[129] 周子渝 , 熊永爱 , 黄勤挽 , 等 . 附子不同炮制品及其部位急性毒性研究 . 成都中医药大学学报 , 2012, 35(3): 63.

[130] 曳野宏 , 等 . 生药学杂志 (日), 1983, 37(1): 1.

[131] 周远鹏 , 刘文化 , 曾贵云 , 等 . 乌头碱及其类似物的毒性和对心脏收缩功能的影响 . 药学学报 , 1984, 09: 641.

[132] 梁汝圣 , 徐宗佩 , 任永丽 , 等 . 附子毒性辨证研究 . 吉林中医药 , 2008, 28(7): 526.

[133] 方芳 , 赵杰 , 余林中 , 等 . 乌头碱对斑马鱼心脏毒性的初步研究 . 中药药理与临床 , 2012, 28(2): 31.

[134] 王冲 , 严光焰 , 何晓娟 , 等 . 盐附子对小鼠的急性神经毒性作用 . 华西药学杂志 , 2007, 2(3): 300.

[135] 陈华英 , 金若敏 , 姚广涛 , 等 . 药酶诱导剂对生附子急性毒性的影响 . 辽宁中医药大学学报 , 2010, 12(6): 30.

[136] 张扣启 , 李海英 , 孙青 . 麻黄附子细辛汤加味治疗慢性鼻炎 100 例疗效观察 . 山西中医 , 2001, 17(6): 23.

[137] 刘东义 . 附子理中汤加减治疗顽固性口腔溃疡 . 山东中医杂志 , 2009, 28(8): 544.

[138] 邓伟 , 丁明晖 . 附子汤治疗膝骨关节炎的临床研究 . 中国中医骨伤科杂志 , 2009, 17(10): 23.

[139] 侯英芳 , 王晓明 . 附子大葱泥敷脐治疗慢性结肠炎 86 例 . 中国民间疗法 , 2007, 15(5): 15.

[140] 陈文龙 . 附子敷脐治疗小儿遗尿症 . 中国民间疗法 , 2005, 13(12): 26.

[141] 姚正钢 . 附子饼灸膻中穴治疗病毒性感冒 38 例 . 上海针灸杂志 , 1995, 14(5): 211.

[142] 胡荣昕 , 许满时 . 附子外用治疗冻疮 32 例 . 浙江中医杂志 , 1998, (10): 441.

[143] 洪钰芳 , 刘坚 . 隔附子饼灸治疗痛经 . 中医文献杂志 , 2010, (3): 44.

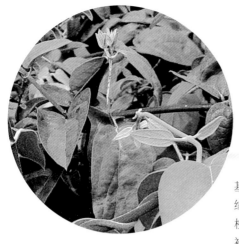

Ren dong teng

忍冬藤

Lonicerae Caulis
[英] Lonicera Stem

【别名】忍冬、忍冬草、银花藤、金银藤。

【来源】为忍冬科植物忍冬 *Lonicera japonica* Thunb.、华南忍冬 *Lonicera confusa*（Sweet）DC.、毛花柱忍冬 *Lonicera dasystyla* Rehd. 或红腺忍冬 *Lonicera hypoglauca* Miq. 等的茎枝。

【植物形态】半常绿缠绕木质藤本。茎中空，多分枝，幼枝密被短柔毛和腺毛。叶对生，纸质，叶片卵形、长圆状卵形或卵状披针形，长 2.5 ~ 8cm，宽 1 ~ 5.5cm，先端短尖、渐尖或钝圆，基部圆形或近心形，全缘，两面和边缘均被短柔毛。花成对腋生，苞片 2 枚，叶状，广卵形或椭圆形；小苞片被短毛及腺毛；花萼短小，萼筒 5 齿裂，裂片卵状三角形或长三角形，先端尖，外面和边缘密被毛；花冠唇形，花冠筒细长，外面被短毛和腺毛，上唇 4 裂片先端钝形，下唇带状而反曲，花初开时为白色，后变金黄色；雄蕊 5，着生于花冠内面筒口附近，伸出花冠外；雌蕊 1，子房下位，花柱细长，伸出。浆果球形，成熟时蓝黑色，有光泽。

【分布】广西主要分布于桂林、临桂、全州、龙胜。

【采集加工】秋、冬季采割。晒干。

【药材性状】本品呈长圆柱形，多分枝，常缠绕成束，直径 1.5 ~ 6mm。表面棕红色至暗棕色，有的灰绿色，光滑或被茸毛；外皮易剥落。枝上多节，节间长 6 ~ 9cm，有残叶及叶痕。质脆，易折断，断面黄白色，中空。无臭，老枝味微苦，嫩枝味淡。

【品质评价】以干燥、无杂质、质嫩者为佳。

【化学成分】本品茎叶及茎枝中含绿原酸（chlorogenic acid）、咖啡酸乙酯（ethyl caffeate）、β - 谷甾醇（β -sitosterol）、β - 胡萝卜苷（β -daucosterol）[1]、

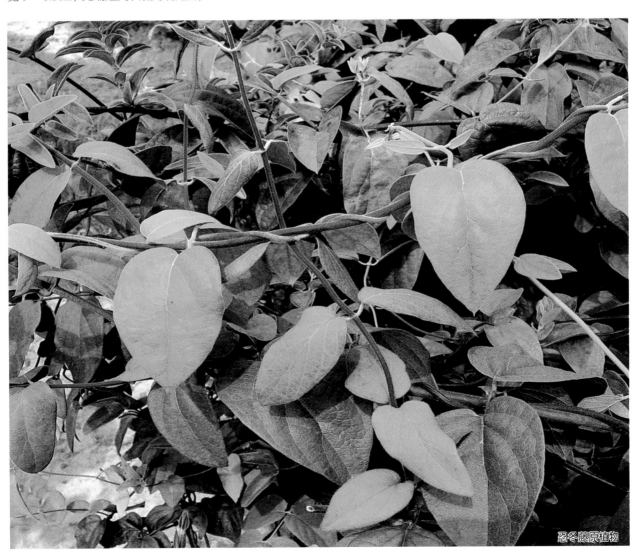

忍冬藤原植物

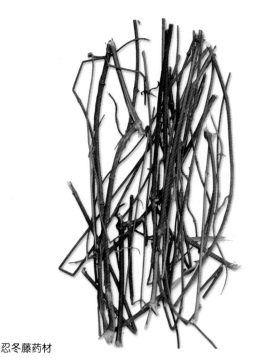

忍冬藤药材

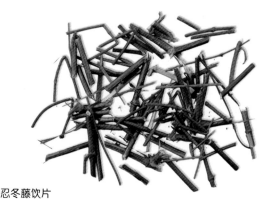

忍冬藤饮片

原儿茶酸（protocatechuic acid）、咖啡酸（caffeic acid）、灰毡毛忍冬素 G（macranthoin G）、七叶内酯（esculetin）、木犀草素（luteolin）、槲皮素（quercetin）、芹菜素（apigenin）、木犀草素 -7-O-β-D- 吡喃葡萄糖苷（luteolin-7-O-β-D-glucopyranoside）、异鼠李素 -7-O-β-D- 吡喃葡萄糖苷（iso-rhamnetin-7-O-β-D-glucopyranoside）、香叶木素 -7-O-β-D- 吡喃葡萄糖苷（diosmetin-7-O-β-D-glucopyranoside）、野漆树苷（rhoifolin）、忍冬苷（lonicerin）、次大风子素 D（hydnocarpin D）[2]。还含有（+）- 松脂酚 -4-O-β-D- 吡喃葡萄糖苷 [（+）-pinoresinol-4-O-β-D-glucopyranoside]、香叶木苷（diosmin）、槲皮素 -7-O-β-D- 吡喃葡萄糖苷（quercetin-7-O-β-D-glucopyranoside）、尿嘧啶核苷（uridine）、2- 甲氧基对苯二酚 -4-O-β-D- 葡萄糖苷（tachioside）、咖啡酸 -4-O-β-D- 葡萄糖苷（caffeic acid-4-O-β-D-glucopyranoside）、3,4-O- 双咖啡酰基奎宁酸（3,4-O-dicaffeoylquinic acid）、grandifloroside、马钱子酸（loganic acid）、马钱子苷（loganin）、当药苷（sweroside）、肌醇（inositol）和葡萄糖（glucose）[3]。

【药理作用】

抗肿瘤　用忍冬藤进行小鼠体内抑瘤实验及体外杀瘤细胞

实验，忍冬藤抑瘤率 > 30%，IC$_{50}$ 为 7.31mg/L，其 95% 的可信限为 4.56 ~ 11.71mg/L，忍冬藤具有抗肿瘤作用[4]。以高压氙灯光照系统为激发光源，以小鼠移植性肿瘤为动物模型，通过对艾氏腹水癌（EAC）细胞的体外实验和对 S180 实体瘤的体内光动力研究，发现忍冬藤的两个提取物对艾氏腹水癌细胞都有明显的光动力灭活作用[5]。

【临床研究】

1. 免疫性不育　忍冬藤 30g，生甘草 9g，煎水代茶饮；甲珠研末，每次 2g，每日 2 次，温水送服。3 个月为 1 个疗程，治疗期间忌烟酒及辛辣霉变食物。结果：共治疗免疫性不育 39 例，治愈 19 例，其中经 1 个疗程治疗治愈者 12 例，经 2 个疗程治疗治愈者 7 例；好转 13 例，治愈好转率为 82%；无效 7 例，其中 3 例为无精子者，其余年龄均 >30 岁[6]。

2. 四肢闭合性骨折　160 例患者随机分为治疗组和对照组各 80 例，均在 X 线下复位及夹板固定。对照组复位固定后即外用正红花油，每日 2 次，并口服三七片 0.3g，每日 3 次。治疗组在复位固定后，用鲜忍冬藤约 150g，洗净，碾烂，加冷开水 100ml 浸泡 1h 后，取汁滴在骨折部位，每日 2 次，直至骨折达骨性愈合后方停止。结果：两组 160 例患者经治疗后，均达骨性愈合标准，但两组在治疗时间上存在显著差异。忍冬藤汁骨折时外用，不但能消除肿胀，且在促进骨组织尽快修复，骨小梁早日形成方面，都较用正红花油外用并口服三七片的功效显著[7]。

3. 传染性肝炎　取忍冬藤 20g，加水 1000ml，煎至 400ml，早晚各服 1 次。15 天为 1 个疗程，每疗程后休息 1 ~ 3 天，然后根据病情需要可以继续服用。结果：共治疗传染性肝炎 22 例。症状体征基本消失，肝功正常者 12 例，症状、体征部分消失或明显减轻，肝功明显好转者 6 例，治疗前后症状、体征无明显变化者 4 例[8]。

4. 痛风性关节炎　治疗组采用痛风降酸溶石汤，用药：忍冬藤 100g，金银花、石膏、水牛角、薏苡仁、车前子各 30g，土茯苓、赤芍各 60g，黄柏、萆薢、川牛膝、生鸡内金、鹅不食草、鱼脑石各 20g，地龙（先煎半小时）、秦艽各 15g，酒制大黄 10g，黄芪 50g，金钱草 150g；用法：水煎 4 次，每日 1 剂，分 3 次口服。药渣加芒硝 100g，食醋 250ml，再煎 2000ml 药水泡手脚，温度约 50℃，时间 30 ~ 40min，泡完后外用速效止痛擦剂，每日 2 次。对照组用别嘌醇片治疗，共 1 个月。结果：治疗组 46 例，总有效率为 89.13%；对照组 23 例，总有效率为 73.91%。两组有显著性差异（$P<0.05$），治疗组优于对照组[9]。

5. 类风湿关节炎　治疗组用加味四草汤治疗。基本方：忍冬藤、豨莶草、鹿衔草、老鹳草各 30g，白毛夏枯草、威灵仙、炒白术各 15g，黄柏 9g，海桐皮、扁豆各 10g。发热者，加石膏、知母、水牛角；病偏上肢者，加桑枝、姜黄；病偏下肢者，加川牛膝、制苍术、薏苡仁。每日 1 剂，水煎分 2 次服。对照组予雷公藤多苷片，每次 10mg，每日 3 次。共 6 周。结果：治疗组 37 例，总有效率为 97.3%；对照组 30 例，总有效率为 73.33%。两组疗效比较差异有统计学意义（$P<0.05$），治疗组疗效优于对照组[10]。

6. 糖尿病周围神经病变　治疗组予益气活血汤治疗。基本方：赤芍、牛膝各12g，黄芪、川芎、桃仁、苏木、鸡血藤、络石藤各15g，忍冬藤、土茯苓各30g，乳香、没药各10g。热盛者加栀子15g，丹皮12g；血瘀者加丹参15g，红花15g；阴虚加知母12g，麦冬12g。每天1剂，分2次煎服。对照组予维生素B₁注射液100mg，肌内注射每天1次。维生素B₆注射液100mg，肌内注射每天1次，前列地尔10μg，静脉滴注每天1次。共1个疗程20天。结果：治疗组36例，总有效率为91.67%；对照组20例，总有效率为60%。两组疗效比较差异有统计学意义（P<0.01），治疗组疗效优于对照组[11]。

7. 下肢深静脉血栓形成 在溶栓、抗凝、扩血管同时，辨证服用中药汤剂。急性期：忍冬藤、红藤各30g，牛膝25g，土茯苓、丹参、黄柏各20g，赤芍、泽兰、桃仁、虎杖、黄芩、青皮各15g，水蛭、香附、甘草各10g，蜈蚣2条研末服；慢性期：赤芍、桃仁、泽泻、川芎、穿山甲、当归各15g，红花、丹参、地龙各20g，牛膝、薏苡仁各25g，甘草10g。中药每日1剂，水煎成100ml，每日分3次口服。结果：临床治愈率53.5%，显效率41.9%，好转率4.7%，总有效率达100%，治疗前后临床症状和体征变化显著[12]。

8. 肱二头肌肌腱炎 药用自拟通络汤：忍冬藤、鸡血藤各20g，葛根、防风、白芍、地骨皮各15g，桑枝、威灵仙、露蜂房各12g，三七6g。每天1剂，水煎分2次服。7天为1个疗程，服用1～3个疗程。结果：150例中痊愈85例，显效36例，有效24例，无效5例，总有效率为96.7%[13]。

9. 慢性盆腔炎 药用三黄忍冬藤汤：忍冬藤15g，制大黄6g，黄芩、黄柏各9g，贯众12g。月经后期加椿根皮，凤尾草，仙鹤草，蛇舌草，侧柏炭，天仙藤；月经中期加柴胡，制香附，酒元胡，制女贞，枸杞子，菟丝子，炒枳壳；月经前期加当归，川芎，丹皮，赤芍，红藤，柴胡，炒枳壳。每天1剂。结果：经3～6个月治疗，60例中痊愈18例，显效22例，好转16例，无效4例，总有效率为93.3%[14]。

10. 湿疹 药用复方忍冬毛七公洗剂：忍冬藤、毛七公、九里明、白鲜皮各75～85g，当归、青蒿各65～75g，蛇床子40～45g。若皮疹有溃烂、渗出液时加五倍子15～20g，枯矾15～25g；皮疹多而局限者，可酌情减少用量。水煎，分2次外用（外洗或先熏蒸后外敷）。结果：共治疗80例，其中急性湿疹35例，痊愈33例，好转2例，总有效率为100%；慢性湿疹45例，痊愈38例，好转4例，无效3例，总有效率为93.33%[15]。

11. 急性腹泻 用忍冬叶鲜品，提取其有效成分，使其附着在几片忍冬叶上做成忍冬叶泡袋茶。开水泡服，每日3～4次，连续服用1～3天。结果：共治疗27例，其中急性菌痢12例，治愈9例，显效3例，急性肠炎15例全部治愈，总有效率为100%[16]。

【性味归经】味甘，性寒。归肺、胃经。

【功效主治】清热解毒，疏风通络。主治温病发热，热毒血痢，痈肿疮疡，风湿热痹。

【用法用量】内服：煎汤，10～30g；或入丸散；或浸酒。外用：适量，煎水熏洗，或熬膏贴，或研末调敷，或鲜品捣敷。

【使用注意】脾胃虚寒、泄泻不止者禁用。

【经验方】

1. 诸般肿痛，金刃伤疮，恶疮 金银藤四两，吸铁石三钱，香油一斤。熬枯去滓，入黄丹八两，待熬至滴水不散，如常摊用。（《乾坤生意秘韫》忍冬膏）

2. 痈疽发背，肠痈，奶痈，无名肿痛 忍冬草（去梗）、黄芪（去芦）各五两，当归一两二钱，甘草（炙）八两。上为细末，每服二钱，酒一盏半，煎至一盏，若病在上，食后服，病在下，食前服，少顷再进第二服；留渣外敷。（《局方》神效托里散）

3. 一切痈疽 忍冬藤（生取）五两，大甘草节一两。上用水两碗，煎一碗，入无灰好酒一碗，再煎数沸，去滓，分三服，一昼夜用尽，病重昼夜二剂，至大小便通利为度；另用忍冬藤一把研烂，酒少许敷四周。（《外科精要》忍冬酒）

4. 风湿性关节炎 忍冬藤30g，豨莶草、白薇各12g，鸡血藤、老鹤草各15g。水煎服。（《山东中药》）

5. 四时外感，发热口渴，或兼肢体酸痛 忍冬藤，带叶或花、干者30g，鲜者90g。煎汤代茶频饮。（《泉州本草》）

【参考文献】

[1] 韩树，张云，霍阿丽，等.忍冬茎叶化学成分的研究.西北农业学报，2009, 18(5): 363.

[2] 张聪，殷志琦，叶文才，等.忍冬藤的化学成分研究.中国中药杂志，2009, 34(23): 3051.

[3] 马荣，殷志琦，张聪，等.忍冬藤正丁醇萃取部位的化学成分.中国药科大学学报，2010, 41(4): 333.

[4] 李丽萍，王海江，童竞亚.牡丹皮、忍冬藤及泽兰抗肿瘤作用的实验研究.中药新药与临床药理，2000, 11(5): 274-276.

[5] 姚存姗，伍期专.忍冬藤提取物光敏化作用的初步研究.中国激光医学杂志，2006, 15(6): 361.

[6] 郭才晟，钟义.忍冬藤代茶饮治疗免疫性不育39例.中国民间疗法，2000, 8(10): 42-43.

[7] 刘安庆.忍冬藤汁在四肢闭合性骨折中的应用观察.中国民间疗法，1996, (3): 33.

[8] 中国人民解放军第二十六医院.忍冬藤治疗传染性肝炎初步观察.陕西新医药，1972, (3): 41.

[9] 赵文金，赵多明，赵华.痛风降酸溶石汤治疗痛风病46例.陕西中医，2010, 31(8): 984.

[10] 吴炅，周正琪，周定华.加味四草汤治疗风湿热郁型类风湿性关节炎37例临床观察.新中医，2010, 42(11): 56.

[11] 陈巍.自拟益气活血汤治疗糖尿病周围神经病变的临床观察.中国现代药物应用，2011, 5(23): 86.

[12] 吴澎，朱晓男.中西医结合治疗下肢深静脉血栓形成43例临床研究.吉林中医药，2009, 29(1): 31.

[13] 魏国强，吴卓，欧建锋.疏风通络活血止痛法治疗肱二头肌肌腱炎150例.新中医，2006, 38(8): 79.

[14] 盛爱华.三黄忍冬藤汤治疗慢性盆腔炎60例观察.实用中医药杂志，1995, 11(5): 10.

[15] 陈绍文.复方忍冬毛七公洗剂治疗湿疹80例.广西医学，1986, 8(4): 208.

[16] 张立亭，彭广芳，张素芹.单味忍冬叶治疗急性腹泻27例.山东中医杂志，1988, 7(5): 13.

鸡 桑
Ji　　sang

Cynanchi Corymbosi Radix seu Cortex
[英] Corymbose Cynanchum Root or Bark

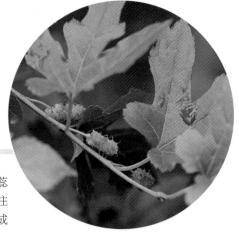

【别名】小叶桑根、小叶桑、小岩桑。

【来源】为桑科植物鸡桑 *Morus australis* Poir. 的根或根皮。

【植物形态】落叶灌木或小乔木。高达15m。枝开展，无毛；树皮灰褐色，纵裂。单叶互生，纸质，卵圆形，长6 ~ 15cm，宽4 ~ 10cm，先端急尖或渐尖，基部截形或近心形，边缘有粗锯齿，有时3 ~ 5裂，两面均有短毛；托叶早落。穗状花序生于新枝的叶腋；花单性，雌雄异株；雄花被片和雄蕊均为5枚；不育雌蕊陀螺形，雌花柱头2裂与花柱等长，宿存。聚花果成熟时呈暗紫色。

【分布】广西主要分布于宾阳、阳朔、临桂、永福、容县、北流、乐业、隆林、富川、天峨、金秀、宁明。

【采集加工】秋、冬季采挖。趁鲜时刮去栓皮，洗净；或剥取白皮，晒干。

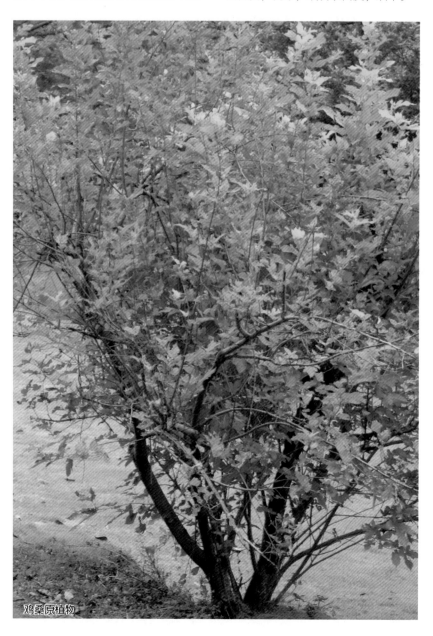

鸡桑原植物

【药材性状】根皮呈筒状或两边向内卷成槽状，长短宽窄不一。外表面黄色或淡黄白色，有少数棕黄色或红棕色斑点（残留栓皮），外皮有片状脱落，内表面黄白色或灰黄色，平滑，有细纵纹，有的纵向裂开，露出纤维。体轻质韧，难折断，易纵向撕裂。气微，味微甜。

【品质评价】以干燥、无杂质、色黄棕者为佳。

【化学成分】本品茎中含白桑酚 B（albanol B）、桑根酮 C（sanggenon C）、异甘草黄酮醇（*iso*-licoflavonol）、羟基藜芦酚（oxyresveratrol）、3,3′,4, 5′- 四羟基二苯乙烯（3,3′,4, 5′-tetrahydroxystilbene）、白藜芦醇（resveratrol）、二氢桑色素（dihydromorin）、2,3′,4- 三羟基二苯乙烷（2,3′,4-trihydroxybibenzyl）、槲皮素（quercetin）和山柰酚（kaempferol）[1]。

本品茎皮中含桑皮苷 A（mulberroside A）、oxyresveratrol-2-*O*-β-D-glucopyranoside、桑皮苷 B（mulberroside B）、xeroboside、东莨菪苷（scopolin）和菊苣苷（cichoriin）[2]。

【药理作用】

1. 抗氧化　鸡桑提取物能抑制 Fe^{2+}- 半胱氨酸诱导的肝微粒体脂质过氧化产物的生成[1]。

2. 抗肿瘤　鸡桑中的异甘草黄酮醇对肝癌 Bel-7402、胃癌 BGC-823、人结肠腺癌 HCT-8 和人卵巢癌 A-2780 细胞的生长均具有抑制作用[1]。

【性味归经】味甘、辛，性寒。归肺、肾、肝经。

【功效主治】清肺，凉血，利湿。主治肺热咳嗽，鼻衄，水肿，腹泻，黄疸。

【用法用量】内服：煎汤，6 ~ 15g。

【使用注意】脾胃虚寒者慎用。

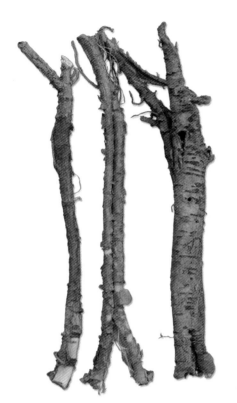

鸡桑药材

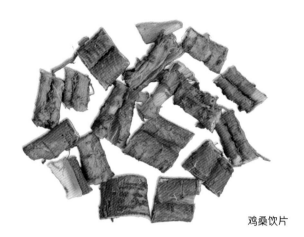

鸡桑饮片

附：鸡桑叶

　　味甘、辛，性寒。归肺经。功效清热解表，宣肺止咳。主治风热感冒，肺热咳嗽，头痛，咽痛。内服：煎汤，3～9g。

【经验方】

1.鼻血　小岩桑根9g，榕树须15g。煨水服。(《贵州草药》)

2.黄疸病　小岩桑根15g，茅草根30g。煨水服。（《贵州草药》）

【参考文献】

[1] 张庆建，陈若芸，于德泉，等.鸡桑中化学成分及其抗癌和抗氧化活性研究.中草药，2007, 38(5): 663.

[2] 张庆建，李弟灶，陈若芸，等.鸡桑糖苷类化学成分研究.中国中药杂志，2007, 32(10): 978.

鸡爪簕

Ji zhua le

Randiae Sinensis Herba
[英] Chinese Randia Herb

【别名】痧麻木、九耳木、凉粉木。

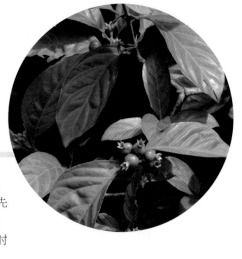

【来源】为茜草科植物鸡爪簕 *Oxyceros sinensis* Lour. 的全株。

【植物形态】有刺灌木。枝粗壮，嫩枝和叶柄密被灰黄色短硬毛；刺粗壮，近平展。叶对生；托叶阔三角形，基部稍合生；叶片长圆形至长圆状卵形，长 4 ~ 10cm，宽 1.5 ~ 4cm，先端短尖或钝，基部阔楔形或楔形，全缘，上面无毛，下面被小柔毛或沿脉上有疏粗毛。聚伞花序顶生，稠密而多花；总花梗被毛；花大，白色，有短梗；花萼钟形，被粗毛；花冠高脚碟状，花冠筒外面无毛，喉部被长柔毛，先端 5 裂，裂片广展；花药条状长圆形，露出。浆果近球形，初时被毛，熟时无毛，先端有落的环状瘢痕。

【分布】广西主要分布于北海、崇左、宁明、龙州、大新、隆安、武鸣。

【采集加工】全年均可采收。洗净，切段，晒干。

【药材性状】茎近方形，在节处着生一对粗壮的刺，刺呈平展状，绿色，密

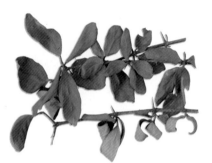

鸡爪簕药材

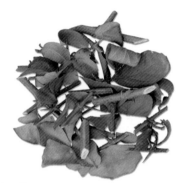

鸡爪簕饮片

被灰黄色毛，质坚硬，折断面不平坦，灰白色。叶对生，上面浅绿色，下面黄绿色；叶柄长 5 ~ 8mm；托叶阔三角形；叶片长圆形至长圆状卵形，长 4 ~ 10cm，宽 1.5 ~ 4.0cm，先端短尖或钝，全缘，上面无毛，下面被小柔毛，质硬，不易碎。气微，味甘、涩、微苦。

【品质评价】以干燥、叶多、色绿者为佳。

【性味归经】味甘、涩、微苦，性凉。归心、肝、大肠经。

【功效主治】清热解毒，祛风除湿，散瘀消肿。主治疮疡肿毒，风湿疼痛，痢疾，跌打肿痛。

【用法用量】内服：煎汤，10 ~ 15g。外用：适量，捣敷。

【使用注意】孕妇慎服。

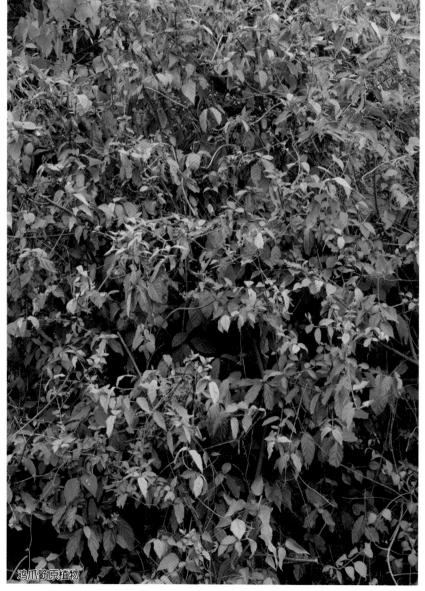

鸡爪簕原植物

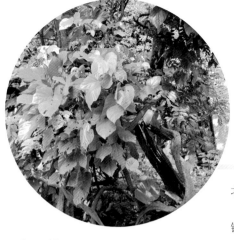

Ji xue teng

鸡血藤

Spatholobi Caulis

[英] Suberect Spatholobus Stem

【别名】血风藤、密花豆、九层风、红藤、活血藤、大血藤、过岗龙、五层血。

【来源】为豆科植物密花豆 *Spatholobus suberectus* Dunn 的藤茎。

【植物形态】木质藤本。老茎砍断时可见数圈偏心环，鸡血状汁液从环处渗出。三出复叶互生；顶生小叶阔椭圆形，长 12 ~ 20cm，宽 7 ~ 15cm，先锐尖，基部圆形或近心形，上面疏被短硬毛，背面脉间具黄色短髯毛，侧生小叶基部偏斜；小托叶针状。圆锥花序腋生，大型，花多而密，花序轴、花梗被黄色柔毛；花萼肉质筒状，5 齿，上面 2 齿合生，两面具黄色柔毛；花冠白色，肉质，旗瓣近圆形，具爪，翼瓣与龙骨瓣具爪及耳；雄蕊 10，2 组，花药 5 大、5 小；子房具白色硬毛。荚果舌形，有黄色柔毛；种子 1 颗，生荚果先端。

【分布】广西主要分布于防城、上思、北流、凌云、田林。

【采集加工】秋季采收藤茎。除去枝叶，锯成段，晒干。或鲜时切片，晒干。

【药材性状】藤茎呈扁圆柱形，稍弯曲，直径 2 ~ 7cm；表面灰棕色，有时可见灰白色斑，栓皮脱落处显红棕色；质坚硬，难折断，折断面呈不整齐的裂片状。鸡血藤片为椭圆形、长矩圆形或不规则的斜切片，厚 3 ~ 10mm；切面木部红棕色或棕色，导管孔多数，不规则排列，皮部有树脂状分泌物，呈红棕色至黑棕色，并与木部相间排列成 3 ~ 10 个偏心性半圆形或圆形环；髓小，偏于一侧。气微，味涩。

【品质评价】以粗大、身干、色黄、树脂状分泌物多者为佳。

【化学成分】本品主要含有黄酮类（flavones）、蒽醌类（anthraquinones）、萜类（terpenes）、内酯类（lactones）等化学成分及多种矿质元素。

黄酮类成分主要有刺芒柄花素（formononetin）、芒柄花苷（ononin）、樱黄素（prunetin）、阿夫罗摩辛（afromosin）、大豆黄素（daidzein）、3,4,2′,4′- 四羟基查耳酮（3,4,2′,4′-tetrahydroxy chalcone）、甘草查耳酮（licochalcone）A、9- 甲氧基香豆雌酚（9-methoxycoumestrol）、3,7- 二羟基 -6- 甲氧基 - 二氢黄酮醇（3,7-dihydroxy-6-methoxy-dihydroflavonol）、3- 羟基 -9- 甲氧基紫檀烷（3-hydroxyl-9-methoxy-*n*-rosewood）、芒柄花素钠（formononetin sodium）、7,4′- 二羟基 -3′- 甲氧基异黄酮（7,4′- dihydroxy-3′-methoxy-isoflavone）、大豆苷元（daidzein）、毛蕊异黄酮（calycosin）、苏密花豆（Su-Mi beanflower）[1-4]、二氢槲皮素（dihydroquercetin）、二氢山柰酚（dihydrokaempferol）[5]、儿茶素（catechin）、表儿茶素（epicatechin）、没食子儿茶素（gallocatechin）[6]、圣草酚（eriodictyl）、

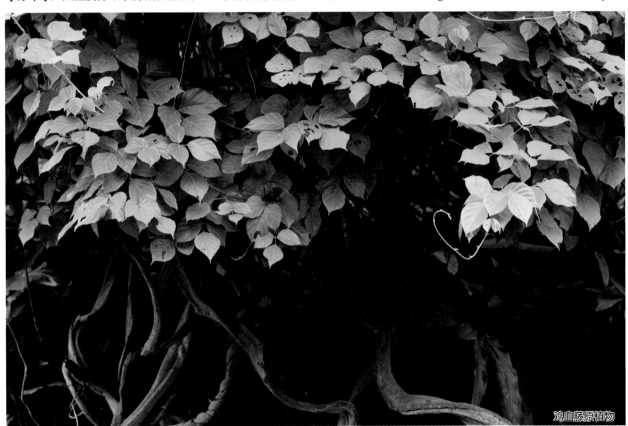

鸡血藤原植物

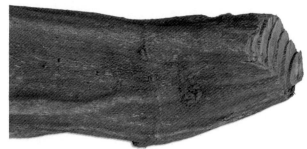

鸡血藤药材

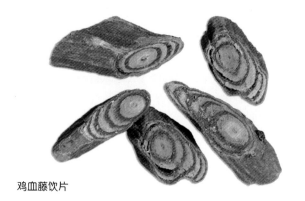

鸡血藤饮片

黄苏木素（plathymenin）、紫铆素（butin）、甘草素（liquiritigenin）、6-甲氧基圣草酚（6-methoxyeriodictyol）、新异甘草素（neo-iso-liquiritigenin）[5]、高丽槐素（6aR,11aR-maackiain）、美迪紫檀素（6aR,11aR-medicarpin）[7]、染料木苷（genistin）、羊红膻醇（thellungianol）[8]。

蒽醌类成分有大黄素（emodin）、大黄酸（chrysophanol）、芦荟大黄素（aloe-emodin）、大黄素甲醚（physcione）、大黄酚（chrysophanol）[2,9]。

萜类成分有羽扇豆醇（clerodol）、羽扇豆酮（lupinus ketone）、木栓酮（friedelin）、表木栓醇（epifriedelinol）[9]。

内酯类成分有白芷内酯（angelicone）[1,9]、n-butyl-O-β-D-fructopyranoside、2-methoxy-4-（2'-ethoxyl）-phenol-1-O-β-D-glucopyranoside[10]、5-O-［β-apiosyl-（1→2）-O-β-xylopyranosyl］gentisic acid、15-O-（α-rhamnopyranosyl）-aloe-emodin、1-O-［β-apiosyl-（1→6）-O-β-glucopyranosyl］-3-O-methylphloroglucinol[11]。

甾醇类化合物有β-谷甾醇（β-sitosterol）、胡萝卜苷（daucosterol）、7-酮基-谷甾酮（7-ketone group-sitosterone）、7α-二醇,5α-豆甾烯-3β,6α-二醇（7α-diol,5α-stigmast triazene-3β,6α-diol）、芸苔甾醇（campesterol）、豆甾醇（stigmasterine）、鸡血藤醇（milletol）等[1,2,9]。

矿质元素有钙（Ca）、锌（Zn）、铜（Cu）、钠（Na）、镁（Mg）、铁（Fe）、锰（Mn）、钼（Mo）、镍（Ni）、钾（K）、锶（Sr）、钡（Ba）、铝（Al）、磷（P）等[12,13]。

挥发性成分有α-红没药醇（α-bisabolol）、E-茴香脑（E-anethole）、石竹烯氧化物（caryophyllene oxide）、γ-杜松烯（γ-cadinene）、1-辛烯-3-醇（1-octen-3-ol）等[14]。还含有原儿茶酸（protocatechuic acid）[15]、焦性黏液酸（pyrogallol acid mucus）、间苯三酚（phloroglucin）[3]、琥珀酸（amber acid）、丁香酸（syringic acid）、香草酸（vanillic acid）[6]、2-甲氧基-4-（2'-羟乙基）-苯酚-1-O-β-D-吡喃葡萄糖苷[2-meo-4-（2'-hydroxyethyl）-phenol-1-O-β-D-glucopyranoside]、正丁基-O-β-D-吡喃果糖苷（normal-butyl-O-β-D-pyran fruit glycosides）、二十五烷酸-α-单甘油酯（pentacosane acid-α-monoglyceride）、白桦脂酸（betulic acid）、正二十六碳酸（hexacosanoic acid）等化学成分[3,10]。

【药理作用】

1. 对血液系统的影响　鸡血藤煎剂可促进正常及贫血小鼠骨髓细胞增殖，其促进造血的机制可能与直接或间接刺激造血微环境的基质细胞分泌较高活性的造血生长因子有关[16]。鸡血藤单体成分 SS8 可刺激骨髓抑制小鼠造血祖细胞 CFU-GM、CFU-E、BFU-E、CFU-Meg 的生长，且有时间、剂量相关性[17]。

2. 对循环系统的影响　鸡血藤乙醇提取物有扩血管作用，其机制可能与细胞膜上的电压依赖性 Ca^{2+} 通道或受体操纵性 Ca^{2+} 通道的抑制有关[18]。鸡血藤煎剂对血栓形成也有抑制作用[19]。

3. 对免疫系统的影响　鸡血藤煎剂对免疫系统具有双向调节作用；对注射环磷酰胺和硫唑嘌呤致小鼠脾细胞白细胞介素-2（IL-2）的降低有升高作用；对升高的 IL-2 则有减少作用；对正常小鼠脾淋巴细胞的 IL-2 产生有轻微的促进作用；对多种致敏物所致小鼠超敏反应均有抑制作用，且同时抑制诱导相与效应相。鸡血藤煎剂连续灌胃有抑制变态反应的活性[20]。

4. 抗肿瘤　鸡血藤能诱导肿瘤细胞凋亡和抗肿瘤转移[21]。鸡血藤水提物体外对人肠腺癌 HT-29、人肺腺癌 A549、人胰腺癌 PANC-1、人肝癌 SMMC-7721、大鼠小肠上皮细胞癌 IEC-6 具有抗增殖作用，对不同种属、器官、组织来源的细胞系敏感性不同。鸡血藤水提物中 50%、70% 和 95% 乙醇洗脱部分抑瘤作用较强。鸡血藤水提物体外对肿瘤细胞系有广谱生长抑制作用，黄酮类化合物可能是抗肿瘤有效成分[22]。

5. 抗氧化　鸡血藤可降低高脂血症大鼠的血浆超氧化物歧化酶（SOD）、过氧化脂质（LPO）和血清胆固醇、甘油三酯、低密度脂蛋白，升高高密度脂蛋白[23]。

6. 镇痛　25%、50% 和 100% 鸡血藤水煎液均可使热板所致小鼠舔足的痛阈值提高；可使醋酸所致小鼠扭体潜伏期延长，扭体次数减少，抑制率最高达 64.74%；可使热水所致小鼠缩尾潜伏期延长，痛阈值提高率最高达 81.79%[24]。

7. 抗病毒　鸡血藤醇提物具有抗甲型流感病毒、乙型肝炎病毒和单纯疱疹病毒Ⅰ型活性，且抗单纯疱疹病毒Ⅰ型效果显著[25]。

【临床研究】

1. 原发性血小板减少性紫癜　鸡血藤 50g，升麻 12g，仙鹤草 12g，栀子 12g，熟鸡蛋黄 2 枚（冲服）。血热妄行型：栀子用至 25g，加牡丹皮 15g。阴虚火旺型：鸡血藤用至 100～150g。瘀血内阻型：加丹参 15g。气不摄血型：仙鹤草用至 25～50g，加党参 15g。中药每日 1 剂，每剂水煎 2 次，分早晚冲服熟鸡蛋黄。7 天为 1 个疗程。结果：治疗原发性血小板减少性紫癜 28 例，急性型 18 例，痊愈 13 例，好转 5 例；慢性型 10 例，痊愈 8 例，好转 2 例。本组总有效率为 100%，其中血热妄行型痊愈 8 例，好转 3 例；阴虚火旺型痊愈 7 例，好转 2 例；气不摄血型痊愈 4 例，好转 1 例；瘀血内阻型痊愈 2 例，好转 1 例。服药最短 2 个疗程，最长 9 个疗程，平均 5 个疗程[26]。

2. 急性泄泻　鸡血藤 60g。水煎分 3 次服，每日 1 剂。泄泻控制后视患者临床症状内服香砂六君子丸或参苓白术散调理。服药 4 日后，如无效者，改用其他方法治疗。结果：治疗急性泄泻 18 例，痊愈 16 例，好转 1 例，无效 1 例，总有效率为 94.4%；治疗前大便常规检查有白细胞者，治疗后复查均已转为阴性[27]。

3. 慢性外阴营养不良　治疗组 30 例重用鸡血藤，方药：鸡血藤 40 ~ 100g，黄芪 30g，白芍 30g，丹参 30g，白术 20g，当归 20g，香附 10g，二仙各 20g，肉苁蓉 15g，酸枣仁 15g，菟丝子 15g，牛膝 15g。外阴灼痛者加知母、黄柏，痛痒难忍者加地肤子、防风、荆芥；性交困难及萎缩者重用补肾阳之品；局部溃烂者加土茯苓、白及；带下量多者加苍术、薏苡仁。对照组 30 例用鸡血藤 10 ~ 20g，其余用药、加减辨证基本相同。两组病例均每月服中药 20 剂，第一、二煎口服，第三煎中药熏洗、坐浴，20 天为 1 个疗程，经期停药，一般治疗 1 ~ 3 个疗程。结果：治疗组痊愈 11 例，显效 12 例，好转 5 例，无效 2 例，总有效率为 93%；对照组痊愈 4 例，显效 9 例，好转 11 例，无效 6 例，总有效率为 80%；治疗组治疗时间越长，病程越短，病情越轻，年龄小者，治愈概率越大，疗效越好；对照组好转率相对较高，痊愈、显效相对较少，可见重用鸡血藤对临床疗效起决定性作用[28]。

4. 神经性皮炎　用秋季刚采集的鸡血藤叶擦患处，每次 5min，每日 3 次。结果：治疗 60 例，一般 2 ~ 3 日即愈[29]。

5. 老年膝踝关节痛　鸡血藤 50g，牛膝 50g，花椒 10g。上药浸泡 30min，文火水煎 2 次，每次煎药 20min，去渣取汁，共取药液 3000ml 左右，储盆备用。用时将药液加热至温度适宜（40℃左右），于每晚熏洗双小腿及膝踝关节 1h。据临床观察，一般用药熏洗 6 ~ 8 天即可见效。若坚持每日早晚各熏洗 1 次，则疗效更好。药液可加热重复使用，用 2 ~ 3 次即弃之。注意勿烫伤皮肤。结果：共治疗 48 例患者，治愈 32 例，好转 9 例，无效 7 例，总有效率为 85.42%[30]。

【性味归经】味苦、甘，性温。归心、脾经。

【功效主治】活血补血，通经活络。主治贫血，月经不调，风湿痹痛，四肢麻木，关节疼痛。

【用法用量】内服：煎汤，9 ~ 15g。

【使用注意】孕妇慎服。

【经验方】

放射线引起的白血病　鸡血藤 30g。长期煎服。（江西《中草药学》）

【参考文献】

[1] 林茂 . 密花豆藤化学成分的研究 . 中草药，1989, 20(2): 53.

[2] 严启新，李萍，胡安明 . 鸡血藤化学成分的研究 . 中草药，2003,

34(10): 876.

[3] 崔艳君，刘屏，陈若芸 . 鸡血藤的化学成分研究 . 药学学报，2002, 37(10): 784.

[4] 郑岩，刘桦，白焱晶，等 . 鸡血藤黄酮类化合物的研究 . 中国中药杂志，2008, 33(2): 152.

[5] Lee MH, Lin YP, Hsu FL, et al. Bioactive constituents of Spatholobus suberectus in regulating tyrosinase-related proteins and mRNA in HEMn cells. Phytochemistry, 2006, 67: 1262.

[6] 崔艳君，刘屏，陈若芸 . 鸡血藤有效成分研究 . 中国中药杂志，2005, 30(2): 121.

[7] Yoon JS, Sung SH, Park JH, et al. Flavonoids from Spatholobus suberectus. Archive Pharmacal Res, 2004, 27(6): 589.

[8] 严启新，李萍，王迪 . 鸡血藤脂溶性化学成分的研究 . 中国药科大学学报，2001, 32(5): 336.

[9] 舒顺利，应军，刘军民，等 . 鸡血藤化学成分研究 . 中药新药与临床药理，2012, 23(2): 184.

[10] 成军，梁鸿，王媛，等 . 中药鸡血藤化学成分的研究 . 中国中药杂志，2003, 28(12): 1153.

[11] Zhang SW, Xuan LX. New phenolic constituents from the stems of Spatholobus suberectus. Helv Chim Acta, 2006, 89: 1241.

[12] 陈道峰，徐国钧，金蓉鸾，等 . 鸡血藤类中药微量元素分析 . 微量元素与健康研究，1993, 10(2): 36.

[13] 马成龙 . 27 种防治冠心病中草药中金属元素的测定 . 中草药，1985, 16(6): 244.

[14] 高玉琼，刘建华，赵德刚，等 . 不同产地鸡血藤挥发性成分研究 . 中成药，2006, 28(4): 555.

[15] 黄灿辉 . HPLC 法测定不同产地鸡血藤中原儿茶酸的含量 . 中医药导报，2009, 15(3): 83.

[16] 陈东辉，罗霞，余梦瑶，等 . 鸡血藤煎剂对小鼠骨髓细胞增殖的影响 . 中国中药杂志，2004, 29(4): 68.

[17] 王东晓，陈孟莉，殷建芬，等 . 鸡血藤活性成分 SS8 对骨髓抑制小鼠造血祖细胞增殖的作用 . 中国中药杂志，2003, 28(2): 61.

[18] 江涛，唐春萍，李娟好，等 . 鸡血藤对大鼠主动脉环收缩反应的影响 . 广东药学院学报，1996, 12(1): 36.

[19] 王秀华，刘爱东，徐彩云 . 鸡血藤抗血栓形成作用的研究 . 长春中医学院学报，2005, 21(4): 41.

[20] 熊晓玲，李文 . 部分扶正固体中药对小鼠脾细胞 IL-2 产生的双向调节作用 . 中国实验临床免疫学杂志，1991, 3(4): 37.

[21] Ha ES, Lee EO, Yoon TJ, et al. Methylene chloride fraction of Spatholobi Caulis induces apoptosis via caspase dependent pathway in U937 Cells. Biol Pharm Bull, 2004, 27(9): 1348.

[22] 唐勇，王笑民，何薇，等 . 鸡血藤提取物体外抗肿瘤实验研究 . 中国中医基础医学杂志，2007, 13(4): 306.

[23] 张志萍，刘屏，陈孟莉，等 . 鸡血藤降低高脂血症大鼠血脂及抗脂质过氧化作用的研究 . 药物与临床，2001, 16(3): 1.

[24] 许蓬娟，辛晓林，艾洪滨 . 中药鸡血藤的镇痛实验研究 . 生物医学工程研究，2008, 27(4): 291.

[25] 曾凡力，程悦，陈建萍，等 . 鸡血藤醇提物体外抗病毒活性研究 . 中药新药与临床药理，2011, 22(1): 16.

[26] 冉刚祝 . 鸡血藤汤治疗原发性血小板减少性紫癜 28 例 . 广西中医药，1996, 19(1): 8-9.

[27] 唐存桂 . 鸡血藤治疗急性泄泻 18 例 . 广西中医药，1996, 19(1): 18.

[28] 李侠 . 重用鸡血藤治疗慢性外阴营养不良病 30 例分析 . 中国实用医药，2007, 2(5): 82-83.

[29] 姜爱玲，王永强 . 鸡血藤叶治疗神经性皮炎 60 例 . 中国民间疗法，2004, 12(10): 62.

[30] 付玲军 . 鸡血藤、牛膝外用熏洗治疗老年膝踝关节痛的体会 . 中医外治杂志，2013, 22(2): 34-35.

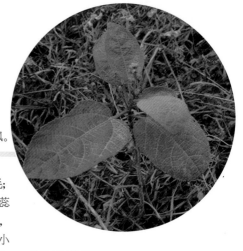

鸡骨香

Ji gu xiang

Croti Crassifolii Radix

[英]Thickleaf Croton Root

【别名】滚地龙、黄牛香、鸡脚香、矮脚猪、滚地龙、透地龙、过山香、金锦枫。

【来源】为大戟科植物鸡骨香 *Croton crassifolius* Geisel. 的根。

【植物形态】小灌木。枝、叶和花序密被星状茸毛或粗毛。叶互生；叶柄顶端两侧各有腺体，腺体杯状，有柄；托叶钻状，脱落；叶卵形、卵状披针形或长圆形，长4～13cm，宽2～6.5cm，先端钝，基部圆或稍呈心形，有具短柄的杯状腺体，全缘或有细齿，齿间有时具小的杯状腺体，叶上面被星状粗毛，下面密被星状绒毛；基出脉3～5条。总状花序顶生；花单性，雌雄同株；雄花在花序轴上部，雌花在下部，花淡黄色；雄花小，簇生，花梗比雌花梗短；苞片分裂，线形，边缘疏生具长柄的杯状腺体而似撕裂状；花萼5片，卵形，外面被星状绒毛；花瓣5，长圆形，边缘被绵状毛；雄蕊约20枚。雌花萼片5，卵状披针形，外被星状绒毛，边缘有疏离具柄的小腺体；无花瓣；子房球形，花柱4深裂，花柱枝12或稀有不完全分裂而仅有10枚。蒴果球形，被锈色星状粗毛，种子阔椭圆形，腹区压扁褐色。

【分布】广西主要分布于合浦、阳朔。

【采集加工】全年均可挖根。切片，晒干。

【药材性状】根细长条状，直径2～10mm，表面黄色或淡黄色，有纵纹及突起，有时栓皮脱落。质脆易断，断面不平坦，纤维性。皮部约占半径的1/4～1/3，呈淡黄色，木部黄色。气微香，味微苦。

【品质评价】以干燥、无杂质、色黄棕者为佳。

【化学成分】本品含有挥发油（volatile oils）、萜类（terpenoids）等多种化学成分。

挥发油类成分主要有斯巴醇[（-）-spathulenol]、2H-2,4a-ethanonaphthalen-8（5H）-one-hexahydro-2,5,5-trimethyl、（+）-epi- 双环倍半水芹烯 [（+）-epi-bicyclosesquiphellandrene][1]。尚有 2,4,5,6,7,8-六氢-1,4,9,9-四甲基-[3a*R*（3a α，4 β,7 α）]-3H-3a,7-甲烷甘菊环{2,4,5,6,7,8-

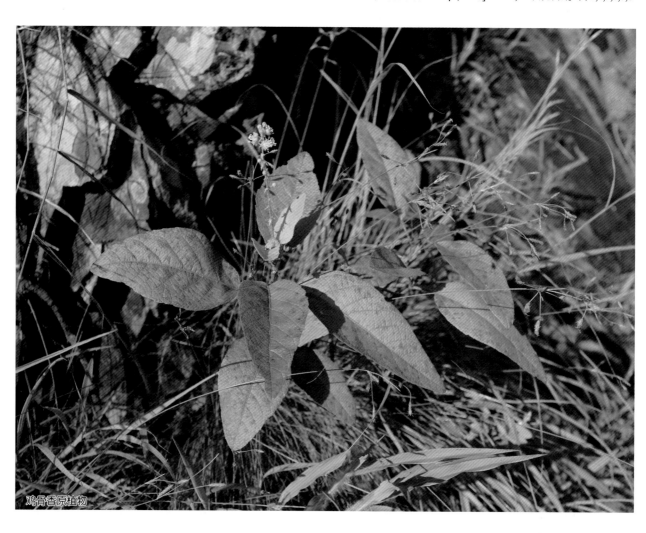

鸡骨香原植物

hexahydro-1,4,9,9-tetramethyl-[3a*R*（3aα,4β,7α）]-3H-3a,7-methane azulene }[1]。还有 6,10,11,11- 四甲基 - 二环 [6.3.0.1（2,3）]-7- 十一烯{ 6,10,11,11-tetramethyl-bicyclic[6.3.0.1（2,3）]-7-undecylene }、1,2,3,4,5,6,7,8-8H-1,4- 二甲基 -7-（1- 甲基乙烯基)- 甘菊环 [1,2,3,4,5,6,7,8-8H-1,4-dimethyl-7-（1-methyl vinyl）-azulene]、γ - 榄香烯（γ -elemene）、1- 乙烯基 -1- 甲基 -2,4- 酚丁（1- 甲基乙烯基)-[1*S*-（1α,2β,4β）]- 环己烷 {1-vinyl-1-methyl-2,4-oxyphenisatin（1-methyl vinyl）-[1*S*-（1α,2β,4β）]-cyclohexane}。还有 1,2,3,4- 四甲基 -5- 亚甲基 -1,3- 茂（1,2,3,4-tetramethyl-5-methylene-1,3-cyclopentadiene）、α - 荜澄茄醇（α -cadinol）、4（14）,11- 双烯桉叶烷 [4（14），11-dien-eucalyptiane]、1,2,3,4,4a,5,6,8a- 八氢 -7- 甲基 -4- 亚甲基 -1-（1- 甲基乙基)-（1α,4aβ,8aα）- 萘 [1,2,3,4,4a,5,6,8a-octahydro-7-methyl-4-methylene-1-(1-methylethly)-(1α,4aβ,8aα)-naphthalene][1] 等多种成分。

萜类成分有 cyperenoic acid[2-8]、acetylaleuritolic acid[2,5-7]、chettaphanin I [2,4,6]、β - 香树脂醇（β -amyrin）[2]、羽扇豆醇（lupeol）[3,5-7]、石岩枫二萜内酯 B（mallotucin B）[3,4,8]、cyperenol[3,8]、chettaphanin Ⅱ [4,5,7]、山藿香定（teucvidin）[4-6]、penduliflaworosin[4,7]、epitaraxerol[5,7]、mallotucin D、teucvin[6,7]、13*E*-ent-halimandien-15,16-olide-19a-oic acid、5（10）,13*E*-ent-halimandien-15,16-olide-19a-oic acid methyl ester、isoteufin、石岩枫二萜内酯（mallotucin C）、（12*S*）-15,16-epoxy-6β -methyoxy-19-norneoclerodane-4,13（16），14-trien-18,6α ,20,12-diolide、cyperenol[6]。还有 crassifolin A-I、spiro[furan-3（2H），1'（2'H）-naphthalene]-5'-carboxylic acid、chettaphanin、1,4-methano-3-benzoxepin-2（1H）-one、isoteucvin[7]、ent- 斯巴醇（ent-spathulenol）[3,8]。

此外，本品还含有 6-[2-（furan-3-yl）-2-oxoethyl]-1,5,6-trimethyl-10-oxatricyclo[7.2.1.02,7]dodec-2（7）-en-11-one[4]、9-{2-[2（5H）- 呋喃酮 -4-] 乙基 }-4,8,9- 三甲基 -1,2,3,4,5,6,7,8- 八氢萘环 -1- 羧酸、9-{2-[2（5H）- 呋喃酮 -4-] 乙基 }-4,8,9- 三甲基 -1,2,3,4,5,6,7,8- 八氢萘环 -1- 甲酯[5]、丁香酸（syringic acid）、木油树酸（aleuritolic acid）[7]、β - 谷甾醇（β -sitosterol）、豆甾醇（stigmasterol）[5-7]。

【性味归经】味辛、苦，性温。归胃、肺、肝经。

【功效主治】理气止痛，舒筋活络，祛风除湿。主治腹胀，咽喉肿痛，风湿痹痛，跌打肿痛，蛇虫咬伤。

【用法用量】内服：煎汤，10 ~ 25g；或浸酒、研末。外用：适量，研末调敷。

【使用注意】阴虚火旺者慎用。

【经验方】

胃、十二指肠溃疡　鸡骨香、两面针、高良姜、乌贼骨粉各 6g，石菖蒲、甘草各 3g。共为细末，炼蜜为丸，每丸重 6g。每服 1 丸，每日 3 次，15 天为 1 个疗程。(《全国中草药汇编》)

【参考文献】

[1] 杨先会, 邓世明, 梁振益, 等 . 鸡骨香挥发油成分分析 . 海南大学学报自然科学版 , 2007, 25(3): 263.

[2]Boonyarathanakornkit L,Che CT, Fong HH, et al. Constituents of Croton crassifolius roots. Planta Med.1988, 54(1): 61.

[3] 杨先会, 陈尚文, 邓世明 . 药用植物鸡骨香的化学成分研究 . 时珍国医国药 , 2009, 20(3): 516.

[4] 陈红书, 任风芝, 李丽红, 等 . 鸡骨香化学成分研究 . 中国药学杂志 , 2010, 45(24): 1907.

[5] 朱耀魁, 胡颖, 程妮, 等 . 鸡骨香化学成分研究 . 中草药 , 2013, 44(10): 1231.

[6] 李树华 . 鸡骨香化学成分的研究 . 广州 : 广州中医药大学 , 2012.

[7] 李甲桂 . 鸡骨香的化学成分研究 . 广州 : 暨南大学 , 2013.

[8] 杨先会, 陈尚文, 林强, 等 . 鸡骨香的萜类成分研究 . 广西植物 , 2009, (2): 272.

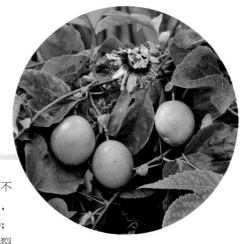

Ji dan guo

鸡蛋果

Passiflorae Edulidis Herba seu Fructus
[英] Edulis Passiflora Herb or Fruit

【别名】百香果、洋石榴、紫果西番莲、西番莲。

【来源】为西番莲科植物鸡蛋果 Passiflora edulis Sims 的全株、果实。

【植物形态】草质藤本。茎具细条纹，叶纸质，长 6～13cm，宽 8～13cm，基部楔形或心形，掌状 3 深裂，中间裂片卵形，两侧裂片卵状长圆形，裂片边缘有内弯腺尖细锯齿，近裂片缺弯的基部有 1～2 个杯状小腺体。聚伞花序退化仅存 1 花，与卷须对生；苞片绿色，宽卵形或菱形，边缘有不规则细锯齿；萼片 5 枚，外面绿色，内面绿白色，外面顶端具 1 角状附属器；花瓣 5 枚，与萼片等长；外副花冠裂片 4～5 轮，外 2 轮裂片丝状，约与花瓣近等长，基部淡绿色，中部紫色，顶部白色，内 3 轮裂片窄三角形；内副花冠非褶状，顶端全缘或为不规则撕裂状；花盘膜质；雄蕊 5 枚，花丝分离，基部合生；子房倒卵球形；花柱 3 枚，扁棒状，柱头肾形。浆果卵球形，熟时紫色。种子多数，卵形。

【分布】广西全区均有栽培。

【采集加工】果实成熟时采收。晒干或烘干。

【药材性状】果实卵圆球形至近圆球形，长约 6cm，表面光亮，棕褐色或红棕色不等，因干燥皱缩而具许多皱凹槽。气香，味酸甜。

【品质评价】以干燥、无杂质、色黄棕者为佳。

【化学成分】本品含果胶（pectin）、醇类（alcohols）和酸类（acids）、羧基类（carboxides）、酯类（esters）和内酯类（lactones）、萜类（terpenes）、苷类（glycosides）及挥发油（volatile oil）等多种化学成分。

果胶的主要成分为半乳糖醛酸（galacturonic acid）[1]。

醇类和酸类成分主要有甲醇（methyl alcohol）、乙醇（ethyl alcohol）、丁醇（butanol）、己醇（hexanol）、辛醇（octanol）、2-戊醇（2-pentanol）、2-庚醇（2-heptanol）[2]。还有 2-壬醇（2-nonanol）[3]、顺式的和反式的 3-己烯-1-醇（hex-3-en-l-ol）、顺式的 4-己烯-1-醇（hex-4-en-l-ol）[4]、顺式的 3-辛烯醇（3-octenol）、顺式的 3-癸烯醇（3-decenol）[5]、苯甲醇（benzylalcohol）[6]、3,7-二甲基-1,5-辛二烯-3,7-二醇（3,7-dimethylocta-1,5-diene-3,7-diol）、3,7-二甲基-1,7-辛二烯-3,6-二醇（3,7-dimethylocta-1,7-diene-3,6-diol）、3,7-二甲基-1-辛烯-3,7-二醇（3,7-dimethylocta-1-ene-3,7-diol）、3,7-二甲基-1-辛烯-3,6,7-三醇（3,7-dimethylocta-1-ene-3,6,7-triol）[7]。酸类成分主要有乙酸（acetic acid）、丁酸（butanoic acid）、

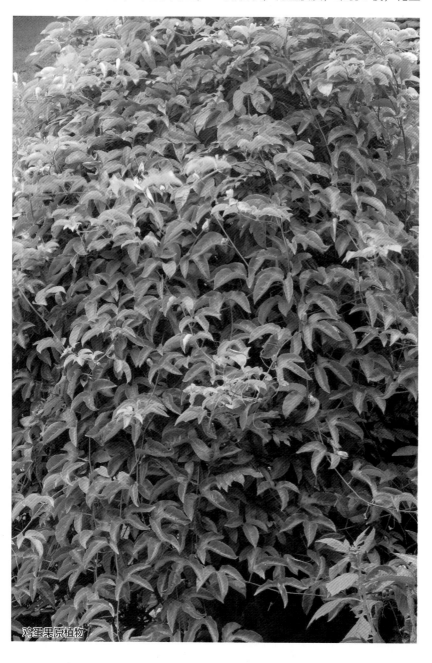

鸡蛋果原植物

己酸（hexanoic acid）、辛酸（octanoic acid）[8]。尚有苹果酸（malic acid）、枸橼酸（citric acid）、草酸（oxalic acid）、琥珀酸（succinic acid）、奎宁酸（quinic acid）[9]。还有 3-己烯酸（hex-3-enoic acid）、3-辛烯酸（oct-3-enoic acid）、3-羟基己酸（3-hydroxyhexanoic acid）[10]。

羰基类成分主要有乙醛（acetaldehyde）、丙酮（acetone）、2-戊酮（2-pentanone）、2-庚酮（2-heptanone）、2-壬酮（2-nonanone）、2-十一碳酮（2-undecanone）[11]。

酯类成分主要有顺式的 4,7-辛二烯酸乙酯 [ethyl（z）-4,7-octadienoate]、顺式的 3,5-己二烯醇丁酸酯[（z）-3,5-hexadienyl butyrate]。

内酯类成分主要有 γ-己内酯（γ-hexalactone）、γ-庚内酯（γ-heptalactone）、γ-辛内酯（γ-octalactone）、γ-壬内酯（γ-nonalactone）、γ-癸内酯（γ-decalactone）、γ-十二碳内酯（γ-dodecalactone）[12]。还有 2-羟基 -2,6,6-三甲基环亚乙烯基乙酸内酯（2-hydroxy-2,6,6-trimethylcyclohexylidene acetic acid lactone）[13]和西番莲内酯（passiflactone）[14]。

挥发油及萜类成分主要有（E）-β-罗勒烯 [（E）-β-ocimene]、1,8-桉叶素（1,8-cineole）、芳香醇（linalool）、α-松油醇（α-terpineol）、香茅醇（citronellol）、乙酸香茅醇酯（citronellyl acetate）、牻牛儿醇（geraniol）、顺式的和反式的芳樟醇氧化物（linalool oxide）、1,1,6-三甲基 -1,2-二氢萘（1,1,6-trimethyl-1,2-dihydronaphthalene）、β-紫罗兰酮（β-ionone）[15]。又有 4-羟基 -β-紫罗兰醇（4-hydroxy-β-ionol）、4-氧代 -β-紫罗兰醇（4-oxo-β-ionol）、4-羟基 -7,8-二氢 -β-紫罗兰醇（4-hydroxy-7,8-dihydro-β-ionol）、4-氧代 -7,8-二氢 -β-紫罗兰醇（4-oxo-7,8-dihydro-β-ionol）、3-氧代 -α-紫罗兰醇（3-oxo-α-ionol）、3-氧代 -7,8-二氢 -α-紫罗兰醇（3-oxo-7,8-dihydro-α-ionol）、3-羟基 -1,1,6-三甲基 -1,2,3,4-四氢萘（3-hydroxy-1,1,6-trimethyl-1,2,3,4-tetrahydronaphthalene）、催吐萝芙木醇（vomifoliol）、去氢催吐萝芙木醇（dehydrovomifoliol）[7]。尚有 3-（2'-羟丙基）-4,4-二甲基 -1,3,4,5,6,7-六氢 -2-苯并呋喃 [3-（2'-hydroxyprohyl）-4,4-dimethyl-1,3,4,5,6,7-hexahydro-2-benzofuran]、3-（2'-氧代丙基）-4,4-二甲基 -1,3,4,5,6,7-六氢 -2-苯并呋喃 [3-（2'-oxoprophyl）-4,4-dimethyl-1,3,4,5,6,7-hexahydro-2-benzofuran][8]、鸡蛋果素（edulan）Ⅰ 和 Ⅱ，后两者分别是 3,5,6,8α-四氢 -2,5,5,8α-四甲基 -2H-1-苯并吡喃（3,5,6,8α-tetrahydro-2,5,5,8α-tetramethyl-2H-1-benzopyran）的顺式体和反式体 [9-11]。还有香味成分（Z,E）和（E,E）的 6-（2-亚丁烯基）-1,5,5-三甲基 -1-环己烯 [6-（but-2-enylidene）-1,5,5-trimethyl cyclohex-1-ene][13]、（2R,4S,4aS,8aS）-4,4a-环氧 -4,4a-二氢鸡蛋果素 [（2R,4S,4aS,8aS）-4,4a-epoxy-4,4a-dihydroedulan]、（2R,3S,8aS）-3-羟基鸡蛋果素 [（2R,3S,8aS）-3-hydroxyedulan][14]。

苷类成分有氰苷：野樱苷（prunasin）[15]；甾苷：鸡蛋果苷（passiflarine），其结构为（22R），（24S）-22,31-环氧 -24-甲基 -1α,3β,24,31-四羟基 -9β,19-羊毛甾烷 -28-酸 -β-D-葡萄糖酯 [（22R），（24S）-22,31-epoxy-24-methyl-1α,3β,24,31-tetrahydroxy-9β,19-lanostan-28-oic acid-β-D-

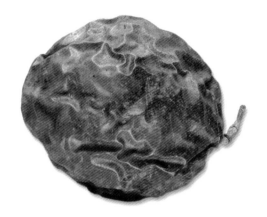

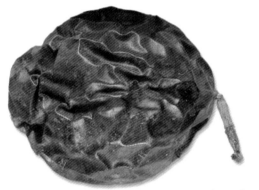

鸡蛋果药材

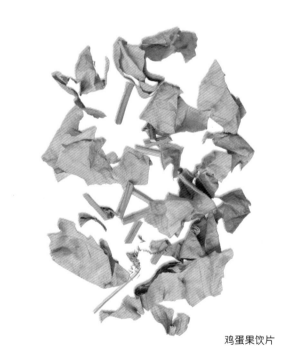

鸡蛋果饮片

glucosylester][16]。

本品还含有隐黄质（cryptoxanthin）、硫胺（thiamine）、烟酸（niacin）、核黄素（riboflavin）、α-及 β-胡萝卜素（carotene）、维生素 C（vitamin C）以及钾（K）、钠（Na）、钙（Ca）、镁（Mg）、铁（Fe）、锌（Zn）等元素 [17]。

本品种子含脂类（lipids），内有亚油酸（linoleic acid）、亚油酸乙酯（linoleic acid ethylester）和棕榈酸（palmitic acid）[18,19]。

【药理作用】

1. 抗焦虑　紫果西番莲叶醇提物在 400mg/kg、800mg/kg 时表现出比较明显的抗焦虑作用，同时乙酸乙酯部位、水饱和正丁醇部位以及水部位在 100mg/kg、300mg/kg 时均表现出比较明显的抗焦虑作用[20]。

2. 抗氧化　紫果西番莲叶中黄酮提取物对超氧阴离子自由基（•O^{2-}）、羟自由基（•OH）及二苯代苦味酰基苯肼（DPPH•）自由基均具有一定的清除能力[21]。

【性味归经】味甘、酸，性平。归肺、心、肝、大肠经。

【功效主治】清肺润燥，安神，和血止痛，止痢。主治咳嗽，咽干，声嘶，大便秘结，失眠，痛经，关节痛，痢疾。

【用法用量】内服：煎汤，10 ~ 15g。

【使用注意】湿热泻痢者慎用。

【参考文献】

[1] Rocha AB, Bonzani da SJ. Passionflower fruit(Passiflora edulis sims): pectin source. Revista de Ciencias Farmaceuticas, 1981, (3): 21.

[2] Murray KE, Shipton J, Whitfield FB. The chemistry of food flavor. I. volatile constituents of passionfruit, Passiflora edulis. Aust J Chem, 1972, 25(9): 1921.

[3] Engel KH, Tressl R. Differentiation of yellow and purple passion fruits by investigation of their ester composition. Chemie, Mikrobiologie, Technologieder Lebensmittel. 1983, 8(2): 33.

[4] Engel KH, Tressl R. Formation of aroma components from nonvolatile precursors in passion fruit. J Agric Food Chem, 1983, 31(5): 998.

[5] Wills RBH, Lim JSK, Greenfield H. Composition of australian foods. 31. tropical and sub-tropical fruit. Food Technology in Australia, 1986, 38(3): 118.

[6] Winter M, Naf F, Furrer A, et al. Ethyl(Z)-4, 7-octadienoate and(Z)-3, 5-hexadienyl butyrate, two new aroma components of the purple passion fruit. Helvetica Chimica Acta, 1979, 61(1): 135.

[7] Winterhalter P. Bound terpenoids in the juice of the purple passion fruit(Passiflora edulis sims). J Agric Food Chem, 1990, 38(2): 452.

[8] Naf F Decorzant R, Willhalm B, et al. Structure and synthesis of two novel ionones identfied in the purple passionfruit(Passiflora edulis sims). Tetra Lett, 1977, 18(16): 1413.

[9] Adams DR, Bhatnagar SP, Cookson RC, et al. Synthesis and structures of edulan I and II. JCS Chem Commun, 1974, (12): 469.

[10] Adams DR, Bhatnagar SP, Cookson RC. Synthesis and structure of edulans I and II. JCS Perkin Trans I, 1975, (17): 1736.

[11] Whitfield FB, Stanley G. The structure and stereochemistry of edulan I and II and the stereochemistry of the 2, 5, 5, 8a-tetramethyl-3, 4, 4a, 5, 6, 7, 8, 8a-octahydro-2H-1-benzopyrans. Aust J Chem, 1977, 30(5): 1073.

[12] Nitz S, Kollmannsberger H, Drawert F. Determination of non-natural flavors in sparkling fruit wines. Part 2. Enantiomeric γ-lactones in passion fruit and passion fruit products. Chemical and Microbial Technology Lebensmittel, 1990, 12(4): 105.

[13] Whitfield FB, Sugowdz G. The 6-(but-2'-enylidene)-1, 5, 5-trimethylcyclohex-1-enes: important volatile constituents of the juice of the purple passionfruit Passiflora edulis. Aust J Chem, 1979, 32(4): 891.

[14] Winter M, Schulte-Elte KH, Velluz A, et al. Aroma constituents of the purple passion fruit. two new edulan derivatives. Helvetica Chimica Acta, 1979, 62(1): 131.

[15] Spencer KC, Seigler DS. Cyanogenesis of Passiflora edulis. Agric Food Chem, 1983, 31(4): 794.

[16] Bombardelli E, Bonati A, Gabetta B, et al. Passiflorine, a new glycoside from Passiflora edulis. Phytochemistry, 1975, 14(12): 2661.

[17] Lopez AS. Lipids from the seeds of passion fruit(Passiflora edulis). Revista Theobroma, 1980, 10(1): 47.

[18] 吕青, 谭睿, 张永利, 等. 黄果西番莲中的一个新内酯类成分. 云南植物研究, 2007, 29(3): 375.

[19] 欧阳建文, 熊兴耀, 王辉宪, 等. 超临界 CO_2 萃取西番莲籽油及其成分分析. 园艺学报, 2007, 34(1): 239.

[20] 邹江冰, 孔秋玲, 蒋琳兰. 紫果西番莲叶抗焦虑药效研究. 中华中医药学刊, 2013, 31(6): 1332-1333.

[21] 邹江冰, 袁进, 蒋琳兰. 2 种西番莲叶中黄酮的抗氧化活性研究. 中国药房, 2010, 21(35): 3280-3282.

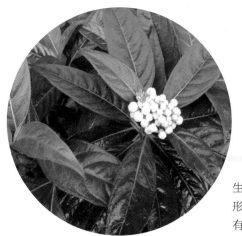

Ji gu chang shan

鸡骨常山

Dichroae Radix
[英] Dichroa Root

【别名】常山、白虎木、红辣椒、野辣椒。

【来源】为虎耳草科植物黄常山 *Dichroa febrifuga* Lour. 的根。

【植物形态】落叶灌木。主根断面黄色。小枝常有4钝棱。叶对生，叶形变化大，叶片薄纸质，常椭圆形或倒卵状矩圆形，长8～25cm，宽4～8cm，边缘有锯齿。伞房状圆锥花序顶生，也有生于上部叶腋；花蓝色，花芽时近球形，浆果几乎完全下位，熟时鲜蓝色，有宿存萼齿及花柱。种子极多数。

【分布】广西主要分布于那坡、宁明、南宁、凭祥、博白、玉林。

【采集加工】根秋、冬季采挖。洗净，晒干或鲜用。

【药材性状】根呈圆柱形，稍弯曲，常有分枝，表面暗棕色或灰褐色，皮部薄，常脱落，木部黄色；质坚硬，难折断，折断面裂片状。气微，味苦。

【品质评价】根以表面棕色、断面黄色为佳。

【性味归经】味苦，性凉；有小毒。归肝、胃经。

【功效主治】化瘀止血，涌吐痰涎，截疟解毒，祛风除湿。主治外伤出血，痰饮停聚，胸膈痞塞，疟疾，疝气，乳痈，烧烫伤，风湿痹痛，带下。

【用法用量】内服：煎汤，9～15g。外用：适量，捣敷。

【使用注意】有催吐的不良反应，用量不宜过大；服药期间忌酸、冷食物；孕妇忌服。

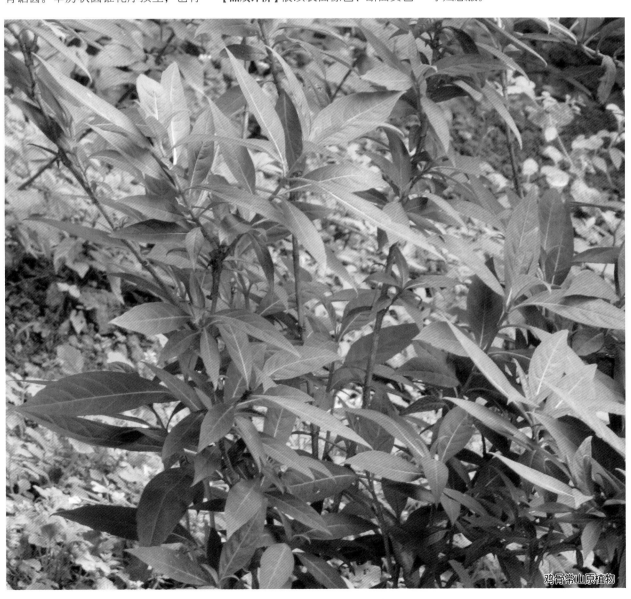

鸡骨常山原植物

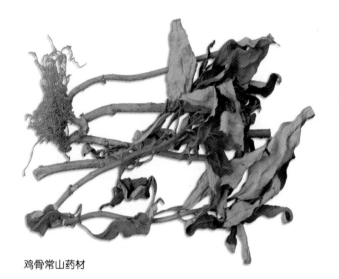

鸡骨常山药材

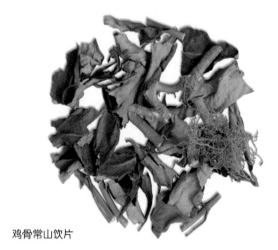

鸡骨常山饮片

【经验方】

疟疾　鸡骨常山的根及其枝叶5～10g。水煎服。(《中药志》)

附:

1.蜀漆，为虎耳草科植物常山 *Dichroa febrifuga* Lour. 的嫩枝叶。味苦、辛，性温，有毒。功效祛痰截疟。主治癥瘕积聚，疟疾。每日用量3～6g，水煎内服，或研末服。使用时注意正气虚弱、久病体弱者慎服。

2.鸡骨常山的另一种植物为夹竹桃科植物鸡骨常山 *Alstonia yunnanensis* Diels，产于云南、贵州和广西。以根、叶入药。秋冬挖根，洗净晒干或鲜用；夏季采叶，晒干。性味苦、凉；有小毒。功效解热截疟，止血，止痛。主治疟疾，口腔炎，内服兼外用治骨折，跌打损伤。每日用量为9～15g，水煎或泡酒服，研末冲服，每次3g。外用适量，鲜叶捣烂敷患处。使用时注意忌酸、冷。孕妇忌服。

附注:

柔毛绣球，为虎耳草科植物柔毛绣球 *Hydrangea villosa* Rehd 的全株，广西也称"鸡骨常山"。